治疗性运动
提升功能

THERAPEUTIC EXERCISE

MOVING TOWARD FUNCTION

主　编　Lori Thein Brody　Carrie M. Hall

主　审　李国平

主　译　陈　建　李　伟

副主译　苟　波　王劲松　刘书芳　李春艳

第 4 版

人民卫生出版社

Lori Thein Brody, Carrie M. Hall: Therapeutic Exercise: Moving Toward Function, ISBN: 978-1-49630234-2

图书在版编目（CIP）数据

治疗性运动：提升功能 /（美）洛里・特恩・布罗迪（Lori Thein Brody）主编；陈建，李伟主译．—北京：人民卫生出版社，2021.2

ISBN 978-7-117-29739-4

Ⅰ. ①治… Ⅱ. ①洛…②陈…③李… Ⅲ. ①运动疗法 Ⅳ. ①R454

中国版本图书馆 CIP 数据核字（2020）第 109865 号

人卫智网	www.ipmph.com	医学教育、学术、考试、健康，购书智慧智能综合服务平台
人卫官网	www.pmph.com	人卫官方资讯发布平台

图字：01-2017-5558 号

治疗性运动：提升功能

主　　译：陈　建　李　伟
出版发行：人民卫生出版社（中继线 010-59780011）
地　　址：北京市朝阳区潘家园南里 19 号
邮　　编：100021
E - mail：pmph @ pmph.com
购书热线：010-59787592　010-59787584　010-65264830
印　　刷：三河市宏达印刷有限公司（胜利）
经　　销：新华书店
开　　本：889 × 1194　1/16　　印张：55
字　　数：1626 千字
版　　次：2021 年 2 月第 1 版　2021 年 6 月第 1 版第 1 次印刷
标准书号：ISBN 978-7-117-29739-4
定　　价：298.00 元
打击盗版举报电话：010-59787491　E-mail：WQ @ pmph.com
质量问题联系电话：010-59787234　E-mail：zhiliang @ pmph.com

译者名单

主　审　李国平　国家体育总局运动医学研究所原所长

主　译　陈　建　武汉体育学院健康科学学院
李　伟　国家体育总局运动医学研究所

副主译　苟　波　西安体育学院健康科学系
王劲松　四川大学华西医院康复医学中心
刘书芳　广州体育学院运动与健康学院
李春艳　武汉体育学院健康科学学院

译　者（以姓氏笔画为序）

王　哲　匈牙利佩奇大学健康科学博士学院
（University of Pécs, Doctoral School of Health Science）
王　梅　武汉体育学院健康科学学院
王劲松　四川大学华西医院康复医学中心
艾婧文　河北师范大学体育学院
刘　强　中国中医科学院望京医院
刘书芳　广州体育学院运动与健康学院
李　伟　国家体育总局运动医学研究所
李　硕　杭州医学院临床医学院
李春艳　武汉体育学院健康科学学院
陈　建　武汉体育学院健康科学学院
苟　波　西安体育学院健康科学系
胡思瑶　天津市人民医院康复医学科
袁国庆　江苏省体育科学研究所
夏俊文　华中科技大学同济医院康复医学科
徐远红　湖北医药学院附属太和医院康复医学中心
陶　萍　金华职业技术学院医学院
陶景景　西南财经大学天府学院康养护理学院
黄思瑜　广东省人民医院康复医学科
龚　敏　上海体育学院体育教育训练学院
裴子文　武汉市第一医院康复医学科
廖远朋　成都体育学院运动医学与健康学院
魏　巍　长江航运总医院（武汉脑科医院）康复医学科

主 译 序

2017 年武汉樱花盛开时节，我在同事书房无意间瞥见书柜上 *Therapeutic Exercise: Moving Toward Function*，多年运动康复专业从教经验和教师使命感告诉自己要把此书分享给广大康复医学工作者和学生们。

康复医学的核心理念是功能恢复，而运动治疗作为康复治疗中最重要的组成部分，不仅可以改善躯体功能，更可以促进心理康复。在听取了多数译者意见后，终于确定中文书名《治疗性运动：提升功能》。全书共分七个单元，从基础理论、实用技术到临床应用及病例讨论，符合临床诊疗思路，尤其是从 ICF 角度评估和处理活动受限及参与限制，最终帮助患者重返生活、工作和运动，更是体现了现代康复医学理念所在。该书最大的亮点是所有章节都含有“证据与研究”环节，旨在为读者提供最新的研究证据，以指导临床循证实践。

该书不仅可作为各级、各类康复医学专业教师及学生教辅书，也适用于临床康复医师和治疗师康复评估和治疗参考，更可为临床研究者提供思路。

本书翻译工作量巨大，我非常荣幸地邀请到国内一批活跃在运动康复专业教学和临床一线的教师、医师、治疗师，感谢这个知识渊博、经验丰富、充满活力的团队，是他们无数个不眠之夜地辛勤付出，终将此书呈献在广大读者案前。

又是一年樱花绽放季节，希望此译本可以帮助更多的人去亲近自然、欣赏人间美景。

陈建　博士

武汉体育学院健康科学学院

中华运动康复教育学院常委

中华中医药学会运动医学分会委员

湖北省体育科学学会运动医学分会委员

中华医学会运动医疗分会运动康复学组委员

中国康复医学会康复教育专业委员会运动康复学组委员

武汉体育学院“体育教育与健康促进”省级优势特色学科群资助项目

本书得到了国家重点研发计划“科技冬奥”专项(2018YFF0300904)的资助

原著第1版序

确定此书的标题不容易，但一旦确定，目标就很明确了。《治疗性运动：提升功能》（第4版）提炼了此书内容。在美国，管理式医疗的出现改变了医疗护理模式。价值一直很重要，在当今医疗护理中甚至更重要。价值可以定义为病人满意度（如患者有意义的功能性结果），由财政和提供护理的社会花费划分。物理治疗师日常工作致力于通过治疗改善功能和生活质量而给病人提供价值。在物理治疗师众多干预手段中，治疗性运动是改善功能和生活质量的核心技术。尽管其他干预手段也可以改善这些要素，本书认为通过精确的治疗性运动处方可使病人长期保持最佳功能状态，预防功能下降。本书强调为肌肉骨骼功能障碍患者应用治疗性运动以达到有意义的功能表现。

我们决定按照编写教材的方式编著这本书，而不是活动和技术手册。随后再提供没有治疗性架构的活动和技术以决定有关最佳治疗方案。《治疗性运动：提升功能》（第4版），尝试为学习如何做治疗性运动临床决定的治疗师提供概念框架，决定教什么运动，如何教他们正确的运动强度以取得最佳效果。贯穿本书的主线是治疗，针对与功能受限和参与限制相关的功能结构缺损，运用治疗性运动和相关干预手段，以恢复最佳功能。

由于本书是作为教材编写，为读者和教师提供以下教学资料。

深度讲解：治疗性运动是可视性干预。本书应用图片和线条图来解释治疗性运动示例。

选择性干预：相关章节末尾为学生提供了辨析和实训内容，包括第2章末提供了治疗性运动干预模式示例。教师可以应用选择性干预作为模板提供给学生以制订运动处方。

自我管理：为患者提供一些自我活动和练习。包括为学生提供示例如何为患者提供运动练习，这些对于清楚理解运动处方特征非常重要。

患者相关教育：这部分与自我管理相似。主要区别是患者相关教育部分没有运动，以宣传教育形式辅助运动融入功能性活动中。

要点：此部分总结本章中作者的核心概念，应在阅读完本章后彻底理解要点。

辨析：此部分要求读者阅读完后进行临床思考，病例讨论设定假说以供临床应用。

实训：这部分提供实践教学和选择性活动与技术应用的范例。

病例讨论：本书最后部分提供读者12个病例。这些病例以真实的临床情况供学生应用相关章节中理论辨析和实训。

本书分七个单元，每个单元目标如下：

第一单元介绍治疗性运动的基础理论，以失能模式的表现开始，到为本书其他人员提供区分的概念，以患者自我管理的概念结束。第2章介绍了治疗性运动干预模式。此模式试图将临床分析过程个性化，并一步步累积，以便制订有效的治疗性运动处方。第3章介绍了患者管理的两个关键要素：运动学习和自我管理。

第二单元介绍了生理性残损的治疗性运动的功能手段。尽管我们尝试包含一些关于肌肉表现、平衡、耐力、活动、姿势、运动和疼痛方面的科学文献的深度回顾，目的不是发表文献回顾。我们选择相关文献以解释治疗性运动相关的生理性残损基本知识和概念。

第三单元介绍治疗性运动处方一些特殊生理方面问题。包括软组织损伤、术后问题、关节炎、纤维肌痛综合征和慢性疲劳、肥胖症。尽管这些不是很全面深入，我们选择这些特殊问题是因为临床上经常遇到这些情况。

第四单元介绍了干预手段的选择方法。尽管在学校介绍了很多关于运动处方的方法，我们介绍这些不同的方法，每一种都有独特的优势。作者试图讲解每一种方法如何整合到治疗性运动处方中。

第五单元和第六单元介绍每个身体部位的治疗性运动处方。每章包括解剖和运动学简要回顾，检查和评估指南，常见部位生理性残损的治疗性运动，常见部位医疗诊断的治疗性运动。解剖学、运动学、检查和评估是生理性残损的治疗性运动处方的基础。生理性残损的治疗性运动给读者提供了运动改善生理能力和功能的示例。常见医疗诊断的治疗性运动给读者提供了深入干预的示例，包括常见部位医疗问题的治疗性运动。

第七单元列举了12个病例，用于相应章节的辨析和实训。教师可以运用病例讨论分享学习经验。

附录A和附录B提供学生应对严重病理风险或内脏放射性症状的快速参考，运动患者出现严重症状和体征的临床处理。

我们辛勤工作旨在为读者提供治疗性运动处方的基础知识和技能方面的优秀教材，期盼读者反馈我们本书的优缺点。我们希望再版时可以更正问题、更新治疗性运动处方的理论和技术。

Carrie M.Hall
Lori Thein Brody

原著第 4 版序

治疗性运动是由世界各地的物理治疗师及其助手提出的早期干预手段。虽然这些训练在临床应用中可能看起来很简单,但作出决定并最终在训练中发挥作用的这一过程是复杂的。治疗性运动可应用于损伤、活动受限、参与限制等,范围可从简单的拉伸到复杂的多关节与系统结合的活动。治疗性运动的适用人群为婴幼儿至老年人,涉及了在各种不同环境中的能力、需求和目标等范围。

这种多面性强调了成功地在患者身上应用治疗性运动的复杂性。虽然明确股四头肌功能受损的患者需进行股四头肌强化训练,但选择适当类型与运动量的治疗性运动则更具挑战性。思考以下例子:股四头肌损伤的表现;一名年轻运动员后交叉韧带重建;一名因跌倒致股骨骨折的康复中的老年女性;一名最近膝关节以下截肢的年轻男性。出发点、进阶率、计划重点及目标都可能不同,因此需要不同的训练计划,但最终目标都是改善损伤。损伤修复只是众多考虑因素中的一个;活动受限(下楼梯,在椅子上起身,行走时伸膝)和参与限制(重返运动,完成工具性日常生活活动,重返工作)都是治疗性运动处方的一部分。此外,单一损伤较为少见。各损伤之间相互关系密切,导致整个运动系统的评估与治疗性运动处方制订的复杂性,这是一个复杂而高层次的决策过程,需通过熟练的干预手段才能达到功能恢复和社会参与的预期效果。选择运动项目和运动量只是训练的开始。患者随后须学习运动控制以完成处方中的特殊项目,遵循治疗剂量,并适当提高难度以逐渐达到患者个人的预期目标。我们不断发现学生在做决策、指导以及让不同患者人群遵循运动治疗处方进行治疗的过程中出现困难。虽然我们不可能在教科书上完全提供和教授所有治疗性运动所需的技术,但在《治疗性运动:提升功能》(第 4 版)中,我们仍在不断强调,决策过程对于运动治疗方案取得理想疗效的重要性。

想获得理想的治疗效果需要考虑到治疗性运动处方(运动项目的选择,频率,强度,持续时间,进阶),激励因素,难度设置,辅助干预和支持第三方支付制度的凭证。本书重点在于提供基础信息的病例,帮助临床医生决定在康复过程中,特定患者的训练应从何开始,应如何不断进阶,直至恢复健康。虽然人们常认为健康是独立于康复之外的,但同时应考虑到损伤的修复及活动受限。健康由多个方面组成,包括身体、心理、精神和社会关系。物理治疗师在一个良好的环境下运用运动疗法,可为患者提供选择终身参与体育活动的机会,这也是公共卫生服务的基础。尽管训练存在可行性和个人偏好,但仍需考虑家庭训练和社区训练的区别。当一个运动治疗方案可使患者开始或逐渐无缝过度至健康状态下,这就是一个成功的方案,并且对慢性疾病的管理和预防也极为重要。

世界卫生组织(WHO)(www.who.int)及美国疾病控制和预防中心(www.cdc.gov)强调,健康包括了身体活动在内的多个方面。WHO 的国际功能、残疾和健康分类(IFC)人群包括从所有患未知疾病的人群,到存在与疾病相关损伤、活动受限和参与限制的人群。所有人都可参加健康活动或健康促进活动,其中部分人需要物理治疗师运用特殊手段才能成功地参与其中。WHO 目前正在准备相关的出版物,健康干预国际分类系统(ICHI)把与身体结构和功能损伤有关的干预和与活动受限及参与限制的干预归为一类。像国际功能、残疾和健康分类和健康干预国际分类系统这样,可为进一步的研究提供一种公用语言,以提高在不同人群患者中使用不同种类和剂量的运动治疗的有效性。

在这种背景下,本版《治疗性运动:提升功能》(第 4 版)借助了如国际功能、残疾和健康分类和健康干预国际分类系统,以及美国物理治疗协会(APTA)和其他专业组织的推动做出了改变。我们的目的是加深读者对医疗保健中运动治疗处方复杂性的理解,并为其在促进健康人群中的应用提供实例和证据。

第 4 版的改动和补充

本书第 4 版的改动和补充考虑到了众多读者的反馈。这些改动和补充与承诺向患者提供成功的、循证的运动治疗干预。本书使用的语言与 IFC 和 APTA 的物理治疗师实践指南一致。为讨论物理治疗干预和证据时提供了一致的通用术语。

运动治疗模型已进行过更新,以提高其清晰度和实用性。APTA 认为,物理治疗师在治疗过程中应以运动系统为主。新模型提出的前提是,认为理想运动是一个大的包容性运动系统中许多亚系统(支持,被动,主动,神经,认知 / 情绪)之间复杂的相互作用的结果。把损伤组织分配到运动系统的亚系统中,可使损伤的相互作用更加系统化,并引导其排序和指导运动治疗的干预进展。

第 3 章内容已从患者相关教育扩展到提高患者的治疗效果,信息范围有所增加。患者教育和家庭训练计划指导只是改善患者疗效的其中两种方法。倾听和沟通由多方面组成,这些组成要素是确保以尊重和激励的方式向患者传达信息的关键。本章介绍了使患者参与运动治疗决策过程的几个条件。

第 14 章以前命名为"闭链运动",而现在改为"运动链在功能性运动中的应用"。这一变化反映了人体运动链、功能性活动评估和干预的进一步发展。本章深入探讨了运动链概念的理论基础和应用,其中包括开放链运动和闭合链运动。在功能活动中结合开放链运动和闭合链运动,是运动治疗处方的基本概念。

所有章节都含有参考文献以及一个新的板块——证据与研究板块(EAR)。每一章都有广泛的引用,旨在为读者提供当下最好最新的证据。我们理解读者想了解更多研究细节。但我们并非在正文中插入大量细节,而是把关键研究在章节内的 EAR 板块中重点标出。通过这种方式,感兴趣的读者能轻易找到自己关注的干预方式的内容。这些板块,连同引用和参考文献,都为读者提供了强有力的循证资源。

本书的外观发生了明显变化,为了快速查询信息,采用了更多流畅的界面和项目符号列表。易于识别的版块如患者相关教育、知识拓展、病例讨论、自我管理和干预选择等板块仍具有强大的教学功能,旨在把运动治疗的应用和患者的有效护理结合在一起。

我们希望这些更改和补充能有助于更好地阅读,并为患者和客户提供一个全面而有效的运动治疗方案。

Lori Thein Brody
Carrie M. Hall

致　谢

除了感谢参与创作前3版的所有人外，我们还想感谢许多为这一版本做出贡献的人。这本书的完成，离不开个人和集体的贡献。

我们很荣幸有这么多知识渊博且专注的编者参与其中。非常感谢他们对原版和修订版的付出，从而创作出了优秀的第4版。我们也清楚地意识到，第4版的完成离不开审核人的参与。我们感激他们提出的意见，从而完善了本文的内容和设计。此外，特别鸣谢 Jill Thein-Nissenbaum，不仅为第4版提供了专业知识，还就全文结构和连贯性的编辑提出了宝贵意见。

如果没有这些才华横溢的编辑和这个充满凝聚力的团队，这本涵盖了数字、图例、展示、表格、特殊板块等大量内容的参考书就无法完成。为此，我们感谢编辑和制作人员以及 Lippincott 艺术部门的 Williams 和 Wilkins。特别感谢制作人 John Larkin，他在幕后发挥了至关重要的作用，且一直以专业、亲切、尊重的方式组织我们，让我们准时完成本著作的撰写。

感谢华盛顿大学健康研究诊所和运动系统物理治疗工作室的同事（P.S. 在西雅图，华盛顿使用它们的仪器设备）。感谢模特、录像师以及摄影师 Andy Manis 付出的时间和精力，在他们的有序组织下，我们完成了大量的图片拍摄。在一个人的职业生涯里，许多人会帮助发展某一人的理论、知识和专业技能。在每一版本间隔的时间里，我们不断向那些一直对我们的想法和决定有疑问的患者、学生和老师学习，并形成属于我们的技术。

最后，当然是最重要的，感谢我们的家人、朋友和同事，他们给予了情感上的支持，并慷慨付出时间，最终使本书得以完成。

Lori Thein Brody
Carrie M. Hall

每位合著者都想表达各自的感谢：

本书出版至第4版，我有幸能在我30年职业生涯中与众多有影响力，鼓舞人心的研究人员、医师、教师、企业家、管理者和支持者一同工作，这使我比以往任何时候都明白，我就是我。当我在华盛顿大学成长的岁月里，我非常荣幸能与本领域中最为优秀的人们一起工作。在此还要特别感谢 Shirley Sahrmann（博士，物理治疗师，美国物理治疗协会委员）提出的非常精辟的理论以及她在物理治疗领域作出的贡献。我把她对运动处方的哲学思想融入自己的想法与写作中。根据世界各地研究和临床实践的发现，Sahrmann 博士已播种下知识的种子。她是物理治疗领域的精英，感谢她教我如何从运动系统的角度看待教育、临床实践、商业，甚至是宣传等问题。我把这本书看作是对下一代医师们的责任，我相信他们会把物理治疗融入早期护理当中，并向大家证明我们在公共卫生服务中的重要作用。我认为运动治疗是我们职业身份的基础，我相信运动是良医这一观点，我也相信物理治疗师是唯一有资格把运动系统中生理、心理、社会因素和干预治疗中的变化结合在一起的人。

教科书的编写花费了大量时间和精力。我无法用语言表达我对运动系统物理治疗工作室的同事以及一直支持我的朋友们的感激。特别感谢我诊所的负责人 Scott Sprandling，在我进行研究和写作期间，使诊所的生意蒸蒸日上，感谢我三个孩子对我无条件的爱，使我每天都能向前迈进，还有感谢我的宠物狗 Winston，使我在跑步锻炼期间能维持健康和保持头脑清晰。

Carrie M. Hall

我的生活中有许多优秀的同事，他们相信并支持我，使我能在体育教育、运动训练、物理治疗、预防医学和成人教育等职业生涯中一路向前。我最感激的是 Peg Houglam（物理治疗师，运动防护师），Bill Flentje（物理治疗师，运动防护师），Susan Harris（物理治疗师，博士，美国物理治疗协会委员），Joseph PH Black（神学硕士，哲学博士）。他们卓越的领导能力为我们职业的标准化树立了榜样。我深深感谢他们过去及现在的指导。我的姐姐 Jill Thein-Nissenbaum（物理治疗师，理学博士，运动防护师）在本书的创作中起到了关键作用，她总在我和 Carrie 离开后留下来收拾残局。她承担了所有事情，并给予我建议和精神上的支持，她说道："你已经知道了问题的答案，放手去做吧。"我衷心感激她出现在我的生命里。

感谢威斯康星大学研究所的同事们，尤其是参与了章节写作和编辑的人，以及感谢 Carrie Schwoerer 总能认真倾听我们的话并给予我们帮助。

感谢落基山大学健康专业的博士生。他们聪明能干，充满好奇心，并公正对待我们的职业，我相信他们一定会是现在和未来的领导者。感谢此次有机会向他们学习。

Lori Thein Brody

我父亲 Jack 的座右铭是

“永远别说不能做，永远别说这很难”

这句话贯彻了我的一生，

而后又传递给了他的孙子孙女 Nathaniel，

Louisa，Benjamin，和 Ethan。

—Lori Thein Brody

我想把这本书献给我的三个女儿

Caroline，Gabrielle and Jillian，

她们总是鼓励我做最好的自己；

献给我的家人，

他们一直教导我运动系统的复杂性；

献给我的同事，

他们激励我要与时俱进并保持一颗进取的心；

以及我的母亲 Carol，

她的一生充满了勇气和决心，这也成为了我每日的精神鼓舞。

—Carrie M. Hall

编 者 名 录

Kimberly D. Bennett, PT, PhD

Physical Therapist and Lecturer with the Department of Rehabilitation Medicine
University of Washington
Owner Liberty Physical Therapy, PLLC
Seattle, Washington

Janet R. Bezner, PT, DPT, PhD

Associate Professor
Department of Physical Therapy
Texas State University
San Marcos, Texas

Elizabeth A. V. Bloom, PT, DPT

Physical Therapist, Advanced Clinician
UW Health Department of Orthopedics and Rehabilitation
Spine Physical Therapy
University of Wisconsin Hospital and Clinics
Madison, Wisconsin

Lori Thein Brody, PT, PhD, SCS, ATC

Senior Clinical Specialist, Sports and Spine Physical Therapy
UW Health
Research Park Clinic
Madison, Wisconsin
Professor
Rocky Mountain University of Health Professions
Provo, Utah

Judith Dewane, PT, DSc, NCS

Assistant Professor (CHS)
Physical Therapy Program
Department of Orthopedics and Rehabilitation Medicine
UW Health Department of Orthopedics and Rehabilitation
Madison, Wisconsin

Rafael F. Escamilla, PhD, PT, CSCS, FACSM

Professor
Department of Physical Therapy
California State University, Sacramento
Sacramento, California
Results Physical Therapy and Training Center
Sacramento, California

Melissa Fischer, DPT

Physical Therapist, Advanced Clinician
UW Health Department of Orthopedics and Rehabilitation
Sports Physical Therapy
University of Wisconsin Hospital and Clinics
Madison, Wisconsin

Lisa M. Flexner, DPT, DMT, CSCS, FAAOMPT

Physical Therapist
Focus Physical Therapy
Part-time Instructor, Kinesiology Program
Oregon State University - Cascades
Bend, Oregon

Colin R. Grove, PT, MS, NCS

Physical Therapist
Department of Orthopaedics and Rehabilitation
Neuro Outpatient Rehabilitation
UW Health Rehabilitation Clinic
Middleton, Wisconsin

Carrie M. Hall, PT, MHS

Physical Therapist
President, Movement Systems Physical Therapy, P.S.
Clinical Faculty
University of Washington
Seattle, Washington

Darlene Hertling, PT, Retired

Lecturer, Division of Physical Therapy
Department of Rehabilitation Medicine
University of Washington School of Medicine
Seattle, Washington

Sherri S. Holt, PT, DPT, MHSc, MTC, FAAOMPT

Physical Therapist
UW Health Department of Orthopedics and Rehabilitation
Spine Physical Therapy
University of Wisconsin Hospital and Clinics
Madison, Wisconsin
Adjunct Instructor, Transitional Doctor of Physical Therapy
Rehabilitation Sciences
University of St. Augustine for Health Sciences
St. Augustine, Florida

Carol N. Kennedy, BScPT, MClSc (Manipulative Therapy), FCAMPT

Clinical Specialist - MSK
Physical Therapist
Partner, Treloar Physiotherapy Clinic
Vancouver, British Columbia

Danny McMillian, PT, DSc, OCS, CSCS

Clinical Associate Professor
Physical Therapy Program
University of Puget Sound
Tacoma, Washington

Jill McVey, DPT, ATC

Physical Therapist
Movement Systems Physical Therapy, P.S.
Seattle, Washington

Elizabeth R. Shelly, PT, DPT, WCS, BCB-PMD
Physical Therapist
Board certified specialist in women's health
Beth Shelly Physical Therapy
Moline, Illinois

M. J. Strauhal, PT
Physical Therapist
Clinical Specialist in OB-GYN and Women's Health
Providence St. Vincent Medical Center Rehabilitation Services
Portland, Oregon

Scott Tauferner PT, ATC
Physical Therapist, Advanced Clinician
UW Health Department of Orthopedics and Rehabilitation
University of Wisconsin Hospital and Clinics
Madison, Wisconsin

Jill Thein-Nissenbaum, PT, DSc, SCS, ATC
Associate Professor
University of Wisconsin-Madison
Doctor of Physical Therapy Program
Madison, Wisconsin
Staff PT, UW Athletics
Badger Sports Medicine
Madison, Wisconsin

Kyle M. Yamashiro, PT, CSCS
President
Results Physical Therapy and Training Center
Medical Adjunct Faculty
Sacramento State University
Program Coordinator
SF Giants Sports Medicine Conference
Physical Therapist Consultant
Sacramento River Cats
Rehab and Strength and Conditioning Consultant
Sacramento Republic FC
Rehab Consultant
Oakland A's

审校者名录

第 4 版

Ellen Anderson, PT, MA, GCS
Associate Professor
Rutgers School of Health Professions
Newark, New Jersey

Suzanne Brown, PT, MPH, PhD
College of Health and Human Services
School of Physical Therapy
Touro University Nevada
Henderson, Nevada

Marcey Keefer Hutchison, PT, DPT, SCS, ATC, CMP
Assistant Professor of Physical Therapy
George Fox University
Newberg, Oregon

Joseph Kelly, MSPT
Assistant Professor
Department of Physical Therapy & Health Science
Bradley University
Peoria, Illinois

Jiu-Jenq Lin, PhD, PT
School of Physical Therapy
National Taiwan University
Taipai City, Taiwan

Daniel McGovern, PT, DPT, SCS
Assistant Professor of Physical Therapy
School of Physical Therapy
Massachusetts College of Pharmacy and Health Sciences University
Worcester, Massachusetts

Dawn Roberts, PT, PhD
Department of Physical Therapy
Springfield College
Springfield, Massachusetts

Becky Rodda, PT, DPT, OCS, OMPT
Physical Therapy Department
School of Health Studies and Professions
University of Michigan – Flint
Flint, Michigan

Yasser Salem, PT, PhD, NCS, PCS
Associate Professor
Physical Therapy
University of North Texas Health Science Center
Fort Worth, Texas

Mary Kay Solon, PT, MS
Department Chair, Professor
Physical Therapist Assistant Studies
University of Saint Francis
Fort Wayne, Indiana

Doreen Stiskal, PT, PhD
Department Chair and Associate Professor
Department of Physical Therapy
Seton Hall University
South Orange, New Jersey

Eddie Traylor
Assistant Professor
School of Physical Therapy
Langston University
Langston, Oklahoma

Gregory T. Thielman, EdD, MSPT, ATC
Associate Professor
Department of Physical Therapy
University of the Sciences
Philadelphia, Pennsylvania

Linda J. Tsoumas, PT, MS, EdD
Professor of Physical Therapy (Retired)
School of Physical Therapy
Massachusetts College of Pharmacy and Health Sciences University
Worcester, Massachusetts

Krista Wolfe, PT, ATC
Dean, Nursing and Health Sciences
Central Penn College
Summerdale, Pennsylvania

第 3 版

Cara Adams, PT, MS
Associate Professor
Department of Rehabilitation Sciences
Division of Physical Therapy
The University of Alabama at Birmingham
School of Health Related Sciences
Birmingham, Alabama

Patricia M. Adams, MPT
Assistant Professor of Clinical Physical Therapy
Master of Physical Therapy Program
UMDMJ
Stratford, New Jersey

Karen Blaschke OTR/L, CHT
Occupational Therapist
Advance Clinical Hand and Upper Extremity Clinic
University of Wisconsin Hospital and Clinics
Madison, Wisconsin

Cynthia M. Chiarello, PT, PhD
Assistant Professor of Clinical Physical Therapy
Columbia University—Doctoral Programs in Physical Therapy
New York, New York

Lisa M. Dussault, OTR
Occupational Therapist
TMD Clinic
University of Wisconsin Hospitals and Clinics
Madison, Wisconsin

Joan E. Edelstein, PT, MA, FISPO
Director of Programming in Physical Therapy
Associate Professor of Clinical Physical Therapy
Columbia University
College of Physicians and Surgeons
New York, New York

Susan E. George, PT, MS
Associate Professor
Department of Physical Therapy
Southwest Texas State University
San Marcos, Texas

Terry Hoobler, PT, MAE
Physical Therapist
University of Alabama at Birmingham
Birmingham, Alabama

Aimee Klein, PT, MS, OCS
Clinical Assistant Professor in Physical Therapy
MGH Institute of Health Professions
Senior Rehabilitation Services
Beth Israel Deaconess Medical Center
Boston, Massachusetts

Laura Knapp, PT, MS, OCS
Clinical Assistant Professor
Division of Physical Therapy
University of Utah
Salt Lake City, Utah

Robin L. Marcus, PT, MS, OCS
Clinical Assistant Professor
Division of Physical Therapy
College of Health
University of Utah
Salt Lake City, Utah

David J. Pezzullo, PT, MS, SCS, ATC
Clinical Assistant Professor
Department of Physical Therapy
University of Pittsburgh
Pittsburgh, Pennsylvania

Paul Rockar, PT, MS, OCS
Vice President, Human Resources
CORE Network, LLC
McKeesport, Pennsylvania

Richard Ruoti, PT, PhD, CSCS
Certified WATSU Practitioner
Cofounder of Aquatic Physical Therapy Section of APTA
Doylestown, Pennsylvania

Leslie Russek, PT, PhD, OCS
Associate Professor
Physical Therapy Department
Clarkson University
Potsdam, New York

Amy Schramm, PT
Senior Physical Therapist
JFK Medical Center
Edison, New Jersey

Mary Sesto, PT, PhD
Physical Therapist
Department of Occupational Medicine
University of Wisconsin
Assistant Researcher
Department of Industrial Engineering
University of Wisconsin
Madison, Wisconsin

Jamie Smith, MSPT, ATC, CSCS
Director of Physical Therapy/Instructor
Orthopedic Center for Sports Medicine and Reconstructive Surgery
Louisiana State University
Kenner, Louisiana

Gary Sutton, PT, MS, SCS, OCS, ATC, CSCS
Adjunct Clinical Assistant Professor
Department of Physical Therapy
Virginia Commonwealth University
Richmond, Virginia

C. Buz Swanik, PhD, ATC
Athletic Trainer
Temple University
Philadelphia, Pennsylvania

Linda J. Tsoumas, PT, MS
Chairperson and Associate Professor of Physical Therapy
Department of Physical Therapy
Springfield College
Springfield, Massachusetts

Cynthia Watson, PT, MS, OCS
Instructor, Department of Physical Therapy
University of Texas
Southwestern Medical Center
Dallas, Texas

Nancy J. Whitby, OTR, CHT
Lead Therapist
Hospital and Clinics
University of Wisconsin
Madison, Wisconsin

目　录

第一单元

治疗性运动基础

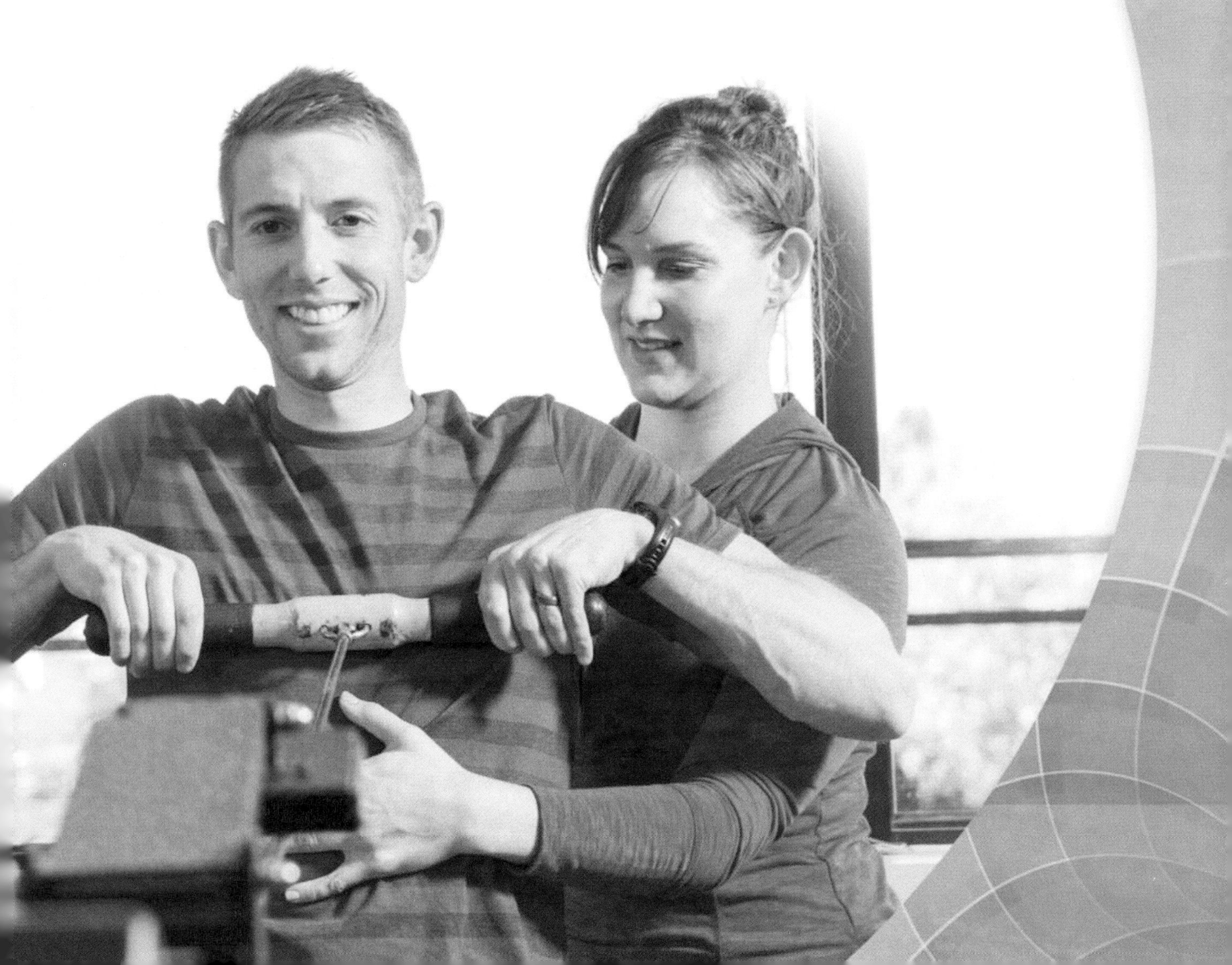

第 1 章

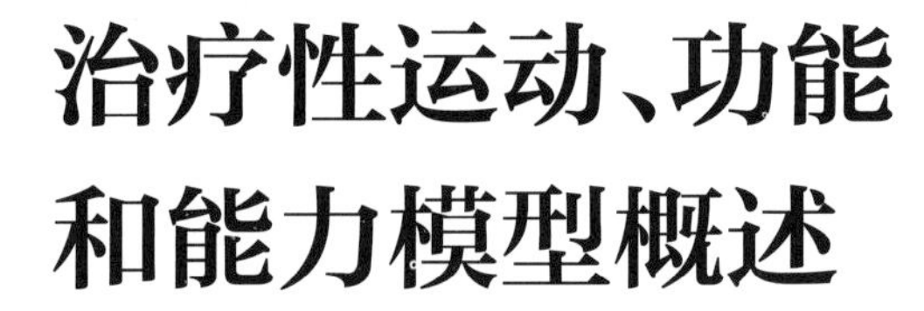

治疗性运动、功能和能力模型概述

LORI THEIN BRODY · CARRIE M. HALL

在物理治疗师可用的许多治疗干预中，治疗性运动已被证明是改善功能和减少失能的基础[1-7]。本章的重点是通过规范的治疗性运动干预，个体可以在功能表现和失能方面得到显著改善，并且物理治疗师是具备专业的教育培训、作为治疗性运动处方的首选临床医生。

物理治疗的定义

国家物理治疗联合会[8]将物理治疗实践定义为(使用作者提供的更新语言)

1. 检查、评估和测试有生物力学、生理学和发育障碍、活动受限和参与限制或其他健康和运动相关疾病的个体，以确定治疗和干预的诊断、预后和计划，并评估干预的持续影响。

2. 通过设计、实施和修改治疗干预来减轻损伤、活动受限和参与限制，这些干预可能包括但不限于治疗性运动，自我护理和家庭社区功能训练或重返工作或融入社会，手法治疗，软组织和关节松动术或手法，治疗性按摩，处方，应用适当的辅助用具，适应性矫形器、假肢，保护和支持性装置和设备的制作，气道清除技术，皮肤保护和修复技术，清创和伤口护理、物理治疗或方法，机械和电疗法，以及患者相关指导。

3. 减少受伤、受损、活动受限和参与限制的风险，包括在所有年龄的人群中促进和维持身心健康。

4. 参与管理、咨询、教育和研究

从该定义可明显看出，物理治疗师在损伤、活动受限和参与限制的水平上检查、评估、诊断和治疗。这个定义里最关键的信息是，物理治疗师主要关注使用知识和临床技能来预防、减少或消除损害可能、活动受限和参与限制，并帮助寻求他们服务的个体能够实现最佳生活质量。

本章关注通过治疗性运动来改善功能和减少失能的目标。物理治疗师应考虑哪些损伤与该患者功能和失能的减少有关，哪些运动可以通过解决适当的损伤来改善功能表现。本书中描述的治疗性运动可以恢复损伤和活动受限。如要求患者从坐位到站位转移的锻炼是旨在改善患者的转移技能的活动。

为了理解健康状况、损伤、活动受限和参与限制之间的关系，以及避免由误解术语引起的混淆，需要对健康的分类进行详细描述，本章后面详述。该模型是世界卫生组织(WHO)于 1980 年首次公布的国际残损、残疾和残障分类(ICIDH)的更新版本。鼓励读者使用此模型来思考残疾如何与治疗性运动干预的决策相关。

治疗性运动干预

治疗性运动是物理治疗师为患者提供的一项健康服务干预，同时作为物理治疗师实践的一部分。

- 患者是具有诊断的损伤或活动受限的人。
- 患者不一定有损伤或活动限制，但是正在寻求物理治疗师服务以预防或促进健康、身心健康和体适能。

治疗性运动干预包括：

- 对参与大强度职业活动的一组人提供的人体

力学教育。

- 针对被诊断患有肌肉骨骼疾病例如类风湿关节炎患者预防性教育和运动处方。
- 高水平运动员的预防性运动处方以防止受伤或提高运动员表现。

治疗性运动被认为是大多数物理治疗师计划的核心要素，定义：

系统完成或执行躯体运动、姿势、活动，旨在使患者能够恢复或预防损伤，增强功能表现，降低损伤风险，提高整体健康以及促进身心健康[9]。

治疗性运动包含有氧耐力训练和恢复平衡、协调、敏捷性训练，身体感知训练，肌肉拉伸练习，关节活动度练习，步态和运动训练，运动模式训练，力量、爆发力和耐力训练。

虽然治疗性运动有利于身体的各个系统，本文重点阐述运动干预治疗肌肉骨骼系统损伤，针对心血管、肺、神经系统治疗性运动的概念，皮肤系统不在探讨范围内，除非它们与肌肉骨骼系统的损伤相关。

确定运动性治疗干预措施应该根据提供给患者在工作（工作、学校、娱乐）和社区、休闲中实现最佳运动能力的个体目标来决定。为实施目标导向治疗，物理治疗师必须：

- 提供个性化的病人管理。
- 依靠临床决策技能。
- 实施的多种治疗干预措施是互补的（在关节松动术和被动拉伸之前应用热疗，接着以功能方式应用获得的活动度来主动运动）。
- 通过使用家庭治疗（家庭脊柱牵引，家庭热疗或冷疗）、自我管理锻炼计划（在家中，健身俱乐部，学校或社区赞助的小组课程，学校或社区赞助的运动）和患者相关指导。

在一些情况下，恢复患者独立性是不可能的，但是治疗性运动干预对于改善或维持健康状态或预防并发症是必要的。在这些情况下，培训和教育家人、朋友、其他重要的人或护理人员在家中提供适当的治疗性运动干预可以通过减少物理治疗师上门服务，大大降低医疗成本。

健康的语言：能力和失能

在本文中定义功能性运动模型的目的是为读者提供对健康（病理学，疾病，遗传异常）、损伤、活动受限和参与限制的复杂关系的理解，以及由物理治疗师提供给患者管理元素的概念基础。本文将使用生物 - 心理 - 社会模式，模式提供物理治疗师实践和分类方案的理论框架，让物理治疗师进行诊断。

在传统“医学模式”中，残疾被视为由疾病、遗传或损伤引起的个人问题，并且在个体化的医疗护理中得到治疗。在该模型中，很少考虑除了针对卫生保健指导方针的公共政策之外的残疾社会方面。它是以患者为中心的观点，以个人干预为重点。这与视残疾为社会问题的“社会模式”形成鲜明对比，而不是个人的属性。因此，干预和政策不是针对个人医疗保健，而是针对整个社会，使环境调整成为必要，以使残疾人能够充分参与社会生活的各个方面。世界卫生组织的“生物心理”模式这些观点，解决个人和社会水平的因素[10]。（图 1-1）

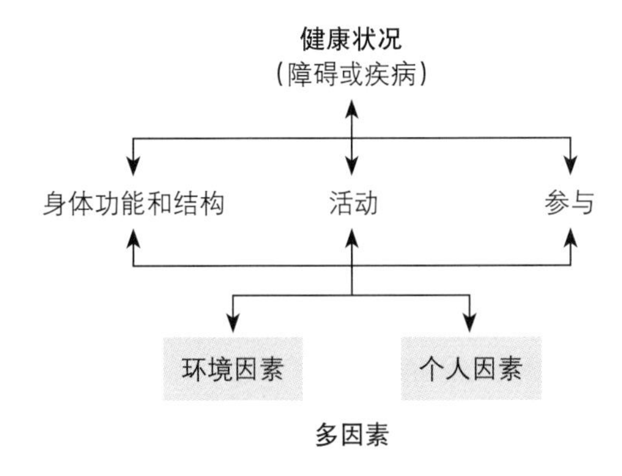

图 1-1 WHO 功能和残疾模型

功能和残疾的生物心理社会模型的术语

尽管以前的功能和残疾模型关注失能，ICF 模型侧重于健康的积极和消极方面，将健康视为一个连续体。而不是只包括“残疾”人，ICF 包括其模型中的所有人。ICF 是一种功能和残疾的模式[11,12]。以下部分解释了 ICF 模型构成。

- 功能是身体结构和功能、活动和参与的综合术语（ICF 第 1 部分）。它代表了健康状况的个人与环境和个人因素之间相互作用的积极方面（ICF 第 2 部分，“背景因素”）。
- 残疾是一个并行的术语，描述了这种相互作用的消极方面。它通过诸如损伤、活动受限和参与限制的术语来描述。

健康状况

医疗模型中，健康状况集中于健康的负面因

素，如感染、创伤、代谢失调、退行性疾病过程或疾病[13,14]。ICF使用术语健康状况作为疾病、障碍、损伤或创伤以及诸如怀孕、衰老、先天性异常或遗传倾向状态的总称[10]。

身体结构缺损

身体结构缺损是指在组织、器官或身体系统水平上的缺失或异常。物理治疗师治疗的身体结构缺损包括受损的关节活动范围、关节活动性和完整性或肌肉功能。身体结构缺损包括疼痛、关节的活动度和稳定性、肌肉爆发力或耐力、步态等(表1-1)。

表1-1　身体功能相关运动系统分类水平2

神经肌肉骨骼与运动相关功能
关节和骨骼的功能(b710-b729)
■ b710 关节活动性功能
■ b715 关节稳定性功能
■ b720 骨骼活动性功能
■ b729 关节和骨骼的功能，其他特殊和非特殊功能
肌肉功能
■ b730 肌肉爆发功能
■ b735 肌肉张力功能
■ b740 肌肉耐力功能
■ b749 肌肉功能，其他特殊和非特殊功能
运动功能
■ b750 运动反射功能
■ b755 不随意运动反应功能
■ b760 随意运动控制功能
■ b765 不随意运动功能
■ b770 行走功能
■ b780 与肌肉和运动功能相关的感觉
■ b789 运动功能，其他特殊和非特殊功能
■ b798 神经肌肉骨骼和运动相关功能，其他特殊功能
■ b799 神经肌肉骨骼和运动相关功能，其他非特殊功能

引自国际功能、残疾和健康分类
Geneva, Switzerland: World Health Organization, 2001.

活动受限

ICF使用术语活动受限，定义为个人在执行活动时可能遇到的困难。这些限制范围从轻度到重度，并且根据群体标准进行测量。ICF模型中活动受限的例子包括身体位置的维持和改变，提、移和抓握物体，行走和移动，利用交通工具移动和自我照顾。

参与限制

ICF使用术语参与限制，定义为个人在参与社会生活时可能遇到的问题。差异是通过衡量社会标准来确定的。

参与限制用于社会而不是个人功能，具有类似活动受限的人可能具有不同的参与限制。例如，被诊断患有相似水平的损伤和活动受限的相同疾病的两个人可以具有两个不同的参与限制水平。一个人可以在生活的所有方面(即个人护理和社会角色)保持非常活跃，得到家庭中的家庭成员的支持，并且寻求继续他或她的职业任务的适应性方法，而另一个人可以选择限制社会接触，依靠他人的个人照顾和家庭责任，并有一个工作，在那里不可能使用适应性方法参与工作任务。背景因素在这些差异中起重要作用。

活动受限和参与限制之间的区别是属性和关系概念之间的差异。属性是与个体的特征或属性相关的现象。活动受限主要反映个人的特征。活动受限在个体水平测量并与群体标准比较。然而，参与限制具有关系特征，因为它描述了社会和环境对个人的限制。如前面的例子所示，具有相似属性概况(如疾病、损伤、活动受限)的人可以呈现不同的参与水平。诸如年龄、一般健康状况、个人目标、动机、社会支持和身体环境等因素影响人的失能程度(证据与研究1-1)。

证据与研究1-1

对100名由于结构和心理社会因素而有下腰痛高风险的患者进行了一项前瞻性研究，随访了4~6年确定这些变量对残疾的影响。心理社会变量在很大程度上预测未来的残疾，而结构变量与未来的残疾和医疗服务没有关联[15]。

国际功能，残疾和健康分类

ICF模式是过去模型的改进，适用于所有人，而不仅仅是残疾人的能力。ICF描述了所有人的健康相关状态，每个人都可以归入ICF系统。在理解个人与健康状况之间的复杂关系和个人对该状况的反应时，重要的是认识参与限制的根本原因。ICF在第2部分“背景因素”中阐述了这一点。背景因素包括环境和个人因素。

此外，ICF的语言反映了在过去模型基础上的重大变化，认识到“残障”和“残疾”这两个词的歧视和潜在负面因素。因此，世界卫生组织决定完全删除“残疾”一词，并从一个组成部分中删除“残疾”一词，但将其保留为总体术语。此外，世界卫生组织强调，ICF不是人的分类，而是“在其个人生活情况和环境影响的背景下对人的健康特征的分类”，这是健康特征与产生残疾的背景因素的相互作用。

与国际疾病分类第十修订版（ICD-10）[11]一样，ICF使用字母数字系统来分类和按功能和失能的水平分类。这增强了系统对于全球研究的有用性并提供了共同的语言。字母b、s、d和e分别用于表示身体功能、身体结构、活动和参与，以及环境因素。字母后面是一个章节号（如关于运动的身体结构的第7章），随后是三个或更多具有特定描述符和比例的数字。由于系统的复杂性，分级标准的细节将不包括在本文中。有关该系统的更多信息，读者可参考www.who.org。身体结构和身体功能的两级分类的一个例子可以在表1-1和表1-2中找到。

表1-2 身体结构相关运动系统分类水平2

与运动相关的结构
■ 710 头和颈区结构
■ 720 肩区结构
■ 730 上肢结构
■ 740 骨盆结构
■ 750 下肢结构
■ 760 躯干结构
■ 770 附加与运动相关的肌肉骨骼结构
■ 798 运动相关结构，其他特殊
■ 799 运动相关结构，其他非特殊

引自国际功能，残疾和健康分类
Geneva，Switzerland：World Health Organization，2001.

ICF分类有两个主要部分：第一部分称为“功能和残疾”和第二部分称为“语境因素”。功能是一个总括术语，指示健康的积极方面，用于包括所有身体功能、活动和参与。失能是健康的消极方面的一个涵盖性术语，被描述为损伤、活动限制和参与限制。将这些部分进一步分成具有或不具有进一步分成构建体的部分（见表1-3）。基本术语的定义列表可以在表1-4中找到。

第1部分：功能和失能

ICF的第1部分处理大多数物理治疗师通常在实践中遇到的问题。第一部分的组成部分包括身体的功能及其结构。第二部分讨论活动和参与。身体结构和功能部分具有正面和负面。这是“能力”和“残疾”方面功能被纳入ICF的一种途径。

A：身体功能和结构

- 身体功能是身体系统的生理功能
- 身体结构是身体的解剖部位，例如器官和四肢。

身体结构和身体功能部分被设计为并行使用。例如，身体功能部分包括诸如“关节活动性功能”的类别相关的身体结构可能是“肩关节”区域。ICF将描述一个具有功能和结构完整性的健康系统（积极方面）。身体功能和结构的消极方面称为残损。

- 残损是身体功能或结构偏离普遍接受的健康人群标准。例如异常、缺陷、损失或其他异常（图1-2A，B）。

表1-3 ICF概览

内容	第一部分：功能和失能		第二部分：影响因素	
	身体功能和结构	活动和参与	环境因素	个人因素
领域	身体功能 身体结构	生活区域（工作，活动）	外部影响功能和残疾	内部影响功能和残疾
结构	身体功能改变（生理性） 身体结构改变（解剖性）	能力：标准环境下执行工作 表现：当前环境下执行工作	促进或阻碍身体，社会和情感世界	个人因素影响
积极方面	功能		有利因素	不适用
	功能和结构的完整性	活动 参与		
消极方面	失能		不利因素	不适用
	残损	活动受限 参与限制		

引自国际功能，残疾和健康分类
Geneva，Switzerland：World Health Organization，2001.

表 1-4　ICF 相关定义

术语	定义
身体功能	身体系统的生理功能，包括心理功能。身体功能以人类统计学正常为标准
身体结构	身体结构或解剖部分，例如器官、肢体和它们根据系统划分的组成部分。身体结构以人类统计学正常为标准
残损	身体结构或生理功能丧失或异常。异常是与已有的统计学正常有显著变化
活动	个体执行工作或活动。活动是个体水平的功能性特征
活动受限	个体在执行活动时有困难。活动受限程度在质量和数量上表现为轻度到重度
参与	个体融入生活情况。参与是社会水平的功能性特征
参与限制	个体融入社会生活时遇到的问题。参与限制受个体参与社会生活时遇到的文化或社会无障碍程度影响
环境因素	由个体生活所处的物理、社会和态度环境组成
健康条件	疾病（急性或慢性）、功能障碍、损伤或创伤方面的涵盖性术语。环境因素可能还包括其他情况，如怀孕、年老、压力、认知问题或遗传疾病倾向
身心健康	包含人们生活总体情况的一般性术语，主要包括躯体、精神和社会方面，组成“良好生活”。健康是人们生活总体概况的一个方面

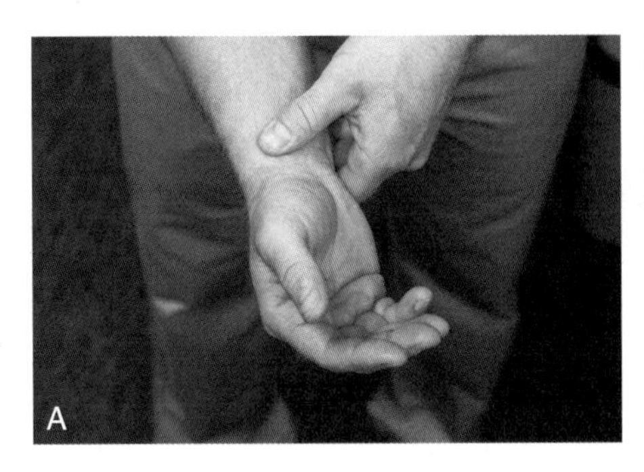

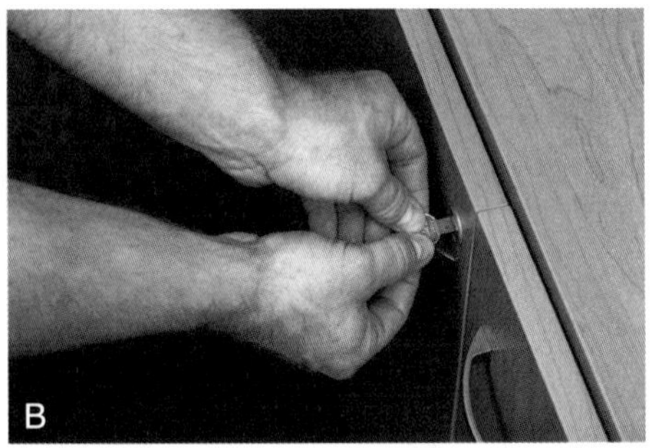

图 1-2　A. 患者前臂旋后活动受限，关节生理性活动受限；B. 患者因为关节活动受限不能拧开钥匙（主动活动受限）

■ 生理性残损是生理功能的异常，表现在如下方面：
  ■ 有氧能力
  ■ 肌肉功能（力量，爆发力，耐力）
  ■ 关节活动性（如活动过度 / 活动不足）
  ■ 平衡
  ■ 姿势
  ■ 运动功能
  ■ 精神功能

物理治疗师实践干预可显著改善生理性残损。第二单元将详细讨论生理性残损和治疗干预手段及预防性措施。

■ 结构性残损是身体结构异常或缺失，如髋关节前倾、结构性距下关节内翻、结构性膝外翻或先天性、创伤性肢体缺失。

尽管存在这些结构性残损，仍可以治疗干预改善功能。物理治疗师应能够鉴别结构性残损的表现以作出正确的预后判断，确定最佳的治疗方案。结构性残损的治疗性运动将在第五单元和第六单元相关章节中讨论。

残损与病理不同，但可能是病理学的表现。然而，并非所有的损伤都是由病理引起的。如先天性解剖畸形、制动或错误的运动模式可以导致身体结构和功能的损伤，但是病理结果。

残损可以分为原发性的或继发性的。

■ 原发性损伤由病理、疾病或遗传引起。
■ 继发性损伤来自其他损伤，如肌肉损伤可以导致身体的下半部分（例如，瘫痪）皮肤保护功能的损伤（例如，褥疮性溃疡）。同样，主动运动功能（如来自中风或神经疾病）控制的损伤可能由于缺乏运动而导致心脏功能的损伤，或者受损的心脏功能可能导致受损的呼吸功能。继发性损伤还可导致额外或继发健康状况。

残损可以是暂时的或永久的，间歇的或连续的。例如，在全膝关节置换术后受损的关节活动度是暂时性的，适于康复性干预。已融合的关节将具有永久性关节功能损伤。受损的关节，例如在前交叉韧带撕裂之后偶尔发作的打软腿是间歇性损伤并且可能是与活动相关的。连续身体功能障碍的一个例子是在中风后肩关节半脱位。残损也可以描述为进行性、退变性或静态。

B：活动和参与

ICF 功能和残疾的第二个主要组成部分是活动和参与。

- 活动是个人执行任务或动作。
- 参与包含生活状态。
- 功能是活动和参与的积极方面，意味着有能力开展个人活动和参与适当的社会活动。
- 活动受限和参与限制是活动和参与的消极方面，意味着个体不能参与正常社会生活。

活动和参与部分包含了九个涵盖所有生活领域（表 1-5）。每个领域都有一个与之相关的数字，在每个领域中有几个子类别。如领域 4（Mobility）具有四个子类别，具有 4~6 个更具体的描述符，表 1-6 是一个类别的示例。

表 1-5　活动和参与领域和量化

领域		量化	
		表现	能力
d1	学习和应用知识		
d2	一般工作和要求		
d3	交流		
d4	移动		
d5	自我照料		
d6	家庭生活		
d7	人际交往和关系		
d8	主要生活区域		
d9	社区，社会和城市生活		

表 1-6　ICF 活动和参与部分中移动领域亚分类

行走和移动（d450-d469）
■ d450 行走
■ d455 移动
■ d460 在不同区域移动
■ d465 应用不同设备移动
■ d469 行走和移动，其他特殊和非特殊情况

活动和参与都有两个限定词代表评估能力的重要方面。另外，限定词是功能表现和能力。

- 功能描述即一个人在他或她当前的环境中实际做了什么。功能限定词包括人的所有方面情况，包括心理社会和环境因素。功能描述了在他们的世界环境里个人能做什么（环境和个人）。
- 能力是标准化的衡量个人执行任务或行动的能力。能力测试是试图评测一个人在某一特定时刻可以达到的尽可能高的功能水平。

功能表现和能力之间的差异提供了对环境因素影响活动受限和参与限制。这些信息可以有力的证明对确定如何修改环境以提高功能表现。

第 2 部分：背景因素

背景因素包括个人生活和环境背景。这两个部分是环境因素和个人因素。环境因素反映了对功能和残疾的外部影响，而个人因素反映了内部因素影响。这些因素可以对一个人的健康和健康状况产生巨大的影响。

- 环境因素包括个人生活和功能在身体、社会和态度方面的特征因素。
  - 亲近人如邻居、同事的态度和邻居的身体结构特征。
  - 针对不同能力的人需要更广泛的社会态度。

环境因素可以是积极的，有助于提高一个人的活动水平和参与，或者他们可以是消极的，产生参与的障碍。有五类环境因素（见表 1-7）。

表 1-7　环境因素影响功能和残疾的领域

环境因素	
第一章	产品和技术
第二章	自然环境和人为改造环境
第三章	支持和关系
第四章	态度
第五章	服务，系统和政策

环境因素考虑在两个主要层面，即个人和社会。

- 个人方面包括环境设施，如家庭、学校或工作场所。家庭、学校、工作场所，周围环境或人们所遇见的可以支持或妨碍参与。
- 社会方面包括正式和非正式的社会结构、社区服务、社区和工作组织、政府机构、通信和运输服务、非正式的社会网络以及正规和非正规的法律、法规和政策。

一些工作或其他社会结构可能是积极的，从而改善一个人的功能，而另一些可能是负面的，造成障碍。

- 个人因素是背景因素的第二个组成部分，是个人背景上的因素，不是健康状况或健康状态的一部分。

这些因素包括性别、种族、年龄、其他健康状况、健康、生活方式、个人习惯、处理问题方式、社会背景、教育、职业、个人心理水平和生活经验。像环境因素一样，个人因素也可能产生积极或消极的影响。这些因素可以帮助人们恢复功能，或者也可以导致功能障碍。

ICF 模型在物理治疗师实践工作中的应用

ICF 模型提供了一种共同的语言和分类，用于描述连续能力的功能。这种模型在物理治疗师实践中的应用可以在图 1-3 中找到。物理治疗师的实践应用将进一步扩展到第 2 章的患者管理模型中。物理治疗师在残损、活动受限和参与限制的水平干预。功能、残疾和健康的概念是指“慢性和急性病症对特定身体系统的功能、基本人类表现，以及人们在社会中必要的、通常的、期望的和个人需要的角色功能的各种影响”。从业者对影响功能和残疾因素的理解是恢复或改善功能和减少从物理治疗师的个人寻求服务中残疾目标的基础。

证据与研究 1-2

干预的时间可能影响患者功能的心理社会方面。对腰背痛患者的研究发现，随机分配到评估、建议、治疗组的患者在残疾、情绪、一般健康和生活质量方面表现出比评估、建议、等待组中的患者更大的改善[16]。作者认为干预的时间选择影响心理社会特征的发展。

治疗性运动干预不能仅仅关注疾病或损伤；它还应考虑寻求物理治疗师服务的患者功能丧失和残疾。参见注 1-1。虽然可以选择特定的治疗性运动干预来补救或预防损伤，但是必须根据改善功能结果和个人在特定社会文化背景和物理环境中的作用来选择。注 1-1 描述了肩关节囊粘连的患者。身体检查显示身体功能的损伤，包括

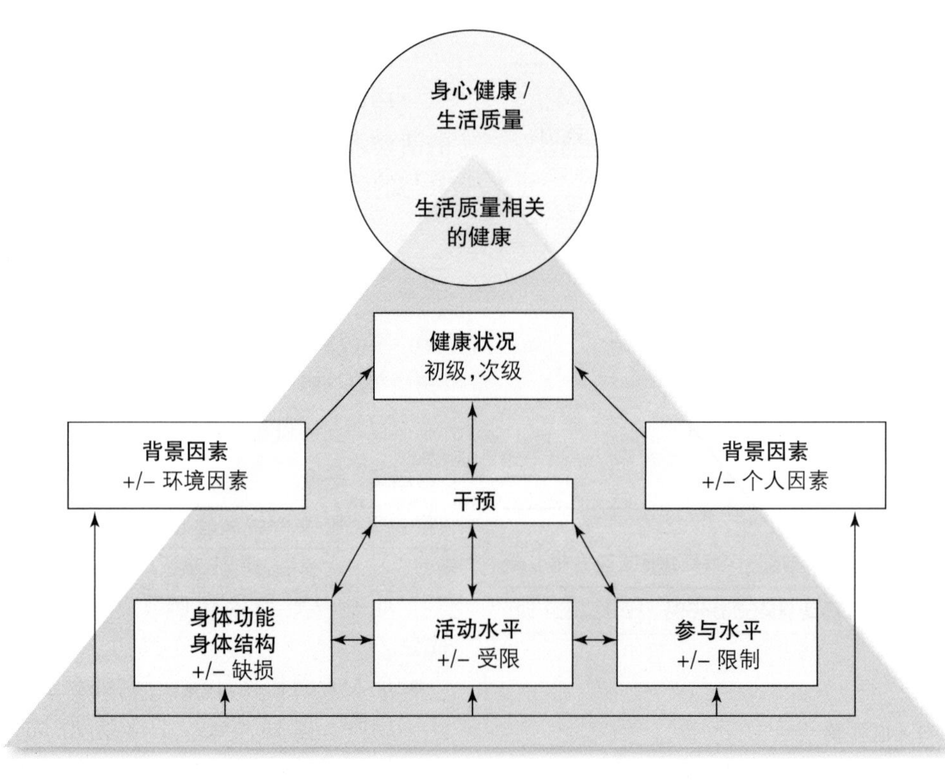

图 1-3 物理治疗功能和残疾的改良模型

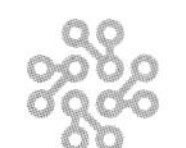

注 1-1
ICF 和 ICD-10 编码和患者护理相关部分描述示例

疾病和相关健康问题分类国际编码		
初级 ICD-10	m75.0	肩关节囊粘连
二级 ICD-10	m75.1	肩袖综合征
	m75.5	肩关节滑囊炎
国际功能,残疾和健康分类		
初级 ICF 编码		
身体功能	b7100	单关节活动
	b7101	多关节活动
	b7200	肩胛活动
	b7301	单肢体肌肉爆发力
身体结构	b29014	上肢疼痛
	s7201	肩区关节
	s7203	肩区韧带和筋膜
活动和参与	d4300	上举
	d4301	手部抓握物体
	d4302	上臂上提物体
	d4303	肩,髋和背部携带物体
	d4305	放下物体
	d4452	前伸取物
二级 ICF 编码		
身体功能	b7401	肌群耐力
	b7800	肌肉僵硬感觉
	b7809	肌肉和运动功能相关感觉,非特殊
身体结构	b2804	身体节段或区域放射性疼痛
活动和参与	s7202	肩区肌肉
	s7200	肩区骨骼
	s7209	肩区结构,非特殊
	d4201	卧位转移
	d4450	拉
	d4451	推
	d4454	扔
	d4455	抓
	d4451	攀
	d4550	爬
	d4454	游泳
	d5100	清洗身体部分
	d5202	护理头发
	d5400	穿衣

盂肱关节(b7100)、相关肩胛带和关节(b7101)和肩胛骨(b7200)的活动性。患者也缺乏肩带肌肉(b7301)的力量,并有疼痛(b28014)。根据问题的严重性,优势侧以及患者的工作和生活方式,许多活动可能受到影响。注 1-1 列出了一些常用的活动,但存在更多的可能性。在这个例子中,物理治疗师的干预不仅应该针对身体功能障碍(如活动性丧失、肌肉力量的丧失),而是在功能的减少,例如使用两个手臂来护理头发的能力,或者提举重物的能力。如果患者的职业需要充分使用两个上肢,那么可能会导致严重的参与限制,特别是如果环境因素(如 e330 在权威职位上的人员;e430 在权威职位的人员的个人态度;e5902 劳动和就业政策)有负面影响。治疗师必须承认这些因素,并与患者就所有功能水平的预后进行交流。

了解每个病人的健康状况,损伤和功能之间

的关系使治疗师能够做出关于治疗性运动干预的正确决定。

由于ICF发表于2001年,大量研究对特殊健康状况或人群“核心设置”进行了分类[17-28]。这些核心设置为患者提供了持续处理、政策和研究决定。注1-2是下腰痛核心设置的示例。

注1-2

ICF部分	序号	ICE编码	ICF分类标题
身体功能	1	b280	疼痛觉
	2	b152	情感功能
	3	b730	肌肉力量功能
	4	b710	关节活动功能
	5	b455	运动耐力功能
	6	b134	睡眠功能
	7	b740	肌肉耐力功能
	8	b135	肌肉张力功能
	9	b715	关节稳定功能
	10	b130	能量和驱动功能
身体结构	1	s120	脊髓和相关结构
	2	s760	躯干结构
	3	5770	运动相关肌肉骨骼结构
活动和参与	1	6415	维持身体姿势
	2	8430	举提物体
	3	8410	改变基本身体成分
	4	6450	行走
	5	6850	劳动报酬
	6	d859	工作和职业,其他特殊和非特殊
	7	6640	家务劳动
	8	d540	穿衣
	9	6240	操作臂和其他心理需求
	10	d760	家庭关系
	11	d530	如厕
	12	6845	获取、维持和结束工作
环境因素	1	e580	健康服务、系统和政策
	2	e570	社会保险服务、系统和政策
	3	e355	健康专业
	4	e450	健康专业个人态度
	5	e410	亲属态度
	6	c135	职业产品及技术
	7	e110	个人消费产品或物质
	8	e310	亲属
	9	e155	私人建筑设计、建造、产品及技术
	10	c550	法律服务、系统及政策

引自Cleza A,Stucki G,Weigi M,et al.ICF Core Sets for low back pain.J Rehabil Med 2004;(44 Suppl):69-74.Open Access

健康状况

健康状况(疾病、障碍或病症)是指正在进行的病理、病理生理状态:

- 特征在于一组体征和症状。
- 被患者或从业者识别为“异常”。
- 主要在细胞、组织和器官水平鉴定。
- 通常是医生的医学诊断。

然而,在物理治疗师工作范围内,使用临床测试和诸如Cyriax指南(如棘上肌腱炎)在组织水平诊断这样的病症[29]。此外,功能和残疾模型的要素之间的相互关系的复杂性提供了执行最佳患者管理所必需的病理学和病理生理学的知识。如一个肩痛患者转介给物理治疗师的情况下,物理治疗师进行检查、评估以诊断该病症。物理治疗师必须了解患者疼痛的众多可能原因。物理治疗师的知识包括不同的体征和症状群与组织(例如,腱炎)、器官(如心肌梗死)或细胞(如肺癌)水平的病理学一致对于诊断和管理患者的状况非常重要。如果检查的临床发现表明不在物理治疗师实践(如心肌梗死、肺癌)范围内的病理或病理生理状况,而这些病情尚未被适当的专业人员解决,则必须立即转诊(见附录A)。

在许多情况下,不能诊断健康状况,物理治疗师必须依靠一组损伤来制定诊断和干预。基于病理的诊断本身并不描述指导物理治疗师干预的缺损、活动受限或参与限制(见第2章)。因此,治疗师必须承认生物心理社会模型的复杂多方向和循环性质以及干预可以在模型的任何部分引入,但是对于个体部分收集的数据越多,患者管理就越准确。

此外,继发性病症可能由于原发性健康状况而产生。继发性病症可以是一种健康状况、缺损、活动受限或参与限制。根据定义,次要条件在主要条件时发生。常见的继发性病症包括压疮、挛缩、尿路感染、心血管功能下降和抑郁。这些继发性病症中的每一种都可能导致额外的活动受限和参与限制。

身体功能和结构缺损

缺损被定义为生理、心理或解剖结构或功能的损失或异常。健康状况可导致缺损,但不是所有缺损都是由疾病、紊乱或健康状况引起。缺损不一定意味着功能下降,如先天性第5手指缺失

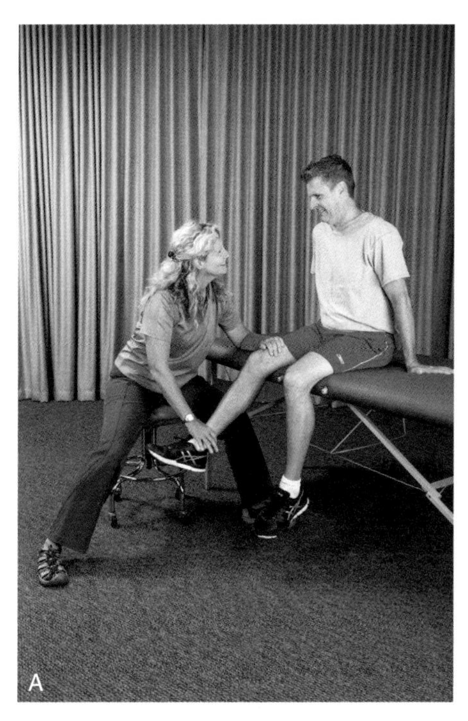

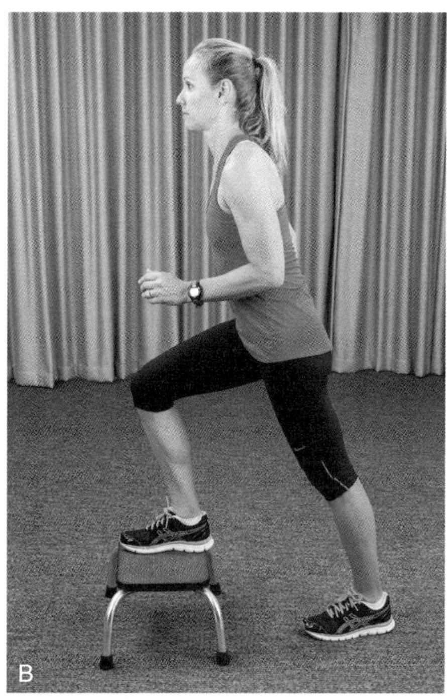

图 1-4 A. 测试患者股四头肌力量;B. 上楼梯测试股四头肌功能性力量

可完全功能正常地生活。相反,利手第 5 掌骨骨折可能导致需要手部力量和灵敏性工作能力完全丧失。一些物理治疗手段可直接测量身体功能缺损,如关节活动性(关节活动度)、肌肉力量(如力量评估)、疼痛(如疼痛评分表)或平衡(如平衡量表)。尽管测量这些缺损恢复进展比较容易,但关键是将改善的缺损用以恢复活动受限和(或)参与限制(图 1-4)。

活动受限、参与限制和生活质量

活动受限和参与限制是个人功能和 / 或社会功能的限制。损伤的存在不一定意味着功能的丧失。如先天缺失第 5 手指的人可能生活完全正常的生活。相反,在优势手中第 5 掌骨骨折的人可能在需要手力和灵巧的工作中完全失能。治疗师必须超越障碍以限制活动,设计康复和治疗运动计划以解决这些限制。功能活动的示例包括携带和移动物体,步行和移动以及自我照顾(即 BADL,IADL)的基本移动性(移动,改变位置等)。来自 ICF 的重要功能类别的示例可以在表 1-8 中找到。物理治疗师应用治疗性运动提高技能,如在不同的路面上行走,在家里四处移动,下肢推动物体,投掷,前伸取物和转移。运动应注重补救与活动受限有关的损伤,并提高功能技巧,如从仰卧到坐位。此外,必须考虑可能影响活动和参与的背景因素。

表 1-8 “行走和移动”活动领域分类扩展

d450 行走
- d4500 短距离行走
- d4501 长距离行走
- d4502 不同地面行走
- d4503 绕障碍行走
- d4508 其他特定条件行走
- d4509 非特定条件行走
- d455 移动

d4450 爬行
- d4551 爬
- d4552 跑
- d4553 跳
- d4554 游泳
- d4558 其他特定条件移动
- d4559 其他非特定条件移动

d460 不同场所活动
- d4600 居家活动
- d4601 建筑内部活动
- d4602 室外活动
- d4608 不同场所活动,其他特定场所
- d4609 不同场所活动,非特定场所

d465 使用设备移动

d469 行走和移动,其他特定和非特定条件下

健康人的最终目标是最大化提高与健康相关的生活质量(HRQL)。ICF 将身心健康定义为涵盖人类生活总体的总括术语。HRQL 是与健康相关的幸福的子类。它包含以下三个主要部分:[30,31]

- 物理功能部分,包括 BADL 和 IADL。
- 心理组成部分,包括“个人的各种认知、感知和个性特征”。
- 社会组成部分,这涉及“在更大的社会背景或结构中”的人的相互作用。

对生活质量的评估试图寻找功能的局限性如何影响身体、心理和社会角色以及对健康状况的感知[32-34]。一个人可能认为与生活质量有关的问题与残疾无关,但生活质量被认为比残疾更广泛,包括与健康相关的身心健康,如教育和就业。其他情景因素有助于个人的幸福感和整体生活质量。这些因素包括经济状况、个人期望和成就、个人对生活选择的满意度以及人身安全感。该模型(见图 1-3)将 HRQL 显示为生命质量的一小部分,并且一般生活质量与 ICF 的部分重叠。

背景因素和干预

从疾病到残疾,包括生活质量的主要途径可以通过许多因素来改变,例如年龄、性别、教育、收入、合并症、健康习惯、动机、社会支持和物理环境。适当的医疗保健和及时康复也可以消除或减少每个组成部分对彼此的影响。相反,不当的医疗护理或康复以及其他上述因素可能会放大损伤或限制的影响(证据与研究 1-3)。

证据与研究 1-3

教育、年龄、性别、疾病严重性、疾病和治疗的持续时间,以及合并症改变诊断患有类风湿关节炎者的功能水平[34-36],焦虑、抑郁和应对方式与髋关节或膝关节骨关节炎个体的活动受限有关。[37]

如果环境因素影响社会功能的进展,则这些因素可能成为风险因素。有几种类型的风险因素:

- 人口、社会、生活方式、行为、心理和环境因素。
- 合并症(例如,同时存在的症状)。
- 生理损伤(如短缩的腘绳肌、腹肌力量差,拉长的下斜方肌)。
- 结构性损伤(如先天性脊柱侧弯、肩胛盂浅、髋关节前倾)。
- 功能性因素(如不是最佳的人体工程学工作台导致在工作中的不良姿势、错误的步态动力学或运动学、不适当的举物动作)。

物理治疗师必须知道每个人的这些因素,因为他们可以大大改变个人对健康状况的反应。关于治疗性运动干预,许多这些因素可以直接影响活动性或技术、运动量和预期功能结果的选择。一个例子是两个人遭遇机动车辆事故并且诊断出颈椎的加速损伤,从而导致对颈部软组织的扭伤或拉伤的情况。一个人是久坐,54 岁的男性吸烟者糖尿病患者有头部前伸和胸部后凸,必须返回到在一个设计欠佳的工作站数据录入工作(他不喜欢)。另一个人是一个积极的、健康的、32 岁的男人,喜欢他的推销员工作,并从事活动,如坐、站立和走路一整天。这两个人的功能和失能情况是完全不同的,并且预后、治疗性运动干预和功能结果相应地不同。

除了在残疾干预之前存在的风险因素(见图 1-3)可以改变个体的功能水平。干预可以包括个体外因素(即个体外),例如药物、手术、康复、支持性设备和环境改变或个体内因素(即自我引发的),例如健康习惯的变化、应对机制和生活习惯的改变。[38] 预期结果是以积极的方式干预以改善功能和失能状况。然而,干预偶尔会成为加重因素。加重因素可能有下列形式:

- 干预可能会失败。
- 人可能会产生负面的行为或态度。
- 社会可能会在个人的路径造成环境或态度障碍。

预防和促进健康、身心健康、体适能

物理治疗师可以通过在诊断过程中识别危险因素来防止缺损、活动受限和参与限制以及改善 HRQL。危险因素通常是将个体置于增加的残疾风险的 ICF 概况(即其他健康状况、损伤或情境因素)的一部分。识别这些因素使治疗师实施预防措施。三种预防类型包括:

- 一级预防,通过具体措施预防易感或潜在易感人群的疾病,例如一般健康促进工作。
- 二级预防,包括通过早期诊断和及时干预减少疾病持续时间、疾病严重程度和后遗症。
- 三级预防,包括努力降低残疾程度,促进慢性和不可逆转疾病患者的功能恢复和康复。

治疗性运动作为干预旨在促进一级、二级和三级预防以及健康、身心健康和体适能。预防、健康、身心健康和体适能必须被视为治疗性运动干预的重要基础概念(见第 4 章)。

总结

功能和失能的模型(见图 1-3)表现出健康状况、损伤、活动受限、参与限制、背景因素、干预、生活质量和预防、健康和适应之间关系的复杂性。从业者对该模型的理解对于个体寻求物理治疗师服务有效、高效和有意义的治疗性运动计划是至关重要的。在个人的初步检查或评估期间收集的数据量可以是巨大的,并且经常是压倒性的。该模型允许物理治疗师组织关于患者的缺损、活动受限和参与限制的数据。它还使得从业者能够澄清可能作为改善功能表现、减少失能和改善生活质量的障碍的背景因素和干预,从而起到预防的作用,并且在任何水平的能力上促进健康、身心健康和体适能。

要点

- 物理治疗师检查患有损伤、活动受限、参与限制或其他健康相关状况的患者,以确定诊断、预后和干预。
- 物理治疗师通过设计、实施和修改治疗干预,减轻和预防损伤、活动受限和参与限制。
- 治疗性运动干预使个人成为治疗计划的积极参与者。
- 治疗性运动应该是大多数物理治疗师治疗计划的核心干预手段。
- 随着医疗卫生行业的持续发展,医生必须认识到,医疗卫生的第三方补救机构正在寻求有效率和成本效益的医疗卫生服务。审慎使用治疗性运动,可以通过促进患者的独立性和自我责任来减少医疗费用。
- 彻底了解功能和残疾的过程可以帮助从业者开发一种有效、高效和成本有效的治疗性运动干预,对寻求物理治疗师服务的人有意义。

辨析

设计一个病例,定义功能和残疾的物理治疗师模型的每一个特征。患有下腰痛的患者,提供该病症的可能病史。

包括以下每个功能的简要说明:

- 情境因素
- 健康状况
- 缺损(结构性,生理性)
- 活动受限
- 功能表现限制
- 次要条件
- 以前的干预(内在、外在和加重因素)

如果患者不同年龄,有不同的生活方式或不同的职业,这些因素如何改变?

参考文献

1. Sayers SP, Bean J, Cuoco A, et al. Changes in function and disability after resistance training: does velocity matter? A pilot study. Am J Phys Med Rehabil 2003;82:605–613.
2. Morey MC, Shu CW. Improved fitness narrows the symptom-reporting gap between older men and women. J Womens Health 2003;12:381–390.
3. Topp R, Mikesky A, Wigglesworth J, et al. The effect of a 12-week dynamic resistance strength training program on gait velocity and balance of older adults. Gerontologist 1993;33:501–506.
4. Rejeski WJ, Ettinger WH Jr, Martin K, et al. Treating disability in knee osteoarthritis with exercise therapy: a central role for self-efficacy and pain. Arthritis Care Res 1998;11:94–101.
5. Teixeira-Salmela LF, Olney SJ, Nadeau S, et al. Muscle strengthening and physical conditioning to reduce impairment and disability in chronic stroke survivors. Arch Phys Med 1999;80:121–128.
6. Weiss A, Suzuki T, Bean J. High intensity strength training improves strength and functional performance after stroke. Arch Phys Med Rehabil 1999;79:369–376.
7. Hiroyuki S, Uchiyama Y, Kakurai S. Specific effects of balance and gait exercises on physical function among the frail elderly. Clin Rehabil 2003;17:472–479.
8. Federation of State Boards of Physical Therapy. The Model Practice Act for Physical Therapy: A Tool for Public Protection and Legislative Change. Alexandria, VA: Federation of State Boards of Physical Therapy, 2006.
9. American Physical Therapy Association. A guide to physical therapist practice, I: a description of patient management. Phys Ther 1995;75:709–764.
10. World Health Organization. International Classification of Functioning, Disability and Health. Geneva, Switzerland: World Health Organization, 2001.
11. World Health Organization. International Classification of Impairments, Disabilities, and Handicaps. Geneva, Switzerland: World Health Organization, 1980.
12. Nagi SZ. Disability and Rehabilitation. Columbus, OH: Ohio State University Press, 1969.
13. Verbrugge L, Jette A. The disablement process. Soc Sci Med 1994;38:1–14.
14. Pope A, Tarlov A, eds. Disability in America: Toward a National Agenda for Prevention. Washington, DC: National Academy Press, 1991.
15. Carragee EJ, Alamin TF, Miller JL, et al. Discographic, MRI and psychosocial determinants of low back pain disability and remission: a prospective study in subjects with benign persistent back pain. Spine J 2005;5(1):24–35.
16. Wand, BM, Bird C, McAuley JH, et al. Early intervention for the management of acute low back pain: a single randomized controlled trial of biopsychosocial education, manual therapy and exercise. Spine 2004;29(2):2350–2356.
17. Awad H, Alghadir A. Validation of the comprehensive international classification of functioning, disability and health core set for diabetes mellitus: physical therapists' perspectives. Am J Phys Med Rehabil 2013;92(11):968–979.
18. Cieza A, Schwarzkopf S, Sigl T, et al. ICF Core Sets for osteoporosis. J Rehabil Med 2004;(44, Suppl):81–86.
19. Cieza A, Stucki G, Weigl M, et al. ICF Core Sets for low back pain. J Rehabil Med 2004;(44, Suppl):69–74.
20. Cieza A, Stucki G, Weigl M, et al. ICF Core Sets for chronic

widespread pain. J Rehabil Med 2004;(44, Suppl):63–68.
21. Dreinhofer K, Stucki G, Ewert T, et al. ICF Core Sets for osteoarthritis. J Rehabil Med 2004;(44, Suppl):75–80.
22. Fernandez-Lopez JA, Fernandez-Fidalgo M, Geoffrey R, et al. Functioning and disability: the International Classification of Functioning, Disability and Health (ICF) [in Spanish]. Rev Esp Salud Publica 2009;83(6):775–783.
23. Finger ME, Cieza A, Stoll J, et al. Identification of intervention categories for physical therapy, based on the international classification of functioning, disability and health: a Delphi exercise. Phys Ther 2006;86(9):1203–1220.
24. Khan F, Pallant JF. Use of the International Classification of Functioning, Disability and Health to identify preliminary comprehensive and brief core sets for Guillain Barre syndrome. Disabil Rehabil 2011;33(15/16):1306–1313.
25. Kirschneck M, Kirchberger I, Amann E, et al. Validation of the comprehensive ICF core set for low back pain: the perspective of physical therapists. Man Ther 2011;16(4):364–372.
26. Oberhauser C, Escorpizo R, Boonen A, et al. Statistical validation of the brief International Classification of Functioning, Disability and Health Core Set for osteoarthritis based on a large international sample of patients with osteoarthritis. Arthritis Care Res 2013;65(2):177–186.
27. Stucki A, Daansen P, Fuessl M, et al. ICF Core Sets for obesity. J Rehabil Med 2004;(44 Suppl):107–113.
28. Stucki G, Cieza A, Geyh S, et al. ICF Core Sets for rheumatoid arthritis. J Rehabil Med 2004;(44, Suppl):87–93.
29. Cyriax J. Textbook of Orthopedic Medicine. Diagnosis of Soft Tissue Lesions. 8th Ed. London, England: Bailliere Tindall, 1982.
30. Jette AM. Using health-related quality of life measures in physical therapy outcomes research. Phys Ther 1993;73:528–537.
31. Jette AM. Physical disablement concepts for physical therapy research and practice. Phys Ther 1994;74:380–386.
32. DeHaan R, Aaronson N, Limburt M, et al. Measuring quality of life in stroke. Stroke 1993;24:320–327.
33. Hollbrook M, Skillbeck CE. An activities index for use with stroke patients. Age Ageing 1983;12:166–170.
34. Mitchell DM, Spitz PW, Young DY, et al. Survival, prognosis and cause of death in rheumatoid arthritis. Arthritis Rheum 1986;29:706–714.
35. Sherrer YS, Bloch DA, Mitchell, et al. Disability in rheumatoid arthritis: comparison of prognostic factors across three populations. J Rheumatol 1987;14:705–709.
36. Mitchell JM, Burkhouser RV, Pincus T. The importance of age, education, and comorbidity in the substantial earnings and losses of individuals with symmetric polyarthritis. Arthritis Rheum 1988; 31:348–357.
37. Summers MN, Haley WE, Reville JD, et al. Radiographic assessment and psychologic variables as predictors of pain and functional impairment in osteoarthritis of the knee or hip. Arthritis Rheum 1988;31:204–207.
38. Geidl W, Semrau J, Pfeifer K. Health behaviour change theories: contributions to an ICF-based behavioural exercise therapy for individuals with chronic diseases. Disabil Rehabil 2014;36(24):2091–2100.

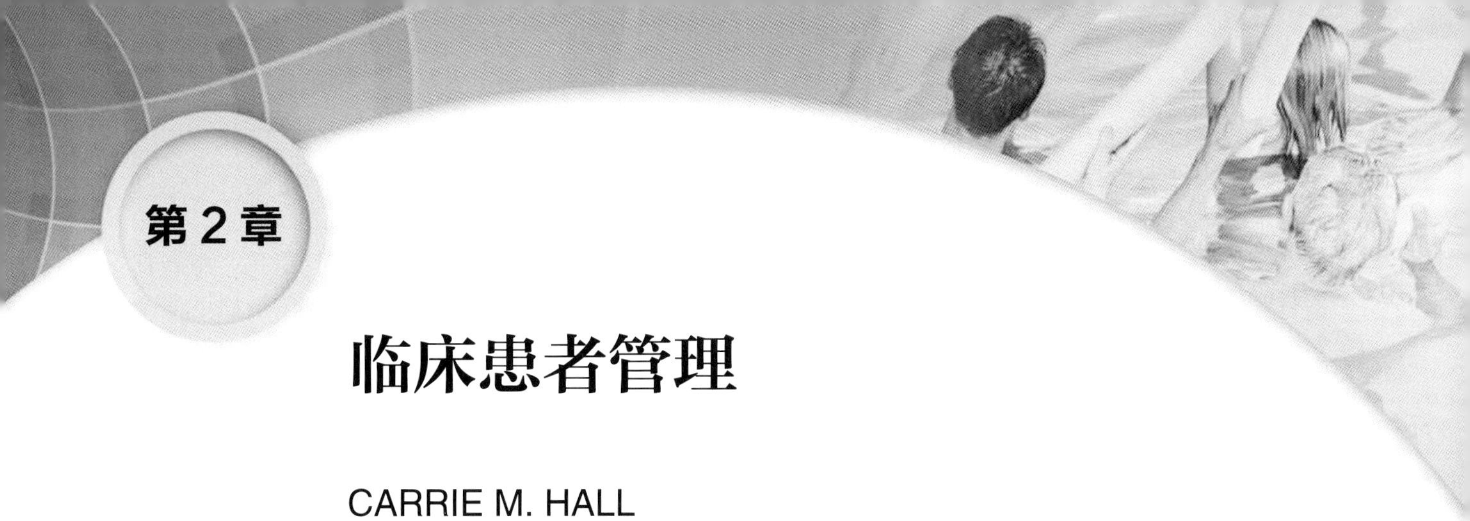

第 2 章

临床患者管理

CARRIE M. HALL

物理治疗师负责评估和处理患者一生中运动功能,并促进运动功能最佳发育;诊断缺损、活动受限和参与限制;提供预防或减轻活动受限和参与限制的目标性治疗手段[1]。

第 1 章关于国际功能、残疾和健康分类(ICF)理论体系的学习使临床医师清楚地理解了功能、残疾、环境和个人因素之间的关系,从而为临床医师处理患者提供最佳思路。掌握 ICF 理论体系知识有利于临床医师工作:

- 具备广泛而有效的功能检查和评价,与患者单独参与限制和环境及个人因素相关的缺损和活动受限。
- 达到基于病理、缺损和残疾的逻辑分类的正确诊断。
- 具备基于评价和患者独有特征的预后判断。
- 制定并执行有效而充足的干预。
- 通过经济、有效的手段(低费用),帮助患者尽快达到预期功能结果,体适能、健康、身心健康(大众健康)。这被称为健康“三目标”[2](图 2-1)。

每个患者表现出独有的解剖学、生理学、运动学、心理学和环境特征。制定有效的治疗计划时须考虑以上所有因素,但即使是经验丰富的临床医师也有疏忽的时候。本章介绍两种附加模式辅助管理数据和临床诊疗决定,这些是制定有效而充足的治疗性运动练习所必需的:美国物理治疗协会建议的临床患者处理模式和治疗性运动干预模式。

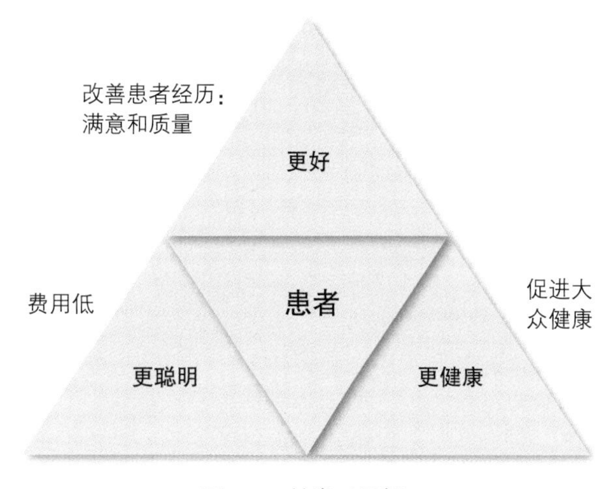

图 2-1 健康三目标

临床患者处理模式

物理治疗师临床处理患者模式见图 2-2。物理治疗师以程序设计方式综合治疗 5 要素以最大化患者治疗效果,这些可能以患者相关因素(如治疗满意度)或提供相关服务(如费用低)来概念化。

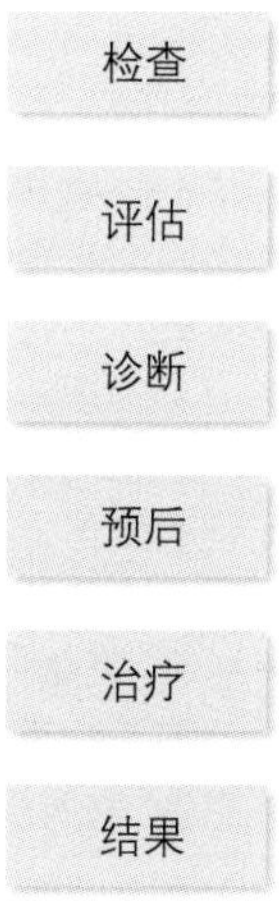

检查
评估
诊断
预后
治疗
结果

图 2-2 临床患者处理模式

临床患者处理(图 2-3)是一个进行性的相互交流过程,此过程关注个体所需。物理治疗师应用患者处理过程协助患者康复,促进和保持健康或功能,防止功能下降,针对健康的个体则是提高功能表现。

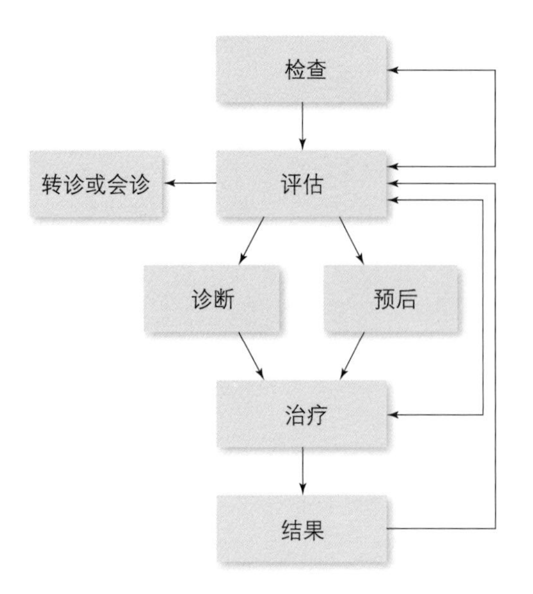

图 2-3　物理治疗患者处理过程

体格检查

治疗前体格检查是必要的，且对每个患者都应该如此。物理治疗师体格检查包括如下两个方面：

- 病史（包括症状询问和系统回顾，见注 2-1）。
- 系统回顾［肌肉骨骼、神经肌肉、心血管、呼吸（肺）、皮肤系统］。
- 检查和测量

物理治疗师通过病史询问、系统回顾、检查和测量来确定患者所需的治疗手段。如果有足够的信息，物理治疗师有责任做如下确定：

- 总结患者是否可以从物理治疗中受益。
- 制定治疗计划。
- 基于患者对治疗的反应进阶治疗计划。

注 2-1
病史资料

一般资料
- 年龄
- 性别
- 种族
- 基本语言

社会史
- 信仰
- 家庭成员和护理人员
- 社会参与，社会活动和社会支持

职业
- 当前或过去职业（如工作，学校或赋闲）或社区活动

生长发育史
- 优势手 / 脚
- 发育史

生活环境
- 生活环境和社区特点
- 出院回家距离

现病史
- 寻求物理治疗师服务的主要原因
- 寻求物理治疗师提供的个性需求
- 症状发作方式
- 损伤或疾病机制，包括发作日期和发病经过
- 患者、家属或护工感知患者对疾病的情绪反应
- 当前治疗手段
- 患者、家属或护工对物理治疗的期望值

功能状况和活动水平
- 以前功能状况，自我料理和家庭生活能力（如日常生活自理能力和工具性日常生活能力）
- 健康危险行为
- 睡眠方式和体位

药物
- 治疗当前疾病药物
- 治疗其他疾病药物

其他测试和测量
- 有效记录回顾
- 实验室检查和诊断检查

治疗经过
- 以前物理治疗
- 以前医疗处理

内科或外科病史
- 内分泌 / 代谢性
- 胃肠道
- 泌尿系
- 妊娠、分娩、绝经
- 住院史、手术史及其他相关健康相关病史

家族史
- 家庭健康危险因素

社会习惯（过去和现在）
- 身体健康水平（自我照顾，家庭生活，社区和工作【如工作，学校和娱乐】休闲活动

American Physical Therapy Association Board of Directors. Guidelines：Physical Therapy Documentation of Patient/Client Management（BODG03-05-16-41）.Available at：http：//www.apta.org/uploadedFiles/APTAorg/About_Us/Polices/Practice/DocumentationPatientClientManagement.pdf#search=%20therapy%20documentation%20of%20patient%20client20management%22 last updated 05/19/14.Accessed 12/012016.

病史

病史是一个全面整合患者过去和现在相关的为什么寻求物理治疗师帮助的过程。可以通过面谈或自我报告单的形式从患者、家属、护理人员和其他相关人员那里获取这些信息,可以和其他健康团队成员商讨或医疗记录的回顾。注 2-1 总结了病史中获取的数据和信息。

系统回顾

在综合病史阶段,物理治疗师搜集全身系统的信息以决定是否有症状需要转诊其他医疗评估。注 2-2 总结了系统回顾产生的数据信息。报告患者相关总体身体情况(如不明原因的体重变化,疲劳 / 嗜睡 / 萎靡不振)和情绪方面(如焦虑,绝望)。

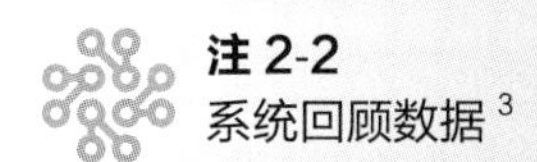

注 2-2
系统回顾数据 [3]

系统回顾包括以下内容:
- 心肺:测量心率、呼吸频率、血压和肿胀
- 肌肉骨骼:整体对称性、关节活动度、肌力、身高、体重
- 神经肌肉:整体协调运动(如平衡、移动、转移、交流)
- 皮肤:皮肤完整性、皮肤颜色、瘢痕组织表现
- 交流能力、认知、情感、语言和学习方式:包括评估以下能力:表达需求、知觉、定向(个人、空间和时间),期望情感 / 行为反应,学习偏好(如学习障碍,教育需求)

测试和测量

测试和测量是整合患者数据的手段。物理治疗师通过检查和测量确定和排除患者结构缺损、活动受限和参与限制的原因。

测试和测量作为体格检查的开始,应作为以下必须:①证实或否定导致患者当前低于最佳功能水平的因素的假设;②支持物理治疗师关于诊断、预后和治疗计划的判断。

测试和测量之前、过程中和之后,物理治疗师判断反应,评估身体状况,获取更多关于身体状况、诊断和治疗需求的特殊理解。

物理治疗师可决定运用一种或多种特殊测试和测量作为检查的一部分,基于患者就诊目的和身体状况,作为临床决定的过程。

检查的完成基于测试和测量的优先顺序,这些取决于医疗安全、患者舒适度和医学治疗优先,患者生理、情绪、功能、社会和职业需求,经济来源。物理治疗师测试和测量划分为 26 种。同一类测试可以一起完成,物理治疗师需总结这些测试是不能从其他测试种类中选择(表 2-1)[3]。

表 2-1 物理治疗检查

- 有氧能力或耐力
- 人体形态测量
- 辅助技术
- 平衡
- 循环(动脉、静脉、淋巴)
- 社区、社会和城市生活
- 脑神经和周围神经完整性
- 教育状况
- 环境因素
- 步态
- 皮肤完整性
- 关节完整性和活动性
- 精神功能
- 活动性(包括移动)
- 运动功能
- 肌肉表现(包括力量、爆发性、耐力和长度)
- 神经运动发育和感觉整合
- 疼痛
- 姿势
- 关节活动度
- 反射完整性
- 自理和家庭生活
- 感觉完整性
- 骨骼完整性
- 通气和呼吸功能
- 工作生活

完成检查过程还需要获取其他一些信息,比如其他临床专业的临床发现、诊断性影像学结果、临床实验室检查、电生理检查或者从患者工作环境获取人类工程学、姿势和活动需求等信息。

检查是一个贯穿患者治疗经过以评价患者对治疗反应的不间断过程。根据再次评估的发现(如新的临床症状或没有出现期望的治疗效果),治疗可能被中止或修改。本章稍后将讨论治疗计划的修改。

评估

评估是物理治疗师基于检查数据作出判断的动态过程,具体如下:

- 基于检查过程中整合数据来作出判断。
- 解释患者对测试和测量的反应。

■ 将测试和测量数据与患者病史整合。
■ 确定诊断帮助物理治疗师临床处理。
■ 确定预后包括物理治疗师处理目标。
■ 制定物理治疗计划。

解释检查结果是临床决策最重要的一个步骤。解释数据以理解患者在身体功能和结构、个体活动受限、参与限制和环境障碍等方面的原因,必须考虑和分析所有检查结果以决定以下方面:

■ 体征和症状发展阶段。
■ 病情稳定性。
■ 既往身体状况表现(如并发疾病)。
■ 累及系统和部位之间的关系。

保持与ICF语言的一致性,将物理治疗患者处理模式与ICF模式联系起来(表1-3)。以下部分给读者提供ICF模式检查和评估的每个要素的示例。

健康情况(紊乱、疾病、损伤、创伤)

实验室检查、影像学结果和神经学检查通常是评估器官、组织或细胞水平病理过程表现和程度。由于某些生物机制和生理异常超出医学检查范围,评测有赖于对缺损的检查和评估。制约物理治疗师发展的一个因素是不能鉴别与身体功能和结构缺损相关的病理改变。尽管有临床体征和症状表现,但影像学、神经学结果或实验室检查通常是阴性。然而,缺乏鉴别病理特征能力不应使物理治疗师忽略那些导致个体身体功能或结构缺损、个体活动受限和参与限制的器质性原因。甚至对于病理学诊断,物理治疗师应该注重身体功能和结构缺损、个体活动和参与水平、环境障碍的检查和评估,这是因为病理解剖学诊断不能引导物理治疗师干预手段。

身体功能和结构缺损

评估身体功能和结构缺损医学程序包括临床检查、实验室检查、神经学检查、影像学检查和患者病史和系统报告。物理治疗师治疗进行的物理治疗检查和评估缺损主要包括肌肉骨骼、神经肌肉、心血管、肺和内脏系统(图2-4)。有些身体系统没有包含在物理治疗师明确检查范围内(如代谢、肾脏、循环)。然而,如果与物理治疗切实相关,这些信息也应从患者、其他医学和健康专业或医疗记录中获取并综合考虑。

检查可能显示一系列缺损,其可能或不能佐证物理治疗。这可能误导物理治疗师评估和治疗缺损,但这些治疗可能不会特别有效或充分利用医疗费用。因此,决定是否检查或测试一些缺损是导致个体活动受限和参与限制的永久性原因就显得非常重要。为促进这个决定过程,需回答以下问题:

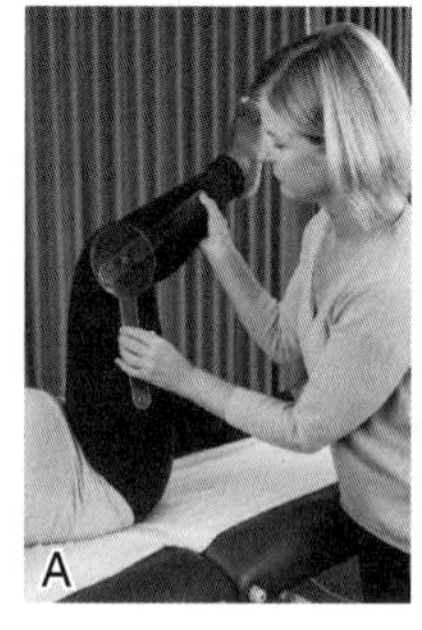

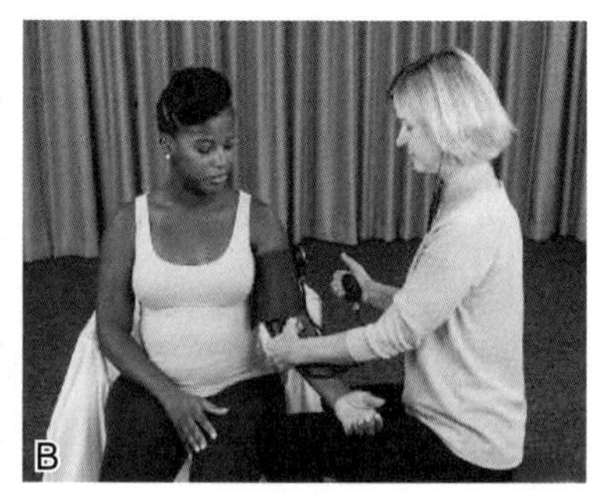

图2-4 A.关节活动度和肌肉长度测试,患者表现出腘绳肌柔韧性受限;B.有氧能力测试,临床医师测量患者血压

■ 这些缺损是否直接影响个体活动水平和参与限制?如胸廓或髋关节旋转活动度下降可能与下腰痛有关,尽管胸廓或髋关节旋转活动度下降不在主诉范围内。
■ 这些缺损是否是原发病理和缺损的继发条件?如一个主诉肩关节疼痛和活动受限患者(缺损)导致日常生活中上肢功能下降(个体活动受限)?以及参与体育活动或休闲活动限制(参与限制)。然而,肩关节疼痛原因是颈椎间盘病变(如原发病理)。肩关节活动受限是继发缺损,日常生活和体育活动中上肢功能下降是继发活动受限和参与限制,所有这些都是由原发性颈椎间盘病变引起肩关节疼痛导致。
■ 这些缺损是否会导致将来日常活动受限或参与限制?研究表明当前缺损表现与将来活动受限存在关联[4,5]。如肩关节活动度下降引起日常生活活动受限可能加重缺损或出现新的缺损而导致将来参与限制,例如颈椎相关损伤。
■ 这些缺损是否与活动受限、参与限制或无障碍环境无关,故无须评估或治疗?如一位主诉肩关节疼痛患者在日常生活活动中出现肩胛带功能下降。肩胛带活动下降可能是明显缺损,但并不一定导致活动受限。患者疼痛可能出现在中间活动范围,胸部高度或肩部过头活动受限。

总之，不是所有缺损都会导致活动受限和参与限制，也不是所有活动受限导致参与限制。为临床医师提供有效的治疗最终将影响功能、降低潜在的残疾，理论上来讲，物理治疗应该着重处理那些与活动受限相关的缺损。事实上，建议通过检查过程，医师在缺损、活动受限、参与限制和环境障碍相互作用下作出正确诊断，并指导治疗[6]。如颈椎缺损包括颈椎活动度下降，节段间活动减少，这些活动受限可能导致不能有效地旋转头颈部来看后面。当这些活动受限出现后可能导致开车时不能倒车。当这个人职业需求驾车时由于环境障碍而不能正常工作。

活动受限和参与限制

患者最终寻求物理治疗师帮助的主要原因是由于结构缺损和功能受限而导致参与限制。如相对登楼梯所需足够的膝关节活动度和股四头肌力量或力矩输出而言，患者可能更多关注他或她是否能登一段楼梯（如活动）或从楼梯上起来进入办公室（如参与）。而且，改善膝关节活动度和股四头肌力量可能并不能增加登楼梯的能力。不能登楼梯可能与其他缺损相关，比如臀部肌肉无力，踝关节活动下降或心理缺损（如恐惧，自信心）。

在物理治疗日常工作和研究中有一个问题必须清楚：是什么缺损并在多大程度上与活动受限和参与限制相关？许多研究试图在病理、缺损、活动受限和参与限制建立联系，因为这个问题对物理治疗临床相当重要（证据与研究 2-1）。

证据与研究 2-1

从关节炎患者描述性研究表明：和病理（如关节炎）、缺损（如膝关节活动度、疼痛和关节僵硬，肌肉功能表现下降等）、活动受限（如 ADL 活动能力下降，从地板上起来和上下楼梯等）密切相关[7]。该研究显示：成人膝关节骨性关节炎患者在执行四项功能活动中股四头肌表现活动中关节疼痛，功能能力感觉、体重的影响随时间在 39%~56% 之间变化。这些发现表明：治疗干预改善股四头肌功能表现，降低关节疼痛和体重，促进功能能力感觉可能对成人膝关节骨性关节炎患者从地板上起坐或上下楼梯等功能活动有积极影响。

为调查者产生有意义的残疾研究，必须进行测试工具信度和效度的检验。残疾评定需要测试考虑那些影响个人与社会互动变量的复杂性。标准测试中，没有简单测试工具可以测量全部潜在缺损、活动受限或参与限制。充足的评价必须依赖有说服力的测量工具。讨论不同的标准测试已超出本书范围，但针对测试的特殊人群的文献研究可以提供精确测试和满足你需求的测量[8-19]。

功能和残疾的测试和测量有以下多种形式：

- 自我报告或委托报告

自我报告或委托报告是残疾测试标准且最经济的方法[20,21]，包括简单列举和个人生活环境中执行角色的间断积分等级[18,22-30]。

自我报告中增加了第三方赔偿，由医疗保险中心和公共医疗补助服务中心授权（CMS；链接：http://www.cms.gov/Outreach-and-education/Medicare-Learning-Network-MLN/MLNMattersArticles/Downloads/SE1307.pdf.Accessed February 10, 2015）。

- 观察完成功能性活动、困难水平的定级

完成功能性活动的观察，困难程度分级（如完全可以，部分可以和不可以），例如测量距离、举重、重复数字或基于运动学标准的运动质量[22]。

- 躯体活动能力的临床测试

步行计时测试和活动能量[31-33]。

- 基于设备的测量

如使用手握力计测试握力，计算机辅助测量平衡，使用特殊系统测量闭合链活动[23-25,34,35]。

残疾评定结果常常提示残疾程度超出缺损和活动受限。某些时候，个体残疾方面超出物理治疗师的知识、专业或经验，此时需将患者转介到其他医学专业人员。同时需决定是否还需物理治疗或等其他残疾得到处理后物理治疗再介入。例如，一个下腰痛患者可能伴随功能下降和残疾外还有高水平焦虑或抑郁。在焦虑或抑郁没有得到有效治疗之前物理治疗可能无效，或者物理治疗与心理治疗同时干预效果更好。

诊断

1982 年，美国白宫授权规定物理治疗师必须建立诊断（美国物理治疗师协会物理治疗师诊断。链接：http://www.apta.org.offcampus.lib.washington.edu/uploadedFiles/APTAorg/About_Us/Policies/practice/Diagnosis.pdf.Updated August 22, 2012, Accessed February 2015）。

诊断是综合分析从检查和评估中获取的信息的过程。诊断过程包括分析检查和评估的信息，并将所有信息组织在一起、(判断)病症或分类(相关术语定义见注 2-3),从而为每位患者选择最佳治疗措施。诊断过程包括下列内容[3]:

- 获取相关病史(如主观检查)。
- 完成系统回顾(如体格检查)。
- 选择特殊检查或测量(如专科检查)。
- 解释所有数据(如评估)。
- 组织所有数据成册、(判断)症状或分类(如诊断)。

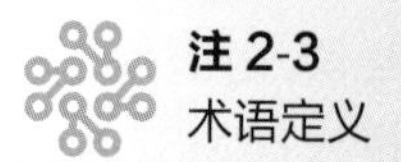

注 2-3
术语定义

症状:一个患者作为一组经常出现的观察或数据
综合征:疾病或症状特有的一组体征和症状
诊断:包含一组伴随缺损、活动受限或残疾的功能紊乱、症状或种类的体征和症状标签

引自美国物理治疗协会,物理治疗实践指南:患者处理的描述,物理治疗 . 1995;75:749-756.

诊断过程最后结果是明确诊断。为达到一个明确的诊断,可能还需要从其他医疗专业获取额外信息。当诊断过程没有产生明确信息、(判断)综合征或分类时,降低缺损、恢复活动和参与水平是物理治疗主要目标。

物理治疗患者处理模式中诊断与临床医学分类术语一致,与医学诊断术语不矛盾[36]。医学诊断是临床医生综合体征、症状、实验室检查后对患者病理或疾病作出鉴别。物理治疗师诊断主要针对物理治疗相关的主要功能障碍[36-38]。综合信息、症状或分类的能力可培养精干的治疗能力,提高可靠的研究结果给公众、医疗社区和第三方支付者。

一个常见的医疗诊断为下腰痛的患者转介到门诊物理治疗师,除了局部疼痛没有其他不适。如果给他提供下腰痛临床研究包括的治疗措施,结果可能因为相反的病因、病情分级和程度、并发疾病等而不尽如人意。基于诊断分类标准的亚分类是必须的,这样才能为患者提供更有效的治疗措施和有意义的数据结果。

医疗诊断(如髓核突出,脊柱滑脱)对下腰痛患者成功康复可能没有直接作用[39]。多数情况下,医疗诊断并没有给物理治疗师提供促进治疗的有效信息。物理治疗师只有在进行彻底检查和评估后才能明确诊断,如果有必要,还须综合医学诊断和其他专业测试和测量。

医学有几百年的发展历史,精细化诊断分类,物理治疗在诊断分类还处在早期应用。诊断分类完成后,需要进行诊断的信度、效度和诊断分类的敏感性测试。

物理治疗中诊断问题复杂而有争议。我们对达到诊断分类表进展的缺乏被 Coffin-Zadai 定义为诊断困境。她描述了诊断困境主要内容如下:(a)新理念的竞争;(b)用来描述结果的诊断过程和语言的复杂性;(c)关于诊断分类包含内容难以达成专业一致;(d)知识的快速更新和影响。这四方面相互作用导致"诊断性无能"[40]。

为诊断分类达成一致的第一步是物理治疗师在实践范围内用来诊断条件的语言标准化。物理治疗领域的领导正在努力进行规范语言(链接:https://dxdialog.wusm.wustl.edu/Pages/WelcomeDxDialog.aspx.Accessed February 17, 2015)。目标是物理治疗师能够通过临床诊断而进行相关有效的物理治疗以建立更有效和更高投入 - 产出结果[36-47]。只有这样物理治疗师才能在如今责任第一的医疗环境中提高专业效率。

预后判断和治疗计划

确诊后,物理治疗师决定预后判断和制定治疗计划。预后判断是预测最佳的治疗结果和所需时间。如判断一个 65 岁老人髋部骨折实施开放性复位和内固定术后 3 天的短期疗效,可能达到使用助行器部分负重行走 300 步;12~16 周的远期疗效可能恢复正常步态独立行走。

治疗计划包括达到预期目标和结果而应用特殊的治疗手段、治疗疗程和治疗频率。治疗计划是检查、诊断和预后判断的综合过程。

预后判断和治疗计划应基于下列因素:

- 患者健康状况,危险因素和既往治疗反应。
- 患者安全、需要和目标。
- 病史和病理、缺损或诊断的预期临床过程。
- 检查、评估结果和诊断过程。

为根据患者安全、需要和目标而确定预后和治疗计划,物理治疗师须和患者讨论并制定治疗目标[48]。在讨论过程中,如果不能确立诊断则必须告之患者诊断或主要缺损问题。物理治疗师应该向患者解释诊断或缺损和活动受限及残疾之间的关系。这些信息可以帮助患者确立合理康复目标和对治疗手段选择的理解。患者和治疗师在长期和短期康复目标上的一致性是取得成功治疗结果必不可少的。当物理治疗师决定物理治疗措施没有疗效时,应该与患者和其他人员分析原因并记录在医疗文书中。

根据病史和病理、疾病或紊乱的临床过程来确定预后和治疗计划,物理治疗师需依靠教科书、教师课件、文献综述、研究报道、循证医学临床实践指南和临床经验[49]。

遵循下列这些步骤可以帮助临床医生建立预后判断和基于临床检查有效证据制定时间框架的治疗计划(证据与研究 2-2)。

证据与研究 2-2

Straus1998 年简要列出了循证实践所必需的步骤[49]:

- 将需要信息转换成临床相关,可回答的问题。
- 最有效途径是寻找最佳证据回答这些问题(不管这些证据来源于临床检查、发表的文献、医学检查或其他资源)。
- 严格评估证据的效度(接近事实)和作用(临床实用性)。
- 整合评估和临床专家意见并将结果应用到临床实践中。
- 评价你的专业技能。

治疗

治疗定义为物理治疗师根据患者情况应用各种理论和技术制定评估、诊断和预后的有针对性的专业技能。

治疗决定取决于时间监测的患者反应,并逐步向治疗目标进阶[50]。三种主要治疗形式列举于注 2-4。本书主要介绍直接干预方面(如治疗性运动)和患者相关教育(因其与治疗性运动相关)。

注 2-4
物理治疗类型

- 直接治疗(如治疗性运动,手法治疗技术,清创术,伤口护理)
- 患者相关教育(如患者及护理提供人员的宣传教育包括认识患者身体情况、治疗计划、维持训练和预防措施)
- 协调、交流和文档记录(如患者护理会议,记录回顾和出院计划)

成功的治疗和患者结局的关键在于正确地治疗处理。决定正确的治疗,物理治疗师必须非常清楚患者的功能、能力状况,并具备制定临床治疗计划的能力。

物理治疗的临床决定

物理治疗师接受专业教育和训练,以有效地、充分地治疗身体功能缺损或活动受限相关的结构,并达到预期的功能结果。在制定治疗计划时,物理治疗师需要分析整合病理、疾病或功能紊乱的严重性、复杂性的临床意义,身体功能和结构缺损程度,活动和参与形式以及患者期望回归的环境,物理治疗最终的功能目标是使个体达到最佳活动和参与能力。物理治疗师通常以恢复功能和降低残疾来制定治疗计划。然而,严格的基于缺损的治疗通常因为没有以正确缺损为中心而不能达到恢复功能的目标。

治疗"正确"缺损 临床处理患者过程中一个重要的决定是认识与活动受限或参与限制最密切相关的缺损。物理治疗师通常错误地判断那些不相关的缺损,因为他们认为降低一些或所有缺损后可直接改善功能[51]。事实上,如果缺损导致活动受限则治疗缺损仅改善功能。

如果缺损看起来与活动受限或参与限制相关联,物理治疗师必须思考物理治疗是否对此缺损有效。为了帮助回答此问题,物理治疗师应该询问以下问题:

- 治疗对患者是否有效(如治疗缺损改善功能或预防功能缺失)?
- 治疗是否可能产生不良反应(禁忌证)?
- 成本 - 效益比是多少?

如果决定没有治疗计划的调整,物理治疗师应该考虑如下其他选择:

- 讨论减少患者治疗干预以确保患者同意并理解此决定。
- 将患者转介给其他合适的医疗人员。
- 帮助患者生活、学校或工作环境改造,以保证患者最大的功能表现,尽管缺损、活动受限或参与限制。
- 教会患者日常活动或在更复杂社会角色参与过程中正确代偿。

如果缺损是可以治疗的,决定是否治疗缺损、活动受限或两者都处理。知识拓展 2-1 详细解释此论点。

知识拓展 2-1

思考一个 72 岁全膝关节置换术后 4 周的男

性患者，主诉患者股四头肌无力、膝关节活动度下降。你会针对性选择治疗技术以增强股四头肌力量和胫股关节活动度或教会患者由坐位到站立位转移的功能性作业活动吗？请解释你的答案。

选择和调整治疗计划　治疗计划确定以后治疗具体缺损或活动受限，下一步就是选择正确治疗手段或正确顺序下综合各种治疗措施（如关节松动之前湿热疗法，接下来是肌肉拉伸，最后以功能性作业结束）以增加活动度。

物理治疗师可以从以下众多治疗手段中选择：

- 呼吸道清理技术。
- 辅助技术：处方、制造和应用，适配、精细或修改。
- 生物物理技术。
- 自我护理和家庭、教育、工作、社区、社会和真实生活中功能性训练。
- 皮肤修复和保护技术。
- 手法治疗技术。
- 运动功能训练。
- 治疗性运动。

决定治疗手段是否正确合理时，必须考虑很多患者因素。这些信息可以从病史和系统回顾中获得（见注 2-1 和注 2-2）。在制定以病人为中心的治疗计划和功能结果时须考虑患者生活和工作环境或患者期望重返的休闲娱乐活动。如有效的物理治疗结果中不一定包括以手柄式肌力检查来增强肌力，但是患者功能活动环境中可能会涉及，如手提 9kg 副食步行上飞机舷梯。

治疗手段的选择和调整必须基于研究证据、临床经验和患者价值的综合，称“循证医学”[52]。循证医学目的在于通过均衡临床研究结果和患者及家属偏好从而促进医疗护理效果。网络大大促进临床医师获取信息并快速分类整理当前信息。大量有效信息，其中一些特别与物理治疗相关。PubMed 是其中最知名的数据库，由国家医学图书馆维护并对公众免费开放 www.cnbi.nlm.nih.gov/PubMed. 美国物理治疗协会现提供一些数据库和健康护理文献获取途径如 ProQuest，Joanna Briggs Institute，Cochrane Library。更多信息在其他网页也可获取 http://www.apta.org/EvidenceResearch/Tools.

患者相关教育

患者相关教育是患者出院后告知相关信息、促进患者生活独立和继续医疗护理的一个过程[3]，这一定是许多物理治疗干预手段的综合（图 2-5），本书后续章节将详细介绍治疗性运动干预手段。

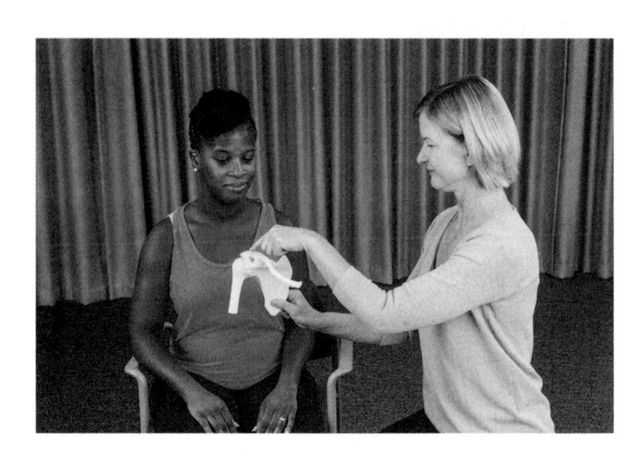

图 2-5　患者相关教育是物理治疗的一部分。帮助患者理解她的缺损、活动受限，临床医师增强患者对物理治疗的依从。此外，花时间教育患者认识自己病损的原因、自我处理技术和预防措施等也可以让患者感觉满意

当患者相关教育不能完成时（如患者是婴儿，昏迷或认知障碍、语言障碍），则应对其家属、朋友或护理提供者进行宣教。当患者相关教育提供给一个合适人后，即使是患者本人，教会他们以合适方式干预和鼓励患者积极面对活动受限和残疾，这样可促进他们接受宣教。

患者相关教育对促进患者接受治疗和预防未来活动受限或参与限制是至关重要的。将你关于患者功能或残疾相关知识告诉患者，使患者对你的治疗技术更有信心，从而提高患者依从性。患者相关教育包括以下内容：

- 教育患者遵从以下原则：
  - 病理过程和缺损对活动受限和参与限制的影响。
  - 预后。
  - 治疗目的和潜在的并发症。
- 指导、辅助决定日常生活活动训练方法（如工作站人机工程学修改、改变动作模式和身体力学机制、改变睡眠姿势）。
- 在物理治疗师直接指导和辅助下完成治疗（如训练患者家属诸如认知、躯体或家庭康复程序中需要的帮助技术）。

患者相关教育有以下好处：

- 增加患者、家属和护理人员关于患者病情、预后和处理的知识。
- 培养健康习惯、健康和预防等行为需求。
- 改善职业、休闲和运动活动表现水平。
- 提高躯体功能、健康状况和幸福感。
- 增强患者、家属和护理人员安全感。
- 减少参与限制、继发病变和复发。
- 促进患者、家属和护理人员健康护理知识作用的决定。
- 减少辅助用具的应用,减少费用。

患者相关教育代表从物理治疗师到患者治疗直接责任的第一步和最重要的一步。没有对残疾过程和因素的透彻理解可能阻碍功能结果的改善,故给患者提供易理解的、个性化的相关教育是必要的。成功的实践者可以熟练地将残疾个体状况和治疗计划传授给患者,并教育患者(护理者)在影响治疗结果中发挥有益的作用。

结果

新时期合作医疗涉及以功能表现医学基础、庞大支付系统、相应护理组织和医疗之家,物理治疗师必须考虑神经肌肉系统患者的主要护理提供人员。物理治疗师的治疗贯穿患者一生,与初级保健医生相似。尽管患者可以停止护理,但患者并不能停止物理治疗,就像牙科患者治疗填补了龋齿,但不能停止牙科护理。神经肌肉骨骼系统病损临床处理以定期"治疗推进"形式,物理治疗师可以处理治疗期间出现的新伤,与牙科预防性护理模式相似。

随着患者达到物理治疗目标和终期护理,物理治疗师从以下要点定性或定量评估物理治疗总体疗效:

- 健康条件(障碍或疾病)。
- 身体功能或结构。
- 活动。
- 参与。
- 降低风险和预防。
- 医疗健康,身心健康,体健。
- 个人、环境因素。
- 患者或客户满意。

当符合下列条件时治疗结果是成功的:

- 活动能力和参与水平得到改善或保持。
- 活动受限或参与限制最小化或当难以保持时减慢进展。
- 患者满意。

在患者治疗的每一个步骤,物理治疗师考虑患者可能的结果。评估患者治疗结果基于缺损、功能状况和参与限制水平的检查和评估。评估治疗效果,物理治疗师必须选择检查标准(如缺损、活动受限)并解释评估结果。评估结果可通过结果分析来决定,这是一个对与患者相关变量有关的系统检查(如年龄、性别、诊断,治疗和患者满意度)评估的结果,也是质量控制的一部分,用于实践经济性的分析或用于表示治疗效度。

修改治疗计划

2014 年 1 月 15 日,国家公共医疗补助服务中心就 Jimmo 和 Sebelius 病例发布最新条款:澄清护理机构、住院康复机构、家庭健康机构和门诊治疗所需费用协议。这个标志性病例改变了物理治疗医学需求的定义:从单纯恢复护理到包括技能性护理需求以防止患者功能缓慢下降(见 http://www.cms.gov/Outreach-and-Education/Medicare-Learning-Network-MLN/MLNMattersArticles/Downloads/MM8458.pdf. Accessed February 17, 2015)。阳性结果与改善的缺损评估不一致,也应该进行缺损和功能状态评估以决定治疗计划的有效性。治疗师通过测量所有变量以评估缺损是否伴随功能状态改变。如果功能状态没有改变,考虑修改治疗计划。治疗计划的修改要基于期望的康复目标和进展程度。注 2-5 列举了修改治疗计划需要考虑的因素。

注 2-5
修改治疗计划需考虑因素

- 医疗安全性
- 患者舒适度
- 患者治疗独立水平(尤其是与治疗性运动相关)
- 治疗缺损效果和功能结果
- 由于其他医疗人员干预而发生新的、变化的症状
- 患者经济、环境和时间限制

治疗可能由于下列因素而调整:

- 治疗课题的增加或降低,尤其是物理治疗手段(见本章运动调整部分)
- 治疗不同缺损
- 活动受限关注点的改变
- 在较强领域需要转介或与物理治疗师商讨更高级训练或认证
- 当超过物理治疗实践范围时将患者转介给其他特殊专业医疗人员
- 提高物理治疗技术,语言暗示和教学技巧

缜密的临床分析帮助医师修改治疗计划和调整最佳方案。医生在决定修改治疗目标和计划时，需整合再次评定中的数据，再次评定和修改治疗计划的过程持续至达到治疗目标。

物理治疗师有责任向患者和第三方支付人解释物理治疗是有效的、低成本的，并令患者满意。在日常实践工作中，物理治疗师应该坚持与研究结果相同的测算原则。任何改变应该仔细记录，以表明物理治疗措施与有效的治疗结果和低成本操作密切相关。

在当前医疗卫生环境下，物理治疗师面对日益增强的竞争市场的挑战。由于市场位置竞争持续增长，患者对物理治疗的满意度成为临床治疗结果的重要组成部分。有研究显示：患者医疗满意度与患者治疗提供者质量密切相关[53]，包括治疗提供者花大量时间和患者一起倾听和交流技巧，提供有关治疗和预防措施清晰的解释。

复杂的赔偿方式，巨大的公共监督和公开的临床质量及患者满意标准要求为医院和医生提供一个全新、更公平和有效的赔偿方式。

美国物理治疗协会目标是改革物理治疗门诊服务支付系统，以改善服务质量，识别和推动物理治疗师的临床判断，提供政策制定者和支付者正确的支付系统，以确保医疗必要服务的完整性。协会及其合作者制定了一个物理治疗评估三方系统密码，替代过去的单一密码，覆盖所有物理治疗师评估。此新系统2017年开始执行，新评估系统和再评估密码是物理治疗支付改革正确方向的一步，美国物理治疗协会与美国医学会及其他医疗服务提供者正在寻求基于价值的支付系统改革。

现阶段，成功的患者管理对于我们专业成长来说至关重要。详细讨论，成功的患者管理涉及医生的诸多方面和患者（客户）互动。注2-6简要总结了患者管理概念。

注 2-6
患者管理的概念

- 给患者制定一份检查或评估计划表
- 诊断患者身体结构缺损，活动受限和参与限制
- 基于患者个体残疾过程确定预后
- 制定治疗计划以改善功能（如正确治疗措施）
- 应用正确判断和运动技巧以提供正确治疗措施
- 持续应用临床分析来修改治疗计划以达到良好治疗结果

作出临床决定

在患者管理模式每个节点，均需作出临床决定。正确的临床决定对于成功的治疗结果非常重要。然而，对于物理治疗师来说，临床分析过程包括患者处理是巨大挑战。以下是临床决定过程中最困难的部分：

- 分析评价结果以帮助诊断。
- 基于患者活动受限和参与限制水平确定预后。
- 制定现实以患者为本的目标。
- 制定并执行有效且充分的治疗。

注2-7总结了管理患者过程中临床决定的小技巧。以帮助物理治疗师面对这些挑战。有效的临床决定一定基于获取的恰当数据。物理治疗师必须拥有：

- 知道什么是恰当数据。
- 获取数据的能力。
- 贮存、记录、评价、分析并解释数据的能力。

注 2-7
患者处理时临床决定技巧

检查：在评估问题、测试和测量之前完成
评估：分析所有相关测试结果，包括症状的发展和阶段，其他医疗专业诊断性发现、并发症、既往史和治疗用药经过
诊断：从一般病因、机制和影响将检查发现分为症状和体征
预后及治疗计划：根据患者安全性、需要和目标，以及病史信息、病理、缺损或诊断的临床病因制订长期和短期治疗目标
干预：确定缺损是否与功能活动受限或残疾相关，是否适合接受物理治疗。选择并证实治疗理论。最可靠的证实资料是相关研究文献
结局：根据功能结果评价治疗计划的有效性，并在需要时适当修改治疗计划

这些工作需要了解功能或残疾过程的知识；临床经验和处理缺损、活动受限的能力；专业的、系统的思维过程。通常那些努力精确作出临床决定的人具备下列特点：

- 渊博知识。
- 不断学习知识。
- 需要行动计划或指令。
- 质疑未证明的常规手段。
- 自我学习并在工作中坚持。

临床决定的信息和过程包括保证他们自己素质的部分。然而,这些部分还包括理论信息和与临床决定信息相关的问题。这些信息使物理治疗师具备必要的工具以帮助他们在制订治疗计划时作出正确的临床决定。

治疗性运动干预

美国物理治疗协会修订版描述如下:“物理治疗专业是定义并推动运动系统作为优化运动促进社会健康的基础。鉴别和确认运动系统对于理解人体结构、功能和潜力是至关重要的。物理治疗师负责评估和处理个体生命中运动系统以促进运动发展;诊断缺损、活动受限和参与限制;提供针对性干预以预防或防止活动受限和参与限制。运动系统是物理治疗师实践、教育和研究的核心部分”(见 http://www.apta.org/Vison/.Accessed February 17,2015)。因此,治疗性运动是物理治疗师治疗的基石(图 2-6)。

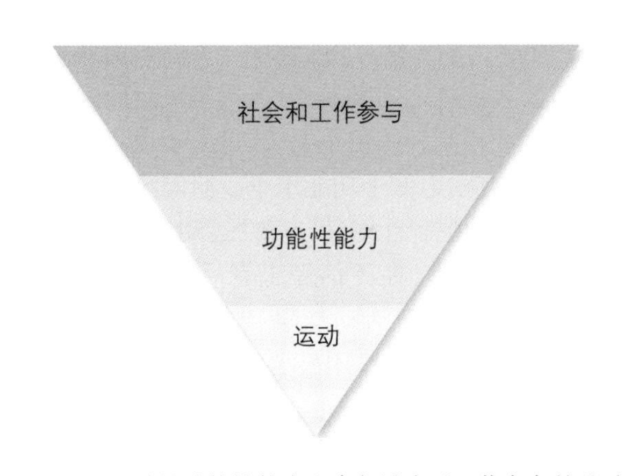

图 2-6 运动是功能性能力和参与社会及工作角色的基础

在完整检查和评估完成后,应确定诊断和预后判断;临床医生了解病理和缺损、活动受限、参与限制之间的关系,通过临床决定过程确定治疗计划。治疗性运动可能是干预的基础或干预的一部分,但治疗性运动应该包含在所有治疗计划中。治疗性运动包括改善由于缺损所致的身体功能和健康状况的活动和技术,采取针对性活动目标让患者在家庭、学校、工作或社区或休闲或体育活动中达到更高的功能水平。治疗性运动也包括一些活动让患者在日常工作、休闲或运动改善或维持他们健康或活动表现以预防或将来潜在功能下降最小化。

治疗性运动干预模式

为了正确运动处方,必须考虑影响患者活动受限和参与限制的因素。最重要因素是患者的功能状况。每个运动处方有两个基本目标:

1. 最大可能恢复功能活动。
2. 预防或最小化将来功能下降。

图 2-6 描述了运动、功能性能力和参与社会及工作角色之间的关系,这意味着运动是所有年龄人群获得最佳生活质量的基础。运动对于每个人参与社会、贡献社会的能力已超越健康。物理治疗师主要职责是评估和治疗运动系统。因此,治疗性运动干预模式的基础是运动系统及其亚系统组成部分。

运动系统亚系统

运动系统定义:

1. 产生身体或身体某一部分运动功能的生理系统。
2. 产生移动的功能性相互作用的结构(http://medical-dictionary:thefreedictionary.com/movement+system.Accessed March 2015)

图 2-7 描述了运动系统构成的几个亚系统,每个亚系统均有产生和调节运动所必须的唯一基本功能。

制定治疗性运动处方时必须考虑解剖、生理和心理等多系统优化运动和相互作用。亚系统影响运动控制阶段、活动和强度的选择、提供患者特殊提示(图 2-8A 和 B)。

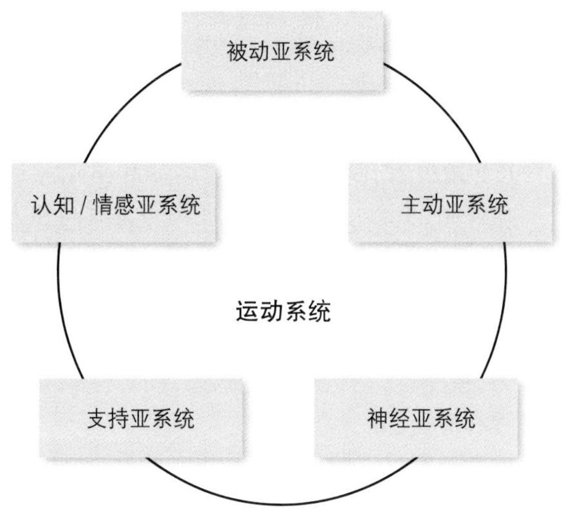

图 2-7 运动系统及亚系统模型

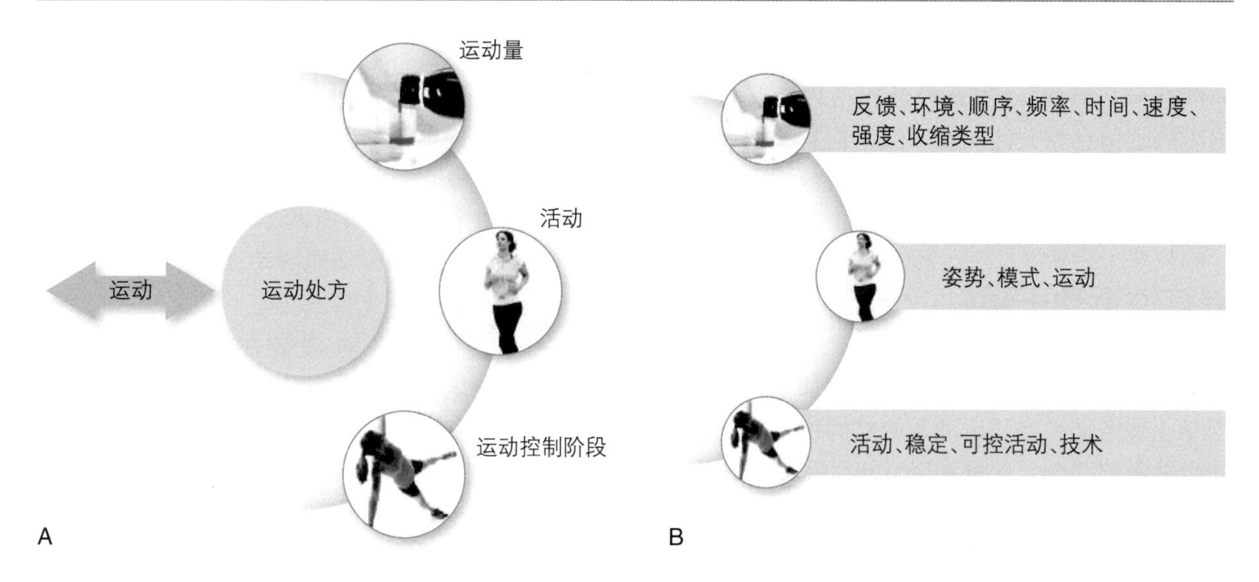

图 2-8 （A）（B）运动相关的运动控制、活动、运动量的阶段

亚系统理论由 Sahrmann，Panjabi 和 Lee 等人提出。理想运动可以看作是多个亚系统多要素复杂互相作用的结果。

- 支持亚系统：此亚系统包括皮肤、循环、淋巴、呼吸、内分泌、泌尿/排泄、生殖和消化系统功能状态。这些系统作为间接角色虽然不能产生动作成分，但提供了维持其他系统稳定所需要的代谢支持。这个支持要素的例子是心肺功能状态（包括呼吸方式）和激素要素。
- 被动亚系统：此亚系统包括神经肌筋膜、关节囊韧带、骨骼和关节相关组织（软骨）等被动组织的结构状态。从 ICF 角度看，缺损包括关节稳定性和活动性，诸如关节活动度、肌肉长度和关节完整性评估及测量。
- 主动亚系统：此亚系统包括肌肉收缩特性和运动所需肌力/力矩。从 ICF 角度看，缺损包括肌肉爆发力、张力、耐力，诸如肌力、爆发力和耐力测试。
- 神经亚系统：此亚系统关联运动功能。从 ICF 角度看，缺损包括随意运动和不随意运动控制、步态，评估及测试肌肉募集时间和方式，肌肉停止模式和前馈、反馈系统。
- 认知/情感亚系统：此亚系统包括运动涉及心理系统的功能状态。这个要素包括学习能力，接受性，动机和情感状态，伤害性刺激过程和疼痛感。

诊断过程可以明确那些与患者活动受限和参与限制相关的缺损。开始治疗性运动干预计划，需首先将缺损联系运动系统要素。此过程不仅解释运动系统要素相互影响的复杂，也可指导医生选择最佳活动或技术，运动顺序，治疗与活动受限、参与限制相关的缺损特殊强度。例如，一个膝关节疼痛患者合并膝关节外翻姿势畸形，在训练肌肉（基础要素）或运动控制（调节要素）以前可能需要骨科干预以矫正生物力学异常。改变膝关节对线是有效基础或调节要素训练之前必备条件，于是决定肌肉能力训练比运动控制训练更重要，这是由于患者肌肉力量，爆发力或耐力低于功能水平。肌肉能力训练计划不同于运动控制计划（见本章“运动量”部分）。

很明显的是，在评估完患者后一些或全部运动系统亚系统都与活动受限和参与限制相关联。通常，亚系统间相互作用最关键，但必须确定一个主要亚系统。知识拓展 2-2 和 2-3 提供了临床决定过程的模板。

注 2-8 列举了知识拓展 2-2 病案中与亚系统相关的缺损。

注 2-8
运动系统亚系统涉及的缺损

- **支持亚系统缺损**：应用吸气辅助肌肉（胸小肌）呼吸而不是膈肌呼吸，导致胸小肌过度使用和短缩。
- **被动亚系统缺损**：短缩的胸小肌和肱二头肌短头将肩峰拉向前下方，拉长和无力的斜方肌下部不能提供足够的对抗导致肩胛前倾。
- **神经亚系统缺损**：下斜方肌和前锯肌募集下降不能平衡肩胛前倾
- **主动亚系统缺损**：下斜方肌和前锯肌力量下降
- **认知/情感亚系统缺损**：患者情绪低落，身体表现为松弛姿势导致胸椎后凸。抑郁也导致中枢致敏和疼痛过敏

知识拓展 2-2

病史

一位42岁女性图表设计师诊断为肩关节撞击综合征,她每天大部分时间在电脑旁创作设计文档,她有1岁和3岁的两个孩子,喜欢去花园转和烹调。活动受限表现为不能举起胳膊梳头。

评估

确定主要缺损是胸椎后凸导致肩胛休息位过度前倾(图1)。肩胛前倾导致上肢屈曲时不能充分后倾(图2)。因此,盂肱关节机械性撞击肩峰和肩峰下组织(如滑囊、肱二头肌腱、肩袖肌腱)的微小创伤引起疼痛(如缺损),炎症(如病理改变)和不能上举上臂但无疼痛(如活动受限)。列举因此运动障碍而引起的活动受限和参与限制。

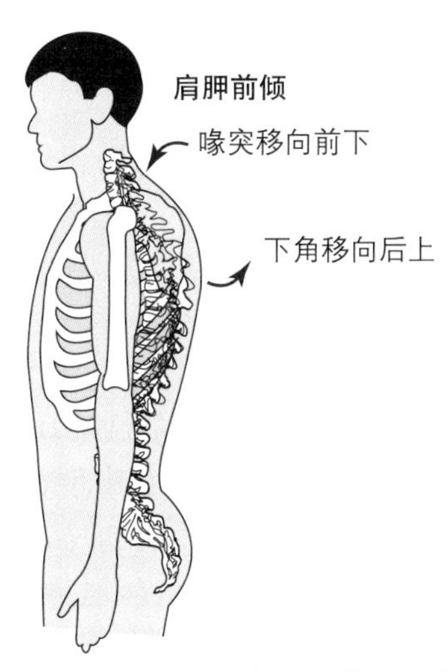

图1 胸椎后凸伴肩胛过度前倾。随着肩胛前倾,肩胛下角移向后上,喙突移向前下

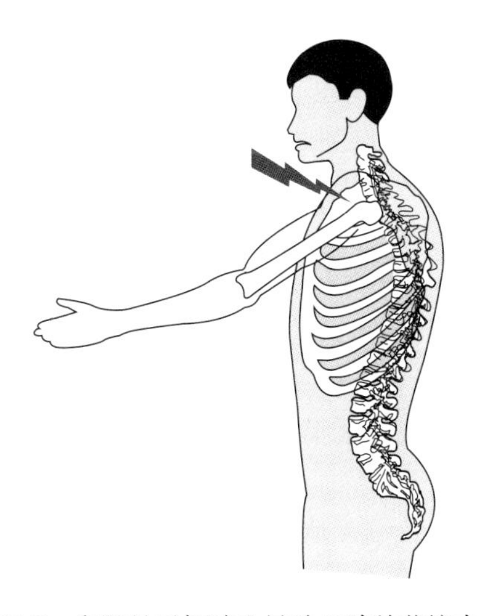

图2 肩胛骨后倾减少导致盂肱关节撞击

知识拓展 2-3

滑墙(见图2-9)对知识拓展2-2患者是一个很好的练习。此练习可同时解决几个缺损问题。列举此练习可以解决的三个缺损并解释相关运动系统要素。

制定训练处方时需尝试确定运动系统要素中复杂的相互作用。如为了恢复肩胛带运动,指导腹式呼吸(如支持系统)可以降低胸小肌(呼吸辅助肌)的活动(神经系统),改善胸椎对线(被动系统),增加胸椎和胸廓活动(被动系统)。另外一个例子是同时牵伸胸小肌和强化斜方肌下部肌肉力量(主动系统)(图2-9)。在针对性练习中优化募集策略(神经系统),功能性运动中达到最佳功能表现是必要的。

注2-9总结了在确定运动系统相关和重要要素前需考虑的因素(见知识拓展2-4)。

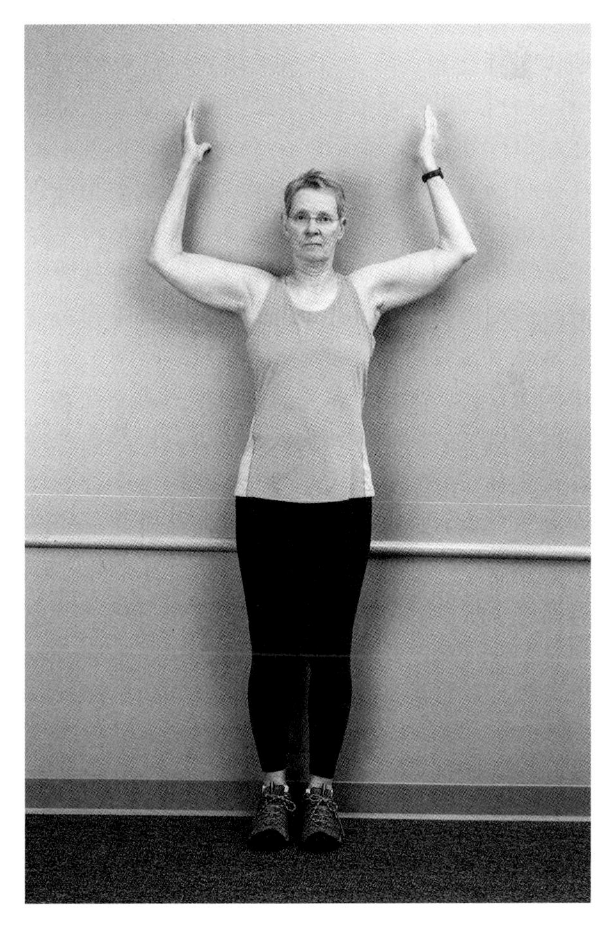

图2-9 此练习示范患者滑墙练习,患者从图中显示位置移动肩部到完全上举。注意上臂在肩胛平面位置(稍微在墙面前面一点但大拇指接触墙面),脊柱和骨盆处于中立位,脚仅离开墙面几英寸

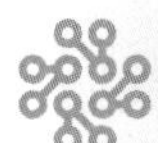

注 2-9
临床确定运动系统相关要素时考虑因素

- 鉴别活动受限和处理相关的缺损
- 运用正确运动系统要素处理相关活动受限和缺损
- 运动系统特殊要素

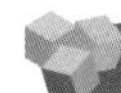

知识拓展 2-4

为知识拓展 2-2 撞击综合征女性举例另外一些运动系统重要因素需要解决，优先于其他要素，帮助她达到满意的结果？解释你的回答

运动控制阶段

当缺损和运动系统关系确立以后，治疗师需要确定关注运动控制的合适阶段。这将进一步明确运动处方参数。

肌肉骨骼功能障碍患者可能表现活动能力的缺损。如全膝关节置换后，患者因为疼痛、肿胀和软组织粘连导致被动活动受限，肌肉力量下降或肌肉募集能力下降，导致膝关节主动活动能力下降。治疗师需明确活动受限的原因以制定正确的运动治疗处方（见第 7 章）。

正确姿势是达到运动必须的稳定或动态稳定的前提（见第 9 章）。在肢体运动中能够维持良好姿势之前，个体必须能够在无负荷下维持良好姿势。活动性和稳定性并不互相矛盾。训练稳定性之前达到活动性并不必要；运动控制的两个阶段可同时存在。如在全膝关节置换术后被动达到一定活动能力，必须开始练习主动活动。为达到最佳主动活动，膝关节需要肢体近端稳定作为运动的前提（如骨盆和躯干），肢体远端作为负重的基础（如足和踝）。这些部位必须达到一定的稳定性以完成最佳的主动活动（注 2-10）。

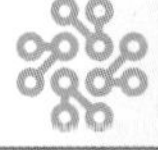

注 2-10
运动控制阶段

活动性：活动通过的功能性范围和维持通过功能范围主动活动的能力
稳定性：活动中提供稳定基础的能力
控制的活动性：保持最佳瞬时旋转中心路径来活动关节和肢体的能力
技巧：保持持续省力地完成功能活动的能力

运动控制需要完成运动所需募集的主动肌和协同肌以正确的时序被激活，合适的软组织长度提供运动稳定的基础。前述全膝关节置换术后患者可能进阶到改善膝关节活动性练习，以及骨盆 - 躯干和足 - 踝稳定性练习，到功能性运动模式。行走周期中，膝关节必须在不同时期中屈伸活动。每个步态周期中，躯干、骨盆、踝关节和足必须活动在正确位置，以提供最佳膝关节功能所需的肢体近端和远端稳定性。包括步态摆动期活动，需要骨盆稳定以摆动下肢（图 2-10A），步态支撑期（图 2-10B）需要稳定的足部以完成最佳的膝关节负重。

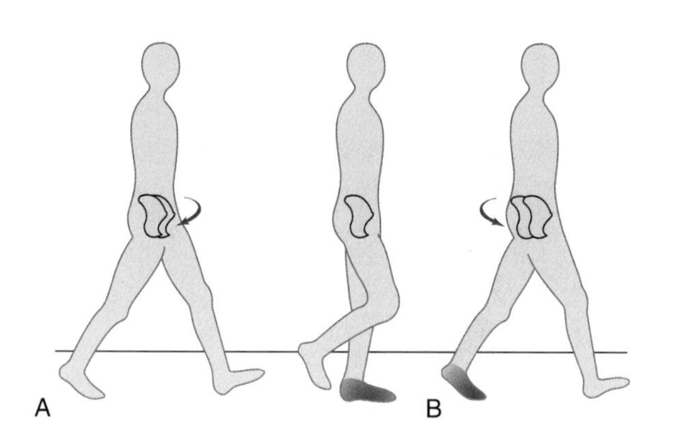

图 2-10 （A）步态摆动期需要稳定的骨盆。（B）步态支撑期需要稳定的足。

运动控制最后阶段是技巧性。技巧性意味着以最节省体力的方式完成功能性活动[54]。上肢技巧通常需要肢体协调的空中自由度，包括手、腕、前臂、肘、肩胛带、躯干和骨盆（如抓握柜门）（图 2-11）。偶尔，也需要上肢闭合链（负重）运动（如体操中手支撑在平衡木上）（图 2-12）。下肢技巧需要开放链（非负重）协调性活动（如摆腿踢足球）（图 2-13），闭合链运动（如踢足球时支撑腿），在不同地面上的足、踝、膝、髋和脊柱运动。全身最佳协调性活动出现在运动涉及的每个躯体部位（如网球随挥动作）（图 2-14）。

通常，要求患者在没有首先发展功能性运动控制基础下练习技巧活动。相反，要求患者在功能性活动中没有具备最终技巧水平活动时发展运动控制其他阶段。不管患者的预后如何（如使用行走器步行 3m 或跑马拉松），技巧是运动控制的必须阶段，在运动控制每个阶段必须达到最佳功能。

总之，坐位完成动态伸膝是一个简单的活动（活动性）或在不平整地面行走是一个复杂的整合运动模式（如技巧性）。正确理解影响运动系统的支持、基础、调节和认知因素涉及水平可以帮助确

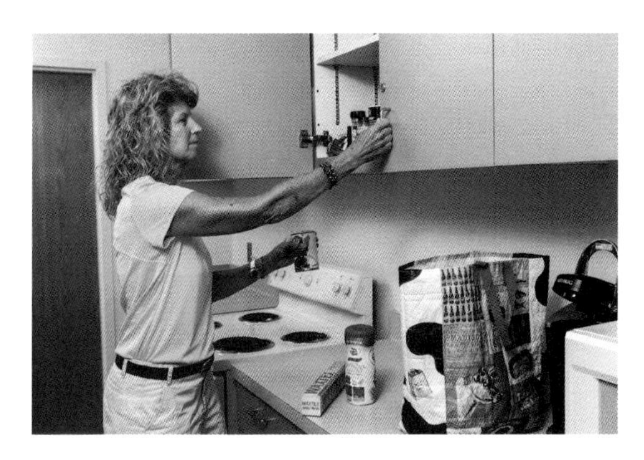

图 2-11　抓握厨柜门需要上肢、躯干和骨盆协调地在空间自由活动

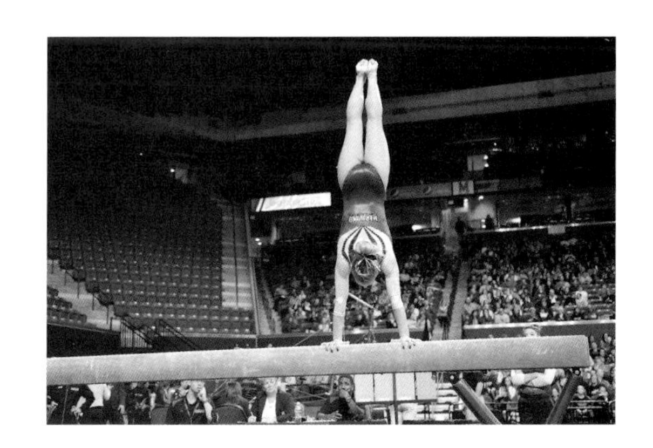

图 2-12　平衡木上肢闭合链运动

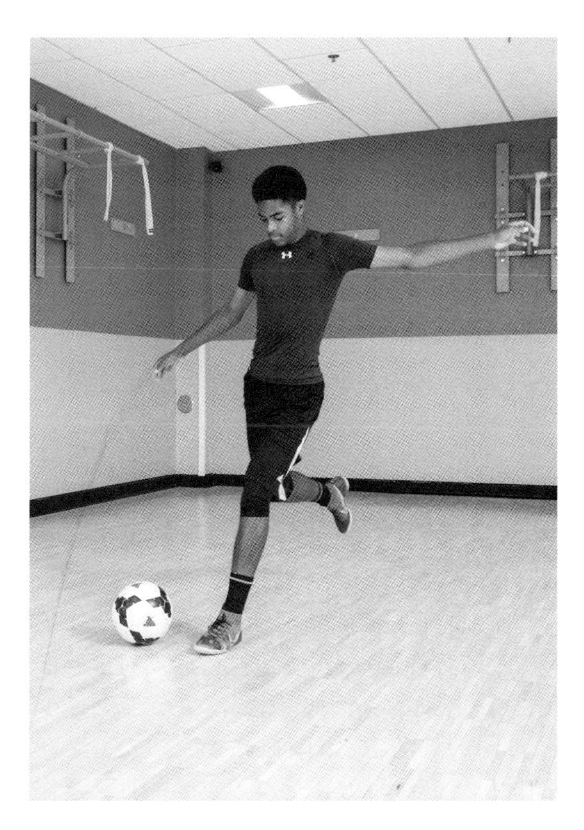

图 2-13　下肢技巧性运动需要开放链和闭合链协调运动。步态中摆动腿完成开放链运动，支撑腿完成闭合链运动

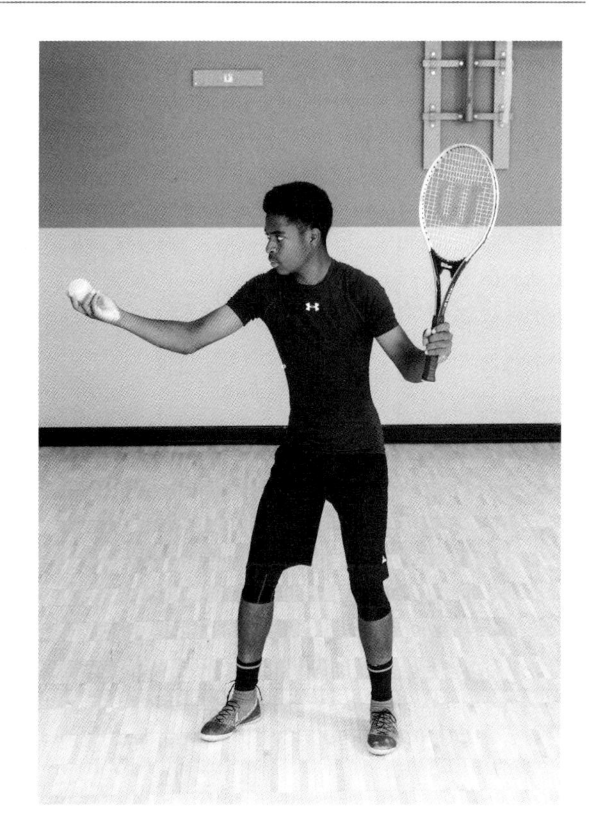

图 2-14　网球发球展现全身运动，需要身体各环节协调运动

定完成动作和运动控制的复杂性。

活动或技术

为了成功地选择正确的活动或技术，首先要确定与缺损或活动受限相关的运动系统亚系统，以及与每个亚系统相联的特殊治疗性运动干预手段。表 2-2 是常见治疗性运动活动或技术相关运动系统亚系统参照表。尽管可以有论据来制订针对性治疗性运动或技术以解决运动系统相近的一些亚系统，此表参考了治疗性运动或技术和运动系统要素最常见的关系。

除了鉴别运动系统亚系统和运动控制阶段外，还要考虑躯体功能或结构的生理状况。这些信息辅助确定活动或技术、姿势、运动和参数模式。例如，如果肌肉表现能力（如主动亚系统）对于重返活动或参与是至关重要的，选择活动或技术可能取决于相关肌肉的力量或力矩能力。如果肌肉力量或力矩能力弱于一般肌肉力量，如 Kendall 所述[55]，可以选择无重力位置主动活动或抗重力位置主动活动。另外相关缺损可能与长期制动（如神经亚系统）或肌肉遗忘症使肌肉募集率下降有关。如果募集能力差，选择无重力主动活

表 2-2 常见治疗性运动活动或技术相关运动系统要素参照表

活动	支持	被动	主动	神经	认知情感
拉伸(主动和被动)		×	×		
关节活动度(被动,助力,主动)		×	×		
力量练习			×	×	
神经肌肉再教育			×	×	
发展性活动			×	×	
呼吸练习	×				
步态练习	×		×	×	
水疗	×	×	×	×	
平衡和协调练习			×	×	
身体机制和人类工程学训练			×	×	
运动训练			×	×	
姿势意识训练			×	×	
有氧或肌肉耐力	×		×	×	

力量练习包括助力,主动和应用徒手、滑轮、重量、水、弹力带、机器人、机械或电机械装置等阻力练习
有氧或肌肉耐力练习包括应用自行车、跑台、台阶、水池、徒手阻力、滑轮、重量、水、弹力带、机器人、机械或电机械装置

动并辅以触觉反馈或抗重力主动活动辅以神经肌肉电刺激(在后续章节讨论),所有选择的治疗手段目的在于肌肉的再教育。

知识拓展 2-5 当决定活动、姿势、运动和运动形式以处理肌肉能力下降时应考虑组织愈合情况。

知识拓展 2-5

一个腘绳肌 2 度拉伤患者,处于愈合修复阶段的中期(拉伤后 4~8 周)。请针对性制定 2~3 项治疗性活动以恢复肌肉力量,包括运动方式、姿势和运动。

当患者恢复到 8~12 周时你如何进阶你选择的治疗性活动。

注 2-11 总结了确定活动或技术之前应考虑的因素

注 2-11
临床决定活动或技术选择时需考虑因素

- 确定与治疗的缺损或活动受限相关的运动系统要素
- 考虑运动系统的心理状态
- 确定运动控制的阶段

方式、姿势和运动 选择活动或技术以后,为了准确制订处方进一步分解活动是必要的。必须选择运动方式,运动方式是执行活动或技术的方法。例如,选择有氧运动,运动方式有自行车、游泳、步行或类似活动。如果选择力量练习,运动方式有重量、徒手阻力或助力运动。如果选择平衡和协调练习,运动方式有平衡板、平衡杠或计算机平衡系统。

需要确定起始姿势和结束姿势(如站立、坐、仰卧、俯卧、宽支撑面或窄支撑面)。如果是徒手活动需考虑正确的手位置和力量施加角度。当应用弹力带、滑轮、机械或电子机械装置时,需要确定正确的设备摆放和力量施加角度。起始和终末姿势必须包括以上这些要素。

最后,活动还需精细化(如通过 30°弧度半蹲,单侧上臂全范围上举,上肢到胸部的本体感觉神经肌肉促进技术。

运动完成质量是结果的关键(如运动系统中调节因素)。涉及基本要素或调节要素时,经常容易忽略一个概念,即如果肌肉没有被募集则不能起到力量练习作用。

即使选择了正确的活动,也认真地选择了运动方式、姿势和运动,正确地执行运动对于确保成功结果是必须的。例如,侧卧髋关节外展最少有 5 种不同的练习方式(图 2-15,注 2-12)。注意运动的准确性和练习方式是至关重要的且必须作为最佳个人能力来提升。

PA: WB Saunders, 1991.
18. Law M. Evaluating activities of daily living: directions for the future. Am J Occup Ther 1993;47:233–237.
19. Heinemann AW, Linacre JM, Wright BD, et al. Relationships between impairment and physical disability as measured by the Functional Independence Measure. Arch Phys Med Rehabil 1993;74:566–573.
20. Mahoney FL, Barthel DW. Functional evaluation: the Barthel index. Md State Med J 1965;14:61–65.
21. Hamilton BB, Laughlin JA, Fiedler RC, et al. Interrater reliability of the 7-level functional independence measure (FIM). Scand J Rehabil Med 1994;26:115–119.
22. Berg K, Wood Dauphinee S, Williams JI, et al. Measuring balance in the elderly: validation of an instrument. Can J Public Health 1992;2:S7–S11.
23. Creel GL, Light KE, Thigpen MT. Concurrent and construct validity of scores on the Timed Movement Battery. Phys Ther 2001;81:789–798.
24. Granger CV, Cotter AC, Hamilton RB, et al. Functional assessment scales: a study of persons after stroke. Arch Phys Med Rehabil 1993:74:133–138.
25. Gresham GE, Labi ML. Functional assessment instruments currently available for documenting outcomes in rehabilitation medicine. In: Granger CV, Gresham GE, eds. Functional Assessment in Rehabilitation Medicine. Baltimore, MD: Williams & Wilkins, 1984.
26. Guccione AA. Arthritis and the process of disablement. Phys Ther 1994;74:408–414.
27. Bergner M, Babbitt RA, Carter WB, et al. The sickness impact profile: development and final revision of a health status measure. Med Care 1981;19:787–805.
28. Roland M, Morris RA. A study of the natural history of back pain, part I: the development of a reliable and sensitive measure of disability in low back pain. Spine 1983;8:141–144.
29. Fairbanks JCT, Couper J, Davies JB, et al. The Oswestry low back pain disability questionnaire. Physiotherapy 1980;66:271–273.
30. Waddell G, Main CJ, Morriss EW, et al. Chronic low back pain, psychological distress, and illness behavior. Spine 1984;9:209–213.
31. Keith RA, Granger CV. The functional independence measure: a new tool for rehabilitation. In: Eisenberg MG, Greysiak RC, eds. Advances in Clinical Rehabilitation. New York, NY: Springer Publishing, 1987.
32. Butland RJA, Pang J, Gross ER, et al. Two, six, and twelve minute walking test in respiratory disease. BMJ 1982;284:1604–1608.
33. Steffen TM, Hacker TA, Mollinger L. Age- and gender-related test performance in community-dwelling elderly people: six-minute walk test, Berg Balance Scale, Timed Up & Go Test, and gait speeds. Phys Ther 2002;82:128–137.
34. Shields RK, Enloe LJ, Evans RE, et al. Reliability, validity, and responsiveness of functional tests in patients with total joint replacement. Phys Ther 1995;75:169–176.
35. Stewart A, Ware JE, eds. Measuring Functioning and Well-Being: The Medical Outcomes Study Approach. Durham, NC: Duke University Press, 1992.
36. Sahrmann SA. Diagnosis by the physical therapist—prerequisite for treatment: a special communication. Phys Ther 1988;68:1703–1706.
37. Rose SJ. Physical therapy diagnosis: role and function. Phys Ther 1989;69:535–537.
38. Delitto A, Synder-Mackler L. The diagnostic process: examples in orthopedic physical therapy. Phys Ther 1995;75:203–210.
39. Van Dillen LR, Sahrmann SA, Norton BJ, et al. Movement system impairment-based categories for low back pain: stage 1 validation. J Orthop Sports Phys Ther 2003;33:126–142.
40. Coffin-Zadai CA. Disabling our diagnostic dilemmas. Phys Ther 2007;87:641–653.
41. Rose SJ. Description and classification: the cornerstone of pathokinesiological research. Phys Ther 1986;66:379–381.
42. Fritz JM, Wainner RS. Examining diagnostic tests: an evidence-based perspective. Phys Ther 2001;81:1546–1564.
43. Fosnaught M. A critical look at diagnosis. Phys Ther 1996;4:48–53.
44. Balla JL. The Diagnostic Process: A Model for Clinical Teachers. Cambridge, England: Cambridge University Press, 1985.
45. Guccione AA. Physical therapy diagnosis and the relationship between impairments and function. Phys Ther 1191;71:499–503.
46. Dekker J, Van Baar ME, Curfs EC, et al. Diagnosis and treatment in physical therapy: an investigation of their relationship. Phys Ther 1993;73:568–577.
47. Jette AM. Diagnosis and classification by physical therapists: a special communication. Phys Ther 1989;69:967–969.
48. Baker SM, Marshak HH, Rice GT, et al. Patient participation in physical therapy goal setting. Phys Ther 2001;81:1118–1126.
49. Straus SE, Sackett DL. Using research findings in clinical practice. BMJ 1998;317:339–342.
50. Kane R. Looking for physical therapy outcomes. Phys Ther 1995;74:425–429.
51. Rothstein JM. Outcome assessment of therapeutic exercise. In: Bajmajian JV, Wolf SL, eds. Therapeutic Exercise. 5th Ed. Baltimore, MD: Williams & Wilkins, 1990.
52. Sackett DL, Straus SE, Richardson WS, et al. Evidence-Based Medicine. How To Practice and Teach EBM. 2nd Ed. New York, NY: Churchill Livingstone, 2000.
53. Oermann MH, Templin T. Important attributes of quality health care: consumer perspectives. J Nurse Scholarsh 2000;32: 167–172.
54. Gentile AM. Skill acquisition: action, movement, and neuromotor processes. In: Carr JH, Shephard RB, eds. Movement Science: Foundations for Physical Therapy in Rehabilitation. 3rd Ed. New York, NY: Aspen Publishers, 2000
55. Kendall FP, McCreary EK, Provance PG. Muscles Testing and Function. 4th Ed. Baltimore, MD: Williams & Wilkins, 1993.
56. Sahrmann SA. Diagnosis and Treatment of Movement Impairment Syndromes. St. Louis, MD: Mosby, 2002.

第3章

改善治疗性运动效果的策略

LORI THEIN BRODY

如果没有正确的指导或具体计划的实施，再好的治疗性运动计划都归于无用。指导患者在诊疗期间如何进行自我管理是病人护理的重要组成部分。在医疗系统结构变化、报销问题、慢性病患病率增加的情况下，需要根据病人的自身情况，进行认知能力的辅助并加强自我管理教育。临床教学是一个不断变化的过程。许多临床医生意识到，他们不再是专职的、动手提供康复服务的临床医生，而是兼职的教育者、管理者和临床医生[1]。给患者进行自我管理策略教育比面对面会诊和手把手教患者使用设备对患者的效果更好，并能加快康复进程防止病情复发。

患者教育：定义和范围

与患者相关的教育是指"告知、教育或培训患者和/或患者家庭、重要的其他人和照顾者的过程，目的是促进和优化物理治疗服务。"[2] 其包括的信息如下：

- 现状
- 诊断
- 预后
- 护理计划
- 卫生与身心健康
- 危险因素

临床教学是在整个评估和治疗期间一个不断持续的动态过程（证据与研究 3-1）。治疗师通常教育患者了解自身病情、预后和护理计划，并指导具体活动（即拉伸训练、步态训练、姿势干预等）。临床医师也应教育患者一些重要问题，如疾病症状与患者日常生活的关系以及运动可能引起的预期反应等。患者对治疗的满意度和坚持意愿往往基于他们预期期望的实现。花更多的时间教育患者疾病的预后和他们对康复计划的期望，可能会增加患者对治疗方案的依从性和满意度。然而，"教育"是由提供者进行的，而"学习"则与患者有关。了解有效沟通技巧、教育、学习和效率相关的问题对于优化训练效果至关重要。

证据与研究 3-1

一个关于物理治疗师参与患者认知教育的研究表明，80%~100% 治疗师会对患者进行教育。Gahimer 和 Domholdt[3] 发现治疗师对患者进行教育的主要内容包括：疾病、家庭练习方式以及相关建议。此外，这个研究表明教育能使 83.8%~86.5% 患者态度和行为发生改变。在治疗期间，健康教育和压力咨询的内容很少。

患者学习分为认知、情感和精神运动。在治疗性运动中，这三领域都是教学过程的组成部分。在认知领域中包括患者信息、实际状态以及康复方案。在一些情况下，可能还包括描述解剖、生物力学或病理机制相关的身体状况。对患者进行治疗性运动理论及运动选择教育，也属于认知范畴（证据与研究 3-2）。情感领域教育影响患者的态度和动机。这是康复计划的一个重要组成部分。当患者不积极参与时，只有认知信息和动机技能来执行运动程序作用不大，患者对于他们自身状况和坚信运动治疗方案补救他们症状的态度十分重要。这个话题将在"坚持和动机"部分进一步探讨。

证据与研究 3-2

一项对于有平均 10 年下腰痛病史患者的研究发现,对患者进行个体化的生物力学治疗,51% 的患者在 1 周后疼痛明显改善,在 9~18 个月的随访评估中,疼痛管理、发病次数和感知觉都有显著改善[5]。

精神运动领域在运动疗法中十分重要。学习适当的运动计划和运动表现是治疗性运动处方的关键。治疗性运动中肌肉激活和控制的细微差别,将康复锻炼和娱乐活动进行区分。精神运动领域会在“运动神经学”部分进一步详细探讨。

指导患者的关键因素

对患者的有效指导会产生成功的康复结局,它是一个有很多内部相关因素的复杂的过程。例如,如何对患者进行诊断、预后和护理计划的沟通,会影响患者接受治疗的信心和对护理计划的依从性。在精神运动方面错误的指导会导致消极的结果,对治疗产生不利影响。指导患者的关键内容包括沟通技巧,指导的认知方面,情感领域和精神运动因素。

临床医生与患者的沟通

沟通是一种双向的行为,而不是单向地输出事实及信息。良好的沟通需要对口头语言及非口头语言进行理解。沟通过程中有许多细微因素,每一次有效的沟通都需要适当的语言解释与回应。肢体语言及姿势、眼神交流、身体接触、声音的语调、质疑的语气及倾听方式,都会影响双方的融洽度和信任度。临床医生必须了解沟通过程中他们自己以及患者的口头和非口头语言,并对反映出患者的担忧和提供支持的语言做出合适的回应。

沟通是临床医生与患者建立融洽关系最有效的方式。融洽度是一种很难定义的互动状态,但它能使患者感到被关心和尊重[4]。患者必须信任对他提供服务的人,服务提供者同时能够接受和理解患者的状况。这并不意味着服务提供者应该支持患者的不良行为,而是要预估患者可能面临的生活中的难题和挑战。这种方式能达到积极解决问题的目的,构成良性体系。

个体差异会影响医患之间的关系。个性差异、价值观不同、学习风格不同都会影响沟通效果,并可能最终影响治疗结果。拥有评估患者意愿和沟通方式的重要技巧可以提高康复计划的有效性。这些技巧包括主动倾听患者的诉求并解读,以提出适当的意见反馈[6,7](证据与研究 3-3)。

证据与研究 3-3

Sluijs[8] 等发现缺乏积极的反馈是导致康复训练计划不能坚持下去的主要因素。

Cameron[9] 建议要想提高与患者的互动质量,需要提高对患者口头和非口头语言的敏感度,理解患者并对患者感同身受。

良好的医患沟通意味着患者和临床医生愿意参与其中。患者的学习意愿取决于许多因素,包括与健康保健提供者的关系。这种关系受到患者如何应对特定情况的影响。Schwenk 和 Whitman[7] 描述患者控制水平与临床医生的控制水平成反比。当临床医生对患者进行较少的控制或有较不自信的表现时,患者自我控制的行为增加。反之亦然,积极并自信的临床医生有可能把患者推向一个更被动的状态。如果患者不愿意扮演这样的角色,冲突就会发生,临床医生也会更加被动甚至放弃对患者的部分管制。

临床医生可关注患者的需求从而调整相应的沟通风格。在最初的接触中,临床医生作为一个被动的倾听者能给患者阐述他(或她)个人需求的机会。在这样的境况中,临床医生能了解患者的关注点、期望和目标。有效地倾听是临床医生必备的基本技能,包括密切观察患者的言辞、语调和肢体语言。临床医生与患者进行眼神接触,能确认患者是否对临床医生输出的信息进行有效的接收和反馈(图 3-1)。在这个过程中,临床医生能够与患者讨论恢复过程及预后所要坚持的治疗方案,随着临床医生对患者期望的了解,可以加强双方沟通,推动康复进程。一些研究表明,在教师的期望与学生的成绩相匹配的各种情况下,存在“皮格马利翁效应”。

虽然在沟通过程中参与者的期望非常重要,但是针对短期目标和长期目标而言,期望的切实性也值得重视。根据青少年的短期和长期期望,制订合理、可实现的目标,可以为患者提供一种积极的心理反馈引导。有时,患者的动机和趋向性

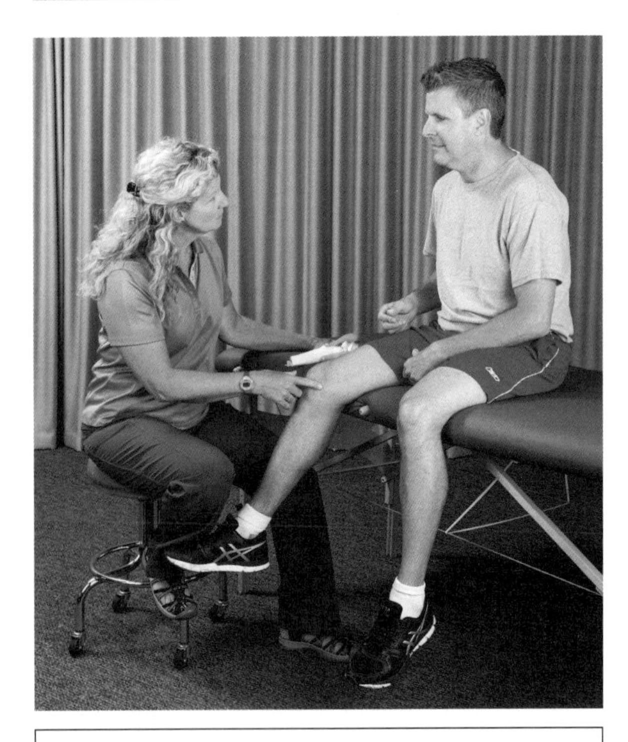

高效沟通者具备条件：
- 观察身体语言
- 听语调
- 建立融洽的关系
- 建立信任
- 积极倾听
- 反映和重复
- 确认和重申
- 提供现实的期望
- 理解和融入文化因素

图 3-1 有效的交流是关键因素

可以通过合理目标的贯彻得到改善。在疼痛程度较低的情况下进行相同水平的运动或活动是一个合理的短期目标。患者个人可能只看到自己一直处于同一运动表现水平，并自认为缺乏进展和提高。为患者解答“进步”是如何定义及对进展的合理预期可以提高患者在治疗过程中的依从性和满意度(知识拓展 3-1)。有些人主张使用类似契约的方法，在契约中确定双方的治疗目标及相对的具体义务，并确定一个时间表[9]。

知识拓展 3-1

Kathy 是一个 53 岁的高水平的业余网球运动员。8 个月以前她在一次摔倒过程中发生急性肩袖撕裂，2 个月后进行了肩袖修复术。物理治疗在术后 2 周开始，进行康复后，她的关节活动度和力量取得了稳步进展。然而，术后 3 个月，她对自己现有的进步并不满意，觉得自己应该比目前状态恢复得更好。她担心自己以后再也不能打网球，她一直坚持进行目前的康复方案。

医生通过超声检查评估她的组织愈合情况，认为她的愈合率符合预期情况。尽管她的手臂损伤有所改善，功能使用也有所增加，但患者自身仍然感到沮丧，认为现阶段的康复进展甚微。基于这种情况，您会如何解决患者的困惑？

家庭运动处方中与患者相关的注意事项

家庭锻炼计划是大多数患者整体治疗计划的组成部分。在某些情况下，患者单独进行练习，而在多数情况下，家庭成员或护工可以协助患者完成锻炼计划。无论是哪种情况，为确保运动的最佳效果，在训练过程中必须计划清晰，目标明确。

在康复过程中，确保良好治疗结果的基本步骤之一是治疗师与患者双方进行有效交流沟通。如果沟通不舒畅，将大大影响康复计划在制订时的成功性。影响双方沟通有效性的因素很多，包括语言或文化障碍、阅读或理解水平、听力障碍和指示的模糊性。治疗师必须尽可能让沟通变得简单易懂。尽管存在情绪因素的影响，但更多的影响因素是认知领域的差异。

文化障碍

在康复过程中要尽早识别由文化理解造成的障碍。语言差异可能会阻碍简单术语的运用。也许一个人的英语词汇量很大，但就医学术语而言，超出了一般的词汇范畴，使交流变得晦涩难懂。在这种情况下，口译员的角色就变得至关重要。

其他方面的文化障碍同样存在，并产生潜移默化的影响。宗教信仰及一些特定的文化习俗中的衣着方式会影响身体的暴露程度并妨碍运动及触诊过程。在人口结构复杂的都市地区，有多种文化并存，兼顾每一种文化习俗，在文化方面需注意以下几点：

- 尽医师最大的努力去了解患者的种族及宗教节日的时间和习俗。
- 了解文化或宗教习俗相关的信息：
  - 眼神接触(在一些文化里，避免发生眼神接触以表示尊重)。
  - 肢体接触。
  - 如何与患者相处。
  - 得体的问候方式[14]。

- 在检查前得到患者的许可。
- 向患者解释需要做什么,并确保患者的心理舒适度。

尽管这些特殊问题在短时间内难以即刻了解并确认,但在与患者进行预约的过程中,患者个人意愿表示抗拒时便需要从业人员注意。在许多情况下,患者倾向于接受同性别的治疗师进行治疗。在实际工作中,这些问题应该在患者进行预约时就考虑并解决。

指令清晰

锻炼计划中简单的方面,如清晰的描述和易懂的文字,对坚持也很重要。尽管书面锻炼计划可以提供个性化的、可视化的明确过程,但如果患者无法读懂所写的内容,对训练的进程而言是不利的。其中的关键问题如下:

- 具体的运动描述在临床医生的角度是非常完美的,但可能会使患者感到困惑。
- 治疗师假设的基线知识对患者来说可能过多,可能会导致不正确的运动表现。
- 明确哪个方向是"向前"或"向上"是必要的。

从业人员发现,要求患者用专业术语或者确切描述具体训练动作的过程,对康复过程而言非常有利。通过患者惯用并准确的语言描述有助于家庭训练方案执行时的顺畅性,并增加患者个人对训练环节的理解。这个方式与提供给患者一个看似客观的常规练习手册的作用不同,其内容充足、详细全面且易懂,句子不必冗杂,但重要的语句及次序需足够清晰。

在运动描述中应附上训练动作的照片,以及起始姿势、结束姿势。在一张纸上进行三维动作的描述并不容易,展示起始姿势和结束姿势或从不同角度进行图片展示有助于澄清运动的立体性。在起始姿势和结束姿势的图片上,借助箭头进行运动方向的准确指导。通常,运动图片显示运动进行中的某一动作,患者很难理解运动进行的全部过程。在这本书中,自我管理部分是较好的例子。

许多诊所提供完备的运动处方,内容包括训练动作的图片、具体描述。这些都对临床医生有帮助,但使用时要小心并注意以下事项:

- 治疗师要根据患者的实际需求及时修订训练计划。
- 训练的修改应体现在患者的实际运动中,而不仅仅是口头提示。
- 不要将既定的动作模式认为是完成某种训练的最佳方式。
- 运动处方应根据患者的需要和自我管理能力进行调整,不应确定每天的具体组数及重复次数。

上述类型的运动处方可能与自我管理技能的教学目标相冲突,后者表现为"打包式"或根据特定的诊断给每个患者匹配标准的练习,最大限度地降低了练习计划的个体性。这种缺乏个性化的情况,使之对治疗师的技能要求降到最小,如果患者感觉个人需求没有得到满足,也会影响患者对训练计划的依从性。

与患者进行运动项目相关的沟通应采用书面、口头结合的形式,并增加沟通的频率,在视觉上可用视频进行辅助。在患者的手机中安装练习视频可以使患者更方便地了解动作的正确演示。研究表明患者接受书面的指导与视频演示具有相同的作用[15,16],然而,仅依赖各种训练计划的指导而不为患者做示范会增加训练中不坚持和不正确表现的可能性[17](证据与研究 3-4)。虽然患者可能会说他们能正确记住训练动作,但是最好是有书面的描述与语言提示以增强练习的准确性。

证据与研究 3-4

Friedrich[18] 等人的一项研究发现,当患者得到的是运动手册而不是监督指导时,他们对运动表现的"正确性"的评价较低。研究人员发现运动表现的质量和疼痛减轻之间有很强的相关性。

训练的顺序要有逻辑性。频繁改变训练项目的次序给患者带来额外的时间、精力损耗。性质或动作模式相近的训练可集中安排在同一训练阶段。例如,在可能的情况下,将所有的练习集中在仰卧位上,以减少体位的变化,需要肩关节旋转的训练可安排在一起,因为它们性质相似。确保训练计划的相对简化,并尽量减少对患者生活方式的影响。

认知领域:沟通与教育

对患者进行相关教育在康复过程中非常重要,教育内容包括诊断、预后、护理计划、干预方式或剂量和预期结果、优化方式与自我管理。在临床,进行家庭运动计划的教育非常重要的,因为仅依赖医院的物理治疗服务往往不足以达到患者的目标。通常,在医院进行的次数有限,基于这种情况,患者可在家里或当地的健身俱乐部继续完成康复计划,并阶段性地检查,跟进康复进展。为保证患者康复过程中的安全性,锻炼计划必须以正确的方式执行。不当的训练会延长康复的进程,甚至使症状更加严重。治疗师还需要告知患者通过体征和身体症状辨别病情的加重,使他们能够预估锻炼情况,及时进行适当修正。这种沟通及教育方式可以防止康复进程受阻,并避免二次损伤(知识拓展 3-2)。

知识拓展 3-2

对 Kathy 进行了物理治疗后的回访。结果表示 Kathy 严格并正确实施了康复训练,并根据她的情况增加了水中康复训练。但她急于追求更大的进步,便自行增加了训练频率和强度,导致过度训练,疼痛加重。基于这种情况,您会给她怎样的建议?

当制订康复方案,治疗师必须告诉患者治疗性运动计划对特定症状的预期效果,这将为患者进行自我管理提供必要的信息。患者只有更清晰地了解自身症状与多种活动(训练)之间的关系,他们才能更好地自我调整活动水平。治疗师与患者在康复过程中更像是一对合作伙伴(证据与研究 3-5)。患者也可以向临床医生提出治疗时的要求,临床医生在决策过程中负担一部分责任。这样的方法能够逐渐地引导患者进行自我管理。

证据与研究 3-5

最近一项研究调查了患者教育和咨询对下腰痛和高度恐惧回避行为患者疼痛管理、体育活动和锻炼的影响[19]。两组患者都通过标准的物理治疗干预得到改善,但接受过额外教育和咨询的患者比没有接受过这种教育的患者进行康复所花费的天数更少。这一发现强调了教育患者了解其病情和有效管理其症状的策略的重要性。

由于现代人普遍更长寿,伴有慢性病的概率上升,如关节炎、心脏病、脑卒中、糖尿病,因此,自我管理也变得越来越重要。这类人群在长期生活中,必须学会如何自我管理其症状并在疾病过程中预防并发症。总之,患者要学会自我管理病情,避免活动受限和参与限制。一位患膝关节骨性关节炎患者可能不了解治疗性运动在维持膝关节功能和身体健康方面的作用,对患者进行广泛的教育是非常有必要的,可帮助患者最大限度地恢复功能。此外,患者因各种因素提前出院,导致门诊服务需求上升,更需要患者和家庭护理人员有适当的康复意识管理损伤,避免造成活动和参与受限(证据与研究 3-6)。

证据与研究 3-6

Holmes[20] 等人成功使用患者自我管理的方法,治疗一名有肩撞击综合征和肩关节粘连的女性患者。该患者在 10 周时间里就诊了 6 次,并参与随访 1 年。作者认为,频繁的患者教育,使患者产生更强的自我控制感,尽量避免外界因素的干扰,治疗师根据患者的条件进行自我管理教育。患者表现出的动机可能是他们的控制信念轨迹的一种表现[8]。

情感领域:坚持和动机

让患者依从治疗方案是一个很大的研究课题。通常利用诸如符合性、依从性的术语来评测患者的行为状态与医疗建议的一致度。在依从性条款中,依从性和治疗性二者经常被用来讨论一个患者的行为与医疗咨询相吻合的程度[9]。有些人认为在护理人员中长期依从性的表现过于专横,似乎忽略了“与患者成为伙伴”的概念。如果患者不严格执行康复计划,再好的康复计划取得成效的可能性都会降低(证据与研究 3-7)。好的康复计划能提高患者的依从性以及对健康行为的理解。

证据与研究 3-7

通过 Sluijs[8] 等人研究表明,只有 35% 的患者会完全遵循康复计划进行康复,76% 的患者遵循“部分”康复计划。患者的依从性与认知障碍、治疗时反馈不足和无助程度有关。

健康行为模型

临床医生花了大量的时间研究如何为患者制订最佳的康复计划。但是,再好的干预计划如果缺乏患者的参与都将以失败告终。目前,已经有人着手研究医疗建议与患者依从性的相关因素分析。一些研究着眼于消除不健康行为(吸烟,过量饮酒)的干扰,而其他人专注于健康行为习惯的建立(良好的饮食习惯,运动,遵守药物时间表)[8,9,21],并提出了一系列的行为改良模式。例如,健康信念模式强调减少环境障碍对健康行为的影响,包括感知障碍、受益程度、自我效能和严重程度[22,23]。其他模式包括健康控制、自我效能和超越理论或阶段变化模型[22,24]。在这些模型中,跨理论模型已应用于运动行为的许多方面。

跨理论模型强调行为变化的时间方面,强调随着时间变化个人行为改变的能力。不同个体可能会在不同的康复阶段花费不同的时间,同时慢慢发生改变,有些个体可能会在一个阶段进入平台期,康复进展不明显。患者在彻底完成行为改变之前,可能需要经过几次不同阶段的进阶[24]。这个模式的阶段包括无意图阶段、期望阶段、准备阶段、采取行动阶段和保持阶段(表3-1)。

表3-1 行为改变的跨理论模型

阶段	阶段特征	物理治疗作用
无意图	没有改变的欲望、需求	帮助患者在进行康复过程中制定目标
期望	有强烈的改变欲望但并未采取行动	给患者提供有效信息并鼓励进行行动的动机
准备	在下个月有改变计划 开始进行微小的改变	让患者了解自己的康复目标、治疗方案和预期结果之间的关系
采取行动	在过去的6个月中达到了某种程度的变化	积极配合护理计划的修改并对计划提供支持
保持	6个月前达到了目标	为继续参与提供积极的支持

在无意图阶段,患者自身没有在未来6个月内渴望改变个体状态的想法[25]。患者在这个阶段不愿意开始任何康复计划,并且意识不到康复的必要性和益处。患者可能是由于外界因素(医生,家庭成员,雇主)而被迫接受康复,没有更多信息使他们决定坚持治疗。

处于期望阶段的患者表示,他们计划在未来6个月内做出改变。准备阶段的患者计划在1个月内让自身发生改变,或者目前已经进行改变,但还没有完全达到康复目标。行动阶段的患者在过去的6个月中达到了改变的标准水平(比如戒烟或每周锻炼3次)。在保持阶段的患者已在至少6个月前,就已经达到了行为改变的标准水平[25]。

提高依从性

在患者处于康复计划的准备阶段便对其提高关注度,有助于增加患者对治疗的依从性[21,24,26]。第一步是通过倾听患者的陈述,判别患者决定进行行为改变时的状态。可通过探讨开放性与依从性相关的问题以提高患者的参与度。帮助患者找到阻碍参与治疗的潜在因素,并消除或使影响因素降到最低。让患者认同参与治疗利大于弊,如果他们参与治疗,将能达到预期效果[25,27,28]。通过定期的检查和沟通与患者建立融洽的关系[28]。根据康复计划将运动训练、活动受限、参与受限与患者的损伤相连。例如,当患者明白对股四头肌进行强化练习能直接影响下肢的日常生活活动能力(ADL)(即活动受限),无法打网球(即参与受限)时,患者可能更容易接收这种康复干预。活动受限和参与限制通常是患者最初寻求医疗帮助的主要原因。Friedrich等人[18]发现在一组类风湿关节炎患者中,通过耐心教育提高了运动的依从性。治疗师必须甄别治疗计划实施的障碍,鼓励患者持续参与并预防复发。

治疗过程中,运用“训练指南”时要谨慎。如果患者认为练习缺乏特异性或与自身需求关系不大,则可能难以坚持锻炼。在早期康复阶段,一些练习可能不是特别针对某些“功能”,但却是治疗计划的重要因素。在康复过程中把患者看作参与者之一,向患者解释运动对于病情的重要性,可提高患者对临床医生处方的理解和依从。进一步解释如何将锻炼进展为更功能性的活动,解决活动限制和参与限制,验证该活动的重要性,并验证这对患者的重要性。

随着锻炼计划的进行,应更加密切地反映训练动作改善活动受限和参与限制的影响。例如,对肩部手术后,肩关节活动度不能较好恢复的患者,从柜台货架转移碗碟的训练,并采用逐步增加碗碟重量的方式,对患者更有激励性和趣味性(图3-2)。这种类型的活动需要调动远端肌肉的功能,比起单调地提重物或单调地增加阻力更符合实际生活的需求。相较于单一执行肩关节活动平面的训练,患者模仿如网球挥拍、切球、投球的动作可增加力量并强化运动程序的适应性(见知识拓展3-3)。

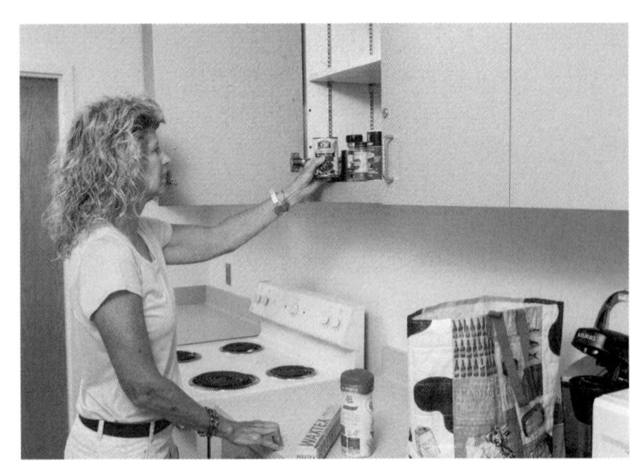

图 3-2　选择患者在家庭生活中经常进行的动作作为训练，如把调味罐放入橱柜

知识拓展 3-3

Kathy 继续进行物理治疗，对自己取得的进步非常满意，但她更渴望尽早回到网球场进行锻炼。她可以看到自己的肌力在增强，关节活动度也几乎恢复正常。她担心自己手臂的状态不能完成网球运动时必需的动作。她的锻炼计划中，肩关节主要集中在肩胛骨平面 0~90° 范围，以及游泳过头压水和对角线运动。为了解决她的问题和需求，你会如何修改她的训练计划呢？

运动治疗方案旨在对生活方式的改变最少，将患者的依从性最大可能提高。在训练时，不额外增加患者接受治疗的天数（而是要求每天进行几次练习），增加每天的活动量。如果一个运动项目在患者完成日常生活活动的基础上，需要额外抽出 15~30 分钟的时间段进行训练，即使患者有意愿参与，但做到坚持锻炼依旧有困难。如果运动项目能与患者日常活动进行混合，则患者的依从性会提高（证据与研究 3-8）如肩关节滑囊炎患者训练情况实例见注 3-1。

证据与研究 3-8

Field[29] 等人对由于运动损伤而接受康复的竞技体育运动员进行了研究，讨论自我动机、情感淡漠、感知性活动、社会支持、调度问题、临床环境和疼痛耐受度与患者依从性之间的关系。这些变量中，患者自我动机、调度问题和自身对疼痛耐受程度方面，与患者在接受治疗时是否能依从训练计划有显著影响。上述因素，由于计划问题导致了研究时的总体差异。在另一项研究中，Sluijs[8] 等人发现影响依从性最强的因素是训练类型与患者日常生活方式极其不符。

注 3-1
一个肩关节滑囊炎上班族家庭运动计划

损伤

1. 关节囊活动度在各个方位降低
2. 在徒手肌力测试中，肩关节周围所有主要肌群的肌力降低
3. 静息时，疼痛评分 4 分（0 = 最小；10 = 最痛；活动疼痛评分为 8 分）

活动受限

1. 无法使用手臂进行日常生活活动
2. 在提重物时，手臂无法完成远离躯干方向的活动
3. 无法在工作和日常活动中使手臂高于头

参与限制

1. 由于活动局限，无法顺利完成所有工作，如归档文件
2. 无法参加休闲活动，如保龄球

家庭训练

1. 在热水浴时抬高肩关节
2. 个人理容时积极利用手臂完成动作，包括洗澡、梳理头发、化妆、饮食和在化妆中钟摆练习
3. 在镜子前进行肩胛骨回缩运动，每天 3 次
4. 在接打电话时，在桌上肩关节进行前屈或外展伸展练习
5. 借助文件柜做肩关节被动外旋拉伸
6. 早上读邮件时做肩关节等长收缩练习
7. 午餐后散步时做大幅度摆臂训练
8. 晚间新闻时间在沙发上做仰卧举臂练习
9. 尽可能多地用手臂参与家务工作，如做饭、洗碗等家务及打理庭院
10. 患者在白天选择某个时间做抗阻练习。

将运动训练与患者的日常生活相联系，以建立一种条件反应，这种反应可能在治疗结束后继续存在。例如，如果一个患者需要通过每天拉伸增加腓肠肌、比目鱼肌的长度，治疗师建议在上楼梯时每次拉伸 20~30 秒，比一天工作结束后再例行这样的练习更能减少任务的繁重性。对于需要增加肩关节屈曲活动度的患者，需要练习手臂向前弯曲的动作，可在桌子上或厨房的柜台前做事时有效利用时间，同时进行肩关节活动练习。这样的设计可形成条件反射，当电话铃声响起时，患者都会伸展肩膀，或者当患者上楼梯时，可以进行小腿拉伸。这种方式对动作再学习的过程十分有效（图 3-3）。

精神运动领域：运动学习

在临床运动指导或家庭运动处方中，对患者的教育和指导需要的不仅仅是从提供者到客户的简单信息传递。虽然某些方面是认知的，但许多方面是精神运动的。运动训练计划的设计和执行

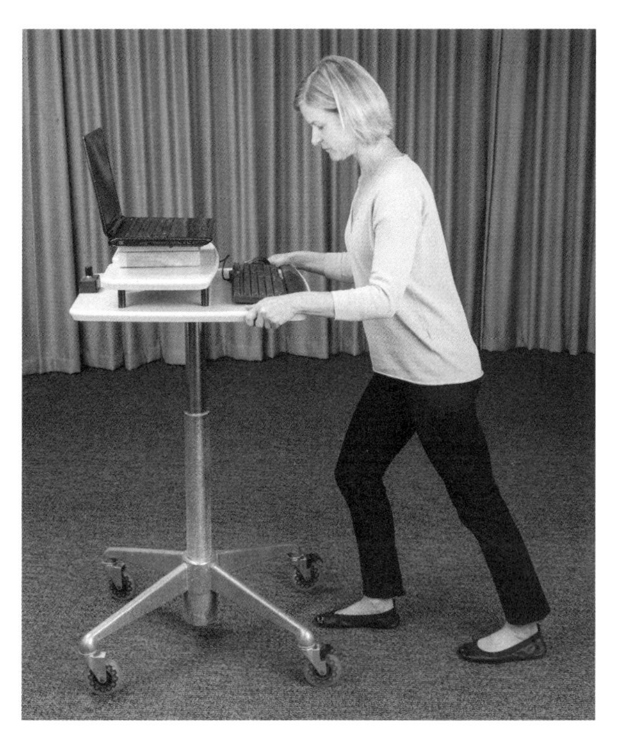

图 3-3 临床医生可建议患者在家庭或工作环境中进行动作练习

会影响患者的参与度及训练的最终成效。优良的训练计划能使患者的学习技能最大程度适应环境变化。定义训练计划是否成功的因素,不仅仅是通过认知功能及情感功能的恢复进行考量,更应专注于精神运动。训练进行的顺序和完成方式会影响运动学习的过程,因此,家庭锻炼计划的设计和耐心教育的另一个重要焦点是运动学习。

运动学习模式

- 通过训练计划和修改能提高运动学习技能。运动学习被定义为运动或运动技能的获得或改变[30]。影响获得和学习运动技能的一些因素包括受到训练的组织条件、反馈类型和频率以及训练时观察实践的应用。

  这些因素影响患者运动能力的学习、应用和掌握。学习与运动表现不同:学习是永久性的,反映了一个人技能的真正变化,而运动表现则是短暂性的,受即时测试条件的影响[31]。

研究人员和临床医生试图描述一个新的运动技能学习的过程。试着想象一下你近期亲历或看着别人学习新的运动技能,如滑雪、滑冰或乐器演奏等,这些理论对运动学习过程存在分级理论界定[31](表 3-2)。

Fitts 和 Posner[32] 定义第一阶段为认知阶段模型。在认知阶段,注意掌握任务、动作、技能的基本部分。在此阶段,粗大运动开始发展。过度矫正和夸张的动作是这个阶段典型的特点。第二阶段为联结阶段,其特征在于粗大运动的进一步细化。减少过度矫正的损耗,增加肌肉激活的精确性,使运动更高效。第三个阶段即最后一个阶段,是自动化阶段,运动程序被激活,几乎没有认知因素介入。

另一个模型:三级系统模型,是基于动作控制和以自由度等级为核心的运动学习模型[30]。在第一阶段中,也称为初学者阶段,患者使用肌肉主动肌—拮抗肌协同完成收缩抑制运动,并控制自由度[33]。学习者通过自我约束或耦合过程简化部分关节运动,从而稳定关节,被管理的自由度降低。这是一种相对僵化和低效的运动模式。第二阶段,又称为改进阶段,特点是减少约束并增加患者管理的自由度。这个阶段,患者进行更多的协调运动,没有主动肌—拮抗肌协同收缩的约束。运动变得更有效和更标准。最后阶段,被称为能手阶段,处于此阶段的患者能进行自由运动,并以最有效和谐的方式进行运动,适应多种环境变化。

实践条件差异:语境干扰

运动学习理论已经通过各种实践进行测试。治疗师努力教患者进行有效的运动计划,使他们适应多种环境变化。当运动学习不能推广及适用

表 3-2 两种主要运动训练模式

	FITTS 和 POSNER		系统模式		示例
	阶段名称	特点	阶段名称	特点	腰椎稳定
第一阶段	认知阶段	粗大动作开发	新手	同时收缩约束自由度	学习者过度约束,收紧所有骨盆肌肉以控制运动
第二阶段	联结阶段	运动策略进一步细化	改进	约束减小和自由度增加	降低肌肉激活和收缩,学会适应骨盆控制
第三阶段	自动化阶段	很少认知输入的运动任务	能手	释放所有的自由度	在各种动作下,学着在正确的顺序和正确的水平激活核心肌肉为头等任务

到其他环境时，称为干扰[34]。语境干扰是在练习过程中运用各种形式的干扰以提高运动学习的保持率和随环境改变造成迁移率的过程[35,36]。通过语境干扰[35,36]提高运动技能的能力似乎受到许多因素的影响，包括项目实践(随机、单一、连续、组合)、关注点、既往经验、动作反馈、年龄和动作难度[37-41](证据与研究 3-9)。

证据与研究 3-9

一个运动试验实例，Herbert[42]等人考察多例在不同干预时间其肌肉活动和有效性的表现。在受试者中，涉及多变训练计划的受试者比进行固定训练的受试者，在训练 3~4 个月后表现更好。

训练计划

一般而言，与单一的训练模块(训练项目全都被设定)或连续的训练条件(按照既定的动作顺序进行训练)相比，增加随机性的训练(患者动作顺序不既定)能使患者有卓越的技能传输表现[43]。但是，既定的训练是学习新技能的有效方式[44](证据与研究 3-10)。因此，当对训练的随机性、单一性、连续性、组合性进行选择时，必须考虑运动学习的阶段以及个体的学习能力。Porter 等人[45]发现，增加语境干扰(开始时单一，然后连续，最后随机安排)患者表现出了优越的运动表现，并能很好保持，且能更好地适应其他外界因素的变化。单一且变化少的训练方式可能更适用于动作获得阶段，更适合个体学习能力较低的患者，直到他们技能学习完毕，可进展至随机训练。

证据与研究 3-10

Bertollo 等人[46]进行了一项针对青少年女孩韵律操的研究，对受试者分别采取单一的教授方式及随机的教授方式，在 6 个训练单元后及训练结束 21 天进行测试，测试结果发现，单一教授方式的孩子，在每个运动单元结束后，运动表现优于接受随机教授方式的孩子。但是，在训练结束 21 天后，接受随机教授方式的孩子运动表现几乎没有轻微下降，导致最终与单一教授方式的受试者运动表现相差无几。

实践过程中，训练计划也因其他变量而改变。儿童也许是因为在生活中其他事物的干扰较少，因此比成年人更好地遵循训练计划[47,48]。帕金森病患者在单一训练计划中表现更好[49]。然而，虽然不同的训练活动在直观表现上更优，但最重要的是，训练应依照功能活动和患者的需求，并付诸日常生活[50-52]。基于这一点，训练情景的其他组成部分，如关注点的选择，可能更为重要。

反馈：注意力的焦点

注意力集中，或将注意力指向信息源或物体的行为，是影响运动学习的另一个变量[39]。焦点可以分为注重行动结果的外部焦点，以及注重躯体运动参与的内部焦点。例如，当练习踢球时，外部焦点要求学习者注意球的运动轨迹以及它作为目标相对于学习者的位置；内部焦点要求学习者注意在踢球过程中，个人髋关节、膝关节、踝关节的动作模式。

虽然大量的研究发现，更注重外部焦点的受试者在即刻试验和转移试验中表现更好，但其他研究表明，对外部焦点或内部焦点的偏好，可能取决于运动技能或年龄[53-56](证据与研究 3-11)。在成人中，有这样的假设，内部焦点限制了运动系统，改变惯有的自动调控过程[53,54]。大量研究表明，提高内部焦点或提醒患者注意身体运动的指令破坏了自身生成有效运动模式的过程[57-61]。内部焦点需要占用更多的认知功能，潜在限制可以额外处理信息的空间，如对手位置、球类运动轨迹、环境因素[62]。因此，对于成人，特别是那些对技能水平有要求的患者，控制外部焦点会产生最佳的康复效果。这类研究结果已在许多人群和条件下得到证实，包括老年妇女[63]、低技能的短跑运动员[64]、踝关节扭伤患者[65]、脑卒中患者[66]、帕金森病患者[67,68]、灵敏性训练[69]和增强式训练中。此外，增加外部焦点的距离，可使立定跳远等活动得到改善[70,71]。儿童的焦点偏好不太明确，一些研究支持对儿童内部焦点控制，其他研究发现外部焦点或内、外部焦点结合能产生更好的结果，在该领域还需进一步研究[39,47,72]。

证据与研究 3-11

一项关于高水平和低水平高尔夫球运动员的研究发现，高水平运动员能较好的控制外部焦点，而低水平运动员能较好的控制内部焦点。

反馈频率

反馈的类型和进度影响运动计划的发展。反馈的时间随运动表现的变化而改变。反馈频率会受随机性、次序或每次试验变量的影响；重要的是，反馈次序可以自我调控。针对调动最优反馈的研究发现，最优反馈的调度受反馈类型所影响。例如，高频率的内部焦点反馈对运动学习有不利影响[73]（证据与研究 3-12）。

证据与研究 3-12

Wulf 等人[73]对职业足球运动员的反馈频率（100% 比 33%）和反馈类型（内部焦点与外部焦点）的研究。外部焦点组动作的准确性增加，反馈频率对该组无其他影响。然而，内部焦点组在反馈频率减少的情况下表现更好，这表明频繁的内部焦点反馈可能会对成绩产生负面影响。

对反馈动机方面的研究表明，在“好的”试验后提供的反馈比在“差的”试验后提供的反馈更能产生有效的学习效果[31,74]。许多人对自己的表现有比较准确的感知力，在糟糕的运动表现测试后进行修正，提高自我专注意识，约束身体的自动过程，完成运动学习[58]。

训练阶段的自我控制和反馈次序已成为运动学习的一个重要因素[75-78]。在大多数诊所，治疗师确定患者康复计划，包括治疗项目的选择、频率、强度、持续时间和顺序。但是，根据个人反馈机制，自行进行部分治疗选择的患者比接受既定训练方案的患者，在运动学习（通过延迟迁移任务来衡量）方面有更大的改善。两组患者都希望在治疗后能有“良好”的治疗反馈[76]。此外，接受治疗后根据个人反馈进行选择性治疗的患者，他们的运动学习效果比治疗前没有选择余地的患者治疗效果更好[77]。

视觉反馈：观察与心理实践

反馈并不局限于口头反馈，还包括不断扩大的各种反馈技术，以增强运动学习。运动观察，无论是单独或与运动锻炼相结合，已被证明可以改善运动学习[79-81]。

大脑成像技术已经确定了一个由几个大脑区域组成的网络，当观察到身体活动时，这些区域会被激活[82-84]。当个体执行任务和观察外物时，这些网络也被类似地激活[85]。此外，观察到的模型表现不一定必须在进行确切任务时发生（证据与研究 3-13）。观察相似行为表现的个体，使观察者在没有相同的身体状况下，解决相似问题（图 3-4）。

证据与研究 3-13

研究表明，观察正确的模型或动作模式相同的模型（同一时期，在学习同一技能同一阶段的其他参与者），对学习运动技能方面同样有效[86,87]。观察动作模式相同的参与者，可以使患者在不同时调动认知功能与身体运动表现功能的情况下，发现动作中的弊端并优化方式。

许多高水平的运动员通过心理训练来加强体能训练。研究表明，当心理练习与身体练习结合时，运动表现会有所改善[88]。一般来说，心理复述和想象可以作为一种辅助身体练习的有效手段[89-92]。然而，仅进行心理练习并不能达到取代身体训练的目的。

视觉观察和运动锻炼结合，可以在交替训练中实现。交替训练是指将个人身体训练与视觉观

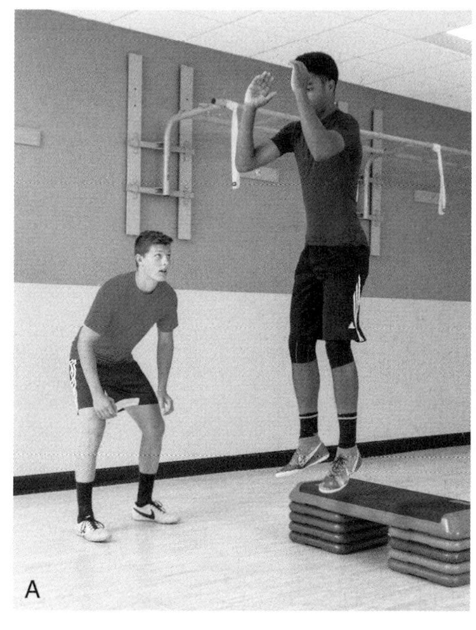

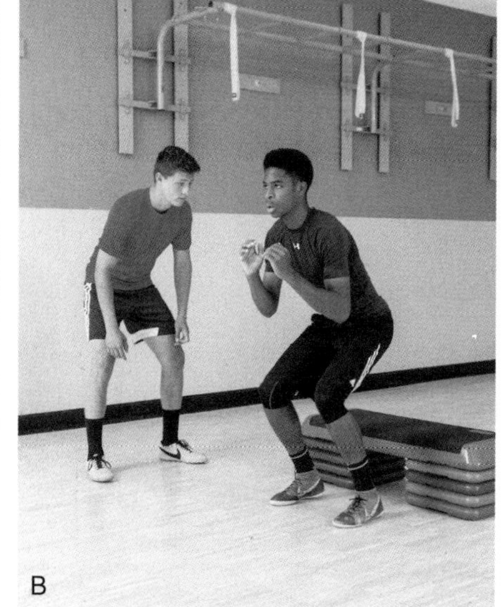

图 3-4 运动员观看另一名运动员从踏板上（A）跳到地面（B）。观察另一个人进行活动可以提高学习能力

察相互交替。对交替训练的研究表明，这种类型的训练能够高效利用身体资源、发掘潜在的竞争动机、提高身体表现和学习能力[57,62,93-95]。采用与伙伴一起训练比个人单独训练更有效，即使是训练期间互不干扰。但是，交替训练要根据具体情况而灵活改变(图 3-5)[96,97]。

观察训练的另一种形式可借助运动视频进行。使用与患者身体比重和比例相似的视频模式进行观察。视频为患者提供了一个明确目标，可以从视频中看到自己与模型动作的相似之处[62]。此类训练的目标是在训练过程中实现个体和最佳模型的完全匹配。这种类型的训练提供对外部焦点和运动表现的实时反馈。

应用：家庭运动处方

制订家庭的运动处方是一项具有挑战性的项目。在家庭环境中，这些锻炼没有实时监督，患者的自我控制是训练成功的关键。通常，患者在医院的时间有限，为临床医生给予患者完备的自我管理计划的实施增加难度。在给患者初次就诊时，为患者提供一个安全的短期家庭锻炼计划，比提供太多信息要好。

运动处方的注意事项

运动处方受多重因素的影响。治疗师对伤痛、损伤、疾病、运动剂量、运动强度了解不足，都会造成制订运动处方的困难。运动强度不足使训练不能达到预期效果，但运动过量会使患者过度劳累，影响康复进程。影响运动处方的因素分析如下：

- 康复阶段
- 组织应激性和症状稳定性
- 日常活动
- 物理治疗复诊时间
- 正确执行运动
- 设备和环境
- 患者的参与时间和意愿

康复阶段

损伤发生的性质及时间会影响运动处方的实施，影响因素包括监督物理治疗的规律和复诊周期。康复早期阶段，复诊间隔时间短，让患者在家中做一些简单的锻炼。在这一时期，由于患者的症状、损伤情况、身体功能会较快发生改变，因此，复诊频率更为频繁。当初期康复目标达成并建立新的目标后，运动计划的更改更加频繁。康复早期阶段，患者可能早于训练产生新的症状，因此很难对患者确定适当的运动水平，应对患者此时的治疗反应进行密切监测，确保锻炼带来的良性改变。而在中间到后期阶段，患者的症状和功能的变化比较缓慢，训练计划涉及面更广，更需要患者进行自我调整。

组织应激性和症状稳定性

患者组织应激性对康复方案选择有较大影响。该因素是通过完全的主观检查来确定的，有较强主观性。在这个问题上，患者的症状为临床医生提供有效的信息参考(注 3-2)。

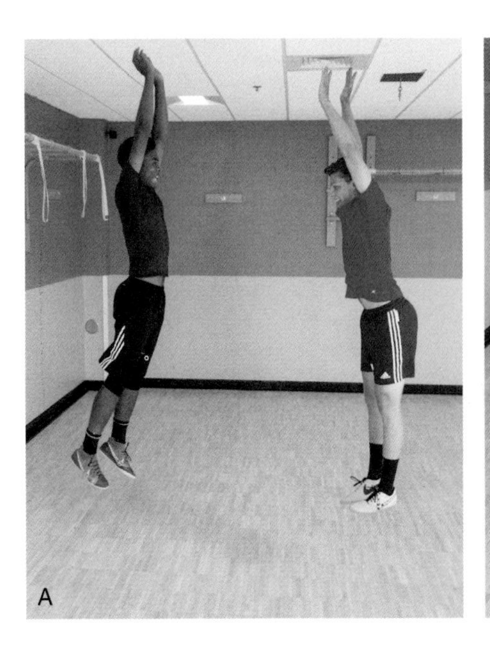

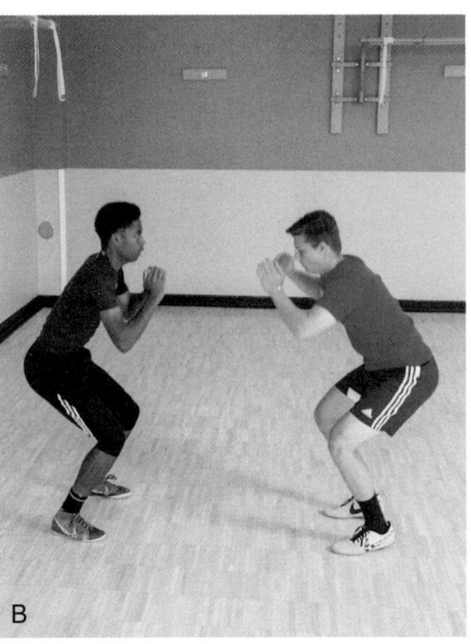

图 3-5　运动员看着对方一起跳起(A)和落地(B)。与运动伙伴一同进行交替训练是运动学习的另一个有效的策略

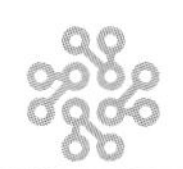

注 3-2
评定组织应激性的问题

1. 在进行哪些活动或什么体位时，会加重你的身体症状
2. 在你的症状开始之前，你能在原来的活动或体位上保持多长时间
3. 当你感觉到这些不良症状，停止活动或改变体位会使症状加重吗？改变活动或体位能缓解症状吗
4. 当你感到身体产生不适感后，这种不适感会持续多久？直到疼痛消失，需要多久
5. 做哪些运动能使症状缓解

选择训练的类型或训练的强度前，需明确哪些活动或体位会使患者症状加重。在训练中，这类活动或体位可能无法避免。如果患者能维持某一动作，并持续一段时间，能意识到症状加重的前兆表现，并了解停止进行哪些活动或改变体位可缓解症状，则治疗师可将这类动作或姿势纳入训练计划。例如，一个有编织爱好的腕管综合征患者，目前完成编织动作受阻，可将编织作为一个目标，并纳入康复计划。患者自身须识别发病症状，自行通过休息时间或停止编织活动以减轻症状。同理，如果一个腰背部疼痛的患者喜欢并能在忍受疼痛的基础上散步，则可将散步作为组成锻炼计划一部分。患者必须能意识到症状的发作，并通过拉伸、冰敷或其他自我干预方式及时制止症状加重。相反，如果患者反映症状难以控制，并造成不可避免的加重，训练计划应明确避免任何可能加剧症状的某些体位或活动。

一定要考虑将患者症状的稳定性作为组织应激性的组成部分之一。在 1 天或 1 周的活动中，患者的症状可能有不同程度难以预测的波动。如果症状的轻重程度不随时间、姿势或其他特定因素发生波动，制订运动处方的过程更为困难。如果患者无法确定哪些因素让自己的症状产生好转或激化，那么评估锻炼计划的效果就成了症状学中的另一个变量。如果患者的症状变化情况没有特定规律，则制订运动处方的难度增加。应对此类情况，最好是尽可能不做运动干预，直至观察到一个特定的影响症状的因素出现，以该因素作为一个衡量运动计划效果的指标。

日常活动

患者的其他日常活动也会影响运动处方。了解患者在 24 小时内的症状表现，以及他或她的日常生活如何影响症状，有助于治疗师评估适合患者的运动水平。通常，患者不知道某些日常活动对自身症状的影响，在生活中一些不可避免的活动会加剧症状（如久坐或步行）。例如，髌股关节疼痛的患者应挑选合适的鞋，尤其是在日常活动的大部分时间中，需要站立的患者。尽管站在收银机后面 8 小时可能会加剧患者的症状，但这项工作在经济上可能是必要的。腰背疼痛的患者，也许无法避免每天多次把孩子从婴儿床上抱出的痛苦动作。治疗师必须告知患者这些动作对症状的不良影响，并提供建议，以尽量减少这些活动对他们的不良影响。此外，治疗师必须根据这些活动相关的症状，教育患者如何修改锻炼计划。当一天中患者的症状加重，则考虑降低当天的康复训练等级。不考虑日常活动对患者症状的影响可能导致治疗师误以为症状的改变是由锻炼计划引起的。

物理治疗复诊时间

物理治疗的复诊时间对运动处方的影响。对于每周进行一次或多次物理治疗的患者，治疗师更愿意给予更具挑战性的家庭康复训练计划，更密切地了解患者的康复进程。对于那些居住距离较远、交通不便或因其他原因复诊频率较低的患者，治疗师给予的康复建议强度都不大，避免训练中过度疲劳。针对此类患者可通过电话随访，如果训练强度不够（如训练时间、重复次数、强度）则借助有关训练的补充说明进行完善。在多数情况下，通过电话或电子邮件与患者及时沟通可以随时评估患者的康复进展。治疗师可在患者下次复诊前提出修改家庭训练计划的建议。

正确执行运动

虽然患者依据运动指导进行训练，但仍可能出现不当的训练方式。患者能理解运动指导方案，但是仍有可能出现以下错误：

- 运动指导不够完备或不够清晰。
- 患者可能过度依赖运动指导。
- 患者可能根本没有意识到执行动作时的错误性，例如，患者可能认为自己正在做卷腹，但实际做的动作是仰卧起坐或没有股四头肌收缩的直腿抬高。

确保运动适当执行要注意以下几点：

- 患者的每一项训练都要在治疗师的指导下进行一遍。

- 治疗师用语言和身体接触作为提示适当指导动作。
- 鼓励患者在这些锻炼期间做笔记。
- 结合运动学习的精神运动方面的证据。

虽然书面和口头指令有助于确保正确的动作,但有时需要更多的额外的指导。其他方法包括:使患者的一个家庭成员观察治疗师指导患者训练,使这个家庭成员可以在家中更规范地指导患者的表现;借助视频记录患者的训练,让患者看到自己做运动时的表现,随着听临床医生的语言指导和触觉提示规范动作,患者如果对训练的某些细节不明确时,可随时在家中回放视频。

当患者复诊时,要求患者再现这一阶段的家庭训练计划。多数情况下,如果患者每天做练习,动作应该存于记忆里了。如果患者可以不借助运动手册的提示,具有这个能力,迅速完成训练中的动作,则表明患者此段时间有坚持训练。此外,这个行为也展示了患者执行运动的方式。通常,患者与上一次治疗时治疗师预期的运动有所改变,这可能会影响患者的康复进程。有时候,不正确的运动动作会产生不良的结果,如加重患者的症状或阻碍康复进展(图 3-6A 和 B)。

设备和环境

根据患者的康复目标和动机,确定运动训练中相应运动设备的使用。在家庭环境、办公环境中借助外物或进行自重训练同样有效,但患者会认为这类运动未涉及重量负荷及阻力带,不属于真正的运动。对患者思想的教育很有必要,保证患者意识到此类活动的重要性。然而,运动时先入为主的思想往往很难克服,可通过设备及小工具的利用进行改进。购买家庭使用的训练设备的经济消耗可能会对患者训练的坚持性产生影响。如果训练时有经济消耗,患者可能会拒绝参与训练。但是,一些患者认为有必要购买训练设备。在给患者购买设备的建议之前,应评估患者在这个问题上的立场。

当训练计划涉及特定的设备时,确保患者有使用设备的场所(图 3-7)。例如,患者训练可能需要楼梯,但家中不具备这样的环境。进行仰卧或俯卧位训练时,必须有适当高度和牢固的平面进行支撑。这些训练借助临床设施简单易行有效,但部分设备受家庭环境的影响,对患者康复不利。患者必须在舒适的平面上改变位置。如果训练时唯一可用的平面是地板,患者必须能够自如地在地板上活动。如果没有,应修改训练计划,增加可行性。

环境方面最后一个影响因素是家庭的支持,对此,临床医生几乎没有控制权。社会支持是影响患者坚持治疗方案的一个重要因素。社会支持包括社区医疗和家庭支持。缺乏社会支持已确定为患者不能坚持康复治疗的主要因素。在一些研究中发现,缺乏社会支持会使患者放弃治疗[98]。针对慢性疾病的管理及进展问题,社会支持非常重要。

一定要评估患者所在社区及家庭的支持作用。家庭或社区可以提供支持或潜在的负面影响。支持力度大的家庭可最大限度地使患者参与医疗保健,得到躯体和精神上的支持。家庭成员支持患者参与锻炼有助于提高患者康复的进程。家庭成员不支持患者参与锻炼,或对患者进行语言批评可能对其康复进程产生阻碍。

如果条件允许,让家庭成员参与患者的护理,以确保家人对护理计划和预后状况的理解。这将有助于他们了解损伤机制、活动受限、参与受限在患者康复目标和计划实施中的表现。如果家庭成员不支持,治疗师需尽可能减少他们带来的消极影响。治疗师需时刻注意此类情况,并及时做出必要改善,以确保最佳康复计划的执行。

患者的参与时间和意愿

患者参与运动的有效时间对运动处方的实施

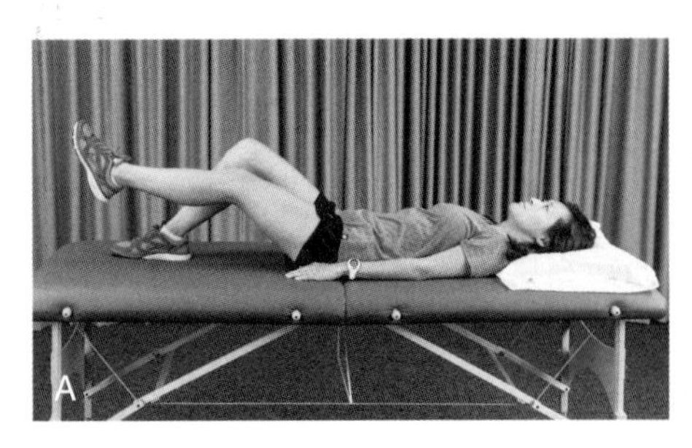

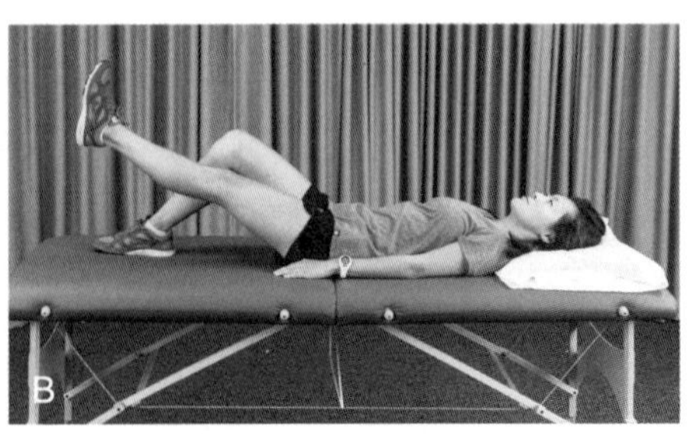

图 3-6 在后续复诊中检查锻炼计划以确保练习的正确性。A. 不正确的直腿抬高股四头肌未起作用;B. 临床医生提示患者应做的正确的运动

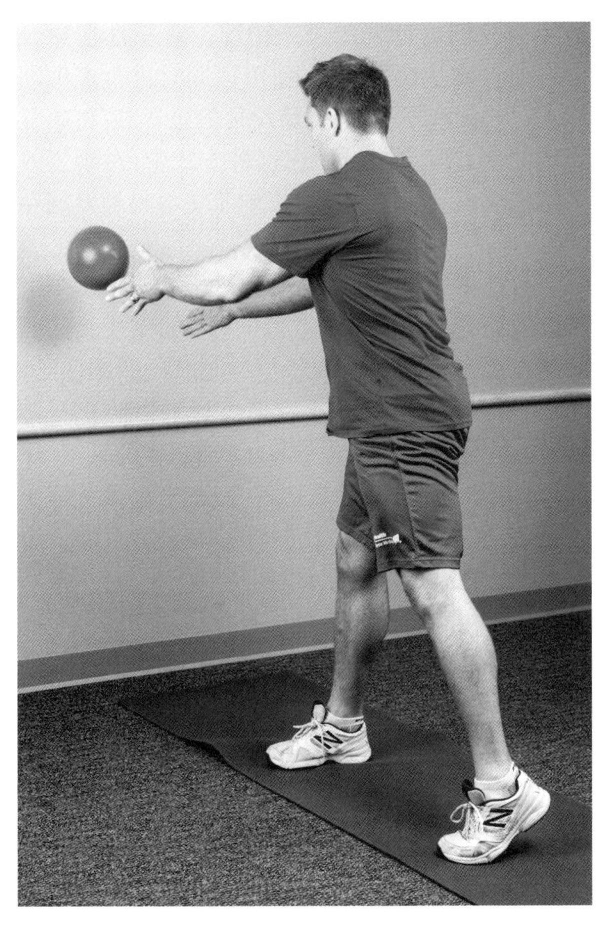

图 3-7 选择患者在家里容易使用的设备

有很大影响。如果患者声称家庭锻炼的时间很少，治疗师要尊重患者在这个问题上的立场。治疗师应该教育患者客观看待训练计划，对训练的优先性进行选择，挑选相对最重要的锻炼项目。对于治疗师和患者而言，数量大的训练并不代表是最佳的训练，比如核心训练。选择高效的训练项目，耗费最少的时间达到最佳的训练效果，患者会感谢治疗师给予的关注和关心。这一做法与家庭训练计划相关，尽可能在有限的条件和有限的时间内解决更多的问题。重视治疗师与患者之间的责任，共同实现康复目标。

确定运动水平

确定患者的运动水平并不容易，特别是当患者运动经验较少或身体没有特定问题的情况。虽然多数人经常锻炼，但也有部分患者几乎没有规律锻炼的经验。在康复锻炼过程中有不适的感觉，对患者而言是令人沮丧的。许多患者在锻炼时产生疼痛后会问是否应该继续运动。尽管疼痛是一种主观症状表现，但仍要重视这种感觉。观察患者的基础症状水平改变及训练后 24 小时的情况，重视疼痛。

Curwin 和 Stanish[99] 提供帮助确定准备重返运动的指南。这些指南能较好地评估患者的运动计划（表 3-3）。表 3-3 中“疼痛的描述”是指执行康复计划的过程中疼痛的程度。患者疼痛水平在 1~3 级的训练为最适负荷训练。有时，患者可在无其他负面影响的情况下承受疼痛等级 4 级的训练。例如，关节粘连患者日常承受疼痛在 4 级左右，但这种疼痛并不妨碍其整体功能及康复。这些准则为患者和治疗师提供了对运动处方进行评估的共同标准。

表 3-3 Curwin 和 Stanish 确定身体不适程度与家庭运动处方分级量表

水平	疼痛描述	运动表现水平
1	无疼痛感	正常
2	轻微的疼痛	正常
3	轻微疼痛并在 1~2 小时后恢复	正常或略有下降
4	在剧烈活动期间或之后的疼痛	有所下降
5	活动期间由于疼痛被迫终止活动	明显下降
6	日常活动即产生疼痛	无法执行

尽管康复治疗师尽最大的努力，但一些患者的症状仍然加重，这可能与运动训练计划不相关。虽然治疗师与患者对此类状况的第一反应感到不满，但症状恶化并不总是一种消极的经历，甚至可以是一个“宝贵的经验教训”。无论多久以后，在某些时候，大多数患者会经历某种与当前问题类似的症状，如髋股关节疼痛患者症状缓解后可能在某次徒步旅行后再次病发，或腰痛的患者在经历长时间飞机飞行后背部不适程度加重。一些患者在未来的生活中有可能再次经历症状加重，患者必须学会如何控制症状激化。

治疗师指导患者自我管理可以教患者如何在未来可能加重的症状中立即进行干预。经常出现症状复发的患者延误就医或难以及时得到预约，患者可能因为肢体代偿、运动改变或其他损伤而导致其他问题，并错过最佳干预时间。治疗师可为患者提供的最佳便利之一是如何处理急性症状并康复，处理措施可能包括冰敷、休息、就医。

除了有可能避免患者再次入院,适当增加症状处理和自我管理对提高患者的信心,并以自身能力缓解症状有好处。在临床医生的指导下,配合适当自我管理与指导,可大大降低患者的焦虑。患者往往害怕参与可能激发他们不适症状的活动,担心自身在损伤的早期阶段回到康复的“起点”。让患者了解症状的加重不一定能使他们回到损伤的最初阶段,他们能独立地自我管理后,可通过自身感受对训练活动做出适当选择。最终,患者可在疼痛耐受的情况下,自由选择他们能够参加的活动,并决心成功完成自我管理的过程(见知识拓展 3-4)。

知识拓展 3-4

Kathy 坚持每天进行 15 分钟的无球挥拍动作,作为她康复计划的一部分。在一个阳光灿烂的日子里,她决定打一场球,所以她与往常的网球伙伴在球场上打了 40 分钟。3 天后,由于整个肩胛带疼痛加重,她恢复了物理治疗。她反映,此次疼痛感不同于她以前经历的肩袖疼痛,她再次感到非常担心,怕自己无法重回球场。请您给予她有效的教育策略和建议。

制订方案

如果条件允许,在患者的基本症状稳定后制订运动计划,并预先准备应对之前提到的因素(如组织应激性)。确保患者对“基线症状”感觉的理解,建立治疗师和患者之间的更好沟通,使患者了解症状的表现对锻炼计划的影响。没有明确原因的症状波动为评估运动干预的有效性带来困难。要求患者阐明自身“正常”的症状状态,以帮助治疗师确定体征的基本状态。如果患者难以确定常态体征,需要减缓训练的渐进性,当患者能在症状不加重的情况下,完成同一训练动作 3 次,则表明训练强度合适。

如果在确定一个稳定的基本状态之前就需要实施干预,必须尽可能少地让患者锻炼。这样的方式最大限度地减少锻炼产生的影响,从而降低加重症状的可能性。如果训练后,患者的症状加重,治疗师会有一个缓冲时间确定病因,并适当调整训练。随着症状的缓解和稳定,可逐渐并系统性地增加活动量。通过增加训练时间和重复次数或增加新的训练方式达到增加活动量的目的。

根据每个人损伤阶段、具体目标和症状的稳定性更改训练计划的进展情况。对于处在愈合中后期且症状稳定的患者,可以同时进行多项训练。对于症状不稳定、病情反复的患者,应将康复计划的变化降到最低。在这种方式中,对康复效果的任何不利反应和消极影响都更容易被发掘和纠正。

教患者如何根据自身在某一天的活动水平来修改他们的运动计划。把锻炼纳入日常生活的范畴。在患者活动更多的日子(如加班、照顾孩子、购物、修整庭院),修改家庭锻炼计划以防止身体负荷过大。在患者久坐的日子(如恶劣的天气、休息日),增加运动计划,在这种方式中,患者了解个人整体活动水平对自身症状的影响,这有助于患者在今后症状中的自我管理。

选择可以在白天进行的日常活动中能够完成的练习。这种类型的运动处方能在一天中进行多次,从而提高了患者的依从性。在这种情况下,患者不会在任何一个疗程中过度疲劳,使症状加重的概率降低。此外,尽管在任何一个疗程中可以进行大量的运动,但症状恶化的可能性却有所下降。如跟腱炎患者可能只容忍两次每次 30 秒的小腿拉伸,如果这个患者在一天的过程中重复 6 次这组动作,每天拉伸总共进行 12 次。相比之下,如果患者仅于晚上在家中进行锻炼计划,那么每天只重复两次拉伸。

最后,教患者进行一些锻炼比什么锻炼都不做要好,如果患者平常时间有限,应进行一些关键的训练。有时,尽管患者自身愿意坚持,但其他生活事件有可能阻碍整个家庭锻炼计划的完成。如果时间受限,不能完成整个训练计划,突出优先等级,先完成最重要的训练任务。强调在时间允许的情况下完成所有的练习的重要性,同时建议做一些锻炼比不做好。

要点

- 随着预期寿命的延长,患者的教育和自我管理变得越来越重要。
- 当制订家庭运动处方时,患者的安全放在首位。
- 对生活方式改变越少的锻炼,可以增加患者执行时的依从性。
- 通过确定患者的意愿并积极倾听患者的需求,提高患者与治疗师的沟通质量。

- 家庭训练计划中应包括书面说明和口头提示。书面说明应包括起始位和结束位以及安全预防措施。尽可能借助视频。

结合运动表现中精神活动方面的实证，以促进运动学习。

- 在复诊期间，让患者演示实施家庭锻炼计划的过程，确保所有运动的正确性。
- 家庭运动的选择受损伤的程度、组织应激性、症状稳定性、患者日常活动水平、锻炼时间、复诊时间等因素的影响。
- 如果患者受到正确的与症状相关的自我管理，针对症状加重的情况，可以作为患者的一个学习经验。
- 应该鼓励患者掌控自己的运动计划，并教他们如何根据日常活动量和症状表现调整家庭运动计划。
- 了解症状的典型表现，使患者更容易识别症状加重，并能够对活动的选择和强度提供指导意见。
- 尽早确定任何文化、语言、教育、视觉、听觉障碍，并确定适当的方案。
- 将训练动作按优先等级排序，以便患者在繁忙的日子里至少也能做一些训练练习。

辨析

1. 你的家庭训练处方指导以下哪类患者？
a. 视觉学习者。
b. 听觉学习者。
c. 动觉型学习者。

2. 用实验室检查评估患者。如果患者是盲人，你将如何为这个患者提供一个家庭锻炼计划？

3. 一个患者在复诊时反映，由于缺乏充足的时间而无法实施家庭训练计划。针对这种情况你会如何回应？你的策略和理论依据是什么？

4. 一个患者复诊时说，因为运动损伤，家庭训练计划并没有实施。你会如何回应？你的策略和理论依据是什么？

实验活动

1. 参照第七单元病例讨论的病例6，为这个患者设计一个家庭训练计划。包括所有练习的书面说明和图表。指导患者进行家庭训练计划时，应兼具哪种情绪：
a. 同感。
b. 冷漠。
c. 急躁。
d. 不安。

2. 使用第一个问题制订训练，灵活调整每天的训练，将训练纳入患者的日常生活。

3. 根据第一个问题制订的训练计划，按照优先性考虑训练次序，并用患者能理解的语言，向其解释确定优先次序的理由。

4. 你的患者渴望重返伤前进行的体育活动中，对此需求，在给患者制订的训练计划中选择两个活动，并对动作进行修改，模仿患者想进行的运动的活动模式。

5. 不借助眼神交流，不使用语言提示，体会教不会打领带的人如何系领带的过程。

6. 完成一些身体活动，如蹲、弓箭步、侧方弓箭步、跳等。同学之间结对练习，一个做动作，另一个效仿。并以外部焦点控制方法纠正错误的动作模式。

参考文献

1. Gahimer JE, Domholdt E. Amount of patient education in physical therapy practice and perceived effects. Phys Ther 1996;76:1089–1096.
2. The American Physical Therapy Association. Guide to Physical Therapist Practice. 2nd Ed. Phys Ther 2001;81(1):S1–S738.
3. Chase L, Elkins JA, Readinger J, et al. Perceptions of physical therapists toward patient education. Phys Ther 1993;73:787–796.
4. Falvo DR. Effective Patient Education: A Guide to Increased Compliance. 3rd Ed. Sudbury, MA: Jones and Bartlett Publishers, 2004.
5. Udermann BE, Spratt KF, Donelson RG, et al. Can a patient educational booklet change behavior and reduce pain in chronic low back pain patients? Spine J 2004;4(4):425–435.
6. Gieck J. Psychological considerations for rehabilitation. In: Prentice W, ed. Rehabilitation Techniques in Sports Medicine. 2nd Ed. St. Louis, MO: Mosby-Year Book, 1994.
7. Schwenk TL, Whitman N. The Physician as Teacher. Baltimore: Williams & Wilkins, 1987.
8. Sluijs EM, Kok GJ, van der Zee J. Correlates of exercise compliance in physical therapy. Phys Ther 1993;73:771–787.
9. Cameron C. Patient compliance: recognition of factors involved and suggestions for promoting compliance with therapeutic regimens. J Adv Nurs 1996;24:244–250.
10. Brophy J. Research on the self-fulfilling prophecy and teacher expectations. J Educ Psychol 1983;75:631–661.
11. Fisher A. Adherence to sports injury rehabilitation programmes. Sports Med 1990;9:151–158.
12. Horn T. Expectancy effects in the interscholastic athletic setting: methodological concerns. J Sport Psychol 1984;6:60–76.
13. Wilder KC. Clinician's expectations and their impact on an athlete's compliance in rehabilitation. J Sport Rehabil 1994;3:168–175.
14. Spector RE. Cultural Diversity in Health and Illness. Upper Saddle River, NJ: Prentice-Hall, 2000.
15. Lysack C, Dama M, Neufeld S, et al. A compliance and satisfaction with home exercise: a comparison of computer-assisted video instruction and routine rehabilitation practice. J Allied Health 2005;34(2):76–82.
16. Gupta G, Sehgal S. Comparative effectiveness of videotape and

handout mode of instructions for teaching exercises: skill retention in normal children. Pediatr Rheumatol Online J 2012;10(1):4.
17. Reo JA, Mercer VS. Effects of live, videotaped, or written instruction on learning an upper-extremity exercise program. Phys Ther 2004;84(7):622–633.
18. Friedrich M, Cermak T, Maderbacher P. The effect of brochure use versus therapist teaching on patients performing therapeutic exercise and on changes in impairment status. Phys Ther 1996;76:1082–1088.
19. Godges JJ, Anger MA, Zimmerman G, et al. Effects of education on return-to-work status for people with fear-avoidance beliefs and acute low back pain. Phys Ther 2008;88:231–239.
20. Holmes CF, Fletcher JP, Blaschak MJ, et al. Management of shoulder dysfunction. J Orthop Sports Phys Ther 1997;26:347–354.
21. Marcus BH, Simkin LR. The stages of exercise behavior. J Sports Med Phys Fitness 1993;33:83–88.
22. Chen CY, Neufeld PS, Feely CA, et al. Factors influencing compliance with home exercise programs among patients with upper-extremity impairment. Am J Occup Ther 1999;53:171–180.
23. Elder JP, Ayala GX, Harris S. Theories and intervention approaches to health-behavior change in primary care. Am J Prev Med 1999;17:275–284.
24. Marcus BH, Simkin LR. The transtheoretical model: applications to exercise behavior. Med Sci Sports Exerc 1994;26:1400–1404.
25. Prochaska JO. Strong and weak principles for progressing from precontemplation to action on the basis of twelve problem behaviors. Health Psychol 1994;13:47–51.
26. Peterson TR, Aldana SG. Improving exercise behavior: an application of the stages of change model in a worksite setting. Am J Health Promot 1999;13:229–232.
27. Bandura A, Adams NE, Beyer J. Cognitive processes mediating behavioral change. J Pers Soc Psychol 1977;35:125–139.
28. Nolan RP. How can we help patients initiate change? Can J Cardiol 1995;11(Suppl A):16A–19A.
29. Fields J, Murphey M, Horodyski MB, et al. Factors associated with adherence to sport injury rehabilitation in college-age recreational athletes. J Sport Rehabil 1995;9:172–180.
30. Shumway-Cook A, Woollacott MH. Motor Control: Translating Research into Clinical Practice. 3rd Ed. Philadelphia, PA: Lippincott Williams & Wilkins, 2007.
31. Wulf G, Shea C, Lewthwaite R. Motor skill learning and performance: a review of influential factors. Med Educ 2010;44(1): 75–84.
32. Fitts PM, Posner MI. Human Performance. Belmont, CA: Brooks/Cole, 1967.
33. Vereijken B, van Emmerik REA, Whiting HTA, et al. Freezing degrees of freedom in skill acquisition. J Mot Behav 1992;24:133–142.
34. Krakauer JW, Mazzoni P, Ghazizadeh A, et al. Generalization of motor learning depends on the history of prior action. PLoS Biol 2006;4(10):e316.
35. Jarus T, Gutman T. Effects of cognitive processes and task complexity on acquisition, retention, and transfer of motor skills. Can J Occup Ther 2001;68(5):280–289.
36. Jarus T, Goverover Y. Effects of contextual interference and age on acquisition, retention and transfer of motor skill. Percept Mot Skills 1999;88(2):437–447.
37. Magill R, Hall K. A review of the contextual interference effect in motor skill acquisition. Hum Mov Sci 1990;9:241–289.
38. Sullivan KJ, Kantak SS, Burtner PA. Motor learning in children: feedback effects on skill acquisition. Phys Ther 2008;88(6):720–732.
39. Emanuel M, Jarus T, Bart O. Effect of focus of attention and age on motor acquisition, retention, and transfer: a randomized trial. Phys Ther 2008;88(2):251–260.
40. Rivard JD, Vergis AS, Unger BJ, et al. The effect of blocked versus random task practice schedules on the acquisition and retention of surgical skills. Am J Surg 2015;209(1):93–100.
41. Ollis S, Button C, Fairweather M. The influence of professional expertise and task complexity upon the potency of the contextual interference effect. Acta Psychol 2005;118(3):229–244.
42. Herbert WJ, Heiss DG, Basso DM. Influence of feedback schedule on motor performance and learning of a lumbar multifidus muscle activity using rehabilitative ultrasound imaging: a randomized clinical trial. Phys Ther 2008;88:261–269.
43. Akizuki K, Ohashi Y. Changes in practice schedule and functional task difficulty: a study using the probe reaction time technique. J Phys Ther Sci 2013;25(7):827–831.
44. Memmert D. Long-term effects of type of practice on the learning and transfer of a complex motor skill. Percept Mot Skills 2006;103(3):912–916.
45. Porter JM, Magill RA. Systematically increasing contextual interference is beneficial for learning sport skills. J Sports Sci 2010;28(12):1277–1285.
46. Bertollo M, Berchicci M, Carraro A, et al. Blocked and random practice organization in the learning of rhythmic dance step sequences. Percept Mot Skills 2010;110(1):77–84.
47. Vera JG, Alvarez JC, Medina MM. Effects of different practice conditions on acquisition, retention, and transfer of soccer skills by 9-year-old schoolchildren. Percept Mot Skills 2008;106(2):447–460.
48. Granda Vera J, Montilla MM. Practice schedule and acquisition, retention, and transfer of a throwing task in 6-yr.-old children. Percept Mot Skills 2003;96(3 Pt 1):1015–1024.
49. Lin CH, Sullivan KJ, Wu AD, et al. Effect of task practice order on motor skill learning in adults with Parkinson disease: a pilot study. Phys Ther 2007;87(9):1120–1131.
50. Lee TD, Genovese ED. Distribution of practice in motor skill acquisition: different effects for discrete and continuous tasks. Res Q Exerc Sport 1989;60(1):59–65.
51. Heitman RJ, Pugh SF, Kovaleski JE, et al. Effects of specific versus variable practice on the retention and transfer of a continuous motor skill. Percept Mot Skills 2005;100(3 Pt 2):1107–1113.
52. Wilde H, Magnuson C, Shea CH. Random and blocked practice of movement sequences: differential effects on response structure and movement speed. Res Q Exerc Sport 2005;76(4): 416–425.
53. Wulf G, Shea CH, Park JH. Attention in motor leaning: preferences for the advantages of an external focus. Res Q Exerc Sport 2001;72:335–344.
54. Wulf G, McNevin NH, Shea CH. The automoaticity of complex motor skill learning as a function of attention focus. Q J Exp Psychol 2001;54:1143–1154.
55. Perkins-Ceccato N, Passmore SR, Lee TD. Effects of focus of attention on golfers' skill. J Sports Sci 2003;21:593–600.
56. Vance J, Wulf G. Tollner T, et al. EMG activity as a function of the performer's focus of attention. J Motor Behav 2004;36:450–459.
57. McNevin N, Wulf G, Carlson C. Effects of attentional focus, self-control, and dyad training on motor learning: implications for physical rehabilitation. Phys Ther 2000;80(4):373–385.
58. Wulf G, Chiviacowsky S, Schiller E, et al. Frequent external-focus feedback enhances motor learning. Front Psychol 2010;1:190.
59. Wulf G, Hoss M, Prinz W. Instructions for motor learning: differential effects of internal versus external focus of attention. J Mot Behav 1998;30(2):169–179.
60. Shafizadeh M, McMorris T, Sproule J. Effect of different external attention of focus instruction on learning of golf putting skill. Percept Mot Skills 2011;113(2):662–670.
61. Gokeler A, Benjaminse A, Welling W, et al. The effects of attentional focus on jump performance and knee joint kinematics in patients after ACL reconstruction. Phys Ther Sport 2015;16(2):114–120.
62. Benjaminse A, Gokeler A, Dowling AV, et al. Optimization of the anterior cruciate ligament injury prevention paradigm: novel feedback techniques to enhance motor learning and reduce injury risk. J Orthop Sports Phys Ther 2015;45(3):170–182.
63. Makaruk H, Porter JM, Dlugolecka B, et al. Effects of attentional focusing strategies on muscular power in older women. J Aging Phys Act 2015;23(3):333–338.
64. Porter JM, Wu WF, Crossley R, Knopp S, Campbell O. Adopting an external focus of attention improves sprinting performance in low-skilled sprinters. J Strength Cond Res 2015;29(4):947–953.
65. Rotem-Lehrer N, Laufer Y. Effect of focus of attention on transfer of a postural control task following an ankle sprain. J Orthop Sports Phys Ther 2007;37(9):564–569.
66. Johnson L, Burridge J, Demain S. Internal and external focus of attention during gait re-education: an observational study of physical therapist practice in stroke rehabilitation. Phys Ther 2013;93(7):957–966.
67. Shaw JA, Huffman JL, Frank JS, et al. The effects of skill focused instructions on walking performance depend on movement constraints in Parkinson's disease. Gait Posture 2011;33(1):119–123.
68. Wulf G, Landers M, Lewthwaite R, et al. External focus instructions reduce postural instability in individuals with Parkinson disease.

Phys Ther 2009;89(2):162–168.
69. Porter JM, Nolan RP, Ostrowski EJ, et al. Directing attention externally enhances agility performance: a qualitative and quantitative analysis of the efficacy of using verbal instructions to focus attention. Front Psychol 2010;1:1–7.
70. Porter JM, Anton P, Wikoff N, et al. Instructing skilled athletes to focus their attention externally at grater distances enhances jumping performance. J Strength Cond Res 2013;27(8):2073–2078.
71. McNevin NH, Shea CH, Wulf G. Increasing the distance of an external focus of attention enhances learning. Psychol Res 2003;67(1): 22–29.
72. Chow JY, Koh M, Davids K, et al. Effects of different instructional constraints on task performance and emergence of coordination in children. Eur J Sport Sci 2014;14(3):224–232.
73. Wulf G, McConnel N, Gartner M, et al. Enhancing the learning of sport skills through external-focus feedback. J Mot Behav 2002;34(2):171–182.
74. Chiviacowsky S, Wulf G. Feedback after good trials enhances learning. Res Q Exerc Sport 2007;78(2):40–47.
75. Andrieux M, Danna J, Thon B. Self-control of task difficulty during training enhances motor learning of a complex coincidence-anticipation task. Res Q Exerc Sport 2012;83(1):27–35.
76. Chiviacowsky S, Wulf G. Self-controlled feedback: does it enhance learning because performers get feedback when they need it? Res Q Exerc Sport 2002;73(4):408–415.
77. Chiviacowsky S, Wulf G. Self-controlled feedback is effective if it is based on the learner's performance. Res Q Exerc Sport 2005;76(1):42–48.
78. Chiviacowsky S, Wulf G, de Medeiros FL, et al. Self-controlled feedback in 10-year-old children: higher feedback frequencies enhance learning. Res Q Exerc Sport 2008;79(1):122–127.
79. Roberts JW, Bennett SJ, Elliott D, et al. Top-down and bottom-up processes during observation: implications for motor learning. Eur J Sport Sci 2014;14(Suppl 1):S250–S256.
80. Shea CH, Wright DL, Wulf G, et al. Physical and observational practice afford unique learning opportunities. J Mot Behav 2000;32(1):27–36.
81. Cross ES, Hamilton AF, Grafton ST. Building a motor simulation de novo: observation of dance by dancers. NeuroImage 2006;31(3):1257–1267.
82. Cross ES, Kraemer DJ, Hamilton AF, et al. Sensitivity of the action observation network to physical and observational learning. Cereb Cortex 2009;19(2):315–326.
83. Badets A, Blandin Y. Feedback schedules for motor-skill learning: the similarities and differences between physical and observational practice. J Mot Behav 2010;42(4):257–268.
84. Bellelli G, Buccino G, Bernardini B, et al. Action observation treatment improves recovery of postsurgical orthopedic patients: evidence for a top-down effect? Arch Phys Med Rehabil 2010;91(10):1489–1494.
85. Gardner T, Goulden N, Cross ES. Dynamic modulation of the action observation network by movement familiarity. J Neurosci 2015;35(4):1561–1572.
86. Pollock BJ, Lee TD. Effects of the model's skill level on observational motor learning. Res Q Exerc Sport 1992;63(1):25–29.
87. McCullagh P, Meyer KN. Learning versus correct models: influence of model type on the learning of a free-weight squat lift. Res Q Exerc Sport 1997;68(1):56–61.
88. Overdorf V, Page SJ, Schweighardt R, et al. Mental and physical practice schedules in acquisition and retention of novel timing skills. Percept Mot Skills 2004;99(1):51–62.
89. Allami N, Paulignan Y, Brovelli A, et al. Visuomotor learning with combination of different rates of motor imagery and physical practice. Exp Brain Res 2008;184(1):105–113.
90. Sanders CW, Sadoski M, Bramson R, et al. Comparing the effects of physical practice and mental imagery rehearsal on learning basic surgical skills by medical students. Am J Obstet Gynecol 2004;191(5):1811–1814.
91. Bucher L. The effects of imagery abilities and mental rehearsal on learning a nursing skills. J Nurs Educ 1993;32(7): 318–324.
92. Creelman J. Influence of mental practice on development of voluntary control of a novel motor acquisition skill. Percept Mot Skills 2003;97(1):319–337.
93. Shea CH, Wulf G, Whitacre C. Enhancing training efficiency and effectiveness through the use of dyad training. J Mot Behav 1999;31(2):119–125.
94. Granados C, Wulf G. Enhancing motor learning through dyad practice: contributions of observation and dialogue. Res Q Exerc Sport 2007;78(3):197–203.
95. Lago-Rodriguez A, Lopez-Alonso V, Fernandez-del-Olmo M. Mirror neuron system and observational learning: behavioral and neurophysiological evidence. Behav Brain Res 2013;248: 104–113.
96. Crook AE, Beier ME. When training with a partner is inferior to training alone: the importance of dyad type and interaction quality. J Exp Psychol Appl 2010;16(4):335–348.
97. Kal EC, van der Kamp J, Houdijk H. External attentional focus enhances movement automatization: a comprehensive test of the constrained action hypothesis. Hum Mov Sci 2013;32(4): 527–539.
98. Becker MH, Green LW. A family approach to compliance with medical treatment: a selective review of the literature. Int J Health Educ 1975;18:173–182.
99. Curwin S, Stanish WD. Tendinitis: its Etiology and Treatment. Lexington, MA: DC Heath, 1984.

第4章

预防和促进健康、身心健康和体适能

JANET R. BEZNER

疾病预防和健康促进的地位远高于健康受损以后的治疗

——希波克拉底

物理治疗师在面对存在健康问题的患者或者是顾客时，常常会采用预防损伤和疾病的治疗手段。事实上，各国均面临难以控制医疗费用急速增长和慢性疾病发病率越来越高的问题。在这种情况下，疾病预防、健康促进、体适能和身心健康的提升近期受到广泛关注[1,2]。据估计，美国50%的早死人群死因和他们的生活方式有关[3]，所以采用有效的预防措施计划，并努力减少威胁健康的风险因素，促进健康和身心健康是当务之急。

传统上，物理治疗师的职责一直只注重疾病的复发或对已经存在疾病进行治疗，抑或是识别患者存在的危险因素以预防疾病，但是这是狭隘的。例如，在治疗一位踝扭伤恢复的病人，一些康复活动旨在阻止损伤加重。这些方法也许包括直接干预，比如平衡训练；或者间接干预，比如病人教育。一些物理治疗师执行生物力学分析，比如跑步步态分析或者利用人类工程学设备分析来明确导致损伤的相关风险因素。尽管这些方法合适且有价值，但是其效益不如在早期预防的效益显著，因为这些方法是在损伤风险或疾病，或者是伤害发生之后才开始应用。当代物理治疗师实践能力应与美国物理治疗协会（APTA）对专业水准的认定保持一致，其职责应当是使运动利益最大化以丰富人们的生活经历，从而转变社会意识[4]。物理治疗师应更多去关注限制人们参与活动的原因，并为患者或顾客给出针对性的指导意见以提升其健康水平，促进身心健康，从而最大程度降低参与限制。

物理治疗师在健康促进和身心健康方面所做出的努力，需要扩展健康视野，超越生物医学或残疾模型。此外，客户可能由于没有动力进行预防疾病的行为，直到出现症状或生病才需求医疗照护。物理治疗师认识到这一点十分重要。另一方面，患者在接受物理治疗过程中，可能没有动力去处理与他们的主要诊断无关的健康行为。本章的目的是拓展疾病预防、健康促进、体适能和身心健康的概念。因为这本书的其余部分都在讨论针对损伤或疾病患者的干预措施，本章更多地关注初级预防和物理治疗师所能提供的各项服务。包括可以在患者患病前告知他们重视自己健康相关的行为举措。

一级预防的背景

大量物理治疗专业的参考文献支持物理治疗师在健康促进中扮演角色。《物理治疗师实践指南》一书中为物理治疗师的实践范围做出了规定，探讨了物理治疗师在预防和健康促进、身心健康和体适能中的角色[5]。美国物理治疗师协会做出了声明、长期目标、短期目标和一系列和物理治疗师在提供健康和健康状况的服务有关的政策说明[4,6]。大量对于物理治疗师执业行为的申明中要求其对各个年龄群体进行言语指导以提升其健康水平，促进身心健康[6]。这一对物理治疗师教育项目的条件认证申明，该专业毕业生应提前具备为个人、群体乃至社区提供物理治疗服务的能力，并掌握一级、二级和三级干预方法[7]。

因此,对于物理治疗师在健康和健康训练中参与活动的期待存在于众多专业的文件当中。为了提供这种服务,物理治疗师首先必须理解和区分许多用于描述这些概念中的专业术语。

定义

预防、健康促进和健康教育

在美国健康关照系统中,有许多用于“预防”背景当中的专业术语。区分这些术语可以为物理治疗师选择正确服务项目提供十分有价值的参考依据。图 4-1 描述的是从预防到干预的连续性,包括从健康促进服务到康复治疗。病理学相关的说明展示在表 4-1 的最上方。预防被分为了一级和二级预防服务,并且被称为公共健康。

一级预防包括了健康促进、健康防护和预防性健康服务。一级预防发生在疾病发生前的“预发病机制”阶段。

二级预防服务是发生损伤或疾病的开始阶段,即病理改变已经发生,此时需要进行早期疾病诊断、疾病治疗和限制进一步功能障碍程度。二级预防包括了尽早发现生理学的改变,包括明确可能导致疾病或亚临床疾病的症状。例如包括乳腺癌和前列腺癌的筛选,骨质疏松的筛选,药物临床使用前的评估及风险报告[8]。限制慢性病患者残疾加重包括在二级预防中的,比如为糖尿病患者开展足部护理教育方案,或者为脊髓损伤患者开展防止皮肤损伤的方案。

三级照料,或称之为康复,包含传统的多数传统物理治疗师所提供的服务项目。虽然物理治疗师也许会在二级预防的情况下使用健康教育方法,但是患者或者客户的健康状况决定了所采取的措施处于哪一级别照护。例如,为没有受伤或生病的客户提供关于如何进行体育锻炼的信息可能被划分在一级预防,然而为糖尿病患者提供相

病理改变前期			病理改变后期		
健康促进	健康保护	健康干预	早期诊断和促进治疗	残疾限制	康复
初级干预			二级干预		三级

图 4-1 一级、二级和三级预防的区别

表 4-1 三级预防的定义及举例说明

术语	定义	举例
预防[5]	避免功能障碍、活动受限和参与限制的发生,使其危害最小化或延迟发生;包括针对个体的一级、二级和三级预防的初期举措,也包括对存在功能障碍、活动受限和参与限制风险的个体而进行的选择性干预举措	
一级预防[5]	对存在疾病风险或倾向的群体采取针对性措施,例如一般健康促进措施	向大众宣传教育,倡导积极活动,禁止吸烟
二级预防[5]	通过早期诊断和干预缩短疾病周期,减轻疾病严重程度和后遗症	乳腺癌筛查(早期诊断和治疗) 对糖尿病患者进行健康教育和定期足部检查(残疾限制)
三级预防[5]	对慢性病或不可逆转的疾病患者采取限制残疾程度、提高康复水平和进一步恢复个体功能的举措	传统康复服务
健康促进[62]	使人们增强自我行为控制已提高其健康水平的举措	向大众发送讯息,告知大众每天吃 5~7 种水果和蔬菜,禁止吸烟
健康教育[63]	开展任何利于提高个体乃至社区居民健康水平、拓展知识或改善态度的学习举措	以课堂形式指导饮食、预防糖尿病,产前保健
健康保护	努力改善生活环境的举措	水去氟
干预性健康服务	传统医疗系统预防疾病措施	疫苗

同的信息将会被认为是二级预防，为截肢后的糖尿病人制定包括身体活动的康复计划将会被视为三级预防。

就一级预防而言，健康促进是物理治疗师最需要了解的内容（见表 4-1）。

重要的是要认识到健康促进是广泛的，包括个人和社会或管理活动。例如，为一家大型制造公司工作的物理治疗师可能想要开始一项戒烟计划，以改善整个员工的健康状况。然而，如果雇主没有禁烟政策，在个人层面上戒烟的努力很可能是无效的。健康促进网的其他例证包括增加青少年或老年人活动水平的计划、提供锻炼时间的公司政策、支持或修建公园和步道的资金。除了支持个别病人或顾客以改善他们的健康状况外，物理治疗师还可以而且应该在社会服务中发挥作用，消除身体活动的障碍，从而促进健康[9,10]。例如，物理治疗师可以倡导人行道、公共交通和社区步行道，并在当地的健康委员会、市议会和其他社区团体中服务，这些团体的决定会影响社区成员的健康。

基于这些定义，不难看出，健康教育这一术语是在健康促进的这一大前提下，并且这些活动有些互相交叉[11]。

健康教育活动是被设计出来的，而不是偶然的经历（如设计的），是非强制性地促进行为上的改变（如自愿的）。积极自愿的健康教育的例子包括向患者讲解吸烟的风险，为企业健康计划提供预防骨质疏松症的课程、教育孩子们如何安全地携带和负重他们的双肩背包。

健康促进和健康教育都是指“广泛而多样的策略，以影响个人及其社会环境，以改善健康行为，提高健康和生活质量”[11]。

体适能、运动和身体活动

在本书讨论的治疗性运动的背景之下，物理治疗师在保持人们充满活力的所有预防措施中都扮演了重要的角色。一些术语被用来描述业余人经常涉及的“运动”。身体活动被定义为任何一种由能量消耗而产生的骨骼肌肉的活动[12]。比如躯体活动包括了行走、整理庭院或者家庭工作、玩

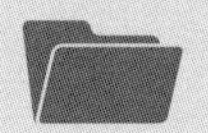

病例讨论 4-1

一名 36 岁男性（Derek Prager）来到你的诊所，在3天前他进行了左前交叉韧带重建。1周前，他在一家公司的垒球比赛中滑到了二垒。之后他接受了关节镜下 ACL 手术重建。他的膝盖被弹性绷带包扎，借助拐杖来到你的办公室。从病史资料你了解到以下信息：

- 他已婚并有两个孩子；一个 12 岁的女儿，还有一个 10 岁的儿子，他的妻子全职在外面工作。
- 他是一名建筑工头，大约每周工作 60 小时。他每天在办公室里呆大约 2 小时，剩下的时间，他在工地穿行，监督员工工作。他告诉你他的工作压力越来越大，是因为与上司存在冲突。
- Derek 每天抽一包烟持续了 16 年了。
- 他告诉你，他在 1 年前被诊断出患有高胆固醇。他正在服用立普妥（降胆固醇药），每天服药 1 次。
- 他的父亲在 60 岁死于严重的心脏病发作。他哥哥吃“健康的坚果”，弟弟参加铁人三项比赛和吃“垃圾食品”。

Derek 的爱好包括看电视上的体育节目，看孩子们进行体育活动，每周有一个晚上参加公司的垒球比赛。

- Derek 告诉你，5 年来他体重增加了不少，但他并没有称体重，因为平时都是他的妻子给他买衣服，他不太注意衣服尺寸的变化。

除了在 Derek 先生在前交叉韧带重建中你获得的体检结果外，你还获得了以下信息：

- 身高 =178cm
- 体重：135kg
- 身体质量指数（BMI）=29
- 根据疾病控制和预防中心提供的 BMI 与体重状况的关系
  - 低于 18.5= 体重过低
  - 18.5~24.9 为正常体重
  - 25~29.9 为超重
  - 30 以上为肥胖
- 静息心率为 70 次 / 分
- 静息血压 =128/84mmHg

捉迷藏游戏。同样地,运动是一种有计划的、有组织的、重复的、旨在提高身体素质的身体活动。与此定义一致的是,运动的频率、强度和持续时间都是为了提高身体素质而规定的。(具体细节将会在第 6 章讨论)。身体活动是一系列人们有或者达到的包括健康相关因素(心血管系统耐力、体成分、肌肉耐力、肌肉力量、灵活性)和运动相关的技能属性。身体健康的评估用于测量对健康元素的练习或者体力活动的影响,比如 12 分钟步行测试用来评估心血管系统的耐力。基于几十年对各年龄段的研究,包括各性别的慢性疾病和急性疾病的个体,身体活动在保持健康状态中都显示出了极为有利的作用,以保持人类健康,提高损伤修复能力、活动水平和参与水平。

身心健康、生活方式和生活质量

身心健康在《物理治疗师指南》(第 2 版)中被定义为"拥抱积极的健康行为和提高身体和心灵的平衡和健康的状态"[5],自从 Dunn 在 1961 年使得身心健康概念化,并且提供了第一个对于术语的正式定义(即一个关于功能的整合的方法,这一方法旨在以最大化发挥个体的潜力为目标),健康已经被以多种多样的模式和方法来解释[15-22]。尽管字面的意思包含了健康的信息,但是大众普遍接受的定义却没有产生。然而,从丰富的字面意思可以得出几个结论(参见知识拓展 4-1)。

知识拓展 4-1

思考病例讨论 4-1 中的患者

1. 基于已有的病史和体格检查资料,在对患者进行照护期间,你可以给予患者哪些健康指导?或者哪些健康促进举措适合患者现在的状况?

2. Derek 先生是否有进行规律地运动?

对于许多人而言(包括公众),健康和身心健康对于身体健康是同义的,并且内容是体力活动、营养的饮食、充足的睡眠。研究表明,当公众被询问到他们整体健康水平的比率的时候,他们往往专注于他们的身体健康状态,而不考虑到他们的情绪、社会或者精神健康[23]。我们回到早先介绍定义那里,显而易见身心健康包括的不仅仅是身体上的参数。身心健康和体适能并不是相近的;正如前面所述,幸福或者身心健康是广义的概念,就像是生活质量,这里 ICF 将其定义为包含着人类生活的总体。

常见的主题产生于多种多样的关于健康的模型和定义中,表明了身心健康是多方面的[14,16-22,24,25],有益健康或者健康起因[14,16,19,20,22,26,27],还有人类和环境的系统组成[14,28-30],每一个特征都将被探索。

首先,作为一个多方面的概念,身心健康不仅仅是简单的身体健康。在众多维度中包括了身体上、心灵上、智力上、心理上、社会上、情绪上、职业上、社区或者环境上的健康[31]。在文中 Adams 等[31]提出了关于身心健康的六个方面,其理论依据来源于众多高质量的文献。这六个方面和它们之间的相互联系展示在表 4-2。

表 4-2 Wellness 6 个维度的定义

躯体	积极的自我感知和对躯体健康的期望
心理	人对生活中产生积极效果的某事或环境的一般感知
社会	在需要的时候能感知到家庭和朋友,也能感知到自己被他人需要
情感	拥有一种安全的自我认同感和积极的自我意识
精神	对生活意义和目的的积极感知
智力	以适度的智力性刺激活动感知一个人内在能量

身心健康的第二个特征是,它有一个有益健康(例如,引起健康)的焦点,与疾病模型中的致病焦点相反。强调是什么引起了健康,这与 Dunn 最初的定义是一致的。[14,27] 这表明了身心健康包括了最大化的激发个人的潜力,不仅仅是防止损伤或者维持现状。身心健康包含了选择和行为,其强调了超过现有状态的选择性的健康和健康状态。

第三,身心健康方法使用系统视角。在这个系统理论当中,每一个元素除了是更大范围元素的子元素,他们都是独立的并且组成它们各自的子元素[24,28,29]。此外,系统中的元素是彼此相互关联的,这表明了在系统各个水平内稳态的毁坏都影响着整个系统和他们各自的所有的子元素[28,29]。因此,整体健康水平是对每个维度值之内的健康的展现,也是在健康各个维度两两之间和其中几个之间的相互作用的结果。图 4-2 展现了身心健康的模型。当每个维度的健康程度发生变化时,模型中的垂直运动发生在健康和疾病两极之间(图 4-2 中黑色的箭头)。模型最顶端代表了身心健康,因为它可以最大限度地扩展,然而模型底部代表了疾病。

每一个维度的大小代表了在这个维度当中个

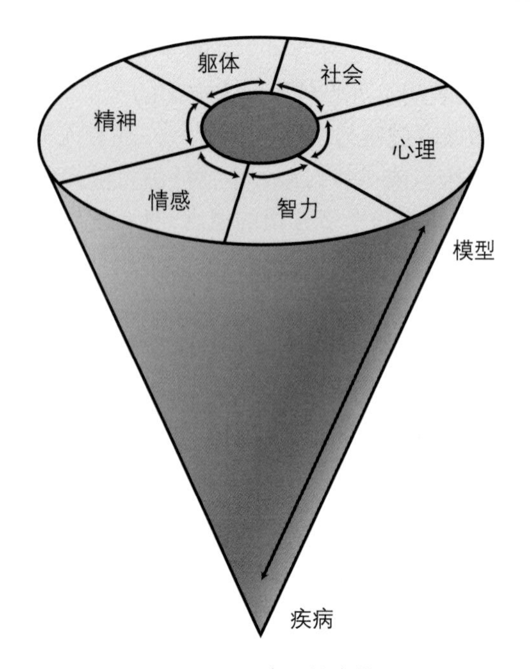

图 4-2 身心健康模型

体拥有多少健康。随着健康曲线在各个维度上下波动,随即在其他每个维度也产生了影响(相互影响)(见图 4-2)。根据系统理论,在每个维度的活动都影响着其他维度并且也被其他维度所影响着[31]。举例说明,一位经历了肩损伤的个体接受了肩袖修复的外科手术,他将很有可能经历至少短时间的身体健康的下降阶段(表格上身体维度的大小会减小)。运用系统理论并且根据这一模型,这个个体可能仍然经历了其他维度的减小,比如情绪、社会或者心理健康,这发生在术后阶段,是由于每个维度的彼此联系和相互影响造成的。这些维度改变产生的整体影响将会是整体健康状况的下降,如我们所料,这一情况发生在当患者经历身体的疾病或者损伤时。换言之,作为非预料到的损伤的结果,这类个体也会相应产生其情绪、社会或者心理状态的改变,而这也会明显影响到他们的身体形态、自信、能量水平、舒适程度、个人经济和工作等。就干预计划而言,对于这个模型的更深入的应用就是专注于非身体的状态,比如情绪或者社会维度,这会积极地影响身体维度并且使得恢复到痊愈这一阶段的健康水平有所提升。

在第 1 章的 ICF 模型中已经定义了“与健康相关的生活质量”。一个类似的术语——生活质量,是“个体对其在其生活的文化和价值体系中的生活地位的看法,以及对其目标、期望、标准和关注的看法”。生活质量是一个广义的概念,它被人的身体健康、心理状态、独立程度、社会关系、个人信仰以及他们与环境显著特征的关系所影响[32]。

生活方式这一词语是不同于身心健康的,因为许多显著的疾病的起因,比如肥胖症和糖尿病都包含了生活方式的选择[33],因此对于考虑到他们不同点是十分重要的。对生活方式最简单的定义也许就是“有意识的选择,和健康有关的个体的私人行为”[34]。生活方式是一个相对复杂的概念、从对这个词语的解释认识到个体的行为在很大程度上受到社会和文化环境的影响[35],这表明了行为上的选择也许不会完全被意志力所决定。比如,对于烟草广告这里有大量的争议,而这也影响着一个确定的人群。因此我们得出,个人的行为与身体健康和健康状态是有关联的,这一点在社会和文化影响的大环境下是尤其适当的,更为重要的是,我们应该意识到对行为改变而设计的干预会对社会和文化产生深远的影响。这一对生活方式的认识和健康的定义是一致的,因为众所周知这里有很多因素影响到行为。

总而言之,身心健康和幸福这两个术语可以在使用的过程中相互替换,并且可以在广义上用于个体对自己的认识能力。生活的质量也是一个广义的术语,其涉及个体对生活的认识能力。最后,生活方式描述了影响健康的个人行为。

健康状态的测量

由于身心健康被定义和理解的方式不同,关于健康状态的测量方式也是多种多样的。一个好的健康测量方法应该能够折射出多维、系统化的概念,并且包含健康本源的观点。在文章中和日常实践中,临床、生理上、行为上和知觉指标上都被吹捧为健康测量。

- 临床测量包括血脂水平和血压;
- 生理学指标包括皮褶厚度测量和最大摄氧量;
- 行为的测量包括吸烟状态和身体活动频率;
- 感知觉的测量包括患者或客户的自我测量工具,如健康状态的主要综合指标(和其他同龄人比对,您认为自己的健康状况是优秀,好,一般或者差?)[36] 和使用 SF-36 健康水平问卷[37]。

尽管临床生理和行为多样性对于身体健康状态是十分有价值的指标,并且也常常用来计划个

表 4-3 知觉工具的问题实例

工具	感知结构	条目样本(反应)
short-Form 36(SF-36)[37]	一般健康感知	总的来说,你的健康是(优秀,非常好,好,一般,差) “和 1 年前相比,你现在怎么评价你的健康状况?” (比 1 年前要好得多,稍好一些,差不多,稍差一些,更糟)
satisfaction with life scale[64]	生活满意度	“在大多数方面,生活接近理想的满意。” “我很满意我的生活。”(利克特量表 7 分规则:强烈反对 1——完全同意 7
Perceived Wellness survey[31]	身心健康感知	“我一直看好我的未来。” “我尽量避免进行需要我集中注意力的活动。”(利克特量表 6 分规则:强烈反对 1——完全同意 7
NChs[a] General Well-Being schedule[42]	一般健康	“总体感觉真怎么样?”(过去 1 个月)(精神最佳,精神很好,多数时间精神很好,经常情绪上下起伏,经常情绪低落,长时间情绪非常低落) “你的日常生活中充满了你感兴趣的事情吗?”(在过去的 1 个月)(一直,多数时间,有一段时候,偶尔,很少,没有)
philadelphia Geriatric Center Morale scale[65]	精神面貌	“随着年龄的增长,事情越来越糟。”“我现在和年轻时一样快乐。”(是,否)
Memorial university of Newfoundland scale of happiness[49]	快乐	“在过去的几个月里,你有没有过快乐到极致的感受?” “当我回顾我的生活时,我相当满意。”(是,否,不知道)

人和社区的干预,但是它们对于健康状态的测量是不全面的[38]。临床和生理上测量方法是通过单一系统来测得健康状态,往往大多在身体健康的范畴里。总的来说,由于在行为采用上的动机和自我功效,行为上的测量是一个相对更好的多系统展示,但是这不能描述心灵的健康状态。另一方面,知觉上的测量方法对于评估所有系统来说是值得采用的,并且已经被展示出来有效的预测一系列的健康结果[31,36,39-41]。知觉上的测量方法可以用来补充以身体为中心的测量方法[38]。

尽管一些知觉上的测量方法评估仅仅是对单一系统的状态(比如心理健康,精神健康),大量的多维度的知觉测量方法已经存在并且可以服务于健康的测量。知觉的建立已经用作健康,包括整体健康水平[37]、主观健康[42,43]、整体健康[44,45]、士气[46,47]、高兴[48,49]、生活满意度[50-52]、苦难[53,54]和后天接受的健康[31,55,56]的测量。一些关于这些知觉工具的问题实例列于表 4-3。

健康和健康状态的知觉影响已经多次在大量的患者或客户人群和各种环境中反复得到证明。Mossey 和 Shapiro[36] 阐明:早在 25 年前,自我评估的健康是老年人死亡的第二大指标,并且随着年龄增长而增强。大量其他的研究证实了在其他人群当中的适用,支持知觉在理解健康和健康水平的价值,表明你认为自己有多好可能比你实际有多好更重要。病人的知觉对于理解和解释生活质量是至关重要的[38]。健康知觉为生物医学模型和它专注于的“病原学试剂、病理学进程和生物学的、生理学和临床结果”和生活质量模型提供了重要的联系,它专注于“功能和整体健康状态的维度”(图 4-3)[38]。健康知觉是一般医疗精神卫生服务的最佳预测指标之一,也是死亡率的强有力预测指标。[36,38]

物理治疗师将知觉评估为患者或对象病史上的一部分,并在物理治疗师实践手册中推荐进行[5]。知觉的种类可包括整体健康水平、社会支持系统、角色和社会功能、自我照料的功能状态、家庭整理活动、工作、社区和娱乐时间等。尽管这些种类当中有一些包括到了整体健康水平当中,比如整体健康状态和社会和角色功能,细致的测量认知健康水平可以提供额外的和更为完整的关于患者的信息,由此物理治疗师可以运用这些信息去系统阐述计划,这对于一个患者来说是富有洞察力的。因此,感知工具应被包括进初步测量预防背景的健康水平阶段,运用于在二级或者三级预防背景下检查患者或客户(知识拓展 4-2)。

知识拓展 4-2

思考病例讨论 4-1 中的患者

1. 你认为 Derek 先生在膝关节损伤后,他的身心健康将受到哪些影响?

2. 你如何评价 Derek 先生的生活方式?

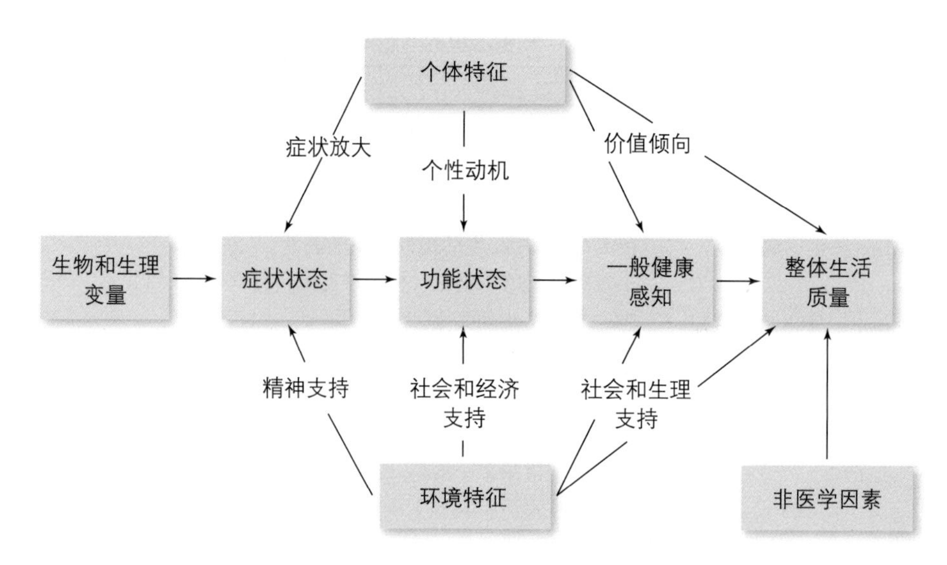

图 4-3 健康知觉：功能和整体健康状态

3. 你将采用哪种评估工具来评估 Prager 先生的感知觉？

4. 为什么你会选择这项感知评估工具？

健康促进和与健康状态为基础的实践

建立一个以健康状态为基础的训练或者提供健康促进和健康状态服务需要物理治疗师或者提供者修正用于治疗病人的传统方法。创造一个成功的以健康状态为基础的实践方式：

- 转变关注点：从疾病转为健康
- 将健康当做角色模型来考虑
- 整合健康状态的测量方法用于健康检查
- 在对象的生活模式或者"系统"中来考虑
- 提供超越传统病人 - 提供者关系的服务

从疾病到健康

物理治疗师提供的以健康为基础的练习是多种多样的，并且会被服务人群、物理治疗师的技能专家队伍和服务的提供所影响。基于早先章节对健康状态的定义和特征，健康服务可以在多种设定下和任何人群下来设定——这恰恰需要考虑到有潜力和机会变得更好的病人。

最常见的以健康状态为基础的练习应该被整合到传统的物理治疗师训练当中去，在这当中病人要在解除了某个确切的诊断之后转变到"成员"[57]。这些病人或对象使用诊所或者健身设备去继续他们的练习项目。在这个情况下，对象应该使用设备来完成自主或者小组处方练习项目，物理治疗师应该去回答问题和对象项目的进程。此外，为了真正强调"Wellness"，提供者必须考虑提供超越于身体范围的服务。也就是说，为健康人群提供机会，使其能在物理治疗师的监督之下继续进行运动计划，这就是健康的物理组件，虽然如上述所言，运动可影响健康的其他方面，但针对健康其他方面的具体干预措施则为健康提供了一个整体方法，如下述。

在现有的物理治疗师实践中建立以健康为基础的训练需要做到以下几点。应在客户方便的时间内提供设备服务；工作人员应具备运动处方的专业知识以及对健康的认识与知识。例如可通过客户之间小组课程或团体互动创造出的机会，以了解社会关系对健康的影响。也可通过为客户提供教育资源与挑战来挖掘健康方面的知识。例如开展一次以发展运动计划或营养研究为主题的教育课程，而后安排对课堂主题理解方面的测试，这些活动都需要调动起大家的思维来参与。具备心理与精神健康方面专业知识的工作人员可作为咨询顾问，以便客户在有这方面需求或指示时提供服务。还有一些设备可提供综合服务，把心理与精神健康也作为健康的一部分。

建立以健康为基础的训练同样需要提供者承担引导者和合作伙伴的角色，而非权威人物的角色[58]。当患者生病时，自理能力受限，需通过提供者提供的信息与技能，恢复或改善健康状况，此时医护人员充当着权威角色。在一个健康的环境中，最好的方法是相信客户可最大限度发挥他们的潜能，因此，作为合作伙伴或引导者的角色会更合适，建立起一种客户有权控制的关系，而不是使客户变得更好，提供者可把客户看作在生理，心理，社会层面上都健全的个体，并教导客户如何达到健康状态。作为一名模范和引导者的角色，可建立起一种关系和环境，使客户达到更好的健康状态。

在以健康为基础的训练中把筛选作为检查工具

筛选，或由物理治疗师确定进一步检查或咨询的需要，或转诊至其他健康专家处，这些在健康促进方面都是很重要的，因为他们能够识别客户的健康状况、个人目标及可用资源。在物理治疗师的执业范围和健康促进或健康背景下，客户可通过多种方式进行筛选。物理治疗师可定期筛查骨质疏松症、体力活动水平、平衡或跌倒风险、肌肉力量、耐力以及灵活性。物理治疗师还可筛查认知能力，包括感知健康和生活质量，以及改变与健康相关的行为或采取新行为的动机。已产生了许多用以筛查客户的工具并应用于文献中。如认知筛查工具，可用于健康或早期预防背景下，其用途见表4-4。

筛选工具可在客户参与干预计划前，用于调查并识别客户是否存在风险。物理治疗师也可通过筛选信息来确定谁应该进行进一步的检查和干预，以及进行干预的条件（如有无监督，医学诊断测试的需要）。筛选工具还可以确定评估和记录进度的基线。根据具体的国家法律，筛查可在现有客户中进行，也可用于识别那些从服务中获益的人。

表4-4 认知筛查工具

认知筛查工具	用途	来源或引用	物理治疗的应用
体能活动适应能力问卷	15~69岁一般活动筛查	加拿大运动生理协会 http://www.csep.ca/en/publications	指示个体进行有氧运动前是否应寻求医疗咨询
运动自我效能问卷	评估个体对体能活动成功的信念	Marcus等人的文章[66]	向物理治疗师提供有关体能活动成功感的信息，如果不加以处理，这可能成为采取活动习惯的障碍
体力活动量表	评估客户在锻炼中产生的愉悦感	Kendzierski和deCarlo[67]	为客户在锻炼中寻找乐趣提供相关信息。研究人员发现，愉悦感与坚持体育锻炼有关，因此，当愉悦感较低时，应在运动处方中加以处理
变化比例的动机准备（跨理论模式）	评估客户是否愿意为任何行为做出改变（如运动，吸烟等）	Marcus和simkim[68]; prochaska和diClemente[69]	在物理治疗师为特定行为量身定制干预措施时提供相关信息。例如，当客户还没有准备好做出改变时，他们的干预措施与已做好准备的客户相比，是有所不同的
生活质量调查表（SF-36）	一般健康状况与检查结果调查问卷	医疗检查结果的信任 www.outcomes-trust.org	在健康的八个概念中，为感知提供相关信息，其中包括躯体功能、身体健康问题导致的角色限制、躯体疼痛、社会功能、精神健康、情绪问题导致的角色限制、活力（能量/疲劳）以及一般健康状况。可用于确定受伤或疾病的相对负担，并记录干预措施的相对益处或结果
感知健康调查	一般感知健康调查	adams等[31]	在六个方面，为一般健康感知提供相关信息，包括身体、情感、社会、心理、精神和智力。可用于确定受伤或疾病的相对负担，并记录干预措施对整体健康的影响
跌倒风险	评估患者的跌倒风险	平衡测试 www.balanceandmobility.com/patient_info/printout.aspx	表明个人的跌倒风险，因此需进一步的检查和干预
计算机工作站检查表	识别因使用计算机而存在损伤风险的客户	www.osha.gov/SLTC/etools/Computerworkstation/checklist.html	表明计算机工作站中可能存在问题的特定区域，以便于解决问题，包括姿势、座位、键盘或输入设备、显示器、工作区、配件和一般问题等

开始进行以健康为基础的训练

开始进行以健康为基础的训练机制与开始或拓展其他任何类型的训练没有什么不同。第一步应该包括验证“健康”或“健康促进”是否被包含在国家实践法中物理治疗的定义与描述中[59]。第二,应检查责任政策,以确保健康型活动的覆盖面。与任何新的尝试一样,物理治疗师应花时间识别和理解提供健康服务所带来的潜在风险。

虽然在健康促进和健康服务的保险覆盖领域取得了长足进步,但大多数保险公司对医疗服务人员并不提供这些报销服务。然而,公众了解这些服务的价值,并更加愿意直接付费[60]。虽然没有具体确定健康促进服务的收费准则,以及把这些服务整合到物理治疗师实践中的准则,但在创建任何物理治疗师实践中都可遵循相同的实践管理和经营理念,以及了解其他健康促进服务供应者的收费情况,由此形成这一服务的市场竞争力,并为客户提供有价值的服务。可在 APTA 网站(www.apta.org/PatientCare)中患者护理页面的预防、保健、疾病管理部分查找更多资源。对于无法负担此类服务的人群,应考虑提供更为负担得起的服务和社区方案,可申请州和联邦补助金来支持方案,或提供被公关承认的公益活动。

应深思熟虑和计划其他活动,包括市场营销、广告策划和方案成功率的评估。虽然这些活动细节超出了本章的范围,但这些都是影响整体方案有效性的关键。无论你是开始进行一个特定的健康训练或计划,还是正在采用现有医疗环境中的健康方式,从医疗到生理、心理、社会关注的转换中,我们应意识到其中的重要性,健康状况比物理参数更为重要。例如,在你的检查工具箱中增加感知评估可为健康计划提供强有力的依据。

身体健康:体力活动计划

进行物理治疗训练的患者,从针对特定损伤的干预方案过渡至针对整体体质和/或生活质量的一般体力活动方案,牢记各种损伤的针对性处理,这些都是物理治疗师可以并应该考虑的。物理治疗师是唯一有资格制定体力活动方案,以提高整体素质和生活质量的人,同时,解决特定的神经肌肉骨骼损伤,也需要物理治疗师的专业知识。2008 年的体力活动指导建议包括,成人每周应积累 150 分钟的中等强度体力活动或 75 分钟的剧烈活动,每周进行两次中等强度或高强度的涉及所有主要肌群的肌肉力量练习[13]。物理治疗师在一级预防中可通过定期询问患者或客户的体力活动习惯,进行体能评估,开体力活动处方以提高整体健康状况,以及鼓励客户采取积极的生活方式等方法协助患者安全有效地达到这些目标。

进行健康体适能评估

若患者寻求可以改善身体健康和/或生活质量的体力活动计划,则应该接受物理治疗师的检查与评估,这与物理治疗师治疗的其他任何患者或客户都类似。部分检查可以简写,或取自患者或客户最近接受的针对特定损伤或健康状况的治疗记录。在参与体力活动或锻炼计划前,应对客户进行筛查,以确定他们对锻炼的意愿和适宜性。如第 6 章所述,对于不需要进行医疗评估的人,可使用自评问卷进行参与活动前的筛查,如体力活动适应能力问卷或 PAR-Q[60,61](见附录 C)。基于对 PAR-Q 问卷中 7 个问题的回答,年龄在 15—69 岁的人可适当进行体育锻炼,或在参加锻炼计划前由医生进行进一步的检查评估。所有不在规定范围内的人,在参加运动训练前,都应由医师进行医学评定。

根据客户对锻炼计划的目标,应对身体健康的五个要素进行评估,以确定基线值,并据此开出运动处方。表 4-5 提供了可用于评估身体健康五个要素的测试类型示例。例如,客户想通过体力活动和营养调控减轻体重,至少应评估身体成分和心肺耐力,以创建体重、体脂、心肺适应性的基线,以及制定锻炼目标和评估进度。如果系统筛查表明,肌肉骨骼区域损伤可能受体力活动影响,那么则应该进行肌肉耐力、力量和柔韧性测试。一般而言,根据患者/客户的具体身体特征制定个性化的体力活动处方,可预防损伤,增强患者或客户的参与感和坚持性,并提高整体身体素质。

建立体力活动干预

根据患者或客户的病史,包括体力活动目标、系统回顾和体质测试,物理治疗师可为客户创建一个体力活动方案。开运动处方时要包含过去的锻炼或体力活动经历、饮食习惯、社会状况和当前用药情况,此时,病史中的特定部分就发挥了重要作用。在为客户制定锻炼计划时,这些信息对于

表 4-5 与健康相关的体质测试

健康参数	测试名称	测试说明	引用 / 来源
身体成分	1. 身体体重指数 2. 腰臀比 3. 皮褶厚度测量	1. 体重与身高的比例[体重(kg)/身高 ^{2}(m^2)]表示 2. 腰部最细处的周长 / 髋部最宽处的周长 3. 使用皮褶卡钳通过标准化方程测量皮褶厚度	美国运动医学会[61]
心肺耐力	1. Cooper 12 分钟测试 2. 4km(1.5 英里)测试 3. 3 分钟登台阶测试 4. astrand-rhyming 功率自行车测试	1. 参与者在 12 分钟内步行或跑，达到的最远距离 2. 参与者在最短时间内跑或走的距离 在 30.5cm(12 英寸)高的台阶上 3. 参与者在 3 分钟内以 24 步 / 分的速度上下台阶，而后马上测量 1 分钟内的心率，用于估算最大摄氧量 4. 参与者在固定的功率自行车上以标准阻力蹬 6 分钟，踏板转速为 50 转 / 分，心率测量 2 次，用于估算最大摄氧量	美国运动医学会
柔韧性	1. 坐位体前屈测试 2. 标准柔韧性测试	1. 测试下腰部与髋关节的柔韧性；客户采取长坐姿，双手沿双脚的方向尽量向前伸，测试员测量双手伸出后达到的距离 2. 确定各关节的具体关节活动范围	美国运动医学会[61]
肌肉耐力	1. 在给定阻力下的总重复次数 2. 在一次最大量活动百分比(RM)中总的重复次数 3. 仰卧起坐 4. 俯卧撑	1. 参与者在亚极限强度抗疲劳情况下尽可能多重复完成特定动作 2. 与第 1 项相同，使用占 1RM 的百分比 3. 参与者仰卧，屈膝 90°，双臂置于一侧，掌心朝上。客户以每分钟 25 次的速度缓慢控制卷腹动作，测试员计算每分钟完成的次数 4. 男性采用标准姿势，女性采用跪姿俯卧撑。参与者通过伸直手肘抬高身体，而后在回到原来的姿势，保持背部伸直。测试员计算每分钟完成的次数	美国运动医学会[61]
肌肉力量	1. 徒手肌力测试 2. 1RM	1. 根据既定的标准和尺度，徒手对特定肌群施加阻力 2. 在保持良好姿态的前提下，完成一次关节的全范围活动所能承受的最大阻力	美国运动医学会

确保锻炼的安全性、愉悦性、坚持性和有效性是极为必要的。

有许多方法可调动患者参与体力活动的积极性，包括但不限于步行、骑车、爬楼梯、做家务或庭院劳动和跳舞。已进行过筛查的客户，可参与他们喜爱并愿意坚持参与的任何体力活动。为不爱运动的人制定每周 5 天，每次 30 分钟的体力活动目标，遵循政府指导方针，在活动方面提供较大的自由度，这样的活动对大部分人而言都是可行的。为获得与健康相关的益处，体力活动可少量重复进行，而不需要连续或一次全部完成。例如，每日步行 3 次，每次 10 分钟，可满足每天进行 30 分钟中等强度体力活动的目标，并可能更易被生活忙碌、苦于寻找运动时间的人所接受(知识拓展 4-3)。

知识拓展 4-3

思考病例讨论 4-1 中的患者

1. 膝关节康复治疗接近尾声，Prager 先生表示，在过去 6 周的康复中，自己非常担心体重问题且体重确实有所增加，那么你对 Prager 先生有什么建议呢？

2. 你使用 PAR-Q 问卷对 Prager 先生进行调查，这份问卷表明了什么？

3. 你会使用什么评估工具来评估 Prager 先生的体成分？

4. 你会怎样解决 Prager 先生的压力问题？

5. 创建一个包括步行在内的体力活动方案，融入 Prager 先生的生活中。

有些客户为追求身体健康，可能会有特定的目标，而不仅是参与最低强度的体力活动，如跑马拉松、娱乐性踢足球或减肥。在这种情况下，应制定特定的运动处方，包括明确和调整运动量，以达成客户的特定目标。第 6 章的内容有助于制定这种类型的运动处方。

要点

- 预防可分为一级，二级和三级预防。
- 健康促进与身心健康属于一级预防领域，而康复大多数情况下属于二级或三级预防。
- 健康促进与健康教育这两个属于常互换

使用。

- 体力活动是由骨骼肌肉产生的任何身体活动，最终导致能量消耗，而运动是有计划、有结构、有重复性质的，也属于一种体力活动。
- “wellness”一词是多维度的，有益健康原则的，需要从系统的角度来看，并常常可以与“well-being”一词互换使用。
- 健康不仅限于躯体范畴，还包括许多其他方面，如精神、智力、心理、社会和情感健康。
- 知觉测试往往能比生理测量更好地预测总体健康状况。
- 健康需要一个超越生理范畴和生物医学模型的视角。
- 物理治疗师应评估患者或客户的体力活动水平，并鼓励患者或客户积极参与体力活动，包括制定体力活动计划，以提高与健康相关的生活质量和幸福感。

参考文献

1. U.S. Department of Health and Human Services. Healthy People 2020. Washington, DC: U.S. Department of Health and Human Services. Available at: https://www.healthypeople.gov/. Accessed August 24, 2015.
2. Centers for Disease Control and Prevention. National Center for Chronic Disease Prevention and Health Promotion. The Power of Prevention, 2009. Available at: http://www.cdc.gov/chronicdisease/pdf/2009-Power-of-Prevention.pdf. Accessed August 24, 2015.
3. McGinnis JM, Foege WH. Actual causes of death in the United States. JAMA 1993;270:2207–2212.
4. American Physical Therapy Association. Vision Statement for the Physical Therapy Profession. Available at: http://www.apta.org/Vision/. Accessed August 24, 2015.
5. American Physical Therapy Association. Guide to Physical Therapist Practice 3.0. Available at: http://guidetoptpractice.apta.org/. Accessed August 24, 2015.
6. American Physical Therapy Association. Prevention, Wellness, and Disease Management. Available at: http://www.apta.org/PreventionWellness/. Accessed August 24, 2015.
7. The Commission on Accreditation of Physical Therapy Education. Evaluative Criteria for Accreditation of Education Programs for the Preparation of Physical Therapists. Alexandria, VA, 2016. Available at: http://www.capteonline.org/uploadedFiles/CAPTEorg/About_CAPTE/Resources/Accreditation_Handbook/CAPTE_PTStandardsEvidence.pdf. Accessed August 24, 2015.
8. Stave GM. The Glaxo Wellcome health promotion program: the contract for health and wellness. Am J Health Promot 2001;15:359–360.
9. Bezner JR. Promoting health and wellness: implications for physical therapist practice. Phys Ther 2015;95:1433–1444.
10. Dean E. Physical therapy in the 21st century (part I): toward practice informed by epidemiology and the crisis of lifestyle conditions. Physiother Theory Pract 2009;25:330–353.
11. Glanz K, Rimer BK, Viswanath K, eds. Health Behavior and Health Education. 4th Ed. San Francisco, CA: Jossey-Bass, 2008.
12. Caspersen CJ, Powell KE, Christenson GM. Physical activity, exercise, and physical fitness: definitions and distinctions for health-related research. Public Health Rep 1985;100:126–131.
13. U.S. Department of Health and Human Services. 2008 Physical Activity Guidelines. Available at: http://health.gov/paguidelines/guidelines/. Accessed September 3, 2015.
14. Dunn HL. High Level Wellness. Washington, DC: Mt. Vernon, 1961.
15. Wu R. Behavior and Illness. New Jersey: Prentice-Hall, 1973.
16. Lafferty J. A credo for wellness. Health Ed 1979;10:10–11.
17. Hettler W. Wellness promotion on a university campus. Fam Community Health 1980;3:77–95.
18. Hinds WC. Personal Paradigm Shift: A Lifestyle Intervention Approach to Health Care Management. East Lansing, MI: Michigan State, 1983.
19. Greenberg JS. Health and wellness: a conceptual differentiation. J School Health 1985;55:403–406.
20. Ardell DB. High Level Wellness. Berkeley, CA: Ten Speed Press, 1986.
21. Travis JW, Ryan RS. Wellness Workbook. 2nd Ed. Berkeley, CA: Ten Speed Press, 1988.
22. Depken D. Wellness through the lens of gender: a paradigm shift. Wellness Perspect 1994;10:54–69.
23. Ratner PA, Johnson, JL, Jeffery B. Examining emotional, physical, social, and spiritual health as determinants of self-rated health status. Am J Health Promot 1998;12:275–282.
24. Nicholas DR, Gobble DC, Crose RG, et al. A systems view of health, wellness and gender: implications for mental health counseling. J Ment Health Counsel 1992;14:8–19.
25. Whitmer JM, Sweeney TJ. A holistic model for wellness prevention over the life span. J Counsel Develop 1992;71:140–148.
26. World Health Organization. Basic Documents. 15th Ed. Geneva, Switzerland: WHO, 1964.
27. Antonovsky A. Unraveling the Mystery of Health: How People Manage Stress and Stay Well. San Francisco, CA: Jossey-Bass, 1988.
28. Jasnoski ML, Schwartz GE. A synchronous systems model for health. Am Behav Scientist 1985;28:468–485.
29. Seeman J. Toward a model of positive health. Am Psychol 1989;44:1099–1109.
30. Crose R, Nicholas DR, Gobble DC, et al. Gender and wellness: a multidimensional systems model for counseling. J Counsel Develop 1992;71:149–156.
31. Adams T, Bezner J, Steinhardt M. The conceptualization and measurement of perceived wellness: integrating balance across and within dimensions. Am J Health Promot 1997;11:208–218.
32. WHOQOL. Measuring Quality of Life. World Health Organization, Programme on Mental Health, Division of Mental Health and Prevention of Substance Abuse, 1997. Available at: http://www.who.int/mental_health/media/68.pdf. Accessed September 3, 2015.
33. Mokdad AH, Ford ES, Bowman BA, et al. Prevalence of obesity, diabetes, and obesity-related health risk factors, 2001. JAMA 2003;289:76–79.
34. Medical Dictionary for the Health Professions and Nursing, Farlex 2012. Available at: http://medical-dictionary.thefreedictionary.com/lifestyle. Accessed September 4, 2015.
35. Johnson SB. Addressing the obesity epidemic: don't blame the victim. Monit Psychol 2012;43(9):5.
36. Mossey JM, Shapiro E. Self-rated health: a predictor of mortality among the elderly. Am J Public Health 1982;72:800–808.
37. Ware JE, Sherbourne D. The MOS 36-item short-form health survey (SF-36). Med Care 1992;30:473–483.
38. Wilson IB, Cleary PD. Linking clinical variables with health-related quality of life. JAMA 1995;273:59–65.
39. Idler E, Kasl S. Health perceptions and survival, do global evaluations of health status really predict mortality? J Gerontol 1991;46:S55–S65.
40. Stewart A, Hays R, Ware J. Health perceptions, energy/fatigue, and health distress measures. Measuring functioning and well-being: the Medical Outcomes study approach. Durham, NC: Duke University, 1992.
41. Eysenck H. Prediction of cancer and coronary heart disease mortality by means of a personality inventory. Results of a 15-year follow-up study. Psychol Rep 1993;72:499–516.
42. Andrews F, Robinson J. Measures of subjective well-being. In: Robinson J, Shaver P, Wrightsman L, eds. Measures of Personality and Social Psychological Attitudes. Vol. 1. San Diego, CA: Academic Press, 1991.
43. Diener E. Subjective well-being. Psychol Bull 1984;95:542–575.
44. Campbell A, Converse P, Rodgers W. The Quality of American Life. New York, NY: Russell Sage Foundation, 1976.
45. Fazio A. A concurrent validational study of the NCHS general well-being schedule. Vital Health Stat 1977;2:78–1347.
46. Lawton M. The Philadelphia geriatric center morale scale: a revision. J Gerontol 1975;30:85–89.
47. Morris J, Sherwood S. A retesting and modification of the PGC morale scale. J Gerontol 1975;30:77–84.

48. Fordyce M. The PSYCHAP inventory: a multi-scale to measure happiness and its concomitants. Soc Ind Res 1986;18:1–33.
49. Kozma A, Stones M. The measurement of happiness: development of the Memorial University of Newfoundland scale of happiness (MUNSH). J Gerontol 1980;35:906–912.
50. Diener E, Emmons R, Larsen R, et al. The satisfaction with life scale. J Pers Assess 1984;49:71–75.
51. Neugarten B, Havighurst R, Tobin S. The measurement of life satisfaction. J Gerontol 1961;16:134–143.
52. Wood V, Wylie M, Sheafor B. An analysis of a short self-report measure of life satisfaction: correlation with rater judgments. J Gerontol 1969;24:465–469.
53. Kobasa S. Stressful life events, personality, and health: an inquiry into hardiness. J Pers Soc Psychol 1979;37:1–11.
54. Williams P, Wiebe D, Smith T. Coping processes as mediators of the relationship between hardiness and health. J Behav Med 1992;15:237–255.
55. Adams TB, Bezner JR, Drabbs ME, et al. Conceptualization and measurement of the spiritual and psychological dimensions of wellness in a college population. J Am Coll Health 2000;48:165–173.
56. Bezner JR, Hunter DL. Wellness perceptions in persons with traumatic brain injury and its relation to functional independence. Arch Phys Med Rehabil 2001;82:787–792.
57. Ries E. In Sickness and in Wellness. PT Mag 2003;11:44–51.
58. Ferguson T. Working with your doctor. In: Goleman D, Gurin J, eds. Mind Body Medicine. New York, NY: Consumer Reports Books, 1993.
59. Eisenberg DM, Davis RB, Ettner SL, et al. Trends in alternative medicine use in the United States, 1990–1997. JAMA 1998;280:1569–1575.
60. American College of Sports Medicine. Resource Manual for Guidelines for Exercise Testing and Prescription. 7th Ed. Baltimore, MD: Wolters Kluwer, 2013.
61. WHO Definition of Health Promotion. Available at: http://www.who.int/topics/health_promotion/en/. Accessed August 26, 2015.
62. WHO Definition of Health Education. Available at: http://www.who.int/topics/health_education/en/ Accessed August 26, 2015.
63. Diener, E. Satisfaction with Life Scale. Available at: http://internal.psychology.illinois.edu/~ediener/SWLS.html. Accessed September 3, 2015.
64. Philadelphia Geriatric Center Morale Scale. Available at: https://www.abramsoncenter.org/media/1198/lawtons-pgc-moral-scale.pdf. Accessed September 3, 2015.
65. Marcus BH, Selby VC, Niaura RS, et al. Self-efficacy and the stages of exercise behavior change. Res Q Exerc Sport 1992;63:60–66.
66. Kendzierski D, DeCarlo KJ. Physical activity enjoyment scale: two validation studies. J Sport Exerc Psychol 1991;13:50–64.
67. Marcus BH, Simkim LR. The stages of exercise behavior. J Sports Med Phys Fitness 1993;33:83–88.
68. Prochaska JO, DiClemente CC. The stages and processes of self-change in smoking: towards an integrative model of change. J Consult Clin Psychol 1983;51:390–395.
69. American College of Sports Medicine. ACSM's Guidelines for Exercise Testing and Prescription. 9th Ed. Philadelphia, PA: Lippincott Williams & Wilkins, 2013.

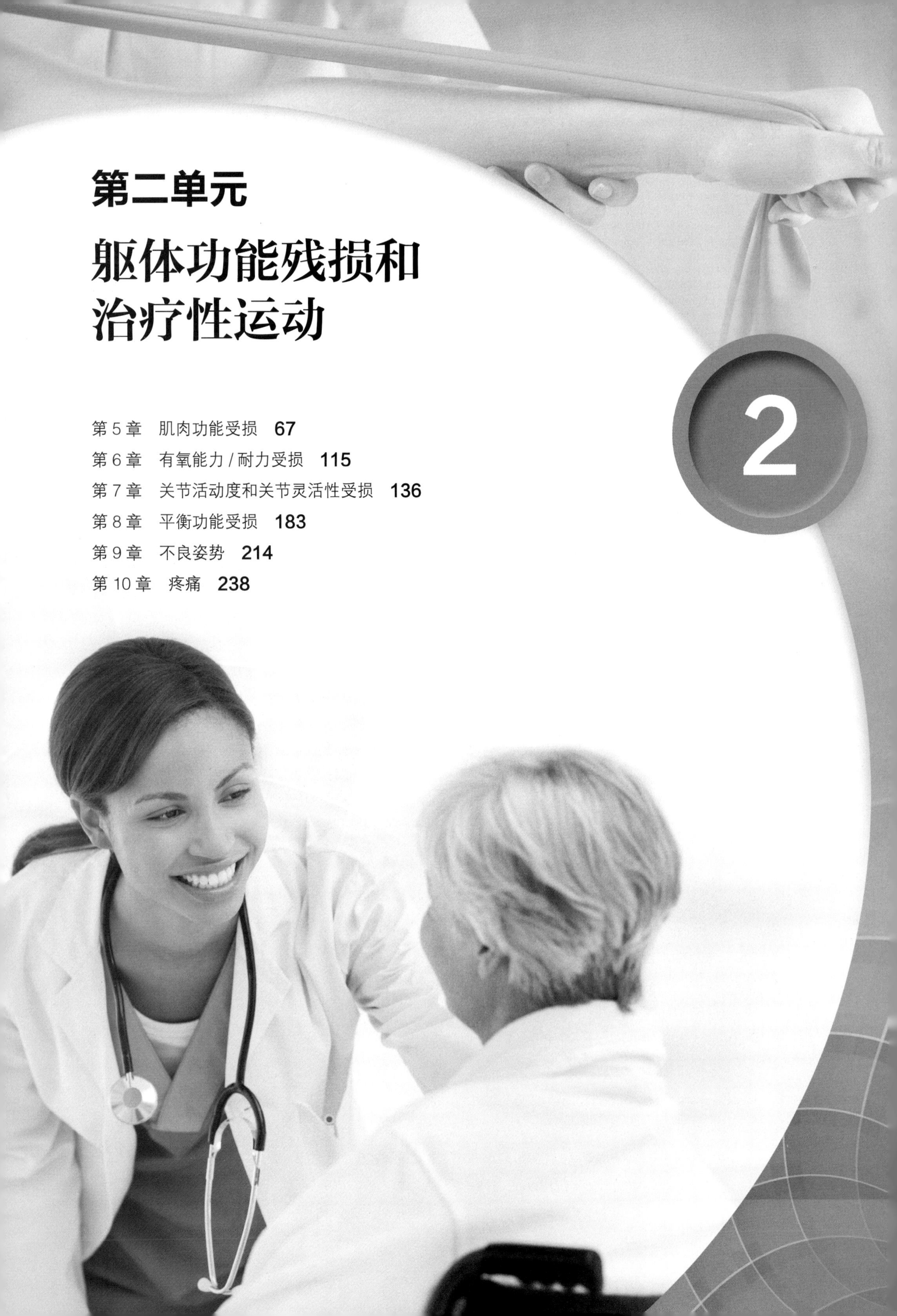

第二单元

躯体功能残损和治疗性运动

2

第5章

肌肉功能受损

LORI THEIN BRODY · CARRIE M. HALL

肌肉功能是一个人生活的重要组成部分。每一项人类的活动，从呼吸、走路去卫生间到跑马拉松都需要肌肉的活动。生理学、解剖学、心理学和生物力学因素会影响肌肉功能。病理学和影响心血管、内分泌、皮肤、肌肉骨骼、神经肌肉或肺系统的疾病也会影响肌肉功能；而肌肉力量训练则可以提高这些系统的功能。肌肉功能受损，可以被认为是肌肉力量、爆发力或耐力的损害。这些损害必定与活动受限、参与限制，或与预防促进、保健、健康和健身有关，以此对运动性治疗干预作出解释。例如，由于缺乏肌肉力量，一个人不能携带一袋食品杂货进屋，就需要干预来帮助其完成这些工具性日常活动。缺乏肌肉耐力，工人在工作期间就不能维持有效的姿势和安全的活动方式，需要干预以预防工作残疾。一个患有膝关节骨性关节炎和股四头肌肌肉性能表现差的人，需要股四头肌肌肉力量训练以预防膝关节进一步的退行性病变。

虽然并不是所有关于肌肉力量、爆发力和耐力产生的科学和临床信息都覆盖在此文中，但是本章为运动性治疗干预的要素提供了强大的基础。本文定义了基本术语和概念，回顾了与肌肉功能相关的骨骼肌的基本形态和生理学，并介绍了临床应用。

定义

关键术语的定义因研究人员、文本或专业而异。下面的定义将阐明这些术语，它们将被用在整个文本。

肌力

受损的肌肉功能通常被临床医师治疗并常被描述为肌肉力量不足。然而，肌肉力量只是肌肉功能的三个组成部分(即肌力、爆发力和耐力)之一。肌肉力量是一块肌肉在单独收缩时能够产生的最大的力，是神经、肌肉、生物力学和认知系统之间复杂的相互作用的结果。肌肉力量可以通过力、力矩、功和功率来衡量。如果要对这些损害作出适当的决定，操作性定义是必要的。

力是使处于休息或运动状态下的物体发生改变或产生变化趋势的物理量[1]。例如，一个静止的球放在运动场上将始终处于原来位置除非它受到力的撞击。力的国际单位是牛顿(牛)或用磅表示，可用下面的等式表示：

力 = 质量 × 加速度

动力学是研究作用于身体的力，影响肌肉力量产生的因素包括神经输入、肌肉的机械性安排、肌肉横截面面积、肌纤维类型、年龄和性别[1]。

力矩是力产生旋转的能力。人类躯体的运动大多是围绕关节轴的转动，这些运动是由外部载荷和肌肉活动的相互作用产生的。力矩表示力在运动轴上的旋转效应：

力矩 = 力 × 力臂

力臂是从力的作用线到轴心的垂直距离，力矩的国际单位是牛顿·米，在古代英国单位制里也使用磅作为度量单位。

临床上，常用肌力一词来表示力矩。在日常的功能性活动中如散步、提重物和起床，大量的力矩由肌肉骨骼系统产生。通过三种策略可以改变生物力学中的力矩：

1. 改变力的大小
2. 改变力臂的长度
3. 改变力的方向与动量之间的夹角

在人类的肌肉骨骼系统中，训练可以改变力的大小（如肌肉产生张力的能力），调整负荷位置使之接近躯体可以缩短力臂，借助姿势教育导致关节力线的变化可以改变力和力臂之间的角度。请参阅知识拓展 5-1。

知识拓展 5-1

一个患有胸椎和颈部疼痛的病人在研究室工作，工作环境要求病人趴在桌子上（a）或者将双臂前伸至他或她的齐肩水平（b）工作。请运用改变扭矩的三条原则讨论如何使病人的胸椎和颈椎疼痛最小化。

功率和功

功率表示做功的速率。功是作用在物体上的力与物体在力的作用下通过距离的乘积。用于描述功的单位是焦耳（J），相当于 1 牛·米（磅在英国的系统中使用）。功用代数方程式表示为：

$$功 = 力 \times 距离$$

功率的国际单位是瓦特，即等于 1 焦耳 / 秒（在英国系统为磅 / 秒）。在有氧运动中，功率被定义为单个的身体移动，一系列的动作，或大量的重复运动。功率用代数方程式表示为：

$$功率 = 功 \div 时间$$

为了进行提升或降低重物的简单运动，肌肉必须克服肢体和物体的重量（力），从转动轴移动一定的距离（力矩），在特定的时间内（功率）完成一系列的运动（功）。

本示例总结了力、力矩、功和功率在阻力训练中的实际问题。

耐力

耐力是肌肉在一定时期内持续保持或产生力量的能力。它经常被用来测量肌肉在某一时间点上的峰力值。相对峰力而言，峰力值更有可能是一次单一的最大收缩。肌肉耐力是一组肌群抗负荷进行重复收缩的能力，这种负荷可以由外力施加或由姿势引起，如人在课桌、柜台或操作台上整天工作（图 5-1）。肌肉耐力可以通过等长收缩，重复动态收缩，或在等速测试仪上重复收缩进行检查。

肌肉活动

定义不清的肌肉活动可以是混乱和不准确的一个来源。为了提高受损肌肉的功能，可以通过各种类型的肌肉收缩进行抗阻训练。肌肉活动可以分为两大类：静态和动态。静态的肌肉活动传统上是指等长运动，肌肉收缩时不产生任何关于

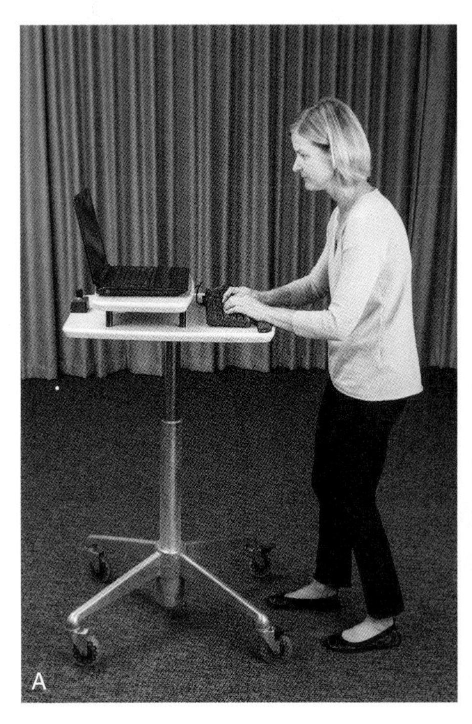

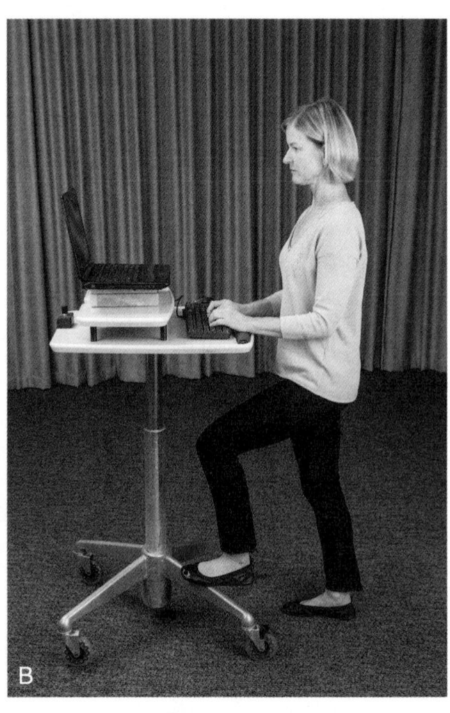

图 5-1　站在计算机工作站的个体使用（A）不良的姿势或（B）良好的姿势

轴的运动,机体不做功。肌肉收缩产生的力和外部施加的阻力相等。

其他产生关节运动的肌肉活动被称为动态运动或等张运动。等张运动表明在整个动态肌肉活动中,力保持不变。由于机械优势和肌肉长度的变化,没有一个动态的肌肉活动使用恒定的力。因此,用来描述人体运动表现,“等张”是不恰当的术语,“动态”一词是首选。

动态肌肉活动被进一步描述为向心或离心运动。“向心”一词描述缩短的肌肉收缩,“离心”一词描述拉长的肌肉收缩。当肌肉产生的内力超过外部负荷时就产生了向心收缩;反之,当外部阻力超过肌肉力量时则产生离心收缩,且只要张力持续增加肌肉长度就会进一步延长。离心收缩、向心收缩和等长收缩在几个重要方面存在差异。与向心收缩相比,离心收缩的每个单位具有如下特点:

- 能以较低的代谢成本(即较少使用 ATP 提供的能量)产生较多的张力[3]。
- 是功能性运动模式的重要组成部分(如在运动过程中四肢的减速运动)。
- 是能效最高的运动形式。
- 能在各种类型的肌肉活动中产生最大的张力。

等速运动是指通过向心或离心收缩,在肌肉活动的全过程中始终以恒定的速度保持运动。借助等速装置产生的阻力以及由此限制的恒速运动,一个人可以产生一个连续的力。当肢体从静息位置加速运动至预定的速度,并减速改变肢体的运动方向,加速和减速运动就产生了。通过约束等速装置的速度,该肢体以恒定的速度移动。由于该装置不能被加速超过预设的速度,对它施加的任何不平衡力都受到相等和相反的力的抵抗。任何不平衡的力被同等大小的方向相反的力抵制。这种肌肉力量可能被测量、显示、记录,或者用作即时的视觉反馈。虽然等速运动装置可能是在以恒定的速度运动,这并不能保证使用者的肌肉激活处于恒定的速度。尽管具有这种不准确性,用术语等速和等张来描述肌肉行动有可能被用于实际的理由。

在功能性运动模式中,发生了静态和动态收缩的组合。在肢体进行伸手触物和行走等活动期间,躯干肌肉发生了等长收缩用以稳定脊柱和骨盆。下肢肌肉受到力的影响需要向心及离心收缩的组合,有时甚至是作用在两个不同关节内的同一块肌肉。当手臂从超过头顶的位置慢慢降低时,肌肉通常对抗重力发生了离心收缩。

肌肉往往先进行离心收缩,紧接着进行向心收缩。这种离心和向心收缩的结合构成肌活动的一个自然类型,被称为牵拉 - 缩短周期(stretch-shortening cycle,SSC)[4,5]。这种牵拉 - 缩短周期导致了最后的动作(即向心收缩期),并比单独的向心收缩更强大,这种现象称为弹性增强[5]。伸展 - 收缩循环稍后将在本章进行详细的讨论。

影响肌肉功能的生理因素

肌肉产生的总力受到多种因素的影响。肌肉形态学、生理学和生物力学知识是成功的治疗性运动处方的关键。下面的章节探讨影响力量产生以及与之关联的肌肉性能的主要因素。关于肌肉结构和肌肉收缩生理的简要回顾,可以参见 point.lww.com/BrodyHall.4e。

纤维类型

久坐不动的男女和青少年拥有 45%~55% 的慢缩纤维[6]。达到高运动水平的人具有运动的纤维优势和分布特征。例如,进行耐力运动训练的人在主要肌肉中有较高的慢缩纤维分布,而短跑运动员则在快缩纤维中占有优势。另有研究表明,进行中长跑运动的男性和女性中两种类型的肌纤维百分比几乎相等。其他研究表明,在参加中长跑比赛的男女在两种肌肉纤维中的比例大致相等[7]。任何抗阻康复程序应该基于个体的纤维类型的可能分布。

纤维类型组成与运动成绩之间的明确区分是真正的精英运动员。人的纤维组成不是运动的唯一决定因素。运动能力是生理、生化和神经诸多因素影响的最终结果,而不是某一因素作用的结果,如肌纤维类型[6]。

纤维直径

虽然不同的纤维类型在收缩速度上存在明显的差异,但是在最大静力作用下产生的力与纤维类型无关,而与纤维横截面直径相关。因为Ⅰ型(慢缩)纤维往往比Ⅱ型(快缩)纤维直径更小,高百分比的Ⅰ型纤维被认为肌肉直径较小,因此产生力的能力较低[8]。

肌肉大小

当成人肌肉训练强度超过60%~70%的最大力量时，肌肉的横截面面积和力的产生能力增加。肌肉大小的增加可能会导致纤维尺寸的增加（即肥大），纤维数量的增加（即增生），间质结缔组织的增生，或这些因素的一些组合[9,10]。

虽然成人肌肉增大的主要机制是肥大，但围绕增生证据的争论持续存在。哺乳动物骨骼肌确实拥有大量的储备细胞或卫星细胞，当被激活时，可以用新纤维取代受损的纤维[11,12]。纤维增生的机制可能是卫星细胞增殖和纵向纤维分裂的结果[9]。

尽管关于肌肉力量训练对间质结缔组织效果的研究很少，但是由于间质结缔组织占肌肉总体积的比例相对较小，因此，它对于肌肉大小的实质性改变的可能性是有限的[13]。

力 - 速度关系

肌肉可以调整其主动力以精确匹配所施加的负荷，此属性是基于一个事实，即主动力不断调整收缩系统移动的速度。当负荷小时，适当增大收缩速度，可使作用力相对较小。当负荷高时，肌肉增加其主动力的程度和减缓收缩速度的程度相等（图5-2）[14]。

减慢收缩速度允许病人有时间在向心收缩时产生更多的张力。这一原则在水中进行抗阻训练时是显而易见的，因为水的黏滞度减慢了肢体运动，从而有更多的时间来产生张力。然而，在离心收缩时，增加伸长速度则会产生更多的张力。这似乎为肢体的过度负荷提供了一个安全机制。增加向心收缩的速度能显著降低向心力矩的产生，与此相反，增加离心收缩的速度增加了力矩量，直到达到一个稳定的速度。

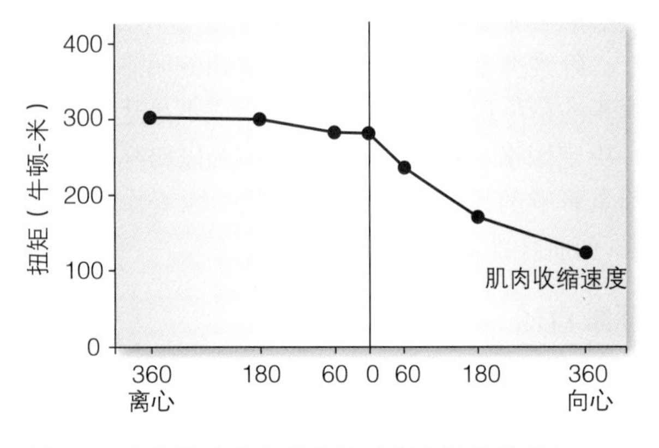

图5-2 力与肌肉离心性收缩速度之间的关系（Adapted from Herzog W，Ait-Haddou R. Mechanical muscle models and their application for force and power production. In：Komi PV，ed. Strength and Power in Sport. 2nd Ed. Malden，MA：Blackwell Scientific Publications，2003：176.）

长度 - 张力关系

肌肉产生力的能力取决于肌肉承受最大力量时的长度，接近于肌肉的正常静息长度（图5-3）。存在于肌肉力量和长度之间的这种关系称为肌肉的长度 - 张力特性。串联肌小节的数目决定了肌肉能够缩短的距离，以及产生最大力的长度。肌小节的数量不是固定的，在成人的肌肉中这个数量可以增加或减少（图5-4）[15]。肌小节数量的调控是适应于肌肉功能长度的变化。

和长度相关的变化可以由不良姿势或固定引起[16,17]。因为不正确的姿势或固定，肌肉长期维

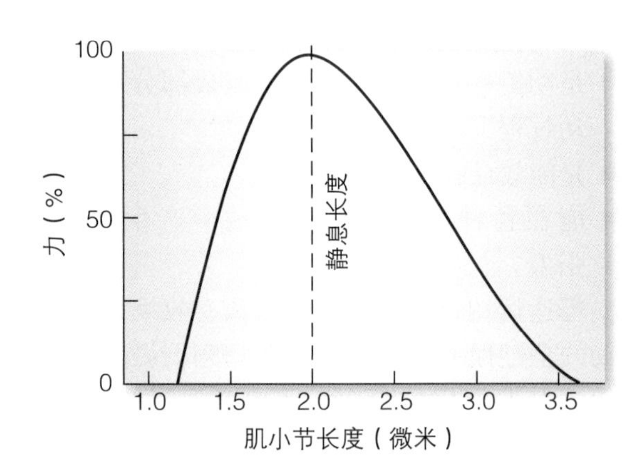

图5-3 肌肉长度和力的长度 - 张力曲线

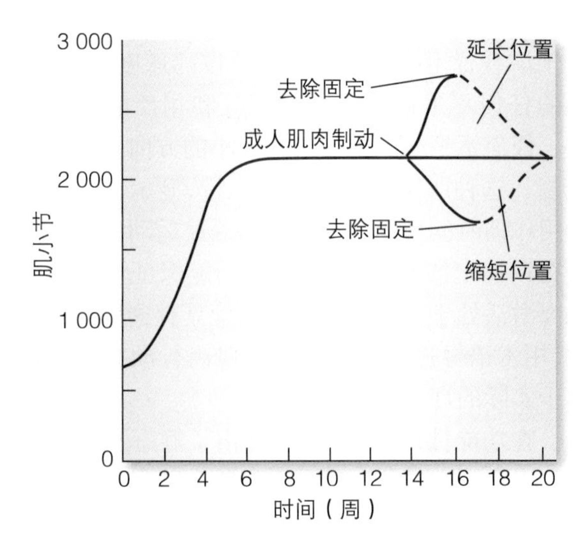

图5-4 不同状态下肌节数量的变化

持在一个收缩的状态,肌小节丢失,其余的肌小节因适应长度变化而恢复动态平衡;在新的制动缩短位置,新的长度产生了最大张力[18]。例如,一天中大部分时间坐着的人可导致他们的髋屈肌适应性缩短。这些肌肉需要伸展以避免慢性萎缩。肌肉固定或姿势性处于一个延长的位置,肌小节增加,在新的长度产生最大张力。这可能是真实的,当人在工作区时,由于胸椎后凸和长期前伸肩胛骨,肩胛骨后缩肌群被拉长。当固定去除或姿态恢复,肌节数量恢复正常。引起肌小节长度变化的刺激可能是沿着肌原纤维或肌腱结合处的张力值,高张力导致肌小节增加,而低张力则使肌小节减少[19]。

长度 - 张力关系的临床意义是对肌肉"实力"的评估必须重新考虑。对于经常会缩短的肌肉(如髋屈肌),可能测试时和正常长度的肌肉一样强壮,因为徒手肌肉力量测试的位置是一个缩短的位置[20]。反之,拉长的肌肉(如位于髂嵴顶部的臀中肌)测试时则变弱,因为徒手肌肉力量测试发生在一个相对短的范围,这是一个不足的位置。根据对动物的研究[21,22],短的肌肉应该产生最低峰值张力,其次是正常长度的肌肉和延长的肌肉,后者形成了最高峰值张力(图 5-5)。这一研究结果反映了肌小节的串联数。拉长的肌肉可能被解释为弱,虽然它在活动范围的适当点能产生显著的张力,这种现象被称为位置性肌肉力量。临床上,这就是为什么肌肉应在活动范围内的多个点进行测试。对于物理治疗师来说,这对于判断肌肉是整个范围内变弱还是位置性变弱这是必要的,同时这些结果将影响干预措施的选择。请参阅知识拓展 5-2。

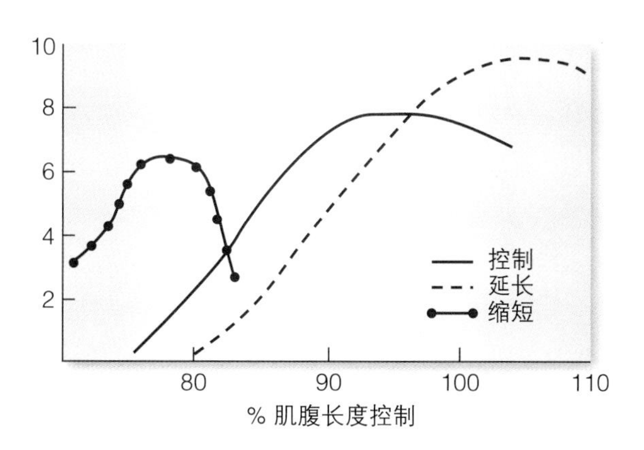

图 5-5 固定后长度变化引起的长度张力关系的变化(Modified from Gossman, Sahrmann SA, Rose SJ. Review of length-associated changes in muscle. Experimental evidence and clinical implications. Phys Ther 1982;62:1799.)

知识拓展 5-2

考虑其他一些肌群,由于位置弱点(缩短或延长肌肉),当在中间范围进行肌肉力量测试时,可能测试不会"正常"。

治疗性运动干预的重点应是恢复肌肉的正常长度,和在活动范围的适当点产生张力的能力,而不只是加强肌肉。位置弱肌应在缩短的范围进行强化训练,弱肌应在整个范围进行动态强化训练。

肌肉结构

肌肉收缩组件的结构影响着肌肉的收缩特性。串联的肌小节越多,肌肉越长;并联的肌小节越多,肌肉的横截面积越大。这两种基本的结构模式通过以下方式影响着肌肉的收缩性能:

- 肌肉产生的力与横截面积成正比。
- 肌肉的速度和动作的产生与肌肉的长度成比例。

一般来说,具有较短纤维和一个较大横截面积的肌肉是为了产生力,而长纤维肌肉是为了产生动作和速度[22]。例如,股四头肌包含短的肌原纤维,似乎是专门为了产生力;而缝匠肌具有较长的纤维和一个较小的横截面面积,更适合于偏移(知识拓展 5-3)。

知识拓展 5-3

基于肌肉结构,股四头肌劳损患者的康复如何区别于腘绳肌劳损患者的康复?

临床注意事项

许多因素影响着抗阻训练程序的有效性。如药物、身体健康、年龄和程序设计都可以显著影响一个人的参与能力以及身体对训练刺激的反应。

运动量

运动是根据运动量来描述的。运动量的成分包括运动频率、强度、持续时间、量和休息间隔。运动频率是运动的执行频率,通常被描述为每周的天数。强度是达到活动所需的力,通常说成质量(公斤)或重量(磅),强度通常被描述为一个重复最大值(RM)的百分比,或者是可以在一定次数的重复中被举起的最大重量。例如,10RM 是能被举起10次的最大重量，1RM是只能举起1次的最大重量。

持续时间是重复的次数或锻炼的时间。通常，每组包括一定数量的重复，在一个运动单元中包括几组运动。运动量是在一个运动单元中进行的运动总量。根据不同的目的，量以不同的方式定义。在重量训练中，量通常被定义为组数、重复次数和重量的乘积。例如，3组10次15磅的量是3×10×15磅=450磅。它也被定义为在一次训练的进行重复的总数[23]。

休息间隔是每组和/或每项运动之间的时间量。休息间隔可以是被动的或主动的，被动的休息是在下一回合运动前纯粹的休息，而主动的休息是在两组抗阻运动间进行轻微的活动如走路或拉伸。为了进行抗阻训练以提高肌肉性能，肌肉必须超负荷。超负荷是指运动或应用负荷超过目前或通常遇到的阻力。

运动量可以以多种方式改变。举例来说包括：

- 增加强度或重量。
- 改变与重力的关系。
- 增加杠杆臂长度。
- 增加组数和重复次数。
- 减少休息间隔。
- 增加频率。

强度、持续时间和频率这些运动量参数是相互关联的，并组成训练量，当设计一个抗阻训练方案时，必须考虑这些因素。根据病人的需要选择合适的运动量参数（注5-1）。要注意到肌肉等级较弱或低下的病人不能用正确的募集和运动模式进行抗重力的抗阻训练。在这种情况下，病人可能会被迫使用一个错误的运动模式（知识拓展5-4）。确定这个目标是否能发展肌肉的肌力、爆发力和耐力，或这些肌肉性能参数的一些组合。随后，将抗阻训练进展到功能性活动，将让损害水平的过渡性干预进展到活动受限水平（图5-6）。

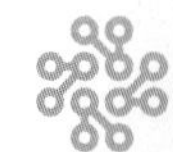

注 5-1
根据个体肌肉力量的不同等级进行运动量选择

肌肉力量一般或低于一般，进展到一般以上

1. 在重力减轻位置下活动，或在抗重力位置下适当调整。
2. 在条件允许下使用主动助力、主动或抗阻肌肉收缩。
3. 调整活动范围，尽可能使用阻力，并在其他时间提供帮助。
4. 从较短的杠杆臂进展到较长的杠杆臂。

肌肉力量等级一般以上

1. 不断变化收缩类型（如等长收缩、向心收缩、离心收缩、等速收缩、增强式收缩）。
2. 增加重量或阻力。
3. 增加组数或重复次数。
4. 增加训练频率（小心过度训练）。
5. 改变运动速度（在向心运动时较慢的速度增加力或力矩的产生）。
6. 增加距离（如跑步、跳跃、投掷）。
7. 减少组间的休息间隔。

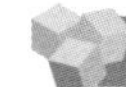

知识拓展 5-4

一个患者抱怨说，她无法在没有疼痛的情况下将手臂举过头顶。对患者进行评估，发现肌肉力量等级为一般的下斜方肌和前锯肌存在着一个

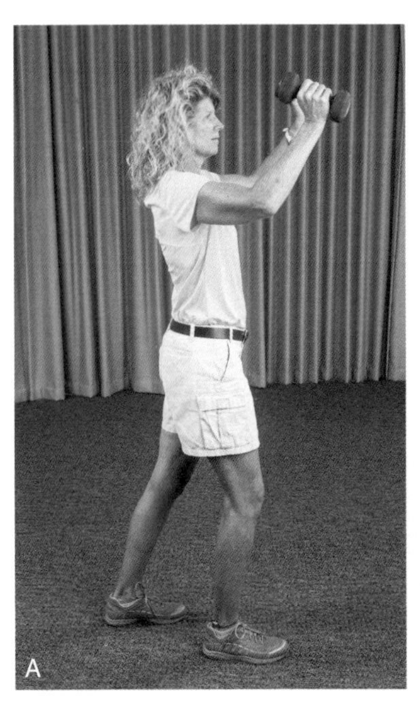
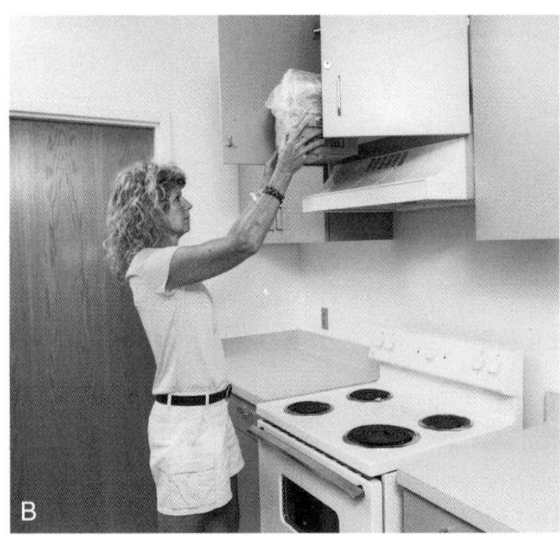

图 5-6 运动进展。(A)将自由重量的物体举过头顶过渡到(B)将盒子放在架子上

生理障碍。当手臂抬高到超过头顶位置时这些肌肉的功能如何？鉴于其肌肉力量等级，哪些途径可能是启动康复程序的适当方法？在不同的位置提供几个选项。

通过系统训练，运动量参数可以在肌肉力量、爆发力和耐力获得最大的增益。过程训练能系统地改变训练运动量，能预防训练效果的“停滞时期”，保持训练的积极性，并提供一个均衡的程序。训练程序的变化对取得长期效益是至关重要的。过程训练将训练程序分解成由一个特定的时长和目标(如肥大，基本肌肉力量，爆发力和耐力)组成的几个周期。周期可以从 1 个星期的“小周期”到几个月的“中周期”，各不相同。通常一个训练程序包括各种可变长度的周期。对过程训练的进一步讨论将在本章的后面部分进行，这关系到高级或精英运动员的培养。

强度

广泛的力量训练研究已在无损伤个体中进行。增加力量的运动量参数从 1945 年 Delorme 的经典论文开始，他提出了 10RM，10 组的方案[24]。后来，Delorme 和 Watkins[25] 将这个方案修改为 10RM，3 组，每组负荷逐渐增加，从 1/2、3/4，到 1 个完整的 10RM。Delorme 将这一方案命名为渐进式抗阻训练(progressive resistance exercise，PRE)，这一术语一直沿用至今(表 5-1)。Delorme 的三组渐进式抗阻程序已被作为控制条件用以判断其他方法的有效性。

1951 年，Zinovieff[26] 在牛津提出了 DeLorme 方案的变通方法。他建议调整负荷的强度，以允许进行性疲劳。这是通过选择一个初始负荷足以让每组完成，这个方案被称为 Oxford 技术。McMorris 和 Elldns[27] 比较了 DeLorme 和 Oxford 方案，发现 Oxford 方案稍好，但差异无统计学意义。

作为一个比 DeLorme 和 Oxford 方案更适应渐进式运动的程序，每日可调渐进阻力运动(daily adjustable progressive resistive exercise，DAPRE)技术已被提出(表 5-1)[28]。此技术消除了关于频率和体重增加量的任意决定。DAPRE 程序可通过自由重量或借助重量机器完成。6RM 被用来确立初始工作重量。此后，重量的增加是基于前一训练程序的表现。

这些准则都是基于对健康受试者的研究。当

表 5-1 常见的肌肉力量训练运动量和 DAPRE 程序以及调整方案

技术	基础最大重复(RM)	组数	重复次数
DeLorme	10	1. 50% 10RM	10
		2. 75% 10RM	10
		3. 100% 10RM	10
Oxford	10	1. 100% 10RM	10
		2. 75% 10RM	10
		3. 50% of 10RM	10
DAPRE	6	1. 50% 6RM	10
		2. 75% 6RM	6
		3. 100% 6RM	尽可能多
		4. 根据重复次数调整重量，分 3 次完成[a]	尽可能多，重复次数用来判定第二天做功的量[a]

重复次数	调整做功	调整做功
分 3 组完成	4 组的重量[a]	第 2 天的重量[a]
0~2	下降 5~10lb	下降 5~10lb
3~4	下降 0~5lb	重量不变
5~6	重量不变	增加 5~10lb
7~10	增加 5~10lb	增加 5~15lb
11	增加 10~15lb	增加 10~20lb

[a] 调整 DAPRE 程序

治疗有特定损伤的病人时,抗阻训练运动量相应变化[29]。运动应进行至出现疲劳或被疲劳替代,在这个点替代或改变发生。

持续时间或量

抗阻训练的持续时间或容量可以被认为是特定运动时间的组数或重复次数。多数运动是按照规定数量的重复次数和组数进行的,被认为是运动持续时间或容量。在康复中,抗阻训练也可能规定一定的时间间隔,如15秒,30秒或60秒,这取决于运动目标。

在健身的举重训练中,容量通常被定义为在训练过程中使用的力乘以重复次数的总数。强度和容量呈负相关,强度越大,重复次数越少。在一个较低的RM(近1RM或能上举的最大重量)训练时,很少进行重复运动,力量的获得是主要的目标。在10RM或更高训练时,重复多次进行,其目标是耐力和肌肉性能的其他方面。

对初学者来说,非常小的刺激对力量的获得是必要的。未经受训的个体,一组10RM,每周2~4次,可能是适当的。在高级或精英运动员中,多组常规强度,每周3次,对实现力量和功率的增益是必要的。对他们来说,与进行两或三组运动相比,只进行一组运动对增加力量几乎是无效的;有证据表明,三组比两组运动更有效[30]。然而,多组构成更高的伤害风险,因此,必须采用严密的技术,避免损伤。

对大多数人来说,适度的训练量足以达到肌肉力量获益,这些获益可以通过任何抗阻训练模式取得[31,32]。荟萃分析表明:

- 对于健康个体,采用1RM的60%,每周3天平均容量的训练,每组肌肉群运动4组,能产生最佳的肌肉力量增益[33]。
- 对于娱乐性训练的非运动员,80%的1RM强度,每周2天平均容量的训练,每组肌肉群运动4组是最好的方案。
- 对于运动员来说,85%的1RM,每周2天平均容量的训练,每组肌肉群运动8组对肌肉力量的最佳增益是必要的。

组之间的休息间隔是另一个需要考虑的重要变量。为了确定最佳休息间隔,实现不同的抗阻训练目标,已进行了大量的研究。对于单组和多组以及组之间的休息间隔长度存在一些争议[34,35]。不同的休息间隔,肌肉力量结果可能会改变。根据负荷强度和训练目的不同,休息间隔会有所变化,从小于1分钟到3分钟,甚至5分钟。肌肉力量训练所需的高强度需要较长的休息间隔。

- 对于近1RM的负荷,3~5分钟的休息间隔允许更多的恢复和进行高强度多次重复训练的能力[34]。
- 对于爆发力训练,在诸如增强式跳跃活动中,最少3分钟的休息能保留必要的训练强度。
- 当进行肌肉耐力训练时,组间约30秒的休息间隔是足够的。肌肉可以通过减少组之间的休息间隔来加强负荷。

频率

训练频率取决于康复目标。等长运动每天进行几次,重负荷的动态运动可能每隔一天进行。运动频率和运动目标、强度、持续时间以及病人在康复程序中进行的其他运动有关。对于进行举重或健身训练的个体每天进行举重训练或每天训练2次;而按照康复程序进行训练的个体可以每周进行3天的抗阻训练,隔日进行有氧运动。确保在训练期间有足够的恢复时间。缩短训练期间的恢复期可能产生持久的疲劳[36]。

研究提供了各种建议的频率,这需要与训练强度,持续时间,初始训练状态和训练的目标相平衡。以1RM的强度,每周1次,每次1组PRE训练,1周后增加频率,每周增加频率,至少持续6周,肌肉力量显著增强[30]。对于初次受训者来说,每周1~5天的训练将使肌肉力量明显增强。

顺序

肌肉的训练顺序会影响肌肉力量的发展。一般来说,在肌肉力量和爆发力增益中提倡多关节运动。然而,当康复个体具有肌肉功能受损的表现时,特定的单块肌肉的训练通常是必要的。在这种情况下,在病人感到疲劳之前,应先进行单关节运动,之后进行多关节功能性运动模式的训练。当设计康复锻炼的顺序时,考虑运动是堆叠的(连续训练同一肌群的多个运动)或拆散的(在不同的肌群之间交替运动,允许休息间隔)。在早期康复阶段,拆散运动使训练肌群得到了主动休息间隔,从而可以防止肌肉的过度劳累。随着康复的进展,运动可以重新安排,包括连续两个或多个运动在同一肌群中进行。为了增加肌肉力量,对于新手、中级和高级个体的训练，美国运动医学学院（ACSM）提出了以下建议[37]：

- 先锻炼大肌肉群，再锻炼小肌肉群；先进行多关节的运动，再进行单关节的运动。
- 当进行所有主要肌群的训练时，在训练期间应对上半身和下半身进行旋转活动。
- 当在不同的时间对上半身和下半身的肌肉进行训练时，应对主动肌和拮抗肌进行交替训练。
- 训练肌群时，应先进行较高强度的运动，再进行较低强度的运动。

方案设计

方案设计仅仅意味着考虑整个训练时期，它包括在前一节讨论的活动顺序和类似间歇训练和循环训练这样的首要问题。间歇训练是一种主要用来构建无氧代谢系统的训练方式，然而这取决于运动与休息的比率，它也可以用来训练有氧系统。间歇训练的处方包括运动强度、运动时间，以及缓解期间的活动和时间[2,23]。

- 缓解间歇可以是被动的（休息 - 缓解），也可以是主动的（运动 - 缓解）。
- 运动 - 缓解的例子包括无阻力主动活动，牵伸，或另外的轻度活动。
- 运动：休息的比值可以从训练有氧系统的 1：1 或 1：1.5 到训练磷酸原系统的 1：12 到 1：20。
- 对磷酸原系统进行的高强度、短时间、大负荷的训练需要较长时间的缓解间歇。
- 较长时间的练习间隔（3 分钟及以上）作用在有氧系统中，尽量减少长时间缓解间歇的必要性。

间歇训练方法可借助重量设备（自由重量，变阻机，弹性阻力）用于抗阻训练，并在既定的时间范围内达到一定的重复次数。缓解间歇可以是被动的休息间歇，也可以是主动的休息间歇。间歇训练将在第 6 章与心肺系统相关部分进行更深入的讨论。

循环训练通常包括 8~15 个按照顺序或循环完成的训练站。这些训练站可以是针对主要肌群的一般训练，作为一般的健身例程或运动训练程序的补充部分，也可以是具体的训练。例如，一个游泳队可能会进行每周 3 天的循环训练，重点是防止运动员受伤。所有的运动可以只有一个模式（即变阻机），也可以是变阻机、自由重量、弹性阻力和功能性技能的一个组合运动站，如跳跃。根据预先设定的 15~30 秒的站点间歇目标，参加者按照规定的强度完成两个或三个循环。在设计循环时，请切记前面已经讨论过的序列注意事项。

训练的特异性

训练的特异性表明“你得到你所训练的”。SAID（specific adaptations to imposed demands，SAID）原则体现的概念首次在 Wolff 定律中提出。Wolff 定律指出骨骼将适应于施加给它的负荷。软组织恢复论被称为 Davis 法则，法则认为软组织会根据所受的负荷改变[38]。就训练范围、模式、收缩类型和速度而言，这种特异性更加明显[39-41]（证据与研究 5-1）。

证据与研究 5-1

使用蹲、卧推升降机做训练工具，姿势对训练特异性的影响也被进行了评估。在一个为期 8 周的训练后，各种测试随之进行，包括各种技能，如垂直跳、40 米短跑、等速测试和 6 秒来回踩功率自行车。作者发现结果支持姿势特异性的观点，因为运动姿势与训练姿势类似能实现最大程度的改善[42]。

当用于测试和训练的运动类型相同时，最大的训练效果是显而易见的，虽然这一原则因肌肉收缩类型而异（证据与研究 5-2）。进行等长训练的肌肉在等长测试时显示最大的肌肉力量改善，而进行动态训练的肌肉在动态测试时更强。然而，对于股四头肌向心和离心训练的一项研究发现，特异性与离心训练有关，而不是向心训练[44]。向心训练只增加了向心和等长收缩的肌肉力量[43]。研究显示了双侧转移，训练一侧肢体会导致对侧肢体肌肉力量的增加[39,45,46]。双侧训练和单侧训练的进一步研究显示，双侧训练时双侧评分提高，单侧训练时单侧评分提高。这些研究结果在上肢和下肢是训练中是一致的[47]。

证据与研究 5-2

一组 12 名男子接受了传统的膝关节屈肌和伸肌的等张肌力计划训练[43]。他们在训练前和 12 周训练后接受了等速测试。他们的等张肌力增加了近 227%，而每秒 60° 的等速肌力仅增加了 10%。

活动范围的特异性也存在，在关节角度运动时肌肉力量改善最明显[40]。一项关于离心训练的研究表明，在关节的特定角度，等长收缩的肌肉力量增加；关于向心训练的类似研究表明整个范围内的改进[46]。影响肌肉力量发展的许多变量凸显了训练特异性的重要。如果肌肉系统是唯一参与的系统，那么肌肉力量的发展将是可以预测的，并呈线性发展。然而，功能性肌肉力量的发展是一个存在于肌肉组织和专门针对肌肉组织的神经系统之间的复杂关系。这包括周围和中枢神经系统机制。

运动的特异性是很明显的，任何人受过某一项活动训练（如跑步），随后发现很少转移到另一项活动（如网球）。即使是抗阻训练，其提供了良好的肌肉力量基础，也不会转移到其他活动中，甚至这些活动使用相同的肌群。因此，重要的是将抗阻训练作为功能训练的基础。

神经适应

肌肉的性能取决于所涉及肌肉的类型、大小以及神经系统适当激活肌肉的能力。当一项不熟悉的运动被引入到抗阻训练程序中，早期肌肉力量的增加部分由神经系统控制的适应性改变引起。不恰当的指导，未能监测运动，或者不能确保适当的神经系统控制，都可能使其对预期结果无效或有害。为了取得高效和有效的肌肉性能，必须进行以下操作：

- 主动肌（负责在预期方向产生大作用力的肌肉）必须被充分激活。
- 协同肌（协助协调运动的肌肉）必须适当地被激活以保证准确性。
- 拮抗肌（在主动肌相反的方向产生力的肌肉）必须适当地被激活或放松。

DeLorme 和 Watkins[25] 推测，渐进抗阻训练后最初的肌肉力量增加发生率可以用肌肉形态学变化来解释。初始肌肉力量的快速增加可能是由运动学习引起。当引入一项新的运动时，在训练的前几周神经适应占主导地位，当个体掌握了协调性之后，有效运动是必然的。最终，在肌肉性能的增益上，肥厚性因素逐渐支配神经性因素[43]。虽然神经适应一度被认为在训练的最初几周占有优势，但是 Staron 等[48] 发现形态变化在训练的第 2 周开始出现。

其他的适应性，如高速激发运动单位产生爆发力的能力，这可能需要较长时间的训练来获得，而在停止训练后则快速消失[49]。从长远来看，肌肉性能的进一步改善取决于训练中肌肉被神经系统激活的方式[50]。

肌肉疲劳

肌肉疲劳可以被定义为持久或重复的肌肉活动后收缩力量的可逆性下降[51]。

人体疲劳是一个复杂的现象，包括在沿着引发肌肉纤维刺激事件链的多个站点上出现的故障。疲劳涉及一个中心组件和一个外周组件，中心组件设定了发送给肌肉的指令信号数量的上限。与疲劳相关的横桥功能的外周变化包括相互作用的横桥数略有下降，个体横桥力输出减少，以及在肌肉收缩过程中桥循环速度降低（表 5-2）。

当病人进行抗阻训练时，要警惕疲劳的迹象。疲劳会导致替代或损伤。抗阻训练的运动量通常受到躯体疲劳的限制，当感到疲劳时个体必须停止运动或放弃技术。运动质量对确保兴奋肌肉被募集是必要的。当肌肉疲劳引起躯体疲劳时，协同肌可以很容易地控制运动模式。疲劳运动后，可以发现力矩激活的活化和最佳长度的变化[52,53]。教育病人一旦形成损害（即躯体疲劳），应停止运动。使用错误的技术继续运动，不利于结果，甚至可能是有害的。运动必须按照适当的募集模式正确执行（图 5-7A 和 B）。当肌肉不能被募集时，肌力是不可能增强的。

肌肉酸痛

在抗阻训练中，尤其是在未受训的状态，肌肉结构的轻微病变和炎症会导致肌肉的酸痛[54]。大多数人在开始进行抗阻训练程序时会感到一些僵硬，并在活动结束后出现受训肌肉的酸痛。酸痛可能是由肌原纤维损伤、肌膜损伤或炎症过程引起。血清或血浆肌酸激酶是一种几乎完全存在于肌肉组织中的酶，其值可能升高，这表明肌肉损伤[55-57]。这种肌肉损伤不仅局限于局部肌肉环境，还导致全身炎症，动脉硬化加剧，对中心大血管功能产生负面影响[58,59]。

迟发型肌肉酸痛（delayed-onset muscle soreness，DOMS）是一种特定类型的肌肉酸痛，常见于离心运动后，尤其当练习以较高的速度进行时[60]。迟发型酸痛通常在发力后 2 天左右达到峰值，可持

表 5-2 引发肌肉收缩的事件链

	引发肌肉收缩的事件链 (疲劳的解剖位置)	通过事件链处理信息 (引起疲劳的生理过程)	
中枢疲劳	边缘系统,运动前区和联合皮层 ↓	动机或刺激不足	从中枢神经系统向肌肉传递足够的电兴奋的过程
	感觉运动皮层 ↓	皮层运动神经元激活不足	
	脊髓 ↓	α 运动神经元兴奋性下降	
外周疲劳	外周运动神经元 ↓	神经传递失败	
	神经肌肉结合处 ↓	神经肌肉传递失败	
	肌纤维膜 ↓	肌膜兴奋性下降	
	横小管 ↓	肌肉动作电位传播失败	
	肌浆网 ↓	Ca^{2+} 释放不足或再摄取	为收缩提供足够能量的代谢和酶促过程
	肌动蛋白肌球蛋白横桥形成	兴奋 - 收缩耦联失效,能量供应不足,能量补给不足,代谢积累	
	肌肉收缩		

From Currier DP, Nelson RM. Dynamics of Human Biologic Tissues. Philadelphia, PA: FA Davis, 1992: 165.

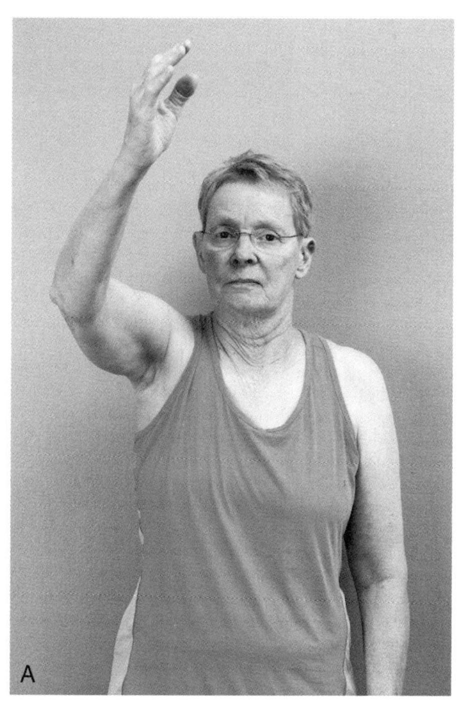

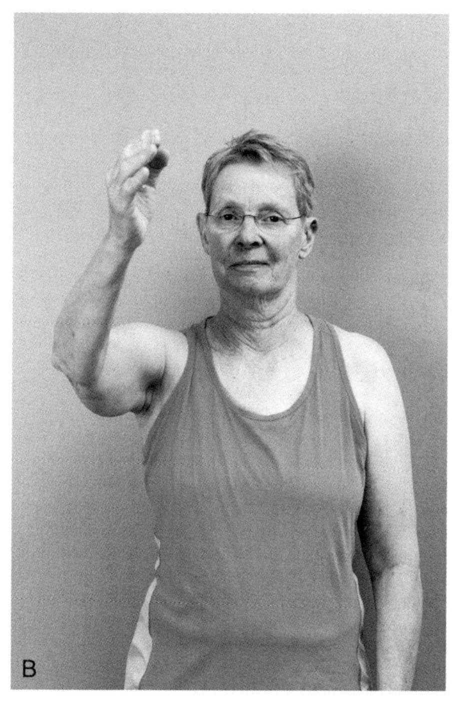

图 5-7 确保正确的运动机制。A. 举臂时不恰当的抬肩;B. 举臂时合适的肩胛骨稳定

续长达 7 天。在此期间,在高强度离心运动后,肌肉功能恶化,肌肉力量可能会持续下降 1 周或更久。此外,峰力矩产生了一个相对更长长度的最佳角度的转变[52,53]。然而,在重复训练后,适应过程会减少肌肉的酸痛[52]。离心训练后的肌肉酸痛也可以通过预处理肌群来减弱,即在延长位置进行肌肉的等长收缩[61,62]。

非习惯性离心运动和相关的高肌肉力量会破坏肌肉的收缩和非收缩结构,并对肌细胞异常代谢产物产生额外的损害。因为离心收缩利用运动单位的数量比向心收缩要少,所以这些运动单位上的多余的压力似乎是组织损害和相关炎症的源头[63,58]。炎症启动了愈合过程，慢慢适应，避免肌肉在随后类似的系列运动中受到损害[52]。

即使在酸痛期间，还是建议进行适度的活动，因为在肌肉功能恢复和痊愈之前仍存在适应反应。一次离心运动为后续长达 6 周的系列运动提供了对迟发型肌肉酸痛的保护作用[52]。因此，当启动包含离心收缩的抗阻训练程序时，最好的方法是从轻度运动开始，以防严重的迟发型肌肉酸痛[62]。

应告诫病人，离心运动后 24~48 小时会出现肌肉酸痛，但在恢复期应坚持进行适度的运动。然而，一些研究表明，在一个回合的离心运动后位置觉和关节反应角度出现了衰减（证据与研究 5-3）。因此，应谨慎对待在高危环境中工作或训练的治疗人群（即钢铁工人，屋顶作业工人）[67,68,69]。

证据与研究 5-3

通过反复的离心肌肉收缩使上肢肘关节屈肌和下肢膝关节屈肌疲劳，从而测试位置觉和反应角度。与膝关节屈肌相比，虽然运动造成了肘关节屈肌更多更大的肌肉损伤和位置觉的缺失，但是在运动后的所有测量时间点上，肘关节屈肌保留得更快、更准确。错误偏向更加长的位置[64,65]。一个重复的运动回合使膝关节屈肌的肌肉损伤更少、更易于改善位置感[66]。

生命周期考虑

新生儿至青春期前

新生儿的身体质量只有大约 20% 是肌肉组织。婴儿是虚弱的，在最初的几个月里，肌肉的强化是通过自发运动来进行的。这些运动不应受到紧身衣或对新生儿持续捆绑的限制。然而，婴幼儿不应承受系统的抗阻训练，正常的发育进程为肌肉力量最佳量的发展提供了一个适当的刺激。

在青春期前的阶段(女孩 11 岁，男孩 13 岁前；大约 Tanner 阶段 1 和阶段 2)，肌肉质量的增加必须平行于身体质量的增加。孩子们能够在成长和成熟之外取得力量的提升。在这个年龄段，运动尤其是抗阻训练的益处包括[70]：

- 改善肌肉功能。
- 增加运动表现。
- 改善身体成分。
- 增加骨强度。
- 增强健康感。
- 增强积极的健身态度。

在青春期前，男孩和女孩之间的力量训练没有差异。男孩有一个小的遗传优势，这被女孩的发育优势完全补偿[71]。在力量表现上没有性别差异的生物学基础。大多数表现的改善是神经学变化的结果，如运动单位的激活、协调和运动学习[70]。

中等强度的肌肉力量训练是可以接受的。这个年龄段的阻力训练应侧重于神经学方面的训练（图 5-8）。见表 5-3 在青春期前水平建议的程序[72,73]。

肌肉功能训练始终应由知识渊博的专业人士监管，以避免损伤的风险。尽管有人说在青春期前儿童的阻力训练会增加肌肉骨骼的损伤，但这似乎是传闻。在由经验丰富的专业人员监管的抗阻训练中，对照研究并未发现肌肉、骨骼或关节损伤的增加[74,75]。

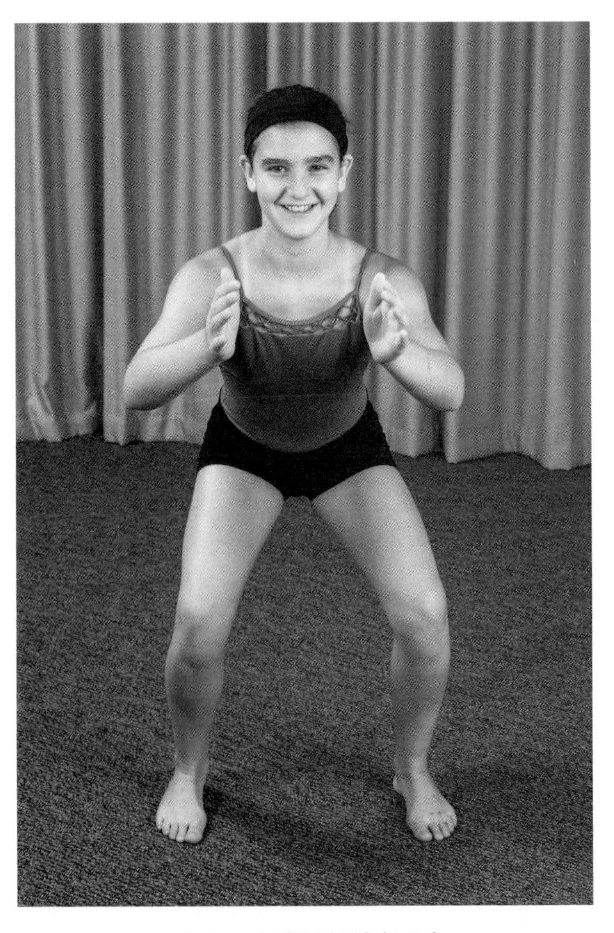

图 5-8 儿童进行蹲式运动

表 5-3 青少年抗阻训练的一般准则

- ■ 提供合格的指导和监督
- ■ 确保运动环境安全无隐患
- ■ 每次训练前有 5~10 分钟的动态热身期
- ■ 初时采用较轻的负荷，运动中始终采取正确的运动技术
- ■ 在各种上半身和下半身的力量练习中，进行 1~3 组运动，6~15 次重复
- ■ 包括强化腹部和腰背部区域的特定练习
- ■ 注重对称的肌肉发展和关节周围肌肉的适当平衡
- ■ 在各种上半身和下半身的爆发力练习中，进行 1~3 组运动，3~6 次重复
- ■ 根据需求、目标和能力理智地推进训练计划
- ■ 当力量改善时，逐渐增加阻力（5%~10%）
- ■ 采用不太激烈的运动和静态牵伸进行放松
- ■ 在运动的每个环节注意倾听个人的需求和关注点
- ■ 开始抗阻训练时 2~3 次 / 周，且不连续进行
- ■ 使用个体化的锻炼日志以监测进展
- ■ 通过系统地改变训练计划，保持新鲜和具有挑战性的程序
- ■ 用合理的营养，适当的水分和充足的睡眠优化性能和恢复
- ■ 从指导者和父母身上获得鼓励和支持有助于保持兴趣

From Faigenbaum AD，Kraemer WJ，Blimkie CJ，et al. Youth resistance training：updated position statement paper from the national strength and conditioning association. J Strength Cond Res 2009；23（5 Suppl）：S60-S79.

青春期

青春期指的是儿童期和成年期之间的时间段，包括年龄在 12~18 岁的年轻女孩和 14~18 岁的男孩（Tanner 阶段 3 和阶段 4）[72]。提高力量的能力在青春期迅速增加，尤其是男孩。此时，由于蛋白同化（即蛋白结合）成分的作用，男性性激素的增加非常重要。在成熟过程中，男孩的肌肉比例从身体质量的 27% 增加到 40%[71]。随着青春期的开始，女孩和男孩的优势明显不同。平均而言，在 11~12 岁女孩的力量是男孩的 90%，13~14 岁为 85%，15~16 岁为 75%[71]。虽然这种性别差异有生物学基础，但它并没有完全解释所看到的差异，表明还有持续的社会影响。

在这个阶段建议进行一般的力量训练（表 5-4）。）。最佳的力量和肌肉平衡对于快速成长的骨骼是至关重要的。像青春期前，没有证据表明青少年参与适当的监督性训练会增加其肌肉骨骼的损伤[70,74]。在抗阻训练中，腰背部或其他肌肉骨骼损伤往往发生在无指导的情况下，此时可能缺少适当的指导。

与青少年抗阻训练指南相似，青春期的最重要的因素是正确的指导、监督和安全进展。此外，参训者必须有倾听和指示的能力，以确保安全。当青年推进其抗阻训练计划时，他们将活动从孤立的肌肉运动发展到复杂的多关节活动，由此需要更多的协调。他们以不同的速度进展，包括旨在提升爆发力的较高速度的活动，以及挑战平衡的活动（表 5-5）。对于具体的指导方针，请参见 Behm et al.[70] 和 Faigenbaum et al.[74]。

成年早期

在 18~30 岁这个阶段，力量的潜力是最大的[75]。此时，有能力的生物结构表现出良好的适应性状态，关节承受高负荷，社会状况需要力量的特定使用。大多数人因没有长时间工作的义务而积极参与体育活动。在此期间，重点应放在一个兼顾心肺适能、肌肉性能和柔韧性的平衡健身方案。

表 5-4 青少年力量训练建议

	初学者	中级训练者	高级训练者
肌肉活动	离心和向心	离心和向心	离心和向心
运动方式	单关节和多关节	单关节和多关节	单关节和多关节
强度	50%~70%1RM	60%~80%1RM	70%~85%1RM
运动量	1~2 组 ×10~15 次重复	2~3 组 ×8~12 次重复	≥3 组 ×6~10 次重复
休息间隔（分钟）	1	1~2	2~3
速度	中等	中等	中等
频率（天 / 周）	2~3	2~3	3~7

ECC，离心；CON，向心；SJ，单关节；MJ，多关节；1RM，1 次最大重复量；rep，重复。

From：Faigenbaum AD，Kraemer WJ，Blimkie CJ，et al. Youth resistance training：updated position statement paper from the national strength and conditioning association. J Strength Cond Res 2009；23（5 Suppl）：S60-S79.

表 5-5 青少年爆发力训练建议

	初学者	中级训练者	高级训练者
肌肉活动	离心和向心	离心和向心	离心和向心
运动方式	多关节	多关节	多关节
强度	30%~60%1RM 速度	30%~60%1RM 速度 60%~70%1RM 力量	30%~60%1RM 速度 70%~≥80%1RM 力量
运动量	1~2 组 ×3~6 次重复	2~3 组 ×3~6 次重复	≥3 组 ×1~6 次重复
休息间隔(分钟)	1	1~2	2~3
速度	中等 / 快速	快速	快速
频率(天 / 周)	2	2~3	2~3

ECC,离心;CON,向心;MJ,多关节;1RM,1 次最大重复量;VEL,速度;STR,力量;rep,重复。

From:Faigenbaum AD,Kraemer WJ,Blimkie CJ,et al. Youth resistance training:updated position statement paper from the national strength and conditioning association. J Strength Cond Res 2009;23(5 Suppl):S60-S79.

中年

在这一阶段,必须根据训练活动、性别和身体部位区分力量的缩减。每周训练 2 小时或更久,对力量有积极的影响。随着年龄增长,少量训练增加了存在于活跃和不活跃人群之间的差异。在中年,随着责任的增加,运动可能成为次要的存在。持续性的抗阻运动计划有助于帮助保持力量和功能、骨密度以及适当的身体组成。

老年

身体能适应整个生命周期的强化锻炼。它有可能逆转存在于老年阶段的肌肉无力状况[76]。在训练不足的老年人中,力量增加可能由相对较低的刺激引起。与年轻人一样,这些力量的增加源于肌肉肥大和神经因素[77,78]。在几周的抗阻训练后,老年人受训肌肉的横截面积显示增加[79](证据与研究 5-4)。一般情况下,疲劳性随年龄增大而增大,在剧烈消耗后,老年人的肌肉需要更长时间的恢复。随着年龄的增加,肌肉胶原含量也显著增加,这与结缔组织增厚和肌肉僵硬增加有关。

证据与研究 5-4

14 名老年人被随机分配到抗阻训练组(RT)或对照组。抗阻训练组的下肢接受 70%~80%1RM 的推举训练,训练 4 组,每组重复 10 次。经过 10 周的训练,推举的 1RM 增加了 42%;与此同时,训练仅 9 周后,股外侧肌的横截面积就明显增加[22]。在对年轻人和老年人进行了每周 2 次,持续 10 周的大容量、中等负荷的抗阻训练计划后,Walker 等[80]比较了两者的神经肌肉活动和肌肉肥大的变化。虽然两组的肌肉表现都得到了改善,但只有年轻男性表现出明显的瘦体重增加,只有老年男性表现出肌肉活化的增加。这个程序并没有导致反映快速向心力产生的肌肉爆发力的增加[81]。

随着年龄的增长,肌肉功能的下降对男性和女性的影响会出现差异。女人绝对力量下降比男人少,对身体部位的影响也不同。手臂受到的影响比躯干和腿明显,可能是因为与力量相关的活动中较少使用上肢。活跃的老年女性在躯干肌肉力量上超过不活跃的男性。

足够的肌肉力量有助于预防或缓和关节退行性改变的症状。老年人的抗阻训练应针对易萎缩的肌肉,尤其是颈深屈肌、肩胛固定肌、腹肌、臀肌和股四头肌。毫无疑问,人们很少关注到呼吸肌(即膈肌)和盆底肌的力量。训练应包括多关节和单关节运动。

此外,老年人应该考虑爆发力的训练,而不仅仅是力量。腿部力量已被证实明显地影响了活动受限的老年人的身体机能[82,83,84]。在某些情况下,爆发力训练已被发现能比传统的力量训练更有效地改善身体功能[81,83,85,86]。踝关节背屈和跖屈的峰值功率能预测从椅子里站起来以及爬楼梯的表现[87]。与低力量老人相比,低爆发力老年人具有 2~3 倍显著地移动受限风险[88]。大多数力量项目都是以较慢的速度进行,而爆发力训练通常以较高的速度进行。

在老年女性中,高速抗阻比低速抗阻训练能更有效地提高肌肉的爆发力[89]。在活动受限的老年人中,高速爆发力训练无论是高阻力(70%1RM)还是低阻力(40%1RM)均能改善肌肉的力量和功能[90,91](证据与研究 5-5)。高速爆发力训练也提高了老年人的制动速度,这是预防跌倒的一个重要因素[92]。因此,高速训练可能是老年人阻力训练的首选策略[93]。此处的爆发力训练应包括使用轻到中等程度的负荷进行 6~10 次的快速重复。参阅第 17 章对脊柱、肩、臂、髋和盆底进行的抗阻训练(图 5-9)。

证据与研究 5-5

研究人员研究了不同速度的爆发力训练在功能性活动中的训练效果,如习惯性步行速度(HGV)、爬楼梯(SC)和从椅子上站起(CR),并且将之与老年男性和女性的力量训练相比较。与强度为 1RM 的力量训练相比,强度为 70% 和 40% 1RM 的爆发力训练在习惯性步行速度和爬楼梯方面显示了更大的关联性。此外,强度为 40% 1RM 的爆发力训练比 70% 1RM 的强度更能支持习惯性步行速度的可变性,因此在运动受限的老年男性和女性中支持进行高速训练[91]。

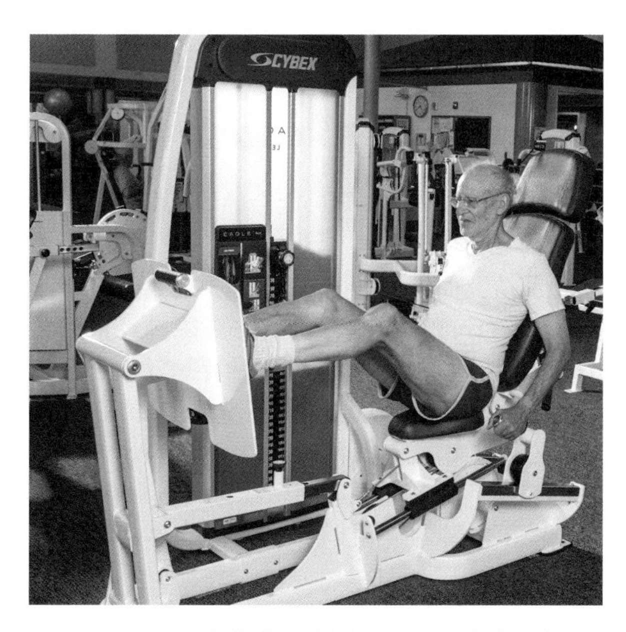

图 5-9 用腿部推举机对老年人进行爆发力训练

随着年龄的增长,对力量使用的社会需求和个人动机减少;萎缩反映了废用的影响,而不仅仅是与年龄相关的变化。运动系统在日常生活活动中的自发和有意使用,以及有目的的抗阻训练,能够抵消随着年龄增长带来的肌肉质量的流失。肌肉的有力使用,尤其是在老年人群中,改善了他们的健康状况,增加了他们的幸福感。

表现在认知方面

力量或表现的认知或心理方面在精英运动员身上是最容易看到的。运动心理学家和运动员支持使用心理图像技术,如可视化和积极的自我对话。积极的认知策略可以提高力量和表现,但是消极的策略可能有负面或微小的影响(证据与研究 5-6)。

证据与研究 5-6

一项对不同心理准备技术(如觉醒、注意、意象、自我效能和控制阅读条件)的研究表明,与对照组那些没有使用任何心理准备技术的人相比,这些技术和其他自我效能技术能产生更大的后测力量表现[94]。在陈述或阅读特定行为动词或具体的运动表象活动,并进行数学运算后,跳跃高度得到了改善,这表明了认知与表现之间的联系[95]。

通过对不同类型的意象以及它们对爆发力和耐力活动的影响(如坐位扔铅球和俯卧撑)进行的研究,结果表明,所有的图像技术都有积极的影响,使用隐喻是提高爆发力和耐力特别有效的措施[96]。一项关于意象、预备唤醒和倒数数对手掌握力影响的研究发现,意想能提高老年和年轻受试者的握力[97]。Gould 等[98]发现意象和预备唤醒改善了力量表现。口头鼓励和正面竞争提高了耐力活动的表现,而精神疲劳则有负面影响[99]。

酒精的作用

酒精滥用对肌肉的有害影响已经有据可查[100]。在酗酒的病人中出现肌病的变化有时被归因于营养不良或废用。实验表明,即使进行营养支持和预防运动,正常人仍可以发展为酒精性肌病如果他们摄取了大量的乙醇[101]。

酒精性肌病有两个临床阶段:

1. "狂饮"之后的急性疼痛表现。
2. 慢性期,包括肌肉形态学和功能的改变[102]。

急性酒精性肌病有形态学特征,如纤维坏死、细胞内水肿、出血和炎性改变。慢性酗酒狂欢可导致急性肌病,其特征为肌肉痉挛、肌肉无力、压痛、肌红蛋白尿,降低肌磷酸化酶活性和乳酸对缺血性运动的反应。对于那些患有急性肌病和出现肌红蛋白尿的人,运动是禁止的,因为它可能给已经受损的系统加压。

慢性酒精滥用的变化包括Ⅱ型纤维萎缩,这

表明酒精病人可能不能迅速产生张力和爆发力[103]。对于许多病人来说，戒酒导致肌肉功能的完全恢复；但对于一些人来说，损伤可能会更严重，并且对治疗产生抵抗力，因此，当预测预后时这必须被视为一个合并症。

药物的影响

作为抗炎和免疫抑制药，口服皮质类固醇药物的广泛使用导致类固醇性萎缩病例的出现[104,105]。皮质类固醇是一种强效的分解代谢的刺激，当蛋白质的降解超过蛋白质的合成时，由于长期使用皮质类固醇引发的萎缩就发生了。在慢性肺部疾病病人中，不良反应似乎与肌肉无力增加、背部疼痛以及高剂量皮质类固醇引起的瘀伤有关[106]。对使用类似泼尼松等糖皮质激素类药物（如泼尼松、泼尼松龙、甲泼尼龙）治疗的病人进行原发性活检后发现，Ⅱ型肌纤维发生萎缩，尤其是ⅡB型纤维[105,107]；且被认为女性比男性更易发生[108]。Goldberg 和 Goodman[109] 认为，Ⅰ型纤维在随意运动中的持续使用为这些纤维免受类固醇代谢的影响提供了保护机制。募集Ⅱ型肌纤维的运动可以保护他们免受类固醇诱导的萎缩。正常功能预期在 1 年内恢复，或常在类固醇停止使用几个月内恢复[108]。

肌炎和较严重的横纹肌溶解综合征（需要住院）与一种最常用的降胆固醇药物他汀类有关[110-113]。虽然他汀类降胆固醇的作用是显而易见的，但是不良反应如肌肉疲劳、虚弱和疼痛则会使人变得衰弱[114]。肌细胞凋亡被认为是他汀类肌病的潜在机制[114]。肌病可能是由药物本身、与其他药物的相互作用或由个体遗传、免疫或代谢因素引起[115]。一些危险因素包括过多用药、年龄大于 80 岁、女性、糖尿病、免疫功能低下、高活性水平或维生素 D 缺乏[116,117]。

他汀类药物引起的肌病病人会主诉肌肉疼痛、躯体其他部位的疼痛、痉挛、僵硬和疲劳，通常是对称的，但并非总是如此。肌酸激酶水平可能升高或保持不变[117]。显著的个体差异性和黄金标准测试的缺乏使得诊断这种情况具有挑战性。但物理治疗师借助肌肉功能评估他汀类药物引起的肌病病人的方法是独特的[118]。此外，密切监测病人的活动水平可以检测和防止病情的恶化，如横纹肌溶解综合征[119-121]。对服用他汀类药物的病人，尤其是有引起他汀类药物肌病潜在危险因素的病人，在进行治疗性运动处方时要谨慎。负重运动和离心肌肉收缩会增加病人罹患肌病的风险[122]。此外，他汀类药物的使用会减弱对有氧运动和力量训练的常规反应[123]。

肌肉功能下降的原因

由于各种原因，肌肉的功能会受到损害。其中包括中枢或外周神经病变；肌肉拉伤或挫伤；肌腱或骨及其附件的损伤或炎症（见第 11 章）；某些药物（见上节）；以及各种原因引起的废用或失调。检查或评估肌肉功能的目标是明确损害的原因，制订最有效和全面的干预程序。下一节讨论可能导致肌肉功能受损的潜在因素、每个潜在原因的检查或评估结果，以及每个特定原因的一般干预概念。

神经系统病变

中枢或周围神经系统病变会影响肌肉的收缩能力。周围神经系统可在神经根或周围神经水平受到影响。

神经根病变患者可能会出现该神经根分布的肌肉性能的损害。例如，神经根在 L4-L5 脊髓水平受压可能产生股四头肌无力；而神经根在 C5-C6 脊髓水平受压则可能会导致三角肌和肱二头肌的无力。治疗性运动干预要视受累神经根的预后情况而定。如果变化相对较近，预计通过非手术治疗或手术治疗的方法解除神经根的压力，可采取预防和保护措施。治疗运动性干预的目标不仅是为了促进受累脊髓节段（待定的预后）支配肌肉的最佳功能，而且也是为了促进脊柱的稳定性和最佳的运动模式，以减轻由脊髓节段（见第 17 章和第 23 章）带来的神经根病变的机械因素。

对外周性病变，使用抗阻训练来维持或改善目前的肌肉力量水平，训练腰部深肌群或颈深屈肌群，以提供近端稳定性。对中枢性病变，使用抗阻训练训练核心肌肉（即颈长肌、腹横肌、腰部多裂肌、盆底肌；详见第 18、19、24 章关于肌肉功能的训练）能够有效稳定脊柱，减轻神经根的激惹症状。当引起神经根损伤的机械或化学原因被修复后，用特定的、局部的抗阻训练对所涉及的肌肉组织进行抗阻训练，以恢复精确的募集模式。

神经源性无力也可能由周围神经损伤引起(如在腕管处的正中神经,在肘管的尺神经,或在腓骨头处的腓总神经)。感觉缺失和减退的模式取决于受损神经和神经的径路。运动性治疗的重点应放在修复周围神经损伤的机械原因。例如,肩带下沉可能有助于牵引胸长神经,导致前锯肌的运动变化。运动和姿势教育能提高肩带,从而可能减轻对胸长神经的牵引,并最终恢复对前锯肌正常的神经支配。运动应尽量保持肌肉平衡和有效的运动模式,而不发展优势肌肉群。夹板固定、包扎、贴扎或其他支持措施,对保持平衡可能是必要的,尤其是在短期内。

其他神经学状况包括神经肌肉疾病如多发性硬化症、脊髓灰质炎后综合征、吉兰-巴雷综合征,以及由于脊髓损伤或脑卒中引起的肌肉瘫痪或麻痹。抗阻运动方案必须考虑预后并适当地调整运动。在某些情况下,如吉兰-巴雷综合征、某些脊髓损伤和脑卒中病例,以及多发性硬化的进展阶段,其恢复是可以预计的。运动项目应注重改善完整肌肉组织的肌肉功能,并在恢复和缓解进程中轻微强化弱肌。在力量训练过程中,避免疲劳削弱肌肉。运动量参数通常包括重复数次,穿插于整天的几次简短运动。

在诸如多发性硬化等疾病的静止期,平衡强化训练和移动性训练等一般的训练方案是合适的。当预计不会恢复时,抗阻训练程序应强调残余肌肉组织的功能性力量。包括功能性活动,如自理、转移和活动的力量。注意避免这些肌肉的过度工作与具有充分神经支配有效使用肌肉的人不同,瘫痪病人是用他们几乎没有神经支配的肌肉去完成几乎所有的活动。过度使用导致伤害的可能性非常高。

肌肉劳损

肌肉劳损出现在从急性剧烈创伤到慢性微创过度使用受伤的一个连续区,可由创伤性拉伤、离心负荷、慢性劳损、支配肌肉的过度使用或连续过度牵伸引起(参见第11章)。在肌肉劳损的治疗中,抗阻训练取决于沿此连续损伤发生的位置。组织过度负荷和低负荷的抗阻训练都不是最优的,这种阻力运动量的确定是训练面临的挑战。

当肌肉迅速、过度负荷或过度牵伸,以及产生的张力超过肌腱单位的抗拉能力,急性创伤性损伤就会发生[124]。腘绳肌是常见的肌肉劳损的部位。力量不足、伸展性减少、热身不充分、疲劳合在一起和腘绳肌受伤密切相关[125](请参阅患者相关指导5-1)。力量、伸展性和抗疲劳性可预防肌肉的劳损。

患者相关指导 5-1

预防肌肉劳损

虽然一些肌肉劳损是不能预防的,但预防措施可以降低受伤的风险。

1. 剧烈活动之前的热身运动:大肌肉群5~7分钟的活动应该足够了,如散步、慢跑,或骑自行车。出点汗,这应该是足够的活动。

2. 一般热身后伸展僵硬和短缩的肌肉。拉伸可以是静态的或动态的,这取决于你的活动。在运动结束后,牵伸每块肌肉1~30秒,重复4次。

3. 用力量练习平衡运动或者其他休闲活动。临床医生可以帮助你专注于肌肉易受到的损伤。

4. 在活动期间避免疲劳。疲劳可以增加受伤的风险。

5. 加强未充分利用的肌肉,以防止对敏感肌肉的过度使用。临床医生可以帮助你确定是哪些肌肉,以及为了维持肌肉平衡你需要进行哪些运动。

离心负荷是肌肉劳损的常见机制,但是准备好承受离心负荷的肌肉不易受到损伤。离心负荷应该是任何抗阻训练程序的一个组成部分(选择性干预5-1:离心负荷示例)。防止肌肉拉伤的程序应该包括有强烈离心成分的动态抗阻练习,柔韧性连续,活动前适当的热身运动,以及注意疲劳水平。损伤后的康复程序也应关注这些因素。

选择性干预 5-1

侧踢

见病例讨论1

虽然在其他章节中所述,该病人需要综合干预,但是和抗阻运动相关的训练只描述了一个。此训练将被用在这个病人康复的后期阶段。

活动:对抗髋关节外展和踝关节外翻

目的:为了提高踝关节外翻肌和髋关节外展肌的肌肉功能。

运动控制的阶段:控制的活动性

模式:阻力带

姿势:站立位,一脚踩住阻力带,另一只脚用阻力带进行缠绕。支撑应随时提供,以维持平衡。

运动:健腿站立,髋关节在额状面上外展,踝关节外翻。将腿向一侧缓慢抬起并控制(向心相位),向起始位置降低(离心相位),速度较快但得到控制。在运动过程中保持良好的脊柱姿势。不上提骨盆,只活动髋关节。维持在额状面上活动;向屈曲方向移动会导致屈肌外展肌群的运动,重复运动。

用量:每天2~3组直至产生疲劳。如果病人没有感觉到疲劳,则重复20次,增加阻力带的阻力。

运动目的解释:这项训练以协同的方式增加了髋外展肌和踝外翻肌的功能。外展肌在向心和离心模式中均得到了强化。它可能进展到较高的速度以增加离心负荷。去除支撑以挑战稳定性。

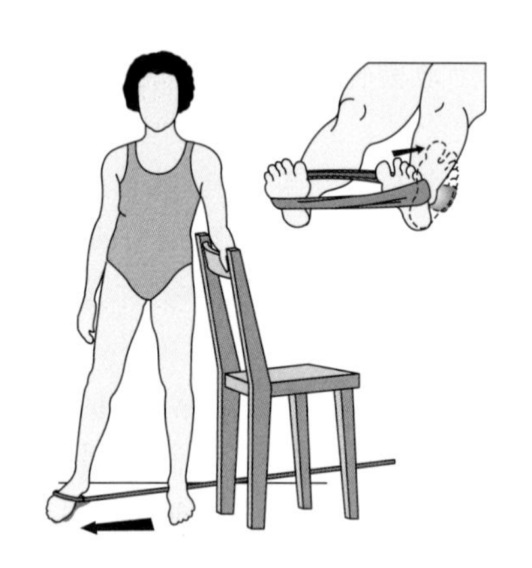

肌肉也可能因长期过度使用而劳损。例如,指长伸肌(EDL)劳损在连续重复进行肘、腕和手部活动的工人中是很常见的,这是由使用指长伸肌进行伸腕和屈肘引起的。尽可能训练患者使用肱二头肌进行屈肘(即屈肘时保持手心朝上而不是前臂旋前),这能缓解指长伸肌的过度使用性劳损。全面的评估可以确定过度使用问题的原因。如果人体工程学是不良姿势或不良运动模式的根源,那么人体工程学评估和工作场所的适当修改对预防劳损的复发也是必要的。如果不及时治疗,这种损害可以迅速导致参与限制。

由肌肉主导的过度使用导致的劳损可以通过减少施加在劳损肌肉上的负荷来管理。当阔筋膜张肌在髋关节屈曲时影响髂腰肌,在髋关节外展时影响臀中肌,那么阔筋膜张肌处于过度使用劳损的风险。改善髂腰肌和臀中肌的肌肉力量以及募集模式可以减少对阔筋膜张肌的负荷,使它恢复。为了增加未充分使用的协同肌的募集,姿势习惯(如内旋站立)和运动模式(如髋关节屈曲或外展时伴有内旋)也必须改进。

肌肉劳损的一个潜在的危险因素是渐进的、连续的过度牵伸,当肌肉持续处于一个相对延长的、产生张力的位置,劳损就发生了。例如,在肩前突的患者中,斜方肌下部受到持续的张力,并适应于延长的状态。对于已经过度牵伸的肌肉,这可能不需要太大的力即可导致肌肉劳损。这种类型的劳损使肌肉处于两种肌无力形式的风险:来自长度 - 张力的变化和来自过度牵伸导致的劳损。

在和持续过度牵伸相关的肌劳损中,病人教育是康复程序的关键组成部分。以下斜方肌为例,教育病人最佳姿势习惯以减少下斜方肌的张力。改善姿势习惯,以及使用支撑和贴扎技术减少下斜方肌的张力,将使肌肉更快愈合(见第25章)。此外,它将促进肌肉的适应性短缩,并最终取得更优的长度 - 张力关系,减少未来再次受伤的风险。

废用和失调

由于废用或各种原因导致的失调,肌肉功能可能会受到损害。疾病、手术、特定的身体状况(如双胞胎妊娠)或损伤,可能需要一段时间的活动减少。微妙的肌肉失衡可能会导致一些肌肉的过度使用及另外一些肌肉的废用和失调。

疾病和损伤是失调的常见原因。例如,肺炎等疾病或椎间盘突出等损伤,这可能导致一段时间的活动减少并伴随失调。在这些情况下,会发生全身性的失调,一般训练是必要的。然而,为了改善肌肉功能,预防继发性损伤,特定的练习也可能是必要的。

例如,一位相对无症状的骨性关节炎老人,可能要直到肺炎发生才会产生全身性失调。随后,膝关节骨性关节炎成为症状,因为受损的下肢肌肉功能参与步态和其他功能活动。为了恢复适当的生物力学,预防进一步的活动受限和参与受限,特异性抗阻运动来修复这些肌肉是必要的。

降低活动水平可能以类似的方式损害肌肉的功能。多胎妊娠、肌肉骨骼损伤加重、结肠炎发作,或社会因素如重大的生活变化(如工作、学校、离婚、家人生病或死亡),可以降低活动水平,导致肌肉功能受损。例如,规律的运动可以防止女性的髌股关节排列紊乱出现症状。当她在怀孕后期降低活动水平后,活动减少、体重增加和激素变化将导致髌股关节产生症状。选择性抗阻训练结合病人教育可以预防这种恶化。在整体活动水平下降的情况下,抗阻训练必须考虑最可能受影响的肌肉、病人预期的活动水平和偏好及任何潜在的或剩余的医疗条件。

失调或废用的一个被忽略的来源是微妙的肌肉失衡。当用功能运动激活肌肉时,身体选择最有效的肌肉和运动单位激活模式。当肌肉从事特定任务时,肌肉中的某些运动单位可以优先被募集[126]。例如,肘关节屈曲时,肱二头肌长头外侧部分的运动单位优先被激活时;前臂旋后时,中间部分的运动单位优先被激活。

肌肉运动单位的募集阈值也受到与运动相关的肌肉动作类型的影响。在屈肘时,肱二头肌运动单位在向心和离心运动中的阈值较等长运动低;而肱肌则相反[127]。主动肌运动单位的募集阈值也可能受关节角度变化的影响[128]。一些肌肉或部分肌肉可能被过度使用,而其他肌肉或部分肌肉则可能被废用,抗阻康复程序必须承认这种不平衡。在前面的例子中,关于一般抗肘关节屈曲指令可能加剧不平衡,而较弱的募集模式进行特定的训练可以恢复肌肉平衡。在前面的例子中,对一般抵抗肘关节屈曲的指令可能会加剧不平衡,而对较弱募集模式的特定训练则可以恢复肌肉平衡。

长度相关的变化

当肌肉由于延长状态下的持久姿势或重复运动模式发生适应性延长,长度 - 张力曲线的原理会影响肌肉的功能。由此可能产生位置性弱点。肩下沉体位检查结果表明菱形肌和斜方肌的长度不足,而髋关节内收内旋体位检查结果则表明臀中肌长度不足。与协同肌(如臀肌后部和阔筋膜张肌)相比,肌肉测试在缩短范围内变弱,这些肌肉为其他肢体的配对肌肉(如左、右后臀中肌),或中轴骨骼的一半(如左、右腹外斜肌)。干预应着重于加强缩短范围内的肌肉力量,优化姿势以减少肌肉延长后的张力,并改变运动模式以增加缩短范围内肌肉的募集。

训练的生理适应

力量和爆发力

抗阻训练的好处不仅限于肌肉功能的明显改善,还包括对心血管系统、结缔组织和骨骼的积极影响。此外,这些影响转化为功能。病人执行日常活动更容易,因为他们的工作量占最大能力的百分比较低。功能性活动如步行速度、爬楼梯和转移能力均能通过抗阻训练得到改善[90,129]。改善的功能也增强了病人的幸福感和独立感。此外,肌肉力量训练呈现出交叉影响,一侧肢体训练可转化为对侧肢体肌肉功能的改善[39,130]。

肌肉

抗阻训练最明显的受益对象是肌肉系统。定期抗阻训练与几个积极的适应有关,其中大部分是运动量依赖性(表 5-6)。肌肉横截面积增加是个别肌纤维肌原纤维体积增加和纤维分裂的结果,并有可能是肌纤维数量的增加。这些变化在不同年龄组,以及使用不同抗阻训练模式和运动量时都会出现[131-135]。肌肉的变化取决于纤维类型和刺激[136,137]。当所有或大部分纤维被募集时,快肌纤维的肥大就会发生,这被认为是输出功率增加的适应性变化。慢肌纤维肥大是频繁募集的反应。在重复的、低强度的活动中,快肌纤维很少募集,这些纤维可能萎缩而慢肌纤维则肥大。Staron 等[138]检查了长跑者、举重者和对照组久坐不动者肌纤维类型比例的差异。与对照组或长跑者相比,举重者具有更大比例的ⅡA 型肌纤维[138]。这表明了抗阻训练的特殊性,因此在设计训练程序时必须考虑这一点。

在细胞水平,毛细血管的密度保持不变或减少,线粒体密度减少[132,133]。虽然蛋白质体积和横截面积增加,但是一些细胞或系统性因素可能保持不变,因此导致轻微的下降,尽管下降只是相对的。

抗阻训练后激起肌肉收缩的能量来源增加。总的来说,响应于抗阻运动程序,磷酸肌酸、ATP、肌酸激酶和磷酸果糖激酶的水平增加[139-142]。乳酸脱氢酶是变化的[140]。

神经适应与抗阻训练一起发生。研究表明,肌电图(EMG)测量显示肌肉产生力矩和激活神

表 5-6 抗阻训练的生理适应

变量	抗阻训练后的结果
功能	
肌肉力量	增加
肌耐力	高功率输出增加
有氧代谢能力	不变或略有增加
最大力生产率	增加
纵跳	增加
无氧功率	增加
冲刺速度	增加
肌纤维	
纤维尺寸	增加
毛细血管密度	不变或减少
线粒体密度	减少
酶活性	
肌酸磷酸激酶	增加
肌激酶	增加
磷酸果糖激酶	增加
乳酸脱氢酶	不变或变化的
代谢的能量储备	
储备的 ATP	增加
储备的磷酸肌酸	增加
储备的糖原	增加
储备的甘油三酯	可能增加
结缔组织	
韧带强度	可能增加
肌腱强度	可能增加
胶原蛋白含量	可能增加
骨密度	增加
身体成分	
体脂率	下降
脱脂物质	增加

Adapted from Falkel JE, Cipriani DJ. Physiological principles of resistance training and rehabilitation. In: Zachazewski }E, Magee DJ, Quillen WS, eds. Athletic Injuries and Rehabilitation. Philadelphia, PA: WB Saunders, 1996.

经的能力增加[49]。与更大功率和最大收缩相关的 EMG 值的增加归因于运动单位募集和每个单位放电频率的增加[143]。

结缔组织

虽然废用和缺乏锻炼导致萎缩以及肌腱和韧带等结缔组织的弱化，体育锻炼可以增加最大拉伸强度和疲劳发生前能量吸收量[144]。相比于完全的休息，体力活动使受损的肌腱和韧带更加快速地恢复到正常的拉伸强度值[145]。特别是抗阻的体能训练，可能会改变肌腱和韧带的结构，使它们更大、更强、更耐损伤。此外，抗阻训练可以增加肌腱 - 骨的承载能力和韧带 - 骨的界面[146]。

骨

失重[147]和制动[148]会导致骨密度和骨量的严重丢失。募集抗重力肌的负重活动可以维持或增强骨密度和骨量[149]。因运动需要反复进行高力量运动如举重和投掷项目的个体，比长跑、足球运动员或游泳者具有更高的骨密度[150]。经常打网球的人在他们主导的前臂有更高的骨密度，而专业投手在主导的肱骨骨密度则更大[151]。一项历时 5 个月关于重量训练和慢跑的对比研究发现，重量训练比有氧运动能更好地促进腰椎骨密度的增加[152]。

抗阻训练对提高所有年龄段女性的骨密度是非常重要的，尤其是易患骨质疏松症的女性[153]（证据与研究 5-7）。在青少年中，与久坐不动的同龄人相比，抗阻训练和负重运动一直表明能改善骨密度[157-159]。在青春期前和围青春期阶段，冲击性活动包括跳跃和着陆能特别有效地促进骨量和力量的形成，尤其是与适当的营养供给相结合[160]。一项关于骨量和运动量的研究发现，每天负荷方案划分为具有恢复间隔的四个阶段，其改善骨量显著超过单一的、不间断的负荷计划[161]。因此，当以增加骨量为目标时，以恢复期隔开的较小运动量可能是一个更好的处方。

证据与研究 5-7

一项对青春期女性运动员的研究发现，与游泳者或骑自行车者相比，跑步者全身和特定部位的骨密度更高，同时膝关节伸展强度是该人群骨密度的独立预测因子[154]。与对照组相比，青春期女性游泳者并没有出现骨密度的增加，由此可见负重或冲击活动对青春期女性的重要性[155]。与对照组或游泳者相比，参加高冲击或突发性撞击（如足球，壁球运动）的女性运动员显示较厚的皮质和高密度的骨质[156]。

心血管系统

抗阻训练有利于心血管系统。力量训练导致高血压的想法是错误的。大多数研究显示，高强度训练运动员其收缩压和舒张压处于平均水平或低于平均值[162]。当操作正确，并遵从适当的预防措施，力量训练可对心血管系统产生积极的影响。

在抗阻运动期间,胸腔或腹腔内压升高可能会影响心输出量和血压。在经典的模型中,胸内压增加被认为会减少静脉的回心血量和心输出量,导致血压增加。用 Valsalva 法进行抗阻训练会增加胸内压,与未使用 Valsalva 法者相比产生更大的血压反应[163]。指导病人在运动中正确呼吸可以减少有时在运动中看到的血压增加。

抗阻运动中,肌内压增加可能会导致总外周阻力和血压的增加。相比离心运动时产生的压力,机械诱发的外周阻力增加可能是等长和向心运动中血压较高的原因[164]。等长或向心运动结合 Valsalva 法可能会引起血压的最大增幅。这种组合是应该避免的,特别是在对血压升高风险的个人(见"注意事项和禁忌证"节)。

抗阻运动确实导致升压反应,后者通过兴奋血管收缩中心引起高血压,从而影响心血管系统,最终导致外周阻力的增加。如果采取预防措施,以确保正确的呼吸,并避免在升压反应高风险个体中进行等长收缩,抗阻运动的好处大于风险。长期抗阻运动可导致心血管系统在休息和工作期间的积极适应。心血管对抗阻训练适应的总结见注 5-2。

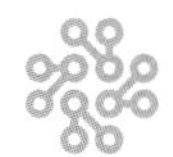

注 5-2
力量训练对心血管系统的益处[165]

- 静息心率下降
- 收缩压不变或下降
- 舒张压不变或下降
- 心输出量不变或增加
- 每搏输出量不变或增加
- 最大摄氧量不变或增加
- 总胆固醇不变或下降

耐力

正如预期的那样,肌肉对耐力训练的反应不同于对力量或爆发力训练的反应。肌肉耐力取决于氧化能力和由训练增加的肌肉代谢能力。在长期的活动中,肌糖原储备的消耗可能会导致肌肉耐力受损。

耐力训练肌肉表现为细胞线粒体大小、数量和酶活性的增加[166],使肌肉更好地利用氧气输送。此外,耐力训练肌肉显示增加了局部的燃料储存;它们增加了脂肪酸的使用,减少了糖原作为燃料的使用,在疲劳之前允许进行更多的运动。最后,耐力肌训练通过增加局部毛细血管网,在每个肌纤维中产生更多的毛细血管,最终改善了氧气输送系统[166]。灌注量的增加会减慢工作肌乳酸的积累。

肌肉功能的检查和评估

肌肉功能降低的可能原因有很多。为了确定肌肉功能受损的原因,以及受损肌肉功能和活动受限或参与限制之间的联系,物理治疗师必须进行一次彻底的检查。关系确定后,治疗师必须使干预与肌肉功能受损的原因相匹配。肌肉测试只是检查过程中的一小部分,必须使用额外的信息(如运动范围、关节活动度、平衡、感觉和反射完整性),以确定肌肉功能受损的具体原因。

《物理治疗师实践指南》[167] 建议的测试和测量,确保全面评估病人的损伤、活动受限和参与限制。各种肌肉功能测试包括徒手肌力检查、测力计、电生理检查,以及功能性肌肉力量、爆发力或耐力分析。其中,徒手肌力检查是所有力量测试中最基础的。在选择徒手肌力检查位置时,应考虑长度 - 张力关系,肌肉不平衡和位置性减弱。密切关注代偿模式,并在不同的位置进行测试,可减少错误结果的机会。与 0~5 级传统标准的测试相比,使用可靠的手持测力计能提供更可靠的肌肉功能信息。

等速测力仪常用于评估肌肉功能。计算机系统提供了巨大的数据还原能力。测试可以在各种速度进行,并可与拮抗肌、对侧肢体、规范标准或以前的测试结果相比较。这些工具为评估进展提供了可靠的数据,并可作为高阶康复的动力或标准。使用这种设备可以评估各种肌肉动作。

也可以使用 RM 法确定动态肌肉力量。例如,10RM 是可以举起 10 次的最大重量,1RM 是只能举起 1 次的最大重量。在既定重复次数内举起的重量可以被确定,并可与拮抗肌、对侧肢体或以前的测试结果相比较。

力或力矩测量幅度的增加取决于测试与训练的相似程度[168]。例如,如果运动员通过下蹲运动训练他们的腿,那么最大程度下蹲时测得的肌肉力量增加远大于等长腿部推举或膝关节伸展时测得的肌肉力量增加。这种肌肉力量训练模式的特殊性可能反映了学习和协调的作用[169]。协调改善以最有效的方式激活所有参与的肌肉,以及每一参与肌肉的运动单位。以肌肉训练的方式测试力的产生反映了形态和神经功能的适应性。

抗阻运动的分类

比较肌肉或肌群相对于外部负荷产生的力，抗阻运动大致可分为几类。这种外部负荷可以采用许多机制，如机器、人(徒手抗阻)、静止的物体或身体重量。肌肉收缩产生的内力与外部施加的负荷相匹配的运动被认为是等长运动。在等长运动中，虽然肌肉被激活，但不产生关节的运动。所有其他活动都是动态的，涉及关节运动。当外部负荷小于肌肉收缩产生的力，就产生了向心收缩；而当外部负荷超过内部产生的力，就会产生离心收缩。阻力以恒定速度施加被称为等速运动。

等长运动

等长运动常用来增加肌肉的功能。虽然没有关节运动产生，在技术上没有做功(功 = 力 × 距离，距离 = 0)，但是等长运动被认为是功能性的，因为它为动态运动提供了肌肉力量基础，并且许多姿势肌肉主要以等长运动模式工作(见自我管理 5-1：姿势肌等长运动范例)。肌肉在离心收缩前，首先需进行向心或等长收缩，以预置肌肉的张力。例如，在步行周期的首次着地中，股四头肌通过等长收缩预置张力；在跳跃着地之前，当膝关节接近于完全伸直时，也会发生同样的情况。在完全伸直位稳定膝关节。这些等长收缩使随后股四头肌的离心收缩减速，屈曲膝关节以吸收冲击。因此，等长收缩是许多功能活动的重要组成部分。

自我管理 5-1 颈椎伸展

目的：加强颈椎伸肌。

体位：俯卧位，拳头放在额头下，躯干下放一枕头，下巴下放一小毛巾卷，可能需要保持头在中立位。

运动

技术：将手从额头下抽离，保持头在适当的中立位。保持 10 秒钟。

运动量

重复：______/ 组 ______组

频率：______/ 天，______次 / 周

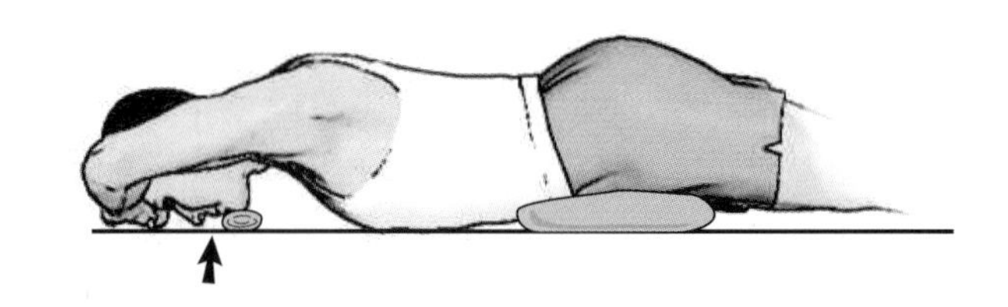

适应证

等长运动在许多情况下是一种有价值的康复工具。例如，等长收缩特点如下：

- 是一项基本的运动，等长训练往往在动态肌肉训练之前进行。
- 在任何肌肉离心收缩前，用于预紧张肌肉。
- 当关节活动不舒服或禁忌时，如术后或关节不稳，优于动态运动。
- 在制动期间，对维持肌肉力量和预防肌肉力量显著下降是至关重要的。
- 结合动态运动，重点加强在 ROM 中的一个薄弱点。
- 经常用于肌肉再教育的目的。
- 稳定计划的重要组成部分。

等长运动的好处之一就是能执行“提醒”或再教育的重复性亚极量收缩。下肢损伤或手术后，募集和激活股四头肌可能是困难的；同样，肩部手术或损伤后，募集和活化肩袖肌可能同样具有挑战性。股四头肌和肩袖肌的等长练习在一个低的亚极量水平，能维持结缔组织的活动性(即髌骨活动度、韧带、肌腱及筋膜活动度)，以及肌肉的活动和功能。在卧床休息期间，股四头肌和臀肌的等长练习也用来加强整个下肢的循环。

等长练习是更高级动态练习的一个先决条件，特别是需要离心肌肉收缩的。这是一种比人们想象的更复杂的神经肌肉活动。在进行离心收缩之前，等长收缩张力设定在一个合适的预定的神经肌肉水平。例如，假如一个人要捕捉扔在他们面前的对象，或从一个给定的高度跳下来，为了使捕捉对象或身体着陆减速，大脑必须向各自必要的肌肉发出信号以预置等长收缩的张力。根据先前的经验和对物体重量或着陆距离的估计，大脑确定预设的等长张力(图 5-10)。其中一个重要的挑战是教会病人预置多少张力来完成给定的任务。在这种情况下，在不同百分比的最大激活的等长训练是有用的。

当关节活动范围的某一点存在减弱情况时，等长运动也可以作为动态运动的一个组成部分。

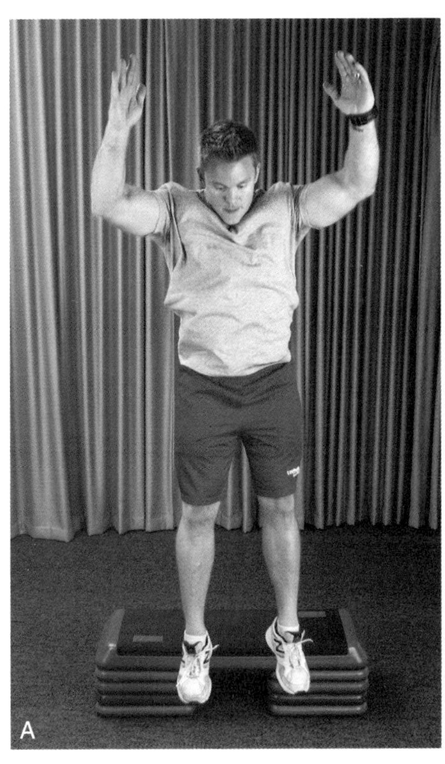
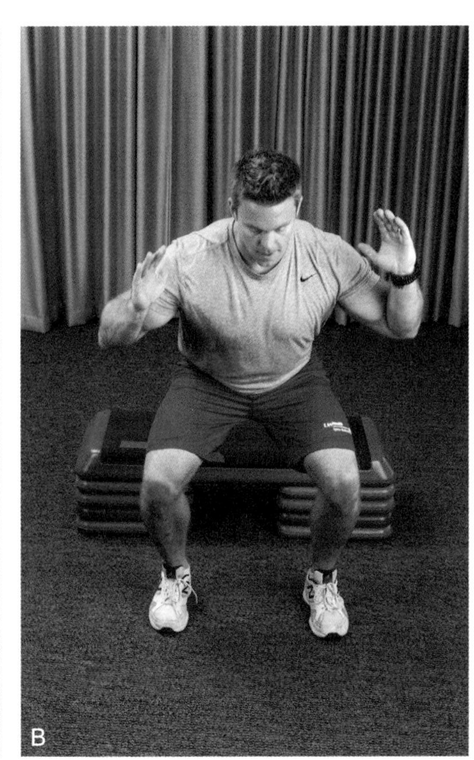

图 5-10 从跳跃到着陆。A. 需要预设股四头肌等长收缩；B. 在着陆之前

神经肌肉本体感觉促进（PNF）技术包括等长运动，它作为动态程序的一部分，用来提高稳定性和加强活动范围内薄弱区域的肌肉（见第 16 章）。例如，当执行对角线模式时，治疗师可能会停在活动范围的较弱部分并应用等长收缩。

等长收缩是稳定程序的重要组成部分。稳定程序是一系列渐进的练习和活动，目的是增加病人在一个或系列关节上动态控制运动的能力。稳定运动是肩、膝和踝关节不稳定治疗项目的重要组成部分，是许多脊柱问题的治疗基础（图 5-11）。例如，PNF 技术如交替等长收缩和节律性稳定使用等长收缩作为稳定性训练的基础。

这种抗阻模式很容易理解和执行正确，不需要专门的设备，几乎可以在任何设置进行。当个人处于较低的训练状态时，等长运动是最有效的，因为等长运动的好处是减少训练状态的增加。大多数获益在训练开始的前 5 周内取得[170]。

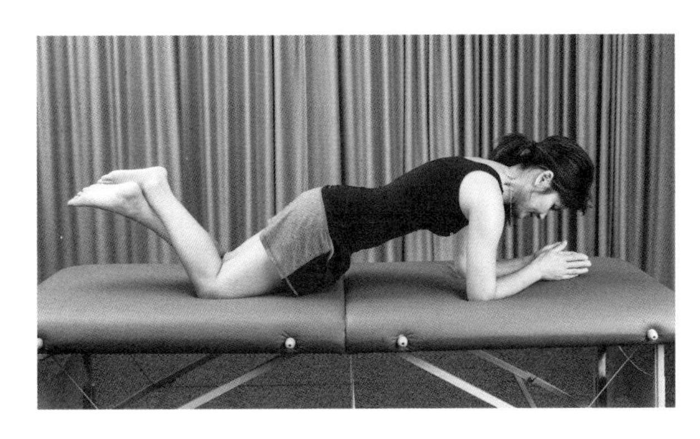

图 5-11 用肘和膝支撑身体重量是一种常见的稳定性等长运动

等长训练的考虑

选择等长运动进行康复时有些因素是重要的。等长肌肉力量是特定于关节角度的。研究表明等长关节角度的特异性，指出在一个关节角度获得的肌肉力量不能预见的转移到其他关节角度[171]。神经肌肉的变化受关节角度依赖性的影响，并在多角度训练计划中获得普遍的肌肉力量增益。Whitley[172] 发现，在特定的关节角度进行 10 周训练后，肌肉力量在所有的关节角度均得到明显的增加。其他人也已经发现这种普遍的转移，虽然只在训练后进展良好[173]。在开始训练阶段，只有当肌肉比休息长度短的时候，肌肉力量增益转移才发生。

运动量

像大多数抗阻运动项目一样，给运动定量是最具挑战性的问题。肌肉力量运动量不同于肌肉再教育的运动量，也不同于稳定性的运动量。每一项不同治疗目标的等长运动各自需要一个具体的方法。

力量训练运动量有两个重要的变量：强度和运动范围。由于角度的特异性，建议尽可能采用多角度等长训练。肌肉收缩应该最大或接近最大，应该进行到疲劳。运动可能在一个较低的频率进行。用于力量训练的等长运动处方的参考运动量参数如下：

- 在整个活动范围的每15°~20°，进行等长收缩。
- 每次收缩持续约6秒，这个时间足够长来完全激活所有的运动单位。第一次最大收缩开始的几秒钟似乎触发了主要训练效果，在最初的几秒后，保持最大收缩的能力急剧降低[23]。
- 在一天内经常重复。
- 在接近最大收缩时得到最大的效果，尽管这在许多临床情况下也许是不可能。

肌肉再教育运动量需要不同的处方。收缩强度是亚极量，并能从很低的强度（<20%最大自主收缩或自主收缩）到超过50%的最大自主收缩之间变化，这要视情况而定：

- 在受伤或手术后立即进行的最低强度的运动，可提示肌肉收缩。
- 背部手术后，病人可能会在一个很低的水平进行腹部肌肉的收缩。
- 髌骨脱位后，病人可能会进行低水平的股四头肌收缩。
- 在工作站工作的病人需要改善胸椎和颈椎的姿势，可能在一整天要以50%或以上的最大自主收缩进行肩胛骨回缩的等长运动。

因为强度和训练量成反比，肌肉再教育的等长收缩在高训练量下进行。姿势意识活动可能会要求病人根据提示进行一组“提示”的等长活动，如每次电话铃响或每次有新邮件到达。这些练习的进展是动态的加强，在一个更高百分比的最大自主收缩进行等长运动，和/或利用外部阻力进行等长运动，如在某一位置对抗弹性阻力或自由重量。

稳定性等长收缩的运动量会根据病人目前的力量、损伤或病理以及目前的疼痛程度而变化。稳定练习就像肌肉再教育，其中一个目标是训练肌肉在最佳姿势动态地维持一个关节或系列关节。另外一个目标是同时加强执行此操作所需的肌肉。因此运动量更灵活，并针对每位病人的情况。对于稳定性活动，一个常见的模式是肌肉再教育的初始训练，这里强调的是正确肌群的收缩，应避免“溢流”现象，即病人全部激活该区域所有的肌肉。例如，在尝试进行四头肌训练时，除了股四头肌外，病人还可能“溢流”激活腘绳肌和臀肌。在核心训练中，当试图只激活躯干深层稳定肌时，病人可能会激活所有的腹肌。一旦实现了正确的激活，便进展为力量强化程序，然后再进展为肌肉再教育程序，以此教病人只激活足够的运动单位以安全地完成功能性任务。因此，程序可能如下所述：

1. 教病人如何激活相关肌肉（群）而不溢流。
2. 一旦孤立，强化相关肌肉（群）。
3. 再教育只需激活当下要完成任务的必要水平。

注意事项

对高血压或已知心脏病病人制订等长收缩运动处方时应谨慎。等长运动可以产生升压反应，增加血压。进行等长运动时不憋气或不进行Valsalva动作。高血压病人可能受益于只持续1~2秒的简单、重复的收缩。鼓励病人“呼气时大声计数”以避免屏气。

动态运动

动态抗阻运动可以以各种模式、姿势和运动量，以及各种收缩方式（如向心，离心）进行。动态运动意味着关节运动和工作肌的缩短或延长收缩。动态运动在过去被称为等张运动，在今天仍普遍使用该称呼，尽管这个术语有技术缺陷。体重、弹力带、自由重量器械、滑轮、徒手阻力和负重机是动态抗阻运动常见的几个模式（见患者相关指导5-2）。根据不同运动模式的选择，向心及离心收缩可以以不同的组合使用[即对相同的肌群，大多数重量器械使用向心和离心收缩，而徒手抗阻运动可以对对立的肌群使用向心和/或离心收缩]。与等长运动一样，每种类型的动态运动都有风险和获益，同时训练模式应与确认的活动受限和参与限制相匹配。美国运动医学会建议，对于初学者和中级者的训练可以使用自由重量器械和机器，而高级和精英运动员的重点应主要是自由重量[37]。

患者相关指导5-2

抗阻设备的购买

购买家用抗阻设备之前，应考虑以下信息：

1. 设备安全吗？它是由一个有信誉的组织批准的吗？

2. 设备使用起来容易吗？学会使用它需要多长时间？

3. 设备是否通用？它可以用来训练一些不同的肌群吗？

4. 当你的训练进行时，设备是否适合你的需要？

购买设备前，考虑加入健身俱乐部 1 个月或 2 个月，看看：

1. 你经常使用哪些设备？

2. 你喜欢这些设备的什么特征？

3. 你不喜欢或似乎缺乏什么特征？

尽管等速运动是一种动态的运动，它通常被认为是一个不同类别的等张运动。虽然等张运动可以在一个恒定的速度进行，但是它是针对恒定负荷执行的。等速运动是在可调阻力下以一个恒定的速度进行的；即等速装置使应用在主体上的阻力相"匹配"。对各种类型动态运动的具体适应证和运动量将在下一节中讨论。

抗阻训练的方法

为了改善肌肉性能选择具体的活动和运动量，这取决于许多因素，包括个人的年龄和医疗条件、参与的肌肉、活动水平、目前的训练水平、目标(即力量、爆发力和耐力)，以及引起肌肉功能下降的原因。以下各节描述了用来增加肌肉功能及其相对风险和利益的活动。确保使训练模式和病人的损伤、活动受限和参与限制相匹配。

徒手抗阻

徒手抗阻可以被临床医师、病人或家庭成员采用。在康复专业领域内，它是抗阻训练最长期的形式之一。这可能是由于其易用性和通用性。徒手抗阻可以应用在不同的强度、速度、范围和收缩类型。速度、强度、收缩类型和运动模式可以在给定的运动期间变化。几个知名的技术如 PNF 是手动抗阻的主要应用。

适应证

只要抗阻在康复中有需要，徒手抗阻几乎可以在任何情况下进行。然而，在需要高水平力的情况下，它变得具有挑战性，如在健身、健康或体育训练中。当力量在整个活动范围内变化时，徒手抗阻是相当有效的。病人可能有部分关节活动范围存在肌肉力量减弱或疼痛；与使用阻力设备相比，使用徒手抗阻技术时治疗师更易于调节阻力。治疗师也可以应用特定的触觉提示，以促进运动范围薄弱部分的募集。同样地，如果病人在部分关节活动范围需要援助，随后在其他位置又进行抗阻，徒手技术更好使用。

当训练适当的运动模式时，徒手技术是非常有用的，因为徒手助力或抗阻可以促进正确的激发模式。例如，一种被称为节律性启动的 PNF 技术在抗阻之前先训练正确的运动模式。

为了确保适当的肌肉激活，当徒手接触时徒手抗阻是必要的。例如，在某些情况下，协同肌可以代替所需的主要肌肉动作。触诊结合徒手接触和触觉提示可以促进适当的肌肉激活和稳定。用一只手进行徒手提示可以促进等长稳定收缩，而另一只手促进和抵抗动态收缩。PNF 技术，如交替等长收缩或节律性稳定，对强化特定的肌肉激活模式是非常有效的。用这些技术，主动肌和拮抗肌在较小的活动范围内交替激活，且将速度逐步提高到较高水平，直到协同收缩提供稳定性。最后，当速度变化成为必然时，徒手抗阻提供了快速变化的灵活性，加强了运动学习的机会。

注意事项

徒手抗阻的好处是随时可在诊所使用，并且不需要特定的抗重力体位来完成抗阻。其优点如下：

- 阻力的大小可根据运动次数的进展进行调整，当病人感觉疲劳时可减少阻力。为了确保运动时的最大抗阻，阻力可在活动范围内和每次重复时进行更精确地调节。
- 治疗师能感受到病人提供的力的变化，并能据此适当调整所施加的阻力。这样，通过一个完整的运动组，病人可以获得能耐受的最大阻力。
- 治疗师手的位置也很容易调整，以此改变力臂和提供的阻力。
- 徒手抗阻也允许治疗师和病人之间的手动接触。对于许多病人来说，这种触觉接触提供了舒适性，增加了轻松感。

虽然徒手抗阻技术有许多优点，但也存在一些缺点，包括：

- 徒手抗阻的劳动密集性质。

- 对许多家庭计划来说不切实际。
- 难以测量和量化徒手抗阻。

徒手抗阻需要时间、精力和治疗提供者的体力。根据运动的身体部位和相对优势，徒手抗阻可能易体力支出。进行下肢 PNF 对角模式会在身体上有困难，并有可能导致使用较差的人体力学治疗师的损伤。一定要使用适当的人体力学，使手的位置、支撑面和力臂最大化，尽量减少应力和损伤的风险。

对许多家庭方案来说，徒手抗阻是不实际的。必须借助于照顾者的援助，这有可能将照顾者置于损伤的风险。对所有最轻的徒手抗阻应用来说（例如手、腕、足），阻力太大，人体力学具有挑战性。少数家庭有足够的桌子或合适高度和硬度的支撑，允许照顾者使用良好的人体力学。

测量和定义徒手抗阻是困难的。治疗师使用的术语，如最低、适度和最大，但这些都很难界定，并且因人而异。对于需要精确记录的情况，验证徒手抗阻的运动量是困难的。

技术

进行徒手抗阻技术需要注意到病人的体位、治疗师的体位、手动接触、阻力分级和语言提示。注意这些细节为治疗师和病人提供了最安全的体验。考虑以下几点，对徒手抗阻至关重要：

- 确保病人的服装能让你看到与锻炼相关的肌肉或关节。
- 将病人处于合适的体位，使运动充分且不受到限制。
- 确保病人根据运动目标的要求感到舒适和稳定。
- 利用广泛的支撑面使自己处于运动平面上，运动时必要地移动重量和步伐以保持良好的人体力学。
- 尽可能使用广泛的接触面积，以防止阻力或稳定应用点的不适。
- 使用宽而轻柔的握力，在运动的关节活动范围内抓住病人的肢体教导他们运动模式（PNF 节律性启动）。
- 在关节活动范围内继续，同时告诉病人你将对运动逐步施加阻力。
- 逐步应用并缓慢释放阻力，避免肌肉突然收缩可能导致的损伤或疼痛。

在 the Point.lww.com/BrodyHall4e 可以找到一些常用的徒手抗阻模式的视频剪辑。

运动量

由于无法量化运动强度，给徒手抗阻定量提供了挑战性。治疗师能够记录组数和重复量，以及粗略的阻力量的描述（如最小阻力，最大阻力）。像所有形式的阻力，徒手阻力适用于一个特定的目标（如力量、耐力、稳定），以及源于这个目标的组数、重复量和相关的休息间隔。当躯体感觉明显疲劳时，应停止运动。运动可以由速度、肌肉收缩类型（向心、离心、等长）、活动范围和阻力引起变化。徒手抗阻运动可以在开链或闭链状态下进行（图 5-12A 和 B）。

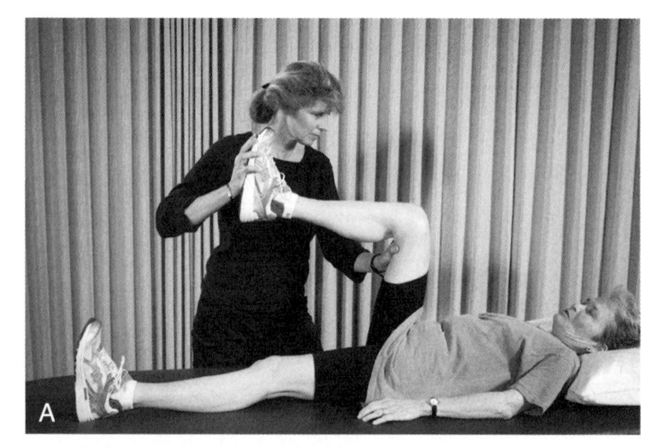

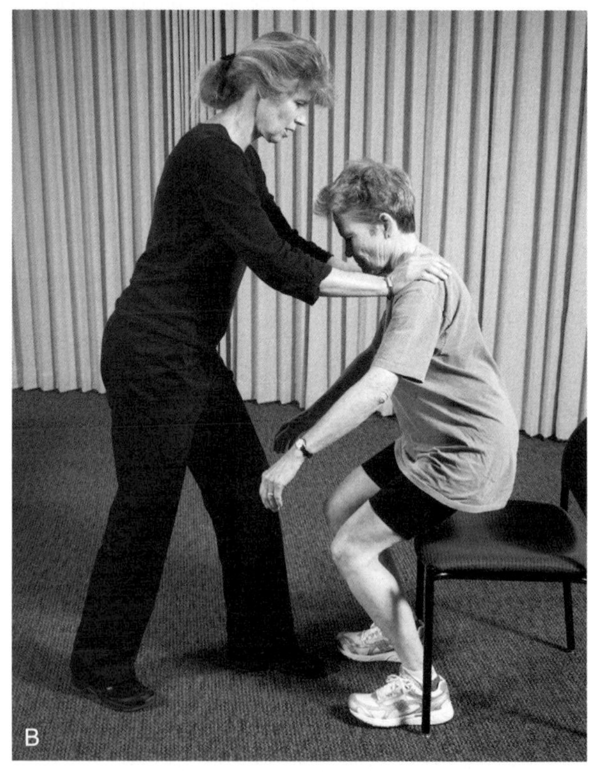

图 5-12 A. 开链徒手抗阻按压大腿；B. 闭链徒手抗阻从椅子上站起

滑轮系统

许多运动器械都是基于滑轮系统的，重量板通过绳索和滑轮连接到手柄或杠杆上，由病人控制。在标准滑轮系统中，绳索连接在一个或两个滑轮上。在其他情况下，滑轮或凸轮本身是椭圆形的，当他们通过绳索偏移旋转时提供可变阻力。这些被称为可变阻力机，将在下一节讨论。本节将重点讨论传统的没有椭圆形凸轮的滑轮装置。

大多数滑轮系统包括一个简单的绳索和连接到可变增量重量堆（即 2.5、5 或 10 磅）的滑轮。大多数滑轮系统是单个的重量堆，独立或附在墙上（图 5-13）。滑轮的另一端通常包含一个夹子或钩，可以连接不同的工具。这些附件可能包含一个直杆、吊带、把手，或各种尺寸和握力的工具以允许范围广泛的练习。肱三头肌牵拉、肱二头肌屈曲、背阔肌下拉、划船、肩关节旋转、推举、腿举、仰卧起坐等很多活动都是一些可以用滑轮进行的活动。因此，滑轮是一个多功能的设备，允许一个人用一个单一的设备进行各种各样的活动。

滑轮系统表明任何时间抗阻运动通过一定的活动范围是必要的。基线强度确定后，滑轮规定大多数滑轮系统至少从 2.5 磅的阻力开始。少数滑轮系统提供稳定，如椅子或凳子。因此大多数练习需要运动者的动态稳定。可以设置椅子或凳子，为具体的练习提供支持或稳定。例如，站立或平衡受限的人在坐位进行肱二头肌屈曲可能比在站立位更安全。

这种类型系统的最根本缺点是由设备提供的恒定负荷。当进行全范围运动时，肌肉将仅在该范围的最薄弱部分最大限度地加载。其余部分的关节活动范围将低于负荷，不能达到必要的力量训练标准。适应这一缺点的一种技术，是在关节活动范围的不同部分用不同的强度进行训练。例如，病人可能以较低的强度在整个活动范围进行训练，然后在中间活动范围以较高强度进行额外的训练，此处肌肉需要较高阻力的抗负荷。

可变阻力机

阻力运动机常见于康复诊所和健身俱乐部。从历史上看，大多数重量机器被设计用来分离特定的肌肉群，如股四头肌或肱二头肌。一些设备以组合的方式训练多个肌群，如腿举或引体向上机。这些机器使用重量堆，每板重量为 5~20 磅。重量堆配置随训练特定的肌肉动作而变化。放置在重量堆的销选择被举起的重量数。在上升时期肌肉收缩的方式是向心收缩，在下降时期肌肉收缩的方式是离心收缩（图 5-14）。

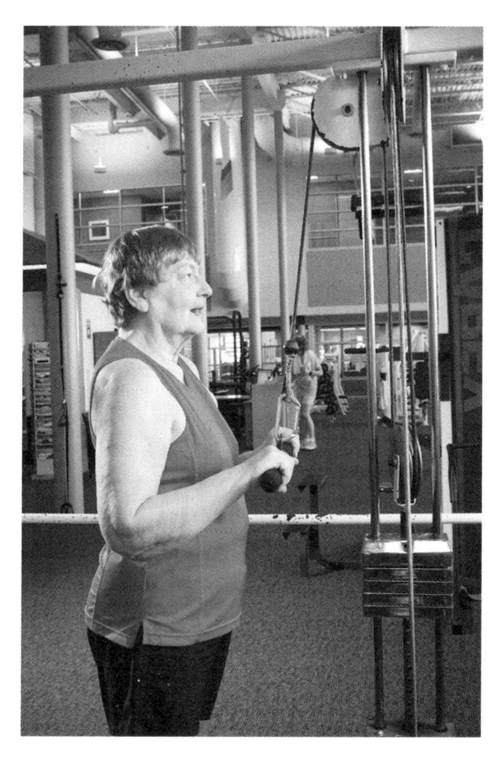

图 5-13 一个标准的滑轮系统

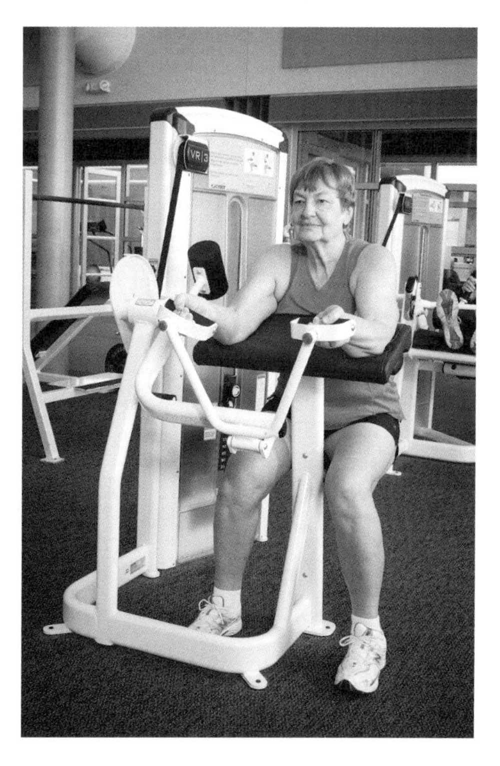

图 5-14 可变阻力机

系统类型 - 滑轮或凸轮系统 - 是负重机的重要组成部分。一个简单的滑轮系统在关节活动范围内只提供恒定的负荷，相反，可变阻力机包含一个椭圆凸轮和在关节活动范围内变化阻力的滑轮系统。肾形凸轮为了解决对关节活动范围内长度 - 张力关系引起的变化。在关节活动范围的起始和终末端，可变阻力装置提供了较小的阻力，在中间范围则提供了较多的阻力。其他机器通过液压在活动范围内提供可变阻力。同样，该机的目的是在中间范围提供较多的阻力，复制“典型”的长度 - 张力比。与滑轮对同一肌群提供交替的向心 - 离心收缩不同，液压阻力机通常为对抗肌群（如肱二头肌 - 肱三头肌）提供交互的向心收缩。设计康复计划时，这是一个需要考虑的重要区别；液压机只提供向心阻力。

负重机在可调性上也不同。杠杆臂和座椅位置应可调整为各种身体尺寸。这确保了关节轴与机器轴对准，从而防止由于姿势或运动机制不正确造成的损伤。停止和限幅装置应该是可用的且便于调节。

负重机优于其他类型阻力机的地方是安全。病人由于该装置得到有效的稳定，使不稳定引起的跌倒或受伤的风险最小化。且可花费较少的时间来学习负重机的练习。学会调节后，设备相对简单易用，并且举重新手不易被设备吓到。负重机的时效也是相对较高的，因为机器已进行了设置。病人只需做几个简单的调整就可以准备开始。这些机器经常分离一个特定的肌肉群进行训练，可变阻力比其他类型的阻力更易于适应改变长度 - 张力关系。

负重机的缺点之一就是他们的费用以及只能进行单一的运动。例如，昂贵的机器可能只训练肱二头肌，而这可以由几个廉价的自由重量和一根杠铃完成。另一个缺点是，重量的增加仅限于负重机上的固定增量（即重量板）。大多数机器上不可能有 1 或 2 磅的微小变化。尽管负重机有许多尺寸调整，但它们仍然不适合所有人。大多数负重机有一个固定的二维运动模式。因为机器引导病人通过关节活动范围，学习到的本体感觉、平衡或协调很少。稳定有助于隔离，但限制了病人的学习和自我稳定。大多数机器的设计是用来进行双侧练习的。进行单方面练习，在某些情况下即使不是不可能，但也是困难的。

弹性阻力

弹性带或管子形式的弹性阻力，在最初的基础上有了很大改善，如牙科手术中使用的“橡皮障”。自首次出现以来，弹性阻力的使用显著增加。它相对便宜、易于使用、体积小、重量轻，非常适合家庭和旅行使用，可用于各种各样的练习。然而，便于使用的缺陷是难以量化和定量。研究表明，阻力的大小随阻力带的厚度、附着技术和具体进行什么运动而变化[174,175-177]。

弹性阻力是一个动态的运动，但不能被归类为等张或等速运动。活动范围内负荷的变化不允许它被归类为等张运动，而速度的变化不允许它被归类为等速运动。它独特的特点，要求它被认为是独立于其他类型的阻力。弹性阻力经常与等速的滑轮系统相比。然而，弹性的独特特点不允许与滑轮系统的直接比较[178]。

不同于具有固定负荷的滑轮系统，弹力带提供的阻力随其厚度和延伸率的变化而变化[173,179,180]。任何弹性材料的拉伸阻力与其原来的横截面面积成正比[178]。因此，通过折叠使横截面面积加倍（有效加倍），弹性阻力也加倍。此外，弹性阻力具有独特的力 - 伸长特性。当弹性拉伸时，力从 0% 增加到静息长度的 250%。Thera-Band（The Hygenic Corporation，Akron，OH，USA）弹力带力 - 伸长曲线以及力磅分别见图 5-15 和表 5-7。

力的发展有别于活动范围内功能性使用弹力带时由于力臂的变化产生的力矩。像所有的弹性材料一样，当材料以线性的方式拉伸时，力随着材料的加长而增大，直到达到破坏为止。然而，在活动范围内使用弹力带（如肩外展），实际的力矩量遵循升序降序的模式。也就是说，从 0~90° 外展，当力臂增加时力矩也增加；当肩关节接近 180 度时，力臂减少，力矩也减少。力量曲线的例子可以见图 5-16。

适应证

弹力带表明由外部阻力引导的肌肉力量训练任何时候都是需要。在治疗师的监督下，弹性阻力可用于临床。它也非常适用于家庭项目与居家康复结合使用。由于很轻，便于携带，弹性阻力非常适合需要在工作或旅行时进行锻炼的人。阻力带可用于健身或健康训练，对肌肉力量、爆发力、耐力以及增强式训练、平衡和稳定提供挑战（证据

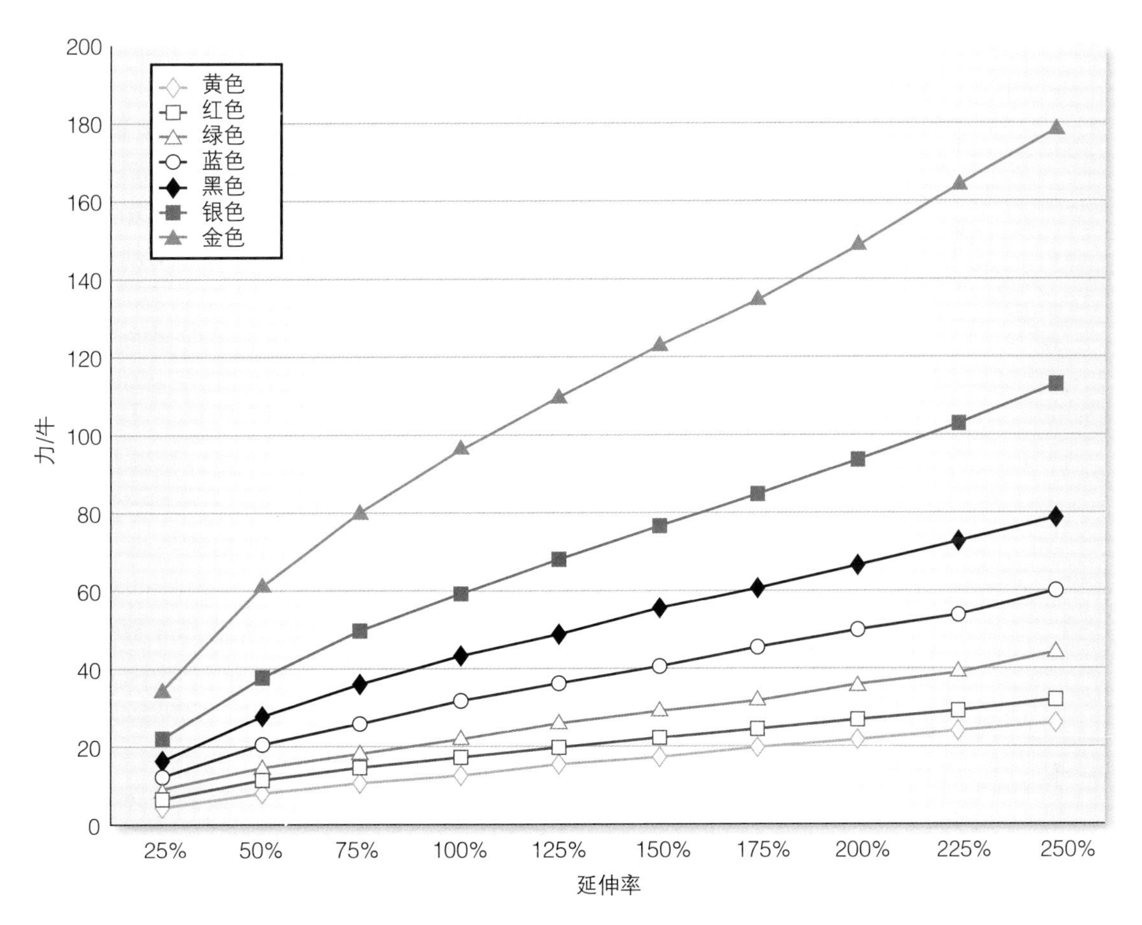

图 5-15 Thera-Band 弹力带拉伸变形(Used with permission of The Hygenic Corporation. Data from Page P, Labbe A, Topp R. Clinical force production of Thera-Band elastic bands. [Abstract], J Orthop Sports Phys Ther 2000;30(1):A47-A48.)

表 5-7 Thera-Band 弹力带力 - 延伸率 / 磅(1 磅 =0.453 592 4 千克)

延长 /%	黄色	红色	绿色	蓝色	黑色	银色	金色
25	1.1	1.5	2	2.8	3.6	5	7.9
50	1.8	2.6	3.2	4.6	6.3	8.5	13.9
75	2.4	3.3	4.2	5.9	8.1	11.1	18.1
100	2.9	3.9	5	7.1	9.7	13.2	21.6
125	3.4	4.4	5.7	8.1	11	15.2	24.6
150	3.9	4.9	6.5	9.1	12.3	17.1	27.5
175	4.3	5.4	7.2	10.1	13.5	18.9	30.3
200	4.8	5.9	7.9	11.1	14.8	21	33.4
225	5.3	6.4	8.8	12.1	16.2	23	36.6
250	5.8	7	9.6	13.3	17.6	25.3	40.1

(Used with permission of The Hygenic Corporation. Data from Page P, Labbe A, Topp R. Clinical force production of Thera-Band elastic bands. [Abstract], J Orthop Sports Phys Ther 2000;30(1):A47-A48.)

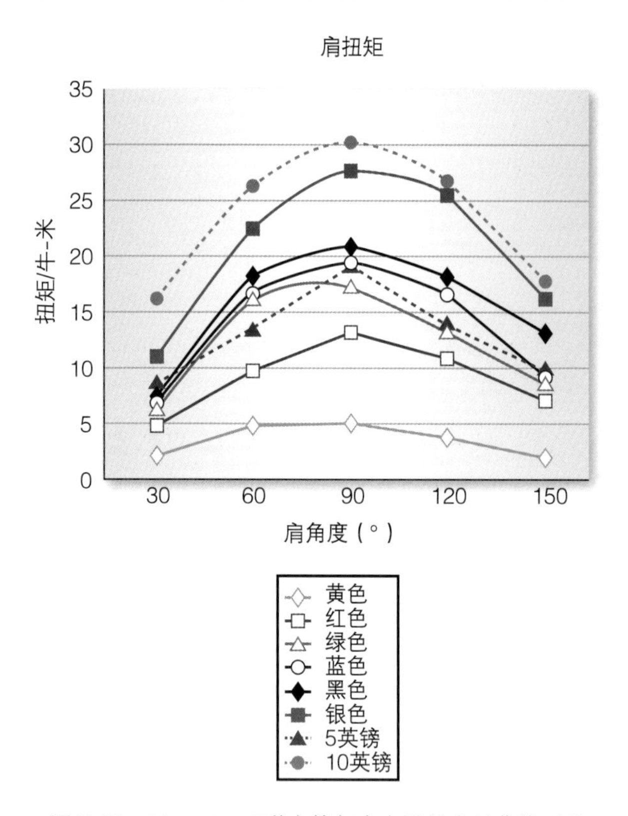

图 5-16 Thera-Band 弹力管与自由重量力量曲线对比

与研究 5-8）。弹力带可以整合到实践或训练单元，以提供额外的有针对性的活动训练。它非常适合活动受限的个体，因为阻力可用于各种位置或姿势。阻力的变化为低体能人群提供了训练以及提高力量和功能的机会[189-192]。

证据与研究 5-8

与其他形式的力量训练相比，弹力带训练的效果和结果支持在各种情况下使用弹力带。与鹦鹉螺机训练相比，弹力带抗阻训练在血浆肌酸激酶水平、肌肉酸痛和磁共振成像方面表现出相同的反应[181]。与哑铃训练[182]、自由重量和可变阻力装置相比[183,184]，弹力带训练已显示出相同的结果。在有肌肉骨骼疼痛和无肌肉骨骼疼痛的成年人中[185]、在患有慢性阻塞性肺气肿的病人中[186]、在膝关节骨性关节炎的女性病人中[187]、以及从事下蹲活动的妇女中，弹力带训练后的力量和爆发力得到了提高[188]。

注意事项

进行弹力带抗阻练习处方时应考虑的问题。首先，虽然关于不同颜色的不精确的阻力量有一些数据。但是阻力的大小随延伸率的变化而变化，因此，如果病人在不同的位置抓住带子，或在较大的延伸率下开始运动，从一个训练到下一个训练，力矩可能会发生变化。病人可能不明白为什么这项运动今天似乎比较容易，而第 2 天则较难。

虽然由于横截面面积、长度和原点或稳定的问题，弹力带的测试或运动的可重复性可能会受到质疑，但是，在受控条件下弹力带使用的可靠性和有效性已经确定。研究人员发现，30 秒弹力带肘屈曲测试与 30 秒使用哑铃肘屈曲测试以及最大等速肌肉力量测试显著相关（r=0.62，r=0.46）。重测信度为好（ICC=0.89）[179]。

另一个需要考虑的是循环负荷的影响。像其他弹性介质一样，材料负荷会导致蠕变等变化。此外，循环负荷（反复拉伸和放松弹力带或弹力管）可能导致材料的疲劳。随着时间的推移，这种疲劳可以降低弹性性能，并最终导致失败。研究表明，弹力带牵伸到 100% 的延伸率，持续 500 个循环，导致力下降 5%~12%[177]。更重要的是，大多数的变化发生在最初的 50 个周期。如果病人进行 30 组或更多的重复，弹性很快就会疲劳。因此，重要的是要经常更换弹力带。

像滑轮一样，弹性阻力练习可以在有或没有外部稳定状态下进行。如果没有提供稳定，请确保病人在没有替换的情况下进行训练。

运动量

与任何抗阻运动一样，为了确保实现康复目标，合适的运动量是必要的。由于与阻力模式相关变量的数量，弹性阻力的运动量更难确定。弹力带的长度、延伸率、颜色，以及弹性阻力的起点都会影响力矩的产生。

弹性阻力通常有多种颜色，每种颜色提供不同数量的阻力。关于 Thera-Band 弹力带的研究表明，在不同的颜色之间，产生的力增加了 20%~30%[176]。强度的增加应通过移动到下一个较高层次的阻力，而不是将弹力带对折。对折弹力带会使阻力加倍，而增加到下一个较高级别只提供 20%~30% 力的增加，一个安全的强度增加。

给弹力带练习定量的另一个重要变量是弹力带或弹力管的长度。弹力带拉长不应超过原长度的 250%[178]。为了保持最佳升 - 降力矩曲线，弹性长度应等于杠杆臂的长度。在肩部运动（如外展或屈曲）的情况下，弹力管的长度应该等于手臂的长度。这种方式的活动全范围的延伸率将是杠杆臂长度的两倍(200% 的延伸率),这将导致肩部肌组织的最佳力矩曲线。

弹力管的起始角度也会影响力矩曲线和随后的阻力。角度太尖锐会使力矩曲线向左移动,增加早期活动范围的力矩。角度太钝将使力矩曲线向右移动,增加后期活动范围的力矩。在特定的康复情况下这可能是可取的,但一般不会重现正常肌肉 - 关节相互作用的力矩曲线。治疗师应该意识到角度对力矩产生的影响。弹性的起点应该是在旋转轴的平面以及所需运动的方向[178]。

最后,在运动处方中应考虑阻力臂角度。阻力臂角度是由弹力带或弹力管和杠杆臂(如肩外展中手和弹力带)产生的角度。弹力带和肢体应对齐,以确保正常的生理升 - 降力矩曲线。如果对线不准确,在活动范围末端可能产生过度的力矩,但只有最少量是可用的。建议在 15°~0° 的阻力臂角度上,将弹力带或管与杆杆臂的末端对齐[178]。例如,在肩关节前屈时,弹力带应放在脚下,这样在头顶部 180 度全范围的位置,弹力带几乎拉近直下,手腕与弹力带之间的角度小于 15°。一个较高的角度将使腕关节伸肌承受过多的负荷。

一旦病人处于合适的体位,并确定弹力带或管的颜色(阻力)和长度,组数和重复次数应确定。病人应从弹力带的轻微张力开始(约 25% 的延伸率),并在设定的活动范围内进行运动。取决于病人的目标(力量、爆发力、耐力等),增加或减少弹力带的颜色可能是合适的。和自由重量或重力机一样,阻力和重复次数取决于目标。传统的力量或耐力训练,在 6~10RM 进行重复是合适的。对于进行爆发力训练的人,强度将会更大,以 90%3RM 的强度[178]。

与任何抗阻运动一样,代偿、疲劳发生和稳定都是考虑的因素。不要浪费额外的阻力或重复的形式。训练程序的设计可以与传统的重量相类似。当病人疲劳时,考虑在一个较低的弹性阻力进行额外的重复,就像可能对自由重量减少训练日程。

自由重量

自由重量训练是健身者和举重者首选的抗阻运动技术。自由重量和轻重量也常用于康复。自由重量训练通常使用手持重量,重量从 0.5~75 磅(1 磅 =0.453 592 4 千克)或以上。自由重量也可以与带有重量板的棒相结合。轻重量通常从 0.5~25 磅(1 磅 =0.453 592 4 千克)。

自由重量训练允许阻力更离散的增加,两侧阻力可以不同(见自我管理 5-2)。例如,可以使用患侧 10 磅,健侧 15 磅进行交互的肱二头肌屈曲训练。不超过 1~2 磅的渐进增加是可行的,并允许更平缓的负荷。自由重量设备价格便宜,许多练习可以使用同样的自由重量。这些练习包括简单的力量训练和耐力活动或爆发力训练技术。

自我管理 5-2 站立位肱二头肌屈曲

目的:加强肱二头肌

体位:站立位,肩带、脊柱和骨盆中立位。两手各握一个重量,掌心朝着大腿侧。

活动技术:

1 级:当重量远离臀部时交替曲肘,掌心向上;屈肘,直到手部在肩膀 10.2cm(4 英寸)以内;缓慢伸肘,前臂下降时将掌心转向体侧。上举和下降重量时,使肩带、脊柱和骨盆保持中立位置。

2 级:同时屈伸肘关节。

每只手握______英磅。

运动量

重复次数:______/ 组,______组

频率:______次 / 天,______次 / 周

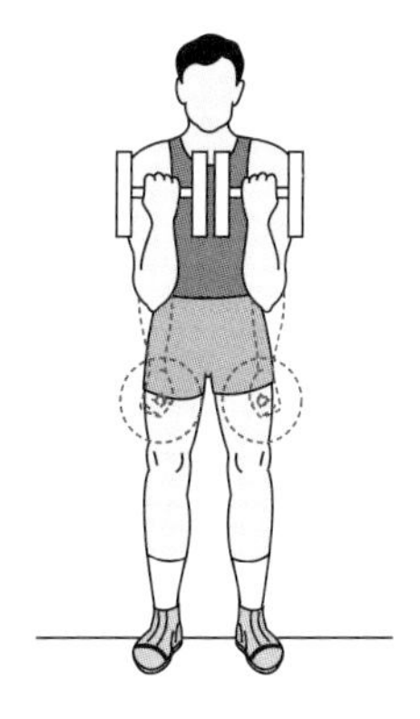

2 级

自由重量运动可以以多种不同的方式进行,以满足个别病人或客户的需求。例如,各种位置都可用,并且不受机器设计的限制。肱二头肌屈曲可以在站立位、坐位、仰卧位或俯卧位进行。他们可以同步或交替进行,并且病人两只手上的重量可以不同。

该练习可以以各种不同的速度进行,并且可以改变运动的活动范围。改变位置和 / 或活动范围可以改变与重力的位置关系,影响运动肌群和

收缩类型。例如，在站立时进行腘绳肌屈曲，当肌肉缩短时对腘绳肌群提供了向心阻力，当肌肉延长时则对腘绳肌群提供了离心阻力。在俯卧位进行相同的运动，当力臂缩短对抗重力时提供了向心阻力，直到膝关节接近90°角。在这个位置，没有对抗重力的力臂，也没有明显的阻力。继续运动屈曲进一步加深，当试图缓慢屈曲膝关节时，股四头肌被拉长产生离心收缩（图5-17A和B）。自由重量运动为运动与病人目标的匹配提供了多种可能性。

自由重量训练的最大优点之一是平衡的神经成分。与负重机提供的外部稳定相比，自由重量通常具有较小的外部稳定。运动除了需要移动重量以外，这些练习需要姿势肌的稳定。使用自由重量举重的人，必须了解正确的姿势和脊柱稳定，以防止背部受伤。如果平衡是一个康复目标，自由重量运动可能是适用的。

自由重量运动的神经需求对有些人而言是它的弊端。因为自由重量的任务通常比负重机更复杂，所以学习自由重量运动需要更长的时间。由于技术不佳，新手举重者可能存在更大的受伤风险（图5-18A和B）。保护员对许多自由重量举重者而言是必要的，这增加了该抗阻技术的人员需

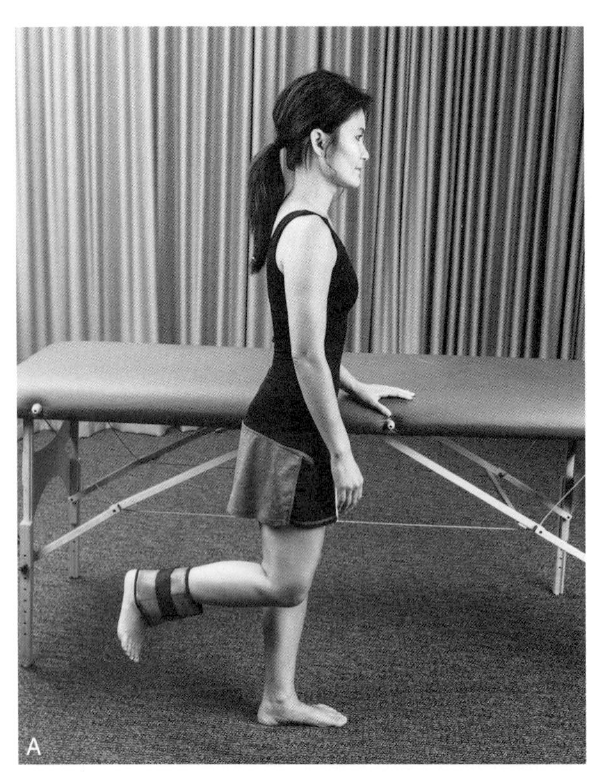

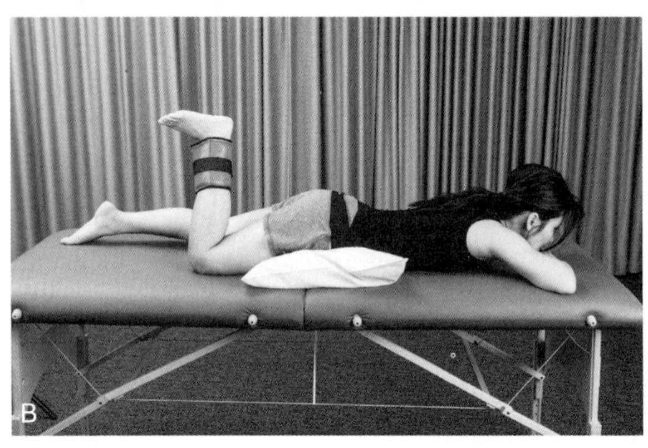

图5-17 A. 站立位腘绳肌屈曲；B. 俯卧位腘绳肌屈曲

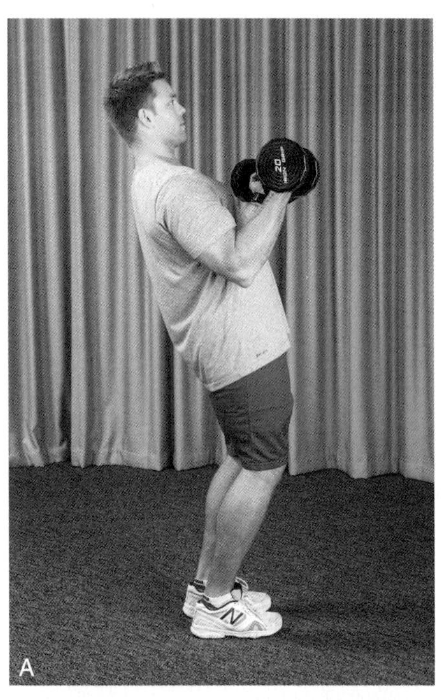

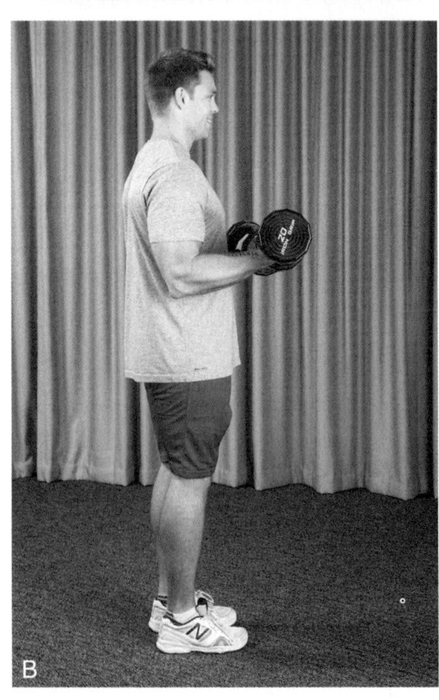

图5-18 肱二头肌屈曲。A. 不正确，腰椎伸展；B. 正确，腰椎稳定

求。由于加载和卸载杆所需的时间,自由重量训练可能时效较低。然而,对于使用较小手持重量的人,由于不用花费时间进行设置,这些可能比重力机更有时效。

使用自由重量进行训练的安全贴士包括与一个知识渊博的搭档一起运动,后者可以安全地识破问题。提起任何重量之前应获得适当的姿势和技术。用套圈将重量固定在杆上,防止板在杆上的移动。在进行负荷运动之前,应掌握正确的方式和技术。

自由重量的使用方式类似于弹力带、弹力管和滑轮。但是,不同于弹力带和滑轮,自由重量运动仍然需要在重力方面进行定位(见自我管理5-3)。自由重量、阻力带和滑轮有在各种三维模式运动的优势,并且没有固定的运动模式。这允许个人需要的高度针对性的训练。例如,前后腿分开站立时,可以使用弹力带、滑轮或自由重量进行前进、后退、横向或对角运动模式。这些运动模式可以在个体需要的任何范围内进行,而不是在负重机允许的范围内。

自我管理 5-3 仰卧位肩前屈

目的:增加肩关节肌的力量肌肉,尤其是前锯肌。

体位:仰卧位,弹力带系在脚上。对侧手抓住弹力带,手臂放在体测,肘关节屈曲 90°。

活动技术:

1 级:保持肘关节屈曲,手向天花板方向运动,直到肘关节伸直,然后将伸直的手臂朝头部方向向上运动。在活动范围末,往后压支撑背部的表面或提供支撑的枕头。用等长收缩向后推,持续 10 秒。用反向运动模式收回手臂。按规定重复。

2 级:手臂伸直进行 1 级运动。

运动量

重复次数:______/ 组,______组

频率:______次 / 天,______次 / 周

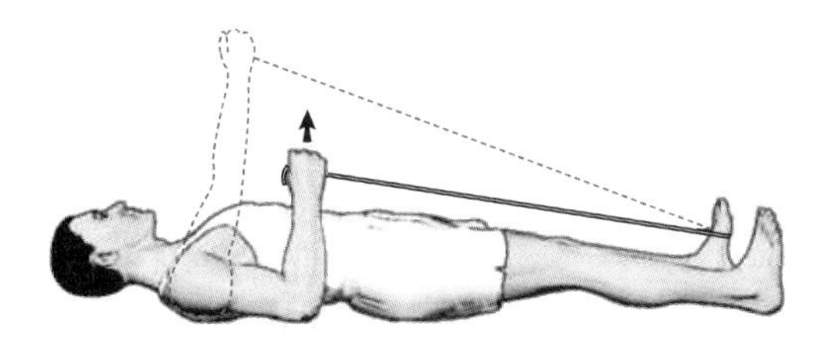

等速装置

等速测定仪旨在活动全范围内提供最大阻力。由这些设备提供的阻力被称为适应,因为一旦达到预设的速度,测定仪与病人所施加的力相"匹配"。测定仪提供的力等于病人所施加力的反作用力。因此,在能容忍的活动范围内,病人可以获得最大阻力。如果病人在关节活动范围的特定部分出现疼痛或无力,仍能充分挑战剩余部分。此外,病人可以在不同的速度训练。

目前,等速装置是有效的计算机化的训练和测试装置,病人能够主动移动他(她)的肢体。这些测定仪以固定速度提供交互式的向心阻力,并提供多角度的等长阻力,固定阻力的向心和离心收缩,被动运动以及固定速度的向心和离心收缩。现在由于这些测定仪的功能可在多种模式下进行,他们已成为多用途的测试和训练设备。尽管许多测定仪能够提供等长和等张阻力,大多数供应商仍把这些设备作为等速测定仪,并强调这些设备的等速能力。

适应证

等速模式最常用于肌肉功能测试和训练。测定仪能对全身最主要关节周围的肌群进行测试和训练。上肢的肩、肘、前臂和腕关节,以及下肢的髋、膝和踝关节周围的肌肉均可用等速测定仪进行测试和训练。自适应附件允许对小儿病人、工业医学(如升降和工作模拟附件)以及闭链运动进行训练和测试。由于设备的计算机化能力以及安全性能,等速测试经常被作为一种替代 1RM 的测试。当进行 1RM 测试时发现,测定仪与病人力的输出相匹配,从而减少了受伤的机会,尤其是出现损伤时。测试可以在有限的活动范围和固定速度进行,用来评估肌肉的力量或耐力。测试结果存储在计算机中,可以与将来的测试结果或基于人群的标准相比较。

等速测试用一些标准对肌肉功能进行评估。标准可能是对侧,人群标准或拮抗肌功能的百分比。测试用来评估创伤或手术后的进展,以及用于确定准备推进康复程序或返回活动。在某些情况下,在季赛前进行测试为训练程序提供指导,或为预防未来损伤提供一个基准措施。

测试通常在 2~3 个不同的速度进行,用来捕获特定速度的肌肉损伤。每个测定仪制造商都有

特定的需遵循的测试协议和标准，以保证效度和测试 - 再测试的信度。数据在一个计算机文件中捕获，可以用各种不同的方式进行检查和操纵（图5-19）。几个重要术语用于描述等速数据结果。

- 峰值力矩是测量的最常见变量，它产生的最大力矩，无论取得的活动范围在哪里。

总 体 评 估

姓名：	次数：	窗口：无
身份证号码：	涉及：左	协议：等速双边
出生日期：　　(M/D/yyyy)	医生：	模式：伸直或屈曲
现病史：	推荐：	方式：等速
工作史：	关节：膝	收缩：向心 / 向心
性别：	诊断：	GET：30° 18 FT-LBS

		伸直 60°/s			屈曲 60°/s			伸直 240°/s			屈曲 240°/s		
# 重复次数(60/60)：5		未涉及	涉及	缺少	未涉及	涉及	缺少	未涉及	涉及	缺少	未涉及	涉及	缺少
# 重复次数(240/240)：15		右	左		右	左		右	左		右	左	
峰值扭矩	FT-LBS	92.0	81.8	11.1	68.0	68.9	-1.3	61.2	49.8	18.7	45.7	43.4	5.0
峰值扭矩 / 体重	5	38.3	34.1		28.3	28.7		25.5	20.7		19.0	18.1	
最大重复总功	FT-LBS	113.1	76.4	32.4	69.5	69.8	-0.4	70.0	50.3	28.1	35.6	38.2	-7.2
COEFF. OF VAR.	%	6.6	6.8		5.5	6.2		9.6	12.5		16.0	7.9	
平均功率	WATTS	83.5	60.0	28.1	52.6	56.0	-6.4	164.5	116.1	29.4	75.9	79.8	-5.2
总功	FT-LBS	496.8	346.5	30.3	304.4	317.2	-4.2	917.2	643.1	29.9	440.9	445.5	-1.0
加速时间	MSEC	30.0	30.0		40.0	40.0		50.0	50.0		80.0	80.0	
减速时间	MSEC	40.0	100.0		80.0	90.0		80.0	90.0		100.0	80.0	
活动范围	DEG	106.2	96.2		106.2	96.2		104.1	95.8		104.1	95.8	
平均峰值扭矩	FT-LBS	84.0	76.8		64.9	64.6		54.7	41.3		37.1	35.9	
主动肌 / 拮抗肌比值	%	74.0	84.3	G：61.0				74.6	87.2	G：N/A			

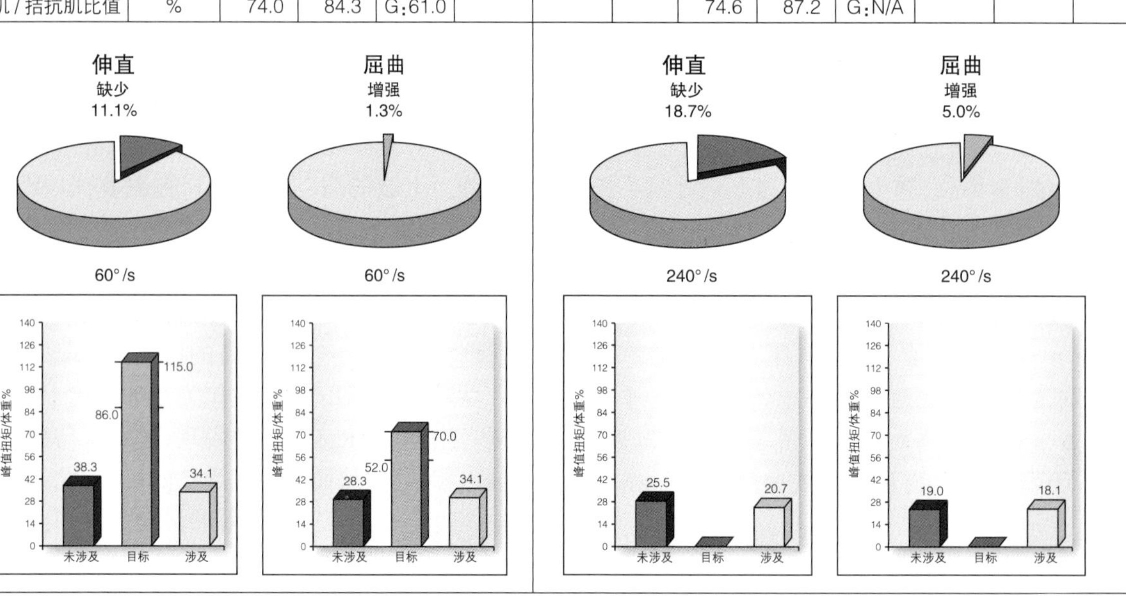

备注：

峰值扭矩：在重复的任何时刻肌肉的最高力输出。表示肌肉力量的能力

峰值扭矩 / 体重：表示标准体重的一个百分比，与既定目标相比较

最大重复总功：全部肌肉重复力输出的最大功量。功是指肌肉在活动范围内产生力的能力

平均功率：总功除以时间。功率代表肌肉能产生多快力量的

加速时间：达到等速速度的总时间。表示肌肉在活动范围开始移动肢体的神经肌肉能力

减速时间：从等速速度到零速度的总时间。表示肌肉在活动范围末端离心控制肢体的神经肌肉能力

主动肌 / 拮抗肌比值：交互肌群的比值。过度失衡可能易使关节损伤

差异：1%~10%　肢体间无明显差异

　　11%~25%　建议进行康复以改善肌肉性能的失衡

Biodex Rev 4.18b Sep 25 2006

图 5-19　等速肌力测试数据分析

- 功是在力矩曲线下进行的总工作量，不管活动范围、时间或速度。
- 平均功率是单位时间进行的工作量（曲线下的总功）（功率 = 功 / 时间）。
- 峰值力矩时间是达到峰值力矩所需的时间。
- 峰值力矩角是发生峰值力矩的关节角度。

其他重要和常见的比较是两侧对比和主动肌 / 拮抗肌的比率。两侧对比，是一个肢体与另一肢体的比较，以确定两边肢体的绝对和 / 或相对差异。主动肌 / 拮抗肌的比率，将对立的肌群（如股四头肌和腘绳肌）进行比较，按照主动肌的比例给出拮抗肌（如腘绳肌是股四头肌的 70%）。存在一些主动肌 / 拮抗肌比率的规范标准。

等速训练表明，在活动全范围内，病人任何时候都需要肌肉的激活。在活动范围内，由于长度 - 张力关系的改变，或者由于疼痛或病理导致力矩产生明显变化，从而造成力矩产生波动时，等速测定仪效果较好。与固定的、恒定的负荷不同（即等张），完成活动时没有必须承受的最低负荷。如果病人不能继续运动，他（她）可以简单地停止，而不必担心重物的掉落。当需要在各种速度下进行训练时，等速肌肉力量训练也较好。速度谱训练（VSRP，速度谱康复程序），或对各种速度进行训练，是一种常用的训练方案。病人可以从一个缓慢的速度（如 60°/s）开始，并以 30°/s 的幅度增加速度，直至达到最大速度（即 300°/s），然后逐渐降低速度，直到达到起始速度。利用这种技术，可以设计各种训练方案。

力矩

等速测试仪的被动模式也可用于等速训练。被动模式正如名字暗示的那样：它以预设的速度被动移动肢体。病人可以通过各种不同的方式使用此模式。病人可能被要求放松，使机器移动并活动关节。此外，病人可能会被要求朝着机器移动的方向用力（向心收缩）或对抗它（离心收缩）。为什么选择对抗被动运动，而不是主动等速运动或等张的向心和离心收缩？在主动模式下，病人仍必须产生足够的力矩来主动移动测定臂，并与机器的预设速度相匹配。在某些情况下，如手术后或急性损伤，这部分力量可能仍然超过了肌肉的能力。在被动模式下，机器连续移动，病人可以在当前损伤水平以及此状态下适当的活动范围内提供阻力。

注意事项

等速阻力训练的主要优势在于它能够充分激活更多肌纤维，并能持续较长时间。由于机器与病人提供的力矩相匹配，它在活动全范围内能“容纳”病人的变化能力。相比之下，自由重量（即固定阻力训练）只在活动范围的最薄弱部分负荷，但较强部分（通常是中间 1/3）并不负荷。出于测试目的，等速测定仪允许个人在各种速度下测试，以尽可能识别更多功能速度下的不足。相比 1RM 强度测定，等速测定仪在活动全范围内产生力曲线，而不是单一的测量。这允许对肌肉功能的特点（即峰值力矩时间、做功总量等）进行更详细的评价。

等速装置允许在不同的速度进行训练。快速训练对运动表现的正向作用以等速训练为著。以较快速度进行训练可以帮助恢复功能活动，它只需产生较少的肌肉力矩，但需较快的收缩速度。可以选用更好地配合病人功能的速度，以匹配功能性速度。较高速度可以降低区域关节的压力如髌股关节，用重阻力运动可减少疼痛和不适。虽然高速产生的力矩较少，但疼痛减少和更多功能速度可能会产生更好的结果。

有研究对力量改善中有利于慢速与快速等速训练的速度变量进行了评估[193]。高肌张力是力量增强的必要条件，当等速运动速度足够慢允许充分的募集和产生高抵抗力时，高肌张力就产生了。

带有计算机接口的较新等速测定仪还能对训练目的提供反馈。这种反馈可以采取多种形式，当试图重现力矩曲线或产生足够的力来提高到预设的水平栏，可采取视觉。当达到预设目标时，反馈可以发出声音。等速运动也可以通过要求病人在一个特定的水平抵抗，从而提供神经肌肉训练，训练项目是亚极量的、相对具有挑战性的任务。虽然病人尽可能地推就可以很容易地实现最大力矩生产，但是在较低的水平上调节力矩生产往往比较困难。

等速抗阻训练也有缺点。这些设备的采购和维护都非常昂贵。他们需要受过训练的人员制订病人的训练程序、进行测试和解释数据。从生物力学的角度讲，绝大多数的训练是在单一平面上围绕一个固定轴完成的恒速开链运动。测试和训练在一个单一的平面能提高测试的可重复性，但不一定延续到功能。在功能性活动中，我们很少以一个恒定的速度运动，虽然这个特征在活动范围内提供了最大负荷。一些等速装置提供了闭链组件，它们在测试功能性运动模式中具有优势，但缺点是无法告诉肌肉功能障碍的位置。

运动量

等速运动的运动量类似于其他类型的定量抗阻训练。等速装置具有计算机化数据减少的优势，这有助于查看和管理抗阻运动的量和强度。计算机化系统允许存储运动训练程序，并且这些程序可以被编制和执行最小的设置。然后，这些数据可以随着时间的推移进行跟踪。与任何抗阻运动程序一样，活动量必须与强度平衡，并在病人的日常活动范围内查看。

体重

体重可以被有效地用作阻力。下肢抗阻运动是体重作为阻力最明显的应用，因为大量的功能性活动需要下肢肌肉来移动体重。散步、跑步、体育运动、爬楼梯和各种各样的转移都是需要体重运动活动的例子。使用体重的上肢运动例子包括俯卧撑、平板、将人置于床或椅子中或将之拉起、悬吊运动、或体育活动如体操。许多使用体重作为主要阻力的运动被列为闭链运动。闭链运动是指远端部分固定在刚性或半刚性表面上的活动。下蹲、弓步、阶梯运动或俯卧撑是闭链运动。开链运动是指远端是游离的运动，如进行直腿抬高、抗阻伸膝或肱二头肌屈曲。

通过改变身体的位置(如俯卧撑从膝盖而不是脚)，使用哈马斯减重系统，或使用水池，体重可以减轻。使用体重作为阻力的优点是，它总是可用的，且很少需要设备。缺点是很难隔离特定的需要强化的肌肉，以及闭链运动的多关节属性导致的微妙替代。更多关于闭链和开链运动的知识请参见第 14 章。

治疗性运动干预对受损肌肉功能的影响

提高肌肉功能的治疗性活动，是许多病人干预方案的核心。设计方案时，临床医生需考虑众多变量。这些变量详见第 2 章干预模式。确定优先次序和平衡所有这些变量，以达到病人的最佳结果、需要知识和经验。以下各节将突出需考虑的关键变量，来考虑其锻炼程序对患者的损害。确定优先次序和平衡所有这些变量，达到最好的期待结果需要知识和经验。以下各节将突出设计障碍病人的抗阻运动程序时要考虑的关键变量。

计划启动

首先要考虑的变量之一是病人初始的身体或训练状态。认识到有关干预模型变量的建议将随着病人的训练状态而改变。两位障碍相同出现肩关节炎性症状的病人可能环境完全不同，一人经常锻炼，举重 5 天 / 周，从事建筑工作；而另一人久坐不动，伏案工作。最初的运动处方和进展计划将根据其初始的身体状况和训练状态的差异有所不同。最初的检查和评估是用来确定治疗性运动程序的起点。一旦确定起点，根据既定目标和取得的成果，推进康复计划。根据初步检查，在确定计划的适当出发点时，应引导治疗师思考下列问题：

- 什么肌肉或肌群需要训练？肌肉利用哪种类型的收缩方式来进行受限的功能活动？
- 在这个阶段的康复程序，需要什么类型的训练(如力量、耐力、力量等)？肌肉应被分离或作为协同肌吗？
- 什么活动能最好地实现这个目标？应运动至什么范围？
- 他们当前的表现、训练、力量的状态是什么？力量是否高于或低于平均值？徒手肌力检查正常吗？你认为他们大概会忍受什么样的阻力，重复多少次？
- 给予病人力量，进行运动的最佳方式是什么(即徒手阻力、自由重量、体重、等速等)？
- 注意事项有必要吗(如血压，糖尿病，关节不稳定)？
- 损伤和病理是什么？处于愈合的哪个阶段？有无其他医学合并症？

这些问题的回答将为治疗师和康复计划提供一个起点(表 5-8)。如果病人报告症状增加，或者无法进行基于最初评估选择的运动等级，存在若干减少运动挑战的机会。许多这些可能性请见第 2 章和注 2-13。一旦一组不会加剧症状的运动被开发出来，那么治疗师就可以考虑如何推进训练计划。

通常情况下，临床上 1~2 组 10~12 次重复的触诊结合徒手抗阻，可以帮助治疗师适当地确定运动处方。治疗师可以监测不适当的肌肉募集，

表 5-8 用于确定初始治疗性运动处方的模板

检查问题	治疗性运动干预模式维度	获得的治疗性运动处方
什么肌肉受损?	肌肉或肌群	训练的肌群
在这个病人的活动中此肌肉的主要功能如何?开始时这是适当的收缩类型吗?	运动	初始康复程序的肌肉收缩类型,以及后来的收缩类型(如果不同)
肌肉功能在什么范围?它需要进行全范围训练吗?	运动	运动的活动范围
应用阻力的最佳方式是什么?	方式	运动方式如徒手、滑轮、弹力带、可变阻力设备等
此肌肉在这个病人身上功能性使用哪种姿势或位置?这是开始训练的最佳位置吗?	姿势	开始运动的姿势和姿势目标(如果不同)
此肌肉典型功能的速度是多少?这是最初训练的最佳速度吗?	速度	开始运动的速度和速度目标(如果不同)
病人的基准力量是多少?功能性力量要求是多少?	强度	最初的训练阻力和阻力目标(如果不同)
需要的主要肌肉功能是什么?(爆发力、力量、耐力)频率是多少?	频率 / 持续时间	最初的训练组数和重复次数以及组数和重复次数目标(如果不同)
还有其他相关的肌肉或肌群需要训练吗?如何与的协同的肌群一起工作?(即协同肌)	顺序	其他训练的支持肌群和训练顺序
是否有任何医疗注意事项或禁忌证?	首要的	运动的注意事项或禁忌证
处于愈合的哪个阶段?	首要的	运动量和强度限制

并评估兴奋肌肉(群)在整个活动范围内的募集情况,以此帮助治疗师为病人的家庭计划确定合适的阻力。

计划进展

一旦确定康复目标和最初的康复程序,下一步是确定适当的运动进展。运动可以通过多种不同的方式增进,从最明显的增加运动强度,到改变运动至一个更复杂的活动。通过对程序变量的适当操纵,可能实现康复目标的不断进步。促使健康个体的保健和健康运动程序遵循一个更可预测的模式。然而,在病理或缺陷表现上的进展更具挑战性。

病人进步的目标是缩小或消除病人当前状态与预期功能状态之间的差距。治疗师如何指导病人来弥补这一差距可能会因人而异。从程序启动到出院的进步需要运动负荷与日常活动负荷之间的平衡。

- 运动负荷是由于康复计划而对涉及的组织施加的应力和应变的量。
- 日常活动负荷是由于日常活动而施加到同一组织上的应力和应变。日常活动负荷可能日有不同,这取决于病人在某一天的活动。治疗师必须教导病人如何根据活动水平修改运动负荷。这将确保施加在组织上的总负荷,使之停留在组织的耐受范围内。如果没有,那么可能的结果是症状的加重。

注 2-13(第 2 章)描述了可以用来增加或增进程序的运动修改参数。同样,如果病人报告程序启动后症状增加,或病人不能耐受他们发起的活动水平,显示需要修改建议,以此减少运动的挑战。首要的目标是不断挑战病人,并扩大训练量,以弥补当前和预期功能状态之间的差距。图 5-20 显示了增进变量或机会和扩大运动量之间的关系。通过系统地扩大运动量和强度,病人可以继续朝着目标前进。

运动量增加多少取决于当前和预期功能之间的差异。如果由于损伤、手术或病理,病人的功能处于非常低的水平,那么他们活动总量的增加可能会很大。对于其他身体非常活跃但仍有疼痛的人,在相同的运动量内改变运动参数可能是可取的。对于大多数试图恢复以前或获得更高水平功能的病人,程序进展可能遵循一个可变的过程,其量的增加须与运动参数的变化相平衡。例如,从肩袖肌腱炎恢复的病人可能随着从等长或向心收缩到离心收缩的改变、从慢速到快速的变化,以及从自由重量到弹性阻力和可变阻力机模式的变化交替增加运动量(见知识拓展 5-5)。根据病人的

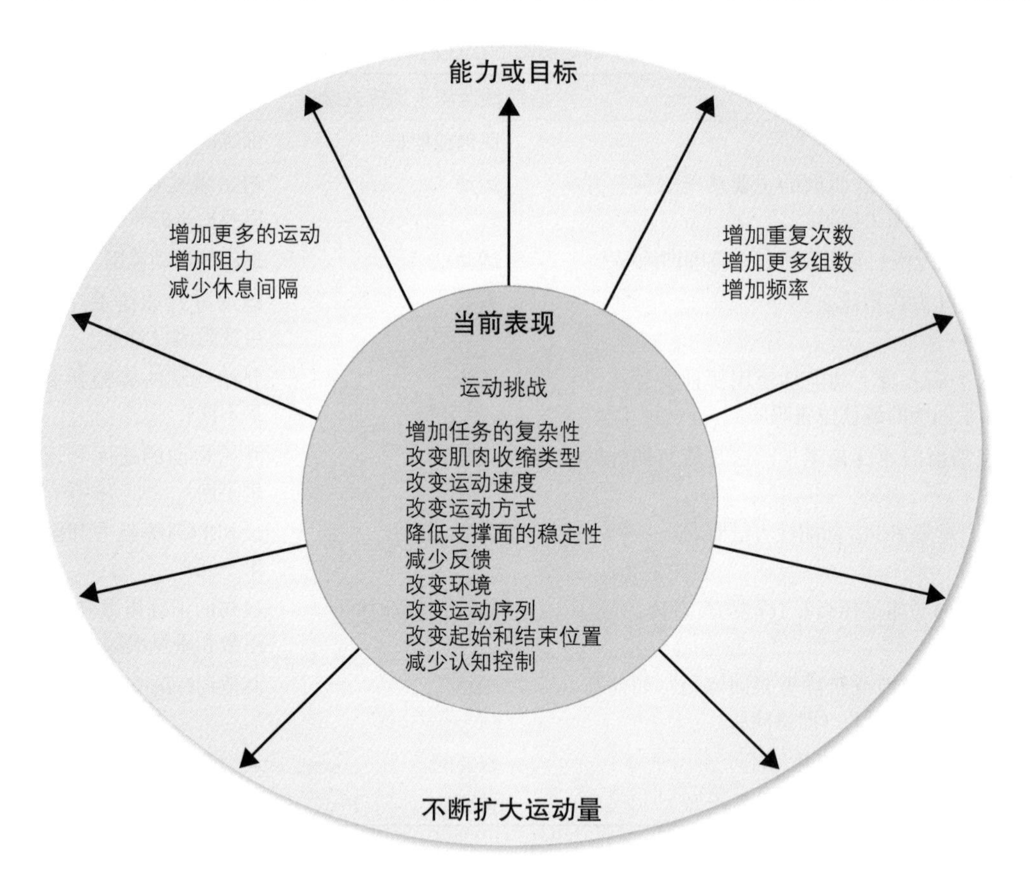

图 5-20 运动进展模式

目标和喜好存在多种选择。治疗师必须用坚实的临床决策能力，以最适当的运动类型进展到病人的目标。

知识拓展 5-5

一名 22 岁的马拉松运动员有跟腱炎 6 周。目前，她只能每隔两天跑 4.8km（3 英里），跑得更远将导致症状的出现。描述你可能如何增进她的力量计划，为她回到马拉松训练作准备。病人不愿意在此时减少她的跑步。

在计划进展中另一个需要考虑的是当前功能和当前能力之间的差异。虽然更高的能力或功能水平是长期目标，但是程序应分阶段，且每个阶段应有一个短期目标。例如，一个 2 级踝关节扭伤持续 2 周的病人之前可能渴望回到长跑。然而，在愈合阶段，她正在进行一系列的康复训练，深水跑步、散步以及间歇性地站成为她工作的一部分。她在结束一天的活动时发现疼痛和肿胀加重。早晨症状得到缓解，并且整体上正在稳步改善。在此愈合阶段，她可能正在进行接近当前自身身体能力的训练。因此，此时增加她的运动量可能是不合适的，因为这可能使愈合组织过度劳累。同一工作量康复训练的变化可能更适合于这一阶段的愈合。看图 5-20 模型，提升她的计划时需考虑交替变化，但是不包括增加运动量。

增加总量的选项相对清晰，增加新的练习、阻力、组数或重复次数是扩大运动量的明显方法。在给定的量内，运动参数的变化使运动朝着一个特定的目标进展，没有（或有，如果是首选）总量的变化。增加任务复杂性可以通过多种不同的方式实现。增加躯体组织的数量，认知的挑战，或步骤的数量都是增加任务复杂性的例子。例如，增加协调性可能是病人的目标。不是几个独立运动的数次重复（区块运动），不同的练习可能会被整合成一个单独的任务（如从椅子上站起，步行穿过房间内一系列的圆锥体，达到五次，然后转身坐下）。

改变肌肉收缩类型是改变和增进运动挑战的另一种方式。在膝关节手术的恢复中，从股四头肌等长收缩到直腿抬高和膝关节伸展运动的改变是一种运动的进展。在肌腱炎恢复中，从等长收缩到离心收缩的进展是推进运动计划但不增加运动量的另一种方式。对于一般的训练目的，重要的是同时训练向心和离心肌肉活动，除非由于病理、损伤或活动的限制使其中一种类型的活动成为首选。例如,由于股四头肌控制差导致下楼梯困难的病人,上楼梯没有问题,应强调离心肌肉收缩。

改变运动速度可以改变运动的影响。对于很多练习,阻力随着速度的增加而增加。例如,在游泳池里,速度增加时阻力也增加;而等速向心运动,速度下降时阻力反而增加。当治疗肌腱炎时,康复计划往往从慢速向较快速度进展。

改变运动方式可以改变运动面临的挑战。在活动范围内从等张抗阻向等速运动移动可以提供更多的挑战。从可变阻力机变为自由重量可以鼓励更多的平衡和稳定。同样,以任何方式(有或没有改变模式)降低稳定将给病人带来更多的挑战,因为他们必须提供内部的稳定,以保持平衡和运动的控制。同样,减少反馈需要病人依靠正确运动表现的内部记忆轨迹,而不是由治疗师提供的外部反馈。

改变环境可以给病人提供许多不同的挑战。一个重要的环境变化是将在泳池中最小负重或不负重环境中进行的练习,转变为在地面上进行类似的练习,反之亦然。另一个例子是,将病人从习惯于专注手边练习的结构化诊所环境,发展到有许多相互竞争刺激的社区环境。同样,改变运动顺序可以是一种进展的形式。本章前面讨论了优先顺序。进行两项练习时,增进顺序可能是相同肌群的连续练习而不是不同活动的交替练习。例如,在膝关节抗阻伸展后,病人可能立即进行抗阻直腿抬高,而不是在这两者之间进行腘绳肌的屈曲或上半身运动。

对于许多人来说,改变运动模式或姿势可以显著改变活动。例如,椎管狭窄病人在早期阶段可能需要进行轻微的屈曲练习。随着症状的改善,进展可能包括在中立位或中立偏伸展位进行相同的练习。躯干稳定训练运动可能从双侧运动(运动的双侧性质提供了平衡和一些稳定)进展到单侧肢体的相同运动,对侧肢体紧靠一边。这种不对称的模式将增加躯干稳定性面临的挑战。

最后,要求病人从有意识的控制运动阶段逐步过渡到自动化运动阶段(见第3章)。这只需要要求病人有意识地进行富有技巧的活动。而当病人不再被允许将注意力集中在运动需求上,同样的任务将变得更具挑战性。

找到增加训练量与改变训练方式之间的平衡不是一件容易的事。然而,以较小的增量使病人进步,这对于避免调整训练计划导致难度过大造成患者功能退步是有益的。无论是面对面或通过其他手段进行的持续沟通和密切监测,将有助于保障患者不断向目标迈进。这种沟通应包括对病人的教育,告知运动计划的预期效应,在患者症状加剧是及时指导患者作出相应调整。

预防、健康促进和健康的治疗性运动干预

成功地完成康复计划的病人可能希望继续抗阻运动程序,以进一步提高他们的获益和(或)预防旧伤复发。这些人可以过渡到健身运动。康复计划后的运动进展,或者为了预防损伤或健身的计划设计,必须考虑到个体当前的训练水平。

美国运动医学会定义新手为没有训练经验的人,中级人员为具有6个月连续训练经验的人,高级人员为具有多年抗阻训练经验的人[37],精英人员是极具竞争力的运动员。这些训练组的力量获益差别很大。肌肉力量增长在未受过训练的人群中约为40%,在中级人群中为16%~20%,在高级人群中为10%,在精英人群中为2%[37]。这些获益预期发生在4周至2年的课程,且大部分获益(尤其是未经训练的人群)发生在前4~8周。对于未经训练的人群,对任何训练程序的反应将是深刻的,而在中级、高级或精英人群中取得获益则困难得多,给这些人的运动处方需要更具有创造性以及因人而异。

虽然短期内(4~8周)力量的获益对参与者来说是令人鼓舞的,但在最初的训练阶段之后,这种进展的速率将趋于平稳。在这一点上,为了继续运动目标的进展必须考虑计划的变化。美国运动医学会将进展定义为:随着时间的推移,预期变量(即力量、爆发力、耐力、肌肉肥大等)的持续改善,直到个人目标的实现[30]。初始训练程序在持续数月后很难持续向前发展。为了尽可能减少训练的平台期并保持前进,改变抗阻训练计划是必要的。如康复抗阻训练,通过增加运动负荷、重复次数或量,或改变运动速度、减少休息间隔,或这些变量的任何组合,渐进过载可能会发生。系统地改变运动量和运动强度的周期性程序业已被证明是长期进展最有效的方法[37,194,195]。

力量训练运动量

对于力量发展，美国运动医学会建议新手和中级举重人员以60%~70%1RM的强度，重复8~12次进行训练[37]。所有的举重人员都应该使用向心和离心收缩。未经训练的人提高力量只需很少的负荷。不超过45%~50%1RM的负荷已被证明能增加之前未经训练的人的力量[195,196]。新手应该2~3天/周训练整个身体，中级举重人员应进行同样的训练，除非希望分开训练（一天上半身，另一天下半身）。在这种情况下，频率应为3~4天/周，允许每组肌群训练1~2天/周。训练量处方最初应包括一组或多组（如DeLorme或DAPRE），并进展到多组的周期性训练。在一个周期性程序中，高级举重人员应以80%~100% 1RM的强度进行训练[37]。当个体能以当前的强度进行1~2次重复，且连续两次超过预期数量，可将负荷增加2%~10%[37]。基于肌群和活动增进强度。

为了继续获得力量，总训练量应该是变化的、进展的。通过改变在一次训练中进行的运动数量，在一组运动中进行的重复次数或运动组数，训练量可以发生变化。针对不同人群进行训练运动量-反应建议不同[33]：对于未经训练的人，获得最大力量需要60%1RM的强度，3天/周，平均4组/肌群的训练；娱乐性训练的运动员以80%1RM，2天/周，4组/肌群的运动量获得了最大力量；对运动员来说，当以85%1RM，2天/周，8组/肌群的训练量进行训练，可以获得最大力量[33,196]。

关于单组与多组抗阻训练程序存在着一些争议[197-201]。许多一般性的力量训练程序包括一组单一的运动，其中有8~12次的重复[102]。对于新手，单组或多组抗阻程序都将获得力量的增加，虽然在一些研究中多组产生更好的收益[37,200,201]。然而，对训练者而言，多组对力量培养更有效[37,198,199]。

对于初学者来说，建议进行慢到中等速度的训练，除非病人在特定的功能速度下不能产生力矩或控制运动。美国运动医学会建议对中级人员进行中等速度的训练，以及不经意的从慢到快的速度谱，以最大限度地提高高级人员和精英运动员的收益[37]。对于承担了太高负荷，由于负荷和/或疲劳只能缓慢举起的个人，会在不经意间放慢速度。这种类型的训练会产生过载和训练反应，而故意缓慢举起，或以慢速亚极量举起（即5~10秒向心，5秒离心），不会产生充足的过载[203,204]。

对于初级、中级或高级训练，美国运动医学会建议使用重物进行多关节练习的休息间隔为2~3分钟[37]。对于其他练习（包括重力机），他们建议1~2分钟的较短休息间隔。对于力量和爆发力的改善，这个建议是相同。

爆发力训练运动量

爆发力需要力量、速度和技能的结合，训练程序应该反映这些变量。对爆发力的有效使用需要在快速和慢速的基准力量、快速产生力量的能力、对SSC的有效使用，以及良好的神经肌肉协调。

对于爆发力的改善，1~3组30%~60%的1RM，以及3~6次重复，应纳入中级训练程序[37]。在周期性方式中，进程应使用各种负荷。高级训练应包括3~6组（1~6次重复/组）爆发力安排，同时应被纳入力量计划。爆发力训练的进展既需要重度负荷（85%~100%1RM）来提高力量，也需要在高速以轻至中度负荷（30%~60%1RM）来快速提高力的产生[37]。在没有快速、爆炸式运动的情况下，如加载的下蹲跳，只着眼于重度负荷，实际上可能会降低爆发力输出。休息间隔的建议与力量训练是相同的（见知识拓展5-6）。

知识拓展 5-6

短跑运动员想知道如何提高220米跨栏的表现。请提供一些建议策略。

增强式运动

功能性活动很少涉及单纯的等长、向心或离心活动形式，当在跑或跳时，或因为一些外部力量如重力、肌肉延长，身体会受到力的冲击（图5-21）。在这些运动模式中，肌肉先进行离心活动，然后进行向心活动。根据离心活动的定义，肌肉必须在延长阶段处于活动状态。SSC是离心活动与紧随其后的向心活动的结合，应用SSC的训练技术被称为增强式训练。增强式运动的例子包括下肢的蹦跳、交替跳、弹跳和跳跃训练，以及上肢的增强式球或弹性抗阻运动。然而，并不是所有的跳跃或弹力带抗阻运动都是增强式的。增强式训练都有一个特定的目标——提高爆发力和速度。

增强式训练是快速、有力的运动，常用来提高神经系统的反应性。弹性能量在伸展阶段储存于肌肉，在向心阶段作为机械工作被重新使用，增强式训练借此提高了运动表现。Bosco等[205]发现，

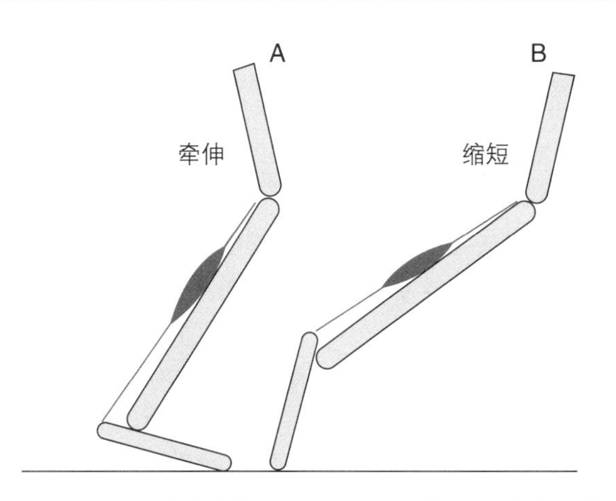

图 5-21 日常活动中的 SSC 周期。A. 接触肌肉的牵伸和延长收缩活动（离心）；B. 牵伸阶段紧接着是缩短活动（向心）。本图演示了 SSC，它是肌肉功能的自然形式

在离心工作阶段储存于肌肉的弹性能量的量决定了积极工作阶段弹性能量的反冲。在牵伸阶段，部分发展张力被安排在串联肌节的弹性元件中（即串联弹性元件或肌腱）。这种机械性工作储存在跨桥肌节，在随后的积极工作阶段，如果肌肉在牵伸后立即收缩，可以重新被使用。肌肉使用储存能量的能力，由离心和向心收缩的时间、速度以及牵伸幅度决定。从离心到向心的快速过度（即无阻碍着陆），随着高速高幅牵伸产生最大的效益。离心和向心收缩之间的过度时间称为摊销期，增强式训练与其他冲击式活动之间的区别目标不同，前者的目标是尽可能减少这一阶段的时间。

增强式训练是高层次活动。因为储存在串联弹性元件中的能量，当进行增强式运动时，肌腱易受到过度使用性损伤。在采用这些技术之前，个人应该处于高级训练阶段。在高级训练程序中，这些技术开发了爆发力和速度，它们是竞技运动的关键肌肉功能要素。在不同的高度之间进行跳跃、弹跳（即距离的跳跃）、渐进投掷项目，以及速度或距离投掷，是使用 SSC 提高速度或爆发力性能的方法。在进行下肢增强式训练之前，个体必须能够蹲下他（她）的身体，进行相当于他（她）身高的立定跳远，以及闭眼下的单腿站立平衡。程序应精心策划、进展缓慢，并与个人和目标相契合。增强式计划可见注 5-3。更多增强式材料，请参阅其他的阅读。

注 5-3
增强式活动举例

初级
- 踝在适当的位置弹跳
- 踝侧方弹跳
- 踝 90°转身弹跳
- 踝以大步弹跳
- 单腿推箱
- 跨过圆锥体侧跳
- 跨过圆锥体向前跳

中级
- 跳上箱子
- 侧面跳上箱子
- 抱膝跳
- 向前连续跳
- 侧方连续跳
- 双脚分开蹲跳
- 转身跳过圆锥体
- 平地上快速跳过圆锥体

高级
- 平地上单脚跳到多个箱子
- 蹲跳到多个箱子
- 抓球深度跳跃
- 立定跳远 90°转身和冲刺
- 深蹲跳跃 90°转弯和冲刺
- 单脚跳
- 弹跳和垂直跳组合

耐力训练运动量

对各种活动和肌群来说，肌肉耐力是必要的。例如，在长时间的站立、行走或工作活动中，姿势肌肉必须长时间提供持续或重复的收缩。许多下肢肌肉需要耐力运动的努力，如长跑、网球，或其他体育和休闲活动。重复的工作活动，如木工、工厂工作，或其他体力劳动需要局部肌肉耐力，以满足 8~12 小时轮班期间的工作要求。

为了在新手和中级人员训练中发展肌肉耐力，ACSM 建议使用相对轻的负荷，以中高量（10~15 次重复）进行训练。对于高级人员的训练，应使用分期方案，将各种加载策略应用于每项运动，进行多组训练（10~25 次重复）[37]。

对于高重复（15~20 次重复）训练，使用较短的休息时间如 1~2 分钟；对于中等组数（10~15 次重复）的训练，休息时间小于 1 分钟 [37]。对于力量训练，训练频率是相同。当进行中等数量的重复时（10~15），训练速度应缓慢；当进行较高的重复次数时（15~25 或更多），以中高速进行运动。

高级或精英运动员的运动量

训练竞技性运动员使用以下技术。这些技术可用于提供多样性、增加阻力，或最大限度地提高

日常训练中的训练时间。这些特定技术提供了建议的多样性,而这是训练高级或精英运动员所必需的。它们被介绍给治疗师,并使他们熟悉训练这些运动员使用的术语。当使用这些技术时,基于科学原则作出良好的判断。

一个复合组由两组运动组成,包括随后运动的拮抗肌,且组间没有休息(如肱二头肌屈曲后紧跟着肱三头肌伸展,没有休息,继续进行剩余的组)。复合组可以减少锻炼时间,或允许在同一时期进行更多的运动。

三组合是三个运动为一组,一组运动完成后进行下一组运动,肌群之间很少休息。三组合训练可用来训练三组不同的肌群或复杂肌肉的三个角度(如胸大肌不同纤维方向的平面、斜面、下降卧推)。

金字塔训练是 DeLorme 训练方法的改良。该方案以高重复次数和低体重(热身)开始,但不保持重复次数和增加重量,而是减少重复次数并增加重量。该系列完成后,逆向训练,减少重量并增加重复次数。重复的次数和组数可以任意设定,只要高重复、低重量方案随后发展为高重量、低重复方案(表 5-9)。

表 5-9 适用于下蹲或受过高度训练个人的金字塔训练示例

组数	重复次数	重量
1	12	100
1	8	135
1	6	185
1	4	225
1	2	250
1	1	275

一个典型的分组锻炼由一系列运动组成,通常强调两个或三个主要肌群或躯体部位的运动。这允许个人连续 2 天训练肌群而没有过度训练,因为当一组肌群在运动时另一组却在休息。健美运动员往往遵循双分化训练原则,即每天运动两次(表 5-10)。

Matveyev[206] 描述了针对这些运动员周期性训练程序的基本思路。当一个程序被分为几个阶段时,它是周期性的,每一阶段都有主要和次要目标。该程序立足的前提是,最大力量收益不是由持续的高强度训练取得的,而是可能由不同的训练周期或时期取得。这些周期允许运动员在预定时间内,通常是比赛当天,达到最高表现水平。

表 5-10 全身抗阻训练拆分例程示例

6 天方案 *	4 天,2 次 /d 方案 *
星期一:上半身	星期一上午:胸部
星期二:下半身	星期一下午:背部
星期三:休息	星期二上午:肩部
星期四:上半身	星期二上午:大腿
星期五:下半身	星期三上午:肱三头肌
星期六:休息	星期三下午:肱二头肌
星期日:重复顺序	星期四上午:胸部
	星期四下午:背部

备注:* 腹肌和小腿肌肉每天锻炼

在他最初的模型中,Matveyev[206] 建议力量 - 爆发力计划的初始阶段应包含高运动量(即许多重复)和低强度(即在每个运动中相对最大可能的低平均重量)。对于举重运动员,典型高运动量阶段包含每周较多的训练课程(6~15),每次较多的运动(3~6),每项运动较多的组数(4~8),以及每组较多的重复次数(4~6)。几周后,运动量减小,强度增加。由此产生的较高强度和较低运动量代表训练的基本力量阶段的特征。对举重运动员来说,典型的高强度阶段包含每周较少的训练课程(5~12),每次较少的运动(1~4),每项运动较少的组数(3~5),以及每组较少的重复次数(1~3)。对于爆发力训练,第三可选阶段可能包括低容量(低重复)高强度(重负荷)。最后阶段被认为是一个积极的休息阶段,即非常低的容量和非常低的强度。

每个阶段可能是几个星期到几个月。两个或两个以上的完整周期可能适合年度训练。

Stone 等人[207] 提出并成功地测试了力量 - 爆发力训练的一个周期模式以及连续大幅改变的阶段。例如,增加肌肉大小的阶段(核心练习 5 组 10RM),提高专项力量的阶段(3~5 组 3RM),以及"高峰"竞技阶段(1~3 组,1~3 次重复)。在早期准备阶段,10RM 的使用高于通常推荐的,但在一些研究中已被证明是成功的[207]。

注意事项和禁忌证

当对抗阻运动进行处方时,确保考虑某些注意事项和禁忌证。避免在抗阻训练中使用 Valsalva 动作,尤其是有心肺疾病或近期接受了腹部、椎间盘或眼部手术后的病人。教育病人在运动过程中正确呼吸，通常在用力呼气时。对于有升压反应影响的高危人员（如动脉瘤后的高血压）应慎用等长运动。

即使是适度的训练方案，经历较长时期的训练后，过劳现象也有可能存在。过度训练可能导致情绪紊乱，并通过降低表现最终导致训练效果的下降。避免由患者的代谢性疾病（如糖尿病、酒精中毒）造成的疲劳和过度训练、神经系统疾病或由于对关节的进一步损伤引起的严重的退行性关节疾病。过度训练可能是缺乏进步、表现降低以及关节疼痛和肿胀发展的原因。

当对青春期前和青春期的儿童和青少年开发抗阻运动程序时，应进行全面的考虑。在重量转移时强调正确的形式和技术，并开发综合的锻炼方案，以避免肌肉失衡和特定组织的过度训练。

抗阻运动的一项绝对禁忌证是急性或慢性肌病，如发生神经肌肉疾病或急性中毒性肌病的一些形式。在肌病存在的情况下，抗阻运动可能压迫和永久损害已经受损的肌肉系统。

科学知识和常识应该应用于处方抗阻运动。在疼痛、炎症和感染的情况下，应谨慎运动。虽然抗阻运动可能是适用的，但是运动模式和运动量应慎重选择。

要点

- 肌肉功能，包括力量、爆发力和耐力。
- 应明晰术语“力量”与力、力矩和功的区别。
- 肌肉活动是静态和动态的。静态肌肉活动称为等长运动。
- 全面了解肌肉形态是制订有效或高效治疗性运动处方，改善肌肉功能的必要条件。
- 动态活动是等张的首选术语。动态活动又可分为向心活动和离心活动。
- 过度训练产生肌肉大小的变化主要是通过肥大，但也通过增生。
- 由于长度 - 张力关系，肌肉力量必须相对于肌肉长度进行评估。
- 肌肉结构可以显著影响肌肉力量的产生。
- 训练的特殊性，尤其是相对于训练速度。
- 离心肌肉收缩是效能最高的收缩类型，可以发展任何肌肉收缩类型的最大张力。
- 抗阻训练的适应性部分是神经病学的，其中功能的变化往往先于形态学的变化。
- 疲劳形成是个人必须停止运动或牺牲技术的标点。
- 尽管运动量和目标不同，从童年后期到老年，抗阻训练是有益的。。
- 受损肌肉的功能可由神经病理、肌肉劳损、肌肉废用，或长度相关的变化引起。
- 抗阻训练的适应性超出肌肉，包括结缔组织、心血管系统和骨等。
- 改善肌肉功能的活动包括等长、动态、增强式和等速运动。
- 动态运动可以用多种方式进行，包括自由重量、阻力带、滑轮、重力机或体重；包括向心和离心收缩的各种组合。
- 使用SSC进行增强式活动，以增强肌肉功能。
- 改善肌肉功能的运动运动量取决于目标（即力量、爆发力和耐力）以及个人最初的健康水平（即新手、中级、高级和精英）。
- 为了确保病人 / 客户的安全，必须知晓抗阻运动的注意事项和禁忌证。

实训

1. 从 i 到viii列出的一系列肌肉骨骼条件，对于每个条件，执行以下操作。

a. 确定哪些肌肉参与。包括可能未被充分使用的协同肌，这可能会导致所涉及肌肉的过度使用。列出每块肌肉，并描述其具体活动。

b. 对徒手肌力检查等级为不足一般（3-/5）的肌肉（群），设计和进行一个运动。包括完整的运动量参数。

c. 对徒手肌力检查等级为好（4/5）的肌肉（群），设计和进行两个运动。一个使用弹力带，另一个使用自由重量，包括完整的运动量参数。

d. 针对问题 1c，将运动进展为两个功能性活动。

肌肉骨骼和神经肌肉状况

i. 跟腱炎；

ii. 髂胫束筋膜炎；

iii. 髌骨肌腱炎；

iv. 腘绳肌拉伤；

v. 腓神经麻痹（即腓总神经，列出支配的肌肉）；

vi. 冈上肌腱炎；

vii. 过度牵伸造成的斜方肌中部损伤；

viii. 肱骨外上髁炎。

2. 使用自由重量或负重机，确定卧推和腿部伸展的 1RM，6RM 和 10RM。确定 Oxford，DeLorme 和 DAPRE 方案的运动量。

3. 选择全身三组肌群(一个上 1/4，一个下 1/4，一个躯干)。为每组肌群设计两种不同的抗阻运动，使用各种设备，包括弹力带、自由重量、滑轮和负重机(如果可用)。确定 DeLorme 方案的运动量。

辨析

1. 考虑下一节实验室活动中的每一个问题。如果你对下述内容进行训练，你的运动量会有什么不同？

(1) 力量；

(2) 爆发力；

(3) 肌肉耐力。

你的训练会有什么不同：

(1) 一名想提高成绩的青少年越野赛跑运动员；

(2) 一名青春期前的体操运动员、演员、橄榄球运动员或足球运动员；

(3) 一位在山中徒步旅行 10 天的老年男性。

2. 为一名急性腰椎骨折、没有神经受累、卧床休息 3 周的女性，设计一个肌肉功能计划。包括力量和耐力的运动量参数。

3. 考虑第七单元病例讨论的病例 5。列出肌肉功能受损的肌肉。确定肌肉是否需要力量、耐力或爆发力训练。决定每一块肌肉的活动，并确定相对于目标(即力量、爆发力和耐力)的运动量，以及这个病人的最初健康水平。为每次训练制订运动顺序，包括运动量参数中的频率。

参考文献

1. Enoka RM. Force. In: Enoka RM, ed. Neuromechanical Basis of Kinesiology. Champaign, IL: Human Kinetics Books, 1988.
2. McArdle WD, Katch FI, Katch VL. Essentials of Exercise Physiology. 6th Ed. Baltimore, MD: Lippincott, Williams & Wilkins, 2007.
3. Abbott BC, Bigland B, Ritchie JM. The physiological cost of negative work. J Physiol (Lond) 1952;117:380–390.
4. Norman RW, Komi PV. Electromyographic delay in skeletal muscle under normal movement conditions. Acta Physiol Scand 1979;106:241.
5. Komi PV. Stretch-shortening cycle. In: Komi PV, ed. Strength and Power in Sport. Oxford: Blackwell Scientific Publications, 1992.
6. Campbell CJ, Bonen A, Kirby RL, et al. Muscle fiber composition and performance capacities of women. Med Sci Sports 1979;11:260–265.
7. Saltin B, Henriksson J, Nygaard E, et al. Fiber types and metabolic potentials of skeletal muscles in sedentary man and endurance runners. Ann N Y Acad Sci 1977;301:3–29.
8. Billeter R, Hoppeler H. Muscular basis of strength. In: Komi PV, ed. Strength and Power in Sport. Oxford: Blackwell Scientific Publications, 1992.
9. Antonio J, Gonyea WJ. Skeletal muscle fiber hyperplasia. Med Sci Sports Exerc 1993;25:1333–1345.
10. MacDougall DJ. Hypertrophy or hyperplasia. In: Komi PV, ed. Strength and Power in Sport. Oxford: Blackwell Scientific Publications, 1992.
11. Bischof R. Analysis of muscle regeneration using single myofibers in culture. Med Sci Sports Exerc 1989;21(Suppl):S163–S172.
12. Schultz E, Jaryszak DL, Gibson MC, et al. Absence of exogenous satellite cell contribution to regeneration of frozen skeletal muscle. J Muscle Res Cell Motil 1986;7:361–367.
13. MacDougall JD, Sale DG, Alway SE, et al. Muscle fiber number in biceps brachii in body builders and control subjects. J Appl Physiol 1984;57:1399–1403.
14. Herzog W, Ait-Haddou R. Mechanical muscle models and their application for force and power production. In: Komi PV, ed. Strength and Power in Sport. 2nd Ed. Malden, MA: Blackwell Scientific Publications, 2003.
15. Tabary JC, Tabary C, Tardieu C, et al. Physiological and structural changes in the cat's soleus muscle due to immobilization at different lengths by plaster cast. J Physiol 1972;224:231–244.
16. Oudet CL, Petrovic AG. Regulation of the anatomical length of the lateral pterygoid muscle in the growing rat. Adv Physiol Sci 1981;24:115–121.
17. Kendall HO, Kendall FP, Boynton DA. Posture and Pain. Baltimore, MD: Williams & Wilkins, 1952.
18. Williams PE, Goldspink G. Longitudinal growth of striated muscle fibers. J Cell Sci 1971;9:751–767.
19. Herring SW, Grimm AF, Grimm BR. Regulation of sarcomere number in skeletal muscle: a comparison of hypotheses. Muscle Nerve 1984;7:161–173.
20. Kendall FP, McCreary KE, Provance PG. Muscles Testing and Function. 4th Ed. Baltimore, MD: Williams & Wilkins, 1993.
21. Williams PE, Goldspink G. Changes in sarcomere length and physiological properties in immobilized muscle. J Anat 1978;127:459–468.
22. Josephson RK. Extensive and intensive factors determining the performance of striated muscle. J Exp Zool 1975;194:135–154.
23. Baechle TR, Earle RW. Essentials of Strength Training and Conditioning. 2nd Ed. Champaign, IL: Human Kinetics, 2000.
24. DeLorme TL. Restoration of muscle power by heavy resistance exercises. J Bone Joint Surg Am 1945;27:645–667.
25. Delorme TL, Watkins AL. Progressive Resistance Exercise. New York, NY: Appleton Century, 1951.
26. Zinovieff AN. Heavy resistance exercise: the Oxford technique. Br J Physiol 1951;14:129–132.
27. McMorris RO, Elkins EC. A study of production and evaluation of muscular hypertrophy. Arch Phys Med Rehabil 1954;35:420–426.
28. Knight KL. Knee rehabilitation by the daily adjustable progressive resistive exercise technique. Am J Sports Med 1979;7:336–337.
29. Krusen EM. Functional improvement produced by resistance exercise of the biceps muscles affected by polio-myelitis. Arch Phys Med 1949;30:271–278.
30. Clarke HH. Muscular Strength and Endurance in Man. Englewood Cliffs, NJ: Prentice-Hall, 1966.
31. Gonzalez-Bandillo JJ, Gorostiaga EM, Arellano R, et al. Moderate resistance training volume produces more favorable strength gains than high or low volumes during a short-term training cycle. J Strength Cond Res 2005;19(3):689–697.
32. Gonzalez-Badillo JJ, Izquierdo M, Gorostiaga EM. Moderate volume of high relative training intensity produces greater strength gains compared with low and high volumes in competitive weightlifters. J Strength Cond Res 2006;20(1):73–81.
33. Peterson MD, Rhea MR, Alvar BA. Applications of the dose-response for muscular strength development: a review of meta-analytic efficacy and reliability for designing training prescription. J Strength Cond Res 2005;19(4):950–958.
34. Willardson JM. A brief review: factors affecting the length of the rest interval between resistance exercise sets. J Strength Cond Res 2006;20(4):978–984.
35. Ahtiainen JP, Pakarinen A, Alen M, et al. Short vs. long rest period

between the sets in hypertropic resistance training: influence on muscle strength, size and hormonal adaptations in trained men. J Strength Cond Res 2005;19(3):572–582.
36. Busso T, Benoit H, Bonnefoy R, et al. Effects of training frequency on the dynamics of performance response to a single training bout. J Appl Physiol 2002;92:572–580.
37. Kraemer WJ, Adams K, Cararelli E, et al. American College of Sports Medicine position stand. Progression models in resistance training for healthy adults. Med Sci Sports Exerc 2002;34:364–380.
38. Tippett SR, Voight ML, Functional Progression for Sport Rehabilitation. Champaigne, IL: Human Kinetics, 1995:4, ISBN 0-873-22660-7.
39. Seger JY, Thorstensson A. Effects of eccentric versus concentric training on thigh muscle strength and EMG. Int J Sports Med 2005;26(1):45–52.
40. Morrissey MC, Harman EA, Johnson MJ. Resistance training modes: specificity and effectiveness. Med Sci Sports Exerc 1995;27: 648–660.
41. Kanehisa H, Miyashita M. Specificity of velocity in strength training. Eur J Appl Physiol 1983;52:104–106.
42. Wilson GJ, Murphy AJ, Walshe A. The specificity of strength training: the effect of posture. Eur J Appl Physiol 1996;73:346–352.
43. Frontera WR, Meredith CN, O'Reilly KP, et al. Strength conditioning in older men: skeletal muscle hypertrophy and improved function. J Appl Physiol 1988;64(3):1038–1044.
44. Higbie EJ. Effects of concentric and eccentric isokinetic heavy-resistance training on quadriceps muscle strength, cross-sectional area and neural activation in women. Doctoral Dissertation, University of Georgia, 1994.
45. Weir JP, Housh DJ, Housh TJ, et al. The effect of unilateral concentric weight training and detraining on joint angle specificity, cross-training, and the bilateral deficit. J Orthop Sports Phys Ther 1997;25:264–270.
46. Weir JP, Housh DJ, Housh TJ, et al. The effect of unilateral eccentric weight training and detraining on joint angle specificity, cross-training, and the bilateral deficit. J Orthop Sports Phys Ther 1995;22:207–215.
47. Taniguchi Y. Lateral specificity in resistance training: the effect of bilateral and unilateral training. Eur J Appl Physiol 1997;75:144–150.
48. Staron RS, Karapondo DL, Kraemer WJ, et al. Skeletal muscle adaptations during early phase of heavy-resistance training in men and women. J Appl Physiol 1994;76:1247–1255.
49. Hakkinen K, Komi PV. Electromyographic changes during strength training and detraining. Med Sci Sports Exerc 1983;15:455–460.
50. Sale D. Neural adaptation to strength training. In: Komi PV, ed. Strength and Power in Sport. Oxford: Blackwell Scientific Publications, 1992.
51. Edman PK. Contractile performance of skeletal muscle fibers. In: Komi PV, ed. Strength and Power in Sport. Oxford: Blackwell Scientific Publications, 1992.
52. Brockett CL, Morgan DL, Proske U. Human hamstring muscles adapt to eccentric exercise by changing optimum length. Med Sci Sports Exerc 2001;33(5):783–790.
53. Bowers EJ, Morgan DL, Proske U. Damage to the human quadriceps muscle from eccentric exercise and the training effect. J Sports Sci 2004;22(11/12):1005–1014.
54. Hirose L, Nosaka K, Newton M, et al. Changes in inflammatory mediators following eccentric exercise of the elbow flexors. Exerc Immunol Rev 2004;10:75–90.
55. Conceicao MS, Libardi CA, Nogueira FR, et al. Effects of eccentric exercise on systemic concentrations of pro- and anti-inflammatory cytokines and prostaglandin (E2): comparison between young and postmenopausal women. Eur J Appl Physiol 2012;112(9):3205–3213.
56. Lavender AP, Nosaka K. Changes in markers of muscle damage of middle-aged and young men following eccentric exercise of the elbow flexors. J Sci Med Sport 2008;11(2):124–131.
57. Madden MC, Byrnes WC, Lebin JA, et al.. Plasma matrix metalloproteinase-9 response to eccentric exercise of the elbow flexors. Eur J Appl Physiol 2011;111(8):1795–1805.
58. Peake JM, Nosaka K, Muthalib M, et al. Systemic inflammatory responses to maximal versus submaximal lengthening contractions of the elbow flexors. *Exerc Immunol Rev.* 2006;12:72-85.
59. Barnes JN, Trombold JR, Dhindsa M, et al. Arterial stiffening following eccentric exercise-induced muscle damage. J Appl Physiol (1985) 2010;109(4):1102–1108.
60. Chapman D, Newton M, Sacco P, et al. Greater muscle damage induced by fast versus slow velocity eccentric exercise. Int J Sports Med 2006;27(8):591–598.
61. Chen HL, Nosaka K, Pearce AJ, et al. Two maximal isometric contractions attenuate the magnitude of eccentric exercise-induced muscle damage. Appl Physiol Nutr Metab 2012;37(4):680–689.
62. Chen TC, Chen HL, Pearce AJ, et al. Attenuation of eccentric exercise-induced muscle damage by preconditioning exercises. Med Sci Sports Exerc 2012;44(11):2090–2098.
63. McHugh MP, Connolly DA, Eston RG, et al. Electromyographic analysis of exercise resulting in symptoms of muscle damage. J Sports Sci 2000;18(3):163–172.
64. Paschalis V, Nikolaidis MG, Theodorou AA, et al. Eccentric exercise affects the upper limbs more than the lower limbs in position sense and reaction angle. J Sports Sci 2010;28(1):33–43.
65. Ribeiro F, Mota J, Oliveira J. Effect of exercise-induced fatigue on position sense of the knee in the elderly. Eur J Appl Physiol 2007;99(4):379–385.
66. Paschalis V, Nikolaidis MG, Giakas G, et al. Position sense and reaction angle after eccentric exercise: the repeated bout effect. Eur J Appl Physiol 2008;103(1):9–18.
67. Kanda K, Sugama K, Hayashida H, et al. Eccentric exercise-induced delayed-onset muscle soreness and changes in markers of muscle damage and inflammation. Exerc Immunol Rev 2013;19:72–85.
68. Suzuki K, Nakaji S, Yamada M, et al. Systemic inflammatory response to exhaustive exercise. Cytokine kinetics. Exerc Immunol Rev 2002;8:6–48.
69. Paschalis V, Nikolaidis MG, Giakas G, et al. The effect of eccentric exercise on position sense and joint reaction angle of the lower limbs. Muscle Nerve 2007;35(4):496–503.
70. Behm DG, Faigenbaum AD, Falk B, et al. Canadian Society for Exercise Physiology position paper: resistance training in children and adolescents. Appl Physiol Nutr Metab 2008;33(3):547–561.
71. Crasselt W, Forchel I, Kroll M, et al. Zum Kinder- und Jugendsport—Realitaten, Wunshe und Tendenzen. [Sport of Children and Adolescents—Reality, Expectations, and Tendencies.] Leipzig: Deutsche Hochschule fur Korperkultur, 1990.
72. Faigenbaum AD, Kraemer WJ, Blimkie CJ, et al. Youth resistance training: updated position statement paper from the national strength and conditioning association. J Strength Cond Res 2009;23(5 Suppl):S60–S79.
73. Faigenbaum AD, Myer GD. Pediatric resistance training: benefits, concerns, and program design considerations. Curr Sports Med Rep 2010;9(3):161–168.
74. Faigenbaum AD, Myer GD. Resistance training among young athletes: safety, efficacy and injury prevention effects. Br J Sports Med 2010;44(1):56–63.
75. Faigenbaum AD, Milliken LA, Westcott WL. Maximal strength testing in healthy children. J Strength Cond Res 2003;17(1):162–166.
76. Grimby G, Danneskiold-Samse W, Hvid K, et al. Morphology and enzymatic capacity in arm and leg muscles in 78–81-year-old men and women. Acta Physiol Scand 1982;115:125–134.
77. Aagaard P, Simonsen EB, Andersen JL, et al. Neural adaptation to resistance training: changes in evoked V-wave and H-reflex responses. J Appl Physiol (1985) 2002;92(6):2309–2318.
78. Gabriel DA, Kamen G, Frost G. Neural adaptations to resistive exercise: mechanisms and recommendations for training practices. Sports Med 2006;36(2):133–149.
79. Lixandrao ME, Damas F, Traina Chacon-Mikahil MP, et al. Time-course of resistance training-induced muscle hypertrophy in elderly. J Strength Cond Res 2016;30(1):159–163.
80. Walker S, Hakkinen K. Similar increases in strength after short-term resistance training due to different neuromuscular adaptations in young and older men. J Strength Cond Res 2014;28(11):3041–3048.
81. Walker S, Peltonen H, Hakkinen K. Medium-intensity, high-volume "hypertrophic" resistance training did not induce improvements in rapid force production in healthy older men. Age (Dordr) 2015;37(3):9786.
82. Bean JF, Kiely SK, Herman S, et al. The relationship between leg power and physical performance in mobility-limited elderly people. J Am Ger Soc 2002;50:461–467.
83. Bottaro M, Machado SN, Nogueira W, et al. Effect of high versus low-velocity resistance training on muscular fitness and functional performance in older men. Eur J Appl Physiol 2007;99(3):257–264.
84. Tschopp M, Sattelmayer MK, Hilfiker R. Is power training or

conventional resistance training better for function in elderly persons? A meta-analysis. Age Ageing 2011;40(5):549–556.
85. Miszko TA, Cress ME, Slade JM, et al. Effect of strength and power training on physical function in community-dwelling older adults. J Gerontol A Biol Sci Med Sci 2003;58(2):171–175.
86. de Vos NJ, Singh NA, Ross DA, et al. Optimal load for increasing muscle power during explosive resistance training in older adults. J Gerontol A Biol Sci Med Sci 2005;60(5):638–647.
87. Suzuki T, Bean JF, Fielding RA. Muscle power of the ankle flexors predicts functional performance in community-dwelling older women. J Am Geriatr Soc 2001;49(9):1161–1167.
88. Bean JF, Leveille SG, Kiely DK, et al. A comparison of leg power and leg strength within the InCHIANTI study: which influences mobility more? J Gerontol A Biol Sci Med Sci 2003;58(8):728–733.
89. Fielding RA, LeBrasseur NK, Cuoco A, et al. High-velocity resistance training increases skeletal muscle peak power in older women. J Am Ger Soc 2002;50:655–662.
90. Reid KF, Martin KI, Doros G, et al. Comparative effects of light or heavy resistance power training for improving lower extremity power and physical performance in mobility-limited older adults. J Gerontol A Biol Sci Med Sci 2015;70(3):374–380.
91. Cuoco A, Callahan DM, Sayers S, et al. Impact of muscle power and force on gait speed in disabled older men and women. J Gerontol A Biol Sci Med Sci 2004;59(11):1200–1206.
92. Sayers SP, Gibson K. Effects of high-speed power training on muscle performance and braking speed in older adults. J Aging Res 2012;2012:426278.
93. Sayers SP, Gibson K. A comparison of high-speed power training and traditional slow-speed resistance training in older men and women. J Strength Cond Res 2010;24(12):3369–3380.
94. Wilkes RL, Summers JJ. Cognitions, mediating variables, and strength performance. J Sport Psychol 1984;6:351–359.
95. Rabahi T, Fargier P, Rifai Sarraj A, et al. Effect of action verbs on the performance of a complex movement. PLoS One 2013;8(7):e68687.
96. Gassner GJ. Comparison of three different types of imagery on performance outcome in strength-related tasks with collegiate male athletes. Dissertation thesis, Temple University, 1997.
97. Elko K, Ostrow AC. The effects of three mental preparation strategies on strength performance of young and older adults. J Sport Behav 1992;15:34–41.
98. Gould D, Weinberg R, Jackson A. Mental preparation strategies, cognition and strength performance. J Sport Psychol 1980;2:329–339.
99. McCormick A, Meijen C, Marcora S. Psychological determinants of whole-body endurance performance. Sports Med 2015;45(7):997–1015.
100. Rubin E. Alcoholic myopathy in heart and skeletal muscle. N Engl J Med 1979;301:28–33.
101. Song SK, Rubin E. Ethanol produces muscle damage in human volunteers. Science 1972;175:327–328.
102. Rubin E, Perkoff GT, Dioso NM, et al. A spectrum of myopathy associated with alcoholism. Ann Intern Med 1967;67:481–492.
103. Hanid A, Slavin G, Main, et al. Fiber type changes in striated muscle of alcoholics. J Clin Pathol 1981;34:991–995.
104. Mastaglia FL, Argov Z. Drug-induced neuromuscular disorders in man. In: Walton J, ed. Disorders of Voluntary Muscle. 4th Ed. Edinburgh: Churchill Livingstone, 1981.
105. Satyanarayanasetty D, Pawar K, Nadig P, Haran A. Multiple Adverse Effects of Systemic Corticosteroids: A Case Report. J Clin Diagn Res 2015;9(5):FD01–FD02.
106. Walsh LJ, Wong CA, Oborne J, et al. Adverse effects of oral corticosteroids in relation to dose in patients with lung disease. Thorax 2001;56(4):279–284.
107. Stern LZ, Fagan JM. The endocrine myopathies. In: Vinken PJ, Bruyn GW, Ringel SP, eds. Handbook of Clinical Neurological Disease of Muscle: Part 2. Amsterdam: North Holland Publishing, 1979.
108. Bunch TW, Worthingham JW, Combs JJ, et al. Azathioprine with prednisone for polymyositis: a controlled clinical trial. Ann Intern Med 1980;92:356–369.
109. Goldberg AL, Goodman HM. Relationship between cortisone and muscle work in determining muscle size. J Physiol (Lond) 1969;200:667–675.
110. McClure DL, Valuck RJ, Glanz M, et al. Statin and statin-fibrate use was significantly associated with increased myositis risk in a managed care population. J Clin Epidemiol 2007;60(8):812–818.
111. Schech S, Graham D, Staffa J, et al. Risk factors for statin-associated rhabdomyolysis. Pharmacoepidemiol Drug Saf 2007;16(3):352–358.
112. Panchangam V. Statin-associated acute interstitial nephritis and rhabdomyolysis. Saudi J Kidney Dis Transpl 2014;25(3):659–660.
113. Suthar KS, Vanikar AV, Trivedi HL. Acute kidney injury and quadriparesis due to rosuvastatin induced rhabdomyolysis—a case report. J Clin Diagn Res 2015;9(5):OD08–OD09.
114. Kwak HB. Statin-induced myopathy in skeletal muscle: the role of exercise. J Lifestyle Med 2014;4(2):71–79.
115. Toth PP, Harper CR, Jacobson TA. Clinical characterization and molecular mechanisms of statin myopathy. Expert Rev Cardiovasc Ther 2008;6(7):955–969.
116. Sewright KA, Clarkson PM, Thompson PD. Statin myopathy: incidence, risk factors, and pathophysiology. Curr Atheroscler Rep 2007;9(5):389–396.
117. Stroes ES, Thompson PD, Corsini A, et al. Statin-associated muscle symptoms: impact on statin therapy-European Atherosclerosis Society Consensus Panel Statement on Assessment, Aetiology and Management. Eur Heart J 2015;36(17):1012–1022.
118. Di Stasi SL, MacLeod TD, Winters JD, et al. Effects of statins on skeletal muscle: a perspective for physical therapists. Phys Ther 2010;90(10):1530–1542.
119. Laszlo A, Kalabay L, Nemcsik J. Case report of exercise and statin-fibrate combination therapy-caused myopathy in a patient with metabolic syndrome: contradictions between the two main therapeutic pathways. BMC Res Notes 2013;6:52.
120. Mendes P, Robles PG, Mathur S. Statin-induced rhabdomyolysis: a comprehensive review of case reports. Physiother Can 2014;66(2):124–132.
121. Semple SJ. Statin therapy, myopathy and exercise—a case report. Lipids Health Dis 2012;11:40.
122. Parker BA, Thompson PD. Effect of statins on skeletal muscle: exercise, myopathy, and muscle outcomes. Exerc Sport Sci Rev 2012;40(4):188–194.
123. Mikus CR, Boyle LJ, Borengasser SJ, et al. Simvastatin impairs exercise training adaptations. J Am Coll Cardiol 2013;62(8):709–714.
124. Malone TR, Garrett E, Zachazewski JE. Muscle: deformation, injury, repair. In: Zachazewski JE, Magee DJ, Quillen WS, eds. Athletic Injuries and Rehabilitation. Philadelphia, PA: WB Saunders, 1996.
125. Worrell TW, Perrin DH. Hamstring muscle injury: the influence of strength, flexibility, warm-up and fatigue. J Orthop Sports Phys Ther 1992;16:12–18.
126. Desmedt JE, Godaux E. Spinal motoneuron recruitment in man: rank deordering with direction but not with speed of voluntary movement. Science 1981;214:933–936.
127. Tax AM, Denier van der Gon JJ, Gielen CAM, et al. Differences in central control of m. biceps brachii in movement tasks and force tasks. Exp Brain Res 1990;79:138–142.
128. Van Zuylen EJ, Gielen CAM, Denier van der Gon JJ. Coordination and homogenous activation of human arm muscles during isometric torques. J Neurophys 1988;60:1523–1548.
129. Reid KF, Naumova EN, Carabello RJ, et al. Lower extremity muscle mass predicts functional performance in mobility-limited elders. J Nutr Health Aging 2008;12(7):493–498.
130. Munn J, Herbert RD, Hancock MJ, et al. Resistance training for strength: effect of number of sets and contraction speed. Med Sci Sports Exerc 2005;37(9):1622–1666.
131. Hakkinen K, Newton RU, Gordon SE, et al. Changes in muscle morphology, electromyographic activity, and force production characteristics during progressive strength training in young and older men. J Gerontol A Biol Sci Med Sci 1998;53(6):B415–B423.
132. Hakkinen K, Pakarinen A, Kraemer WJ, et al. Selective muscle hypertrophy, changes in EMG and force, and serum hormones during strength training in older women. J Appl Physiol (1985) 2001;91(2):569–580.
133. McCall GE, Byrnes WC, Dickinson A, et al. Muscle fiber hypertrophy, hyperplasia, and capillary density in college men after resistance training. J Appl Physiol (1985) 1996;81(5):2004–2012.
134. Hostler D, Schwirian CI, Campos G, et al. Skeletal muscle adaptations in elastic resistance-trained young men and women. Eur J Appl Physiol 2001;86(2):112–118.
135. Vissing K, Brink M, Lonbro S, et al. Muscle adaptations to plyo-

metric vs. resistance training in untrained young men. J Strength Cond Res 2008;22(6):1799–1810.
136. Parcell AC, Sawyer RD, Craig Poole R. Single muscle fiber myosin heavy chain distribution in elite female track athletes. Med Sci Sports Exerc 2003;35(3):434–438.
137. Pette D. The adaptive potential of skeletal muscle fibers. Can J Appl Physiol 2002;27(4):423–448.
138. Staron R, Hikida RS, Hagerman FC, et al. Human muscle skeletal muscle fiber type adaptability to various workloads. J Histochem Cytochem 1984;32:146–152.
139. Costill DC, Daniels J, Evans, et al. Skeletal muscle enzymes and fiber composition in male and female track athletes. J Appl Physiol 1976;40:149–154.
140. Tesch PA, Komi PV, Hakkinen K. Enzymatic adaptations consequent to long term strength training. Int J Sports Med 1987;8(Suppl):66–69.
141. MacDougall JD, Sale DG, Moroz JR, et al. Mitochondrial volume density in human skeletal muscle following heavy resistance training. Med Sci Sports 1979;11:164–166.
142. Thorstensson A, Spokin B, Karlsson J. Enzyme activities and muscle strength after "sprint training" in man. Acta Physiol Scand 1975;94:313–316.
143. Hakkinen K, Komi PV, Alen M. Effect of explosive type strength training on isometric force and relaxation time, electromyographic and muscle fibre characteristics of leg extensor muscles. Acta Physiol Scand 1985;125:587–600.
144. Stone MH. Implications for connective tissue and bone alterations resulting from resistance exercise training. Med Sci Sports Exerc 1988;20:S162–S168.
145. Tipton CM, Mattes RD, Maynard JA, et al. The influence of physical activity on ligaments and tendons. Med Sci Sports 1975;7:165–175.
146. Doschak MR, Zernicke RF. Structure, function and adaptation of bone-tendon and bone-ligament complexes. J Musculoskelet Neuronal Interact 2005;5(1):35–40.
147. Vogel JM, Whittle MW. Proceedings: bone mineral content changes in the Skylab astronauts. Am J Roentgenol 1976;126:1296–1297.
148. Hanson TH, Roos BO, Nachemson A. Development of osteopenia in the fourth lumbar vertebrae during prolonged bed rest after operation for scoliosis. Acta Orthop Scand 1975;46:621–630.
149. White MK, Martin RB, Yeater RA, et al. The effects of exercise on postmenopausal women. Int Orthop 1984;7:209–214.
150. Nilsson BE, Westlin NE. Bone density in athletes. Clin Orthop 1971;77:179–182.
151. Jones HH, Priest JS, Hayes WC, et al. Humeral hypertrophy in response to exercise. J Bone Joint Surg Am 1977;59:204–208.
152. Lane N, Bevier W, Bouxsein M, et al. Effect of exercise intensity on bone mineral. Med Sci Sports Exerc 1988;20:S51.
153. Borer KT. Physical activity in the prevention and amelioration of osteoporosis in women : interaction of mechanical, hormonal and dietary factors. Sports Med 2005;35(9):779–830.
154. Duncan CS, Blimkie CJ, Cowell C, et al. Bone mineral density in adolescent female athletes: relationship to exercise type and muscle strength. Med Sci Sports Exerc 2002:34:286–294.
155. Derman O, Cinemre A, Kanbur N, et al. Effect of swimming on bone metabolism in adolescents. Turk J Pediatr 2008;50(2):149–154.
156. Nikander R, Sievanen H, Uusi-Rasi K, et al. Loading modalities and bone structures at nonweight-bearing upper extremity and weight-bearing lower extremity: a pQCT study of adult female athletes. Bone 2006;39(4):886–894.
157. Baxter-Jones AD, Kontulainen SA, Faulkner RA, et al. A longitudinal study of the relationship of physical activity to bone mineral accrual from adolescence to young adulthood. Bone 2008;43(6):1101–1107.
158. Markou KB, Theodoropoulou A, Tsekouras A, et al. Bone acquisition during adolescence in athletes. Ann N Y Acad Sci 2010;1205:12–16.
159. Vicente-Rodriguez G. How does exercise affect bone development during growth? Sports Med 2006;36(7):561–569.
160. Iwamoto J. Effect of exercise on developing bone mass and cortical bone geometry[in Japanese]. Clin Calcium 2011;21(9):1323–1328.
161. Robling AG, Hinant FM, Burr DB, et al. Shorter, more frequent mechanical loading sessions enhance bone mass. Med Sci Sports Exerc 2002;34:196–202.
162. Fleck SJ. Cardiovascular adaptations to resistance training. Med Sci Sports Exerc 1988;20:S146–S151.
163. Fleck SJ, Henke C, Wilson W. Cardiac MRI of elite junior Olympic weight lifters. Int J Sports Med 1989;10:329–333.
164. Miles DS, Gotshall RW. Impedance cardiography: noninvasive assessment of human central hemodynamics at rest and during exercise. Exerc Sports Sci Rev 1989;17:231–264.
165. Shephard RJ. Muscular endurance and blood lactate. In: Shephard RM, Astrand P-O, eds. Endurance in Sport. Oxford: Blackwell Scientific Publications, 1992.
166. Lash JM, Sherman WM. Skeletal muscle function and adaptations to training. In: American College of Sports Medicine: Resource Manual for Guidelines for Exercise Testing and Prescription. 2nd Ed. Philadelphia, PA: Lea & Febiger, 1993.
167. American Physical Therapy Association. Interactive Guide to Physical Therapist Practice. Vol 1.0. Alexandria, VA: American Physical Therapy Association, 2002.
168. Sale DG, MacDougall D. Specificity in strength training: a review for the coach and athlete. Can J Appl Sports Sci 1981;6:87–92.
169. Rutherford OM, Jones DA. The role of learning and coordination in strength training. Eur J Appl Phys 1986;55:100–105.
170. Atha J. Strengthening muscle. Exerc Sport Sci Rev 1981;9:1–73.
171. Muller EA. Influence of training and of inactivity on muscle strength. Arch Phys Med Rehabil 1970;51:449–462.
172. Whitley JD. The influence of static and dynamic training on angular strength performance. Ergonomics 1967;10:305–310.
173. Patterson RM, Jansen SWS, Hogan HA, et al. Material properties of Thera-Band tubing. Phys Ther 2001;81(8):1437–1445.
174. Shoepe TC, Ramirez DA, Almstedt HC. Elastic band prediction equations for combined free-weight and elastic band bench presses and squats. J Strength Cond Res 2010;24(1):195–200.
175. Page P, Labbe A. Torque characteristics of elastic resistance and weight-and-pulley exercise [Abstract]. Med Sci Sports Exerc 2000;32(5 Suppl):S151.
176. Page P, Labbe A, Topp R. Clinical force production of Thera-Band elastic bands [Abstract]. J Orthop Sports Phys Ther 2000;30(1):A47–A48.
177. Simoneau GG, Bereda SM, Sobush DC, et al. Biomechanics of elastic resistance in therapeutic exercise program. J Orthop Sports Phys Ther 2001;31(1):16–24.
178. Page P, Ellenbecker TS. The Scientific and Clinical Application of Elastic Resistance. Champaign, IL: Human Kinetics, 2003, ISBN 0-7360-3688-1.
179. Manor B, Topp R, Page P. Validity and reliability of measurements of elbow flexion strength obtained from older adults using elastic bands. J Geriatr Phys Ther 2006;29(1):18–21.
180. Thomas M, Muller T, Busse MW. Quantification of tension in Thera-Band and Cando tubing at different strains and starting lengths. J Sports Med Phys Fitness 2005;45(2):188–198.
181. Aboodarda SJ, George J, Mokhtar AH, Thompson M. Muscle strength and damage following two modes of variable resistance training. J Sports Sci Med 2011;10(4):635–642.
182. Andersen LL, Andersen CH, Mortensen OS, et al. Muscle activation and perceived loading during rehabilitation exercises: comparison of dumbbells and elastic resistance. Phys Ther 2010;90(4):538–549.
183. Andersen V, Fimland MS, Kolnes MK, et al. Elastic bands in combination with free weights in strength training: neuromuscular effects. J Strength Cond Res 2015;29(10):2932–2940.
184. Colado JC, Garcia-Masso X, Pellicer M, et al. A comparison of elastic tubing and isotonic resistance exercises. Int J Sports Med 2010;31(11):810–817.
185. Sundstrup E, Jakobsen MD, Andersen CH, et al. Evaluation of elastic bands for lower extremity resistance training in adults with and without musculo-skeletal pain. Scand J Med Sci Sports 2014;24(5):e353–e359.
186. Nyberg A, Lindstrom B, Rickenlund A, et al. Low-load/high-repetition elastic band resistance training in patients with COPD: a randomized, controlled, multicenter trial. Clin Respir J 2015;9(3):278–288.
187. Chang TF, Liou TH, Chen CH, et al. Effects of elastic-band exercise on lower-extremity function among female patients with osteoarthritis of the knee. Disabil Rehabil 2012;34(20):1727–1735.
188. Saeterbakken AH, Andersen V, Kolnes MK, et al. Effects of replacing free weights with elastic band resistance in squats on trunk muscle activation. J Strength Cond Res 2014;28(11):3056–3062.
189. Hughes CJ, Hurd K, Jones A, et al. Resistance properties of Thera-Band tubing during shoulder abduction exercise. J Orthop Sports Phys Ther 1999;29(7):413–420.
190. Tafel JA, Thacker JG, Hagemann JM, et al. Mechanical per-

formance of exertubing for isotonic hand exercise. J Burn Care Rehabil 1987;8(4):333–335.
191. Puls A, Gribble P. A comparison of two Thera-Band training rehabilitation protocols on postural control. J Sport Rehabil 2007;16(2):75–84.
192. Han SS, Her JJ, Kim YJ. Effects of muscle strengthening exercises using a Thera-Band on lower limb function of hemiplegic stroke patients. Taehan Kanho Hakhoe Chi 2007;37(6):844–854.
193. Gettman LR, Ayres J. Aerobic changes through 10 weeks of slow and fast-speed isokinetic training [Abstract]. Med Sci Sports 1978;10:47.
194. Stone MH, Potteiger MA, Pierce KC, et al. Comparison of the effects of three different weight-training programs on the one repetition maximum squat. J Strength Cond Res 2000;14:332–337.
195. Stone WJ, Coulter SP. Strength/endurance effects from three resistance training protocols with women. J Strength Cond Res 1994;8:231–234.
196. Sale DG, Jacobs I, MacDougall JC, et al. Comparisons of two regimens of concurrent strength and endurance training. Med Sci Sports Exerc 1990;22:348–356.
197. Rhea MR, Alvar BA, Burkett LN, et al. A meta-analysis to determine the dose response for strength development. Med Sci Sports Exerc 2003;35(3):456–464.
198. Rhea MR, Alvar BA, Ball SD, et al. Three sets of weight training superior to 1 set with equal intensity for eliciting strength. J Strength Cond Res 2002;16(4):525–529.
199. Ronnestad BR, Egeland W, Kvamme NH, et al. Dissimilar effects of one- and three-set strength training on strength and muscle mass gains in upper and lower body in untrained subjects. J Strength Cond Res 2007;21(1):157–163.
200. Wolfe BL, LeMura LM, Cole PJ. Quantitative analysis of single- vs. multiple-set programs in resistance training. J Strength Cond Res 2004;18(1):35–47.
201. Munn J, Herbert RD, Hancock MJ, et al. Training with unilateral resistance exercises increases contralateral strength. J Appl Physiol 2005;99(5):1880–1884.
202. Hass CJ, Garzarella L, de Hoyos D, et al. Single versus multiple sets in long-term recreational weightlifters. Med Sci Sports Exerc 2000;32(1):235–242.
203. Westcott WL, Winett RA, Anderson ES, et al. Effects of regular and super slow speed resistance training on muscle strength. J Sports Med Phys Fitness 2001;41:154–158.
204. Neils CM, Udermann BE, Brice GA, et al. Influence of contraction velocity in untrained individuals over the initial early phase of resistance training. J Strength Cond Res 2005;19(4):883–887.
205. Bosco C, Tihany J, Komi PV, et al. Store and recoil of elastic energy in slow and fast types of human skeletal muscles. Acta Physiol Scand 1982;116:343–349.
206. Matveyev LP. Periodisienang das Sportlichen Training. Berlin: Beles Wernitz, 1972.
207. Stone MH, O'Bryant H, Garhammer J. A hypothetical model for strength training. J Sports Med Phys Fitness 1981;21:342–351.

第6章

有氧能力 / 耐力受损

JANET R. BEZNER

心血管耐力是指心血管系统(如心脏、肺和血管系统)吸收、摄取、运输、消耗氧并排除代谢产物的能力,也称有氧能力。心血管耐力能维持大肌肉群参与长时间的重复性运动。机体参与任何形式、任何强度的运动或休闲娱乐性活动都需要充足的有氧能力。同时进行这些活动也有利于改善受损的有氧能力,提高康复治疗效果。

大量研究显示规律心血管耐力运动能降低心血管疾病、代谢性疾病(如糖尿病、代谢综合征)、乳腺癌、结肠癌、抑郁、认知障碍等疾病风险,并与老年及年轻患者死亡率的下降有关[1-3]。最近对美国居民运动情况调查显示,约 51.6% 成年人每周完成 150 分钟的有氧运动[4];12~21 岁人群活动不积极;约 47.3% 的人能完成每周 5 天,每天 60 分钟的体力活动[4]。自 1996 年关于体力活动与健康的 Surgeon General 报告发布以来,已采取多种措施监测人体的体力活动。从行为风险因素监控系统采集到的 2001~2005 年数据显示,参加规律体力活动(包括大强度运动和持续运动)的女性占比上升 8.6%(从 43.0% 上升至 46.7%),男性上升 3.5%(从 48.0% 上升至 49.7%)。对女性,除 18~24 岁外所有种族、宗教、年龄、受教育程度的女性受访者体力活动水平均有上升;而男性,45~60 岁、非西班牙白种、非西班牙黑种、高中毕业生和大学毕业生等男性受访者的身体活动水平均显著上升[5]。

由于美国民众普遍缺乏体育锻炼,美国公共健康服务组织颁布了"健康人民 2020""健康人民 2010"等系列文件,目的在于提高生活质量、延长寿命[6,7]。20 世纪 90 年代中期,美国人类健康服务部、疾病预防控制中心、国家慢性病预防与健康促进中心、体适能与运动总统委员会和美国运动医学会(ACSM)推荐:所有成年人要累计进行 30 分钟以上、中等以上强度的体力活动,最好每天运动[8]。2007 年美国运动医学会和美国心脏病学会(AHA)进行修改[9],推荐 18~65 岁成年人(包括该年龄段不影响体力活动的慢病患者)要保持和增进健康需完成每周 5 次,每次至少 30 分钟中等强度有氧运动,或者每周 3 次,每次至少 20 分钟大强度有氧运动,或者中高强度运动相结合[9]。2008 年美国健康与人类服务部、疾病预防与健康促进办公室发布了"美国 2008 体力活动指南",介绍了体育活动对人类健康和幸福影响的研究成果[10]。建议如下:

- 所有 18~65 岁成年人应该累积
  - 每周 150 分钟中等强度的有氧运动;
  - 75 分钟大强度有氧运动;
  - 或者同等运动量的中等强度大强度运动量结合,外加每周 2 天肌肉力量练习[10]。
- 儿童和青少年应该累积
  - 每天 60 分钟中、高强度体力活动,含每周 3 天的大强度运动[10]。
- 65 岁以上人群遵照成年人的指南进行,增加平衡性锻炼[10]。

为此,健康服务专业人员可以依据已有的研究成果为病人和服务对象制订体力活动处方,帮助他们提高整体健康。为了广大慢性疾病患者恢复健康,我们有责任对每位患者进行健康教育和评估,使其了解规律的体力活动对疾病预防和治疗的重要作用。本章将介绍有氧训练的科学基础、运动处方的制订、有氧运动和体力活动监督指导等内容。

有氧能力和耐力

定义

常见的与有氧能力和运动训练相关的术语见表 6-1。

急性有氧运动中的正常和异常反应

有氧运动能力可通过心率(HR)、血压(BP)、呼吸频率(RR)等生理指标评价。了解急性有氧运动的正常和异常反应并对病人运动中的反应做出准确判断,并在危险发生之前及时终止运动,对于一个临床医生来说是非常重要的。病人或顾客通常会有多种可能导致异常反应合并症。因此,仔细监测运动中的反应并掌握其相关信息方可创造安全的运动环境。

急性有氧运动的正常反应

要评价人体对训练的反应,了解体力活动中正常的生理变化是很重要的。有氧运动能力的大小取决于向各组织输送氧的心血管系统和呼吸系统功能。有氧运动中可能发生下列正常的生理反应[12-16]。

心率 心率(反映每分钟心脏搏动的次数,bpm),与运动强度呈线性关系。说明随着负荷强度增加心率成比例增加。心率增加的幅度受到年龄、体适能水平、活动类型、疾病、药物、血容量和环境因素(温度、湿度)等多种因素的影响。

搏出量 心脏每次搏动由左心室射出的血量称为每搏输出量(SV),以 ml/b。随着运动负荷增加,每搏输出量成比例增加大约 50%,之后缓慢增加。影响每搏输出量变化幅度的因素有心功能、体位及运动强度等。

心输出量 心率和每搏输出量的乘积即心输出量(Q),或者每分钟从左心室泵出的总血量(L/min)(Q=HR × SV)。随运动负荷增加,心率和每搏输出量增加,心输出量呈线性增加。心输出量的变化取决于年龄、体位、体形大小、病情和机体调节能力。

动静脉氧差 动静脉氧差(a-vO_2 diff),即动脉血氧含量和静脉血氧含量的差值,表示组织从血液中摄取的氧量,以 ml/dl 表示。运动强度增加,动静脉氧差线性增加,表明随着运动的进行,组织从血液中摄取更多的氧气,降低静脉血氧含量。

血流量 急性运动中血流量(ml)的分配会发生巨大变化。安静时 15%~20% 心输出量的血量流向肌肉,而在运动约 80%~85% 的血量分配到工作肌,流向内脏的血流量降低。剧烈运动中或者身体开始过热时皮肤血流量增加,工作肌血流量会减少,以增加散热。

血压 血压(BP)分为收缩压(SBP)和舒张

表 6-1 常用的与有氧能力、耐力训练相关的术语

术语	定义	举例
体力活动	任何由肌肉收缩引起能量消耗的身体运动[11]	遛狗、除草、扫地、吸尘等家务劳动
运动	有计划、有组织和重复进行的、旨在保持和提高体适能的体力活动[11]	慢跑准备 5km 比赛 步行,60min/d,降低体重 抗阻练习发展肌肉质量
体适能	指人体所具备的有充足的精力从事日常工作(学习)而不感疲劳,同时有余力享受娱乐休闲活动的乐趣,能够应对突发事件的能力。包括健康体适能(心肺耐力、身体成分、肌肉耐力、肌肉力量、柔韧性)和竞技体适能[11]	VO_{2max}=35ml/(kg·min) 体脂 %=27% 1 分钟仰卧起坐 =55 个 仰卧推举 =150lb × 10 坐位体前屈 =6ins
心肺耐力训练(有氧训练)	大肌肉群参与的重复运动,循环系统和呼吸系统反应强、以维持体力活动,消除疲劳;目的在于发展体适能[1],是维持机体长时间运动的能力	慢跑 10 分钟以上 步行 10 分钟以上 自行车 10 分钟以上 篮球 10 分钟以上
无氧训练	短时间大强度爆发性运动,氧供不足[12]	力量训练或抗阻训练
VO_{2max}	最大运动中机体摄取氧的最高速率[12]	35ml/(kg·min)

压(DBP),两者在急性运动中的反应不同。为了向组织运输更多的血液和氧气,收缩压随运动负荷增加线性增加。由于舒张压是心脏舒张期的动脉血压的最低值,有氧运动中舒张压变化小。舒张变化小于 15mmHg 是正常反应。上肢有氧运动中收缩压和舒张压均高于下肢有氧运动时。因为与下肢比较上肢的脉管系统和肌肉质量更小,导致上肢运动中循环阻力更高,为克服增加的循环阻力,血压上升更高。

肺通气量 运动中呼吸系统的反应是呼吸频率和呼吸深度增加,增加每分通气量(L/min)。研究认为运动时呼吸频度和呼吸深度的快速增加是由身体活动引起,并受神经系统的调节。随后由于组织耗氧量的增加,体温逐渐升高和血液化学成分开始变化。因此随着运动强度的增加,运动中的潮气量和 / 或肺通气量、呼吸率、呼吸频率均成比例增加。

急性有氧运动中的异常反应

运动前应该对疑似心血管疾病患者或其他任何可能对运动产生异常反应的疾病患者进行筛选和测试。其内容将在本节后面进行详细讨论。异常反应可能发生在不知道自己患病或未被确诊患病的人群,因此常规监控运动中的反应很重要,也可用来评价运动处方的适宜程度,指导进一步的诊断测试。

与前述正常反应不一致的反应统称为异常反应。在所有生理指标反应中血压和心率最为常见。运动中心率增加与运动强度不成比例,收缩压不升高或者下降≥20mmHg 以上,舒张压升高≥15%mmHg,都属于有氧运动中的异常反应[15]。

运动不耐受的症状和指征见注 6-1。运动中的异常反应(如心率异常升高),通常与患者相关的症状和体征伴随发生,也可能独立发生,因此医生要全面掌握。掌握运动中的正常和异常反应和症状有助于医生制订和实施安全而有效的运动处方,并将运动风险降至最低。规律有氧运动引起的心血管系统和呼吸系统变化,可通过监测安静和运动中的生理指标水平来评价,这将在后面讨论[16]。

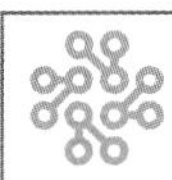

注 6-1

心血管疾病、肺部疾病和代谢性疾病的主要指征和症状

- 疼痛:胸部,颈部,下颌,上肢或其他部位因缺血导致不适(或其他心绞痛样反应)
- 安静或轻微活动时的呼吸短促
- 头晕眼花或晕厥
- 端坐呼吸或阵发性呼吸困难
- 脚踝水肿
- 心悸或心动过速
- 间歇性跛行
- 中枢神经系统症状:眩晕、运动失调,步态问题或困惑
- 明确的心脏杂音
- 腿抽筋,间歇性跛行
- 正常活动出现的异常疲劳或气短

心肺耐力训练的生理和心理适应

心肺训练对健康人群心血管系统和肺功能会产生深远影响。规律的体育活动能引起氧运输系统发生适应性改变,进而提高运动能力,影响心肺耐力和体适能水平,也影响 VO_{2max} 和身体成分(见注 6-2)。

心血管适应

规律的运动刺激诱导心脏产生的适应变化(包括心脏大小,心率、每搏输出量和心肌收缩力的变化)。受训练者心脏重量、心脏体积、左心室厚度、心室腔容积增加,每搏输出量增多,心肌收缩更有力。与未训练者比较,受过训练者由于心舒期左心室充盈充分及血容量增加,静息、次最大强度和最大强度运动时每搏输出量均增加(将在后文讨论)。心率变化包括静息和次最大运动时心率降低,表明经过运动训练后机体只需付出较少的努力便可完成相同量的工作。最大心率通常不会因训练而改变。运动后心率恢复到静息心率时间变短也是体质向好的标志。心输出量是心率和每搏输出量的乘积,由于静息时和次最大强度运动时心率降低,每搏输出量增加,因此心输出量变化不大。但是由于最大搏出量增加,最大心输出量会显著增加[12,15,16]。

血管系统的适应包括血容量、血压和血流变化。有氧运动增加血容量,特别是增加血浆量。抗利尿激素和醛固酮能促进肾对水的重吸收,这些激素分泌的增多会引起血浆量增加,血浆蛋白即白蛋白的数量增多。红细胞数量的小幅度增加也有助于血容量的增加。血容量增多的净效应是可向组织运输更多的氧。高血压患者或邻界高血压患者经训练后其静息血压变化极为显著,其静

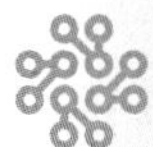

注 6-2
规律体育活动和运动的益处

心血管功能和肺功能改善
- 通过中枢和外周适应引起 VO_{2max} 提高
- 进行次最大强度活动时每分通气量降低
- 进行次最大强度活动时心肌耗氧量降低
- 进行次最大强度活动时心率和血压降低
- 骨骼肌毛细血管密度增加
- 乳酸阈增加
- 运动时疾病症状或体征(如心绞痛、缺血性 ST 段下移、跛行)出现的阈值增加

冠状动脉疾病危险因素降低
- 静息收缩压和/或舒张压降低
- 血清高密度脂蛋白胆固醇上升,血清甘油三酯降低
- 机体总脂肪减少,腹腔内脂肪降低
- 胰岛素需要量减少,葡萄糖耐量改善
- 血小板黏附和聚集减少

发病率和死亡率降低
- 一级预防
  - 较大活动量和/或较高体适能水平与冠状动脉疾病死亡率降低相关
  - 较大活动量和/或较高体适能水平与心血管疾病、冠状动脉疾病、脑卒中、2 型糖尿病、骨折、结肠和乳腺癌及胆囊疾病发生率降低相关
- 二级预防
  - 基于 Meta 分析,心肌梗死后患者参与心脏康复性运动训练可降低心血管疾病发作和全因死亡率
  - 心肌梗死后患者心脏康复运动训练随机控制试验并不能减少非致死性心肌梗死的发生

其他益处
- 减缓焦虑和抑郁
- 增强老年人的体质和独立生活能力
- 增加幸福感
- 增加工作、娱乐和活动能力
- 减少老年人摔跤或因跌倒而受伤的风险
- 预防或缓解老年人的功能受限
- 有效治疗老年人慢性疾病

息时收缩压和舒张压可降低 >10mmHg,次最大和最大运动时血压几乎不变。受过训练者活动肌组织的毛细血管密度及开放程度增加,其分配血流量也增加[12,15,16]。

呼吸适应

呼吸系统为机体的供氧能力往往超过机体利用氧的能力,因此,呼吸系统功能并不是心肺耐力发展的限制因素。但是有氧训练的确可引起呼吸系统发生一些适应性改变。受过训练者静息时和次最大运动时肺容量(以肺容积表示)未见改变,但是最大运动时的潮气量会增加。呼吸率在静息和次最大运动时减小,在最大运动时增加。受过训练者最大运动时由于潮气量和呼吸率上升导致肺通气量明显提高。受过训练者的肺通气量在静息时不变或者轻度降低,在次最大运动时轻度减少。肺泡气体交换或肺扩散在休息和次最大运动时不变,但是在最大运动时由于肺血流量和肺通气量增加而增加,使得更多的肺泡参与气体交换。因此,最大运动时向动脉扩散的氧气增多。由于氧气向组织扩散增加,以及血液再分配引起组织血流量的增加,受训练者在最大运动中的 $a\text{-}vO_2$ diff 提高[12,15,16]。

耐力训练诱导心血管系统和呼吸系统产生的适应性变化对有氧耐力的主要影响是 VO_{2max} 上升。有研究发现,久坐者进行每周 3 天,每次 30 分钟,75%VO_{2max} 强度,持续 6 个月的有氧运动,其 VO_{2max} 可提高 5%~30%。训练后,静息时 VO_2 的最大值不变或轻度增加,次最大运动时的 VO_2 不变或轻微减小,表明效果明显[12]。其次是身体成分改变,有氧训练期间,无论热量摄入保持不变或者降低,均会引起脂肪量的降低,这可能与食欲减退、静息代谢率上升、脂肪组织的脂肪动员增加有关[12]。

训练的心理益处

有氧训练除引起心血管功能、呼吸功能及新陈代谢提高外,也能产生一定的心理益处。从现有文献来看运动可改善抑郁、情绪焦虑,有利于心理健康,使身体功能认知和整体健康得到改善[1,15]。与积极活动者比较久坐者更有可能患上抑郁症,而运动可减轻焦虑和抑郁症状。对心理健康者、临床诊断或未诊断为心理障碍者的研究发现,运动可使抑郁和情绪焦虑得到改善。

有氧训练对心理功能的积极效果可从多方面来解释,包括神经递质含量、体温、激素、心肺功能及代谢过程的改变,也可能与社会支持、自我效能感、压力释放等社会心理因素的改善有关,不过还需要进一步研究证实。虽然目前运动训练引起这些心理因素改善的具体机制还不清楚,但是其对总体生活质量和健康的积极影响已经得到证实[17,18]。目前体力活动对生活质量的改善作用在健康人群[19-23]和患者(如肥胖冠心病患者[24]、老年冠心病患者[25]、心力衰竭患者[26,27]、冠状动脉搭桥术后者[28]、多发性硬化症[29]、癌症患者[30])中均已得到证实。对残疾人群，体力活动甚至还有心理积极效应以外的更多益处。由于残疾人多为静坐少动，研究认为与其能力相匹配的体力活动是种有价值的干预工具[1,31]。

量效关系

能降低心血管疾病和死亡风险的体力活动量是研究的重点[32-36]。研究认为体育活动量与全因死亡率存在负相关关系[32,34]。“2008 体力活动指南”指出：体力活动与健康收益之间存在量效关系；每周进行 500~1 000MET-min 体育活动能获得显著的健康收益；每周进行 150 分钟中等强度运动相当于 500MET-min[1]；与小运动量比较，运动量越大（每周 1 000MET-min）健康收益越大；每周进行 1 000MET-min 以上的活动将获得更大的健康收益[1]。成年人每周进行 150 分钟以上的中等强度（3.0~5.9METs）运动将获得显著的健康收益。

有研究证实了与生活质量改善相关的量效关系。参加规律体力活动者生活质量的改善可通过能产生健康收益（与体适能收益比较）的运动量来获得。体适能收益是指能引起健康体适能显著改变的因素如心肺耐力增强，身体成分改变等。体适能相关收益通常要通过持续大强度运动获得，主要由运动强度、方式、持续时间、频率等参数决定；健康相关益处则通过中等强度间歇运动获得，主要由累计完成的总运动量决定[1,8]。规律体育活动带来的健康相关益处见注 6-2。

虽然体适能改善是体育活动的目标和价值体现，可带来前文述及的健康益处，然而对大多数想将运动融入生活方式的人群来说，通过运动获得健康相关收益似乎更为容易，因而成为一种宝贵的运动选择[37-39]。获得健康益处和体适能益处的具体运动处方将在后文阐述。

有氧能力受损的原因及康复指征

疾病、年龄、静止不动会影响或限制机体的摄氧和利用氧的能力。通过系统回顾（身体检查的一部分）能确定是否存在影响有氧能力的功能受损、功能限制、失能及其病理生理风险[40]。尽管心脏、肺、血管等主要组织的损伤和病变是有氧耐力受损和功能限制的最明显原因，其他系统的疾病和状态也影响有氧能力。

直接影响心脏的疾病有三种类型：心肌型、心脏瓣膜型和心脏神经系统型[41]。心肌型有冠心病、心肌梗死、心包炎、充血性心力衰竭和动脉瘤等[41]。心肌型中有氧能力受损的病理过程与血液循环障碍或者受限、炎症、一个或多个心室腔扩大有关[41]。由于疾病或者血流量减少等原因，导致心肌缺血、坏死，心脏功能减弱，心脏不能泵出足够的血液满足运动中增长的需求，有氧能力减弱。

心脏瓣膜可能会由于风湿热、心内膜炎、二尖瓣脱垂和各种先天畸形而发生病变。心脏瓣膜缺陷会增加心脏工作负荷，心脏必须更为用力泵血通过受损的瓣膜，导致有氧能力受损[41]。支配心肌收缩的神经系统病变时，会出现心律失常，如心动过速、心动过缓。心律失常时由于心脏搏动过快、过慢或者期前收缩导致循环动力改变，削弱机体的有氧能力[41]。

外周血管疾病与动脉、静脉和淋巴管的异常有关，例如动脉粥样硬化、栓塞、伯格病、雷诺病、深静脉血栓、瘀血和淋巴水肿[41]。由于有氧能力由心脏和外周循环功能共同决定，外周循环障碍时也会削弱有氧能力。静息和运动状态下血管系统负责向运动肌运输氧，外周血管病变会扰乱肌肉组织的血液循环，引起功能丧失，削弱有氧能力。血管系统疾病最常见的是高血压，它是心肌梗死、中风和心血管死亡的主要危险因素。

呼吸系统疾病会影响肺部氧气的摄入及二氧化碳的排除，这些对心肺耐力很重要，因此，影响肺通气和肺换气的疾病都会影响有氧能力。肺部疾病有肺肿瘤、慢性阻塞性肺病（包括支气管炎、支气管扩张和肺气肿）、哮喘、肺炎、肺结核、囊性纤维化和职业性尘肺病等[41]。

神经、骨骼肌、内分泌或代谢和皮肤疾病也可能对有氧能力产生负面影响。例如癌症、神经肌肉病、脑血管疾病、脑损伤、脊髓损伤、骨质疏松、关节炎和艾滋病可直接或间接损害有氧能力，限制心血管耐力。

任何需要住院治疗或卧床休息的疾病都可能导致心血管系统功能下降。胆囊、阑尾、子宫或其他内脏器官手术后都需要一段时间静养。意外事故中多系统损伤患者需要更长一段时期限制体力活动，其结果将导致功能减退。

衰老会从如下多个方面影响心血管系统和呼吸系统功能，导致机体有氧能力降低。随着年龄增长中枢和外周循环减弱，最大心率、最大搏出量及最大动静脉氧差降低；体脂含量增加，瘦体重减少；肺功能降低，肺活量和用力呼气量下降，余气量增加，肺组织和胸壁弹性下降[10]。但是经心血管训练的老年人的有氧能力还是会有所提高。因此，在衰老过程中有氧能力的下降是生理性衰老还是体力活动不足所致，很难区分。

久坐生活方式或体力活动不足既削弱有氧能力，也是心血管疾病的危险因素(注 6-3)。调查发现，25.3% 的美国成年人在最近 30 天内不进行任何体力活动或者常规工作以外的运动，其体力活动的不足比前面提及能损害有氧能力的疾病患者更为普遍，因而是主要的公共健康问题[1,42]。从积极的方面看，作为潜在风险因素体力活动不足是可改变的，通过检查一旦确定后能够也应该得到重视。

注 6-3
冠心病的主要危险因素

主要危险因素—不可改变因素
年龄增加
男性
家族史
主要危险因素—可变因素
血清胆固醇和甘油三酯高
高血压
糖尿病和糖尿病前期
吸烟
超重或肥胖
体力活动缺乏
不健康饮食
压力

有氧能力测试与评价

除心血管疾病和肺病患者以外，大多数被推荐进行物理治疗的患者其最初并未诊断出有氧能力受损。由于有氧能力影响顾客的运动表现进而影响其运动干预效果，因此对顾客心血管和呼吸系统的测试与评价至关重要，目的在于明确是否患病、有氧能力基线值及运动干预引起的有氧能力变化。假设临床医生具备测试有氧能力受损或功能受限的基础知识与技能，仍然还需要掌握最新有氧能力测试的详细信息，临床医生可能还没有规范测试的经验和经历。更多信息可参阅 ACSM 的运动测试和运动处方[43]。

病史

判断有氧能力是否受损时，掌握病史(见第 2 章)很重要。病史可能直接影响干预过程，也可能影响临床医生对预期运动目标的设定。注 6-3 所示的冠心病风险因素知识可为收集有氧能力受损的相关信息提供依据。首先要考虑的一般人口统计学信息如年龄、性别以及种族等，也要获取社会及健康习惯(如吸烟、体力活动、营养等)信息。心血管耐力评估中还要考虑健康认知、心智功能、运动功能等。可用血液胆固醇水平判断冠心病风险。同时还要考虑如医疗史、手术史、家族史、社会历史、个性或行为、怀孕情况、母乳喂养等需要进一步修改运动处方的其他因素[15,40]，并了解如内分泌、胃肠道、泌尿、血液等整个身体系统功能[40]。

对于心血管病和肺部疾病患者，首先要考虑药物史及其他疾病风险因素。许多心脏类药物和肺病药物会影响有氧能力，因此，使用此类药物的患者在干预期间(这种干预会影响心肺系统功能)应密切监控其治疗性的练习、功能训练、气道清除技术、表皮修复术、电刺激治疗以及物理治疗等。

其他相关问题可参阅 Goodman 和 Snyder 的教材[41]进行诊断鉴别。

系统回顾

在获取患者病史的基础上，继续对其他系统(皮肤，骨骼肌，神经肌肉)功能，以及交流沟通、情感、认知、语言、学习方式进行系统性评价[40]。这种系统性评价有助于鉴别患者是否存在身体其他部位的损伤会影响体力活动的实施与完成，也有助于分析潜在的问题，需要时可转诊给其他医生。

作为干预有氧能力损伤最主要的手段，治疗性锻炼需要足够的骨骼肌肉功能、神经肌肉功能和皮肤功能。因此对心血管和肺部损伤患者进行全面系统回顾显得非常重要。否则制订的运动处方病人不能完成，甚至威胁病人安全。至少应该对病人的皮肤完整、肌肉力量、关节活动幅度、平衡性、步态以及诉求表达等能力进行评估。

筛查

在开始训练计划之前应进行评估以确保运动安全和风险最低[15]。可用自我调查问卷(如体力活动准备问卷或 PAR-Q，参阅附录 C)进行初筛[15,43]。对于 15~69 岁人群，根据其对 PAR-Q 七

个问题的作答情况，决定是直接参与适当体力活动还是在进行体力活动之前先咨询医生。所有存在问卷涉及以外问题的人群在运动锻炼之前都应该先咨询医生，进行医学检查。

ACSM[43] 指南指出了什么人参加大强度运动（>60%VO_{2max}）前应该进行医学检查，含最大运动测试和次最大运动测试。ACSM 危险分层中低危人群可以不进行医学检查（注 6-4）[43]。

对于中危人群，推荐较大强度运动前进行医学检查和运动测试，最大运动测试时要求医务监督（内科医生以外的健康管理专业人士也可以对运动测试进行医务监督，只要这些专业人士经过有关临床测试，并且内科医生在需要时能立即赶到）。

注 6-4
ACSM 建议的 CVD 危险分层

低危：无症状，注 6-5 中 CVD 危险因素≤1 个
中危：无症状，注 6-5 中 CVD 危险因素≥2 个
高危：有已确诊的心血管、肺脏、代谢性疾病；或者有 1 个及以上注 6-6 中的症状

注 6-5
ACSM 危险分层中 CVD 危险因素及阈值

正性危险因素	判断标准
年龄	男性≥45 岁，女性≥55 岁
家族史	心肌梗死、冠状血管重建、父亲或其他近亲男性亲属 55 岁前猝死；母亲或其他女性近亲亲属 65 岁前猝死
吸烟	吸烟或戒烟不足 6 个月或吸二手烟
静坐少动生活方式	至少 3 个月没有参加每周至少 3 天不少于 30 分钟的中等强度体力活动（40%~60%VO_2R）
肥胖	体重指数≥30kg/m^2 或男性腰围 >102cm（40in），女性腰围 >88cm（30in）
高血压	收缩压≥140mmHg 和 / 或舒张压≥90mmHg，至少进行 2 次测量确定，或正在服用降压药
血脂异常	LDL-C≥130mg/dl（或 3.37mmol/L），或 HDL-C<40mg/dl（或 1.04mmol/L），或正在服用降脂药。血清总 TC≥200mg/dl（5.18mmol/L）
糖尿病前期	空腹血糖受损（IFG），即空腹血糖≥100mg/dl（或 5.55mmol/L）并且≤126mg/dl（或 6.94mmol/L）；或者葡萄糖耐量（TGF），即口服葡萄糖耐量试验（OGTT）2h 血糖≥140mg/dl（或 7.77mmol/L）并且≤200mg/dl（或 11.04mmol/L），至少进行两次测量确定
负性危险因素	判断标准
Hdl-C	≥60mg/dl（或 1.55mmol/L）

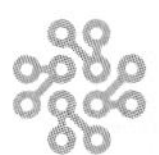

注 6-6
心血管疾病、肺部疾病和代谢性疾病的主要症状和体征

- 疼痛：胸部、颈部、下颌或其他代表缺血的部位不适
- 安静或轻微活动时的呼吸短促
- 头晕眼花或晕厥
- 端坐呼吸或阵发性呼吸困难
- 脚踝水肿
- 心悸或心动过速
- 间歇性跛行
- 明确的心脏杂音
- 正常活动出现的异常疲劳或气短

对于高危人群，推荐在中等和较大强度运动前进行医学检查，在最大强度和次最大强度运动测试中要进行医务监督。

测试与评价

与有氧能力损伤相关的测试有：有氧能力或耐力测试、人体测量、社会与环境因素[40]。有多种测试方法可供选择，对临床医生最难的是方法的选择。应根据病史、系统回顾、检查结果等信息，以及客户的有氧运动计划、目标、可用设备来选择测试与评价方法（知识拓展 6-1）。

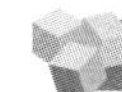

知识拓展 6-1

病人 / 客户病史及综合信息

Susan，47 岁，护士。主诉：大腿右外侧疼痛，无既往病史。早上疼痛加剧，活动后好转，但是晚上（特别是白天久站后）疼痛加剧。其次，间歇性疼痛，下背部钝痛，右足弓偶有阵发性剧痛，物理治疗师曾诊断为髂胫束筋膜炎和间歇性足底筋膜炎，为其设定的目标是减少残疾，消除疼痛恢复功能。Susan 达到了进行规律治疗的要求，要求物理治疗师帮她建立规律体育活动习惯。

基于以上信息，该病人或顾客在有氧运动前需要进行医学检查吗？

有氧能力或耐力

要制订一份适宜有效的运动处方关键是

VO_{2max}。VO_{2max} 可通过逐级运动测试(graded exercise test,GXT)获得。运动测试可以是最大运动测试(测试中受试者达到生理极限),也可以是次最大运动测试,测试中受试者可以任意或根据限制标准停止。

最大逐级运动测试 最大 GXT 测试的特征是负荷逐级增加,总测试时间约 8~12 分钟[43],测试中常有心电图监控。直接测试 VO_{2max} 需要个人信息,还需要特殊设备进行气体成分分析,成本高、耗时[43]。也可用次最大强度测试推算 VO_{2max}。对大多数医生来说,尽管最大运动测试结果最为精确可靠,但是由于需要特殊设备和 ECG 监控,最大运动测试可行度不高,因此建议在科研、疾病诊断和专业运动员用最大 GXT 测试[15]。而对于大多数人特别是低风险、大致健康的人,次最大运动测试更为普遍。进行最大 GXT 测试者要按照 ACSM 运动测试指南[43]或 ACSM 资源手册[15]了解更多详细信息。

次最大递增运动测试 由于心率和 VO_2 之间、心率和运动负荷之间均存在线性关系,次最大递增运动测试可用于测定 VO_{2max}[15]。当运动负荷增加,VO_2 增加,HR 线性增加。测试时可先测出二个级别运动负荷下心率,在坐标轴上描绘心率-负荷对应点,然后连线外推至最大心率(220–年龄),估算出 VO_{2max}(图 6-1)[43]。次最大强度测试基于几种假设(注 6-7),然而实际测试中常常未能完全满足这些假设导致 VO_{2max} 预测错误。因此,次最大强度测试的 VO_{2max} 精确度不高。但是,要评价有氧运动一段时期后 VO_{2max} 的变化时次最大测试更适合,节约时间和金钱,临床应用广泛。

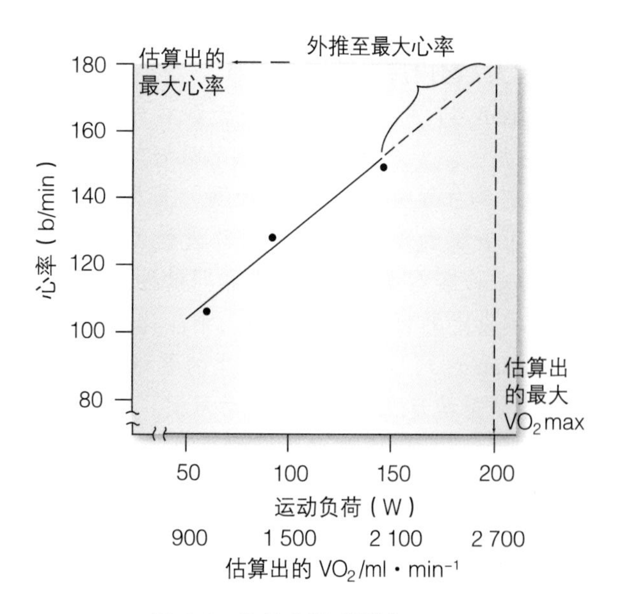

图 6-1 次最大运动测试 VO_{2max}

注 6-7
次最大运动测试 VO_{2max} 的假设

- 每一运动负荷下心率稳定
- 心率与运动负荷之间存在线性关系
- 以最大运动负荷的 VO_2 表示 VO_{2max}
- 一定年龄下最大心率一定
- 每个人机械效率一定(例如,给定运动速率下 VO_2 一定)
- 受试者未服用可改变心率的药物

注意:所有假设满足时推算出的 VO_{2max} 最为准确

对于 GXT 测试中是否需要医务监督,ACSM 提出了建议[43]:低危人群(见注 6-4 和注 6-5)最大强度测试和次最大运动测试中均不必要医务监督;中危人群(不患病,也无症状,但是有 2 项以上危险因素)次最大运动测试时不必要医务监督,最大运动测试建议有医务监督[43];CAD 患者或者有症状者次最大运动测试和最大运动测试时均推荐医务监督。因此按照 ACSM 界定,对任何没有患病或者没有症状的人群进行次最大运动测试都是安全的[43]。

次最大运动测试方法有很多[43],其中功率自行车、跑台最为常用。选择测试方法应该考虑安全性、对测试内容熟悉程度、设备仪器、客户目的、客户能力和身体条件等。

功率自行车测试 功率自行车测试有两种:YMCA 测试和 Astrand-Ryhming 测试[43]。YMCA 测试中,受试者要完成 2~4 个持续 3 分钟的自行车运动,两个连续负荷下(每一级负荷运动 3 分钟)心率在 110~150bpm。受试者以转速 50rpm,阻力为 150kg/min 或 0.5kg 开始,再依据每一级负荷下最后 1 分钟心率值(表 6-2)逐渐增加阻力。如第一级负荷运动末期 HR 为 85 次/min,第二级负荷 600kg/min,第三级负荷为 750kg/min。

当连续两级负荷下心率在 110~150 次/min 时测试终止。根据两次测试的心率值和相应的负荷在坐标上进行描绘,连接成线并延伸至最大心率(最大心率可按照 220–年龄推算),按照最大心率对应运动负荷推算出 VO_{2max}[43]。

Astrand-Ryhming 测试为 6 分钟测试,负荷强度取决于性别和运动状态:

- 未习惯的女性:300kg/min 或者 450kg/min(50W 或者 75W)

表 6-2 YMCA 次最大强度功率自行车运动测试方案

	HR<80	HR 80~89	HR 90~100	HR >100
第二级	750kg/min	600kg/min	450kg/min	300kg/min
	[2.5kg]	[2.0kg]	[1.5kg]	[1.0kg]
	[125W]	[100W]	[75W]	[50W]
第三级	900kg/min	750kg/min	600kg/min	450kg/min
	[3.0kg]	[2.5kg]	[2.0kg]	[1.5kg]
	[150W]	[125W]	[100W]	[75W]
第四级	1 050kg/min	900kg/min	750kg/min	600kg/min
	[3.5kg]	[3.0kg]	[2.5kg]	[2.0kg]
	[175W]	[150W]	[125W]	[100W]

- 习惯的女性：450kg/min 或者 600kg/min（75W 或者 100W）
- 未习惯的男性：300kg/min 或者 600kg/min（50W 或者 100W）
- 习惯的男性：600kg/min 或者 900kg/min（100W 或者 150W）

受试者保持转速 50 转 /min，测量第 5 分钟和第 6 分钟的心率。要求两次 HR 相差不超过 5 次 /min，且心率在 130~170 次 /min。如果心率低于 130 次 /min，阻力应该增加 50~100W，测试再持续 6 分钟，当第 5 分钟和第 6 分钟间心率相差不超过 5 次 /min，且心率处于 130~170 次 /min 时终止测试。计算出平均心率，用列线图估算 VO_{2max}（图 6-2）[43]，再乘以年龄相关的校正系数（表 6-3）。

跑台测试 可用次最大跑台测试推算 VO_{2max}（表 6-4）。低危人群可用一级次最大强度跑台实验来测试其 VO_{2max}[44]。开始以跑速为 2.0~4.5km/h，坡度为 0%，进行 2~4 分钟热身运动，随后的 4 分钟，坡度为 5%，跑速自由选择，使心率增至最大心率（220- 年龄）的 50%~70%，4 分钟末测量心率，然后根据以下公式推算 VO_{2max}：

$$VO_{2max}(ml/(kg \cdot min)) = 15.1 + 21.8 \times \text{速度}(mph) - 0.327 \times \text{心率}(\text{次}/min) - 0.236 \times \text{速度} \times \text{年龄}(y) + 0.005\,04 \times HR \times \text{年龄} + 5.98 \times sex(0=F, 1=M)$$

台阶实验 台阶实验是次最大强度运动测试 VO_{2max} 的另一种方式，可用于大样本量人群的测试。目前已研发出几种测试过程，在此仅介绍 Queen College Step Test 台阶实验[45]。台阶高度 16.25in（相当于露天看台台阶高度）[45,46]，受试者随着节拍器上下台阶（上：一只脚上台阶；上：另一

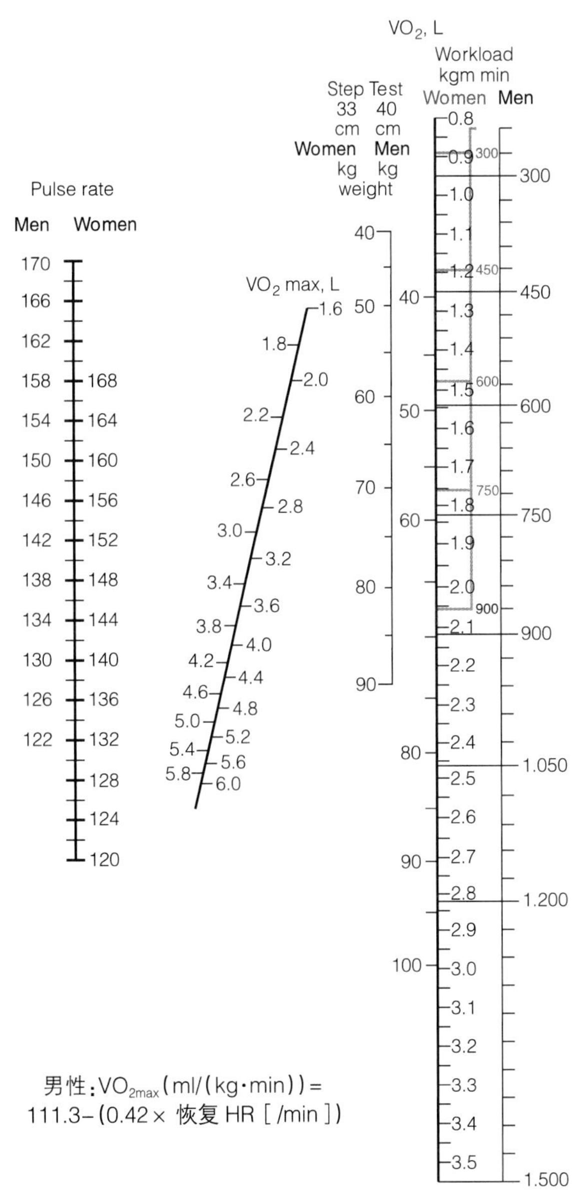

图 6-2 Astrand-Ryhming 列线图
根据该列线图可用次大强度运动下的心率推算有氧能力（VO_{2max}）。可依据受试者的性别及在自行车测试中的脉搏和运动负荷推算出 VO_{2max}。再依据年龄进行校正(表 6-3)。

表 6-3 Astrand-Rhyming 列线图年龄矫正系数

年龄	矫正系数	年龄	矫正系数
15	1.10	50	0.75
25	1.00	55	0.71
35	0.87	60	0.68
40	0.83	65	0.65
45	0.78		

表 6-4 次最大强度跑台运动测试结果

阶段	跑台设定	持续时间
安静	N/A	N/A
热身	3.0mph，0%	3min15s
运动中	3.0mph，5%	4min
整理活动	2.0mph，0%	4min
心率 / 次·min^{-1}	**血压 / mmHg**	**症状与体征**
85	132/86	None
102	140/84	None
135	145/80	None
90	130/80	None

只脚上台阶；下：先上的那只脚下台阶；下：后上的那只脚下台阶，即上上下下)。女性节拍为 22 步 /min，持续 3 分钟；男性 24 步 /min，持续 3 分钟。3 分钟结束后立即测定脉搏，测出恢复期第一个 15 秒的脉搏(保持站立)，再乘以 4 换算成 1 分钟的脉搏，即为恢复心率。按如下公式推算 VO_{2max}。

女性：VO_{2max}(ml/(kg·min))=65.81–[0.184 7×恢复心率(次 /min)]

男性：VO_{2max}(ml/(kg·min))=111.33–[0.42×恢复心率(次 /min)]

场地测试 场地测试即在户外运动场上进行测试，同台阶试验一样，也是次最大强度测试。在测试仪器设备和时间有限时场地测试对于大样本量(40 岁以上人群)测试较为实用[45]。场地测试有：Cooper 12 分钟跑和 1.6km 步行测试。

Cooper 12 分钟跑：受试者尽力完成 12 分钟跑(步行也可以)，测出 12 分钟跑的最长距离，然后根据以下公式推算 VO_{2max}[45]。VO_{2max}(ml/(kg·min))=35.97×s(mile)–11.29

1.6km 步行[47]：受试者尽可能快地走完 1.6km，测试并记录最后 2 分钟的平均心率。如果没有仪器监控步行最后 2 分钟的平均心率，可以根据运动结束即刻 15 秒心率估算，再按如下公式推算最大摄氧量[47]。

VO_{2max}(ml/(kg·min))=132.85–0.077×(体重)(lb)–0.39×(年龄)(y)+6.32×(性别)(0=F，1=M)–3.26×(时间)(min)–0.16*(心率)(次 /min)

运动测试期间应该密切监测所有受试者。应对运动测试前，运动测试中及测试后恢复期 4~8 分钟时的重要体征进行评价[15]。也可用 RPE 评价(图 6-3)运动耐量[48]。

RPE	主观运动感觉
6	安静
7	非常轻松
8	
9	很轻松
10	
11	轻松
12	
13	稍费力
14	
15	费力
16	
17	很费力
18	
19	非常费力
20	

图 6-3 主观体力感觉等级量表

人体测量

前面讨论过长期运动会引起机体脂肪量的改变，所以测量身体成分对于评价有氧能力也很重要。对于肥胖人群，身体成分的测量比身高体重更重要。身体成分测量的金标准是水下称重法，但是水下称重法需要特殊设备，且受试者要全部浸入水下，具有一定局限性。现已研发出其他测定方法并被广泛使用，例如 BMI、生物电阻抗法、近红外分析法、皮褶厚度测量法、腰臀比法。其中生物电阻抗法、近红外分析法、皮褶厚度测量法都需要特殊设备和专业培训，而 BMI 和腰臀比可以通过身高、体重、腰围、臀围算出来。具体测试方法可参考 ACSM 运动测试与运动处方指南[43](知识拓展 6-2~ 知识拓展 6-6)。

知识拓展 6-2

回答这个问题时，请结合知识拓展 6-1 介绍的情形：

进行运动测试之前如何筛选受试者

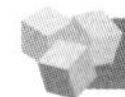

知识拓展 6-3

回答这个问题时，请结合知识拓展 6-1 介绍的情形：

如何对受试者制订运动处方

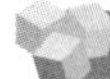

知识拓展 6-4

回答这个问题时，请结合知识拓展 6-1 介绍的情形：

如何选择运动测试方法

知识拓展 6-5

回答这个问题时，请结合知识拓展 6-1 介绍的情形：

如何进行运动测试

知识拓展 6-6

回答这个问题时，请结合知识拓展 6-1 介绍的情形：

受试者的 VO_{2max} 是多少

血液循环

测定出 BP、HR、心音以及呼吸率、呼吸节律和呼吸形式，既可以获得基础值，也可决定是否受损。持续一段时间监测这些指标还可评价有氧训练对心血管系统和肺的影响。

环境因素

环境因素可阻碍有氧运动，也可促进有氧运动。因此调查可能影响病人身体的、社会的、个人态度等环境因素很重要[40]。例如，物理治疗师开出的运动处方是有氧耐力运动，但是病人没有合适的场所运动，那么运动处方就无效，病人也不会受益。健康生态模型提出环境因素（如体力活动和运动）对健康最为重要。因此，物理治疗干预前了解环境因素比较关键[49]，包括运动场所的安全、运动设施、急救方案、自理能力、家庭生活、工作情况和社区生活等[40]。

治疗性运动干预

运动系统也需要有氧能力的支持，有氧能力（耐力）受损也会影响运动系统的功能。制订干预计划时首先要考虑病人的运动功能限制或者失能，同时应考虑个人行为习惯、个人目标、运动偏好等[43]。从众多有氧耐力运动形式中选择最适宜的运动形式，确定运动量。考虑到美国肥胖及体力活动不足以及规律体力活动与发病率和死亡率间的关系，物理治疗师还应为每个病人或客户进行运动测试，制订运动处方[1]。

运动形式

心血管耐力训练可选择多种运动形式。任何有大量肌肉群参与的、重复性的运动都可产生预期的健康效应。包括步行、慢跑、越野滑雪、骑车、跳绳、划船、游泳、有氧舞蹈（选择性干预 6-1），游泳、水中慢跑、越野滑雪以及水上有氧健身操也是有效训练方法。上肢自行车也是一种很好的心血管训练仪器，特别适用于下肢不能运动的人群（图 6-4）。

选择性干预 6-1

椭圆机

参考病例 10

虽然患者需要多种形式的综合干预，本处只介绍一种运动形式。

活动：椭圆机锻炼

目的：提升心血管耐力和股四头肌、臀肌、股后肌群、腓肠肌、躯干和上肢肌群的肌肉耐力

运动系统的子系统：被动、支持

运动控制：技巧

姿势：肩向后，抬头向前看，下巴水平，收紧臀部和腰部，眼睛向前看不要低头看脚。不要过于紧握扶手或者是一直轻握扶手。保证你的体重均匀分布，保证下半身支撑大部分体重。

动作：步行模式下髋关节屈伸交替进行。活动时重心在两腿间转换，不能拖行或滑行。运动中可与腿交替的方式移动手臂（动作幅度可视个人情况而定）。

特别注意：(a) 所有对心血管运动的预防措施都必须考虑。(b) 对个人的平衡协调能力进行评估，以保证活动的安全进行。

运动量：10 分钟，每 3 组增加 5 分钟。

运动原理：椭圆机锻炼是整个身体运动。既能锻炼有氧能力，也可锻炼肩部、躯干、臀部和腿伸肌的耐力。

运动等级：该运动是渐增性的，可以增加运动频度、运动强度和持续时间。

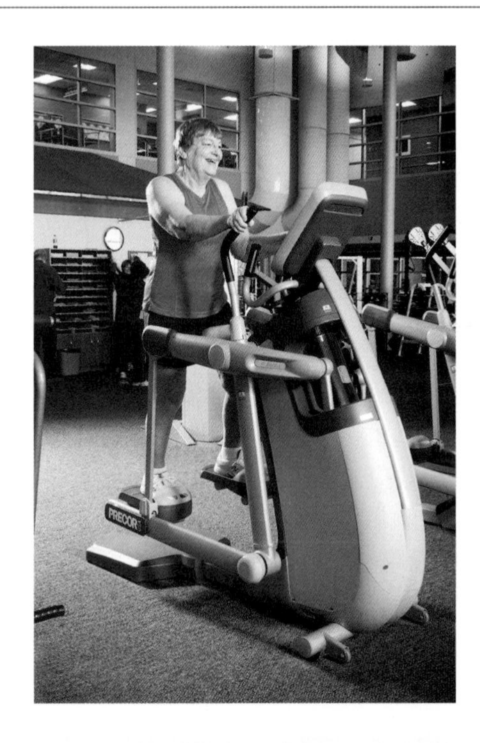

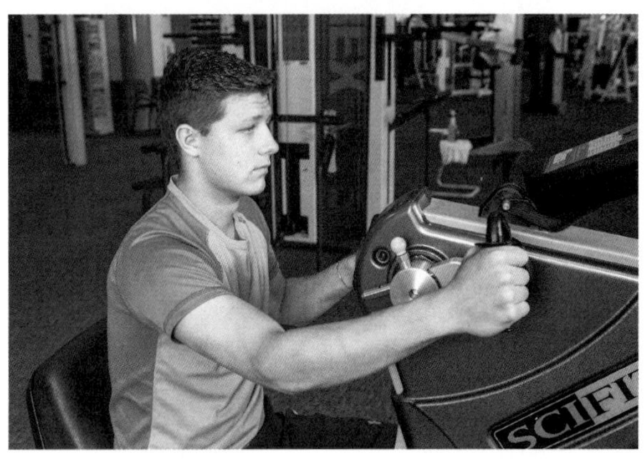

图 6-4　上肢功率仪

上肢自行车功率仪是下肢损伤者可选择的有氧运动形式。由于有较小的上肢肌肉参与运动,所以心率反应相对较低。运动中监测生命体征较困难。可调整座椅高度,使手臂伸展肘保持微屈,背部与座椅保持接触。座椅高度应确保运动者肩部与曲柄臂轴线齐平。

运动形式的选择取决于病人目标、偏好和身体条件。便捷的、舒适的、愉快的体育活动可以提高运动者依从性。还应考虑运动的冲击程度,对下肢退行性关节疾病和超重患者,应尽量减少冲击性运动,游泳是最好的选择,游泳时体重不会对机体造成负荷。若想恢复冲击性运动,要渐进性进行冲击性运动见患者相关指导 6-1。

患者相关指导 6-1

冲击性运动的恢复

任何冲击性运动(如慢跑、冲击性有氧操或者跑跳性运动等)恢复之前都需要提高冲击力,确保恢复运动的顺利进行,降低失败的可能。影响冲击力发展的先决条件如下:

1. 足够的肌肉力量和耐力
2. 关节全范围活动度
3. 无肿胀

发展策略建议如下:

1. 双脚跳
2. 双脚交替跳
3. 单脚跳(可选)
4. 技巧练习(可选)

实施步骤如下:

1. 开始时在低冲击性地面进行(例如泳池、短距离步行,弹性地板)
2. 随后进入你将使用的地面
3. 开始时运动时间为 5 分钟,之后当你能连续完成 3 组运动而没有疼痛、肿胀时,可增加 2~5 分钟
4. 是否恢复全部运动由临床医生设定的标准来决定。恢复运动不同于体育锻炼。体育锻炼中注意力通常放在恢复性损伤的认识和保护上,而恢复性运动中大部分注意力都放在运动上。因此,运动技能是恢复运动的重要组成部分

心血管耐力训练需要多种运动形式交替进行。多种运动形式交替可以减轻疲劳,防止重复性运动带来的劳损。对于肌肉耐力低不能持续几分钟完成重复运动的人,可以选择几种运动交替进行。如一个人可以每周骑自行车 2 天、游泳 2 天、步行 2 天,而另一个人可以每天骑车、步行、上楼梯 10 分钟。

即便是同一种运动方式,也有多个姿势或设备可用。例如,可根据训练目的选择骑自行车时的身体姿势,可以是斜卧式自行车(图 6-5A),髋关节屈曲 90°以上,下背部支撑;可以是身体垂直伴手臂移动(图 6-5C);也可以前倾位(图 6-5B)。要获得最大运动收益的最佳姿势见患者相关指导 6-2。

患者相关指导 6-2

自行车骑行指南

以下指南将使你骑行更为健康、安全:

1. 座位高度:要求膝盖处于最下面位置处仍可以略微弯曲。脚后跟放在踏板上,蹬至最低位置时,膝盖应该可以完全伸直。把足掌放在踏板

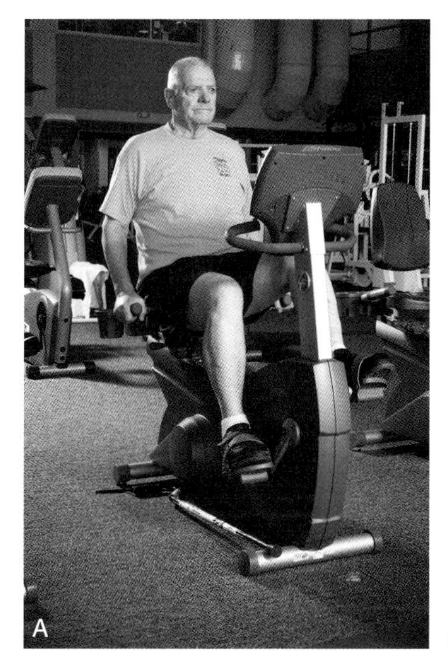
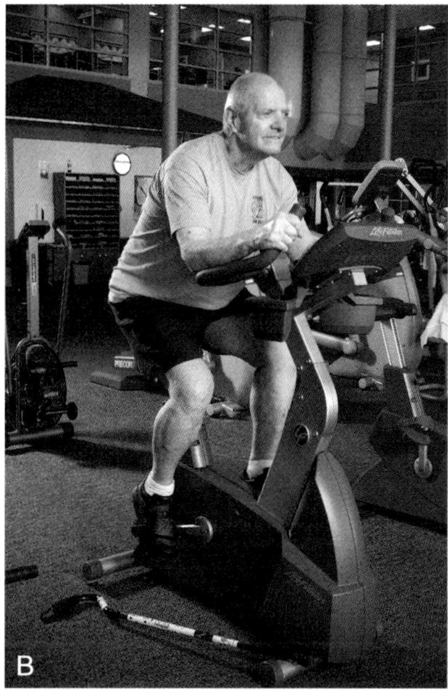
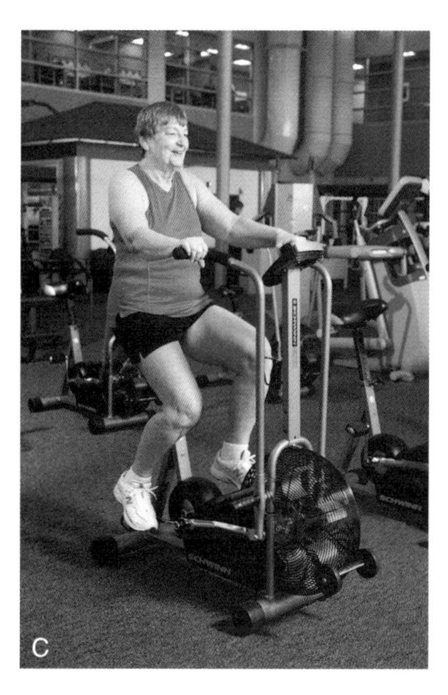

图6-5 A.斜卧自行车运动不同于传统自行车运动；B.传统骑车位把重量主要放在上肢，比斜卧位更需要肌肉力量；C.直立位骑自行车移动双臂可以施加不同的负荷

上，膝盖能弯曲适当的角度（踝关节90°背屈，膝关节屈15°~20°）。

2. 转速：蹬车速度应该快，至少60转/分以上。也可以根据个人情况遵照医生建议执行

3. 阻力：阻力应尽量小以使频率更高。阻力太高会对膝盖产生额外的压力。保持低阻力高频率可以使膝盖在不受伤的情况下达到好的效果

4. 安全：如果户外骑车，要戴头盔并遵守当地的骑行法律

运动量

运动形式

训练有持续训练和间隔训练。持续训练是指持续进行长时间、不间断、速度恒定的运动，运动主要依靠有氧系统提供能量。也可以在一个时段里联合进行几种不同形式的运动，如跑步机、自行车或者深水跑。

间歇训练即几组运动中有间歇。间歇训练适用于不能坚持长时间持续运动（如30分钟）、伤后康复期及身体虚弱者。休息期与训练期的比率决定了活动强度和动用的能源系统。有氧供能系统适用于训练时间长、间歇期短的运动。例如，运动强度50% VO_{2max} 以上，持续时间10分钟，间歇2分钟，3组，该间歇训练会动用有氧供能系统。

间歇期可以是休息（完全不活动），也可以进行强度较小的身体活动，例如步行。训练期为高强度运动，间歇期往往是长时间完全休息；训练期为低至中等强度运动，间歇期往往时间短或者进行轻松舒缓活动。例如，10×100m冲刺，100m冲刺需要10~20s，间歇期为10分钟完全休息。因为短时间高强度运动主要由ATP-PCr系统和糖酵解系统提供ATP，需要更长时间休息以使肌肉恢复能量储备。而低强度运动主要依靠有氧氧化途径提供能量，有氧供能系统可以持续长时间的供能，因此，间歇期短，而且可以是完全休息或轻微体力活动。

循环训练有持续循环训练和间歇循环训练。循环训练是一种由多种运动方式训练进行的训练方法。通常包括上肢、下肢、核心和心血管训练。运动者在一定时间内完成一项运动（一般为30s），然后进行下一项运动。活动的选择、运动强度和运动间歇决定了供能系统，也决定运动是间隔的还是持续的。这种训练方法有利于多种运动能力的协调发展。如果条件许可设备允许，还可多人同时训练（患者相关指导6-3）。

患者相关指导6-3

循环训练的设定

持续性运动被其他形式运动打断可以增加运动乐趣，增强日常锻炼的规律性。循环训练可以

是户外的常规步行和跑步，也可以在室内固定场所进行。例如，可在小区走路或慢跑，也可以跑步机上走路或慢跑，期间可循环进行如下活动：

1. 提踵
2. 卷腹或平板支撑
3. 俯卧撑
4. 深蹲
5. 双杠撑体
6. 弓步走
7. 股四头肌、腘绳肌及腓肠肌拉伸

运动顺序

心血管耐力训练可以作为综合康复训练（包括移动训练、伸展训练和力量训练）的一部分。首先进行热身运动，持续5~10分钟，然后进行心血管耐力训练和整理活动（包括伸展运动）。大肌肉群参与的运动（如走路、健身操、骑车）应该逐步加大强度。热身运动也是低强度的心血管训练，慢走5分钟可以作为健步走或慢跑的热身运动。热身运动可以提升肌肉血流量、肌肉温度和神经系统兴奋性、改善心理状态，降低运动中肌肉受伤的风险。热身运动后开始强度更大的心血管耐力训练部分。

整个运动过程还应包括5~10分钟的整理活动，使心血管和内脏系统的功能水平逐渐恢复到安静状态，使血液重新分配，促进下肢静脉血回流。整理活动可以是积极性休息，通过持续慢走、骑车或低强度健身操帮助血流重新分配；也可以是拉伸（对刚刚结束运动的肌肉和关节进行拉伸更为有效）性整理活动，以维持工作肌最佳长度。

运动频率

心血管耐力运动频度主要取决于运动目的、运动强度、运动持续时间以及个人健康水平。对大多数人而言，获得最佳收益的最佳运动频率是每周3~5次[1,43]。初次参加运动者可以每周3~4次开始，然后慢慢增加到每周5次。达到最佳健身效果的运动频率是每周5天的中等强度运动，当然1天150分钟的运动也未尝不可[1]。增加每周运动的次数可降低损伤风险，预防过度疲劳[1]。获得健康效应的最短运动持续时间为10分钟[1]。制订运动处方时重点要结合运动强度、运动持续时间和运动频度之间的相互作用综合考虑应用超负荷原则。身体虚弱者可以每天1次运动，也可以每天进行2次运动，从运动强度、运动持续时间和运动频率综合来看其运动总量低[43]。对于体质好训练水平较高者可以依据运动强度来提高运动频度，以实现超负荷。

运动强度

与运动频度和运动持续时间一样，运动强度的设定也应遵循超负荷原则，并考虑个人的功能限制、目的和健康水平。运动强度是身体练习对人体生理刺激的程度，即人体完成运动的费力程度，通常可用最大心率（HR_{max}）、心率储备（$HR_{reserve}$），最大摄氧量（VO_{2max}）、主观运动感觉（RPE）和代谢当量（MET）表示。由于心率易于测量，且心率多少与心脏应激之间存在线性关系，心率是表示运动强度的较好方法[12]。实践中可以用如下几种方法。

用最大心率百分比（$\%HR_{max}$）表示。最大心率可以直接测量，也可以根据年龄推算。运动强度范围控制在55%HR_{max}和65% HR_{max}到90%HR_{max}之间[43]。另一种是用心率储备或卡尔沃宁公式表示：

靶心率范围 =【（最大心率 – 安静心率）×
0.6 和 0.8】+ 安静心率[43]

为得出心率范围，要用两个运动强度值代入公式进行计算，一个相当于0.60 VO_{2max}，另一个相当于0.80 VO_{2max}。如果用最大摄氧量表示运动强度，运动强度可在55%~75%VO_{2max}范围，最大摄氧量用相对值表示[ml/（kg·min）]。也可以用主观运动感觉表示运动强度，RPE在12~16（见图6-3）。对于不能测定脉搏者，或者由于药物影响而心率不稳定者，可用主观运动感觉表示运动强度[43]。

代谢当量（METs）也可表示运动强度。代谢当量是表示体力活动时的能耗相对于安静时能耗的比值。1MET相当于每分钟每公斤体重消耗3.5ml氧气[即3.5ml/（kg·min）][43]。因此已知耗氧量，运动强度（以METs表示）则通过耗氧量除以3.5ml/（kg·min）得到。大体上，以2mph速度步行相当于2.0METs，4mph速度步行相当于4.6METs。

制订运动处方时，选择一个适宜的强度范围比一个固定强度更好，更灵活，还能确保获得训练效应[12]。例如，刚开始运动者靶心率可控制在60%HRmax~70%HRmax，而不是保持在

60%HRmax 这一固定值。

对大多数人要发展心肺耐力，运动强度可在70%HRmax~85%HRmax，或者在60%$HR_{reserve}$~80%$HR_{reserve}$[43]。低强度运动也有健康效应。因此，如果运动目的是增进健康而非健身，低强度运动同样合适[1]。2008体力活动指南指出，成年人包括老人、儿童和青少年，可每周完成中等强度运动150分钟，或者大强度运动75分钟。对于不需要特殊心血管监控能安全进行体力活动者，运动时可按指南进行不需要监测心率[1]。

游泳中水浸没脖子时由于Starling反射心率会下降。水下运动时心率比地面同样强度运动时心率低17~20次/min[50]。

通过增加阻力负荷、提升速度、改变地形（如上坡）、去除稳定性，增加上肢活动都可以增加运动强度。增加运动强度的方法具有目的特异性，也可能受到医学或身体条件的限制（例如肩袖肌腱炎限制上肢活动）。不同个体在靶训练区域内运动时的负荷强度还要因人而异，通常与其身体条件有关。

运动持续时间

控制运动的持续时间可产生超负荷并影响心血管系统功能。运动持续时间取决于运动频度、运动强度和身体功能水平。一般来说，运动强度大，运动持续时间相对要短；运动强度低，运动持续时间要长些。如果需要受试者完成更长时间的活动（如其工作和休闲活动中需要连续长时间的步行），应该重点增加运动持续时间，而不是提高运动强度。

推荐有氧训练最佳运动持续时间为20~30分钟[43]。对于不能连续完成20分钟持续运动者，可考虑非持续性运动，由几个持续10分钟的运动代替，直到最终能持续进行20~30min的运动。持续运动时间还可逐渐延长至60分钟（患者相关指导6-4）[43]。

患者相关指导 6-4

运动频度、运动强度和运动持续时间

要决定运动频度（how often）、运动强度（how hard）和运动持续时间（how long）很难。他们之间相互关联并需保持平衡以完成适宜的运动量。以下为临床医生的指导意见：

1. 运动频度：一般来讲，运动频率越高（一天多次或一周多天），运动强度和运动持续时间就降低，下次运动前机体能充分恢复。如果运动强度高，运动持续时间长，那么下次活动前机体可能不会完全恢复

2. 运动强度：运动强度越大，运动持续时间越短。对于大多数人，高强度运动一般不能持续很久

3. 运动持续时间：低强度运动可以持续更长的时间。例如，冲刺跑只能持续几秒钟，而慢跑可以持续几个小时。运动强度和运动持续时间成反比，一方增加则另一方减少

想要获得健康收益运动持续时间可参照2008体力活动指南，指南要求每周进行150分钟中等强度运动或者75分钟剧烈运动[1]。也可以是每次至少10分钟的中等强度运动（如步行，10mph的自行车，家务劳动，庭院劳作）累积达到150分钟。抓住每周或每天的机会进行积极活动也有助于实现150分钟的体力活动目标。

注意事项及禁忌

除了前文提高的运动不适症状和体征外，临床医生应该注意运动相关的风险及监控指南。无明显心脏疾病的人在运动中心血管并发症发生率极低。但是对于惯于久坐者完成不惯常的运动时心血管并发症发生率升高[43]。对于心血管疾病患者运动中发生心血管并发症的风险更高。然而考虑到慢性运动相关的健康益处，坚持慢性运动的心血管疾病患者运动中心血管并发症总体发生率较低（见知识拓展6-7，6-8）。

知识拓展 6-7

回答本题时，请结合知识拓展6-1提到的情景：

你会如何为患者（顾客）制订运动处方

知识拓展 6-8

回答本题时，请结合知识拓展6-1提到的情景：

你认为运动中正常的心血管变化有哪些

除了遵循运动监控与运动测试中的危险分层管理建议以外，聪明的临床医生制订运动处方时应确保惯于久坐者或者进行不熟悉运动时以小强度运动开始或者以较慢的速度递增负荷。病人也

应该了解运动不适的体征和症状，当症状出现后能够及时停止并寻求帮助。指导病人进行剧烈运动的专业人员应该接受过做心脏生命支持和急救知识的培训。

运动本身对心血管和骨骼肌系统都是负荷刺激，因此应该考虑到运动中任何系统可能出现的损伤或者疾病。退行性关节疾病患者应鼓励其进行非承重性运动，如自行车和水中运动；下背部疼痛者应该参与能发展或安全增强背部的运动（如半卧式骑自行车、水中运动等）；骨质疏松症患者可参加承重性运动，注意选择正确的体位和姿势，降低骨折发生的风险。

递增运动测试的禁忌证和监测指南

注 6-8 列举了运动测试中的绝对禁忌证和相对禁忌证。

注 6-8
运动测试的禁忌证

绝对禁忌证
近期静息心电图显示有严重的心肌缺血、近期心肌梗死（2 日内）或其他急性心脏事件
不稳定性心绞痛
可引起症状或血流动力学改变的未控制的心律失常
严重的有症状的主动脉狭窄
未控制的有症状的心力衰竭
急性肺栓塞或肺梗死
急性心肌炎或心包炎
疑似或已知动脉瘤破裂
急性全身感染，伴发热、全身疼痛或淋巴结肿大
相对禁忌证
冠状动脉左干狭窄
中度狭窄性心瓣膜病
电解质紊乱（例如低钾血症、低镁血症）
安静时严重高血压（如 SBP >200mmHg 和 / 或 DBP>110mmHg）
心动过速或心动过缓
肥厚型心肌病和其他形式的流出道狭窄
运动中加重的神经肌肉、肌肉骨骼肌疾病和风湿性疾病
重度房室传导阻滞
室壁动脉瘤
未控制的代谢性疾病（如：糖尿病、甲状腺功能亢进症或黏液性水肿）
慢性感染性疾病（如：单核细胞增多症，肝炎，艾滋病）
精神或躯体障碍导致的运动能力显著下降

运动测试中应该密切监控所有受试者。应该对运动测试过程中每个阶段、每级负荷及运动后恢复期 4~8 小时出现的重要体征进行监控评价[15]。可用主观运动感觉监测运动耐量（见图 6-3）[48]，还应该监测运动不适的各种体征和症状。终止运动测试指征见注 6-9。

注 6-9
终止运动测试的指征

绝对指征
- 无论是否增加负荷，收缩压较基线血压下降 >10mmHg，并伴有其他心肌缺血征象
- 中重度心绞痛（3 级）
- 神经系统症状（如：共济失调、眩晕或晕厥前期）加重
- 低灌注体征：脸色苍白或发绀
- 设备故障或者技术原因难以监测 ECG 或 SBP
- 受试者要求停止
- 持续室性心动过速
- 在没有诊断性 Q 波存在的导联（除了 V_1 或 aVR）中 ST 段抬高（+1.0mm）

相对指征
- 无论是否增加负荷，SBP 较基线血压下降 >10mmHg，并不伴有其他心肌缺血征象
- ST 段或 QRS 改变，如 ST 段过度压低（水平或下斜型 ST 段压低 >2mm），或明显的电轴偏移
- 除持续性室性心动过速外的其他心律失常，如多源性室性期前收缩、三个一组的室性期前收缩、室上性心动过速、心脏传导阻滞、心动过缓
- 疲乏、呼吸短促、哮鸣音、下肢痉挛或者跛行
- 进行性胸痛
- 束支传导阻滞或者不能与室性心动过速相区分的室内传导延迟
- 高血压反应（SBP>250mmHg 和 / 或 DBP>115mmHg）

基线值是指运动前即刻测试的值，测试基线值的体位应与运动时体位相同

运动中医务监督

哪些人在运动中需要医务监督在本章的筛选与医学评价部分已经进行了阐述（注 6-4 和注 6-10）[43]，临床医生可以决定患者运动中是否需要医务监督。值得注意的是，应该对有症状者、病情稳定的心肺疾病患者及经医学排查能进行运动者

注 6-10
运动医务监督总指南

无须监督 = 注 6-4 中的低危人群，功能能力 >7METs
专业人员监督 = 注 6-4 中的中危人群，或病情稳定的高危人群，有规律的运动习惯，功能能力 >7METs
内科医生监督 = 注 6-4 中的高危人群，功能能力 <7METs
专业人员是指内科医生以外的、在运动医学上受过专业训练的健康管理专业人员

进行运动中医务监督[43]。医务监督意味着临床医生在运动现场,能监测患者运动的反应,并为病人运动中出现的症状提供支持。

患者相关指导、教育和辅助措施

对患者进行心血管耐力训练及指导是体力活动的重要组成部分。临床医生要记住最近的美国健康与人类服务协会提出的建议:成年人应该完成每周至少150分钟中等强度运动,或者每周至少75分钟大强度的有氧运动以促进或保持健康,也可中等强度加大强度运动联合进行[1]。

教育内容包括为什么及如何进行热身、训练和整理活动。应该告诉患者必需早期终止运动的症状和体征(包括注6-1内容)。这些症状可以是骨骼肌肉的(如关节疼痛,肌肉疼痛,肌肉抽筋)或者心血管的(如呼吸短促,胸痛,头晕目眩),也可能是病人原有疾病复发。还要根据患者的疲劳程度及当天完成的其他活动量来调整运动方案。

如果病人准备放弃运动,那么教育病人如何坚持运动就很重要。运动进展也应该注重个体差异,取决于患者的功能能力、病前状态、健康状况、年龄、个人偏好、目标和训练依从性[43]。个人目的和主观感受对训练进展的影响较大[15]。过度训练体征有运动性和非运动性疲劳,最大运动能力下降,相同负荷下HR和主观运动感觉值下降,抱怨,疼痛感增加[51]。

坚持体力活动并把体力活动作为健康生活的一部分对于保持长期健康是很重要的。有研究表明要成功鼓励大众接受规律体育活动较为困难,大约1/5的成年人满足2008建议的每周中等强度体力活动150分钟[52],对指南的依从受地理环境因素、社会经济因素(如种族,教育,收入等)影响。有研究正在分析哪些因素会增加对指南依从性。运动锻炼者能够可采取一定策略增加对运动处方的依从性,具体策略见注6-11。

近年来,促进运动行为转变的理论受到越来越多的关注(如第3章讨论),是为不同个体、不同阶段量身定制的干预,应提高个体运动的依从性,使之形成长期运动的习惯。行为转变理论包括五个阶段:前意向阶段、意向阶段、准备阶段、行为阶段和维持阶段。如处于意向阶段的个体还没有准备好运动,此阶段重点应该在于运动成本和好处、现有生活方式内增加体育活动的策略、活动的社会效应等相关信息的准备[53]。准备阶段的个体将从全面体检和运动处方中大大受益,而处于行动阶段和维持阶段的个体将学习预防旧病复发策略、增加运动乐趣及丰富运动处方。改变健康行为习惯时大部分人都会遇到困难,使用行为改变理论时要谨慎(见知识拓展6-9~知识拓展6-12)。

注6-11
提高运动依从性的建议

- 取得卫生保健人员的支持
- 弄清个人需求,建立运动动机
- 确定个人可实现的目标及运动的目的
- 确定安全、便捷、易于维护的运动设施
- 确定社会支持
- 确定环境支持和运动提醒
- 为运动进展和运动成效进行自我监控,如运动记录,步数记录等
- 强调和监控运动的急性和即刻效应(如降低血压,降低血糖,减少常规用药需求)
- 强调运动项目的多样化及娱乐性
- 建立规律的运动时间表
- 提供高质量、品貌兼优、热情的运动专业人员
- 减少中等强度运动中的肌肉酸痛和损伤,特别是运动早期

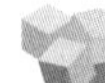

知识拓展6-9

回答本题时,请结合知识拓展6-1中病例的情况:

你建议患者如何提高运动方案

知识拓展6-10

回答本题时,请结合知识拓展6-1中病例情况:

你将给患者提供什么样的指导

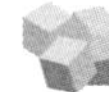

知识拓展6-11

回答本题时,请结合知识拓展6-1中病例的情况:

你希望经过6个月运动后会有什么生理适应

知识拓展6-12

回答本题时,请结合知识拓展6-1中病例的情况:

你希望经过6个月运动后会有什么心理适应

年龄问题

年轻人心血管耐力训练指南

应鼓励儿童和青少年参与规律的运动并从中受益，因为提早养成积极生活方式可以增加成年后参加体育锻炼的可能性[1]。儿童和青少年相较于成人生理上存在很多差异，临床医生为年轻人制订有氧运动处方时应考虑这些差异。儿童时期安静和运动时血压比成人低，随年龄增加不断提高，到青春后期血压接近成年人水平[8]。儿童心脏小，血总容量低，因而安静和运动时每搏输出量比成人低。为保证心输出量，儿童的心率较成人高。运动中同样心率下儿童心输出量比成人低，因此动静脉氧差增加以代偿较低的心输出量[12]。由于儿童最大心输出量低，儿童的有氧能力（用 L/min 表示）也低。但是儿童成长后其肺功能和心血管功能加强，有氧能力也相应提升[12]。

在完成同样强度同样量运动中儿童消耗的能量比成人多。儿童运动中散热效率低于成人，这与儿童单位体面积产生的热量更多，出汗率低，且在更高的体核温度下才开始出汗有关[43]。提示儿童在热环境下运动时应该选择较低强度运动，而且儿童需要更长时间适应热环境。

儿童运动测试通常是在必须评价心肺功能时才进行[43]。儿童运动测试与成人一样，如测试病症和体征、运动耐量和运动时心肺反应[43]。跑台和自行车均可用，测试规范可参照儿童运动测试内容[43]。进行儿童运动测试必须设备安全，大小合适，也并不是所有实验室测试都用。儿童的体适能测试与成年运动测试中的场地测试更为类似。常用的体适能测试方案是“总统青年健身方案”，包括有氧能力、身体成分、肌肉力量和肌肉耐力、柔韧性[54]。该方案为学校、社区的个人或团体提供了教育资料、工具、评价标准、结果解读等。

儿童时期参加规律的体力活动可以发展力量、耐力、骨生成、自尊、自我效能以及技能[43]。体育活动也有助于管理体重、减轻焦虑和压力、提高社会交往，同时是快乐之源[43]。2008 体力活动指南建议 6~17 岁的儿童青少年：

- 应该每天进行 60 分钟以上的体力活动。
  - 有氧运动：每天超过 60 分钟的运动中应该是中等强度或者大强度有氧运动（是大肌肉群参与的节律性活动），并且应该含每周至少 3 天的大强度运动。
  - 每周至少 3 天进行肌肉力量训练，作为每天 60 分钟及以上运动的一部分（可以无固定的形式或场所，如操场健身设施上玩耍、爬树、拔河；也可以是有组织的如举重、弹力带运动等）。
  - 每周至少 3 天进行骨骼负重强化训练，作为每天 60 分钟以上运动的一部分（运动中应该给骨骼负重以促进骨骼生长和强壮，如跑步、跳绳、篮球、网球、抗阻训练和跳房子游戏）。
- 应进行与身体发育相适应的、趣味性的、多样性的体力活动[1]。

儿童心血管疾病风险低，能够调整运动强度至耐受程度，因此不需要心率处方[43]。没有某一项目运动或方法被证明对孩子是最好的体育活动[43]。在规律活动的基础上增加体育活动的参与度，降低静坐时间是儿童体育活动的基本目标。由于儿童更愿意参与趣味性强的活动而不是有组织的活动，要提高儿童体育活动的参与度，应该选择体适能为基础的游戏和生活方式类趣味性活动。随着年龄增长，可以开展团体运动。青少年可以从团体运动及心血管系统锻炼（如游泳、自行车和慢跑）中受益。如果需要，用推荐给成人的指标为青少年制订运动处方也是安全的。

儿童和青少年容易过度运动受伤，临床医生和父母应该注意过度训练的症状和体征。另外，儿童和青少年的心血管训练要与肌肉力量和耐力训练、柔韧性训练交替进行平衡发展，以全面发展体适能。

老年人心血管耐力训练指南

有多种因素导致生理功能和运动能力的增龄性降低。由于科技的进步人类体能消耗减少，身体活动水平及能量消耗也减少，而衰老也可引起这些变化，有时候很难区分。随年龄增长最大耗氧量每 10 年下降约 10%，男性从 35 岁左右开始，女性从接近 20 岁开始；最大心率、每搏输出量，心输出量和外周血流量下降[12]；肺部余气量下降，但是肺总容量不变，因此肺通气量变化不大；肺和胸壁弹性降低[12]；身体成分改变，脂肪量增加，去脂肪质量下降[12]。所有这些变化均可通过规律体力活动而缓解，使健康积极的生活方式成为延缓衰老的良药。

本章前面谈到的运动测试原则也适用于各个年龄段老年人，测试方案只需稍做修改就可适用于老年人。测试中起始运动负荷要低(2~3METs)，负荷增加幅度小(0.5~1.0METs)，测试内容包括平衡能力、协调性、视觉、步态和可承载重量等[43]。6 分钟步行测试是适用于老年人测试有氧能力的方法[55,56]。测试中要求受试者在水平地面上尽可能快速的步行 6 分钟，记录步行最远距离。相对于其他测试方法，6 分钟步行测试对老年人比较实用，因为简单易行，测试中可随时停止休息。研究证明该测试结果评价功能能力是可靠的[55,57]。

本章介绍的运动处方指南对同样适用于老年人。对 65 岁以上老年人，2008 体力活动指南推荐如下：

- 每周进行 150 分钟中等强度运动，或 75 分钟较大强度有氧运动，或者是同等运动量的中等强度和较大强度运动相结合。有氧活动应该每次至少 10 分钟，逐步增加。
  - 每周进行 300 分钟中等强度有氧运动，或 150 分钟较大强度有氧运动，或者是同等运动量的中等强度和较大强度运动相结合，将获得额外的健康收益。
  - 每周至少 2 天进行中等至较大强度的、包括所有主要肌群的肌肉力量训练。
  - 有跌倒风险的人应该进行平衡性训练。
  - 如果由于身体原因不能完成每周 150 分钟中等强度有氧运动，应该根据自己的身体条件和运动能力尽可能地积极活动[1]。

老年人进行心血管耐力训练可获得如下积极效应：血压下降、高密度蛋白胆固醇增加、降低心血管死亡率、骨密度增加以及保持氧耗水平[58]。运动时应该最大限度减少对关节的影响，提倡水下运动、骑车或者爬楼梯。对于所有年龄段人群，运动没有必要一定是高强度和持续的才有效。选择的运动方式要可行、方便、有趣、安全。目前不能参加活动的老年人应该逐渐增加体力活动，一开始要避免较大强度的有氧运动。对于体适能水平低者，尽管要达到指南推荐的有氧运动量可能需要数月时间，可增加每周运动的天数或者延长每次运动的时间，保证安全，无损伤的从事更为积极的活动[1]。

要点

- 体适能是人们拥有或者获得的一系列特性，包括心血管耐力或机体长时间运动的能力。
- 有氧能力或 VO_{2max} 是机体在最大运动中消耗氧气的最大能力。
- 急性运动中，心率、每搏输出量、动静脉氧差、血压和呼吸率都会随运动负荷增加成比例增加。
- 心血管耐力训练的益处包括心血管系统和呼吸系统的积极变化，能增强机体预防疾病能力，提高心理健康和生活质量。
- 心血管疾病、肺部疾病的早期，以及活动受限、长期卧床、衰老和久坐等可发生有氧能力削弱。
- 临床医生检查有氧能力受损患者时，尤其要注意病史、心血管疾病风险因素、吸烟、体育锻炼、功能能力、用药史等。
- 心血管训练计划实施之前应该对患者进行适当筛查，确保安全和低风险。因此临床医生应该清楚筛选指南。
- 有氧能力受损患者测试包括递增负荷运动测试、体成分和循环测试(如血压)。
- 心血管训练开始前要进行运动测试，再以测试结果为基础制订运动处方。
- 体力活动能产生健康或体适能相关的益处，取决于病人的运动目标和动机。重要的是应该参加规律的、积极的、每周至少 150 分钟的中等强度或者每周 75 分钟大强度有氧运动，或者同等运动量的中等强度和大强度运动相结合。
- 心血管耐力训练可以采用多种运动形式和训练技术。
- 运动处方应该以个体需要和兴趣为基础，并应该考虑可能影响运动能力的合并症。
- 心血管耐力训练是包括肌肉力量、肌肉耐力、柔韧性训练在内的均衡锻炼计划的一个组成部分。
- 临床医生应该清楚运动不耐受时的体征和症状，能够辨别 GXT 禁忌证。
- GXT 测试及有氧运动能力测试中是否需要医务监督，取决于病人的病史、风险因素，临床医生应该能准确决定是否需要医务监督。

- 制订个性化的运动处方会提高病人的运动依从性，有利于促进病人将心血管运动作为一种生活习惯。

辨析

1. 思考第七单元中病例 1

a. 当 Lisa 踝关节扭伤恢复后，你建议她进行什么练习以保持心血管耐力？确定考虑她的运动需求。

b. 如果她是长距离跑步者，你建议她进行什么练习？如果她是曲棍球运动员或摔跤运动员呢？

2. 思考第七单元中病例 2

a. 假设患者已达到短期目标，计划长期目标的治疗措施，你将选择什么测试以评估她的有氧能力？在有氧能力测试过程中选择什么测试以监测血液循环？

b. 为 Sarah 制订远期有氧训练计划，确定最佳策略以提高其依从性并增加她将此练习作为生活习惯的可能性。

3. 思考第七单元中病例 3

a. 为此新闻记者设计治疗计划以增强其心血管耐力，包括提高依从性的措施。

b. 根据行为改变的迁移理论模式，你认为 Cathy 处于哪一阶段？什么策略将有助于她向下一阶段迁移？

4. 思考第七单元中病例 8

a. 为 George 推荐递增负荷运动试验，注意体格检查中发现的问题和发病前的身体情况。

b. 制订心血管练习计划，注意 George 体格检查中发现的问题和他的工作。

c. 如果 George 是一位长途卡车司机，你的治疗计划将有什么变化？

参考文献

1. U.S. Department of Health and Human Services. Office of Disease Prevention and Health Promotion. Physical Activity Guidelines Advisory Committee Report, Part E. Integration and Summary of the Science, 2008. Available at: http://health.gov/paguidelines/report/E_integration.aspx. Accessed September 25, 2015.
2. Blair SN, Kohl HW, Paffenbarger RS, et al. Physical fitness and all-cause mortality. JAMA 1989;262:2395–2401.
3. Paffenbarger RS, Hyde RT, Wing AL. Physical activity and physical fitness as determinants of health and longevity. In: Bouchard C, Shephard RJ, Stephens T, eds. Physical Activity, Fitness, and Health: International Proceedings and Consensus Statement. Champaign, IL: Human Kinetics, 1994.
4. Centers for Disease Control and Prevention. Behavioral Risk Factor Surveillance System. Available at: http://wwwn.cdc.gov/sortablestats/. Accessed September 25, 2015
5. U.S. Department of Health and Human Services. Physical Activity and Health: A Report of the Surgeon General. Atlanta, GA: U.S. Department of Health and Human Services, Centers for Disease Control and Prevention, National Center for Chronic Disease Prevention and Health Promotion, 1996.
6. Centers for Disease Control and Prevention. Prevalence of regular physical activity among adults—United States, 2001 and 2005. Morb Mortal Wkly Rep 2007;56(46):1209–1212. Available at: http://www.cdc.gov/mmwr/preview/mmwrhtml/mm5646a1.htm#tab. Accessed May 16, 2008.
7. U.S. Department of Health and Human Services. Healthy People 2020. Washington, DC: U.S. Department of Health and Human Services, Office of Disease Prevention and Health Promotion. Available at: www.healthypeople.gov. Accessed on October 4, 2015.
8. Pate RR, Pratt M, Blair SN, et al. Physical activity and public health. JAMA 1995;273:402–407.
9. Haskell WL, Lee IM, Pate RR, et al. Physical activity and public health. Updated recommendation for adults from the American College of Sports Medicine and the American Heart Association. Circulation 2007;116:1081–1093.
10. US Department of Health and Human Services, Office of Disease Prevention and Health Promotion, 2008 Physical Activity Guidelines for all Americans. Available at: http://health.gov/paguidelines/guidelines/. Accessed September 25, 2015.
11. Caspersen CJ, Powell KE, Christenson GM. Physical activity, exercise, and physical fitness: definitions and distinctions for health-related research. Public Health Rep 1985;100:126–131.
12. Wilmore JH, Costill DL. Physiology of Sport and Exercise. 2nd Ed. Champaign, IL: Human Kinetics, 1999.
13. Hasson SM. Clinical Exercise Physiology. St. Louis, MO: Mosby, 1994.
14. Berne RM, Levy MN. Cardiovascular Physiology. 7th Ed. St. Louis, MO: Mosby, 1997.
15. American College of Sports Medicine. Resource Manual for Guidelines for Exercise Testing and Prescription. 6th Ed. Baltimore, MD: Lippincott Williams & Wilkins, 2010.
16. Bezner J. Principles of aerobic conditioning. In: Bandy WD, Sanders B, eds. Therapeutic Exercise: Techniques for Intervention. Baltimore, MD: Lippincott Williams & Wilkins, 2001.
17. Caspersen CJ, Powell KE, Merritt RK. Measurement of health status and well-being. In: Bouchard C, Shephard RJ, Stephens T, eds. Physical Activity, Fitness, and Health: International Proceedings and Consensus Statement. Champaign, IL: Human Kinetics, 1994.
18. Rejeski WJ, Brawley LR, Shumaker SA. Physical activity and health-related quality of life. Exerc Sport Sci Rev 1996;24:71–108.
19. McMurdo MET, Burnett L. Randomised controlled trial of exercise in the elderly. Gerontology 1992;38:292–298.
20. Ruuskanen JM, Ruoppila I. Physical activity and psychological well-being among people aged 65 to 84 years. Age Ageing 1995;24:292–296.
21. Woodruff SI, Conway TL. Impact of health and fitness-related behavior on quality of life. Soc Ind Res 1992;25:391–405.
22. Norris R, Carroll D, Cochrane R. The effects of aerobic and anaerobic training on fitness, blood pressure, and psychological stress and well-being. J Psychosom Res 1990;34:367–375.
23. Saavedra JM, De La Cruz E, Escalante Y, et al. Influence of a medium-impact aquaerobic program on health-related quality of life and fitness level in healthy adult females. J Sports Med Phys Fitness 2007;47(4):468–474.
24. Lavie CJ, Milani RV. Effects of cardiac rehabilitation, exercise training, and weight reduction on exercise capacity, coronary risk factors, behavioral characteristics, and quality of life in obese coronary patients. Am J Cardiol 1997;79:397–401.
25. Lavie CJ, Milani RV. Effects of cardiac rehabilitation and exercise training programs in patients ≥75 years of age. Am J Cardiol 1996;78:675–677.
26. Kavanagh T, Myers MG, Baigrie RS, et al. Quality of life and cardiorespiratory function in chronic heart failure: effects of 12 months' aerobic training. Heart 1996;76:42–49.
27. Parish TR, Kosma M, Welsch MA. Exercise training for the patient with heart failure: is your patient ready? Cardiopulm Phys Ther J 2007;18:12–20.

28. Kurlansky PA, Traad EA, Galbut DL, et al. Coronary bypass surgery in women: a long-term comparative study of quality of life after bilateral internal mammary artery grafting in men and women. Ann Thorac Surg 2002;74:1517–1525.
29. Motl RW, Gosney J. Effect of exercise training on quality of life in multiple sclerosis: a meta-analysis. Mult Scler 2008;14:129–135.
30. Smith SL. Physical exercise as an oncology nursing intervention to enhance quality of life. Oncol Nurs Forum 1996;23:771–778.
31. Centers for Disease Control and Prevention. Adults with disabilities. CDC Vital-Signs, 2014. Available at: http://www.cdc.gov/vitalsigns/disabilities/index.html. Accessed January 1, 2016.
32. Haennel RG, Lemire F. Physical activity to prevent cardiovascular disease. How much is enough? Can Fam Physician 2002;48:65–71.
33. Lee IM, Sesso HD, Oguma Y, et al. Relative intensity of physical activity and risk of coronary heart disease. Circulation 2003;107:1110–1116.
34. Lee IM, Skerrett PJ. Physical activity and all-cause mortality: what is the dose-response relation? Med Sci Sports Exerc 2001;33:S459–S471.
35. Manson JE, Greenland P, LaCroix AZ, et al. Walking compared with vigorous exercise for the prevention of cardiovascular events in women. N Engl J Med 2002;347:716–725.
36. Yu S, Yarnell JW, Sweetnam PM, et al. What level of physical activity protects against premature cardiovascular death? The Caerphilly study. Heart 2003;89:502–506.
37. Manson JE, Hu FB, Rich-Edwards JW, et al. A prospective study of walking as compared with vigorous exercise in the prevention of coronary heart disease in women. N Engl J Med 1999;341:650–658.
38. Andersen RE, Wadden TA, Bartlett SJ, et al. Effects of lifestyle activity vs structured aerobic exercise in obese women. JAMA 1999;281:335–340.
39. Dunn AL, Marcus BH, Kampert JB, et al. Comparison of lifestyle and structured interventions to increase physical activity and cardiorespiratory fitness. JAMA 1999;281:327–334.
40. American Physical Therapy Association. Guide to Physical Therapist Practice 3.0. Available at: http://guidetoptpractice.apta.org. Accessed September 26, 2015.
41. Goodman CC, Snyder TEK. Differential Diagnosis for Physical Therapists. 4th Ed. St. Louis, MD: Saunders Elsevier, 2007.
42. America's Health Rankings. Physical Inactivity in the United States. Available at: http://www.americashealthrankings.org/ALL/Sedentary. Accessed September 25, 2015.
43. American College of Sports Medicine. ACSM's Guidelines for Exercise Testing and Prescription. 8th Ed. Philadelphia, PA: Lippincott Williams & Wilkins, 2010.
44. Ebbeling CB, Ward A, Puleo EM, et al. Development of a single-stage submaximal treadmill walking test. Med Sci Sports Exerc 1991;23:966–973.
45. Maud PJ, Foster C. Physiological Assessment of Human Fitness. Champaign, IL: Human Kinetics, 1995.
46. McArdle WD, Katch FI, Pechar GS, et al. Reliability and interrelationships between maximal oxygen intake, physical work capacity and step-test scores in college women. Med Sci Sports Exerc 1972;4:182–186.
47. Kline GM, Porcari JP, Hintermeister R, et al. Estimation of VO_{2max} from a one-mile track walk, gender, age, and body weight. Med Sci Sports Exerc 1987;19:253–259.
48. Borg G. Borg's Perceived Exertion and Pain Scales. Champaign, IL: Human Kinetics, 1998.
49. O'Donnell M. Changing Behaviors. Wellness Council of America (WELCOA) News & Views, 2014. Available at: https://www.welcoa.org/wp/wp-content/uploads/2014/06/newsviews_odonnell.pdf. Accessed January 1, 2015.
50. McArdle WD, Katch FI, Katch VL. Exercise Physiology: Energy, Nutrition and Human Performance. 3rd Ed. Philadelphia, PA: Lea & Febiger, 1991.
51. Lehmann M, Foster C, Keul J. Overtraining in endurance athletes: a brief review. Med Sci Sports Exerc 1993;25:854–862.
52. Centers for Disease Control and Prevention. Facts About Physical Activity. Available at: http://www.cdc.gov/physicalactivity/data/facts.htm. Accessed January 1, 2015.
53. Marcus BH, Banspach SW, Lefebvre RC, et al. Using the stages of change model to increase the adoption of physical activity among community participants. Am J Health Promot 1992;6:424–429.
54. The Presidential Youth Fitness Program. Available at: http://www.pyfp.org/index.shtml, Accessed January 1, 2016.
55. Bean JF, Kiely DK, Leveille SG, et al. The 6-minute walk test in mobility-limited elders: what is being measured? J Gerontol A Biol Sci Med Sci 2002;57:M751–M756.
56. Lord SR, Menz HB. Physiologic, psychologic, and health predictors of 6-minute walk performance in older people. Arch Phys Med Rehabil 2002;83:907–911.
57. Hamilton DM, Haennel RG. Validity and reliability of the 6-minute walk test in a cardiac rehabilitation population. J Cardiopulm Rehabil 2000;20:156–164.
58. Nelson ME, Rejeske J, Blair SN, et al. Physical activity and public health in older adults. Recommendation from the American College of Sports Medicine and the American Heart Association. Circulation 2007;116:1094–1105.

第7章

关节活动度和关节灵活性受损

LORI THEIN BRODY

大多数患有骨科疾病的病人在康复计划中需要灵活练习。临床医生必须在家庭康复计划中为患者提供亲身实践过的康复技术和指导。灵活性练习的执行并不像为患者选择适当水平的帮助，或者是确保患者在适当帮助下进行锻炼那么困难。临床医生给予病人清晰的指令，并让患者在监督下练习可以避免患者对训练计划产生误解。

灵活性练习在康复计划中应该尽早开始，并且要像维持根基一样贯穿整个康复计划。许多病人需要在整个康复计划中进行渐进性灵活性练习，从关节的被动活动过渡到主动助力运动，最后达到主动运动。另一些病人运用专门的灵活性练习或者牵伸练习。灵活性练习方法的选择取决于恢复的情况，固定的时长，受到影响的组织数量和种类，特殊损伤或是手术。了解灵活性降低对重新活动的影响是选择合适的灵活性练习方法的关键。临床医生必须意识到固定是相对的，即使用支架或者石膏在外部强制固定，或者是病人可以不再继续使用受伤的肢体而进行自我固定。

当谈到灵活性，关节运动学和骨运动学这两个词语要区分开。关节运动学是指关节表面的移动。比如滚动、旋转以及滑动是用来描述关节运动学的术语。关节运动学运动是骨运动学运动的必要组成部分。骨运动学运动是根据平面（例如，矢状面的抬高）或相对运动（例如，屈曲、外展）来描述的。灵活性可因关节运动、骨运动或两者的改变而受损。

灵活性的连续性

虽然灵活性降低是运动损伤最常见的表现，但是由于灵活性的改变是一个连续的过程，所以灵活性的概念是相对的。“连续性”包含活动不足（或称为活动下降），以及活动过度（或称为灵活性过度）。活动过度不应该和关节不稳相混淆。关节不稳是由于失去了肌肉的保护性控制而导致关节间或者关节面之间的过度活动[1]。例如，有些人的肩关节面之间可能会存在渐进性过度向前、向后、向下方的滑动（活动过度）。肩部周围缺少动态肌肉控制会出现关节不稳以及其他症状。

在活动不足连续变化的末端，挛缩和适应性短缩的概念对于理解活动不足十分重要。挛缩是由于纤维化改变或者关节周围的软组织或肌肉短缩导致组织在被动活动过程中表现出固定的高阻力的一种状态[2]。挛缩常发生在运动损伤、手术或者固定后，由于致密结缔组织重塑而导致。组织固定在一个缩短的位置会导致组织出现适应性短缩，组织长度相较于正常休息位时缩短。适应性短缩也可以是因为将肢体放置在一个使组织向关节一边缩短的姿势而发生。例如，肩部前伸在圆肩姿势会导致胸肌的适应性短缩。这种短缩会伴随着僵硬或是被动运动时出现阻力。

在活动不足和活动过度两个概念之间是相对柔韧性的概念，柔韧性是指全关节活动范围移动单关节或多关节的能力。相对柔韧性考虑的是与邻近关节的相比较的灵活性。身体在运动过程中选择阻力最小的路径。如果脊柱的一部分因为受伤或者疾病而出现活动不足,那么那一部分会是僵硬的并且比邻近关节在活动时阻力更大。当需要完成脊柱的屈曲、伸展、旋转动作时,因为活动不足的关节运动时会有阻力,所以大部分的运动都由邻近关节完成。同样地,当腘绳肌紧张时由腰椎代偿运动,脊柱将承受更大的负荷。拉长腘绳肌将可以缓解施加在脊柱上的压力,这是腘绳肌牵伸的基础,也常被用作治疗背部疼痛的一种方法。

相对柔韧性也不总是一种损伤状态。例如,由于生物力学和解剖学上的特性,L5 相比其他腰椎更适合做旋转动作,它在旋转这个方向上相对柔韧性更好。只有出现活动过度并且不受肌肉控制时则成为临床问题。这种问题可能因为其他脊椎(L5 以上或以下)或者髋部相对紧张而出现。例如,打高尔夫需要整个身体大范围旋转。如果髋部、膝关节和足部在旋转时相比脊柱更僵硬,这种差异将会导致脊柱过度旋转。如果胸椎或者上腰椎部分旋转时出现僵硬,这种差异可能会导致 L5 部分过度旋转。L5 所在位置在旋转这个方向上有着相对柔韧性。

正常灵活性的形态学和生理学基础

广义的正常灵活性定义包括:

- 关节活动(骨与骨间的活动);
- 关节面活动(关节面之间发生滚动、旋转和滑动);
- 有足够的长度以达到全范围关节活动(即被动运动);
- 神经肌肉协调以达到目的性的活动(即主动运动)。

涉及被动运动的结构包括关节面、关节囊、韧带和肌腱(包括附着处)、肌肉、滑囊、筋膜和皮肤。关节必须有正常的关节面活动或者关节面之间能完成旋转、滚动和滑动等活动。除了被动运动所需要的结构以外,完成主动运动还需要完整的、功能正常的神经系统。在人们常规的活动中,例如日常生活活动中使用他们的肢体和关节,灵活性通过这种方式得到维持。然而,长期保持单一姿势的人(例如大部分时间坐着)会发生适应性短缩,并且灵活性也会丧失。

正常灵活性包括足够的关节活动度和肌肉活动度。关节活动度是指单一关节或多关节(例如脊柱)可以活动的量。肌肉活动度是指肌肉由完全拉长到完全缩短位置所发生的功能性偏移。关节活动度受损和肌肉活动度受损的检查及治疗手段不同。关节活动度受损常用辅助检查或者“关节执行”活动(关节面运动),而治疗采用关节松动术。然而肌肉或其他软组织活动度受损检查常使用柔韧性测试,而治疗采用活动度练习或牵伸练习。

活动受限,制动和重新活动

人们关节灵活性的丧失有很多原因,主要包括:

- 软组织、骨骼或其他关节结构发生外伤;
- 手术,例如全关节置换、重建、清创术、关节成形术、截骨术和肌腱移植术;
- 一些非外科手术也能导致灵活性降低,例如:乳房切除术或者其他胸部手术;
- 由于心脏病、妇科手术或其他手术所导致的长期卧床;
- 关节疾病(例如骨关节炎、类风湿性关节炎);
- 长时间固定和由于各种原因导致的长期卧床;
- 由于神经肌肉疾病或者疼痛导致关节不能自由移动;
- 疼痛抑制关节活动。

关节的活动受限将会引起自我延续循环,这种循环可以被物理治疗干预方法(主要包括各种活动度练习、抗阻力训练或者关节松动术)所打断。由于身体所承受的负荷降低会引起软组织进行性选择性短缩。这种短缩会限制灵活性和功能,并且会降低病人完成日常生活活动、工作、休闲活动的能力。病人为了适应一些部位的活动受限会选择使用其他的关节或肢体来代偿完成功能性目标,而这样会进一步引起受限部位的废用。由于废用和关节囊(一种痛觉高度敏感的结构)进行性短缩而引发的疼痛会进一步加重废用。由于肌肉长度 - 张力比的改变会导致力量减弱,会进一步使病人不愿意使用受限肢体(图 7-1)。

灵活性降低对骨骼和软组织也会有深远的影响,它反映的人体适应各种层次负荷的能力。这些组织的可塑性有积极和消极两方面。对于负荷施加的适应证和具体方法应遵循 Woff 原则,并且使组织重塑与所承受的负荷协调一致。组织过度

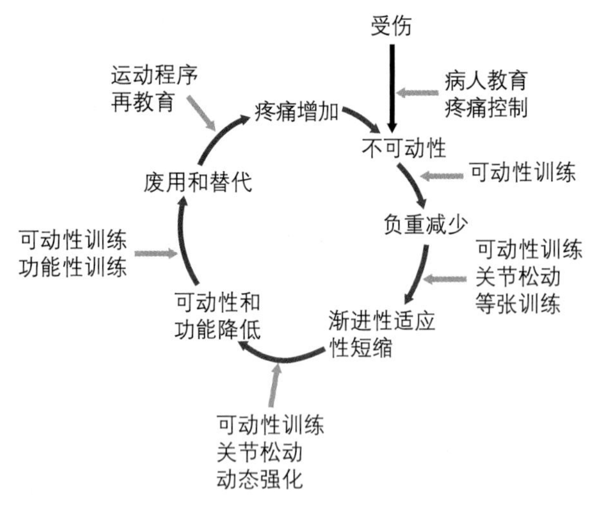

图 7-1 活动受限自我延续循环

负荷超过正常水平会导致组织肥大，组织肥大是因为构成它的细胞体积增大，但是关于负荷不足的危害很多人并不知道，如肌肉萎缩、组织损耗以及关节活动丧失，还有些改变(例如细胞水平的改变，关节囊的改变，韧带和附着处强度的减弱)并不是显而易见的[3]。临床医生必须重视并尽可能地阻止这些危害的发生。

接下来的表格总结了各种组织在制动或者灵活性降低时的一些后果(表 7-1~ 表 7-4)[4]。更多信息可以在网站上查找到(thePoint.lwww.com/BrodyHall4e)。一般来说，以上回顾的影响是对健康的、未损伤的组织进行固定的结果(这也是大多数研究所做的)。这就提出两个重要的问题：第一，经常在损伤发生的开始就采取固定(虽然期待的处理方式是拉长组织)，并且受伤的软组织在结构和机械的特性方面会进一步受损。在第 10 章会看到组织愈合阶段，同时要考虑到制动所导致的相关问题。第二，在固定后很容易只关注受伤的组织，却忽视了所有周围组织的灵活性都会降低，然而只有充分了解固定对这些组织的影响才能确保康复过程安全有效。

固定后，病人通常会经历结构重新活动的过程[5]。之前的软组织固定后再重新活动的生理学反应为许多灵活性干预措施提供了科学的依据。在选择任何干预措施之前应优先考虑重新活动对胶原组织的影响。结缔组织重新活动后产生的影响因组织的类型、固定的方式，最重要的是固定的

表 7-1 制动和重新活动对于肌肉和肌腱的影响

肌肉	肌腱
特定位置和结构的肌纤维萎缩 功能丧失 > 肌肉组织丢失 电活动减弱超过肌肉萎缩程度 结缔组织增加 皮下脂肪沉积增加 **重新活动：**对于长期制动的患者，为了重获肌肉表现能力，必须长期康复锻炼	胶原纤维体积和数量减少 胶原纤维变细并且排列紊乱 负荷耐受性降低 水和黏多糖含量减少 胶原纤维合成和退变增加 肌张力、弹性、总体组织重量降低 **重新活动：**机械压力控制有助于肌张力的增加，能量吸收能力增加，促进正常滑动和软组织关系，避免形成过度的瘢痕组织

[a]GAG，glycosaminoglycan
From references 4-53

表 7-2 制动和重新活动对于韧带和附着处的影响

制动和重新活动对于韧带和附着处的影响
胶原总体数量减少
韧带力量和刚度降低
负重极限降低
邻近关节刚度增加
未成熟的胶原不成比例地增加
附着处骨质重吸收并且力量减弱
撕脱可能性增高
重新活动：可以重塑韧带的结构和机械特性，但是恢复需要比制动更长的时间

From references 4-53

表 7-3 制动和重新活动对于关节囊的影响

固定和重新活动对于关节囊的影响
水含量减少
蛋白多糖含量减少
软骨细胞数量减少
关节囊厚度和硬度降低
关节软骨变软
胶原纤维分裂和纤维化
软骨下骨硬化
骨赘的形成
重新活动：影响取决于时间和负荷；制动后不适当的负重会继发关节进行性退变

From references 4-53

表 7-4 制动和重新活动对于骨的影响

制动和重新活动对于骨的影响
骨量减少
骨合成减少
骨小梁容量减少
承重骨减少多于非承重骨减少
重新活动：取决于骨的质量，其次是制动；可能更快地恢复正常水平，也可能骨的改变不能逆转

From references 4-53

时间有所不同。对再运动干预所产生的反应并不一定呈线性，并且过度的训练会破坏组织愈合过程。重新活动训练的运动量分配将会影响组织最终恢复的数量和质量。关于各种组织重新活动后对具体的组织所产生的效果，其深入的信息可以在网站上找到。

灵活性检查和评定

在选择合适的物理治疗方法之前，应该先做全面的检查。这样为选择具体的灵活性训练方法提供了依据和目标定位。并且，评定包括主观检查和询问病史，告知运动量，活动类型以及具体的、个体的运动系统基本要素。

检查应该明确造成灵活性降低的原因所在。可能限制被动关节活动的非收缩性组织包括：关节囊、关节周围结缔组织以及表面皮肤。外科切口造成皮肤和浅筋膜间的粘连将会在关节活动时限制关节面的滑动。短缩、痉挛或者是肌腱单元挛缩（例如 Dupuytren 挛缩）也可以限制关节被动活动。软组织紧张的表现是运动时阻力增加，并且不论主动或者被动，运动模式都会改变，最终导致肌肉骨骼疼痛。关节退行性变前骨与骨间隙缩小，躯体松弛以及疼痛同样会限制被动灵活性。关节活动度和肌肉活动度的概念之前已经区分过了。检查程序必须明确导致灵活性降低的原因才能制定出有效的治疗方法。关节的骨运动一般是使用量角器在运动平面内测量，而关节面活动时通过关节内活动测试进行评估。虽然主动测量的可信度比被动测量更高，但是量角器测量操作方法还是分为主动和被动测量[6]。单一的活动都经常被测量，例如肘关节屈曲，膝关节伸展，踝关节背屈。功能性测量的稳定性和控制较差但也常常被采用。量角器测量前伸的动作是一个常用的功能性测试。标准化的使用量角器所测得的每个关节活动角度已经发布，这可以为评定关节灵活性提供指导。当评定关节活动度时，临床医生必须确保病人在正确的体位下测量，这样才能避免因肌肉伸展不足而造成关节活动受限。例如，测量髋关节屈曲活动度时需要屈曲膝关节以防止腘绳肌紧张造成活动受限（图 7-2）。

关节面活动受限也会降低病人的灵活性，而增加关节面灵活性又会造成活动过度。关节灵活性的评估可通过关节运动测试。关节运动是一个

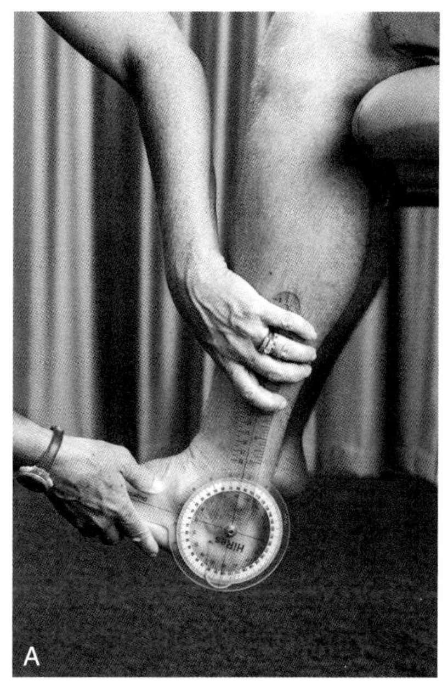

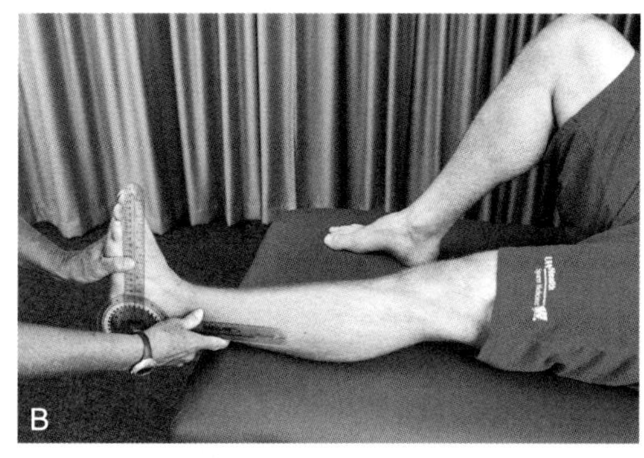

图 7-2 A. 踝关节活动度，膝关节屈曲可以使腘绳肌紧张产生的影响最小；B. 腓肠肌的 ROM

关节面在另一个关节面上的移动，经常并不受自主控制。关节运动在测试时，是通过固定一个关节面（固定一端骨）然后在另一关节面施加额外的压力以产生关节面间的移动。例如，在示指指间关节应用前后向的滑动需要固定近端指骨，同时远端指骨进行前后向滑动。某些情况下，一端的固定是通过周围的骨性结构、软组织结构以及支撑面来达到。例如，在进行椎骨单侧后前向加压时，病人以俯卧位被固定在治疗床上，通过对一侧横突施加后前向的压力以产生椎体的旋转，并与对侧活动对比[1]。关节内活动的评估可以鉴别活动不足，正常活动和活动过度。这些测试分别决定了干预方法是应该增加关节囊灵活性或是寻找其他原因导致的灵活性丧失，或是采取固定活动。

使用量角器测量关节活动度并不能确定活动受限的原因。关节囊紧张，外部软组织紧张，关节

内部阻塞(例如膝关节半月板撕裂阻塞运动)以及疼痛都可以造成关节活动受限。选择性组织张力测试可以帮助医生鉴别组织是否异常。关节囊模式的关节灵活性丧失或者说关节囊性质的末端感觉提示关节囊异常,这时候治疗应采用关节松动术。然而,临床医生应该记住的是末端感觉并不是一个高度可靠的评价方法,并且关节囊模式的活动受限并不是一直存在[7]。

单向活动度减少提示某些软组织出现问题,例如肌腱、皮肤、筋膜、神经组织等,这时候应该采用其他活动度训练的方法。肌肉活动度通常用柔韧性测试来测量,其中一些是定量的。例如腘绳肌伸展性可通过测量 90-90 直腿抬高的角度来获得[1]。Tomas 测试测量髋关节屈肌伸展性与 Bunnel-Littler 测试测量手部内部肌肉关节囊的伸展性,这些测试都是柔韧性测试的例子(图 7-3)。正确地进行这些操作可以作为肌腱伸展性降低(造成灵活性降低)的直接干预方法。

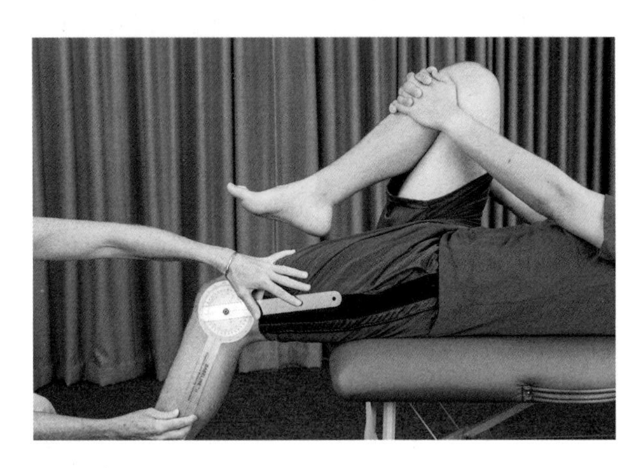

图 7-3 应用 Thomas 试验对髋关节屈肌柔韧性的角度测量评估

针对灵活性受损的关节活动度干预措施

治疗灵活性降低的方法有很多。在造成灵活性降低的组织被确定后,应该采用正确的活动度训练,牵伸或者关节松动术。辅助治疗可以加强运动干预的效率。

运动系统要素

虽然运动系统的任何一个因素都可能造成灵活性的降低,但是大多数还是由基本因素或者软组织的延展性和灵活性引起的。例如,髋关节后伸活动度降低会导致下背痛,这是由于髋关节后伸活动度转移到下背部(亦即相对柔韧性)。这种情况下,髋关节降低的灵活性会造成下背痛(即为损伤)。疼痛是因为腰椎后方结构的挤压以及随之而来的神经根周围炎症(即病理),同时也不能久坐(即活动受限)。如果不及时治疗,会导致参与受限,例如无法伏案工作,参加娱乐活动,甚至不能坐车(图 7-4)。

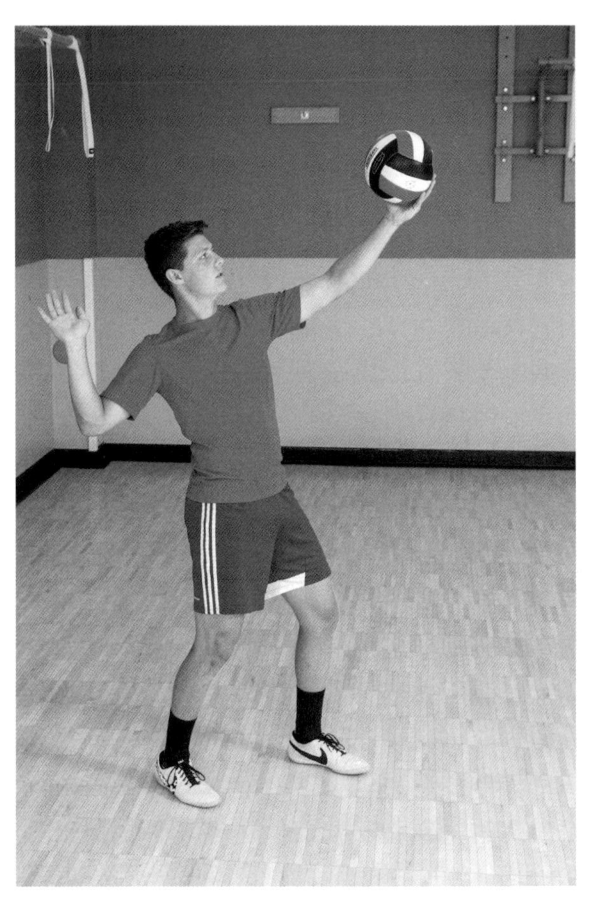

图 7-4 在打排球时运动员腰部过度伸展以代偿髋关节屈曲受限

在这个例子里,基本因素是短缩的屈髋肌和关节囊,这将会引起骨盆前倾以及使腹肌拉长并且肌力下降,继而导致腹肌无法产生足够的反作用力。生物力学因素使骨盆前倾增加和腰曲增加,造成腰椎后方结构压力增加。调节因素是无法募集腹肌纤维去提高生物力学因素。认知或情感因素是由于慢性腰背痛引起的情绪下降。

这些运动系统涉及的因素要按优先顺序处理,顺序应由物理治疗对各因素的有效性决定。

这个例子中，增加屈髋肌长度，降低髋关节关节囊和屈髋肌的紧张，提高腹肌神经肌肉的兴奋性以及肌肉耐力应该纳入治疗方案。

选择灵活性练习的考虑

临床医生在处理灵活性降低时有很多选择，括关节松动术、关节活动度训练、神经松动术以及牵伸。但是在选择治疗方法时一定要考虑关节面活动是否足够、灵活性过高或过低以及诊断结果。关节面的正常活动是正常骨运动的先决条件。当关节面活动不正常时尝试在关节面上进行关节活动度训练并不能提高受损关节的灵活性，并且可能会导致患者症状加重。自我松动活动，比如盂肱关节外侧分离或者髋关节长轴牵引应该优先于关节活动度训练提前进行（图7-5）。

临床医生在施加干预以提高灵活性时，应该考虑到活动不足和活动过度的连续性以及相对柔韧性的概念。如果某关节邻近关节处于活动过度的状态被忽视了，这时该关节活动不足就容易被误诊。如果L4-5节段僵硬，治疗只针对L4-5节段僵硬而对于L4-5上下关节的活动过度不采取稳定干预，那么这些节段的不稳定性症状会进一步增加。正确的治疗措施应该包括综合的方案以提高相对僵硬节段的灵活性，同时增加相对活动度过度节段的稳定性。因为运动发生在阻力最低的路径，所以只有当僵硬的节段灵活性与其他节段一样或者更高才能参与运动。对于相对灵活性区域，增加紧张性是非常重要的，这可以通过提高神经肌肉控制、肌肉运动能力以及相对灵活性区域周围稳定肌的长度张力关系。这些技术还需要辅以教育、姿势训练以及提高灵活性分布的运动模式训练。

临床医生必须要考虑到造成灵活性降低的原因以及预测灵活性损伤修复情况。在一些例子里，例如特发性肩关节粘连性关节囊炎具体的病因不明，康复计划漫长，预后以及最终康复结局各不相同。这个例子里病人可以独立完成的灵活性训练是治疗计划中很重要的一部分[8,9]。

活动度

单关节或多关节灵活性训练可以抵消由于固定引起的一些不良影响。关节的活动，不论是被动的、助力主动的，还是主动的，都会对软组织产生一定的负荷。这种负荷有助于维持肌腱、韧带、骨性辅助结构、关节囊和肌肉的完整性。锻炼和固定的范围以及组织固定前的情况都可以决定治疗效果。包括特定性训练或者功能性活动在内的灵活性练习有助于提高关节的功能性活动度。灵活性练习经常会通过单关节的活动范围，并且通过在多平面内完成功能性运动模式（例如前伸取物，深蹲）达到。这些活动可以是主动的、被动的或者助力活动来完成（注7-1）。

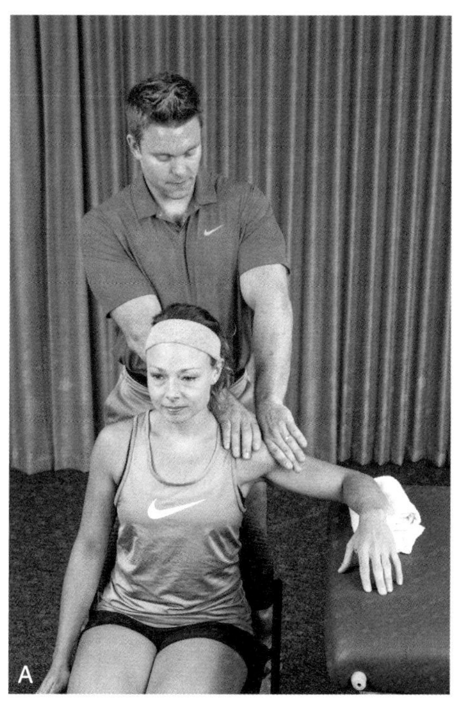

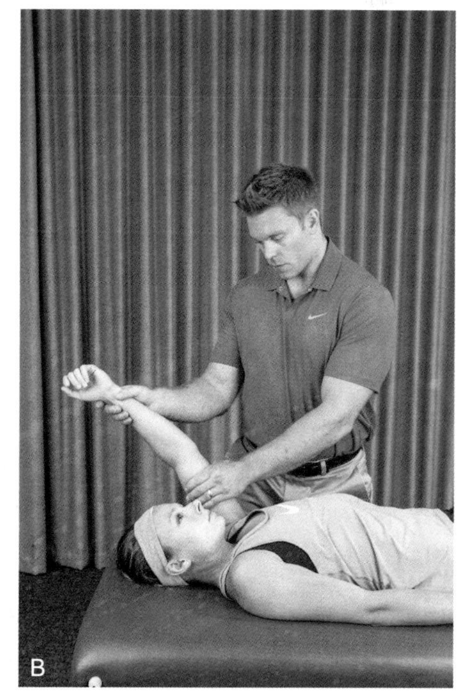

图7-5 A.治疗师进行盂肱关节向下松动；B.在完成关节松动术后治疗师辅助患者进行肩关节前屈活动训练

注 7-1
关节活动度练习注意事项

- 确保病人安全舒适
- 使用正确的姿势以保证治疗师的安全
- 有因活动度过高或者骨折造成损伤风险的部位应予以支持
- 进行关节活动度练习时应缓慢而有节奏
- 应尽可能全范围地活动关节
- 尽可能大面积地抓握以避免过紧的抓握
- 进行平面内的运动、联合运动或者功能性运动模式

被动关节活动度训练

被动关节活动度训练是一类不包括肌肉激活的灵活性练习(图 7-6)。它在可活动的活动度内进行训练。任何在活动范围末端额外加压的技术都应该归类为牵伸,而不是被动关节活动度训练。被动关节活动度训练和牵伸可以联合使用以增加关节活动度[10]。

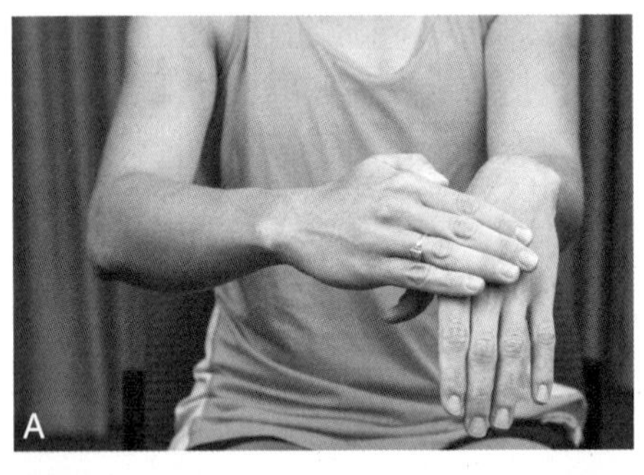

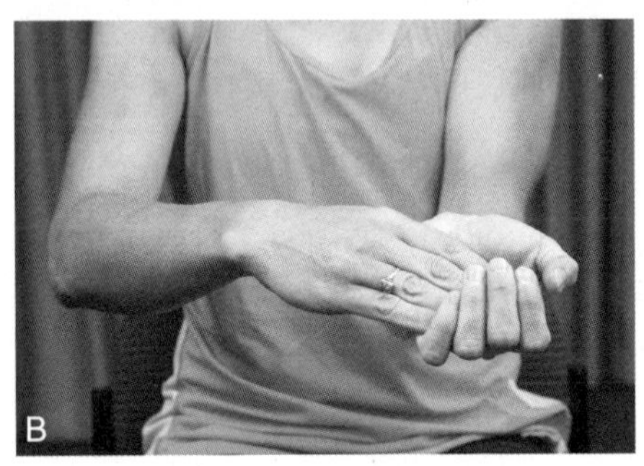

图 7-6 腕关节屈曲自我关节活动

适应证 被动关节活动度训练常用于

- 主动活动可能会对组织愈合造成破坏;
- 病人因为躯体或认知障碍不能完成主动活动;
- 进行主动活动时伴随剧烈疼痛;
- 用来指导主动或者主动抗阻训练;
- 以放松为目的的活动。

被动关节活动度训练处方相关的目标取决于病人和所在科室。在骨科,被动关节活动用来防止损伤或术后因固定造成的不利影响。被动关节活动的目标包括防止关节挛缩和软组织紧张或者适应性短缩,保持软组织各层间正常的灵活性,减轻疼痛以及促进血液流动和滑液扩散[53]。这些目标的衡量和记录是困难的。临床医生必须依靠对病理过程的清晰理解才能为干预措施提供理论基础。被动关节活动类似于预防干预,其产生的可衡量的效果包括减轻疼痛、加速运动和力量的恢复,进行这些活动会帮助更早恢复功能(自我管理 7-1)。

自我管理 7-1

踝关节被动活动

目的:增加踝关节各方向活动范围

体位:坐位,踝关节交叉到对侧膝上,舒适地握住前脚掌

活动技巧:向上、向下活动踝关节,向内、向外活动踝关节,保持在舒适的关节活动范围内进行,在各个活动度终点短暂的维持一会

运动量:

重复次数:________________

频率:________________

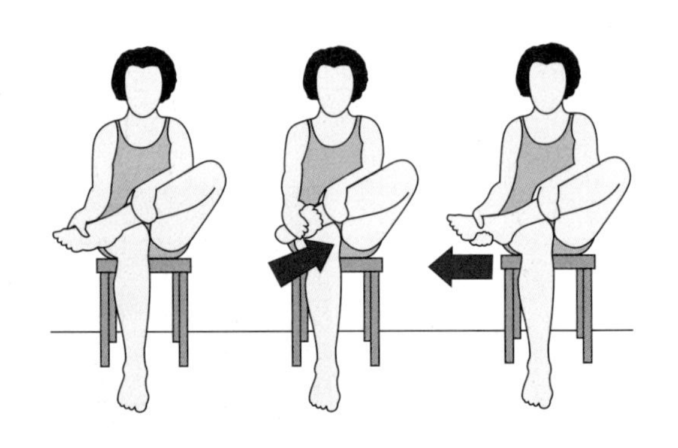

当病人处于昏迷、瘫痪、完全卧床、轮椅限制或者认知能力不足以维持关节活动度时,被动关节活动常常被用来实现和骨科相同的目标。由于这些问题长期存在,并且长时间固定后的影响深远,所以预防显得更为重要。这类病人通常需要进行一天两次或多次被动活动,这项活动应该每天由患者家庭成员或者辅助人员完成。

方式 选择的训练方式应该允许关节完成全范围活动,许多方式都可以进行被动关节活动或者牵伸。滑轮乃持续被动运动装置,家庭成员或者各种家用物品(地板,柜台,椅子等)都可以用

来进行被动关节活动。在被动活动时保持在活动的终点再进行牵伸。正确使用滑轮而不伴随肩胛骨和脊柱的代偿模式进行锻炼可以增加肩关节前屈活动度(图 7-7)。同样的方式可以称为自我关节活动,例如在桌面上手臂置于前方进行牵伸(图 7-8)。被动膝关节屈曲训练可以通过使用一条毛巾或者光滑的地面轻松完成,只用坐在椅子上或者在水池中进行(参见自我关节活动部分)。

技术和运动量 临床医生进行被动关节活动的技巧可以显著改变之后的反应。治疗过程中医生握持的技术可以影响患者的舒适感和放松的程度。当肌肉主动收缩成为禁忌时,体位摆放和握持方式有助于患者完全放松。任何不安或者焦虑都可能会导致肌肉保护收缩和损伤的发生。合适的体位可以在医生控制患肢为患肢提供稳定性和指导时保证患者躯体足够的稳定。

有效的被动关节活动度训练技巧包括:

- 医生应该抓握患肢以控制患肢,但同时也要考虑患者的情况。
- 避免在疼痛部位进行或者过分用力地抓握以确保控制患肢,这样会造成患者不适。
- 关节活动度训练应该是平滑并且速度稳定的,避免突然的移动或者速度过快,这些都会导致肌肉保护性收缩。
- 治疗时医生应该一直观察病人的反应并且必要时灵活的调整技术。
- 抓握的位置、关节活动范围以及活动的速度都应该因人而异。

训练的运动量应该依据训练的目的来决定。一般来说,训练量应该足够达到物理治疗的目标而不致使组织过度负荷,尤其是在组织处于修复期时。最好的方法是先训练次数少一点,只要病人能够忍受再进行额外的练习。例如,Colles 骨折外固定移除后,治疗师可以先进行 5~10 次腕关

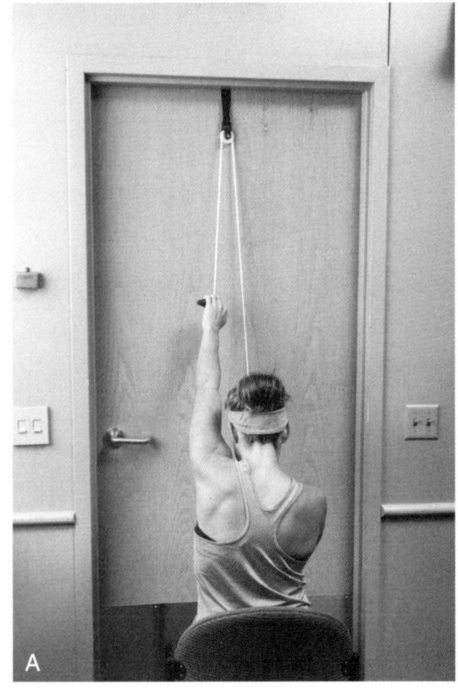

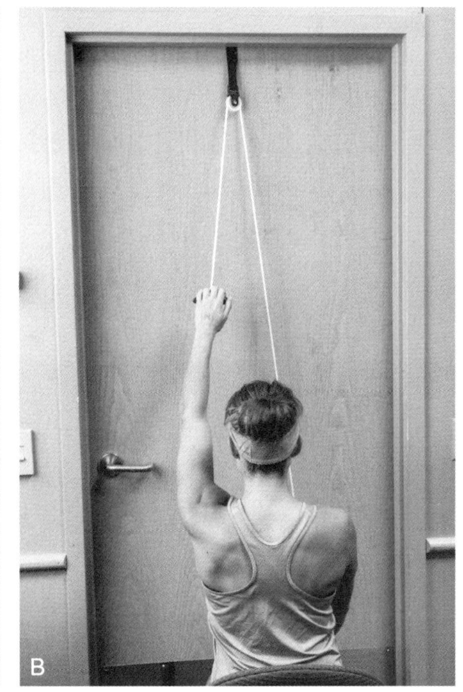

图 7-7 A. 使用滑轮进行肩关节前屈练习不正确的操作;B. 使用恰当的姿势和运动学原理正确的操作

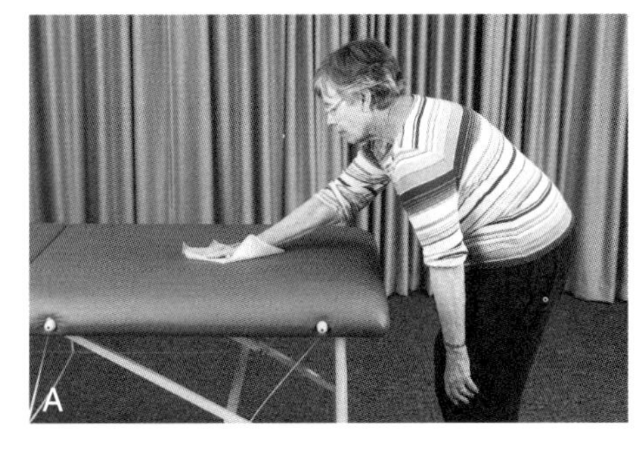

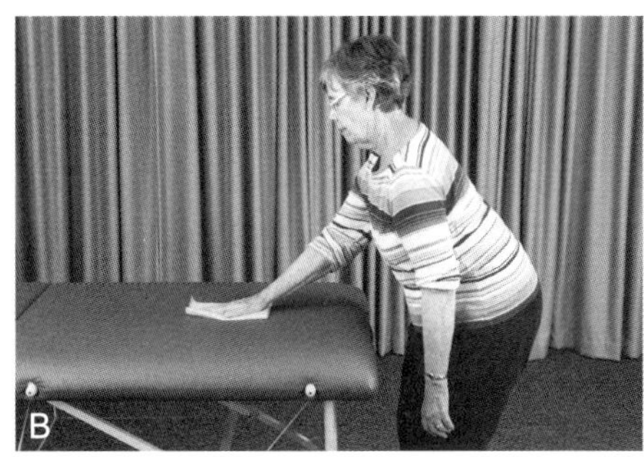

图 7-8 A. 在桌面上进行肩关节屈曲被动活动不正确的操作;B. 使用恰当的姿势和运动学原理正确的操作

节屈曲和伸展练习，接着进行手指活动，如果病人耐受，适当加1~2组腕关节屈伸练习，组间交替活动。

主动-助力关节活动度训练

主动-助力关节活动度训练可以被定义为部分肌肉激活的灵活性活动。这种情况下病人不能或者不允许完全激活肌肉。主动-助力关节活动度训练是在活动范围内有部分肌肉可以被激活时采用，但是病人此时会需要额外的帮助才能完成全范围活动。助力-主动关节活动度训练适用于如肩袖或跟腱修复术这类肌腱的外科手术后进行早期轻微的肌肉活动。活动过程中辅助量的多少并非一成不变，有些患者可能在整个活动过程中都需要帮助，但是其他人在某一范围需要少量甚至不需要帮助，而在另一范围则需要最大的帮助。这种变化可能是由于疼痛症状、疾病或损伤导致的活动受限，长度-张力比改变或者是协同肌参与活动。

主动-助力训练适用于不能主动完成全范围关节活动度的患者，原因包括外伤后力量减弱，神经损伤，肌肉或神经肌肉疾病或者疼痛。肢体的重量可能影响使用正确的力学原理进行主动活动，此时助力可以确保正确的运动表现。一些损伤或者手术可能会导致在修复早期进行肌肉主动收缩时出现活动受限的情况（自我管理7-2）。

自我管理 7-2

膝至胸自我牵伸

目的：增加腰椎和髋关节屈曲活动范围

体位：仰卧位，背贴床面，膝关节屈曲，足置于床面

活动技巧：手握膝关节，将一侧膝关节缓慢移向胸部，再将另一侧膝关节靠向胸部，保持15~30s。缓慢放回一条腿到起始位置，再放回另一侧腿。

运动量：

重复次数：________________

频率：________________

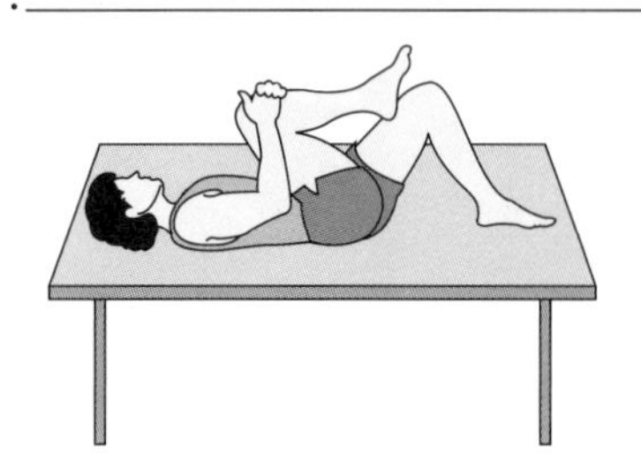

主动-助力关节活动度训练所期待的训练目标和被动关节活动度训练是一致的。防止因固定而产生的不良影响，防止关节挛缩以及软组织僵硬，减轻疼痛，促进血液循环和滑液分布等效果[11]都可以通过主动-助力关节活动度训练达到。肌肉主动收缩的好处超过了被动关节活动度训练。肌肉主动收缩会显著促进血液循环。当诱发肌肉活动时，牵拉位于附着点附近的肌肉是骨运动的诱发因素。肌肉主动收缩也可以促进本体感觉和肌肉运动觉，强化病人对于位置觉和空间觉。此时肌肉收缩对于提高肌力只有很少的影响，但是却教会病人如何主动激活肌肉。例如肩袖损伤的患者在损伤或术后需要在帮助下激活肌肉（图7-9）。此外，主动助力训练需要病人在康复过程中主动参与，而不单单是被动接受活动。

在主动助力关节活动度练习中，医师手的接触以及提示对于提高病人的参与度非常重要。如果可能，医师应该在关节的一边进行触觉提示，而不单单是抓握屈肌或者伸肌的表面。这种

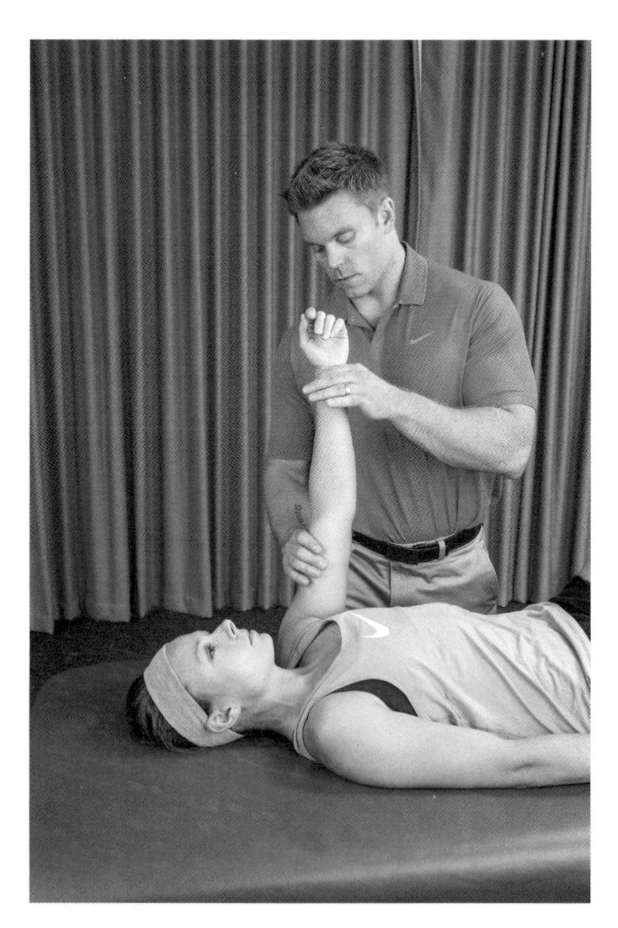

图7-9 主动-助力肩关节屈曲练习可以在治疗师帮助下完成

动作给病人提示了助力或者阻力的方向。例如对某一范围施加助力而其他范围不加助力进行主动 - 助力关节活动度训练时,这种技巧就显得尤为重要。

主动关节活动度训练

主动关节活动度训练是通过肌肉主动收缩完成的灵活性活动。这类活动可以在抗重力或者去重力的姿势下进行,这取决于患者自身的力量和训练目标(图 7-10)。平面上的运动、联合运动模式或者功能性活动,例如前伸取物或者梳头发都是主动关节活动度训练的范例。主动关节活动度训练的效果是被动关节活动度训练和肌肉收缩作用的结合。类似于主动 - 助力关节活动度训练的效果,但是却比它的效果更好。主动关节活动度训练除了要求肌肉力量更强,又因为缺少辅助和指导,所以还需要患者肌肉更好地协调活动。当进行主动 - 助力关节活动度训练时,很多病人肌力增加很少。只有肌力处于中等水平(3/5)或者更差情况的病人力量才会得到了锻炼。然而,许多病人的本体感觉和肌肉运动觉都得到了锻炼。例如膝关节损伤或者术后,很多病人都很难激活股四头肌,股四头肌静态训练可教给病人如何激活股四头肌,这也是进行功能性活动前的准备工作。虽然没有或只有很少胫股关节的活动出现,但是髌股关节却出现了主动运动,可以看到髌骨在股骨上的滑动。主动关节活动度训练额外的好处是独立于康复计划外的,主动关节活动度训练可以有效地改善血液循环,例如踝泵运动(踝关节反复趾屈和背屈活动)常用于术前预防深静脉血栓。

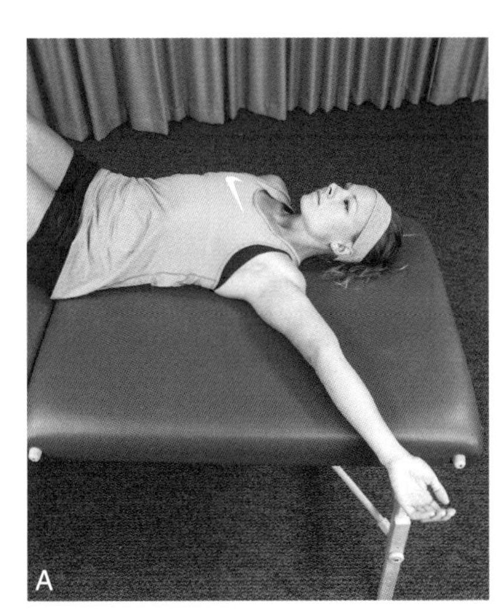

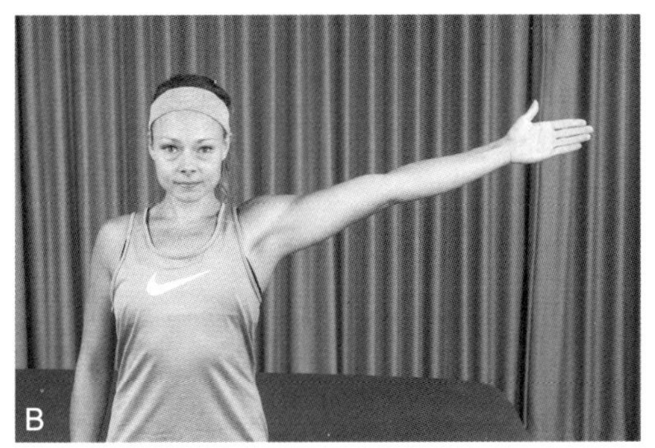

图 7-10 A. 去重力下肩关节主动屈曲练习;B. 抗重力下肩关节主动屈曲练习

适应证 类似于主动 - 助力关节活动度训练,主动活动适用于肌肉能够完成主动收缩的情况。很多训练计划都是以主动活动计划开始,这样可以在进行额外抗阻训练之前保证正确的运动表现。在某些情况下肢体的重量可以提供最合适的阻力,这也是康复计划一个很好的开始。在病人掌握了正确的训练技巧后,训练的方式可以多种多样,取决于病人倾向于怎样的训练方式(选择性干预 7-1)。

选择性干预 7-1

主动关节活动度训练提高灵活性

参见第七单元病例讨论的病例 4

活动:木棒抬高练习

目的:增加肩关节肩胛面外展及前屈活动范围

风险因素:保证合适的关节稳定性和正确的关节运动模式以防止代偿

运动系统要素:生物力学机制

运动控制等级:灵活性

体位:患者直立体位,胸廓浸没于水下,双手握木棒

活动技巧:患者在水的浮力以及健侧上肢帮助下在额状面,肩胛面或矢状面抬起患侧上肢。放松患侧肩关节周围肌肉以允许被动牵伸至肩关节外展及前屈位

运动量:每天 3 组,每组 5 次,并每次在关节活动末端维持 30 秒

训练的理论依据:此项练习辅助运动完成功能活动范围内的运动,牵伸强度可以通过改变水的深度调节

训练等级:患者应不再使用木棒,进而主动活动,最终抗阻力运动

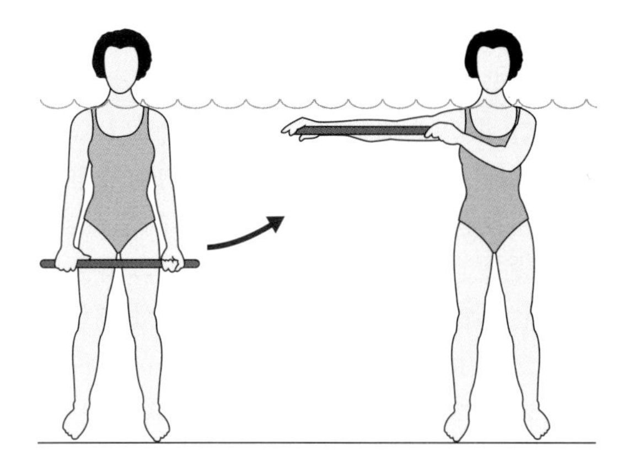

利用木棒进行肩关节外展活动度练习

主动灵活性会被非收缩性组织和收缩性组织限制，这些因素也可以限制被动灵活性。短缩、僵硬、痉挛或者挛缩都会限制关节的活动范围。肌肉或肌群的力量和耐力会限制主动运动。肌力低于中等肌力得分(3/5)提示无法抗重力完成全范围关节活动。较差的神经肌肉平衡和协调能力，例如无法单腿站立，也可能会限制主动活动。主动肌的肌力可能足够完成关节活动，但是拮抗肌由于神经病理改变或者神经肌肉控制模式出现错误而出现亢进也可能会限制活动。心血管耐力受限会阻碍主动运动的表现，这类受限多出现在患有慢性阻塞性肺疾病、肺气肿或者其他心血管疾病的人群中。所有的这些情况都需要将主动关节活动度训练作为治疗手段。参考知识拓展 7-1

知识拓展 7-1

患者，56 岁，6 年多发性硬化症病史的男性患者来进行物理治疗，并主诉左腿控制较差，并在步行 400m(1/4 英里)后出现无力现象。虽然单独的屈髋肌和股四头肌力量测试 3+/5，但是，重复 10 次测试后显示力量下降，患者不能再次完成全范围活动。为患者家庭康复介绍一些简单的训练方法。

技术　在进行主动关节活动度训练前，要确保肌肉已经激活并且做好预防措施。例如，预先可以先完成部分活动范围内的活动，在减轻重力影响的姿势下进行活动度训练，或者考虑心脏情况。当发现了这些情况，治疗师应该先告知病人这些限制因素，并演示即将进行的训练动作。治疗师可以先演示训练动作，然后患者模仿进行练习，或者治疗师先指导患者被动进行全范围关节活动，再要求患者独立重复之前的活动。训练可以在平面内进行，或者对角线活动，以及功能性活动。应该监控并向患者解释速度、关节活动范围、姿势以及其他的影响运动表现的重要方面。镜子在进行主动关节活动度训练时非常实用，因为这时患者可以得到语言和视觉上的运动反馈。

运动量　主动关节活动度训练的运动量取决于活动的目的。当主动关节活动度训练用来增强灵活性时，训练的运动量通常由训练的目标(不断重复直到达到活动度的目标)或者训练量(次数 × 组数)决定。例如，肩关节术后患者在侧卧位进行肩关节主动屈曲训练直到屈曲活动度到达 100°。要求患者在膝关节术后清醒时每小时进行 15 组股四头肌静力收缩训练。当主动关节活动度训练作为强化训练的一部分时，应该执行强化训练量。患者通常会进行训练直到产生疲劳，经过短暂的休息，再进行额外的训练。为了提高位置觉和运动觉而进行主动关节活动度训练，患者应该训练直到产生疲劳或者肌肉代偿，经过短暂的休息后重复训练或者开始不同方式的训练。

主动关节活动度训练应该在被动技术之后进行以强化正常的运动模式和克服组织僵硬的适应不良。当达到新的活动度，主动训练要确保有效的使用到新的活动范围。例如，当髋关节前屈活动度经过关节松动术和牵伸技术的应用得到改善后，手 - 膝摇摆训练可以用来促进髋关节屈曲(见图 17-26)。当肩关节屈曲活动度经过牵伸训练得到改善后，立即开始肩关节主动屈曲训练。同样地，膝关节屈曲活动度经过牵伸训练得到改善后，膝关节主动屈曲训练应紧随其后(自我管理 7-3，自我管理 7-4)。一般来说，少量的重复对于巩固新获得的活动度和运动模式就足够了。

自我管理 7-3

肩关节屈曲主动关节活动度训练

目的：增加肩关节向前并超过头顶方向的主动关节活动度

体位：坐位或站立位，保持躯干笔直

活动技巧：向前抬起手臂直到超过头顶，在舒适的前提下尽可能上举

运动量：

重复次数：________________

频率：________________

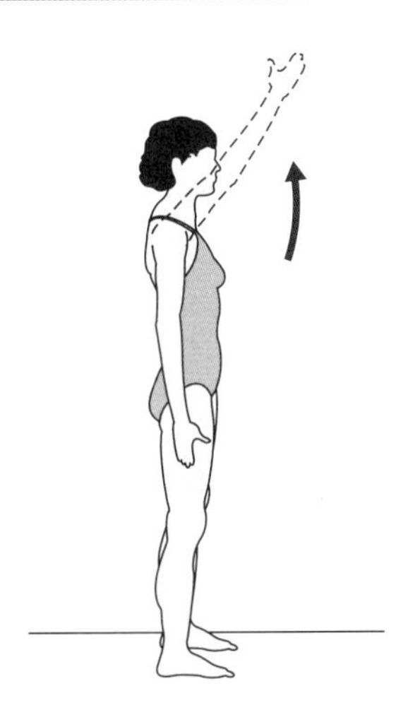

自我管理 7-4

膝关节屈曲主动关节活动度训练

目的:增加膝关节屈曲活动范围并开始肌肉活动

体位:健侧腿单腿站立于地面或矮台阶上,患侧腿置于相邻台阶上或用稳定的物体予以支撑

活动技巧:缓慢向后屈曲患侧膝关节,然后在可以控制的前提下缓慢放下,确保患侧膝关节与健侧在一条直线上

运动量:

重复次数:________________

频率:________________

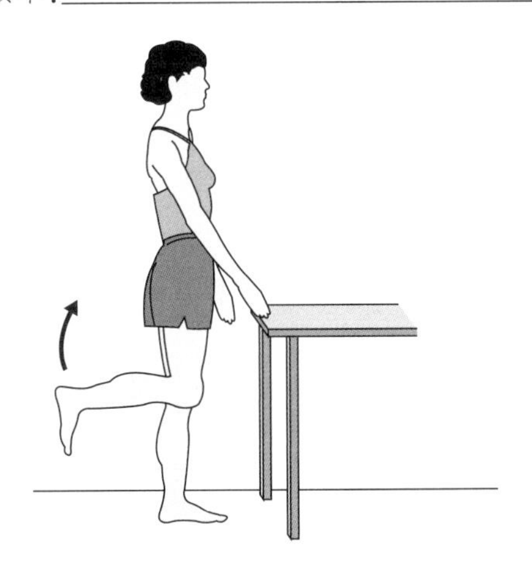

独立关节活动度训练

大多数针对关节活动度训练的灵活性练习需要每天进行。因此一些训练必须由患者或者照顾者独立进行。如果由照顾者提供训练,治疗师应该指导照顾者按照物理治疗师使用的指南进行正确的运动。而对于需要独立完成活动度训练的患者,治疗师必须提供工具、器械或者相应的技术来帮助患者安全有效地进行训练。

滑轮 关节活动度训练可以通过使用各种不同的工具来完成。滑轮是一种常用来进行关节活动度练习的工具,尤其适用于上肢。滑轮可以被轻松地调节以用来增加各个平面内肩关节的活动度,例如屈曲、外展、内旋、外旋(图 7-11A 和 B)。它也可以通过调节以增加对角线或者功能性活动模式的活动范围(图 7-12)。只要患者有能力抓

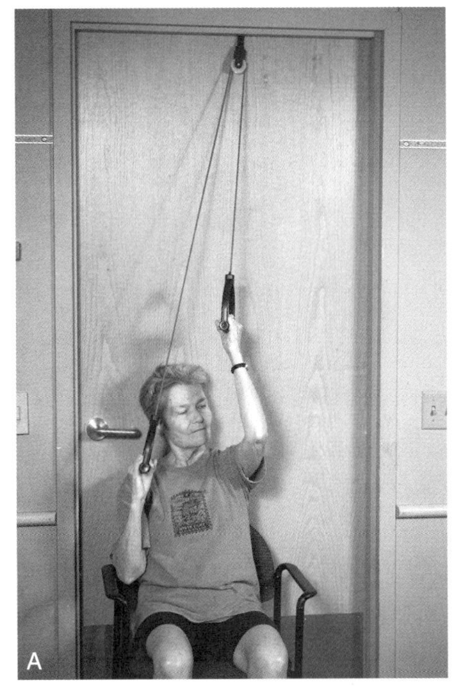

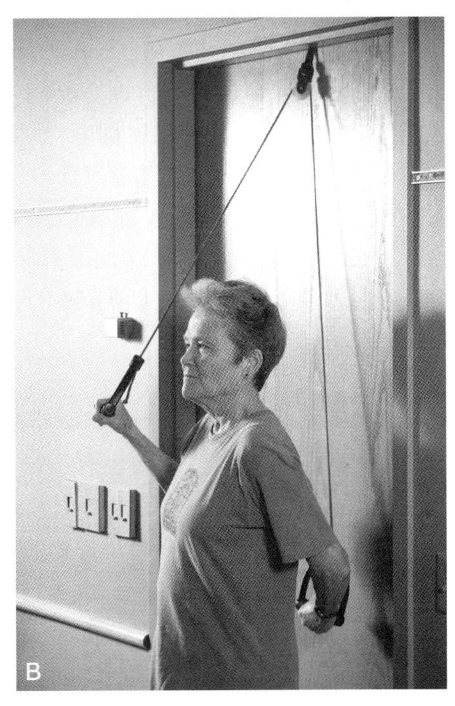

图 7-11 A. 使用滑轮进行锻炼以增加肩关节屈曲活动范围;B. 使用滑轮进行锻炼以增加肩关节伸展及内旋活动范围

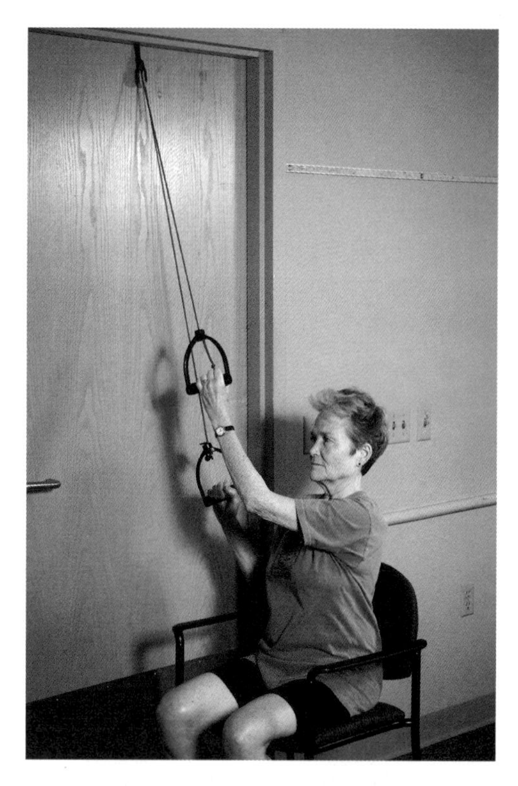

图 7-12 使用滑轮进行功能性对角线活动增加肩关节活动范围

握滑轮的手柄,患者就可以轻松地使用滑轮装置。对于手部肌力或者控制能力欠缺的患者,手套或者其他的辅助工具可以提供帮助。

使用滑轮可以进行被动或主动 - 助力关节活动度训练,并且可以在活动度末端加入牵伸训练。也可以将这些活动联合起来进行训练。例如患者可能刚开始进行被动关节活动度训练,然后进展(既可以是在同一训练阶段,或者经过一段时间修复后)到主动 - 助力关节活动度训练。只要患者能够耐受,那么可以在活动的末端加入牵伸训练。训练强度和物理治疗师进行手法操作时的强度一致(知识拓展 7-2)。

知识拓展 7-2

一位患肩关节囊粘连的患者,在家庭康复训练计划中使用滑轮锻炼以增加肩关节主动上抬活动范围,然而,患者在不出现肩胛骨代偿的前提下仍然无法对抗重力将上肢抬起超过 90°。为了使上肢向前抬起更容易,训练计划中有哪些需要改进?

病人在使用滑轮进行训练时,滑轮应与参与训练的关节轴线保持在一条线上,这符合正常的生物力学机制。如果对线不正确,接着关节的力学机制会发生改变,进而可能导致疼痛。监督患者在正确的生物力学机制下进行训练,避免肩胛骨过度上抬以代偿盂肱关节的运动。教育患者正确的生物力学机制非常重要,并且在正式训练前监督患者独立进行锻炼。

手杖训练 手杖、T 字架、木棍或者其他类似的工具都可以用来进行关节活动度训练。由于大多数使用以上工具的活动都需要激活肌肉来完成范围内的活动或者回到起始位置,所以大部分的活动都是主动 - 助力关节活动度训练。手杖也可以有效地用来进行牵伸训练,这取决于训练进行的方式。手杖训练经常用于上肢关节活动度练习。有些病例中,正常的肢体引导患肢进行同样的运动,肩关节屈曲和肘关节屈曲就是这类活动的很好例子。在其他病例中,也可以用正常肢体引导患肢进行单侧活动。这类活动的例子包括肩关节外旋外展练习(图 7-13A 和 B)。伸展并内旋肩关节这类联合运动的例子可以通过用健手握住手杖末端,患手被动地进一步移动到内旋位(图 7-14)。

进行手杖训练要求对目前患者恢复情况有一个清晰了解,且患者应有能力完成训练而不影响恢复过程。虽然手杖是被双手同时握持,但是病人可能错误地认为患肢在活动过程中不主动进

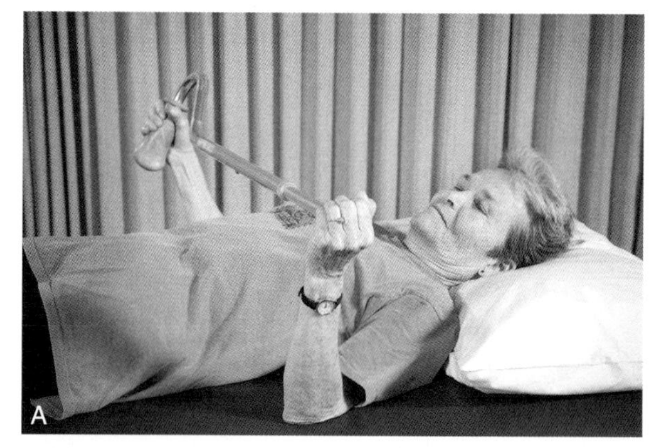

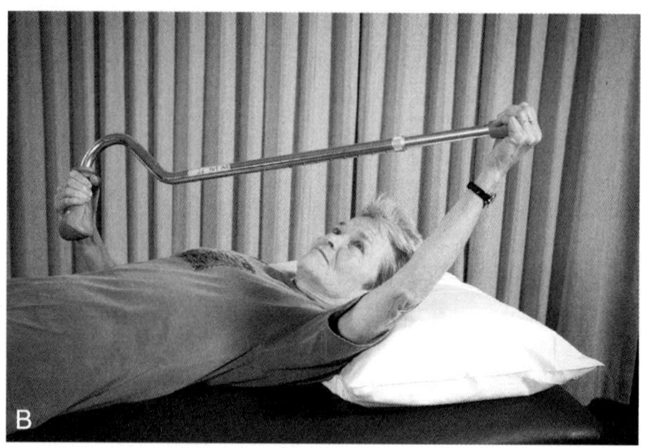

图 7-13 使用手杖进行肩关节活动:(A)外旋(B)内旋

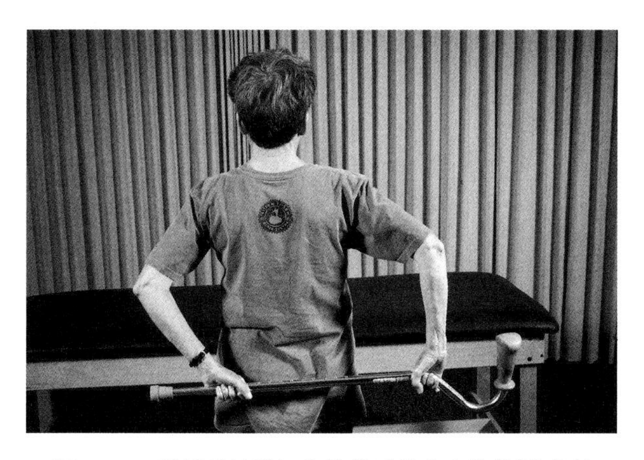

图 7-14 利用手杖增加肩关节后伸和内旋的活动度

行活动。有时候，当肌肉主动收缩参与训练活动，更类似于指导下的主动关节活动度训练，而不是被动关节活动度训练或主动 - 助力关节活动度训练。如果确实是进行被动活动，那么也要确保病人认识到活动中关节活动受限的原因。刚开始训练计划时，先进行演示然后再指导病人进行训练。训练强度和物理治疗师进行手法操作时的强度一致。确保患者在训练组间有足够的休息时间。

水平面和垂直面 水平面（如桌面、地面、床面等），垂直面（如墙、门、门道等）都可以用来进行关节活动度训练。虽然，可以使用毛巾、枕套、蜡纸或者类似的物件垫着以减小支撑面摩擦力，但是在涂有粉状物的表面或者滑板这一类肢体容易滑动的支撑面上活动会更好。肩关节上抬活动度训练可以通过手指在墙面上或门道上“行走”达到，或者手指朝向厨房工作台边缘方向“行走”，再向前屈曲髋关节以扩大肩关节活动范围（图 7-15A 和 B）。类似地患者坐在椅子上，将置于桌面上的手尽量向前伸，再将椅子向后移动以获得超过头顶高度的、更大的上抬范围。增加肩关节外旋活动范围可以通过将手置于门道上，朝向远离患肢方向转身达到。

可以使用地面或者床面来增加髋关节和膝关节屈曲活动范围。无论是坐位或者仰卧位都可以将脚跟移向臀部，进行主动关节活动度训练。将足置于枕套或毛巾上，然后通过拉枕套或毛巾来完成被动关节活动度训练或者主动 - 助力关节活动度训练（图 7-16）。坐位时将足向后移动可以完成膝关节屈曲活动度训练以及踝关节背屈活动度训练。袜子、枕套和蜡纸都可以用来减少足与地面间的摩擦力。同样的这些活动也可以在仰卧位下进行（将足置于墙上），将置于墙上的足向下移

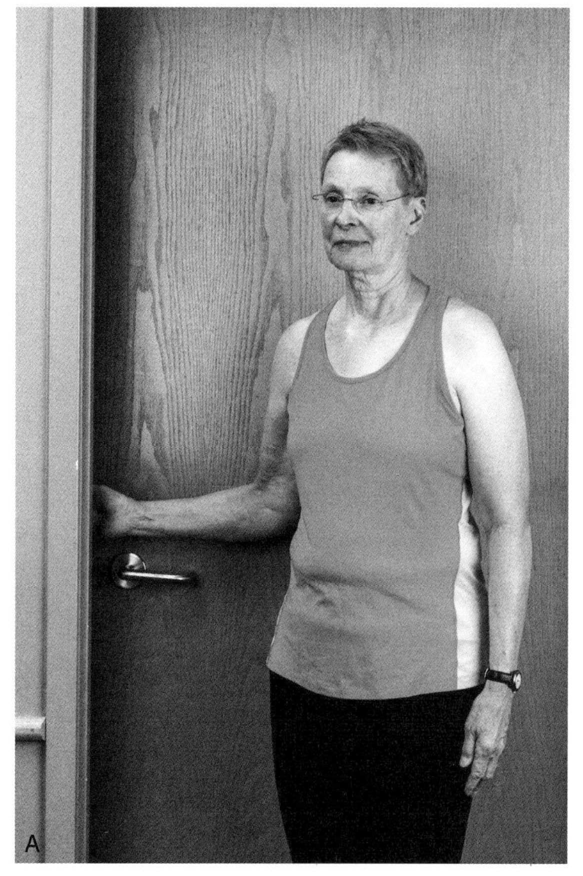

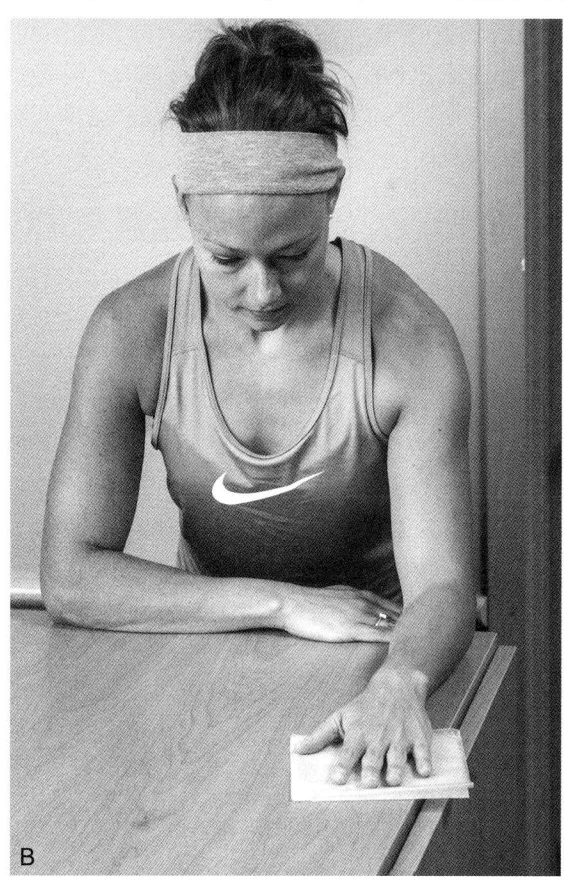

图 7-15 A. 使用门框进行被动肩关节外旋活动度训练；B. 使用蜡纸在平面上进行肩关节旋转活动度训练

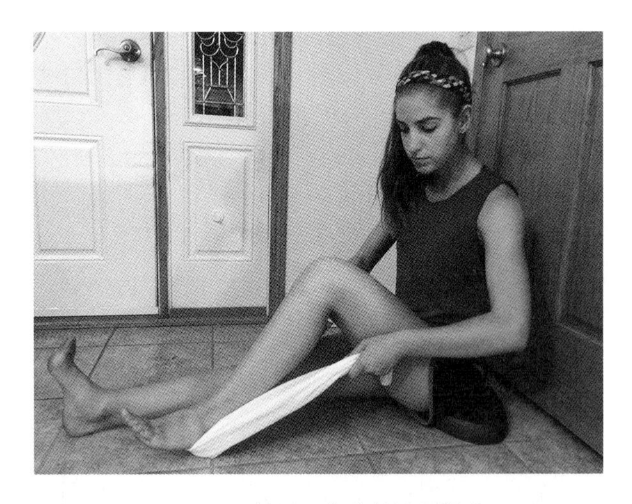

图 7-16 使用毛巾进行足跟滑动

动以增加髋关节、膝关节、踝关节屈曲活动范围。将踝关节交叉至对侧膝关节上，然后将足沿墙面向下滑动可以增大髋关节外旋活动范围。

以上只是众多利用水平面或垂直面进行自我关节活动度训练例子中的一部分。当选择训练方式时，肌肉激活的程度决定着能否安全完成该活动。然后询问患者家庭内是否具备类似的水平面或垂直面。设计合适的训练方案，以帮助患者能够轻松在生活和工作场所内完成训练，最好能够监督患者完成训练。训练强度和物理治疗师进行手法操作时的强度一致。确保患者在训练组间有足够的休息时间(知识拓展 7-3)。

知识拓展 7-3

一位 3 年级的教师，左侧腕关节 Colles 骨折，最近拆去了外部的石膏固定，他需要增加腕关节主动和被动关节活动度。请你介绍一些可以在工作时间内进行的活动以帮助他增加关节活动度。

自我关节活动度训练 除去使用工具、器械以及其他手段独立完成的关节活动度训练，病人还可以使用自己的上肢或者健侧上肢帮助完成自我关节活动度训练。完成自我关节活动度训练需要病人具备一定的力量和协调能力，所以治疗师要为患者选择合适难易程度的活动方式。例如一位脑卒中后患者，伴随力量和关节活动度受限，他在进行患侧上肢或下肢关节活动度训练时，可能会力量不足或者缺乏控制。多发性骨关节炎或者类风湿关节炎的患者可能由于疼痛而无法利用上肢去移动其他肢体。

自我关节活动度训练可以在不同体位下完成。体位的选择应考虑患者的肌力和控制能力，预期的活动范围、关节的生物力学(例如脑卒中后肩关节不稳或者撞击后关节灵活性降低)以及病人条件允许下可能喜欢的体位。必要时可修改训练方式以帮助患者完成训练。例如当在仰卧下完成肩关节屈曲活动度训练时，屈曲患肢肘关节以减轻重力的影响可能是必须的，并且在肩关节屈曲 90° 后重力开始辅助关节活动。

上肢活动时，仰卧位下肩关节上举到活动范围末端时重力会辅助关节活动，如果同样的活动在坐位或站立位进行时，由于生物力学的原因，达到举过头顶的活动范围时难度会增加。相反，在仰卧位下完成同样的活动，重力会在活动的末端范围给予帮助(图 7-17A 和 B)。仰卧位下，容易完成的上肢活动包括上台水平外展、水平内收以及旋转。肘关节屈曲和伸展以及前臂的旋前和旋后都可以在坐位或仰卧下完成。坐位下完成这些活动时桌面给予前臂支撑。腕关节和手的活动可以在仰卧位下进行，但是在坐位(前臂放松置于台面)下进行会更好，这个体位的活动会更容易完成。手指的活动在几乎任何体位下都可以完成，只要在视野范围内，并且有足够的支撑。任何情况下，患者在诊所进行训练时，都应监督观察以确保患者进行正确操作。患者可能在一个体位下开始训练，能力提高后进阶到另一个体位。

和上肢一样，下肢关节活动度训练也可以在仰卧位或者坐位下进行。仰卧位下进行髋关节和膝关节屈曲训练可以通过抓握位于股骨的毛巾或者通过双手将膝关节拉近胸部。这个活动要求腹肌肌力在活动开始时能够抬起下肢，并且上肢肌力可以将股骨拉向胸部。髋关节内收和外展活动也可以在仰卧位下进行，将下肢向内和向外滑动即可。髋关节内旋和外旋，也可以在同样的体位下进行，向内或向外滚动即可。在床上移动下肢进行内收和外展活动练习时需要克服床面的摩擦力，而在床上将下肢向内或向外滚动相比而言则较为容易。一些改变可以使训练更为容易，如果下肢的肌力和控制力足够，患者可以移动健侧的踝关节到患侧踝下方帮助患侧的腿进行活动。同样也可以在摩擦系数较低的平面上进行训练。将患肢置于涂有滑石粉的平面或者滑板上可以降低摩擦。最后，穿着衣物，并且使用光滑的织物覆盖的支撑面而不是类似于法兰绒样摩擦系数高的织物会使活动更容易完成。

膝关节活动度训练，可以在仰卧位下通过向

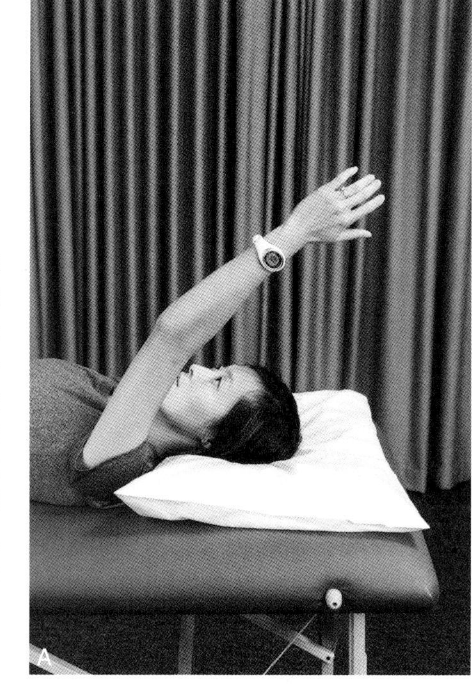

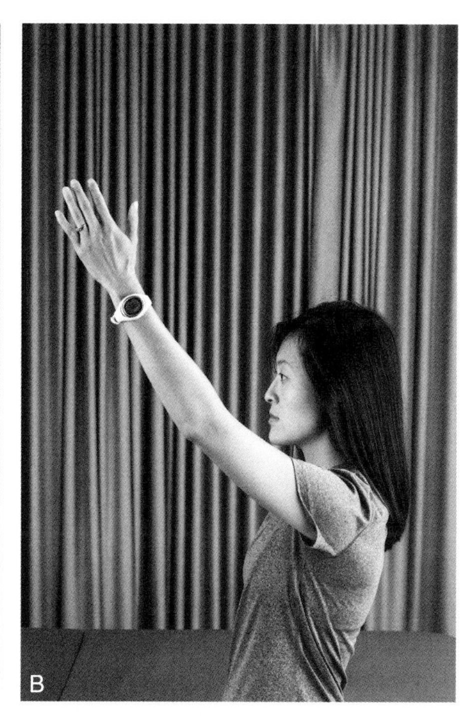

图7-17 (A)仰卧位肩关节屈曲练习,注意在肩关节前屈至90°时的力臂长度趋向至零,肩关节进一步前屈时重力参与辅助关节活动;(B)站立位肩关节屈曲练习,肩关节屈曲在肩关节从0°至90°时受到的阻力随重力逐渐增加,超过90°后仍需对抗重力活动

臀部移动足跟完成,或者在坐位下,坐在床上或地板上,患者将足跟移向臀部。如果是被动关节活动度训练,可以将枕套或毛巾放置于足下,然后牵拉毛巾向臀部移动。患者可以坐在椅子上将足向前和向后移动,这样可以伸展和屈曲膝关节,如果希望完成被动活动,可以将足固定于地板上,然后患者主动向前和向后移动身体。踝关节被动关节活动度训练可以通过将踝关节交叉至对侧膝关节上进行活动。类似于膝关节,踝关节被动活动也可以将足固定在地面上,再通过前后移动身体来完成(图7-18A和B)。踝关节主动活动度训练可以在几乎任何姿势或体位下完成,足趾的活动也是一样。

躯干关节活动度练习更具有挑战性,这是由它的体积和重量共同决定的。主动关节活动度练习可以在站立位或者坐位下进行,包括各平面内的运动,或者功能性运动模式。然而在地面上活动时重力的影响可能会对训练产生不适感。很多这类活动在水中进行会更舒适。被动关节活动度训练经常在仰卧位或俯卧位下进行(除了侧屈活动,这是由于这个动作很难独立地被动进行)。被动伸展练习可以通过俯卧位做撑起动作达到,而屈曲练习可以通过在仰卧位做膝关节至胸部活动练习来达到。躯干的被动旋转活动度练习可以通过屈膝卧位下将膝关节由一侧转向另一侧完成。

水环境 游泳池是进行关节活动度训练的理想场所。水的浮力可以使向上的活动相较于在地面上更加容易。在水中重力对上抬活动的阻碍会减小,并且浮力会辅助运动。因而,很多要求向上活动的训练变成了主动-助力关节活动度训练。浮力的作用在进行肩关节和前臂上抬训练以及在保持伸膝情况下进行髋关节屈曲训练(步行训练)时尤其有用。游泳池对于在地面上不能完成自我关节活动度训练的患者也尤其有用,可能的原因包括多关节运动、整体的力量下降、下肢轻瘫或者协调能力差。

实用的上肢运动模式包括平面内的屈曲、伸展、旋转、肩胛面活动以及站立位外展。联合运动模式包括功能性对角线活动、够物、抓握、推和拉的动作。很多这类联合运动使用到上肢的所有关节。在背后进行够物活动也可以帮助完成联合运动。以上所有的活动都在浮力的支持下或辅助下完成。

躯干的运动在水下也可以轻易完成,躯干的旋转在交替屈伸肩关节被动出现或者主动旋转躯干时出现。侧屈、前屈和伸展可以在下肢固定时主动移动躯干完成,或者是在躯干固定时移动下肢完成,例如进行抬膝训练(图7-19)。正常的步行或者夸张的步行可以帮助躯干旋转成为正常步态的一部分。

下肢的活动可以单独进行也可以联合运动。主动髋关节屈曲(不论屈膝还是伸膝)在浮力的

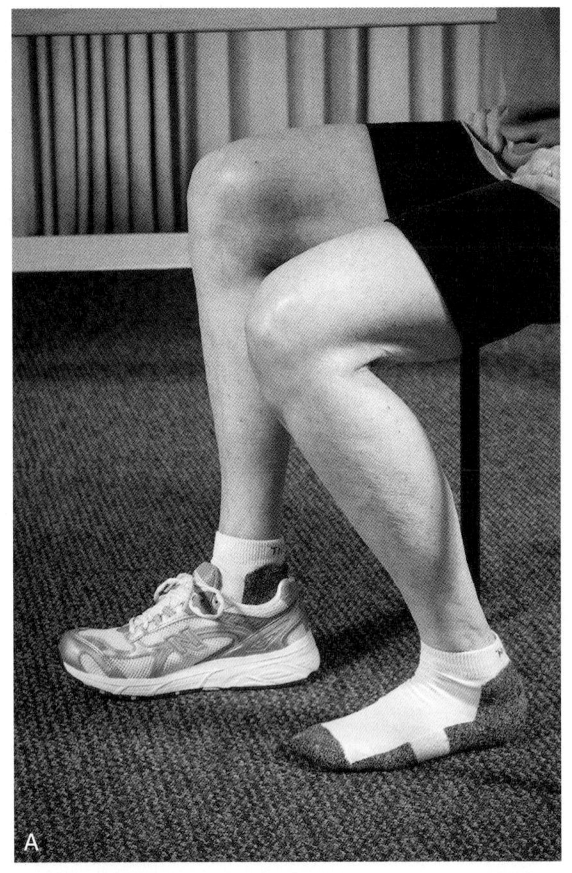

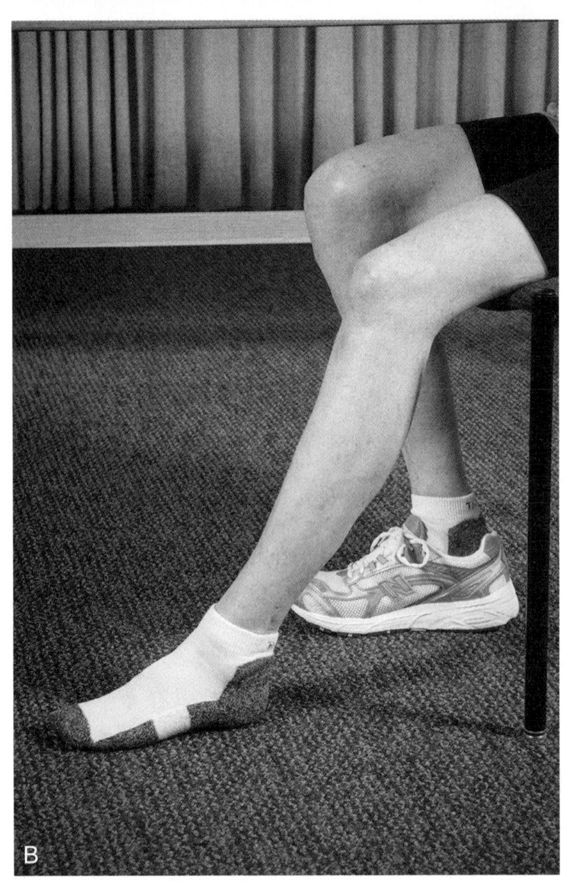

图 7-18 A. 通过将椅子前移进行踝关节被动背屈训练；B. 通过将椅子后移进行踝关节被动跖屈训练

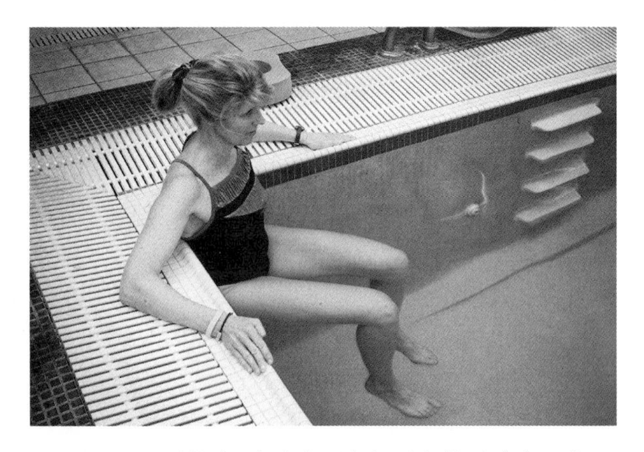

图 7-19 膝抬高，水池中固定躯干条件下移动下肢

辅助下进行。同样，主动髋关节外展也是在浮力的帮助下完成。在水池中前进或穿过水池是功能性关节活动度训练，这可以帮助髋关节屈曲运动。弓箭步、弓箭步行走和下蹲需要以功能性运动模式进行多关节运动。抬腿进行髋关节屈曲、外展和外旋（即形成数字 4 的形状）可以帮助完成交叉一侧踝关节到对侧膝关节进行穿脱鞋袜这类功能性活动。几乎任何下肢的关节运动都可以在浮力帮助下主动进行。参见 16 章以获得更多水下物理治疗指导。

牵伸

牵伸技术是物理治疗师最常使用的运动治疗干预方法之一。尽管它常来被用作处方之一并被康复专家、健身专家或者大众使用，但是正确的应用方法和技巧并没有被很好理解。关于治疗性牵伸技术的适应证、效果和最佳运动量的最新信息不断被发布出来[12-15]。当牵伸技术作为治疗手段使用时，治疗师必须了解最新的信息。

适应证

牵伸技术用于增加肌腱和关节周围结缔组织的延展性。也用于增加柔韧性，这取决于关节活动度和软组织延展性。牵伸技术可以分为四类：静态牵伸、弹性牵伸、动态牵伸以及本体神经肌肉促进技术（PNF）牵伸。具体的牵伸训练和方法（包含在以上四种技术内）可以用来增加肌肉和结缔组织的延展性以及关节活动度[16-28]。医生必须为每一位患者选择合适的牵伸方法和训练顺序以修复损伤和功能受限。

牵伸可以使肌腱和结缔组织长度增加并且减

少拉长过程中的抵抗力(减少紧张性)。也存在一些情况,在拉长过程产生的紧张性和抵抗力会被恰当地利用。例如,由于脊髓损伤造成瘫痪或局部麻痹的患者可能需要依赖组织的紧张性以提供各种姿势下的或者完成各种任务时的稳定性。同样的,伴有关节不稳的患者需要,依赖关节周围组织的紧张性为关节提供稳定性。从功能方面来说,从事跳跃运动的运动员需要将紧张性和柔韧性结合起来,这样才能使运动表现最佳[13]。然而,有些情况下患者需要增加软组织的延长性,以改善灵活性过低的问题。柔韧性较差的组织出现局部疼痛部位包括较僵硬的组织、邻近关节(由于错误的生物力学机制造成)或者对侧软组织(由于在克服僵硬的组织在活动过程中的阻力而造成负荷过度)。

除了肌腱以外的其他组织可能也需要进行牵伸。松动蜂窝组织、关节囊和支撑性结缔组织都可以通过牵伸获益。牵伸技术可以结合关节活动度训练,这样进行灵活性活动效果更好。例如,患者可以在进行踝关节背屈和跖屈活动度练习后再牵伸跟腱。同样,患者可以使用滑轮进行肩关节屈曲被动活动后再在活动末端进行牵伸训练。

牵伸技术的使用原则和注意事项

姿势是进行牵伸操作过程中最重要的一部分。起始和终点姿势以及涉及的各关节正确的姿势是基于人体生理学和运动学因素。生理因素包括愈合的情况,这会影响到进行关节活动度训练起始和终点的姿势以及进行牵伸的姿势。例如,假如患者仍处于急性肌腱损伤阶段,关节活动度训练时应避免到达肌肉活动范围的极限位置,因为这会对受伤组织造成过分的牵拉。

运动学因素包括正常的骨运动和关节运动。例如,肩关节屈曲正常的运动表现需要盂肱关节、胸锁关节和肩锁关节正常的关节活动,也需要肩胛胸廓关节和胸椎正常的骨运动以及关节联合运动。如果活动中任何一个环节活动受限,就会出现代偿运动和错误的运动模式。如果患者盂肱关节运动受限,这将会限制盂肱关节屈曲和肩胛胸廓关节抬高,或者还会出现代偿性腰椎伸展。在牵伸肩关节以获得更大前屈范围时可能肩峰下的软组织会发生碰撞或者引起邻近关节的代偿运动,或者两者同时出现。患者可以学习使用有效的代偿模式以阻止正常的运动模式,并在最终进展为正常的关节运动和骨运动。这种情况下应该确保关节松动术的应用。

另一个重要的关节运动学因素是牵伸过程中肌肉附着点(通常指近端)和肢体的稳定性。例如,正确的腘绳肌牵伸需要固定腰椎和骨盆在正确的位置。无法固定近端会导致腰椎屈曲、骨盆后倾、腘绳肌的起点会接近肌肉附着的位置,因此牵伸的效果会降低(图 7-20A 和 B)。保持正确的姿势以获得足够的稳定性是有效牵伸的必要条件。

牵伸一般步骤包括全面的检查以确保牵伸正确的组织。牵伸前先进行一般热身以增加局部血流量,并对要牵伸的组织预热。相比局部热敷,主动运动热身效果更好,但是热敷可以在牵伸前进行以预热局部组织。任何放松技术的应用可强化牵伸,这是非常必要的。和关节活动度训练一样,使用令患者舒适抓握技巧,或者家庭成员进行操作,抑或是使用滑轮、毛巾、治疗带或者水池进行牵伸(图 7-21)。牵伸可以使用器械、台阶、墙面或者有扶手的水池进行操作。浮力的作用和舒适的水温经常可以使牵伸更舒服(见 16 章)。和之前一样,倾听患者的意见并且必要时修改应用技巧以确保获得最大的疗效。确保患者有牵拉感并不感到疼痛或者其他异常感觉。

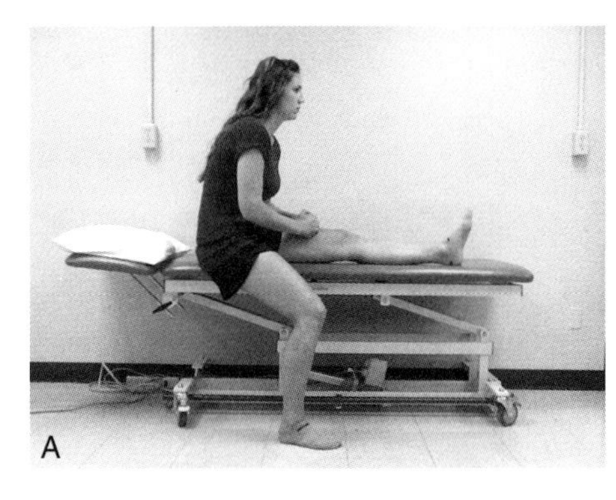

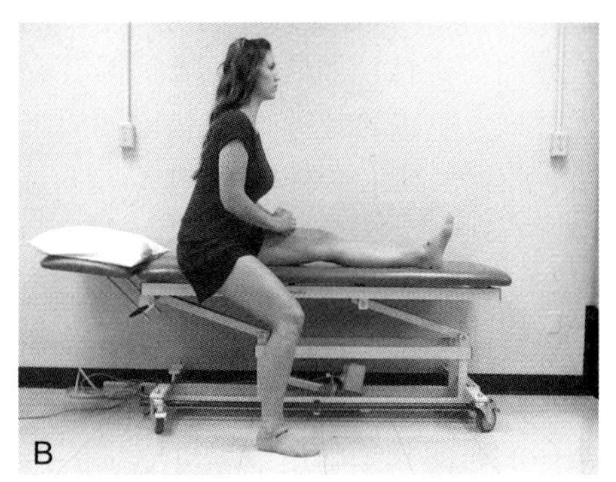

图 7-20 A. 错误的坐位下腘绳肌牵伸(由于缺乏固定导致腰部缺乏适当的压力稳定腰椎);B. 正确的坐位下腘绳肌牵伸

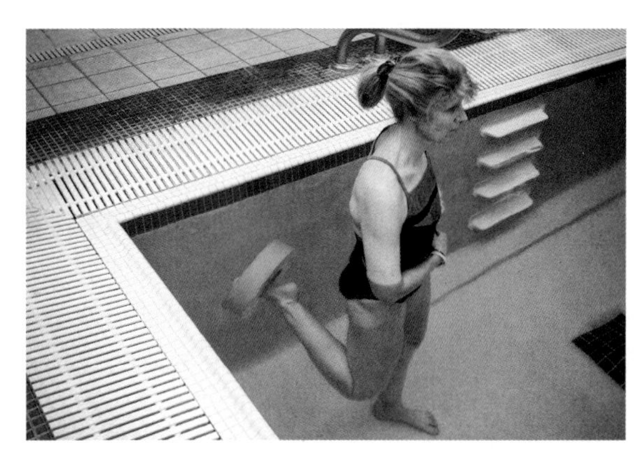

图 7-21 在水池中借助浮力器械进行屈膝牵伸股四头肌

牵伸的神经生理学基础

除了机械性因素对牵伸的影响，神经生理中gamma系统的作用在运动处方制定时也要考虑其中。肌梭和高尔基腱器官（GTO）在牵伸的调节过程中承担非常重要的角色。肌梭是一种特殊的感受器，包括与梭外肌纤维并行的梭内肌纤维（核袋纤维和核链纤维）。因为两者并行，所以牵伸梭外肌纤维也会激活梭内肌纤维。肌梭对梭外肌纤维长度和速度的改变都很敏感。Ⅰa型和Ⅱ型传入神经纤维位于梭内纤维。来自肌梭内核袋纤维中的大部分初级传入神经纤维对于力量的改变很敏感[29]。如果肌肉牵伸速度快，Ⅰa型纤维会刺激被牵拉的肌肉收缩。来自核链纤维中Ⅰa型纤维感受器对于持续的牵伸刺激会产生持续的肌肉收缩的反应。它主要受肌肉长度的影响，而不是肌肉拉长的速度。刺激Ⅰa型纤维会使被牵伸的肌肉激活。和Ⅰa型纤维位于核链纤维一样，Ⅱ型纤维末梢也位于核链纤维，并对持续的牵伸刺激会产生持续的肌肉收缩的反应。

高尔基腱器官（Ⅰb纤维）位于肌腱胶原纤维间，与梭外肌纤维呈串联关系，不论是牵伸还是主动肌肉收缩产生的肌肉张力变化，它都十分敏感[68]。它起到保护作用，可以防止过度牵伸或者肌肉过度收缩。当受到刺激时，高尔基腱器官抑制自身肌肉收缩而促进拮抗肌收缩。因而高尔基腱器官可以无视来自肌梭的刺激，放松被牵伸的肌肉而不是刺激它收缩。高尔基腱器官主要负责自我抑制机制。

静态牵伸

DeVries[18-20]被认为最早开始对静态牵伸和弹性牵伸的使用及效果开展研究。静态牵伸是将被牵伸的肌肉和结缔组织尽可能拉长并保持在固定位置一段时间。静态牵伸的好处包括：

- 用力相对较少。
- 降低组织过度延展的危险。
- 需要较低的能量。
- 产生疼痛可能性更低[19]。
- 相比弹性牵伸对Ⅰa型和Ⅱ型肌梭传入神经纤维的影响更小。

进行静态牵伸时，患者的体位应该使被牵伸的肌肉完全放松。这需要用到一个舒适稳定的支撑面，或者其他的外部固定。将肢体移至轻微牵拉感的位置，并维持15~60s（证据与研究7-1）。放松一段时间后再重复牵伸。正确的肢体对线可以保证牵伸到正确的组织，也可以防止对邻近结构造成损伤（自我管理7-5）。

证据与研究 7-1

患者总是想知道牵伸时应维持多长时间。在一项针对21—39岁人群的研究中，受试者每周进行5天牵伸训练，持续6周。Bandy等[30]发现当牵伸时间由30s延长至60s，或者是牵伸频率由每天1次增加至每天3次，受试者的柔韧性并没有显著提高。同样的，Ayala等[31]发现受试者进行12次×15s，6次×30s和4次×45s牵伸训练，每周3天，持续12周，最终柔韧性并没有差异。注意每组受试者的牵伸运动量是相同的。这也与Ciproani等[32]和Johnson等[33]的研究结论一致。他们认为每天进行牵伸训练的总的时长比单次牵伸训练的时长更重要。然而，他们的这些研究都是针对年轻的受试者进行训练。Feland等[34]发现，65岁以上的老年人在进行牵伸训练时，单次牵伸60s相比15s或30s会使老年人关节活动度获得提高维持的时间更长。

自我管理 7-5

髋关节牵伸

目的：增加髋关节外侧和大腿肌肉柔韧性

体位：站立位将患肢伸出置于前方支撑面（例如桌面、台阶）

活动技巧：保持屈髋90°而不伴旋转，将患肢在前方横向移动几英寸，再将患肢向一侧滚动（越过身体），并维持30~60s

运动量：

重复次数：________________

频率：________________

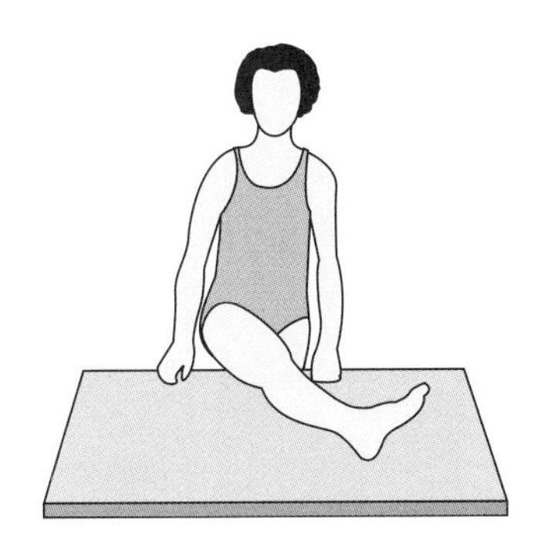

弹性牵伸

弹性牵伸利用肢体快速移动使肌肉和结缔组织的长度发生快速改变。弹性牵伸需要先将肌肉拉到活动范围的终点,然后在活动末端施加快速的弹震力或者是“弹射力”[35,36]。越快的牵伸速度可以引起更高的峰值张力以及更多的能量吸收。这也是弹性牵伸常出现的情况[37]。虽然弹性牵伸对于运动员提高柔韧性有效,但是它也更可能造成肌肉疼痛和损伤[19]。损伤可能由于牵伸过程中过度的不可控制的力量导致,或者是快速牵伸时相关的神经抑制影响(Ⅰa型传入神经纤维兴奋)[22,38-43]。由于这些原因,弹性牵伸只能适用于特定的人群,例如准备进行主动活动、动态活动、体育运动或者是增强式活动的人群。对比弹性牵伸和静态牵伸的研究表明两者对组织的影响不同[44]。静态牵伸可以降低跖屈肌群被动阻力力矩,但是对跟腱的僵硬没有效果[44,45]。相反的,弹性牵伸对跖屈肌群被动阻力力矩没有影响,却可以降低跟腱的紧张性[44]。

患者进行弹性牵伸时应保持稳定并舒适。将肢体移动到感觉轻微牵拉感的位置,然后在末端轻微反弹。弹性牵伸通常在一定时间内以多次重复或“反弹”的方式进行,在进行许多体育运动前,弹性牵伸会在静态牵伸之前进行训练(参见“牵伸和肌肉表现”)。

本体感觉神经肌肉促进技术

PNF牵伸技术在物理治疗领域应用十分广泛。这些技术是基于牵伸激活相关的神经生理理论。PNF牵伸技术使用收缩-放松(CR)顺序,主动肌收缩(AC),或者收缩-放松-拮抗肌收缩(CRAC)顺序[46]。PNF牵伸技术被认为是利用交互抑制和自我抑制引起肌肉放松进而增加关节活动范围[47-49]。其他人认为PNF技术应用后使灵活性增加是由于对牵伸的耐受性增强,或者是被牵伸的肌肉黏弹性成分发生改变[47,50]。这类牵伸技术可以增大关节活动范围,增大最大等长收缩力、爆发力以及增加肌腱强度[48,51]。在增加关节活动度同时增加肌腱的强度对运动员来说十分有益,尤其是从事跳跃运动的运动员。

CR牵伸和静态牵伸开始一样:给予患者稳定的支撑,将肢体移动到活动范围的末端直到产生轻微的牵拉感。要求患者对被牵伸的肌肉进行抗阻等长收缩2~5s,再放松肌肉,然后增加牵伸的范围并重复上述步骤2~4次。研究发现当维持等长收缩对的时间为3s、6s或10s时,效果并没有显著差异[52]。

AC牵伸使用的是交互抑制的原理。将肢体移动到产生轻微牵拉感的位置并让患者收缩被牵伸肌肉的拮抗肌。这样既可达到牵伸的目标肌肉的效果,又可以抑制正在被牵伸的肌肉。例如,牵伸腘绳肌的同时收缩股四头肌可以帮助牵伸,维持肌肉收缩2~5s,再重复上述步骤2~4次。

CRAC技术是CR和AC的结合。将肢体移动到产生轻微牵拉感的位置,进行CR的步骤(阻力施加在被牵伸的肌肉上)。在收缩被牵伸的肌肉后,让患者放松肌肉并收缩对侧肌群,最终促进牵伸。例如,当牵伸腘绳肌时,先将肢体移动到开始牵伸的位置,腘绳肌先抗阻力收缩后放松,接着股四头肌进行收缩。

PNF牵伸适用于肌肉可以收缩的情况,不单单是正确的牵伸。这类牵伸可以增强肌力,并帮助患者更好地理解收缩和放松之间的连续性。有些病人可能发现对比肌肉收缩后会更容易进行放松。每一种牵伸技术都需要与患者持续交流以确保没有过度牵伸以及施加过多的阻力而造成肌肉损伤。这些技术可以在家属的帮助下进行,也可以自己使用毛巾或者其他简单的物品以提供阻力或帮助。研究发现,当静态牵伸和PNF训练运动量相同时,对增加肌肉柔韧性都十分有效[53-56]。

动态牵伸

动态牵伸是一类柔韧性训练,需要参与者主动将肢体重复在活动范围内活动。患者在活动时,通过主动肌将肢体在活动范围内移动,同时拮抗肌应该是放松并被拉长的[57]。例如,髋关节90°屈曲位交互动态膝关节伸展就是在完成腘绳肌的动态牵伸(图7-22)。“动态牵伸”和“动态热身”这两个词经常可以互换,因为“牵伸”这个词通常是指将一个结构移动到活动范围的末端并维持一段时间,典型

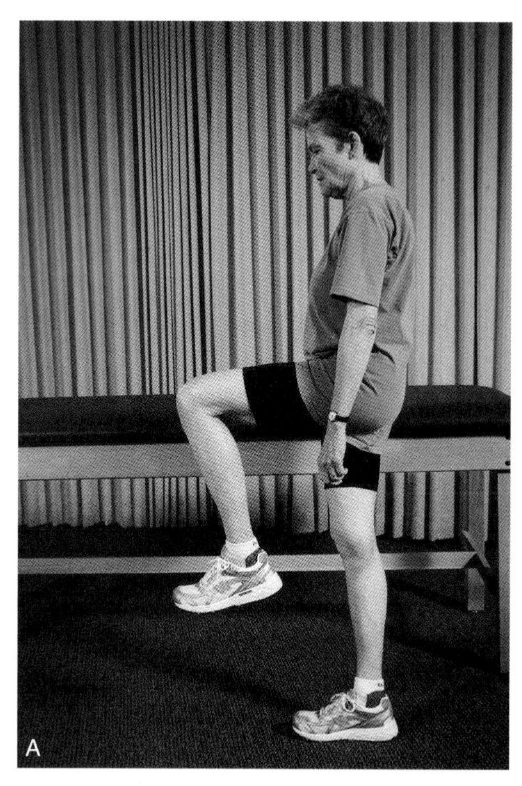

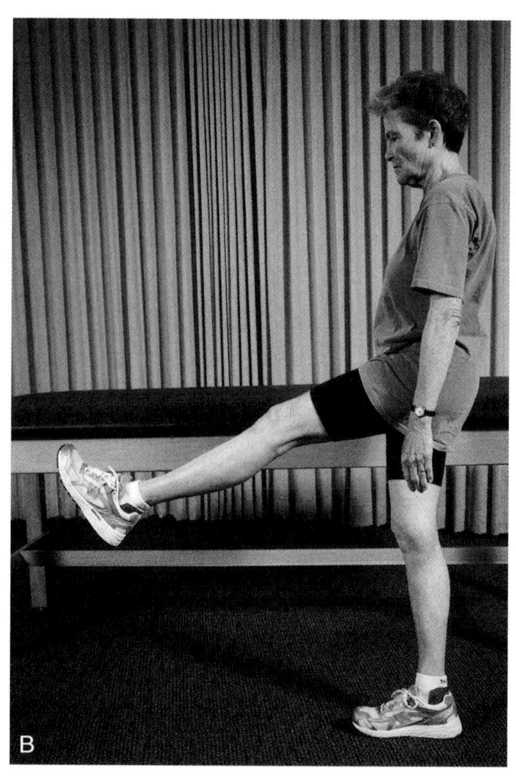

图 7-22 A,B. 动态膝关节伸展作为腘绳肌的热身活动

的动态牵伸将结构移动到活动范围的终点但并不维持在这个位置。其他动态牵伸的例子包括弓箭步向前或者向后行走、弓箭步、下蹲起立后提踵、后勾腿、髋关节伸展以及一些躯干活动。对于不能忍受保持静态牵伸的人,或者是参与的活动中需要爆发力和爆发速度,动态牵伸相较于传统的静态牵伸会是一个很好的替代活动(知识拓展 7-4)。

知识拓展 7-4

Denise 是两个孩子的妈妈,37 岁,在一次交通事故中因她的脚放在汽车地板上(屈髋屈膝)而持续撞击她的髋关节,导致伤及右腿和髋部。目前她仍有髋部疼痛和活动受限,她需要增加髋关节外旋活动度和髋部力量。她不能承受静态拉伸来增加髋关节外旋活动度。请给她一些其他治疗建议。

相比静态牵伸,动态牵伸的效果更好[58-60](证据与研究 7-2)。在进行体育运动前,如果是要衡量肌腱强度和表现,相比静态牵伸或弹力牵伸,应优先选择进行动态牵伸[62]。因此,选择应用这种牵伸方法取决于特定的患者和治疗目的(即增加柔韧性、做准备活动等)。

证据与研究 7-2

研究发现,4 周的动态牵伸热身训练后股四头肌最大力矩、跳远、低手扔药球、坐起以及俯卧撑能力相比静态牵伸均提高[58]。同样,相比静态牵伸热身,动态牵伸后"T"字往返跑、低手扔药球以及五连跳成绩立即提高[59]。相比静态牵伸,高速运动技巧(例如 10 米冲刺)成绩在动态牵伸后也立即提高[60]。在纵跳前进行动态牵伸发现牵伸后跳跃能力提高[61]。

牵伸的效果

牵伸技术是康复领域被普遍接受的干预手段之一。牵伸技术被不断研究,以得出不同牵伸技术和运动量所产生的效果[63,64]。牵伸的效果分为急性效应和慢性效应。急性效应立即产生(只进行短期牵伸活动),是由于肌腱弹性成分的拉长造成(见图 11-2 到图 11-4)。慢性效应在进行长时间的牵伸活动后出现,是由于肌节增加(经常是由于在拉长位置的固定形成)造成[65]。应基于即刻的目标从各种不同的牵伸技术中选择应用恰当的牵伸方法。患者可能会多次使用静态牵伸方法以获得慢性疗效,然而,也会在其他时间进行动态牵伸以获得急性疗效。

慢性牵伸和柔韧性

"慢性牵伸疗效"这一范畴目前还没有很恰

当的定义。一般而言,慢性疗效是一些日常进行的牵伸训练,并没有明确的规定训练量,与急性疗效相对应,而急性疗效是即刻出现的,在牵伸结束后暂时获得的效果。看似慢性牵伸可以提高柔韧性、肌肉表现和功能表现[64,66-70]。研究表明每天进行30分钟牵伸活动可以增加肌节串联数量[71]。一项针对比目鱼肌的研究表明,在进行3周牵伸训练(每周3天,每天40分钟)后,肌肉长度延长5%,并且肌节串联增加4%[72]。虽然这项研究并不是持续的,但是常规的牵伸活动显示可以增加柔韧性[12,63,66,67,73,74]。研究结果不同可能是由于研究的对象或者研究设计方法不同(证据与研究7-3)。

证据与研究 7-3

诸多研究支持规律进行牵伸训练,一般每周进行3~5天,使用多种牵伸技术(静态、动态、弹性和PNF),并维持不同的牵伸时间。每天对屈髋肌群进牵伸1~2分钟,每周训练6天,可以显著提高髋关节活动范围[32]。另一项研究发现,相比每周训练3天,每天训练至少2次的受试者,每天均进行腘绳肌牵伸训练的受试者,在4周后获得同样的牵伸效果[75]。静态牵伸和动态牵伸均维持30s,每周训练3天,持续4周后都可以显著延长腘绳肌肌肉长度[76]。Sainz和Baranda[77]核查美国运动医学会运动指南推荐的牵伸计划,以7个团队分别进行不同牵伸方式和时间的牵伸训练。结果发现相比对照组,所有的实验组的柔韧性都获得提高,并没有发现哪一类牵伸技术或者是牵伸维持时间的效果更好。

研究显示,进行8周规律的牵伸训练计划可以提高主动和被动柔韧性,并增加最大力矩和做功能力[49]。使用各类牵伸技术(静态、动态、PNF),维持不同的牵伸时间,无论有没有同伴帮助,都可以增加肌肉柔韧性(证据与研究7-4)[78,79]。大多数研究的受试者都是年轻人,积极的或者是不积极运动的都有。而一些研究结果不一致的原因就在于相对年龄水平、活动水平和研究人群的体适能基线存在差异。不同的牵伸技术应用于患者的研究还相对较少。因此,在实施牵伸计划之前,应充分考虑目前证据的限制和患者是否适用这种牵伸技术。

证据与研究 7-4

Zebas和Rivera[67]证实在停止牵伸训练6周后,之前取得的效果会持续2~4周。研究不积极活动的大学生发现,受试者在进行每周5天、持续4周的牵伸计划后,腘绳肌的柔韧性显著提高。在6周未继续进行牵伸训练后,受试者所获得的提高也衰退了,而在重新开始训练后,又逐渐获得提高。继续执行原来的训练计划,持续4周后获得和之前同等的提升效果[80]。Feland等[34]人在一项针对老年人的研究中发现,在暂停1周5次,1次60s的腘绳肌牵伸训练计划后,取得的效果持续4周。Rancour等[81]发现每周进行2~3次牵伸训练,持续4周就可以维持提升的效果。

不管是使用何种牵伸技术,慢性牵伸形成的柔韧性提高效果在停止进行牵伸训练后的一段时间里还会继续保持(证据与研究7-5)。对于柔韧性严重缺失的患者,牵伸训练应该成为他们的生活习惯。在达到设定的目标后,每周进行1~3次牵伸训练就足以维持所获得的提升效果。

证据与研究 7-5

一项研究设定了高强度的牵伸计划,要求每天牵伸40分钟,每周训练3天,持续10周,结果发现受试者的柔韧性、立定跳远、纵跳、20米冲刺跑、屈膝1RM、伸膝1RM、屈膝耐力以及伸膝耐力都显著提高[67]。然而,其他研究却发现关节活动度、冲刺跑时间和纵跳等能力在进行6周牵伸训练后并未发生显著提高[66]。这些争议使得造成慢性牵伸有效性存在差异的因素显得格外重要。只有当牵伸强度很大(每组牵伸15次),或者是受试者是不积极活动的,或者是只进行娱乐活动,这时候进行牵伸训练效果才十分明显[67]。当受试者是大学田径运动员,只进行4次牵伸训练,这时候效果并不明显[66]。

对于柔韧性严重缺失的群体,牵伸活动应该成为生活的一部分。在达到训练目标后,每周牵伸一次应该足以维持效果。

慢性牵伸和肌肉表现

牵伸也被证实具有提高肌肉表现的作用[67]。研究发现,牵伸可以增加腘绳肌力矩,提高卧推能力,并提高膝关节屈肌和伸肌的力量和爆发力[67,82-84]。关于牵伸提高肌肉表现的机制并不清楚。然而,研究表明牵伸可以提高成肌细胞增殖能力,增加肌肉量并增加肌纤维面积[65,85]。大量动物实验发现,当制动的小鼠进行牵伸训练会比只制动、不进行牵伸训练的小鼠肌肉萎缩量少,肌肉重量大[65,86,87]。一些使用PNF牵伸技术的研究显示,肌力的增加可能是由于肌肉收缩的过程造成。在进行牵伸时,用于稳定身体的对侧腿肌肉激活被认为是另一个可能的原因[67]。不管怎样,牵伸可以提高肌肉表现是毋庸置疑的。研究也存在一定局限,所以并不建议用牵伸训练来代替一份精心设计的抗阻训练计划。例如,大学田径远动员进行慢性牵伸训练就被证实并不能提升运动员柔韧性,或者是冲刺能力和纵跳表现[66]。然而,在某些情况下,抗阻训练是禁止进行的或者是患者无法完成的活动,这时候牵伸训练也可以用来增强肌力。

急性牵伸和柔韧性

常规牵伸训练的效果是即刻的。已经有很多研究关注牵伸训练的急性疗效[49]。已经可以明确急性牵伸可以增加关节活动范围和结缔组织柔韧性。研究一致发现在牵伸后柔韧性立即提高[63,71]。

牵伸训练后柔韧性短时间提高的机制目前并不明确。柔韧性的增加被认为并不是因为肌肉的长度和柔韧性增加,而更可能是由于对牵伸的耐受性提高[88]。Magnusson等人[89]静态的和周期性的牵伸都会引起牵伸过程中阻力减小,而关节活动度增加是由于对牵伸的耐受性提高,并不是肌肉中黏弹性成分发生改变。当对比柔韧性好和柔韧性差的人,研究者发现柔韧性好的对象可以获得更大的牵伸角度,同时拉应力和所需要的能量也更大。显然是因为对牵拉感的耐受性更强[90]。另外,通过力量训练使肌肉紧张感提高并不会获得每天牵伸训练的影响[91]。

关于哪一种牵伸技术最好并没有统一认识[16,17,21-25,27,28]。基于一些研究证明,PNF技术相比静态牵伸和弹性牵伸在对关节活动范围产生即刻的短期提高效果更好[92]。这种短期的提高可能是由于进行CRAC牵伸时拮抗肌收缩造成(基于交互抑制的原理)的[38-42]。另外,PNF技术被认为也可以提高肌肉的表现,可能是因为牵伸过程中进行等长收缩所致[67]。进行肌肉等长收缩或者离心收缩可以降低肌肉紧张感[93]。这类收缩方式会造成黏性和分子抗变形力的改变,也会降低牵伸过程中的紧张感和阻力。通过主动或被动活动进行预牵伸(即被动摆动或主动重复离心收缩)可能会使肌动-肌球蛋白联合变松,并增加牵伸的有效性[78]。然而,当缺乏连续性活动时,短期获得的柔韧性也会丧失。

然而,缺乏持续活动,短时间提高的柔韧性也可能会失去。DePino等人[94]发现连续4组持续30s腘绳肌牵伸活动后获得的效果在完成训练6分钟后丧失。在进行急性牵伸训练后,腘绳肌提高的柔韧性在结束牵伸3分钟后就还原了,即使这些受试者是安静的屈髋屈膝躺在床上进行的柔韧性测试[94]。相反,Ford发现在结束牵伸后,获得提高的柔韧性维持了25分钟。

急性牵伸和肌肉表现

牵伸对肌肉和功能性表现的影响一直是目前研究的对象。传统的观念认为活动前进行牵伸活动是必要的,如今已经被驳倒。重要的是,治疗师必须先考虑研究对象,而不是依据一些特定的牵伸技术的相对的治疗功效就设定最终的治疗计划。在许多研究中,研究对象都是健康的运动员,他们并没有功能障碍。因此,这项研究的结论对由于柔韧性降低导致功能障碍或者是活动受限者的适用性是有限的。

和长期牵伸相反,针对一些下肢肌群进行急性静态牵伸的研究显示可以在训练后使肌肉表现立即下降[57,95]。牵伸,尤其是缓慢的静态牵伸,会降低最大肌力、发力率、爆发力和爆发表现[96]。不管是以何种方式牵伸(静态或CR),都是同样的结果[97]。对腘绳肌、股四头肌和跖屈肌进行一次45s牵伸活动后15s休息,结果显示平衡得分、移动和反应时间均下降[98]。牵伸的时间就算只维持15s也会使肌肉表现立即下降[99]。被动牵伸和弹性牵伸相比抗阻训练会降低最大重复次数表现,这提示损伤存在于独立的肌肉水平[62]。在垂直跳跃过程中反向运动的肌群,例如腘绳肌、臀肌、躯干伸肌、股四头肌和屈髋肌被发现其肌肉表现在静态牵伸后都会即刻下降[95]。研究发现,一般热身后再进行静态牵伸会导致垂直跳跃的得分明显低于只进行热身,或者是热身结合动态牵伸[57]。静态牵伸的效果看起来会抵消掉热身的积极效果。急性牵伸的抑制作用级别看起来受牵伸时间的影响。一项针对股四头肌的研究(等长收缩训练后进行30s或60s牵伸活动)发现相比30s牵伸,进行60s牵伸使峰力矩降低更多[95]。这个发现和另一项研究一致。研究发现对小腿三头肌、腘绳肌、臀大肌和股四头肌进行60s(合计8分钟)牵伸训练会对反向运动表现造成负面影响，而较短的持续时间（30s；4 分钟）的静态牵伸训练不会造成影响[100]。一般来说，如果对象是要进行运动而需要爆发力，那么动态的热身活动相比静态牵伸更好，它足以使组织预热而不降低爆发力[101-103]（患者相关指导 7-1）。

患者相关指导 7-1

牵伸训练要点

牵伸训练提高柔韧性	牵伸以提升运动表现
1. 与您的物理治疗师或照护者讨论适当的拉伸技术和剂量 2. 每周伸展 3 到 5 天，持续 4 周或更长时间，可获得明显的灵活性 3. 因此，每周至少拉伸两次，可以保持柔韧性 4. 先做全身热身运动，以提高肌肉温度和局部血流 5. 伸展到中等伸展感的程度	1. 与您的物理治疗师或保健提供者讨论适当的拉伸技术和剂量 2. 推荐的伸展类型将因损伤或病理学以及您正在进行的活动类型而有所差异 3. 爆发性的、跳跃的或高速的活动前的拉伸应是动态的；此类活动前的任何静态拉伸应是短时间的（<30 秒） 4. 利用静态拉伸进行活动后的放松

牵伸和关节挛缩

关节挛缩会在长时间的固定或手术后出现[104]。关节挛缩是跨关节和/或关节周围的结缔组织适应性短缩导致关节活动受限。短缩的组织主要包括肌腱或者关节囊[104]。然而，当造成关节活动度下降的原因主要是软组织时，接下来其他组织也会短缩、拉长或者其他不利影响。依靠病史和受伤与物理治疗评估之间的时间间隔来判断哪个组织是最先出问题，哪个是继发引起的会很困难。

对于长期固定引发关节挛缩的患者，简单的再次活动不足以恢复原有的活动范围[104]。针对软组织进行牵伸，针对关节囊进行关节松动术，这两种手段经常用于恢复关节活动范围[105]。基础研究显示，牵伸产生的张应力，尤其是长时间的牵伸，会导致成纤维细胞增殖[106,107]。低强度，长时间的牵伸活动比短时间、大强度的牵伸活动效果更好[108]。这类牵伸可以手法完成，但是却会导致操作者（治疗师或家属）疲惫。其他工具或者设备亦可以用于牵伸。对于一些人，利用肢体的重量就足以进行牵伸。例如，俯卧位下踝关节悬空或不悬空将会为膝关节屈曲挛缩受限的患者提供长时间的牵伸力量（图 7-23）。同样，可在坐位下利用配重片或者弹力带进行远端牵伸。可以结合膝关节上方加重物以提供额外的力量帮助膝关节进一步伸展（图 7-24）。

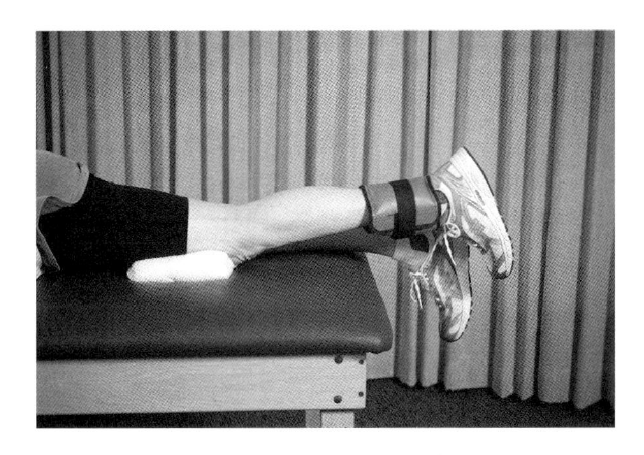

图 7-23 俯卧位踝悬空以增大膝关节伸展角度

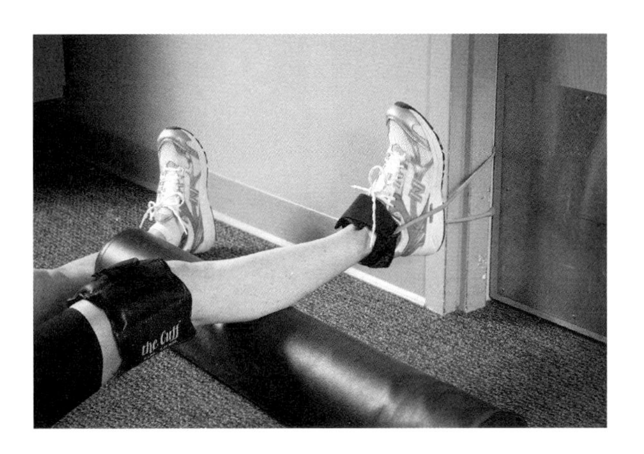

图 7-24 持续被动膝关节伸展同时末梢分离

外部器械为提供长时间牵伸是十分有用的[109]。取掉的石膏可以用来增加膝关节伸展活动范围。一项对四位膝关节屈曲挛缩受限的患者进行的研究发现这种方法可以在增加膝关节伸展活动范围的同时不减少膝关节屈曲角度[110]。石膏固定是提供长时间低强度牵伸的另一方法。肢体被石膏固定在组织伴有轻微牵伸感的位置。一旦组织适应了新的长度，原有的固定去掉，将肢体移到更远的牵伸位置后再进行石膏固定。石膏固定的坏处是使肢体持续固定。固定期间，在负重减少后会出现明显的组织萎缩和关节退化，这是由于固定是持续的，在新的活动范围获得后，并没有机会在范围内进行活动。另外，在固定期间，不能看到肢体的情况，萎缩、皮肤破损或者其他并发症会在缺少病人或医生直接照看的情况下发生。石膏固定由于这些潜在问题对于一些病人来说也是禁忌证。患有糖尿病的患者,或者伴有皮肤破损、多汗、血管疾病、感觉缺失的问题都不能进行长期固定。

商用动态夹板系统,例如 Dynasplint(Severna Park,MD),可以提供长时间低强度牵伸(图 7-25A 和 B)。患者可以租用或者自行购买在家使用这些系统。市面上各种各样的商用系统(即 Dynasplint,Ultraflex,LMB Pro-glide,EMPI Advance,SaeboFlex)都有各自的设计和规格。大多数产品提供 3~4 个张力点将负荷分散在更大的面,以减少高压力区域。最重要的是这些系统被设计为每天只能使用 6~8 小时。这有利于患者在使用过程中和之后能直接观察肢体情况,这样就可以避免长期固定导致的相关问题。

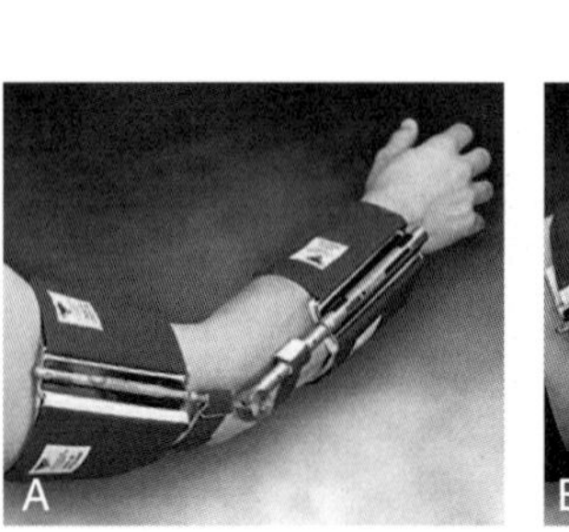
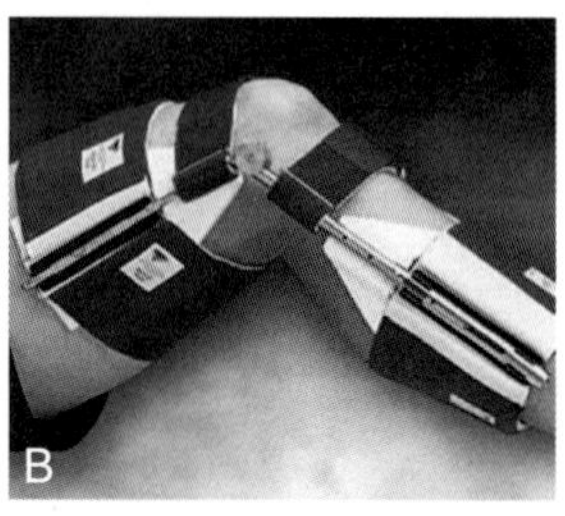

图 7-25 A. Dynasplint 用于增加上肢灵活性;B. Dynasplint 用于增加下肢灵活性

很多关节都可使用这些商用系统,包括肩关节、肘关节、前臂、腕关节、手、下颌关节、膝关节、踝关节和足[111]。治疗师为患者安装夹板后,患者和家属也可以学习如何穿脱夹板。最开始的张力设置应由治疗师完成,再指导患者正确的步骤。有一些夹板,例如 Dynasplint 在牵伸过程中会有持续的预先设置负荷。这种张力负荷是低强度的,并可以维持 6~8 小时而不感觉疼痛。其他的一些夹板,例如 Joint Active system,它在牵伸开始前会让患者自行设置张力大小。牵伸过程中,强度每隔 5 分钟会增加,直到 30 分钟完成一个阶段。一天内会不断重复这个阶段。这些商用系统可以通常通过租借或者购买获得,是运动治疗的辅助治疗手段,有助于提高关节活动范围[112,113]。

关节松动术增加灵活性

如关节松动术一类的手法治疗技术常用于提高关节灵活性。《物理治疗师实践指导》[114]一书将关节松动术定义为"针对关节或者相关软组织实施的富有技术性的连续被动活动,进行不同速度和幅度的活动,包括小幅度、快速治疗性活动"。推拿术是关节松动术的一种,它一般进行小幅度内快速活动。手法治疗存在多种形式,每一种都有自身对松动术、推拿术的定义和分类。例如,Maitland[127]将松动术分为五个等级,而 Kaltenborn[128]认为只分为三个等级(图 7-26)。不管分类系统如何,各个派系关注的焦点都在于利用关节内活动或者关节面之间的运动来增加关节灵活性。应用松动术或者推拿术需要对正常的关节构造、关节运动学和特定的病理学有清晰的认识,这样才能决定哪种干预方法最合适(证据与研究 7-6)。

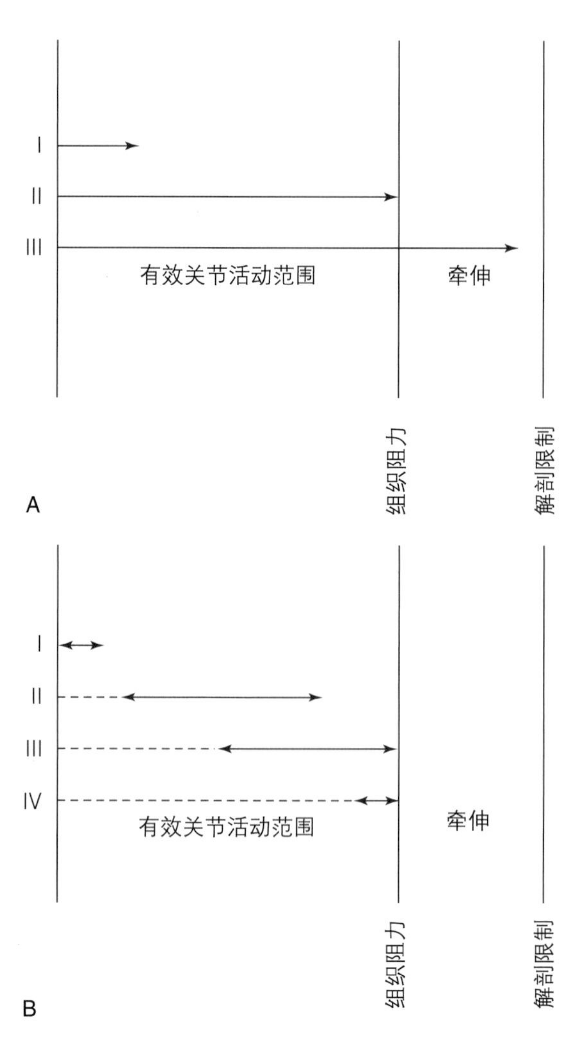

图 7-26 A. Kaltenborn 松动术分级;B. Maitland 松动术分级

证据与研究 7-6

研究者已经验证过关节松动术用于增加关节活动度的作用[117,118]。Hsu[117]等人对尸体样本在休息位和肩关节外展活动终点分别进行前向和后向平移滑动以验证对肩关节旋转和外展活动度的影响。在终点进行前向和后向水平滑动都可以提高肩关节外展活动度，而在休息位时同样的活动效果较差。休息位进行前向滑动后发现外旋活动度稍微增加，在终点进行后向滑动后内旋活动度稍微增加。

Roubal 等人[118]发现对臂丛神经阻滞伴关节囊粘连的患者肩关节进行向下和向后松动后可以增加屈曲、外展、内旋以及外旋活动范围。虽然没有向前滑动，但是却在四个方向上活动度都增加，这提示活动度受限更多是由于关节囊紧张而不是关节几何学原因。在一系列的研究中，Vermeulen[131]等人在对一组伴有关节囊粘连的患者在活动范围终点进行松动术后发现各个方向活动度和关节囊体积都增加，功能也有所提高。

关节松动术的生物力学机制

当一个关节面在另一个相对固定的平面上移动时，就出现了运动。在人类关节研究中发现，滚动、旋转和滑动是关节内运动的主要类型。

- 当关节面上新的点与相对应的关节面上新的点接触时即发生了滚动。
- 旋转是绕固定轴进行旋转而出现的单纯旋转运动。在前臂旋前和旋后时，桡骨头的运动方式就是旋转的例子。
- 当移动面上一个点不断地与相对面上新的点接触即发生了滑动。在关节松动术的应用中，滑动运动占主要部分。

在大多数的关节面运动中，常看到的是以上运动的联合形式。除了滚动、旋转和滑动，还有关节的加压和分离活动。加压技术常用于刺激肌肉协同收缩和提高关节稳定性。而分离技术用于增加关节活动度或减轻疼痛。

当肢体在活动范围内运动时（骨运动），一些关节内活动是为了关节面活动正常进行。关节面活动的形式和方向是由相关的关节面形状部分决定的。大部分的关节面可以分为卵圆形或蝶鞍形。在卵圆形关节，一个关节面是凹面，而另一面是凸面。例如，在盂肱关节的关节窝是凹面的，而肱骨头是凸面的。在鞍状关节，两面都有凹面和凸面。例如，拇指腕掌关节就是这样一个例子。凹凸定律为关节面在另一关节面上滑动指明方向，并且是形成了关节松动术的技术基础。当凸面在被固定的凹面上滑动时（例如肱骨头在关节窝内移动），凸面骨的移动方向和凸面的移动方向相反。这种情况下，肱骨头的凸面向下滑动时，肱骨干向上方移动。当凹面在不动的凸面上滑动时与之相反。例如，胫骨关节面（凹面）在固定的股骨两髁上（凸面）移动时，胫骨关节面与胫骨运动方向相同。因此当胫骨向前屈曲时，胫骨关节面也向前移动。

然而，人体并非一直遵循自己的规则，凹凸定律就是其一。遵循这个规则，提示肩关节进行向前滑动可以用来增加外旋、水平外展和伸展活动度，而向后滑动可以用来增加内旋、水平内收和屈曲活动度。一项由 Howell 等人[120]进行的研究发现，当前臂置于最大竖直位（外展、伸展并外旋），此时肱骨头实际上向后移动大于 4mm。另外，Harryman 等[121]发现盂肱关节前屈并水平内收时肱骨头前移，而伸展并外旋时肱骨头后移。这些表面上看起来违反凹凸定律的结果可能是由于旋转过程中关节囊变紧所致，这也是盂肱关节所特有的。因而将一个规则应用到所以关节可能会误导医生。

关节松动术的主要适应证是关节主动活动度和被动活动度受限。当出现关节囊的末端感并且因关节囊模式导致活动度丧失，关节松动术尤其适用。需要记住的是有很多结构都可以使关节活动度受限。当因为关节囊病变致使关节活动度受限时，关节松动术十分有效。这一般会通过关节内活动或关节附属运动测试来进行评估。

当发生关节感染、肿瘤、急性炎症或者新发骨折时，关节松动术是禁忌证。而当出现结缔组织疾病、骨质疏松症、关节灵活性过高和水肿时，进行关节松动术时一定要格外小心。

关节松动术分级

手法治疗师凭借他们的背景和培训经验使用不同的松动术分级方式。最常用的两种分级系统是由 Kaltenborn 和 Maitland 发展而来[115,116]。它们之间的区别在级数和每一级的标准不同。Kaltenborn[128]依据施加力的大小将松动术分为三级，而 Maitland[115] 依据施加运动的幅度和范围内的位置进行分级。Kaltenborn 技术是持续的牵拉，而 Maitland 是利用震动。

Kaltenborn[115] 分级是

一级：低水平的牵引力。

二级：较大的牵引力，足以完成关节内活动。

三级：在引起关节内活动后，施加足以牵伸关节组织的牵引力。

Maitland[115] 分级如下

一级：在关节活动的起始端，小范围、节律性地来回松动关节。

二级：关节活动允许的活动范围内，大范围、节律性来回松动关节，但不接触关节活动起始和终末端。

三级：关节活动允许的活动范围内，大范围、节律性来回松动关节，每次均接触到关节活动的终末端，并能感到关节周围软组织的紧张。

四级：在关节的终末端，小范围、节律性地来回松动关节，每次接触到关节活动的终末端，并能感觉到关节周围软组织的紧张。

五级：在关节的终末端，小范围、快速的冲击技术，目的是打破粘连。

Maitland[115] 不仅强调摆动幅度，节奏和压力的大小也很重要。他建议一级摆动必须使用很轻柔的力量接触以减轻疼痛。摆动的节奏可以由在紧张范围内进行迅速的、间断的运动转变为以流畅的、节律性的摆动，在疼痛或紧张区域来回运动。当进行二级松动时，越发疼痛的位置，来回松动应该进行得越慢越流畅。注意 Maitland 一级和二级松动术并不会将关节囊牵伸到阻滞位置，这样一般也不会增加关节的柔韧性，但是却可以通过闸门学说控制疼痛。

关节分离、牵引可以用于减轻疼痛关节面上的压力，并且在进行松动术操作时和大多数的关节松动技巧同时使用以分离关节面。

一般步骤

确保病人在治疗床上处于放松并舒适的体位。焦虑和不适都会引起肌肉防御反应，这将会干扰治疗并且给患者和治疗师增添过多的压力。治疗师的体位应该充分利用自身的力学机制 - 利用体重和杠杆原理减少体力消耗。利用外部的设备，比如桌子、体位、治疗床和楔子以稳定患者，并减少治疗师体力消耗。确保抓握是牢固的，并且手抓握的面积应尽可能地大。这可以降低因挤压而产生的疼痛，或者是施加的力量过于局部而产生疼痛。固定手和操作手都应尽可能靠近关节线。并且在进行松动时对关节也要进行轻微的牵伸。认识关节解剖和关节运动学有利于降低对疼痛关节施加的压力。来回松动的频率大约每秒 2~3 次，持续 1 分钟。重新评估并重复操作，或者必要时选择其他等级或方向进行松动。

大多数关节松动术开始于关节松弛位。正如之前陈述的，这个姿势下关节囊的活动能力更大。大多数的关节松弛位已经明确，在其他章节已经罗列出。正如每个人都是独特的个体，每个人的关节松弛位（有时也被称为休息位）也有所不同，Kaltenborn[116] 建议在众多体位中找到在轻微的牵引力下关节最容易被活动的位置，这个位置就是休息位。如果松动的目的是牵伸组织，进行松动时应到达活动范围的极限，靠近阻滞位置。相比在关节活动范围的中间区域进行松动，在活动范围的终点操作会更有效。

具体关节的应用

下面将介绍适用于脊柱和四肢而精选的松动技术。要注意的是以下只是关于这些技术大概的描述，并不详细。另外，由于可获得的资源条件和病人及治疗师的喜好不同，具体的操作体位也会发生改变。具体介绍可参见注 7-2~ 注 7-8 和图 7-27~ 图 7-44。

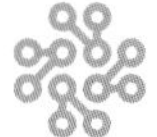

注 7-2
肩关节松动术

盂肱关节后前向滑动	盂肱关节前后向滑动
目的：增加肩关节外旋和伸展活动范围	**目的：**增加肩关节内旋和屈曲活动范围
体位：患侧俯卧位，肩关节放在治疗床边缘，肩关节外展 90°，肘关节屈曲 90°固定手握住肱骨中部，操作手位于肱骨头后面	**体位：**患侧仰卧位，肩关节放在治疗床边缘，肩胛骨用治疗床或者毛巾卷固定，外展肩关节 45°肘关节轻微屈曲，操作手置于肱骨头前方，固定手托住肘关节
松动技巧：操作手向肱骨头施加向前的推力时，固定手施加轻微的牵引力	**松动技巧：**操作手向肱骨头施加向后的推力时，固定手施加轻微的牵引力

肩锁关节后前向滑动
目的:增加肩关节活动范围
体位:患者坐位,固定手大拇指置于肩胛骨,其余手指置于锁骨,操作手置于肩胛骨后侧,靠近关节线。
松动技巧:操作手向肩峰施加向前的推力

盂肱关节下方滑动
目的:增加肩关节外展和屈曲活动范围
体位:患侧仰卧位,肩关节外展 30°~45°,固定手置于腋下固定肩胛骨,操作手握住肱骨远端
松动技巧:固定手稳定住肩胛骨,操作手施加向下的力量

胸锁关节上 / 下和前 / 后方滑动
目的:上方滑动增加下沉活动范围,下方滑动增加抬高活动范围;前向滑动增加前突活动范围,后向滑动增加后缩活动范围
体位:患者仰卧位,固定手置于胸骨,操作手大拇指或者大拇指和示指置于锁骨近端
松动技巧:上方滑动 - 示指对锁骨施加向上的推力;下方滑动 - 拇指对锁骨施加向下的推力;前向滑动 - 拇指和示指抬高锁骨;后向滑动 - 拇指对锁骨施加向后的推力

肩胛骨松动
目的:增加肩胛胸壁关节活动度
体位:患侧俯卧位,上方手固定肩胛冈,下方手固定肩胛下角
松动技巧:将肩胛骨在上抬、下沉、内收、外展或者旋转等正确的方向上进行活动

注 7-3
肘关节松动术

肱尺关节分离
目的:增加肘关节屈曲和伸展活动范围
体位:患侧仰卧位,肘关节屈曲 70°,腕关节放松置于治疗师肩部,治疗师双手握住尺骨
松动技巧:治疗师施加对抗尺骨近端的拉力

肱尺关节前向或后向滑动
目的:前向滑动增加肘关节屈曲活动范围,后向滑动增加肘关节伸展活动范围
体位:患者仰卧位,肘关节伸展并且前臂尽可能旋后;固定手握住肱骨远端内侧;近端手掌置于桡骨头前方,手指固定住后方
松动技巧:固定桡骨头的手掌施加向后滑动的推力,或者后方的手指施加向前的推力

桡尺关节前向和后向滑动
目的:前向滑动增加旋后活动度,后向滑动增加旋前活动度
体位:患者坐位或仰卧位,保持肘关节伸展并旋后(后向滑动)或者伸展并旋前(前向滑动);固定手握住尺骨近端,大鱼际位于前方,而手指握住后方;操作手以同样的方式握住桡骨近端
松动技巧:对桡骨头施加向后的推力进行后向滑动,对桡骨头施加向前的推力进行前向滑动,同时固定手牢固握住尺骨近端

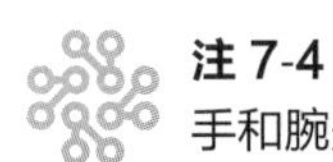
注 7-4
手和腕关节松动术

指间关节或腕掌关节掌侧和背侧滑动
目的:掌侧滑动增加屈曲活动范围;背侧滑动增加伸展活动范围
体位:患侧手掌朝下处休息位,固定手握住近端骨节,操作手握住远端骨节
松动技巧:治疗师操作手施加向手掌方向的推力活动远端骨节以增加屈曲活动范围,或者向背侧方向活动以增加伸展活动范围,同时施加轻微的牵引力

第 1 腕掌关节桡侧和尺侧滑动
目的:尺侧滑动增加屈曲活动范围;桡侧滑动增加伸展活动范围
体位:患侧的手处于尺侧在下、桡侧在上的位置,并摆在休息位。固定手握住前臂远端并握住大多角骨,同时操作手握住第 1 掌骨
松动技巧:操作手将掌骨向桡侧滑动以增加伸展活动范围,或者向尺侧滑动以增加屈曲活动范围,同时施加轻微的牵引力

第一腕掌关节背侧和掌侧滑动
目的:掌侧滑动增加内收活动范围;背侧滑动增加外展活动范围
体位:患侧的手掌朝下,并摆在休息位。固定手握住前臂远端并握住大多角骨,同时操作手握住第 1 掌骨
松动技巧:操作手将掌骨向掌侧滑动以增加内收活动范围,或者向背侧滑动以增加外展活动范围,同时施加轻微的牵引力

腕关节掌侧和背侧滑动
目的:掌侧滑动以增加伸展活动范围;背侧滑动以增加屈曲活动范围
体位:患者前臂放松,腕关节置于治疗桌或楔子边缘。进行掌侧滑动时前臂旋前,进行背侧滑动时前臂旋后。固定手固定住前臂远端,操作手握住腕关节远端
松动技巧:操作手施加向下的推力,并施加轻微的牵引力

注 7-5
髋关节松动术

髋关节分离 / 远端牵引
目的:减轻疼痛,增加关节活动范围
体位:患者仰卧或俯卧于治疗床,骨盆用治疗带固定。治疗师握住股骨远端或者远端小腿,这取决于你是否想同时分离膝关节。治疗带可以环绕腕关节以方便利用自身体重进行牵伸
松动技巧:通过身体后倾对下肢施加远端的牵引力

髋关节外侧分离
目的:减轻疼痛,增加关节活动范围
体位:患者仰卧或俯卧于治疗床,骨盆用治疗带固定。髋关节屈曲或伸展的角度取决于哪个方向灵活性较低,治疗带置于骨盆和患者股骨近端周围
松动技巧:通过身体后倾对髋关节施加牵引力

髋关节后前向滑动
目的:增加伸展和外旋活动范围
体位:患者俯卧位,膝关节屈曲 90°,将楔块或毛巾卷置于前方骨盆下;操作手置于髋关节后方,固定手握住踝关节以稳定大腿
松动技巧:通过身体重心转移将力量传递到操作手以施加向前的推力

髋关节前后向滑动
目的:增加屈曲和内旋活动范围
体位:患者仰卧位,髋关节完全屈曲,骨盆固定在治疗床上,或利用楔块或者额外的支持;操作手置于患者膝关节
松动技巧:通过股骨长轴施加向后的推力

注 7-6
膝关节松动术

胫股关节后前向滑动
目的:增加膝关节伸展活动范围
体位:患者俯卧位,膝关节置于治疗床边缘;操作手置于膝关节末梢,固定手支撑踝关节前方
松动技巧:操作手施加向下的推力,同时固定手施加轻微的牵引力

胫股关节前后向滑动
目的:增加屈膝活动范围
体位:患者仰卧位或坐位,膝关节置于治疗床边缘;操作手置于膝关节末梢,固定手支撑踝关节后方
松动技巧:操作手施加向下的推力,同时固定手施加轻微的牵引力

髌股关节松动
目的:增加髌骨灵活性,上方滑动增加伸展活动范围,下方滑动增加屈曲活动范围
体位:患者仰卧位,膝关节支撑于治疗床或楔块,或者毛巾卷上,操作手的大拇指和示指髌骨边缘(边缘与松动的方向相同)
松动技巧:对髌骨施加向内、向外、向上以及向下的推力

注 7-7
足和踝关节松动术

踝关节后前向滑动
目的:增加趾屈活动范围
体位:患者俯卧位,足伸出治疗床边缘,悬空于床外;固定手置于胫腓关节远端前面下方,操作手置于跟骨后方,靠近关节线
松动技巧:操作手对跟骨施加向下的推力,同时固定手施加轻微的牵引力

踝关节前后向滑动
目的:增加背屈活动范围
体位:患者仰卧位,足伸出治疗床边缘,悬空于床外;固定手置于胫腓关节远端后面下方,操作手握住踝关节前方,靠近关节线
松动技巧:操作手施加向下的推力,同时固定手施加轻微的牵引力

踝关节分离
目的:减轻疼痛,增加关节活动范围
体位:患者仰卧位,足伸出治疗床边缘,悬空于床外,用带子固定住小腿;双手握住足,一手握住跟骨后方,另一手握住足中段
松动技巧:通过身体后倾对距小腿关节产生末梢牵拉力

跖趾关节滑动
目的:增加足趾活动范围
体位:患者仰卧位,足伸出治疗床边缘,固定手握住跖骨,操作手握住趾骨
松动技巧:向腹侧和背侧施加推力,同时施加轻微的牵引力

注 7-8
脊柱的松动术

颈椎和胸椎后前向滑动
目的:缓解疼痛,增加节段活动范围
体位:患者俯卧位,毛巾置于前额下方或治疗床上,治疗师拇指之间相对放在同一椎体的棘突上方,其余手指置于邻近颈项背部,治疗师保持肩关节位于治疗区域上方
松动技巧:操作手对棘突施加由后向前的推力;这个技巧也可以利用拇指作用于一侧或两侧横突上

颈椎和胸椎侧方滑动
目的:增加关节活动范围,缓解单侧疼痛
体位:患者俯卧位,毛巾置于前额下方或治疗床上,治疗师拇指之间相对放在同一椎体的棘突左侧或右侧,其余手指置于邻近颈项背部
松动技巧:操作手对棘突侧边施加轻微推力

腰椎后前向滑动
目的:缓解疼痛,增加节段活动范围
体位:患者俯卧位,治疗师的下方手的尺侧缘置于棘突上方,上方通过放叠加在下方手上方,并用手指握住下方腕关节尺侧缘以加强下方手;治疗师保持肩关节位于双手正上方;这个技巧可以调整为使用双手拇指对横突施加单侧压力
松动技巧:操作手对棘突向下施加轻微推力进行上下震动

腰椎侧方滑动
目的:缓解疼痛,增加节段活动范围
体位:患者俯卧位,治疗师拇指叠加放在同一椎体的棘突左侧或右侧
松动技巧:操作手对棘突侧边施加水平推力

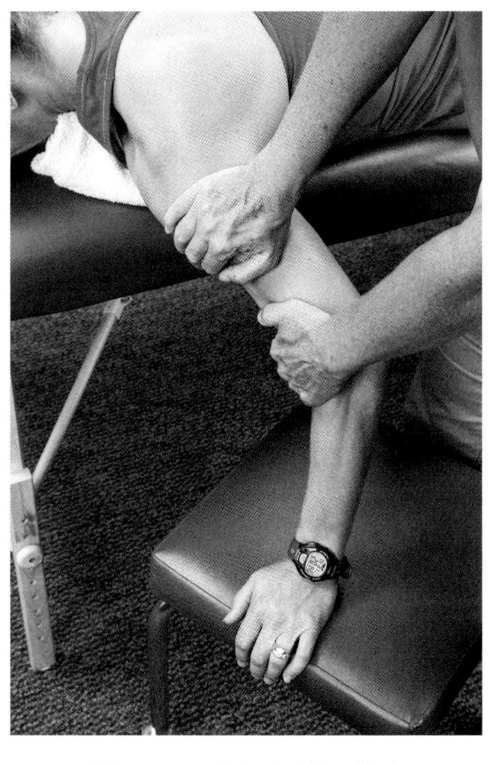
图 7-27 盂肱关节后前向滑动

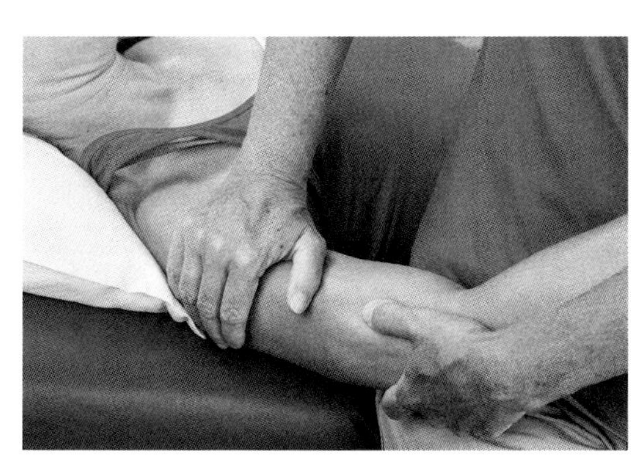
图 7-28 盂肱关节前后向滑动

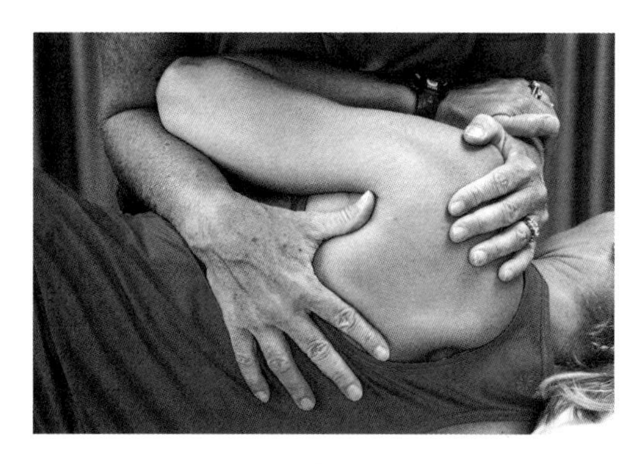
图 7-29 肩胛骨松动

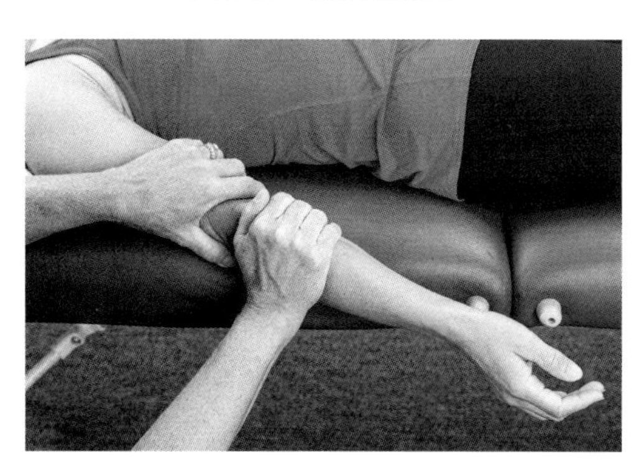
图 7-30 肱桡关节后前向滑动

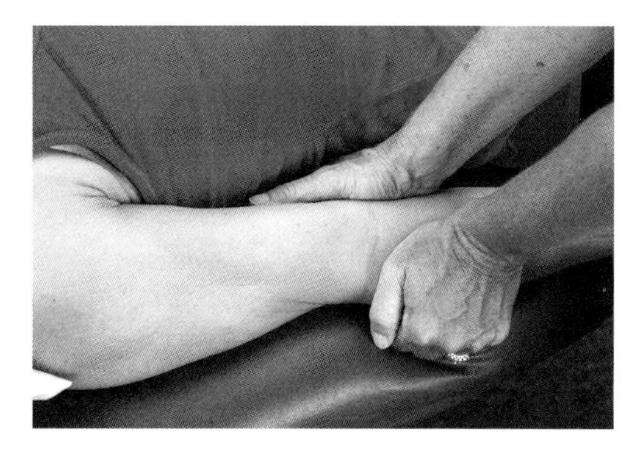
图 7-31 桡尺关节前后向滑动

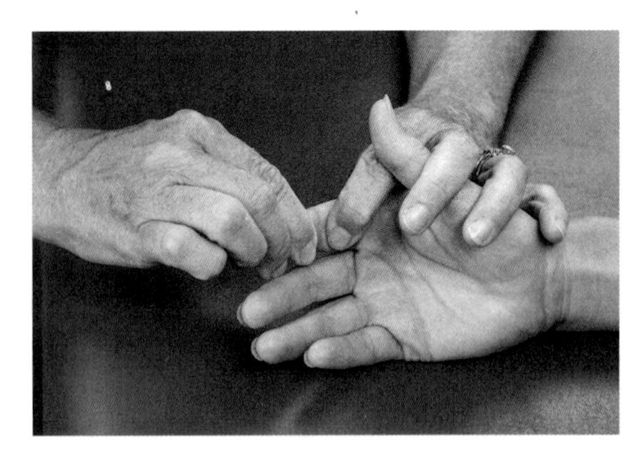

图 7-32 指间关节掌侧滑动

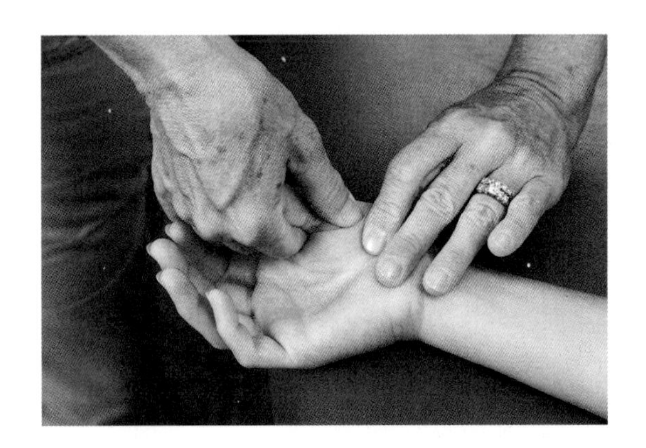

图 7-33 腕掌关节背侧滑动

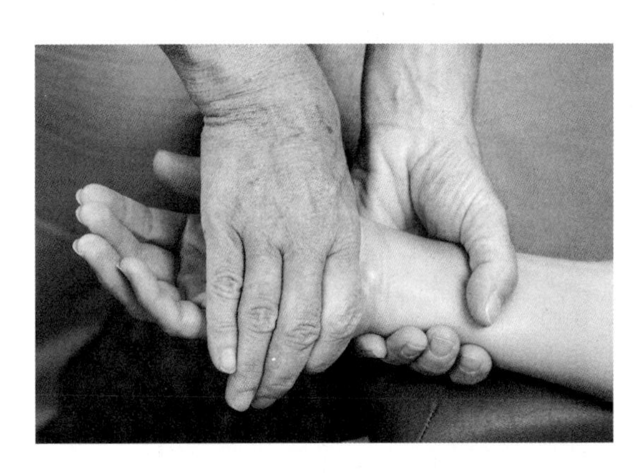

图 7-34 腕关节背侧滑动

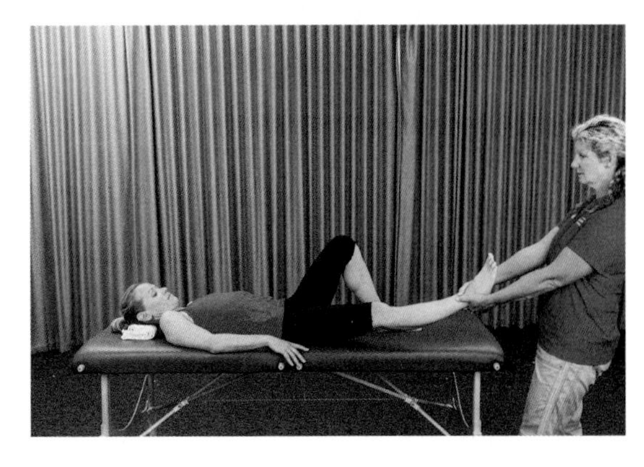

图 7-35 髋关节长轴牵引

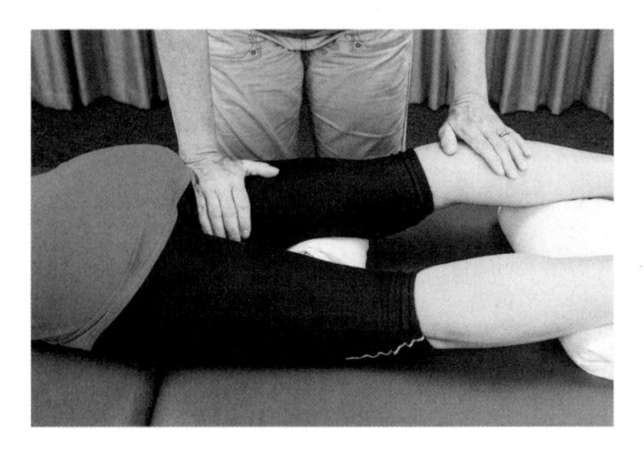

图 7-36 髋关节后前向滑动

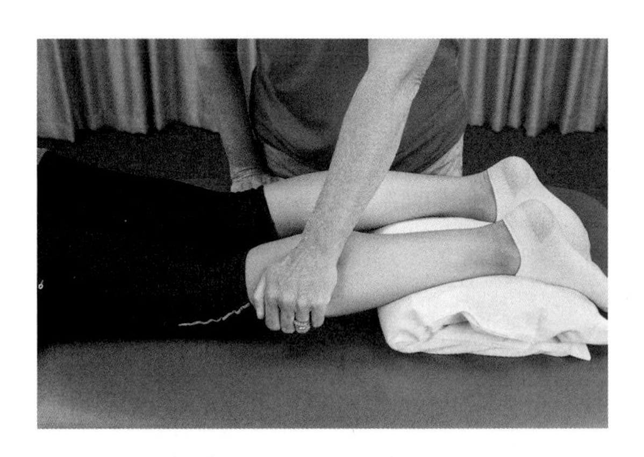

图 7-37 胫股关节后前向滑动

神经灵活性

来自上半身(颈部、上背部、胸部、肩部和手臂)或者下半身(下背部、臀部、髋关节和腿)各个区域都可以导致脊柱和相关组织发生病理改变,或者是脊柱自身发生结构改变。神经组织可以作为疼痛的来源,并且这些组织可以在牵伸后使疼痛感加重[122,123]。如果神经对诱发实验做出反应,那么这部分神经组织就是造成疼痛症状的标记物。诱发实验是利用功能性姿势选择性给不同神经组织施加张力刺激的一类检查[122]。这些姿势使神经组织变得紧张,并且紧张区域或病理改变的区域可以根据这些姿势测试的表现判断出来。例如,直腿抬高试验(SLR)后进行踝背屈会增加神经系统(直到小脑)张力[124]。在直腿抬高时加入髋关节活动可以帮助区分踝关节症状是来自神经结构还是踝关节局部结构[124]。在上肢,肩关节外展并外旋、前臂旋后、肘关节伸展、颈椎侧屈可以用来检测正中神经结构是否异常[124]。

神经组织松动术是针对由神经引起疼痛症状这类病人的一项整体治疗策略。全面的检查和评

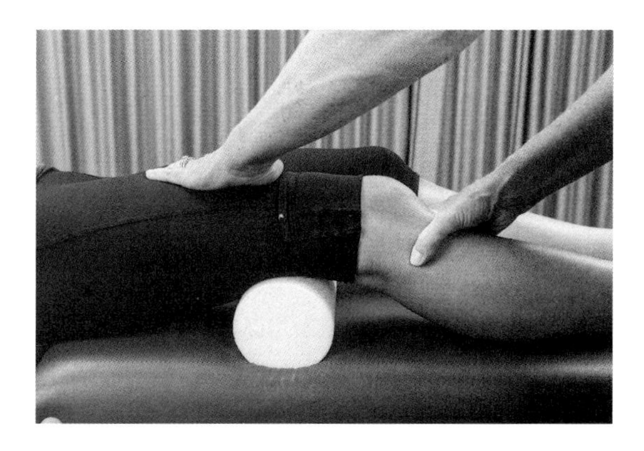

图 7-38　胫股关节前后向滑动

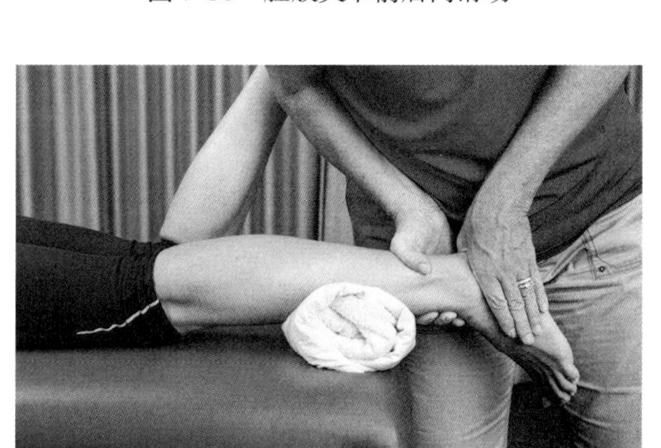

图 7-39　踝关节后前向滑动

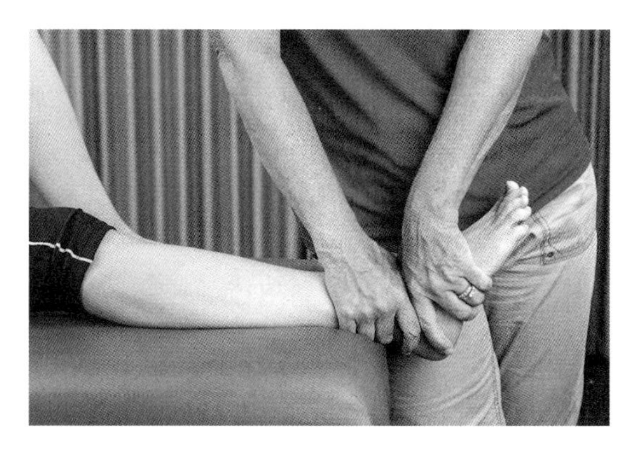

图 7-40　踝关节前后向滑动

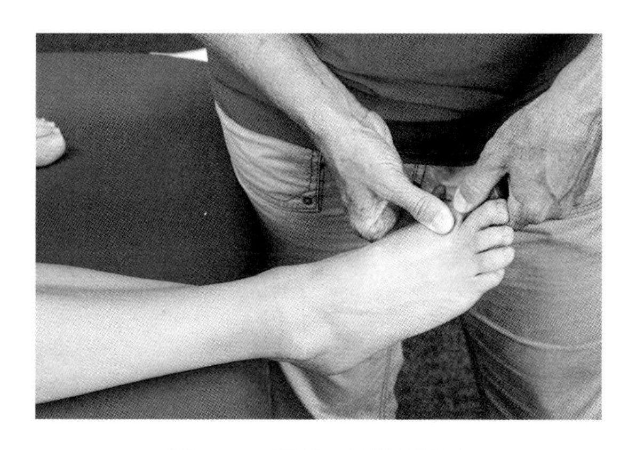

图 7-41　跖骨 - 趾骨间滑动

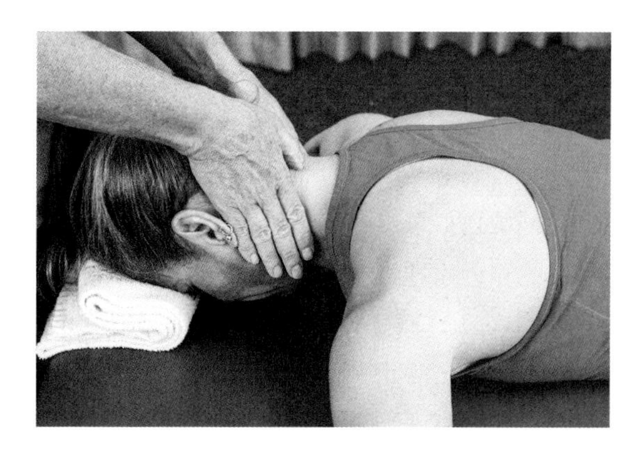

图 7-42　颈椎后前向滑动

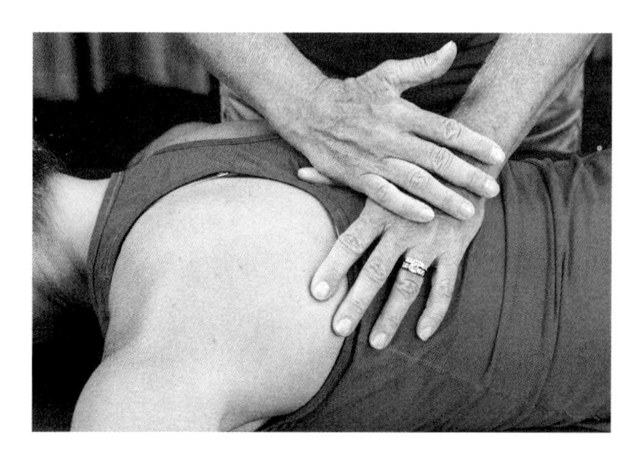

图 7-43　胸椎外侧滑动

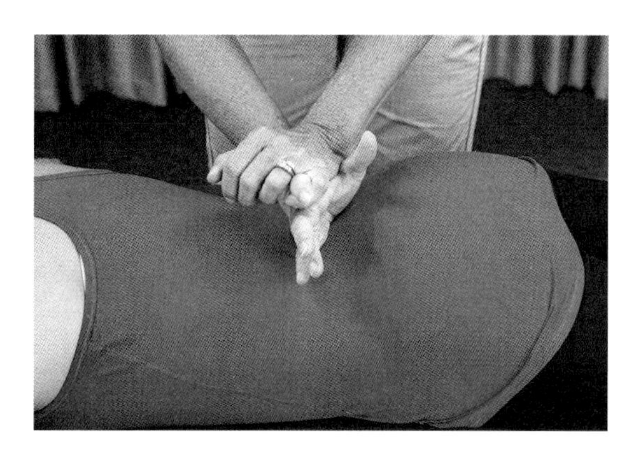

图 7-44　腰椎后前向滑动

估对确保正确活动的运动量十分重要。松动术可以是被动的、主动的，或者是两者相结合。被动松动术很少单独使用，而是和主动活动、锻炼、生活方式的改变以及教育结合起来[125]。当直接进行神经松动术时，Butler[124]提醒到松动开始时应远离推测的病理改变区域，而在其他身体部位“不负重”（结缔组织间紧张感较低）开始。如果患者有多个姿势紧张测试点，那么应该考虑在激惹较低的位置开始，并在进展到更严重或敏感的位置前检查患者对治疗的反应。当患者对被动松动术反应良好后，治疗可以通过以下方式进阶：

- 加入主动活动。
- 增加额外的动作。
- 增加重复次数。
- 增加强度。
- 在更靠近病理改变区域进行松动来不断提高。

例如，当进行直腿抬高试验时，患者在踝背屈同时屈曲颈椎，这样可以在近端和远端同时增加额外的张力。

具体的松动技巧在针对肢体和躯干问题时已经叙述过[123,124]。松动开始的位置由检查的结果决定。只要成功建立完善的治疗计划，也应该结合进行家庭训练（重复在诊所进行训练）（图7-45A和B）。更多的信息可以在Bulter[123,124]中找到。

在被动松动后进行主动活动应该是功能性的。例如，当对正中神经相关组织进行松动后，再进行腕关节伸展和肘关节伸展活动十分有用。墙面俯卧撑、胸前传球、高举过头同时腕关节伸展都是主动活动的例子，可以用来重复被动松动术。一旦患者可以开始主动活动并耐受，就可以由主动活动进展为活动度内的抗阻运动（按照之前的指导）。

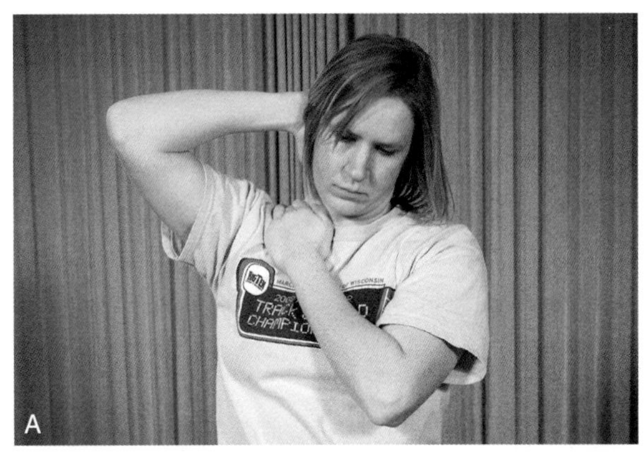

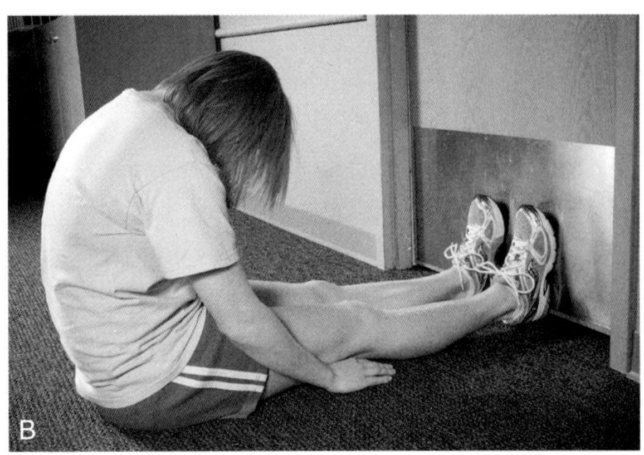

图7-45 A.上肢张力测试姿势；B.放松坐位，同时踝背屈

当对患者进行检查和利用神经松动术进行治疗时，应该提前考虑许多预防措施和禁忌证。这些内容可以参见表7-5。

表7-5 神经松动术的预防措施和禁忌证

预防措施	禁忌证
在测试和治疗中其他负荷组织受伤风险	近期发作或神经症状加重
组织激惹性	急性不稳定症状
症状加重，尤其是迅速加重，不稳定的神经症状或者病情活跃的指征	因脊髓损伤造成马尾神经损伤
一般健康问题，尤其是涉及结缔组织或神经组织	
头晕或循环障碍	
明显的脊髓损伤，继发问题可能阻碍治疗	

参见 Bulter DS.Mobilisation of the Nervous System. St.Louis，MO：Churchill Livingsstone，1999.

自我松动

只在诊所进行松动可能因为频率不够而效果不明显，因而，治疗师指导患者进行自我松动术可以增加治疗运动量，使治疗的效果更明显。松动术可以以关节松动术的形式，利用一些辅助器械进行，或者是进行软组织松动，抑或是神经松动术，这两样都可以用来拉长或者放松相关的软组织（图7-46）。

脊柱自我松动可以利用椅子或其他坚硬物的支持来稳定脊柱在特定的水平进行操作。患者可以在固定的椅子上伸展或者先伸展再旋转躯干

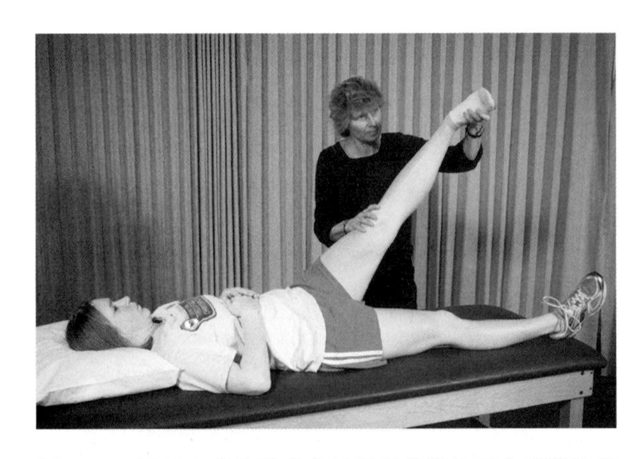

图7-46 通过在牵伸髋关节外侧肌的姿势下内旋髋关节进行神经松动

(图 7-47)。完成这个动作对胸椎或腰椎十分有效。另外,脊柱自我松动可以利用泡沫轴或者类似的器械。泡沫轴可以通过各种方式来达到松动效果。半边泡沫轴平的一面放在地面上,弯曲的一面让患者躺上去进行松动,身体活动受限的部分在泡沫轴上方,超出泡沫轴边缘的身体其余部分保持放松(图 7-48)。完整的泡沫轴可以将僵硬或短缩的组织在泡沫轴上滚动以达到松动软组织的效果(图 7-49)。经过胶带处理的网球可用来对脊柱周围邻近的软组织进行松动。将球置于脊柱一侧,同时身体依靠墙面。身体在墙面上下滑动,通过对墙的依靠产生压力以达到松动的效果(图 7-50)。

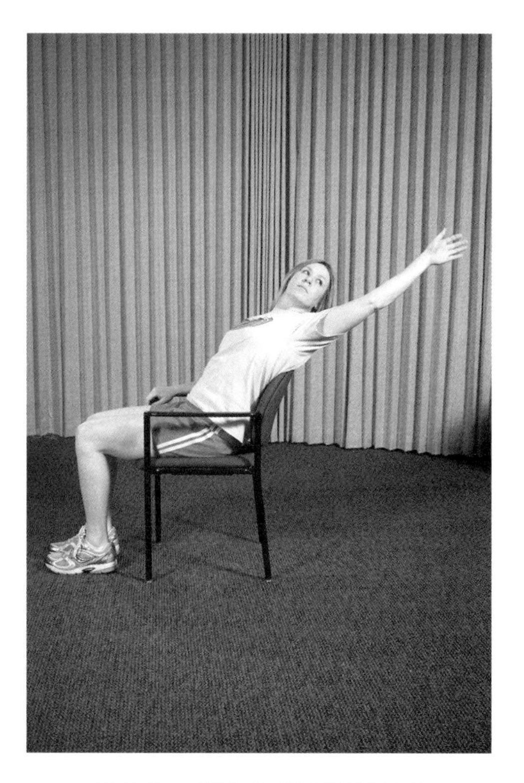

图 7-47 利用椅子进行胸椎松动

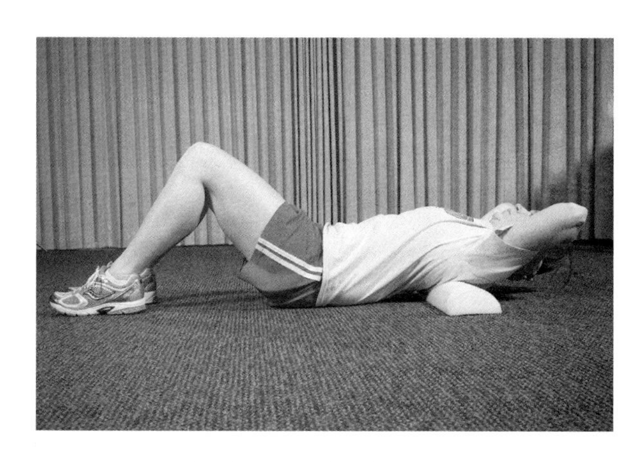

图 7-48 利用半边泡沫轴对脊柱软组织进行松动

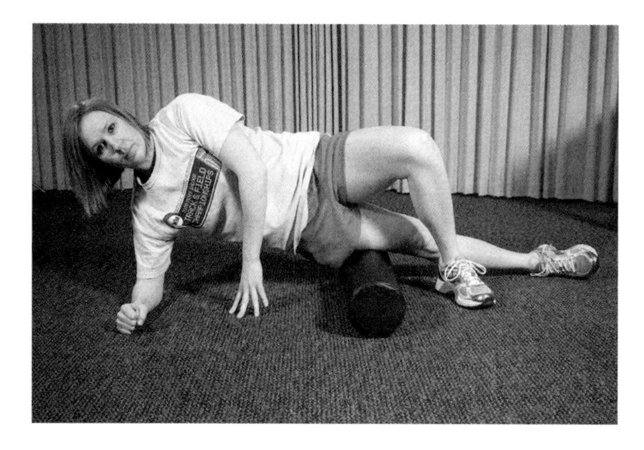

图 7-49 利用泡沫轴对髂胫束进行软组织松动

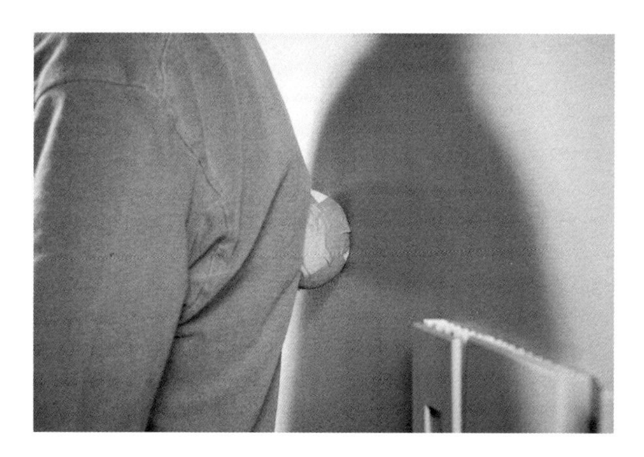

图 7-50 利用网球对脊柱进行软组织松动

使用直径 15.2~25.4cm(6~10 英寸)的空心球进行身体滚动活动可以为患者在家里进行松动训练提供额外的方法(图 7-51)。对于已经有较好的灵活性的患者,他们可以使用这个技巧对全身进行松动、牵伸并拉长灵活性较低的组织。这些练习要求患者在球上特定的姿势下将身体抬起或靠近地面。这对于一些患有多关节活动受限的患者而言是不可能完成的。然而,对于那些本身灵活性足以进行这些动作的患者,利用这些辅助设备进行自我松动作用十分明显。

灵活性训练量

灵活性训练的运动量由恢复的情况(见第 11 章)和进行相关检查时患者对负荷做出的反应情况共同决定。每位患者都应基于个体情况来考虑,运动量应满足患者的需求。患者的需求不单单是身体损伤的,还应包括社会心理和生活方式相关的需求。

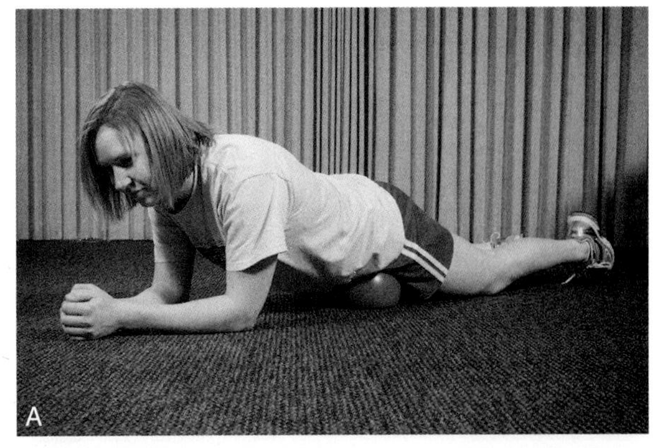

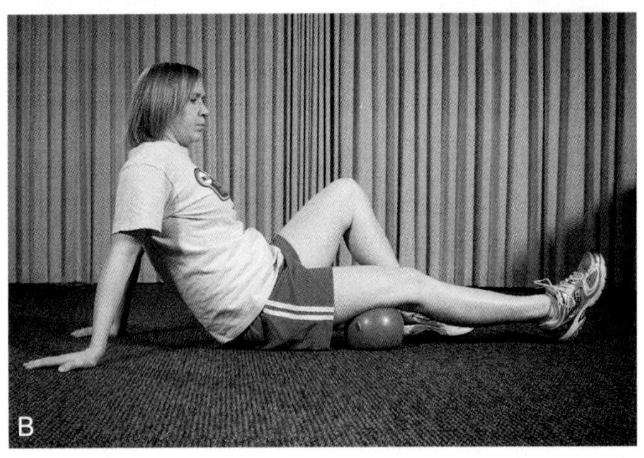

图 7-51 A,B. 身体滚动

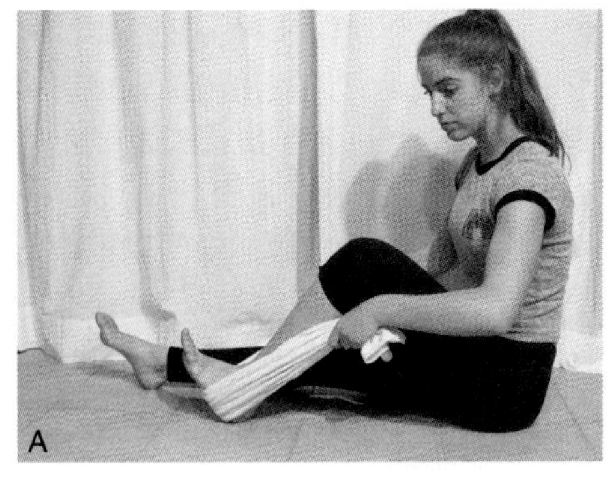

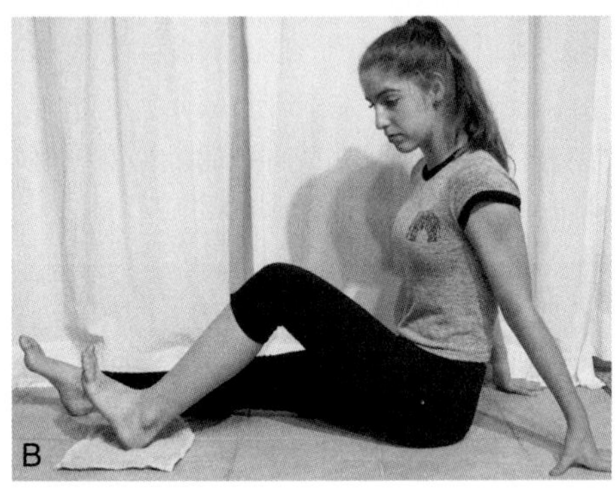

图 7-52 膝关节主动关节活动度训练(需要时使用毛巾辅助)

训练顺序

灵活性训练可以作为有氧活动或力量训练前热身活动的一部分,或者是单独的康复训练项目。使用被动关节活动度训练或者主动 - 助力关节活动度训练来指导进行主动关节活动度训练,再利用主动关节活动度训练指导进行抗阻训练。训练的顺序取决于关节活动度训练的目的。当关节活动度训练作为高难度训练的准备活动时,应该提前进行。当进行灵活性训练是为了增加关节活动范围时,应该由易到难,循序渐进。

大多数可以被动进行的训练,都可以主动进行或者在有人帮助下进行。这为患者提供了一个可以遵循的、并且容易渐进的训练顺序。例如,单侧腿屈曲活动训练可以通过改变使用的工具使活动范围增加。可以使用毛巾进行主动 - 助力活动利用一部分肌肉活动并拉动毛巾来增加膝关节屈曲活动范围(图 7-52)。当患者得到提高后,同样的活动可以在不增加帮助的情况下进行。同样的顺序对于肩关节也适用,肩关节屈曲活动度训练可以使用滑轮或柜台进行,训练时可以给予不同水平的帮助,或者让患者完全主动进行活动。

当对灵活性活动进行排序时,主动牵伸的概念是非常重要的。主动牵伸是利用主动活动达到牵伸主动肌的效果,或者是在新的活动范围内活动主动肌。牵伸一块短缩的肌肉,应辅以主动牵伸活动,这可以通过在短缩的活动范围内强化其拮抗肌来达到。基于骨骼肌长度 - 张力特性的科学研究推断,只有对侧软组织结构变短,紧张的或者短缩的组织结构才能维持拉长状态[138]。对侧的肌肉必须得到强化,这是由于短缩的组织需要进行牵伸,这将导致对侧组织的长度 - 张力特性被破坏。对侧肌肉在短缩的活动范围内不足以产生足够的张力来抵消短缩肌肉的拉力,而强化对侧肌肉后,尤其是在短缩的活动范围内,它的长度 - 张力特性得到改善,这将会抵消短缩的肌肉产生的拉力,使两者达到平衡状态。对短缩的肌肉进行牵伸,牵伸的方式可以是被动地进行自我牵伸,或者是手法牵伸,但是依然需要结合主动牵伸(在短缩的活动范围内强化对侧肌肉)一起进行训练(知识拓展 7-5)。

知识拓展 7-5

48 岁女性圆肩驼背姿势,主诉在电脑前工作 2 小时后颈部和中背部疼痛。给她制定活动顺序和主动收缩练习以处理这些姿势问题。

在主动牵伸主动肌的同时，在短缩的位置进行拮抗肌主动收缩来强化拮抗肌。例如，腘绳肌静态牵伸后，患者坐位下伸展膝关节，同时椎旁肌稳定脊柱以防止腰椎屈曲。股四头肌主动拉长腘绳肌到新的活动范围。重复上述活动可以使灵活性提到新的范围。同样的顺序适用于全身各个部位。例如治疗下背部和骨盆肌之间的不平衡。在静态牵伸短缩的屈髋肌后，患者应该在步行过程中的支撑期伸展髋关节，同时腹肌维持脊柱和骨盆的稳定(自我管理 7-6)。

自我管理 7-6

屈髋肌主动牵伸训练

目的：牵伸屈髋肌，并在新的范围内活动。在髋关节牵伸训练后进行

体位：跨步位，被牵伸的腿位于后方，对侧足在前，类似于向前跨一步。确保背部挺直，腹肌收紧

活动技巧：重心前移，身体的重量移至前足，同时维持髋关节和背部姿势。保持 30~60s，确保后方腿的髋关节正确部位(就如下方插图高亮区域所展示的)得到牵伸

运动量：

重复次数：____________________

频率：____________________

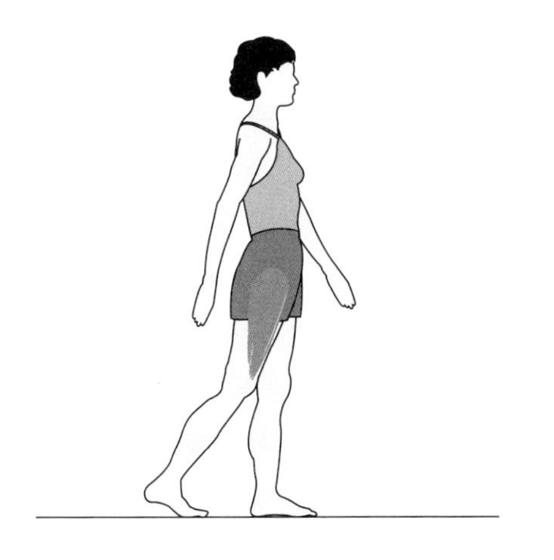

频率、强度和持续时间

和抗阻训练一样，牵伸的运动量要考虑的方面有频率、强度和持续时间。频率是指隔多长时间应重复牵伸，而持续时间是指牵伸维持的时间，强度是指牵伸到关节活动范围终点的距离。在训练计划中，牵伸的频率和强度及持续时间呈反比关系。训练的强度高，持续时间长，那么频率则相应较低，反之亦然。因为关节活动度训练目的和目标，所以它一般是低强度，持续时间短。这类活动可以频繁地的进行，经常在家庭或工作场所就可以进行训练。选择的训练应该是简单并高效的，患者可以独立完成，或者是在家属帮助下完成。

训练的频率和训练目的相关，训练目的又关系到心理学、运动学或者学习的因素。

- 从生理学角度看，训练目的是指加强流体动力学，为关节软骨提供营养，并维持关节周围软组织完整性。
- 从运动学角度看，训练目的包括保持正常的关节运动，这又和学习因素或者选择正确的运动计划紧密联系。

指导姿势训练、正确的顺序以及肌肉收缩的模式，或者是指导一项复杂的运动技巧，这些训练都是关节活动度训练作为学习工具时需要进行的。当训练目的是针对生理学或运动学上的效果，那么训练的次数为每天 2~5 次或者更多次。训练次数取决于环境以及当前环境下患者能完成训练的能力。如果患者在工作日无法进行锻炼，那么要求他每天按照训练计划进行 5 次训练是不合理的。同样，如果患者进行关节活动度训练时需要他人提供额外的帮助，那么，他可获得帮助的可能性就决定了他训练的频率。正如第 3 章所讲到的，运动处方应与患者的生活情况相适应。

当训练作为学习工具时，每天训练的频率可以更频繁。姿势纠正训练就是这类，比如肩胛骨后缩和下沉，坐在凳子上收下巴，膝关节伸展，同时不出现骨盆后倾或者腰椎屈曲(图 7-53A，B)。这类活动经常发生在“就在这个时刻”，因而特定的刺激因素可以诱发姿势反应。例如，每当电话响起时，每当电脑上的文件开始新的一页时，或者每当指导者提出一个问题时，姿势训练就该开始练习了。这类计划将训练置于功能性活动之中，大多是在这类环境或情形下最需要进行姿势训练。随着时间推移和不断重复运动，患者会发现当刺激再次诱发他们做出反应时，他们已经处于正确的姿势。这类训练的强度较低，因而频率相对增加。

训练的组数和每组的次数取决于训练的频率和数量。在卧床期间或者损伤修复的早期，多种训练方式都用于维持关节活动范围的时候，组数和重复的次数可能会相对较少，这是由于关节的

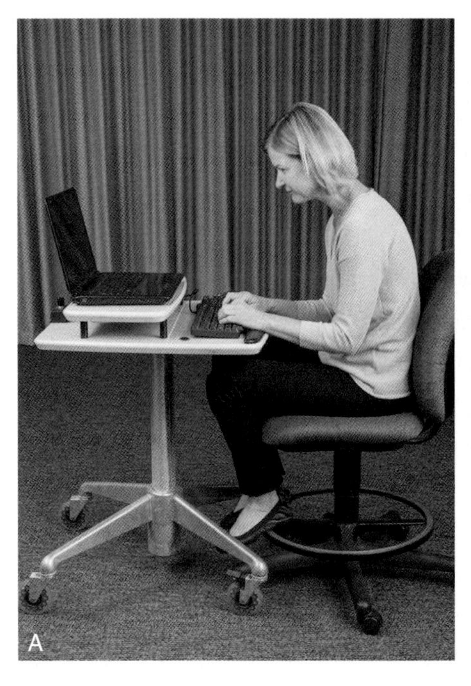

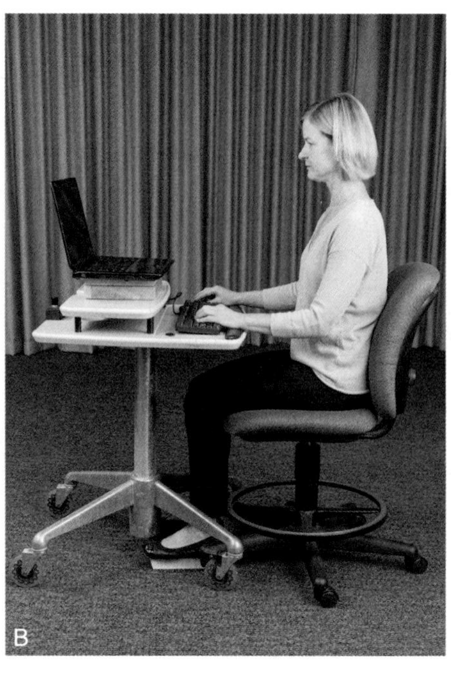

图 7-53 当坐在一个不稳定的平面上时，收下巴、骨盆倾斜、股四头肌姿势定势可以进行训练。A. 不良姿势；B. 良好的姿势（骨盆姿势正确，同时收下巴

多个部分和关节周围结缔组织都会被活动到。相反的，由于恢复过程中的禁忌证或者其他医疗条件限制而只有少量的训练可以进行时，就可以进行更多组数和次数的训练。当每天可以频繁进行训练时，每阶段的训练组数和次数可以相应较少。当主动训练是为了增加耐力时，此时的训练规则是更多重复次数和更长的持续时间，而不是更高的训练频率。

牵伸维持多长时间才能使肌肉的柔韧性增加，一直是临床医生争论的问题。临床文献表明，年轻人应该维持最多 30 秒，老年人应该最多维持 60 秒。超过这个时间并没有显示出有任何的好处[27-129]。一项针对 65 岁以上的老年人的研究发现，牵伸时间维持 60 秒相比于牵伸时间维持 15 秒或 30 秒，可以获得更大的关节活动范围，并且会持续更长的时间[105]。一项针对年轻人的研究发现，牵伸持续时间 30 秒或 60 秒相比持续时间 15 秒，会得到更多的好处，但是 30 秒和 60 秒组间并没有明显的差别[127]。关于黏弹性组织对牵伸的反应研究显示，在四组牵伸训练后发生很小的改变，这提示只需要很少次数的牵伸就足以使组织延长较大范围[37]。其他一些研究显示，每天进行牵伸训练总的时间十分重要。一项研究对比 10 秒和 30 秒牵伸的效果（合计牵伸时间都为 2 分钟）发现最终腘绳肌柔韧性增加的范围相同[32]。如果患者不能够维持 30 秒的牵伸时间，那么较短的持续时间和较多的重复次数，可以起到同样的效果。

然而，患者或运动员希望牵伸持续的时间，是基于自身感知需要程度和舒适程度决定的。如有疑问，牵伸应持续更长的时间，而不是较短的时间。虽然一组牵伸训练后短期内就可以看到柔韧性提高，但是仍然缺乏对持续多长时间训练可以使肌肉柔韧性长期增加的研究。低到中等强度的牵伸可以防止反射性收缩，这种反射会在牵伸过程中感觉不适时出现。牵伸时患者应该是舒适的，并持续牵伸 30 秒。

活动不足练习注意事项和禁忌证

被动关节活动度训练和牵伸训练并不是良性过程，并且当运动可能会对修复造成破坏时，这两项技术都是禁忌使用的。例如，关节囊修补术后患者被动完全外旋肩关节可能会破坏修复的过程。全髋置换术后患者髋关节内收、屈曲超过 90°，并内旋超过中立位，会导致髋关节脱位。当主动肌肉收缩是禁忌时，就必须注意要确保所进行的活动是被动的，例如肌腱移植术后，被动活动可以确保在关节活动范围内运动，牵伸活动也可使肌肉在一定范围内活动。因疼痛或恐惧而引发肌肉主动收缩反应会破坏修复的过程。要考虑到局部解剖、关节运动学和被动活动对组织的影响。例如，被动将肩关节上举过头而肱骨头并没有下沉足够的范围可能对早期喙肩弓下肩袖修复术后关节造成挤压，这将会在产生疼痛的同时破坏修复过程。

和被动关节活动度训练一样，当运动或者肌肉收缩可能会对修复造成破坏时，或者是影响到患者的健康情况时，主动-助力关节活动度训练都是禁止使用的。例如，心功能不稳定的患者不适用主动助力关节活动度训练。当进行的训练含有一部分主动成分时，要确保肌肉收缩的形式(即向心、离心、等长收缩)适用于患者，并且产生张力的大小是合适的。肌肉收缩方式的适应证和禁忌证已经在第 5 章中叙述过。强调训练组间肌肉放松的重要性是为了确保肌肉收缩过程中有足够的血液流动。

主动关节活动度训练的运动预防和禁忌证与主动-助力训练一样。当肌肉收缩可能会破坏修复的过程或影响患者的健康状况时，主动关节活动度训练都是禁止使用的。在具体的情形下，肌肉收缩的形式应该是安全的，并且医生应该允许在训练的组间肌肉能够获得足够的放松。

一旦需要进行牵伸的组织出现感染或者炎症，禁止使用牵伸技术。炎症的表现包括温度升高、变红、压痛或者局部水肿。当对炎症组织进行牵伸时，患者首先反应的感觉是疼痛，而不是任何牵伸感。因而询问患者的感受十分重要，而不是询问患者是否有牵伸感。有些患者会以为出现疼痛也是正常的。对新近骨折的患者牵引要格外小心，尤其是当骨折后被固定了一段时间，这是因为相关的软组织会同时变得衰弱。另外在骨折发生的位置应该通过手法固定或者利用支撑面给予足够的支撑，且牵伸时要经过设计，以避免在该位置附近直接产生力矩。

骨质疏松的患者在进行牵伸时要格外小心，因为肌肉快速收缩会产生不适感，同时传递到骨骼上的力量可能会造成骨折。同时老年人在进行牵伸时也会有损伤风险，这是由于组织紧张性增加。一些经过长期固定或者是肌肉十分衰弱的患者，会因为牵伸相关的因素承担损伤的风险，或者是因为缺少足够的力量来对抗过度的牵伸力。

活动过度的原因及影响

虽然大多数医生对于患者灵活性降低的治疗十分熟悉，但是还有很多患者出现的问题是活动过度。大多数人出现关节的或者全身的活动过度时并没有寻求医疗救助，更常见的是当患者出现疼痛、衰弱或者肌腱炎时才会寻求医疗救助。而这些病理改变、损伤和功能受限经常是由于活动过度引起的。

活动过度应该和不稳定性区分开，活动过度是指组织过度松弛或过长，而不稳定性是指过度的关节活动范围，即过度的骨或关节运动范围，在骨或关节周围缺少肌肉控制。虽然出现活动过度时，患者可能并没有出现任何不稳定性的症状。例如，ACL 缺损膝的患者测量后可能会发现胫骨-股骨关节前方松弛(即活动过度)，而并不出现关节不稳的症状。相反，患者可能会出现关节不稳或者落空感的症状，但是却并没出现可测量的松弛。

活动过度广义上被归为由于外伤、遗传体质(即 Ehlers-Dalos 征，活动过度综合征)或组织过长引起的关节活动范围过度。因外伤或者非外伤所致的灵活性过高的患者在寻求医疗救助时常会有诸多症状，但是可能有，也可能并没有出现明显的关节不稳。系统的活动度过高的评定方法一般采用 Beighton 评分(注 7-9)

注 7-9
Beighton 评分

检查发现	得分
1. 被动背屈和过伸掌指关节超过 90°	
2. 被动对掌，将拇指贴近前臂屈肌	
3. 被动过伸肘关节超过 10°	
4. 被动过伸膝关节超过 10°	
5. 伸膝状态下躯干向前弯曲直到手掌可以平放于地面	

动作 1~4 左右两侧分别检查，完成每个动作得 1 分，完成动作 5 得 1 分，合计 9 分

由外伤引起关节的活动过度会导致真正的关节不稳，尤其是盂肱关节，当盂肱关节由于外伤出现前下方脱位会形成复发性脱位。同样，踝关节外侧副韧带扭伤或者膝关节内侧副韧带扭伤会导致活动过度和关节不稳。非外伤引起的活动过度在盂肱关节也很常见，存在多个方向关节不稳的患者在寻求医疗救助时，多发现是肩袖肌腱炎。膝关节活动过度会导致继发性髌股关节疼痛。

活动过度可能会由于灵活性相对较低的节段或区域引发形成。多关节系统(例如脊柱)都有相

同的运动方向时,运动会在阻力最小的节段发生。异常的或者过度的运动被强行发生在运动阻力最小的节段时,经过长时间反复的这类运动会使阻力最小节段的灵活性增加,并且其他相对僵硬的节段灵活性会降低。因而全面检查,充分理解造成灵活性过高的原因是非常必要的。

活动过度的治疗性运动干预手段

活动过度的运动疗法干预手段应该直接针对相关的损伤和功能受限以及形成活动过度的潜在原因。例如,患者在脊柱水平活动过度,则可能会出现疼痛,并在邻近的节段出现灵活性降低。这些损伤必须和活动过度的节段一起治疗。虽然处理患者目前的症状很重要,但是如果并没有意识到活动过度的潜在病因可导致患者的症状复发。只有当同时出现关节不稳,或者由于相对柔韧性而引发其他部位出现症状时(即邻近节段灵活性降低),活动过度才应该进行治疗。

稳定性训练

稳定性训练概念在对脊柱的治疗过程中常常被提及。稳定性训练是指进行动态的活动以限制和控制过度的活动。这类活动并不是暗指静态姿势,而是在一定范围内活动(即正常范围),可以控制在该范围内活动过度。稳定性训练包括:

- 对僵硬或灵活性较低节段进行的灵活性训练。
- 对活动过度的节段在小范围内进行力量强化训练。
- 进行姿势训练以保证运动在控制范围内进行。
- 对患者进行教育。

为保持肢体在一定范围内运动时具备一定稳定性,在运动开始可能需要支持性器具,例如胶布或支具。这个活动范围会依据每位患者不同情况而有所不同。对患者的教育要针对帮助患者发现自身稳定性的限制,并学会适应这些限制。

因为灵活性训练可以纠正灵活性过低,并且稳定性训练可以增加紧张性,使稳定极限增加,这样患者可以获得更大的活动范围。例如,L4 峡部裂的患者可能伴有屈髋肌、椎旁肌短缩,同时 L4 节段灵活性增高。稳定性训练重点放在增加短缩肌肉的长度,这可以通过静态牵伸达到,接着可以在步行过程中支撑期站姿收缩腹肌进行主动牵伸训练。训练最初可能需要用到稳定性支具,随着短缩肌肉和 L4 节段紧张感的提高,可以不再使用支具,同时动作可以由支撑期站姿进展为弓箭步站姿。

应基于容易造成关节过度运动的方向选择合适的稳定性训练方式。在之前的例子中,受到影响的方向是伸展方向,脊柱更容易伸展过度,进而产生疼痛。治疗应重点加强背部训练以抵抗伸展力,而不是在任何方向上的运动都应被抵抗。对于肩关节前部不稳的患者,关节运动(前向滑动)是引起灵活性增高症状的原因,因而稳定性训练重点应该是控制前向移位,并治疗相关的损伤。

稳定性训练可以利用各式各样的姿势,并使用多种多样的器械进行。当目的是增加活动过度节段的稳定性时,可以予以支持(即胶带、支具)和小范围内强化训练,同时结合灵活性过低节段的灵活性训练。这样才能平衡各个部位不同的相对柔韧性。健身球、泡沫轴、平衡板以及本体感觉训练都是加强稳定性有效的方式。

闭链训练

闭链训练适合关节不稳或者活动过度的患者使用。下肢活动(比如下蹲、弓箭步或者腿部固定登台阶)都是常用的闭链训练活动。上肢活动(比如任何俯卧撑姿势或者其变式的上肢负重活动)都视为闭链活动。对抗自身体重依靠墙面、桌面或柜面完成撑起动作都是上肢有效的闭链活动。闭链训练的理论基础是基于肌肉收缩、低剪切力和增加关节间挤压。这类学说是基于一些科学和临床研究[130,131]。也有一些学说认为该理论基础的某些内容存在争议,例如闭链姿势下肌肉收缩[132,133],尤其是下肢活动,当双足接触地面很长时间,针对活动过度而进行的闭链训练产生临床效果很好。然而对于上肢,闭链姿势很少是功能性活动姿势。闭链姿势对于活动过度训练而言仍然是有效的上肢训练方式,只是需要加入开链稳定性技术。关于闭链训练的影响更多的内容可以参见第 14 章。

开链稳定性训练

开链稳定性训练同样适用于上肢和下肢。在 PNF 技术中,节律性稳定和交替等长收缩可以用来有效刺激关节周围共同收缩(参见第 15 章)。

这些技巧可以在不稳定的位置使用，在康复后期尤为有效，例如在外展和外旋位治疗盂肱关节不稳(图 7-54)。

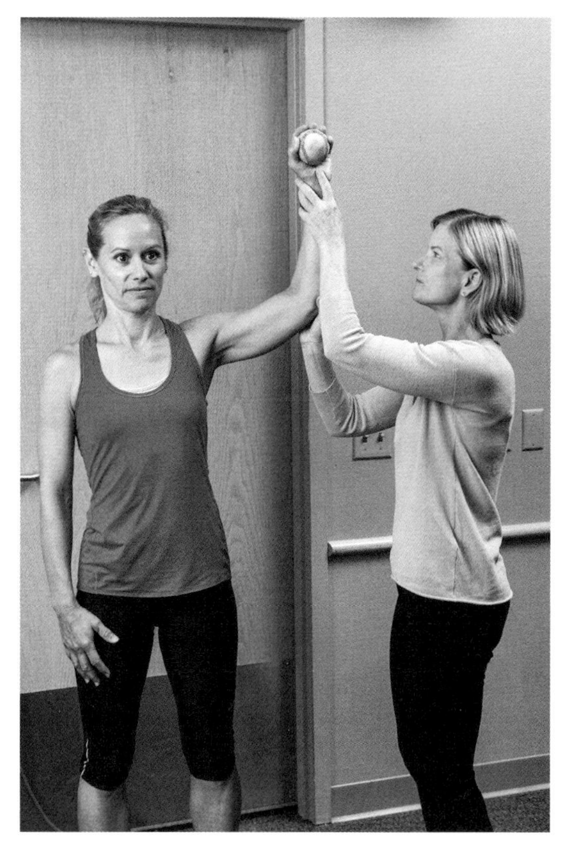

图 7-54　在上肢外展外旋位进行节律性稳定训练

对适用于脊柱的稳定性训练的方式很难分类，这是由于脊柱经常是一端关闭，另一端又打开了，因而并不是真正的开链或者闭链系统。用于脊柱的稳定性训练经常开始于仰卧位，并利用支具进行训练，再过渡到坐位或者站位进行。许多稳定性训练都可以在不稳定平面上(例如，健身球或者泡沫轴)进行。这样可以在舒适的活动范围内提高稳定性。坐位、俯卧位和仰卧位活动结合前臂前伸以及抬腿活动适用于早期乃至更高水平的稳定性训练(图 7-55)。很多同样类型的活动都可以利用上肢和下肢活动进而提高稳定性。

弹震式训练

弹震式训练可以通过三相肌肉激活引起关节周围肌肉共同收缩。区别于缓慢的活动，高速弹性活动会引起不同模式的主动肌和拮抗肌收缩。快速弹震式活动会引起主动肌和拮抗肌同时收缩[6,134,135]。相反，同样的运动模式以低速运动，只会存在主动肌收缩，减速是由于被动的黏弹性成分造成[6]。虽然黏弹性成分也会限制高速运动，但是不足以使快速的运动停止[134]。这些弹震式运动模式可以结合弹力管一起使用，或者是其他惯性训练器械(图 7-56)。使运动停下来所需要的拮抗肌活动量与活动的速率相关。速率越快所需要激活的肌肉越多[134](证据与研究 7-7)。

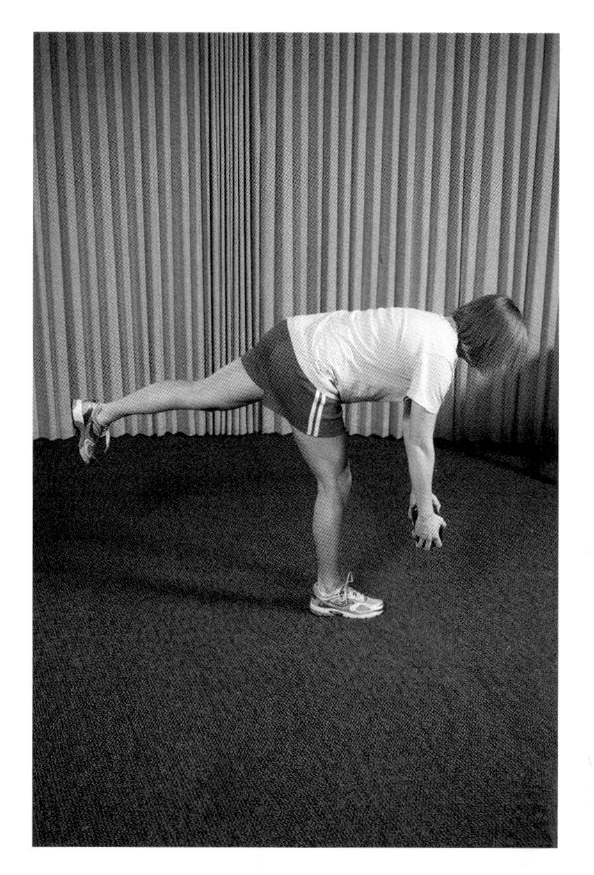

图 7-55　前屈超人运动是高阶的脊柱稳定性训练

证据与研究 7-7

要求受试者进行快速的拇指屈曲运动，在三个距离区间快速伸展肘关节，并以不同的速率运动。所有的运动都由二相或三相肌肉收缩完成。在峰速度和使运动停止所需拮抗肌激活量之间发现线性关系。相比同样的速度进行小弧度运动，大弧度运动(即大范围)显示较少的拮抗肌活动，快速的小范围的活动拮抗肌活动开始时间更早。快速活动的距离主要由最先收缩的主动肌控制，并且随着运动距离的减少，拮抗肌力矩逐渐增加，最终控制运动的时间[148]。进行快速运动需要产生大的主动肌力矩，随后产生同样大小或者更大的拮抗肌力矩。

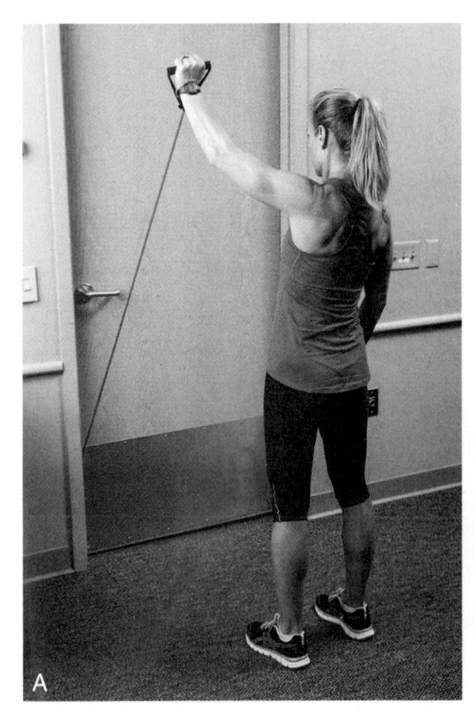

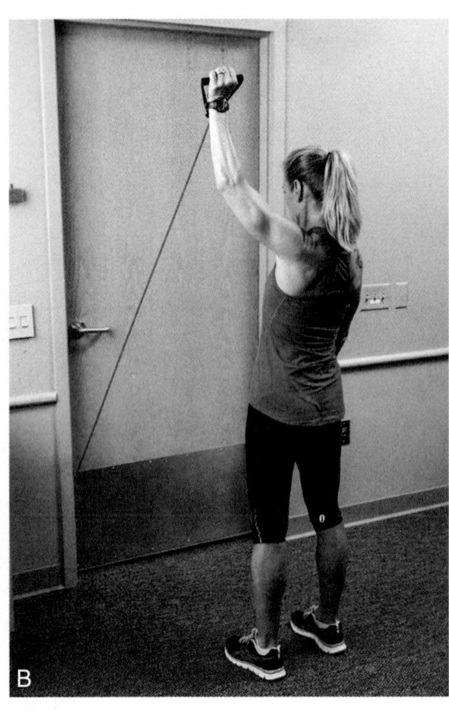

图 7-56 A. 快速轮流进行肩关节屈曲和伸展活动并在活动末端利用惯性动力训练系统；B. 利用弹力管进行同样的活动

进行短距离快速运动会导致大范围、快速的拮抗肌爆发，而长距离、缓慢的活动会导致小范围、延迟的拮抗肌爆发[134]。例如，髋关节在小范围内进行快速的屈曲和伸展运动会引发主动肌和拮抗肌共同收缩，而在大范围内缓慢伸展则会引发主动肌和拮抗肌相互激活。如果训练的目标是髋关节和骨盆的稳定性，那么小范围、快速运动相比大范围缓慢运动更可能引发共同收缩。

另一个影响拮抗肌活动的因素是受试者对这样的收缩是否必要的认识。一项研究显示，在进行肘关节屈曲和伸展活动时为受试者提供了力学停止机制以防止进一步活动[134]。当受试者知道停止活动的位置，拮抗肌爆发在两三次试验后就消失了，进而导致活动的速度更快，这提示拮抗肌活动阻碍运动并使运动变慢。

这项研究支持快速反转运动的使用，支持在短距离内快速运动。大范围运动并不能像小范围运动一样产生肌肉共同收缩。

训练量

训练量取决于训练目的和患者对活动的耐受情况。任何时候进行快速反转运动，疲劳会改变正确的运动表现，并会影响训练的效果。关注疲劳的症状，因为它会导致出现替代运动模式，或者达不到预期稳定效果。对于快速运动，多组训练的效果比一组多次的效果好，这样患者可以在一组训练时间内尽可能增加重复次数。

和其他运动处方一样，进行训练直到感觉疲惫，但是动作不失去控制，形式依然正确。控制训练时间和动作重复次数，并且在患者能力提高时，改变训练的参数以增加训练难度，其方式包括增加阻力、重复次数、速度，或者是减少休息时间。

活动过度的预防措施和禁忌证

一个重要的预防措施就是在治疗某一部位的活动过度症状时，要先确保明确该部位的相对柔韧性。在灵活性较低的部位进行牵伸以提高灵活性可能会增加相邻的活动过度部位的活动范围。强化正确的动态稳定性训练以确保治疗是独立的作用于正确的节段。例如，在牵伸屈髋肌过程中无法稳定骨盆，虽然可以增加腰椎伸展活动范围，但是也可能会增加活动过度部位的活动范围。

任何时候，动态稳定性训练开始的位置位于稳定极限（例如，肩关节活动度降低时需要在肩关节外展 90°、完全外旋位进行抗阻外旋），确保患者能够控制自身以防止关节不稳或脱位。活动进阶要依据患者控制的稳定极限的能力。动态稳定性训练过程中肌肉组织疲劳会让患者有受伤的风险，并且在整个训练过程中都有监控患者的疲劳水平。

很多稳定性训练进行肌肉离心收缩以提供稳定性。离心收缩和延迟肌肉酸痛（见第 15 章）、疲劳、控制降低以及替代运动有关联。在训练运动量设定时要考虑到这些。训练过程中要密切关注患者疲劳和失去控制的症状,因为这些可能会造成患者损伤,或者加剧肌肉疼痛。

任何时候进行单侧肢体训练,要注意防止跌倒,并确保单腿支撑是被允许进行的动作。伴有主要或邻近关节退行性变的患者,可能由于肢体过度负重而使症状加剧。当进行单腿支撑活动时,水池可以使自身负重量降低(参见第 16 章)。

年龄问题

需要考虑到大多数针对牵伸和灵活性训练的研究,都是以青年和中青年为样本,只有少量的研究是以儿童或老年人为样本。然而由于老年人口逐渐增加,越来越多的研究开始关注老年人和青年人对治疗的反应有何区别。正如在"牵伸"中提到的,老年人相比青年人,可以在维持较长时间的牵伸过程中获得更多的好处。

和很多青年人一样,儿童的灵活性存在不同水平,从短缩、僵硬到活动过度都可能存在。一般来说,8 岁以后人的柔韧性就维持相对稳定的状态,接着开始下降,直到 11—15 岁停止下降[136]。下降的原因可能是青春期突发生长。和青年人一样,儿童也可以通过牵伸提高自身柔韧性,具体的操作技术在这一章已经讲述过。一项针对小学生的研究发现,在经过一学年规律的腘绳肌牵伸后,直腿抬高活动范围明显增加[137]。并且每周 4 次训练相比每周 2 次训练最终的效果更好。

关节松动术不常用于儿童,虽然这种技术在一些特殊情况也是适用的。关节松动术用于儿童中枢神经系统疾病,比如脑性瘫痪[138]。和青年一样,它用于儿童的适应证主要是因关节囊紧张导致的灵活性过低。然而,在对任何儿童使用关节松动术时,一定要格外小心。对于一些疾病它也可能是禁忌证,例如唐氏综合征,这种情况下关节活动过度会继发于关节松弛而出现。另外,任何一个儿童如果骨骺开放,关节松动术对骺软骨生长面可能造成的损伤一定会抵消它带来的益处。换用其他干预方式可能会是更安全的选择。

老年人还会存在其他问题,随着年龄的增长,关节灵活性和肌肉柔韧性会逐年下降[34]。结缔组织随着年龄增长也会发生改变,这会使关节松动术和牵伸技术的使用受到影响。经过测试被动长度 - 张力曲线发现,老化的肌肉的紧张性会增加,并且位于肌肉区域附近的结缔组织比例会增加[139]。Feland 等人[34]建议使用静态牵伸优于 PNF 技术,因为老年人的肌肉更容易因收缩诱发损伤,并且恢复的能力更差。研究证实老年人肌肉更紧张并且对牵伸的耐受性更差[91]。

另外,随着年龄增加,关节灵活性逐年降低。研究报道髋关节旋转活动范围下降 20%,腕关节和肩关节活动范围下降 10%[140]。Walker 等人[141]研究显示下肢关节活动范围会下降 57% 以上。也有研究报道 20—60 岁人群的侧屈活动范围会下降 25%[140]。在为老年人施行关节松动术之前,要考虑到关节囊抗拉强度下降、关节软骨含水量下降,并且骨脆性增加。由于所有的这些结缔组织发生改变,所以在施行关节松动术时要格外小心。

辅助技术

医生经常使用各种治疗或技术来强化另一种技术的效果。各种形式的热疗是最常用的辅助技术,可以结合关节活动度训练以增加灵活性。胶原安全且容易变形的能力或被牵伸的能力可以随着胶原温度的升高得以加强。因为肌肉主要由胶原组成,肌肉被拉长的能力可能也会随着肌肉温度的升高得以加强[142]。产生有益影响的临界温度大约在 39℃或者 103℉[10,142-145]。

肌肉内温度可能在热疗运动后升高。可以使用深部热疗(例如超声波),这样很快就能达到所需的治疗性温度,利于完成柔韧性训练[146,147]。生理上来说,用来增加肌肉内温度最容易并且最合适的方法就是通过运动。在进行牵伸前应该对需要进行牵伸训练的肌群进行主动、亚极量抗阻运动。经过 10~15 分钟这类运动就可以使肌肉温度达到 39℃。

热疗通过使组织升温的方式在灵活性训练前做好提前准备,放松组织,减轻疼痛,并增加局部血液循环。除去运动,热疗的种类广义上可以分为表面热疗和深部热疗。虽然热疗可以增加局部血液循环并使组织升温,但是在进行训练前并不能代替热身训练。热身训练,例如步行、骑自行车、上肢手摇车或者主动关节活动度训练应该在进行治疗性关节活动度训练前进行。这样可以增加核心温度,并在进行训练前使周围组织做好准备。更多关于表面热疗和深部热疗的信息可以在 thePoint.lwww.com/BrodyHall4e 找到。

要点

- 固定对损伤和未损伤的软组织的影响是深远的,所有的组织都会被影响,包括肌腱附着点和骨组织。
- 这些影响是“对施加的要求有专一适应性”原则造成的结果。组织会对受到的负荷做出反应,当不承受负荷时,组织会变得衰弱。
- 组织经过固定后,恢复正常结构和机械性性质所需要的时间会是固定时间的 2 倍甚至更多。
- 关节活动度应该和肌肉活动度相区分。具体的目标决定处方应该进行的灵活性活动。
- 各种可收缩和不可收缩组织可以限制关节的灵活性。
- 被动关节活动度训练是不存在肌肉收缩的灵活性活动,主动 - 助力关节活动度训练是存在部分肌肉收缩的灵活性活动,主动关节活动度训练是利用肌肉主动收缩进行活动。
- 为了增加柔韧性,可以使用静态、弹震式和 PNF 牵伸技术。具体选择哪一种牵伸方式取决于患者损伤情况和生活方式。
- 灵活性训练处方取决于具体的训练目标以及进行训练的环境。
- 活动过度和灵活性过低一样可以被视为伤残。稳定性训练,例如闭链和快速反转运动可以一起使用。
- 辅助治疗,例如热疗可以用于增强灵活性训练

实训

和同伴进行下列活动训练。并不是所有的姿势都适合进行每一种训练,但是医生有时候无法改变患者的体位。如果无法达到最适体位,下列哪种体位更好,并讲明原因。

1. 患者仰卧位,进行下列操作:

a. 肩关节被动屈曲训练。

b. 肩关节主动 - 助力外展活动度训练。

c. 肩关节被动内旋和外旋活动度训练。

d. 胸大肌收缩 - 放松牵伸训练。

e. 被动髋关节和膝关节屈曲活动度训练。

f. 腘绳肌收缩 - 放松 - 收缩训练。

g. 腰椎被动屈曲活动度训练。

h. 腰椎被动旋转训练。

2. 患者坐位,进行下列操作:

a. 髋关节被动内旋和外旋活动度训练。

b. 膝关节主动 - 助力伸展活动度训练。

c. 髋关节内旋和外旋肌收缩 - 放松牵伸训练。

d. 肩关节主动 - 辅助屈曲活动度训练。

e. 肩关节主动外展活动度训练。

3. 患者侧卧位,进行下列操作:

a. 肩关节被动伸展活动度训练。

b. 肩关节主动 - 助力外展活动度训练。

c. 肩关节内旋肌收缩 - 放松牵伸训练。

d. 肩关节主动屈曲活动度训练。

4. 患者俯卧位,进行下列操作:

a. 肘关节主动 - 助力伸展活动度训练。

b. 髋关节被动内旋和外旋活动度训练。

c. 肩关节主动屈曲训练。

d. 髋关节屈曲肌收缩 - 放松牵伸训练。

e. 腓肠肌收缩 - 放松 - 收缩牵伸训练。

f. 比目鱼肌收缩 - 放松 - 收缩牵伸训练。

5. 决定哪种体位最适合患者进行下列操作

a. 在去重力位进行肩关节主动外旋活动度训练。

b. 肩胛骨主动抬高活动度训练。

c. 在去重力位进行腕关节主动背伸活动度训练。

d. 髋关节外展肌收缩 - 放松牵伸训练。

e. 在去重力位进行肩关节主动外展活动度训练。

f. 颈椎被动旋转活动度训练。

g. 肱三头肌静态牵伸训练。

6. 选择上述五种训练方式,并为患者撰写一份适合家庭康复的运动处方,包括这些训练的插图。

7. 参见第七单元病例讨论的病例 6,指导该患者在康复第一阶段进行训练,演示并解释制定该训练计划的原因。

8. 医生正在治疗一位因为活动过度而患有肩袖肌腱炎的邮政工人,这位患者每天在眼睛高度的平面上整理邮件。现在肩袖肌腱炎已经得到有效的治疗。请你指导他一些训练方法以治疗关节不稳,演示并解释原因。

9. 指导患者进行股四头肌、腘绳肌和髂胫束自我牵伸训练。解释制定该训练计划的原因，并针对一个肌群演示三种不同的牵伸方式。

辨析

1. 参见第七单元病例讨论的病例2

a. 虽然患者需要同时增加膝关节屈曲和伸展活动范围，那么哪个方向应优先，并讲明原因？

b. 讨论各种可以用来增加患者膝关节主动活动范围方法的优缺点。

2. 第七单元病例讨论的病例4

a. 如果此时患者是一位伴有严重的骨质疏松的老奶奶，你的训练计划会有何不同？

b. 如果此时患者25岁，关节附属运动测试结果提示活动过度，你的治疗计划会有何不同？

3. 第七单元病例讨论的病例1，回答这位患者存在哪些方面的功能障碍和活动受限，并为他设计训练计划以提高髋关节灵活性

a. 包括在室内可以进行的治疗性活动。

b. 室内训练计划中应包含各项训练参数。

c. 你会选择那些活动指导患者进行训练以保持积极的生活方式？这些活动需要进行何种调整以满足这位患者的需要？

参考文献

1. Magee D. Orthopedic Physical Assessment. 2nd Ed. Philadelphia, PA: WB Saunders, 1992.
2. Dorland's Illustrated Medical Dictionary. 26th Ed. Philadelphia, PA: WB Saunders, 1981.
3. Doschak MR, Zernicke RF. Structure, function and adaptation of bone-tendon and bone-ligament complexes. J Musculoskelet Neuronal Interact 2005;5(1):35–40.
4. Kannus P, Jozsa L, Renstrom P, et al. The effects of training, immobilization and remobilization on musculoskeletal tissue. I. Training and immobilization. Scand J Med Sci Sports 1992;2:100–118.
5. Kannus P, Jozsa L, Renstrom P, et al. The effects of training, immobilization and remobilization on musculoskeletal tissue. II. Remobilization and prevention of immobilization atrophy. Scand J Med Sci Sports 1992;2:164–176.
6. Gajdosik RL, Bohannon RW. Clinical measurement of range of motion. Phys Ther 1987;67:1867–1872.
7. Hayes KW, Peterson C, Falconer J. An examination of Cyriax's passive motion tests with patients having osteoarthritis of the knee. Phys Ther 1994;74:697–709.
8. Page MJ, Green S, Kramer S, et al. Manual therapy and exercise for adhesive capsulitis (frozen shoulder). Cochrane Database Syst Rev 2014;8:CD011275.
9. Smitherman JA, Struk AM, Cricchio M, et al. Arthroscopy and manipulation versus home therapy program in treatment of adhesive capsulitis of the shoulder: a prospective randomized study. J Surg Orthop Adv 2015;24(1):69–74.
10. Frank C, Akeson WH, Woo SL-Y, et al. Physiology and therapeutic value of passive joint motion. Clin Orthop 1984;185:113–125.
11. Stuiver MM, ten Tusscher MR, Agasi-Idenburg CS, et al. Conservative interventions for preventing clinically detectable upper-limb lymphoedema in patients who are at risk of developing lymphoedema after breast cancer therapy. Cochrane Database Syst Rev 2015;2:CD009765.
12. Johnson E, Bradley B, Witkowski K, et al. Effect of a static calf muscle-tendon unit stretching program on ankle dorsiflexion range of motion of older women. J Geriatr Phys Ther 2007;30(2):49–52.
13. Ross MD. Effect of a 15-day pragmatic hamstring stretching program on hamstring flexibility and single hop for distance test peformance. Res Sports Med 2007;15(4):271–281.
14. Balle SS, Magnusson SP, McHugh MP. Effects of contract-relax vs static stretching on stretch-induced strength loss and length-tension relationship. Scand J Med Sci Sports 2015;25(6):764–769.
15. Celik D, Kaya Mutlu E. Does adding mobilization to stretching improve outcomes for people with frozen shoulder? A randomized controlled clinical trial. Clin Rehabil 2016;30(8):786–794.
16. Markos PK. Ipsilateral and contralateral effects of proprioceptive neuromuscular facilitation techniques on hip motion and electromyographic activity. Phys Ther 1979;59:1366–1373.
17. Cornelius W, Jackson A. The effects of cryotherapy and PNF on hip extensor flexibility. J Athl Train 1984;19:183–184.
18. deVries HA. Prevention of muscular distress after exercise. Res Q 1961;32:177–185.
19. deVries HA. Evaluation of static stretching procedures for improvement of flexibility. Res Q 1962;33:222–229.
20. deVries HA. The "looseness" factor in speed and oxygen consumption of an anaerobic 100 yard dash. Res Q 1963;34:305–313.
21. Loudon KL, Bolier CE, Allison KA, et al. Effects of two stretching methods on the flexibility and retention of flexibility at the ankle joint in runners. Phys Ther 1985;65:698.
22. Moore M, Hutton R. Electromyographic investigation of muscle stretching techniques. Med Sci Sports Exerc 1980;12:322–329.
23. Prentice WE. A comparison of static stretching and PNF stretching for improving hip joint flexibility. J Athl Train 1983;18:56–59.
24. Sady SP, Wortman M, Blanke D. Flexibility training: ballistic, static or proprioceptive neuromuscular facilitation? Arch Phys Med Rehabil 1982;63:261–263.
25. Tanigawa MC. Comparison of the hold relax procedure and passive mobilization of increasing muscle length. Phys Ther 1972;52:725–735.
26. Voss DE, Ionta MK, Myers GJ. Proprioceptive Neuromuscular Facilitation: Patterns and Techniques. 3rd Ed. Philadelphia, PA: JB Lippincott, 1985.
27. Wallin D, Ekblom B, Grahm R, et al. Improvement of muscle flexibility: a comparison between two techniques. Am J Sports Med 1985;13:263–268.
28. Zebas CJ, Rivera ML. Retention of flexibility in selected joints after cessation of a stretching exercise program. In: Dotson CO, Humphrey JH, eds. Exercise Physiology: Current Selected Research Topics. New York, NY: AMS Press, 1985.
29. Crutchfield CA, Barnes MR. The Neurophysiological Basis of Patient Treatment. Vol I. The Muscle Spindle. 2nd Ed. West Virginia: Stokesville Publishing, 1972.
30. Bandy WD, Irion JM, Briggler M. The effect of time and frequency of static stretching on flexibility of the hamstring muscles. Phys Ther 1997;77(10):1090–1096.
31. Ayala F, de Baranda Andujar PS. Effect of 3 different active stretch durations on hip flexion range of motion. J Strength Cond Res 2010;24(2):430–436.
32. Cipriani D, Abel B, Pirrwitz D. A comparison of two stretching protocols on hip range of motion: implications for total daily stretch duration. J Strength Cond Res 2003;17(2):274–278.
33. Johnson AW, Mitchell UH, Meek K, et al. Hamstring flexibility increases the same with 3 or 9 repetitions of stretching held for a total time of 90 s. Phys Ther Sport 2014;15(2):101–105.
34. Feland JB, Myrer JW, Schulthies SS, et al. The effect of duration of stretching of the hamstring muscle group for increasing range of motion in people aged 65 years or older. Phys Ther 2001;81(5):1110–1117.
35. Wallmann HW, Christensen SD, Perry C, et al. The acute effects of various types of stretching static, dynamic, ballistic, and no stretch of the iliopsoas on 40-yard sprint times in recreational runners. Int J Sports Phys Ther 2012;7(5):540–547.
36. Konrad A, Tilp M. Effects of ballistic stretching training on the properties of human muscle and tendon structures. J Appl Physiol

(1985) 2014;117(1):29–35.
37. Taylor DC, Dalton JD Jr, Seaber AV, et al. Viscoelastic properties of muscle-tendon units. The biomechanical effects of stretching. Am J Sports Med 1990;18(3):300–309.
38. Entyre BR, Abraham LD. Antagonist muscle activity during stretching: a paradox reassessed. Med Sci Sports Exerc 1988;20: 285–289.
39. Entyre BR, Abraham LD. Ache-reflex changes during static stretching and two variations of proprioceptive neuromuscular facilitation techniques. Electroencephalogr Clin Neurophysiol 1986;63:174–179.
40. Entyre BR, Lee EJ. Chronic and acute flexibility of men and women using three different stretching techniques. Res Q 1988;222:228.
41. Shindo M, Harayama H, Kondo K, et al. Changes in reciprocal Ia inhibition during voluntary contraction in man. Exp Brain Res 1984;53:400–408.
42. Zachazewski JE. Flexibility for sport. In: Sanders B, ed. Sports Physical Therapy. Norwalk, CT: Appleton & Lange, 1990.
43. Zachazewski JE. Improving flexibility. In: Scully RM, Barnes MR, eds. Physical Therapy. Philadelphia, PA: JB Lippincott, 1989.
44. Mahieu NN, McNair P, DeMuynck M, et al. Effect of static and ballistic stretchign on the muscle-tendon tissue properties. Med Sci Sports Exerc 2007;39(3):494–501.
45. Gajdosik RL, Allred JD, Gabbert HL, et al. A stretching program increases the dynamic passive length and passive resistive properties of the calf muscle-tendon unit of unconditioned younger women. Eur J Appl Physiol 2007;99(4):449–454.
46. Hutton RS. Neuromuscular basis of stretching exercises. In: Komi PV, ed. Strength and Power in Sports. Boston, MA: Blackwell Scientific, 1992:29–38.
47. Chalmers G. Re-examination of the possible role of Golgi tendon organ and muscle spindle reflexes in proprioceptive neuromuscular facilitation muscle stretching. Sports Biomech 2004;3(1): 159–183.
48. Guissard N, Duchateau J. Neural aspects of muscle stretching. Exer Sports Sci Rev 2006;34(4):154–158.
49. Handel M, Horstmann T, Dickhuth HH, et al. Effects of contract-relax stretching training on muscle performance in athletes. Eur J Appl Physiol 1997;76:400–408.
50. Mitchell UH, Myrer JW, Hopkins JT, et al. Acute stretch perception alteration contributes to the success of the PNF "contract-relax" stretch. J Sport Rehabil 2007;16(2):85–92.
51. Rees SS, Murphy AJ, Watsford ML, et al. Effects of proprioceptive neuromuscular facilitation stretching on stiffness and force-producing characteristics of the ankle in active women. J Strength Cond Res 2007;21(2):572–577.
52. Bonnar BP, Deivert RG, Gould TE. The relationship between isometric contraction durations during hold-relax stretching and improvement of hamstring flexibility. J Sports Med Phys Fitness 2004;44(3):258–261.
53. Gonzalez-Rave JM, Sanchez-Gomez A, Santos-Garcia DJ. Efficacy of two different stretch training programs (passive vs. proprioceptive neuromuscular facilitation) on shoulder and hip range of motion in older people. J Strength Cond Res 2012;26(4):1045–1051.
54. Fasen JM, O'Connor AM, Schwartz SL, et al. A randomized controlled trial of hamstring stretching: comparison of four techniques. J Strength Cond Res 2009;23(2):660–667.
55. O'Hora J, Cartwright A, Wade CD, et al. Efficacy of static stretching and proprioceptive neuromuscular facilitation stretch on hamstrings length after a single session. J Strength Cond Res 2011;25(6):1586–1591.
56. Puentedura EJ, Huijbregts PA, Celeste S, et al. Immediate effects of quantified hamstring stretching: hold-relax proprioceptive neuromuscular facilitation versus static stretching. Phys Ther Sport 2011;12(3):122–126.
57. Holt BW, Lambourne K. The impact of different warm-up protocols on vertical jump performance in male collegiate athletes. J Strength Cond Res 2008;22(1):226–229.
58. Herman SL, Smith DT. Four-week dynamic stretching warm-up intervention elicits longer-term performance benefits. J Strength Cond Res 2008;22(4):1286–1297.
59. McMillian DJ, Moore JH, Hatler BS, et al. Dynamic vs. static-stretching warm up: the effect on power and agility performance. J Strength Cond Res 2006;20(3):492–499.
60. Little T, Williams AG. Effects of differential stretching protocols during warm-ups on high-speed motor capacities in professional soccer players. J Strength Cond Res 2006;20(1):203–207.
61. Jaggers JR, Swank AM, Frost KL, et al. The acute effects of dynamic and ballistic stretching on vertical jump height, force, and power. J Strength Cond Res 2008;22(6):1844–1849.
62. Sa MA, Neto GR, Costa PB, et al. Acute effects of different stretching techniques on the number of repetitions in a single lower body resistance training session. J Hum Kinet 2015;45: 177–185.
63. Ford P, McChesney J. Duration of maintained hamstring ROM following termination of three stretching protocols. J Sport Rehabil 2007;16(1):18–27.
64. Bradley PS, Olsen PD, Portas MD. The effect of static, ballistic, and proprioceptive neuromuscular facilitation stretching on vertical jump performance. J Strength Cond Res 2007;21(1): 223–226.
65. Coutinho EL, Gomes AR, Franca CN, et al. Effect of passive stretching on the immobilized soleus muscle fiber morphology. Braz J Med Biol Res 2004;37(12):1853–1861.
66. Bazett-Jones DM, Gibson MH, McBride JM. Sprint and vertical jump performances are not affected by six weeks of static hamstring stretching. J Strength Cond Res 2008;22(1):25–31.
67. Kokkonen J, Nelson AG, Eldredge C, et al. Chronic static stretching improves exercise performance. Med Sci Sports Exerc 2007;39(10):1825–1831.
68. Ferreira GN, Teixeira-Salmela LF, Guimaraes CQ. Gains in flexibility related to measures of muscular performance: impact of flexibility on muscular performance. Clin J Sport Med 2007;17(4): 276–281.
69. Rubini EC, Costa AL, Gomes PS. The effects of stretching on strength performance. Sports Med 2007;37(3):213–224.
70. Fletcher IM, Anness R. The acute effects of combined static and dynamic stretch protocols on fifty-meter sprint performance in track-and-field athletes. J Strength Cond Res 2007;21(3):784–787.
71. Decoster LC, Cleland J, Altieri C, et al. The effects of hamstring stretching on range of motion: a systematic literature review. J Orthop Sports Phys Ther 2005;35:377–387.
72. Williams PE. Use of intermittent stretch in the prevention of serial sarcomere loss in immobilized muscle. Ann Rheum Dis 1994;49:316–317.
73. Beedle BB, Leydig SN, Carnucci JM. No differences in pre- and postexercise stretching on flexibility. J Strength Cond Res 2007;21(3):780–783.
74. Woods K, Bishop P, Jones E. Warm-up and stretching in the prevention of muscular injury. Sports Med 2007;37(12): 1089–1099.
75. Cipriani DJ, Terry ME, Haines MA, et al. Effect of stretch frequency and sex on the rate of gain and rate of loss in muscle flexibility during a hamstring-stretching program: a randomized single-blind longitudinal study. J Strength Cond Res 2012;26(8):2119-2129.
76. Covert CA, Alexander MP, Petronis JJ, et al. Comparison of ballistic and static stretching on hamstring muscle length using an equal stretching dose. J Strength Cond Res 2010;24(11):3008–3014.
77. Sainz de Baranda P, Ayala F. Chronic flexibility improvement after 12 week of stretching program utilizing the ACSM recommendations: hamstring flexibility. Int J Sports Med 2010;31(6): 389–396.
78. Wicke J, Gainey K, Figueroa M. A comparison of self-administered proprioceptive neuromuscular facilitation to static stretching on range of motion and flexibility. J Strength Cond Res 2014;28(1): 168–172.
79. Winters MV, Blake CG, Trost JS, et al. Passive versus active stretching of hip flexor muscles in subjects with limited hip extension: a randomized clinical trial. Phys Ther. 2004;84(9): 800–807.
80. Willy RW, Kyle BA, Moore SA, et al. Effect of cessation and resumption of static hamstring muscle stretching on joint range of motion. J Orthop Sports Phys Ther 2001;31(3):138–144.
81. Rancour J, Holmes CF, Cipriani DJ. The effects of intermittent stretching following a 4-week static stretching protocol: a randomized trial. J Strength Cond Res 2009;23(8):2217–2222.
82. Godges JJ, MacRae H, Longdon C, et al. The effects of two stretching procedures on hip range of motion and gait economy. J Orthop Sports Phys Ther 1989;10:350–357.
83. Worrell TW, Smith TL, Winegardner J. Effect of hamstring

stretching on hamstring muscle performance. J Orthop Sports Phys Ther 1994;20:154–159.
84. Wilson GJ, Murphy AJ, Pryor JF. Musculotendinous stiffness: its relationship to eccentric, isometric, and concentric performance. J Appl Physiol 1994;76:2714–2719.
85. Stauber WT, Miller GR, Grimmett JG, et al. Adaptation of rat soleus muscles to 4 wk of intermittent strain. J Appl Physiol 1994;77:58–62.
86. Okita M, Yoshimura T, Nakano J, et al. Effects of short duration stretching on disuse muscle atrophy in immobilized rat soleus muscles. J Jpn Phys Ther Assoc. 2001;4(1):1–5.
87. Gomes AR, Coutinho EL, Franca CN, et al. Effect of one stretch a week applied to the immobilized soleus muscle on rat muscle fiber morphology. Braz J Med Biol Res 2004;37(10):1473–1480.
88. Anderson B, Burke ER. Scientific, medical and practical aspects of stretching. Clin Sports Med 1991;10:63–86.
89. Magnusson SP, Aagard P, Simonson EB, et al. A biomechanical evaluation of cyclic and static stretch in human skeletal muscle. Int J Sports Med 1998;19:310–316.
90. Magnusson SP, Aagard P, Simonson EB, et al. Passive tensile stress and energy of the human hamstring muscles in vivo. Scan J Med Sci Sports Exerc 2000;10:351–359.
91. Magnusson SP. Passive properties of human skeletal muscle during stretch maneuvers. A review. Scan J Med Sci Sports Exerc 1998;8:65–77.
92. Stopka C, Morley K, Siders R, Schuette J, et al. Stretching techniques to improve flexibility in Special Olympics athletes and their coaches. J Sport Rehab 2002;11:22–34.
93. Hagbarth KE, Hagglund JV, Nordin M, et al. Thixotropic behavior of human finger flexor muscles with accompanying changes in spindle and reflex responses to stretch. J Physiol 1985:368:323–342.
94. DePino GM, Webright WG, Arnold BL. Duration of maintained hamstring flexibility after cessation of an acute static stretching protocol. J Athl Train 2000;35:56–59.
95. Siatras TA, Mittas VP, Mameietzi SN, et al. The duration of the inhibitory effects with static stretching on quadriceps peak torque production. J Strength Cond Res 2008;22(1):40–46.
96. Kinser AM, Ramsey MW, O'Bryant HS, et al. Vibration and stretching effects on flexibility and explosive strength in young gymnasts. Med Sci Sports Exerc 2007;40(1):133–140.
97. Wallmann HW, Gillis CB, Martinez NJ. The effects of different stretching techniques of the quadriceps muscles on agility performance in female collegiate soccer athletes: a pilot study. N Am J Sports Phys Ther 2008;3(1):41–47.
98. Behm DG, Bambury A, Cahill F, et al. Effect of acute static stretching on force, balance, reaction time and movement time. Med Sci Sports Exerc 2004;36(8):1397–1402.
99. Brandenburg JP. Duration of stretch does not influence the degree of force loss following static stretching. J Sports Med Phys Fitness 2006;46(4):526–534.
100. Pinto MD, Wilhelm EN, Tricoli V, et al. Differential effects of 30- vs. 60-second static muscle stretching on vertical jump performance. J Strength Cond Res 2014;28(12):3440–3446.
101. Behm DG, Chaouachi A. A review of the acute effects of static and dynamic stretching on performance. Eur J Appl Physiol 2011;111(11):2633–2651.
102. Kay AD, Blazevich AJ. Effect of acute static stretch on maximal muscle performance: a systematic review. Med Sci Sports Exerc 2012;44(1):154–164.
103. Simic L, Sarabon N, Markovic G. Does pre-exercise static stretching inhibit maximal muscular performance? A meta-analytical review. Scand J Med Sci Sports 2013;23(2):131–148.
104. Trudel G, Zhou J, Uthoff HK, et al. Four weeks of mobility after 8 weeks of immobility fails to restore normal motion: a preliminary study. Clin Orthop Relat Res 2008;466(5):1239–1244.
105. Steffen TM, Mollinger LA. Low-load, prolonged stretch in the treatment of knee flexion contractures in nursing home residents. Phys Ther 1995;75:886–897.
106. Matsumoto F, Trudel G, Uhthoff HK, et al. Mechanical effects of immobilization on the Achilles tendon. Arch Phys Med Rehabil 2003;84:662–667.
107. Yasuda T, Kinoshita M, Shibayama Y. Unfavorable effect of knee immobilization on Achilles tendon healing in rabbits. Acta Orthop Scand 2000;71:69–73.
108. Usuba M, Akai M, Shirasaki Y, et al. Experimental joint contracture correction with low torque—long duration repeated stretching. Clin Orthop Rel Res 2007;456:70–78.
109. Branch TP, Karsch RE, Mills TJ, et al. Mechanical therapy for loss of knee flexion. Am J Orthop 2003;32(4):195–200.
110. Logerstedt D, Sennett BJ. Case series utilizing drop-out casting for the treatment of knee joint extension motion loss following anterior cruciate ligament reconstruction. J Orthop Sports Phys Ther 2007;37(7):404–411.
111. McClure PW, Blackburn LG, Dusold C. The use of splints in the treatment of joint stiffness: biologic rationale and an algorithm for making clinical decisions. Phys Ther 1994;74(12):1101–1107.
112. Lindenhovius AL, Doornberg JN, Brouwer KM, et al. A prospective randomized controlled trial of dynamic versus static progressive elbow splinting for posttraumatic elbow stiffness. J Bone Joint Surg Am 2012;94(8):694–700.
113. Veltman ES, Doornberg JN, Eygendaal D, et al. Static progressive versus dynamic splinting for posttraumatic elbow stiffness: a systematic review of 232 patients. Arch Orthop Trauma Surg 2015;135(5):613–617.
114. American Physical Therapy Association. Guide to Physical Therapist Practice. 2nd Ed. Alexandria, VA: American Physical Therapy Association, 2001;81:S680.
115. Maitland GD. Vertebral Manipulation. 5th Ed. Boston, MA: Butterworth, 1986.
116. Kaltenborn FM. The Spine: Basic Evaluation and Mobilization Techniques. Minneapolis, MN: Orthopedic Physical Therapy Products, 1993.
117. Hsu AT, Hedman T, Chang JH, et al. Changes in abduction and rotation range of motion in response to simulated dorsal and ventral translational mobilization of the glenohumeral joint. Phys Ther 2002;82:544–556.
118. Roubal PJ, Dobritt D, Placzek JD. Glenohumeral gliding manipulation following interscalene brachial plexus block in patients with adhesive capsulitis. J Orthop Sports Phys Ther 1996;24:66–77.
119. Vermeulen HM, Obermann WR, Burger BJ, et al. End-range mobilization techniques in adhesive capsulitis of the shoulder joint: a multiple-subject case report. Phys Ther 2000;80:1204–1213.
120. Howell SM, Glainat BJ, Renzi AJ, et al. Normal and abnormal mechanics of the glenohumeral joint in the horizontal plane. J Bone Joint Surg 1988;70A:227–232.
121. Harryman DT II, Sidles JA, Clark JA, et al. Translation of the humeral head on the glenoid with passive glenohumeral motion. J Bone Joint Surg 1990;72A:1334–1343.
122. Elvey RL, Hall T. Neural tissue evaluation and treatment. In: Donatelli RA, ed. Physical Therapy of the Shoulder. 4th Ed. St. Louis, MO: Churchill Livingstone, 2004.
123. Butler DS. Mobilisation of the Nervous System. St. Louis, MO: Churchill Livingstone, 1999.
124. Butler DS. The Sensitive Nervous System. Adelaide, Australia: Noigroup Publications, 2000.
125. Zane Y, Golden. The Ultimate Body Rolling Workout. New York, NY: Broadway Books, 2003.
126. Williams PE, Golkspink G. Changes in sarcomere length and physiological properties in immobilized muscle. J Anat 1978:127:459–468.
127. Bandy WD, Irion JM. The effect of time of static stretch on the flexibility of the hamstring muscles. Phys Ther 1994;74:845–852.
128. Lentell G, Hetherington T, Eagan J, et al. The use of thermal agents to influence the effectiveness of a low-load prolonged stretch. J Orthop Sports Phys Ther 1992;5:200–207.
129. Madding SW, Wong JG, Hallum A, et al. Effects of duration of passive stretching on hip abduction range of motion. J Orthop Sports Phys Ther 1987;8:409–416.
130. Beynnon BD, Fleming BC, Johnson RJ, et al. Anterior cruciate ligament strain behavior during rehabilitation exercises in vivo. Am J Sports Med 1995;23:24–33.
131. Yack HJ, Collins CE, Whieldon TJ. Comparison of closed and open kinetic chain exercise in the anterior cruciate ligament-deficient knee. Am J Sports Med 1993;21:49–54.
132. Graham VL, Gehlsen GM, Edwards JA. Electromyographic evaluation of close and open kinetic chain knee rehabilitation

exercises. J Athl Train 1993;28:23–31.
133. Gryzlo SM, Patek RM, Pink M, et al. Electromyographic analysis of knee rehabilitation exercises. J Orthop Sports Phys Ther 1994;20:36–43.
134. Marsden CD, Obeso JA, Rothwell JC. The function of the antagonist muscle during fast limb movements in man. J Physiol 1983; 335:1–13.
135. Wierzbicka MM, Wiegner AW, Shahani BT. The role of agonist and antagonist in fast arm movements in man. Exp Brain Res 1986;63:331–340.
136. Servedio FJ. Normal growth and development. Ortho Phys Ther Clin North Am 1997;6:417–437.
137. Santonja Medina FM, Sainz De Baranda Andujar P, Rodriguez Garcia PL, et al. Effects of frequency of static stretching on straight-leg raise in elementary school children. J Sports Med Phys Fitness 2007;47(3):304–308.
138. Harris SR, Lundgren BD. Joint mobilization for children with central nervous system disorders: indications and precautions. Phys Ther 1991;71:890–895.
139. Booth FW, Weeden SH. Structural aspects of aging human skeletal muscle. In: Buckwalter JA, Goldberg VM, Woo SL-Y, eds. Musculoskeletal Soft-Tissue Aging: Impact on Mobility. Rosemont, IL: American Academy of Orthopaedic Surgeons, 1993.
140. Schultz AB. Biomechanics of mobility impairment in the elderly. In: Buckwalter JA, Goldberg VM, Woo SL-Y, eds. Musculoskeletal Soft-Tissue Aging: Impact on Mobility. Rosemont, IL: American Academy of Orthopaedic Surgeons, 1993.
141. Walker JM, Sue D, Miles-Elkousy N, et al. Active mobility of the extremities in older subjects. Phys Ther 1984;64:919–923.
142. Rigby JF. The effect of mechanical extension upon the thermal stability of collagen. Biochem Biophys Acta 1964;79:334–363.
143. Lehmann JF, Masock AJ, Warren CG, et al. Effect of therapeutic temperatures on tendon extensibility. Arch Phys Med Rehabil 1970;51:481–487.
144. Rigby JF, Hirai N, Spikes JD, et al. The mechanical properties of rat tail tendon. J Gen Physiol 1959;43:265–283.
145. Warren CG, Lehmann JF, Koblanski JM, et al. Elongation of rat tail tendon: effect of load and temperature. Arch Phys Med Rehabil 1971;52:465–474.
146. Draper DO, Ricard MD. Rate of temperature decay in human muscle following 3 MHz ultrasound: the stretching window revealed. J Athl Train 1996;30:304–307.
147. Rose S, Draper DO, Schulties SS, et al. The stretching window part two: rate of thermal decay in deep muscle following 1-MHz ultrasound. J Athl Train 1996;31:139–143.

第8章

平衡功能受损

COLIN R. GROVE・JUDITH DEWANE・LORI THEIN BRODY

当康复病人有多种功能失调时，平衡是医生需要着重考虑的问题，同时平衡功能训练越来越多地被加入到临床实践当中[1-4]。患者的身体健康可能会受到平衡功能损伤的影响或者是导致平衡功能受损。例如，患者在篮球运动造成损伤后接受十字韧带重建术，单腿支撑能力可能会有所欠缺。亦或者由于帕金森病导致平衡功能受损，患者可能会发生摔倒，进而导致髋关节骨折，并出现与行动相关的功能失调。对于每一位这类患者的康复计划，都应含有平衡功能训练。然而，临床医生必须注意的是平衡功能的维持是多维度的，并且平衡功能受损并不是简单的功能障碍，例如关节活动受损。甚至可以认为平衡功能障碍属于高级损伤，意味着身体的多个系统可能发生问题。因此平衡功能训练在复健计划中的设定会依据患者的病情存在极大差异，甚至同一诊断结果也会有所不同。

定义

平衡是一个多维度的概念，它既包含姿势性稳定，也包含运动性稳定。姿势性稳定是维持平衡的能力，或者是保持身体的重心（COM）落在支撑面内的能力（BOS）[5]。运动性稳定是在步行，或者是从一个姿势转换到另一个姿势过程中控制姿势稳定性的能力，例如从坐位转移到站立位[6]。步行过程中的稳定性需要控制身体重心的移动，但是重心并不需要一直保持在支撑面以内。

姿势性摆动是平衡的一部分，并且是正常的动作。它指的是身体重心在支撑面内不断地变换位置。当一个人可以保持在稳定极限（LOS）内摆动，或者摆动发生在失去平衡前垂直方向上最大的平移角度内，那么这个人就可以保持姿势性稳定，可以在不改变支撑面的情况下在稳定极限内的空间区域中保持平衡状态。

一定量的前后摆动和横向摆动会在保持平衡过程中出现。这种摆动轨迹包括稳定极限内的前方、后方和侧方摆动。成年人正常的前后向摆动角度是12°（从最前方到最后方）[7]。侧方摆动极限因两足间面积和身高而有所不同。一个平均身高的成年人，两足间距1.2m（4英尺），从一侧到另一侧的横向摆动角度大约16°[7]。这种稳定性经常使用稳定性椎体来描述（图8-1A，B）。只要患者的摆动轨迹保持在稳定性椎体空间范围内，就可以保持平衡。当重心在摆动轨迹的中点对齐，12°

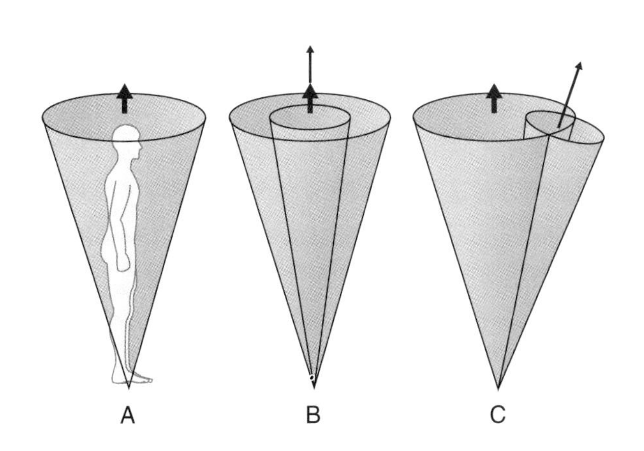

图8-1　稳定极限、摆动轨迹、重心的关系。A.稳定极限由摆动轨迹围成的锥体形状构成；B.当重心和锥体中心对齐，摆动轨迹保持在稳定极限内；C.当重心超出，例如前倾姿势，摆动轨迹就会超出稳定极限，就必须采取恢复平衡策略来重获平衡

的前后向摆动角度和16°侧方摆动角度就可以轻易出现。

患者依靠平衡策略(协调性神经肌肉协同作用)以保持姿势性稳定。当摆动接近稳定极限时,纠正性策略对于维持稳定是必需的[8]。无须改变支撑面而保持稳定的策略被视为平面内策略。如果摆动超出稳定极限,就会采用另一种纠正性策略以重新获得平衡。这被视为改变支撑面策略,并被用来建立新的支撑面。在打网球时进行弓箭步或者在受到他人冲撞时,就会采用跨步动作,改变支撑面以维持身体平衡。人能够维持平衡的一个重要因素(关于稳定极限)就是重心位于支撑面以内。如果患者的重心向前、向后或者横向超出了中心位置,在失去平衡前小范围的摆动是可以允许的(见图8-1C)[7]。例如,帕金森患者或者显著胸椎后凸并继发骨质疏松的患者可能在静态或动态条件下会出现前倾姿势,而向前摆动的范围相对较少。换言之,进行全膝关节置换术后的患者或者患有左侧大脑中动脉梗阻的患者,可能在站立时身体重心会偏向左侧,在步行时右腿进行负重的效率会降低。如果横向出现姿势代偿的情况可能会增加患者向左侧摔倒的风险。

姿势性稳定源于高度协调的平衡功能。协调功能被定义为进行流畅的、准确的并且受控制的运动能力[5,9]。协调功能在进行书写、缝纫和操作小的物件这些精细运动时是必须具备的。在进行粗大运动时,例如步行、跑步、跳跃、作业活动、基础和工具性日常生活活动(IADL),协调功能也是必需的。正确的协同和交互肌肉活动顺序和时间是协调运动的特征。事实上,技巧性活动(例如:投掷、踢蹬、弹跳和跑步)如果缺少适当的平衡功能是无法执行的[10]。因此,协调和平衡的概念是高度相互关联的。然而,虽然二者相互关联,平衡和协调功能是分别控制的[11]。在改变动作或环境变化时评测局部运动变化,对姿势反应重新编程的观察给平衡和协调的整合提供了证据[12]。

保持平衡需要患者能够在进行随意运动前、过程中以及运动后即刻都能维持稳定的位置,也要能够在外界干扰下做出适当的反应[13,14]。平衡功能也可以使患者保护自身,防止摔倒事件的发生[12]。并在头部和/或身体运动时仍然保持清晰的视觉。平衡远比重心和支撑面之间的简单关系要复杂许多。维持姿势稳定需要身体多个系统有效并高效地运作和整合[15]。具体来讲,稳定性是通过生物力学(关节和肌肉)、感觉反馈(体感觉、视觉和前庭)、自我感知(空间定向、主观姿势、主观视觉垂直)、动态控制(控制步行和方向)、神经肌肉统合(神经肌肉协同、适应性和预期性反应)、认知过程(多任务信息处理)、情绪(动机和喜好)以及心肺系统(活动耐力)相互影响,相互合作,共同维持。图8-2从这种观点出发介绍了姿势控制和定向性。任何一个系统发生损伤都会导致平衡功能和可动性功能发生改变。详细的检查可以帮助医生确定哪个系统或者哪些系统出现问题,并指导治疗平衡障碍正确的方案。成功的干预也依赖于医生的识别能力,根据症状处理患者每项潜在的损伤关系,以及判断活动受限、参与限制和残损的原因,最终确定应优先采取哪项干预措施。见知识拓展8-1。

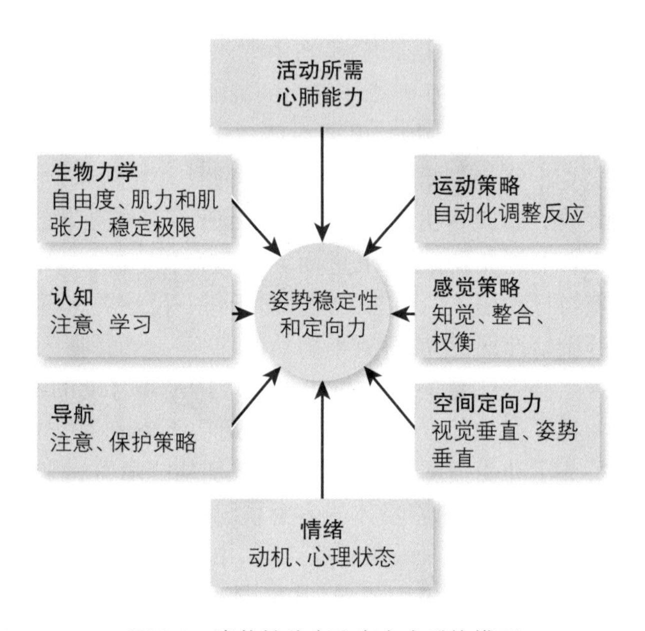

图8-2 姿势性稳定和定向力系统模型

知识拓展8-1

一个患有多发性硬化的75岁老奶奶,因近期跌倒来门诊评估及治疗步态不稳。该患者跌倒后致右手腕骨骨折,外科手术已修复骨折,外科医生允许其右手完全承重。跌倒以前,该患者因行走能力下降而使用多年的前轮助行器。实际上,过去一年她已经跌倒4次了。你可以观察到,她来诊室试图与你交流,在路上停住了脚步。她既往史有抑郁症、肛门囊肿和高血压。她正在口服多种药物,包括缓解病情药物,苯二氮䓬类药物(镇静催眠药),止痛药,5羟色胺抑制剂,钙离子通道阻滞剂。她独居,因其丈夫 40 年前离开了她。她家门口有三级台阶,台阶右侧有扶手。她三个成年孩子居住地离她有 2 小时路程。她自己不能开车,出行依靠志愿者帮助。事实上,她很少住在家里。她的一个同伴每天花 3 小时帮助她做家务、指导她完成家庭康复锻炼以防止肌肉无力和右手短缩。

根据以上检查,列出该患者主要问题。

平衡的生理学基础

出现平衡功能障碍时,确定病因并制订治疗方案要求对平衡控制和各系统间相互作用所产生的各种影响有清晰的认识。生物力学、感觉、自我知觉、神经整合、认知以及其他对平衡控制产生直接影响的系统。患者必须通过中枢神经系统(CNS)有效并高效地处理来自各系统的信息,然后选择并执行正确的运动策略。实际运动或者任务执行,以及和环境的交互影响必须经过评估以获得最大的准确性,并且必要时必须采取纠正性动作。下面的生态学模型图(图 8-3)介绍了个体、环境和功能性活动之间的相互影响,通过环形图的范围说明平衡功能的整合[5,16]。任何一个区域都可能占主导地位,这取决于特定的情景。

另外,其他的个体系统,例如循环系统、呼吸系统以及皮肤系统,都会通过疾病的影响、破坏或者较差的功能来对平衡和可动性产生间接的影响。例如患有外周血管疾病的患者,出现下肢肿胀,会继发在平衡反应时造成关节活动范围受限。或者是患有糖尿病的患者,足底面发生静脉瘀积性溃疡会对负重造成影响。这些情况都会影响平衡功能。

图 8-2 对平衡功能和可动性造成主要影响的系统进行了介绍。每一个系统都可能占主导地位。皮肤系统这个角色对平衡功能造成的影响一般都是发生在特定情况下,因此,在此处并不多加赘述。另外,心肺系统的影响也不会在本章进一步探讨。可以参考第 6 章以获得更多关于有氧能力和耐力受损的检查和治疗的信息

生物力学因素

个体的稳定极限依赖于支撑面的功能,也有赖于生物力学、感觉或者神经结构或者下肢功能。有跌倒趋势的人的稳定极限更小[6]。生物力学上最重要的限制因素是支撑面的质量、面积和足[15]。面积、体力、关节活动度、疼痛以及对双足的控制,任何一个方面受限都会导致平衡功能受损[17]。另外,下肢力量、关节活动度和柔韧性也会限制身体在支撑面上的移动,并影响平衡控制。正如之前讲到的,较差的姿势对线也会使平衡控制受到影响。除了主要的生物力学损伤,损伤后会影响其他系统,例如前庭系统功能障碍患者会主诉颈部疼痛和僵硬导致头活动受限。

感觉系统因素

三个感觉系统共同维持直立姿势和定向力,包括躯体感觉、视觉和前庭。它们是姿势控制的感觉三联体(图 8-4)。其中任何一个都不能直接决定重心的位置;必须每个系统反馈的信息结合起来并进行整合。躯体感觉系统收集来自个体(例如,身体节段相对其他节段的位置或者是重心相对于支撑面的位置)和环境(各种支撑面不同的特点)的信息。视觉系统提供执行任务的信息(例如,身体相对于任务的方向)和环境细节(例如,

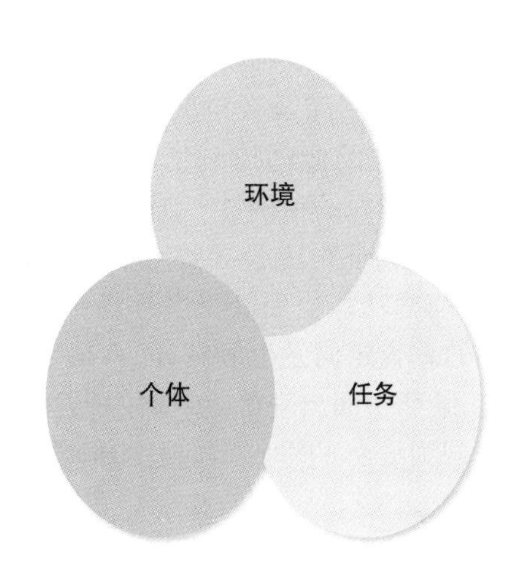

图 8-3 运动行为生态模型

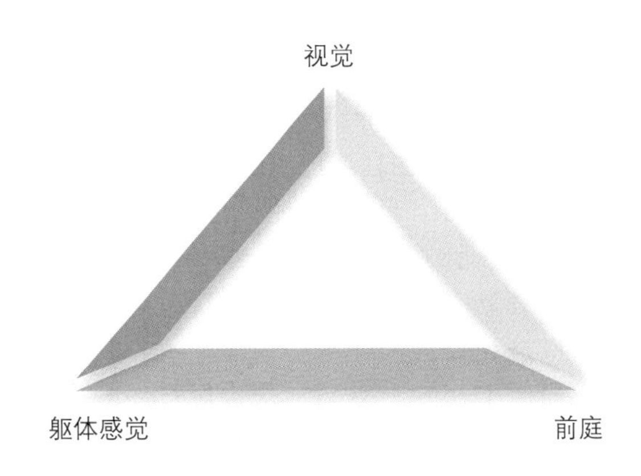

图 8-4 平衡控制三联体

相对于其他物体的位置,垂直方向和环境运动)。前庭系统提供内在参考和最终的路径,提供头相对于重力影响下的方向信息以及头在空间的活动信息[18]。

体感觉神经生理学理论

体感觉系统在调整姿势和方向上起着重要的作用。信息必须从外周检测并传向中枢进行处理。外周感受器是信息的重要来源。当一个人踩到一小块毛毯足下发生打滑时,出现打滑的下肢速度加快,这一最新信息提示平衡系统即将发生危险。来自体感觉系统的信息产生于外周,例如肌肉、关节囊和其他软组织结构。人体有各种体感受器,每一个都有独特的功能和特征,它们共同提供运动和关节位置有关的信息。来自这些感受器的信息通过背侧内侧丘系通路传递到延髓和脑干[18]。这些信息帮助协调眼、头和颈部活动以稳定视觉系统,并帮助保持姿势和协调运动模式[19]。每一种不同的躯体感觉所产生的影响不同,例如,关节传入信息不会传递有意识的位置觉信息[19,20]。这个结论是基于研究得出的,在对关节组织进行局部麻醉后并不能减少关节位置觉,在全关节置换后也不能降低关节位置觉[21]。然而,下肢缺少本体感觉功能就有较高跌倒风险[22]。

视觉神经生理学理论

视觉系统为身体位置和空间运动提供重要的信息。视觉在预期性姿势控制中承担着重要的角色[23]。来自视觉系统的传入信息用于预先调整姿势系统以应对预期的改变或干扰[23]。视觉系统提供头部相对于环境的位置信息以及使头部保持在眼睛凝视的方向。视觉系统对于头和颈部姿势也十分重要[23]。当眼睛提供的信息关于身体各个部位间关系时,视觉的功能就类似于视觉本体感觉。视觉系统也可以提供周围物体的运动信息,因而可以提供运动速度信息。进入视觉系统的信息经过视神经传递到位于丘脑的外侧膝状体(LGN),再上传至上丘脑并通过一些纤维传递到下橄榄核。外侧膝状体接受最大的投射,也是来自视网膜信息最先显现的中枢位置[23,24]。自此,神经元投射到位于枕叶主要的视觉皮层(Brodmann[17]区)。和视觉对于预期性姿势控制的必要性一样,在缺少视觉支持的情况下也能保持平衡,例如黑暗中步行。另外,视觉输入也可以是关于自身运动不准确的方向信息。研究显示视觉系统在区分自身运动和其他物体运动时存在困难[23]。

前庭神经生理学理论

前庭系统提供头部在重力影响下的空间方向信息以及关于加速度的有关信息。前庭系统为姿势控制提供重力 - 惯性参考框架[23]。任何头部运动包括重心转移以进行姿势调整,都会刺激前庭感受器、半规管和耳石器。半规管的功能类似于角加速计,用于感受头部的角加速度[22]。耳石由于感受线性位置和直线加速度。半规管对于头部快速运动十分敏感,而耳石大多数情况下只对头部缓慢的运动(比如在姿势性摆动时所进行的动作)做出反应[23]。前庭神经(颅神经Ⅷ)投射到前庭核再传递到小脑。实际上前庭系统是唯一一个通过单突触直接传入小脑的感觉系统。前庭核也可以接受其他感觉系统的传入信息,包括视觉系统。从前庭核发出,两条前庭脊髓束下行到脊髓进行姿势控制[24]。这些通路和其他一些下行传导通路都涉及姿势性稳定。上行投射纤维包括动眼神经核控制眼球运动,以及通过前庭眼球反射进行凝视。下行投射纤维通过丘脑中转,传递到尾状核的头部以及顶叶相关区域,在这里信息会和其他感觉信息一起被整合。

有趣的是,前庭系统不能独立的为中枢神经系统提供准确的头部和 / 或身体单独或共同在空间中运动的画面。也无法区分简单的点头动作(身体固定,头部运动)和向前弯腰的动作(头和躯干一起运动)[23]。

神经整合和处理感觉信息

一般认为神经系统维持着身体在空间中的内在表现。平衡控制涉及在空间中姿势和视觉的垂直定向。有效的运动控制依赖于内在身体位置图和空间定向力的精确性。感觉系统或者中枢神经系统出现损坏可能会导致空间定向力受损,例如,单侧前庭功能丧失的患者神经系统内在表现为视觉的垂直定向发生倾斜,而不是姿势的[25]。然而,由于脑卒中而出现单侧忽略的患者,神经系统内在表现为姿势的垂直定向发生倾斜,而不是视觉的[25]。

当信息传递到外周感受器,信息必然会经过分析。因为没有任何一个感觉系统可以完整而详细地说明身体在空间中的位置，所以相关系统的信息和对每个系统信息进行整合是十分重要的。整合和处理传入的信息这个过程发生在小脑、基底节和辅助运动区[26]。处理信息所需要的时间十分重要，尤其是要求快速反应时。成年人在视觉提示平衡受到干扰时肌肉的激活延时是相对较慢的，大约 200ms，体感觉的激活延时为 80~100ms[23]。因而体感觉系统信息一般而言处理速度最快，其次是来自视觉和前庭系统的信息[23,26]。研究显示，在支撑面快速摆动时，神经系统倾向于依赖体感觉传入信息控制身体[23]。然而，平衡功能也由任务和任务要进行的活动背景决定。因此，神经系统也需要预期任务的有关信息，并解决感受器从环境中反馈回来的模棱两可的信息，这样才能进行正确的姿势对线、适当的调整和反应。

感觉整合是用来解决冲突信息的过程。它的必要性在于各个系统传入的信息并不一定准确。例如，当坐在一辆停止到站的火车上，同时旁边一辆火车开始向前移动，单纯依靠视觉系统无法确定是旁边的火车向前移动还是自己所在的火车向后移动。此时大脑必须解决来自视觉系统传来的不准确信息，而依靠躯体感觉和前庭系统传来的正确信息。来自视觉系统某些确定类型的信息（例如移动的视野）和来自体感觉系统某些确定类型的信息（例如自动人行道以及适应的支撑面）都可能会导致错误的发生。另外，如果损伤导致信息处理速度下降，平衡功能也会受到影响。实际上，一旦人由于任何一个感觉形态出现问题而出现感觉缺失，就会限制其重新评估（调整重点）感觉信息的能力，而这项能力又是环境背景发生改变时所必需的，这最终会导致在某些确定的环境中发生摔倒的可能性增加[6]。如果只有一个感觉系统受损，其他系统在大多数环境下可能有能力代偿其受损功能，这一理论是很多治疗方案的理论基础。然而，如果多个系统同时被破坏，平衡功能将受到显著影响。见知识拓展 8-2。

知识拓展 8-2

思考在特定的感觉系统受损后的影响。当患者损伤的部位是体感觉系统时更可能出现哪种类似的不平衡表现？哪种环境下你预测患有前庭功能障碍的患者会表现出更大的不稳定性？

产生运动输出 - 运动策略

当感觉信息传入到中枢后，信息经过处理，然后筛选后做出反应，最终输出的反应被执行。这个过程被视为运动反应整合。运动反应整合的过程涉及协调的、比例适宜的神经肌肉协同作用[27]以抵消内在或外在因素对重心的干扰。正常的随意运动依赖复杂的肌肉收缩兴奋和抑制机制、对力量和范围准确的控制以及在时间和空间上恰当的组织，并且需要在头部、颈部、躯干和四肢进行许多相关的姿势调整[10,28]。复杂的运动相比简单的运动需要花费更长时间进行传递和计划。运动过程发育较早，在 3~4 岁就已经发育成像成年人一样的表现[29]。

由 Riach 和 Hayes[30] 提出的姿势控制系统层次模型表明，正常的姿势控制依赖于并行的、经过整合的、特定的、并且成熟的反馈（闭环）和前馈（开环）机制。姿势控制的反馈机制是自动姿势反应，它包括迷路翻正反射、眼前庭反射、前庭脊髓反射以及功能性牵张反射。前馈机制涉及的是身体位置的预先调整以适应各种各样的活动。

自动姿势反应

虽然当人们出现姿势不稳时会有许多不同的姿势反应可以进行调整，但是两大类自动姿势反应是一样的。自动姿势反应传统上包括以下四类：

- 踝策略
- 髋策略
- 保护性伸展
- 跨步策略

髋策略和踝策略由于支撑面未发生改变而被称为原地策略。另外，保护性伸展和跨步策略被称为支撑面改变策略。由于这些反应的反应延时很短被认为是自动的。对于支撑面干扰最快的反应延时在 70~80ms，相比牵张反射的延时 40~50ms 而言会相对较长，但是却比有意识的反应延时 180~250ms 短很多[16]。这表明平衡是可以学习的，因此可以不断训练。这些预先计划好的策略（或者协同作用）在平衡受到干扰时充当着基础运动单元[5,14,16]。

大脑不用决定激活哪一块肌肉，何时去激活，而只需要决定在特定的环境中协调各个系统去满足任务的需求，何时去满足，以及做出的反应强度该多大？这就是神经肌肉协同控制的例子。这些协同作用有前馈控制的特征，当运动速度太快时，只能依赖感觉反馈，所做出的反应是预先计划好的，并且会自动进行。这些姿势反应在反馈控制或者闭环控制的描述中最完整。这些运动模式的筛选由感觉反馈引发，感觉反馈在全过程中的发展可以帮助中枢神经系统学习使用这些策略的规则。当平衡控制受损时，使其重新激活的治疗程序将重点放在引出以上预先计划好的协同效应，以维持姿势控制。然而，需要记住的是运动输出具有情形依赖性，针对刺激做出的反应会依据环境而发生变化。因此，要确保治疗环境是多样的，这样患者才能使运动策略在不同情形下得到发展。

踝策略是使用最多的，尤其是当发生的移位比较小时。踝关节协同作用主要是通过旋转踝关节的方式使重心移动(图 8-5)。当重心发生向后移位时，会激活胫前肌、股四头肌和腹肌以对抗向后倾斜，这种调整通常发生在儿童发育期和健康成年人身上。相反的，重心向前移动会激活腓肠肌、腘绳肌和躯干伸肌以减缓身体向前移动。以上两种情形下，被拉长的一侧肌肉都是从远端到近端方向进行激活[16,26]。

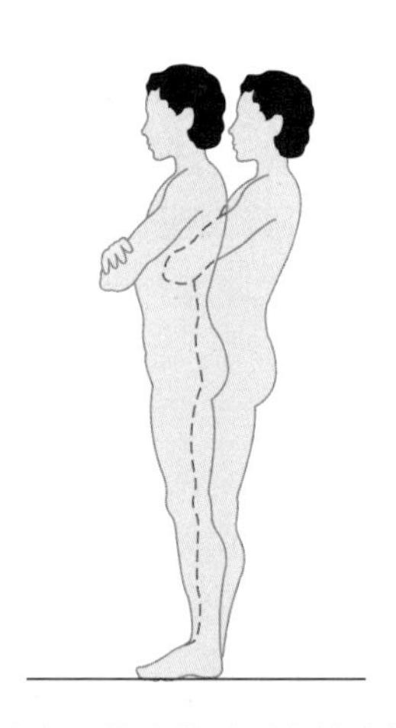

图 8-5 在发生较小扰动时踝策略做出反应

髋策略在踝关节活动受限或者是当重心移位更大时被采用，或者是当站在不稳定的平面上，这时踝策略并不是十分有效。当发生快速移动，或者是接近稳定极限时，在这些情形下选择髋策略能够有效地进行快速调整。例如，当重心向后移位(即支撑面向前滑动)会导致身体向后摆动的同时激活腘绳肌和椎旁肌(图 8-6)。重心向前移位(即支撑面向后滑动)会导致身体向前摆动，同时腹肌和股四头肌收缩。两个例子中，在未被拉

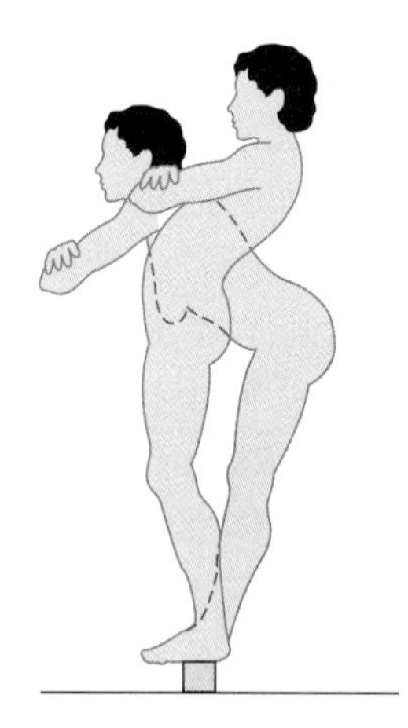

图 8-6 在发生较大扰动时髋策略做出反应

长的肌肉一侧肌肉激活的过程是从近端到远端以达到将重心拉回支撑面的目的。发生这类协同作用时，踝关节活动很少见(表 8-1)。

如果移位足够大，就会采取跨步策略来帮助中心返回支撑面内。在重新获得姿势控制的同时会引出向前、向后或者横向跨步出现。

大多数健康人群最先使用踝策略，当踝关节活动受限或者移位更大时就会采用髋策略。然而，例如年龄因素，跌倒风险以及疾病的发生对采取哪一种策略有显著影响，同时也可能会导致特殊类型的平衡功能障碍。例如，相比跌倒风险较低的老年人，跌倒的风险增加会倾向于更频繁使用髋策略、保护性伸展以及跨步策略[31]。

预期姿势调整

有意识的运动，例如够物、跨步或者举起物体，都会造成重心的移位。健康人是有能力预测执行的任务(例如以上几种)对姿势的要求，也能够发出预见性运动策略防止因自身产生的姿势性扰动而失去稳定性。这些预期姿势调整代表着姿势控制的前馈机制。前馈控制所作出的反应以不需要感觉反馈为特征。已有研究发现很多健康人群进行姿势调整的例子(证据与研究 8-1)。

证据与研究 8-1

前馈控制的例子

- 对侧下肢胫前肌在同侧下肢跨步前激活以达到在将重心前移并超出支撑腿的目的[32]。
- 在进行够物动作时，下肢肌肉先激活[33]。
- 当跳起越过足尖时，腓肠肌和比目鱼肌在启动前被抑制活动 150ms，而此时胫前肌将重心向前拉动以超过预期的支撑面[34]。

表 8-1 原地策略对比(踝策略和髋策略)

	踝策略	髋策略
使用情景	小幅度移位	踝关节活动受限,重心大幅度移位或快速移位,重心邻近稳定极限,或者是站在不稳定的平面上
重心后移	胫前肌、股四头肌、腹肌激活对抗重心后移	腘绳肌和脊柱旁肌激活使身体后向摆动
重心前移	腓肠肌、腘绳肌和躯干伸肌激活以减缓重心前移	腹肌和股四头肌激活使身体前向摆动
激活模式	远端向近端	近端向远端

患有骨科疾病或者神经疾病的患者可能会存在交叉的前馈姿势控制。患帕金森病的患者经常会伴有预期姿势调整障碍,同时在完成举起物体动作时身体会不稳定。同样的,全关节置换术后,疼痛和肌力较差会干扰预期姿势调整。

其他因素

一些出现多方面平衡功能缺失的患者,可能会同时存在前馈和反馈机制困难。在完成一项涉及姿势性控制的活动时,经常会难以区分是前馈控制作用还是反馈机制作用。许多活动都需要二者共同参与,并且这两种控制机制在工作时相互并行。仔细分析进行活动时的姿势性平衡过程会帮助你更好地认识运动组织能力相关的损伤以及损伤相对应的治疗措施。

虽然早期研究发现三种基础运动策略用来维持平衡状态(踝策略、髋策略、跨步策略)[16,26],更新的研究显示这些策略很少单独出现[15]。另外,在受到干扰的时候,策略的筛选和执行由受到干扰的强度、重心相对于稳定极限的位置、当事人的意识以及当事人的姿势共同决定[26]。

另外,潜在的平衡功能障碍可能会随着特定的患者群体不同而存在差异。例如,帕金森病患者存在较差的协调性姿势反应,在外界条件干扰时会表现出不稳定性[15]。然而,当预期姿势调整存在异常时,会在进行自我发起的活动中表现出不稳定性[15]。因而,对患者诊断结果的认识不足以指导康复干预。围绕每一个控制平衡功能的子系统进行详细并且全面的检查是必要的。

步行 - 移动控制

到目前为止,很多叙述过的概念可以用来帮助理解步行的适应性控制。Palta[35] 对适应性步行的要求提出了更深入的见解。在开始行走前,神经系统必须建立身体的开始姿势和方向。必须决定、执行并协调进行向预期的方向推进身体所需的肌肉激活模式。当事人必须有能力随意启动和终止步行过程。当身体在运动过程中遇到预期的和非预期的不稳定力干扰时,必须能够维持动态稳定。当事人必须能够调整运动模式以适应障碍物、变化的地形以及时间限制。虽然不常见,但是向一个点前行的能力是必需的。运动系统同时也必须降低能量消耗,使结构完整性最大化以提高使用寿命。神经系统利用反应的、预见性的、主动的控制策略完成这些目标。

关于行走的反应控制和预见性的控制涉及特定背景,类似于自动姿势反应的神经肌肉协同作用,并且在支撑期控制中涉及预期姿势调整。主动控制策略涉及视觉引导机制用于避开障碍物,或者是在觉察到或发现环境中存在危险时改变粗大运动模式[35]。例如,当一个人行走的人行道上有一片冰面,他立马就发现足下的摩擦力减小了,思考其步行特征的变化。

由于适应步行相关要求而导致的平衡功能障碍可能会引发相关的各种各样的健康问题。患者由于骨关节炎(OA)而继发髋关节活动度受限,可能会在步行启动前的姿势准备上发生困难。患有小脑性共济失调的患者可能在步行过程中存在不稳定性,这是由于协调肌肉激活模式出现问题,或者是无法在合适的时间停止步行。也请思考患者在视网膜黄斑退化后,可能在有效识别和避开他行走途径中的障碍物时发生的问题。就平衡功能和可动性的康复而言,医生会针对行走活动选择许多测试来帮助了解患者的平衡功能障碍情况以得出准确的医疗诊断。见知识拓展 8-3。

知识拓展 8-3

辅具的使用,例如对于多方面存在平衡功能

障碍(例如姿势反应效率低)的患者使用前轮助行器就是很好的功能代偿方式,当一位患者康复结论为将来要继续使用辅具时,为什么你会指导他进行锻炼以促进其正确的姿势运动策略?

高水平影响

中枢神经系统处理信息来源是受到限制的。因而,注意力既是有限的也是选择性的。研究表明注意力对平衡控制有显著影响[36-39]。注意力的影响一般是通过两项任务活动之间的干扰程度来衡量。干扰程度由许多因素共同决定,包括相对任务难度。这一概念可以参考特定的个人(即年龄、病理状态、用药情况)和环境因素(即治疗环境的噪音),这些因素都会以非常个性化的方式对注意力产生影响。例如,年龄增加并且身体患有多种疾病,这些因素会使任务的相对难度增加。因此,当检查平衡控制对注意力的影响时,一定要注意为患者选择的任务类型是否合适。

患者注意的焦点也承担着重要的角色。当患者在完成一项特定的任务时,需要考虑到的是患者是否应该被鼓励去建立一个内在或者外在的参考框架。研究表明,拥有内在的注意力焦点会在进行操作时更可能出现错误,而拥有外在的注意力焦点时,往往会得到成功的功能性表现[40]。例如,在患者试图跨过障碍物时,让他专注于挪开足,相比在他试图挪开障碍物时指导他屈膝 70°所得到的效果更好。

大脑边缘系统,作为情感的源泉,其应对策略在决定平衡控制中也承担着重要角色。对跌倒的恐惧在多层次上会显著影响行为表现。对跌倒的恐惧也会影响到自动姿势反应的选择[42]。当事人是基于在所处的环境中面临威胁的类型(会导致姿势不稳)做出可动性活动的选择[41]。研究显示,对自身平衡功能的信心和对继发于头晕眼花而出现姿势不稳的知觉也会影响康复进程[43,44]。

平衡功能损伤的原因

损伤、疾病或者是身体任何一个系统处于非最佳状态都可能会导致平衡功能受损。健康、功能障碍、活动受限和参与受限是复杂的,并且是动态的。身体结构或者是功能的单一损伤并不会造成特定的活动受限[15]。反而,导致参与受限不仅取决于患者所存在的功能障碍,也取决于患者克服这些障碍时所采取的策略[15]。思考前庭功能缺失对下面两类人所造成的影响:其中一位是一名乘务员,另一位是一名焊接工人,需要在头顶焊接足手架。虽然两个人都需要学习如何在移动的平面上进行工作,并克服视觉干扰和康复过程中的各种挑战,建立可行的代偿机制,最终他们重返工作岗位时所具备的能力可能会有所不同。

感觉系统发生任何损伤都可能会导致平衡功能障碍。由于肿瘤、脑血管意外或者是其他损伤引起视觉缺失,人的空间定向力发生改变以及平衡应对能力改变。视觉减退的原因很多,包括老化也会导致平衡功能损伤。视觉缺失经常可以通过其他感觉系统输入信息进行代偿。前庭系统损伤也会造成严重的功能受限。前庭神经受到病毒感染、老化或者是头部损伤都是可能造成前庭病变的原因。这些患者会经历头晕,或者是害怕跌倒,亦或是在稳定的平面上感觉眩晕。

其他小脑、基底节或者是辅助运动区发生的损伤会造成输入信息的处理出现问题。帕金森病、Huntington's 病和脑肿瘤会影响平衡功能和运动能力[16]。

本体感受器受到破坏也会对平衡功能造成不良影响。髋关节、膝关节、踝关节和后背发生损伤或病理改变会增加姿势性摆动,并且降低平衡功能[20,45-48]。很多研究证实各类肌肉骨骼系统疾病都会造成平衡功能损伤(参见证据与研究 8-2)。

证据与研究 8-2

本体感受器破坏对平衡功能造成的损伤

- 前交叉韧带(ACL)、后交叉韧带或者是半月板损伤所导致的机械感受器活动改变,以及肌肉运动觉和关节位置觉发生改变[49-52]。
- 感觉反馈在关节重建后提高,但是仍然是异常的[53]。
- 篮球运动员伴有踝扭伤病史,被证实维持平衡时摆动增加[54]。
- 单侧踝扭伤后损伤侧在单腿站立维持平衡时会出现更多的中外侧姿势性摆动,即使是康复后,如果未进行神经肌肉重建,还是会持续存在这种现象[55]。
- 异常姿势性控制会显著增加将来踝关节扭伤发生的可能性(42%~57%)[56]。
- 研究证实,如果患者在伤后进行 ACL 重建,会比不进行手术重建的患者运动表现更好，但相比健康受试者还是差一些[57]。

研究已经证实平衡功能和膝关节退行性疾病存在一定联系。例如膝关节骨性关节炎的患者相比健康人的姿势性摆动幅度会更大[46]。同样，也有研究探寻关节退行性疾病和全关节置换与平衡功能之间的关系[46,58]。结果发现髋关节骨折修复后的患者在矢状面和额状面的姿势性摆动都显著增加[59]。在进行全髋置换术后的患者，其使用感觉反馈和动态站立位平衡的能力都会显著减退[60]。事实上，进行全髋置换术后6~12个月，患者进行平衡功能测试发现其姿势性控制能力依然受损[61,62]。这种问题还会造成跌倒和再次住院。患者在进行髋关节置换后1年，发现其患侧下肢肌力相比健侧会下降10%~20%[63]。研究还发现患者在进行膝关节置换后，其伸肌和屈肌力矩降低27%~39%[64]。而髋关节置换术后的患者，2年后患侧下肢垂直负重能力依然减退[65]。因此，患者可能在进行手术后依然会长期伴有灵活性相关的功能障碍。

研究患有下背痛的成年人发现这类人群的姿势性摆动增加，并且后向重心移位增加，单腿站立稳定性下降[45]。还有研究发现，颈椎过度屈伸损伤的患者会出现感觉统合功能损伤和异常的自动姿势调整反应[66,67]。结合二者来看，这些发现进一步说明了脊柱和四肢功能对平衡功能而言至关重要。

也有很多骨骼疾患和神经疾患同时存在，共同造成平衡功能损伤的例子。思考下面的病例：脑卒中患者的检测可能会继发未明确诊断的髋关节炎进而加重残疾。由于摔倒导致髋关节骨折而进行手术修复后住院，患者可能会被诊断出帕金森病。伴有跌倒等多因素风险的老年人，例如头晕眼花，他们可能会因桡骨远端骨折而接受康复。

年龄也是出现平衡问题时需要关注的一个主要因素。年龄似乎会影响稳定性三联体的所有方面（即体感觉、视觉和前庭觉）以及信息处理的三个阶段（及外周输入、处理信息和中枢整合）[68]。例如，老年人由于本体感觉缺失，其感觉输入阶段会受到影响。Barrack等[58]发现，正常老化会出现关节本体感觉减退。这种减退会伴随视觉和前庭功能一同减退，将老年人置于平衡功能障碍和跌倒风险之中[68]。

虽然感觉输入减少，尤其是感觉信息的准确度减少，是老化过程中很常见的现象。但是更主要的问题出现在信息处理阶段。视觉（嘈杂）环境会通过镜子和窗户传递会有很多视觉刺激，这对大脑处理视觉信息会造成挑战[68]。信息处理可以通过使用高反差的输入信息（信号和噪音之间的区别非常明显）训练视觉信息处理能力。

在感觉信息经过处理后，大脑就会做出相应反应。肌力减退、灵活性降低、运动计划能力损伤、疼痛或者是姿势损伤，都会造成平衡功能障碍。如果患者肌力减退，灵活性或者是运功计划能力下降，那么他将难以选择恰当的平衡策略稳定自身。同样，如果由于疼痛导致活动受限，跌倒的可能性也会增加。如果患者存在显著的姿势异常，例如胸椎后凸，其摆动轨迹围成的区域面积会减少，并且重心超出稳定极限的可能性会增加。

平衡功能障碍和可动性的检查和评估

Horak等人[14]建议依照以下要点进行检查，并设计含有平衡控制的康复计划：

- 了解控制平衡功能的各大系统。
- 了解可能因年龄或病理改变导致功能紊乱的系统。
- 了解可能影响功能康复的因素。
- 注意影响平衡功能和可动性的环境因素。
- 坚持运动学习，掌控任务进展的理念。

另外，还需要临床诊断框架，例如使用生态图作为系统模型可以帮助医生在检查和治疗时更好地思考[14]。平衡和可动性损伤具有自身独特的和情景依赖性，因而医生必须努力对患者的生活经历有一定的了解。医生还必须了解各个可用来检查平衡功能和步行功能的测试，可能最重要的是，医生必须和患者一起设定现实的、有意义的康复目标。基于以上这些方面的知识而得出的临床诊断，可以加强医生在为适当的患者、在恰当的时间、选择正确措施的能力。在检查期间，对所发现的相关功能障碍、活动受限和参与限制有一个清晰的认识，可以加强训练计划中优先治疗项目的设定，并选择特定的干预方法。

《物理治疗师实践指南》[69]一书中讲到平衡功能评估三个类别，包括：

- 在进行功能活动时的平衡功能状态，使用或者不使用辅助的、适应性的、矫正的、保护性的、支持性的或者是假肢的设备或器械(如ADL或者工具性ADL评分量表,观察)。

- 静态或动态平衡功能,使用或者不使用辅助的、适应性的、矫正的、保护性的、支持性的或者是假肢的设备或器械(如平衡功能评估量表,眩晕问卷量表、动态姿势图、跌倒量表、运动残损量表、移动技术一览表)。
- 步行和运动中的安全或者是平衡状态(如自信心评分量表、日常记录、跌倒风险评估量表、记录)。

因此,平衡功能障碍的检查可以包括从简单到复杂的诸多方法[23,70]。简单的临床损伤等级评估,例如,闭眼单腿站立的能力或者Romberg测试,这些在诊室都经常使用。测量活动受限,例如Berg平衡测试(BBS)和起立步行计时测试,这类测试通常被认证过的专家使用[71]。另外,计算机化平衡功能测试系统现在越来越多地用于临床评估和治疗当中[72-74]。

正如之前讲过的,平衡功能障碍可由各种因素导致,因而进行检查区分生物力学、运动、感觉,以及其他可能因素导致的失衡是非常重要的。这是系统进行检查的标志所在。姿势控制和定向力系统模型为此处所探讨的平衡功能检查提供了依据(见图8-2)。

医生对于测试的目的性认识也是非常必要的。思考推胸骨测试这个例子,医生试图干扰患者的平衡,他会推动患者,并发出口令"别让我推动你",患者的反应是收缩全身肌肉试图抵抗医生的干扰。这测试了患者收缩维持姿势的肌肉的能力,而不是平衡反应。另外,这个测试类似于单腿站立测试和Romberg测试,都属于静态测试,并不能检测出患者维持动态平衡的能力。然而,这个测试可以作为患者在拥挤环境下(患者可能会被推拉)平衡控制的相关性指征。思考将要进行测试的目的,什么原因导致测试结果阳性。以及这个测试如何指导治疗。这强调了一个经过组织并且全面检查过程的重要性,它是有序的并且有针对性地对引起平衡问题的各个系统进行测试。

当大多数的平衡测试同时检查身体多个系统的表现时,系统模型里每一个评估工具都会主要负责某个范畴(图8-7)。医生应该选择一个评估进行验证以符合平衡控制的多个范畴中其中一个,包括肌肉骨骼范畴、感觉策略、运动策略、动态控制、认知范畴以及情感范畴。

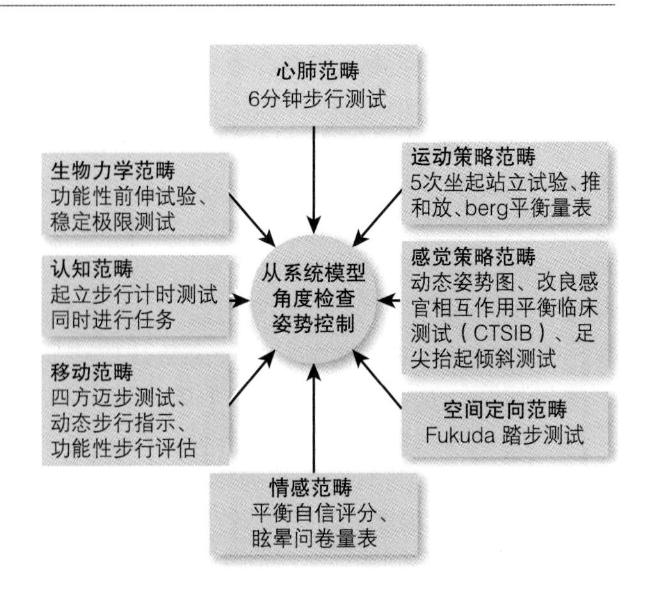

图8-7 从系统模型角度检查姿势控制

生物力学范畴

因生物力学因素造成失衡的评估可以在诊室内完成。Crutchfield等[5]强调当神经系统和肌肉骨骼系统共同参与活动时,从正常的神经系统中区分出异常的肌肉骨骼系统,从正常的肌肉骨骼系统中区分出异常的神经系统,亦或者发现二者同时异常显得尤为重要。关节活动度、肌肉长度导致失衡、肌肉表现受损、疼痛或者其他姿势性异常(例如驼背)都会导致平衡功能障碍、一个关节或者一系列关节(例如踝关节、膝关节和脊柱)活动受限,附属运动降低以及肌肉长度不平衡这些问题都会使姿势和运动策略发生改变。同样,肌肉损伤,比如肌力下降或者耐力下降都会改变运动模式。例如,臀中肌肌力下降会导致出现预料中的步态改变,即人们熟知的臀中肌跛行。这类肌力下降可能会妨碍进行正常的髋策略或者是跨步策略。疼痛经常会使动作发生改变,如果持续疼痛,会继而导致肌力和可动性损伤。踝关节活动度受限会妨碍患者使用踝策略,而只能选择使用髋策略。这会被看作错误地维持平衡的方式,虽然这可能是患者可以采取的最好的方式。许多这类损伤可以通过使用简单的临床测量方法进行评估,例如量角器以及徒手或功能性肌肉测试。

功能性前伸实验(functional reach test,FRT)[75]和稳定极限测试都是功能性平衡测试的例子,可能存在的影响姿势性稳定的生物力学因素对医生确定临床诊断有指导意义。FRT原本发展自一项基于表现的评估,它评估患者在不予支持的情况下站立平衡功能障碍。FRT 操作目的是测试受试者在站立位可以向前伸多远的距离。基于 FRT 得分得出的人口标准数据和 / 或关于跌倒的风险数据,老年人[75]和儿童[76]都可以用来参考。FRT 另一个方面还可以考虑患者的能力,得出患者向各个方向前伸的距离[77]。进行 FRT 测试只需要用到很少的工具和时间就可以进行。患者的稳定性受限程度可以通过量化的基于表现的得分显现,或者是使用姿势网格,或者是通过计算机技术运动压力平台显现。

感觉策略范畴

感觉系统损伤会导致平衡功能障碍。因此,每一个涉及平衡控制的感觉系统都应该考虑到。体感觉和视觉系统可以直接进行测试。基础的下肢轻触觉、震动觉、本体感觉和运动觉损伤水平测试应该考虑到。筛查视野缺陷、眼运动控制或者是视觉运动的灵敏性都可能是相关的,这取决于具体的病例。前庭系统的影响只能通过非直接方式测试,并通过前庭输出的表现进行推测,比如在感觉缺失的情况下表现出眼前庭反射和姿势稳定性。

感觉整合的许多部分(感觉反馈功能性使用以维持姿势性稳定)可以在诊所内进行测试。然而,感觉因素造成姿势性摆动的详细检查要求用到更复杂的设备,例如视觉干扰环境和旋转的支撑面。姿势性控制紊乱测试或者感觉整合平衡临床测试(clinical test of sensory interaction in balance,CTSIB)将来自视觉、前庭、躯体感觉系统的信息进行独立出来或者结合起来[14,23]。系统学习各个系统的因素需要不同的测试情景,包括在固定的支撑面上睁眼站立,在固定的支撑面上遮住眼睛站立,在固定的支撑面上前方参照物摆动、正常的视觉同时摆动的支撑面、遮住眼睛同时摆动的支撑面以及睁眼下参照物和支撑面同时摆动[7](图 8-8)。

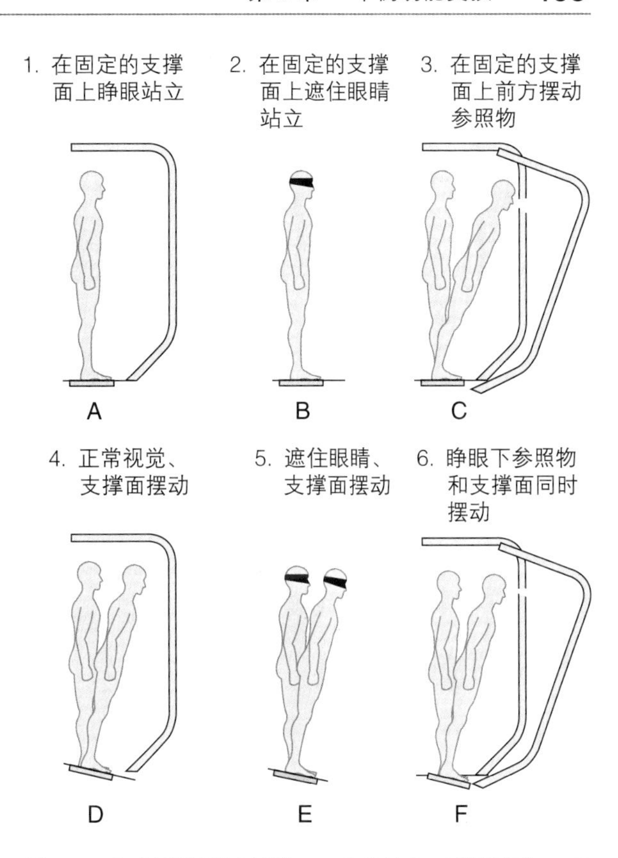

图 8-8 六个平衡测试情形。A. 安静站立,双眼睁开;B. 安静站立,双眼闭上;C. 站在视觉箱内,同时双眼睁开;D. 睁眼站立,同时身体随下方支撑面旋转;E. 闭眼站立,同时身体随下方支撑面旋转;F. 在视觉箱(可旋转)内睁眼站立,同时身体随下方支撑面旋转

在固定的平面上睁眼站立时的表现,此时所有感觉系统都可以正常使用,这可以提供此时受试者稳定性的整体观。通过闭眼或者遮挡眼睛的方式屏蔽视觉信息,受试者可以依靠躯体感觉系统提供信息。在下方支撑固定而只有视觉箱摇摆的情形下,视觉箱和受试者会同时摇摆,这提示发生了感觉冲突:移动发生了,但是眼睛并没有记录运动的发生。关节感受器感受到了运动,但是眼睛并没有。最终,前庭系统会提供决定性信息表明运动是真实地发生了。在进行这个测试时,正常的受试者只会移动很小的距离。睁眼站立,同时身体随下方支撑面旋转的情形下会产生不同的冲突类型,此时,支撑面旋转的同时身体发生摆动,视觉记录下了运动,但是关节感受器却并没有。再一次需要前庭系统提供最终的决定性信息。由于感觉信息在躯体感觉和其他系统间处理时间不同,此次身体的摆动幅度会大于之前三种情形。最大的身体晃动发生在去掉视觉输入、视觉箱和下方支撑台同时摆动的情形下,此时,不准确的信息不单单由一个系统提供。在遮住眼睛并且支撑面旋转的情形下,支撑面旋转向视觉和运动觉系统提供了不准确的信息。在视觉箱和支撑面同时旋转的情形下,它们给视觉和躯体感觉系统提供了不准确的信息。这些测试得出,受试者主要依赖躯体感觉系统极限定向和姿势控制。而当躯体感觉和视觉信息被屏蔽或者不准确时,受试者只剩下前庭系统提供姿势控制[5]。

mCTSIB 测试组成部分	参与系统
睁眼,稳定平面	所有系统
闭眼,稳定平面	躯体感觉(视觉除外)
睁眼,移动平面	视觉(躯体感觉除外)
闭眼,移动平面	前庭觉(视觉和躯体感觉除外)

Cohen 等[78]发展出一种流线型版本的 CTSIB,这种修改后版本只包括下面四种情形:睁眼站在坚硬的固定的表面上;闭眼站在坚硬的固定的表面上;睁眼站在柔软的表面上;闭眼站在柔软的表面上。这个版本已经用于成年人[78]、儿童[79]和有前庭功能紊乱的患者[80,81]。也可以让患者在压力平台上站立进行这个测试。对测试表现进行描述的方式有很多,比如使用度量标准[14]。

运动策略范畴

在平衡控制方面评估运动整合(运动策略)可以以功能性任务表现形式进行,不论有没有标准化临床评估工具都可以。简单的评估可以帮助了解患者原地预先的和反应性动作策略的使用情况,测试方法包括功能性前伸实验(functional reach test,FRT)和五次坐起站立试验(5*STS)[82]。当评估上肢前伸能力时,FRT 同时也评估了姿势性调整(预先上肢活动)[75,83]。除了评估功能性下肢肌力,5*STS 在坐 - 站转移的过程为评估平衡控制提供了基础。在这个测试中,要求受试者尽可能快地从座位上连续站起再坐下(不能使用扶手),完成 5 次并计时。类似的,30s 坐起站立试验可能适用于那些无法不借助手推椅子扶手而站起的受试者[84]。

类似地,推和放试验(push and release test,PRT)可以提供纠正性跨步反应(支撑面发生改变)的信息[85]。当抵抗胸骨上的轻推或者拉动测试时,此时受试者知道干扰即将到来。PRT 让受试者轻微依靠在检查者的手上,然后检查者突然将手释放(在受试者意料之外)通过这种方式可以造成受试者不稳定而试图继续维持稳定。在使用 PRT 检测平衡功能障碍时发现,对受试者和检查者之间的彼此信任、敏感性和特异性的要求相比其他站立干扰试验的更高,例如对胸骨的轻推[85]。关于运动策略更多的信息也可以从成套测试中各项的表现中总结得出,例如 Berg 平衡量表(Berg balance scale,BBS)[8,13]。BBS 共 14 项测试,每一项表现得分从 0 分(无法进行测试)到 4 分(正常),并且完成每一项任务都不能使用上肢进行帮助。

动态控制范畴

为检测步行相关的平衡功能障碍,同时为临床诊断提供必要信息的测试方法到目前为止还没有被提出。为深入了解患者向多个方向迈步的能力,完成诸多功能性任务所需的技巧,包括避开障碍物,在拥挤的空间自动导向,这些信息都可以通过四方迈步试验(four square step test,4SST)中得出[86]。在进行四方迈步试验时,要求患者跨过地面上四个标准的圆锥,并标上加号。这个测试需要计时,同时患者必须按顺时针方向跨过每一个圆锥然后回到开始位置在逆时针方向移动。起立步行计时试验要求患者从坐在椅子上站起,步行 3m 后转身再回到椅子上,最后坐下[23,87]。这个测试的信度很高,同时它和 BBS 的相关性也很高[88]。动态步行指示(dynamic gait index,DGI)是用来衡量动态平衡的方法,它测量患者在改变任务要求后修正步行的能力[23,89]。DGI 经过研究显示很好的一致性和再测信度[23]。DGI 的替代方式如今已经出现两类。Wrisley 等[90]在 DGI 基础上扩展并设计出了功能性步行测试(functional gait assessment,FGA),它在某种程度上可以得出高水平问题患者的平衡控制信息。FGA 初步的标准数据已经得出[91]。类似的,Marchetti 和 Whitney[92]发现一个 4 项条目版本的 DGI 相比原来的 DGI 可以得到准确落体状态信息和同等的敏感性和特异性。原版 DGI 的评分系统最近已经扩展,纳入了其他对结果造成影响的方面,例如完成任务所花费的时间[93]。为了评估高水平技能,例如跑步、跳跃、单足跳和跳远,临床医生会使用高水平灵活性评估工具(high-level mobility assessment tool,HiMAT)[94,95]。这个工具是为脑外伤术后患者而设计。

认知范畴

起立步行计时测试已经被修改为包含同时进行的中等认知活动[39]。以这种方式反复进行测试可以帮助医生收集关于步行过程中分散注意力对平衡控制影响的信息。对于选择哪种中等认知活动让患者进行测试应仔细思考。患者应该可以在进行计时步行前尝试类似的认知活动。关于任务及其对步行表现和认知的影响应该清晰地记录下来。

情感范畴

平衡功能相关的自信心和继发于眩晕后的知觉障碍对平衡功能和可动性都会产生重要的情感影响。特定活动下平衡信心评估量表由 16 个问题组成,要求患者在进行活动时保持平衡而不发生跌倒,并为自己自信水平打分[96]。平均分低于 80% 被认为是异常的,并且低于 50% 和有更大的可能性只能在家庭内活动有相关性[96]。眩晕残障评估量表(dizziness handicap inventory,DHI)是一项用于评估与眩晕相关的自我知觉障碍的工具[97]。它由 25 个问题组成,分为躯体、功能、情绪分量表。得分范围从 0 到 100 分,得分越高表示存在更高的残疾程度。残疾的程度和功能性平衡评估[44,98]、预后恢复有相关性[93]。每一种这类问卷也可以帮助对患者健康水平的生活经历有更多的认识(知识拓展 8-4)。

知识拓展 8-4

一位 30 岁的患者,之前一直健康状况挺好,在两天前才做完前庭神经鞘瘤切除术,到医院寻求物理治疗帮助。患者主诉眩晕、视野模糊,并感觉自己醉醺醺的。他表示他在护理人员的帮助下很难走到浴室。你认为在开始进行评估时,哪两个关于姿势控制测试应该优先进行,并可以在出院后作为患者康复效果衡量工具?为什么你会做出这样的选择?

确定跌倒的风险

什么原因可能导致患者跌倒?这是医生必须回答的最重要问题之一。能够准确回答这个问题有着深远的意义。研究者和医生使用前述关于平衡的测试可以为患者跌倒提供线索。五次坐起站立测试、PRT、FRT、四方迈步试验、BBS、Tinetti's 平衡和可动性评估、起立步行计时试验、DGI 都是诊室常用来预测跌倒风险的方法[8,13,75,89]。关于跌倒风险的分数线因年龄不同而有所差异。例如,研究发现有平衡功能障碍的成年人:5*STS 的临界值在 60 岁以下人群是 10 秒,60 岁以上人群 14.2 秒[99]。分数线也会因人群不同而变化。例如,有多次跌倒经历的老年人的四方迈步试验临界值在 15 秒甚至更长时间[86]。然而,患有前庭功能障碍的患者得分 12 分就会和之前的跌倒状态有同样的表现[100]。老年人进行 BBS 得分越高,比起那些得分低于 45 分(满分 56 分)的老年人的跌倒风险低[89,101]。帕金森病的患者[102],或者发生脑外伤后患者[103],亦或者脑卒中患者[104]进行 BBS 的分数线又会不一样。类似于 BBS,DGI 也可以被用来决定跌倒情况。DGI 得分低于 20 表示和之前发生过跌倒的关联增加,当得分低于 17 表示和之前的跌倒情况有很高的关联[23]。同样,前庭功能障碍的患者 DGI 得分低于 19,有 2.7 倍的可能性报道过在 6 个月之前发生过跌倒[105]。虽然 BBS 和 DGI 的表现指标显示会因人口和居住环境而有所不同,但是 BBS 和 DGI 对于患有前庭功能障碍的患者显示 63% 的一致性[83,106]。医生应该留意他们评估的患者所患疾病,以及如何应用所得到的信息,这一点是十分重要的。关于本章讲述的很多评估工具的心理状态、特定人群的标准数据和 / 或跌倒风险分数线都可以在 www.thePoint.lww.com/BrodyHall4e 找到更多的信息。

准确地说,预测跌倒的风险是一件复杂并且极具挑战性的任务。这是由于大多发布的跌倒风险指标只是和近期患者跌倒历史相关。预测将来的跌倒需要细致地分析[102,107,108]。目前,对于未来发生跌倒最好的报警器还是之前的跌倒史。

平衡功能评估整合以上提及的功能障碍测试进而寻找造成平衡功能障碍的确切原因。这对临床医生的挑战是所选择测试方法如何满足受试者的难度需求,以及是否能预测受试者是否具备安全活动的能力。跌倒风险评估是对不同水平的活动能力进行评估。BBS 可以作为预测跌倒风险是由于它同时测试了静态平衡能力和转移活动能力。然而,当受试者需要在步行过程中维持动态平衡,或者是运动员希望重返赛场时,用 BBS 对其平衡功能进行评估就会出现天花板现象。星形偏移平衡测试(Star Excurtion Balance Test,SEBT)在预测跌倒风险方面具备很高的敏感性,同时可以评估受试者损伤恢复情况[109]。SEBT 的目标是在保持单腿站立条件下,另一侧下肢分别向八个不同方向伸至最远位置。

思考下面一个病例:Jerry 是一名 19 岁的学生,当他某天骑摩托车的时候(未佩戴头盔)发生车祸造成脑外伤。在紧急住院期间,他表现为意识不清,并且右侧肢体轻度偏瘫。BBS 可以很好地测试他在房间内的跌倒风险。当他住院后,他的活动能力更强,但是由于目前还不能很好地适应外界环境,因而在他转移过程中需要进行密切监督。虽然他的BBS得分(52/56)显示他的跌倒风险较低,但是DGI得分只有18/24,表现为跨越障碍物时和步行过程中扭头时失去平衡,不能连续上台阶。当他出院后,虽然他可以独立地在平地上步行,但是步行很缓慢。现在他进行DGI得分为23/24,但是他的HiMAT得分并不高。另外,当他进行BESTest,得分提示Jerry还存在特定方面的功能障碍,包括感觉整合和日常活动能力低。在为他选择最合适的平衡功能评估方法的时候一定考虑到评估方法的敏锐性和动作难度。

为受试者选择的平衡测试方法的难易程度也很重要。回顾Megan的病例(第7章病例讨论6),一名12岁的女孩,在她前交叉韧带损伤4周后,她可以不依靠辅具进行独立步行。她的康复目标之一是希望回家后能继续打橄榄球和网球。在这个病例中,治疗师采用"Y"字平衡测试(Y-Balance Test,YBT)评估Megan的平衡功能。YBT是由SEBT演化而来,用来评估受试者的损伤风险。患者两侧下肢分别需要反复向前方、左后方和右后方伸至最远位置。由于年龄、性别和运动和/或活动水平的不同,YBT的临界值划分也存在差异。就Megan的病例而言,她的健侧和患侧下肢在前伸距离存在不对称性,存在8cm的距离差距。并且她的综合前伸距离只有84%的下肢长度。这些发现提示她目前如果回家后进行运动容易再次损伤[109]。有趣的是,如果治疗师选择用BBS对她进行测试会发现得分是56/56,而采用DGI得分是23/24。

平衡功能障碍的治疗

诊断和首要任务

影响治疗平衡功能障碍和可动性损伤疗效的最重要因素就是找出造成功能障碍潜在的和直接的原因。要记住,平衡问题可能由生物力学机制、神经肌肉、感觉、认知或者是情感受损导致。这些损伤可能是原发性的(由健康状况直接导致)或者是继发性的(由最早的损伤发展而来)。针对潜在的损伤匹配合适的治疗策略是十分重要的。任何肌肉骨骼(基础部分)问题,例如肌肉表现和可动性受损,或者疼痛,都应该在早期予以重视,同时针对平衡功能障碍持续进行评估和干预,直到解决基本的肌肉骨骼问题。第5章、第7章和第10章为治疗这类损伤提供了许多具体的活动方式。如果问题涉及运动学习,那么肌肉骨骼的干预就可以看作是调节因素。调节因素在整个治疗计划中都应该进行处理。额外的改良因素,例如心理干预和心功能康复都是需要进行的,可能在早期就应该进行处理,并整合到康复计划中。例如,首要问题是害怕跌倒的患者。运动系统的损伤也包含部分情感影响。健康心理学家或者咨询顾问都可以帮助患者开展放松策略,目的是帮助他们面对自身对跌倒的恐惧,以及对平衡造成风险的相关问题进行干预。很多情况下物理治疗师都需要和其他健康专家合作从而使患者受益更多,但是对于平衡功能障碍则主要还是依靠物理治疗师。

定制

已经有很多证据支持针对平衡功能训练应制订个性化干预处方。下面提及的训练方法必须与每一位患者潜在的特定问题相匹配(证据与研究8-3)。

证据与研究 8-3

- 包含平衡训练的康复计划,可以提高平衡功能[110],并且对运动员重返赛场疗效更加显著[111]。
- 为前庭功能紊乱的患者制订个性化的训练,相比一般的训练计划可以降低患者眩晕程度,同时提高平衡功能[112]。
- 定制的、多维度的训练计划也可以提高平衡功能和可动性,并降低老年人跌倒的风险[113]。

环境背景

康复发生在一定环境背景下。这里有三个关于环境对平衡康复产生影响的主要因素。

- 在进行任务训练期间的物理位置。
- 合适的安全措施。
- 熟练运用的特定环境特点。

进行平衡训练的位置选择取决于患者目前的情况。对于虚弱的老年人,或者是严重平衡功能障碍的患者,大多数训练的场所应该选择在诊所内。关于平衡训练,患者本身平衡能力起点较高和/或有更高的自我效能,或者在家训练有足够的辅助,大多数这类患者可以选择在家进行训练。类似的,那些已经准备好过渡到正式训练的患者或者是希望过渡的患者,训练内容更具挑战性,从特定的平衡训练项目(例如,太极、瑜伽和舞蹈)

到常规健康和养生计划，均可以达到他们的目标。基于患者的需求和能力，社区的训练计划可能是成功的照料计划中的一部分。对于由于肌肉骨骼方面原因导致平衡功能障碍的运动员或者其他积极的患者，平衡训练可以在家进行或者在当地的健康俱乐部，亦或是当地的游泳池。

安全也是选择环境时要考虑的一个重要因素。重新获得失去的平衡往往需要用到稳固的支撑面。支撑面应该不会干扰到训练，并且在患者试图找回平衡时不会导致受伤。当提供直接干预时，保持正确的姿势，避免替代动作的发生，正确的表现，并保证安全。培养患者的自我意识并及时纠正错误。简单的活动，例如姿势性意识训练对于大多数患者可以在家进行。要意识到诊所的环境是为了保证患者最大的安全，同时它也不能反映真实的现实场景。建议安全地在家进行训练，指导患者进行训练的地方包括角落、狭窄的走廊、靠近坚固的家具附近，或者是能提供各种形式帮助的地方。

环境不单单对患者产生重大影响，同时还能影响到对于行动的选择。例如距离、时间需求、躯体负重、周围环境条件、注意力需求、地形、姿势性转换的频率以及交通密度都是关键的环境变量的因素[42]。距离是指患者每一次外出到家必须步行的距离。时间需求包括的方面有快速移动的人群、红绿灯以及车辆交通数量。降水、温度和充足的光线是周围环境条件的一部分。患者是否需要携带一定负荷的物品，例如钱包或者杂货袋，这关系到患者行程中额外的躯体负重。地形的相关特征包括斜坡、路沿、台阶、不平坦的路面（草坪）、流动的路面（沙地）以及移动的表面（电梯和自动扶梯）。出现注意力分散或者在伴侣、同伴或者朋友陪同下，这些因素都改变了行动所需要的注意力。甚至出现姿势的转换，例如需要停止下来、重新开始、转弯、后退和抵达都可能影响可动性的选择。患者伴有可动性相关的残疾会遭遇较少的挑战，同时对时间因素、躯体负重、地形和姿势转换会表现出的避让行为[42]。这些因素的突出性都具有个性化[114]。因此，这是康复中需要为患者定制的另一方面。

不论是在室内或者室外锻炼，路面特征、光线、噪声、车辆、天气情况以及广泛的外部环境因素可能会增加感觉系统负荷，增加跌倒的风险。确保患者离开诊所后所遇到的环境类型是他之前平衡能力提高后训练过的。这可能要求短暂的诊所外实地训练满足类似的情景需要。如果真实世界的经历无法满足，可以考虑通过使用图片、视频短片、虚拟现实技术或者是游戏进而促进讨论、内心演练，或者是在有意义的环境背景下进行特定的功能性任务虚拟训练。

方式

各种各样的方式（例如支撑性靠椅、治疗球、坚硬的地面、泡沫轴、泡沫软垫、平衡板、水池）可以用来治疗平衡功能障碍。对于一些患者，水池是理想的训练场所，因为水环境可以产生干扰，同时水的黏性可以延缓失去平衡的速度，给患者更多的时间去反应（参见第16章自我管理16-3）。对于严重的关节炎患者，一个温暖的水池可能是尤为合适的平衡康复场所。更复杂，计算机化平衡测试设备也可以用于平衡功能训练。事实上，任何用于平衡测试的方式都可以用来进行平衡训练。商用平衡训练平台的其中一个主要好处就是可以选择性的调制感觉系统，并且客观的衡量进步的多少。

运动学习

如果运动反复进行，并有足够的感觉反馈，那么运动学习就会出现并会形成一个模式，将来可以指导执行运动计划[16,89]。

虽然踝策略、髋策略和跨步策略都是反馈控制的例子，但是这些反应都是受运动计划控制，运动计划是指为完成特定任务的目标而对收集到的运动信号进行组织安排。在恢复平衡功能时，运动感觉的过程中，人体会反复的调整身体重心，使其始终在支撑面内，进而演变出预先计划、平衡策略和运动计划，这些中间过程都是以完成特定任务为目标而收集运动信号。每一个运动计划都包含关于姿势设置的特定信息，肌肉激活的顺序和时间。

在文献中可以看到许多运动学习的模型存在。Fitts 和 Posner[115] 提出在试图掌握一项新的技能时，学习者要通过三个阶段。从这种视角来看，学习可以视为一项新的任务，例如弹钢琴或者学习游泳。第一阶段是认知阶段，在这一阶段，所有的注意力都放在任务的说明上，表现反馈的信息对于发展总体上解决问题的策略是必要的。这一阶段的表现标志着会出现大量的错误，极大地变数,并且对于如何提高认识很肤浅[116]。康复专家认为平衡控制的学习在这一阶段至关重要,应该为患者选择合适的项目进行训练,同时提供有效的指导,并给予患者合适的外在反馈。第二阶段是联结阶段,在这一阶段,运动策略会得到进步[116]。此时的运动模式变得有效率,但是在完成任务时仍然需要注意力。训练的目标是希望学习者达到自动化阶段(第三阶段),此时进行活动只需要很少的思考。协调其他躯体和认知活动维持平衡的能力就是达到自动化阶段的功能表现,这也是倒数第二个康复目标。

指导和练习的质量和联系的数量,这些因素都会影响一个人能否达到运动学习的自动化阶段。只依靠不断地练习可能并不能帮助患者达到这一阶段。早期训练一项新的技巧需要反馈。学习是依靠内在的和外在的提示才能使运动计划得到改良。因为在达到自动化阶段的过程中,更多的反馈会变成内在的,因而,应该鼓励学习者去发展内在解决问题的技能。思考学习驾车从家里到一个新的城市这个过程。在早期,完成任务过程中需要注意力,并且当事人会被各种感觉信息覆盖(例如,其他车辆、信号灯、商业标识)。当反复的经过这条路,完成任务过程中所需要的注意力减少了,直到最终驾驶变成一个自动化过程。无关的感觉信息可以被过滤掉,而只处理相关的信息。对模式不断地重复进展为自动化的阶段。然而,患者必须继续学习并适应新的情形。不断的接触新环境,比如驾驶到一个不熟悉的地方,可以教会神经系统如何学习或快速有效的调整以使用新的刺激和情形。

同样的学习过程也用于进行平衡训练。当单腿平衡或在平衡板上保持平衡变得容易时,减少注意力是必须的,指导活动变得自动化。神经系统必须在新的水平接受挑战,这可以通过改变接触表面、支撑面、外在干扰、或者视觉或者前庭输入信息达到(参见21章-自我管理:平衡训练)。训练大体相同,但是实则不断地改变训练任务可以加强病人适应新情景的能力。准确的说,医生选择哪一项任务进行训练,以及选择哪一项治疗进行操作是由患者平衡障碍的独特性决定的,这些关乎他日常生活功能。见知识拓展8-5。

知识拓展 8-5

再一次思考,多发性硬化的患者,她的认知功能障碍是如何影响她的康复进程的?什么方法可以用来增加患者的配合程度,在家进行锻炼,并提高治疗效果?

特定系统的干预策略-范例

接下来讲到的这一部分包含具体的干预方式举例,并按照影响姿势控制的主要的子系统进行分类。然而,若非所有训练都是作平衡康复计划的一部分,同样的复杂程度,以在之前提出的正常的平衡功能模型为代表,也可以具备大多数的特性。虽然按规定进行特定的训练(例如在坚硬的平面上缓慢的转移重心),可能是为了达到最初的目的(例如重新训练踝策略),但是,进行这项锻炼却需要患者利用到很多其他平衡相关的资源。因此,牢记规定进行的每一项训练对生物力学、感觉、神经肌肉、认知和情感的要求是至关重要的。这种类型的任务分析可以帮助医生使用训练方式不单单是为了某一个目的或者只是对规定的训练稍作改良以改变目的或者难易程度。

发展空间定向力

因为稳定一般发生在进行动作之前,所以一些患者需要在活动开始前致力于维持静态姿势性对线。利用稳定的支撑面,例如坚硬的地面或者坚固的椅子开始进行坐下、跪下、站立和单腿站立动作。这些身体姿势可以帮助姿势定向和姿势稳定。运动学因素,例如达到并维持正确的重心对线并控制;学习因素,例如将平衡策略内在化,这可以为治疗姿势的选择提供结构性框架。

在站立位训练患者平均分布体重到两侧下肢,和/或保持身体正确对线的时候,可以使用压力平台、量表、镜子或者衣服上垂直的标记辅助。对于那些一开始需要训练躯干稳定性的患者,可以在坐位开始训练,这可以给患者提供发展躯干姿势的机会,同时在坐位维持两侧负重均等。训练坐位平衡、躯干稳定性以及椅子上、桌子上、治疗球上体重分布(自我管理8-1,8-2,8-3和图8-9)。利用各种上肢位置,例如向前或者向外侧前伸以改变姿势挑战。在不稳定的表面上,比如在治疗球上保持体重分布两侧均等并且躯干姿势稳定会产生有趣并实用的平衡挑战。静态姿势也可以联合泡沫表面使用进而改变患者的挑战难度。需要注意的是不稳定支撑面和泡沫表面会改变任务对感觉的要求。

自我管理 8-1

小蹦床平衡训练

目的:提高单腿站立稳定性

活动技巧:

一级:当站在小蹦床上时手拿一个稳定的物体,进行单腿站立训练。保证你的膝关节轻微的弯曲。必要时使用手中的物品维持平衡。

二级:闭眼

三级:进行微蹲

四级:膝关节抗阻

五级:上肢进行运动

运动量:

重复次数:________________

频率:________________

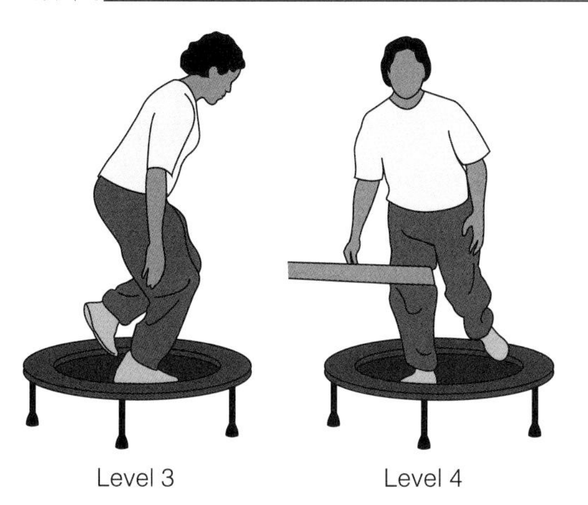

自我管理 8-2

坐于稳定平面上平衡训练

目的:提高自身意识并扩大稳定极限

活动技巧:当坐在稳定的平面上,例如椅子,练习双手前伸,过头,再移到一侧。你可以看向你摆向的一侧或者不同的方向,按照治疗师的指示进行。

运动量:

重复次数:________________

频率:________________

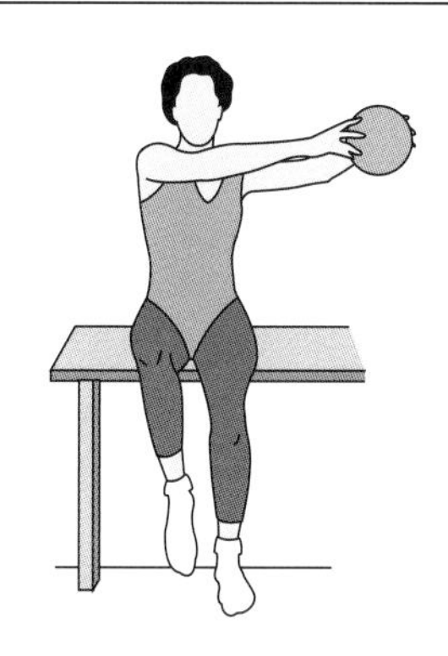

自我管理 8-3

坐于不稳定平面上平衡训练

目的:提高姿势稳定性和躯干平衡

活动技巧:当坐在治疗球上时,练习双手前伸,过头,再移到一侧。你可以看向你摆向的一侧或者不同的方向,按照治疗师的指示进行。

运动量:

重复次数:________________

频率:________________

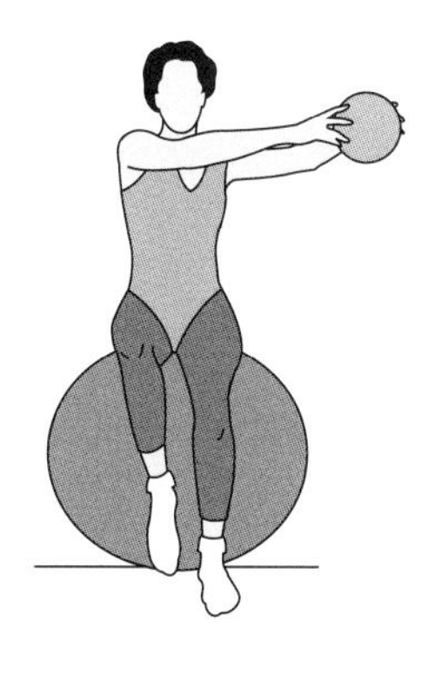

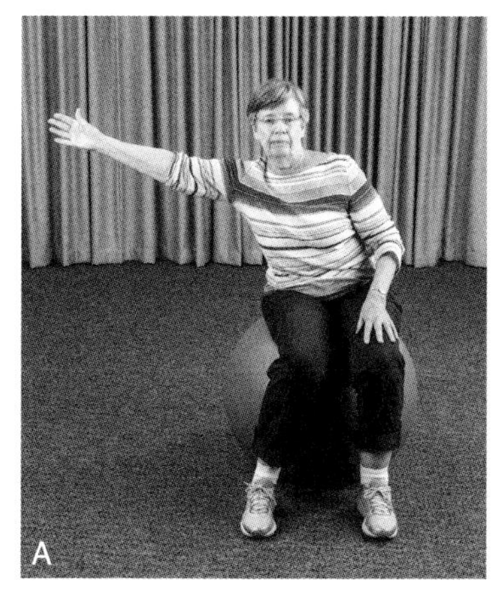

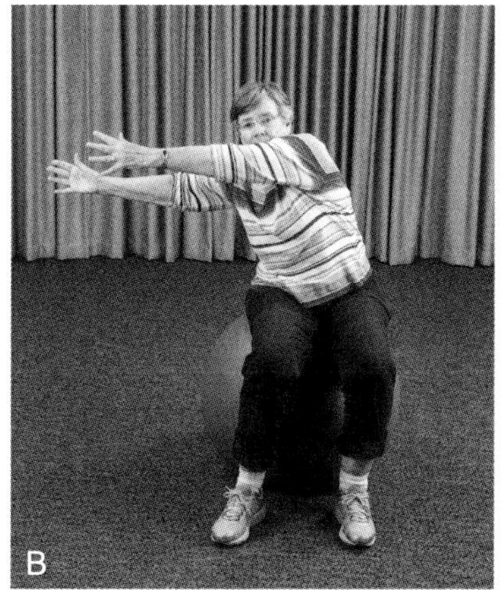

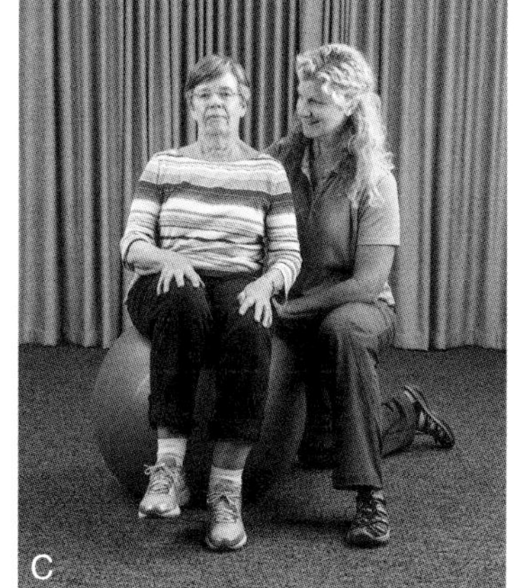

图 8-9 在治疗球上可以进行各种活动练习:(A)单臂横向够物(B)双手朝一侧够物(C)当抬起单腿时辅助下平衡训练

更具挑战性的静态姿势,比如踮足站立或者单腿站立,应该在患者准备好后加入训练计划中。这些姿势减少了踝策略的使用,而促进使用髋策略。对于运动员,在比赛时需要用到的姿势在诊所也应该复制出来,并有系统的训练。弓箭步,单腿支撑同时进行各种躯干姿势,以及下蹲姿势是在运动中最常见的姿势。在静态位置达到稳定性和最佳的姿势后,动态运动应该加入训练活动中(选择性干预 8-1)。加入动态运动增加了在活动准备期间自动姿势调整的使用,以及增加了反应策略的使用以抵消对重心的干扰。见知识拓展 8-6。

选择性干预 8-1

在泡沫轴上单腿平衡训练

活动:在泡沫轴上维持单腿平衡同时进行动态活动

目的:提高稳定极限和动态平衡功能

预防措施:患者安全:确保活动前做好准备,并且万一失去平衡有防护措施。足够的躯干控制。

姿势:站在泡沫轴上,同时动态控制头、脊椎和下肢姿势。

运动:在将球移动到各个位置或者抛接球过程中保持平衡

程序:脊椎伸肌、屈肌和腹斜肌进行等长的、向心的和离心的肌肉收缩。闭链自然的活动使下肢肌组织共同收缩,包括但是不限于腓肠肌、比目鱼肌、股四头肌、腘绳肌和臀肌。

运动量:3-6 组,组间休息 30s

功能性运动模式强化训练目标:在体育运动中会遇到各种单腿不稳定的情形。患者在不稳定的表面上进行动态活动时,要学习通过核心肌肉收缩控制姿势。

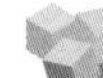

知识拓展 8-6

对于一位出院病人,在大脑中动脉脑梗死后导致中等层度的左侧偏瘫,并且无法在没有支撑的条件下站立。你觉得如何在站立位训练患者对直立姿势的定向力?

运动策略再训练

各种运动模式叠加在稳定的姿势上可以增加对平衡能力的挑战,同时鼓励主动平衡策略的发展。加入前后向和横向的摆动可以帮助患者决定和增加他的稳定极限。可以以各种方式(例如,支持性靠椅、治疗球、坚硬的地面、泡沫轴、泡沫软垫、平衡板和水池)各种姿势(坐位、半跪位、高跪位、站位和单腿支撑位),使用不断改变的上肢姿势和 / 或运动进行这些活动。躯干旋转同时上肢位于各种位置(外展、前屈、双臂交叉于胸前),同时改变头的位置(例如,旋转、侧屈),进而改变前庭系统的输入信息,这些可以以各种方式结合进行。PNF 技术用于躯干旋转,称为下坎和上抬,这是非常有效的动态运动模式。这些模式包括上肢、躯干和头部旋转、屈曲和伸展(见第 15 章)(图 8-10)。

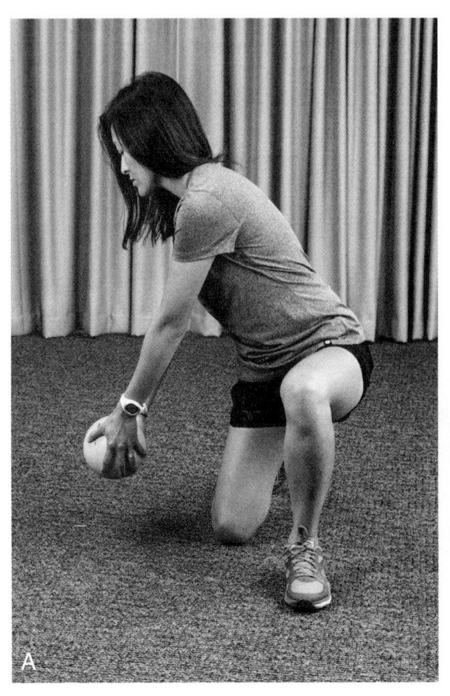

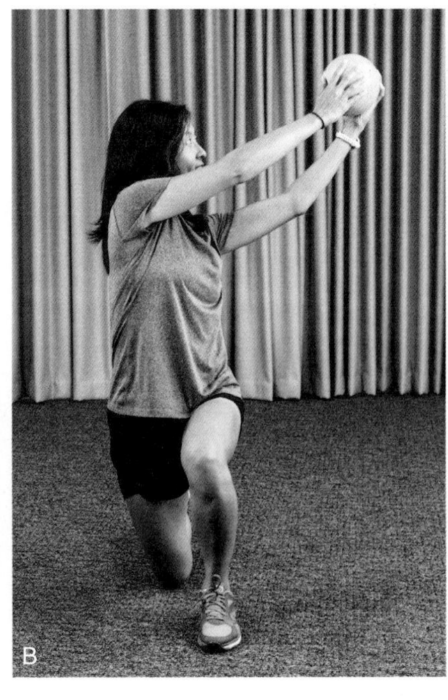

图 8-10 在半跪位下进行 PNFs 下砍和上抬练习。A. 起始姿势;B. 结束姿势

对于需要训练踝协同的患者，可以在坚硬的表面进行重心转移。同时逐渐增加摆动。当患者获得提高后，增加支撑面的柔性。当要求患者在宽阔的、坚硬的或者稳定的表面上保持平衡时，当需要使用较慢的平衡反应时，亦或是当重心远离稳定极限时，应该鼓励患者使用踝策略。使用康复球、泡沫轴和泡沫表面提供不平整或者不稳定的表面，同时鼓励使用近端肌肉进行移动以达到平衡控制的目的(图 8-11 和图 8-12)。更具挑战性的表面，例如小蹦床，它可以提供各种平衡体验(见自我管理 8-1)。以这些方式改进这项简单的任务也可以改变可用于控制平衡的环境需求和感觉反馈，因而，可以使患者做好准备去在真实的世界中面对这些情形。

平衡木、画在地面上的线条和平衡板，这些在平衡训练中经常使用到(图 8-13)。这些干预方法对于需要训练髋协同作用的患者尤为适用，因为他们髋策略受到阻碍而只能选择踝策略进行替代。当患者被要求在任何狭窄的、柔软的、或者不稳定的平面上保持平衡时，当需要使用快速的平衡反应，亦或是重心接近稳定极限时，应该鼓励患者使用髋策略。

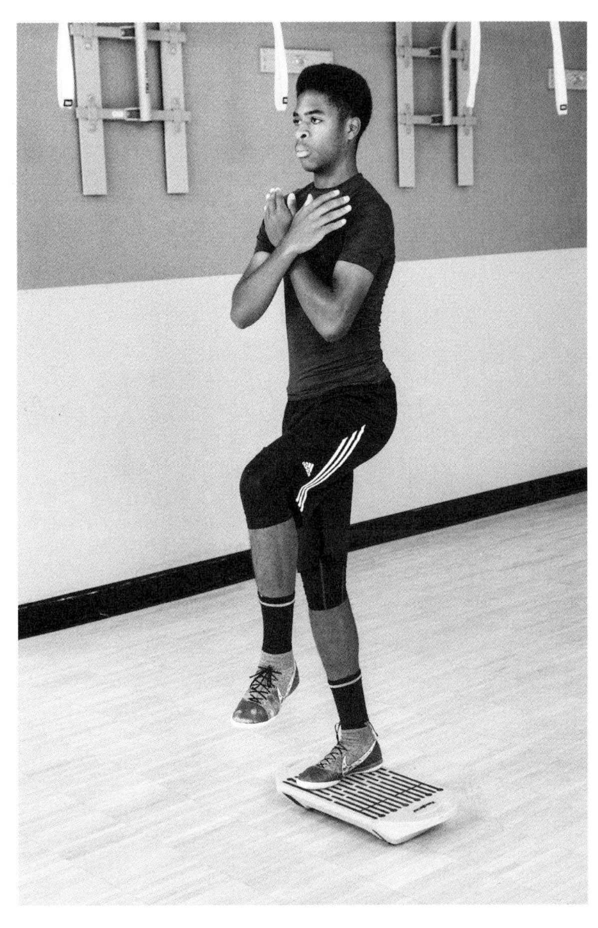

图 8-12　太极训练以提高单腿平衡

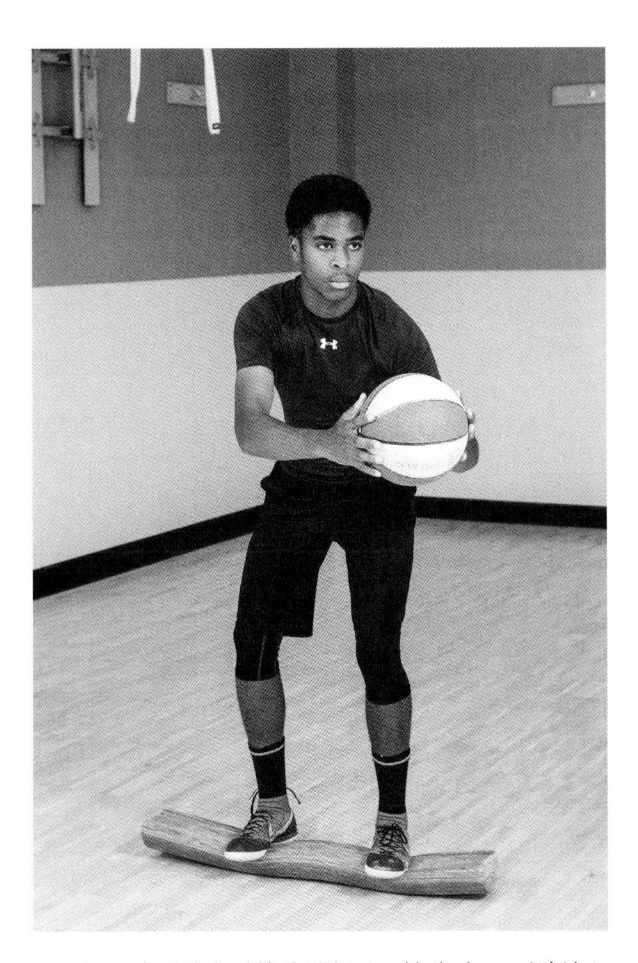

图 8-11　当训练者手持球进行重心转移时，双下肢站立在泡沫上

Maki[31] 建议，训练中应加入经过模仿的可能会突然导致老年人发生跌倒的变化的和无法预测的事件，并且这些滑动不单单只是重心的移动，还应该有支撑面代偿性的移动。因此，应该考虑到活动要求通过使用跨步或者前伸策略使支撑面发生改变。跨步训练，比如弓箭步，可以给患者提供控制平衡的机会，比如患者第一次移动超出稳定极限然后在足接触地面时再次获得平衡，开始时迈出一小步，逐渐进阶到完整的弓箭步(图 8-14)可以不断地增加患者训练的挑战性。同时加入上肢的活动可以进一步地挑战平衡。例如在跨步期间交替摆动上肢，可以使活动变得更加容易，但是在进行 PNF 下坎动作或者双手持球时会增加活动的难度(图 8-15)。完全不使用上肢进行平衡训练可以通过将双臂交叉置于胸前，或者是高举过头，对于躯干和髋关节稳定性较差的患者，这些动作都可以使训练变得难以完成。

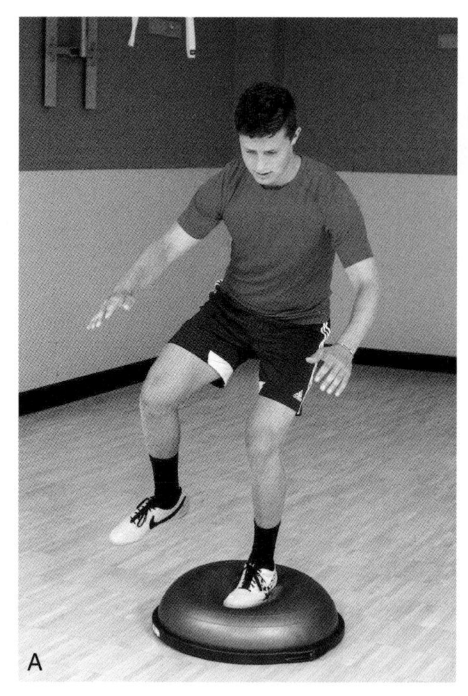

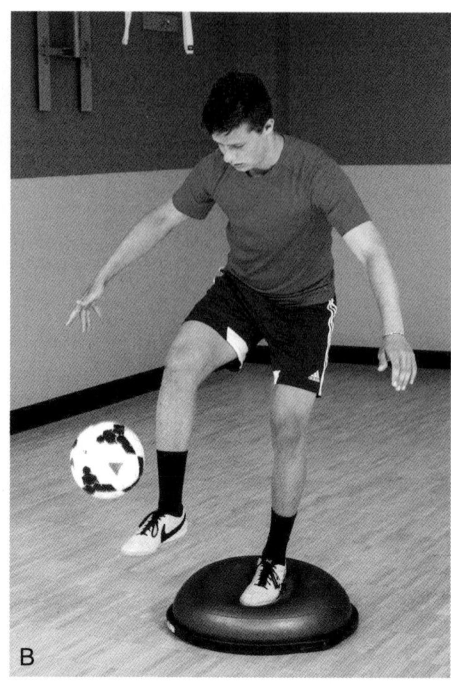

图 8-13 A. 在 BOSU 球上横向运动;B. 加入足球进行活动以增加挑战

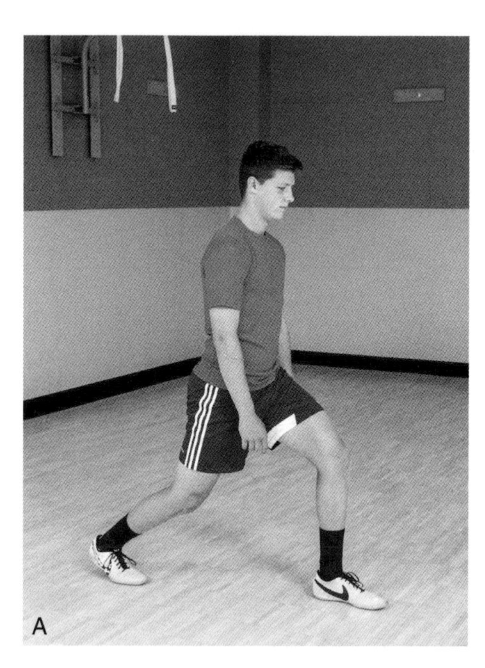

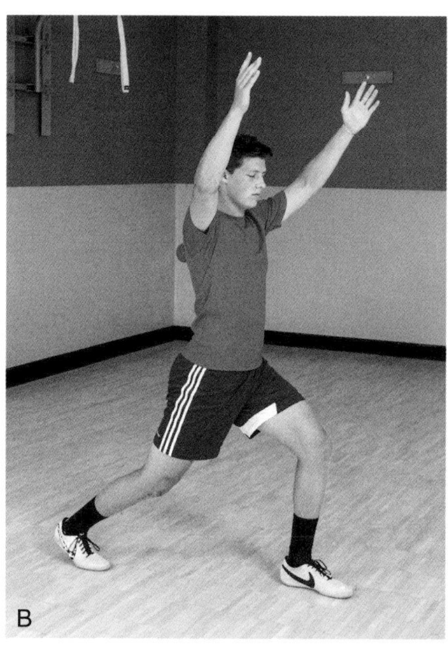

图 8-14 A. 小弓步进阶;B. 完整的弓步

更进一步的平衡训练包括:单足跳、跳跃、交叉步、滑板、跳绳(自我管理 8-4)。以各种模式进行这些训练,同时双足张开或者抬起膝关节。很多活动是向后运动,同时结合各种跨方式。单腿跳停动作可以在坚硬的表面或者是柔软的表面(比如,泡沫或者小蹦床)上进行(图 8-16)。要求患者单腿跳或双腿跳,落地时定在地面上而不失去平衡。训练器械,比如台阶,也可以在没有上肢帮助的情况下挑战平衡能力,或者是让受试者闭眼。闭眼可以帮助受试者更注重自身躯体感觉和前庭觉的反馈进而控制平衡。对于运动员,重现他们在竞技中的运动模式可以帮助他们更好地重回赛场。很多传统的运动训练方式可以在经过改良后在临床科室使用。改变跨步训练的速度直到接近功能性速度对于运动策略是必需的。这些具有挑战性的任务有主动和被动动态平衡反应的原理,对于每一位患者要着重考虑某些方面。

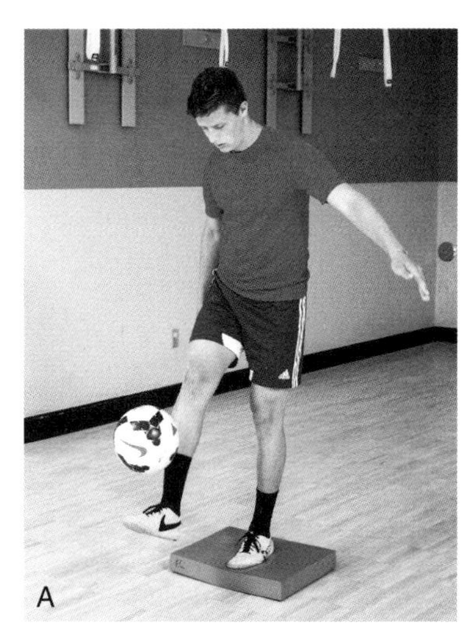

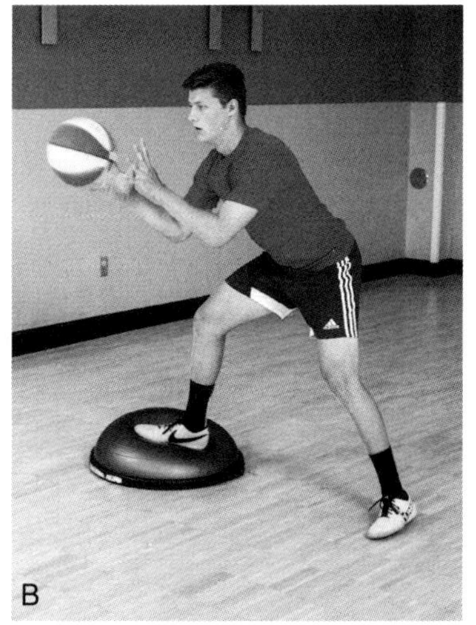

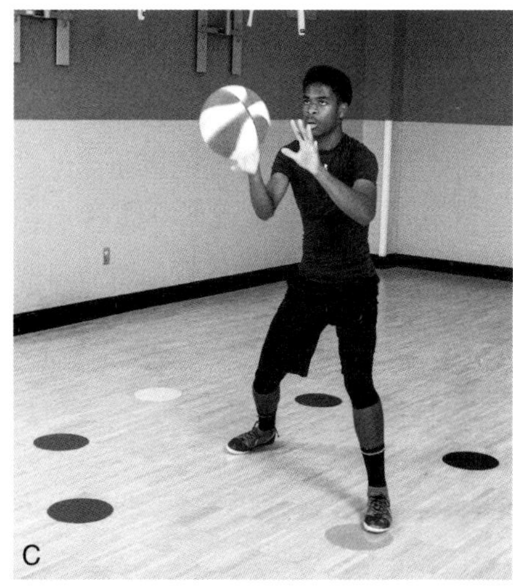

图 8-15 在各种情形下抓住球以增加任务复杂程度。A. 在不稳定的软垫上进行；B. 结合横向弓步；C. 按照指令移动到特定的标记点

自我管理 8-4

滑板训练

目的：在功能性活动中提高平衡和协调能力

活动技巧：

一级：在滑板上横向滑动

二级：不断抛接球

三级：加速运动

四级：增加抛接球数量

运动量：

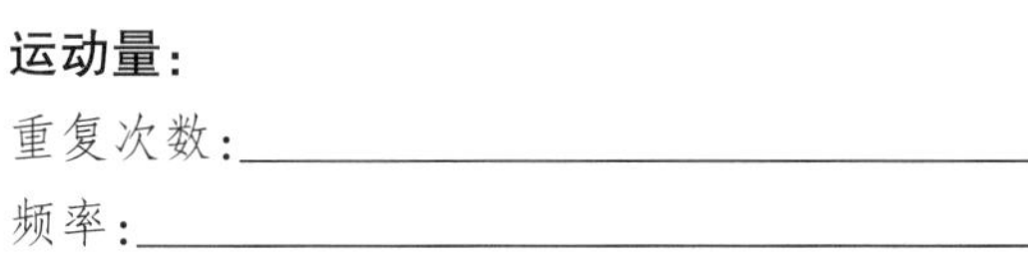

重复次数：________________

频率：________________

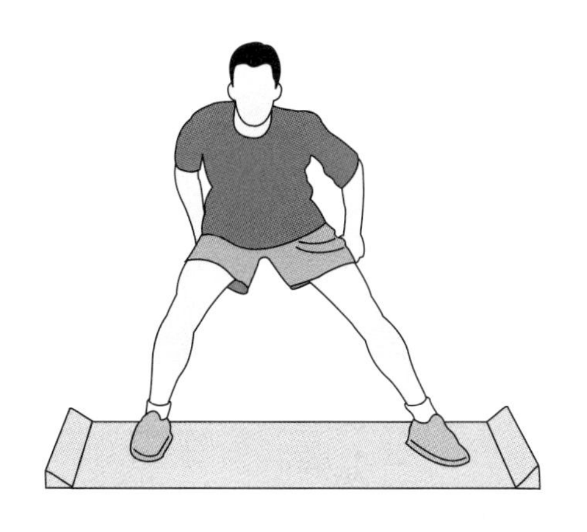

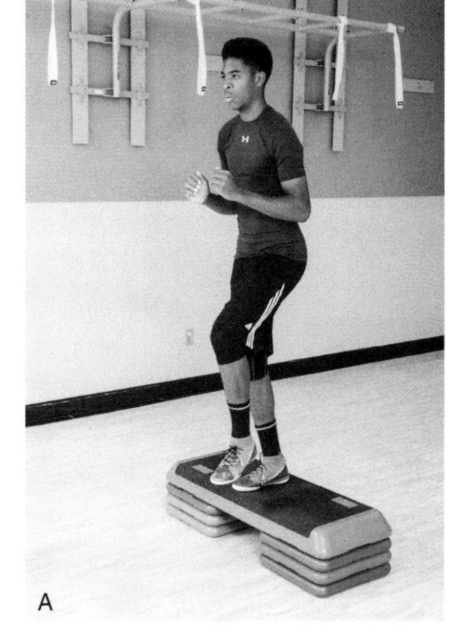

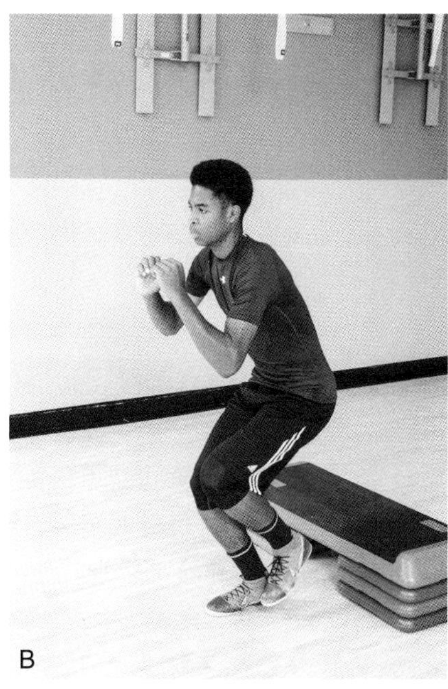

图 8-16 单腿跳训练动态平衡功能。A. 患者从踏板上跳下；B. 平稳地定在地面上

正如之前提到的，水池可以提供有趣并且动态的环境。在其中可以挑战一系列平衡运动模式。水的黏性和运动第一姿势和平衡会产生不断地挑战。任何手臂或者腿部的运动都可能会打破患者的平衡状态。例如，进行双侧肩关节水平外展和内收活动会分别导致身体前向和后向的移位。进行这些训练时，双足分开站，正常站姿，双足窄距站，或者是单腿站立，可以渐进性增加训练难度（自我管理 8-5）。在水中增加了环境的不可预测性，这可能帮助患者之后在现实世界中面对快速改变的环境条件提前做好准备。见知识拓展 8-7。

自我管理 8-5

水池中肩平拍训练

目的：增加上背部和胸部肌力，并挑战平衡能力

活动技巧：

一级：当以很好的姿势对线站在水池中，上臂保持在肩关节水平，将上肢向身前靠拢再向后回到起始位置

二级：双足并拢

三级：闭眼

四级：双手负重抗阻

运动量：

重复次数：________________

频率：________________

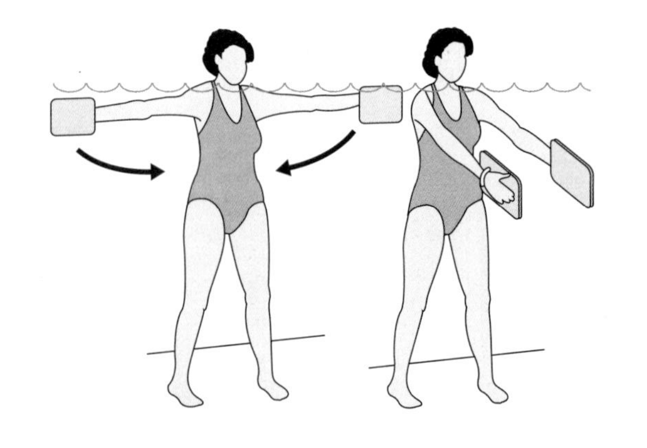

知识拓展 8-7

一位 53 岁男性在周末进行篮球比赛时扭伤踝关节，请罗列出日常活动中适合作为功能性任务的活动，且活动时需要采用踝策略。该男性是一名渡轮工人，工作时必须进行长时间站立。

一名 60 岁病态肥胖妇女，已经进行全髋关节置换，请你为她选择最恰当的训练方法以恢复她的髋策略，并给出理由。手术已经过去两个月，但是她仍然感觉右侧髋部不适，步行时采用减痛步态，并需要一直使用手杖。而在她步行时，她的左侧髋关节和膝关节由于骨性关节炎造成的疼痛得分是 8/10。

促进感觉策略

注意身体的姿势和位置是平衡功能训练的基础。Jeka[117] 证实，轻微的接触手杖，或者平衡辅助设备可以强化躯体感觉的使用，并减少姿势上的摆动。类似于这样的代偿策略可以用来增加空间知觉，同时提高表现，并减少对平衡再训练的恐惧和焦虑。

有许多方式都可以用来促进感觉策略再学习。正如以上所讲到的，环境特征，比如支撑面，可以被改变进而改变平衡训练的方式。认识到如何操纵支撑面或者其他环境特征是非常重要的，因为它可以给患者练习提供合适的感觉输入。为此，患者应该在可以增强神经系统处理特定类型反馈能力的情景下进行训练。

为了训练平衡控制，有些患者有效使用躯体感觉反馈的能力需要得到发展，他们可以选择在稳定的表面上开始进行活动时闭上双眼。当患者站在粗糙的表面上，加强注意支撑面的细节可以通过在患者训练过程中脱掉鞋子的方式达到，或者是在鞋里使用 Knobby 鞋垫。如果患者使用现存的有效的视觉线索维持稳定的能力内减弱了，让患者在柔软的，或者是不稳定的表面上，同时睁眼集中注意或者处理环境中视觉参考是合适的训练方法。强化患者注意视觉细节的能力可以让患者目光注视静止的目标，距离 <1.5m（5ft），或者是在门口进行活动，亦或是有其他明显垂直对线的地方。类似的，如果患者使用前庭系统关于头的位置和加速度的反馈信息存在困难，可以让患者在柔软的或者是不稳定的平面上，闭眼进行训练，以迫使神经系统处理前庭传入信息。可以通过加入各种静态的头部位置、主动旋转，或者是倾斜进而增加利用前庭线索保持平衡的挑战难度。注意对于前庭功能紊乱的患者，这些活动可能会造成患者头晕眼花。真实的环境经常会给患者提供混淆和冲突的感觉信息。因此，当患者仍然身处在人群、灯光或者显示器扑面而来的环境下，他可能需要学习如何保持平衡。部分扭曲或者遮盖视觉可能会对鼓励患者解决感觉冲突产生帮助。这些

特定的感觉操控是否涵盖在照料计划中很大程度上取决于潜在的损伤和患者功能恢复的预后情况。因此，了解患者对于功能恢复的期望程度，对于有效的治疗计划的制订是非常重要的，因为这关系到患者的健康状况和之后面对生活上受到的影响而做出的反应。见知识拓展 8-8。

知识拓展 8-8

一位 57 岁妇女，患有糖尿病和相关外周神经病变(双侧踝关节振动觉减退)以及视网膜病变(双目失明)，请问哪些方法或手段可以用来训练她的感觉策略。

训练顺序思考

训练由易到难逐级递增涉及患者在有意义的环境背景下进行越来越具有挑战性的任务。关系到决定患者平衡控制的各个系统的可变因素，环境特征和任务设置可以被有序地、有组织地进行操控，进而发展和演变为一个为患者定制的干预方案。记住，在所涉及每个范畴之间存在着复杂的关系。因此，在任何一个范畴中操控其中的可变因素会产生广泛的影响。

任务变量

关系到对姿势要求的合适顺序，涉及从稳定姿势(例如坐位)进阶到更不稳定的姿势(例如单腿直立)。空间特征，比如在进行侧方跨步的时候所跨过的距离，或者是单腿直立时上肢运动的幅度都应该被考虑其中。一般来讲，患者通过增加步长或者前伸的距离得到进步。时间因素，比如运动的速率和允许完成一系列动作的时间都可以用来影响平衡表现。患者可以从较慢的运动进步到试图控制弹震式运动同时维持特定姿势。可以通过降低完成任务所需时间的方式到达鼓励患者提高运动速度的目的。不管是否要求患者进行躯体负重，或者同时在手中操纵物品并保持稳定性也是另一种考虑。患者可以开始训练在平面上步行，然后最终进展为步行同时手提一满瓶水或者手提一袋子日用品。其他任务相关的变量包括训练的频率，强度和时间安排。患者由低频率进展为高频率，少次数进展为多次数，限制性训练进展为随意训练，这样可以针对处理可变因素，比如疲劳管理，鼓励运动学习，以及发展更多的运动控制。

个人变量

致力于控制平衡的身体各个系统也可以被操控以产生合适的挑战和促使进步。正如之前讲到的，关系到生物力学的基本要素问题应在早期加以处理。认知因素应该都被考虑到，不管是年龄还是身体状况，因为许多真实世界的活动都是在双重任务下进行。训练时应该高度集中注意力并且减少认知的分神。关于认知需求的进步可能涉及患者在执行任务的需要听力、理解、计算、解决问题等认知活动同时进行。在训练中，患者的情感关系到自我效能，并且他们的焦虑程度是额外需要考虑的。一些患者可能需要训练深呼吸或者其他放松策略配合训练。作为自我效能的指标，当患者对自己在家安全地进行训练至少有 70%-80% 的自信心时，就应该鼓励患者去进行训练。

促进运动策略(之前描述过)经常是一个重要的部分。在执行涉及变化的支撑面策略的活动前，比如跨步纠正反应，训练计划应该重点掌握合适的使用原地、自动姿势反应以控制安静下的直立状态。关于原地反应，因为踝策略主导直立控制，所以在髋策略使用发生障碍前，要先处理踝策略。当人处于站立位，开始简单的晃动会诱导出踝策略。增强这种策略可以通过使用言语和触觉提示并确保正确的姿势和激活模式以帮助患者做好准备面对更大的干扰。鼓励患者通过进一步的前伸或者摆动逐渐增加稳定极限。通过对重心施加更大的干扰以诱导髋策略或者跨步策略，可以使训练得到进展。在这些反应成功的建立后，可以进展到更动态的活动，不稳定的支撑面，以及更复杂的运动模式。其他重要的变量包括时间和这些反应的规模。支撑面特征在运动策略再训练过程中担当着重要角色。可以通过增加运动速度和 / 或改变支撑面提高训练难度。

最终，为了恰当使用感觉反馈进行平衡控制(之前描述过)，应该考虑到训练顺序的作用。一般来讲，患者进阶到在环境中练习复杂的感觉冲突这一步之前，应该先鼓励他使用三种主要形式的感觉反馈。为鼓励患者使用躯体感觉反馈的目的，可以简单的让患者在稳定的平面上闭上眼睛进行训练。一旦能够有效地使用躯体感觉，再训练患者使用视觉可以指导患者在不稳定的平面上睁眼同时凝视身边的一个静止的目标。最终，为训练患者重点使用前庭反馈的目的，可以让患者在不稳定的支撑面或者柔软的平面上闭眼练习。通过在不稳定的支撑面上接触到视觉反馈却和他们的姿势摆动不同步可以创造出双重感觉冲突，这是最具挑战性的训练条件。例如，在向前滑出一只足的同时试图控制一个移动的冰球，此时同伴和对手快速经过他的视野外围，以此训练动态稳定性是一项艰巨的任务。

环境变量

地形是最常用来操控的环境变量。不单单是可以改变地形增加训练难度等级，正如我们看到的，还可以改变支撑面用于促使患者使用特定的感觉系统或者姿势反应。提升难度最好的方式就是将稳定的支撑面换成不稳定的支撑面，柔软的支撑面换成坚硬的支撑面，平面换成倾斜的，静止的换成移动的。例如，坐在牢固的椅子上，将双臂交叉置于胸前进行各个方向的姿势摆动是一个很好地前提，在此基础上加上上肢的活动或者在不稳定的治疗球上进行同样的活动。

周围环境也是一个重要的因素，并且操控视觉可以用来增加挑战性，或者决定是否由视觉或者前庭觉主导平衡控制。一般而言，患者首先应该在光线充足的环境下进行训练，再在昏暗的房间或者黑暗条件下进行练习。

患者应该先表现出对可预测的环境的掌控，再在不可预知的条件下进行练习，这样可以减小背景变化的影响。由于外力导致患者发生不同的移位，移位方向应该先是预期的，然后再进行不可预测的练习，这样可以在人群中刺激平衡控制。患者应该学习如何在他们的身边世界掌控运动，首先可以在环境中没有或者只有很少的环境运动下进行练习，比如训练区一间空着的检查室，然后进阶到一个看起来更热闹的环境，比如拥挤的杂货店。在训练时，身边有更多的运动发生，也会对平衡系统更具挑战。

训练计划的顺序应该是开始时在稳定的支撑面上进行简单的活动，慢慢进阶到不稳定的支撑面进行复杂的活动，不管患者的年龄或者身体状况如何都应如此。对于运动员，进阶到平衡板、小蹦床或者是计算机化平衡训练系统可能会比较迅速。虽然训练运动员在运动中可能遇到的姿势或者活动可以帮助他们以后面对这些情形时提前做好准备，但是，许多不可预知的情形的出现，以及不可预知的干扰应该融入训练计划中，这样才能教会神经系统在面对异常情形时做出合适的反应。见知识拓展 8-9。

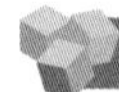
知识拓展 8-9

22 岁传统舞蹈者，行膝关节镜内侧半月板切除术后，为她制订单腿站立训练的进阶顺序。

反馈

为了治疗平衡功能障碍，学习因素对于计划活动方式是不可或缺的。在早期的治疗计划中，容易的平衡挑战伴随外部反馈是必须的，这可以帮助患者发展粗大运动策略以应对干扰。在患者学习和发展这些粗大策略时，不断增加平衡挑战同时减少外部反馈可以使内部策略得到发展。起初，要求患者描述他行动路径中的障碍，并询问他将采取何种策略以成功通过该路径(强化认知的使用)。之后可以在康复过程中加入更多使患者分心的干扰，并寻找更多的自动姿势预置。在进行平衡训练时，学习是最终的目标。

不管训练中患者的位置在哪，镜子和压力平台都可以为患者提供视觉上的姿势生物反馈。这可以帮助患者利用视觉反馈(即关于身体位置的外在反馈)。但是有时候这些辅助设备必须被去除，这样才能帮助患者将平衡策略内在化。计算机化压力平台可以控制任务训练中多个变量，同时利于激发表现反馈，并且可以跟踪记录患者的进步情况。

拓展的平衡功能康复生态模型

正如之前讲过的，生态模型描述了各个系统、环境和功能性任务之间的相互影响，相互作用[5,16]。这些领域的相互关系是复杂的，并且会导致形成一个高度个性化的平衡功能障碍和可动性受损的经历。图 8-17 提出了医生可以操控的变量，这是基于本章所讲的生态模型框架而来干预措施。有组织并且有技巧地操控特定的变量(个人、环境和任务)可以给医生提供无尽的机会去为患者定制个性化的康复方案。

注意事项和禁忌证

平衡训练中最重要的预防措施就是患者的安全。根据定义，平衡训练就是在挑战患者的平衡，

环境
视动刺激
情景改变
周围环境
地形和建筑
姿势转换
交通拥挤程度
个人
生物力学
认知
情绪
心肺功能
导向
姿势策略
感觉统合
空间定向力
任务
频率
强度
空间特点
时间因素
躯体负荷
目标特征
训练计划

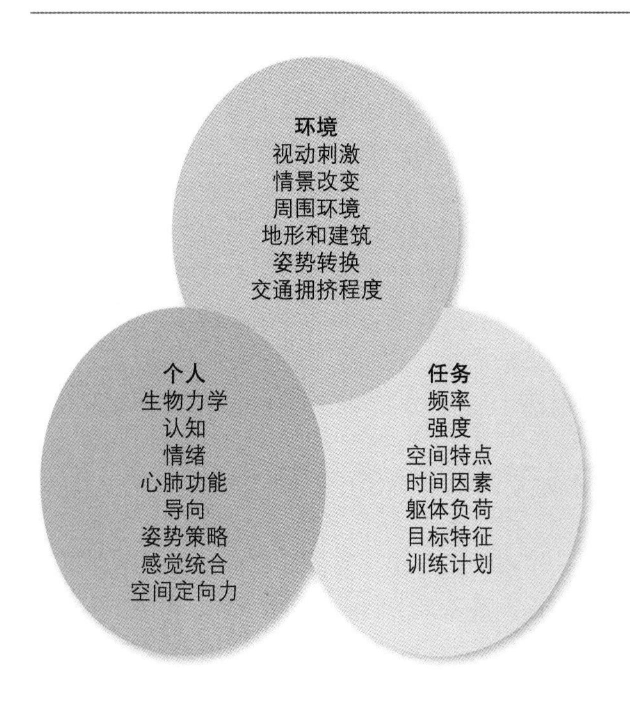

图 8-17 拓展版平衡功能康复生态模型

因为患者跌倒的风险很高，所以选择的训练活动要适合患者的能力水平。全面的评估和略低于检查决定的开始活动水平可以确保所选择的训练是合适的。开始时患者选择进行相对简单和安全的任务，再慢慢进阶到更复杂的训练，这比起错误的估计并将患者置于不安全的情形下是更安全的方式。衡量患者的自我效能（关于他在家安全的按规定执行运动处方的能力）也可以帮助为患者选择适当水平的挑战。简单的方式可以让患者给自己的自信水平打分，这要让患者自行考虑进行每一项训练的能力，评分范围 0~100%。要为患者选择信心高的训练项目进行训练。

周围环境应该基于设计规定最大化的保证安全。从训练区域消除障碍物或者不安全物品，并且为患者提供额外的稳定性支持。一个步行腰带或者是来自医生的手部接触，平行杠或者其他稳定的外部物品为患者提供支持，都应该患者立即可以获得的。对平衡训练位置有天生恐惧的患者应该禁止进行平衡训练。例如，伴有认知功能障碍的患者可能无法理解活动的目的和机制。

患者教育

对于平衡功能障碍的患者，患者教育是一个持续进行的过程。安全是教育中最重要的一部分。为存在重大平衡功能障碍的患者提供咨询是必要的，指导他们使用辅具进而保持稳定性。助行器、单拐或者双拐，或者手杖都可以用来拓宽支撑面，进而增加稳定极限。应该评估患者居住环境中潜在的平衡风险因素，松散的地毯、没有扶手并且光滑的楼梯都可以是风险因素。一项有 Lyons 等[118]最近发表的综述表明，并没有充足的证据决定当这些关于降低跌倒风险的策略单独使用时依然存在整体的有效性。然而，这些作者鼓励在家使用常用的安全策略，并没有任何证据证明这些方法无效。鞋子可以影响平衡，教育患者穿着合适的鞋子是必要的。足在鞋子里打滑或者鞋子和地面打滑，亦或者橡胶底的鞋子（会粘连在地面上）都可能导致跌倒的发生。另外，要考虑到视觉条件和手术以及光视觉纠正策略的影响（眼镜，单眼隐形眼镜、Lasik）。

教育患者认识到自己的平衡极限。影响因素包括时间（例如，步行超过 20 分钟），距离（例如，步行超过四个街区），一天中的不同时段（例如，早上状态比晚上好），以及环境（例如，拥挤、噪音、光线）。当患者仍然想进行自己期望的活动时，预估和意识到身处的情形是否可能存在风险可以帮助患者做出正确并安全的选择。

患者应该学习在身体条件不佳的情形下最大限度地保持平衡的策略。如果有些因素超出了他们的控制，患者可以会发现在这种情形下他们存在平衡风险。例如，当走出电影院，患者可能发现再适应大厅中的光线、噪音和人群会比较困难。患者应咨询医生最大化平衡状态的策略，这包括使用辅具（可能患者平时并不使用），利用朋友的臂膀保持平衡并护送出大厅，坐下并寻找出有稳定的物品提供支持的路径，或者是寻求他人帮助。

跌倒——一个重要的问题

老年人跌倒的问题备受关注，这是由于跌倒所导致的损伤和功能障碍会非常严重。每年大约 30% 的 65 岁以上老年人会发生跌倒，其中又有将近一半的老年人会发生多次跌倒[119]。跌倒是 75 岁以上老年人群致死的首要因素[120]。女性因髋关节骨折而导致的两年后死亡率更高，研究报道大约为 8%~18%[120]。大约 53% 的患者由于跌倒住院后半年以内又因跌倒而再次住院[121]。之前的跌倒情况和使用辅具的情况可以帮助预测出院后跌倒风险[121]。跌倒后住院已经被证实于平衡功能障碍和活动受限密切相关，这通常表现为BBS得分较低和平均步速较慢[121]。

老年人跌倒是由于姿势性摆动幅度增加，以及单腿直立时平衡能力下降所致[8,59,120,122]。老年人自我感知的稳定极限可能和实际的稳定极限有所不同，这也是导致老年人容易跌倒的原因之一[5]。大多数跌倒发生在步行、转向或下台阶时[89,123]。研究发现，髋关节骨折的患者存在最大步速降低以及自我感知平衡能力减退[59]。老年人在维持直立和前倾站姿的时候，其身体摆动幅度较年轻人大很多[124]。并且很少有老年人能在闭眼条件下完成单腿直立测试[125,126]。一项预测未来跌倒的多因素研究发现，侧向稳定性的控制是未来跌倒风险的重要预测因素[127]。因此，对侧向稳定性进行检查和干预是预防跌倒的重要方法。然而，预测跌倒风险最好的因素还是患者的跌倒病史。因此，临床医生一定要注意询问患者之前发生的跌倒情况。如果患者在两个月以前发生过跌倒，那么很多患者可能会难以记起，这时候医生应该问患者"您最近一次跌倒发生在什么时候？"

恐惧跌倒（fear of falling，FOF）是需要独立讨论一个因素[89]。大约30%的FOF发生于没有发生跌倒的人群，而60%甚至更多跌倒过的人也会发生FOF[128]。FOF和较差的身体素质、功能减退、活动受限、沮丧和焦虑以及生活质量下降有关。Maki[129]发现，步长减少，步速降低，双支撑相时间延长以及较低的步行功能得分都与FOF有关，但是这些因素和FOF并非独立相关。增加某些变量（步长、步速）或者减少某些变量（双支撑相时间）和跌倒风险相关，但是却和FOF不相关。从临床角度来看，平衡相关的自信心（可通过ABC量表评价）和自觉需要额外帮助（户外转移辅具）都与平衡表现的评估结果相关[130]。受试者自我感觉的平衡能力和目前的行为相关，和之前的跌倒病史并不相关。

在进行平衡功能测试时，使用药物，穿鞋和佩戴视力改善设备等其他因素也可能会影响评估结果。不管是否使用利尿剂，使用抗抑郁和精神类药物与跌倒风险增加也有关联[89,131]。老年人在室内发生跌倒多数情况都是因为没有穿鞋或者是穿长袜所致，因而应鼓励这些老年人在室内穿鞋活动[132]。佩戴双焦透镜和三焦透镜的老年人也更容易发生跌倒[133]。白内障患者的平衡功能会受到显著影响，并且经证实，白内障手术和跌倒风险降低以及跌倒引发的损伤之间存在相关性[134]。

最后，值得注意的是跌倒并不是只发生于老年人群，儿童和运动员也会经常跌倒。很多健康问题也容易引发跌倒，例如患有MS[135]、帕金森病[136,137]、前庭功能紊乱[138,139]的患者跌倒的风险也很高。这些患者和老年人跌倒引发的不良后果会更加严重，这是由于这些群体更容易发生严重损伤。

平衡功能训练的效果

平衡训练有很多显而易见的效果。很多训练计划强调基本环节，例如肌力、活动能力以及心肺功能训练，而一些其他的计划使用特定的姿势性和平衡训练，或者一些结合的训练活动。人口-水平-跌倒风险降低计划已经在全球各个国家开展，它试图主动解决社区水平存在的风险因素[140,141]。在Cochrane Collaboration，McClure等[142]所撰写的综述表明，有效的基于社区的干预计划对推动健康相关政策是有帮助的，这是由于它们可以用来帮助降低跌倒和跌倒相关的受伤风险。

许多社区水平的干预措施已经被证实和不断地发展。太极拳对伴有功能障碍的老年人所产生的影响已经被广泛地进行研究。Lan等[143]研究太极对膝关节伸肌肌力和耐力的影响。他们发现膝关节伸肌在向心和离心收缩时峰力矩都增加，同时男性和女性的耐力比也均增加。另外，进行太极训练组的静息心率，3分钟台阶测试以及闭眼单腿站立都相比对照组有提高[144]。太极对平衡功能的直接影响也已经得到了分析，研究发现，进行太极锻炼可将多次跌倒的风险降低47.5%[145]。研究证明，进行太极训练后，自我感觉身体功能状态、整体健康状态、关节炎症状、感觉整合测试和眩晕残障问卷量表（DHI）都得到显著提高[146-149]。然而，其他研究发现计算机化平衡功能训练比太极在平衡测试上产生更大的提高。这提示太极拳可能只是以通过提高自信的方式延迟了第一次或多次跌倒的发作，而并非改变摆动的方式[145]。这与其他一些人的研究结论是一致的，相比进行平衡训练的受试者，他们发现太极锻炼会产生显著的自我感觉受益（在日常活动中获得提高）[150]。

Cochrane Collaboration发现下列的干预方式可以有效地降低个体水平老年人跌倒的危害，并降低其发生跌倒的风险[151]。

- 多学科的，多方面的健康 / 环境风险因素筛选
- 在培训过的健康专家帮助下在家进行个性化力量训练，平衡功能再训练
- 由专家进行家庭危险评估以及改良
- 取消作用于精神的药物治疗
- 为合适的患者准备心脏起搏器
- 进行太极训练干预（证据与研究 8-4）

证据与研究 8-4

基于社区的训练计划可以有效地降低老年人跌倒风险

- 进行太极锻炼可以将多次跌倒的风险降低 47.5%。[146-149,152]
- 太极拳可能只是以通过提高自信的方式延迟了第一次或多次跌倒的发作，而并非改变摆动的方式。[145]
- 渐进性平衡功能和力量训练、家庭安全，视觉和药物等方面教育联合计划显示跌倒率降低了 31%。
- Sherrington[153] 发现有效的训练计划应该包括以下重要环节：
  - 最低疗效运动量为每周 2 次，持续 15 周（50h）
  - 可以通过改变站姿的方式提高平衡训练的难度（双足闭拢或单足站立，较少手的辅助，尝试重心控制下活动）
  - 不需要涵盖步行计划

大多数有平衡功能障碍的人需要进行富有技巧的、个性化的干预。干预的方式应该针对造成不稳定性的具体潜在的功能障碍。文献显示下肢损伤后进行的康复训练包含平衡训练会帮助提高静态和动态平衡功能[110]，同时有助于运动员更好地回归赛场[111]。1 周 3 次的平衡功能和下肢肌力训练计划会使平衡功能提高，程度相当于年轻 3~10 年，同时下肢力量也增加[154]。依据 Gardner 等[155]，包含肌力、耐力和平衡功能的训练计划可以成功的预防跌倒的发生。具体来讲，这些作者建议个性化的训练、依据进阶标准进行 1 周 3 次肌力和平衡功能训练，进行步行训练增加有氧能力，按照健身教练训练数月到一年。依照以上规则指导的训练计划进行训练可以降低跌倒的风险，并持续两年以上[156]。

要点

- 平衡和协调功能是独立的两个概念，彼此的概念都是完整的，共同协助进行技巧性运动。
- 平衡功能是多个人体系统相互作用的结果，参与的系统包括生物力学、神经肌肉、感觉、知觉、认知、情感和心肺功能。
- 一些肌肉骨骼功能紊乱或者损伤都和平衡功能障碍相关。平衡功能训练应该融入治疗计划中。
- 老龄化和平衡功能障碍相关，并且将老年人置于更高跌倒风险的位置。
- 踝策略适用于在遇到小的干扰时做出的反应，髋策略或者跨步策略适用于应对更大的干扰。
- 平衡功能障碍的评估应该包含对参与姿势控制的身体各个系统逐一进行评估。
- 治疗应该针对问题的病因，不论是生物力学、感觉、运动、认知、情感或者多处功能障碍的结合。

辨析

1. 思考第七单元病例讨论 1，为这位篮球运动员设计一份渐进性平衡功能训练计划。你的治疗计划将会有哪些不同，如果她是一位________

   a. 体操运动员。

   b. 花样滑冰运动员。

   c. 摔跤运动员。

   d. 越野长跑运动员。

2. 思考第七单元病例讨论 5，为这位女士设计一份渐进性平衡功能训练计划。包括坐位、站位及转移姿势和运动。还有其他可以用来提高患者平衡功能的干预措施么？

3. 如果患者平衡功能受损，家庭康复计划的哪些方面可以最大化患者的独立性？

实训

1. 和同伴一起进行下列活动，思考将会诱发哪一种平衡策略出现，并说明理由？

a. 患者双足分开与肩同宽，你试图对患者的平衡造成轻微的干扰。

b. 患者双足分开与肩同宽，你试图对患者的

平衡造成较大的干扰。

c. 患者双足呈一字步站立，你试图对患者的平衡造成轻微的干扰。

d. 患者站在平衡木上，你试图对患者的平衡造成轻微的干扰。

e. 用夹板或者绷带限制患者踝关节可动性，你试图对患者的平衡造成轻微的干扰。

f. 在柔软的泡沫表面上重复 a 和 c。

2. 当患者在下列条件下双足站立时，试比较你发现患者姿势摆动的大小，回答哪一个是最具挑战性的活动并说明理由。

a. 睁眼站于稳定的支撑面。

b. 闭眼站于稳定的支撑面。

c. 睁眼站于厚的泡沫表面。

d. 闭眼站于厚的泡沫表面。

e. 睁眼站于平衡板(rocker board)上。

f. 闭眼站于平衡板(rocker board)上。

g. 重复 a 和 f 动作同时旋转或倾斜头部

3. 当患者处于下列情形下，试比较同伴可以保持平衡的时间长短，并回答哪块肌肉在收缩？通过改变姿势进行代偿，重心发生了怎样的改变？上肢将会出现怎样动作？

a. 单腿直立同时睁眼(左和右)。

b. 单腿直立同时闭眼(左和右)。

c. 单腿直立，使用弹力管抗阻进行肩关节水平外展，单侧和双侧。

d. 单腿直立，使用弹力管抗阻进行肩关节屈曲，从 120°~180° 举过头顶，单侧和双侧。

e. 单腿直立，使用弹力管进行髋关节伸展。

f. 单腿微蹲，同时对侧膝关节屈曲。

g. 单腿微蹲，同时对侧膝关节伸展、髋关节屈曲。

h. 在小蹦床上单腿微蹲。

i. 单腿足尖从平面上抬起。

j. 单腿足尖从台阶边缘抬起。

4. 比较下列情形下肌肉活动

a. 在小蹦床上单腿微蹲，用弹力管从膝关节后方将膝关节拉向屈曲位。

b. 在小蹦床上单腿微蹲，用弹力管从膝关节内侧将髋关节拉向外展位。

c. 在小蹦床上单腿微蹲，用弹力管从膝关节前方将膝关节拉向伸展位。

d. 在小蹦床上单腿微蹲，用弹力管从膝关节外侧将髋关节拉向内收位。

5. 进行下列活动，回答下列哪一个活动对你来说最具挑战性？

a. 重复进行单腿跳起，手臂放松。

b. 重复进行单腿跳起，双臂交叉置于胸前。

c. 重复进行单腿跳起，双臂高举过头。

d. 双足轮流跳绳。

e. 单足跳绳。

f. 重复进行单腿跳起，控制并尽可能快的停止下落(即跳起并停止)。

g. 跳起并停在小蹦床上。

参考文献

1. Swanik CB, Lephart SM, Giannantonio FP, et al. Fleestablishing proprioception and neuromuscular control in the ACL-injured athlete. J Sport Rehabil 1997;5:162–206.
2. Barrett DS, Cobb AG, Bentley G. Joint proprioception in normal, osteoarthritic and replaced knees. J Bone Joint Surg Br 1991;73(1):53–56.
3. Corrigan JP, Cashman WF, Brady MP. Proprioception in the cruciate deficient knee. J Bone Joint Surg Br 1992;74(2):247–250.
4. Lamb K, Miller J, Hernandez M. Falls in the elderly: causes and prevention. Orthop Nurs 1987;6(2):45–49.
5. Crutchfield C, Shumway-Cook A, Horak F. Balance and coordination training. In: Scully RM, Barnes MR, eds. Physical Therapy. Philadelphia: JB Lippincott, 1989:825–843.
6. Horak FB. Postural orientation and equilibrium: what do we need to know about neural control of balance to prevent falls? Age Ageing 2006;35(Suppl 2):ii7–ii11.
7. Nashner L. Sensory, neuromuscular, and biomechanical contributions to human balance. In: Balance: Proceedings of the American Physical Therapy Association Forum. Nashville, TN: American Physical Therapy Association, 1989.
8. Berg KO, Wood-Dauphinee SL, Williams JI, et al. Measuring balance in the elderly: validation of an instrument. Can J Public Health 1992;83:S7–S11.
9. Schmitz T. Coordination assessment. In: O'Sullivan SB, Schmitz TJ, eds. Physical Rehabilitation: Assessment and Treatment. Philadelphia: F.A. Davis, 1994.
10. Williams HG, Fisher JM, Tritschler KA. Descriptive analysis of static postural control in 4, 6, and 8 year old normal and motorically awkward children. Am J Phys Med 1983;62(1):12–26.
11. Frank JS, Earl M. Coordination of posture and movement. Phys Ther 1990;70(12):855–863.
12. Burleigh AL, Horak FB, Malouin F. Modification of postural responses and step initiation: evidence for goal-directed postural interactions. J Neurophysiol 1994;72(6): 2892–2902.
13. Berg KO, Maki BE, Williams JI, et al. Clinical and laboratory measures of postural balance in an elderly population. Arch Phys Med Rehabil 1992;73(11):1073–1080.
14. Shumway-Cook A, Horak FB. Assessing the influence of sensory interaction of balance. Suggestion from the field. Phys Ther 1986;66(10):1548–1550.
15. Horak FB, Nashner LM. Central programming of postural movements: adaptation to altered support-surface configurations. J Neurophysiol 1986;55(6):1369–1381.
16. Horak FB, Henry SM, Shumway-Cook A. Postural perturbations: new insights for treatment of balance disorders. Phys Ther 1997;77(5):517–533.
17. Tinetti ME, Speechley M, Ginter SF. Risk factors for falls among elderly persons living in the community. N Engl J Med 1988;319(26):1701–1707.
18. Stern E. The somatosensory systems. In: Cohen H, ed. Neuroscience for Rehabilitation. Philadelphia: JB Lippincott, 1993.
19. Rowinski M. Afferent neurobiology of the joint. In Gould JA, Davies GJ, eds. Orthopaedic and Sports Physical Therapy. St. Louis: CV Mosby, 1985.

20. Grigg P. Articular neurophysiology. In: Zachazewski JE, McGee DJ, Ws Q, eds. Athletic Injury Rehabilitation. Philadelphia: WB Saunders, 1996.
21. Grigg P, Finerman GA, Riley LH. Joint-position sense after total hip replacement. J Bone Joint Surg Am 1973;55(5):1016–1025.
22. Lord SR, Ward JA, Williams P, et al. Physiological factors associated with falls in older community-dwelling women. J Am Geriatr Soc 1994;42(10):1110–1117.
23. Shumway-Cook A, Woollacott M. Motor control: Theory and Practical Applications. 1 Ed. 1995, Baltimore: Williams and Wilkins.
24. Fox C, Cohen H. The visual and vestibular systems. In: Cohen H, ed. Neuroscience for Rehabilitation. Philadelphia: JB Lippincott, 1993.
25. Karnath HO, Fetter M, Niemeier M. Disentangling gravitational, environmental, and egocentric reference frames in spatial neglect. J Cogn Neurosci 1998;10(6):680–690.
26. Winstein C, Mitz A. The motor system II: higher centers. In Cohen H, ed. Neuroscience for Rehabilitation. Philadelphia: JB Lippincott, 1993.
27. Nashner L, McCollum G. The organization of human postural movements: a formal basis and experimental synthesis. Behav Brain Sci 1985;8:135–172.
28. Garcin R. Coordination of voluntary movement. In Vinken PJ, Bruyn GW, ed. Handbook of Clinical Neurology. Amsterdam: South Holland Publishing, 1969.
29. Nashner LM, Shupert CL, Horak FB, et al. Organization of posture controls: an analysis of sensory and mechanical constraints. Prog Brain Res 1989;80:411–418; discussion 395–397.
30. Riach CL, Hayes KC. Maturation of postural sway in young children. Dev Med Child Neurol 1987;29(5):650–658.
31. Maki BE, Edmondstone MA, McIlroy WE. Age-related differences in laterally directed compensatory stepping behavior. J Gerontol A Biol Sci Med Sci 2000;55(5):M270–M277.
32. Halliday SE, Winter DA, Frank JS, et al. The initiation of gait in young, elderly, and Parkinson's disease subjects. Gait Posture 1998;8(1):8–14.
33. Bouisset S, Zattara M. Biomechanical study of the programming of anticipatory postural adjustments associated with voluntary movement. J Biomech 1987;20(8):735–742.
34. Horak F, Macpherson JM. Postural orientation and equilibrium. In: Shepherd JT, Rowell LB, eds. Handbook of Physiology. New York: Oxford University Press, 1996.
35. Patla A. Adaptive human locomotion: influence of neural, biological, and mechanical factors on ctrol mechanisms (chapter 2). In: Bronstein A, Woollacott M, Nutt JG, eds. Clinical Disorders of Balance, Posture, and Gait. London: Arnold, 2004.
36. Stelmach GE, Zelaznik HN, Lowe D. The influence of aging and attentional demands on recovery from postural instability. Aging (Milano) 1990;2(2):155–161.
37. Brown LA, Shumway-Cook A, Woollacott MH. Attentional demands and postural recovery: the effects of aging. J Gerontol A Biol Sci Med Sci 1999;54(4):M165–M171.
38. Rankin JK, Woollacott MH, Shumway-Cook A, et al. Cognitive influence on postural stability: a neuromuscular analysis in young and older adults. J Gerontol A Biol Sci Med Sci 2000;55(3):M112–M119.
39. Shumway-Cook A, Woollacott M. Attentional demands and postural control: the effect of sensory context. J Gerontol A Biol Sci Med Sci 2000;55(1):M10–M6.
40. Rotem-Lehrer N, Laufer Y. Effect of focus of attention on transfer of a postural control task following an ankle sprain. J Orthop Sports Phys Ther 2007;37(9):564–569.
41. Adkin AL, Frank JS, Carpenter MG, et al. Postural control is scaled to level of postural threat. Gait Posture 2000;12(2):87–93.
42. Shumway-Cook A, Patla AE, Stewart A, et al. Environmental demands associated with community mobility in older adults with and without mobility disabilities. Phys Ther 2002;82(7):670–681.
43. Whitney SL, Wrisley DM, Brown KE, et al. Is perception of handicap related to functional performance in persons with vestibular dysfunction? Otol Neurotol 2004;25(2):139–143.
44. Brown KE, Whitney SL, Marchetti GF, et al. Physical therapy for central vestibular dysfunction. Arch Phys Med Rehabil 2006;87(1):76–81.
45. Nies N, Sinnott PL. Variations in balance and body sway in middle-aged adults. Subjects with healthy backs compared with subjects with low-back dysfunction. Spine (Phila Pa 1976) 1991;16(3):325–330.
46. Wegener L, Kisner C, Nichols D. Static and dynamic balance responses in persons with bilateral knee osteoarthritis. J Orthop Sports Phys Ther 1997;25(1):13–18.
47. Freeman MA. Instability of the foot after injuries to the lateral ligament of the ankle. J Bone Joint Surg Br 1965;47(4):669–677.
48. Cornwall MW, Murrell P. Postural sway following inversion sprain of the ankle. J Am Podiatr Med Assoc 1991;81(5):243–247.
49. Lephart SM, Pincivero DM, Giraido JL, et al. The role of proprioception in the management and rehabilitation of athletic injuries. Am J Sports Med 1997;25(1):130–137.
50. Barrack RL, Skinner HB, Buckley SL. Proprioception in the anterior cruciate deficient knee. Am J Sports Med 1989;17(1):1–6.
51. Roberts D, Fridén T, Zätterström R, et al. Proprioception in people with anterior cruciate ligament-deficient knees: comparison of symptomatic and asymptomatic patients. J Orthop Sports Phys Ther 1999;29(10):587–594.
52. Pap G, Machner A, Nebelung W, et al. Detailed analysis of proprioception in normal and ACL-deficient knees. J Bone Joint Surg Br 1999;81(5):764–768.
53. Barrett DS. Proprioception and function after anterior cruciate reconstruction. J Bone Joint Surg Br 1991;73(5):833–837.
54. Leanderson J, Wykman A, Eriksson E. Ankle sprain and postural sway in basketball players. Knee Surg Sports Traumatol Arthrosc 1993;1(3/4):203–205.
55. Goldie PA, Evans OM, Bach TM. Postural control following inversion injuries of the ankle. Arch Phys Med Rehabil 1994;75(9):969–975.
56. Tropp H, Ekstrand J, Gillquist J. Stabilometry in functional instability of the ankle and its value in predicting injury. Med Sci Sports Exerc 1984;16(1):64–66.
57. Shiraishi M, Mizuta H, Kubota K, et al. Stabilometric assessment in the anterior cruciate ligament-reconstructed knee. Clin J Sport Med 1996;6(1):32–39.
58. Barrack RL, Skinner HB, Cook SD, et al. Effect of articular disease and total knee arthroplasty on knee joint-position sense. J Neurophysiol 1983;50(3):684–687.
59. Jarnlo GB, Thorngren KG. Standing balance in hip fracture patients. 20 middle-aged patients compared with 20 healthy subjects. Acta Orthop Scand 1991;62(5):427–434.
60. Flores A, Horn L, Jinnah R. Comparison of standing balance of three elderly populations. Phys Ther 1993;73:S50.
61. Ellison J, Miller J, Hocate M, et al. Comparison of Berg Balance Scale scores between rehabilitation patients with total hip arthroplasty and matched healthy subjects. J Rehabil Outcomes Meas 2000;4(2):49–54.
62. Trudelle-Jackson E, Emerson R, Smith S. Outcomes of total hip arthroplasty: a study of patients one year postsurgery. J Orthop Sports Phys Ther 2002;32(6):260–267.
63. Shih CH, Du YK, Lin YH, et al. Muscular recovery around the hip joint after total hip arthroplasty. Clin Orthop Relat Res 1994;302:115–120.
64. Walsh M, Woodhouse LJ, Thomas SG, et al. Physical impairments and functional limitations: a comparison of individuals 1 year after total knee arthroplasty with control subjects. Phys Ther 1998;78(3):248–258.
65. Long WT, Dorr LD, Healy B, et al. Functional recovery of noncemented total hip arthroplasty. Clin Orthop Relat Res 1993;288:73–77.
66. Rubin AM, Woolley SM, Dailey VM, et al. Postural stability following mild head or whiplash injuries. Am J Otol 1995;16(2):216–221.
67. Chester JB Jr. Whiplash, postural control, and the inner ear. Spine (Phila Pa 1976) 1991;16(7):716–720.
68. Light KE. Information processing for motor performance in aging adults. Phys Ther 1990;70(12):820–826.
69. American Physical Therapy Association. Interactive Guide to Physical Therapy Practice, V. 1.0. Alexamdria, VA: American Physical Therapy Association, 2002.
70. Russo S. Clinical balance measures: literature resources. Neurol Rep 1997;21(1):29–36.
71. Andrews AW, Folger SE, Norbet SE, et al. Tests and measures used by specialist physical therapists when examining patients with stroke. J Neurol Phys Ther 2008;32(3):122–128.
72. Badke MB, Miedaner JA, Grove CR, et al. Effects of vestibular and balance rehabilitation on sensory organization and dizziness handicap. Ann Otol Rhinol Laryngol 2005;114(1, Pt 1):48–54.
73. Badke MB, Shea TA, Miedaner JA, et al. Outcomes after reha-

bilitation for adults with balance dysfunction. Arch Phys Med Rehabil 2004;85(2):227–233.
74. Badke MB, Pyle GM, Shea T, et al. Outcomes in vestibular ablative procedures. Otol Neurotol 2002;23(4):504–509.
75. Duncan PW, Weiner DK, Chandler J, et al. Functional reach: a new clinical measure of balance. J Gerontol 1990;45(6):M192–M197.
76. Donahoe B, Turner D, Worrell T. The use of functional reach as a measurement of balance in boys and girls without disabilities ages 5 to 15 years. Pediatr Phys Ther 1994;6(4):189–193.
77. Newton RA. Validity of the multi-directional reach test: a practical measure for limits of stability in older adults. J Gerontol A Biol Sci Med Sci 2001;56(4):M248–M252.
78. Cohen H, Blatchly CA, Gombash LL. A study of the clinical test of sensory interaction and balance. Phys Ther 1993;73(6):346–351; discussion 351–354.
79. Westcott SL, Crowe TK, Deitz JC, et al. Test-retest reliability of the Pediatric Clinical Test of Sensory Interaction for Balance (P-CTSIB). Phys Occup Ther Pediatr 1994;14(1):1–22.
80. Wrisley DM, Whitney SL. The effect of foot position on the modified clinical test of sensory interaction and balance. Arch Phys Med Rehabil 2004;85(2):335–338.
81. Whitney SL, Wrisley DM. The influence of footwear on timed balance scores of the modified clinical test of sensory interaction and balance. Arch Phys Med Rehabil 2004;85(3):439–443.
82. Csuka M, McCarty DJ. Simple method for measurement of lower extremity muscle strength. Am J Med 1985;78(1):77–81.
83. Fishman MN, Colby LA, Sachs LA, et al. Comparison of upper-extremity balance tasks and force platform testing in persons with hemiparesis. Phys Ther 1997;77(10):1052–1062.
84. Jones CJ, Rikli RE, Beam WC. A 30-s chair-stand test as a measure of lower body strength in community-residing older adults. Res Q Exerc Sport 1999;70(2):113–119.
85. Jacobs JV, Horak FB, Van Tran K, et al. An alternative clinical postural stability test for patients with Parkinson's disease. J Neurol 2006;253(11):1404–1413.
86. Dite W, Temple VA. A clinical test of stepping and change of direction to identify multiple falling older adults. Arch Phys Med Rehabil 2002;83(11):1566–1571.
87. Mathias S, Nayak US, Isaacs B. Balance in elderly patients: the "get-up and go" test. Arch Phys Med Rehabil 1986;67(6):387–389.
88. Di Fabio RP, Seay R. Use of the "fast evaluation of mobility, balance, and fear" in elderly community dwellers: validity and reliability. Phys Ther 1997;77(9):904–917.
89. Shumway-Cook A, Wollacott M. Motor Control Theory and Practical Applications. 2nd Ed. Philadelphia: Lippincott, Williams and Wilkins, 2001.
90. Wrisley DM, Marchetti GF, Kuharsky DK, et al. Reliability, internal consistency, and validity of data obtained with the functional gait assessment. Phys Ther 2004;84(10):906–918.
91. Walker ML, Austin AG, Banke GM, et al. Reference group data for the functional gait assessment. Phys Ther 2007;87(11):1468–1477.
92. Marchetti GF, Whitney SL. Construction and validation of the 4-item dynamic gait index. Phys Ther 2006;86(12):1651–1660.
93. Shumway-Cook A, Taylor CS, Matsuda PN, et al. Expanding the scoring system for the Dynamic Gait Index. Phys Ther 2013;93(11):1493–1506.
94. Williams G, Robertson V, Greenwood KM, et al. The high-level mobility assessment tool (HiMAT) for traumatic brain injury. Part 1: Item generation. Brain Inj 2005;19(11):925–932.
95. Williams GP, Robertson V, Greenwood KM, et al. The high-level mobility assessment tool (HiMAT) for traumatic brain injury. Part 2: content validity and discriminability. Brain Inj 2005;19(10):833–843.
96. Powell LE, Myers AM. The Activities-specific Balance Confidence (ABC) Scale. J Gerontol A Biol Sci Med Sci 1995;50A(1):M28–M34.
97. Jacobson GP, Newman CW. The development of the Dizziness Handicap Inventory. Arch Otolaryngol Head Neck Surg 1990;116(4):424–427.
98. Vereeck L, Truijen S, Wuyts FL, et al. The dizziness handicap inventory and its relationship with functional balance performance. Otol Neurotol 2007;28(1):87–93.
99. Whitney SL, Wrisley DM, Marchetti GF, et al. Clinical measurement of sit-to-stand performance in people with balance disorders: validity of data for the Five-Times-Sit-to-Stand Test. Phys Ther 2005;85(10):1034–1045.
100. Whitney SL, Marchetti GF, Morris LO, et al. The reliability and validity of the Four Square Step Test for people with balance deficits secondary to a vestibular disorder. Arch Phys Med Rehabil 2007;88(1):99–104.
101. Bogle Thorbahn LD, Newton RA. Use of the Berg Balance Test to predict falls in elderly persons. Phys Ther 1996;76(6):576–583; discussion 584–585.
102. Dibble LE, Lange M. Predicting falls in individuals with Parkinson disease: a reconsideration of clinical balance measures. J Neurol Phys Ther 2006;30(2):60–67.
103. Medley A, Thompson M, French J. Predicting the probability of falls in community dwelling persons with brain injury: a pilot study. Brain Injury 2006;20(13/14):1403–1408.
104. Mackintosh SF, Hill KD, Dodd KJ, et al. Balance score and a history of falls in hospital predict recurrent falls in the 6 months following stroke rehabilitation. Arch Phys Med Rehabil 2006;87(12):1583–1589.
105. Whitney SL, Marchetti GF, Schade A, et al. The sensitivity and specificity of the Timed "Up & Go" and the Dynamic Gait Index for self-reported falls in persons with vestibular disorders. J Vestib Res 2004;14(5):397–409.
106. Whitney S, Wrisley D, Furman J. Concurrent validity of the Berg Balance Scale and the Dynamic Gait Index in people with vestibular dysfunction. Physiother Res Int 2003;8(4):178–186.
107. Muir SW, Berg K, Chesworth B, et al. Use of the Berg Balance Scale for predicting multiple falls in community-dwelling elderly people: a prospective study. Phys Ther, 2008;88(4):449–459.
108. Dibble LE, Christensen J, Ballard DJ, et al. Diagnosis of fall risk in Parkinson disease: an analysis of individual and collective clinical balance test interpretation. Phys Ther 2008;88(3):323–332.
109. Plisky PJ, Rauh MJ, Kaminski TW, et al. Star Excursion Balance Test as a predictor of lower extremity injury in high school basketball players. J Orthop Sports Phys Ther 2006;36(12):911–919.
110. Rozzi SL, Lephart SM, Sterner R, et al. Balance training for persons with functionally unstable ankles. J Orthop Sports Phys Ther 1999;29(8):478–486.
111. Fitzgerald GK, Axe MJ, Snyder-Mackler L. The efficacy of perturbation training in nonoperative anterior cruciate ligament rehabilitation programs for physical active individuals. Phys Ther 2000;80(2):128–140.
112. Shepard NT, Telian SA, Programmatic vestibular rehabilitation. Otolaryngol Head Neck Surg 1995;112(1):173–182.
113. Shumway-Cook A, Gruber W, Baldwin M, et al. The effect of multidimensional exercises on balance, mobility, and fall risk in community-dwelling older adults. Phys Ther 1997;77(1):46–57.
114. Shumway-Cook A, Patla A, Stewart A, et al. Environmental components of mobility disability in community-living older persons. J Am Geriatr Soc 2003;51(3):393–398.
115. Fitts P, Posner M. Human Performance.Belmont: Brooks/Cole, 1967.
116. Magill R. Motor Learning: Concepts and Applications. Boston: McGraw-Hill, 1998.
117. Jeka JJ. Light touch contact as a balance aid. Phys Ther 1997;77(5):476–487.
118. Lyons RA, John A, Brophy S, et al. Modification of the home environment for the reduction of injuries. Cochrane Database Syst Rev 2006;(4):CD003600.
119. Sattin RW. Falls among older persons: a public health perspective. Annu Rev Public Health, 1992;13:489–508.
120. Lichtenstein MJ, Shields SL, Shiavi RG, et al. Exercise and balance in aged women: a pilot controlled clinical trial. Arch Phys Med Rehabil 1989;70(2):138–143.
121. Shumway-Cook A, Patla A, Stewart AL, et al. Assessing environmentally determined mobility disability: self-report versus observed community mobility. J Am Geriatr Soc 2005;53(4):700–704.
122. Bohannon RW, Larkin PA, Cook AC, et al. Decrease in timed balance test scores with aging. Phys Ther 1984;64(7):1067–1070.
123. Judge JO, Lindsey C, Underwood M, et al. Balance improvements in older women: effects of exercise training. Phys Ther 1993;73(4):254–262; discussion 263–265.
124. Hasselkus BR, Shambes GM. Aging and postural sway in women. J Gerontol 1975;30(6):661–667.
125. Ekdahl C, Jarnlo GB, Andersson SI. Standing balance in healthy subjects. Evaluation of a quantitative test battery on a force platform. Scand J Rehabil Med 1989;21(4):187–195.
126. Era P, Heikkinen E. Postural sway during standing and unexpected

disturbance of balance in random samples of men of different ages. J Gerontol 1985;40(3):287–295.
127. Maki BE, Holliday PJ, Topper AK. A prospective study of postural balance and risk of falling in an ambulatory and independent elderly population. J Gerontol 1994;49(2):M72–M84.
128. Legters K. Fear of falling. Phys Ther 2002;82(3):264–272.
129. Maki BE. Gait changes in older adults: predictors of falls or indicators of fear. J Am Geriatr Soc 1997;45(3):313–320.
130. Myers AM, Powell LE, Maki BE, et al. Psychological indicators of balance confidence: relationship to actual and perceived abilities. J Gerontol A Biol Sci Med Sci 1996;51(1):M37–M43.
131. Liu BA, Topper AK, Reeves RA, et al. Falls among older people: relationship to medication use and orthostatic hypotension. J Am Geriatr Soc. 1995;43(10):1141–1145.
132. Menz HB, Morris ME, Lord SR. Foot and ankle characteristics associated with impaired balance and functional ability in older people. J Gerontol A Biol Sci Med Sci 2005;60(12):1546–1552.
133. Lord SR, Dayhew J, Howland A. Multifocal glasses impair edge-contrast sensitivity and depth perception and increase the risk of falls in older people. J Am Geriatr Soc 2002;50(11):1760–1766.
134. Harwood RH, Foss AJ, Osborn F, et al. Falls and health status in elderly women following first eye cataract surgery: a randomised controlled trial. Br J Ophthalmol 2005;89(1):53–59.
135. Cattaneo D, De Nuzzo C, Fascia T, et al. Risks of falls in subjects with multiple sclerosis. Arch Phys Med Rehabil 2002;83(6):864–867.
136. Ashburn A, Stack E, Pickering RM, et al. Predicting fallers in a community-based sample of people with Parkinson's disease. Gerontology 2001;47(5):277–281.
137. Ashburn A, Stack E, Pickering RM, et al. A community-dwelling sample of people with Parkinson's disease: characteristics of fallers and non-fallers. Age Ageing 2001;30(1):47–52.
138. Herdman SJ, Blatt P, Schubert MC, et al. Falls in patients with vestibular deficits. Am J Otol 2000;21(6):847–851.
139. Whitney SL, Hudak MT, Marchetti GF. The dynamic gait index relates to self-reported fall history in individuals with vestibular dysfunction. J Vestib Res 2000;10(2):99–105.
140. Kempton A, van Beurden E, Sladden T, et al. Older people can stay on their feet: final results of a community-based falls prevention programme. Health Promot Int 2000;15(1):27–33.
141. Lindqvist K, Timpka T, Schelp L. Evaluation of an inter-organizational prevention program against injuries among the elderly in a WHO Safe Community. Public Health 2001;115(5):308–316.
142. McClure RJ, Turner C, Peel N, et al. Population-based interventions for the prevention of fall-related injuries in older people. Cochrane Database Syst Rev 2005;(1):CD004441.
143. Lan C, Lai JS, Chen SY, et al. Tai Chi Chuan to improve muscular strength and endurance in elderly individuals: a pilot study. Arch Phys Med Rehabil 2000;81(5):604–607.
144. Hong Y, Li JX, Robinson PD. Balance control, flexibility, and cardiorespiratory fitness among older Tai Chi practitioners. Br J Sports Med 2000;34(1):29–34.
145. Wolf SL, Barnhart HX, Ellison GL, et al. The effect of Tai Chi Quan and computerized balance training on postural stability in older subjects. Atlanta FICSIT Group. Frailty and Injuries: Cooperative Studies on Intervention Techniques. Phys Ther 1997;77(4):371–381; discussion 382–384.
146. Hain TC, Fuller L, Weil L, et al. Effects of T'ai Chi on balance. Arch Otolaryngol Head Neck Surg 1999;125(11):1191–1195.
147. Wong AM, Lin YC, Chou SW, et al. Coordination exercise and postural stability in elderly people: Effect of Tai Chi Chuan. Arch Phys Med Rehabil 2001;82(5):608–612.
148. Li F, Harmer P, McAuley E, et al. An evaluation of the effects of Tai Chi exercise on physical function among older persons: a randomized contolled trial. Ann Behav Med 2001;23(2):139–146.
149. Hartman CA, Manos TM, Winter C, et al. Effects of T'ai Chi training on function and quality of life indicators in older adults with osteoarthritis. J Am Geriatr Soc 2000;48(12):1553–1559.
150. Kutner NG, Barnhart H, Wolf SL, et al. Self-report benefits of Tai Chi practice by older adults. J Gerontol B Psychol Sci Soc Sci 1997;52(5):P242–P246.
151. Gillespie LD, Robertson MC, Gillespie WJ, et al. Interventions for preventing falls in older people living in the community. Cochrane Database Syst Rev 2009;(2):CD007146.
152. Wolf SL, Barnhart HX, Kutner NG, et al. Reducing frailty and falls in older persons: an investigation of Tai Chi and computerized balance training. Atlanta FICSIT Group. Frailty and Injuries: Cooperative Studies of Intervention Techniques. J Am Geriatr Soc 1996;44(5):489–497.
153. Sherrington C, Whitney JC, Lord SR, et al. Effective exercise for the prevention of falls: a systematic review and meta-analysis. J Am Geriatr Soc 2008;56(12):2234–2243.
154. Wolfson L, Whipple R, Derby C, et al. Balance and strength training in older adults: intervention gains and Tai Chi maintenance. J Am Geriatr Soc 1996;44(5):498–506.
155. Gardner MM, Buchner DM, Robertson MC, et al. Practical implementation of an exercise-based falls prevention programme. Age Ageing 2001;30(1):77–83.
156. Campbell AJ, Robertson MC, Gardner MM, et al. Falls prevention over 2 years: a randomized controlled trial in women 80 years and older. Age Ageing 1999;28(6):513–518.

推荐阅读

Butler RJ, Lehr ME, Fink ML, et al. Dynamic balance performance and noncontact lower extremity injury in college football players: an initial study. Sports Health 2013;5(5):417–422.
Clemson L, Cumming RG, Kendig H, et al. The effectiveness of a community-based program for reducing the incidence of falls in the elderly: a randomized trial. J Am Geriatr Soc 2004;52(9):1487–1494.
Dietz V, Horstmann GA, Berger W. Significance of proprioceptive mechanisms in the regulation of stance. Prog Brain Res 1989;80: 419–423.
Hageman RA, Leibowitz JM, Blanke D. Age and gender effects on postural control measures. Arch Phys Med Rehabil 1995;76:961–965.
Province MA, Hadley EC, Hornbrook MC, et al. The effects of exercise on falls in elderly patients. JAMA 1995;273:1341–1347.

第9章

不良姿势

CARRIE M. HALL

物理治疗师认为,身体姿势和身体活动是导致肌肉骨骼疼痛综合征(musculoskeletal pain syndromes,MPS)的主要原因[1](注 9-1)。但是,在现有的文献中,通常并没有把姿势、运动和疼痛的因果关系联系起来[5-10],并缺乏说明其相关性的证据。同时,也不能证明姿势与疼痛二者之间互为因果(有相关性不代表是引发结果的原因)[11](证据与研究 9-1)。这些因果关系很多情况下不像它所呈现的表象那样简单,我们也很容易忽视其内在的复杂程度;因果关系不明可能导致错误的动作、模式持续存在,甚至忽略了正确的处理方案(证据与研究 9-2)。

注 9-1
肌肉骨骼疼痛综合征的定义

肌肉骨骼疼痛综合征定义为肌筋膜、关节周围、关节组织受到刺激产生局部疼痛的状态。疼痛多由急性创伤引起,例如拉伤、骨折、脱位,一些全身性的疾病也可引起疼痛,如类风湿关节炎、癌症等,不在此讨论范围内。出于本讨论的目的,认为肌肉骨骼疼痛综合征是神经肌肉组织微创伤累积的结果。微创发生于过度使用,即重复超过组织适应和修复能力或长期受到次最大应力[2,3],过度使用会发生在相对较短的时间内,比如在赛季期第一次进行排球比赛;过度使用也会发生在较长时间内,如每天 8 小时,每周 5 天在电脑前输入数据,持续多年。微创也会由于日常活动(ADL)中反复运动引起,或者动作启动及运动控制策略不理想[4]。

证据与研究 9-1

相关性不能代表因果关系。例如,在广泛的研究病例中,流行病学的一个研究表明进行激素替代疗法(hormone replacement therapy,HRT)的女性较少罹患冠心病(coronary heart disease,CHD),这导致医生提出,激素替代疗法可预防冠心病。但是,随机对照试验的结果显示,在统计学意义上,激素取代疗法的干预会小幅度增加罹患冠心病的概率。流行病学研究数据的再分析结果显示,进行激素替代疗法干预的女性受试者多数来自社会高收入群体,饮食及锻炼习惯优于平均水平。激素替代疗法的使用和冠心病发病率的降低是多重因素(即,与高水平社会经济地位相关的受益)的同时效应,而不是之前推测的唯一原因和影响因素[12]。

证据与研究 9-2

Prins 等人[13]的系统性综述对儿童及青少年身体上象限出现的肌肉骨骼疼痛的姿势及社会心理因素进行分析。最初假设是不良的姿势造成了疼痛的产生;而实际上对这个问题的研究结论是,久坐及心理社会因素的影响大于不良姿势,且会更大程度地影响儿童及青少年肌肉骨骼疼痛的产生。

当两个因素之前确实有相关性时,依然存在着对于二者之间哪一个是“因”哪一个是“果”的问题。换言之,哪一个才是最主要的原因? 而这个问题,是相关性的讨论不能给我们得出结论的。O'Sullivan[14]探讨过类似的问题,是不是错误的姿势及运动导致了疼痛的产生(或适应),亦或是由于疼痛而导致了异常的姿势及运动模式(证据与研究 9-3)。

证据与研究 9-3

O'Sullivan在他的硕士论文中总结：

慢性下腰痛(chronic low back pain,CLBP)必须在人身上基于社会架构内进行考虑，对于每个患有CLBP的个体，可能影响疾病的潜在病理解剖学、生理学、神经生理学、心理学和社会因素都是不同的。慢性下腰痛的疼痛分类也主要基于潜在机制。运动控制障碍的本质可能是适应性表现或者是对某些状况的不适应。不了解其潜在机制的情况下，对于疼痛或者障碍的治疗就很有可能是不合理的。在研究中发现，有相当大的患有慢性下腰痛的群体是由于对于不良动作的适应而造成了疼痛，并使疼痛蔓延。物理治疗的干预很有可能改变这些障碍，并可以对身体以及认知驱动因素产生良好的影响。这类方法可以应用于几乎所有的与骨骼肌肉系统相关的方面。

理论上而言，持续性的姿势以及重复性的动作是会增加肌肉骨骼综合征的风险。多数观点认为长期的生理负荷会通过机械应力引起症状。尽管研究设计不全，但仍有许多研究证实了持续姿势与身体组织负荷之间的关系[15-26]。大部分关于脊柱组织持续负荷的研究是基于没有病征的个体、尸体、动物上进行的[27-31]。这些研究对于持续负荷对身体组织有害的猜想提供了证据支持，但这缺乏人体持续负荷对症状反应的相关证据[32-34]。关于支持综合征的产生与身体组织负荷相关的观点，McKenzie[35]基于临床表现和患者对反复运动及持续性姿势的反应，概括了三种力学表现，其中一种就是姿态综合征，正常的软组织长期静态负荷会产生持续的力学应激，进而导致不适的发生。临床的表现通常在长期保持持续性姿势的年轻人中较易观察到，最常见的就是久坐，可引起短暂症状发生，恢复直立姿势后症状消失(证据与研究9-4)。

证据与研究 9-4

在一个针对45例下腰痛患者的高可靠性研究中，只有一例(2.2%)确诊为姿势综合征[36]。在两个包含947例脊柱疼痛患者的36项调查中，只有1%诊断有姿势综合征[37,38]。然而，在学生群体中，有50%的受试者有一过性或者轻微与姿势相关的腰背痛[36]，却没有人因此而寻求治疗，但是在3天的追踪期里，他们报道了46例腰背痛情况的发生，这46例均是处于学习过程中，坐位状态时产生疼痛。与没有发生腰背痛的组别相比，发生疼痛的受试者们，在维持一个姿势久坐以及处于坐姿放松时，腰椎的曲度有明显的差异。

由于动作姿势异常导致的疼痛可能较难解决。研究表明，过度的关节以及骨骼运动可能导致病理因素发生[39]，但是病理表现不能等同于疼痛[40]。疼痛的产生比临床既定思维复杂很多，物理治疗师要具备寻求病理以及运动学机制的能力。结果混淆的因素之一就是"疼痛"术语的使用。虽然我们有"肌肉骨骼疼痛综合征"，但是疼痛不能与伤害性感受相替换。伤害性感受是通过刺激伤害感受器或"疼痛受体"的特定自由神经末梢产生的外周神经和中枢神经系统的传入活动，其仅对由化学物质(如：炎症)、力学因素(如挤压、冲撞)、温度刺激(冷、热)引起的组织损伤作出反应[41]。描述疼痛的信号与识别疼痛的根本原因不同。证据表明，伤害感受既不是产生疼痛的充分条件，也不是必要条件[42-45]。疼痛可能是与伤害性感受相关的下意识行为，但疼痛会受到多种神经生物学因素、环境因素以及认知因素的影响[46]。

尽管缺乏事实证明，但在《物理治疗师实践指南》[47]中纳入姿势评估表，行业内的标准也认为姿势的调整可以对病人的护理发挥作用。Sahramann表明，尽管只有很少一部分研究支持肌肉骨骼疼痛与姿势之间的关系，但是，她不能想象在治疗一个患者时，不考虑评估她的姿势、身体力线。例如，针对一个腰背部扁平但是患有下腰痛的病人，给出的治疗法案是与有腰椎前凸的患者完全不同。Sahrmann概述了研究数据和临床上几代物理治疗师理论依据的差异(证据与研究9-5)。

证据与研究 9-5

在2002年的评注中，Shirley Sahrmann陈述了以下关于缺乏姿势与疼痛相关证据的内容：

我相信以下这些解释：①姿势构成的定义比较狭隘；②试图找到疼痛与脊柱弯曲度之间的线性关系，但没有发现曲度增加或者减少的极端亚组；③错误地认为力线是引起疼痛的仅有的一个原因；④尝试将错误的姿势与肌肉力量不足相联系；⑤有限的研究：测试力线不良与运动障碍的关系[48]。

她得出的结论是，对于力线损伤的检查会成为纠正机械损伤的患者制订治疗方案的重要步骤，并且在未来的研究中应该深入研究损伤与其他原因的相关性，改变运动方式、提高肌肉的适应性、减少机械性疼痛的问题[48]。了解了这些因素之间的关系会更好地促进我们对损伤的治疗。

明确力学刺激（长期保持某种姿势或者重复进行一项动作活动）引起的伤害性感受可以成为引发疼痛的一个诱因，那么，临床医生应该考虑引发疼痛反应的周围力学刺激因素[1,49-56]。当力学因素与习惯性姿势和动作模式相关或与以下情况相关时：

1. 是不是伤害感受和疼痛产生的原因（改变一惯性的动作模式及产生疼痛的习惯性过程）。

2. 导致再次引发疼痛的状况（改变动作模式以减少疼痛的持续蔓延）。

3. 是否与病情愈合相关（在一段时间内改变动作模式，促进受伤组织的愈合）

因此，治疗应侧重于纠正诱发或造成持续姿势以及重复动作的因素。但当无法矫正时（例如解剖性损伤、病理、疾病等），建议对姿势、动作进行改良。注 9-2 总结了影响姿势和动作障碍的因素。

注 9-2
影响姿势及运动的因素

- 身体功能的损伤
  活动范围
  肌肉长度、伸展性
  关节完整性和可动性
  肌肉功能
  运动控制
  平衡及协调
  疼痛
- 身体结构损伤（如结构性侧弯，髋前倾，肢体结构性不等长）
- 人体测量学特征
- 心理残损
- 生长因素（如年龄）
- 环境影响
- 疾病或病理因素

在有临床医生的适当干预中，本章定义了在姿势和运动损伤评估和治疗中运用到的专业术语；讨论影响姿势及运动损伤的因素，并概述纠正异常姿势的治疗性运动干预原则。

定义

姿势

通常认为，姿势是静态的，不依赖于运动的。然而，姿势不仅仅被视为静态功能，也包括在运动前准备活动时的状态。传统上，检查姿势是被检查者处于坐位或者站立位，但实际上姿势的检查应该取不同的体位进行，特别是采取患者习惯性的一些姿势，例如，单腿支撑占步行周期的 85% 的情况时，这样的姿势就应该被重点检查[57]。

美国骨外科学会[58]对姿势有详细的定义（注 9-3）。大多数物理治疗师都能较好地理解肌肉骨骼系统与身体姿势之间的关系，姿势是构成身体的各个组织器官，如骨骼、肌肉、内脏、神经系统互相关联所构成的自然姿态。由此，如果没有良好的姿势给身体做支撑，那么人体的各个器官、系统也不能进行正常工作。例如：脊柱后凸（胸椎屈曲增加）或脊柱侧弯可能导致呼吸功能不全[59]。这些异常姿势使胸腔活动受限，给呼吸肌带来额外的负荷[60]，同时，长期的异常呼吸动作带来的力学上的改变也是病理学中导致心肺疾病的病因之一（如肺动脉高压，心力衰竭）[61]。

注 9-3
姿势的定义

姿势：通常被定义为身体各部位协调的相对状态。良好的姿势能保证肌肉和骨骼维持较好的平衡状态。不论是处于工作还是休息的姿势（例如，直立、躺下、下蹲、弯腰），良好的姿势能避免身体的支撑结构受到损伤或者进行性畸形的伤害。在这种良好的状态下，肌肉能最有效地维持胸部和腹部器官的稳定。不良的姿势是身体各部分之间的一种不正常关系状态，这种关系会增加支撑结构的应变，使身体在维持支撑的基础下降低平衡效率。

身体的姿态应该对身体各部分之间的整体关系的描述，而不是某些部位之间成一条直线的描述。例如：脊柱和骨盆之间在矢状面的平衡可以被看作是头部与骨盆整体性的平衡。然而，每个连续的解剖节段（颈、胸廓、腰椎、骨盆、骶骨、髋关节）的形状和位置都是息息相关、相互影响的（图 9-1）。有研究阐明了骶骨、骨盆、股骨头的位置与一些脊柱病理性改变之间的关系[62]（证据与研究 9-6）。重要的是，医生要对姿势和解剖位置进行

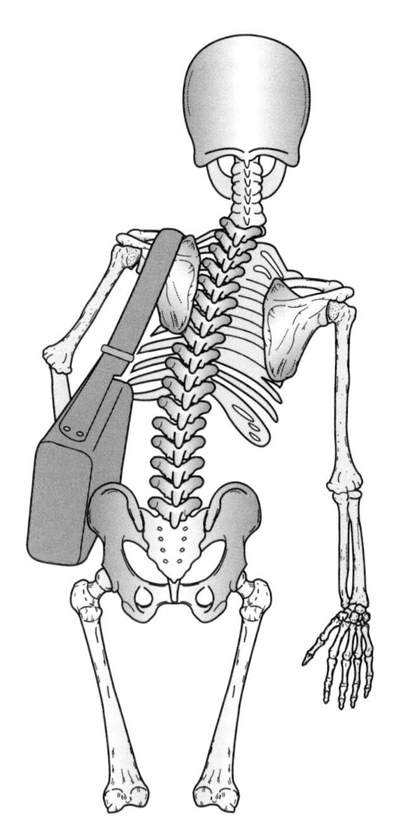
图9-1 胸腰椎向身体右侧的侧弯导致颈椎向左侧的弯曲。该姿势以两侧肩胛骨为例是右肩胛骨下沉，左肩胛骨上提。在本章节后面的内容，我们会讲到力线对肌肉长度以及肌肉表现力的影响。在这个例子中，就要考虑肩胛提肌、斜方肌上束、菱形肌长度改变的问题

评估，以了解每个解剖阶段之间与整体姿势之间的关系。

证据与研究9-6

在日常活动中，脊柱经常进行屈曲动作的区域，其椎间盘的压力最大，并且长期如此会使该区域椎间盘过早发生退变以及椎间盘突出症。在脊椎前凸的节段，会发生小范围的压力过大的风险，并且L5节段会受"Crack nuts"的影响发生腰椎滑脱。相较而言，L4-L5节段以及L5-S1节段就不易发生类似情况。而个体本身骨盆前后径较大的人群，骶骨倾斜度较高，L5节段的"滑动"机制而有较高的发生脊椎前移的风险[62,63]

本章旨在从姿态的整体性检查及治疗姿势，让读者了解姿态的评价方式、异常姿态的表现及治疗纠正。

标准姿势

严格意义上来说，虽然患者每天持续的任何姿势都应该被评估或者进行纠正治疗，但本章仅考虑站立位的直立姿势。标准姿势是指理想姿势而不是一般姿势或正常姿势。这个标准应该作为一个比较依据，而与标准姿势有偏差的则称为不良姿势。

不良姿势的判定需要一个标准姿势作为参考。在本章中以站立姿势为标准参考姿势，并从背面和侧面进行描述（如图9-2）。从背面观，参考线表示与身体中线重合的平面，它被表示为在两足跟间开始并向上延伸到双下肢之间的中间，且穿过骨盆、脊柱、头的中线。由此，骨骼和身体的左右两部分都是对称且均等的。同样的参考线标准可以应用到对患者的正面观姿势不对称评估。

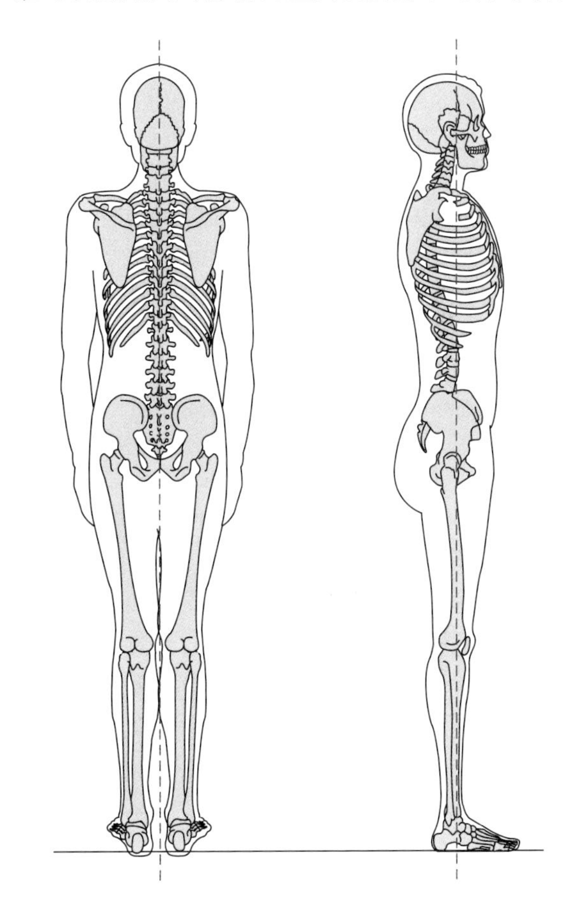
图9-2 标准姿势的后面观及侧面观，体表标志点在表9-1中体现

侧面观，垂直的参考线代表一个平面，该平面把身体分为前、后两部分，假设身体在基于这条参考线的情况下处于平衡状态。

在力学的角度，可以合理地假设重力线穿过承重关节的中心。但是，中立位的姿势并不是稳定的姿势，因为它只能在体外没有额外应力的情况下暂时保持稳定[64,65]。例如：当膝关节的中心与重力线重合时，关节屈或者伸的趋势是一样的。

此时，在任一方向上施加的最轻微的力都会使其偏离中心。如果身体必须在任何时候都需要肌肉的力量抵抗膝关节屈曲，肌肉的力量将会被不必要地消耗。为了避免这种无用的必要性，重力线被认为稍微在关节中心的稍前端。韧带结构和最适的肌肉长度抑制膝关节向后移动。这种规律在髋关节同样适用，但是当重力线在关节中心靠后一点时，髋关节是最稳定。强韧的髋关节韧带会抑制髋关节过伸（表 9-1）。

表 9-1 解剖结构和与姿势侧视图的参考线重合的体表标志

解剖结构	体表标志
穿过跟骰关节	略向外踝前方
略微在膝关节中心前方	膝关节中线略向前
髋关节中心略微偏后	通过股骨大转子
通过骶骨结节	背部和腹部中间
通过腰椎椎体	在胸部前后中间
穿过牙齿	穿过耳垂
通过外耳道	
冠状缝顶点略向后方	

来源于 Kendall Ho，Kendall FP，Boynton DA. 姿势与疼痛 . 亨廷顿，纽约：Robert E. Krieger Publishing，1970.

骨盆是将头部、手臂和躯干的重量传递到下肢的中介，也是下肢是否对齐的重要因素。因为骨盆结构的特殊性差异（如，女性骨盆较浅，髂前上棘位于髂后上棘上面），故不宜用前面观骨性标志来描述后面观骨性标志的关系。当骨盆与耻骨联合在一个垂直面的时候，此时骨盆被认为处于中立位（图 9-3A）。侧面观参考线一致的解剖结构和体表标志列于注 9-4[1]。上肢特殊对线总结在注 9-5。

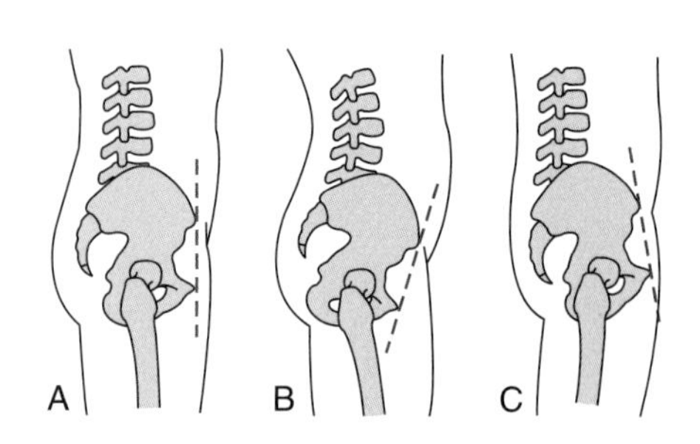

图 9-3 A. 骨盆的中立位，两侧髂前上棘位于相同的水平面中并且它们和耻骨联合处于相同的垂直平面内；B. 骨盆前倾时的位置表现，其中，通过髂前上棘的垂直平面位于通过耻骨联合的垂直平面之前；C. 骨盆后倾的表现。其中，通过髂前上棘的垂直平面位于通过耻骨联合的垂直平面之后

注 9-4
上肢的对线

侧面观
- 肱骨：(1) 肱骨头在肩峰前不超过 1/3
  (2) 肱骨近端和远端垂直
- 肩胛骨：(1) 下角保持平坦地贴近胸廓（如果胸廓处于理想位置）。
  (2) 在额状面向前 30°（即肩胛平面）

前、后面观
- 肱骨：肘前横纹朝向身体前侧，鹰嘴朝向身体后侧
- 前臂：手掌朝向身体。
- 肩胛骨：(1) 肩胛骨脊柱缘平行于脊柱，并且距脊柱大约 0.9m（3ft）
  (2) 肩胛上角平对 T3
  (3) 肩胛骨脊柱缘贴近胸廓（如果胸廓处于理想位置）
- 肱骨

（这些是基于临床实践给出的认识，具体内容参照本书第 6 章）

注 9-5
膝关节对线

- **侧面观**
  在矢状面，胫股角应为 180°[66]。如果这个角度超过 180°，则定义为膝关节反屈（膝过伸）[66]（图 9-6）。
- **前、后面观**
  在正面观的情况下，股骨和胫骨成角大约为 170°~175°，这个角被定义为膝关节生理外翻角 [66]。如果该角度小于 165°，则有膝外翻（撞击膝）[66]。两种外翻情况会在图 9-7 中详述 [67]（图 9-7）。相反的，如果胫股角接近或者超过 180°，则有膝内翻（弓形腿）[66]（图 9-8）。

不良姿势

以下术语表示相对于脊柱的身体力线发生偏差的情况 [67]。

1. 脊柱前凸：脊柱的前曲角增加，通常是在腰曲部位，但是也会对胸曲、颈曲产生影响。如果没强调具体部位，则通常指腰椎前凸（图 9-4）。

2. 驼背：脊椎后曲度增加，通常指的胸椎，偶尔也包括腰椎。如果不作特殊说明，一般认为是胸椎后曲度增加（图 9-5）。

3. 骨盆前倾：指通过髂前上棘的垂直平面位于耻骨联合的垂直平面位置的前方（图 9-3B）。

4. 骨盆后倾：指通过髂前上棘的垂直平面位于耻骨联合的垂直平面位置的后方（图 9-3C）。

注 9-5 表明了根据膝关节的对线以及定义，注 9-6 根据肩关节进行相关定义。

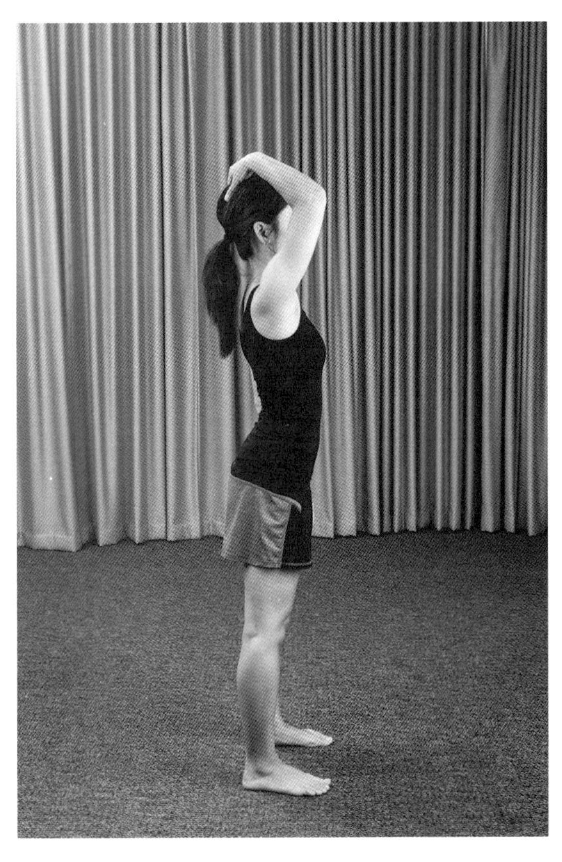

图9-4　明显的骨盆前倾且腰曲度增加，这条曲线叫脊柱前凸。伴随着骨盆前倾脊柱前凸的还有髋关节屈曲

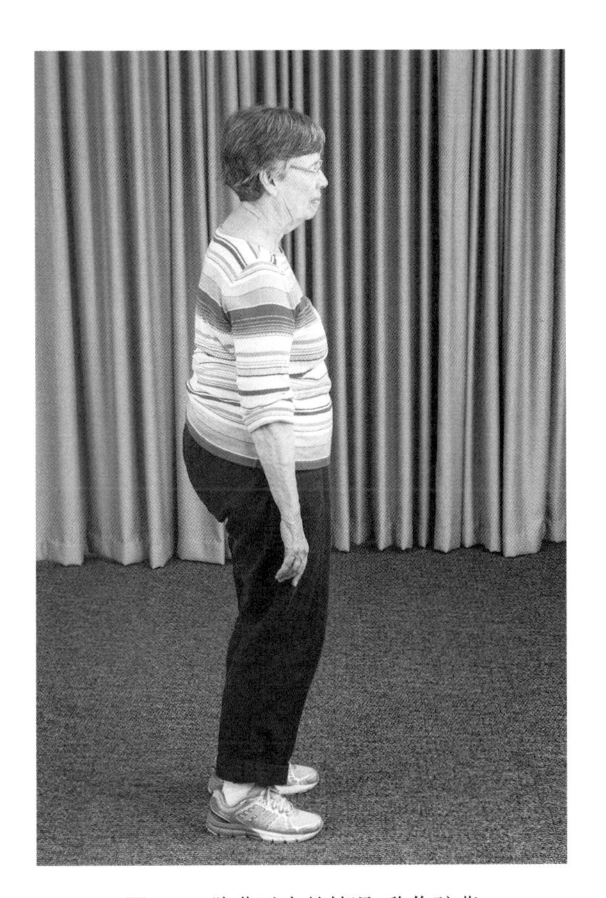

图9-5　胸曲过大的情况，称作驼背

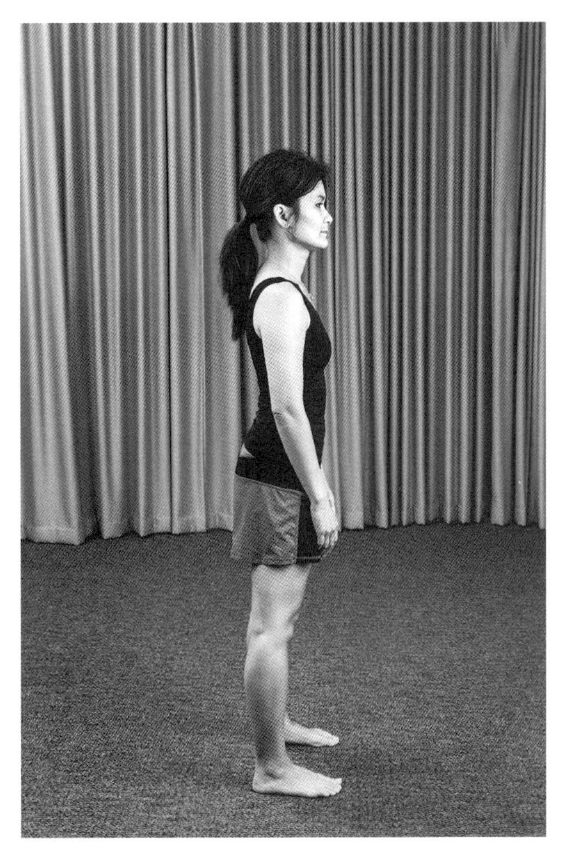

图9-6　中度膝反屈或膝过伸

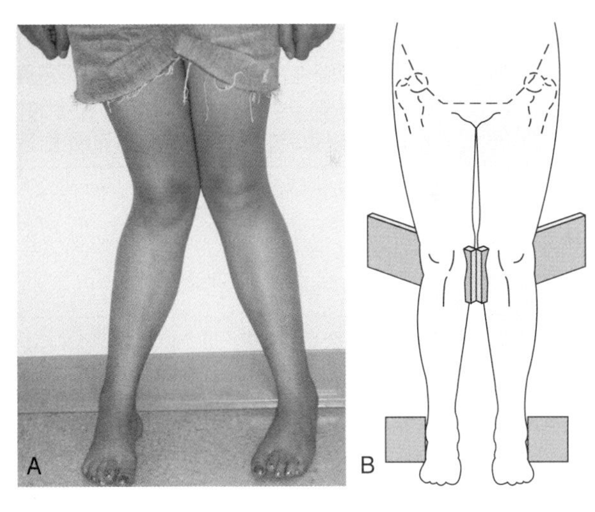

图9-7　A. 如图所示的患者是明显的膝外翻的表现，又称作撞击膝；B. 膝外翻是由股骨内旋、足内翻和膝过伸引起的。伴随股骨外旋的发生，膝关节轴线倾斜于冠状面，膝关节的过伸导致膝关节的内收

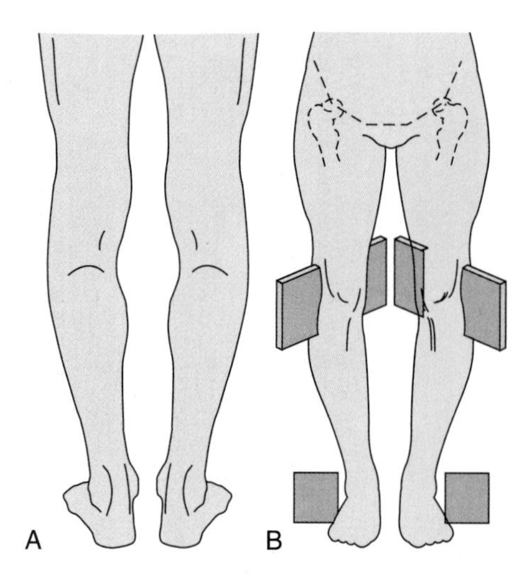

图 9-8　A. 轻度膝内翻的表现；B. 膝内翻姿势由股骨外旋、足旋后、膝过伸共同引起。当股骨侧向旋转时膝关节屈伸的运动轴线倾斜于冠状轴，在这个轴线，膝过伸发生在后外侧方向，导致膝关节的分离以及腿明显的弓形表现

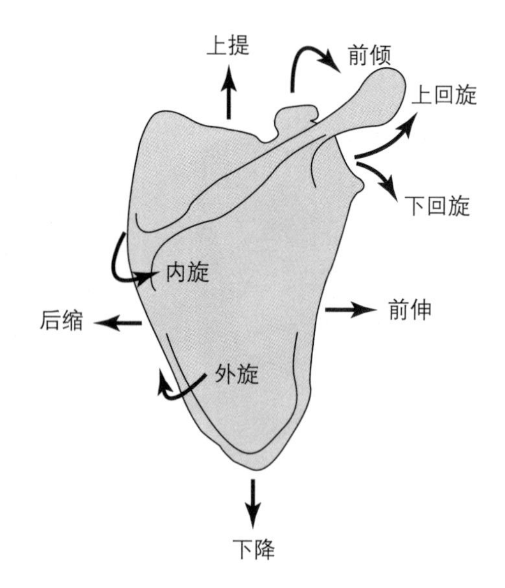

图 9-9　肩胛骨各部位的名称及运动方向

注 9-6
肩关节对线（见图 9-9）

- 肩胛骨后缩是肩胛骨从休息位向脊柱方向靠近时的运动。与胸锁关节的运动相关[67,68]。
- 肩胛骨前伸是肩胛骨处于休息位向离开脊柱方向的运动，伴随胸锁关节的运动而发生[67,68]。
- 肩胛骨上回旋是肩胛平面在垂直轴的运动[68,69]，其中肩胛下角横向移动，关节窝向上移动[68,69]。
- 肩胛骨下回旋是肩胛下角向身体中线移动[68,69]。
- 肩胛骨前倾是平行于肩胛冈的额状轴的运动[68,69]，其中喙突在偏前方向运动[67]。
- 肩胛骨后倾是喙突在后部和头侧移动，而肩胛下角在前部和尾部方向上移动[67,68]。
- 肩胛骨上提是肩胛骨围绕垂直轴向头侧的运动。肩胛骨的下降是肩胛骨围绕垂直轴向足侧的运动[67,68]。
- 肩胛骨内旋是围绕垂直于肩胛冈即肩胛骨脊柱缘的位置或运动[69,70]，其中肩胛骨的脊柱缘向后和外侧远离肋缘移动，并且关节窝在前侧和内侧运动[70]，肩胛骨的外旋是与之相反的运动。

运动

运动是生理系统产生的身体整体或某些部分的活动[71]。临床上运动的评估需要精确的观察和触诊技巧以及深厚的运动学基础知识。

精确评估或平衡运动的标准是了解主动运动期间瞬时旋转中心（path of instantaneous center or rotation，PICR）运动的路径[1,72-74]。瞬时旋转中心描述了身体的两个相邻节段，相对单平面运动以及这些节段之间接触点的位移方向[72]（图 9-10）。由于关节结构和外力的改变，瞬时旋转中心会随着时间而改变。PICR 是在一个平面的运动范围（range of motion，ROM）内，不同位置的关节进行连续瞬时旋转运动时中心的轨迹（图 9-11）。

生物力学系统的效率和寿命需要维持旋转节

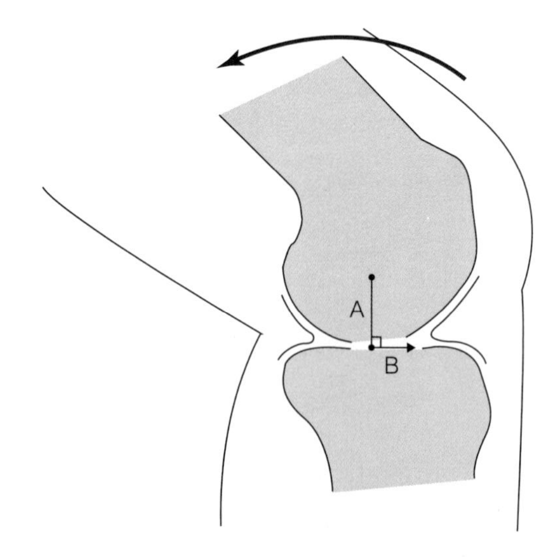

图 9-10　正常的膝关节具有从胫股关节的瞬时旋转中心到胫股接触点的线。线 A 与胫骨表面相切的线（线 B）形成直角。箭头表示接触点的位移方向。线 B 是表示胫骨表面切线，表明膝关节屈伸运动是股骨在胫骨髁上的滑动

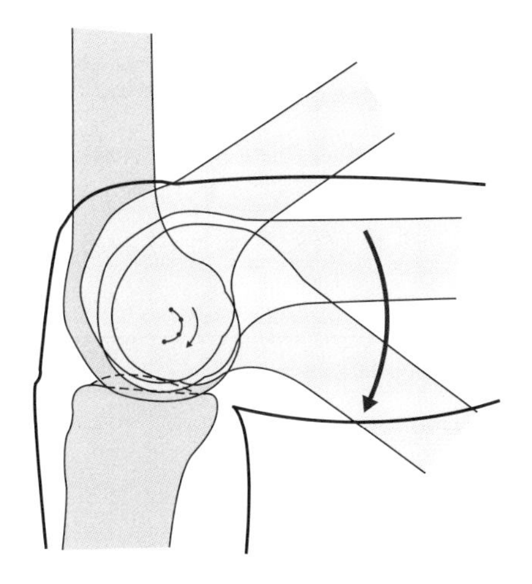

图 9-11 正常膝关节胫股关节瞬时旋转中心的半圆形运动范围

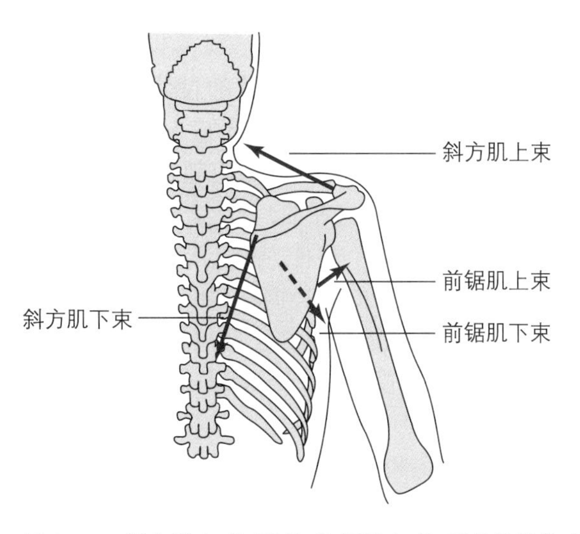

图 9-12 斜方肌上束、下束，前锯肌上束、下束的肌拉力线以一种力偶的方式结合在一起，产生几乎纯粹的肩胛骨上回旋

段的精确运动，PICR 必须有动力学标准的支持[1]。特定关节瞬时旋转中心与标准值的偏差意味着即使骨骼的运动还在正常活动范围内，但关节运动已发生改变。骨骼的运动模式因此而受到很大影响。有研究者已经表明 PICR 的偏差提供了一种无创识别病理机制的方法[59,61,69]。然而，由于用于确定 PICR 的放射学[75]或计算机建模方法[76]不适用于物理治疗师，因此需要基于临床研究建立评测 PICR 的可靠工具。用于定性检查单平面、多平面以及整个人躯体活动的技术包括视诊、触诊、运用动力学知识对关节运动进行分析以及配合表面肌电对肌肉活动进行监测。临床上通常依靠对动力学原理的彻底了解来区分理想的运动模式和不良的运动模式。用于评估 PICR 临床方法的参考研究可以在本章结尾处的参考文献列表中找到[1]。

在运动时影响 PICR 的关键因素之一是肌肉作用于关节的作用力与反作用力的关系。它被定义为在同一条线上大小相等但方向相反的两个力[65]。力作用的结果是 0 时，意味着身体是没有产生位移(即身体处于相对平衡)。这样的作用力与反作用力可以使身体围绕垂直轴在一个平面内旋转[65](图 9-12)。在生物力学上，当 PICR 突然改变时，关节的运动状态也会发生改变，受到了作用力与反作用力的影响。

瞬时旋转中心的偏差在动力学上可以理解为肌肉间作用力与反作用力协同失调的标志。主动肌是指超过阻力作用的协同性肌群中的一块肌肉，也是可以导致 PICR 发生偏差或者阻碍其他正常效应的产生[1]。影响肌力平衡的因素会在本章后面内容中涉及。

造成不良姿势及运动的因素

病理生理学上是基于解剖学及生理学定义机体的不良活动[77]。它强调异常的运动模式是导致病理状态的因素之一。例如：轻度偏瘫患者的异常动作模式是由于神经系统病变所致的结果[1]。反之，不良的运动模式可能导致相关病理学改变的发生，这些都可以归结在动态病理学[1]的内容中。当运动模式违反了动力学的正常运动标准，异常活动重复、累积造成的伤害就会成为临床病理学的表现。我们可以假设，保持正确的运动模式可以最大限度地减小异常应力。动态病理学的表现也可由于 ADL 相关的重复性动作和持续姿势引起，如健身、娱乐、体育活动。临床上会通过姿势纠正以及动作的重复给患者进行治疗达到增加关节活动度、改变肌肉长度、提高关节的灵活性、稳定性，增加肌肉的协同能力。多数情况下，这些调整都是有利的，但也有个别情况会给躯体带来运动障碍。日常活动能提高肌肉性能、ROM、肌肉长度，提高关节的稳定性、灵活性等。

以下部分详述姿势和运动、生理、解剖学、心理学、寿命和环境因素之间的关系。

关节活动范围(度)

在某些特定方向上关节运动的正常范围的限制对于身体的稳定性有较大影响，尤其是在站立位。例如,膝关节保持伸直位,踝关节背屈 ROM 是 10°~15°。为了防止膝关节的过伸,当双脚赤脚站立在一个平面上时,胫骨不应向后倾斜超过垂直线,髋关节后伸角度也不应超过 10°。胫骨向后倾斜(踝关节足底屈曲)与站立时的髋伸展动作的结合导致膝关节过伸。身体节段的 ROM 过度导致了相应方向的姿势偏移(如,髋关节过伸)。通常情况下,类似的状况往往会被忽视——ROM 过大或者肌肉长度过长——考虑减少 ROM 范围或肌肉长度。

运动方面,ROM 异常也会导致运动功能障碍,因为 ROM 受限,关节不能正常运动,超过正常关节活动范围的运动会造成对关节、肌肉有害的极端运动。关节活动范围受限导致关节不能进行正常的生理活动。例如:与肩关节软组织粘连相关的常见运动模式是肩胛骨过度抬高[78]。正常的关节 ROM 并不能确保运动期间 PICR 的准确性。主动运动的精确性主要取决于主动肌与拮抗肌的平衡。

肌肉长度

肌肉长度异常可能是不良姿势和错误动作导致的结果,也可能是影响姿势和动作的因素。长时间保持一个姿势会导致肌肉长度的改变。肌肉在收缩过程发生的时间和一定范围内肌纤维收缩的数量决定肌肉长度是否变短[79-81]。相反,肌肉长时间保持紧张导致肌肉刺激延续[79-81]。

长时间保持一个固定的姿势,尤其是错误的姿势,会导致维持这个动作的相关肌肉组织受到损伤,这种损伤在关节活动范围末端表现特别明显[82]。

临床上的一个例子能更加深刻地揭示这个道理。一个胸椎后凸患者,肩胛骨前倾,同时向内、向下旋,斜方肌下束会因此而产生持续性的紧张,肌肉长度也会受到重力等多方面因素的影响而变长。在肩胛骨前倾的情况下,胸小肌几乎没有受到斜方肌下束的平衡张力,并且在重力和肢体重量的影响下保持持续缩短。如果胸小肌持续受到这种使它长度缩短力的影响,那么将会使它适应这种缩短的状态并长期维持。肌肉常期保持在这种被过度拉长或者缩短的姿势下,肌小节以及肌肉长度 - 张力之间的关系也会发生变化。最终影响肌肉之间的相互作用力,导致关节运动过程中 PICR 发生不良改变[1](知识拓展 9-1)。

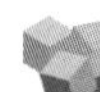

知识拓展 9-1

肩胛骨处于前倾并向内、向下旋的位置,根据该表中的所有肩胛附近的肌肉,判断它们是否为了适应这种改变而处于被拉长或缩短的模式。

肩胛附近的肌肉	短	长
前锯肌		
斜方肌上束		
斜方肌中束		
斜方肌下束		
肩胛提肌		
菱形肌		
胸小肌		

关节灵活性

关节灵活性可能受限或活动增加,如果关节在骨动力学以及关节运动中具有被动活动范围以及适当的软组织长度,则关节活动只能通过精确的 PICR 产生运动。然而,正常关节在进行被动活动时不能保证运动期间 PICR 运动轨迹的精确性。

关节灵活性损伤很少单一性地发生。关节主动运动通常受到多种因素的影响:肌肉长度、肌肉功能、关节灵活性、运动控制等。例如:在俯卧位肩关节主动内旋,同时手臂外展 90°,此时肩关节应该也有 70°的内旋,肱骨头不应出现向前滑动或肩胛骨前倾及向上滑动[83]。关节的活动度会受到关节周围软组织(尤其是关节囊)等各方面因素的影响。

在一些情况中,即使 ROM 在正常范围内,但是运动的质量也会受到影响。例如,在内旋过程中,可以观察或触及到 PICR 偏离,这是肱骨头过度向前滑动的关节运动。这种情况的发生可能是前文中提及的一个或多个因素的影响造成,肌肉或软组织的力量较弱,胸大肌、背阔肌的影响、大圆肌的影响等。关节灵活性,不论是活动受限还是活动过度,都会影响主动运动,尤其是同时伴有其他身体功能的异常(知识拓展 9-2)。

知识拓展 9-2

解释为什么肩胛下肌是促进盂肱关节内旋的重要肌肉?

肌肉表现

长期以来,人们都认为,某些错误的姿势反映出相应肌肉力量的缺乏。然而,不良姿势与肌力之间的关系存在质疑[84,85],有文献表明肌肉长度和力量都有可能是导致姿势不良、姿势异常的原因[1]。

拉长性无力是 Florence Kendall 形容肌肉长期保持在伸长状态而不是生理静止位时,肌肉产生无力的情况[67]。该定义基于徒手肌力评定[67]。例如,如果肩关节长期处于前伸状态,同时伴有肩胛骨上提、外展,斜方肌的中下束处于伸长状态,徒手肌力评定就可以检查到肌肉力量不足(图 9-13)。然而,由于肌肉长度发生改变而导致肌力不足的现象表明,被拉长的肌肉在处于肌肉长度缩短的正常范围内,无法产生足够的张力[79-81]。肌肉的长度 - 张力关系在第 5 章中也有讨论。

如果在相对较大的范围内测试拉长的斜方肌中束和下束,则肌力产生能力比一般情况下徒手肌力评定测试时更大。这些因素都被认定为肌肉长度相关的改变[82]。为了达到肌肉长度以及肌小节增加的目的,因此,在肌肉最适长度进行测试时会产生比肌肉正常形态长度或肌肉收缩时更大的峰力矩。但是,如果将拉长后的肌肉至于缩短状态进行徒手肌力测试,肌纤维将发生重叠,且肌力产生的效率低于长度较短的肌肉或正常肌肉。在肌肉长度缩短的情况下测试肌力,更恰当的描述是取适宜位置,因为肌肉的力矩在较短的范围内产生[1]。而肌肉拉伸无力的一种形式可能是拉伸位置处的肌肉力量薄弱。在多角度下测试肌肉功能并与对侧比较测试结果,可以区分薄弱点的位置及肌力变化,辨别肌肉废用或神经系统造成的肌肉力量不足。具有长度变化相关的肌肉测试在短缩范围内力量弱而在变长范围内力量强,其他情况的力量减弱则要在整个肌肉活动范围内进行测试。

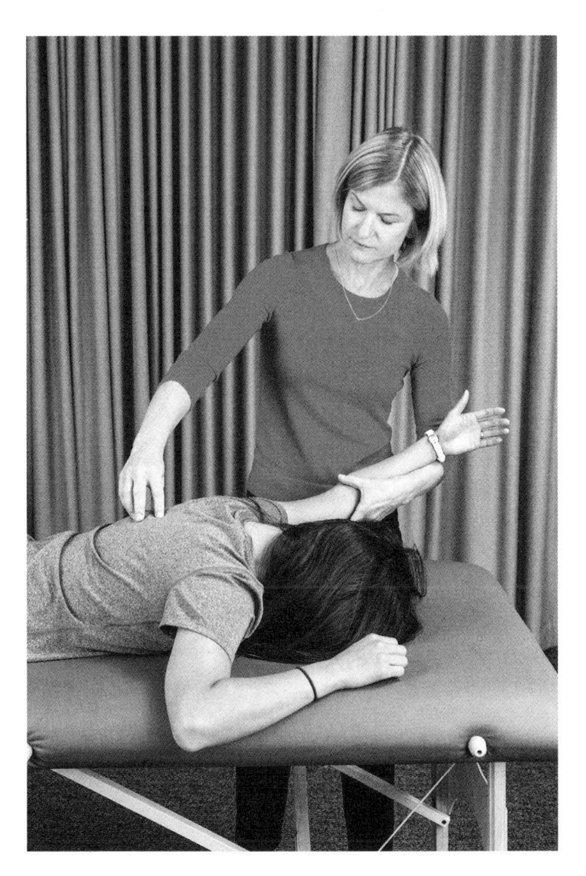

图 9-13 斜方肌下束的徒手肌力检查图示
注意:手臂上举,肩胛骨上旋,检查时肩胛骨处于上旋、内收和下降位置。如果受试者不能保持测试体位则表示肌无力

肌肉的长度 - 张力特征直接与肌肉相对作用力的参与有关,肌纤维的排列方式决定了肌肉的类型。在一个个体中,没有两块肌纤维排列完全相同的肌肉。不论肌力不足的情况在什么时候出现,异常运动模式或者不良姿势都是会因此而出现,影响身体稳定性。随着时间推移,被拉长的肌肉相对于正常长度范围内的肌肉,表现出某些位置力量不足。与正常长度或长度缩短后的肌肉相比,被拉长的肌肉产生肌力时募集的肌纤维减少,直到可以平衡长度与张力之间的关系。就会导致 PICR 发生改变,可能导致一些小的创伤甚至大脑损伤以及致残。

一个临床实例可以很好地阐明肌肉长度 - 张力影响运动的情况:一个双下肢功能性长度不等的患者,右侧髂嵴高于左侧,右髋关节内收,臀中肌被拉长。对其进行步态观察发现,臀中肌参与髋外展力。在步态支撑相早期到中期减慢髋内收(选择性干预 9-1 和 9-2)。当髋关节有内收动作时,阔筋膜张肌(tensor fascia lata,TFL)不一定受到与臀中肌相同的拉伸刺激(尤其是前内侧束肌纤维)。因此,当髋关节处于内收状态时,可以在支撑相早期产生用于外展的张力。然而,阔筋膜张肌也参与髋关节屈曲、内旋,没有受到臀中肌(后束肌纤维)强大力量的平衡,髋关节的 PICR 在屈曲位和内旋位会发生改变。只有在髋关节外展、屈曲或内旋之后,过度拉长的臀中肌才能产生更大的平衡张力,使肌肉处于拉长状态。过度拉长的肌肉影响了肌力原本的平衡,最终对主动运动模式产生影响(知识拓展 9-3)。

选择性干预 9-1

俯卧髋关节外展位

见病例分析 9

虽然病人的运动治疗是综合性的,但必须强调一个关键的运动方式。

活动:在关节活动的全范围内做俯卧位外展髋关节。

目的:通过全范围内的活动增强臀中肌的力量(需在关节活动范围内的活动产生紧张感)。

风险因素:无。

前期干预的影响:无。

运动系统的要素:保持活跃。

运动控制阶段:灵活性。

运动模式:非重力位抗阻练习。

姿势:起始和结束姿势——俯卧,放一个枕头垫在腹部,髋关节轻微外旋,弹力带固定在踝关节(如图 A)。

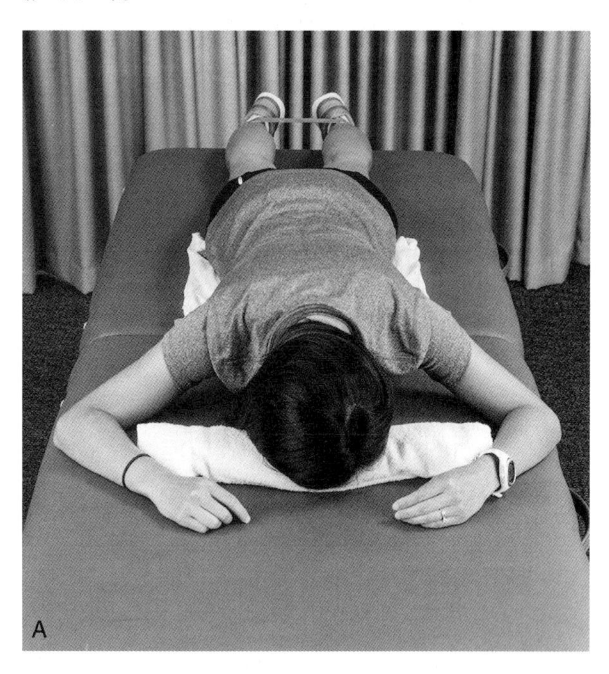
A

动作:髋部外展刚好离开支撑面,在整个关节活动范围内进行活动,当触及支撑面时,返回到稍微外展的状态,并且缓慢回到初始位(图 B)。

特殊考虑:确保臀中肌在整个活动中处于收缩状态(向心性和离心性),阔筋膜张肌充分放松。确保实现活动度范围内的运动,保证运动是由髋部进行,脊柱和骨盆没有产生代偿。

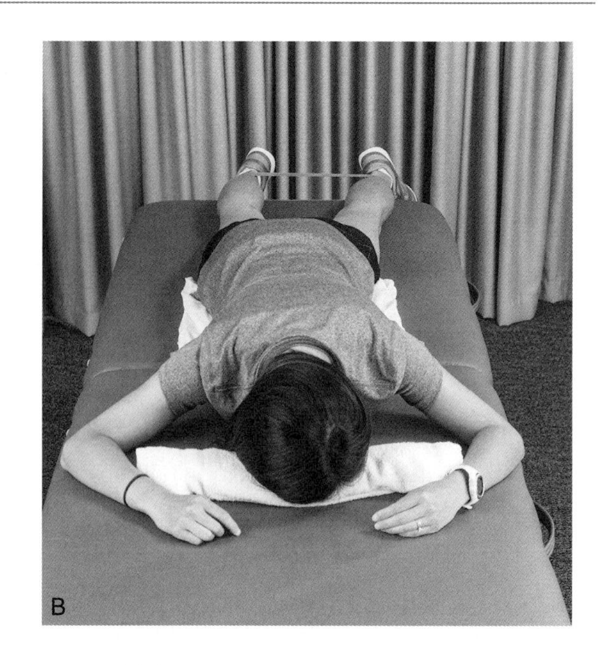
B

运动量:

特别提醒:

解剖性:臀中肌。

生理性:无紧张,MMT2+/5 级以上。

学习能力:臀中肌与阔筋膜张肌的互不干扰,可能需要触觉反馈或者表面肌电反馈的参与。

收缩类型:外展阶段是向心运动,内收阶段是离心运动。

固定:在踝关节处用弹力带进行固定。

运动速度:向心运动时中等速度,离心运动时缓慢速度。

动作持续:感受到疲劳为止(最多重复 30 次)。

频率:每天进行。

环境:家里。

反馈:通过触觉反馈及表面肌电提供的生物反馈,直到独立收缩。

选择该动作的原因:训练动作是在排除阔筋膜张肌干扰的情况下,增强臀中肌力量的动作。因为徒手肌力评定是 2+/5,排除重力影响的体位且允许髋关节完成全范围的关节运动,运用弹力带保证臀中肌在不同运动中的向心、离心收缩状态。全关节活动度的运动是在长度 - 张力特征下训练臀中肌(如在任何范围内产生力的能力,包括在短缩位置)。

运动改良 / 分级:随着在活动范围内肌肉力量的增加,运动形式应该考虑更改为抗重力位(仰卧),在徒手肌力评定肌力达到 3+/5 级时进行改良,可以考虑站位训练。当稳定性和活动性都达标后,可以进阶为功能步态训练(如技巧)。

当患者达到每个特定活动的一些特殊标准时，可以考虑提升训练级别。在每个不同等级中，必须注意确保臀中肌和阔筋膜张肌之间的协同作用，通过观察骨盆和股骨位置，防止骨盆前倾，Trendelenburg 摇摆步态的出现或者股骨内旋，以维持髋关节在额状面的稳定。在闭链位置，围绕所有三个轴使骨盆处于中立位，胫骨和足部与臀部位置对线良好。

加强特定目标的功能运动：

姿势：教育患者要加强弱侧肌肉力量，以纠正不平衡的姿势。

运动：在步态训练中，考虑足跟着地时臀肌收缩，避免 Trendelenburg 摇摆步态的发生。

选择性干预 9-2

见病例分析 9

问题：一段时间负重后右侧髋关节疼痛。

短期目标（4~6 周）

1. 患者臀中肌肌力达到 3+/5 级。
2. 步行 10 分钟，疼痛评分 2/10 分及以内，Trendelenburg 摇摆步态减少。

长期目标（12~16 周）

1. 患者臀中肌肌力达到 4+/5 级。
2. 患者可以进行正常步行活动，疼痛评分 1/10 分。

训练	早期	后期
髋关节外展	俯卧位髋关节外展（见选择性干预中 9-1）	侧卧位髋关节外展（自我管理 19-4 第 3-4 级）
借助拉伸带主动拉伸	由泡沫轴练习到借助拉伸带进行主动牵拉（图 7-49）	在自我管理 19-5 第 5 级进行主动牵拉
功能训练	深蹲（见自我管理 19-8）	单腿前蹲（自我管理 19- 第 3 级）

知识拓展 9-3

如果臀中肌长期保持拉伸状态会导致哪些损伤？这是不是髋关节外侧产生疼痛的原因？

“核心力量”也是影响姿势和正常运动的关键因素[86-89]，第 17 章讨论了核心力量在康复训练中的重要性，并讨论了核心力量增强的方式。读者可以参阅第 17 章的内容、腰骶骨盆区的文献回顾和有关此部分的详细讨论。

关于肌肉表现力中耐力部分，肌肉的抗疲劳性影响动作中作用力与反作用力，特别是进行重复性运动。肌肉疲劳影响动作，但肌肉耐力并不是维持最佳静息状态的因素，肌肉长度以及关节周围的、组织结构才是保持最佳静息状态的因素。保持放松的站立姿势只需要肌肉进行很小的活动[90]。然而，在损伤发生的情况下，即使对肌肉需求较小的动作也会产生不可忽略的影响。

姿态的保持是人体运动系统中一个非常复杂的任务。有研究表明，为了精确完成姿势的控制与保持，需要很多肌肉在本体感觉上的协调，维持身体在特定姿势产生合适力矩[91,92]。参与保持平衡控制的身体感觉器官包括前庭感觉输入器、视觉器官，以便评估当前身体位置、外部干扰和对先前控制策略的反馈，完成整个躯干及下肢肌肉的协调，减少身体摇摆以在支撑面内维持姿势[93]。因此，当涉及检查以及纠正或治疗姿势障碍时，治疗师要考虑整体和局部的关系，根据不同情况给出不同方案（知识拓展 9-4）。

知识拓展 9-4

一个 23 岁的踝关节二度扭伤的患者，物理治疗师在患者恢复过程中进行闭链平衡训练的原因是什么？

疼痛

本章节中的以下部分将探讨疼痛与姿势之间的相关性。在某些特定的情况下，姿势和动作模式之间的关系非常重要，但在其他时候，两者的相关性并不大[13]。有观点认为，对于姿势和运动的过度关注会造成一种“反安慰剂（nocebo）”效应。反安慰剂效应是心理或身心因素（如治疗或预后的负面预期）对患者身体健康产生有害影响的情况[94]。治疗师在与患者沟通时的语言非常重要，如果治疗师过度强调患者的姿势及动作行为，会给患者带来不良的心理暗示，使患者认为自己很难达到较好的姿势维持状态，因此不能有效降低身体疼痛水平，甚至可能无意中导致患者对其他不良动作模式产生适应。治疗师可以假装不经意的对患者在异常模式下的动作状态进行提醒，并提示他们这种不良姿势会产生疼痛。我们可以告诉他们“良好的姿势及动作模式可以使产生疼痛的触发点不那么敏感”，这种说法也暗示了患者他们的疼痛是由于姿势或者动作模式的异常而产生。最终，我们的目的是达到患者肌力的相对平衡[95]，达到动作系统的相对协调，不仅仅是姿势所决定的，也旨在不引起症状的情况下维持相对正确的姿势及运动能力。

几乎所有人都发生过不同程度的躯体损伤，损伤发生后由于疼痛，我们的动作模式也会发生改变。疼痛会引发不良姿势(不适应性)，不良姿势也会导致疼痛(适应性)的产生，二者之间的因果关系很难具体区分。当外界应力产生疼痛征象或影响疼痛症状缓解时，治疗师应考虑应力产生的原因及习惯性的动作模式，并由此制订合适的方式使受损组织的不良效应减小，以缓解症状[96]。

疼痛可能改变原本的姿势，也可能不改变，而姿势是否改变的原因取决于产生症状的严重性以及由姿势或运动施加的压力及强度的大小。然而，疼痛与姿势及运动具有相关性，它会帮助临床医生了解由于导致疼痛的病理性因素。例如，当一个病人在游泳时肩部发生疼痛，不良的动作模式导致游泳时的痛感(伤害性触发)，进而影响了正常的动作模式；这种情况下正确的干预手段能达到减轻疼痛(降低神经系统的敏感性)的目的。

一项对于患者在俯卧位进行盂肱关节90/90旋转的测试，患者俯卧位，手臂外展，肘关节90°屈曲，前臂自然下垂在床边(图9-14)。要求患者主动进行肩关节的旋转。治疗师对患者进行触诊，检查肱骨头及PICR，如果观察到此时肱骨头发生异常、过度向前移动，则应对这种情况进行干预。临床医生必须对患者进行进一步的检查，判断是否是肌力不足或者肩胛下肌被过度拉长，或者是背部肌肉过度僵硬，三角肌前束或者大圆肌长度不够等因素。

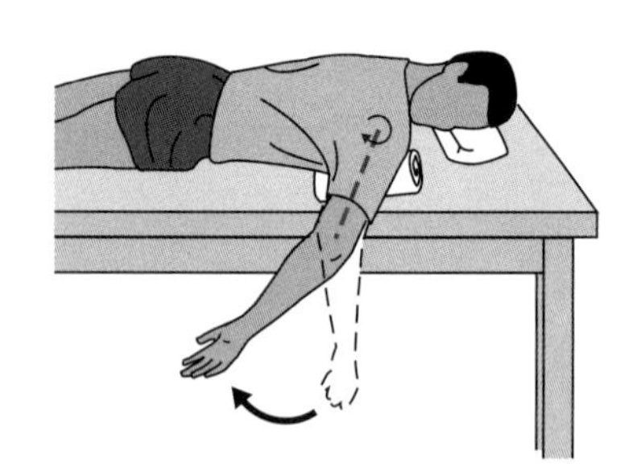

图9-14　肱关节内外旋活动的检查体位

治疗应基于解决特殊运动中的运动病理模式，最终改善功能运动及相关损伤。通过治疗运动损伤，疼痛缓解或消退，无需直接治疗产生疼痛来源的组织(知识拓展9-5)。

知识拓展9-5

一个54岁的女性专业游泳运动员，在自由泳15分钟后出现肩关节前侧的疼痛，并且进行了骨科医生的MRI及肩袖检查。物理治疗师检查发现以下几个方面功能异常。

1. 盂肱关节内收内旋疼痛无力。
2. 斜方肌中下束及前锯肌肌力检查为3+/5级。

自由泳期间，盂肱关节内旋肌以及肩胛骨上旋肌无力会如何影响肩关节前部的疼痛？

解剖结构损伤及人体结构特征

解剖结构损伤容易导致患者姿势及运动异常，从而导致MPS。由于习惯性姿势和运动模式的改变，解剖结构损伤的个体(如：脊柱侧凸、Scheuermann病导致脊柱后凸、髋关节前倾)发生MPS的风险可能更高。例如，Scheuermann病患者有中度到重度的驼背表现，因为躯干重力及上肢重量对脊柱后凸姿势的影响，这类患者更易出现脊柱后凸的表现。胸椎节段后凸增加，为了代偿脊柱、肩胛带、骨盆带和下肢的对线，会引起胸、颈肩、下腰部的疼痛。

患者可能会适应脊柱后凸状态的运动模式。例如，向前弯腰的过程中，正常运动模式为腹直肌向心收缩使运动激活、脊柱伸肌及髋关节伸肌的离心收缩控制运动；而不良姿势代替正常运动模式表现为：腹直肌向心收缩，脊柱及髋关节伸肌离心性收缩减少，后者的运动模式比前者会增加胸椎后凸的力量。

人体形态学特征也可导致姿势异常及运动的损伤[97,98]。一个肩宽的高个子男性，有高且窄的骨盆。理想的腰椎骨盆运动节律使腰椎运动应伴随骨盆在髋部进行旋转[99]。高个子，且骨盆高窄的男性比平均身高且骨盆相对稍宽的女性，其身体运动重心更高。当这个男性向前弯腰时，他动作的支点由于身体特征，会提高到腰椎附近而不是位于髋关节。由于腰椎过度屈曲和骨盆旋转受限的情况下，该男性弯腰时腰椎的屈曲度更大(图9-15)。当他习惯这种运动模式后，可能髋关节屈曲度受限，腰曲活动过度。腰椎屈曲过度会产生一些习惯性的异常姿势，比如坐位身体前倾，对网球发球挥拍动作中也会有异常姿势影响。这些因素和肌肉长度、肌肉表现等联系起来，就会导致更大程度的不良姿势，甚至永久性错误姿势的产生

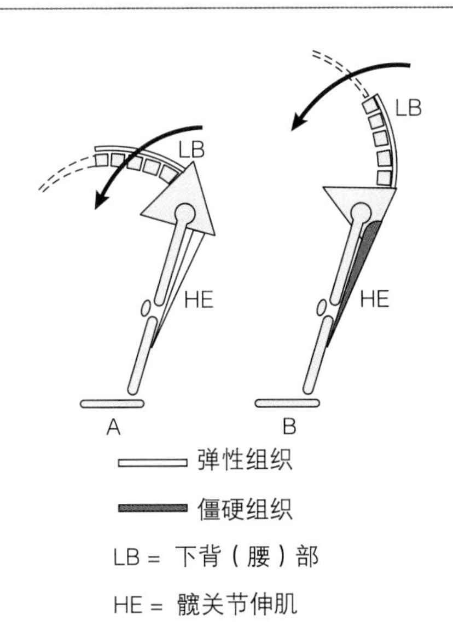

图 9-15 图 A. 腰椎骨盆运动节律；B. 错误的腰椎骨盆运动节律，骨盆相对髋关节的运动角度太小。在男性中，导致这种现象的原因可能由于上身的重量大于下身的人体形态学特点

（知识拓展 9-6）。

知识拓展 9-6

男性和女性的膝关节外翻角不同，女性的外翻角比男性要大。外翻角和女性非接触性 ACL 损伤有什么联系？在女性运动员的训练中可以进行什么干预手段以预防 ACL 损伤的训练？

不良心理因素

研究表明，影响正常运动模式及疼痛的相关受损的生物因素包括心理原因、社会原因及复杂的动态交互作用。越来越多的证据表明，疼痛发生的心理恐惧因素，可能是造成疼痛相关的器质性障碍很重要的影响因素[100]。越来越多的证据表面，疼痛相关的心理原因与个体对运动、行为影响疼痛等级以及疼痛程度的激化有关，这通常也患者与有意规避一些运动、行为有不可分割的关系[101-106]。身体活动的下降在基础活动中的影响会改变个体的运动模式、物理调节方式、自我调节能力并对自身产生消极的影响[106-109]，对肌肉骨骼系统、心血管系统[111]也有害，长期以此会导致疼痛的恶化甚至运动功能受损。如此的恶性循环[110]，专业术语叫做"恐惧—防卫"[112]，这种情况就是通过减少心理恐惧的活动避免动作的发生及激化疼痛，产生焦虑心理，因为个体很少允许自身去"挑战"他们对某些动作固有的认知方式。

对于动作恐惧的相关心理，与患者长期慢性疼痛有很大关系[104,113]。研究表明，有较高疼痛恐惧心理的人会高估自己本身某些情况下的预期疼痛水平[114]，并且会比预估自己疼痛程度等级小的人提早终止活动。疼痛恐惧心理的影响程度远远大于生物学上的影响[101,103,109,111,115]。例如，Waddell 等人发现[116]，恐惧 - 防卫理论中，疼痛是 ADL 中自我评价的预测因素，比疼痛时产生的生理表现、时间判断及严重程度更能让人进行自检。虽然该研究很有信服度，我们不能低估运动损伤中恐惧心理的成分，但我们必须密切关注运动模式质量。治疗师要引导患者高效、安全地进行动作恢复，保证受伤组织也能在承受适当负荷的情况下进行康复。

想要处理导致病人运动障碍的生理心理社会因素方面的原因，就需要融合多个学科的方法，这些需求超出了物理治疗师的职责范围。如果治疗师确定病人此时的心理状态不利于康复，那么应先将患者转诊到专业的心理康复门诊。物理治疗的干预暂停，直到患者的心理状态得到改善，或者确定物理治疗的进行不影响患者心理康复。当患者的心理状态改善后，物理治疗师应该重新提出之前被终止的运动方案，随着患者运动功能的逐渐恢复、恐惧回避心理减少，从而慢慢打破患者原先对动作恐惧的恶性循环（知识拓展 9-7）。

知识拓展 9-7

一个长期有下腰痛及髋关节疼痛障碍的 45 岁女性，她能够安全并正常进行自我管理，同时能在 80% 的时间里控制疼痛，然而，她不敢重新回到她曾经处于健康状态时加入的运动俱乐部，但从治疗师的角度看，在俱乐部进行运动是对她整体康复有益的行为。作为治疗师，你怎样让她继续她原先的运动活动并为她制订全面的健身计划？

年龄影响

我们都知道年龄对姿势的影响不置可否，不能以成人的姿势、运动标准去要求儿童，因为儿童在成长时期，其关节活动度、灵活性比成年人更大[117]。排除外界环境的影响，很多异常姿势、习惯的养成都是由于儿童时期没有得到正确、及时的矫正造成的[117]。然而，成长时期姿势的异常有可能伴随这个儿童整个人生。对儿童全方位的观察可以及时确定姿势的异常是否发生。如果不良姿势没有改观甚至更加严重,则应该纠正错误的姿势。小于5岁的儿童不太可能出现习惯性不良姿势,甚至可能被不需要的纠正措施所伤害。然而其余年龄阶段,任何年龄的姿势异常,都应该被纠正(图9-16)。姿势改变会发生在足、膝关节、髋关节、骨盆、躯干、肩部。注9-7显示了在儿童发育后的青年阶段、成年阶段应避免的身体姿态偏差。

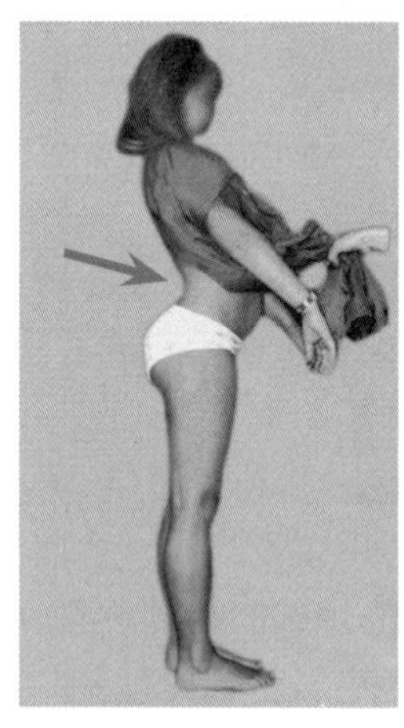
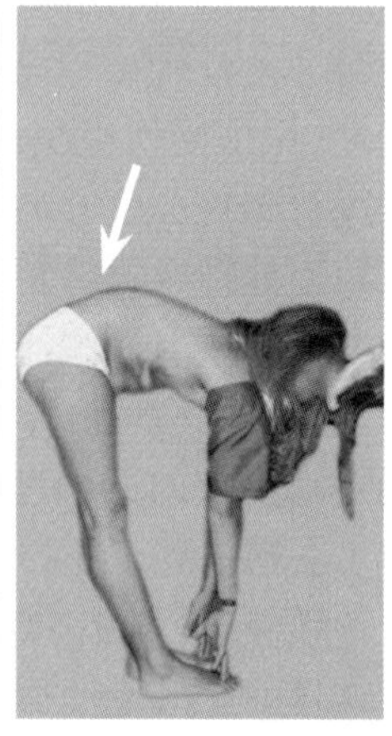

图9-16 在青春期发生的脊柱前凸。这种症状(如图红色箭头所示)多见于儿童阶段的后期及青春期的早期。在身体向前弯腰屈曲时,脊柱弯曲并且脊柱前凸的情况消失(白色箭头所示)

在青春期易发生的一类姿势异常可能是一种解剖结构损伤。长期与青春期年龄及刚成年的人群接触的物理治疗师在临床上应对脊柱侧凸的病人进行常规性的筛查。当脊柱侧凸发生时,治疗师应该为患者制订针对脊柱侧凸的完整的训练康复计划。

有证据表明,运动状态发生变化多处于中年、晚年,可能由于身体功能随着年龄增长而渐渐下降[118]。广义认知中,主动运动的发生需要同时满足两个目标:一方面是明确具体的动作,另一方面是要可以维持平衡及适当姿势[119,120]。年龄增长增加了其中一个问题的发生,在中枢神经系统以及感觉运动系统中引起的进行性损伤影响了平衡。根据Millanvoye的研究[121],能力的丧失在初期很难察觉到,当能被察觉到时,患者年龄在40—45岁,当60岁后,对于这种改变就不能置之不理,而变得非常明显。因此,在青年人及中年人阶段,察觉到的这种平衡与运动相关联的变化可能跟后期

注9-7
不良姿势的进阶

双足

- 儿童阶段足弓较平是正常的
- 6—7岁是足弓成型的最佳阶段

双膝

- 膝外翻表现在儿童中是正常的
- 6—7岁时,这种膝外翻表现应该减轻甚至消失
- 学龄阶段的儿童出现姿势性膝内翻,就被认为是异常姿势,应该进行正确测量评价,因为当他成年后就较难进行纠正。
- 膝内翻可能是膝外翻时膝关节过伸的代偿表现

髋关节

- 股骨内旋是最常见的,通常由于髋前倾、足外翻、膝过伸、姿势性膝内翻及少数膝外翻导致。检查结构的异常并且进行适当干预。
- 在青春期,股骨的位置应该近中线。
- 股骨外旋在年轻男孩中较常见。
- 长期的股骨外旋应该接受治疗,因为在成年后将会成为异常姿势的一种。

腰椎骨盆区域

- 在幼儿时期,腹部凸出是正常表现
- 10—12岁的儿童,腹部凸出就不属于正常表现了
- 在9—10岁时,脊柱前凸的表现就应该消失
- 在学龄儿童中会出现惯用手模式,通常表现出来是优势侧臀部高肩部低。如果这种情况过度就应该得到关注。

肩胛带

- 学龄儿童出现肩胛骨倾斜是正常的
- 当儿童接近青春期时,这种表现应该减少。

来源于Kendall Ho,Kendall FP,Boynton DA. 姿势与疼痛. 亨廷顿,纽约:Robert E. Krieger Publishing,1970.

跌倒风险关系密切。根据年龄进程识别到这些变化可以为防护计划的制订提供依据,并且最大程度地减少创伤性跌倒风险[122]。关于这方面的研究还处在探索阶段,我们意识到目前年龄增加对运动训练的影响而更强调预防的重要性。

环境影响

个体所处的环境及活动会对姿势、运动产生积极或消极的影响。活动的性质及其耗费的时间,以及在一项活动期间习惯姿势和运动的效果是否能通过习惯性姿势或其他活动中的重复运动来加强或抵消,这些取决于整体姿势和运动效果。每日的一些重复性活动会给人体的基本结构施加适当的压力(如:长期电脑前工作、疲惫的回到家,晚上大多数时间瘫坐在电视机前的椅

子上)。

个人的所有活动必须被看作是一套整体,然后再单独衡量每一类型的活动姿势及运动效果。如果每一种活动都调动一组相似的肌肉或位置,这样一系列的运动对个体而言是不利的。例如,一位主业是在电脑前工作、空闲时间弹钢琴的人,她的运动模式在这两个活动中其实没有发生变化。

一些环境因素,例如:工作环境、床、枕头、汽车座椅、学校里的桌椅、鞋子类型都会影响姿势和运动。这些环境因素应该是尽可能地对我们的活动有益。患者相关指导 9-1:基于人体工程学工作站的提示概述了一些工作环境中人体工程学反应的重要提示,当不能对工作环境进行大的调整时,可以酌情采取一些小的改变。环境对身体姿势、动作影响的讨论并不全面,如提起重物、搬运物体时候的动作,缺少了身体力学方面的考虑,应该针对这些特殊需求进行检查,根据个体需求进行适当改变。

患者相关指导 9-1

人性化工作环境评价清单

坐姿是保持身体平衡以及影响背部肌肉压力的重要因素之一。轻靠椅背有助于背部肌肉的放松及血液循环,长时间过度依靠椅背会导致颈部姿势的异常。

1. 眼部　眼部应与屏幕最上端平齐,对于佩戴眼镜的人来说,这个高度可以稍微降低。双眼离屏幕的距离应该是和胳膊长度相等[5.5~11m (18~36ft)]。

2. 文件夹　放在屏幕与键盘中间,或放在屏幕旁边。

3. 座椅靠背　为下腰部提供支持,椅背和座椅应该根据使用者的需求进行灵活调整。

4. 键盘和鼠标　键盘高度保证在双臂放松时,前臂与桌面平行,鼠标应与放置在键盘旁边。

5. 手腕　伸直位,放于手腕休息垫上,使腕关节处于相对休息位的状态,高度与键盘高度一致(在打字时不应使用手腕休息垫)。

6. 膝关节　双膝应该与髋关节高度相似,应该在桌下有足够的放松空间。

7. 双足　双足应该在地板上处于自然放松位,或放置在脚凳上。

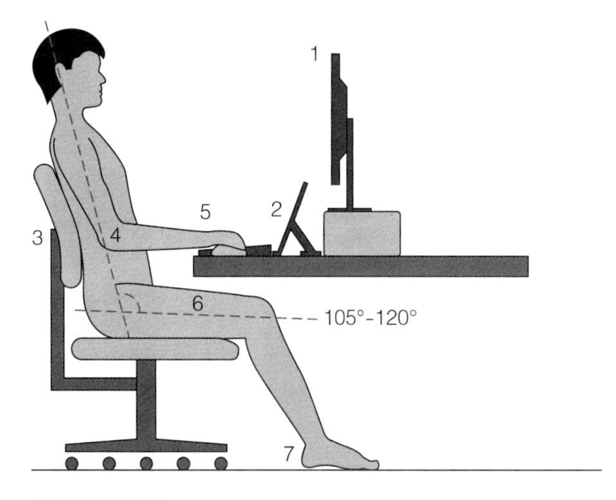

倚靠椅背姿势
适当倚靠椅背有助于背部肌肉的放松,促进血液循环。距离椅背过远可能导致异常的颈部姿势。

检查与评价

姿势

本章前面讨论的骨性标志和姿势参考点可用铅垂线进行姿势校准检验(图 9-17)。在站立位,患者的姿势评估应从以下两种方式进行:一种是在患者习惯性姿势时进行,另一种是在“标准”姿势下进行。在患者的“习惯性”姿势下,让病人行走 10 次,并配合深呼吸。这样做能更好地还原患者在一般情况下的正常运动模式。评估中的标准中垂线应均分患者的耻骨联合,因为双足可能距离中线的位置并不处于对称状态。治疗师从正面、侧面、背面分别对患者进行观察。例如,患者习惯性用右侧肢体进行承重,那么他的左侧髋关节进行外展动作时,可能右侧髋关节的外展肌群力量不足,右髋关节内收肌长度变短。伴随这种变化,右侧腰部会发生侧弯,使右侧腰方肌变短,左侧腰方肌拉长。在进行完对患者习惯性姿势的评估后,治疗师应继续对患者进行“标准”姿势下的评估。在标准姿势下,让患者将任意一只足放在治疗师的足上,治疗师引导患者进行两足的交替移动动作;标准中线应该是将这个活动区域均分。这个评估过程中,以治疗师的足作为参照物的优点是,无论中垂线位于哪里,每个病人都可以相对有效地重复完成动作。再从正面、侧面、后面分别对患者进行观察,不同考量点与标准线的偏差,显示了患者姿势异常的程度,并且用“轻度、中度、重度”对偏差程度进行描述[67]。也可根据情况对患者坐

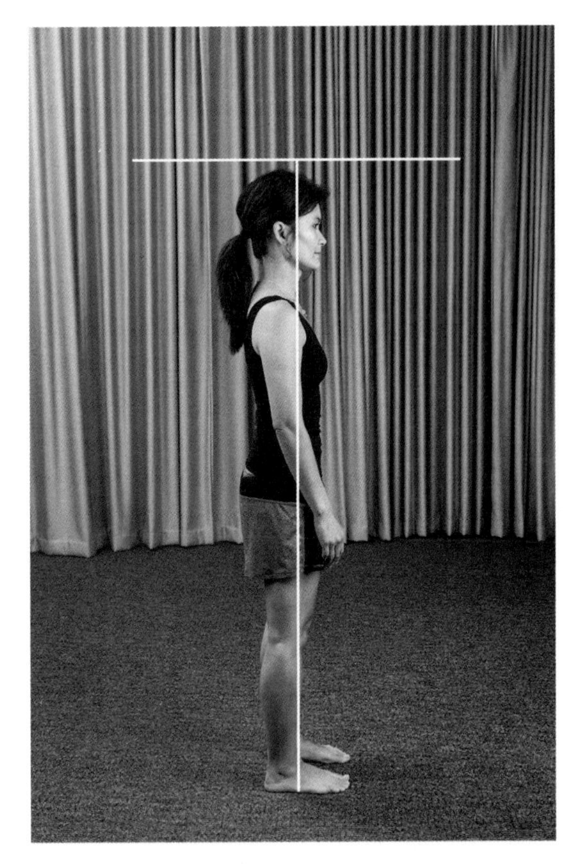

图 9-17　测试时,受试者站在标准垂线侧,在正面或者后面观,双足与线等宽;侧面观,在外踝前一点与垂线重合,基点应为固定参考点,因为底部是站立姿态的唯一静止部分

位、平躺位、单腿支撑位进行进一步的评估,可以得到更多有效的信息。

除了标准姿势的评估,物理治疗师还要检查脊柱特定相邻节段的排列位置情况。如,在腰部,L5 和 S1 就有密不可分的关系。如果 L5 有轻微的旋转,则会带来一系列生物力学上的不适表现。而治疗这种特定节段的异常,对于患者整体的恢复至关重要。

姿势的表现可以辅助临床医生对肌肉长度进行假设。比如:骨盆前倾暗示着髋关节屈肌变短,伸肌变长。但是针对性的肌肉长度检查也有必要。肌肉长度的相关定义在注 9-8 中,可作参考。

运动

在临床上,运动的评价是不太被推崇的,因为复杂的运动分析设备,不但昂贵,并且在典型的物理治疗运用上并不便捷。

临床医生可通过以下检查,判别单关节的运动情况。

注 9-8
有关肌肉长度的术语的定义

- 紧绷:肌肉或韧带收到拉力的状态,表明肌肉或韧带处于紧张状态。
- 短缩的肌肉会限制关节活动度,因为它在动力学方面有较大影响。
- 拉长的肌肉比动力学标准拉得更长:在运动超过正常关节范围后出现紧绷。
- "紧张"及"紧绷"在术语中通用,但定义不同。一块肌肉在缩短状态下和紧绷状态会触及紧张。一块肌肉在拉长状态下和紧张状态也会触及到紧张。因为"紧张"意味着肌肉应该被拉长,术语短缩和拉长是用来描述肌肉长度,以确保拉伸仅应用于短肌肉。
- 僵硬被定义为每单位长度产生变化时张力的变化[123]。当评估关节的被动运动时,穿过关节的所有组织都会产生阻力,可定义为关节僵硬。本书中,僵硬是指在肌肉和结缔组织的被动伸长期间存在的阻力,而不是在活动肌肉收缩期间。

- 精确的视诊、触诊,对于确定单关节的基本运动模式以及确定运动模型的标准 PICR 很重要(观察或触摸盂肱关节或肩胛胸壁关节,同时抬起手臂屈曲,或站立伸髋屈膝时,观察脊柱、骨盆、膝关节、踝关节)。
- 触诊及表面肌电都用于测试肌肉的激活状态是否符合现代标准。

临床医生可参考以下检查分析多关节运动。

- 当进行步态分析时,把整个过程分成几个阶段,分析每个部分及因素。例如:上台阶可以分为摆动期和支撑期(图 9-18),要分析每个身体节段及其关系时,例如,腰椎骨盆段出现髋关节提升与摆动期屈髋屈膝不足、踝背屈不足有关,支撑期 Trendelenburg 步态(髋外展肌力不足对侧骨盆下坠)与异常运动模式相关(如髋关节向下及 Trendelenburg 时出现髋内收)。
- 可以针对日常活动所需的每个基本动作开发类似的运动模式(如从坐到站,下台阶,床上移动,前伸取物等)。通过运动模式模拟,就知道健康正确的运动模式是怎样[1]。

额外的检查技术可以为诊断结果提供依据,通过分析 ROM、肌肉长度、关节灵活程度、肌肉性能各方面,临床医生可以预估患者 PICR 的情况以及肌肉在运动时的参与模式。参考姿势及运动评估时基本的上下肢肌肉长度测试见注 9-9。参考姿势及运动评估时基本的躯干、上下肢肌肉力量的测试见注 9-10。额外检查后的再评估可以有

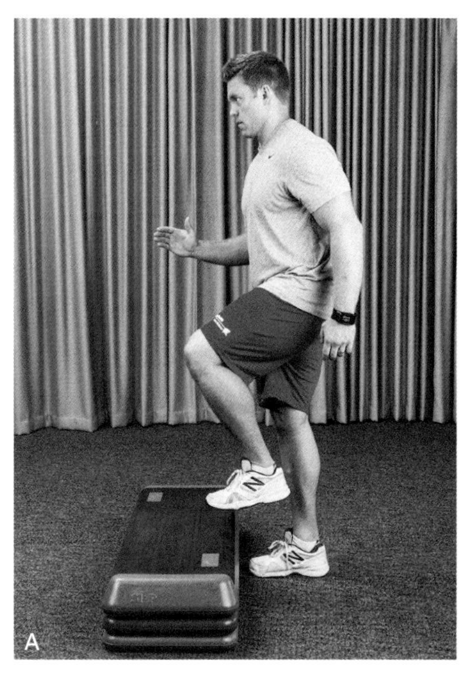

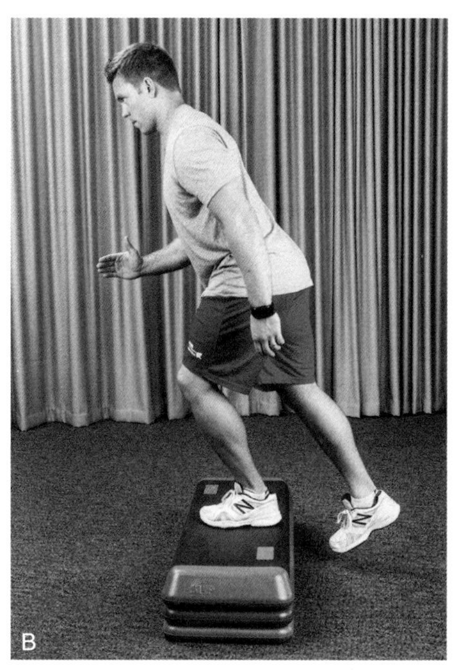

图 9-18　上台阶动作应该被分为两步。A. 第一步，摆动期屈髋屈膝抬脚到台阶表面；B. 支撑期身体重心转移到台阶上

注 9-9
肌肉长度测试

下肢
- 腘绳肌：应分别测试腘绳肌内侧头和外侧头。
- 小腿三头肌：应分别测试腓肠肌、比目鱼肌。
- 阔筋膜张肌和髂胫束。
- 屈髋肌群：应包含阔筋膜张肌、股直肌、髂腰肌。
- 髋关节旋转肌群：分别对内旋、外旋的肌肉进行检查。

上肢
- 大圆肌及背阔肌
- 大小菱形肌及肩胛提肌
- 胸大肌
- 胸小肌
- 肩部旋转肌群：分别对内旋、外旋的肌肉进行检查

注 9-10
相关肌肉力量检查

躯干
- 腹部的肌肉：分别对腹直肌、腹内侧肌、腹外侧肌、腹横肌进行检查[67,124]

下肢
- 髂腰肌
- 臀中肌
- 臀大肌
- 腘绳肌
- 股四头肌
- 阔筋膜张肌

上肢
- 前锯肌
- 斜方肌的上束、中束、下束
- 冈下肌和小圆肌
- 肩胛下肌

效帮助临床医生充分了解患者的情况。

干预

健康的、正确的、高效的运动才是对个体有益的因素之一。虽然，姿势及运动方式的改变被认为是损伤的一种类型，但是，不能用同一种方法去考虑肌肉性能、ROM、肌肉长度以及关节灵活性的损伤等因素。姿势及运动的不良表现可由很多原因导致，比如生理因素、解剖结构因素、心理因素、环境因素。

建立一个高效、准确的不良姿势干预方案，应该正确理解导致这些损伤的相关因素，还要考虑其他风险性的外因。

这一章为建立受损姿势、受损运动的治疗性运动干预方法奠定基础。其余内容根据第 2 章中干预模型，具体降序针对姿势和运动模式的治疗性运动干预。

运动系统

运动系统的任何要素可以直接或间接地影响姿势和运动损伤的发展，因此，应当在治疗中进行处理。基础解剖原因和生物力学要素通常用来进行直接干预，达到矫正姿势和运动障碍的目的，其调节因素也不可忽视。认知或情绪障碍会影响姿势或运动不良的个体康复。如果是这种情况，可能需要将患者转诊至专业精神卫生机构进行进一

步诊治。维持姿势的基本解剖结构的损伤会直接或间接的影响正常姿势及运动表现[61]，注 9-11 提供一些与姿势异常相关的基本运动系统损伤。

注 9-11
导致姿势异常的运动系统因素

被动因素影响
- 身体结构影响，如脊柱侧凸或髋关节前倾
- 身体功能影响，如膝内翻、驼背、髋内收等导致的习惯性站姿异常
- 形态因素影响，如骨盆过宽，高骨盆，长腿等
- 臀中肌过度拉长导致髂嵴升高及肢体长度不等

主动因素影响
- 前锯肌的疲劳导致肩胛骨上回旋减少
- 臀中肌紧张导致活动水平的降低和运动模式的改变
- 神经系统的因素
- 减少或丧失神经支配的臀大肌伴随髋关节过伸
- 屈髋时阔筋膜张肌占主导导致屈髋时伴有内旋
- 股内侧肌的反应时间延长，造成髌股关节运动障碍

支持因素
- 不正确的呼吸模式伴随胸廓对线不良及肋骨和胸椎的运动模式有关

认知或情感因素
- 低落的情绪导致姿势的散漫及步态的缓慢
- 恐惧心理会抑制运动
- 紧张心理会增加肌肉紧张度

其他的身体系统的功能状态也会直接或者间接影响姿势及运动。举例：一个髋关节有问题并且尿失禁的病人，病因是盆底肌肌力不足并且雌激素缺乏[125]。此时，对这个病人的康复就不能仅仅着眼于盆底肌肌力的问题，同时也要考虑激素问题以及其他病理因素。泌尿系统和运动系统的关系将在第 18 章讨论。这个病例中，如果不把激素问题、泌尿系统问题和运动系统障碍联系起来，那么，是不能完全解决患者出现的异常姿势。因为盆底肌与髋关节的功能是息息相关的，盆底肌功能障碍会直接影响到髋关节的正常功能活动，长此以往会形成恶性循环。

活动方式及强度

在康复的过程中，有很多姿势及运动可供选择，如下：

- 缩短过度拉长肌肉，改善过度紧张的肌筋膜。
- 在肌肉表现出萎缩、力量不足、过度紧张、耐力差的情况下提高肌肉性能。
- 强化被拉过度长的肌肉的力量。
- 优化身体力学以及自身感知能力。
- 纠正身体节段对线。
- 优化针对姿势的意识性训练。
- 优化平衡及协调性。
- 正确对姿势控制、保持的意念。
- 训练正确的呼吸练习。

以上表格罗列的针对不良姿势和动作的干预方式还不够全面，由于每个动作和活动都有它独特的运动规律，因此，其干预手段各有不同。通常情况下，治疗师对患者的动作模式进行纠正时，临床医生只能对以下方面，如疾病、病理学或生理学、解剖学的损伤结果进行干预。然而，多数情况下，临床医生会以增强患者自信心为目的，而允许患者以不良的运动模式进行活动。同样，最好严格遵循以下几点对动作姿势进行规范。

- 脑卒中损伤后受伤组织的保护。
- 大负重活动。
- 与疼痛有关的对于习惯性姿势和动作的干预。
- 外界环境的改变使身体脱敏。
- 适应性。

结合生理原因及损伤状况可以明确康复运动所需的动作类型。而运动的组数及负荷则由患者自身损伤程度、个体水平决定。

综上所述的要点，一个斜方肌下束拉伤、胸椎后凸、休息位肩胛骨外展、前倾和下旋的患者（图 9-19），在前伸活动时肩胛骨过度外展、内旋和前倾。针对该患者，预防损伤是首要因素，并且应当仔细进行体格检查。关节周围结构和肌筋膜组织的理想长度有助于以最小的肌力保持理想姿势。当这些组织被过度拉长时，它们不能提供足够的

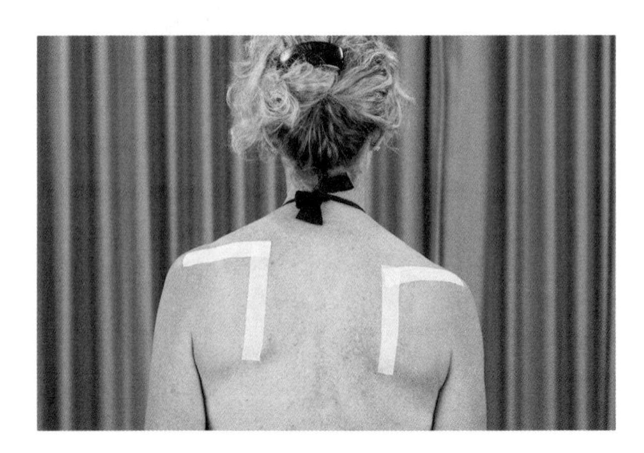

图 9-19 右肩胛骨相对于左侧肩胛骨的过度外展和向下旋转

力量，关节将较难维持标准的中立位姿势。这种情况下，斜方肌被过度拉长而拉伤，这种异常姿势(胸椎驼背)及肩胛骨的位置(外展、下旋)、运动模式(肩胛外展、前倾、内旋)的改变将会使这种情况长期发生。基本治疗(如贴扎以短期支持，见第25章，斜方肌下束力量练习)、生物力学(如降低胸椎驼背，改变工作台以符合人体工程学原理)、调节要素(训练前伸活动中肩胛骨没有过度前伸、前倾或内旋)等综合处理基本要素、生物力学要素和调节要素比单一处理某一个要素要更有效。

相对于基本解剖因素，通过改善斜方肌下束的长度 - 张力关系提升肌肉的功能通常会被忽视，但在维持正常姿势的过程中却至关重要，也可以采取拉伸对侧缩短的胸小肌和胸大肌的方式(可能导致肩胛骨姿势和运动异常)。然而，如果只是专注于胸小肌长度的改变而不考虑其他相关肌肉的力量，关节的平衡很难维持。这个原则的另一个病例，是一个骨盆前倾且腰椎前突的病人，如果仅拉伸屈髋肌而没有处理缩短的腹肌(见第17章)，那么，在放松状态下骨盆是不处于中立位的。

这种情况下有一种方式较为有效，即小范围内加强拉长肌肉产生张力的能力。这种干预策略的前提是在小范围内提高被拉长的肌肉力量，因为在这个范围内肌肉产生张力最难。如果训练的重点是加强力量而不注意在缩短的范围内产生张力的能力，那么这个训练可能会影响肌肉在伸长范围内维持平衡的能力。必须谨慎决定运动控制、姿势、运动模式、运动强度参数的内容，以提供最佳刺激，用于加强肌力而不使目标肌肉过度负荷。当确定这些参数时，必须考虑个体的实际情况。

稳定性可能是运动控制阶段的起点，因为力量的加强是选择活动类型及特异性的关键，以避免在大范围中肌肉的过度使用或拮抗肌力量的加强。通常情况，拉长的肌肉由于小范围内长度 - 张力性质的改变，在抗重力情况下不能维持肢体正常姿势形态。在非重力位上缩短阻力臂再训练肌肉力量是必要步骤(见第25章25-2节)。在较小范围内，肌肉力量增加，延长阻力臂并且克服重力的运动可以改良运动模式。短距离内次最大等长收缩可能是最理想的，但是，随着肌肉性能和长度 - 张力特征改善并且组织愈合，在整个运动范围内进行向心 - 离心的运动。当稳定性、灵活性训练顺利完成后，就可着手于复杂功能性训练，训练时的负荷应依照训练指南进行调整。

运动剂量应遵循力量训练指南，旨在改善肌肉性能并使斜方肌下束肌肉肥大，以提供平衡紧张的拮抗肌(胸大肌和胸小肌)的肌力。最终，由于复杂功能性训练的纳入，剂量参数可被更广泛的应用。

不建议同时拉伸胸大肌和胸小肌。典型的墙角或门道站立拉伸(见图25-6)，导致盂肱关节囊前部承受过多应力，因此不被鼓励。渐进性强化斜方肌力量对胸小肌和胸大肌有拉长作用，是一种被高度推荐的“主动伸展”形式(见自我检测25-2，注25-13)。

如果确定胸小肌由于作为呼吸辅助肌的过度使用而产生肌肉僵硬，则还可能需要解决呼吸模式改变的问题。发现导致此类症状的基本因素，然后进行干预。这些干预可以在运动控制的活动性阶段开始，与斜方肌下束的活动性和提高肌肉性能，同时进行。

最后，肩胛骨作为单一的最佳运动模式必须纳入到全身运动模式内(即，受控的机动性和功能)。当达到此功能水平，可能出现相关区域的运动障碍。也许肩胛骨在前伸活动中出现外展，可能由于前伸模式中缺乏髋关节屈曲或在对侧前伸活动中缺乏胸廓或髋部旋转。可能需要对相关部位采取干预手段以恢复肩胛带的正常功能。

患者相关教育和辅助干预

指导患者在习惯性姿势或长时间工作和休闲活动中保持正确运动姿势的关键。①保持最佳的关节休息位和功能位；②减少对拉长肌肉的张力；③增加缩短肌肉的张力，恢复肌肉平衡；患者在习惯的静息姿势和矫正姿势中的照片，可以作为用于引导患者改变姿势的动力。环境的优化对患者的康复也有很大影响。如果长期坐位工作的患者处于不良的工作环境，那么可以拍下工作环境的照片并提出建设性的改造计划。其他习惯性姿势，包括放松躺下后的姿势，都可以进行分析并纠正。在侧躺位时，头下、双膝间、腰下放枕头可以纠正标准的侧躺位姿势(图9-20)。物理治疗师也可以根据患者情况，提供正确鞋类的选择方案(见第21章)。

辅助性干预，例如支持性装置(如紧身胸衣、支撑带、矫形器等)，可临时用于辅助长度相关或本体感觉相关的变化；也可永久使用，以提供对身体结构的损伤部分进行完全矫正。例如：肌贴可

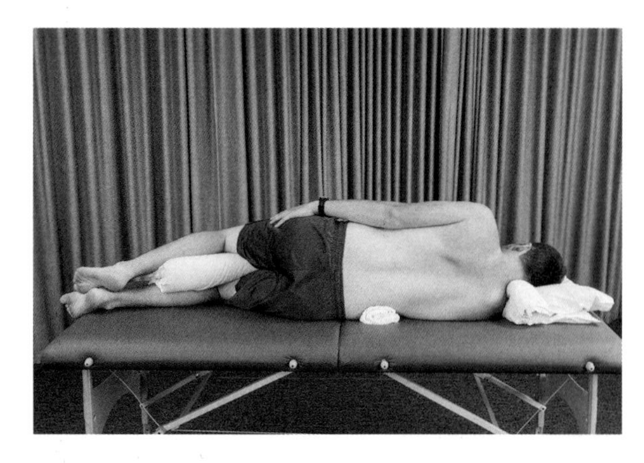

图 9-20 在头下，双腿间、腰部垫枕头，可以在侧卧位矫正基准线

以对驼背患者胸廓附近的组织进行干预，达到纠正姿势的目的(图 9-21)。每当患者胸椎屈曲时，肌贴的存在就会产生一种提醒。相反的，诸如矫形器类的永久支撑装置，以改善具有结构性足内翻的个体整个动力链和步态动力学和运动学的矫正很有必要。

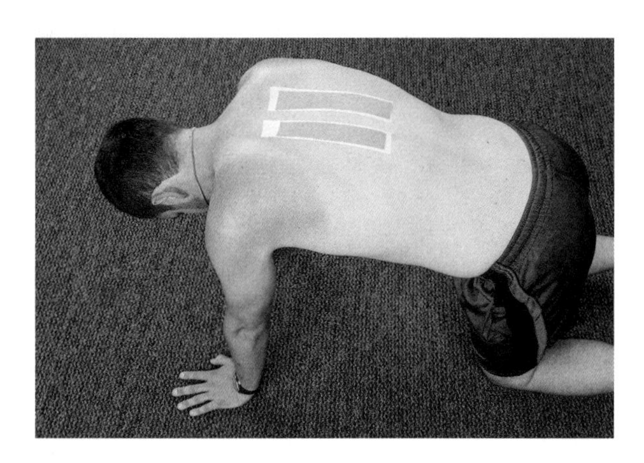

图 9-21 沿着胸椎贴肌贴，根据生物反馈原理提醒患者不正确的胸椎前屈运动。最好是在患者四肢放松的情况下、胸椎中立位进行贴扎

要点

- 抛开惯性思维，姿势、动作、疼痛、功能、运动之间，这些要素的相关性在文献上并没有强有力的证明。
- 当通过改变运动模式达到减少疼痛的目的时，患者是正在从急性损伤中恢复的状态，以保护受损组织。对于高负荷或者长时间条件下的活动，应进行适当的甄别，使组织产生适应性。
- 要注意，过度强调“正确”运动模式所带来的反安慰剂效应的不良影响。要为患者灌输综合性协调运动的信心。
- 我们有权威的运动标准来评估和指导治疗。
- 姿势和运动障碍的评估，需要识别在评估中的偏差是否合理，如身体功能和环境、结构、发育和情绪等的影响。
- 对于姿势和运动的治疗性运动干预包括：基础运动系统的损伤及相关部位损伤，仔细确定合适的运动类型和干预技术、运动控制阶段，正确制订运动剂量参数以保证治疗成功和有效。
- 对于姿势及运动纠正的成功治疗可以直接影响肌肉骨骼疼痛综合征发生、持续或复发相关的运动病理学因素。

辨析

1. 姿势与运动损伤及与 MPS(肌肉骨骼疼痛综合征)的关系是什么？

2. 通过侧面观的体表标志定义理想的姿势。

3. 根据第七单元病例讨论的病例 9 思考下面的问题：

A. 根据患者的姿势，你认为哪些肌肉会被过度拉长？哪些肌肉会被缩短？

B. 列出对该患者运动障碍有影响的运动系统的基本因素、调节因素及生物力学因素。

C. 给这个病人制订出一个详细的运动计划和姿势教育，并选择一个练习在运动控制阶段进阶。

实训

1. 正面、后面观察你的试验搭档，给你的搭档进行评价，你认为他的哪些肌肉过长或过短？

2. 根据你搭档的肌肉过长、过短情况，制订一份训练计划。

3. 评估你搭档由坐位到站立的过程，将运动过程分解，评价足部、踝关节、膝关节、髋关节、骨盆以及腰椎、胸椎、颈椎在额状轴、矢状轴、垂直轴的运动。

4. 在评估搭档由坐到站的动作过程中，你给他的语言指令有哪些？触诊该怎么进行？动作改变的指令该怎么发出？有哪些导致运动受损的基本因素?

5. 评估你搭档的单腿平衡能力。你搭档在支撑面上如何移动她的身体重心?在整个过程中她的足部、膝关节、髋关节、脊柱的运动是怎样?你认为她的这种运动方式是正确的吗?如果不是,错在哪?她的运动中,左右两侧的运动是否一致?考虑导致不良运动模式的原因是什么?探讨与损伤有关的因素(例如:Trendelenburg摇摆步态与腰臀部力量的关系)。

参考文献

1. Sahrmann SA. Diagnosis and Treatment of Movement Impairment Syndromes. St. Louis, MO: Mosby, 2002.
2. Herring SA, Nilson KL. Introduction to overuse injuries. Clin Sports Med 1987;6:225–239.
3. Leadbetter WB. Cell-matrix response in tendon injury. Clin Sports Med 1992;11:533–578.
4. Cholewicki J, McGill S. Mechanical stability in the in vivo lumbar spine: implications for injury and chronic low back pain. Clin Biomech 1996;11:1–15
5. Christensen ST, Hartvigsen JJ. Spinal curves and health: a systematic critical review of the epidemiological literature dealing with associations between sagittal spinal curves and health. J Manipulative Physiol Ther 2008; 31:690–714.
6. Laird RA, Kent P, Keating JL. Modifying patterns of movement in people with low back pain—does it help? A systematic review. BMC Musculoskelet Disord 2012;7:169.
7. Hartvigsen J, Leboeuf-Yde C, Lings S, et al. Is sitting-while-at-work associated with low back pain? A systematic, critical literature review. Scand J Public Health 2000;28:230–239.
8. Lis AM, Black KM, Korn H, et al. Association between sitting and occupational low back pain. Eur Spine J 2007;16:283–298.
9. Nachemson A, Vingard E. Influences of individual factors and smoking on neck and low back pain. In: Nachemson AL, Jonsson E, eds. Neck and Back Pain: The Scientific Evidence of Causes, Diagnosis, and Treatment. Philadelphia, PA: Lippincott Williams & Wilkins; 2000. 79–95.
10. Laird RA, Gilbert J, Kent P, et al. Comparing lumbo-pelvic kinematics in people with and without back pain: a systematic review and meta-analysis. BMC Musculoskelet Disord 2014;10:15–229.
11. Portney LG, Watkins MP. Foundations of Clinical Research: Applications to Practice. 2nd Ed. Upper Saddle River, NJ: Prentice Hall Health, 2000.
12. Lawlor DA, Davey Smith G, Ebrahim S. Commentary: the hormone replacement-coronary heart disease conundrum: is this the death of observational epidemiology? Int J Epidemiol 2004;33(3):464–467.
13. Prins Y, Crous L, Louw QA. A systematic review of posture and psychosocial factors as contributors to upper quadrant musculoskeletal pain in children and adolescents. Physiother Theory Pract 2008;24:221–242.
14. O'Sullivan P. Diagnosis and classification of chronic low back pain disorders: maladaptive movement and motor control impairments as underlying mechanism. Man Ther 2005;10:242–255.
15. Meziat Filho N, Coutinho ES, Azevedo E, et al. Association between home posture habits and low back pain in high school adolescents. Eur Spine J 2015;24:425–433.
16. Bakker EWP, Verhagen AP, Lucas C, et al. Daily spinal mechanical load as a risk factor for acute non-specific low back pain: a case-control study using the 24-Hour Schedule. Eur Spine J 2007;16:107–113.
17. Eklund JAE, Corlett EN. Evaluation of spinal loads and chair design in seated work tasks. Clin Biomech 1987;2:27–33.
18. Geldhof E, de Clercq D, de Bourdeaudhuij I, et al. Classroom postures of 8–12 year old children. Ergonomics 2007;50:1571–1581.
19. Harms M. Effect of wheelchair design on posture and comfort of users. Physiother 1990;76:266–271.
20. Harms-Ringdahl K. On assessment of shoulder exercise and load-elicited pain in the cervical spine. Scand J Rehabil Med Suppl 1998;14:1–40.
21. Hoogendoorn WE, Bongers PM, de Vet HC, et al. Flexion and rotation of the trunk and lifting at work are risk factors for low back pain: results of a prospective cohort study. Spine 2000;25: 3087–3092.
22. Knutsson B, Lindh K, Telhag H. Sitting—an electromyographic and mechanical study. Acta Orthop Scand 1966;37:415–428.
23. Mandal AC. The correct height of school furniture. Physiotherapy 1984;70:48–53.
24. McGill SM, Fenwick CMJ. Using a pneumatic support to correct sitting posture for prolonged periods: a study using airline seats. Ergonomics 2009;52:1162–1168.
25. Van Deursen LL, Patijn J, Durinck JR, et al. Sitting and low back pain: the positive effect of rotatory dynamic stimuli during prolonged sitting. Eur Spine J 1999;8:187–193.
26. Womersley L, May S. Sitting posture of subjects with postural backache. J Manip Physiol Ther 2006;29:213–218.
27. Adams MA, Hutton WC. The effect of fatigue on the lumbar intervertebral disc. J Bone Joint Surg Br 1983;65:199–203.
28. Adams MA, Hutton WC. Gradual disc prolapse. Spine 1985;10: 524–531.
29. Adams MA, Green TP, Dolan P. The strength in anterior bending of lumbar intervertebral discs. Spine (Phila Pa 1976) 1994; 19:2197–203.
30. Hedman TP, Fernie GR. Mechanical response of the lumbar spine to seated postural loads. Spine 1997;22:734–743.
31. Wilder DG, Pope MH, Frymoyer JW. The biomechanics of lumbar disc herniations and the effect of overload and instability. J Spinal Disord 1988;1:16–32.
32. Hoops H, Zhou BH, Lu Y, et al. Short rest between cyclic flexion periods is a risk factor for a lumbar disorder. Clin Biomech 2007;22:745–757.
33. Sbriccoli P, Yousuf K, Kupershtein I, et al. Static load repetition is a risk factor in the development of lumbar cumulative musculoskeletal disorder. Spine (Phila Pa 1976) 2004;29:2643–2653.
34. Wang DL, Jiang SD, Dai LY. Biologic response of the intervertebral disc to static and dynamic compression in vitro. Spine 2007; 32:2521–2528.
35. McKenzie R, May S. The lumbar spine—mechanical diagnosis and therapy. 2nd Ed. Waikanae: Spinal Publications New Zealand; 2003.
36. Razmjou H, Kramer JF, Yamada R. Intertester reliability of the McKenzie evaluation in assessing patients with mechanical low-back pain. J Orthop Sports Phys Ther 2000;30:368–389.
37. Hefford C. McKenzie classification of mechanical spinal pain: profile of syndromes and directions of preference. Man Ther 2008;13:75–81.
38. May S. Classification by McKenzie's mechanical syndromes: a survey of McKenzie-trained faculty. J Manip Physiol Ther 2006;29:637–642.
39. Eck JC, Humphreys SC, Hodges SD. Adjacent-segment degeneration after lumbar fusion: a review of clinical, biomechanical, and radiologic studies. Am J Orthop 1999;28; 336–340.
40. Friedenberg ZB, Miller WT. Degenerative disc disease of the cervical spine. A compartive study of asymptomatic and symptomatic patients. J Bone Joint Surg Am 1963;45:1171–1178.
41. Portenoy RJ, Brennan MJ. "Chronic Pain Management". In Good DC, Couch JR, eds. Handbook of Neurorehabilitation. Zug, Switzerland: Informa Healthcare, 1994.
42. Besson JM. The complexity of physiopharmacologic aspects of pain. Drugs 1997;53(Suppl 2):1–9.
43. Millan MJ. The induction of pain: an integrative review. Prog Neurobiol 1999;57:1–164.
44. Mense S. Pathophysiology of low back pain and the transition to the chronic state—experimental data and new concepts. Schmerz 2001;15:413–417.
45. Nikolajsen L, Jensen TS. Br Phantom limb pain. J Anaesth 2001;87:107–116.
46. Moseley GL, Vlaeyen JW. Beyond nociception: the imprecision hypothesis of chronic pain. Pain 2015;156: 35–38.
47. American Physical Therapy Association. Guide to Physical Therapist Practice. 2nd Ed. Phys Ther 2001;81:9–746.
48. Sahrmann SA. Does postural assessment contribute to patient care? J Orthop Sports Phys Ther 2002;32:376–379.

49. Bullock-Saxton J. Normal and abnormal postures in the sagittal plane and their relationship to low back pain. Physiother Prac 1988;4: 94–104.
50. Raine S, Twomey LT. Attributes and qualities of human posture and their relationship to dysfunction or musculoskeletal pain. Crit Rev Phys Rehabil Med 1994;6:409–437.
51. Van Dillen LR, Gombatto SP, Collins DR, et al. Symmetry of timing of hip and lumbopelvic rotation motion in 2 different subgroups of people with low back pain. Arch Phys Med Rehabil 2007;88:351–360.
52. Van Dillen LR, Sahrmann SA, Caldwell CA, et al. Trunk rotation-related impairments in people with low back pain who participated in 2 different types of leisure activities: a secondary analysis. J Orthop Sports Phys Ther 2006; 36:58–71.
53. O'Sullivan P, Dankaerts W, Burnett A, et al. Evaluation of the flexion relaxation phenomenon of the trunk muscles in sitting. Spine 2006;31:2009–2016.
54. Shin G, Mirka GA. An in vivo assessment of the low back response to prolonged flexion: interplay between active and passive tissues. Clin Biomech 2007;22:965–971.
55. Dunk NM, Kedgley AE, Jenkyn TR, et al. Evidence of a pelvis-driven flexion pattern: are the joints of the lower lumbar spine fully flexed in seated postures? Clin Biomech 2009;24:164–168.
56. Pheasant S. Ergonomics, work and health. Basingstoke: Macmillan,1991:32, 47.
57. Janda V. On the concept of postural muscles and posture in man. Aust J Physiother 1983;29:83–84.
58. Posture Committee of the American Academy of Orthopaedic Surgeons. Posture and its Relationship to Orthopedic Disabilities: A Report of the Posture Committee of the American Academy of Orthopedic Surgeons. Evanston, IL: American Academy of Orthopedic Surgeons, 1947:1.
59. Hobson L, Hammon WE. Chest assessment. In: Frownfelter D, ed. Chest Physical Therapy and Pulmonary Rehabilitation. St. Louis, MO: Mosby, 1987:147–197.
60. Bates DV. Respiratory Function in Disease. 3rd Ed. Philadelphia, PA: WB Saunders, 1989.
61. Dean E. Oxygen transport deficits in systemic disease and implications for physical therapy. Phys Ther 1997;77:187–202.
62. Labelle H, Roussouly P, Berthonnaud E, et al. The importance of spino-pelvic balance in L5–S1 developmental spondylolisthesis: a review of pertinent radiologic measurements. Spine 2005;30:S27–S34.
63. Barrey C, Jund A, Noseda O, et al. Sagittal balance of the pelvis-spine complex and lumbar degenerative diseases. A comparative study about 85 cases. Eur Spine J 2007;16:1459–1467.
64. Johnson F, Leitl S, Waugh W. The distribution of the load across the knee: a comparison of static and dynamic measurements. J Bone Joint Surg Br 1980;62:346–349.
65. Nordin M, Frankel VH. Basic Biomechanics of the Musculo-skeletal System. Malvern, PA: Lea & Febiger, 1989.
66. Norkin C, Levangie P. Joint Structure and Function. 2nd Ed. Philadelphia, PA: FA Davis, 1992.
67. Kendall FP, McCreary EK, Provance PG. Muscles Testing and Function. Baltimore, MD: Williams & Wilkins, 1993.
68. Ludwig P, Braman J. Shoulder impingement: biomechanical considerations in rehabilitation. Man Ther 2011;16: 33–39.
69. Tsai N-T, McClure PW, Karduna AR. Effects of muscle fatigue on 3-dimensional scapular kinematics. Arch Phys Med Rehabil 2003;84:1000–1005.
70. Bagg SD, Forest WJ. A biomechanical analysis of scapular rotation during arm abduction in the scapular plane. Am J Phys Med Rehabil 1988; 67:238–245.
71. Stedman's Concise Medical Dictionary. Baltimore, MD: Williams & Wilkins, 1998.
72. Frankel VH, Burstein AH, Brooks DB. Biomechanics of internal derangement of the knee. J Bone Joint Surg 1971;53:945–962.
73. Hollman JH, Deusinger RH. Videographic determination of instantaneous center of rotation using a hinge joint model. J Orthop Sports Phys Ther 1999;29:463–469.
74. Smidt GL. Biomechanical analysis of knee flexion and extension. J Biomech 1973;6:79–92.
75. Penning L, Badoux DM. Radiological study of the movements of the cervical spine in the dog compared with those in man. Anat Histol Embryol 1987;16:1–20.
76. Liacouras PC, Wayne JS. Computational modeling to predict mechanical function of joints: application to the lower leg with simulation of two cadaver studies. J Biomech Eng 2007;129:811–817.
77. Hislop H. The not-so-impossible dream. Phys Ther 1975;55:1069–1080.
78. Babyar SR. Excessive scapular motion in individuals recovering from painful and stiff shoulders: causes and treatment strategies. Phys Ther 1996;76:226–238.
79. Williams PE, Goldspink G. Changes in sarcomere length and physiological properties in immobilized muscle. J Anat 1978;127:459–468.
80. Tabary JC, Tabury C, Taradiew C, et al. Physiological and structural changes in the cat's soleus muscle due to immobilization at different lengths by plaster casts. J Physiol 1972;224:231.
81. Goldspink G. Development of muscle. In: Goldspink G, ed. Growth of Cells in Vertebrate Tissues. London: Chapman & Hall, 1974:69–99.
82. Gossman MR, Sahrmann SA, Rose SJ. Review of length-associated changes in muscle, experimental and clinical implications. Phys Ther 1982; 62:1799–1808.
83. Borich MR, Bright JM, Lorello DJ, et al. Scapular angular positioning at end range internal rotation in cases of glenohumeral internal rotation deficit. J Orthop Sports Phys Ther 2006;36:926–934.
84. Walker ML, Rothstein JM, Finucane SD, et al. Relationships between lumbar lordosis, pelvic tilt, and abdominal performance. Phys Ther 1987;67:512–516.
85. Diveta J, Walker M, Skibinski B. Relationship between performance of selected scapular muscles and scapular abduction in standing subjects. Phys Ther 1990;70:470–476.
86. Watanabe S, Eguchi A, Kobara K, et al. Influence of trunk muscle co-contraction on spinal curvature during sitting for desk work. Electromyogr Clin Neurophysiol 2007;47:273–278.
87. O'Sullivan PB, Dankaerts W, Burnett AF, et al. Effect of different upright sitting postures on spinal-pelvic curvature and trunk muscle activation in a pain-free population. Spine 2006;31:E707–E712.
88. Falla D, Jull G, Russell T, et al. Effect of neck exercise on sitting posture in patients with chronic neck pain. Phys Ther 2007;87:408–417.
89. Falla D, O'Leary S, Fagan A, et al. Recruitment of the deep cervical flexor muscles during a postural-correction exercise performed in sitting. Man Ther 2007;12:139–143.
90. Basmajian JV, DeLuca CJ. Muscles Alive. Baltimore, MD: Williams & Wilkins, 1985.
91. Panzer VP, Bandinelli S, Hallet M. Biomechanical assessment of quiet standing and changes associated with aging. Arch Phys Med Rehabil 1995;76:151–157.
92. Kavounoudias A, Gilhodes JC, Roll R, et al. From balance regulation to body orientation: two goals for muscle proprioceptive information processing? Exp Brain Res 1999;124:80–88.
93. Gosselin G, Rassoulian H, Brown I. Effects of neck extensor muscles fatigue on balance. Clin Biomech 2004;19:473–479.
94. Colloca L, Miller FG. The nocebo effect and its relevance for clinical practice. Psychosom Med 2011;73:598–603.
95. Lehmann G. http://www.physiofundamentals.com/?p=84. Accessed May 13, 2015.
96. Mueller MJ, Maluf KS. Tissue adaptation to physical stress: a proposed "Physical Stress Theory" to guide physical therapist practice, education, and research. Phys Ther 2002;82:383–403.
97. Schache AG, Blanch PD, Rath DA, et al. Are anthropometric and kinematic parameters of the lumbo-pelvic-hip complex related to running injuries? Res Sports Med 2005;13:127–147.
98. Schache AG, Blanch P, Rath D, et al. Differences between the sexes in the three-dimensional angular rotations of the lumbo-pelvic-hip complex during treadmill running. J Sports Sci 2003;21:105–118.
99. Caillet R. Low Back Syndrome. Philadelphia, PA: FA Davis, 1981.
100. Turk DC, Monarch ES. Biopsychosocial perspective on chronic pain. In: Turk DC, Gatchel RJ, eds. Psychological Approaches to Pain Management. 2nd Ed. New York, NY: The Guilford Press, 2002:3–29.
101. Vlaeyen JWS, de Jong J, Geilen M, et al. Graded exposure in vivo in the treatment of pain-related fear: a replicated single-case experimental design in four patients with chronic low back pain. Behav Res Ther 2001;39:151–166.
102. Vlaeyen JS, de Jong J, Geilen M, et al. The treatment of fear of movement/(re) injury in chronic low back pain: further evidence on the effectiveness of exposure in vivo. Clin J Pain 2002;18:251–261.
103. Linton SJ. A review of psychological risk factors in back and neck

pain. Spine 2000;25:1148–1156.
104. Fritz JM, George SZ, Delittlo A. The role of fear-avoidance beliefs in acute low back pain: relationships with current and future disability and work status. Pain 2001;94:7–15.
105. Peters ML, Vlaeyen JS, Weber WE. The joint contribution of physical pathology, pain-related fear and catastrophizing to chronic pain disability. Pain 2005;113:45–50.
106. Vlaeyen JS, Kole-Snijders AJ, Boeren RB, et al. Fear of movement/(re) injury in chronic low back pain and its relation to behavioural performance. Pain 1995; 62:363–372.
107. Lethem J, Slade PD, Troup JDG, et al. Outline of fear-avoidance model of exaggerated pain perceptions. Behav Res Ther 1983; 21:401–408.
108. Phillips HC. Avoidance behaviour and its role in sustaining chronic pain. Behav Res Ther 1987; 25:273–279.
109. Asmundson GJG, Norton PJ, Norton GR. Beyond pain: the role of fear and avoidance in chronicity. Clin Psychol Rev 1999; 19: 97–119.
110. Crombez G, Vlaeyen JWS, Heuts PHTG, et al. Pain-related fear is more disabling than pain itself: evidence on the role of pain-related fear in chronic back pain disability. Pain 1999; 80:329–339.
111. Bortz WM. The disuse syndrome. West J Med 1984;141:691–694.
112. Asmundson GJG, Norton GR, Allerdings MD. Fear and avoidance in dysfunctional chronic back pain patients. Pain 1997;69:231–236.
113. Woby SR, Watson PJ, Roach NK, et al. Are changes in fear-avoidance beliefs, catastrophizing, and appraisals of control, predictive of changes in chronic low back pain and disability? Eur J Pain 2004;8:201–210.
114. McCracken LM, Gross RT, Sorg PJ, et al. Prediction of pain in patients with chronic low back pain: effects of inaccurate prediction and pain-related anxiety. Behav Res Ther 1993;31:647–652.
115. Vlaeyen JS, Linton SJ. Fear-avoidance and its consequences in chronic musculoskeletal pain: a state of the art. Pain 2000;85:317–332.
116. Waddell G, Newton M, Henderson I, et al. A Fear-avoidance Beliefs Questionnaire (FABQ) and the role of fear-avoidance beliefs in chronic low back pain and disability. Pain 1993;52:157–168.
117. Kendall HO, Kendall FP, Boynton DA. Posture and Pain. Huntington, NY: Robert E. Krieger Publishing, 1970.
118. Vernazza-Martin S, Tricon V, Martin N, et al. Effect of aging on the coordination between equilibrium and movement: what changes? Exp Brain Res 2008;187:255–265.
119. Horak FB, Macpherson JM. Postural orientation and equilibrium. In: Towell LB, Shepherd JT, eds. Handbook on Integration of Motor Circulatory, Respiratory, and Metabolic Control During Exercise. Bethesda, MD: American Physiological Society, 1996:255–292.
120. Massion J, Alexandrov A, Frolov A. Why and how are posture and movement coordinated? Prog Brain Res 2004;143:13–27.
121. Millanvoye M. In: Paumès D, Marquié JC, Volkoff S, eds. *Le vieillissement de l'organisme avant 60 ans*. Toulouse: Octares; 1995.
122. Fletcher PC, Hirdes JP. Risk factors for falling among community-based seniors using home care services. J Gerontol A Biol Sci Med Sci 2002;57:492–495.
123. Sternheim MM, Kane JW. Elastic properties of materials. General Physics. Toronto: Wiley, 1986.
124. Hodges P, Richardson C, Jull G. Evaluation of the relationship between laboratory and clinical tests of transversus abdominis function. Physiother Res Int 1996;1:30–40.
125. Sutherland SE, Goldman HB. Treatment options for female urinary incontinence. Med Clin North Am 2004;88:345–366.

推荐阅读

Sahrmannn SA. Diagnosis and Treatment of Movement Impairment Syndromes. St. Louis, MO: Mosby, 2002.

第10章

疼　　痛

LORI THEIN BRODY

疼痛是一种会受到文化、历史、环境和社会因素影响的身心感受。在18—70岁的患者当中，慢性疼痛的发病率随着年龄的增加而升高，大约有23%的患者在70岁左右出现慢性疼痛[1]。女性患者比男性患者更为常见。与活动度或力量降低等残损不同，疼痛难以琢磨，无法用量角器或测力计测量。尽管活动受限会产生可视的活动受限或参与限制，但疼痛造成的活动受限和参与限制并不能被外人发现。这种情况会引起患者的焦虑，导致与配偶、家庭成员、朋友以及同事间的矛盾。临床工作者必须意识到疼痛给患者造成的影响，并且为患者提供解决疼痛的策略。

定义

在临床，疼痛是骨骼肌肉系统疾病非常常见的症状，通常也是患者寻求医疗服务的主要原因。国际疼痛研究学会（The International Association for the Study of Pain，IASP）将疼痛定义为"一种与组织损伤、潜在组织损伤相关的不愉快的主观感觉和情感体验"[2]。这一定义自1994年确定后一直没有修改[3]。急性疼痛与肌肉拉伤、肌腱炎、挫伤、手术或韧带损伤相关。尽管认识和治疗急性疼痛非常重要，但这种疼痛通常短期存在，多数患者可以忍受这一类疼痛，因为他们知道这是短暂性疼痛。急性疼痛通常可以用非成瘾性止痛药成功治愈，如非甾体类抗炎药物（NSAIDs）或其他方法，如冰敷。

慢性疼痛是在有害刺激消除后依旧存在的疼痛。它包括在急性损伤愈合后的持续性疼痛和不明原因的疼痛。它不只是长期存在的急性期疼痛。疼痛的强度或疼痛的解剖位置可能与病理程度并不存在联系。慢性疼痛并不是短期存在的情况，而是会对患者的生理、情感、心理以及生活的社会层面都造成比较深远的影响（注10-1）。慢性疼痛是纤维肌痛和慢性疲劳综合征（CFS）、肌筋膜疼痛综合征、自身免疫疾病及下背痛的主要典型症状。物理治疗侧重于治疗患者的疼痛、关节活动度以及肌肉力量的不足及其导致的活动受限和参与限制。

注10-1
慢性疼痛症状的特点

1. 使用处方药的时间超过了建议的治疗时间和/或滥用或依赖处方药或其他物质
2. 过度依赖健康服务人员，配偶及家庭
3. 继发的身体功能失调会导致功能失用和/或恐惧-退避行为的出现
4. 减少了社会活动，包括工作及休闲
5. 在经历一段时期功能障碍后难以恢复到损伤前的功能水平，导致无法在工作、家庭及休闲活动中担任正常角色
6. 损伤后产生的心理社会效应，包括焦虑、恐惧-退避、抑郁或非器质性疾病行为

*满足三条或以上则可以被诊断为慢性疼痛综合征[4,5]

牵涉痛是指远离损伤或疾病的疼痛。疼痛真实存在，但可能存在身体的任何部位。如果缺乏对牵涉痛模式的理解，就很难检查和评定疼痛。检查急、慢性疼痛时不要忽略远端疼痛源。

疼痛生理机制

疼痛是一种复杂的主观感觉。疼痛的生理机制很难在这本书中完整阐述。然而，本章关于疼痛的基本概述能够帮助了解疼痛的生理机制以及干预疼痛的科学手段。

疼痛的来源

急性疼痛是由组织的轻度损伤或重度损伤引起的。微型损伤定义为并非由急性损伤引起的长期或周期性的骨骼肌肉问题。轻度损伤典型表现是过度使用性损伤，即过度的重复性活动所施加的负荷超过了组织自身的修复及改造的能力。参加周末网球锦标赛的运动员和加班的工人都容易遭受轻度损伤。重度损伤被定义为突然的、直接或间接的外伤而造成的可辨别的损伤[6]。重度损伤可通过损伤组织直接产生疼痛。如关节脱位会破坏关节囊以及关节周结缔组织、韧带及肌腱相应的胶原组织。轻度损伤以及重型损伤均会引起炎性反应，继而产生疼痛。重度损伤也会直接通过伤害感受器(外周躯体感觉神经系统的高阈值感觉受体)而产生疼痛。伤害感受器可以传导及编码伤害性刺激[3]。

慢性疼痛可能突然爆发或逐渐出现。它具有强大的心理、情感和社会学效应[7,8]。慢性疼痛患者容易出现明显的睡眠障碍、抑郁症状、食欲改变以及减少活动和社会生活[5,9,10]。关于慢性疼痛来源的理论认为，疼痛感受器的增敏作用和脊髓水平的变化使疼痛-痉挛周期的正反馈循环得以保持[11]，这一现象被称为中枢敏化。中枢敏化被定义为“中枢神经系统(central nervous system, CNS)内的伤害感受神经元对于正常或阈下的传入信号的反应程度增加[3]”。理论上认为中枢敏感性过度是由于邻近组织病变而引起的[12-14]。

这一过度敏化可能是由于局部病变(如椎间盘突出、关节面病变、椎管狭窄)或因一些疾病产生的炎性反应而引起的，如关节炎和风湿性关节炎，炎症会敏化脊髓后角神经元。关节或肌肉的病变会作为传入信号传入脊髓，使脊髓后角、脊髓丘脑束以及丘脑神经的活动增加，从而会提高脊髓后角神经元放电的频率，导致对伤害信号和外周非伤害信号以及关节活动的敏感性增强。反复性刺激会逐步在脊髓后角神经元中产生“上扬效应”(wind-up)，这是理解慢性疼痛的关键概念[15](表10-1)。

表10-1　中枢敏化的特点

1. 大脑对感觉的处理发生了改变(疼痛以及其他信号)
2. 下行阿片镇痛通路障碍
3. 下行疼痛易化通路激活
4. 脑部感受急性疼痛的区域活动增加
5. 脑部涉及急性疼痛感受以外的区域活动增加
6. 疼痛区域扩大
7. 相关中枢症状，如疲劳，对轻度或其他常见非伤害性刺激的敏感性增加，对疲劳的敏感性增强
8. 意识不足

引自Bennett RM.《慢性疼痛神经生物学的新概念：纤维肌痛症中感觉处理异常的证据》Mayo Clin Proc 1999；74：385-398等…

当中枢痛觉系统受到损伤时，非感受伤害性传入信号就会引起疼痛[16]。之前无害的刺激信号(如主动活动、触摸、温度、压力)会造成疼痛，这被称为非伤害性疼痛(nonnociceptive pain, NNP)。这是由不正常的非感受伤害性传入信号与敏化的中枢神经系统(central nervous system, CNS)的共同作用。Bennett[15]描述了NNP的四个临床特点(注10-2)。而NNP的病理生理机制包括过去发生的和正在发生伤害感受中枢敏化，伤害性感受和非伤害性感受传入信号在脊髓后角相同的二级神经元交汇，宽动态神经元(wide dynamic range, WDR)上感受疼痛，伤害感受域扩大，疼痛则超过了原始范围[15]。

注10-2
非感受伤害性疼痛(NNP)的特点

1. 出现的疼痛与组织的病例情况不相符，或组织并无明显的病理情况发生
2. 痛觉过敏，给予刺激时产生的疼痛比预期的要大
3. 触摸痛，正常的非伤害性刺激也会产生疼痛
4. 疼痛区域超出了病理组织发生的区域(但并不是牵涉痛)

患者通常表述疼痛范围会逐渐扩大。疼痛好像从原始疼痛区域向邻近部位扩散。在慢性疼痛时，脊髓背侧角的神经元的外周感受区域反应增强，这可能是造成疼痛区域扩大的原因[17]。发生这些改变的基础是宽动态神经元对伤害性传入信号的敏化程度增加，使它们对非伤害性感受传入信号反应更加强烈，并且扩大了接受传入信号的区域[16]。当对外周神经的伤害感受传入信号发生过敏反应后，宽动态神经元会对无害性刺激做出

应答,与未发生敏化过程前对其他刺激做出的反应一样强烈[15]。慢性疼痛传导至四肢或邻近区域感受区域可能是由于:

- 感受域扩大
- 放电增加
- 急性或慢性炎性反应后对机械刺激的敏感程度增加

牵涉痛被认为是感知出现的错误。比如,深层内脏引发的疼痛可能会在相同节段神经支配的皮区产生疼痛。由于神经节段起源于同一神经元或神经元池,T11-L2 节段神经支配会使泌尿生殖系统的疼痛牵涉至下背部;T1-2 节段神经支配使心源性疼痛牵涉至肩部。位于脊髓背侧角的内脏感受器突触发出的传入信号,同样皮肤也可产生传入信号。当皮肤的传入信号与脊髓背侧角的信号汇合,会使人体感觉疼痛来自于皮肤。在远端区域使用电刺激来减轻内脏的疼痛则也是基于同样的原理。

疼痛通路

疼痛由外周的伤害感受器和非伤害感受器传入。伤害感受器被定义为疼痛感受器,它能够将冲动传至脊髓以及更高级的中枢神经水平。外周的伤害感受器被机械刺激(如强压力)、刺激物[如化学物质(缓激肽,P 物质,组织胺)]或有害元素(如过冷或过热)所激活。

外周组织中的伤害感受器将疼痛沿 A-δ 纤维和 C 纤维传递。A-δ 纤维是细的有髓鞘纤维,并能传递疼痛和温觉的信息,信息以 15m/s 的速度传递至脊髓[18]。A-δ 纤维对机械刺激反应最强,这可能是急性损伤感受疼痛的原因。C 纤维是传导慢痛的、无髓鞘纤维,从多觉感受器传导钝痛或灼烧痛。多觉感受器是能够对温度和压力等各种刺激做出的感受器。C 型多觉感受纤维分布于皮肤深层以及除神经系统外的其他组织中。他们被称为“游离神经末梢“,可以对热刺激,化学刺激及机械刺激做出反应。C 型纤维可能是导致去除有害刺激后持续疼痛的原因。C 纤维中信息传导到脊髓的速度大约为 1m/s。

在脊髓水平,A-δ 纤维在进入灰质前,在脊髓背侧根交叉传递上行或下行节段性信号。纤维最终止于Ⅰ层和Ⅴ层中的细胞。传导较慢的 C 纤维也进入脊髓背侧根,在进入Ⅱ和Ⅲ板层的胶状质前,受限上行或下行 1 或 2 个节段水平连接灰质以及突触。一些信息在传入更高水平前,会通过脊髓进行处理。脊髓背侧角内的主要疼痛神经中存在主要的感受器,特别是门冬氨酸(N-methyl-D-aspartate,NMDA)处于一种准备被激活的状态[19]。NMDA 效应器的激活会使脊髓束神经元能够增加所有的传入信号的感受。这些效应器是导致“上扬效应”发生、中枢敏化过程出现,以及外周感受区域改变的基本机制。

深入到脊髓束、脊髓后角内的中间神经元根据其对外周刺激的反应情况而被分成如下三类。

- 低阈值机械敏感性神经元,只对非伤害性刺激做出反应,如触摸皮肤。
- 伤害特异性神经元,只对高阈值伤害性刺激做出反应。
- 宽动态神经元(WDR)能够对宽泛范围内的伤害性及非伤害性刺激做出反应。

在脊髓束中,如下因素可能导致慢性疼痛长期存在。

- 宽动态间神经元放电模式的改变。
- 脊髓后角内多种感受器接受刺激的融合(闸门控制理论的基础理论)。
- P 物质为脊髓后角伤害信息的神经调节物质[17]。其降低了突触兴奋性阈值,敏化二级脊髓神经元。P 物质也会促进感受域扩增以及通过非伤害性传入信号进入激活宽动态间神经元[15]。

从脊髓后角,这些信号通过对侧的脊髓丘脑束(上行通路)从脊髓腹外侧的白质上行至丘脑腹后外侧核。脊髓丘脑束传递伤害信息及温觉信号。脊髓丘脑束也会通过侧支与脑干的导水管周围灰质(PAG)相联系。通路中的吗啡敏感性突触是痛觉调制系统中的重要组成部分。刺激导水管周围灰质(PAG)可以产生镇痛的效果。在疼痛信息达到大脑皮质中央后回前,丘脑能够感知疼痛信息[20]。除脊髓丘脑束外,一些伤害刺激会上行至同侧后角突触后脊髓延髓系统(图 10-1)。

下行冲动也会影响疼痛的感知。如某人骨折后也会继续运动或一位奶奶为了救孩子而举起了汽车,都是下行传导的作用。这些系统很复杂,系统内结构之间的关系还在研究中。一篇综述解释了一些镇痛手段的原理。

下行镇痛系统通过阿片系统或非阿片系统完成。通过运动可以使脑干释放内酚酞已经在主流期刊上广泛的宣传。长跑中发生的“跑步亢奋”,

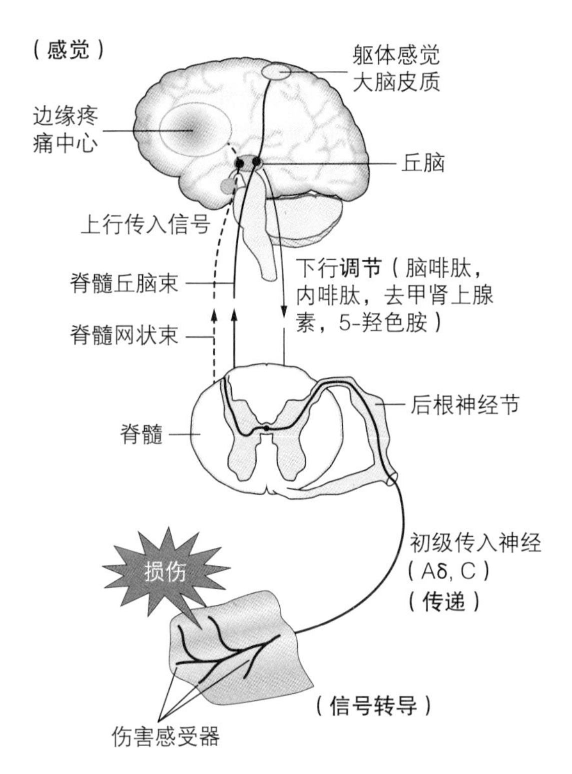

图 10-1 疼痛相关上行及下行通路(引自 Deleo JA.《疼痛基础科学》. J Bone Joint Surg Am 2006;88(Suppl 2):58-62.)

归因于中枢神经系统释放的 β- 内啡肽和脑啡肽。这些阿片物质在导水管周围灰质(PAG)、下丘脑、丘脑、胶状质以及中脑中以不同形式存在[11]。胶状质中的脑啡肽能中间神经元接受的传入信号来自于中脑传出的下行纤维(如,PAG),血清素则作为传递物质。在脊髓注射阿片物质和组织伤害性刺激使脊髓背角神经元激活[11]。其他来自中脑的神经元利用去甲肾上腺素作为传递物质,通过直接抑制脊髓后角的伤害感受性神经元而产生镇痛效果,而不是借助脑啡肽能中间神经元[18]。

内源性阿片的镇痛作用并不适用于所有慢性疼痛患者[21-24]。健康人群运动会使垂体和下丘脑分泌内源性阿片,而慢性疼痛患者运动时出现内源性疼痛抑制机制障碍[22,24,25]。慢性疼痛出现这一障碍的原因尚不清楚,但遗传可能是一个因素[26]。除此之外,患者对镇痛的预期会对下行抑制产生影响[27]。尽管当患者对镇痛机制的预期以及汇报疼痛减轻,脊髓水平活动表明内源性镇痛机制仍持续受到抑制[28]。下行抑制系统的功能障碍可能是某些人在运动后情绪爆发的原因。这一功能障碍被仅限于那些有明确证据表明中枢敏化的人[25](证据与研究 10-1)。慢性疼痛患者的运动处方应该是高度个体化以及灵活的。对慢性疼痛患者下行通路研究的需求可以为将来使用治疗性运动有效控制疼痛提供更有效的引导。

证据与研究 10-1

出现中枢敏化的患者可能由于缺少下行阿片镇痛机制的原因,因此在运动后会出现运动后疼痛激惹。然而,临床工作人员可能利用身体其他部分的运动方案来治疗疼痛。Anderson 等人[29]发现治疗身体某一部位的疼痛可以降低其他身体部位的敏感性。患者可借助无痛部位的运动来解决中枢敏化。在文献回顾中,Daenen 等人[30]认为有氧运动是预防偏头痛的最佳方法,而特定的颈部以及肩关节运动对于缓解紧张性头痛更加有效。他们同样指出慢性疼痛患者身上缺少内源性镇痛机制,再次强调了个体化康复方案的观点。除此之外,充分的恢复策略也被强烈推荐。

疼痛理论

Melzack 和 Wall 在 1965 年提出了疼痛的闸门学说,并在 1982 年进行了修正[11]。此理论取代了之前疼痛特异性学说和模式学说[11]。闸门学说的基础为一级神经元与二级神经元在胶状质中的集合(图 10-2)。这一系统有四个组成部分,包括传入神经元、胶状质内的中间神经元、传递细胞(T 细胞)及高级中枢发出的下行控制[31]。T 细胞的活性受外周粗纤维、细纤维传入的平衡和来自高级中枢的下行控制的调节。这一平衡调控了疼痛信息的传导。

胶状质在信息传递到二级神经元之前对突触前传入信息进行调节(如调节闸门的位置)。当传入信息增加胶状质活动后,突触前抑制发生,关闭闸门。信息并不是通过一级神经元和二级神经元

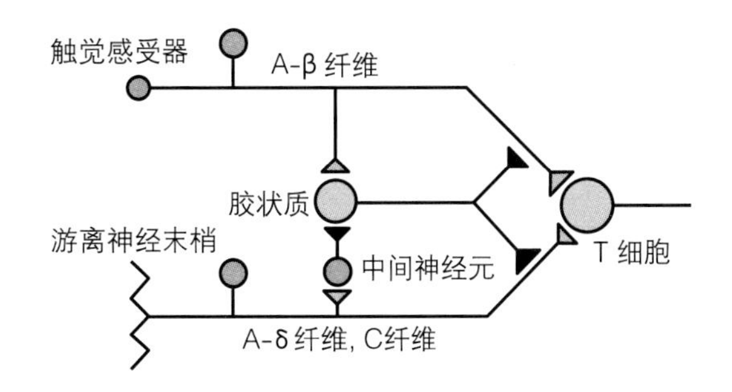

图 10-2 疼痛的闸门学说。T 细胞,中枢传导细胞,胶状质

达到更高级中枢。如果与有髓鞘的粗纤维联系的外周感受器受到刺激，胶状质内的活动会关闭传导疼痛速度较慢的C型纤维的闸门。

这一学说为干预措施"关闭"疼痛传导"闸门"提供了理论基础。如下一些外周刺激可以关闭疼痛闸门。

- 热、冷等温度觉方式的输入可以"封锁"胶状质中慢纤维内疼痛的传导，减轻疼痛。
- 经皮神经电刺激（TENS）中的电信号会优先封锁疼痛信息的传导（在"辅助治疗"部分进行讨论）。
- 运动可以通过刺激关节处的传入受体而减轻疼痛。这些信号通过A-β纤维传导，A-β纤维为粗纤维，传递信息速度（30~70m/s）快于疼痛纤维的传导速度。
- 通过组织按摩激活外周感受器而获得。

闸门学说还在进一步的修订中，因为下行镇痛机制也会对疼痛的传递产生影响。尽管许多手段都只能暂时缓解疼痛，但对于慢性疼痛患者使用这些手段是否具有长期效果尚缺少证据支持。

检查和评估

临床医生可以借助一系列工具对患者的疼痛进行评定及监督。如McGill疼痛问卷（McGill pain questionnaire，MPQ）用来评定疼痛的质量，而视觉模拟评分（visual analog scale，VAS）是用来评定疼痛强度的类别量表。由于疼痛的多面性，评定需要概括疼痛的强度、位置和24小时期间疼痛模式（如疼痛程度），以及主观情感对疼痛的描述性评定（如疼痛质量）。需要判断疼痛对患者生活的影响（如活动受限以及参与限制）。目前常用Beck抑郁问卷以及Beck焦虑问卷来评定疼痛对患者心理层面的影响。

临床医生对患者进行检查来判断疼痛的来源。检查结果直接决定了后续的治疗方案。骨骼肌肉系统内的不同组织对于疼痛的敏感性存在差异。其中，骨膜对疼痛高度敏感，而关节囊、韧带、肌腱和肌肉相对而言疼痛敏感性较弱。有趣的是，研究发现肌肉等长收缩通常会提高痛阈，然而对于纤维肌痛的患者来说，等长收缩会降低痛阈[32]。此外，与皮肤感受器相比，肌肉的感觉输入则是中枢敏化更有效的催化剂[15]。纤维软骨和关节软骨并不是疼痛敏感组织，这些组织损伤后会引起滑囊炎，继而产生疼痛。因此，完整地评估需要判断疼痛的来源以及疼痛的特点。然而，对慢性疼痛的病理生理的理解会使我们意识到，疼痛的区域以及强度可能会超越病理组织本身。

疼痛量表

视觉模拟评分（VAS）用于评估疼痛强度。此量表临床操作简易，即要求患者从0-10（0=无痛；10=极痛）的量表中选取代表其疼痛的数字，并且记录。在随访中询问患者相同的问题，以判断其对治疗的反应。这类量表存在优势和劣势。最明显的优势是其易用性。患者不需要填写许多表或回答多重问题。语言和文化差异并不影响此量表的使用。但缺点是，此量表获得信息极少，只能得知疼痛的强度。但关于患者生活中的疼痛在情感方面、模式以及负面影响的信息是无法获得的。患者也很可能记住之前疼痛的评分，因而降低了这类评定的信度。这类量表假定了每一级别的间隔相同（如，1与2之间的差别和3与4之间的差别相同），然而这与患者的情况可能不同。一定要明确被问的问题。

- 您对患者目前疼痛级别是否感兴趣或在过去的24小时、48小时和72小时平均疼痛级别？
- 您对患者过去24小时或7天内的最严重疼痛以及最轻的疼痛是否感兴趣？

由于疼痛多变的性质需要明确这些问题的重要性。多种因素可以对疼痛产生影响，如一天的不同时间段、活动级别和药物的使用。收集和理解数据的一致性对于评定干预方法的有效性非常必要。

VAS量表可以表现为几种不同的方法（图10-3）。在一条线上标记出常用来描述疼痛程度的词汇。可以在线的两端标记词，如"无痛"和"极痛"，或几个词放在连续的位置上。使用越多的连续词汇和分割点，越可能使患者记起之前的答案。提高VAS量表信度可以通过去掉连续提示性词汇，只保留首尾两个单词。之后要求患者根据目前疼痛情况在量表上给出一个分数。可以通过测量至左或右端的距离对此进行评定。可以偶尔变换量表的方向。将"无痛"和"极痛"的位置调换或将水平方向换为竖直方向，以防止患者记起之前的评分[33]。将这些量表与其他评定结合，如疼痛位置（使用身体结构图）以及对疼痛质量的主观

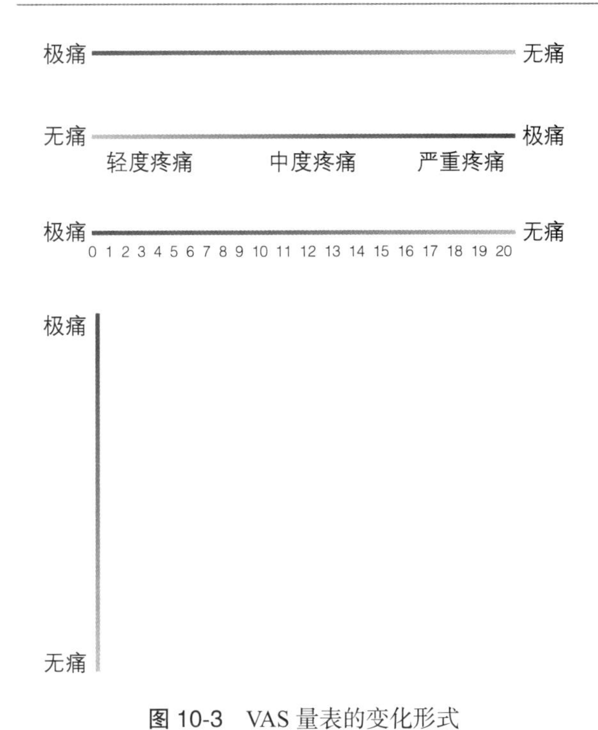

图 10-3　VAS 量表的变化形式

描述(知识拓展 10-1)。

知识拓展 10-1

36 岁女性患有慢性颈部疼痛和创伤后应激障碍综合征,每周接受软组织松动的物理治疗。第 1 周她表明疼痛在 0 至 10 的疼痛评分量表上,疼痛指数为 8。在之后的治疗中表示,在 0-10 的量表中,疼痛范围为 5-9。请根据她的情况,推荐可以收集疼痛信息并且能够指导后续治疗方案的方法(首要目标:减轻疼痛)。

麦吉尔疼痛问卷

麦吉尔疼痛问卷(mcGill melzack pain questionnaire,MPQ)是目前应用最广泛的疼痛测定方法之一并且已经形成几种不同形式[34-38]。此疼痛问卷主要由三个层次的疼痛主观描述词汇构成。MPQ 包括疼痛强度、身体结构图和与疼痛相关活动和疼痛模式的评估。三个主要疼痛评定方法为疼痛评级指数(pain rating index,PRI)、选出词的数值(number of words chosen,NWC)和当前疼痛强度(present pain intensity,PPI)。

第一部分的描述性词汇分为三类(如感觉、情感的、评价)20 组。每组包括 2~6 个词汇,性质相同且按程度递增顺序排列的描述性词汇。举例说明,一个组中评定疼痛的温度感觉方面的词汇有"热辣痛(hot)""烧痛(burning)""灼烫痛(scalding)"和"烧烙痛(searing)"。每一个词汇由一个数字代表。患者只允许从每个组中选取一个词汇,但不要求必须从每类中选取词汇。算出总和确定平均数;平均数即为疼痛评级指数(PRI)。所选取亚类的数量即统计为选取词的数值(NWC)(图 10-4)。

现在疼痛强度(PPI)是通过一个五点量表,询问当前疼痛等级,以及最严重和最轻的疼痛等级,其中现在疼痛强度(PPI)是指当前疼痛的级别。第二部分将疼痛的模式进行了分类,如持续性、周期性的或简单地询问可以加重或减轻疼痛的活动。身体结构图可以帮助患者标记出疼痛的位置。患者用"E"来代表外部疼痛,"I"代表内脏疼痛,并且使用 VAS 来标记疼痛的量级。

麦吉尔疼痛问卷与 VAS 量表相比能够更多元地评定疼痛,且敏感性更高。缺点是需要患者完成整个问卷。为解决此问题,需要设计出一个相对简短的问卷。该问卷的外部效度已在不同的患者群体中得到验证[19,20]。

残疾与健康相关生命质量量表

许多工具可以用来评定疼痛以及疼痛对患者生活残疾的影响。对慢性肌肉骨骼疼痛的研究发现,在接受多学科慢性疼痛康复计划的患者对国际功能、残疾和健康分类(international classification of functioning,disability and health,ICF)的移动性和社区生活方面的影响最大[39]。大多数工具可以广泛用于评定身体、社会及心理功能。一些工具可以评定健康认知、满意度和残损。每种工具在这些层面的评定方法和水平不同,而且工具必须与感兴趣的人群匹配。

这些量表有很多类别,但大致可以分为特殊病种评估和一般性评估。特殊疾病量表是针对某项疾病特殊指定的,在此类人群中的反应度更高。一般性评估工具可应用于多种疾病分类;信息与某特殊疾病关联性较小,其他重要信息可能无法记录。不管怎样,使用这些工具可以进行疾病和损伤类别之间的比较。

常用的一般性评估工具为良好适应状态指数(quality of well-being scale,QWB)、疾病影响调查表(sickness impact profile,SIP),杜克健康问卷(Duke health profile,DUKE)和健康调查简表 SF-36。良好适应状态指数(QWB)涵盖了五个健康层面(如身体功能、心理健康,健康包括心理压力、社

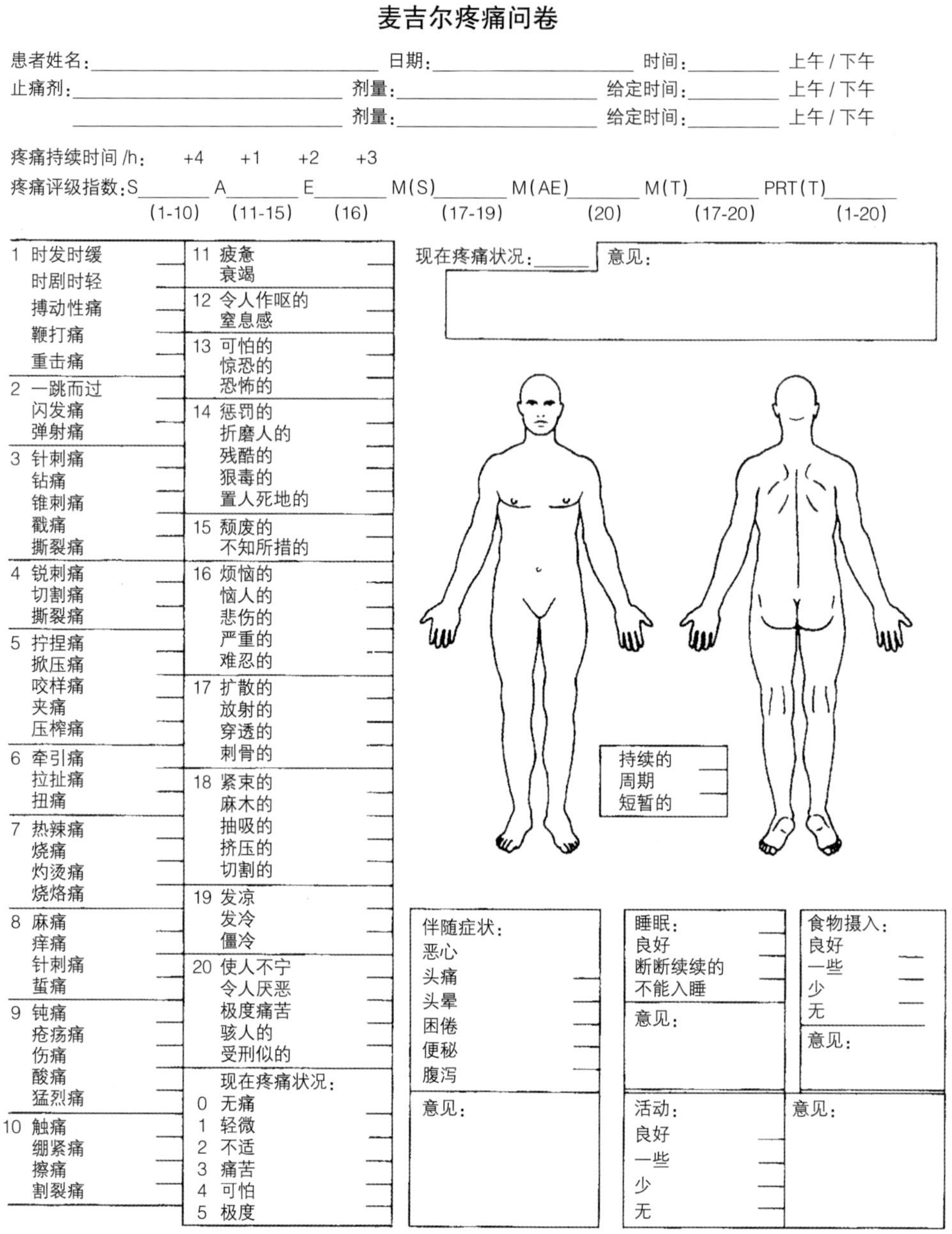

麦吉尔疼痛问卷

患者姓名:________ 日期:________ 时间:________ 上午 / 下午
止痛剂:________ 剂量:________ 给定时间:________ 上午 / 下午
________ 剂量:________ 给定时间:________ 上午 / 下午

疼痛持续时间 /h:　+4　+1　+2　+3

疼痛评级指数:S____ A____ E____ M(S)____ M(AE)____ M(T)____ PRT(T)____
(1-10)　(11-15)　(16)　(17-19)　(20)　(17-20)　(1-20)

1 时发时缓 / 时剧时轻 / 搏动性痛 / 鞭打痛 / 重击痛
2 一跳而过 / 闪发痛 / 弹射痛
3 针刺痛 / 钻痛 / 锥刺痛 / 戳痛 / 撕裂痛
4 锐刺痛 / 切割痛 / 撕裂痛
5 拧捏痛 / 掀压痛 / 咬样痛 / 夹痛 / 压榨痛
6 牵引痛 / 拉扯痛 / 扭痛
7 热辣痛 / 烧痛 / 灼烫痛 / 烧烙痛
8 麻痛 / 痒痛 / 针刺痛 / 蜇痛
9 钝痛 / 疮疡痛 / 伤痛 / 酸痛 / 猛烈痛
10 触痛 / 绷紧痛 / 擦痛 / 割裂痛
11 疲惫 / 衰竭
12 令人作呕的 / 窒息感
13 可怕的 / 惊恐的 / 恐怖的
14 惩罚的 / 折磨人的 / 残酷的 / 狠毒的 / 置人死地的
15 颓废的 / 不知所措的
16 烦恼的 / 恼人的 / 悲伤的 / 严重的 / 难忍的
17 扩散的 / 放射的 / 穿透的 / 刺骨的
18 紧束的 / 麻木的 / 抽吸的 / 挤压的 / 切割的
19 发凉 / 发冷 / 僵冷
20 使人不宁 / 令人厌恶 / 极度痛苦 / 骇人的 / 受刑似的

现在疼痛状况:
0 无痛
1 轻微
2 不适
3 痛苦
4 可怕
5 极度

现在疼痛状况:____　意见:

持续的 / 周期 / 短暂的

伴随症状: 恶心 / 头痛 / 头晕 / 困倦 / 便秘 / 腹泻
意见:

睡眠: 良好 / 断断续续的 / 不能入睡
意见:

食物摄入: 良好 / 一些 / 少 / 无
意见:

活动: 良好 / 一些 / 少 / 无
意见:

图 10-4　麦吉尔疼痛问卷(引自 Melzack R.《麦吉尔疼痛问卷》. Pain 1975;1:277-299.)

会或角色功能、可动性或移动性和身体或生理症状);疾病影响调查表(SIP)则评估了 12 个方面。然而这些工具都不是直接对疼痛进行评估。杜克健康问卷(DUKE)评估了健康的七个方面,包括自尊、健康意识和疼痛。简明健康状况调查问卷(SF-36)是健康调查研究 -149 的衍生,健康调查研究 -149 为一般性评估工具。健康调查简表 SF-36 使用 36 项条目评估包括疼痛在内的 7 个健康相关方面。在选取一般性评估工具时要周全,以确保测定了关键参数。工具的测量范围必须涵盖患者目前状况评分上下浮动的范围,却不超过评估范围的上下边界(图 10-5)。

将特殊病种评估量表与一般性评估量表结合使用可以尽可能克服一般性评估量表存在的潜在问题。Oswestry 功能障碍问卷表(ODI)、Waddell 功能障碍指数(WDI)和功能障碍问卷适用于下背痛患者,McMaster-toronto 关节炎患者残疾问卷、关节炎影响量表(AIMS)、健康评估问卷和功能能力问卷适用于关节炎患者。和一般性评估工具一样,特殊病种评估量表也需要符合测量人群,工具的信度与被测试的人群相关。比如,关节炎影响量表(AIMS)设定来评价 65 岁及以上的白人女性,用此量表评定 40—60 岁的人群时,其信度和效度将会受到影响(图 10-6)。

健康调查简表 SF-36

说明：这一问卷会询问有关您健康的相关信息。这些信息可以帮助记录您的目前状况及进行日常活动的能力。

请根据要求回答每一问题。如果您不确定如何回答问题，请尽可能地给出最贴近的答案。

1. 总的来说，您的健康状况

（选一个）

非常好……1
很好……2
好……3
一般……4
差……5

2. 与一周前相比，您觉得自己的健康状况

（选一个）

比一周前好多了……1
比一周前好些……2
大约与一周前差不多……3
比一周前差些……4
比一周前差多了……5

3. 以下问题与您一天中可能进行的日常活动有关。您的健康状况是否限制了这些日常活动？如果有，限制程度如何？

（每行请选取一个答案）

日常活动	限制很大	轻度受限	不受影响
a. **重体力活动**，如跑步，举重物，参加剧烈活动	1	2	3
b. **适度体力活动**，如移动桌子，使用吸尘器，打保龄球或打高尔夫	1	2	3
c. 手提日用品	1	2	3
d. 上**几层**楼梯	1	2	3
e. 上**一层**楼梯	1	2	3
f. 弯腰、屈膝或下蹲	1	2	3
g. 步行 **1.6km（1 英里）以上**	1	2	3
h. 步行**几个**街区	1	2	3
i. 步行**一个**街区	1	2	3
j. 自己洗澡及穿衣	1	2	3

4. 在过去一周内，您的工作和日常活动有无因为身体健康的原因而出现以下问题？

（每行选出一个答案）

	是	否
a. 花费在工作和日常活动上的**时间**有所减少	1	2
b. **只能完成部分**应完成的工作	1	2
c. 从事的工作及日常活动**类型**受到限制	1	2
d. **难以**完成工作或某些活动（如，需要额外努力）	1	2

5. 在过去一周内，您的工作或日常生活是否因为情绪而受到影响（如感觉抑郁或焦虑）？

（每行选出一个答案）

	是	否
a. 花费在工作和日常活动上的**时间**有所减少	1	2
b. **只能完成部分**应完成的工作或日常活动	1	2
c. 无法像平时一样**认真**工作或从事日常活动	1	2

图 10-5　SF-36 评估工具（《医疗结果的信任》；Boston，MA，1992.）

6. 在过去一周内，您的身体状况或情绪问题是否影响到了您与家人、朋友、邻居及社团正常的社会交往？

（选择一个答案）

完全没有影响 1
有一点影响 2
中等影响 3
影响很大 4
影响非常大 5

7. 在过去一周内，您身体的疼痛程度有多严重？

（选择一个答案）

完全没有疼痛 1
轻度疼痛 2
中度疼痛 3
严重疼痛 4
非常疼痛 5

8. 在过去一周内，疼痛对您正常工作的影响（包括工作及家务）？

（选择一个答案）

完全没有影响 1
轻度影响 2
中度影响 3
影响很大 4
影响非常大 5

9. 这些问题是关于过去一周您对自己的感觉。每个问题是询问您在过去一周的感受，以及此种感受所占的时间比重。

（每行选出一个答案）

	所有时间	大部分时间	多数时间	部分时间	小部分时间	没有这种情况发生
a. 您是否觉得生活充实？	1	2	3	4	5	6
b. 您是否觉得精神紧张？	1	2	3	4	5	6
c. 您是否觉得情绪不好，没有事情可以使您高兴起来？	1	2	3	4	5	6
d. 您是否感觉心平气和？	1	2	3	4	5	6
e. 您是否精力充沛？	1	2	3	4	5	6
f. 您是否觉得心情低落？	1	2	3	4	5	6
g. 您是否觉得精疲力竭？	1	2	3	4	5	6
h. 您觉得您是个快乐的人？	1	2	3	4	5	6
i. 您是否感觉厌烦？	1	2	3	4	5	6

10. 在过去一周内，您的身体状况或精神状况对您社会生活的影响（如拜访朋友、亲戚等）？

（选择一个答案）

全部情况 1
大部分情况 2
一部分情况 3
一小部分情况 4
从未影响 5

图 10-5（续）

11. 请选出符合您情况答案。

（每行选出一个答案）

	绝对符合	大部分符合	不确定	大部分不符合	完全不符合
a. 我好像比别人更容易生病?	1	2	3	4	5
b. 我和我认识的其他人一样健康	1	2	3	4	5
c. 我认为我的情况在变差	1	2	3	4	5
d. 我的健康状况特别好	1	2	3	4	5

健康调查简表 SF-36　所含的各健康层面，以及每一层面所含的项目数量，评级及转换

健康层面	项目数量	评级	内容总结
生理功能（PF）	10	21	是指健康状况是否限制了生理活动，如自我照护、行走、爬楼梯、弯腰、举重物、中等强度及高强度运动
生理职能（RP）	4	5	是指身体健康对工作或其他日常活动的影响，包括工作量完成受限、活动类型的限制或难以完成工作。
躯体疼痛（BP）	2	11	疼痛轻度，以及疼痛对日常工作的影响
一般健康状况（GH）	5	21	个体健康状况评定，包括目前状况、健康观以及对疾病的抵抗能力
精力（VT）	4	21	测定个人精力充沛及疲劳程度
社会功能（SF）	2	9	是指个人身体健康及情绪问题对正常社会活动的干扰程度
情感职能（RE）	3	4	是指情绪问题对工作或日常活动的影响，包括分配在活动中的时间减少、完成度低，以及难以认真工作
精神健康（MH）	5	26	总体精神健康，包括抑郁、焦虑、行为情绪控制、总体性积极影响
健康状况变化（HT）	1	5	评估当前健康状况与一年前的变化

图 10-5（续）

其他的工具会涉及患者疼痛经历的心理层面。许多文献着手对慢性疼痛患者中存在的焦虑、恐惧及回避现象进行研究[40-42]。“恐惧 - 焦虑 - 回避”疼痛模型及评定这一模型的工具已经存在并且经过了检验[43-51]。“恐惧 - 焦虑 - 回避”疼痛模型建立的最初是用来解释急性疼痛向慢性疼痛的转变。如今这些模型以及评估工具被用来为慢性疼痛患者制订多维度的康复计划，以及评估不同手段的有效性。通常，身体活动及康复训练是康复计划的一部分，因为专业人员可以在结构化的活动中将他们对活动的恐惧最小化[52-53]。恐惧 - 回避信念问卷通常用来评估患者对疼痛的反应及适应。相似的工具还有疼痛焦虑量表（pain anxiety symptoms scale，PASS）、焦虑敏感指数（anxiety sensitivity profile，ASP）以及疼痛恐惧问卷可以用来判定恐惧和焦虑对患者功能的影响程度[43-44,54-56]。

关于“恐惧 - 焦虑 - 回避”模式的文献中指出，焦虑和恐惧是独立的认知结构。恐惧是指与潜在威胁相关的当前指向情绪状况，而焦虑则是与潜在威胁无关的一种未来指向情绪状况[43]。有研究指出与疼痛相关的恐惧比疼痛自身更容易致残[57]。尽管这可能是对问题的过度简化，而且只适合小部分患者，但这一强调了“恐惧 - 避免 - 焦虑”模型在疼痛病人患者中的重要性。在下背痛患者中的研究显示，“恐惧 - 避免”的思想会对急性疼痛向慢性疼痛的转变产生影响。急性期疼痛相关恐惧的高度关注，会增加慢性下腰痛及功能障碍的发生概率[45,51,58]。此外，拥有“恐惧 - 回避”思想的人即使现阶段疼痛消失，但之后出现下背

Oswestry 下背功能障碍问卷表

说明

从每一部分选取最适合您的描述。我们知道可能有的部分您可能对两条描述产生共鸣，但是请您选出最贴近您的一条描述。

第一部分——疼痛强度

- 能忍受疼痛，不使用止痛药
- 疼痛严重，但可以不使用止疼药
- 服用止疼药可以完全消除疼痛
- 服用止疼药可以中度缓解疼痛
- 服用止痛药可以稍微缓解疼痛
- 止痛药对疼痛没有帮助，所以我不使用

第二部分——个人护理（洗漱，穿衣等）

- 日常生活完全能自理，一点也不伴腰背或腿痛
- 日常生活完全能自理，但因其腰背或腿痛加重
- 日常生活虽然能自理，由于活动时腰背或腿痛加重，以致小心翼翼，动作缓慢
- 多数日常生活能自理，有的需要他人帮助
- 绝大多数的日常生活需要他人帮助
- 穿脱衣服、洗漱困难，只能躺在床上

第三部分——提物

- 我能提起重物且不导致疼痛加重
- 我能提起重物但导致疼痛加重
- 疼痛妨碍我从地上提起重物，但重物在适当位置时（如桌上）我可以提起
- 我只可以提起非常轻的物体
- 我不能提起或搬运任何物品

第四部分——行走

- 疼痛不妨碍我走到任何地方
- 疼痛妨碍我行走超过 1 600m（1 英里）
- 疼痛妨碍我行走超过 800m（1/2 英里）
- 疼痛妨碍我行走超过 400m（1/4 英里）
- 我仅能借助拐杖行走
- 我大部分时间卧床，能缓慢移动到厕所

第五部分——坐位

- 我能在任何椅子上想坐多久坐多久
- 我仅能在我最喜欢的椅子上想坐多久坐多久
- 疼痛使我坐不能超过 1 小时
- 疼痛使我坐不能超过 1/2 小时
- 疼痛使我坐不能超过 10 分钟
- 疼痛妨碍我坐

第六部分——站立

- 我想站多久就站多久，且疼痛不会加重
- 我想站多久就站多久，但疼痛有些加重
- 站立不超过 1 小时
- 站立不超过 1/2 小时
- 站立不超过 10 分钟
- 疼痛妨碍我站立

图 10-6 Oswetry 下背痛调查表（引自 Fairbank JCT.《Oswetry 下背痛调查表》. Physiotherapy 1980;66:271-273 改良）

第七部分——睡眠

- 疼痛不妨碍我睡觉
- 服用药物后我可以睡得安稳
- 尽管服用药物,我睡眠时间不会超过 6 小时
- 尽管服用药物,我睡眠时间不超过 4 小时
- 尽管服用药物,我睡眠时间不超过 2 小时
- 疼痛使我难以入睡

第八部分——性生活

- 我性生活正常且不引起额外疼痛
- 我性生活正常但会引起额外疼痛
- 我性生活基本正常但会引起严重疼痛
- 疼痛严重影响我的性生活
- 疼痛使我基本上没有性生活
- 疼痛使我没有性生活

第九部分——社交生活

- 我有正常的社交生活且不导致疼痛加剧
- 我有正常的社交生活但却会引起加重疼痛
- 疼痛妨碍我参加需要精力充沛的活动(如跳舞等)
- 疼痛经常妨碍我外出参加社交活动
- 疼痛妨碍我在家的社交活动
- 疼痛使我几乎没有任何社交活动

第十部分——旅行

- 我能到任何地方旅行且不引发额外疼痛
- 我能到任何地方旅行,但会导致疼痛加剧
- 疼痛使我旅行时间不超过 2 小时
- 疼痛使我旅行时间不超过 1 小时
- 疼痛使我的旅行时间不超过 1/2 小时
- 疼痛使我没有办法旅行,除了去医院

评分人员:
总分:

治疗师签名及日期:	患者签名及日期:

图 10-6(续)

痛的概率会更大[59-60]。

“恐惧 - 焦虑 - 回避”行为可以对患者身体、心理及社会幸福感方面产生深远的影响。回避行为是为了避免某一情况的发生[61]。对于慢性疼痛患者,由于疼痛无法避免,所以患者避免参加容易加剧疼痛的活动。因此,表现出完全避免参加活动或活动表现力降低。疼痛相关的恐惧与行走步速减缓[62],肌肉量下降[63-64]和身体表现能力下降有关[65]。患者可能会因为害怕活动的加剧而避免社会活动。这会减少体力活动,加重社会隔离。与回避行为相关的体力活动减少会导致进一步的身体功能减退。慢性下腰痛患者中易出现有氧能力及肌肉激活能力下降[66]。

治疗急性或慢性疼痛患者时,需要考虑疼痛模型的各个方面。尽管急性疼痛患者可能不会完全表现出“恐惧 - 焦虑 - 回避”模型中的所有方面,但研究人员和临床工作者试图预测由急性疼痛继而发展为慢性疼痛的危险因素[45,49,50,67]。

一般性评估工具,社会心理评估工具和特殊病种评估工具可以结合使用来获取更加有效的信

息。如可将健康调查简表 SF-36 与 Oswestry 功能障碍指数问卷表结合使用，调查下背痛患者信息。联合使用调查方法的主要忧虑是，患者要回答许多问卷。

疼痛的运动治疗

尽管存在很多治疗方法，但是治疗急性疼痛的手段与慢性疼痛不同。如果将急性疼痛的治疗手段用于慢性疼痛患者，则会使护理人员和患者困惑。根据患者的情况将运动与其他特定的治疗方法相结合。治疗方案需要为患者量身定制且对疼痛模式有效。如肌肉牵伸练习被提倡用于治疗肌筋膜疼痛的患者，这种疼痛是由持续的肌纤维张力过高导致的肌节缩短而引起的。然而，早期不可进行抗阻训练是由于肌肉的激痛点会导致肌肉疲劳，延长恢复期[68]。

与许多其他医疗状况相似，急、慢性疼痛护理的这门学科正在不断发展。临床人员必须关注新研究和新文献为干预手段提供的临床证据。美国职业与环境医学协会（American College of Occupational and Environmental Medicine）定期修订多种职业相关的慢性疾病的治疗建议，其中也含有慢性疼痛的章节（www.acoe.org）。渐进性抗阻训练是患有慢性疼痛的工人康复的奠基石。

急性疼痛

典型急性疼痛的患者在近期遭受过损伤或经历过手术。疼痛与急性创伤或之前损伤的恶化相关。可以在损伤发生后或手术后一段时间服用止痛药物。服药后几天急性疼痛即会消失。尽管有时会几周无法消退，但是疼痛会最大程度地缓解，尚存少量不适。

对于这一类的急性疼痛需要将药物治疗（如使用处方药或非处方药）、轻度运动以及冰敷结合使用。在前 24 小时冰敷应优于热敷，之后根据损伤的敏锐程度和患者的偏好，决定是否使用热敷。为恢复损伤部位的关节活动度、力量和功能，需根据特定的损伤或手术给出相应的运动处方。损伤部位的康复是首要目标且运动处方需要设定在此框架下。此时期的运动发生在主要关节，并且预防邻近关节因代偿而引发的损伤。临床人员应该将关节疼痛的姿势以及完成日常生活和工具式日常生活的技能作为患者教育的内容（患者相关指导 10-1，知识拓展 10-2）。

患者相关指导 10-1

管理急性期疼痛

急性疼痛加剧，这可能会打乱愈合的进程。在这种情况下，您应该：

1. 找到一个舒适的可以帮您缓解疼痛的姿势。临床医生可以帮助您找到这些姿势
2. 使用缓解疼痛的治疗，如每小时冰敷 10~15 分钟
3. 如果是您腿的问题，请使用助行工具（如拐杖、手杖或助行架）；如果是上肢的问题，请使用悬带或夹板；如果是背痛请使用护腰。这些工具可以帮您减轻损伤部位的压力
4. 请服用处方药

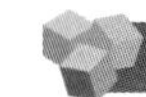

知识拓展 10-2

一个 15 岁的田径运动员，昨天跨栏时腘绳肌拉伤。运动员和他的父母周六早晨来到损伤门诊，寻求如何干预急性损伤。

慢性疼痛

由于慢性疼痛性质的多维性，因此慢性疼痛需要综合方法治疗。慢性疼痛会致残，并且对患者个人生活的各方面产生影响。临床工作者一定要与内科医生、心理医生、职业顾问、社会工作者、替代医疗提供者和患者紧密协作。通过这样全面的治疗方法才能解决疼痛各个方面的问题。运动治疗是治疗计划中重要的一部分，且有研究显示其对于改善慢性疼痛患者的伤残及日常活动受限十分有效。不同类型的运动治疗项目，包括集中力量训练、心肺功能训练以及柔韧性训练对于改善患者症状均有疗效。许多辅助治疗和替代治疗是由患者发现的[42,69]。中药治疗、针灸、反射疗法和其他治疗方法通常是完整治疗方案中的一部分。与患者的公开对话可以使他们全面了解同时采取治疗的原因。

慢性疼痛患者治疗性运动指南

治疗性运动是治疗计划的一个主要组成部分[70-72]，并被证明在改善慢性疼痛患者的损伤和活动受限方面是有效的[73-78]。治疗性运动有不同的类型，包括侧重于力量性的、有氧的或灵活性的项目，并均能改善患者症状[25,30]。考虑到慢性疼痛的个体化和复杂性，对其处方的一些指导原则

是必要的(注 10-3)。要意识到这些是广泛的、通用的指导原则。纤维肌痛症和慢性疲劳综合症的具体病例将在本章后面讨论。

注 10-3
治疗慢性疼痛的运动处方指南

1. 与患者一起了解和明确目标,以确保适当的期望。
2. 优先考虑损伤和活动限制以及一级、二级和三级预防的目标。
3. 考虑患者目前的身体状况,以及运动是否会增加或减少疼痛。
4. 考虑患者目前的心理状况,以及运动是缓解压力还是产生压力。
5. 运动计划必须确保患者充分的恢复,以防止症状升级。

慢性疼痛治疗方案中最重要的部分是现实的理解治疗目标。患者教育是最重要的部分,临床工作者会解释疼痛的来源,教育患者改良日常活动或姿势以缓解疼痛,以及预期的治疗效果。患者对干预结果的期望,特别是那些与止痛有关的干预,可以在大脑和脊髓水平上产生可测量的生理效应[27-28]。运动疗法的目标不只是治疗病损。与抑郁、睡觉、食欲相关的活动受限和参与限制也是需要解决的内容。这一手段对于睡眠模式、精神状况以及食欲的改善可能会优先发生于病损的改善(患者相关指导 10-2、知识拓展 10-3)。最终的目标是重获最高的功能水平且管理疼痛。

患者相关指导 10-2

为什么慢性疼痛患者需要运动 *

当您存在慢性疼痛时,您应该运动,因为运动可以:

1. 改善导致疼痛的问题,如缺乏灵活性、行动不便或身体虚弱。
2. 通过抑制疼痛冲动的传递来减轻疼痛。
3. 改善您的夜间睡眠。
4. 控制体重增加,由于缺乏运动往往导致体重的增加,这可能会产生消极的生理和心理影响。
5. 预防继发性肌肉骨骼并发症,如在其他关节处,肌肉骨骼的进一步虚弱,制动,和灵活性下降。
6. 预防继发性心血管变化,如血压升高、胆固醇水平升高或糖尿病并发症。
7. 增强您的幸福感、自尊心和成就感。

* 并非所有慢性疼痛患者对运动的反应都是一样的。一定要和您的健康护理人员讨论您的锻炼计划

知识拓展 10-3

一位 48 岁女性患者,因为关节问题来寻求物理治疗。她的相关病史包括:未分化型脊柱型关节病变,左侧胸壁良性肿瘤切除,强直性脊柱炎,左髋盂唇撕裂切除,右膝疼,慢性疲劳综合征。她无法从事任何工作。步行 <200m(1/8 英里),在不产生明显疼痛的情况下站立 <30 分钟。在 0-10 的量表上,疼痛平均值为 6。她的睡眠受阻状况从轻度到完全受阻变化。她有摔倒的情况,特别是向后移动时。

考虑到患者每天遇到的问题,您与患者如何讨论目标设定的优先次序?

运动康复计划需要根据患者主诉来设定,并能预防可能发生的继发问题[68]。根据评定结果治疗必须直接作用于疼痛根源、骨骼肌肉损伤或受限的日常活动,并且预防可能发生的继发性损伤[45]。明确运动系统中产生疼痛的原因对于确定治疗方法的先后顺序是有帮助。在解决相关的损害和活动限制的同时,采取抑制疼痛输入或促进非伤害性信号输入的干预措施。治疗性运动可以:(1)通过产生内源性阿片直接影响疼痛;(2)通过促进非伤害性信号输入间接影响疼痛;(3)治疗相关损害和活动受限。在设计上相似的锻炼计划对不同的病人可能有非常不同的目标:虽然具体的计划可能看起来很简单,但在这个病人群体中,锻炼处方背后的临床决策过程是复杂的。例如,一些患者可能需要通过内源性阿片来达到止痛的目的,而对于运动可能会导致不适和疼痛加重的患者,那么运动是禁忌的[30]。这种类型的干预需要就练习的目的和替代方案进行持续的沟通,以确保干预能够满足患者的需求,从而提高项目的依从性。

在设计治疗性运动方案时,应考虑患者目前的身体状况,并确定治疗性运动是否可能增加或减少疼痛。治疗性运动可减轻骨关节炎、类风湿关节炎、慢性下腰痛、颈痛、头痛和纤维肌痛患者的疼痛并改善其功能[79-82]。然而,并非所有诊断相同的患者在经过运动干预后的疗效都是相似的;例如,纤维肌痛症患者中,产生中枢敏化的患者与没有运动的患者,其预后可能是截然不同的[30]。根据患者的具体身体需要和状况,量身制定运动处方。(内源性镇痛功能障碍患者的运动指南表 10-1)

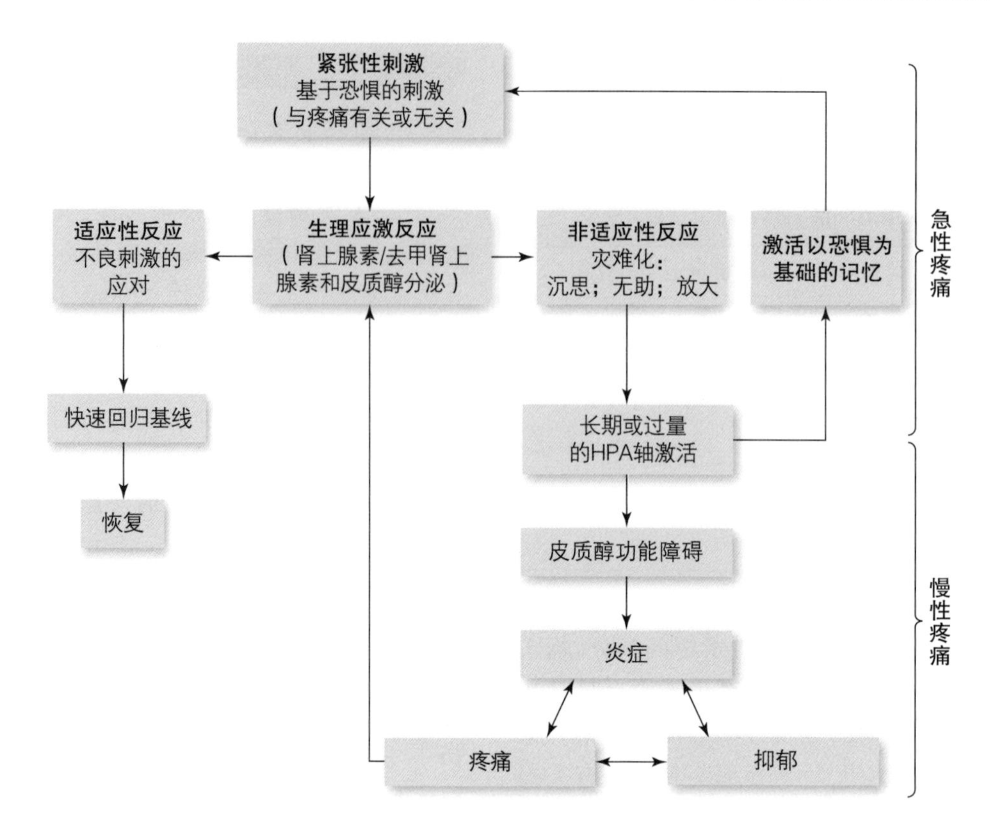

图 10-7　应激相关的下丘脑 - 垂体 - 肾上腺（HPA）轴活化在急性疼痛向慢性疼痛过渡中的作用（引自 Hannibal KE《慢性压力、皮质醇功能障碍和疼痛：疼痛康复中压力管理的神经内分泌理论基础》. Phys Ther 2014；94（12）：1816-1825，with permission.）

患者疼痛的社会心理成分可以显著影响治疗性运动计划的参与与疗效。运动被认为是一种压力，这种压力可以是积极的，产生更好的恢复力和功能，也可以是消极的，导致疼痛和功能障碍的循环。过多的压力，无论是生理还是心理上，都会触发下丘脑 - 垂体 - 肾上腺 - 轴[12,83-86]（adrenal-hypothalamic-pituitary-axis HPA）的神经内分泌反应，进一步伤害性敏化，导致疼痛的敏感性的增加（关于 HPA 和皮质醇在疼痛和压力中的作用的完整讨论，见 Hannibal 和 Bishop[86]）（图 10-7）。因此，必须仔细考虑是否进行运动、运动的方式、剂量以及运动后恢复策略[25,30]。

恢复策略是运动和压力管理计划的一个组成部分。所有慢性疼痛患者都需要恢复策略来维持机体内环境稳定，并与生活中的压力源保持平衡。因为运动是一种压力，不充分的恢复会加重而不是减轻疼痛。如果有足够的恢复能力，许多人可以控制与疼痛相关的以及不相关的压力。有研究表明恢复对保持机体内环境稳定和防止运动员过度训练的重要性[87-89]。其中，许多相同的原则也适用于慢性疼痛患者。机体恢复是多维的，包括（生理和心理）内部成分和（社会）个体成分[30]。恢复策略可以采取多种形式，并不一定依赖于时间。由于运动后恢复在治疗慢性疼痛中起着至关重要的作用，因此治疗师有责任教育患者适当的休息（身心应激恢复过程的一般特征注 10-4）。

注 10-4
身心应激恢复过程的一般特征 *

1. 恢复需要取决于压力的类型、大小和持续时间。
2. 恢复需要完全休息、压力减少或改变。
3. 恢复的策略和需求是高度独立的。
4. 恢复是有意识的和自我启动的，目的是恢复机体内平衡。
5. 每个人都需要一定质量和 / 或数量的恢复活动来平衡压力水平。个人应该有不止一种可用的策略。
6. 如果恢复过程被中断，可能会使得恢复受到干扰和损害。
7. 恢复与情景条件密切相关（如，睡眠、社交、工作等）。

* 引自 Daenen L《锻炼，不锻炼，慢性疼痛患者如何锻炼？》Applying science to practice. Clin J Pain 2015 Kellmann M《运动员压力恢复问卷：使用手册》Vol 1. Champaign，IL：Human Kinetics；2001；Kellmann M.《防止运动员在高强度运动中过度训练和压力 / 恢复监测》Scand J Med Sci Sports 2010.

活动及模式

治疗活动的选取需要根据疼痛的原因以及评定的结果而定。除特定的疼痛治疗手段外,其他活动可以用来帮助患者。特别是,主动运动(相对于被动治疗)是有益的。椎间盘突出的慢性腰痛患者需要对其损伤及活动受限采取特定的治疗,一些辅助测量可以用来治疗关联的疼痛[90]。1年随访发现,与采用被动治疗(按摩及热疗)相比,主动康复对于减轻慢性腰痛患者疼痛强度、改善功能障碍和提高腰椎耐力均有显著作用[56]。个人的疼痛,特别是慢性疼痛,易因姿势或运动模式改变而产生变化。这些疼痛的变化可能会维持原来的症状或产生继发的残损或活动受限。除去选定的活动外,治疗的重点应放在认识和合理运用姿势和运动模式(证据与研究10-2)。

证据与研究 10-2

尽管疼痛得到缓解,但腰椎深层肌肉功能不全仍被认为是复发性腰痛的一个因素[91]。负责脊柱稳定的深层腰肌的肌电图变化显示,即使在症状消失后,也会出现放电模式的改变。在核心稳定训练中,腰背痛患者的肌肉活动模式与健康对照组不同,这表明肌肉功能障碍可以通过物理疗法干预来治疗[81]。腹横肌和腹内斜肌的运动控制受损以及初级运动皮质的改变与慢性下腰痛有关,而深层肌肉训练和周围神经刺激可以修复这些损伤[92]。

运动疗法,如水疗、太极拳、瑜伽等,对于重塑正确的运动模式十分有帮助(图10-8)。治疗慢性腰痛患者时,全身运动模式训练比独立关节训练更为有效。应选用大肌肉群的节律性训练。

使用治疗球可以进行各种大型肌肉群活动,同时增强姿势意识(图10-9)。许多这样的活动都是在一个小组或单独在家完成的,提供了灵活性,以适应每个病人的需要(自我管理10-1)。纤维肌痛症组治疗后功能改善,痛点减少[93]。将这些活动与特定的锻炼相平衡,以解决个别患者的损伤和活动受限。

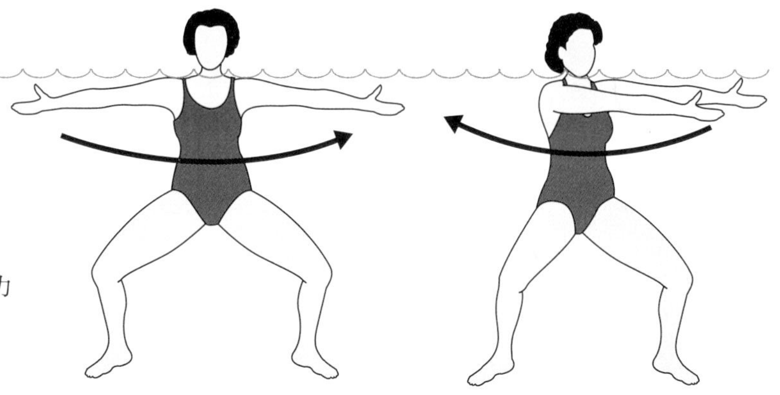

图10-8 太极为活动度和力量训练的一种形式

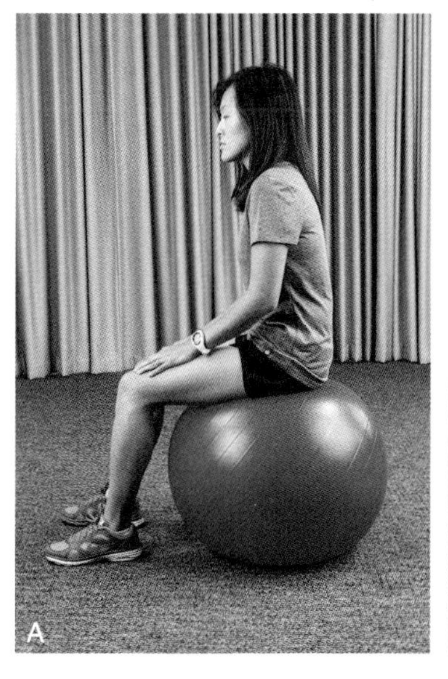

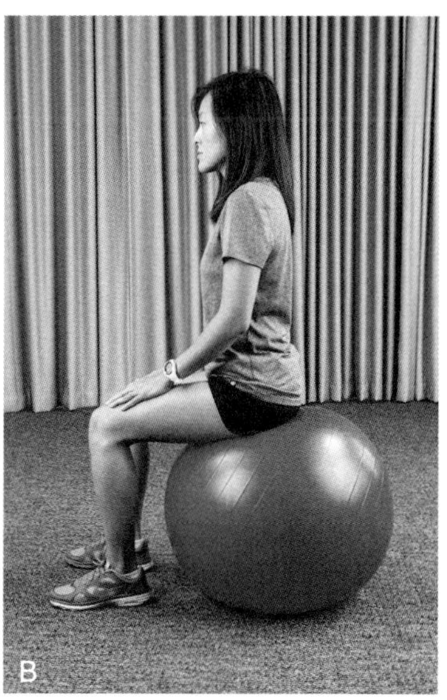

图10-9 不论在家里或诊所里,都可以通过健身球来完成骨盆前后倾运动。(A)开始位置。(B)结束位置

自我管理 10-1

瑜伽训练

目的:放松下背部及髋关节,减轻疼痛,同时增加活动度

位置:仰卧位,双腿抬高置于墙侧(图A)

动作技术:膝、髋关节屈曲,将腿沿着墙壁滑到一个舒服的位置(图B)。保持10~15秒,然后回到起始位置。

运动量:

重复次数:________________

频率:________________

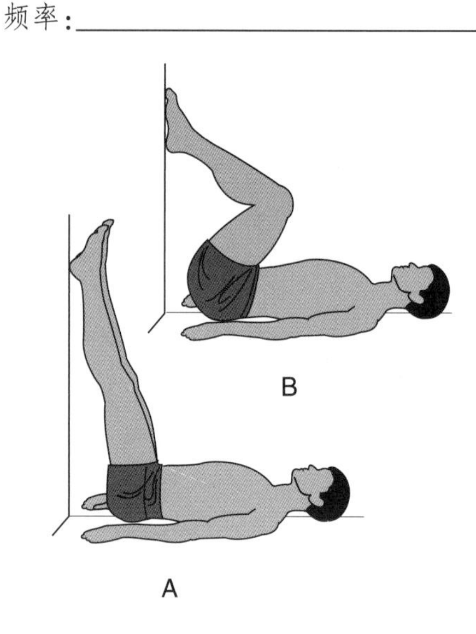

神经肌肉本体感觉促进技术(proprioceptive neuromuscular facilitation,PNF)(见第15章)中的对角线模式对于培养患者多节段运动中的关节位置和姿势的自我意识十分有效。除了增强运动意识外,PNF模式可以增加活动度和提高肌肉表现能力。这些模式可以确保活动时适当的肌肉募集。替代模式难以观察到,但是在PNF运动中可以触摸到。选用的PNF动作需要能够有针对性地解决评定出的残损和活动受限。双侧对称模式是通过健侧再训练帮助患侧获得功能。双侧模式强调躯干的屈伸或旋转及侧屈对于某些特定运动模式的正常化有积极作用。根据患者情况,上肢对角线模式可以在不同姿势和体位中进行。上肢和下肢的运动模式可与躯干运动模式相结合。这些模式也可以在泳池中进行(自我管理10-2)。

自我管理 10-2

神经肌肉本体感觉促进体位技术

目的:坐在不稳定平面上活动上肢时,提高姿势控制

位置:坐在治疗球上,双脚放平在地面上,握住手腕举过肩部,或双手握住阻力带举过肩部(图A)。

动作技术:一级:保持双臂伸直,扭转躯干和肩部向下活动至对侧髋关节(图B和图C)

二级:增加阻力

三级:单脚离地完成上述动作

运动量:

重复次数:________________

频率:________________

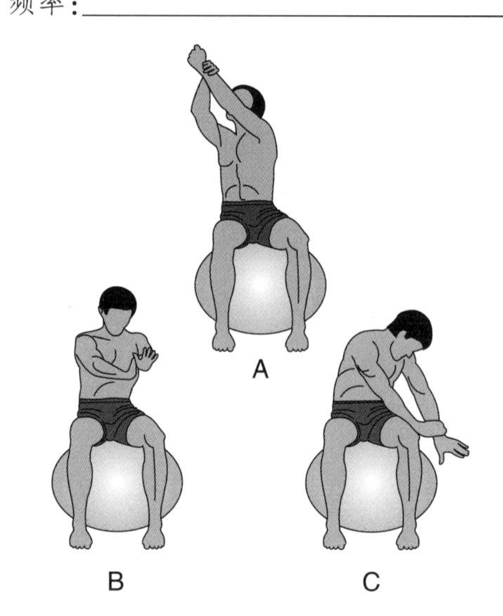

除了陆上运动外,水疗是一种有效缓解慢性疼痛的运动疗法(请见16章)。借助浮力减轻负重、水温以及水与皮肤的接触均可作为水疗的优势。在减轻负重的情况下,可使患肢或背部在少量疼痛中完成活动或牵伸,对姿势和运动模式的纠正(图10-10,自我管理10-3、10-4、10-5)。在陆地上难以进行的活动,可以在水中轻松进行且不产生明显疼痛(图10-11)。水温以及水与皮肤的

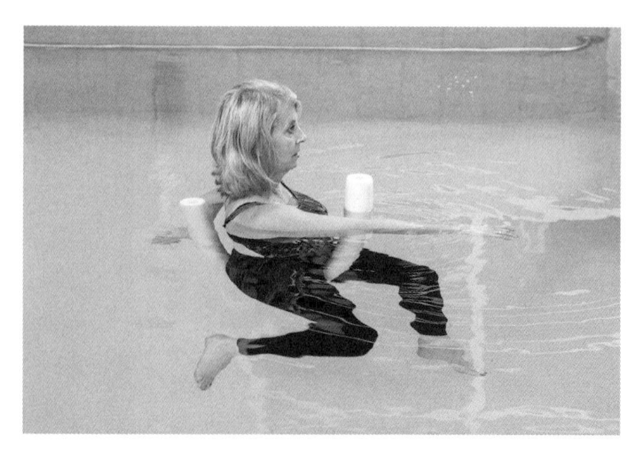

图10-10　深水中骑车

接触可以在脊髓水平关闭疼痛闸门。但是水疗在治疗慢性疼痛的一个缺点表现在无法明确肌肉募集情况和运动模式。水的折射会造成偏差所以临床人员难以观察运动及姿势。但可以通过触诊或使用标记点来克服这一点。其次,水的阻力对于肌纤维痛或肌筋膜疼痛的患者不利。水的粘性所产生的阻力会引起慢性疼痛症状。因此应选择适当的体位或运动模式,最小化湍流(控制活动的速度)和水的粘性(自我管理10-6)所带来的阻力。运动量在这种情况下的设定非常具有挑战性。

自我管理 10-3

髋关节外旋肌群牵伸

目的:增加髋关节灵活性

体位:面对梯子站立,将牵伸侧的脚置于梯子上。将脚慢慢滑向外侧。脚的位置不变,把膝关节外旋。保持10~15秒

动作技术:一级:假定利用上述体位直到你感到髋关节处的轻度牵拉

二级:假定上述体位使你髋关节感到了轻度牵伸。之后用手使膝关节近一步外旋

运动量:

重复次数:________________

频率:________________

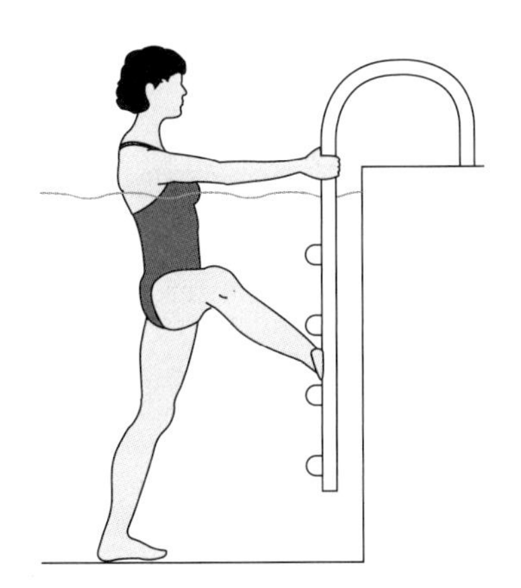

自我管理 10-4

深水杠铃负重踏步

目的:增加下背部,髋关节及膝关节的活动性

体位:在与身高相当的水中,或更深的水中,使用杠铃或其他浮力设备来支撑自己

动作技术:一级:以适宜的速度,在适宜的活动范围内进行踏步

二级:在脚踝部位增加浮力设备,加快踏步的速度,或者同时进行

运动量:

重复次数:________________

频率:________________

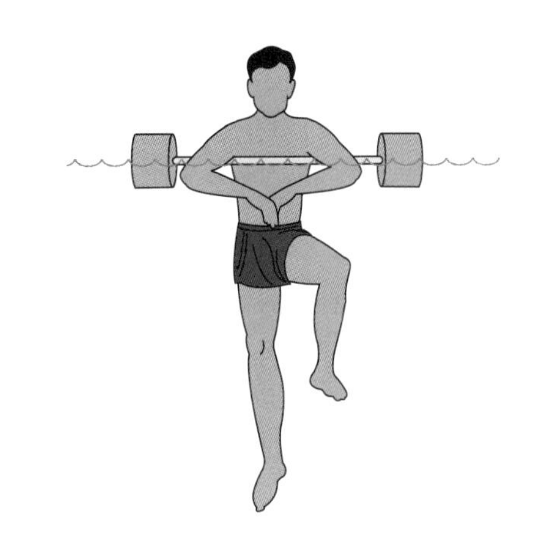

自我管理 10-5

肘关节屈伸训练

目的:提高肘关节的灵活性,增加上肢肌力及耐力,加强躯干稳定性

体位:站在齐肩的水中,双脚以适宜的宽度站立,双臂置于体侧

动作技术:一级:拇指朝上,屈伸肘关节

二级:手掌朝上

三级:使用手套或其他增加阻力设备

运动量:

重复次数:________________

频率:________________

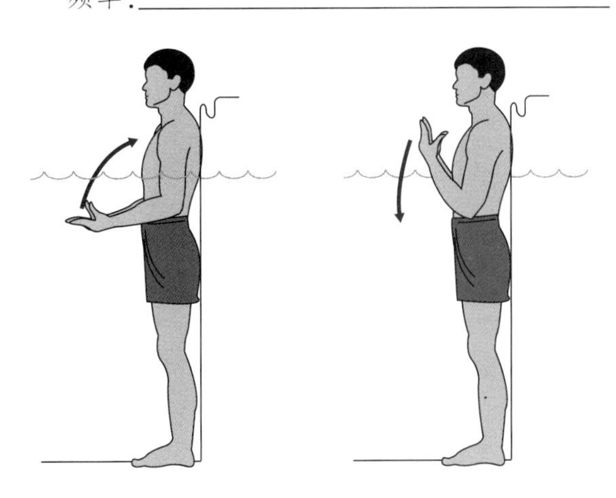

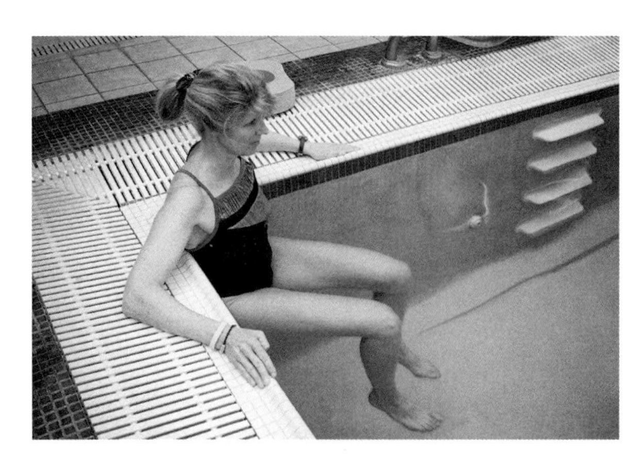

图 10-11 提膝是一种非负重的主动核心运动

自我管理 10-6

水中行走,前行及侧移

目的:整体提高躯干,上肢和下肢的灵活性;增加躯干稳定性,增强上肢,躯干和下肢力量及耐力

体位:水深位于腰到肩之间;水越深,行走时候阻力越大

动作技术:一级:侧移步,侧方迈步时侧举双臂;迈回时,双臂回到原位

二级:向前迈步时,对侧手向前。确保以正常的"脚跟 - 脚趾"模式行走

三级:佩戴阻力手套

运动量:

重复次数:________________

频率:________________

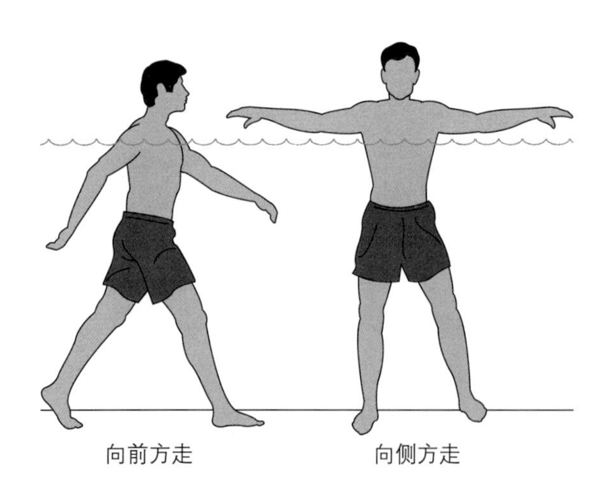

有氧训练可以有效缓解慢性疼痛,通常被用来治疗纤维肌痛等病症。泳池可以用来进行有氧训练,但需要将水的阻力作为考虑(自我管理 10-7,自我管理 10-8)。水的阻力可以在患者达到心肺疲劳程度前,先产生肌肉疲劳。强度水平达到最大有氧能力的 70% 是触发内源性疼痛抑制机制的必要条件[94]。然而,对于慢性疼痛的患者,运动可能需要从一个较低的、可耐受的水平开始,以避免增加中枢对疼痛的敏感性。步行是一种适用于多数人群的、简单的连续性运动(图 10-8)。步行特别有效,因为每天都可以进行几次这样短时间的运动。尽管并不常见,固定单车(如仰卧式自行车)也是一种有效的工具。其他的个人运动如,有氧舞蹈,休闲舞蹈,或传统游泳,应当结合在一起。

自我管理 10-7

仰面踢水合并上肢活动

目的:增强颈部,躯干,髋关节和腿部伸肌的力量,提高肌耐力。加强心血管耐力

体位:仰卧位,双臂处于过头舒适的位置或置于体侧

动作技术:一级:有节奏地重复踢水,保持膝关节相对伸直。踢水的动作来自于髋;有可能会用到大脚蹼或小脚蹼

二级:在水下仰泳模式中加上上肢活动。将手臂举过头顶,紧贴身体,之后拉回身体的方向

运动量:

重复次数:________________

频率:________________

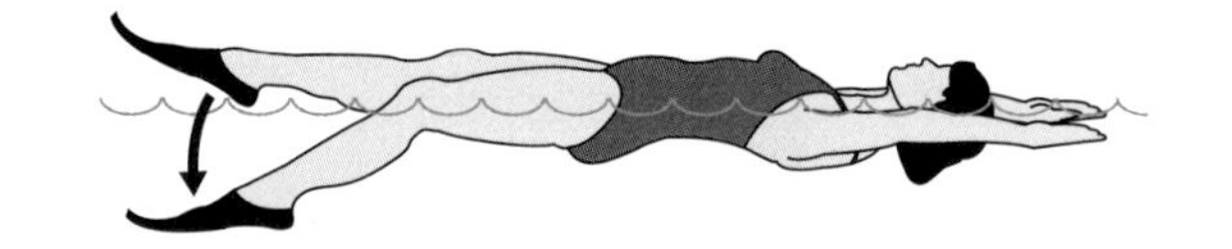

自我管理 10-8

开合跳

目的:增加肩部及髋关节外展肌群力量,产生轻度影响,使用大肌群产生运动

体位:在及胸深的水中,双脚并拢,双臂位于体侧

动作技术:双脚向两侧打开的同时将双臂展开。再返回起始体位

运动量:

重复次数:________________

频率:________________

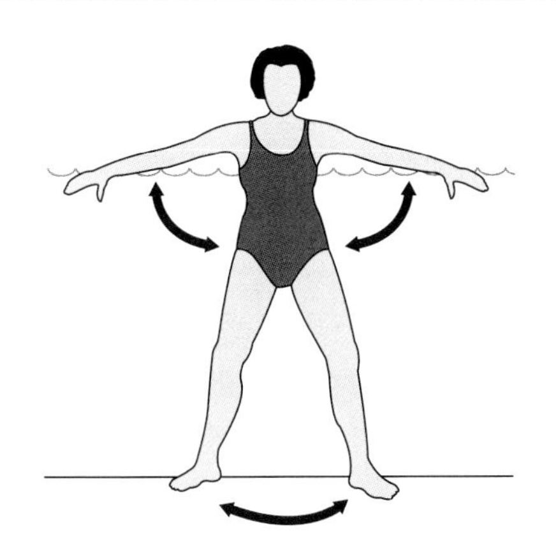

运动量

运动量的设定与其治疗的特异结构以及治疗的目的相关,但也要考虑运动及疼痛的一些普遍问题。虽然可能会引起不适,但运动剂量不应增加起患者的疼痛。选取的速度,重复次数,强度以及持续时间不能在运动过程中增加疼痛,也不能在运动后加重症状。

如果使用中等强度的水中运动,水的阻力需要考虑在内。第一次训练时间不宜过长(5~7 分钟),以评价患者对这一项目的反应。根据耐受能力,训练的强度或持续时间可以适度提高(患者相关指导 10-3)。首要目标是需要提高运动总量(见第 1 章)。起初,运动量可能维持稳定,而运动总量中的变量(如次序、收缩类型等)产生变化。当变量达到最佳组合时,运动量可以慢慢增加(知识拓展 10-4)。

患者相关指导 10-3

慢性疼痛患者的运动频率及强度

1. 理想状况下,您需要每天做些运动,至少每天 1 次。您的临床医生会给您进一步指导
2. 许多人在一天中重复进行短时间运动,每次运动时间为 5~10 分钟
3. 任何有氧活动需具有一定持续性,时间可达 10~20 分钟或更长
4. 牵拉时应该能感到轻度牵拉感
5. 进行其他运动时,应慢慢活动至出现轻度疲劳,或遵循您临床医生的指导
6. 如果您在运动后感到尖锐的刺痛,或麻木或针扎感,停止运动。使用镇痛的方法,并且告知您的临床医生
7. 您可能在运动时或运动后感到不适。这种不适应与您所描述的疼痛有所区别。如果出现疼痛您应停止疼痛,但如果只是不适,您可以继续运动
8. 如果您不确定运动会带来何种感受,请询问您的医生

知识拓展 10-4

知识拓展 10-3 中的患者接受了水中运动计划,肩关节和髋关节慢速、单平面运动,步行训练和腹部等长肌力训练。她的运动时间为 30~40 分钟,在运动后感到疲劳,但疼痛并没有加剧。她现在每周进行 4 次训练。如何进一步推进他的运动计划?

运动的频率由活动的类型及目的而决定,且与出现疼痛前的运动量有关。例如,在不产生疼痛的前提下如果只能进行低强度,短时间,少数重复性的活动,那么这项运动可以以较高频率进行。活动的可接触性也会影响频率。对水疗池的接触可能每天不超过一次或更少。活动的频率需要与强度和持续时间相平衡。进行水疗康复的同时,需要每天有必要进行一些陆地上的训练以完成整个康复计划。

确定无痛运动量后,再根据患者的病理,残损或功能受限的情况对运动参数进行调整。进行功能康复的目的是恢复之前的运动等级。

辅助治疗

辅助治疗对疼痛的治疗必不可少。慢性疼痛的情况中,会用到更多的辅助药物。慢性疼痛致残的本质会使患者寻求其他可能的镇痛治疗方法,如药物、脊柱按摩疗法、按摩、放松技术、针灸、生物反馈和心理治疗[68]。针灸、中草药治疗、改变饮食和许多其他方法可以使用。特别是,针灸比无效伪针灸更能有效缓解疼痛,改善整体感觉和减轻晨僵[68],因此被推荐为肌纤维痛、慢性下腰痛、筋膜疼痛和关节炎的辅助治疗。与患者持续的沟通可以保证最佳的综合治疗顺利进行,并且避免冲突。对于患者自己寻求的缓解疼痛的方法应用开放的思维对待并且给予支持。

经皮神经电刺激

经皮神经电刺激(TENS)治疗不同类型疼痛的有效性已被证明[95]。对胫后神经和坐骨神经施加刺激观察其对脊髓水平内的宽动态神经元的作

用。研究显示，外周神经的电刺激会导致脊髓水平的疼痛通路中的传入信号受抑制[96]。电刺激缓解疼痛的一个机制是基于疼痛闸门理论。经皮神经电刺激选择性的激活了A-α粗纤维和A-β粗纤维，这两种纤维的激活阈值要低于细纤维C。这些冲动信号传递至脊髓后角，使胶状质中的小中间神经元激活，通过突触前抑制的机制来抑制疼痛。粗纤维的激活使细纤维的传导闸门关闭。

其他理论表明TENS可能会通过逆向（如冲动的传到方向与正常方向相反）刺激传入神经元完成作用。逆向刺激可能会通过阻止伤害性信号向脊髓的传导而减轻疼痛，也可能通过释放P物质而产生血管舒张。血管舒张可以通过增加局部循环来减轻疼痛，从而清除代谢废物，为愈合提供含氧血液。局部循环加强会减轻局部缺血的症状从而缓解疼痛[31]。

TENS可能对阿片疼痛调控系统产生作用。来自细纤维传入信号的上行投射达到富含阿片类物质的PAG。PAG产生下行传导信号至脊髓后角，可能是阿片调节机制。TENS可能通过激活脑干的阿片调节机制从而抑制疼痛。

TENS的使用参数并不相同。请参考合适的教科书选取最适宜的参数设置。

热疗

热疗通常用来作为首要或辅助的镇痛方法。创伤会产生“疼痛-痉挛”循环激活伤害性感受器。伤害感受器感受到疼痛后会产生反射性肌肉活动，如果这一过程时间过长，会造成肌肉缺血。缺血会激活肌肉的伤害感受器，继而延长肌肉痉挛。损伤释放的化学物质或炎性反应也可以刺激伤害感受器。与交感神经反应有关的血管收缩或肌肉痉挛引起的血管收缩均可产生疼痛。而热疗可以缓解上述情况产生的疼痛。

根据闸门理论，应用热疗可以直接减轻疼痛。热感觉通过粗直径的有髓鞘神经纤维传至脊髓后角。这些冲动可以关闭闸门，阻止在细纤维中传导的疼痛信号。温度觉优先于痛觉传递到意识水平。热疗增加局部循环减轻疼痛主要通过两个机制完成。第一，缺血引起的疼痛随着局部循环的增强而减轻。局部循环增加会打破“疼痛-痉挛”循环，减轻疼痛，肌肉获得氧分。第二，局部循环增加可以移除损伤或炎性所带来的反应伤害性化学物质，因此减轻疼痛。

热敷包作为表层热疗的一种形式通常在诊所和家中使用，以缓解疼痛并且作为康复训练前的预热。使用局部热疗可以增加组织的延展性，为之后的练习做好准备。温水浴也可以减轻疼痛，尽管水温明显低于热敷包，但是温水浴的接触面积更大。水温和浮力共同减轻痛感。超声波或透热疗法可以增加热的渗透深度。上述这些措施可以作为缓解疼痛的有效辅助手段。

冷敷

冷敷是减轻疼痛常用的手段。冷敷抑制疼痛的一些机制与热疗相似。冷觉通过粗直径传入神经传至脊髓后角，关闭闸门阻断细纤维传导的疼痛信号。组织温度降低阻断了所有传入信号的突触传递，对闸门抑制。疼痛降低可能帮助打破“疼痛-痉挛”循环。在急性损伤期，冷敷使血管收缩可以预防肿胀带来的疼痛。冷敷相当于伤害刺激，传入信号经PAG传至脑干，释放内啡肽至脊髓水平；疼痛程度降低可能由更高中枢调节。

冷敷通常用借助冰的不同形式完成，如冰块、冰袋或冰按摩。操作时间的长短根据作用区域的大小、作用的部位、使用的类型、局部循环状况以及患者的敏感程度来决定。

药物

药物治疗通常以处方的形式提供给急慢性疼痛患者。许多药物通过作用在不同节段的不同的机制缓解疼痛。药物以口服、肌肉注射、其他结构注射或者静脉输注的形式给予。药物的使用剂量需足够产生镇痛效果，但会根据患者个体差异及药物种类而变化。

非甾体类抗炎药（NASIDs）通常用于外周。NASID的化学类别有所不同，但均是通过抑制前列腺素的合成或释放[97]。通常使用NSAID后的24小时内会产生镇痛效果，持续给药则产生抗炎反应。NSAID的主要不良反应为肠胃不适。许多NSAID为包有肠溶衣的长效药，可以降低服用频率。局部注射麻醉药可以缓解局部疼痛。扳机点局麻注射常见于慢性疼痛患者，特别是肌筋膜疼痛的患者。近来研究显示，通过使用VAS量表、触诊肌肉紧实度以及痛阈压力值对疼痛评定，发现与盐水注射（安慰剂组）相比，A型肉毒素对缓解疼痛有明显作用[68]。

环氧合酶（Cyclooxygenase，COX）选择性抑

制药是另一类非阿片镇痛药。环氧合酶-2选择抑制药(如塞来昔布,罗非昔布)通过抑制前列腺素的合成而产生镇痛。这些药物可以减轻疼痛和炎性反应,对胃产生轻微刺激。

其他药物可以调控脊髓以及更高的水平。当从中枢调节疼痛时,首选第一类药物包括三环抗抑郁药物、羟色胺重摄取抑制药(serotonin-selective reuptake inhibitors,SSRIs)和抗惊厥药物,加巴喷丁和普瑞巴林。抗抑郁药物有止痛的作用,疼痛管理可以减轻疼痛以低于必需水平而达到抗抑郁效果。这些药物可以作用在不同节段,产生镇痛和抗抑郁的作用。SSRIs较抗惊厥药物而言,其对于心血管系统和副交感神经系统的不良反应较小[98]。SSRIs的不良反应包括头痛、恶心耳鸣、失眠及神经过敏。三环抗抑郁药物也有一些明显的不良反应,包括体位性低血压,增加患者跌倒风险。三环药物也会对心血管系统产生明显影响,包括心率、心脏节律性和收缩性的改变,特别在心脏病患者中尤为明显[98]。因此,SSRIs较三环药物而言,更广泛用于心脏病患者中。

抗惊厥类药物,如加巴喷丁用来治疗神经性疼痛。普瑞巴林也成功用于治疗神经性疼痛[99]。一项最近的研究显示,与"常规护理"相比,使用普瑞巴林(Lyrica)花费适中,却能为外周神经痛的患者的生活质量带来小却显著的提高[100]。其他药物如肌肉松弛药苯二氮也可以用于镇痛。除此之外,他们还有助于放松和睡眠,从而明显改善患者的生活质量。

麻醉药作用于阿片受体来治疗疼痛。阿片的不良反应包括体位性低血压、嗜睡和思维混乱。这些影响可能加大跌倒风险,因而需要在康复项目中特别注意。吗啡以及其他强效麻醉剂常用于减轻临终疼痛和癌性疼痛。Bennett[15]指出阿片是最有效干预慢性疼痛的药物,不该因为害怕形成依赖性而不使用。依赖性是指因思想性质的改变,通过操纵医疗系统获得并使用药物。这与服用药物缓解疼痛的身体依赖并不相同。

由于患者在药物吸收及药物代谢中表现出的个体性和药物的离子水平及其代谢波动,一些患者无法借助传统方法有效控制疼痛。在这种情况下,可以使用患者自控镇痛术(patient-controlled analgesia,PCA)。PCA是在预定位置上根据需求或者以连续速率注射止疼药物[101]。阿片类止疼药物,如吗啡,哌替啶,氢吗啡酮是常用药[101]。在按需系统中,PCA中的一个小按钮可以释放一个计量的药物。持续给药注射是给予小而持续的剂量以保持稳定的止痛药的等离子水平。系统包含一系列安全措施(如药泵的编程防止用药过量)。因癌症、手术、镇痛和分娩引起的慢性疼痛通常可以使用PCA进行干预。

慢性疼痛的特殊考虑:复杂性局部痛综合征、纤维肌痛综合征和慢性疲劳综合征

纤维肌痛综合征(fibromyalgia syndrome,FMS)的患者有明显的障碍,包括广泛性疼痛[102]、关节活动度降低[103]及呼吸系统[104]和心血管系统功能障碍[93]。通常,患者的工作时间缩短降低,工作任务产生变化[105-107],与患者的生活角色产生冲突[108]。25%的慢性疲劳综合征患者长期卧床或无法工作[109]。复杂性局部痛综合征(complex regional pain syndrome,CRPS)是一种不明原因的疼痛和衰弱状态,严重影响患者及其家属。这些功能障碍对经济和生活质量都会带来消极的影响。物理治疗门诊中的肌纤维肌痛综合征和慢性疲劳综合征的患者逐步增多,因为合理的运动处方在提高患者心肺表现能力,降低痛点的疼痛,改善健康状况,疼痛等级或提高自信方面有重要作用[110-116]。不幸的是,公众和多数健康从业人员对这些状况知之甚少。对这些状况的了解是帮助患者建立完善的康复计划的基础。

复杂性局部痛综合征

复杂性局部痛综合征(CRPS)是用来描述一组与损伤不相称的疼痛、血管舒缩和营养变化、僵硬、肿胀和功能下降为主要症状和体征的术语。描述CRPS的其他术语包括反射性交感神经营养不良(reflex sympathetic dystrophy,RSD)、交感神经持续性疼痛、烧灼痛、无疼痛交感神经营养不良、肩手综合征和骨萎缩。交感神经系统在CRPS中的不确定性导致国际疼痛研究协会(IASP)和美国疼痛协会推荐使用CRPS来代替RSD[117]。

CRPS患者中,女性患者较男性患者多3~4倍;多见于上肢;在50~70岁年龄段达到高峰[118]。自从IASP修订诊断标准以来,CRPS的诊断率下降约50%[119,120]。I型CRPS的诊断率为74%,

大多数急性病例(确诊后1年内,也称为"发热的"CRPS),倾向于保守治疗[121]。慢性CRPS患者(确诊后超过1年,也称为"发冷的"CRPS)预后较差。在6年后的随访中,30%的患者报告完全恢复,16%的患者报告下降,54%的患者认为他们的疾病是稳定的[120]。

病因

与其他形式的慢性疼痛一样,CRPS的病因复杂而不明确。CRPS最常发生在外伤后,包括骨折(约占45%)、挤压伤、扭伤、挫伤和外科手术[117]。尽管少数病例没有已知的先兆事件发生,但涉及创伤的事实表明炎症过程是早期的关键,建议在早期采取抗炎措施[122-124]。有些人认为它是神经性疼痛的一种,但有些人不这么认为[119,124]。其他研究表明,CRPS可能是一种自身免疫性疾病[120]。最一致的是,CRPS与其他形式的慢性疼痛遵循相同的模式,具有复杂的外周和中心机制的相互作用,导致中枢敏化及其后遗症。皮质和脊髓水平的中枢变化包括上行和下行通路、NMDA受体、上升期和异位性疼痛,这些之前已经讨论过,也与CRPS有关。

症状和体征

CRPS有两种主要类型。其共同特征是局部组织损伤或神经损伤,引起周围神经系统和中枢神经系统的反射性反应。一些具有相同临床表现的疾病与CRPS具有相同的标准。这两种类型可以根据是否存在神经受累进行分类(注10-5)。为了全面的描述,添加了第三种类型。

- CRPS Ⅰ型:类似RSD(无神经受累)。
- CRPS Ⅱ型:等同于烧灼痛(伴有神经受累)[117]。
- CRPS- NOS:部分符合CRPS标准的患者。适用于那些以前诊断为CRPS但不符合最新标准的患者[42]。

一些与CRPS有关的损伤,包括疼痛和炎症、肿胀、僵硬、血管舒缩障碍、营养变化、骨萎缩和肌张力障碍[117]。最初的活动限制是多方面的,并且是基于对肢体疼痛的使用受限。ADL量表有助于监控功能任务中即使是很小的改善。

CRPS的主要临床特征是与损伤严重程度不成比例的疼痛。在上肢,疼痛可以扩展至手臂的大部分,从上臂远端部到手部。在下肢,疼痛可从足部开始,并向近端蔓延至腿部。疼痛常被描述为最初的灼烧感,最终转变为压力、疼痛和束缚感。疼痛通常是持续的,从局部的损伤部位开始,扩散至整个肢体。疼痛常常导致肢体的废用和自我制动及其并发症。除了持续的疼痛,患者还会表现为感觉过敏,对任何一种触觉刺激都极度敏感。有些患者发生交感神经和营养变化,一般疼痛的主诉较少,只与僵硬关节的运动有关。

损伤部位过度肿胀通常是出现在疾病早期的主要症状。肿胀随后可以蔓延至远端上肢。最初,肿胀呈弥漫性分布,随后发展为严重的肿胀并累及关节。在手部,指间(IP)关节周水肿增厚。即使采用其他成功的干预技术,也很难控制水肿。

CRPS患者的关节受限通常比预期的更严重。不同于损伤后由于ROM以及肢体功能的使用减少而导致的一般的关节僵硬,CRPS患者随着时间的推移往往会失去运动能力,而且传统的主动、被动运动以及动态夹板不能使其改善。韧

注10-5
复杂性局部疼痛综合征临床诊断标准

1. 与任何伤害事件都不相称的持续性疼痛。
2. 患者主诉中必须包括以下四种症状中的三种:
   - 感觉:痛觉过敏和/或痛觉超敏
   - 血管收缩:皮肤温度不对称和/或皮肤颜色变化和/或皮肤颜色不对称
   - 发汗和/或水肿:水肿和/或发汗变化和/或发汗不对称。
   - 运动和/或营养:运动范围缩小和/或运动功能障碍(虚弱、振颤、肌张力障碍)和/或营养变化(头发、指甲、皮肤)。
3. 患者查体时必须在以下两类或多类别中的一种体征*:
   - 感觉:痛觉过敏(针刺)和/或痛觉超敏[轻触和/或躯体深压和/或关节运动]。
   - 血管收缩:温度不对称和/或皮肤颜色变化和/或不对称。
   - 发汗和/或水肿:水肿和/或发汗变化和/或发汗不对称。
   - 运动和/或营养:运动范围缩小和/或运动功能障碍(虚弱、振颤、肌张力障碍)和/或营养变化(头发、指甲、皮肤)。
4. 无其他诊断能更好地解释症状者。

*仅在诊断时才会有的体征。

**建议的CRPS研究标准比临床标准更具体,但敏感性较低;标准要求出现四个症状类别以及至少两种体征。

引自:International Association for the Study of Pain.《疼痛分类与诊断标准白皮书》2015.[125]

带的纤维化限制了关节的运动，腱鞘的粘连限制了肌腱的滑行性能，从而产生炎症和疼痛。这些变化导致了疼痛和炎症的恶性循环。手掌和足底筋膜炎的患者中，结节和筋膜增厚可以触及。在手部，关节受限往往扩展到掌指关节（MCP）和指间关节（IP）。

血管舒缩不稳定时会出现不同程度的肤色变化。动脉和静脉系统的血管收缩导致皮肤苍白。血管树两侧扩张时，皮肤红色明显。皮肤青紫（紫绀）通常是伴随着静脉系统的血管收缩而出现[126]。分泌汗液的运动神经变化包括早期多汗（过度出汗）和后期干燥。

骨脱矿质是 CRPS 有助于诊断的可靠标志。尽管有些脱钙是在制动的情况下发生的，但大部分钙的流失是由于关节周围骨的血流量增加造成的[126]。祖德克[127]将这种情况描述为“炎症性骨质萎缩”。在未经治疗的病例中，将会从斑状骨质疏松症进展为弥漫性骨质疏松症。

皮肤的营养变化最初是由肿胀引起，随后累及手部。皮肤因水肿而光亮，皮下组织萎缩。可能出现生长过多的深色毛发的现象。指甲变得粗糙、坚硬、弯曲[127]。

干预措施

随着对 CRPS 病因和预后的研究不断进展，对 CRPS 的干预措施正在发生变化。以往，当主要病因被认为是交感神经系统功能障碍时，交感神经阻滞是标准治疗。然而，随着研究的进展，其他干预措施正在进行测试。氯胺酮是一种 NMDA 拮抗剂，对减轻 CRPS 疼痛有显著作用[120,128-130]。一些研究表明，抗氧化类药物是有效的（维生素 C、口服皮质类固醇、局部二甲基亚砜、钙通道阻滞剂）[120]。有证据显示分级运动设想训练法、镜像治疗、物理和职业治疗都有积极作用[129]。物理治疗在急性病例中特别有效，可以用于治疗患者的损伤（疼痛、水肿、活动能力、体力）和活动受限[120]。

治疗性运动必须切实而谨慎地进行。传统的关节受限运动往往是痛苦的，并加剧了疼痛周期和血管舒缩不稳定。在采用其他治疗技术之前，必须控制疼痛。热敷和冷敷等方式可能有助于减轻疼痛，但不能加重血管舒缩张力。在进行水肿部位的按摩前，先抬高患者并做热敷；运动可以提高组织的延展性和运动的耐受性。

纤维肌痛综合征

纤维肌痛综合征（FMS）的诱因并不清楚。表现为全身蔓延性疼痛（在四肢关节和中轴骨）、触压痛、疲劳和晨僵[1]。这些患者对于疼痛刺激或非疼痛刺激均十分敏感，包括触摸、温度、机械刺激、光、声音和味觉[131]。肌纤维痛患者主要为女性（80%~90% 的患者）。尽管有报道称儿童也是患者群[133-134]，但患者年龄主要为 20—60 岁[132]。肌纤维痛的流行率占普通人群中的 2%，2005 年患者数量近 5 百万人[135]。全科门诊的患者中，7% 患有纤维肌痛综合征，而风湿门诊的患者中 20% 患有纤维肌痛综合征[132,135]。纤维肌痛综合征患者一年会花费将近 220 万美元的门诊费用，平均每人 6 000 美元的费用[136-137]。纤维肌痛综合征会明显影响患者的生活质量，与其他慢性疾病相比，这些患者的 SF-36 量表评分最低可达到 7 分，且与同龄无纤维肌痛综合征的人群相比，纤维肌痛综合征患者被诊断为抑郁症的概率要高出 3.4 倍[138-140]。

病因

纤维肌痛综合征缺少可靠的阳性试验检查结果[102]。因为它与其他疾病的症状有相似的症状（如风湿性疾病，多发性硬化，恶性肿瘤，甲状腺功能减退症，贫血），因此有必要通过全面的医疗评估来排除可能引起症状的其他病症[141]。纤维肌痛综合征的发作隐蔽，可能在病毒感染[142-144]或外伤[143-145]后发生。它可能与压力有关[146]；睡眠障碍，如睡眠呼吸暂停、睡眠肌阵挛和 α-δ 睡眠可能与之相关[147-148]；或与中枢神经系统机制相关[149]。损伤后脊髓神经元兴奋性增加，神经元感受区域增加，疼痛阈值降低均会导致中枢敏化的[131]。随着时间的积累，不同因素会对阈值产生影响，导致最终发生的时间变成了诱因[150]。

许多研究人员试图确定纤维肌痛综合征的诱因，但其病理机制仍难以明确。关于肌纤维痛的历史记录可以回到希波克拉底时期[151-152]。Straus[152]引用了 18 世纪一位外科医生的文章对这一障碍的描述为主要“发生于久坐和勤勉的女性”，他认为“长期的悲伤和精神紧张是发生的原因”。在 18 世纪和 19 世纪早期认为肌肉炎症［术语“纤维组织炎（fibrositis）”］是肌纤维痛的原因之一。纤维组织炎通常被忽视是因为难以在纤维肌痛综合征患者中发现肌肉炎症的组织学证据[153-154]。之后对纤维肌痛综合征病因的研究侧重外周(肌肉病理)和中枢(中枢系统功能)现象。

外周学说起源 纤维肌痛综合征的患者通常无法从事大量活动,且易引起疼痛和疲劳[155-158]。据推测,FMS患者肌肉活动抑制性改变是过度使用后的不利影响,或至少与过度使用部分相关。FMS患者的肌肉形态和生理变化仍在研究中[159](证据与研究10-3)。外周改变可能导致脊髓疼痛信号增加,产生上扬机制和中枢敏化[131]。即使从外周传入的低级伤害信号也可以造成中枢敏化。可能是外周机制与中枢相互作用,增加了中枢敏化。

证据与研究10-3

大量研究已对FMS患者的肌肉形态进行了检查,以确定该综合征的病因。未发现肌纤维痛患者的肌肉形态存在特异性改变,但FMS患者的肌肉出现炎症浸润、缺血引起的肌肉pH值变化、氧化能力降低、肌纤维改变[131,154]。在少数肌肉样本中发现了线粒体疾病和微循环的改变,但这些变化并不是遍布于肌肉当中[153,160-162]。尽管近期的一项研究显示,极量运动后磷代谢产物的减少对肌肉的能量代谢[163-164]和肌肉内酶的水平[156]并不产生显著影响[165]。然而,也有研究显示FMS患者[166]运动后肌肉内血流量减少并不伴随毛细血管密度降低[161]。

硬膜外阻滞可以减轻FMS的痛点[167],医学证据显示FMS患者的伤害感受器活动加强[168],表明疼痛来自于外周。基于肌电图的研究表明,肌肉本身能够正常工作,但可能存在一种中枢机制,通过产生FMS和CFS症状来限制这种工作,患者将其解释为疼痛和疲劳。(证据与研究10-4)。

证据与研究10-4

表面肌电图并未显示FMS患者肌肉收缩间隔,肌电图信号的下降,这也可能是造成疼痛和疲劳的原因[169]。研究发现,FMS或CFS患者的肌肉收缩强度与对照组不同[170-172]。其他研究也得出了相同的结论[173-174]。然而,在电刺激下肌肉的收缩强度和持续时间与对照组相同[175]。

中枢系统现象 纤维肌痛综合征患者的疼痛调节机制可能在脊髓水平或更高级的中枢神经系统受到干扰。尽管内啡肽水平正常[176-178],但血清色氨酸的水平降低[179]和P物质含量增多[180]可能会造成疼痛感知的加剧。下丘脑-垂体轴对紧张性刺激的钝化也是引起疼痛的一个因素[131]。研究发现纤维肌痛综合征患者中垂体激素分泌会发生改变[181-183]。睡眠不足会对生长激素的分泌产生不利影响[184]。通过诱导健康人群出现α-δ睡眠[185],产生与肌纤维痛患者相同的症状,这可能说明了生长激素分泌异常对于出现肌纤维痛症状的影响[161]。

另一个假设为大脑边缘系统调控功能的丢失会造成中枢神经系统调控功能异常。这一区域会对感觉闸门和感觉传入信号的处理产生影响[186]。另外的研究则对自主神经系统功能障碍进行了阐述[156,187]。研究发现交感神经活动兴奋性与疼痛敏感性成相反关系。与压力和焦虑相关的FMS可能会加重交感紧张,但并未发现血浆和尿液中儿茶酚酞的浓度升高[188]。交感神经兴奋性降低可能而是FMS患者疼痛敏感度增加的一个原因[189]。与其他慢性疼痛患者一样,FMS患者也会出现中枢敏化,暂时性疼痛积累,或发生"上扬机制"[131]。慢性疼痛的症状通常表现为钝痛或灼烧痛,由无髓鞘C纤维传导。FMS患者对这一类疼痛的感知要比控制组强烈,说明FMS患者发生了中枢敏化[131]。除上扬机制外,这些患者中感知阈变宽,脊髓神经元具有广动力范围神经元。之前与疼痛刺激无关的纤维现在也开始传导疼痛,进一步加强了中枢敏化现象[131]。

纤维肌痛综合征可能具有遗传倾向,因为一级亲属患有FMS的人群中肌纤维痛的发病率明显增高。有研究指出[190-191],纤维肌痛综合征是遗传学上的易感个体,FMS的发生可能还会连同外部刺激一起激发[132-134,141,176]。

体征和症状

纤维肌痛综合征为一种症状时好时坏、却难以治愈的慢性疾病。除了疼痛和疲劳外,这类人群还会出现呼吸功能减退[104],关节活动度、肌肉耐力和力量障碍[93,192-194],心血管健康水平低于正常水平[93]。纤维肌痛综合征被美国风湿病协会(American College of Rheumatology,ACR)划分为关节外风湿疾病。一项跨研究中心的研究[102]确立了1990ACR确定了肌纤维痛的确诊标准,最常见的FMS症状为:

- 疲劳、睡眠障碍和晨僵(73%~85% 的患者)。
- 疼痛、感觉障碍、头痛和焦虑(45%~69% 的患者)
- 肠易激综合征
- 干燥综合征(如口干眼干)
- 雷诺现象(<35%)

同一个研究指出其他因素如寒冷、睡眠差、焦虑、潮湿、压力、疲劳、季节变化和温暖对肌纤维痛患者骨骼肌肉症状的影响要明显控制组。目前仍有公认标准对纤维肌痛综合征进行分类[134]。纤维肌痛综合征的确诊标准根据此项研究制订(注 10-6)。在 18 个广泛分布的压痛点(图 10-12)中患者至少出现 11 个(如疼痛点位于四个关节部分,也包括至少一个中轴骨处痛点),且疼痛时间超过 3 个月,才能被诊断为肌纤维痛。压痛点被定义为广泛分布于肌纤维痛患者全身,且可反复感知疼痛的区域。当患者压痛点不足 11 个,但满足其他特征时也可以作出诊断[150]。

注 10-6
纤维肌痛综合征的分类

1. 广泛性疼痛病史
   定义:广泛性疼痛是指存在以下症状,疼痛位于身体的左侧,疼痛位于身体右侧,疼痛位于腰部以上,疼痛位于腰部以下。除此之外,中轴骨部分(颈椎或胸前部或胸椎或下背部)必须出现疼痛。这个定义中,每侧肩部疼痛和臀部疼痛需要分开考虑。下背痛被考虑为下段疼痛。
2. 18 个触痛点中至少要有 11 个出现阳性体征
   枕部:双侧,位于枕下肌的附着点
   下颈段:双侧,位于 C5-7 横突间间隙的前侧
   斜方肌:双侧,位于斜方肌上部边界的中点
   冈上肌:双侧,位于起始点,位于肩胛冈上,近内侧缘
   第二肋骨:双侧,在第二肋软骨连接处,位于结合处的外侧,上表面上
   肱骨外上髁:双侧,肱骨外上髁远端 2cm 处
   臀部:双侧,臀部上外侧区域,臀肌的前褶皱处
   大转子:双侧,转子的后侧
   膝:双侧,在内侧脂肪垫近关节线处
   触诊的力度约为 4kg 左右。"阳性"触痛点即为触诊中主观表述疼痛的点。轻痛不能被划为疼痛。

* 分类的目的,如果患者存在上述两个症状说明患者患有肌纤维痛。广泛性疼痛出现的时间需不少于 3 个月。第二临床障碍并不能排除肌纤维痛的诊断

引自 Wolfe F《美国风湿病学会 1990 年纤维肌痛分类标准》. Arthritis Rheum 1990;33:160-172.

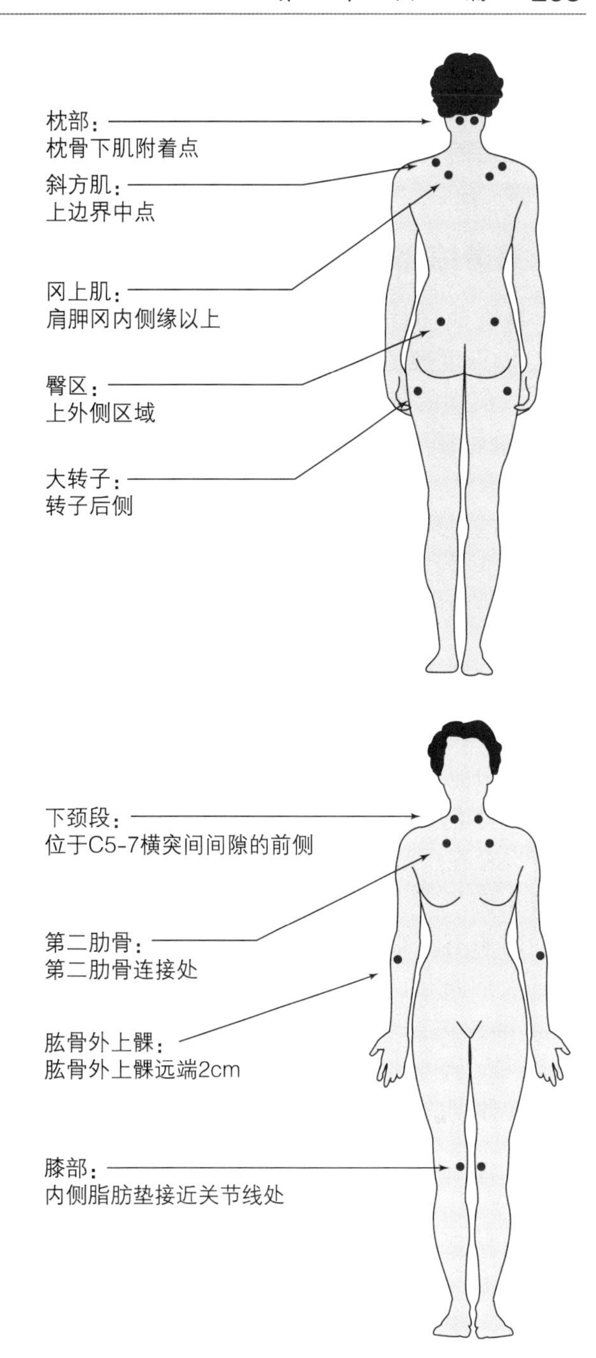

图 10-12 18 个触痛点的分布

日常活动受限

一些研究已证实纤维肌痛综合征会对患者日常生活产生影响。55% 的在职患者的工作形式发生了改变并缩短了工作时间。FMS 发作后患者的运动表现较之前存在障碍,67% 的患者表示没有或只有短暂无痛时期[105]。

缺乏客观标准而凭借患者对疾病的感知进行诊断压力很大,容易被排斥,被误解或不被相信。这些感受会影响到患者处理疾病的能力。日常生

活会受到影响，生活角色出现冲突，导致进一步紧张，健康水平降低，失去未来机会。患者尽早需要获取充足的信息，并且理解状况可以将后续发生的心理 - 社会后果最小化[108]。

慢性疲劳综合征

慢性疲劳综合征(chronic fatigue syndrome, CFS)以深度疲劳为特征。文献中可以找到对其他类似疾病的描述[151-152]。这些疾病包括神经衰弱、肌痛性脑脊髓炎和慢性EB病毒感染(如“雅皮士感冒”)。预估的发病率为0.1%，慢性疲劳性综合征的发病率要低于肌纤维痛综合征，研究表明慢性疲劳综合征会影响性功能，并且CFS患者遍布各个种族和民族[195]。

病因

许多研究探寻慢性疲劳综合征的病因[196-197]。神经内分泌的改变，特别是下丘脑激素的产生或释放促肾上腺激素释放激素分泌的改变[198]。CFS患者也存在广泛性疼痛，其中枢敏化特征与FMS患者相似[199-200]。高达70%的慢性疲劳综合征患者同时患有纤维肌痛综合征[135]。HPA轴的参与促进炎症路径，并与氧化路径结合(与线粒体功能障碍相关)产生疼痛、疲劳、认知障碍和抑郁[201-202]。研究显示，在慢性疲劳综合症患者中发现线粒体功能障碍[203-205]。

体征和症状

慢性疲劳综合征通常为突发性深度疲劳。25%的CFS患者需要卧床或无法工作，33%可以兼职工作[109]。患者开始可以忍受这种疲劳，但6~24小时后，症状加剧。因此临床工作人员在制订和教授运动方案时必须考虑这一点。

1994年，疾病控制和预防中心(centers for disease control and prevention, CDC)对慢性疲劳综合征[206]做出了工作性定义(注10-7)：不明原因的疲劳和虚弱超过6个月，且无法通过休息缓解症状[207]。同时表现出工作定义中8项症状中的4项。症状包括记忆或注意力障碍、喉咙疼痛、颈部或腋淋巴结压痛、肌肉疼痛、多关节非炎症性关节痛、新出现的或不同形式的头痛、睡眠品质极差，在之前可接受的运动强度下训练后出现长期(超过24小时)疲劳。

在CDC列举的8项症状中，睡眠障碍出现于95%的慢性疲劳综合征患者中。其他症状包括神经认知障碍、肌力减退、频繁犯困、头晕、呼吸困难，以及对压力的不适反应[107]。对比纤维肌痛综合征和慢性疲劳综合征的诊断标准可以发现有很多交叉部分，但他们之间的联系尚不明确[195]。

注 10-7
疾病控制和预防中心对慢性疲劳综合征的工作性定义

患者必须满足疲劳的标准同时具备下面8项症状中的4项才能被定义为慢性疲劳综合征。

疲劳标准

1. 长期疲劳或复发性疲劳
   a. 经过临床评定
   b. 明确存在
   c. 并不是由力竭引起
   d. 致使日常活动大幅度减少
2. 其他可能导致疲劳的状况需要排除，包括：
   a. 尚存的医疗状况(如甲状腺功能减退症)
   b. 之前确诊却未记录治疗效果的临床情况(如接受过治疗的恶性肿瘤)
   c. 之前或当前的精神疾病或抑郁症，躁郁症，精神分裂，妄想症，痴呆，神经性厌食症，暴食症
   d. 疲劳出现的前两年或之后发生过酒精或药物滥用

症状标准

持续或复发性症状出现6个月以上：

1. 自我意识的短期记忆力或注意力障碍而造成的工作、学习、社会或个人活动参与大幅度减少
2. 喉咙痛
3. 颈后部或颈部前部触压痛，或腋淋巴结疼痛
4. 肌肉痛
5. 多关节非炎性疼痛
6. 新出现的或不同形式的头痛
7. 睡眠品质极差
8. 在之前可接受的运动强度下训练后出现长期(超过24小时)疲劳

引自 Buchwald D.《纤维肌痛和慢性疲劳综合症。相似点和不同点》. Rheum Dis Clin North Am 1996;22:219-243.

常见损伤的运动治疗手段

临床证据表明FMS和CFS会对功能产生影响。过去10年[110-112,208-212]的研究和治疗方案回顾支持了综合应用多干预手段治疗FMS和CFS[113,195,213]功能障碍的必要性。药物治疗、心理疗法、患者教育和有氧活动是常用的手段[214-216]。

治疗性运动方案主要解决以下6种障碍：

1. 肌肉力量

2. 运动耐力功能(心肺功能障碍)
3. 关节活动度(关节活动度不足)
4. 肌肉耐力(不良姿势)
5. 精神状况(来改善精神压力)
6. 疼痛

每次治疗中需要解决的功能障碍会存在重叠,但是建议先从要求相对较少的治疗方案开始训练(如放松和牵伸),建立患者的信心以更好地接受之后渐进的训练。随着治疗的推进,运动干预的强度和难度会有所提升,需要观察患者的反应并且以功能恢复为目标适当调整方案(并教患者自我观察和调整)(表10-2)。由于完全制动会加重疲劳症状,因此建议CFS患者采用以重返日常活动为目标的治疗方案[195]。尽管有限的文献报道了运动对CFS的作用[162],但一项研究指出CFS患者进行有氧训练后个人整体评分有所提高[212]。治疗慢性疲劳综合征患者所存在的纤维肌痛综合征类似症状时可按照下一部分提到的缓解肌纤维痛的方案执行。症状的恶化程度应该用来引导治疗方案的进程。

表10-2　肌纤维痛患者的治疗性运动

早期

- 目标:压力和疼痛管理
- 放松训练
- 可视化训练
- 腹式呼吸训练
- 非疼痛区域的积极运动
- 牵伸训练

中期

- 目标:平衡骨骼肌肉系统
- 自我松动
- 涉及更多关节的主动运动
- 摆位放松术
- 骨骼肌肉系统间平衡训练
- 核心稳定性训练
- 功能性运动
- 早期有氧训练:仰卧蹬车,无负重器械训练,水中简单训练

后期

- 目标:保持
- 牵伸,继续
- 骨骼肌肉系统平衡训练,继续
- 一般力量训练:抗阻弹性管,器械,自由力量训练
- 有氧训练:从无负重训练到负重训练,以及可持续的有氧活动(滑雪机、坐位自行车、跑步机)和水中训练(有氧训练、健美操、浮带)

肌力功能受损

与对照组相比,FMS患者的肌肉功能下降。疼痛和疲劳的感觉可能会限制肌肉收缩力量的产生,并最终影响患者的功能活动,导致机体适应性改变。一旦成功地解决了现有的肌肉失衡问题,患者就可以开始进行常规的强化训练,特别是如果这个目标是他们的首要任务。有证据表明,增加全身力量水平对FMS症状有积极的影响[116,215]。

一般强化运动处方与特定运动缺陷的治疗同样适用。该计划应从低阻力、低重复开始,避免静态保持,并实时监测症状,要求康复进展缓慢。允许患者选择运动的形式可以增加愉悦感和依从性。运动可以采用等长或者等张训练。如果选择等长训练,避免长时间闭气是非常重要的。已被证明有效增强关节周围肌肉力量的方法为每次收缩时间不可超过3~5秒,重复3~6次收缩,1周3次训练[217]。

在动态训练中,全范围内的慢速运动,并且恢复到略微拉长的范围,会在肌肉收缩的间隔内产生牵伸。在进一步训练中用到的弹力管可以帮助患者建立良好的身体力线,提供流畅的阻力。与自由重量训练相比,弹力管训练在重复间隙更能够使肌肉完全放松,因为自由重量训练需要前臂肌和手指肌的静力收缩。水疗对于提高肌纤维痛患者力量和心肺功能十分有效[216]。闭链牵伸练习,如普拉提(起源于舞者并且用于舞者的运动形式,强调肌肉间力量及柔韧性)、太极拳或瑜伽等对于已经具备主动运动功能的患者是有效的。若患者之前并未进行力量训练,可以通过让患者采用最轻负荷,选取3~5个训练动作,每个动作重复3~5次,并且监督患者运动后24~48小时的反应,以确定患者的运动耐量基线。耐心介绍运动方案可以减少执行的阻碍。表10-3为康复方案的例子。

运动耐量功能:心肺功能不足

有氧训练可能对于FMS患者有积极的作用,如耐力、疼痛、柔韧性,因此应尽早采用。以证明有氧训练可以提高整体幸福感,改善有氧运动的表现,减轻痛点的压痛,以及缓解全身疼痛[214]。运动方案需采取中等强度,每周进行2~3次,每次进行20分钟,包括力量训练[215]。

起初,只能进行几分钟活动(2~5分钟,除非

表 10-3 力量训练方案列举

水中训练项目:每周 3 天

- 热身:根据上肢功能情况,结合或不结合上肢活动,慢速向前,向后及向侧方移步(约 5 分钟)
- 短杠杆和小接触面的上肢慢速运动(5~10 次重复)
- 屈曲 / 伸展
- 水平内收 / 外展
- 内收 / 外展
- 旋转
- 慢速踢腿变为屈曲和外展(5~10 次重复)
- 深蹲或台阶练习
- 自行车式蹬腿
- 轻度拉伸和步行作为放松

陆地方案:每周 3 次

- 在家或附近街区步行
- 腹肌力量训练(如骨盆倾斜训练,桥式运动,稳定训练)
- 踏步练习(如墙边滑动,深蹲,台阶踏步训练)
- 轻度阻力上肢训练(1~2 磅或更低)
- 轻度牵伸训练

患者已具备不激惹症状却能运动更长时间的能力)。慢慢提高运动耐量。在康复的后期,运动强度不要超过最大心率的 50%~60%。监控指标包括训练指数、脉搏及主观疲劳量表[218]需要讨论后用于监控训练的进程。为协助评定,患者需要对疲劳和症状进行自我记录。各种各样的电子设备可以使跟踪活动更加便捷。

在第一次治疗中,提前联系患者建议其先开始有氧运动前的步行活动,即使只行走半个街区,也是有好处的。对于能够行走超过 400m(1/4 英里)的患者来说,高中田径场有许多优势。特别是田径场表面可以吸收震荡;在这可以佩戴耳机而不用担心交通安全,使患者更享受治疗;更容易计算治疗中的步行距离和进步的速率;当患者在训练过程中产生疲劳他可以走到车里休息,而不是走回家或者让别人来接他。再设计步行康复中需要考虑患者的兴趣和目标以设计出适合的康复环境。起初以缓慢速率开始,直到不激惹症状的可承受负荷。

采用斜靠式自行车或泳池内步行是另一种运动逐步介入的方法。在第一次治疗中,患者应该步行或蹬车 2~3 分钟;每次治疗可以增加 1~2 分钟(起初每天不超过 1 次),直到治疗的后期,患者能运动 15 分钟。当患者能够蹬车或水池内行走 20~25 分钟后可以让患者根据兴趣选择一些可以长期从事的有氧运动。为 FMS 患者开设的社区游泳池课程有助于社会交往。对于一些 FMS 患者来说,由于疲劳和疼痛,导致社交活动明显减少。对于症状稍微好转的患者,无振动的有氧运动比较合适,包括跑步机、滑雪机、坐姿推拉臂和腿机、划船测力计和小型步行机(选择性干预 10-1)。

选择性干预 10-1

肌纤维痛的治疗方法

见第七单元病例讨论的病例 7

尽管在患者管理模型中要求采用全方面干预方式,但只让患者采用了一种运动

活动:手推膝(hand-to-knee pushes)

目的:增加腹部肌群和屈髋肌的力量;提高单腿站立和躯干的稳定性;在闭链运动中增强上肢力量

风险因素:无明显风险因素

运动控制的阶段:稳定性

姿势:单腿站立。对侧膝、髋屈曲 90°。屈曲膝关节的对侧手抵住膝盖做等长屈髋。脊柱保持中立,同时强调腹部肌肉收紧

运动:腹肌,髋关节屈肌和对侧上肢肌群等长收缩

特别考虑:确保躯干、骨盆和承重肢体处于适当的姿势。提示腹肌收缩,必要时采用触诊。当等长肌肉收缩为禁忌时,此项运动也为禁忌

运动剂量:在适宜强度下保持 3~6 秒收缩,且不引起髋关节屈肌或肩关节疲劳。对侧重复

肌肉收缩形式:等长收缩

强度:次最大强度

持续时间:收缩 6 秒

频率:在每次水疗中

选择运动的原则:运动可以解决肌纤维痛的很多问题,包括躯干稳定性,单腿站立的稳定性,腹肌肌耐力,以及上肢与下肢的肌耐力。

运动的分级:运动逐步向高强度多重复次数递进。更高级的稳定训练将上肢和下肢的抗阻运动结合在内。

在介绍有氧运训练方案时,治疗师应该让患者知道持续监督和逐步推进的重要性。激惹症状时,可以通过反复实验应当适当改变运动强度。在症状发作期间,应鼓励患者适当调整运动强度,但不应完全停止运动(证据与研究 10-5)。患者十

分容易气馁而停止运动治疗。可能可以通过临床人员对 FMS 患者情况进行记录并鼓励帮助患者度过此时期,接受此项治疗获得积极效果。

证据与研究 10-5

关于有氧运动对 FMS 影响的研究显示,前 10~12 周通常会造成肌肉骨骼症状加剧且出席率受影响[110,115]。一项关于运动对 FMS 影响的系统回顾报告[219]:出席率和受访者的失访(占引用研究的 25%)是一个问题。一些患者抱怨运动期间或运动后出现阵发性疼痛或疲劳,并指出这些研究中关于运动的阳性结果可能归因于失访偏倚。然而,孟绍尔坚持认为[115],患者可以进行低强度的动态锻炼,而不激惹症状。

关节的灵活性:关节活动度受损

关节活动度受限可能发生于任何长期关节力线异常的关节。静态姿势会对颅椎关节、颈胸关节、肩胛胸壁关节、盂肱关节、肱桡关节、胸椎中段、腰椎骨盆连接以及骨盆与股骨间的连接和距下关节。适当的软组织技术和关节松动技术需要与运动结合使用,来平衡受累关节附近的肌肉。对于慢性疾病来说,患者自我效能和患者自我负责是患者自我管理教育的重要成分。

当出现关节活动过度或近端稳定性差时,有必要结合稳定性训练(如在枕部屈曲下牵伸枕下肌群;头长肌上部训练;斜角肌及胸锁乳突肌下部肌纤维训练)以保护良好的关节力线。

柔韧性训练应当明确用力程度和时间。当要求牵伸肢体时 20~30 秒的牵伸时间可能过长。可能需要被动辅助或缩短时间。牵伸应当小心。由于 FMS 患者容易发生闭气,所以呼吸指导非常重要[104]。(自我管理 10-9,自我管理 10-10,自我管理 10-11)

自我管理 10-9

枕下肌群神经肌肉放松技术

目的:重新恢复第一组枕骨下肌的长度,减少枕骨部分压力,可能减缓疼痛

体位:仰卧屈膝位,小枕头或毛巾卷支撑颈部

动作技术:头不抬起的情况下,慢慢回缩下巴

保持 6 秒

放松

运动剂量:

重复次数:________________

频率:________________

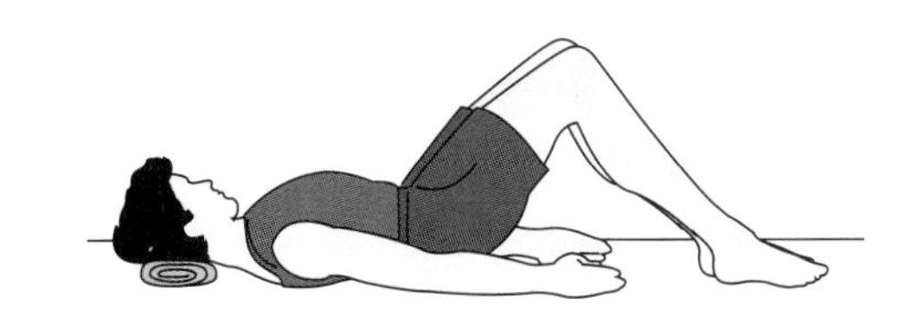

自我管理 10-10

枕下肌群第二束神经肌肉放松技术

目的:重新恢复第二组枕骨下肌的长度,减少枕骨部分压力,可能减缓疼痛

体位:仰卧屈膝位,小枕头或毛巾卷支撑颈部

动作技术:颈部不发生屈曲的情况下将头滑向右侧

用一只手指指尖置于右耳后骨头,轻轻将头推向右侧,但对抗颈部肌肉等长收缩

保持 6 秒

对侧重复

运动剂量:

重复次数:________________

频率:________________

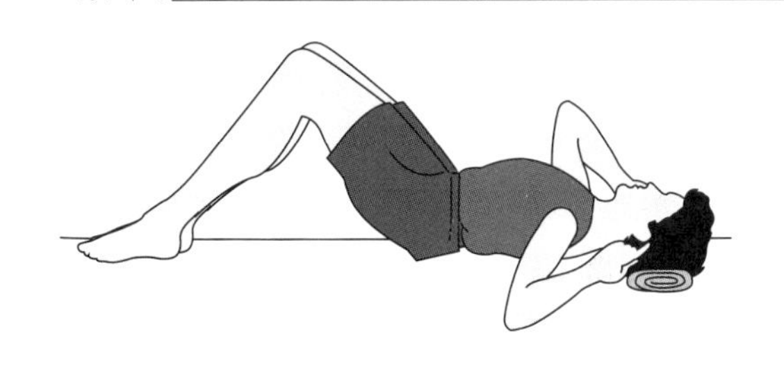

自我管理 10-11

枕下肌群第三束神经肌肉放松技术

目的:重新恢复第三组枕骨下肌的长度,减少枕骨部分压力,可能减缓疼痛

体位:仰卧屈膝位,小枕或毛巾卷支撑颈部

动作技术:下巴抬高 200m(1/8 英尺),头顶向后

右侧耳朵向右侧肩膀移动 200m(1/8 英尺),头顶向右

头部向右转动 200m(1/8 英尺),头转向右侧

用一只指尖放在右侧太阳穴,轻轻将头推回左侧,但颈部肌肉对抗,所以不产生运动

运动剂量:

重复次数:________________

频率:________________

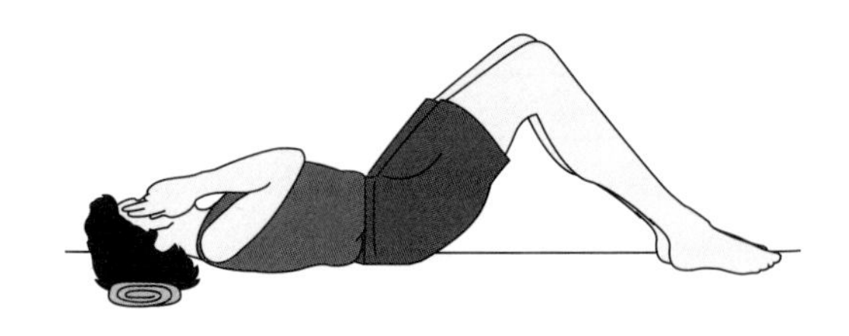

肌肉耐力:不良姿势

由于错误姿势力线引起的生物力学错误会引起 FMS 痛[113,149],不正确的力线会导致患者的呼吸功能减弱。所有姿势的评估,特别是此情况下对患者的评估很重要(站姿,坐姿,休息姿势,以及静态或重复工作姿势)。患者教育需设计正确姿势的重要性。可能需要指导患者利用震荡吸收垫、支持物及设备对站姿、坐姿及仰卧姿势做出适当调整,重新建立力线。矫正肌肉募集和肌耐力训练对于保持良好力线十分必要。

与牵伸一起,关节周围肌肉平衡训练十分必要。Sahrmann 方法(见第 9 章)对于平衡关节周围肌力或运动障碍特别有效,并且是 FMS 患者可以承受的方法。这些训练具体并且可以逐步推进,允许控制训练节奏和监控症状,不易产生力竭。多数训练不需要抗阻设备且与功能任务相关(如手伸过头顶而不产生肩部或后背疼痛,站立而不产生后背或髋部疼痛)。

静态姿势是重获功能的基础,因为动态活动需抵抗重力完成。稳定性训练对于改善肌肉力量不足或关节过度活动,以及提高受损肢体功能活动时的近端控制有效。这对于脊髓节段功能障碍尤其有效。一项不会增加患者压力的方法是将渐进抗阻弹力管固定于墙上或门上,在保持躯干中立位时肢体抗阻进行 PNF 对角线运动模式(图 10-13)。可以在躯干保持中立位时增加整个躯体抗阻运动(如跨步)而逐步提高运动的难度。

稳定性控制是功能活动的重要部分,用于控制和平衡运动模式,功能失调的患者常缺失此项功能。闭链日常活动和运动治疗,包括太极拳、费尔登克拉斯肢体放松方法(Feldenkrais)和低强度治疗性芭蕾是可以帮助患者重建关节周围肌肉平衡及功能,同时刺激前庭平衡(图 10-14)的运动性方案。这样的运动方案对于患者来说更具趣味性,而且患者对参与这类运动的愿望应该用来引导运动方案的选择。这类干预办法的导入应当缓慢,可能在成功导入向心收缩之后,而需以患者的

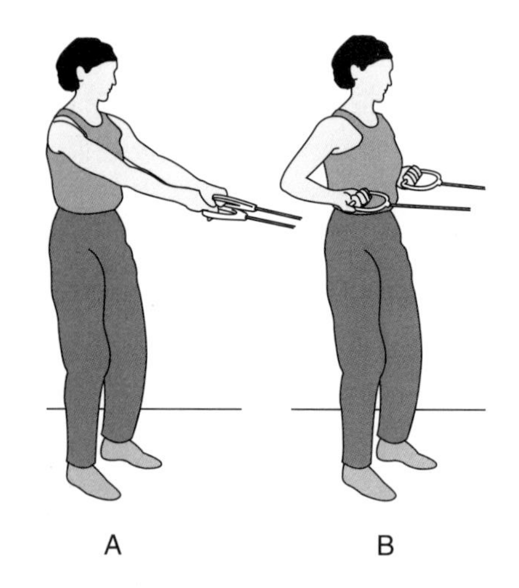

图 10-13 渐进性抗阻弹力管固定于墙上,进行上肢 PNF 对角线训练是一种无压力的稳定性训练。A. 患者握住弹力管,患者双腕交叉,手掌朝下;B. 患者将手保持在腰部高度,患者屈曲肘关节将掌心朝上

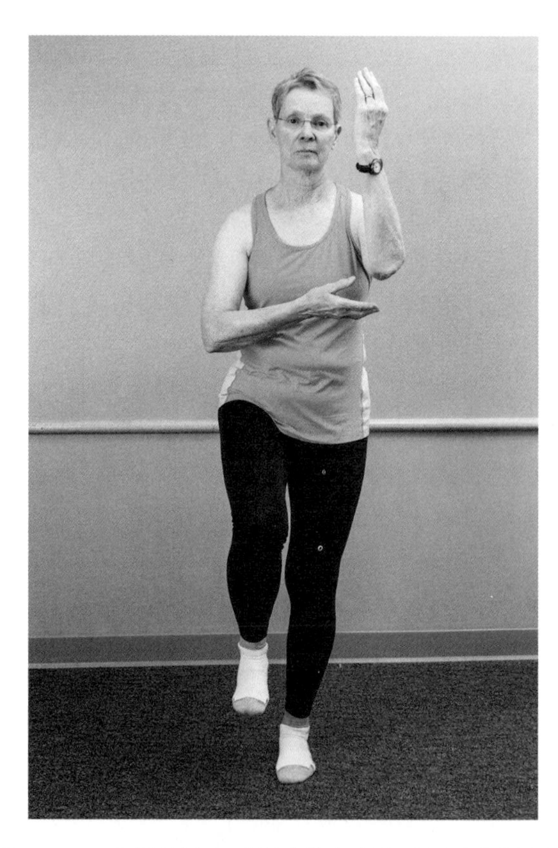

图 10-14 太极是用来重塑功能失调患者运动控制和平衡运动模式的一种优秀策略。教师需要具备与关节障碍或慢性疾病患者一同工作的经验

耐受程度为参照,并且详细监控运动强度,持续时间和运动频率。

情绪功能:精神紧张障碍

如果评定结果显示需要进行精神紧张管理,

前被诊断为 RA，后来出现发作性的双侧手足疼痛和肿胀。开始治疗时使用泼尼松和氨甲蝶呤，后因氨甲蝶呤有效，便不再使用泼尼松。现主诉打网球、做饭和园艺活动使用上肢时右肘关节疼痛。除了左肘关节偶尔出现短暂性的刺痛以外，其他关节无疼痛。因怕症状恶化，近 6 个月内没有打网球，同时停止了其他的健身运动

自诊断出 RA 以来一直服用氨甲蝶呤，3 周前伸肌总腱起始处注射可的松，因此静息状态下疼痛减轻约 50%，但一旦使用肘关节症状会再次发作，无服用其他药物且无其他重大医疗病史。

右肘关节内外侧髁激发试验阳性，虽然患者主诉做屈伸动作时很紧，且屈伸肌群有压痛，但右肘和腕关节 ROM 正常。肘内外翻试验发现右侧肘关节较对侧轻度松弛，触诊时右肘关节皮温高于左侧

患者的康复目标是能回归网球双打赛场，并且能在无痛的情况下进行日常的家务，包括做饭和园艺活动

1. 为两个病例中的患者写出急性炎症期的症状，教会她们辨别方法和应对措施

2. 两个病例中的患者分别属于哪一功能等级

预防疾病的运动建议

目前尚无直接的方式能预防 RA，另一方面，有文献指出某些特定因素，如肥胖、外伤、运动过度、炎症与 OA 相关[28]。运动锻炼方案主要目的是维持适当体重、保持良好对位对线、增强肌力和耐力、日常生活中合理使用关节，从而最终达到保护关节的目的。因为，有些 OA 患者是遗传因素，有些患者与外伤、感染、炎症相关，因此运动锻炼并不能保证改善 OA 的发展过程。一个设计良好的运动方案能够改善关节炎相关的功能障碍、防止活动受限、并能够减少疾病进展风险因素的影响。尽管如此，有些 RA 患者并没有按照推荐标准进行运动[28]。干预措施为：损伤的评估和治疗障碍、功能丧失情况，尽量避免因合并症和参与受限而导致的残疾。

常见活动障碍的治疗性运动干预

运动方案对于解决常见活动障碍和影响社会功能的活动障碍等问题是很有必要的。最近的一项随机对照试验研究发现，进行水中运动对于髋、膝关节骨关节炎引起的功能、生活质量、疼痛等问题[29]（证据与研究 12-3），能在短期内得到改善。持续进行的运动锻炼对于患有心血管疾病的 RA 患者来说是非常重要的[32]。重要的是，这些患者必须学会调整自己的活动，使之与 RA 炎症周期相一致。

证据与研究 12-3

一项研究有 220 人参与其中，主要研究内容为有氧运动对 RA 患者症状、功能、有氧运动能力和疾病结局的影响研究，分别于患病第 1 周、第 6 周和第 12 周进行评估。研究发现，有氧运动能使步行时长、握力、疲劳、疼痛和抑郁症等均得到较好的改善，目前尚未发现运动会使病情恶化的情况[30]。另一最新研究[31]有关短期内密集训练对于因 RA 住院或进行关节置换的骨关节炎患者的影响，研究结果显示经过长时间（52 周）训练才能够逐渐恢复关节活动度和自身功能。训练需要治疗师的指导和充分考虑到运动形式、力量、有氧和功能活动等。运动处方的系统性综述集中在肌肉力量和 / 或有氧能力的短期和长期的积极影响，消极影响并没有发现[33]。

对于 OA 患者，治疗目标是减轻疼痛和已存在的炎症、重建关节正常活动、提高肌肉功能及在整个运动链中重建正常的运动模式。受累关节的邻近关节、远端及对侧关节的适应性改变和其周围结构变化都应被考虑在内。基本功能活动的执行（如从坐到站再到坐、平衡、计时走、做家务、工作和休闲活动等）和适宜的心血管体适能训练是针对 OA 患者进行运动方案制订时所需考虑的主要任务（图 12-3）。

RA 患者运动方案制订时所要考虑的因素要比 OA 患者多得多，但因该疾病病因的多变性和可能累及各系统的问题，需要物理治疗师和患者对疾病进程进行细致监控。患者要学会辨别疾病症状进展和所处阶段，并学会如何适当修订训练方案。

关节炎患者典型症状为疼痛、运动障碍、肌耐力不平衡、错误的运动模式，这些都是因为肌力和有氧耐力的缺乏引起的。临床评估在整个肢体关节链及躯干的双侧关节都应进行评估。功能活动模式的检查同样重要，包括步态、上下楼梯、从坐到站再到坐、使用工具和周围环境改造，特别是当

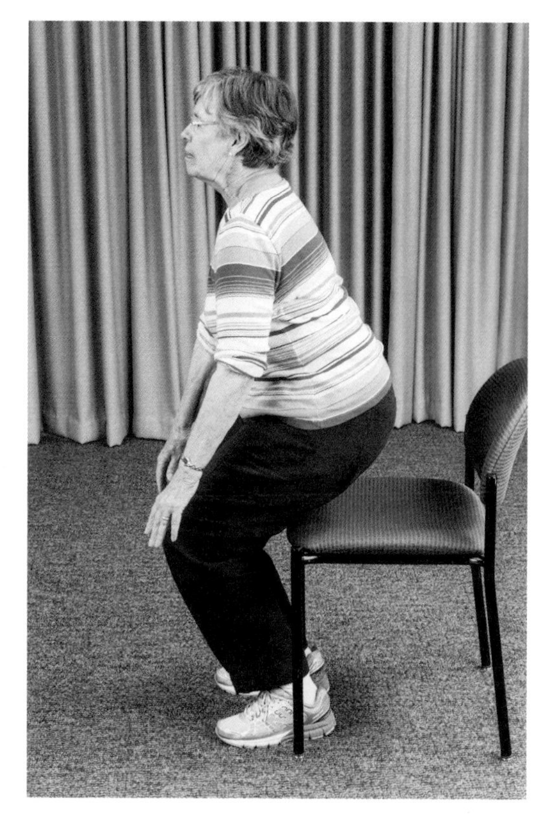

图 12-3 椅子上的从坐到站

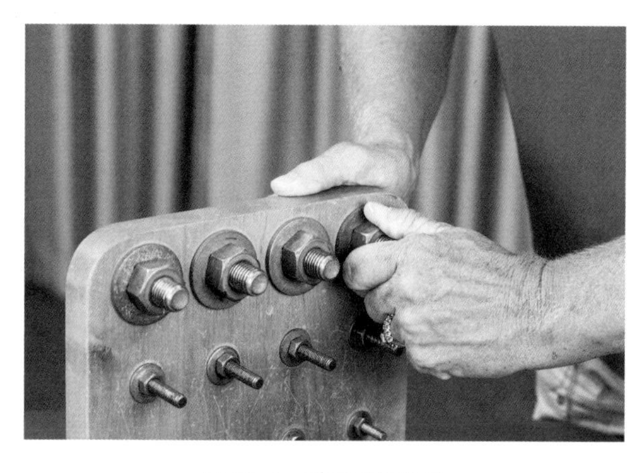

图 12-4 手灵巧度评估

手关节受累时(图 12-4)。

制订的训练方案应通过治疗受累关节功能性问题,进而逆转残疾状态。运动方案在执行时,主要受累关节和次要受累关节的受损和活动受限情况都需要解决。活动受限可能是个渐进的过程,可能由从高水平运动员运动水平降低到无法自我照料。

治疗的目的是在提高功能的同时,减少活动障碍。功能的提高包括日常生活活动能力、ADL辅具执行能力和肌肉以及心血管功能的提高。功能性活动也应包含在训练方案中,以确保技巧的掌握并应用到日常生活当中去,逆转残疾进程。在进行训练和功能活动时应保护好关节(知识拓展 12-4)。

知识拓展 12-4

1. 列出 RA-1 和 RA-2 的患者至少两种身体结构或功能受损的情况、两种活动和参与受限的情况

2. 为每个患者写出一个活动和参与受限解决之后的目标

疼痛和疲劳

疼痛和疲劳是关节炎最常见的症状,特别是 RA 患者。RA 患者的疲劳是多维度的,包括身体的、情绪的、环境的和个人因素的[34]。因此 RA 患者的疼痛和疲劳常常与焦虑、抑郁、不自信、睡眠障碍和社会功能缺少有关[35]。因此,物理治疗师处理物理因素的同时,认识到其他相关因素是设计运动计划成功的关键(证据与研究 12-4)。

证据与研究 12-4

在一篇研究 RA 和疲劳关系的综述中,Nicklaus 等人[34]发现疲劳与下列因素有关:疾病方面(如疼痛、疾病活动标志物、合并症、症状和疾病持续时间)、生理功能(如睡眠障碍、残疾评估测量)、认知和情绪问题(如抑郁)、社会和环境因素(如人际关系、社会支撑)、人口统计学特征(如性别)和疲劳基准水平。关系模型已经构建,尚未得到证实

治疗中减轻疼痛是很重要的环节,因为疼痛可能导致其他损害。关节肿痛时使用夹板保护可能会降低关节周围肌肉的功能并出现失用性萎缩,抑制正常的保护性反射,甚至还会造成进一步的软骨破坏[3,21,36,37]。这些改变会导致低效能的运动模式,从而降低心血管耐力及进一步的活动受限,也可能会破坏关节周围软组织平衡状态,影响关节稳定性、对位对线和主动运动。当关节的对线异常,肌肉将达不到峰力距,造成肌力下降。

研究已经检验了运动对关节炎的影响[38,39],有些研究发现为了提高心血管功能,通过运动保持肌力平衡和关节角度、提高功能状态水平的活动的同时,并没有增加疼痛,甚至有疼痛减轻的情况[26]。患者的受累关节常存在不同程度的疼痛,这有可能会限制全范围的活动或被视为处于炎症

进展期的信号。无论何种情况，修订和调整运动方案使患者最大程度参与，可以潜在地控制炎症过程。任何诱发疼痛的训练都需要进行修正[33]。

根据疼痛和疲劳情况适时修改运动方案

系统性退化、肌力减弱、关节应激性增加和心肺疾病等症状在炎症性关节炎患者较为常见，因此持续评估患者对治疗的反应，以便对运动处方进行适当和及时调整是十分必要的。不可逆的关节改变（如软骨缺失、骨骼畸形、韧带松弛）、系统性症状（如疲劳、心血管功能下降）需要修改运动处方以避免加剧对关节的刺激或引起过度疲劳。

重要强调如下：

- 调整或避免任何增加关节疼痛的训练计划[40,41]。
- 教会患者辨别运动后的肌肉正常反应和关节疼痛。
- 训练计划后的过度疲劳提示需要对运动处方进一步修正，记住疲劳有可能是系统性的，也有可能是锻炼引起的，或者两种情况都存在。
- 对患有风湿性疾病的患者的指导应该包括睡眠和休息方式[42]。

如果运动量和疼痛在患者可接受的范围内，那这个运动方案就是可行的[27,38]。需要细致观察患者对运动的反应，教会患者自我监控的技巧也是治疗计划的一部分。详见知识拓展 12-5。

知识拓展 12-5

1. 之前的 OA/RA-1/RA-2 三位患者首诊后都已有了日常的运动处方。根据处方给每个人列出两个问题，在第二次就诊一开始时就需要进行询问

2. 第二次就诊时可能会出现以下情况，写出你该如何应对

A. 病例 OA，患者表示按照运动处方进行锻炼时疼痛加剧

B. 病例 RA-1，患者说肩膀的疼痛没有增加，但是当她完成了所有家务晚间进行运动时会感到疲劳加剧

C. 病例 RA-2，患者没有进行运动锻炼

活动和 ROM 减少

OA 和 RA 常会造成活动减少，ROM 减少有以下原因。

- 痉挛、保护机制或习惯性姿势造成的肌肉肌腱的僵硬和短缩。
- 关节囊紧张或挛缩。
- 骨骼畸形导致的关节异常。

以上情况造成的肌肉失衡首先引起关节活动受限，接着是关节挛缩，然后肌力下降会逐渐影响整个肢体，最终可能影响全身。应考虑到特定关节周围受 OA 或 RA 影响的最主要肌群，肌肉短缩导致肌力下降和关节排列异常。例如髋关节 OA，常会出现屈髋肌短缩和屈伸肌群肌力下降（表 12-4，图 12-5）全身肌肉骨骼系统的检查能够发现这些因素的改变。充分考虑那些 ROM 受限能够通过物理治疗干预得到改善提高，这些也是在目标设定中应该解决的活动受限。

当目标设定时，关节软骨的维护依赖于关节运动[36]，被动、主动和主动助力关节活动被作为确保受累关节的全范围活动的训练。在可能的情况下，选择能增加 ROM 使用的练习，这样负荷就可以分布在更大的关节软骨表面区域，从而减少局部负荷。

被动关节活动度训练较少用到，除了那些关节活动受限急剧恶化、严重的肌无力和炎症 RA 患者，这些患者需要休息和小强度的主动活动。为了避免肌肉挛缩和维持全范围关节活动，每天需要进行 1~2 次轻柔的全范围被动关节活动训练，被动活动次数太多可能会导致炎症增加[40]。RA 患者所有阶段和 OA 患者，应每天进行受累关节的主动活动度训练[43]。

若因肌力过弱不能主动完成全范围关节活动时，需要由另一个人或另一侧肢体进行协助以达到全范围活动的目的。一般情况下，患者从每天做 1~5 次开始，逐渐增加到每天 10 次。

当因肌肉短缩导致 ROM 受限时，只要关节稳定就要进行被动牵伸（自我牵伸或门诊部进行均可）。第 7 章提到的关于近端和远端关节稳定性的注意事项中指出，避免对上下关节面造成太大的压力，对于这部分人群来讲相关肌肉的功能很重要。在肌肉、肌腱和韧带受损的 RA 患者中，轻柔的主动 ROM 训练是更可取的。考虑到安全因素，患者在进行主动 ROM 训练时需要保证处于安全体位，避免出现摔倒、肢体不受控制、力量不足的情况。

RA 患者的颈椎会出现韧带松弛，在给其做牵伸训练时应特别注意。更多注意事项已在“韧带或关节囊松弛部位牵伸训练的注意事项”这一

表 12-4 OA 与 RA 关节活动受限的常见问题

关节	活动受限	牵伸	强化
髋(OA/RA)	所有平面均受限,尤其是内旋和伸展	屈肌 伸肌 内外旋肌群 阔筋膜张肌	外展肌 伸肌
膝(OA/RA)	伸展	腘绳肌(股四头肌)	股四头肌
踝足(RA)	踝背屈 MTP 屈 PIP 伸	踝背屈肌与跖屈肌 跗骨内外翻肌 趾屈肌和伸肌	趾屈伸肌群 胫骨后肌 外展肌
肩(RA)	外展 前屈 内外旋	注意紊乱的关节 PROM、AAROM、AROM	外旋 肱二头肌 肱三头肌
肘(RA)	早期屈曲功能丧失	注意紊乱的关节 PROM、AAROM、AROM	肱二头肌 肱三头肌
手腕(RA)	MCP 屈 腕关节屈 拇指外展	注意紊乱的关节 腕关节 ADL 拉伸前臂屈伸以及旋前旋后肌群、掌内肌群	指伸肌 腕伸肌

注:AAROM. 主动 - 助力关节活动;AROM. 主动关节活动;MCP. 掌指关节;MTP. 跖趾关节;OA. 骨性关节炎;PIP. 近端趾间关节;PROM. 被动关节活动;RA. 风湿性关节炎;ROM. 关节活动度;ADL. 日常生活能力

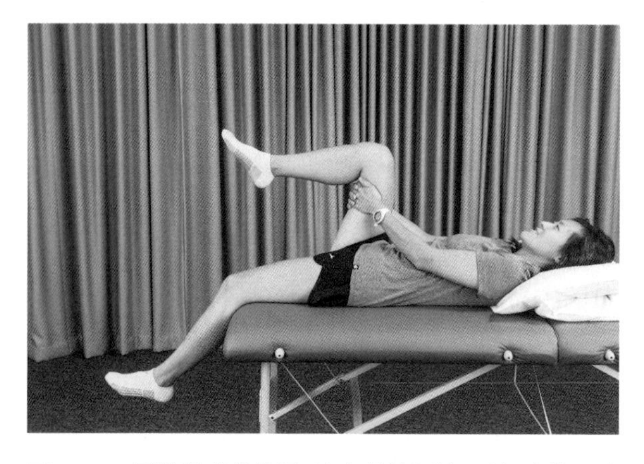

图 12-5 屈髋肌群的伸展,注意保护腰椎、对侧肢体和肢体远端关节

章详细描述。

RA 长时间晨僵或 OA 短暂晨僵(<0.5h)的患者将受益于针对僵硬部位的关节活动度训练和牵伸。患者可以在晚间睡前或在晨起洗完热水澡后做此训练、也可以这两个时间段都做。

指导患者学会自我训练方法作为家庭训练方案的一部分,对于那些因关节囊挛缩而活动受限但不处于急性应激阶段的 OA 患者或骨疾患者是有益的[44]。(自我管理 12-1)。RA 患者的关节囊紧张是因为关节肿胀炎症组织张力增加,并常伴有组织功能减退,应避免以上训练。当关节稳定时,在进行主被动 ROM 训练前,由有经验的治疗师先对关节进行 1 级的关节松动手法,将会是十分有益的(见第 7 章)。

自我管理 12-1

肩关节的自我训练

目的:牵伸肩关节周围导致活动度受限较紧的肌肉和关节囊

体位:如图,坐在靠背椅上,腋下垫毛巾

训练技巧:手臂自然下垂,另一侧手握住肘关节稍上方,重复进行轻轻的有节奏的下拉动作,以达到放松肩关节肌肉的目的

运动量:

次数:________________

频率:________________

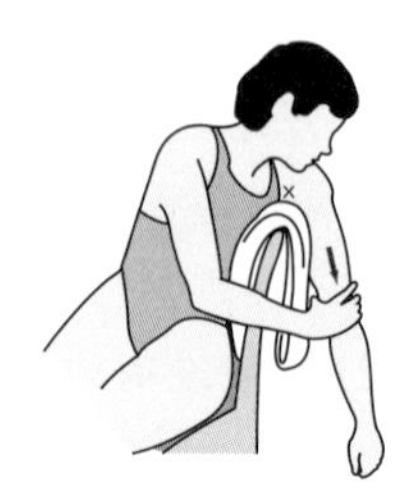

受损肌肉的功能

受累关节周围的肌力不平衡,导致了关节活

动度的降低，活动度降低也会反过来影响到肌肉本身。

重建关节周围肌力平衡时，增强弱化肌肉的肌力很重要，可以通过等长、等张或等速进行肌力训练(见第 5 章)。每种训练方式对于关节炎康复都有一定的作用，但要根据受损关节的具体情况进行。等速肌力训练仪更多是在医院里提供，对于患者自我训练方案来说不太实际，在此不做讨论(知识拓展 12-6)。

知识拓展 12-6

1. 之前的 OA 患者检查发现左膝主动、被动伸展均受限，并伴有活动末端疼痛，如何通过体格检查判断左膝活动受限的原因

2. 为膝关节周围软组织僵硬患者制订运动处方时，需对患者提供哪些运动防护指导

3. 病例 RA-1 患者主诉晨起全身疼痛和僵硬，对此患者将给出怎样的建议

4. 病例 RA-1 的患者由于急性发作症状卧床不起，为了保持她肩关节的活动度，将会给其家人怎样的照护建议？若她手指关节受累，建议有何不同

5. 病例 OA 和病例 RA-1 的患者都因关节囊紧张导致活动度减少，康复建议与 RA-2 患者有何不同

等长肌力训练

等长肌力训练在两种关节炎的急性期都是最合适的，但要注意避免加剧关节内炎症。

RA 的等长肌力训练 以下是对处于 RA 急性期患者的建议：

- 支持和限制使用受累关节。
- 良姿位摆放防止畸形。
- 每日进行 1~2 次大关节的被动活动。
- 每日进行 1~2 次小关节的主动活动。

这一阶段，要重点预防肌肉萎缩，在患者卧床休息时肌力会明显下降[45](证据与研究 12-5)。因为等长收缩与关节最小剪切力和关节内压力有关[46]，所以此种形式常常在疾病的急性和亚急性期作为运动锻炼的方式。单次 2/3 最大肌力保持 6 秒的等长训练，就能提高普通人的肌力。每周 3 次最大力量的等长肌力训练，每次 3 组，组间间隔 20 秒，能增强 RA 患者肌力[40,47]，但确定是最大力量的等长肌力训练会导致血压升高，因此应考虑亚极量水平的等长肌力收缩。

证据与研究 12-5

10 天的卧床休息导致了膝关节角速度为每秒 60° 的最大伸膝力量和等长伸膝肌力的明显减弱[48]。Drummond 等人发现[49]，7 天的卧床休息可以使腿部的肌肉减少 4% 并且增加身体的炎症反应能力。在功能上，患者表现出爬楼梯、最大有氧能力、平地转移试验、5 分钟步行时间和从椅子上站起等能力的下降[48]。

Gerber 和 Hicks 提出了既能增加肌力又不使血压明显升高的简易的等长训练方法(BRIME)[50]，等长收缩 1~6 次，维持 3~6 秒，间隔 20 秒(自我管理 12-2)。

自我管理 12-2

简易等长训练 - 股四头肌等长收缩

目的：膝关节急性炎症期维持或略微增加股四头肌肌力，同时保证关节得到充足的休息、避免血压增高

体位：背靠墙坐位或仰卧位，膝一侧屈曲，另一侧伸直

训练：收紧伸直那一侧腿的股四头肌

技巧：不增加疼痛的强度

保持 3~6 秒

休息 15 秒

运动量：

次数：______________________

频率：______________________

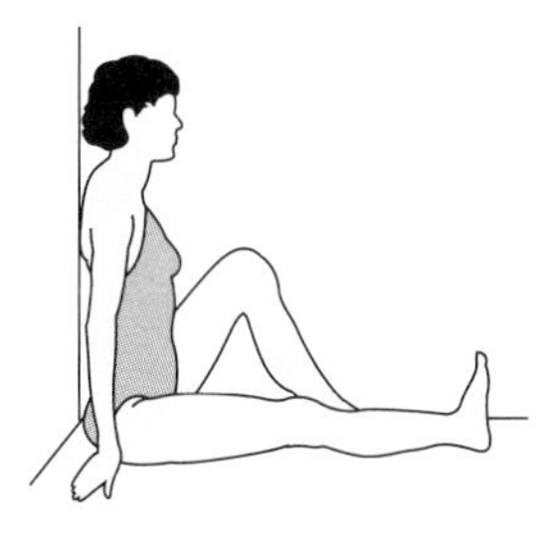

选择性地做某个角度的等长收缩训练只会增加此角度的肌力[51]，因此需要重复多角度的训练(见第 5 章)。关节炎急性炎症期需要限制关节单一角度等长收缩，以免关节压力过大。

OA 的等长肌力训练 在剧烈疼痛的骨关节炎关节，特别是存在明显的炎症和肿胀时，预防肌肉萎缩训练时应注意减少关节内压力和剪切力，此阶段一般会选择等长肌力训练。注意事项同

RA患者，需考虑控制血压时，适宜进行简易等长收缩训练（选择性干预12-1）。

选择性干预12-1

手推膝关节

学习病例 NO.11

虽然病例中的患者需要其他章节提供综合的干预措施，这里只介绍一种，而且从早期康复到中期都需要进行

运动方式：站立位手推膝盖

目的：强化髋外展肌（单脚站立）和腹肌

运动控制的阶段：稳定性

方式：水中运动

体位：背靠墙单足站立，骨盆略前倾保持腰椎力线。倾斜时腰椎成一直线。对侧屈膝、屈髋约90°

动作：用手对抗屈曲的髋关节，按压膝关节进行等长收缩，在训练过程中始终保持脊柱中立位，数三下再回到起始位置

强度：重复每侧5~7次，2~3组出现劳累

运动解析：单脚站立时髋外展肌群用于保持的冠状面骨盆位置，而腹肌在进行等长运动时保持骨盆倾斜角度。这个训练可以在直立位进行以提高日常活动能力，但减重环境下主要是为了减轻单足站立侧肢体的负荷

急性关节炎患者进行家庭训练时，首先要做5×6秒的等长收缩来评估患者的运动反应，整日的重复的次数可能会随着病人的活动水平而变化，如果症状无加重的话，患者可以逐渐增加组和重复的次数。当急性疼痛、肿胀和炎症问题消失后，可进行等张肌力的日常训练。

动态训练

当肌肉收缩变短（如向心收缩）或变长（如离心收缩），肌肉都会产生动力，导致肌肉所跨关节的活动。动态训练的优点是能增加关节活动，以保持关节囊、韧带和肌肉柔韧性。动态训练时关节应力与关节内压力比等长训练大[34]，它适用于处于Ⅰ级、Ⅱ级的RA患者及绝大部分OA患者。

在制订运动处方时，低强度多次（至力竭）的训练和高强度低重复的训练方案都可以进行，只要活动角度不刺激关节[52-54]（证据与研究12-6）。

证据与研究12-6

Jan等人[55]研究了102名年长的OA患者高强度抗阻和低强度抗阻肌力训练的效果。与对照组相比，两组均发现力量和功能上的明显改善，高强度抗阻训练效果更好。33例患者分为干预组和对照组（快速组、慢速组或对照组），在干预组中腿部下压肌力也有类似的增加[55]。King等人[56]14位单组小样本研究，发现伴有内翻畸形生物力线紊乱的进展性OA患者，进行为期12周的高强度等速训练后依然有功能的改善。系统综述对髋关节或膝关节OA患者，高强度和低强度运动的研究表明，由于现有研究的质量不高，所以没有足够的证据来只推荐一种的运动强度[57]。

闭链运动中可以选择自由调节重量训练器、训练器械、弹力管、自身重量等作为负重方式，但要根据患者的个人需求衡量其优缺点。例如，与自由调节力量训练器相比，弹力管少见失控，但弹力管被拉长后阻力会继续增大，这与肌肉正常的力矩曲线不同。正确使用器械很重要，器械能够在身体稳定的同时活动关节，但是却不能给非常虚弱的人提供足够小的阻力。水中的环境可以在减少重力影响的同时提供阻力，但对于一些肌群来说，设计挑战性的离心收缩比较困难。自身重量训练，从微微下蹲到单腿深蹲，提供了一定的运动模式，为功能性活动打下基础。自身重量训练应穿插在功能性活动中，如步行、爬楼梯、从走到站、弯腰、下蹲等（图12-6）。包括这些通过闭链活动增加肌力的训练，治疗师在处理日常活动过程中还应考虑到由于平衡和生物力线引起的安全问题。支具、辅具和训练强度等问题也应考虑在内。抗阻方式的选择取决于患者的目前状况和治疗目标。

一般来说，从低负荷开始评估患者关节对阻力方案的反应，适当地增加方案，同时将程序个性化，以满足病人的需要。根据患者对该方案的反应，修改训练剂量（见第5章，知识拓展12-7）。

知识拓展12-7

根据以下情节选择最佳的运动方案来解决相关问题，包括肌肉收缩方式、重复次数、适当的抗阻方式（如果有的话）、牵伸和必要的注意事项

1. RA-1患者目前卧床休息，处于急性发作期，关节疼痛肿胀、有疲劳、肌炎等系统性反应。为其制订安全、合理、常规的训练方案以维持其股四头肌肌力（注意因韧带松弛导致膝过伸）

2. OA患者上下楼梯困难，因疼痛和感觉减

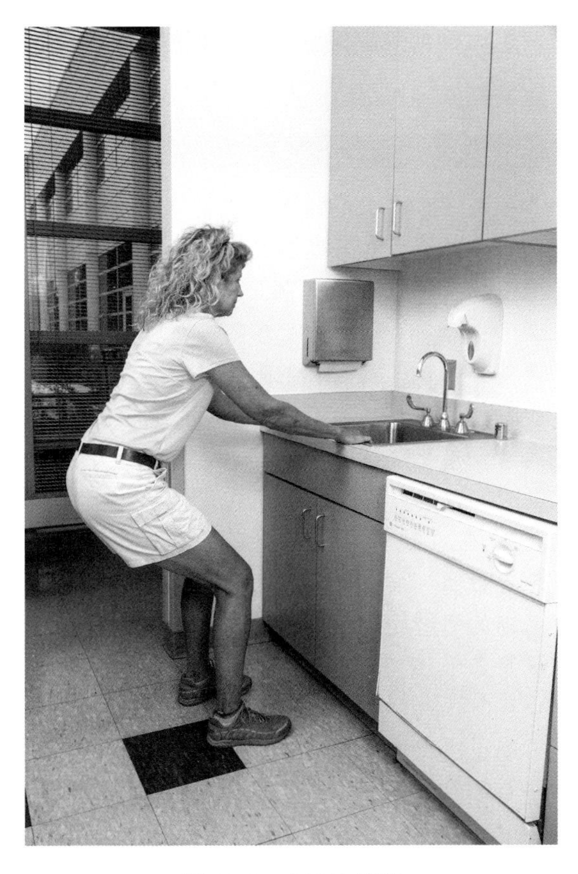

图 12-6 水池边半蹲

退出现跛行

3. RA-2 因其手部无力和肘关节的疼痛，患者推较重的门、推紧急刹车推杆，书写超过 8~10 分钟等活动变得越来越困难

4. 列出制订训练方案时需注意的事项

有氧能力下降

无论是疼痛还是废用机制抑或是疾病过程本身，OA 和 RA 患者的心肺功能都会受到负面影响。与正常人相比关节炎患者心血管耐力、肌力、步行时间、工作能力等均有所下降[26,27,39,40]。这些患者由于活动受限可能较难进行体重控制。

处理关节炎患者心血管耐力降低问题的同时会带来许多益处，包括提高心肺功能和耐力[53]、提高健康意识[38,58]和控制体重和增加步行距离[43]（见第 6 章）。对于 OA 和 RA 患者，心血管功能训练应该是主体部分。

模式

无论是 OA 或 RA 患者设计心血管功能训练涉及下肢负重关节时，需要减少关节的压力和震荡，以促进钙质吸收，鼓励更多的肌群参与和解决不稳定的问题。患者可多方位选择康复方法，但若患者能做自己喜欢的训练活动，那么运动方案的依从性将更好[59]。当然对于有些人来说可行性和价格因素也很重要。最重要的是患者能够把这些想法考虑到运动方案的设计中。研究表明，对于那些需要减肥或控制体重的人来说，有效的减重可以通过陆地和水中运动来实现，一些研究表明，与陆地训练相比，水中运动在整体的身体成分和新陈代谢特性方面更好[52,54,60,61]。

水是较好的训练媒介，并且对疼痛、肌力、柔韧性、抑郁和焦虑等问题都有积极影响[38,62,63]。水可以减轻关节负荷，当腰至颈部浸入水中时，身体重量远远小于陆地重量（见第 16 章），水也可以成为促进或抑制运动的媒介。

- 因不平衡或肌力缺失在陆地上不能完成的动作，在水中可以进行。
- 可使肌肉放松。
- 可通过感知觉刺激提高痛阈。

水中疗法在课程训练或家庭娱乐时可促进社会交流，这对那些因自己身体功能活动参与受限导致社交障碍的患者来说是一个额外的益处。

在浅水池里行走、在深水区滑水、骑自行车或跑步，水中训练课程或游泳都可以改善心血管功能（证据与研究 12-7）。游泳训练最好是由专业人员指导，这样可避免背部、颈、肩等部位出现异常运动模式。对于患有颈椎病的人群，游泳时使用换气管和游泳面罩会更好。仰卧的打水动作和仰泳的基本动作可以使脊柱保持在中立位，游泳初学者在游泳时可以较容易执行。

证据与研究 12-7

大量关于水中跑步、步行和骑自行车的研究已经完成，尽管大多数研究都没有个体的病理研究。Hall 等人[64]对 15 位处于第 1 和第 2 阶段的 RA 患者进行研究，比较水中跑步机步行（浸入剑突位置）和陆地跑步机步行对心肺功能影响效果。结果表明，心率和自感用力评分（RPE）随速度的增加而增加，而 RPE 在水中评分与陆地相比更高。在一个给定的氧耗水平上，HR 比在陆地上大约提高每分钟 9 次，而 RPE 则高出 1~2 分。水下跑步机每小时 4.5 千米，可以充分达到陆地跑步机类似的能量要求。请注意，这种浸入水平的 HR 反应与典型的深水跑步的 HR 反应截然不同（见第 16 章）

功率自行车或普通自行车可以用来提高OA和RA患者的肌力和心血管功能。自行车初骑者因稳定和环境因素的问题,应考虑骑行固定功率自行车并控制好初始运动量。多种多样的自行车可供锻炼使用,它们有着不同的设计和特点。先让患者在不同的自行车上锻炼,可以帮助确定最适合他们的类型。它还为理疗师提供了一个机会,让他们通过确保最小的关节压力、最佳的姿势及对患者的支持程度讨论自行车的适合度。适当的时候,在患者的目标之内可以采用娱乐性自行车运动。步行训练可以提高心血管耐力,多项研究表明健身走对关节炎患者有更多益处,包括疼痛的减少、柔韧性和力量的增加,功能的加强[38,65-68]。平衡、安全性及目前功能等级的综合评估是建议鞋子的穿着、评估地面行走的可行性和决定活动进阶的必要条件。许多社区都会有学校里的橡胶跑道,是很理想的训练场地,因为达到了地面的减震级别,能够较容易地衡量距离,且不受交通状况影响,当疲劳时可以很容易打一辆车回家。许多购物中心会在开业前几小时就清理走道,天气不好或想增加社交机会的话这会是个理想的地方,同时商场里有很多休息的地方。不论是在跑道还是逛商场时戴着耳机听音乐,都会比在公共交通区域(必须注意车辆往来)这样做更安全。但是这些训练方式不是毫无风险的,因为跌倒的可能性一直都在,当有平衡问题时可考虑使用辅助装置和拐杖。

跑步机、越野滑雪器械和弹跳装置(如蹦床)都是低强度、负重运动。这些器械训练需要比室外或商场步行更高的灵敏性、平衡性和协调性。不论选择何种训练方式,交叉训练能避免枯燥,锻炼到不同肌群,还可以改变不同阶段的关节压力。还应考虑可在同一练习过程中使用不同的设备。

训练强度

在训练阶段修改运动强度,患者需要学会HR监控或可信度较高的伯格疲劳量表进行等级监控[69](见第6章)。患者还必须能看懂自己的运动训练参数。疾病的同一阶段身体虚弱的患者比身体条件较好、较为年轻的及相对健康个体需要更高比例的有氧能力。确保监控锻炼的HR和RPE,同时监控疲劳程度。低于HR推荐值的训练会使有氧能力和症状的恢复受到限制[30](证据与研究12-8)。因此,最好的方法就是密切监测运动锻炼以确保足够的强度,同时保护患者不过度运动。

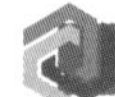 证据与研究 12-8

一组220名RA的患者被随机分为对照组、班级指导锻炼组和家庭自行锻炼组。这些锻炼组在12周内,每周3次低强度的有氧运动,不管是在课堂上指导,还是在家里自己看视频学习。参与者被告知他们的目标HR并需要在耐受范围内逐步增加HR。12周后,两组锻炼组在没有增加疾病活动度的情况下,其步行时间和握力方面都有显著的改善。有氧体适能在班级锻炼组中改善最明显,但在统计学上却没有显著差异性。尽管锻炼次数也一样,但在班级指导的患者比以家庭为基础的患者运动强度更高(通过HR测量)。与班级指导锻炼组相比,家庭锻炼组症状改善程度较小[30]。

不论哪种心血管功能训练形式,都要让患者觉得有趣和满意,这是维持或重获能力的很重要的一个环节,因为训练越接近患者预期目标,训练效果越好。

运动处方制订和修改的注意事项

不同类型关节炎患者的病损情况对于制订安全、有效的康复训练方案来说是一个特殊的挑战。这些症状可能是关节炎症、韧带松弛、畸形或RA的系统性疾病,运动时需注意。两种疾病中若出现疼痛都会影响功能或康复训练,必须通过运动锻炼、活动调整、治疗性干预和健康教育等方式及时处理。

当要确诊需要运动性治疗来解决受损问题时,要考虑到最初评估的所有阳性结果,处方的差异性由这些阳性结果决定,注意事项应包含以下部分。

- 当韧带或关节囊松弛时进行力量训练需保护关节。
  - 例:当膝关节内侧不稳定存在时,应避免膝关节内翻负荷。
- 当夹板固定、习惯性动作或疼痛受限导致一个或多个关节周围肌群肌力减退时要恢复肌肉的均衡性。
  - 例:加强胸椎周围的肩胛稳定肌力量练习以改善颈椎关节炎患者的姿势。
- 纠正特殊的关节运动模式。

  - 例:手臂抬高时注意肩胛骨稳定性和正常的肩部姿势,防止肩部过度上抬。
- 恢复功能活动。
  - 例:从坐到站或上下楼梯。
- 运动中和运动后要治疗疼痛和炎症。
  - 例:冰敷、软组织松动术、Ⅰ和Ⅱ级关节松动术。
- 重视系统性变量,如疲劳程度、关节应激和心血管功能,特别是 RA 患者。
  - 例:可以把训练方案分解成几个小的训练片段。

关节不稳

韧带松弛、肌肉萎缩或骨关节畸形导致的关节不稳都会影响受累关节(见图 12-1 和图 12-2),必须要仔细地检查与评估。强化不稳定关节周围的肌肉时可以在不过伸的情况下增加稳定性,但增加关节负荷是不合时宜的,因为这样会增加关节的不稳定。例如膝内外侧副韧带松弛时,进行动态的内收外展肌的强化训练时把阻力放在膝关节附近,就不会增大膝关节压力,而不是放在脚踝处(图 12-7)。其他保护方法可以用膝关节支持带,邻近的肌肉能固定膝关节使其保持良好对线的前提下可采用闭链运动,且负重是在关节可承受范围内。

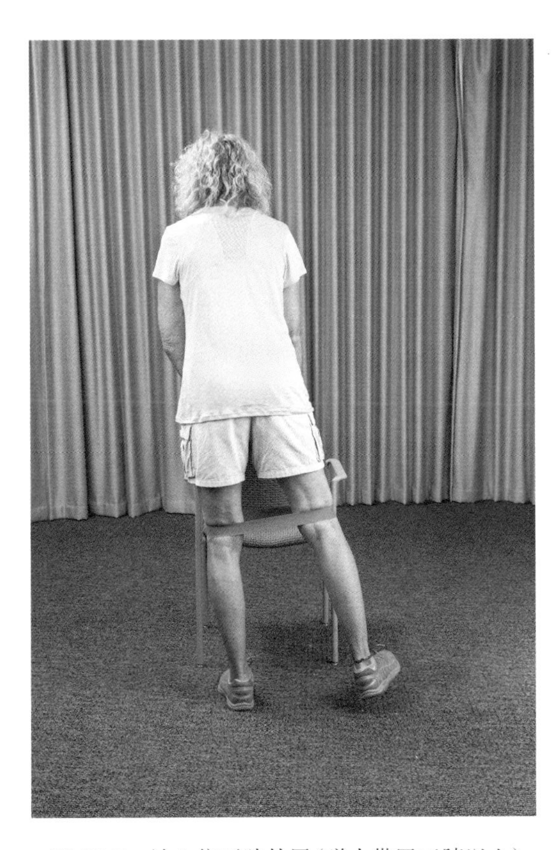

图 12-7 站立位下肢外展(弹力带置于膝以上)

手足小关节韧带松弛是因为 RA 的侵蚀造成的,或 OA 患者因为软骨磨损和骨刺形成导致的不对称的关节畸形,这些情况在制订运动处方时都要考虑到,患者 ADL 中需要保护关节。

手、足关节和膝关节的功能恢复比较困难,因为这些关节附近肌肉的力臂跨关节,常常会造成韧带松弛。为了改善这些关节的功能进行运动干预时常需要与环形夹板、支具、足部矫形器或矫形鞋、药物、不同治疗方式和适配仪器相结合。例如使用钢笔、厨房刀具、杠杆、纽扣(包括键盘)等手功能康复,可以尝试把肌肉强化和安全的功能性训练结合起来(图 12-8)。上颈段关节活动时韧带稳定是安全的关键因素,RA 会影响上、中颈段(C5 和 C6 节段)的韧带和齿突的破坏[70]。任何有上颈段不稳和放射性疼痛症状的患者应予以固定。有 RA 病史而无颈椎不稳客观症状的患者,应告知任何颈椎关节活动度训练导致口周麻木、跌倒、双侧或四肢感觉异常、眼球震颤时应立即停止运动,并咨询医生[40]。

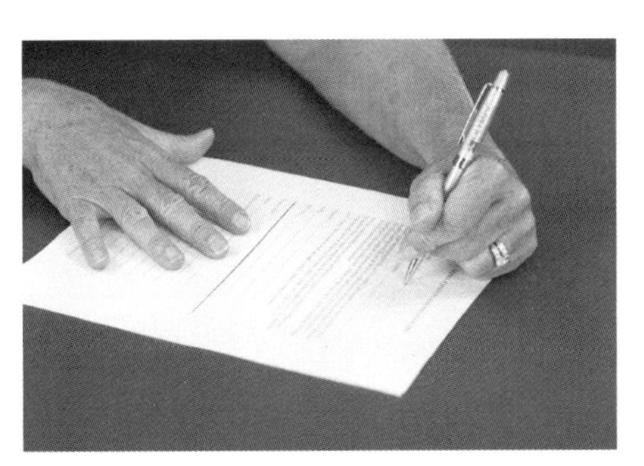

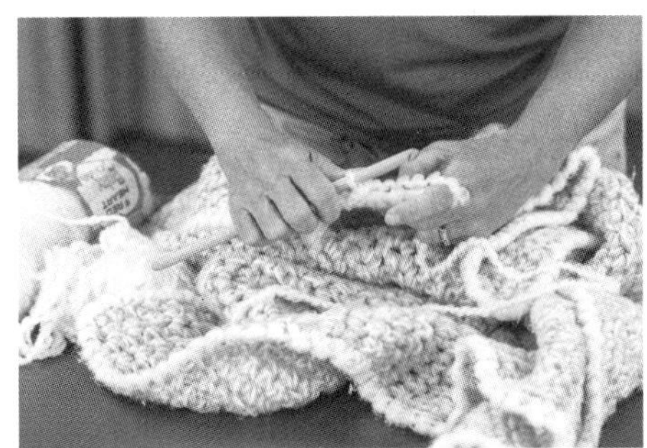

图 12-8 关节炎的患者手指功能训练。重要的是要把功能活动(例如写作、钩编、钢琴)列入治疗计划

关节保护

可以通过减负、减少冲击、调整对位对线等方法来保护关节。除了使用夹板和支具,以下的方

式也能减少关节应力。

- 通过使用辅助设备减少关节负重(如髋关节置换术后,在对侧使用拐杖可以减轻患侧关节应力反应,但是增加了对侧的负荷)[71-73]。
- 减轻承重关节的冲击力,尽管添加减震鞋垫的效果已经被质疑[74,75]。
- 使用水媒介或减重设备[71](如 Alter-G)、诊所设备。

对于有关节疾病的人来说,减重是他们运动的主要目标,也是训练计划的主要内容。肥胖是进展成为 OA 的主要因素,体重每减 0.5kg(1 磅)可以减少每步膝关节 2kg(4 磅)的负荷[76,77]。强化肌力和恢复反应性保护机制可以增加关节保护,把关节的对线调整到正常的中立位能够更均匀地分散关节受到的压力[78]。

选择不会给关节加压的工具(当腕或指关节不稳定,在上肢强化训练时使用护腕能更好地保护关节),患者为了确保关节稳定需要足够低的阻力(对于虚弱的患者有些器械的最小负荷对其来说也过重),鼓励患者使用生理模式(如肩关节外展肌的强化训练要在肩外旋位做),因为这样运动时更安全。理解了关节健康的必要因素后,治疗师就能为不健康的关节制订治疗计划,避免它们在增加关节稳定性时使关节受力过大(知识拓展 12-8)。

知识拓展 12-8

1. 病例 OA 的患者希望你制订一个心血管功能训练方案来进行减重和改善高血压。制订一个可行性方案,使之能够达到和朋友一起打高尔夫的目标,设定靶心率并教会其如何监测,列出注意事项

2. RA-1 患者有心血管功能失调的症状(200 步的行走量就出现心率和呼吸加快)。设计一个可行性有氧训练计划,还有会判断自己的运动功能水平、列出注意事项和建议使用的防护装置

综合多种治疗方式来保存体力

情况更复杂更严重的关节炎患者,可能需要一个由风湿病专家、骨科医师、心理医生、职业顾问、支具师、护工、足科医生、营养师、作业治疗师、物理治疗师组成的专业团队。团队也要考虑患者的时间、精力、经济来源等因素。应避免方案的千篇一律,方案应该是可行性的、积极的功能康复。

患者教育

长期受疾病困扰的患者应教会其了解其治疗时的具体状况,应该通过社区资源如关节基金会等为其提供如何自助的文字和信息,有些治疗有时应该由家属或看护人来做,在参与治疗的过程中既学到了技术又问了很多问题,可以提高时间的利用率。

对治疗师来说与关节炎患者一起工作是很大的挑战,这是将运动处方的理论应用于实际的机会,要求了解关节知识、肌肉病理学、需要细心、全面评估的能力、正确调整需求的能力、调动患者积极性的能力等综合能力。病人在这个过程中提高了生活质量。

要点

- 运动能缓解 RA 或 OA 患者导致的功能丧失情况,并在多方面对生活质量产生积极的影响。
- 正常关节的稳定性和活动性依赖于解剖结构上的完整性,关节炎会破坏这些解剖结构进而影响其完整性和功能。
- 动力链上的一个关节的异常状态可以严重影响到同一运动链上的近端关节和一些远端关节及对侧关节。当评估时,运动处方应考虑到这些关节。
- 关节炎患者出现疼痛是很普遍的现象,运动处方中通过合理治疗方式、安全的关节对线、支具、正确的步态等来治疗疼痛是必要的环节。
- 要保持关节健康必须要有关节活动。被动、主动助力、主动的关节活动度是否适宜,选择哪种方式取决于关节的病损程度和关节炎症所处的阶段。
- 等长肌力训练对于保持受累关节周围肌力很有效,应用 BRIMEs 时不会增加患者炎症反应,也不会使血压升高。
- 动态肌力训练的优点是通过全范围关节活动来增强肌力、增加软骨营养供给。注意事项必须要记清楚,尤其是增强不稳定关节周围肌力时。
- 对于关节炎患者来说,心血管功能很必要,因为它能提高生活质量,根据特定的指导方案,

制作出的运动训练方案就不会使现有病情加重。

- 由于炎症的存在和关节的不稳定，运动处方必须要有防护措施，如关节支持固定、非震荡性运动、联合的治疗方案、正确的步态等。
- 患者能否坚持训练一般取决于方案的可行度高不高，还有他们对治疗师提出的目标是否能够达到。鉴于这个原因，治疗师制订有效的治疗处方时必须要意识到患者的信任度和目标需求。

辨析

1. 第七单元病例3

a. 假设此患者腰椎和膝关节患有中度的骨关节炎和髋关节轻度关节炎，创建三种不同的锻炼方法来解决有限的下肢耐力。你会关注哪些肌群，为什么？

b. 1周后，患者回到了物理治疗室，朋友告诉她为了让腿部更强壮，她应该每天来回爬15级台阶，每天10次。她现在的膝关节肿胀，且比第一次就诊时更疼。此时会给出怎样的建议，为什么？原有的运动训练计划需要更改么？

c. 你如何设计一个步行计划来改善她的活动受限情况连同其他各种受损的解决方案。如何进阶？哪些关键征象表明训练计划加重了她的关节炎？

2. 第七单元病例7

a. 根据所给患者的主动和被动关节活动度，列出应关注的活动受限情况。理解这是患者的主观愿望、需要优先解决的问题，并把它们分为最重要的、中等重要的、最不重要的三组，以恢复正常的活动模式。

b. 设计两种不同的锻炼方式来解决最重要和中等重要的活动受限。根据其被动活动受限情况，如何建议患者的练习强度和疼痛程度，为什么？

c. 肌力训练方案中应首先加强哪些肌群的练习？立即进行肌力训练吗？为什么？如果可立即进行，请列出三种开始练习的方式。

参考文献

1. Musumeci G, Szychlinska MA, Mobasheri A. Age-related degeneration of articular cartilage in the pathogenesis of osteoarthritis: molecular markers of senescent chondrocytes. Histol Histopathol 2015;30(1):1–12.
2. Felson DT. Osteoarthritis as a disease of mechanics. Osteoarthr Cartil 2013;21(1):10–15.
3. Allen ME. Arthritis and adaptive walking and running. Rheum Dis Clin North Am 1990;16:887–914.
4. Minor MA. Exercise in the management of osteoarthritis of the knee and hip. Arthritis Care Res 1994;7:198–204.
5. Gibofsky A. Overview of epidemiology, pathophysiology, and diagnosis of rheumatoid arthritis. Am J Manag Care 2012;18(13, Suppl):S295–S302.
6. McInnes IB, Schett G. The pathogenesis of rheumatoid arthritis. N Engl J Med 2011;365(23):2205–2219.
7. Gibofsky A. Epidemiology, pathophysiology, and diagnosis of rheumatoid arthritis: a Synopsis. Am J Managed Care 2014;20(7, Suppl):S128–S135.
8. Pincus T, Gibson K, Shmerling R. An evidence-based approach to laboratory tests in usual care of patients with rheumatoid arthritis. Clin Exp Rheumatol 2014;35:S23–S28.
9. Castrejon I, McCollum L, Tanriover M, etal. Importance of patient history and physical examination in rheumatoid arthritis compared to other chronic diseases. Arthritis Care Res 2012;64:1250–1255.
10. Pincus T, Swearington C. Erythrocyte sedimentation rate (ESR) is the least likely of Core Data Set measures to identify an "abnormal state" in new patients with RA to monitor therapeutic responses, according to 3 definitions of "abnormal state." Arthritis Rheum 2009;60:S117.
11. Pincus T, Richardson B, Strand V, etal. Relative efficiencies of the 7 rheumatoid arthritis Core Data Set measures to distinguish active from control treatments in 9 comparisons from clinical trials of 5 agents. Clin Exp Rheumatol 2014;32(5, Suppl 85):S47–S54.
12. Castrejon I, Bergman MJ, Pincus T. MDHAQ/RAPID3 to recognize improvement over 2 months in usual care of patients with osteoarthritis, systemic lupus erythematosus, spondyloarthropathy, and gout, as well as rheumatoid arthritis. J Clin Rheumatol 2013;19(4):169–174.
13. Felson DT, Anderson JJ, Boers M, etal. The American College of Rheumatology preliminary core set of disease activity measures for rheumatoid arthritis clinical trials. The Committee on Outcome Measures in Rheumatoid Arthritis Clinical Trials. Arthritis Rheum 1993;36(6):729–740.
14. Felson DT, Smolen JS, Wells G, etal. American College of Rheumatology/European League Against Rheumatism provisional definition of remission in rheumatoid arthritis for clinical trials. Arthritis Rheum 2011;63(3):573–586.
15. Pincus T, Skummer PT, Grisanti MT, etal. MDHAQ/RAPID3 can provide a roadmap or agenda for all rheumatology visits when the entire MDHAQ is completed at all patient visits and reviewed by the doctor before the encounter. Bull NYU Hosp Joint Dis 2012;70(3):177–186.
16. Aletaha D, Neogi T, Silman AJ, etal. 2010 Rheumatoid arthritis classification criteria: an American College of Rheumatology/European League Against Rheumatism collaborative initiative. Arthritis Rheum 2010;62(9):2569–2581.
17. Kaneko Y, Takeuchi T. A paradigm shift in rheumatoid arthritis over the past decade. Intern Med (Tokyo, Jpn) 2014;53(17):1895–1903.
18. Arnett FC, Edworthy SM, Bloch DA, etal. The American Rheumatism Association 1987 revised criteria for the classification of rheumatoid arthritis. Arthritis Rheum 1988;31(3):315–324.
19. Turesson C, McClelland RL, Christianson T, etal. Clustering of extraarticular manifestations in patients with rheumatoid arthritis. J Rheumatol 2008;35(1):179–180.
20. Picerno V, Ferro F, Adinolfi A, etal. One year in review: the pathogenesis of rheumatoid arthritis. Clin Exp Rheumatol 2015;33(4):551–558.
21. Fahrer H, Rentsch HU, Gerber NJ, etal. Knee effusion and reflex inhibition of the quadriceps. J Bone Joint Surg Br 1988;70:635–638.
22. Sirca A, Susec-Michiel M. Selective type II fiber muscular atrophy in patients with osteoarthritis of the hip. J Neurol Sci 1980;44:149–159.
23. Lankhorst GJ, van de Stadt RJ, Van der Korst JK. The relationship of functional capacity, pain and isometric and isokinetic torque in osteoarthrosis of the knee. Scand J Rehabil Med 1985;17:167–172.

24. Felson DT, Zhang Y, Anthony JM, etal. Weight loss reduces the risk for symptomatic knee osteoarthritis in women. Ann Intern Med 1992;117:535–539.
25. Nordesjo LO, Nordgren B, Wigren A, etal. Isometric strength and endurance in patients with severe rheumatoid arthritis or osteoarthritis in the knee joints. Scand J Rheumatol 1983;12:152–156.
26. Fisher NM, Pendergast DR, Gresham GE, et al. Muscle rehabilitation: its effect on muscular and functional performance of patients with knee osteoarthritis. Arch Phys Med Rehabil 1991;72:367–374.
27. Bland JH, Cooper SM. Osteoarthritis: a review of the cell biology involved and evidence for reversibility. Management rationally related to known genesis and pathophysiology. Semin Arthritis Rheum 1984;14:106–132.
28. Sokka T, Hakkinen A, Kautiainen H, etal. Physical inactivity in patients with rheumatoid arthritis: data from twenty-one countries in a cross-sectional, international study. Arthritis Rheum 2008;59(1):42–50.
29. Bartels EM, Lund H, Hagen KB, et al. Aquatic exercise for the treatment of knee and hip osteoarthritis. Cochrane Database Syst Rev 2007;(4):CD005523. doi:10.1002/14651858.CD005523.pub2.
30. Neuberger GH, Aaronson LS, Gajewski B, et al. Predictors of exercise and effect of exercise on symptoms, function, aerobic fitness, and disease outcomes of rheumatoid arthritis. Arthritis Rheum 2007;57:943–952.
31. Bulthuis Y, Drossaers-Bakker W, Taal E, et al. Arthritis patients show long-term benefits from 3 weeks intensive exercise training directly following hospital discharge. Rheumatology 2007;46:1712–1717.
32. Hurkmans E, van der Giesen FJ, Vliet Vlieland TP, etal. Dynamic exercise programs (aerobic capacity and/or muscle strength training) in patients with rheumatoid arthritis. Cochrane Database Syst Rev 2009;(4):CD006853.
33. Iversen MD, Brawerman M, Iversen CN. Recommendations and the state of the evidence for physical activity interventions for adults with rheumatoid arthritis: 2007 to present. Int J Clin Rheumatol 2012;7(5):489–503.
34. Cooney JK, Law RJ, Matschke V, etal. Benefits of exercise in rheumatoid arthritis. J Aging Res 2011;2011:681640.
35. Lorig K, Fries JF. The Arthritis Help Book. 4th Ed. Reading, MA: Addison-Wesley, 1995:124.
36. Kortebein P, Symons TB, Ferrando A, etal. Functional impact of 10 days of bed rest in healthy older adults. J Gerontol A Biol Sci Med Sci 2008;63(10):1076–1081.
37. Jayson MIV, Dixon SJ. Intra-articular pressure in rheumatoid arthritis of the knee. Part III: pressure changes during joint use. Ann Rheum Dis 1970;29:401–408.
38. Kessler RM, Hertling D. Management of Common Musculoskeletal Disorders. Philadelphia, PA: Harper & Row, 1983:10–50.
39. Machover S, Sapecky AJ. Effect of isometric exercise on the quadriceps muscle in patients with rheumatoid arthritis. Arch Phys Med Rehabil 1966;47:737–741.
40. Nikolaus S, Bode C, Taal E, etal. Fatigue and factors related to fatigue in rheumatoid arthritis: a systematic review. Arthritis Care Res 2013;65(7):1128–1146.
41. Musumeci G. Effects of exercise on physical limitations and fatigue in rheumatic diseases. World J Orthop 2015;6(10):762–769.
42. Danneskiold-Samsoe B, Grimby G. The relationship between the leg muscle strength and physical capacity in patients with rheumatoid arthritis with reference to the influence of corticosteroids. Clin Rheumatol 1986;5:468–474.
43. Edstrom L, Nordemar R. Differential changes in type I and type II muscle fibers in rheumatoid arthritis. Scand J Rheumatol 1974;3:155–160.
44. Minor MA, Hewett JE, Webel RR, etal. Efficacy of physical conditioning exercises in patients with rheumatoid arthritis and osteoarthritis. Arthritis Rheum 1989;32:1396–1405.
45. Stenstrom C. Therapeutic exercise in rheumatoid arthritis. Arthritis Care Res 1994;7:190–197.
46. Hicks JE. Exercise in patients with inflammatory arthritis and connective tissue disease. Rheum Dis Clin North Am 1990;16:845–870.
47. Minor MA, Westby MD. Rest and Exercise in Clinical Care in the Rheumatic Diseases. 2nd Ed. Atlanta: American College of Rheumatology, 2001:179–184.
48. Coker RH, Hays NP, Williams RH, etal. Bed rest promotes reductions in walking speed, functional parameters, and aerobic fitness in older, healthy adults. J Gerontol A Biol Sci Med Sci 2015;70(1):91–96.
49. Drummond MJ, Timmerman KL, Markofski MM, et al. Short-term bed rest increases TLR4 and IL-6 expression in skeletal muscle of older adults. Am J Physiol Regul Integr Comp Physiol 2013;305(3):R216–R223.
50. Gerber L, Hicks J. Exercise in the rheumatic diseases. In: Basmajian JV, ed. Therapeutic Exercise. Baltimore, MD: Williams & Wilkins, 1990:333.
51. McCubbin JA. Resistance exercise training for persons with arthritis. Rheum Dis Clin North Am 1990;16:931–943.
52. Regnaux JP, Lefevre-Colau MM, Trinquart L, et al. High-intensity versus low-intensity physical activity or exercise in people with hip or knee osteoarthritis. Cochrane Database Syst Rev 2015;10:CD010203.
53. Bocalini DS, Serra AJ, Murad N, et al. Water- versus land-based exercise effects on physical fitness in older women. Geriatr Gerontol Int 2008;8(4):265–271.
54. Cox KL, Burke V, Beilin LJ, etal. A comparison of the effects of swimming and walking on body weight, fat distribution, lipids, glucose, and insulin in older women—the Sedentary Women Exercise Adherence Trial 2. Metabolism 2010;59(11):1562–1573.
55. Jan MH, Lin JJ, Liau JJ, et al. Investigation of clinical effects of high- and low-resistance training for patients with knee osteoarthritis: a randomized controlled trial. Phys Ther 2008;88(4):427–436.
56. Sayers SP, Gibson K, Cook CR. Effect of high-speed power training on muscle performance, function, and pain in older adults with knee osteoarthritis: a pilot investigation. Arthritis Care Res (Hoboken) 2012;64(1):46–53.
57. King LK, Birmingham TB, Kean CO, etal. Resistance training for medial compartment knee osteoarthritis and malalignment. Med Sci Sports Exerc 2008;40(8):1376–1384.
58. Danneskiold-Samsoe K, Lyngberg K, Risum T, et al. The effect of water exercise therapy given to patients with rheumatoid arthritis. Scand J Rehabil Med 1987;19:31–35.
59. Jensen GM, Lorish CD. Promoting patient cooperation with exercise programs. Arthritis Care Res 1994;7:181–189.
60. Gappmaier E, Lake W, Nelson AG, etal. Aerobic exercise in water versus walking on land: effects on indices of fat reduction and weight loss of obese women. J Sports Med Phys Fitness 2006;46(4):564–569.
61. Greene NP, Lambert BS, Greene ES, etal. Comparative efficacy of water and land treadmill training for overweight or obese adults. Med Sci Sports Exerc 2009;41(9):1808–1815.
62. Basia B, Topolski T, Kinne S, etal. Does adherence make a difference? Results from a community-based aquatic exercise program. Nurs Res 2002;51:285–291.
63. Patrick DL, Ramsey SD, Spencer AC, etal. Economic evaluation of aquatic exercise for persons with osteoarthritis. Med Care 2001;39:413–424.
64. Hall J, Grant J, Blake D, etal. Cardiorespiratory responses to aquatic treadmill walking in patients with rheumatoid arthritis. Physiother Res Int 2004;9(2):59–73.
65. White DK, Tudor-Locke C, Zhang Y, et al. Daily walking and the risk of incident functional limitation in knee osteoarthritis: an observational study. Arthritis Care Res. 2014;66(9):1328–1336.
66. White DK, Tudor-Locke C, Felson DT, et al. Walking to meet physical activity guidelines in knee osteoarthritis: is 10,000 steps enough? Arch Phys Med Rehabil 2013;94(4):711–717.
67. Dias RC, Dias JM, Ramos LR. Impact of an exercise and walking protocol on quality of life for elderly people with OA of the knee. Physiother Res Int 2003;8(3):121–130.
68. Sharma L. Osteoarthritis year in review 2015: clinical. Osteoarthritis Cartil 2016;24(1):36–48.
69. Minor MA, Hewett JE, Webel RR, etal. Exercise tolerance and disease related measures in patients with rheumatoid arthritis and osteoarthritis. J Rheumatol 1988;15:905–911.
70. Anderson RJ. Rheumatoid arthritis clinical features and laboratory. In: Schumacher HR Jr, ed. Primer on the Rheumatic Diseases. 10th Ed. Atlanta: Arthritis Foundation, 1993:90–95.
71. Fang MA, Heiney C, Yentes JM, etal. Effects of contralateral versus ipsilateral cane use on gait in people with knee osteoarthritis. Pm R 2015;7(4):400–406.
72. Aragaki DR, Nasmyth MC, Schultz SC, et al. Immediate effects of contralateral and ipsilateral cane use on normal adult gait. Pm R 2009;1(3):208–213.

73. Ajemian S, Thon D, Clare P, et al. Cane-assisted gait biomechanics and electromyography after total hip arthroplasty. Arch Phys Med Rehabil 2004;85(12):1966–1971.
74. Withnall R, Eastaugh J, Freemantle N. Do shock absorbing insoles in recruits undertaking high levels of physical activity reduce lower limb injury? A randomized controlled trial. J R Soc Med 2006;99(1):32–37.
75. Hinman RS, Bennell KL. Advances in insoles and shoes for knee osteoarthritis. Curr Opin Rheumatol 2009;21(2):164–170.
76. Richmond SA, Fukuchi RK, Ezzat A, etal. Are joint injury, sport activity, physical activity, obesity, or occupational activities predictors for osteoarthritis? A systematic review. J Orthop Sports Phys Ther 2013;43(8):515–B19.
77. Messier SP, Gutekunst DJ, Davis C, etal. Weight loss reduces knee-joint loads in overweight and obese older adults with knee osteoarthritis. Arthritis Rheum 2005;52(7):2026–2032.
78. Brandt KD, Slemenda CW. Osteoarthritis epidemiology, pathology and pathogenesis. In: Schumacher HR Jr, ed. Primer on the Rheumatic Diseases. 10th Ed. Atlanta: Arthritis Foundation, 1993:184–187.

第13章

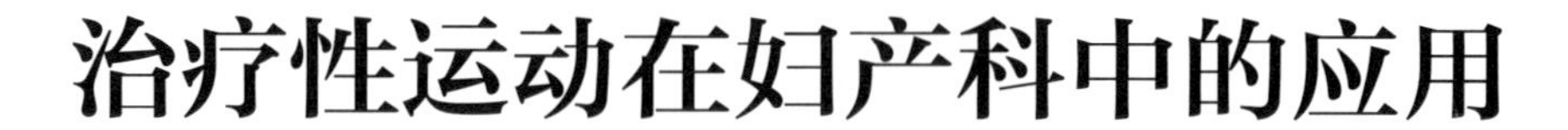

治疗性运动在妇产科中的应用

ELIZABETH A. V. BLOOM · MELISSA FISCHER ·
M. J. STRAUHAL

从怀孕那一刻起，孕妇的生理功能就出现了深刻的改变。在整个孕期和产后的数月身体系统都发生了变化，这些变化提供胎儿生长发育所需的养分及保证孕妇自身正常的新陈代谢和生理功能[1-4]需要。针对身体的这些变化，物理治疗师可设计一些对孕妇及胎儿都安全的运动疗法。

孕妇需要开具运动处方的原因如下。

- 孕前的基本状况。
- 孕期生理改变带来的各种不适，如下背痛、错误的姿势或腿抽筋等。
- 身心受益。
- 盆底肌功能紊乱。
- 防护性措施（注13-1）。

注13-1
孕期运动的益处

新陈代谢方面受益
- 维持或提高母体的新陈代谢和心肺功能
- 改善妊娠糖尿病
- 预防体重过度增加

肌肉骨骼方面受益
- 促进身体良好姿势及身体力线形成
- 预防因结缔组织松弛而导致的损伤
- 预防下背痛、腹直肌分离和小便失禁等情况
- 改善肌张力

改善孕期和产后并发症
- 降低静脉曲张、深静脉血栓（deep venous thrombosis，DVT）、下肢水肿和腿抽筋的风险
- 降低因高雌性激素导致的骨质疏松风险
- 心理方面——改善心情、提高身体认知度、增强自尊心、减少产后抑郁

产程中受益
- 提供孕期体力、耐力，降低痛感，缓解紧张
- 促进产后的恢复
- 减少推迟分娩的概率

（以上内容来自于参考文献6，7，44，70，126，160，和195）

孕期，物理治疗师可以借此机会给孕妇们灌输有利于胎儿和孕妇的正确生活方式的概念。在孕期，运动疗法可以即刻成为重要的干预手段，对于以后预防功能障碍和疾病也扮演着重要角色。如今，美国妇产科医师学会（the American College of Obstetricians and Gynecologists，ACOG）建议所有无内科或产科并发症的孕妇，尽可能多的每天进行30分钟或以上的中等强度的身体活动[5]。

孕期的生理变化

孕妇的内分泌系统、心血管系统、呼吸系统及肌肉骨骼系统均发生了生理性改变。

内分泌系统

内分泌系统分泌激素调节软组织和平滑肌功能，增加韧带和关节柔韧性，减少平滑肌张力。雌激素及黄体酮的分泌会导致液体潴留及子宫和乳腺的增生，还可能导致关节和韧带的松弛及平滑肌张力的减少。激素水平的改变，也会导致胃肠功能的改变[3]。恶心、呕吐、食欲缺乏、便秘、乏力和胸部灼烧感等不适感会影响孕妇的活动能力和运动锻炼的积极性（证据与研究13-1）。

证据与研究 13-1

研究表明，在正常怀孕期间（即孕38~42周时生产），基础代谢率会增加15%~30%[1-4,6]。孕妇每天需要增加大约300千卡的热量来满足新陈代谢的需要[1,2,4]。如果孕妇进行运动锻炼和哺乳（即分泌乳汁）则需要更高的热量消耗（每日升至500千卡）[1,2,7,8]。内分泌系统改变同时也影响了体温调节功能，例如在日常生活活动（ADL）中，孕妇会感到比较热，另外还会看到孕妇出汗比较多。体温调节的适应性改变在怀孕早期就出现，以保护胎儿的发育和减少运动时对孕妇造成的热应力[9]。

妊娠期糖尿病

妊娠期糖尿病（gestational diabetes mellitus，GDM）定义为妊娠期间发现或发病的因糖耐量异常引起的不同程度的高血糖[10]。全球范围内，GDM的流行呈上升趋势。在美国，高达14%的妊娠因GDM变得复杂[11]。GDM高危因素包括：高身体质量指数（BMI）、一级亲属（包括父母和兄弟姐妹）中有糖尿病患者、曾分娩过巨大儿（出生体重超过4kg）、有妊娠期糖尿病史和高龄产妇[12]。可变的危险因素则包括肥胖、缺乏运动、高脂膳食、吸烟、某些药物等[13]。有时，GDM也会发生在没有任何症状和危险因素存在的情况下，所有孕妇们都需要定时对GDM进行相应筛查并进行管理，包括合理健康的膳食、血糖水平的监控以及必要时胰岛素治疗等[7,13]。

有氧运动训练可以促进血糖利用，减少胰岛素的依赖，控制血糖水平，因此有氧运动训练在GDM的管理中起到重要的作用[7,13-23]。研究表明患有GDM的孕妇通过进行上肢力量训练比仅仅通过饮食降低血糖水平的效果要好[19,20]。体能训练可以帮助孕妇避免或者延迟胰岛素治疗[24]。

在2004年，美国糖尿病协会推荐孕妇们若没有内科或产科禁忌证都应该通过适当的运动来预防GDM[25]。Russo等人回顾综述发现与对照组相比，运动锻炼可降低28%患GDM的风险，表明了运动锻炼对管理GDM的重要性[26]。物理治疗师的运动处方应该是个性化的，对于患GDM的女性运动处方应包括对持续时间和强度的建议。低血糖指体内循环的血糖太低以至于不能供给身体所需的能量，低血糖症多是因为孕妇不能及时调整因胎儿所需的能量需求而提高的血糖水平，与运动与否无关[27]。一些孕妇会觉得多次、少量食用高蛋白和复合糖类（如谷物、水果和蔬菜），会比单纯食用高糖食物（如甜食）感觉要好[27]。患GDM的女性应该在运动前后咨询营养学家关于饮食的建议（证据与研究13-2）。

证据与研究 13-2

最近的一项meta分析表明，孕期运动锻炼可以对GDM的发展起到轻微的保护作用[28]。

即使运动对母亲血糖控制水平并没有什么改善，但是每周3~4次，每次30分钟有氧运动也可以提升GDM孕妇的心肺功能水平[15,29]。因为女性糖尿病患者中有超过50%患有GDM，她们患有心血管等并发症的可能性更大[7,30]

怀孕提供了一个很好的机会，去引导她们做运动和强调持续运动的重要性，包括产后[31,32]（知识拓展13-1）。

知识拓展 13-1

一名29岁的孕妇，怀孕32周，刚刚被诊断为GDM。如何建议其运动控制高血糖？运动对其将来健康产生怎样的影响？

心血管系统

母体血流动力学的变化包括孕期血容量增加30%~50%，峰值出现在晚孕的中期[3,7,33]。母体血容量的增加是随着胎儿的大小和胎儿的数量（如双胞胎、三胞胎）而变化的[7]。在一个正常孕妇体内，总血量的1/6是在子宫的血液系统里[3]。随着胎儿的生长，排尿量和次数会增加，从而使肾血流量增加以促进代谢废物的排出，皮肤血流量的增加有助于孕妇散热，因此孕妇会看起来脸色潮红。

贫血症

因为血浆的增加比红细胞的增加更快，导致血红蛋白含量减少[1,2,4,6,7]。红细胞、血红蛋白的不足称为贫血，在怀孕期间均被称之为生理稀释性贫血（比非孕期低15%）[7]。孕期可出现很多类型的贫血，包括缺铁性贫血、叶酸缺乏性贫血、维生素B_{12}缺乏性贫血。当铁元素缺乏生产血红蛋白不足时则会出现缺铁性贫血。缺铁性贫血是最常见的由怀孕导致的贫血类型。在怀孕期间，储存的铁会被利用加速造血，以提供给胎盘和胎儿[34-36]。在怀孕初期会出现轻微贫血的症状，包括疲劳、头晕及运动耐力降低。在孕期和哺乳期，孕妇需常规补充铁元素来预防贫血。补铁的一个不良反应就是引起便秘。通常，有氧运动可以帮助解决因摄入铁补充剂而带来的便秘[37]。

叶酸和维生素 B_{12} 是产生健康红细胞的原料，当饮食中没有足够的叶酸和维生素 B_{12} 时，红细胞的生产就会受损，从而会减少体内的氧气输送。叶酸常常需要使用补充剂以达到所需水平，维生素 B_{12} 常常存在于肉类、禽类、牛奶和鸡蛋中。

血红蛋白浓度决定了血液的携氧能力，胎盘氧交换能力受母体和胎儿的血红蛋白浓度的影响[7]。心输出量、每搏输出量和心率的改变有助于增加氧分布[7]。当孕妇运动时，会影响到了胎盘的氧交换，以适应怀孕和运动增加的氧需求。运动带来的这种生理调整对孕妇和胎儿都是有利的[9,38-42]。

影响氧分布的因素包括心输出量的增加(30%~50%)和每分钟心脏搏动的增加次数(从怀孕早期每分钟 8 次到怀孕第 32 周时每分钟 20 次[1-3,7]。在正常怀孕期间，心输出量受母亲的体重、基础代谢率及血容量、动脉血压和血管阻力的影响。

激素使全身血管阻力下降 25% 和总外周血管阻力下降 30%。这有助于平衡孕期孕妇心输出量和动脉血压(下降 5~10mmHg)[1,2,4,6]。尽管孕期血容量增加，但周围血管的扩张仍可使血压保持在正常水平[3]。详见知识拓展 13-2。

知识拓展 13-2

请描述孕妇在运动时心血管系统的改变。

高血压症

大约有 10% 的孕妇受到妊娠高血压的影响导致先兆子痫或惊厥(注 13-2)。患有妊娠高血压的孕妇，在未来患有心血管和脑血管方面疾病的概率非常高[43]。孕妇常常有久坐的习惯和超重的情况，这也会增加患慢性病的风险。有人提倡适当运动预防先兆子痫[29,44]，但由于缺乏随机对照研究其有效性尚未得到证实[45]。

最近发表的一项动物研究表明，在怀孕早期进行运动锻炼可以避免母亲受妊娠高血压的影响。理论基础是运动影响蛋白质的表达，因此可能在血管健康中起重要作用[46]。

注 13-2
孕期运动绝对禁忌症

1. 妊娠高血压(血压 >140/90mmHg)
2. 患有心脏疾病(缺血性、瓣膜疾病、风湿病或充血性心力衰竭)
3. 胎膜早破(即有脐带脱垂的风险)和羊水外漏(水中运动时尤为重要)
4. 胎盘早剥
5. 当前孕期的产前分娩史(37 周前开始分娩)
6. 复发性流产史(早期妊娠无运动，但可能后期有运动)
7. 持续性阴道出血
8. 胎儿窘迫
9. 胎儿宫内发育迟缓
10. 子宫颈机能不全
11. 前置胎盘(即子宫颈部分或全部被胎盘覆盖)
12. 血栓性静脉炎或肺栓塞
13. 急性感染
14. 先兆子痫或毒血症(即高血压合并蛋白尿或水肿)和子痫(即高血压、蛋白尿，与抽搐、意识丧失和心脏骤停有关的水肿)
15. 羊水过多(即羊水量 >2 000mL)
16. 羊水过少(即羊水含量低)
17. 严重的同种免疫接种
18. 无产前护理

参考文献来源 6,7,50,109

仰卧位低血压综合征

体位也会影响血压的改变。怀孕后期，孕妇取仰卧位时，可能会导致仰卧位低血压(supine hypotensive syndrome，SHS)(又称下腔静脉综合征)[47]。主动脉和下腔静脉可能会因为体重的增加和子宫的增大(通常在怀孕 4 个月后)而出现受压的情况。静脉血回流心脏减少，主动脉受压使血压升高，从而导致了心输出量的减少[1-4]。资料显示有很多因素可能会导致严重的 SHS[47]。SHS 的体征和症状如表 13-1 中。ACOG 建议孕妇应该避免仰卧的体位，尤其在怀孕 3 个月之后[5]。孕妇在孕期时，应鼓励侧卧位。一位专门研究 SHS 的物理治疗师认为，遵循改变体位的原理在仰卧位下进行运动锻炼，可以采取灵活多样的方法以减少 SHS 的风险(证据与研究 13-3)。

证据与研究 13-3

大概有 60% 的孕妇在孕期出现症状，但是真正患有 SHS 的只有 8%，在孕第 38 周时出现峰值[47]。Kotila 和 Lee[48] 对 2 000 名孕妇进行研究，发现患有严重 SHS 的少于 1%。一些研究报告显

表 13-1 仰卧位低血压综合征

体征	症状	较为严重的体征
苍白或发绀	软弱无力	无意识
肌肉抽搐	眩晕	失禁
呼吸急促	烦躁不安	无可触及的脉搏
喘息	恶心呕吐	无生命迹象
打哈欠	胸部和腹部疼痛不适	抽搐
出汗	视力障碍	潮式呼吸(呼吸逐步减弱以至停止和呼吸逐渐增强两者交替出现,周而复始)
皮肤湿冷	肢体麻木和感觉异常	
狂躁	头痛	
昏厥	腿部冰冷	
	虚弱	
	疲劳	
	下肢僵直	
	剧痛	

(以上内容来自于参考文献 33 和 35)

示,即使长时间的下腔静脉血流减少,子宫胎盘的灌注仍是充足的[48]。另外,研究还发现当孕妇仰卧位运动时子宫血流的变化相比仰卧位休息要少得多[49]。

最早出现的 SHS 体征是母亲的心跳增加和脉压的下降,为了适应这种状况,孕妇会下意识改变体位,即使只是轻微的体位改变[3,4,47]。当处于左侧卧位时,可获得最大的静脉血回流量和心输出量,正确的右侧斜卧位也可以减少症状[1,2,4,47]。

SHS 几乎完全局限于仰卧位姿势,但解剖异常的情况下(如双角子宫)可能会使一部分女性在侧卧位下出现症状。长期站立不动也可以使下腔静脉受压和孕期盆腔静脉回流减少和心输出量减少,这样会使静脉压力增加,导致下肢水肿和静脉曲张[3]。

作为一个物理治疗师,在运用手法治疗和实施运动处方需仰卧位和长时间站立时,应充分预期到血流动力学的改变和 SHS。当对 SHS 高危人群进行训练时,应灵活安排一些站立位姿势、侧卧位及多体位转换(特别是晚孕期)。关于体位改变的建议包括:侧卧位时放置一个楔形物或者枕头在右髋部,并抬高头部和肩膀 20°~30°,采取半卧位的姿势。俯卧位时(用特殊支撑物或者用枕头、楔形物来减少腹部的压力以确保患者感觉舒适)或者四点跪位。从仰卧位改变到站立位时应十分小心,以减少直立性低血压症状的出现。另外,应考虑到当孕妇在俯卧位时或在给孕妇外部支持时,若增加了腹部压力也会导致 SHS 症状的出现[42]。物理治疗师应该鼓励孕妇在做运动训练、工作和治疗时经常改变体位以避免血液停滞或低血压的出现,因为在工作活动中出现的俯卧位可导致相关性胎儿血氧饱和度降低[50](知识拓展 13-3)。

知识拓展 13-3

SHS 是一个在怀孕整个过程中都需要关注的点。请为孕妇患者描述 SHS 的体征和症状以及合适的运动。

呼吸系统

呼吸系统也在适应着孕妇身体的改变。在怀孕 15 周时,会出现肺体积和肺容量的明显改变[51]。激素的改变会导致呼吸道中黏液分泌的增加和类似感冒的症状出现[1,4]。膈肌上移了大概 4cm,但是膈膜的位移则增加许多[1,2,4,7]。孕期的肺通气量(每分钟换气量)的增加是通过孕妇呼吸深度的增加而增加,从而使潮气量增加(每次呼吸的气体交换总量)[1-3,7]。虽然呼吸频率的增加是非常轻微的(大约只有 2 次 / 分),但有助于提高肺通气,并与每分换气总量(总吸气量 / 分钟)相关[1-4,6]。

孕酮可以使平滑肌松弛，导致肺的顺应性增加和气道阻力的减少[7]，这被称为妊娠过度换气。尽管动脉血气分析表现为氧气的增加和二氧化碳的减少，导致轻微的呼吸性碱中毒，但这不是真正的换气过度症状。母体的这种轻微的碱中毒可促进胎盘中气体的交换和阻止胎儿的酸中毒[7]。这可被视作休息时或运动时的呼吸困难，也可当做运动耐力降低的原因。在怀孕早期，这种现象与子宫膈膜位置无关。怀孕后期，肋膈角增宽，肋骨向外扩展，胸廓横径及前后径加宽使周径加大，从而增加呼吸运动效率[5]。

孕妇有10%~20%的氧气总量需求的增加，功能残气量减少导致了较低的氧储备[7,48]。随着孕妇们体重的增加，运动时则需要更多的氧气，这使孕妇做一些简单的活动都会达到她们最大的运动能力[49]。孕妇中、晚孕期最大运动能力将会下降20%~25%。先前，有人担心运动产生对氧气总量的需求增加，有可能导致子宫血液被分流到运动骨骼肌。但是，这一观点在最近的研究中被彻底否定了。一些证据表明，孕期有氧工作能力的下降和呼吸困难的出现，与工作效率及是否负重运动无关[7,47,50]（证据与研究13-4）。

证据与研究 13-4

孕妇进行有氧运动可以促进健康体适能，这一观点被广泛接受[51]。最近的研究证据也支持，以前久坐不动的孕妇参与运动锻炼，并不会影响胎盘的血液流动及胎儿的生长[52-54]。

随着孕妇体重的增加，运动锻炼需要更多的氧，即使在较低水平的运动也已达到最大运动能力[55]。孕妇中、孕晚期最大运动能力将会下降20%~25%。但是，一些证据表明，孕期有氧工作能力的下降和呼吸困难的出现，与工作效率及是否负重运动无关[7,56,57]。

肌肉骨骼系统

物理治疗师擅长处理发生在孕妇身上的各种肌肉骨骼系统的改变。这些改变将会使孕妇更容易受伤或造成疼痛[58]。大多数孕妇经历不同程度的肌肉骨骼的不适，大约25%的孕妇会有失能的情况[59]。尽管孕妇生理和形态的改变是十分正常的，但肌肉骨骼的症状却不能认为是正常的，虽然它很普遍。

母体孕期理想的体重增加对于分娩来说是十分重要的，但与好的临床结果相兼容的体重增加范围区间较大[1-4]。体重增长的模式也有重要的含义，婴儿的出生体重与母体的体重增加平行相关。如果母亲和胎儿的体重增加受到限制将会存在潜在的危害，因此运动不可以被当作减重的方式。过低体重儿（<2 500g）或超重儿（>4 000~4 500g）都被认为是胎儿的不良发育[60]。通常孕妇需要平均增重12.5kg（27.5lb），但理想的范围与孕前体重和BMI有关（注13-3，证据与研究13-5）。

注 13-3
孕期体重增加指南

孕前状态	BMI	推荐体重增加
体重较轻	小于18.5	12.5~18kg（27.5~40lb）
体重正常	18.5~24.9	11.5~16kg（25~35lb）
体重超重	25~29.9	7~11.5kg（15~25lb）
肥胖	大于30	5~10kg（11~20lb）

证据与研究 13-5

近期的调查显示妊娠期限制体重增长，尤其是在肥胖的孕妇当中，将会降低母体和胎儿的风险[61]。过多体重增加的孕妇和GDM不仅仅关系到母亲产后患有肥胖症和糖尿病，也有可能会导致巨大儿、儿童肥胖及婴儿期糖尿病[7,62]。

子宫的增大和胎儿、胎盘、羊水等内容物、血容量和组织液的增加及乳腺组织的增生均是导致孕期体重增加的因素[1,2]。未怀孕的子宫大约高6.5cm，宽4cm，深2.5cm，重50~70g[1-3,55]。在孕期，子宫明显地增大到高32cm，宽24cm，深22cm，重达1 100g[1-4]。在12周后，子宫已经大到无法在骨盆中保留而变成腹部器官[1-3]。它变高的速度比变宽的速度要快很多。这些变化使孕妇的重心向上向前移位，最终引起腰椎前凸和代偿性驼背。胸部的扩大及每个乳房增长500mg，会导致肩胛骨的休息位发生变化，可出现肩胛上旋肌过分伸展和肩胛骨前倾。随着圆肩的出现，头部向前位移，颈后部肌肉会增加活动以稳定头部。后部的枕骨下肌群也会更活跃，以保证头部姿势并能够维持视角。胸骨下角由早期的约68°，逐渐增加到后期的103°，以适应胎儿的生长[1-4,7]。分娩后，这种肋骨角的变化可能不会完全恢复到怀孕前的状态。孕期，孕妇的胸围约增长5~7cm。在怀孕的最后阶段，躯干可能会出现右旋的情况，因为盆腔左下方为直肠和乙状结肠，子宫在其上方不断增大，导致长轴向右旋转的缘故[1,2,7]。

孕妇体内激素水平的改变使关节囊变得松弛会导致关节活动过度的问题(知识拓展 13-4)。孕期关节囊松弛使得孕妇足内翻增加。较差的足部力线影响到正常的下肢运动链机制。不像身体的其他部位可以回到孕前正常姿势的关节，足部不能回到孕前的姿态[3]，产后的女性会发现自己的鞋码数永远变大了。由于关节囊的松弛和体重的增加改变了孕妇足部的生物力学，物理治疗师应给孕妇们建议穿适当的鞋子和必要时佩戴足部矫形器。另外，产后孕妇的脚可能会发生变化，因此怀孕期间有效的矫正器、鞋子和运动可能不再合适了(见第 21 章)。

知识拓展 13-4

思考在孕期散步或慢跑等过度活动对心血管的影响。如何教育顾客改变现有的运动方案，并提供因活动过度导致的关节疼痛的防护措施

激素水平的改变促进韧带的松弛、软骨的软化和滑膜的增殖，而这些也影响着姿势的改变。孕妇的姿势改变将会因为工作、娱乐、运动和日常生活活动而被放大，使孕妇很可能在大运动量活动中受伤。力学的改变也会加重孕前的情况，并使之受伤。因此，治疗师不能仅仅认为疼痛是因怀孕引起的。孕前和产后肌肉骨骼系统的不适常常被忽略，这也是导致这部分人群中物理治疗不被重视的原因。

孕期治疗性运动干预

以下部分主要讨论孕期和产后出现的常见损伤。对骨骼肌肉个体的评估可以包含在肌肉的测试中，以减少过多的姿势改变。《物理治疗在妇产科护理中的应用》[63,64] 和《物理治疗临床指南：妇产科的物理疗法》[55] 这两本书中有比较详细的记载。

孕期治疗肌肉系统干预措施

在孕期和产后应重点关注肌肉的长度和肌力的平衡。关注关键姿势性肌肉的长度和肌力的相对平衡在孕妇和产后女性中显得极其重要，这些肌肉在孕期多会受到生物力学改变的影响。肌肉长度相关的改变常见于典型的驼背、脊柱前弯的体位，这种体位可以通过加强颈后肌群、中下斜方肌、腹横肌(transversus abdominis，TA)、腹内斜肌(internal oblique，IO)、腹外斜肌(external obliques，EO)、伸髋肌群、盆底肌来得到改善。肩前部的肌肉相应缩短、腰方肌及髂腰肌紧张的情况非常常见，适当的激活和被动牵拉等治疗将非常适合这部分区域。孕期通过脊柱骨盆的稳定性训练和外部的护具支持将会使得腰椎、骶髂关节及耻骨联合的问题很好地解决[65-67]。

肌肉训练

腹肌力量训练 孕期腹肌训练的目的有：改善肌力平衡和姿势、支持生长中的子宫、稳定躯干和骨盆及保持产后快速恢复。孕期腹肌力量训练将会减轻腹直肌分离(DRA)状况[68]。大多数孕妇可以完成以仰卧位为主的腹肌练习，如在仰卧位屈髋屈膝的情况下做髋外展和外旋(见自我管理 17-3)以及进阶动作小腿的滑动(见自我管理 17-1)，尽可能长时间保持仰卧中立位。在骨盆前倾和腰椎前凸的个案中，可以教会孕妇用腹肌(特别是腹外斜肌)去调正骨盆的正确位置。这种训练可以在多体位下完成(如站立位或坐位)，在练习腹肌力量的同时可以拉伸到背部的伸肌群。

在孕期进行腹肌训练时有些注意事项要遵守，双侧直腿抬高和放低的动作练习在孕期应避免，因为孕期脊柱关节比较脆弱易伤，腹部的肌肉也会被过度的牵拉，也会出现习惯性憋气动作。当一个孕妇患有 SHS，应避免仰卧位训练，在侧卧或坐位、站立位及四点跪位会更好地使患者腹肌处于放松状态，同时脊柱处于中立位。四点跪位是个很好的腹肌离心和向心收缩的训练姿势(自我管理 13-1)。

自我管理 13-1

四点跪位腹肌练习

目的：当孕妇仰卧位不适或不能仰卧位时(如 SHS)，通过此种方式训练其腹肌

姿势：手膝跪位

运动技术：1. 向心收缩

a. 吸气使腹部隆起

b. 慢慢呼气的同时，保持脊柱中立位收腹(牵拉背部：下腰部向上耸起同时下颌内收低头)

2. 离心收缩

慢慢放松腹部，回到起始的位置

运动量：

重复次数：______________

运动频率：______________

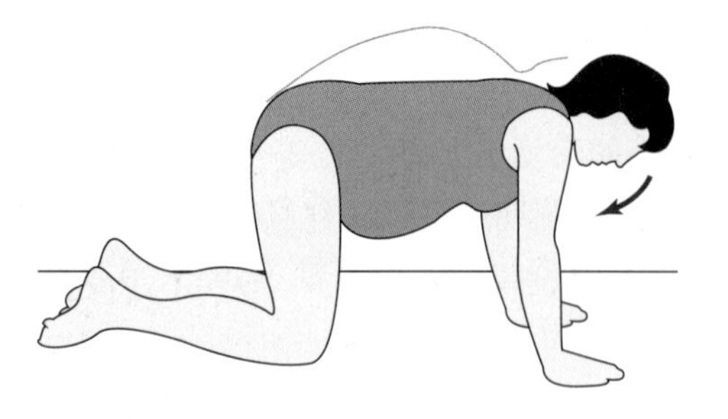

盆底肌力量训练 盆底肌会因为增大的子宫在孕妇长期站立时使其受压而变长（松弛）。体内激素导致的软组织的松弛，也会使盆底肌的负荷增加。阴道分娩和剖宫产前较长的分娩过程都会给脆弱的盆底肌带来较多问题。外阴切开手术（在胎儿娩出的过程中切开盆底肌以增大出口直径，使胎儿顺利娩出）、撕裂、裂伤等会给盆底肌带来直接的伤害。另外，会阴部和闭孔神经牵拉损伤也会在分娩的过程中发生。

盆底肌力量非常重要，它在阻止内脏器官（如直肠、阴道、子宫）向下移位中起到重要的角色。孕妇和产后妇女的盆底肌将会功能紊乱，这也容易出现盆腔脏器脱垂或大小便失禁、盆底肌痉挛、外阴切开手术导致的肌肉撕裂、关节韧带松弛等情况。在第二产程[69]和产后恢复时，一个强有力而协调的盆底肌可以较好地控制其收缩和舒张。对于盆底肌肉力量的关注应该在怀孕早期开始并贯穿整个怀孕阶段，及后期的产后恢复阶段[55,70]（见第 18 章）。基本程序首先是以仰卧位屈髋屈膝双足平放（卧钩式仰卧），收缩盆底肌 10 秒，接着双脚对置，双膝打开放松盆底肌 10 秒（图 13-1），重复 20~25 次。

虽然由物理治疗师进行的内置骨盆检查应该等到产科医生在产后 6 周的随访时再进行，但患者应在分娩后立即开始盆底协调性训练。分娩后立即开始的盆底收缩对于恢复肌张力、减少水肿、促进循环和缓解疼痛是至关重要的，特别是外阴切开术或会阴撕裂的患者。会阴包括骨盆底和骨盆出口的相关结构；这个区域前缘是耻骨联合，外侧缘是坐骨结节，后缘则是尾骨。应指导患者在咳嗽、打喷嚏或大笑时收缩和紧绷盆底肌、抱起婴儿时要避免憋气动作、排便过程中利用手法保护缝合的会阴。为了避免盆底肌过度活跃，物理治疗师应指导患者进行盆底肌协调性训练如图 13-1。

盆底肌力量训练在产后阶段应继续，以恢复肌肉张力，增强正常的肠、膀胱和性功能。一篇系统综述表明了骨盆底肌训练在减少或解决产后尿失禁方面是有效的[71]。另外，盆底肌的支撑功能也受到了提携婴儿和各种育儿设备的挑战（如手推车，婴儿座椅，尿布包）（见第 18 章）。

关节完整性受损和肌肉长度

关节活动过度 孕期，孕妇全身关节会有较大程度的松弛。但研究表明关节松弛程度与血清松弛素水平相关性不一致[72]。至今尚没有资料显示运动锻炼会导致孕妇高运动损伤率[40,72]。

腹肌长度

腹直肌分离 对于患有腹直肌分离（diastasis rect of abdomine，DRA）的孕妇来说，及时地修改腹肌训练计划是非常必要的[70,73,74]。站立位时，腹肌会支持子宫和维持骨盆在纵轴方向上的平衡[2]。腹部的肌肉必须要被拉长以适应孕期子宫的增大和胎儿的发育，这些肌肉包括腹内外斜肌、腹横肌以及腹直肌。腹白线由腹直肌的腱膜横行

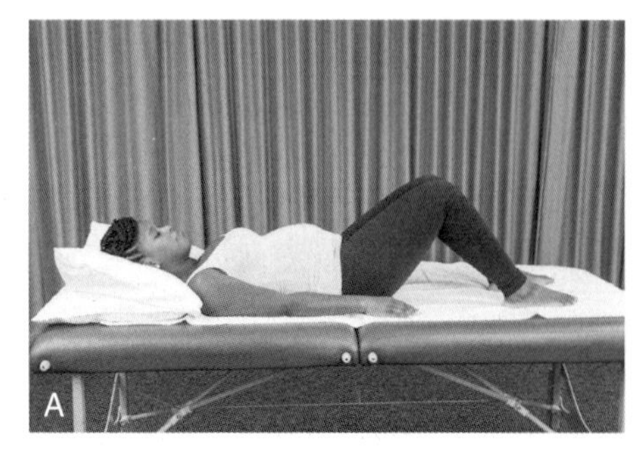

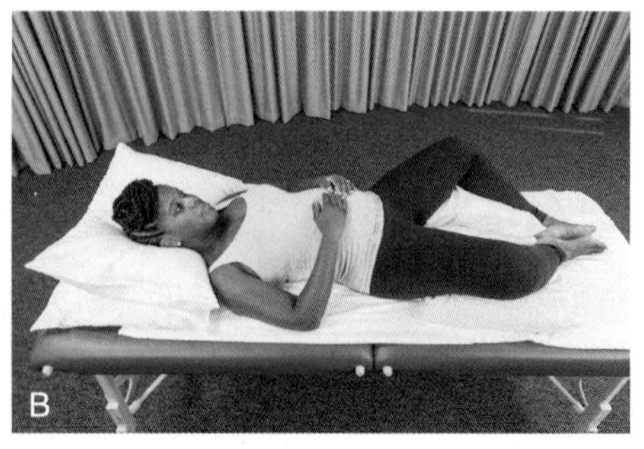

图 13-1 盆底肌协调性收缩训练。A. 休息半卧位姿势，收缩盆底肌 10 秒；B. 外旋髋关节，放松盆底肌 10 秒

纤维组成，起点和止点是从胸骨到耻骨联合。激素的改变和生物力学上压力的增加都对此结构产生影响，导致了无痛的腹白线分离[55]。正常的腹直肌大概在脐上 2cm，和脐下的组织互相联系。如果腹直肌的分离大于 2cm 的话则可被认为是 DRA[55,70,73,74]。腹直肌在中间分离，造成了 DRA。孕妇孕期 DRA 的发病率高达 100%，产后 6 个月无任何干预的情况下会降低到 40%[75]。

如果情况严重，子宫前壁会仅仅只被皮肤、筋膜和腹膜覆盖着。更甚者，当孕妇站立时，子宫会低于骨盆上入口平面。骨盆入口后方为骶岬上缘，两侧为髂耻缘，前方为耻骨联合上缘[2]。如果胎儿的头部在这个界限之下则被称为"临盆"，通常发生于怀孕的最后几周。如果"临盆"出现，直立运动就不要做了，不管在怀孕的任何时期，因为这是导致严重 DRA 的危险因素[2]。

如果存在潜在的 DRA 风险，就会减小腹肌的能力，其维持躯干骨盆韧带的运动和稳定性，保护盆腔脏器以及增加腹部压力：腹式呼吸、排便排尿，呕吐和第二产程（如用力分娩）[55]。作为治疗性训练的辅助手段，利用腹部黏合剂提供外部支持、下腰椎骨盆固定装置、骶髂关节带等可以帮助重新建立和保持正常腹部力线，防止进一步牵拉弱化。在做站立位运动和日常生活活动（ADL）时应该佩戴这些支具（知识拓展 13-5）。

知识拓展 13-5

产后患者希望参加高强度训练课程来重塑身体形态，课程中每天有大量的平板支撑、仰卧起坐和立卧撑动作。如果患者脐以上位置有明显的 3cm 的分离情况，在参加课程中建议其进行哪些修改？

虽然体重管理和运动锻炼可以在孕期减少 DRA 的影响，但在产后仍应进行 DRA 矫正。在怀孕期间，若 DRA 使功能受限或引起诸如下腰痛等症状，患者可以与治疗师一起改善症状，包括在运动过程中学习如何募集腹肌和骨盆肌来稳定脊柱。此外，佩戴外部支具也有助于稳定。

即使在怀孕期间没有出现 DRA，在第二产程中也可能会发生分离。DRA 症状不是分娩完就可以自发解决的，它可能会持续到产后阶段。产后阶段出现 DRA 的比例为 35%[76]。研究显示孕期进行运动锻炼的女性较少出现产后进展性 DRA[76]。在腹部肌肉力量主动练习开始时应对 DRA 进行评估并尽量减少 DRA 的出现。通过评估腹直肌来检测 DRA，孕妇们需要以仰卧位屈髋屈膝双足平放（卧钩式仰卧）、下颌内收，手伸向膝部，孕妇需要抬起她的头和肩膀直到肩胛骨完全离开床面。治疗师检查腹部中间膨隆的部分，手指从上至下测量腹直肌分离程度，与肚脐的距离有否超过 2cm[55,74]，一横指代表 1cm 左右（图 13-2）。

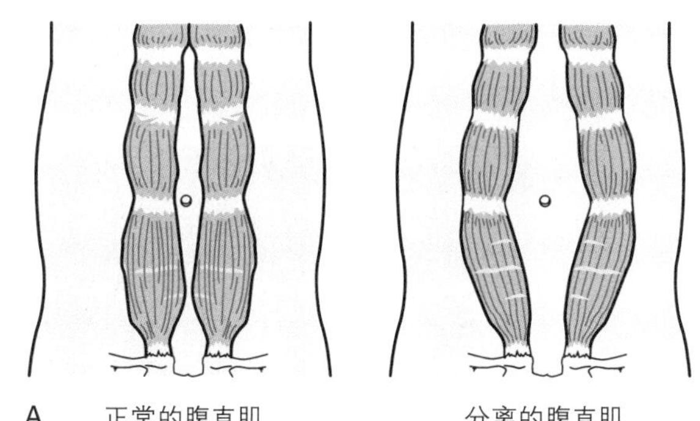

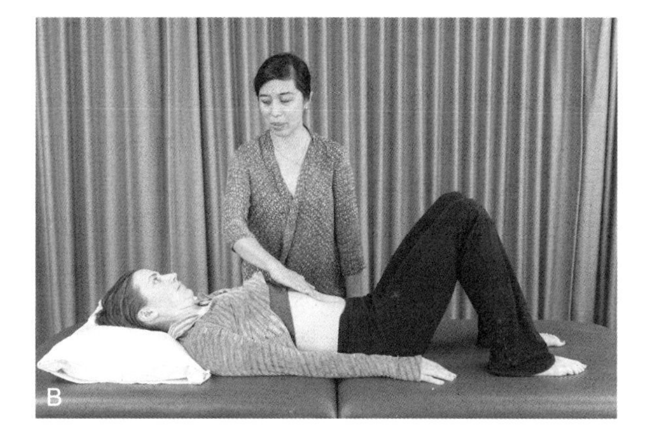

图 13-2　A. 正常腹直肌和 DRA；B. 治疗师从腹部中间隆起的部位检查测量两侧腹直肌分离程度

筛查 DRA 应在怀孕的第二阶段一开始，以及贯穿整个孕期及产后阶段。

产后，物理治疗师可指导腹直肌分离矫正以保证正确力线，并防止进一步的分离。患者仰卧屈髋屈膝足踩于床面，双手交叉放在腹部，患者用手将腹直肌推向中线，骨盆后倾，抬头时慢慢呼气，直至肩胛骨完全抬离床面[70]。呼气使腹部内压力增高得到了缓解，这也使腹横肌首先回到中线位置[55]。在患者背部放置折叠的大毛巾给以额外支持，可能有助于减少上背部和颈部的压力（自我管理 13-2）。大毛巾的两端交叉提起腹部，以便对腹壁提供支持。患者可以抓住毛巾两端交叉向

自我管理 13-2

腹直肌分离的矫正训练

目的：矫正腹直肌分离和改善腹肌肌肉长度

姿势：仰卧位屈膝，双足平放于床面，双手交叉放在腹部中线位置

运动技术：1. 将一条毛巾横向放置在下背部，双手交叉抓住毛巾的两头。

2. 吸气。当呼气时将脐部推向脊柱（主要为腹横肌）

3. 内收下颌，拉毛巾两端使腹部肌肉聚拢，腹部的肌肉推向中线的同时，缓慢将头部抬离床面

4. 慢慢放低头部、放松，然后松开毛巾

运动量：

注意事项：__________

持续时间：__________

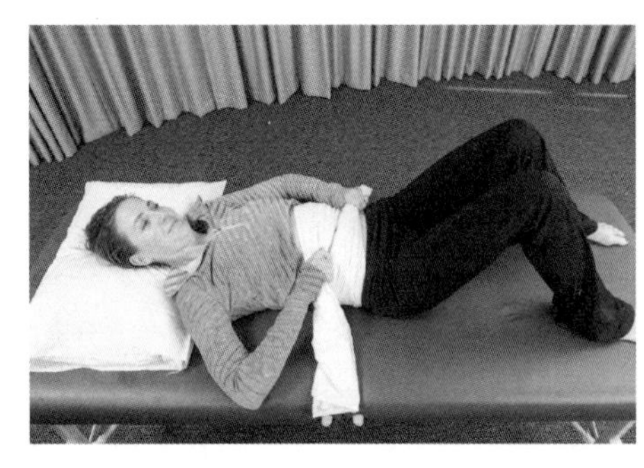

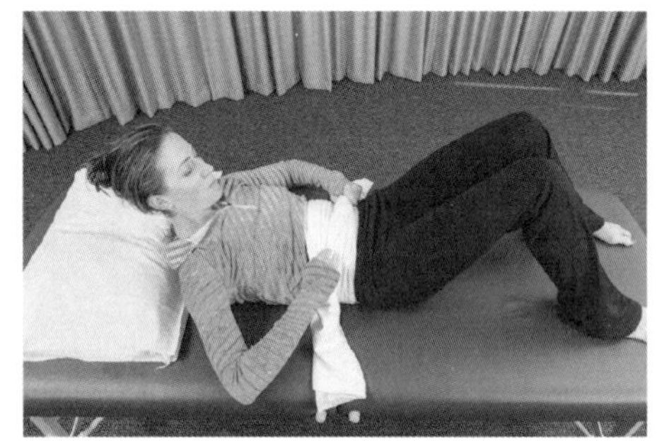

外拉，为腹直肌靠近中线提供支持。如果检测到有 DRA，患者通常要避免没有力量支持的卷腹动作、躯干旋转运动、仰卧位坐起或折刀动作，因为这些动作会导致腹直肌进一步分离。

产后锻炼对于恢复正常的肌肉功能是至关重要的，盆底肌和腹肌收缩可在分娩后的 24 小时内开始，以恢复肌肉弹性。重要的是提醒患者，这些肌肉已不能提供原有的对躯干和下背部的支持程度，因此更容易受伤[77]。有些患者，会暂时使用腹部黏合剂。由于协同关系，在生育期之外的持续 DRA 可能是盆底功能障碍的重要因素[78]。

盆底肌长度

在怀孕期间，患者有时难以放松盆底肌，因此肌群由于过度活动导致损伤。如果盆底肌紧张性疼痛存在，伴有或不伴有骶骨痛，多方面护理计划中则应强调盆底肌的放松[79]。在排除了 L5-S1 椎间隙原因导致的盆底痛的可能性后，可以指导患者运用自我管理技术进行盆底肌的放松。例如，患者可以在下背部支撑下采取半卧位，治疗师应帮助患者利用触觉辨别盆底肌（尽管孕期不进行内部骨盆检查，但进行盆底肌训练的治疗师可能会进行骨盆的外部检查）。让患者收缩盆底肌几秒钟后，髋关节外旋，两脚相对放置在一起（图 13-3），放松盆底肌 10 秒。对于有盆腔疼痛的患者来说，肌肉收缩用于改善本体感觉，并通过辨别过度活跃的盆底肌来恢复其活动，然后进行自主放松。这样就会使盆底肌放松，每天应该进行数次训练。使用甜甜圈型垫子或坐在大腿下面的放置多层毛巾可有助于减轻尾骨的压力[55,80]。

如果盆底肌牵拉引起骶尾关节的功能紊乱，直接用关节松动技术可以很好地减轻疼痛[81]。这项技术也适用于产后骶尾部半脱位的修复[63]。

姿势

对于孕妇来说，因为重心的转移、体重的增加和激素相关的关节活动的增加，姿势意识非常重要。怀孕有可能导致孕妇腰椎前凸，或者加重孕前腰椎前凸的症状。Kendall 等人[82]认为理想的姿势对线，应该是最小的压力和拉力，并有助于身体最高效的运作（参照第 9 章：脊柱和骨盆的理想生物力线）。在怀孕期间，由于重心前移，导致髂骨向前旋转，这加重了正常的腰椎生理弯曲，导致有前凸的现象（图 13-3，患者相关指导 13-1）。腹部肌肉的长度增加导致了腹部肌肉力量的减弱，伸髋肌群的肌力也较弱，这样使得骨盆的控制变

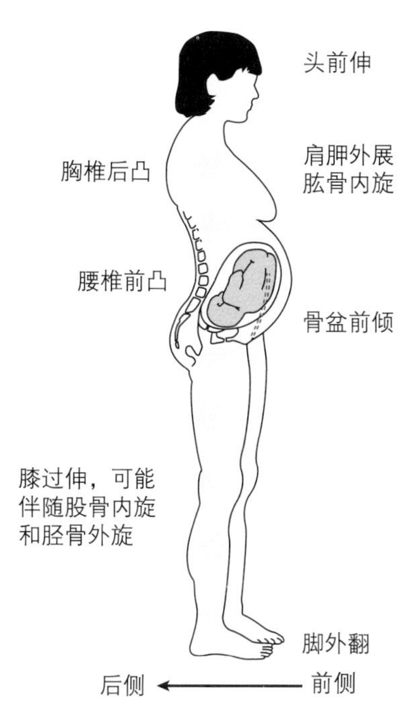

图 13-3 妊娠期间不良姿势

得很差(骨盆前倾)。但是,孕期生物力线的适应性改变对于每个孕妇又有所不同,即使是同一个人两次怀孕期间的改变也会不同。骨盆前倾和腰椎前凸没有进行持续跟踪观察,与腰痛也没有必然的相关性[83,84]。在不同的姿势体位下激活内部核心肌群(患者相关指导 17-1)从而提高肌肉控制能力和肌力,这种姿势意识要贯穿整个孕期,以减少下背部的疼痛和疲劳。

患者相关指导 13-1

姿势纠正

为了矫正孕期的不良姿势,请按照下面的步骤进行。尽可能多地按照这些步骤进行,至少每天 6 次。每天在不同的日常活动下进行以下各项动作,如刷牙、洗碗或排队的时候,在站立位训练时保持这些动作。

1. 通过内收下颌拉伸颈后部肌肉,保持平视
2. 抬升你的胸骨、肋骨和头部,腰背部不要拱起,就像你要变得更高。保持双肩放松,远离耳朵的同时,将你的两侧肩胛骨聚拢。正常呼吸,不要憋气
3. 通过收腹方式来给下背部以支持,骨盆应在中立位
4. 膝关节放松(非锁紧状态),保证膝关节处在中立位(正对前方)
5. 收缩提升盆底肌
6. 重心转移,使一半的重量在脚后跟,一半的重量在前脚掌,抬升你的足弓,而不要将重心放在脚的边缘

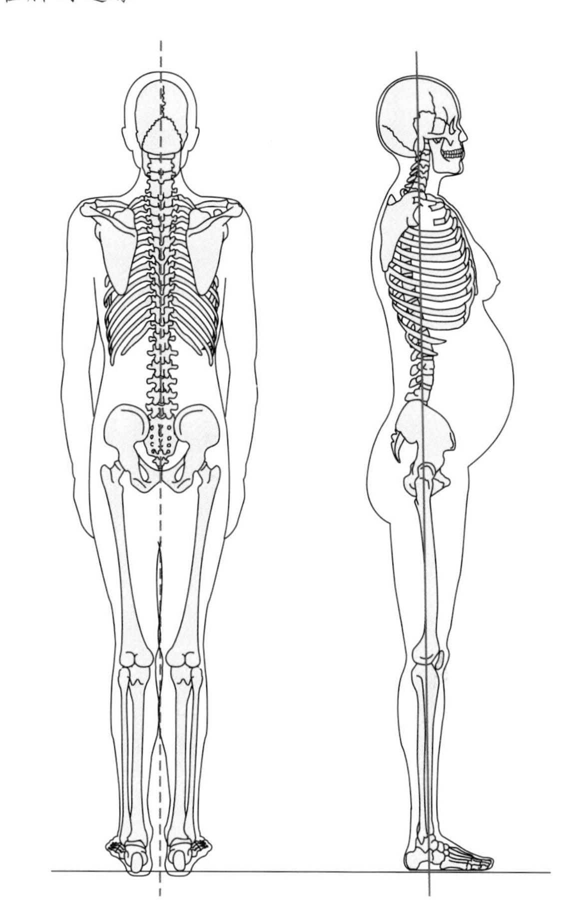

胸腰段交界处的脊椎前凸会导致较多的机械性应力作用在肌肉和韧带上,造成了椎间孔的狭窄。结果可能导致神经根的激惹,沿着髂腹下神经和腹股沟神经周围出现疼痛,这是一种常见的产前和产后的疼痛来源[55]。神经根性疼痛也出现在上肢末端、胸部和颈部,因为胸椎后凸的代偿导致了颈椎前凸的加剧。胸腔横径的改变可能会导致机械应力的增加,从而加剧先前胸肋关节功能紊乱的情况。

驼背会因为怀孕而加剧并持续到产后阶段,与照顾婴儿有关(如照顾 / 喂养、抱孩子、提起汽车座椅等)。背靠墙面滑动这个运动需要靠墙站立(见注 25-14),可以加强肩胛骨的上旋肌群和胸部后方的竖脊肌,同时伸展胸肌,这个动作可以减轻驼背的症状,并通过上胸部前后肌群的协调性练习,使胸腔不再压迫子宫。日常活动中,经常做这个动作,可减少因姿势不良导致的疼痛和不适。另一个在怀孕期间促进正确姿势的动作是靠墙腹肌等长收缩练习(图 13-4)。这个练习可以保

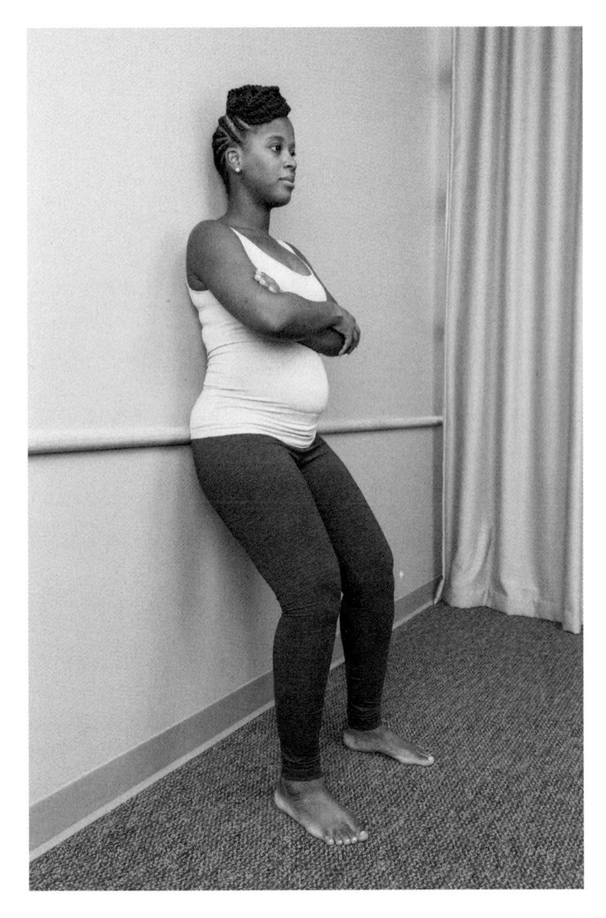

图 13-4 靠墙腹部收缩骨盆后倾。站立位，足跟距离墙15~30cm（6~12 英寸），屈髋屈膝放松髋部、背部靠墙。保持下背部处于中立位（不是平背），收腹，并缓慢直立（伸髋伸膝）。当下背部处于伸展位时停止动作

持腹部的正常肌肉张力和屈髋肌群的正常长度。这两个因素是保证正常的腰部生理弯曲度和骨盆位置的重要措施。无论是在日常生活还是在工作中不断变换体位，适当的姿势和生物力线对于每个人都是有益的，怀孕期和非怀孕期同等重要。

姿势功能障碍可能会持续到产后，尤其是在照顾新生儿的时候。患者必须适应迅速发生的多种身体变化。体重的减轻和重心的改变会产生体位的调整。韧带和结缔组织可能在激素的影响下持续到产后 12 周和整个哺乳期[7]。喂养或护理、反复弯腰和举起、搬运婴儿汽车座椅对姿势肌肉的募集和耐力都是一个挑战。应强调适当的身体生物力学和关节的保护，以减少因激素引起的关节松弛而导致的关节应力增加，加大了关节受伤的风险。锻炼应集中在肩胛稳定性，前胸壁灵活性，及核心和髋关节力量上，以支持对新妈妈的日常需求（见第 9、17、25 章的专项训练）。

如果正在哺乳，那么颈项部和上背部肌肉就会受到乳房的重量增加及哺乳时姿势的影响。锻炼可以改善体位意识，和适当地调整颈前后部（见第 23 章）和肩胛肌群，如下斜方肌和中斜方肌的长度张力特性（见第 25 章）。某些运动可能会让哺乳期女性因为乳房受压而感到不适（如俯卧位）。在母乳喂养期间，应注意坐姿和宝宝的姿势。对婴儿和患者脊柱的外部支持可有助于维持脊柱的生物力线和减少肌肉代偿。

步态

步态评估应包括因怀孕而导致的适应性改变和肌肉失衡的情况。首先，评估伸髋肌群，其减弱后表现为 Trendelenbury 步态（臀肌麻痹时所见的摇摆步态）；另外，评估膝关节的位置来决定生物力线正确与否，注意观察膝关节是否有内翻、弓形和过伸的现象。最后，评估有无过度足外翻的情况。如果存在以上情况，需要评估适当的力量练习和器械矫正哪个更好。有趣的是，三维动作分析表明孕期女性的步态力学的变化很小[85]。

有氧能力

当女性在怀孕期间保持良好的身体状况时，产后体适能状况也会得到较好的改善。在进行分娩和生产之后，产后 6 周体检前，通常可以恢复运动[55]。重回运动锻炼应循序渐进且基于舒适程度。产后的锻炼指南见注 13-4。

疼痛

50%~90% 的女性在孕期出现背痛[4,7,84,86,87]。许多有慢性背痛的女性第一次背痛出现在怀孕期间[83,88,89]，孕期任何阶段都有可能出现背痛，但常常发生在孕第 4~7 个月期间[36]，引起背痛的原因如下。

- 由于体重和维度增大使关节负荷增加和失衡，导致了生物力学运动链的改变。
- 姿势改变，如腰椎前凸造成腰椎关节面、后纵韧带和椎间盘压力增加。
- 姿势性改变加剧原有的状况，如脊柱前凸、关节面的病变、侧隐窝狭窄和肌肉失衡等。
- 韧带松弛影响骶髂关节、耻骨联合和骶尾关节。

注 13-4
产后有氧锻炼指南

1. 恢复锻炼应循序渐进，制订定期锻炼目标(至少每周 3 次)。恢复到孕前状态需要 6~8 周的时间(虽然关节松弛的影响会持续 12 周，若哺乳则持续时间更长)。
2. 从事中等强度活动以前需要治疗贫血。如果阴道出血增多或出现鲜红细胞则需停止锻炼。
3. 如果阴道出血过多或会阴切开术后酸痛持续存在则避免中度强度锻炼。
4. 如果关节松弛持续存在则 12 周甚至更长时间内避免反弹性活动、过度牵伸和举重物。
5. 与孕期注意事项一样(高强度活动注意事项)以预防肌肉骨骼损伤，持续 12 周。
6. 锻炼期间提供乳房良好支托，尤其是哺乳期，哺乳妈妈应该在锻炼之前哺乳婴儿以避免锻炼时不适感。
7. 孕前及孕期需与医生商讨或基于之前锻炼经历来确定靶心率。

产后力量练习指南

避免抬起髋及骨盆超过胸部的练习，如桥式运动、膝胸位、头低脚高位，直到产后出血完成停止。以上这些体位导致身体出现致命危险：气体栓塞通过阴道。

引自参考文献 7, 56, 70, 157, 195.

- 关键肌群如背伸肌群、腹肌和盆底肌的超负荷使用，导致了肌肉的疲劳。

孕期姿势的改变与背部疼痛的相关性尚不十分明确[84]。背部疼痛不能完全用姿势评估所明确的生物力线的改变来解释。疼痛的来源是多重性的，但最常见的表现形式就是代偿，主要集中表现为腰痛、盆区痛(PGP)和夜间背痛[83,88,90-92]。专业描述和诊断标准的不一致导致了这些疼痛的流行病学、干预措施和康复结局之间的比较较为困难[91]。

针对孕妇腰背痛的评估和运动处方必须是个性化的。高水平的孕期体适能和体力活动者，表现为孕期相关的腰痛(lumbar pain，LP)和盆区痛(pelvic girdle pain，PGP)的风险性降低[83,88,90,93]。随着孕期的进展，患者需要根据一定的建议调整其锻炼习惯。减少锻炼的时间和强度有可能会减少孕妇腰背痛和其他怀孕相关的不适[7,94]。

腰痛 LP 是一种位于腰椎部位的疼痛，伴有或不伴有腿部放射性疼痛。长时间站立、久坐和提搬重物时症状加重。腰痛的治疗主要集中在日常生活活动中的姿势和生物力线正确性。其锻炼方式与未怀孕人群相似(见第 18 章)。

盆区痛 最近出版的欧洲盆区痛诊断指南指出，在排除了腰椎、妇科和泌尿科疾病[91]引起的盆腔部疼痛之后方可诊断为盆区痛(PGP)。PGP 的疼痛主要描述为两侧髂嵴至臀部褶皱的区域，特别是骶髂关节(sacroiliac joint，SIJ)周围。在某些地方，SIJ 是比 PGP 使用更多的术语，因此在这些地方两个术语可以互换。疼痛有时会放射至大腿后部，疼痛有时会伴有或不伴有耻骨联合的疼痛。有很多用来区别 LP 和 PGP[83,88,95-97]的测试，Ronchetti 等人[98]调查了一种诊断测试有适合 PGP 人群的评分者信度、敏感度和特异性。这包括后侧骨盆的疼痛激惹测试、直腿抬高测试、背部骶韧带的触诊测试。他们总结到每个测试都能激起特定部分的 PGP 功能障碍。为了 PGP 确诊的严格性，不同测试的组合是很有必要的(知识拓展 13-6)。

知识拓展 13-6

你有一个 31 岁，患有下背痛问题的孕妇，你会通过什么样的测试试验来评估她的损伤情况和解决她的盆区痛问题?

流行病学调查约有 20% 的孕妇患有 PGP，既往有下背痛和骨盆创伤的患者 PGP 的风险较大[91]。其他的风险因素包括：既往有孕期的盆区痛问题、多胎分娩史、体力劳动者和人体功效学较差的人群。

骶髂部被认为是孕期背痛最常出现的区域，当髋关节和脊柱活动和骨盆的不对称负荷时疼痛加剧[83,84,88,99]。患者常常抱怨走路难(蹒跚步态)，站立特别是单腿站立活动(穿衣、上楼梯的)、需要跨步的动作(出入浴池、上下车)、床上翻身、性行为都较为困难。

骨盆关节的疼痛有时会发生在怀孕早期，有可能是激素循环导致的。虽然腰椎和髋关节的疼痛会牵涉到骨盆区，但是 SIJ 和耻骨联合关节处的结构和活动的多变性导致了受伤和功能受限。虽然一些女性在转移活动中会出现 PGP，但有证据显示关节和韧带的松弛程度与盆区痛表现出来的疼痛无相关性[91]。有些女性需要通过处理骨盆关节的改变来减轻疼痛，效果远远好于其他的女性，关节的失稳需要肌肉功能来代偿[91]。TA 的收缩显著地减少了 SIJ 的过度移动[100]，因此患 PGP 孕妇正确使用 TA 会给其带来很大的益处。自我管理 13-3 描述了如何使用简单的肌肉能量技术

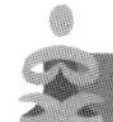

自我管理 13-3

转移活动前的骨盆力线纠正

目的:调整骨盆和减少骨盆带和/或耻骨联合上因为转移活动产生的疼痛

姿势:坐位,将两拳放于两膝之间

运动技术:1. 髋关节等长内收,挤压两拳力量约2.3kg(5磅)保持等长收缩5秒,然后放松

2. 将双手张开放在膝关节外侧,髋关节用2.3kg(5磅)的力等长收缩的保持等长收缩5秒,然后放松

3. 轻微收缩下腹部或利用腹部肌肉提升肚子

4. 在转移的过程中保持正常呼吸和腹部收缩,然后放松

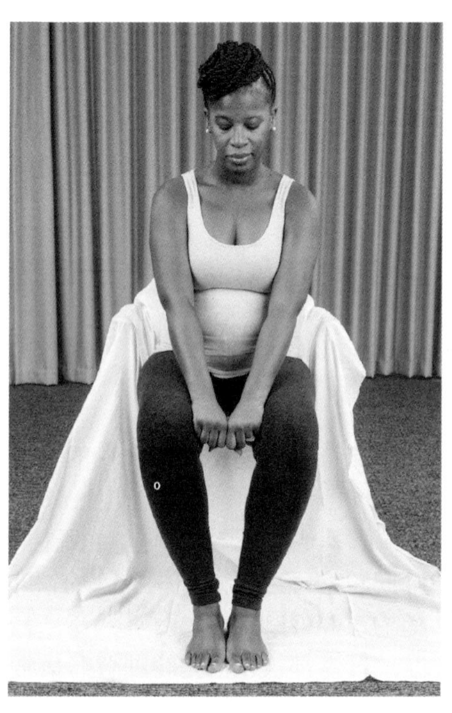

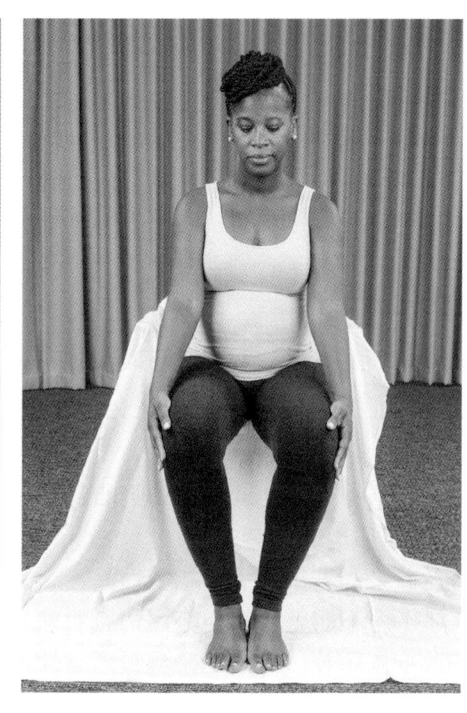

和TA激活方法来处理转移性活动出现的疼痛。有骨盆不稳和SIJ松弛的孕妇会受益于骨盆shotgun技术(臀部等长内收,盆底等长收缩)和亚极量的TA收缩来保护/减少转移活动带来的疼痛(见自我管理13-3)。影响到腰椎和骨盆稳定性的肌肉失衡也需要及时处理(见第18章,证据与研究13-6)。

证据与研究 13-6

Gutke和他的团队[92]研究报道了盆区痛和肌肉功能紊乱之间的联系,显示肌肉功能失衡导致骨盆稳定的力量改变和关节的失稳。手法治疗技术可以用来减少非对称性和异常的关节活动,随机对照试验显示腰椎和骨盆稳定性训练(主要涉及腹横肌、多裂肌、盆底肌和髋部肌肉)不论是孕期[101]还是产后[102,103]都可以作为盆区痛的有效干预手段。

牵伸技术使用时动作要轻柔且需慎重选择,因为孕期关节活动度增大可能带来关节的不稳。治疗师必须进行全面检查,以确定牵伸是否真的需要。如果需要牵伸,应鼓励孕妇进行缓慢、轻柔的拉伸,并避免弹性动态牵伸[65-67]。

耻骨联合是被称为“脆弱的中线”上的唯一的骨连接结构[70],这个区域包括了腹部和盆底肌肉通过肌腱连接在身体中线的区域,在怀孕28~32周时耻骨联合间隙会明显增大,为4~7mm[1]。耻骨联合间隙的增大有助于阴道分娩,但是在孕晚期会导致盆腔的不适和步态的不稳,大幅度的下肢运动(如髋关节环转运动)和双下肢的交替运动(如爬楼梯和床上翻身动作)也会导致松弛的耻骨联合区的疼痛。当疼痛发生时,禁止下肢的锻炼,直到关节稳定方可进行下肢锻炼。耻骨联合功能紊乱按照欧洲盆区痛指南可以通过耻骨联合的触诊和改良 Trendelenburg 试验来确诊[91]。ACPWH 最近发布了标题为孕妇相关性盆腔疼痛的文献代替了之前的耻骨联合功能紊乱的指导建议[104]。指南适用于孕妇和产后女性,包括一般的建议和物理治疗和运动锻炼的相关信息。这份针对孕期和产后女性的指南中包含了物理治疗和运动锻炼的常规建议和信息。建议包含了避免下肢的外展和交替运动,避免在锻炼和日常生活中出现激惹性疼痛,减少长时间的固定姿势(坐位和站立位)。另外,还建议避免大力牵拉髋关节内收肌群,因为这个动作有可能会导致耻骨联合分离[105](知识拓展 13-7)。

知识拓展 13-7

患者行走、翻身以及进出车有困难,建议其进行哪些功能性锻炼来减轻不适?

产后仍有持续性 PGP 的女性往往孕期存在严重的疼痛现象[91]。如果盆底肌紧张导致的疼痛原因是感染或因侧切术或撕裂治疗不当引起,应延缓盆底肌收缩训练。不同形式的治疗(如热疗、超声波、冰敷、经皮神经电刺激和会阴部按摩)都有助于减轻疼痛不适[86]。

夜间背部疼痛 夜间的背部疼痛常常被表述成“痉挛样”,这种现象被认为和下腔静脉的血容量和血压的增加有关[106],下腔静脉血流增加导致其他部位的静脉血流量降低,从而使神经组织缺氧。睡眠时建议要经常变换体位,来改善夜间背部疼痛的情况[107]。鼓励孕妇侧卧位睡眠,避免仰卧位,可以利用枕头的支撑使孕妇更舒服。

其他原因的疼痛 子宫圆韧带起于子宫底的两侧边缘,止于大阴唇。在怀孕期间,随着子宫的增大,子宫圆韧带受到了牵拉可能导致间歇性痉挛,表现为腹股沟区的锐痛,特别是体位突然转换的时候容易出现。双腿交叉坐位时单侧侧方牵拉或者是坐位时双上肢高举过头都可以减轻不适的症状(图 13-5)。这个动作也会减轻胃部灼热痛和胸部气短的情况,因为这个动作提升了胸腔,使它远离了子宫,减轻了两者之间的压迫情况。

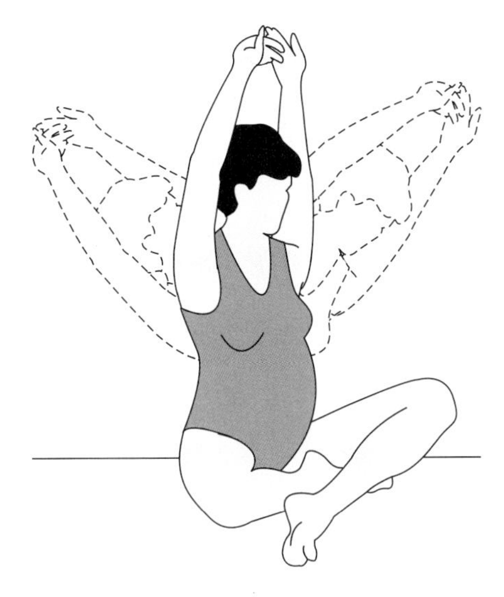

图 13-5 双腿交叉坐位下柔和的侧方牵拉

孕期的暂时性的骨质疏松症(transient osteoporosis,TO)在产后可自发痊愈[108,109],虽然极少数会出现骨折,但患 TO 的孕妇可能会出现背部、腹股沟区、髋部和下肢的疼痛[110]。应特别注意患者服药情况和家族史,因为骨量减少和遗传是骨质疏松的重要因素[111-113]。运动史也是一个重要的鉴别诊断,因为骨骼成分的适应性改变的一些女性(如闭经的运动员),在孕期和哺乳期更容易出现骨质疏松症或骨折[114]。制动和不活动是 TO 的危险因素,同样因为高危妊娠而需要卧床休息的孕妇应受到重视。对于 TO 早期诊断和防护性的负重干预,是骨质疏松症自我治愈和缩短病程的重要措施[59]。

骨矿物质密度(bone mineral density,BMD)的康复时间有文献记载在产后 2~12 个月不等,与哺乳期长短有关[115,116]。影响母体 BMD 的主要是因为体内长期雌激素的缺乏和钙质的流失。研究还没能显示运动锻炼的女性哺乳期钙流失比不锻炼的女性要少。许多研究需要解决运动类型(高强度冲击、不同部位)和产后运动持续的时间[114]。哺乳期骨质疏松是可逆的,会因为哺乳期的停止而恢复。

抑郁—认知影响因素

产后抑郁(产后情绪低下)是一个最常见的因生育导致的并发症[117],产后抑郁发生率为 13%,抑郁的出现常因生理性的调整和内分泌的剧变。这种短暂的抑郁可能会干扰运动表现,但是物理治疗对其也是有效的干预决策[117]。支持鼓励和配偶及家人的运动参与,能够提高女性产后对运动锻炼的渴望[118]。产后的团课鼓励妈妈们在一起交流她们的经历和改变。许多课程把新生儿和妈妈的运动锻炼融合到一起。

高危妊娠

当母体和胎儿的因素影响到妊娠结局导致不利的妊娠结果时，我们称为高危妊娠[119,120]。孕期20% 的孕妇需要卧床休息来解决各种问题。当孕期出现合并症、母体之前存在的心血管系统方面的疾病出现或者随着孕期不断发展的时候，卧床休息可作为一个处方。据统计约有 1/4 的孕期并发症可导致早产[121]。

生命周期的考虑

许多女性选择推迟生育到四五十岁，这个决定是受到了其职业、结婚年龄、经济状况和不孕不育等问题地影响[122]。推迟生育年龄的女性本期待更好的妊娠结局，但这反而会带来更高的产科并发症[123-128]，包括先兆子痫、胎盘前置、胎盘早剥、臀先露、早产（孕期小于 32 周）、低体重儿。同时也会增加手术分娩的风险，如产钳助产、胎头吸引术和剖宫产。虽然孕妇患有糖尿病和高血压导致围产儿结局不良与年龄无关，但是患有糖尿病和高血压这些并发症的概率与年龄状况呈线性关系[129]。

最终卧床休息带来的不利影响，会因为卧床休息时间的长短、既往健康状况和卧床休息间活动的多少和表现有所不同。卧床休息给孕妇带来的许多方面的影响，有些 3 天内就开始显现。这些影响包括工作能力的下降、体位性低血压、尿钙的增加（导致骨量流失）、胃肠蠕动的减少（导致便秘）和增加深 DVT 的患病风险。母体的活动会影响到胎儿的骨盐的获得，因此母体的活动不但影响自身的骨质健康状况也会影响到胎儿的骨质健康状况[130]。高危妊娠需卧床休息的理论基础是促使子宫和胎盘血流增加、减少因重力造成的压迫，促进子宫颈成熟和扩张（如外部压力导致产程中子宫扩张不全）[131-134]。卧床休息推荐左侧卧位（更好地促进血液回流至子宫）和 Trendelenburg 位（头低脚高位），禁止洗澡。卧床休息的患者常常存在骨骼肌肉系统、心血管系统和社会心理方面的不良影响。

较小的活动量也会减少卧床休息所带来的不良反应[119,120]，针对此人群的运动疗法具有以下特点。

- 促进血液循环。
- 缓解紧张。
- 避免因运动、日常生活活动、床上移动、自我照料时出现的腹部收缩以增加腹内压。
- 避免憋气动作。
- 预防肌张力下降和长期失重后，给心血管功能带来的不利影响。
- 预防骨骼肌肉系统的不适。

高危妊娠的运动指南详见注 13-5。禁忌证包括阴道出血增加、宫缩增加、血压增高或羊水早露、妊娠情况恶化、妊娠情况不稳定和极端的情况。这些患者只能进行基本的日常照料活动，不可以做任何的移动。

注 13-5
高危妊娠者的运动指南

1. 运动前要经过健康照料者的允许
2. 告诉孕妇不要抗重力抬腿（包括踢被子），因为下肢的运动可能会加重症状（如出血增多、宫缩增加、血压升高、羊水早露）。如果上面的症状出现，运动应立即停止，下肢的助力运动和被动的关节活动更适合这部分人群
3. 不做下肢抗阻运动
4. 做单侧运动（除腕关节和踝关节）时，避免利用腹肌收缩来增加稳定性
5. 逐步调整运动量和重复次数
6. 不要超负荷。随着孕期的发展和保胎药物容易引起疲劳，这些情况都导致了运动锻炼变得越来越困难。你需要及时调整运动量，因为保胎导致患者更易疲劳或者使患者更紧张。进行定时的小剂量运动是行之有效的手段
7. 在运动中要避免腹肌收缩，减少对子宫的压力刺激，特别是产前阶段
8. 避免 Valsalva 呼吸。会导致腹压增加和对子宫的压力增加，在床上转移、活动和锻炼、排便的时候应避免 Valsalva 呼吸以防刺激到子宫。治疗师要指引患者正确呼吸
9. 促进舒适的措施包括身体良好的生物力线、床上的对脊柱支持的姿势、腹部正常的位置中心。侧卧位时，在两腿间，腹部后方和后背部，及肩膀后放置枕头支撑，将会提高患者舒适度，同时需要经常转换体位。
10. 如果卧床休息时的运动导致症状更严重，则需要立刻停止并马上报告治疗师

肌肉锻炼

常规力量练习和关节活动度训练可防止或

减少因卧床休息导致的肌力下降和肌肉萎缩的情况。鼓励多次床上体位改变以避免SHS和防止肌肉骨骼不适的出现。由于长时间的静态姿势、关节僵硬和血液循环的减少导致了不适的情况。因不运动导致的液体潴留和直接压力的增加使周围神经受损(这些将在后面的章节进行讨论)。

仰卧位下的运动锻炼如下:

- 颈部旋转和侧屈。
- 在枕头上进行等长收缩,缓慢的颈部伸展。
- 肩膀向下和向后压向枕头。
- 单侧足跟滑行,髋关节的内外旋,髋外展和内收,膝关节末端伸直并向下压向枕(股四头肌的收缩)。
- 循序渐进的正确盆底肌收缩(尽量少的使用腹部肌肉和憋气)。

侧卧位下的运动锻炼如下:

- 单侧肩关节环转(向下和向后),肘关节活动,手和腕主动关节活动,伸膝位屈髋,尽可能地使膝盖靠近胸部,髋外旋。
- 上肢单侧弹力带抗阻训练(或小重量负荷),包括以下动作:肱二头肌收缩训练、肱三头肌上举训练、肩关节上举、对角线上举、肩关节伸展、水平位的内收和外展(应避免PNF中的上肢D2抗阻或非抗阻运动模式,因为这样容易导致腹部肌肉力量的减弱)。
- 循序渐进的盆底肌收缩训练。

配偶、家人和朋友的支持可大大地减少高危妊娠孕妇产前的焦虑和紧张。卧床休息明显地限制了患者的活动和限制了她的各种角色的扮演:如母亲(如果她还有其他的孩子)、配偶、职员(除非她可以在床上处理工作)。卧床休息会带来多方面的生理应激现象,患者和看护者必须了解卧床休息的基本原理和治疗性运动对于胎儿和母体的良好妊娠结局的重要性。虽然有些女性是在医院里卧床休息治疗,但是多数的女性选择在家卧床休息,因此家访时需要教会患者家庭正确的锻炼方法(自我管理13-4,患者相关指导13-2,证据与研究13-7)。

自我管理 13-4

侧卧位床上运动

目的:卧床休息情况下仍保持下肢力量

体位:侧卧,在头部和两膝之间各放置枕头

运动技术

1. 屈髋情况下屈伸膝关节,起始动作为髋关节微屈,参照图A屈伸膝关节

2. 伸髋情况下屈伸膝关节,起始动作为髋关节中立位,参照图B屈伸膝关节

3. 膝关节靠近胸部的练习,缓慢抬起膝关节使之靠近胸部,然后再慢慢放回原处,如图C

注意事项:若出现宫缩和疼痛立刻停止运动

运动量:

重复次数:__________________

频率:__________________

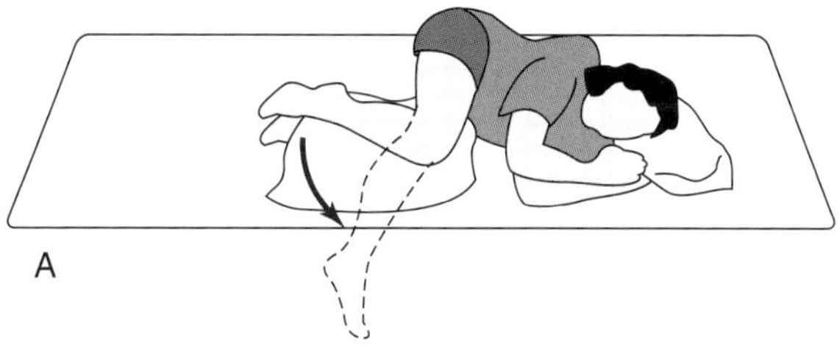

A 屈髋下屈伸膝练习

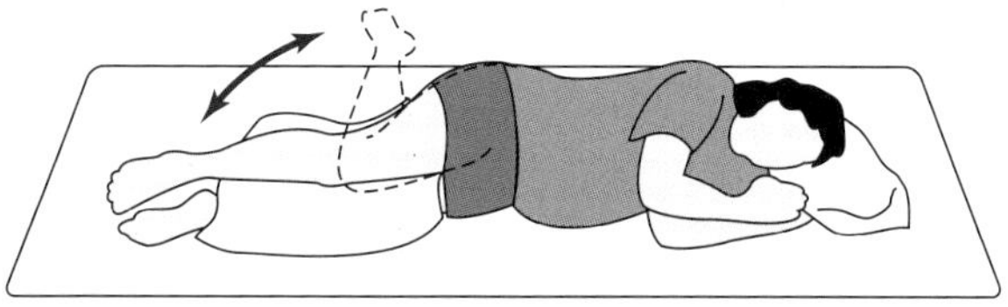

B 伸髋下屈伸膝练习

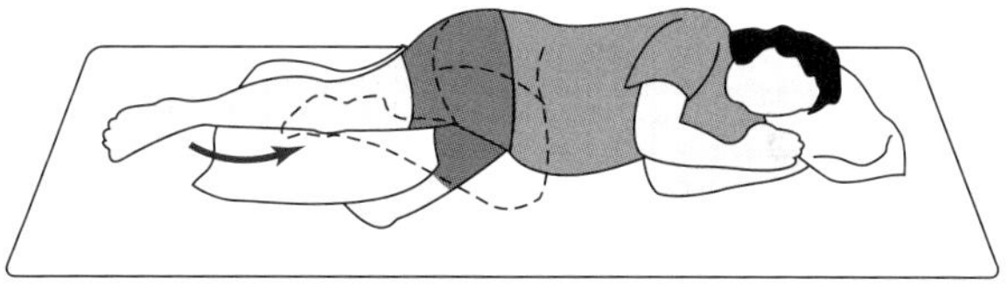

C 膝关节靠近胸部练习

患者相关指导 13-2

床上移动

从一边转向另一边

1. 保持头在枕头上

2. 上半身和下半身一起转动,脊柱在中立位(像木头一样)

床边坐起

1. 先转向一侧

2. 保持背部挺直,双下肢置于床边缘,利用重力和上肢的推力从床边坐起。

3. 从坐位到卧位顺序相反。

此过程中保持正常呼吸和腹部肌肉放松,这样避免Valsalva式呼吸,禁止仰卧位坐起。

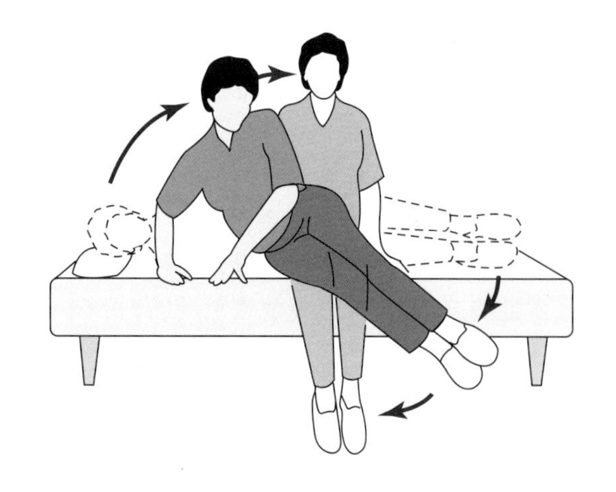

证据与研究 13-7

有研究报告显示需要卧床休息的高危妊娠的孕妇中有约 33.8% 的人不愿意遵医嘱卧床[135]，其原因包括：没有感到不舒服、需要照顾孩子、要承担家务、缺乏支持、必须工作和卧床休息会感到不适。建议卧床休息的孕妇，卧床和非卧床休息的妊娠结局大致相同。需要更多的研究证实卧床休息作为治疗高危妊娠的方法的有效性[135-139]。

因为很多高危妊娠的孕妇最后采取了剖宫产，需要有适当的时间介入到患者剖宫产后的恢复和康复中去，剖宫产的相关部分在本章的后面将进行讨论。

那些产前经历卧床休息的高危妊娠孕妇发现产后的康复进程较为缓慢，需要经历更多肌肉酸软和恢复的时间，更容易出现肌肉骨骼的功能紊乱。

活动练习

促进血液循环的练习 仰卧位或者侧卧位的促进血液循环练习应在醒着的每一刻进行。如果允许，这些运动也可以坐在床边进行，这样可减少下肢 DVT 的发生。踝泵运动和踝关节环转运动可以使下肢肌肉发挥“泵”的作用，而促进血液循环。缓慢的下肢等长收缩对促进下肢血液循环也是有效的，但治疗师必须十分谨慎避免增加患者的腹内压或血压。下肢等长收缩应包括股四头肌、臀肌和内收肌群。

疼痛（压力源性）

放松练习 有很多指导放松练习的方法[63,70,86]，两种放松方法均需意识认知和肌肉紧张度的放松。Mitchell 方法是通过拮抗肌群的收缩从而放松主动肌群的肌肉张力[140]。Jacobson 方法，常常被称为渐进式放松法，要放松的肌肉首先进行收缩，继而进行放松，循序渐进达到整个身体的放松[141]（证据与研究 13-8）。

证据与研究 13-8

孕期有背痛的女性产后患背痛的可能性更大[142-145]。研究建议应关注影响脊柱和骨盆稳定性的肌肉，包括腹横肌、盆底肌、多裂肌、髋旋转肌群和臀大肌[146-149]（见第 17，18 和 19 章）。虽然怀孕是导致腰椎间盘疾病的因素，但第二产程使椎间盘内部的压力显著增加[49]，这些都会导致椎间盘突出或原有的椎间盘突出加重。形式同普通人群一样，主要的治疗为姿势健康教育、身体生物力线、运动锻炼和手法治疗等，牢记激素水平改变会持续到产后的数个星期。产后患下腰痛或者盆区疼痛的女性为 5%~37%[98]。

可视化技术或冥想可以使人从产生压力的情绪中走出来，在运动或日常活动时深呼吸和自我身体的认知也有助于放松[70]。

生物反馈和牵拉是较好的放松方式，患者需要精神上主动参与，有目的地减少肌肉紧张和放松意识。详见知识拓展 13-8。

知识拓展 13-8

熟悉当高危妊娠女性卧床休息时，不运动所带来的不利影响，如何对产科医务人员描述运动疗法对高危妊娠女性的重要性。

剖宫产术后康复

剖宫产术是通过在腹壁和子宫进行横行（美国常采取的方式）或纵形切口将婴儿取出的手术方法。横向（横断）切口是在阴毛线的上方，切口的方向从一侧到另一侧。这种切口因为出血较少常常作为首选，且伤口愈合较好，以后的阴道分娩不易产生并发症[1-4,150]。因为胎儿和胎盘的位置问题，有时纵向切口也是必要的。

在美国剖宫产的出生率是 10%~25%[180]。其中有 25%~30% 的孕妇是因为曾有过剖宫产的经历[181]。应鼓励有剖宫产经历的孕妇阴道试产（VBAC），因为孕妇阴道试产有风险较小（相比较而言）、快速恢复、更多的生产参与[151,152]。

选择剖宫产常常有以下原因：胎盘前置（胎盘位于子宫下段，部分或全部覆盖子宫颈）、臀位（在产道中臀部或脚先露)、孕妇的疾病问题、其他紧急情况[如胎儿窘迫(通过电子胎儿检测或头皮血样检测到胎儿在宫内情况危急)、胎膜早破或顺产失败]。在分娩过程中,所有的孕妇都需要做可能剖宫产的准备。对于准备剖宫产的孕妇,分娩前健康照顾机构会为她们提供一些集体课程。这些课程提供很好的教育和引导患者产后恢复。她们会出现许多相同的因腹部手术同时又要照顾新生儿而引起的身体不适。

锻炼可以在产后 24 小时之内就开始,但是应在患者一定的舒适度基础上循序渐进[70,153]。呼吸练习对于清除肺部黏液很重要,咳嗽可能会导致疼痛,因此"吹气法"(通过腹部肌肉向上向内推)被推荐用来固定切口减轻疼痛。骨盆的摆动或者桥式运动的同时轻柔的骨盆旋转有助于减轻因肠蠕动减少引起的不适。在步行之前,下肢运动锻炼可以预防深静脉血栓和体位性高血压。即使没有经历阴道分娩,盆底肌也因分娩发生了戏剧性的变化,盆底肌被拉长并受到了非分娩性的推力。盆底肌练习应即刻开始并坚持进行,腹肌的轻微活动有助于促进切口的愈合和易于恢复肌肉弹性。当肌肉弹性和组织能够承受额外压力的时候,腹部锻炼可以进阶。

在缝线拆除之后(通常 3~6 天)或者无不适的情况,瘢痕组织可以被动员并进行适当的治疗减少组织粘连。注意产妇的直立姿势下的平衡很重要,因为伤口的疼痛使她们出现保护性的屈曲姿势。经皮神经电刺激(TENS)可以帮助缓解伤口的疼痛。

母乳喂养的女性需要足够的热量摄入、充足的液体和充分的休息来促进乳汁分泌。运动锻炼是产后妇女恢复孕前体重的一种有效方式[154]。只要有足够的能量储备,运动锻炼不会对母乳喂养产生不利影响(代谢需要每天增加 500 千卡热量)[154]。

常见损伤的治疗性运动干预

神经卡压综合征

大概有 80% 的孕妇主诉自己有软组织水肿的问题,常常在孕期的最后几周[59]。神经卡压综合征会在孕期出现,常因为液体潴留、水肿、软组织松弛和姿势改变而加剧。这些患者要特别注意其血压变化,这些症状有可能是先兆子痫(主要症状为高血压、水肿、蛋白尿)的早期症状。

肋间神经痛

肋间神经痛是一种被描述为胸部单侧、间歇性、烧灼样疼痛。可以通过运动锻炼减少这些不适,如仰卧位手置于头顶拉伸脊柱、坐位或站立位下屈曲躯干可以减少疼痛。

胸廓出口综合征

如果肌肉支持不够,脊柱生理弯曲特别是胸曲会因为重心的改变或孕妇体重的增加发生明显改变。头部和肩部向前的姿势有可能会导致胸廓出口综合征(thoracic outlet syndrome, TOS),危及臂丛神经和锁骨下血管。有一种 TOS 的变异类型称为肢端感觉异常,常常是因为孕期第一肋骨的抬高牵拉到了神经血管丛引起的症状,孕妇常常主诉为疼痛、麻木、手和前臂的刺痛感[155]。

加强上背部和肩胛肌群的力量练习和牵拉胸部肌肉会对减少症状有帮助(见第 24 章和第 25 章)。可以通过穿着合适的内衣或其他护具对上背部和胸部提供支持从而减少压力[82]。这对于产后需要照料新生儿的妈妈来说尤为重要。此外,松动第 1 肋骨、姿势纠正和利用滑动技术松动正中神经和尺神经也是有益的。

腕管综合征

孕妇的腕管综合征通常在分娩后会消失,但母乳喂养的女性也可能在产后阶段持续或加重。处理的方法和无怀孕的客户大致相同(见第 26 章),鼓励患者减少手腕的屈曲动作,夜晚夹板固定休息,保持手指的灵活性促进滑液流动。和因慢性劳损引起的腕管综合征的患者不同的是,孕期和哺乳期的妇女具有典型的双侧症状。

股外侧皮神经卡压

股外侧皮神经卡压症(感觉异常性股痛)常常出现在孕期,从腹股沟韧带附近到髂前上棘处和其神经丛分支进入阔筋膜张肌处股外侧神经受到压力时。阔筋膜张肌、髂腰肌和股直肌适当的牵伸可防止股外侧肌皮神经受压。髋部肌肉平衡性运动锻炼也是十分适宜的(见第 19 章)。为了诱导股外侧皮神经症状,患者应俯卧位。建议使用枕头或其他支撑物，使患者体位更舒服。治疗师站在受累侧的对面，被动屈曲膝关节。在稳定腰椎的同时尽量减少侧弯，治疗师越过中线进行髋关节的内收和外展。沿神经走行方向症状有所减轻代表试验阳性。股外侧皮神经的治疗还包括躺在未受影响的一侧，因为健侧卧位使子宫不再受压，也可以进一步缓解症状。神经松动可以在未受累侧进行，最近，软组织技术用以减缓髂胫束紧张也十分有效。

腓总神经压迫

腓总神经环绕在腓骨颈，并支配踝关节屈肌群。长时间下蹲可能会压迫腓总神经导致足下垂。怀孕期妇女在锻炼和生产过程中不提倡长时间采取下蹲位。

跗骨管综合征

跗骨管综合征或胫后神经卡压，常常是因为内踝后方跗骨管部水肿导致的。胫后神经的卡压常常导致足外侧面的麻木与刺痛感，屈趾肌变弱[7]。胫骨神经后支的测试可以在仰卧或侧卧位进行，患者被动伸膝屈髋，治疗师背屈和跖屈患者踝关节。这个姿势可以缓解症状，跗骨管综合征的处理还包括抬高和活动足部，踝部运动可以帮助减轻水肿较少压力。夜晚可以用踝部制动夹板固定踝关节（详见知识拓展 13-9）。

知识拓展 13-9

患者主诉有麻木、刺痛感和大腿前外侧有烧灼感。应做怎样的物理治疗诊断？对此用什么样的物理治疗进行干预？

其他损伤

孕期还有可能出现其他功能紊乱的损伤包括颞下颌关节功能紊乱（temporomandibular joint dysfunction，TMD）、髌股关节的功能紊乱、承重关节的不适或功能紊乱，以及静脉曲张。对于这些损伤的运动干预在其他章节中提到，但孕妇遵循指南时应谨慎对待。

颞下颌关节功能紊乱

孕期相关的 TMD 最常见的原因是在孕期的关节韧带的松弛，另外也有可能是第二产程过程中头面部过度紧张"咬紧牙关"导致的[63]（见第 22 章）。TMD 的鉴别诊断应该包括排除颈椎功能紊乱的相应的试验。

髌股关节功能紊乱

因体重增加和水肿导致孕妇髌股关节额外的压力增大引起髌股关节功能紊乱，特别是孕期肌力较弱的女性更易出现此症。因为孕期重心的改变导致孕妇膝过伸和足内翻，这些姿势都会增加膝关节额外的压力。Kinematic 研究表明，当孕妇从椅子站起不用手支撑时，膝关节髌股压力会增加 83%[7]。子宫的增大使髋关节屈曲减少，同时使重心远离旋转轴，因此从坐到站的过程中需要更强的肌肉力量，这也使关节的横向压力增加。如果孕妇从椅子坐起用手支撑或者减少低位坐起，就可以减少肌肉力量带来的压力（见第 20 章）。因此，提高患者的上肢力量以协助转移，可能会减少髌股关节痛。此外，鼓励病人尽量避免使用低坐位和无扶手的椅子。

承重关节不适或功能紊乱

孕妇体重的增加导致承重关节的压力增加，使原正常关节出现不适或原有关节炎或不稳定的关节出现功能紊乱的状况。爬楼梯使髋关节和膝关节承受身体重量 3~5 倍的压力。孕妇若孕期增加 20% 的体重，那么关节压力将会增加 100%[55]（见第 19，第 20 章）。上下楼梯时使用扶手，可以减轻一些压力负荷。

静脉曲张

随着怀孕的进程，下肢静脉压力增加。静脉扩张和血流停滞是导致下肢和会阴部静脉曲张的主要因素[4]。经常做踝足部运动可以消除水肿和肌肉痉挛，尤其在怀孕中后期或孕期需要久坐进行工作的孕妇。同时，还可以帮助减少患下肢静脉血栓的可能性。孕妇需要抬高下肢到高于心脏的位置以促进静脉回流（图 13-6）。四点跪位姿势可减少对下肢血管结构的压力，侧躺姿势则可减少对下腔静脉的压力，长时间站立会因为子宫的重量而增加压迫静脉系统。在孕妇有选择权的情况下，最好采取坐姿来代替站姿。浸泡在水中可以动员组织液并减少水肿[156,157]，压力袜也可以作为一种考虑。

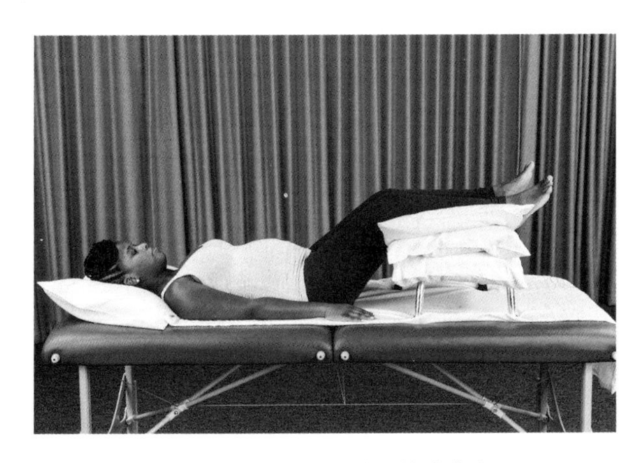

图 13-6　抬高下肢减少静脉曲张

注意：足部应高于心脏水平以促进静脉血液回流，在右侧髋关节下方放置一楔形垫以防止仰卧位低血压综合征

孕期健康性运动干预措施

孕妇在孕期的生理改变是多样的，即使是同一孕妇每次怀孕也有所不同。物理治疗师必须考虑到孕妇的年龄、健康状况、运动史以及孕期的适应性变化，来为其设计运动处方。

调查还关注孕妇孕期的娱乐活动，结果提示所有的娱乐活动都会积极地影响着妊娠结局[9,155,158]。这些娱乐活动强度在运动的生理适应和运动锻炼之间，可改善母体心血管储备量、母体散热能力、胎盘生长以及功能的增强[9,155]。在孕期积极参加锻炼的孕妇很少产生孕期不良反应，如水肿、小腿抽筋、肥胖症、呼吸急促、身体不适、失眠及焦虑等[9,159,160]。低风险妊娠中，运动锻炼也不会增加不良妊娠结局的出现，如流产、早产、宫内生长停滞的情况[9]。与久坐的女性相比，参加运动的女性早产儿的发生率显著下降，而早产儿是导致新生儿死亡率和发病率升高的主要因素[161]。其他研究表明母体适量的运动将会缩短产程和减少分娩时的不适[162-164]（见知识拓展 13-10）。

知识拓展 13-10

患者 32 岁，工程师，需要大量坐位时间和办公室工作。主诉背部疼痛和颈部紧张，特别是一整天工作后。希望能缓解症状，保持一天的工作活力。就如何将活动锻炼融入到日常生活中，提供一些建议。

关于孕妇运动的调查发现，由于运动类型、运动强度、运动持续时间及运动频率多样性，很难比较其差异性[9,165]。现有研究建议专业运动处方及适当监控下的中等强度的有氧运动对孕妇（即使以前有久坐史[166]）和胎儿[6,7,9,33,155-160,162-164,166-175]是有益的。健康和状态良好的孕妇孕期可以参加中等强度或高强度运动锻炼，并不会导致胎儿和母体的不良情况[176]。系统综述显示有规律的孕期有氧运动将会改善和持久保持身体健康状况[177]。

孕期运动锻炼的注意事项也不应忽视（表 13-2）。虽然部分的注意事项还并没有被研究证明，运动指南中还是要求谨慎对待这些注意事项，因此有人觉得过于保守。注意事项和禁忌证应该受到重视，当给孕妇设计运动锻炼计划时应该遵循运动指南，采取谨慎的原则。

表 13-2　孕期的运动风险

母体	胎儿
低血糖	因血液分布于运动骨骼肌而使胎盘血供减少
长期疲劳	胎儿窘迫
反复因机械应力导致的骨骼肌肉系统损伤，失衡及软组织松弛等情况	因能量和脂肪代谢改变而导致的胎儿宫内发育迟缓
心血管并发症	发育畸形
自然流产	产妇持续高热导致的胎儿神经管发育缺陷和早产
早产	早产儿、低体重儿

（以上内容来自于参考文献 5-7，40，49 和 59）

注意事项及禁忌证

孕期和产后的女性在实施运动锻炼计划时必须经过其卫生保健提供者（如治疗师、孕期保健专家）的允许。治疗师和孕期保健专家应该筛查禁忌证或危险因素。饮食摄入量、孕前 BMI 指数以及运动史都应该列入筛查范围[178]。注 13-6 和注 13-7 详细记录了孕妇的绝对和相对禁忌证。在孕期的每个阶段不断修改调整运动方案都很重要[6,7,155,167]。例如，一位患有肺病的孕妇可以去运动，但应考虑到她的运动强度会随着时间和妊娠的变化影响到呼吸系统，因此需要及时修改她的运动方案。另一个例子是，患有 GDM 的女性从运动中受益，但同时应该接受低血糖症的健康教育。在特定的相对禁忌证情况下，运动计划的决策需要物理治疗师结合运动指南完成。详见注 13-8 和注 13-9。

注 13-6
孕期运动的绝对禁忌证

- 血流动力学方面严重心脏疾病
- 限制性肺病
- 子宫颈功能不足
- 多胎妊娠易导致早产
- 第二或第三妊娠期持续出血
- 前置胎盘,孕期超过 26 周
- 此次怀孕有早产史
- 胎膜破裂
- 妊娠高血压综合征

(数据来自于 ACOG2009 指南,2015.5.18)

注 13-7
相对禁忌证

- 严重贫血
- 尚未评估的孕妇心律不齐
- 慢性支气管炎
- 控制不良的 I 型糖尿病
- 过度肥胖
- 极度消瘦(BMI<12)
- 久坐不动的生活方式
- 宫内发育迟滞
- 控制不良的高血压
- 矫形限制
- 控制不良的癫痫
- 控制不良的甲亢
- 烟瘾大

(数据来自于 ACOG2009 指南,2015.5.18)

运动指南

ACOG 和 Melpomene 女性健康研究所出版了孕期和产后的锻炼指南。详见注 13-8 和注 13-9[7,47,94]。ACOG 在 2002 年修正案中改变了对孕期运动的看法(2009 年进行了在此修订确认)。在这次修订中,ACOG 指出孕妇应该有中等强度的运动,每周尽可能多的每天至少进行 30 分钟运动。运动指南里提到久坐的孕妇更应开始一个新的运动计划。

可以把水中有氧步行作为一个很好的运动开端。水中的运动为孕妇提供了很多的益处[179-181]:静水压力使细胞外液受压进入到血管内从而使血容量增加[156],可使子宫血流增加,与在陆地上相比母体的心率和血压可以更好保持在正常范围。另外,水有浮力的支持,也有保温的作用[156,179-182]。

以上的指南只适用于一般的人群[3,7,8,94,155,167,183-185],不同于运动健将或专业运动员。运动健将或运动员与一般人群的危险因素和注意事项大体相同,若适当密切监控,运动强度可更大些[7,158,186,187]。健康且经过训练的运动员孕妇应该需要更大运动量以促进她们产后更快重返赛场[188],但有些训练是不鼓励或应避免在孕期进行的[6,7,155,167]。例如,孕妇不应该参加竞赛或身体碰撞的项目。以下运动存在潜在的冲击力会影响到腹部引起创伤,不鼓励进行如下活动。

注 13-8
运动指南大纲

频率 / 强度
- 规律的运动,至少每周 3 次
- 剧烈运动 <30min,保证 15~20 分钟的间歇时间来防止体温过高。酮症和低血糖症多发生于长时间的剧烈运动
- 避免运动到力竭或十分疲劳
- 产后的运动进程要循序渐进

营养
- 通过充足的热量摄取来维持体内的新陈代谢平衡
- 在运动前、中、后都要补充液体以防脱水
- 为了避免出现肠胃不适,应在运动前 1.5 小时进食

锻炼指南
- 避免强烈冲击、快速转向、关节超范围的运动
- 充分的热身和放松
- 不鼓励进行大量耗能的运动、湿热环境中的耐力运动,或者是在高污染的环境中的运动。发热的孕妇也要避免运动
- 根据不同阶段不同症状调整强度
- 小强度和多次训练比较适合孕妇,锻炼时避免 Valsalva 动作

姿势体位
- 经常改变体位可避免 SHS
- 避免突然改变体位
- 适宜非负重运动,比如水中锻炼,而不是负重运动

(以上内容来自于参考文献 1-4,6,7,8 和 160)

注 13-9
孕期需要终止运动的危险信号

- 阴道出血
- 出现呼吸困难前兆
- 眩晕
- 头痛
- 胸痛
- 肌无力
- 小腿疼痛或肿胀(排除深静脉血栓)
- 早产
- 胎动减少
- 羊水早破

(以上内容来自于参考文献 1-4,6,7,8 和 160)

- 骑马。
- 滑雪和滑水。
- 单板滑雪。
- 滑冰。
- 潜水。
- 蹦极。
- 搬重物。
- 大负荷抗阻运动。

另外,高压力的情况(比如潜水运动)、导致长时间憋气的运动(如搬重物)都应该避免。孕妇们不应该参加易导致关节、韧带等受伤的运动。重心的转变以及孕妇体重的增加,使得受伤的风险更高,因为运动需要更好的平衡和灵活性[94]。孕妇应该避免易失去平衡的运动(如爬山、体操、滑雪和滑板),尤其是在怀孕后期。孕期在高海拔地区运动更需要注意[5,189,190]。注意到危险信号,表明运动应终止(注 13-9)。

运动强度

对于普通人来说,疾病控制中心(CDC)和美国运动医学学会(ACSM)定义中等强度运动为3~4METs或相当于快步走的强度。建议在1周的大部分时间里进行中等强度锻炼,以最大限度地提高健康效益[191,192]。

此建议也适用于孕妇(无内科和产科并发症)。之前,孕期锻炼强度指南是基于每分钟140次的心率限制。但,心率的测量与运动强度并不直接相关。在近期的数据分析显示,孕妇在高强度锻炼中并没有明显的不良反应,这表明女性可能会参与到具有挑战性的心血管活动中来[193]。

耐力运动可以提高孕妇日益增加的身体耐力,并为分娩时的体力做准备。另外,因为孕期激素水平时常波动,有氧运动可以较好地调节情绪。盆底松弛可能需要对整个孕期有氧运动的方案进行修改或给予支持,如患者在行走、跑步或爬楼梯时,可能会受益于骶髂带的支持使用。水中的有氧运动或水中自行车是一种促进心血管健康的运动方式,因为它能够很好地降低对弱肌群压力和保护易受伤的关节[178-181]。

运动课程

孕期的运动课程可以使健康状况得到很大提高。由于物理治疗师熟悉肌肉骨骼系统的相关知识,这使他们可以成为孕妇理想的运动指导者。与其他社区基础课程不同,本课程体系更多关注因怀孕影响到的肌肉。开展这些课程并不需要专门的证书,但是相关领域的继续教育是必要的。

孕期运动课程应该能够处理孕妇孕期生理上的改变和通过运动疗法让身体适应这些变化。当患者明白骨骼肌肉系统功能紊乱的情况,依从性将会大大增加,相关的不适情况也会得到明显改善。经历一次或多次阴道分娩的产妇,患有慢性腰背痛的风险更大,改善腰背痛的课程是一个改善孕期的失能状况和将来的健康状况效益较高的措施[194,195]。因此很多孕妇产后继续回到此类课程的训练,以便重返社会获得支持,并在产后推荐安全的锻炼方式。另外,课程还帮助提供产后的亲子互动锻炼项目和瑜伽课程(见第4章)。

要点

- 孕期发生的各种生理改变影响了女性的能力和运动的积极性。
- 根据以下的注意事项、禁忌证和指南,为孕妇设计一个安全的治疗性运动计划。
- 孕期的运动有很多益处,可以预防或有助于治疗常见的损伤。
- 孕期的治疗性运动主要关注孕妇受生物力学改变影响的关键姿势肌。
- 一个高危妊娠需要更多的卧床休息,应该进行针对性的运动且受益良多。
- 运动性治疗对产后康复也有很多益处。

辨析

1. 孕妇在仰卧位姿势做手法治疗过程中,如果脸色开始变化,而且她主诉眩晕时你应该怎么办?

a. 继续其手法治疗但手法温和一些?

b. 给病人提供一杯水?

c. 让其侧卧直到症状消失吗?

d. 症状消失后再继续进行手法治疗吗?

e. 除了侧躺,还有哪些姿势也可以缓解症状?

f. 除了仰卧位以外,如何安排患者的治疗体位?

2. 一个32岁产后6周(第二胎)的女性,在她抬起婴儿手推车放到车后备箱时会产生严重的下腹部疼痛。

a. 列出可能引起她疼痛的原因。

b. 评估哪些特定的肌肉群，给出什么样的治疗方案？

3. 孕妇正在参加改善姿势的运动训练计划时开始出现宫缩应该怎么办？

a. 停止训练，送其回家？

b. 让其左侧位斜躺着直到宫缩停止？宫缩停止后继续进行训练？

c. 立即通知其私人医生？

d. 根据做的运动计划将会给出怎样的建议？

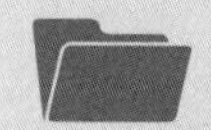

实训

1. 孕20周女性，主诉在做体位转移时右侧骶髂关节出现锐痛，和助手一起，通过测试和检查去评估其功能紊乱情况

- 讨论安全、有效的辅助干预措施
- 演示治疗和锻炼的姿势体位，若SHS出现进行及时的姿势调整

2. 和助手一起，评估腹肌以检查腹直肌分离情况，并为其提供矫正的锻炼方案。讨论其他治疗方式，并为其提供基于日常生活活动的产后活动建议

3. 讨论高危妊娠的可能原因，演示孕妇可以在卧床休息时的运动训练

4. 运用表13-8一般运动指南，设计一个适合健康孕妇的课程

- 考虑课程参与者的安全性，如何监管参与者的相对禁忌证和绝对禁忌证
  - i. 利用表13-6和表13-7提供的信息，设计一个监控工具
  - ii. 会让患者在参与课程之前出示医师的转诊证明吗
- 列出课程参与者有可能面临的障碍
- 利用表13-1指导内容，描述运动会给客户可能带来的身体和心理方面的益处
- 描述孕期运动锻炼可能对将来健康带来的益处
- 怎样鼓励顾客参与运动训练
- 简单描述孕妇孕期发生在身体不同系统的生理学改变
- 考虑到孕妇骨骼肌肉系统的改变。哪些力量训练会加入到课程中以训练患者的关键肌
- 课程中有哪些柔韧性训练
- 在柔韧性训练 / 牵伸中应告知患者的注意事项有哪些
- 及时修正课程中可能遇到的各种并发症，如SHS、DRA、盆底肌无力、尿失禁、盆底肌紧张、PGP、下肢水肿、怀孕的不同阶段
- 如何整合促进有氧体适能的课程
- 通过运动强度监测构建你的课程体系，并教会顾客正确利用靶心率来进行监测
- 在课程中，哪些体征或症状应该作为停止锻炼和联系私人医生的信号
- 如何安排产后哺乳期产妇的课程

病例讨论

一位34岁处于怀孕中期的已婚女士，已有两个孩子分别为3岁和6岁，有一份行政秘书的兼职工作。在过去的几周里，进行性骨盆疼痛发作，随后出现了ADL受限的情况。

既往史：在十几岁时冰上滑倒损伤了尾骨，在前两次怀孕期间患有轻度下腰痛

视诊：蹒跚步态，+Trendelenburg

症状：疼痛来自右侧骶髂关节伴有放射至右后侧大腿部，疼痛性质为锐痛，骨盆带关节不稳，止痛步态

活动受限：长距离行走、爬楼梯、穿衣服、从车里进出、床上活动、性行为

参与限制：不能参加她的孕妇训练课程；不能做家务和在两层建筑结构的家里不能照顾两个孩子；不能开车载孩子去参加运动；不能开车去工作

问题

1. 这个病人最有可能的物理诊断是什么

2. 根据病人的ADL问题最先给出怎样的建议

3. 患者和她的家人住在一栋两层楼的房子。考虑到患者现在的功能状况，会给出什么建议

4. 描述针对此患者的训练中关注的重要肌肉群

5. 此病人应考虑哪些辅助干预措施

6. 根据上面列出的受限和限制的情况，给病人确定功能康复的目标

参考文献

1. Cunningham FG, MacDonald PC, Gant NF, et al. Williams Obstetrics. 20th Ed. Stanford, CT: Appleton & Lange, 1997.
2. Cunningham FG, MacDonald PC, Gant NF. Williams Obstetrics. 18th Ed. Norwalk, CT: Appleton & Lange, 1989.
3. Bobak IM, Jensen MD, Zalar MK. Maternity and Gynecologic Care. 4th Ed. St. Louis, MO: CV Mosby, 1989.
4. Scott JR, DiSaia PJ, Hammond CB, et al., eds. Danforth's Obstetrics and Gynecology. 7th Ed. Philadelphia, PA: J.B. Lippincott, 1994.
5. ACOG Committee on Obstetric Practice. Exercise during pregnancy and the post-partum period (ACOG Committee Opinion, Number 267). Obstet Gynecol 2002;99(1):171–173
6. Wolfe LA, Amey MC, McGrath MJ. Exercise and pregnancy. In: Torg JS, Separd RJ, eds. Current Therapy in Sports Medicine. 3rd Ed. St. Louis, MO: Mosby, 1995.
7. Artal Mittelmark R, Wisewell RA, Drinkwater BL, eds. Exercise in Pregnancy. 2nd Ed. Baltimore, MD: Williams & Wilkins, 1991.
8. American College of Obstetricians and Gynecologists. Exercise during pregnancy and the postpartum period. ACOG Technical Bulletin No. 189. Int J Gynaecol Obstet 1994;45(1):65–70.
9. Morris SN, Johnson NR. Exercise during pregnancy. J Reprod Med 2005;50:181–188.
10. Ebbing C, Rasmussen S, Skjaerven R, et al. Risk factors for recurrence of hypertensive disorders of pregnancy, a population based cohort study. Acta Obstet Gynecol Scand 2016. doi:10.1111/aogs.13066.
11. Lin PC, Hung CH, Chan TF, et al. The risk factors for gestational diabetes mellitus: a retrospective study. Midwifery 2016;42:16–20. doi:10.1016/j.midw.2016.09.008
12. Schwartz N, Green MS, Yefet E, et al. Modifiable risk factors for gestational diabetes recurrence. Endocrine 2016;54(3):714–722.
13. Menato G, Simona B, Signorile A, et al. Current management of gestational diabetes mellitus. Expert Rev Obstet Gynecol 2008;3:73–91.
14. Bung P, Artal R. Gestational diabetes and exercise: a survey. Semin Perinatol 1996;20:628–633.
15. Avery MD, Leon AS, Kopher RA. Effects of a partially home-based exercise program for women with gestational diabetes. Obstet Gynecol 1997;89:10–15.
16. Jovanovic-Peterson L, Peterson CM. Exercise and the nutritional management of diabetes during pregnancy. Obstet Gynecol Clin North Am 1996;23:75–86.
17. Jackson P, Bash DM. Management of the uncomplicated pregnant diabetic client in the ambulatory setting. Nurse Pract 1994;19:64–73.
18. Bung P, Artal R, Khodiguian N, et al. Exercise in gestational diabetes: an optional therapeutic approach? Diabetes 1991;40(Suppl 2):182–185.
19. Jovanovic-Peterson L, Peterson CM. Is exercise safe or useful for gestational diabetic women? Diabetes 1991;40(Suppl 2):179–181.
20. Jovanovic-Peterson L, Durak E, Peterson CM. Randomized trial of diet versus diet plus cardiovascular conditioning on glucose levels in gestational diabetes. Am J Obstet Gynecol 1990;162:754–756.
21. Horton ES. Exercise in the treatment of NIDDM: applications for GDM? Diabetes 1991;40(Suppl 2):175–178.
22. Bung P, Bung C, Artal R, et al. Therapeutic exercise for insulin requiring gestational diabetics: effects on the fetus—results of a randomized prospective longitudinal study. J Perinat Med 1993;21:125–137.
23. Winn HN, Reece EA. Interrelationship between insulin, dietary fiber, and exercise in the management of pregnant diabetics. Obstet Gynecol Surv 1989;44:703–710.
24. Garcia-Patterson A, Martin E, Ubeda J, et al. Evaluation of light exercise in the treatment of gestational diabetes. Diabetes Care 2001;24:2006–2007.
25. American Diabetes Association. Position statement on gestational diabetes mellitus. Diabetes Care. 2004;27(Suppl 1):S88–S90.
26. Harrison AL, Shields N, Taylor NF, et al. Exercise improves glycaemic control in women diagnosed with gestational diabetes mellitus: a systematic review. J Physiother 2016;62(4):188–196. doi:10.1016/j.jphys.2016.08.003.
27. Field JB. Exercise and deficient carbohydrate storage and intake as causes of hypoglycemia. Endocrinol Metab Clin N Am 1989;18:155–161.
28. Carlson KJ, Eisenstat ST, Zipporyn T, eds. The Harvard Guide to Women's Health. Cambridge, MA: Harvard University Press, 1996.
29. Ramírez-Vélez R, Aguilar de Plata AC, Escudero MM, et al. Influence of regular aerobic exercise on endothelium-dependent vasodilation and cardiorespiratory fitness in pregnant women. J Obstet Gynaecol Res 2011;37(11):1601–1608. doi:10.1111/j.1447-0756.2011.01582.x.
30. Carter EB, Stuart JJ, Farland LV, et al. Pregnancy complications as markers for subsequent maternal cardiovascular disease: Validation of a Maternal Recall Questionnaire. J Womens Health (Larchmt). 2015;24(9):702–712. doi:10.1089/jwh.2014.4953.
31. Clapp J. Effect of dietary carbohydrate on the glucose and insulin response to mixed caloric intake and exercise in both nonpregnant and pregnant women. Diabetes Care 1998;21(Suppl 2):B107–B112.
32. Carpenter MW. The role of exercise in pregnant women with diabetes mellitus. Diabetes Care 2000;43:56–64.
33. Shangold M, Mirkin G, eds. Women and Exercise: Physiology and Sports Medicine. Philadelphia: F.A. Davis, 1994.
34. Lops VR, Hunter LP, Dixon LR. Anemia in pregnancy. Am Fam Physician 1995;51:1189–1197.
35. Engstrom JL, Sittler CP. Nurse-midwifery management of iron-deficiency anemia during pregnancy. J Nurse Midwife 1994;39:205–345.
36. Scholl TO, Hediger ML. Anemia and iron-deficiency anemia: complication of data on pregnancy outcome. Am J Clin Nutr 1994;59:4925–5005.
37. American College of Obstetricians and Gynecologists. Anemia in pregnancy (ACOG Practice Bulletin No. 95). Obstet Gynecol 2008;112(1):201–207. doi:10.1097/AOG.0b013e3181809c0d.
38. Gavard JA, Artal R. Effect of exercise on pregnancy outcome. Clin Obstet Gynecol 2008;51:467–480.
39. Wang TW, Apgar BS. Exercise during pregnancy. Am Fam Physician 1998;57:1846–1852.
40. Clapp JF. Exercise during pregnancy: a clinical update. Clin Sports Med 2000;19:273–286.
41. Heffernan AE. Exercise and pregnancy in primary care. Nurse Pract 2000;25:42–60.
42. Clapp JF, Stepanchak W, Tomasellil J, et al. Portal vein blood flow—effects of pregnancy, gravity and exercise. Am J Obstet Gynecol 2000;183:167–172.
43. Garovic VD, Hayman SR. Hypertension in pregnancy: an emerging risk factor for cardiovascular disease. Nat Clin Pract Nephrol 2007;3:613–622.
44. Dempsey JC, Butler CL, Williams MA. No need for a pregnant pause: physical activity may reduce the occurrence of gestational diabetes mellitus and preeclampsia. Exerc Sport Sci Rev 2005;33:141–149.
45. Meher S, Duley L. Exercise or other physical activity for preventing pre-eclampsia and its complications. Cochrane Database Syst Rev 2006;(2):CD005942.
46. Genest DS, Falcao S, Gutkowska J, et al. Impact of exercise training on preeclampsia: potential preventive mechanisms. Hypertension 2012;60:1104–1109.
47. Kinsella SM, Lohmann G. Supine hypotensive syndrome. Am J Obstet Gynecol 1994;83:774–787.
48. Kotila PM, Lee SN. Effects of Supine Position During Pregnancy on the Fetal Heart Rate [Thesis]. Forest Grove, OR: Pacific University, 1994.
49. Jeffreys RM, Stepanchak W, Lopez B, et al. Uterine blood flow during supine rest and exercise after 28 weeks of gestation. Int J Obstet Gynaecol 2006;113:1239–1247.
50. Carbonne B, Benachi A, Leeque ML, et al. Maternal positions during labor: effects on fetal oxygen saturation measured by pulse oximetry. Obstet Gynecol 1996;88:797–800.
51. Jensen D, Webb KA, Wolfe LA, et al. Effects of human pregnancy and advancing gestation on respiratory discomfort during exercise. Respir Physiol Neurobiol 2007;156:85–93.
52. Warburton DER, Charlesworth S, Ivey A, et al. A systematic review of the evidence for Canada's physical activity guidelines for adults. Int J Behav Nutr Phys Act 2010;7:39.
53. Mottola MF. Exercise prescription for overweight and obese women: pregnancy and postpartum. Obstet Gynecol Clin North Am 2009;36(2):301–316.
54. de Oliveria Melo AS, Silva JL, Tavares JS, et al. Effect of a physical exercise program during pregnancy on uteroplacental

and fetal blood flow and fetal growth: a randomized controlled trial. Obstet Gynecol 2012;120(2, Pt 1):302–310. doi:10.1097/AOG.0b013e31825de592.
55. Wilder E, ed. Clinics in Physical Therapy. Vol. 20. Obstetric and Gynecologic Physical Therapy. New York, NY: Churchill Livingstone, 1988.
56. Wolfe LA. Pregnant women and endurance exercise. In: Shephard RJ, Astrand PO, eds. Endurance in Sport. 2nd Ed. Oxford, UK: Blackwell Science, 2000.
57. Jensen D, Webb KA, O'Donnell DE. Chemical and mechanical adaptations of the respiratory system at rest and during exercise in human pregnancy. Appl Physiol Nutr Metab 2007;32:1239–1250.
58. Heckman JD, Sassard R. Musculoskeletal considerations in pregnancy. J Bone Joint Surg Am 1994;76:1720–1730.
59. Borg-Stein J, Dugan S. Musculoskeletal disorders of pregnancy, delivery and postpartum. Phys Med Rehabil Clin N Am 2007;459–476.
60. Kaiser L, Allen LH. Position of the American Dietetic Association: nutrition and lifestyle for a healthy pregnancy outcome. J Am Diet Assoc 2008;108:553–561.
61. Cedergren MI. Optimal gestational weight gain for body mass index categories. Obstet Gynecol 2007;110:759–764.
62. Hui AL, Ludwig SM, Gardiner P, et al. Community-based exercise and dietary intervention during pregnancy: a pilot study. Can J Diabetes 2006;30:169–175.
63. O'Connor LJ, Gourley RJ. Obstetric and Gynecologic Care in Physical Therapy. Thorofare, NJ: Slack, 1990.
64. Stephenson RG, O'Connor LJ. Obstetric and Gynecologic Care in Physical Therapy. 2nd Ed. Thorofare, NJ: Slack, 2000.
65. Depledge J, McNair PJ, Keal-Smith C, et al. Management of symphysis pubis dysfunction during pregnancy using exercise and pelvic support belts. Phys Ther 2005;85:1290–1300.
66. Nilsson-Wikmar L, Holm K, Oijerstedt R, et al. Effect of three different physical therapy treatments on pain and activity in pregnant women with pelvic girdle pain: a randomized clinical trial with 3, 6, and 12 months follow-up postpartum. Spine 2005;30:850–856.
67. Kalus SM, Kornman LH, Wuinlivan JA. Managing back pain in pregnancy using a support garment: a randomised trial. Br J Obstet Gynaecol 2008;115:68–75.
68. Chiarello CM, Falzone LA, McCaslin KE, et al. The effects of an exercise program on diastasis recti abdominis in pregnant women. J Womens Health Phy Ther 2005;29:11–16.
69. Salvesen KA, Morkved S. Randomised controlled trial of pelvic floor muscle training during pregnancy. BMJ 2004;329:378–380.
70. Noble E. Essential Exercises for the Childbearing Years. Harwich, MA: New Life Images, 1995.
71. Haddow G, Watts R, Robertson J. The effectiveness of a pelvic floor muscle exercise program on urinary incontinence following childbirth: a systematic review. Int J Evid Based Healthc 2005;3:103–146.
72. Schauberger CW, Rooney BL, Goldsmith L, et al. Peripheral joint laxity increases in pregnancy but does not correlate with serum relaxin levels. Am J Obstet Gynecol 1996;174:667–671.
73. Boissannault J, Blaschak M. Incidence of diastasis recti abdominis during the childbearing years. Phys Ther 1988;68:1082.
74. Bursch S. Interrater reliability of diastasis recti abdominis measurement. Phys Ther 1987;67:1077.
75. Fernandes da Mota PG, Pascoal AG, Carita AI, et al. Prevalence and risk factors of diastasis recti abdominis from late pregnancy to 6 months postpartum, and relationship with lumbo-pelvic pain. Man Ther 2015;20(1):200–205. doi:10.1016/j.math.2014.09.002.
76. Candido G, Lo T, Jansses PA. Risk factors for diastasis of the recti abdominis. J Assoc Chart Physiother Women's Health 2005;97:49–54.
77. Coldron Y, Stokes MJ, Newham DJ, et al. Postpartum characteristics of rectus abdominis on ultrasound imaging. Man Ther 2008;13:112–121.
78. Spitznagle TM, Leong FC, Van Dillen LR. Prevalence of diastasis recti abdominis in a urogynecological patient population. Int Urogynecol J 2007;18:321–328.
79. Sinaki M, Merrit JL, Stillwell GK. Tension myalgia of the pelvic floor. Mayo Clin Proc 1977;52:717–722.
80. Mayo Clinic. Home Instructions for Relief of Pelvic Floor Pain. Rochester, MN: Mayo Foundation for Medical Education and Research, 1989.
81. Hansen K. Sacrococcygeal instability in pregnancy. Obstet Gynecol Phys Ther 1993;17:5–7.
82. Kendall FP, McCreary EK, Provance PG. Muscles Testing and Function. Baltimore, MD: Williams & Wilkins, 1993.
83. Perkins J, Hammer RL, Loubert PV. Identification and management of pregnancy-related low back pain. J Nurse Midwifery 1998;43:331–340.
84. Franklin ME, Conner-Kerr T. An analysis of posture and back pain in the first and third trimesters of pregnancy. J Orthop Sports Phys Ther 1998;28:133–138.
85. Foti T, Davids JR, Bagley A. A biomechanical analysis of gait during pregnancy. J Bone Joint Surg 2000;82-A:625–632.
86. Polden M, Mantle J. Physiotherapy in Obstetrics and Gynecology. Oxford, UK: Butterworth-Heinemann, 1990.
87. Kelly-Jones A, McDonald G. Assessing musculoskeletal back pain during pregnancy. Prim Care Update Obstet Gynecol 1997;4:205–210.
88. Ostgaard HC, Zetherstrom G, Roos-Hansson E, et al. Reduction of back and posterior pelvic pain in pregnancy. Spine 1994;19:894–900.
89. Sihvonen T, Huttunen M, Makkonen M, et al. Functional changes in back muscle activity correlated with pain intensity and prediction of low back pain during pregnancy. Arch Phys Med Rehabil 1998;79:1210–1212.
90. Colliton J. Back pain and pregnancy. Physician Sports Med 1996;24:89–93.
91. Vleeming A, Albert HB, Ostgaard HC, et al. European guidelines for the diagnosis and treatment of pelvic girdle pain. Eur Spine J 2008;6:794–819.
92. Gutke A, Ostgaard HC, Oberg B. Association between muscle function and low back pain in relation to pregnancy. J Rehabil Med 2008;40:304–311.
93. Mogren IM. Previous physical activity decreases the risk of low back pain and pelvic pain during pregnancy. Scand J Public Health 2005;33:300–306.
94. The Melpomene Institute for Women's Health Research. The Bodywise Woman. New York, NY: Prentice Hall, 1990.
95. Ostgaard HC, Zetherstrom G, Roos-Hansson E. The posterior pelvic pain test in pregnant women. Eur Spine J 1994;3:258–260.
96. Mens JMA, Vleeming A, Snijders CJ, et al. Reliability and validity of the active straight leg raise test in posterior pelvic pain since pregnancy. Spine 2001;26:1167–1171.
97. Vleeming A, DeVries HJ, Mens JMA, et al. Possible role of the long dorsal sacroiliac ligament in women with peripartum pelvic pain. Acta Obstet Gynecol Scand 2001;81:430–436.
98. Ronchetti I, Vleeming A, van Wingerden JP. Physical characteristics of women with severe pelvic girdle pain after pregnancy. Spine 2008;33:E145–E151.
99. Berg G, Hammar M, Moller-Nielson J, et al. Low back pain during pregnancy. Obstet Gynecol 1988;71:71–75.
100. Richardson CA, Snijders CJ, Hides JA, et al. Exercise physiology and physical exam: the relation between the transversus abdominis muscles, sacroiliac joint mechanics, and low back pain. Spine 2002;27(4):399–405.
101. Elden H, Ladfors L, Olsen MF, et al. Effects of acupuncture and stabilizing exercises among women with pregnancy—related pelvic pain: a randomised single blind controlled trial. BMJ 2005;330:761–764.
102. Stuge B, Laerum E, Kirkesola G, et al. The efficacy of a treatment program focusing on specific stabilizing exercises for pelvic girdle pain after pregnancy: a randomized controlled trial. Spine 2004;29:351–359.
103. Stuge B, Veierod MB, Laerum E, et al. The efficacy of a treatment program focusing on specific stabilizing exercises for pelvic girdle pain after pregnancy: a two-year follow-up of a randomized clinical trial. Spine 2004;29:E197–E203.
104. POGP. Pregnancy-Related Pelvic Girdle Pain. The Association of Chartered Physiotherapists in Women's Health 2007. Available at: www.csp.org.uk/sites/files/csp/secure/pogp-pgppros_1.pdf. Accessed November 28, 2015.
105. Callahan J. Separation of the symphysis pubis. Am J Obstet Gynecol 1953;66:281–293.
106. Fast A, Weiss L, Parich S, et al. Night backache in pregnancy—hypothetical pathophysiological mechanisms. Am J Phys Med Rehabil 1989;68:227–229.
107. Gallo-Padilla D, Gallo-Padilla C, Gallo-Vallejo FJ, et al. Low back pain during pregnancy. Multidisciplinary approach [in Spanish]. Semergen 2015;42(6):e59–e64. doi:10.1016/j

.semerg.2015.06.005.
108. Fingeroth RJ. Successful operative treatment of a displaced subcapital fracture of the hip in transient osteoporosis of pregnancy. A case report and review of the literature. J Bone Joint Surg 1995:77:127–131.
109. Samdani A, Lachmann E, Nagler W. Transient osteoporosis of the hip during pregnancy: a case report. Am J Phys Med Rehabil 1998;77:153–156.
110. Smith R, Athanasou NA, Ostlere SJ, et al. Pregnancy-associated osteoporosis. Q J Med 1995;88:865–878.
111. Dunne F, Walters B, Marshall T, et al. Pregnancy associated osteoporosis. Clin Endocrinol 1993;39:487–490.
112. Carbone LD, Palmiere GM, Graves SC, et al. Osteoporosis of pregnancy: long-term follow-up of patients and their offspring. Obstet Gynecol 1995;86:664–666.
113. Khastgir G, Studd JW, King H, et al. Changes in bone density and biochemical markers of bone turnover in pregnancy-associated osteoporosis. Br J Obstet Gynecol 1996;103:716–718.
114. Little KD, Clapp JF. Self-selected recreational exercise has no impact on early postpartum lactation-induced bone loss. Med Sci Sports Exerc 1998;30:831–836.
115. Funk JL, Shoback DM, Genant HK. Transient osteoporosis of the hip in pregnancy: natural history of changes in bone mineral density. Clin Endocrinol 1995;43:373–382.
116. Sowers M. Pregnancy and lactation as risk factors for subsequent bone loss and osteoporosis. J Bone Mineral Res 1996;11:1052–1060.
117. Shaw E, Kaczorowski J. Postpartum care—what's new? Curr Opin Obstet Gynecol 2007;19:561–567.
118. Hinton PS, Olson CM. Postpartum exercise and food intake: the importance of behavior-specific self efficacy. J Am Diet Assoc 2001;101:1430–1437.
119. Pipp LM. The exercise dilemma: considerations and guidelines for treatment of the high risk obstetric patient. J Obstet Gynecol Phys Ther 1989;13:10–12.
120. Frahm J, Davis Y, Welch RA. Physical therapy management of the high risk antepartum patient: physical and occupational therapy treatment objectives and program, part III. Clin Manag Phys Ther 1989;9:28–33.
121. Gilbert ES, Harmann JS. Manual of High Risk Pregnancy and Delivery. St. Louis, MO: Mosby, 1993.
122. Barnes LP. Pregnancy over 35: special needs. MCN Am J Matern Child Nurs 1991;16:272.
123. Kozinszky Z, Orvos H, Zoboki T, et al. Risk factors for cesarean section of primiparous women aged over 35 years. Acta Obstet Gynecol Scand 2002;81:313–316.
124. Astolfi P, Zonta LA. Delayed maternity and risk at delivery. Paediatr Perinat Epidemiol 2002;16:67–72.
125. Seoud MA, Nassar AN, Usta IM, et al. Impact of advanced maternal age on pregnancy outcome. Am J Perinatol 2002;19:1–8.
126. Ziadeh S, Yahaya A. Pregnancy outcome at age 40 and older. Arch Gynecol Obstet 2001;265:30–33.
127. Jolly M, Sebire N, Harris J, et al. The risks associated with pregnancy in women aged 35 years or older. Human Reprod 2000;15:2433–2437.
128. Abu-Heija AT, Jallad MF, Abukteish F. Maternal and perinatal outcome of pregnancies after the age of 45. J Obstet Gynaecol Res 2000;26:27–30.
129. Vankatwijk C, Peeters LL. Clinical aspects of pregnancy after the age of 35 years: a review of the literature. Hum Reprod Update 1998;4:185–194.
130. Growth and bone development. Nestle Nutrition Workshop Series: paediatric programme 2008;61:53–68.
131. Goldenberg RL, Cliver SP, Bronstein J, et al. Bed rest in pregnancy. Obstet Gynecol 1994;84:131.
132. Maloni JA, Kasper CE. Physical and psychosocial effects of antepartum hospital bed rest: a review of the literature. Image J Nurs Sch 1991;23:187–192.
133. Maloni JA, Chance B, Zhang C, et al. Physical and psychosocial side effects of antepartum hospital bed rest. Nurs Res 1993;42:197–203.
134. Maloni JA. Home care of the high-risk pregnant woman requiring bed rest. J Obstet Gynecol Neonat Nurs 1994;23:696–706.
135. Josten LE, Savik K, Mullett SE, et al. Bed rest compliance for women with pregnancy problems. Birth 1995;22:1–12.
136. Schroeder CA. Women's experience of bed rest in high-risk pregnancy. Image J Nurs Sch 1996;28:253–258.
137. Maloni JA. Bed rest and high-risk pregnancy: differentiating the effects of diagnosis, setting, and treatment. Nurs Clin N Am 1996;31:313–325.
138. Smithing RT, Wiley MD. Bedrest not necessarily an effective intervention in pregnancy. Nurse Pract Am J Primary Health Care 1994;19:15.
139. Bogen JT, Gitlin LN, Cornman-Levy D. Bedrest treatment in high-risk pregnancy: implications for physical therapy. Platform Presentation at the American Physical Therapy Association Combined Sections Meeting, February 1997; Dallas, TX.
140. Mitchell L. Simple Relaxation. 2nd Ed. London: John Murray, 1987.
141. Jacobson E. Progressive Relaxation. Chicago, IL: University of Chicago Press, 1938.
142. Mens JMA, Vleeming A, Snijders CJ, et al. Responsiveness of outcome measurements in rehabilitation of patients with posterior pelvic pain since pregnancy. Spine 2002;27:1110–1115.
143. Brynhildsen J, Hansson A, Persson A, et al. Follow-up of patients with low back pain during pregnancy. Obstet Gynecol 1998;91:182–186.
144. Richardson C, Jull G, Hodges P, et al. Therapeutic Exercise For Spinal Segmental Stabilization In Low Back Pain. Edinburgh, Scotland: Churchill Livingstone, 1999.
145. Mens JMA, Vleeming A, Stoeckart R, et al. Understanding peripartum pelvic pain. Spine 1996;21:1363–1369.
146. Mens JMA, Snijders CJ, Stam HJ. Diagonal trunk muscle exercises in peripartum pelvic pain: a randomized clinical trial. Phys Ther 2000;80:1164–1173.
147. Hides JA, Richardson CA, Jull GA. Multifidus muscle recovery is not automatic after resolution of acute, first-episode low back pain. Spine 1996; 21:2763–2769.
148. Sapsford RR, Hodges PW. Contraction of the pelvic floor muscles during abdominal maneuvers. Arch Phys Med Rehabil 2001;82:1081–1088.
149. Sapsford RR, Hodges PW, Richardson CA, et al. Co-activation of the abdominal and pelvic floor muscles during voluntary exercises. Neurourol Urodyn 2001;20:31–42.
150. American College of Obstetricians and Gynecologists. Cesarean Birth. ACOG Patient Education Pamphlet AP06. Washington, DC: American College of Obstetricians and Gynecologists, 1983.
151. American College of Obstetricians and Gynecologists. Vaginal Birth After Cesarean Delivery. ACOG Patient Education Pamphlet AP070. Washington, DC: American College of Obstetricians and Gynecologists, 1990.
152. Rangelli D, Hayes SH. Vaginal birth after cesarean: the role of the physical therapist. J Obstet Gynecol Phys Ther 1995;19:10–13.
153. Bellows P, Shah U, Hawley L, et al. Evaluation of outcomes associated with trial of labor after cesarean delivery after a change in clinical practice guidelines in an academic hospital. J Matern Fetal Neonatal Med 2016 Oct 13:1-5. [Epub ahead of print].
154. Scott S. Exercise in the postpartum period. Health Fitness 2006;10:40–41.
155. Clapp JF. Pregnancy outcome: physical activities inside versus outside the workplace. Semin Perionatol 1996;20:70–76.
156. Kent T, Gregor J, Deardoff L, et al. Edema of pregnancy: a comparison of water aerobics and static immersion. Obstet Gynecol 1999;94:726–729.
157. Katz VL, Ryder RM, Cefalo RC, et al. A comparison of bed rest and immersion for treating the edema of pregnancy. Obstet Gynecol 1990;75:147–151.
158. Clapp JF. A clinical approach to exercise during pregnancy. Clin Sports Med 1994;13:443–458.
159. Horns PN, Ratcliffe LP, Leggett JC, et al. Pregnancy outcomes among active and sedentary primiparous women. J Obstet Gynecol Neonat Nurs 1996;25:49–54.
160. Sternfeld B, Quesenberry CP Jr, Eskenazi B, et al. Exercise during pregnancy and pregnancy outcome. Med Sci Sports Exerc 1995;27:634–640.
161. Hegaard HK, Hedegaard M, Danum P, et al. Leisure time physical activity is associated with a reduced risk of preterm delivery. Am J Obstet Gynecol 2008;198:180.e1–180.e5.
162. Botkins C, Driscoll CE. Maternal aerobic exercise: newborn effects. Fam Pract Res J 1991;11:387–393.
163. Clapp JF III. The course of labor after endurance exercise during pregnancy. Am J Obstet Gynecol 1990;163:1799–1805.
164. Beckmann CR, Beckmann CA. Effects of a structured antepartum exercise program on pregnancy and labor outcome in primiparas.

J Reprod Med 1990;35:704–709.
165. Chasen-Taber L, Evenson KR, Sternfeld B, et al. Assessment of recreational physical activity during pregnancy in epidemiologic studies of birthweight and length of gestation: methodologic aspects. Women Health 2007;45:85–107.
166. Marquez-Sterling S, Perry AC, Kaplan TA, et al. Physical and psychological changes with vigorous exercise in sedentary primigravidae. Med Sci Sports Exerc 2000;32:58–62.
167. Kulpa P. Exercise during pregnancy and postpartum. In: Agostini R, ed. Medical and Orthopedic Issues of Active Athletic Women. Philadelphia, PA: Hanley & Belfus, 1994.
168. Wolfe LA, Walker RM, Bonen A, et al. Effects of pregnancy and chronic exercise on respiratory responses to graded exercise. J Appl Physiol 1994;76:1928–1936.
169. Zeanah M, Schlosser SP. Adherence to ACOG guidelines on exercise during pregnancy: effect on pregnancy outcome. J Obstet Gynecol Neonat Nurs 1993;22:329–335.
170. McMurray RG, Mottola MF, Wolfe LA, et al. Recent advances in understanding maternal and fetal responses to exercise. Med Sci Sports Exerc 1993;25:1305–1321.
171. Wolfe LA, Mottola MF. Aerobic exercise in pregnancy: an update. Can J Appl Physiol 1993;18:119–147.
172. Clapp JF III. Exercise and fetal health. J Dev Physiol 1991;15:9–14.
173. Sady SP, Carpenter MW. Aerobic exercise during pregnancy: special considerations. Sports Med 1989;7:357–375.
174. Clapp JF III. The effects of maternal exercise on early pregnancy outcome. Am J Obstet Gynecol 1989;161:1453–1457.
175. Hall DC, Kaufmann DA. Effects of aerobic and strength conditioning on pregnancy outcomes. Am J Obstet Gynecol 1987;157:1199–1203.
176. Kardel KR, Kase T. Training in pregnant women: effects on fetal development and birth. Am J Obstet Gynecol 1998;178:280–286.
177. Kramer MS, McDonald SW. Aerobic exercise for women during pregnancy. Cochrane Database of Syst Rev 2002;(2):CD000180.
178. Penney DS. The effect of vigorous exercise during pregnancy. J Midwifery Womens Health 2008;53:155–159.
179. Ruoti RG, Morris DM, Cole AJ. Aquatics Rehabilitation. Philadelphia, PA: Lippincott-Raven Publishers, 1997.
180. Katz VL. Water exercise in pregnancy. Semin Perinatol 1996;20:285–291.
181. Smith SA, Michel Y. A pilot study on the effects of aquatic exercises on discomforts of pregnancy. J Obstet Gynecol Neonatal Nurs 2006;35:315–323.
182. McMurray RG, Katz VL. Thermoregulation in pregnancy. Sports Med 1990;10:146–158.
183. Bell R, O'Neill M. Exercise and pregnancy: a review. Birth 1994;21:85–95.
184. Yeo S. Exercise guidelines for pregnant women. Image J Nurs Sch 1994;26:265–270.
185. Treyder SC. Exercising while pregnant. J Orthop Sports Phys Ther 1989;10:358–365.
186. Hale RW, Milne L. The elite athlete and exercise in pregnancy. Semin Perinatol 1996;20:277–284.
187. Wiswell RA. Applications of methods and techniques in the study of aerobic fitness during pregnancy. Semin Perinatol 1996;20:213–221.
188. Kardel KR. Effects of intense training during and after pregnancy in top-level athletes. Scand J Med Sci Sports 2005;15:79–86.
189. Huch K. Physical activity at altitude in pregnancy. Semin Perinatol 1996;20:304–314.
190. Entin PL, Coffin L. Physiological basis for recommendations regarding exercise during pregnancy at high altitude. High Alt Med Biol 2004;5:321–334.
191. Pate RR, Pratt M, Blair SN, et al. A recommendation from the Centers for Disease Control and Prevention and the American College of Sports Medicine. JAMA1995;273:402–407.
192. ACSM. Guidelines for Exercise Testing and Prescription. 6th Ed. Philadelphia, PA: Lippincott Williams & Wilkins, 2000.
193. Mottola MF, Davenport MH, Brun CR, et al. VO_2 peak prediction and exercise prescription for pregnant women. Med Sci Sports Exerc 2006;1389–1395.
194. Levangie PK. Association of low back pain with self-reported risk factors among patients seeking physical therapy services. Phys Ther 1999;79:757–766.
195. Weiss Kelly AK. Practical exercise advice for during pregnancy; guidelines for active and inactive women. Phys Sports Med 2005;33(6):24–30.

推荐阅读

Clapp JF. Exercising Through Your Pregnancy. Champaign, IL: Human Kinetics, 1998.
Myers RS, ed. Saunders Manual of Physical Therapy Practice (Chapters 22 and 23). Philadelphia, PA: WB Saunders, 1995.
Nobel E. Essential Exercises for the Childbearing Year. 4th Ed. Harwich, MA: New Life Images, 1995.
Nobel E. Marie Osmond's Exercises for Mothers-To-Be. New York, NY: New American Library, 1985.
Nobel E. Marie Osmond's Exercises for Mothers and Babies. New York, NY: New American Library, 1985.
Pauls JA. Therapeutic Approaches to Women's Health. Gaithersburg, MD: Aspen Publishers, 1995.
Simkin P, Whalley J, Kepler A. Pregnancy, Child Birth and the Newborn: The Complete Guide. Deephaven, MN: Meadowbrook Press, 1991.

文献资源

American College of Obstetricians and Gynecologists (ACOG), 409 12th Street, SW, Washington, DC 20024-2188; (202) 638-5577.
American College of Sports Medicine, P.O. Box 1440, Indianapolis, IN 46206; (317) 637-9200.
American Physical Therapy Association, Section on Women's Health, P.O. Box 327, Alexandria, VA 22313; (800) 999-2782 ext. 3237.
Melpomene Institute for Women's Health Research, 1010 University Avenue, St. Paul, MN 55104; (612) 642-1951.

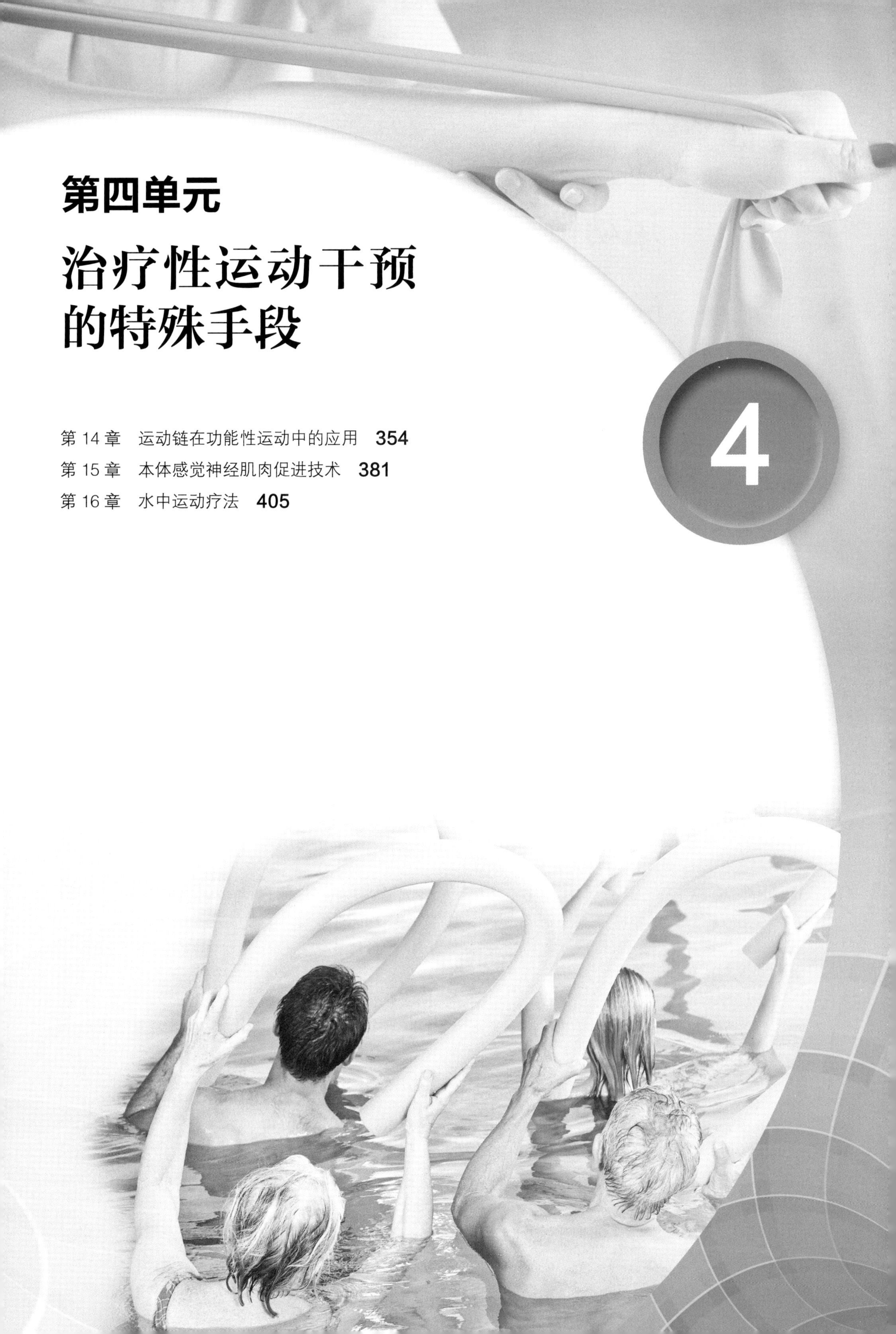

第四单元

治疗性运动干预的特殊手段

4

第 14 章

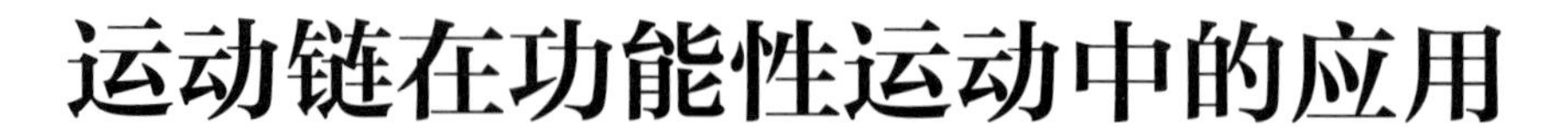

运动链在功能性运动中的应用

DANNY MCMILLIAN

运动是一连串的因果关系的长链。

—— 阿瑟·斯坦德勒，医学博士

上面的引用是本章的基本前提。运动具有一系列复杂的前因后果，很少独立发生。本章目的是确定影响运动链（kinetic chain，KC）的因果关系。

运动链已经被 Fonseca 定义为机械性耦合的身体节段，其中在一个部分中产生的力被转移到其他部分，运动链指的是机械性耦合的部分对运动的影响[1]。为了与肌肉骨骼医学中的常见用法保持一致，本章将使用 KC 一词来表示耦合力和动作（证据与研究 14-1）。

证据与研究 14-1

区域相互依赖

运动链的影响是一个大的概念和相互联系的临床模型的一部分，称为区域相互依存（regional interdependence，RI）[2-5]，原来的 RI 概念主要针对肌肉骨骼系统[5]，但在 2013 年被扩展，用来说明有证据提出的患者的原发性肌肉骨骼症状可能直接或间接受到身体多系统损伤的影响，无论此损伤是否接近原发症状。

修订后 RI 模型不仅说明了骨骼肌肉的相互作用（主动与被动亚系统），也说明了神经生理学（神经亚系统）、躯体内脏（支持亚系统）和生物心理学（认知 - 情感亚系统）的影响，虽然这种影响对运动是非常重要的[6,7]，不应该被低估，本章的主要焦点是 KC 和它在功能活动与组织应力之间的作用。

运动链中的损伤通常会降低链条中其他地方的运动，往往导致受伤或疼痛综合征。

1. 在一项前瞻性队列研究中，躯干位移、本体感觉和腰痛病史高度预测女运动员膝关节韧带损伤。男性运动员只有腰背痛史[8]。

2. 在另一项前瞻性研究中，下肢关节韧带松弛度预测为非接触性腰背痛的风险[9]。

3. Burkhart 及其同事描述了运动链损伤和肩关节病理学的关联。在投掷运动员肩关节病理学方面，他们注意到腰背的运动能力下降，对侧髋关节内旋减少（可能限制投掷）和单腿支撑活动的功能障碍，其发生率为 39%~48%[10]。

这些例子说明了身体应力对肌肉骨骼组织的影响。通过姿势和力线、肌肉表现和神经肌肉控制，运动链严重影响了组织应力的发生程度[14]。同样的因素也是运动链如何有效地产生功能运动的关键决定因素，并将构成随后的讨论。有关功能锻炼的定义，请参阅知识拓展 14-1。

知识拓展 14-1

功能性练习

虽然在功能性康复和体能训练往往存在争议。这里将被定义为任何提高了有关该生物运动能力且不会损害其他生物运动的训练形式[11]。这样一个宽泛的功能性概念的解释是基于有积极效果的干预多样性[12,13]，临床医生有责任证明他们的干预措施的功能性和患者的活动与参与受限有关。

你如何用患者能听懂的语言定义功能性的概念？

理解运动链

生长发育和童年成长环境会严重影响运动链

的特性。中枢神经系统的成熟将会改变运动模式，进而影响身体结构的发展[15]。生长发育过程中正常刺激导致的发育性疾病可能阻碍运动链的最佳功能。例如，Michaud 已经描述了幼年时期穿的鞋类和肥胖程度如何可能改变持续发育的形成，随后减少内侧纵弓的被动支持，可能导致一些个体的病理性外翻的角度[16]。类似地，神经损伤和肌肉骨骼损伤也对运动链造成后果，例如当前交叉韧带（ACL）有缺损并改变本体感输入时，会导致个体运动链反应下降[17]。

神经亚系统通过设定环境反应的情景，在很大程度上协调运动链活动。Stergiou 描述了康复在促进反应性方面的作用：虽然我们的目标通常没有明确指出运动的变化，但我们的隐含期望是出现的功能运动将具有适应性和灵活性，以满足患者的日常活动目标。为了实现这种灵活性，我们的患者需要充分的运动系统适应性。因此，充分的适应性应该是检查和干预的重点，以实现个体的最佳功能[17]。

运动链耦合节段相互依赖的程度是运动链分析的关键。当一个节段的运动与其他节段的运动无关时，开放链（open kinetic chain，OKC）是有效的。当分节段的运动相互依赖时，闭合链（closed kinetic chain，CKC）是有效的[1]。例如，坐位时膝关节伸展是一个开放链运动，假定股骨和髋臼的关系基本上与股骨和胫骨之间发生的运动无关。相比之下，当从坐位或蹲下站起时，观察到闭合链运动，不仅在髋关节和膝关节处具有相互依赖的作用，而且还包括在踝关节、脚、骨盆和腰背的运动。

闭合链训练在 20 世纪 80 年代开始受益于生物力学文献的证据，证明在开放链膝关节伸展中的最后 30°前方剪切力增加[18]。由于前剪切有可能使前交叉韧带移植物应变愈合，所以临床医生认为在前交叉韧带重建后恢复股四头肌机制的更安全方法。一项有影响力的研究中，测量在各种运动期间前交叉韧带的应变，发现 0°和 22°的膝关节等长伸展比步行或静止骑自行车在前交叉韧带上有更多的应变[19]。随后，康复方案转向强调闭合链活动或唯一使用闭合链活动[20,21]。

除了关注前交叉韧带移植物外，髌股关节的力学分析显示，开放链膝关节运动抗阻时在髌股关节软骨上产生非生理性负荷，因为随着时间增加而发生在膝关节屈曲时关节表面之间的接触面从 30°到 0°减小。作者得出结论，即使在膝关节康复中通常产生相对较小的负荷，但开放链膝关节伸展运动产生的压力远远超过正常活动中产生的压力，例如爬楼梯或蹲下[22]。

经过这些有影响力的研究，因为新的调查强调肌肉影响远端附着部分和关节的能力，所以闭合链重新受到欢迎[23]。例如，超过 50% 的网球发球的动能被显示由腿部和躯干提供[24]。类似地，对于投掷，Burkhart 描述了力量从地面、腿和躯干产生，从肩关节调节，最终沿着上臂传递[10]。

引言中描述的功能的广泛定义以及更新的证据，保证了闭合链和开放链运动的使用。虽然一些临床医生从其前交叉韧带修复方案基于潜在的前剪切效应去除了开放链运动，但 Fitzgerald 1997 年的证据要求当股四头肌功能是治疗目标需要组合开放链和闭合链运动[25]。目前的证据证实，注意开放链膝关节伸直角度限制在 45°~90°[26-28]。对于治疗髌股关节症的患者也有类似的发现，建议闭合链锻炼如下蹲应在膝关节屈曲 0°~45°范围进行。相反，开放链运动可以在 45°~90°没有髌股关节反作用力增加的情况下进行[29]（知识拓展 14-2）。

知识拓展 14-2

在步态周期中观察患有髌股关节疼痛（PFP）综合征的患者，在额状面脚和肢体所显示运动量的增加。

1. 描述患者的诊断与肢体力学之间的关系。
2. 你应该用什么姿势锻炼髋关节和足部来减轻膝关节压力？
3. 描述一个闭合链运动，着重控制髋关节内旋。

了解开放链和闭合链的力学，因此，运动链耦合节段相互依赖的程度有助于我们对能量流及其对运动系统的潜在影响的理解。认为优化运动性能和组织应力可能是能量管理的问题。运动链产生、转移和耗散能量的功效对运动的有效性和组织所产生的应激性至关重要[1]。能量流动方法及其对功能运动和组织应激的影响应考虑姿势和力线、肌肉表现和神经肌肉控制等相关成分。

姿势和力线

姿态和力线受主动、被动和神经系统的影响。Sahrmann 表示："如果不是最佳运动所必需的要求，理想的是最佳力线[30]。"力线与功能运动期间的运动链特别相关，并且由运动学变量与肌肉激活[31]、关节动力学[32-36]和损伤风险[10,37-40]联系起来的证据支持。

力线和肌肉表现相互作用。Sahrmann描述了背部伸肌和髋部屈肌的肥大引起骨盆前倾，同时腹肌相对较少被动的紧张[30]。在这种情况下，如果没有解决前后肌肉的相对紧张，那么简单地提示骨盆中立位或甚至加强腹部肌力可能不会导致骨盆持续性前倾。

力线也影响组织应力[14]。例如，骨盆后倾坐位会增加对脊椎后结构的拉伸应力，尽管不应该认为这种应力必然会导致组织产生疼痛。相反，力线可能受到组织过度应力（和症状）的影响，例如，如果患者存在不平衡的躯干姿势则可能刺激脊髓神经根（知识拓展14-3）。

知识拓展 14-3

静态和动态姿势：静态姿势的评估有助于理解身体节段之间的关系，但临床相关程度（如果有的话）必须通过包括运动分析的彻底评估来确定。一名患有持续性下腰痛的患者，其坐下时骨盆后倾但是站立时骨盆前倾。您需要评估在功能运动期间对骨盆和腰椎的运动控制是否承受或受损？如果受损，你期望找到单独运动和肌肉表现的损伤，单独解决障碍呢？还是结合运动控制训练？姿势和力线是否需要再训练？

正常的姿态变化可能没有临床后果[12,41,42]。例如，如果患者出现下沉和外展肩胛骨位置，但是表现出有效和无痛的成分运动以提高手臂，姿势变化可能不需要干预。为了证实这一假设，临床医生有必要进一步检查患者的功能运动的相关程度。

与这种关于姿势和力线对组织影响的讨论特别相关的是功能范围的概念，它定义了与给定关节的肌肉骨骼系统的整体组织稳态相容的负重范围[12]。这个概念考虑了所施加应力的大小和频率。功能范围的上限表示负荷之间的阈值，这种负荷与组织发生相关性，并引发“复杂的生物创伤引起的炎症和修复”[43]。功能包括的下限表示极小的负荷维持组织健康所需的大小或频率（见知识拓展14-4）。

知识拓展 14-4

功能范围的概念支持了姿势广泛的范围可能支持功能和组织健康的见解，只要所涉及的组织能够容忍或适应施加的压力。考虑如何彻底地确定患者的损伤和活动记录可能有助于了解组织对压力的反应。在建议难度下的上身和下身活动，这些区域之间不同程度的组织弹性回缩是否是上身强于下身？考虑主要运动方式是游泳的人，对于一个新的负重运动计划可能的组织反应，可以与主要在崎岖地形上进行锻炼的人的组织反应进行对比。

虽然很难预测谁会由力线不良而出现症状，但证据显示出一些具体的力线模式需要进一步评估和干预。例如，膝关节骨性关节炎疾病进展的预测指标，膝关节额状面力线不良已被确定[44]，其他力线不良的问题将在本章和其他章节中得到解答。

肌肉表现

肌肉产生和消耗能量的能力是运动链功能的重要决定因素。肌肉性能主要是主动和神经亚系统相互作用的产物，但也受其他运动亚系统的影响。肌肉激活模式和其纤维的固有方向用于调节肌腱的分子僵硬，随后对运动链产生影响。例如，在运动链中，具有较小僵硬的节段在具有较大僵硬的节段之前移动[1]。当组织僵硬度理想时，运动是有能量效率的，而不会对任何特定的组织产生过度的应力。具有足够的刚度以抵抗过度变形是理想的，但足够的顺应性可以吸收一些应力，而不是传导过多的应力到运动链其他节段。虽然本节将强调肌肉性能对组织僵硬的影响，但注意对拉长的结缔组织的被动抑制也有助于组织僵硬。

分析两个例子来证明僵硬对运动链的影响：首先，人体下蹲从地板上抬起箱子，然后上举将其放置在肩部高度的架子上。上肢固定以抓住箱子，下肢保持稳定完成下蹲站起。但是，须考虑躯干的影响，如果躯干是三个节段中、运动、负荷时最不稳定的，则可能造成损伤脊髓的额外负荷[45]。现在，考虑一个足具有异常高张力的跑步者，足部缺乏足够的力量并具有较小的张力，对地面反作用力相对于跑步者在运动链上足传递更大量的应力。这种力学已经与骨骼损伤有关[46]。

肌肉的表现受到肌肉长度的显著影响，长度会根据使用的性质或缺乏而改变。例如，肌肉制动在缩短位置将失去肌节，并且即使剩余的肌节也延长，使肌肉在其固定位置上产生最大张力，但仅在固定位置附近可达到最大张力[47,48]。

相反，长时间拉长的肌肉将会连续添加肌节。为了适应新的长度，肌肉会缩短，以便最大限度地增加延长位置的张力。这种适应可能会使肌肉在特定运动范围内发生主动功能不全[1,30]。例如，如果肩胛内收肌由于胸椎后凸和肩胛骨外展的长期姿势而适应地延长，那么当肩胛骨处于中性或内收姿势时，这些肌肉可能会产生小于正常的张力。

前述的例子对临床医生有重要的意义。如果肌肉适应性延长，姿势矫正和加强矫正的治疗措施必须慎重选择和进行，以免患者被要求维持姿势或因为活动不足而产生不切实际的力量（参见知识拓展 14-5）。

知识拓展 14-5

一侧或双侧肩胛带下降是主诉颈肩疼痛患者的常见视诊所见。思考这种常见姿势对上斜方肌和前锯肌长度的影响。肩胛上旋会受到影响吗？如果要求患者抬高上肢时观察到肩胛上旋，那么对初始治疗性运动有什么影响？如果被拉长的肌肉不能在缩短的范围内产生力量，恢复其功能范围内产生力量的首先步骤是什么？预期的康复时间是短暂还是漫长，为什么？矫正肩胛带下降的习惯性姿势有多重要？

除了长度之外，肌肉表现受到运动链的其他亚系统激活的高度影响。这是本体感觉神经肌肉促进技术的关键原则。通过在特定的功能性任务中简单地激活下肢和躯干肌肉来促进前锯肌的活化，就可以证明这种效果[49]。因此，除了康复常见的其他促进技术之外，临床医生还可以通过设定激活协同肌的运动链条件来引发所需的肌肉反应（病例讨论 14-1 和知识拓展 14-6）。

知识拓展 14-6

在病例讨论 14-1 中考虑患者回答以下问题。

1. 鉴于病例和检查结果，与闭合链功能异常的一些体征和症状是什么？
2. 病理学是否符合他的异常闭合链力学？为什么？
3. 为这名患者制定短期和长期目标。

神经肌肉控制

协调运动是感觉器官，中枢和周围神经系统和骨骼肌之间复杂相互作用的产物[50]。因此，它主要是神经和主动亚系统的产物，但受到所有运动亚系统的影响。研究表明，神经肌肉控制对运动链的重要性，显示改善肌肉表现的独立性可能不会改善常见的临床运动障碍，直到最佳运动模式也重新建立[36,51,52]。例如，国际髌股疼痛研究峰会的共同声明指出，“髋关节外展肌和膝关节伸肌肌肉力量对髌股关节疼痛相关的下肢运动学的改变不会影响[13]。”

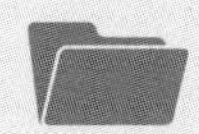

病例讨论 14-1

病例 #1：患者是一名 28 岁的男性，屋顶承包商，主诉左侧胫骨内侧疼痛，诊断胫后肌腱炎。在攀登梯子的工作和在一个陡峭的斜屋顶上工作中，陈述疼痛更严重。过去一个月的疼痛一直在恶化。休闲活动包括慢跑 3 次，每周 30~40 分钟，他因为疼痛一直无法继续进行第二次。疼痛是 0-10 级的 5 级。休息和 NSAIDs 没有帮助。

既往史：4 年前椎间盘突出手术，间歇性下背痛

视诊：正常的支撑面行走时左脚呈外八字。此外，他的步态提示：初始接触期足跟内翻，距下关节外翻，在支撑早期到中期距下关节外翻且无中足塌陷，并且内侧纵弓高度降到最低。在步态推进阶段的后期，患者内侧足跟下坠。

检查：

肌力：左侧髋外展 4/5，髋外旋 4−/5，胫骨后肌 4−/5 伴疼痛，余正常。

关节活动度（ROM）：双侧距小腿关节背屈降低了 50%，余正常。

足底老茧：脚跟的外侧面边缘，大踇趾挤压痛

承重力线：胫骨外旋，跟骨垂直位置。

承重检查：中立位（距骨中立）跟骨位置 10° 内翻，跟骨放松位垂直。足舟骨下坠（坐 - 站）7mm。

活动限制：

1. 患者不能安全地在斜屋顶上工作。
2. 患者无法频繁上下爬梯子。
3. 患者无法行走 / 行走超过 10 分钟。
4. 患者无法忍受站立超过 40 分钟。

参与限制：

1. 过去 1 个月的工作时间一直在减少。
2. 不能参加娱乐活动。

由于对单独力量训练(OKC)与运动技能训练(CKC)之间的中枢神经系统的根本不同的影响,力量的改善并不一定能提高综合运动模式的事实并不惊奇[53]。临床医生应根据单独的力量或肌肉训练来谨慎地提出改进运动模式的报告。研究中强调在一个部位(例如,髋关节)的力量改善导致另一个部位(例如膝盖)的改善结果并不罕见,就是使干预措施包括综合训练(例如,着地时的力线,单腿站立)。这种改善可能是由于运动学习的影响,而不是由于单独的肌肉训练[54,55]。

前交叉韧带缺损的膝关节患者,需要检查神经肌肉控制对运动链的影响。尽管在运动型前交叉韧带缺损人群中广泛宣传重建手术,但仍然存在一些例外情况(能够恢复所有的伤前活动,包括运动,膝关节没有发生损伤之前)[56]。可以使这部分患者设法恢复运动,但无须重建手术[57-59],这表明前交叉韧带损伤后的结果是远远超过简单的关节松弛的。值得注意的是,对每个已经记录了有效恢复活动而不进行手术的研究组强调了恢复期间的神经肌肉训练[57-59]。

预防前交叉韧带损伤也受益于神经肌肉训练。临床试验的系统综述表明,这种训练结合强化和近端控制运动显著降低了年轻女性运动员的前交叉韧带损伤发生率[60]。同样的回顾发现,仅使用一种训练模式的预防方案并没有减少前交叉韧带的风险;因此,建议使用包括神经肌肉训练在内的多种干预措施。

由于运动链的任何特定部分的神经肌肉控制受运动系统的所有亚系统的影响,任何亚系统的受损可能都会降低运动,并使患者遭受于有害的组织应激。例如,脑震荡后长达1年的肌肉骨骼损伤风险显著增加[61,62]。类似地,疲劳可能引起与前交叉韧带损伤相关的下肢生物力学和姿势控制缺陷[1](证据与研究14-2)。

检查与评估

由于儿童发育、运动经验(例如运动/活动参与)和损伤病史严重影响运动链,临床医生从全面的历史和系统评估中获益,这些病史和系统评估通常会识别引导后续身体检查的因素。使用定性和定量技术来评估运动链。观察总体功能运动模式提供了几个重要因素的信息如下。

- 主观愿意移动。

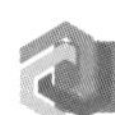
证据与研究 14-2

选择的动力学相互作用和影响

运动链相互作用	影响
踝关节背屈(DF)关节活动度可能会影响膝关节运动变量。例如,减少的背屈可能会限制下蹲的能力[63,64]。与非负重(NWB)测量方法相比,用负重行动(WBL)评估的踝关节背屈运动范围区分正常组和受限组之间的下肢运动学[65]	基于以上研究发现:对运动链相互作用和广泛的了解,重量承受力是用于评估背屈关节活动度的优选方法,并且可能与非承重技术是识别具有高风险运动模式的更为敏感的工具
足部和前足内翻已经显示与在步态和单腿下蹲时髋关节内旋显著增加常常相关联的倾向[66,67]。内旋和内收经常与髌股关节疼痛和前交叉韧带损伤有关风险[13,38]	鉴于髋关节内旋过度与膝关节受伤相关性,临床医生应评估下肢运动障碍患者的足部力线情况 然而,在解释这种评估结果时,建议谨慎,因为有关于后足运动学的临床重要性存在冲突的证据[13]。一些人可能容忍高于平均水平的足内翻,而其他人则不能忍受
有证据表明,下肢的力学受到近端因素的严重影响,包括髋关节、骨盆和躯干的控制不足[13,68-70]。女性一般受这些因素影响比男性多[13,70]	评估下肢受伤、疼痛综合征和损伤风险必须考虑髋关节,骨盆和躯干的力学 在许多情况下,可能在康复的早期阶段发生,近端机械因素可能与损伤有关[13,37],临床医生必须保护愈合组织免受过度压力。例如,在前交叉韧带重建康复的前几周,除了前交叉韧带恢复早期阶段的“典型”活动,患者还可以进行核心力量和躯干控制
最近的生物力学研究发现,与自然姿势相比,行走在摇摆背姿势中与较大的伸髋角度,屈髋肌力矩和髋关节屈曲角度相关。向前弯曲行走姿势导致伸髋角度减小,髋部屈曲角度减小[32]	这项研究的结果为运动链力线因素提供了一个合理的机械原理,它将过度的力量引导到前髋关节结构,例如与股骨-髋臼碰撞或髋关节屈肌应变有关的部分。临床医生应观察本研究中描述的相关步态调整因素,并考虑相关干预措施

- 总体运动的空间和时间特征(例如,支持面、移动和运动速度)。
- 直接连接的部分的空间和时间特征(例如踝关节和膝关节)。

定性检查

注 14-1 描述提供定性信息的运动链观测。从这些观察结果可以看出,临床医生就感知运动障碍对呈现患者问题形成了一个假设。初步观察还指导选择了独立和定量检查技术,然后进一步指导检查。

选择功能运动评估(SFMA)[71] 的系统评价方法得到普及。评估从 10 个运动模式开始,分为明确的得分(功能或功能障碍,痛苦或不痛苦)或使用标准清单(10 个运动总共的 34 个因素)。功能障碍或痛苦的运动然后提示进一步检查(选择功能运动评估的完整范围超出了本章的范围)。选择功能运动评估的可靠性测试显示了优秀的内部评分可靠性,使用标准清单时可靠性从差到好。分类评分工具的间隔可靠性轻微到实质,但对于标准清单来说是不可接受的 [72]。迄今为止,选择功能运动评估尚未得到临床使用验证,因此,选择功能运动评估的系统方法是否增加动力链检查的附加价值是不确定的。

定量检查

观察受损的运动链功能通常需要进一步检查肌肉骨骼系统各个节段。该检查通常将包括定性检查(例如,确定滑膜关节的末端感觉)和定量测量,例如关节活动度或仪器松弛度测量。也可以测量运动链的总体功能。

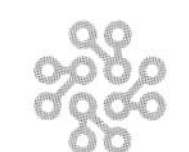

注 14-1
运动链的定性检查

活动	标准和理由
步态	■ 步态提供了在功能活动期间观察整个运动链的机会。观察整个运动链的空间和时间特征 ■ 虽然对步态运动链的全面评估超出了本章的范围(参见佩里的“步态分析:正常和病理学功能”)[73],以下是运动链损伤的常见偏差的示例,检查更明确更集中: 　■ 如果摆动初期足跟快速内旋(也与内侧足跟触地或外旋有关),怀疑在整个下肢发生过度的水平面应力。支撑期长时间外翻是这种偏差的常见原因,虽然在第 1 跖趾关节的运动受限和髋关节受损的肌肉表现时也可能导致这个问题 　■ 步态中出现有限的脚踝背屈,因为步长减小或脚后跟提早抬高 　■ 步态障碍可能会减轻膝关节损伤,接触初期时膝关节伸展不足,支撑期膝关节屈曲不足,以及摆动期的环转或髋关节上提,以便为膝关节不完全弯曲完成足廓清 　■ 膝关节在额状面过度运动过程中可能会增加膝关节损伤和髌股关节疼痛综合征的风险,并提示不仅要进一步评估膝关节,而且还要评估髋关节、足部和踝关节功能 [74] 　■ 对侧骨盆过度下降(髋内收)表明臀中肌功能受损和可能有损于躯干和下肢的机械功能
呼吸模式	■ 膈肌和腹横肌持续有助于呼吸和姿势控制的对抗呼吸和姿势控制 [75] ■ 吸气肌的特定负荷通过降低腰部本体感觉而减轻姿势控制,并且在腰背痛患者的提升任务中显著不同 [76]。然而,吸气肌训练已显示改善腰背痛患者的姿势控制 [77] ■ 这些发现提示运动链效应和评估呼吸模式功能的需要。Frank 和同事建议以下患者坐位 [15,78]: 　■ 将第 2 和第 3 指轻轻放在患者的下肋上,以便在呼吸期间感受肋骨的运动,同时拇指放在胸腰椎脊旁肌上感受其收缩的强度 　■ 第 4 和第 5 指轻轻放置在腹侧壁上,以监测腹壁对呼吸期间腹腔内压力变化的阻力(离心收缩)。随着患者的吸气和呼气,临床医生除了监测胸腔和腹壁的运动外,还观察全身姿势。虽然客观措施有限,但一些常见的可观察和明显的错误运动模式包括:①肋骨或肩关节升高,辅助呼吸肌肉补偿活动不足时颅骨移动;②脊柱肌过度收缩;③外侧肋骨扩张不足或腹壁抵抗腹内压变化;④不能保持直立的脊柱力线(或者弯曲或伸展)。如果患者被提醒轻轻地支撑他或她的腹部,这些错误的模式往往会被放大
髋关节铰链	■ 该运动涉及髋关节屈曲,同时保持关节上方和下方的中立位(在过程中膝关节应保持在 10°~20°)。髋关节铰链是下蹲的运动部分,因此是许多常见的功能任务。当下蹲禁忌证(例如膝关节损伤)或不能实行的(例如,从购物车提起物体)时,它也是用于举起物品的一项技术 ■ 无法将脊柱或膝关节保持在中立状态,表明患者将在类似的功能运动中将能量传递给这些部分,而不是使用大的髋关节和周围的肌肉组织。这样的运动习惯可能会使脊柱或下肢的负荷过大

续表

活动	标准和理由
深蹲	■ 要求患者承担通常用于下蹲的足的姿势、宽度和方向 ■ 为了下蹲，膝关节与上述髋关节铰链同步弯曲。足后跟仍然在地板上。足保持在开始的水平面位置对齐，但不一定与矢状平面平行 ■ 如果足后跟不留在地面上，怀疑没有足够的踝关节背屈或足底屈肌肌肉的张力高。然而，下蹲模式协调性差，重心过于前倾，也可能是罪魁祸首 ■ 如果足过度倾斜，在下蹲后有明显的前足外展，可以在跗横关节上有限的踝关节背屈代偿 ■ 除了在脊柱中立位检查点关注髋关节铰链外，还观察骨盆和躯干的额状面和水平面的偏差。这种偏差可能表示脊柱受损的节段运动，运动链的协调不良或由疼痛或功能障碍导致反应性负重不均 ■ 额状面的膝关节偏差是常见的，并且与膝关节损伤和髌股关节疼痛综合征的风险增加有关 ■ 考虑下蹲深度相对于个人运动要求的功能
单腿站立	■ 躯干应该只显示最小的摇摆。确保足的第 1 和第 5 纵线与地面保持接触。单腿站立降低了支撑面，从而挑战平衡 ■ 在矢状面上，膝关节是直的，但不是过度伸展（表示被动依赖稳定性） ■ 还要观察膝关节的额状面稳定性。过度运动表明增加膝关节损伤的风险以及髌股关节疼痛综合征 ■ 在矢状面上，髋关节应保持中立。意识到前后骨盆倾斜分别产生髋关节屈曲和伸展，并表明骨盆稳定性差 ■ 在额状面，观察髋内收或外展（分别降低或抬高对侧骨盆）。对侧骨盆的下降（支撑期髋内收）表明对侧臀中肌功能受损 ■ 如果过大的晃动排除了使用单腿姿势观察上述运动链关系，请考虑使用第 8 章中推荐的平衡测量工具 ■ 如果指出，将单腿姿势（例如髋关节，下蹲，上肢前伸，对侧腿摆动）的运动障碍增加
单腿伴提踵站立	■ 单腿足跟抬高期间，临床医生应观察相对后足内翻，同时足部的第 1 和第 5 纵线与地面保持接触。无法做到这一点表明在步态或其他动态活动期间能够最佳地稳定足部用于推进的能力障碍 ■ 单腿姿势描述的运动链关系应该保持不变
登台阶运动	■ 这种运动结合了单腿姿势和下蹲的一些要求；因此，以上描述了最佳运动的许多标准 ■ 观察额状面和水平面中的髋关节和膝关节的控制。 ■ 观察骨盆的矢状面运动；前倾表明臀大肌的表现受损
过头伸展	■ 这种运动允许观察者评估个体维持躯干相对中立位置的能力，同时达到一只或两只手臂（模拟功能性活动）。从平行的站立开始，但是通过改变支持面（例如交叉步站立）或添加并行的任务，如上台阶并前伸来增加挑战。按照指示修改任务的速度和移动 ■ 无法实现独立的肢体和躯干运动，效率降低，并可能导致躯干或四肢的病理机制

用于测量运动链功能的最常用的临床工具是跳跃测试和平衡测试。虽然有些设备可用于增强这种测试的测量，但这里的描述将限于不需要设备的测试。

■ 跳跃测试主要用于建立肢体对称性指数（LSI）。为了计算肢体对称性指数，将患侧跳跃距离除以健侧的跳跃距离，然后乘以 100%。对于定时跳跃测试，计算肢体对称指数时将健侧肢体完成时间除以患侧肢体完成时间，然后乘以 100%。有证据表明，对于单腿跳，93% 的正常人具有大于 85% 的肢体对称指数，100% 的肢体对称指数大于 80%。因此，大多数临床医师和研究者都支持使用肢体对称指数在 80%~90% 作为重返赛场的标准[79,80]。
  ■ 最经典的跳跃测试已被用于测量前交叉韧带重建术后恢复全部活动的准备状态。Reid 报道，由 Noyes 最初描述的四种跳跃测试：单腿跳、三点跳、交叉跳和 6 米计时跳，为前交叉韧带重建后恢复和重返运动提供了可靠而有效的测量结果[80]。因此，这些具体的跳跃测试可以用于重返赛场决定。
  ■ Logerstedt 报道，术后 6 个月的跳跃测试预测了在术后 1 年内自我报告的膝关节功能，6 米计时跳跃和交叉跳跃测试是最具预测性的。使用受试者数据曲线来确定每个单腿跳跃测试的总体精确度，对于 6 米和交叉跳跃，最佳肢体对称指数分别为 88% 和 95%[81]。
  ■ 由于肢体对称性指数可能会由于健侧肢体的表现差异而有所改善，所以绝对的收益对于记录是很重要的。Rohman 研究了这样的潜在影响，并且没有报告患者的肢体功能下降，表明在肢体对称性指标中所看到的改善反映了患侧肢体表现的有效改善[80]。

- 在对文献进行系统评估中，Hegedus 在使用跳跃测试来评估膝关节功能时，由于有关测量性质的相互矛盾或未知的证据，所以须谨慎[82]。在同一研究中，有人指出，有距离的单腿跳跃在男性与前交叉韧带撕裂之间是有区别的，并且对前交叉韧带撕裂后的康复有反应[82]。
- 单腿跳跃测试也用于评估功能性踝关节不稳定（FAI）患者的功能表现，但这些检测是否是功能障碍的有效指标还存在争议[83,84]。因此，Caffrey 提出了四个新的跳跃测试（“8”字跳，侧跳，6 米交叉跳和方形跳），目的是相对于设计评估膝关节功能的传统跳跃测试，可以更好地评估踝关节功能[85]。横向研究结果显示，对于具有功能性踝关节不稳定性的受试者主诉“打软腿”，相对于对照组和健侧肢体都存在差异。
- 重要的是要注意，跳跃测试不是为了评估运动质量。虽然许多临床医生注意到定性因素，例如在落地时膝外翻，但这里提到的跳跃测试是严格的定量评估工具。

- 星形偏移平衡测试（SEBT）
  - 首先由 Gray 描述[86]，星形偏移平衡测试是一种实用的工具，用于检查个体维持单腿平衡能力，同时使用非负重足最大限度地前伸到各个方向的距离。
  - Gribble 的系统回顾报道，星形偏移平衡测试是对身体主动活动的个体进行“高度代表性，非专业的动态平衡测试”[87]。星形偏移平衡测试的可靠性很好，有效地预测下肢损伤风险，确定动态平衡受损，并适用于未受伤和受伤人群的训练[87,88]。
  - 临床医生应注意：仅有前方、后内侧和后外侧伸出距离与损伤风险相关[89]。
  - 像跳跃测试一样，星形偏移平衡测试不是为了评估运动质量。尽管下肢伸出距离对量化是有用的，但是测试本身没有一个评估运动质量的方法[90]。
- 落地错误评分系统（LESS）被设计为一种临床工具，用于识别与落地下肢损伤风险相关的运动模式[91]。落地错误评分系统需要一个高度为 30cm 的盒子、两个相机和一个视频分析设备。由于落地错误评分系统需要这样的设备，开发人员通过修改测试来实时提高临床实用性，从而实时分析，从而使得落地错误评分系统 RT 具有可比较的信度和精度[92]。落地错误评分系统和着陆误差评分系统 RT 定性评估跳跃功能，如膝外翻、躯干侧屈和膝关节屈曲侧方移位。虽然落地错误评分系统已经建立了与三维实验室分析的可靠性和相关性的落地运动学[91]，但在大样本病例对照研究中无法预测损伤风险[93]。这些发现突出了运动链和损伤机制的复杂性，并且应该成为临床医生试图通过生物力学发现预测损伤的警告。
- 屈体跳评估（TJA）也被用于预估前交叉韧带损伤风险的生物力学缺陷[94]。Hewett 及其同事描述的不足主要是韧带、股四头肌、腿部 / 残余损伤、躯干支配和技术不足[38]。屈体跳测试要求受试者在 10 秒钟内尽可能多地进行跳跃。屈体跳即在跳跃的最高点大腿与地面平行。提示上述生物力学不足的六个常见错误有：①内侧膝关节塌陷；②膝关节不能平行于地面；③跳跃中下肢位置不同步；④落地时双脚靠得太近；⑤以交错的姿态落地；⑥双脚不能同时落地。除了这些不足之外，还有其他因素值得注意，如在跳跃之间暂停、落地时噪音过大、落地足迹不一致、10 秒钟内活动减弱。屈体跳评估的开发人员已经提出，六个或更多的错误（评估的 10 个因素中）表明需要进一步的技术训练[94]。
- 到目前为止，屈体跳评估工具尚未经过测试，但 Myer 已经表明，基于屈体跳评估错误的增强反馈可以在单独的垂直跳跃任务中改善落地技术，这表明提高落地技术的运动学习已经发生[94]。
- 重要的是要注意，屈体跳评估和落地错误评分系统考虑到运动质量，一些星形偏移平衡测试和跳跃测试没有考虑到。
- 上肢稳定性闭链测试（CKCUES）
  - 反映运动链的性质，大多数下肢运动链测试比上肢更难，但是上肢稳定性闭链试验可能是上肢功能活动包括闭链活动的有用的评估工具。例如，利用手和膝关节工作的铺地毯工可以通过上肢稳定性闭链试验的评估而受益。尽管已经公布了可靠性[95-97]和参考价值[98,99]，但是测试的功能受到质疑，并且可能引起内在风险[97]。
  - 上肢稳定性闭链测试是从俯卧撑体位开始，双手间隔 91.5cm（36 英寸）（1.5 英寸运动胶带通常用作参考点)。要进行测试,请用一只手伸到对侧,然后触摸对侧手下的胶带。在接触胶带后,将手回到原始起始位置,另一只手重复运动。得分是15秒内的触摸次数。请注意,迄今公布的功能标准男性和女性相同。

选择治疗性运动以增强运动链功能

运动链的有效功能需要其构成部分的有效功能。当运动链节段的损伤排除最佳综合运动时,干预措施应针对这些损伤。如前所述,开链和闭链活动都在康复中起作用,开链运动通常最适合在运动控制的稳定阶段中针对单独的损伤。然而,运动控制的不同阶段可以同时使用开链和闭链运动来解决(知识拓展14-7)。

知识拓展14-7

只要闭链活动的要求不超过其能力并导致患者的运动模式发生错误,那么一名患有股四头肌力量不足的患者可能会与其开链活动一起执行闭链活动。描述在这样的患者中对闭链活动的一些可能的训练计划修改。

临床医生应注意,运动链节段的单独损伤在其对其他节段的影响方面不同。关于女性跑步者髌股关节疼痛的运动学研究发现,髌股关节疼痛和对照组之间的后足运动学没有差异[68]。然而,髌股关节疼痛组显示出更大的髋内旋和内收,以及更大的内旋,表明膝关节和小腿的病理机制更多地受到近端而不是远端因素的影响。这些发现与两个最近的国际髌股疼痛研究报告一致[13,100]。这并不表示针对髌股关节疼痛患者的干预针对膝关节远端部位,而是临床医生应通过研究证据和对个体的检查来优先考虑与特定患者的最相关的临床问题。要更全面地解释影响患者管理的因素,请参阅第2章。

随着患者进入运动控制阶段,必须考虑解决活动受限和参与限制的技能训练。在许多情况下,这将需要更高的能量需求和更大的组织风险的康复任务。有关指导运动处方和进阶的讨论,请参见注14-2。

注14-2
在临床应用中指导运动处方和进阶的因素

运动链运动选择与进阶的因素	临床应用
移动	■ 运动控制训练通常以限制运动开始,然后,通过限制范围来提高稳定性,可以通过训练控制的灵活性和技巧逐步扩大范围 ■ 移动是指运动的功能范围,通过此范围进行综合动力链练习。在这方面,它不包括单独的拉伸或关节制动,尽管这些方式可能是互补的 ■ 最大移动必须始终如一地控制,并与患者的运动需求相关
速度,加速和减速	■ 运动控制训练通常以慢速开始。较慢的速度最初可能会促进患者更好的运动意识,并为临床医生提供更好的机会来评估立线和控制 ■ 运动过慢可能会降低活动。因此,只要保证组织安全,临床医生可能会考虑增加一些速度,试图建立更好的运动模式 ■ 即使不是整个运动链,日常生活的活动都涉及动力链节段的巨大速度。这表明临床医生应该在一定程度上为所有患者增加运动速度 ■ 对于许多职业、娱乐和运动任务,速度要求是显而易见的。如果康复是为了确保恢复功能,在受控环境中以渐进的速度训练这些任务是至关重要的

复杂性	■ 寻求促进运动学习综合运动链任务的临床医生,需要灵活掌握如下有助于运动复杂性的几个变量。
	  ■ 支撑面:减小支撑面以增加复杂性
	  ■ 必须控制运动的平面数量:增加平面数量以增加复杂性。要移动的最简单的平面是矢状面,其次是额状面,最后是水平面
	  ■ 表面:不稳定的表面为运动控制带来更大的复杂性,而且对中枢神经系统的体感输入实际上不太可靠。因此,视觉和前庭路径比运动发生在稳定的表面时更大程度地用于运动控制。选择表面时,临床医生应考虑运动的目标及患者进行目标活动的表面
	  ■ 环境。开放、不断变化的环境增加了复杂性。例如,通过操纵对象对视觉或语言提示或认知问题解决做出反应,使步行和运动变得更加复杂

续表

运动链运动选择与进阶的因素	临床应用
负重	■ 运动控制的训练通常以低负重开始，然后递增地加载负重，直到已经施加功能相关的负重程度，并且患者保持运动的质量 ■ 为整合运动链训练，假设单独力量不足或不平衡已经通过早期的康复训练得到解决。因此，对于这个讨论，假设逐步加载的应力在整个运动链中是共享的，并且运动链的所有部分都不受损害 ■ 以各种方式实现逐步负重。除了外部负重的明显效果之外，请注意，增加加速度/减速度(例如，增强式训练，敏捷性训练）也会增加负重
训练量（耐力）	■ 对于运动控制训练，训练量反映了给定时间段内的重复次数。对于健身运动(例如跑步，游泳)，距离或时间可用于训练量的测量 ■ 活动量（包括康复和其他活动）是支持子系统可行性的重要决定因素 ■ 增加训练量，同时增加力量和运动控制，将会带来更大的运动作功能力

kc，运动链；rom，关节活动范围。

注 14-2 中讨论的个体每个因素在职业、娱乐和运动任务中要求有很大差异。例如，希望返回参与园艺（参与限制）的患者可能最有利于改善运动移动、负重运动和耐力的干预措施。对于园丁来说，运动的速度和复杂性可能不太重要，不是恢复重点。相反，要恢复打网球的患者需要复杂的运动速度。临床医生必须仔细选择与患者活动受限和参与限制相关最佳目标障碍的干预措施。这在恢复时间有限的环境中可能是有挑战性的（证据与研究 14-3 和证据与研究 14-4）。

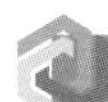

证据与研究 14-3

基于临床目标的运动链训练干预的证据

目的	干预和影响
分析类型	
与髌股痛相关的改良因素 - 基于对文献综述的共识[13]	1. 加强髋关节后外侧肌肉可以单独进行或与多种治疗相结合，减轻疼痛，改善功能 2. 动态热身包括股四头肌和臀部肌力强化的闭合运动锻炼可以预防活动期患者髌股关节疼痛的发展 3. 由于男性和女性之间的病理机制不同，康复目标可能需要与性别有关
降低女性运动员前交叉韧带损伤的风险 关于平衡、增强式训练、力量和近端控制运动干预的小组 Meta 分析[60]	1. 加强和近端控制练习可以看出最大的预防效果 2. 屈膝运动减少前交叉韧带损伤发生率，但无统计学意义 3. 单独的平衡练习没有显示前交叉韧带损伤的减少；然而，这可能与练习数量有关，而不是实际的平衡练习 4. 仅结合单一运动模式的两项研究并没有减少前交叉韧带损伤。结合多种运动模式（包括增强式训练，强化训练，躯干和平衡运动）的研究表明，前交叉韧带损伤减少
与腘绳肌拉伤相关的改良因素 临床试验	1. 灵活性和躯干稳定性的进步与减少的损伤风险有关[101] 2. 强调离心性的训练计划，具有与灵活性和躯干稳定进阶训练相似的效果[102] 3. 训练使腘绳肌和运动链以长肌肉肌腱长度的高负荷下促进重返运动[103]
踝关节扭伤后改善结果和防止复发 系统回顾	1. 有限的证据表明，功能性训练计划减少慢性踝疾病并可能预防复发[104] 2. 急性踝关节扭伤后，平衡和协调训练至少 6 周使外侧踝关节扭伤长达 1 年的相对风险降低 20%~60%[105]
对受伤和健康的跑步者进行步态再训练 系统回顾[106]	1. 实时反馈有效地用于减少与地面反应力相关的变量，并积极修改与伤害风险相关的下肢运动学模式 2. 健康的跑步者和髌股关节疼痛或慢性疲劳性筋膜室综合征患者都可以从这种实时反馈中受益 3. 没有一种反馈方法是优越的。镜像和二维视频反馈是在临床环境中修正跑步步态的潜在方法

续表

目的	干预和影响
减少与下背痛相关的疼痛和残疾 用 meta 分析进行系统评价[107] 系统回顾[108]	1. 有力的证据表明，长期稳定训练不会比任何其他形式的主动运动更有效[107] 2. 研究具体比较了独立运动控制运动（一般针对腹横肌和多裂肌）与加强核心的一般锻炼的干预。两项研究得出一般运动计划有更好的结果，其他四项研究报告两者之间没有显著差异。学者得出结论，"可能没有必要选择性激活局部肌肉的治疗练习[108]。"McGill 的分析支持"尝试单独训练深部躯干肌肉，稳定性一般不会增强"的结论[45]

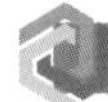
证据与研究 14-4

特定运动链训练针对特定肌肉的证据

目标肌肉	练习和选择因素
股四头肌和腘绳肌共同激活	1. 股四头肌为主的激活与前交叉韧带损伤风险有关[38] 2. 平衡股四头肌和腘绳肌激活的训练对前交叉韧带康复和预防是有价值的 3. 在一项研究中，在单腿硬拉、侧跳、横跳和"螃蟹步"运动中产生了最平衡的股四头肌腘绳肌共同活化比例[109]。请注意，单腿跳包括单腿落地 4. 虽然直立躯干的向前弓箭步运动并不是这个研究中平衡比例的最佳练习之一，但这个运动受躯干姿势的影响很大。完成向前倾斜躯干的弓箭步刺激增加了腘绳肌的活动并提高了屈伸比[110]
臀大肌激活[110]	1. 系统回顾文献时，Reiman 分析了影响臀大肌激活的因素，并建议临床医生将躯干位置和运动方向作为关键因素考虑 2. 臀大肌最大激活的运动是向前上台阶运动，具有非常高的激活［> 60% 的最大随意等长收缩（MVIC）］（图 14-1） 3. 弓箭步的变化（躯干向后倾斜弓箭步除外），下蹲和硬拉具有中度（21%~40% 最大随意等长收缩）至高度（41%~60% 最大随意等长收缩）水平的臀大肌激活
臀中肌激活	1. Reiman 系统评价文献的一部分，分析了臀中肌激活。脊柱中立位的侧桥和单腿下蹲是臀中肌激活非常高的练习[111] 2. 在实验室研究中，Distefano 报道说，单腿下蹲和单腿硬拉强力地激活了臀大肌和臀中肌[112]

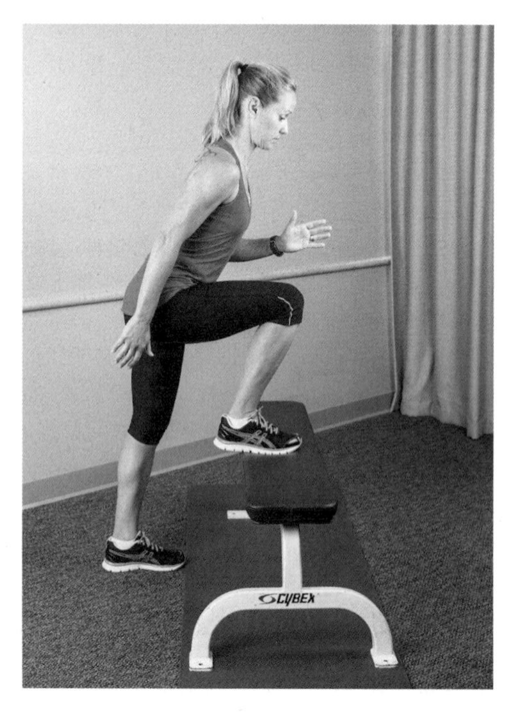

图 14-1 高登阶运动激活臀大肌

应用治疗性运动

一般来说，生物系统，包括人类，都是复杂的非线性系统，在所有健康生物体内具有内在的变异性

——Jan Walleczek[113]

上面的引用强调了临床医生不仅需要治疗患者（而不是通用病理学），而且还要确保将改善解决活动受限和参与限制的运动链的治疗性运动的干预选择和应用。实际意义在于，以下训练中描述的运动是临床医生与患者之间探索的起点。患者的能力和目标指导过程是独特的，但是对于临床医生有价值的是提高运动链对大范围的运动环境的反应能力（病例讨论 14-2，病例讨论 14-3，知识拓展 14-8）

本节介绍了选择的运动链训练技术，突出执行中的关键因素，为进阶提供理论框架。一系

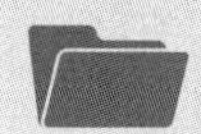

病例讨论 14-2

病例研究 #2:患者是一名 60 岁的女性,双内侧足后跟痛,左侧重于右侧。患者剧烈足后跟疼痛出现在早上起床后第一步或半夜,导致她必须“拖着足走到浴室”。一旦她起床并且移动她的足后跟疼痛减轻,除她足部进行持续的活动或长时间的使用之外。疼痛评级为 6 级(0-10 级)。穿鞋类包括 3 年休闲鞋,露趾后空凉鞋鞋跟 2.5cm(1 英寸),两年“无品牌”的步行鞋。

既往史:2 型糖尿病 ×5 年饮食控制。踇外翻 ×2 年前;用药物控制的高血压。

视诊:轻度的躯干肥胖。患者表现出双侧 Trendelenburg 步态模式,支撑面宽并增加了步态中足趾向外的角度。此外,她的步态显示在整个姿态中过度和持续的距下关节外翻,中足塌陷,导致前足掌的外展和内侧纵弓高度的降低。在步态周期中推进相的后期部分,患者呈现内侧足跟下坠,从而将其重量转移到其足的外侧。

肌力:髋外展 4–/5,髋外旋 3+/5,髋伸展 4–/5,余正常。

关节活动度:正常范围,除外距小腿关节背屈减少 50%,髋内旋和后伸减少 50%。

无负重 FF 到 RF 足对齐:垂直。

负重力线:前盆骨倾斜,轻度髋关节屈曲,股骨向内侧内旋,膝外翻,胫骨外旋,跟骨外翻和内侧纵弓下降。

负重检查:中立位(距下中立位)跟骨位置 2°内翻,放松位跟骨位置外翻 10°。舟骨降低(从坐到站)> 10 毫米。

活动受限:

1. 早上几步非常疼痛。
2. 患者无法不休息行走超过 400 米(1/4 英里)。
3. 患者无法承重超过 20 分钟。

参与限制:

1. 患者无法维持家务、进行园艺活动和志愿活动。
2. 患者无法参加常规运动计划,既是主要的社交方式,也是控制 2 型糖尿病所必需的。

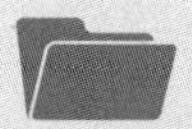

病例研究 14-3

患者病例研究 #3:患者是一名 17 岁的女高中足球运动员,右后外侧髋关节疼痛 ×2 周,诊断为转子滑囊炎。患者称在跑步时髋关节疼痛,当她开始跑步时更糟糕。一旦她热身并活动髋部,疼痛就减轻了,除她在足部进行持续或长时间的活动之外。疼痛评级为 6 级(0-10 级)。她在不承重时无痛。她正在努力用足球赢得大学的奖学金。

既往史:无特殊注意,扁桃体切除术 5 年。

视诊:患者表现出双侧 Trendelenburg 步态模式,支撑面变宽并增加了步态中足趾向外的角度。此外,在整个姿态中她的步态显示过度和持续的距下关节外翻,中间足弓塌陷,从而导致前足掌的外展和内侧纵弓高度的下降。在步态周期推进相的后期部分,患者展示内侧足跟下跗骨,从而将她的体重转移到足外侧。

MMT:髋外展 4–/5,髋外旋 3+/5,髋后伸 4–/5,余正常。

ROM:正常范围,除外距小腿关节背屈减少 50%,髋内旋和后伸减少 30%。

无负重 FF 到 RF 对准 FF 内翻 10°

负重力线:前盆骨倾斜,轻度髋关节屈曲,股骨内侧内旋,膝外翻,胫骨外旋,跟骨外翻和内侧纵弓下降。

负重检查:中立位(距下中立位)跟骨位置垂直,放松状态跟骨位置外翻 10°。舟骨降低(从坐到立)>10mm。

活动受限:

1. 患者无法不休息持续行走 / 跑步超过 10 分钟。
2. 患者无法承重超过 20 分钟。

参与限制:

患者无法参加常规运动计划,既是主要社交方式也是可能获得大学足球奖学金的方式。

列练习以髋关节转移(自我管理 14-1)开始,这是下蹲的重要组成部分。从平行下蹲的姿势进阶到运动功能最强的不对称姿态活动(自我管理 14-2~ 自我管理 14-4)。这些练习为临床医生提供了操作示范 14-2 中讨论的每个进阶因素的机会。

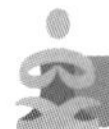

知识拓展 14-8

考虑在病例研究 2 和 3 中的患者回答以下问题。

1. 两个病例讨论常见检查结果是什么?
2. 检查结果与步态异常有什么不同?
3. 使用闭合链功能的原理,2 号病例讨论中髋关节肌肉组织的影响如何影响她的病理?病理学是否与她的闭合链异常相匹配?
4. 使用闭合链原理,病例讨论 3 中前足内翻矫正的影响如何有助于她的病理学?病理学是否与她的闭合链异常相匹配?
5. 描述正面平面上的两个髋关节运动链运动,以改善膝外翻。

自我管理 14-1

以髋关节转移深蹲

目的:通过使用髋部来启动运动,促进脊柱正确的力线和神经肌肉控制。随着深蹲锻炼进阶,它也有助于强壮腿部。

注意事项和禁忌证:有限承重状态;用力时疼痛。

姿势:足宽足以允许舒适的深蹲、站立姿势。足可以舒适地朝向前方或向外旋栽。最初,臀部距离墙壁 10cm 左右(几英寸),躯干肌肉与墙壁轻微接触,骨盆处于中立状态,膝关节伸直但没有向后锁定。

运动技巧:

1. 将臀部向后方引导轻轻触碰墙壁,使躯干略微向前倾斜:为了保持躯干直立,假想有一根连接头部后方、脊柱背部和尾骨背部的棍子。
2. 返回起始姿势并重复。逐渐距离墙约一步远。
3. 深蹲运动的进阶,包括屈膝,可以用椅子作为深蹲的目标。
4. 您可以使用手中的重物模拟物体从地板上提起:在蹲下,假想膝关节是手电筒,运动控制使它们照亮的方向与脚指向的方向相同。
5. 保持呼吸节奏和流畅运动。

运动量:

重复:________________

频率:________________

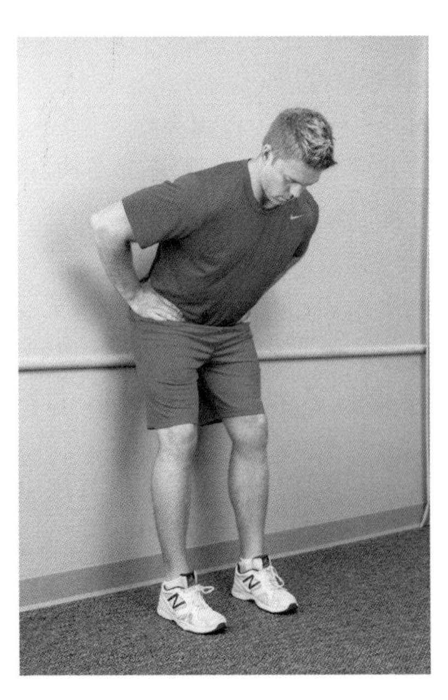

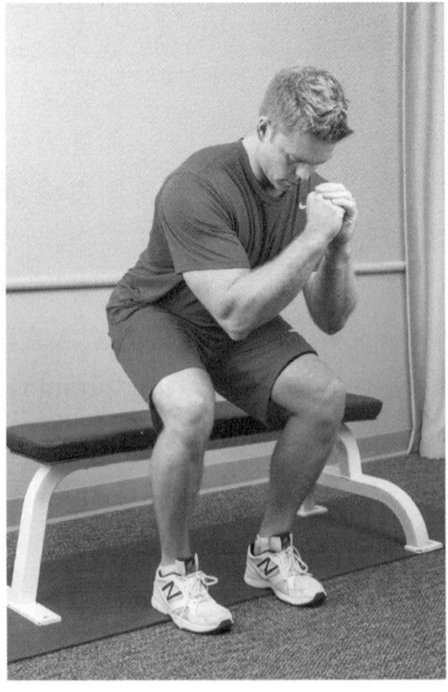

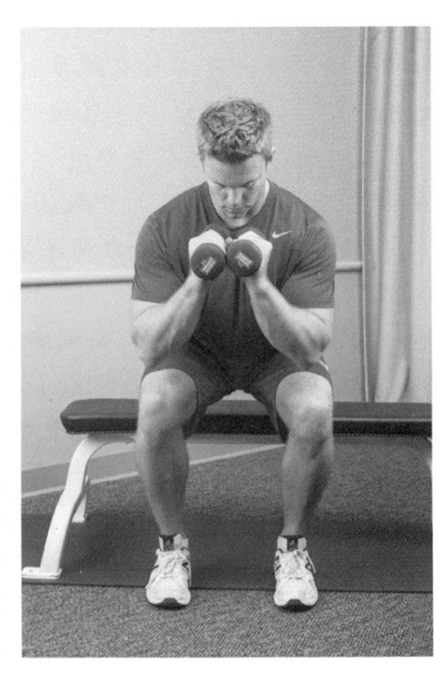

自我管理 14-2

交替下蹲到跑步者的姿势

目的:促进脊柱和下肢的良好力线和神经肌肉控制;加强平衡和协调;促进腿部力量。

注意事项和禁忌证:有限承重状态;平衡障碍;用力时疼痛。

姿势:交替站与躯干肌肉轻度用力,脊柱对齐,骨盆处于中立位。前足是平的,后足跟离开地面。足部宽度应能促进平衡的姿态。手可放在髋部、侧面或头顶(最具挑战性的变化)位置。

运动技巧:

1. 将身体降低到舒适的深度:①假想有连接头部、脊柱和尾骨背部的棍子。棍子/躯干稍微向前倾斜,以保持大部分体重在前腿上。②假想前腿膝关节是一个手电筒,运动控制使它保持向前直线。

2. 通过按压前腿的整个足部返回到起始位置。

3. 进阶这个练习,将交替下蹲后方的腿抬起,前面的腿保持单腿站立姿势(跑步者的姿势),暂停 1~3 秒,然后以一个动作返回到下蹲:注意手臂位置的变化。

4. 保持呼吸的节奏和动作的流畅。

运动量:

重复:________________

频率:________________

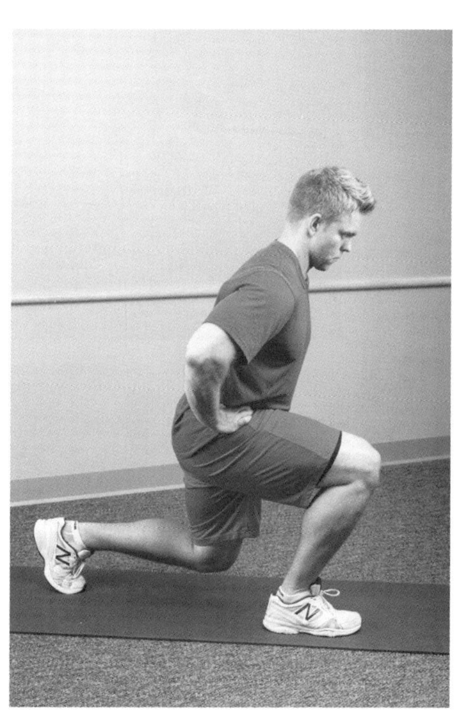

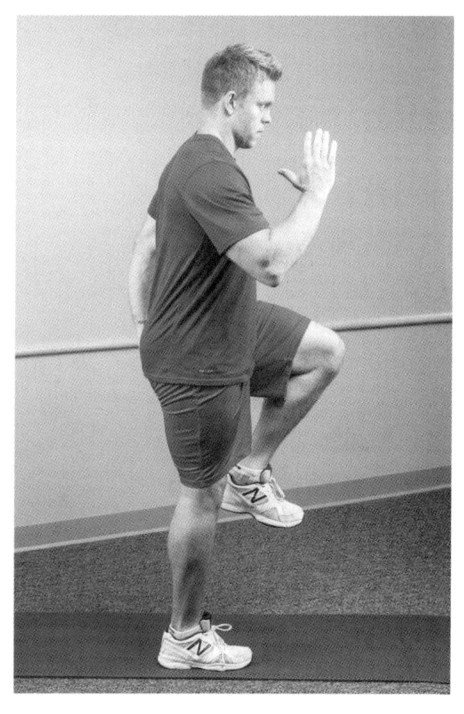

自我管理 14-3

前方和对角线弓箭步运动

目的:促进脊柱和下肢正确的力线和神经肌肉控制;加强平衡和协调;刺激腿部力量。

注意事项和禁忌证:有限承重状态;平衡受损;用力时疼痛。

姿势:躯干轻轻用力,骨盆在中立位,膝关节伸直,但后方没有锁定。手可放在髋部、侧面或头顶(最具挑战性的变化)。

运动技巧:

1. 向前走一步,使身体降低到舒适的深度(图 A,B):①假想有一根棍子连接头部、脊椎和尾骨的背部。棍子/躯干稍微向前倾斜,以保持大部分体重在前腿上。②假想前腿膝关节是一个手电筒,你的运动控制使它保持向前直线。

2. 通过按压前腿的整个足并向后弹起来返回到起始位置:棍子/躯干在运动中保持向前倾斜。

3. 或者，通过向后走一步进行运动。

4. 对于斜对角线，向前和向外(约 45°)前进，保持前足完全在地面上并指向前方(图 C)：当手臂跨过身体可以自然而然地进行转动。

5. 通过添加躯干旋转和/或添加负重(如实心球)(图 D,E 和 F)来增加难度。

6. 保持呼吸节律和运动流畅。

运动量：

重复：________________

频率：________________

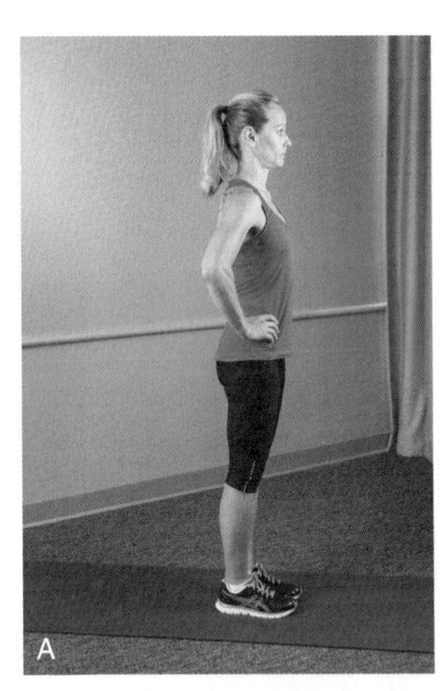

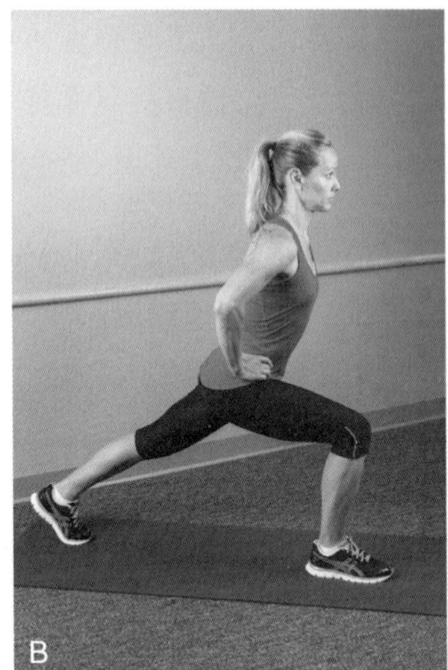

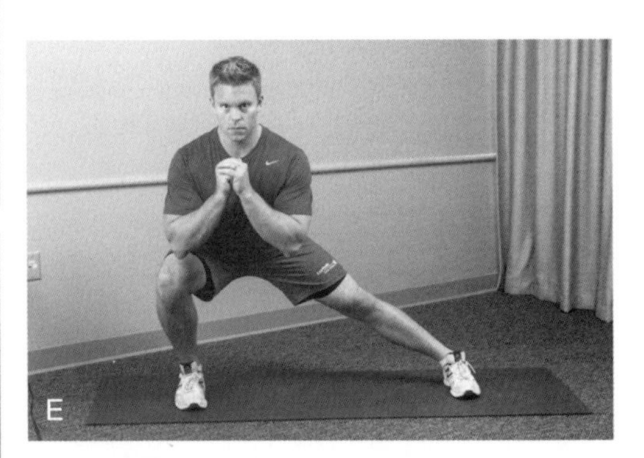

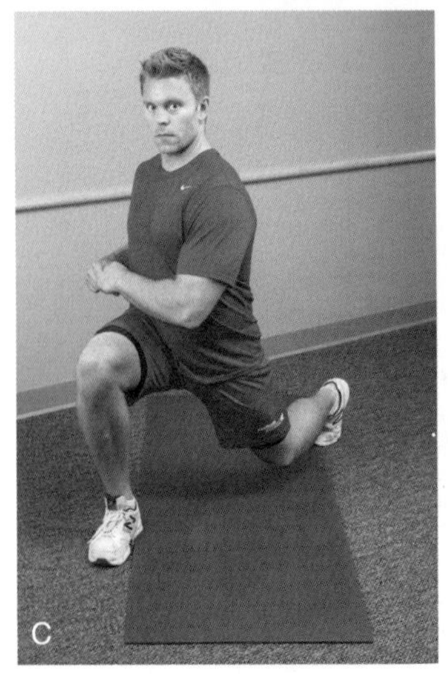

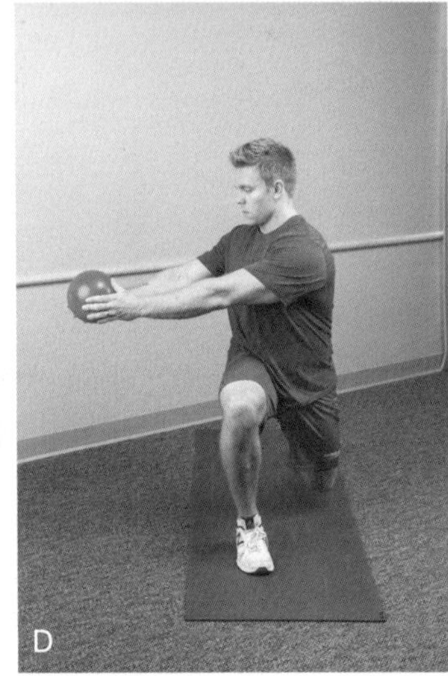

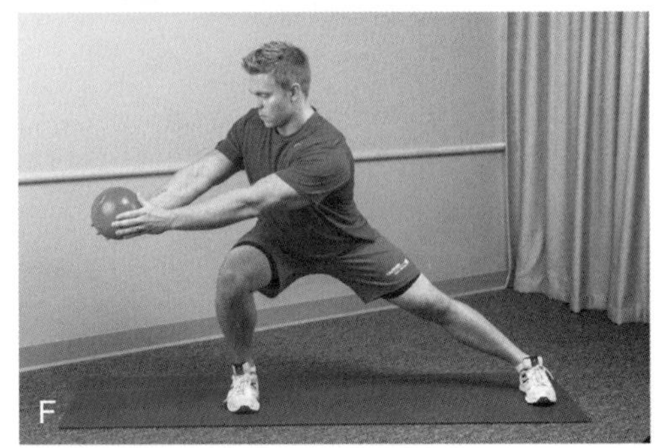

自我管理 14-4

单腿跑和伸展

目的：改善脊椎和四肢的良好力线和神经肌肉控制；加强平衡和协调。

注意事项和禁忌证：有限承重状态；平衡受损；用力时疼痛。

位置：躯干肌肉轻度用力，骨盆处于中立位，膝关节伸直但未锁定的右腿支撑的姿势。左侧髋关节和膝关节屈曲至 90°。左手在身旁，而右手则处于下巴水平。两个肘部弯曲到 90°。

运动技巧：

1. 将左腿伸展到身后，同时让躯干向前倾斜。当躯干向前倾斜时，左臂向前/向上伸直，而右臂向后方运动与躯干和左腿一致：①假想有一根连接头部、脊柱和尾骨背部的棍子。②注视着站立在足下 5~7.5cm(2~3 英寸)的地板上。③运动到终末，骨盆与地板平齐(穿过后背的一根棍子将与地板平行)，肘部是直的。

2. 在活动末端保持 1~3 秒，然后返回到起始位置。完成规定的重复次数，然后在相对的腿上重复。

3. 保持呼吸的节奏和运动流畅。

运动量：

重复：__________

频率：__________

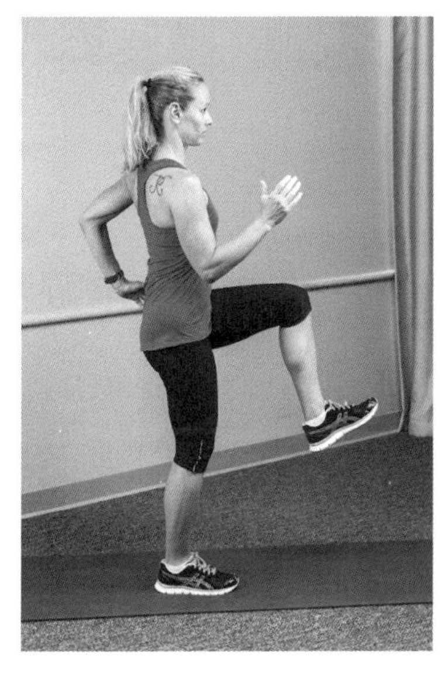

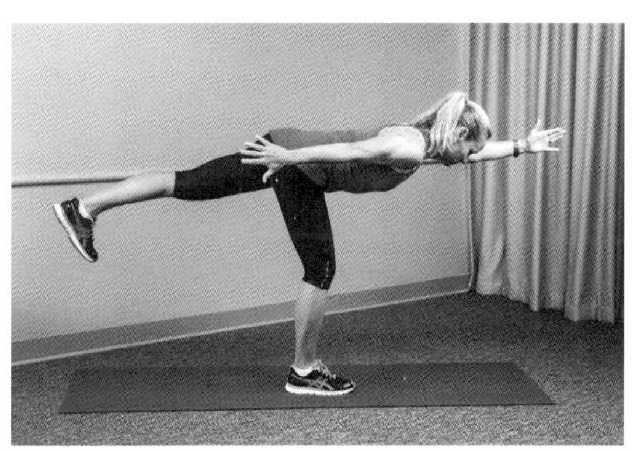

对躯干和上肢施加额外要求的一系列练习包含了自我管理 14-5~ 自我管理 14-7 和图 14-2A，图 14-2B。运动链练习示例后以增强式练习和灵敏性训练结束（图 14-3A，图 14-3B，自我管理 14-8，自我管理 14-9）。尽管增强式训练和灵敏性运动既对运动控制和运动链的各个区域的组织应激的高度要求很高，但它们又为临床医生提供了通过巧妙使用反馈来促进运动学习的机会。

自我管理 14-5

墙平板撑并抬腿

目的：改善脊椎和四肢的正确的力线和神经肌肉控制；加强小腿肌肉力量。

注意事项和禁忌证：有限承重状态；用力时疼痛。

姿势：面对墙壁，躯干肌肉轻度用力，骨盆在中立位，脊柱和下肢对齐，膝关节伸直，但没有向后锁定。手臂伸直到支撑靠在墙壁上。

运动技巧：

1. 将一只膝盖朝向墙壁上提至髋部水平，同时足跟从地面上抬起。保持 1~3 秒，然后返回到起始位置；假想有一根连接头部、脊柱和尾骨背部的棍子。

2. 完成规定的重复次数，然后另一条腿重复。

3. 为了提高稳定性要求，倾斜放置在墙上的运动球与肩同高（将球与前臂接触）。

4. 保持呼吸节奏和运动的流畅。

5. 将一只膝盖朝向墙壁抬高至髋部水平，同时脚跟从地面抬起。保持 1~3 秒，然后返回到起始位置。

运动量：

重复：__________

频率：__________

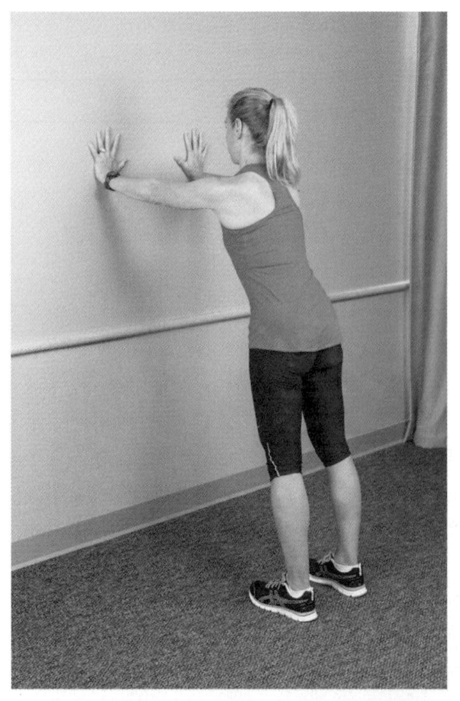

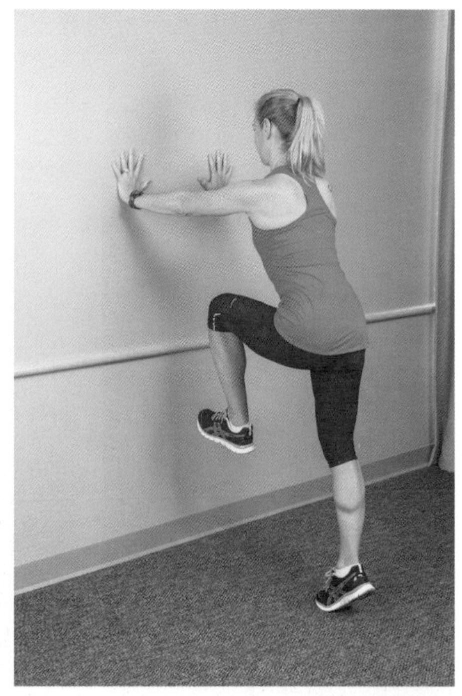

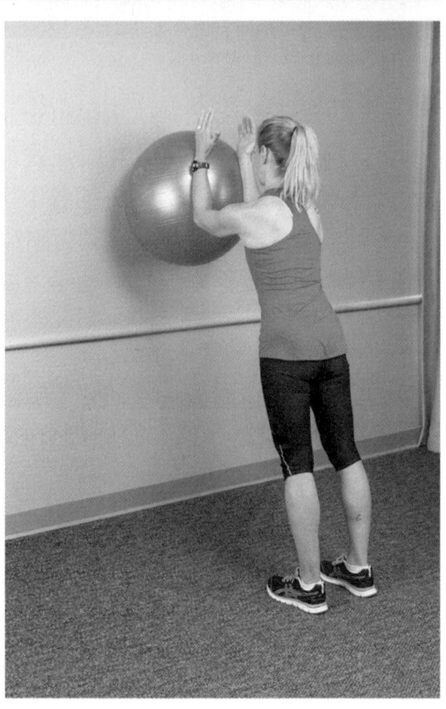

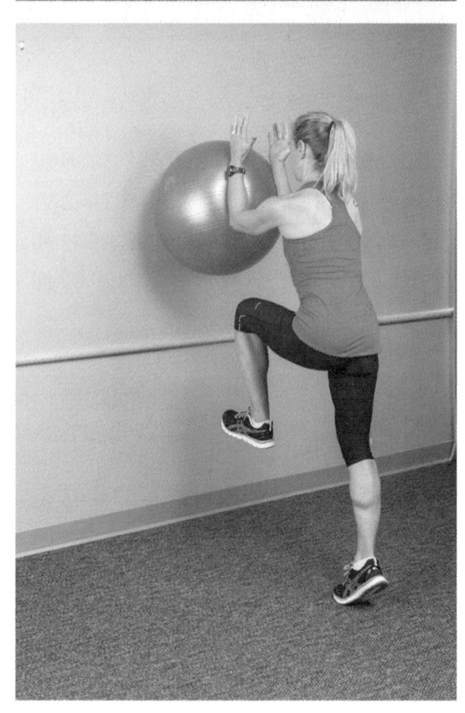

自我管理 14-6

抗阻侧方迈步

目的:促进脊柱和肩带的神经肌肉控制。

注意事项和禁忌证:有限承重状况;用力时疼痛。

位置:在一个弹力带固定的墙壁旁边站立。用双手握住带子的另一端在胸前。躯干肌肉轻度用力,骨盆处于中立位。

运动技巧:

1. 轻轻地蹲下,然后向墙壁远离一步:①假想有一根连接头部、脊柱和尾骨背部的棍子。②假想你的膝盖和胸部中心有灯光,所有的灯光都直射在前面。

2. 当您感受到带子明显阻力时,停止并伸直肘部,保持双手向前。

3. 保持 1~3 秒钟，向墙的方向返回一步，然后回到起始位置。

4. 完成规定的重复次数，然后相反的方向重复。

5. 保持呼吸节奏和运动的流畅。

运动量：

重复：________________

频率：________________

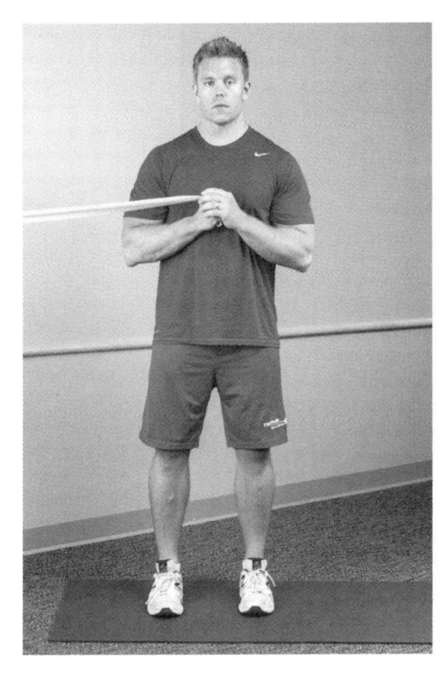

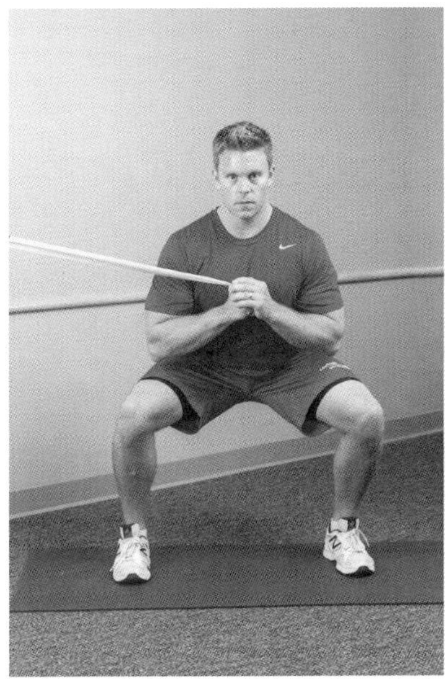

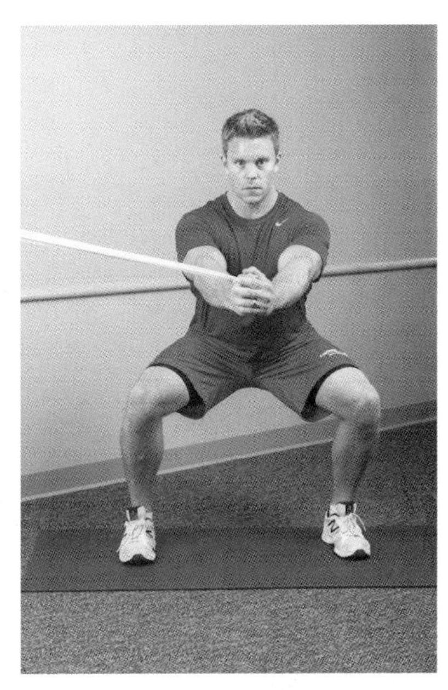

自我管理 14-7

对角线摆动球

目的：改善脊柱和四肢正确的力线，神经肌肉控制，力量和协调。

注意事项和禁忌证：有限承重状况；用力时疼痛。

位置：躯干肌肉轻轻用力，骨盆中立位。用双手握住球或其他适当加重的物体抬高超过右侧肩关节。右足踩平在地上并支撑大部分体重；右膝伸直状态，但没有向后锁定；左足跟抬离地面。

运动技巧：

1. 在一个动作中，将球向下摆动并超过身体，以便在左大腿外部结束。当球的力臂改变时身体下蹲。

2. 回到起始位置和姿势。

3. 完成规定的重复次数，然后向相反的方向重复动作。

4. 保持呼吸节奏和运动的流畅：身体在球力臂改变的两末端范围处固定，但允许在球摆动期间活动。

运动量：

重复：________________

频率：________________

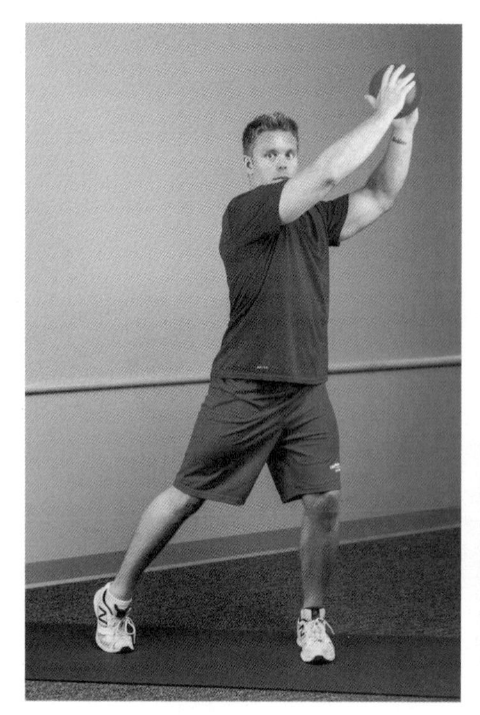

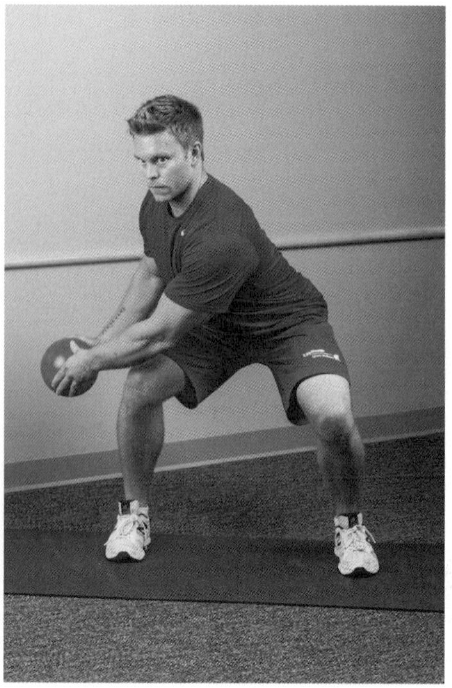

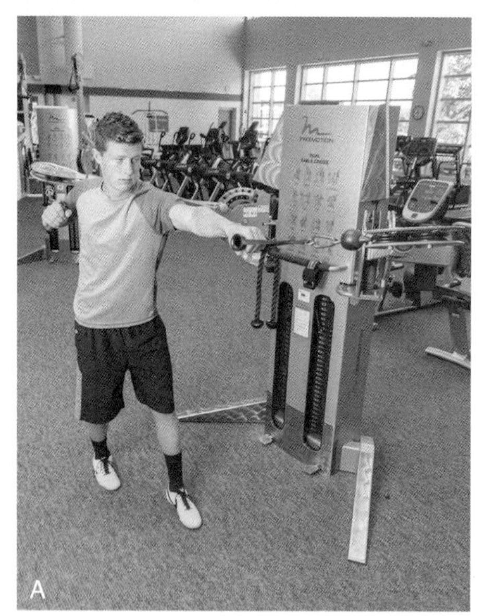

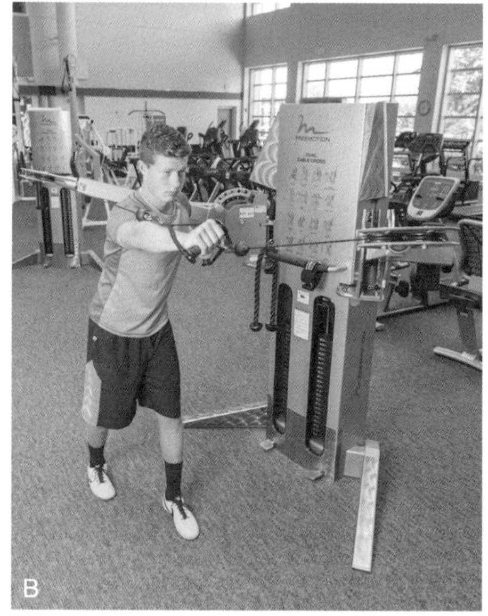

图 14-2 (A)和(B)双向旋转推拉伴上肢功能运动模式可以增强躯干的稳定性

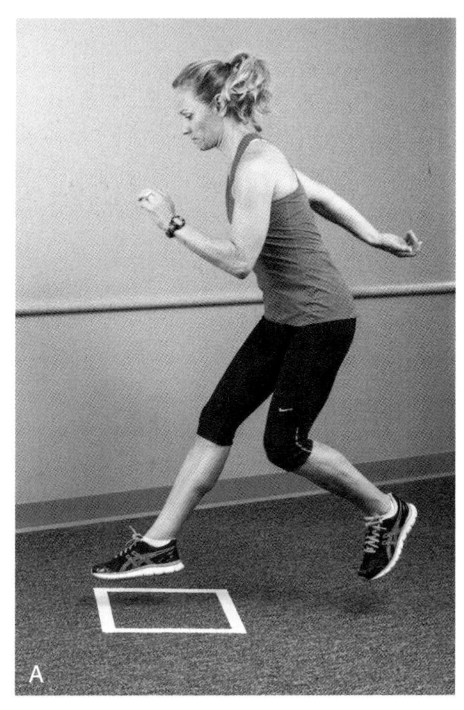

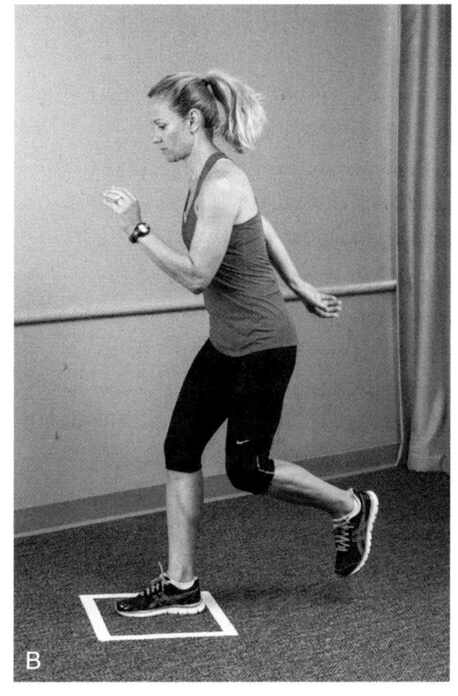

图 14-3 (A)和(B)灵敏性训练重点在指定目标内的正确落地

自我管理 14-8

跳跃和向上伸手

目的:改善脊柱和四肢的正确的力线,神经肌肉控制,力量和协调。

注意事项和禁忌证:有限承重状态;用力时疼痛;没有足够的力量来管理与这次练习相关联的高落地反应力。

姿势:以躯干肌肉轻度用力,骨盆中立位,膝关节伸直,但没有向后锁定的姿势站立。

运动技巧:

1. 快速下蹲,当准备伸手的时候向上跳。

2. 接近或到达最大跳跃时,在腿部准备着地时,迅速将手臂放回原位:在着地和准备跳跃期间,假想膝盖像手电筒和控制运动过程中保持直线前进。

3. 返回到起始位置并完成规定的重复次数。或者,您的治疗师可能会要求不间断地执行连续的跳跃系列。

运动量:

重复:________________

频率:________________

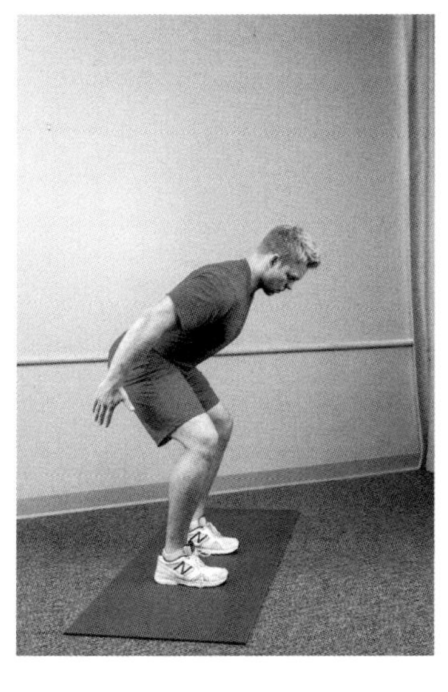

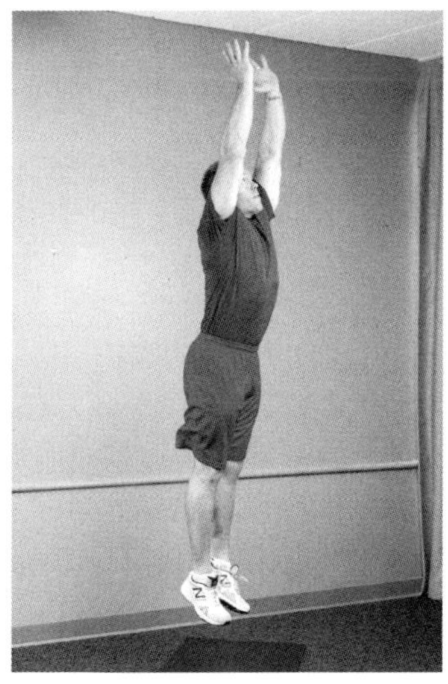

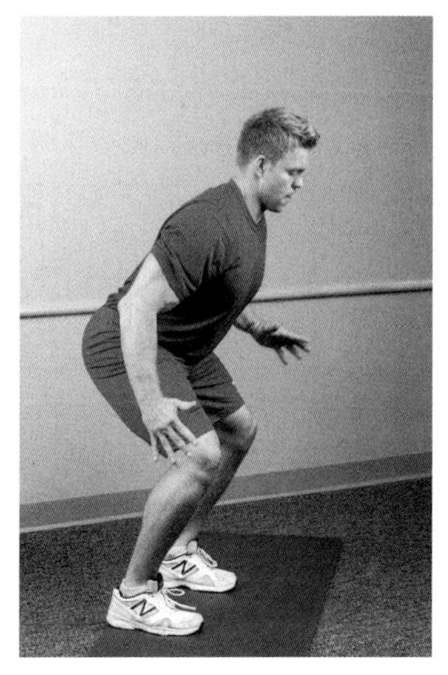

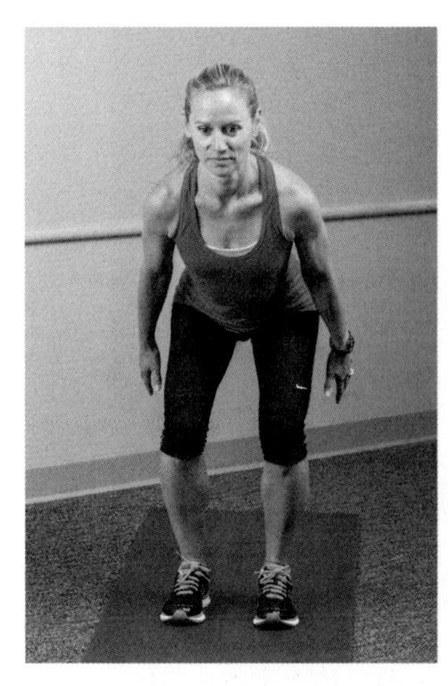
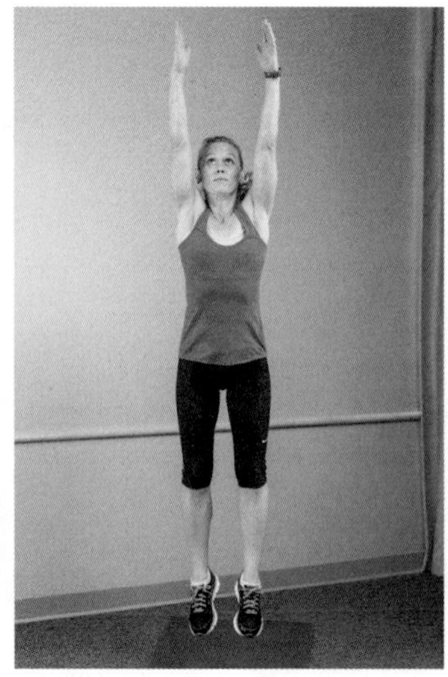
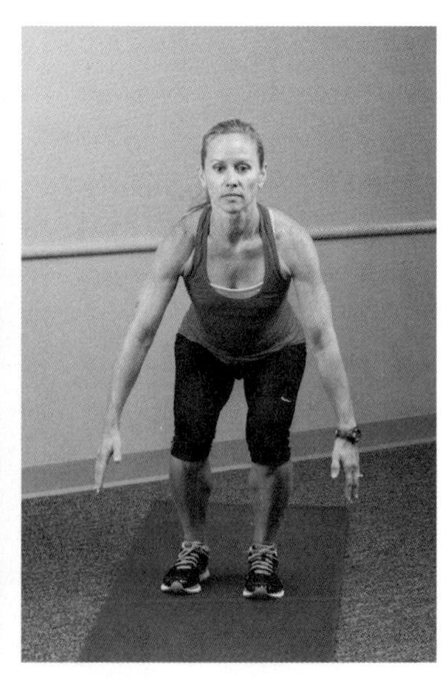

自我管理 14-9

侧方跳

目的：改善脊柱和四肢的正确的力线，神经肌肉控制，力量和协调。

注意事项和禁忌证：有限承重状况；用力时疼痛；没有足够的力量来完成与这个训练相关的高落地反应力。

位置：以躯干轻轻用力，骨盆中立位，膝盖伸直，但没有锁定的站立的姿势。

运动技巧：

1. 向右侧迈出一步，重心迅速蹲在右腿上，左臂后伸超过身体，左腿向后方抬高。

2. 没有停顿，快速跳到左边，蹲在左腿上，并将右臂活动到身体前方：①落地和准备期间跳起来，假想腿是一个减震弹簧，而膝盖是直射的手电筒。②将落地点视为边界，将身体留在边界内。

3. 完成规定的重复次数，而不会在跳数之间暂停。

运动量：

重复：________________

频率：________________

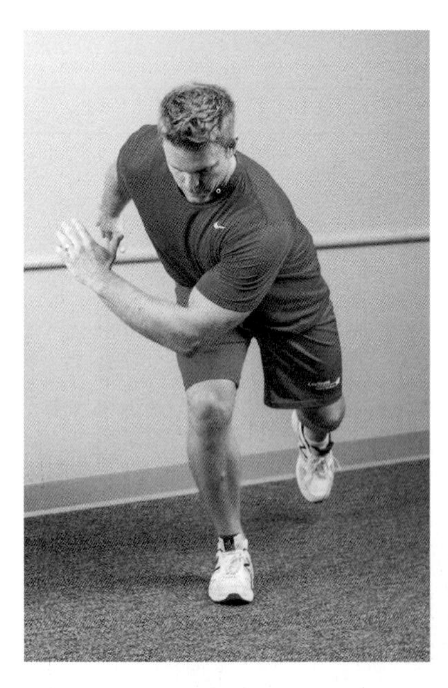
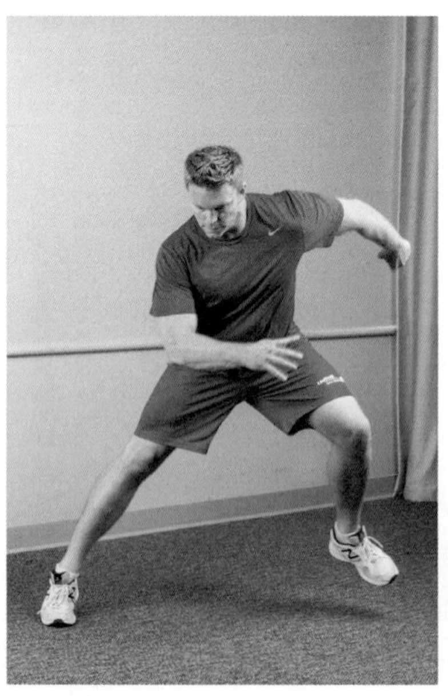
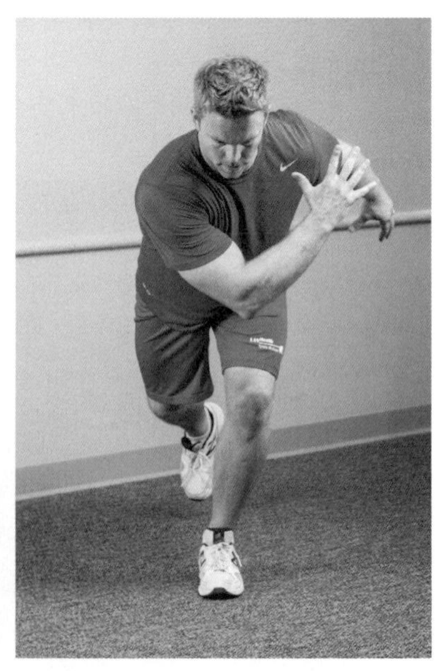

大多数设计用于预防前交叉韧带损伤风险的神经肌肉训练计划都使用增强式训练结合口头或视觉反馈。尽管这些方案至少在一定程度上有效地改变了冠状面上的着地模式[55,95,114]，但前交叉韧带损伤发生率仍然很高。

一些研究人员表示担心，在康复或培训计划中学到的技术可能不会很好地适应运动中发生的高度变化的情况，反馈方法的改进可能有助于获得更好的训练效果[115]。传统上，内部反馈（关注运动）被使用超过外部反馈（集中在运动的效果）。然而，内部关注运动可能会通过扰乱自动控制过程来限制运动系统[116]。为了改善运动控制训练过程中的反馈，Benjaminese 及其同事建议更多地使用外部反馈[115]。尽管他们的大部分工作都使用了对于许多临床医生而言成本过高的技术，低成本的替代方案是使用同伴训练或康复专家来建议的运动模式[117]。在这种训练过程中，受试者观察目标运动的有效执行，然后尝试以最小化的方式模拟运动，之后提供反馈（见第 3 章，自我管理 14-10~ 自我管理 14-15）。

自我管理 14-10

第一线稳定性 - 绞锁机制

目的：加强支撑足弓的肌肉。

注意事项及禁忌证：用力时疼痛、急性损伤。

位置：开始坐姿，进展到正常的步行

运动技巧：维持足弓的高度；伸展大踇趾；轻轻地将大足趾的趾关节推到地板上；保持____秒。

运动量：

重复：____________________

频率：____________________

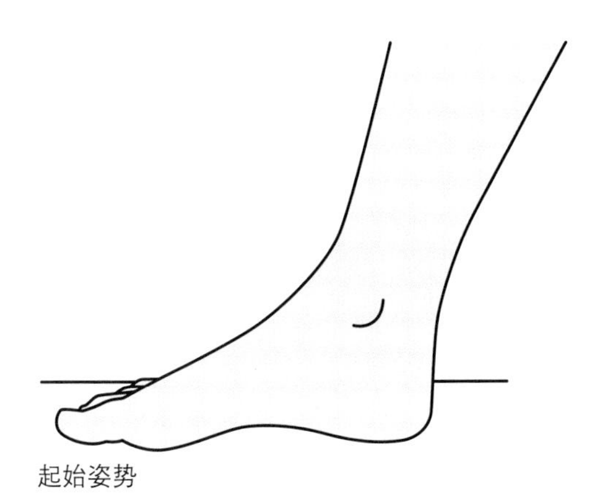
起始姿势

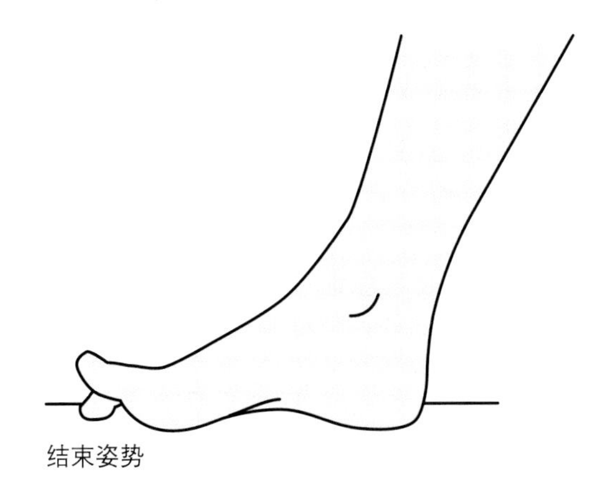
结束姿势

自我管理 14-11

距下关节和跗横关节外翻

目的：提高运动中足跟和足弓的控制。

预防和禁忌证：用力时疼痛，急性损伤。

位置：开始坐下，进阶到正常步行。

运动技巧：

1. 以平坦和有控制的方式伸展外侧四个足趾。
2. 缓慢地将足的外侧边缘从地板上抬起。
3. 花____秒完成这个运动。

运动量：

重复：____________________

频率：____________________

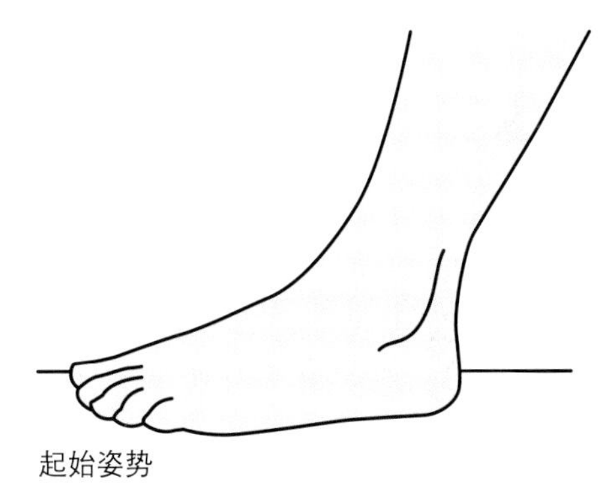
起始姿势

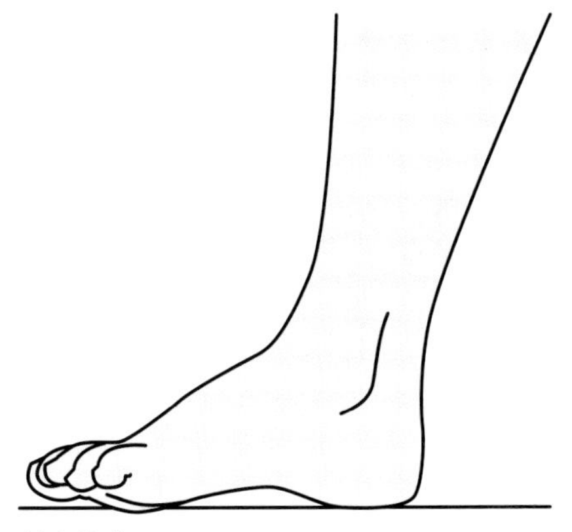
结束姿势

自我管理 14-12

控制距下关节外翻

目的:提高足跟的控制运动能力,并提高平衡能力。

注意事项及禁忌证:用力时疼痛,急性损伤,严重的平衡障碍。

姿势:单腿站立。

运动技巧:①将弹力带放置在足弓或腿部,并将其固定到不可移动的物体上。确保弹力带有足够的弹性去拉足旋前或降低足弓。②抬高和降低足跟并伴随膝盖伸直但不锁定,并与第2/第3足趾在同一力线上。③保持足弓并确保所有的足趾在运动过程中都保持在地面上。

运动量:

重复:________________

频率:________________

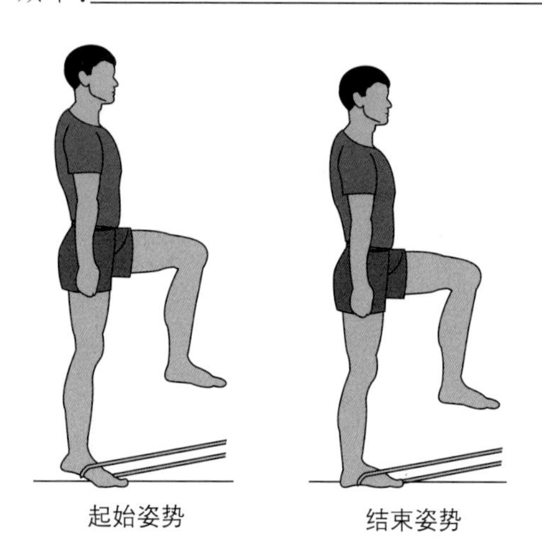

起始姿势　　结束姿势

自我管理 14-13

股四头肌力量练习 0~30°(站在固定自行车上)

目的:加强膝关节周围和大腿前部的肌肉力量。

注意事项及禁忌证:用力时疼痛,急性损伤,平衡困难。

姿势:站在自行车踏板上。

运动技巧:开始直立蹬踏;活动时使用四头肌来控制膝关节伸直。

运动量:

重复:________________

频率:________________

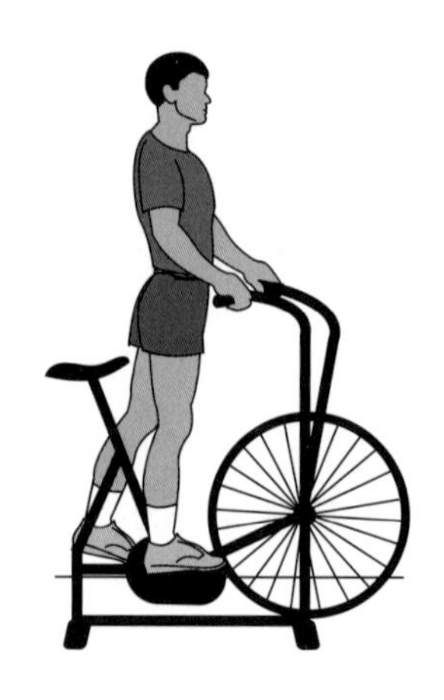

自我管理 14-14

盂肱关节动态稳定性

目的:为了稳定肩关节周围的肌肉以减轻肩部疼痛。

注意事项及禁忌证:用力时疼痛,急性损伤。

姿势:四点支撑位受伤的手放置在直径15cm(6英寸)的软球上。

运动技巧:重量移动到受伤的手臂,并在矢状面、冠状面和横向平面上移动球;通过使用轴向压缩和可移动边界的方式控制移动性以提高动态稳定性。

运动量:

重复:________________秒每分钟

频率:________________

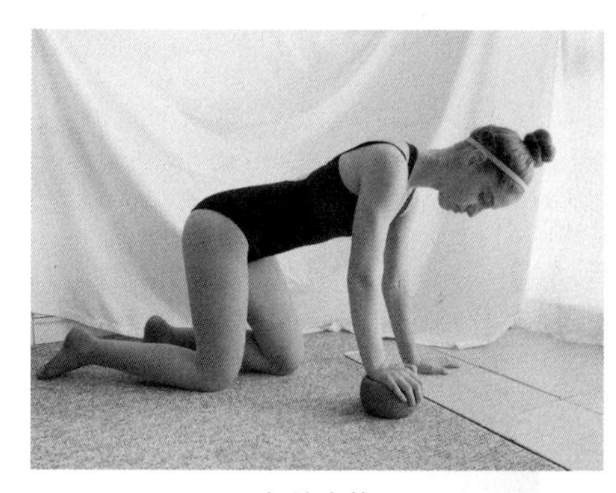

起始姿势

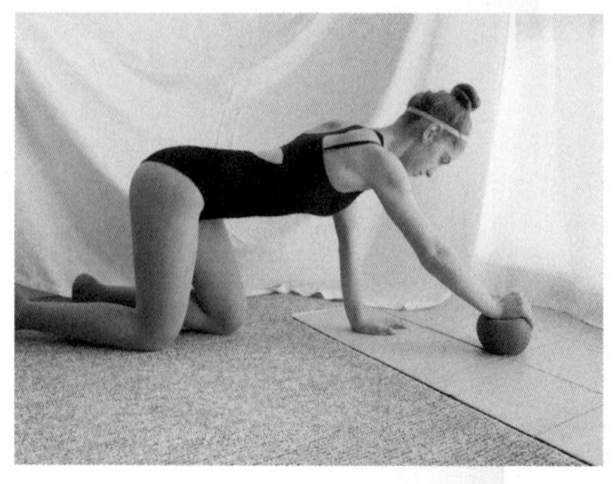

结束姿势

自我管理 14-15

胸椎伸展盂肱关节稳定性

目的：改善胸椎活动性和肩关节稳定性，以改善姿势。

注意事项及禁忌证：用力时疼痛。

姿势：四点支撑位。

运动技巧：绷紧腹部肌肉；将肩胛骨之间区域向天花板推；将头顶和尾骨朝向彼此；保持 15~30 秒；反转挤压肩胛骨的运动，肩胛骨之间的区域一起下沉；伸展你的头顶和尾骨；持续 15~30 秒；重复锻炼一次活动一个椎骨。

运动量：

重复：________________

频率：________________

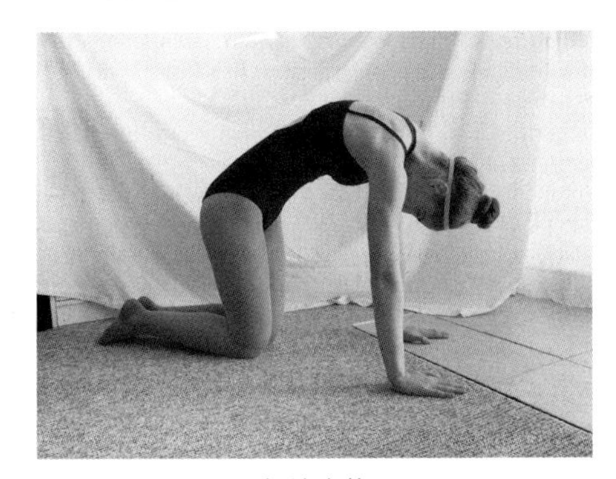

起始姿势

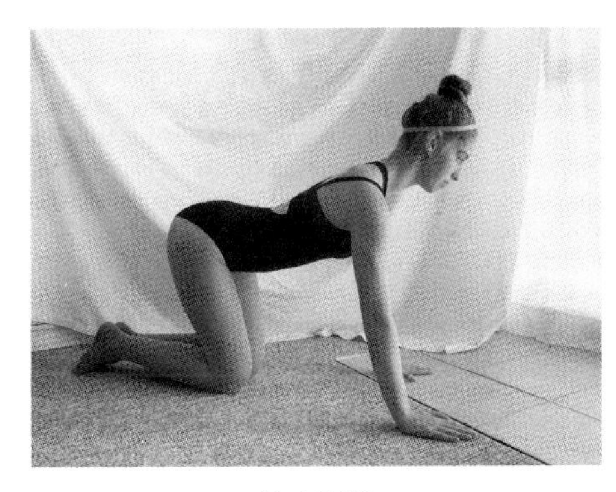

结束姿势

实训

1. 患者任何姿势的支撑面都会影响运动能力。改变各种姿势(例如，四点跪，坐位，站立)的支撑面，并观察对运动的影响。

2. 神经肌肉激活的程度也影响运动能力。考虑言语、视觉和触觉提示来改变患者的神经肌肉激活，以便更熟练地完成以下任务。

a. 在触碰到患者前，注意到患者的骨盆从中立位移动到过度前斜。

b. 患者在分腿深蹲时伴随过度的膝外翻。

c. 步态评估显示，尽管之前髋关节和踝关节显示有足够的主动和被动运动，但是在末端位置下无法实现髋关节伸展或踝关节背屈。

3. 为了促进外部关注的焦点，简单地提示患者环境中的物体(例如，迈步时，将您的膝朝向锥体)，或提示预期表现的意象(例如，"轻飘飘的地面")。利用口头或视觉提示，促进外部关注焦点以增强患者对以下运动的运动学习。

a. 四点跪，双臂和腿部交替抬起。

b. 坐到站立再到坐。

c. 对角线迈步和上肢过身体中线前伸。

4. 使用注 14-2 中选择和进阶的运动因素，评估下列人员每个因素的相对需求：

a. 园丁。

b. 网球运动员。

c. 士兵。

5. 考虑从下列情况开始患者恢复的活动和康复练习的水平。确定对受伤组织提供低、中、高应力的练习。对于运动进阶中最具挑战性的运动，您可以考虑如何降低再损伤的风险。

a. 踝关节内翻扭伤。

b. 膝关节内侧副韧带损伤。

c. L5 峡部裂伴腰椎前滑脱。

要点

- 运动链表现是所有运动亚系统的产物。
- 运动链的功能必须考虑患者环境的身体需求及患者的活动受限和参与限制。
- 整体评估运动链，连同评估其组成部分，告知患者评估的问题并指导干预措施。
- 运动链干预措施包括显著变化和关注运动的影响，而不是运动本身，这样可能会提供最好的结果。

辨析

1. 思考病例讨论 14-1。

a. 描述这个患者的足部姿势在承重和步态过程中的关系，理解其症状的原因。

b. 了解肌肉骨骼区域相互依赖的概念，近端因素如何影响或发现与患者脚的关联。

c. 描述这名患者康复计划的第一阶段。你的注意点首先放在哪里，为什么？

d. 假设患者已完成线性改善，如何促进他重返工作和娱乐活动？你如何优先考虑这些并将这些目标纳入他的治疗计划？

2. 参考第七单元病例讨论4。

a. 从区域相互依存的角度来描述他的肩和颈部症状之间的关系。你会优先考虑颈部或肩关节同时干预或治疗吗？为什么？

b. 设计三个患者可以在家里用于改善活动度的运动：①主要是肩部；②主要是颈部；③整合颈部和肩一起。

c. 什么时候开始加强颈部、肩关节或两者的运动？描述每个关键区域的三个开始运动。

3. 参考第七单元病例讨论6。

a. 描述该患者的膝关节活动障碍对同侧髋关节、踝关节和距下关节的影响之间的关系。

b. 选择这个患者的短期或长期目标之一，并设计三种不同的练习以实现这一目标。

c. 设计重返活动的进阶。

参考文献

1. Fonseca ST, Ocarino JM, Silva PL, et al. Integration of stress and their relationship to the KC. In: Magee DJ, Zachazewski JE, Quillen WS, eds. Scientific foundations and principles of practice in musculoskeletal rehabilitation. St Louis, MO: Saunders Elsevier, 2007:476–486.
2. Bialosky JE, Bishop MD, Price DD, et al. The mechanisms of manual therapy in the treatment of musculoskeletal pain: a comprehensive model. Man Ther 2009;14(5):531–538.
3. Bialosky JE, Bishop MD, George SZ. Regional interdependence: a musculoskeletal examination model whose time has come. J Orthop Sports Phys Ther 2008;38(3):159–160; author reply 160.
4. Sueki DG, Cleland JA, Wainner RS. A regional interdependence model of musculoskeletal dysfunction: research, mechanisms, and clinical implications. J Manip Physiol Ther 2013;21(2):90–102.
5. Wainner RS, Whitman JM, Cleland JA, et al. Regional interdependence: a musculoskeletal examination model whose time has come. J Orthop Sports Phys Ther 2007;37(11):658–660.
6. Bialosky JE, Bishop MD, Cleland JA. Individual expectation: an overlooked, but pertinent, factor in the treatment of individuals experiencing musculoskeletal pain. Phys Ther 2010;90:1345–1355.
7. Biddle SJH, Murie N. Psychology of Physical Activity: Determinants, Well-being and Interventions. 3rd Ed. London, UK: Routledge, 2015.
8. Fonseca ST, Ocarino JM, Silva PL, et al. Integration of stress and their relationship to the KC. In: Magee DJ, Zachazewski JE, Quillen WS, eds. Scientific foundations and principles of practice in musculoskeletal rehabilitation. St Louis, MO: Saunders Elsevier, 2007:476–486.
9. Nadler SF, Wu KD, Galski T, et al. Low back pain in college athletes. A prospective study correlating lower extremity overuse or acquired ligamentous laxity with low back pain. Spine 1998;23(7):828–833.
10. Burkhart SS, Morgan CD, Kibler WB. The disabled throwing shoulder: spectrum of pathology. Part III: the SICK scapula, scapular dyskinesis, the KC, and rehabilitation. Arthroscopy 2003;19(6):641–661.
11. Siff MC. Functional training revisited. Natl Strength Cond Assoc 2002;24(5):42–46
12. Deyo RA, Weinstein DO. Low Back Pain. N Engl J Med. 2001;344(5):363–370.
13. Witvrouw E, Callaghan MJ, Stefanik JJ, et al. Patellofemoral pain: consensus statement from the 3rd International Patellofemoral Pain Research Retreat held in Vancouver, September 2013. Br J Sports Med 2014;48:411–414.
14. Mueller MJ, Maluf KS. Tissue adaptation to physical stress: a proposed "Physical Stress Theory" to guide physical therapist practice, education, and research. Phys Ther 2002;82:383–403.
15. Frank C, Kobesova A, Kolar P. Dynamic neuromuscular stabilization and sports rehabilitation. Int J Sports Phys Ther 2013;8(1):62–73.
16. Michaud T. Human Locomotion: The Conservative Management of Gait-Related Disorders. 1st Ed. Newton, MA: Newton Biomechanics, 2011.
17. Stergiou N, Decker LM. Human movement variability, non-linear dynamics, and pathology: is there a connection? Hum Mov Sci 2011;30(5):869–888.
18. Smidt GL. Biomechanical analysis of knee flexion and extension. J Biomech 1973;6:79–92.
19. Henning CE, Lynch MA, Glick KR. An in vivo strain gauge study of elongation of the anterior cruciate ligament. Am J Sports Med 1985;13:22–26.
20. Bynum EB, Barrack RL, Alexander AH. Open versus closed chain kinetic exercises after anterior cruciate ligament reconstruction. A prospective randomized study. Am J Sports Med 1995;23:401–406.
21. Shelbourne KD, Nia P. Accelerated rehabilitation after anterior cruciate ligament reconstruction. J Orthop Sports Phys Ther 1992;15:256–264.
22. Hungerford DS, Barry M. Biomechanics of the patellofemoral joint. Clin Orthop 1979;144:9–15.
23. Neptune RR, Kautz SA, Zajac FE. Contributions of the individual ankle plantar flexors to support, forward progression and swing initiation during walking. J Biomech 2001;34(11):1387–1398.
24. McClure PW, Michener LA, Sennett BJ, et al. Direct three-dimensional measurement of scapular kinematics during dynamic movements in vivo. J Shoulder Elbow Surg 2001;10:269–278.
25. Fitzgerald GK. Open versus closed kinetic chain exercise: issues in rehabilitation after anterior cruciate ligament reconstructive surgery. Phys Ther 1997;77:1747–1754.
26. Fukuda TY, Fingerhut D, Moreira VC, et al. Open kinetic chain exercises in a restricted range of motion after anterior cruciate ligament reconstruction: a randomized controlled clinical trial. Am J Sports Med 2013;41:788–794.
27. Tagesson S, Oberg B, Good L, et al. A comprehensive rehabilitation program with quadriceps strengthening in closed versus open kinetic chain exercise in patients with anterior cruciate ligament deficiency: a randomized clinical trial evaluating dynamic tibial translation and muscle function. Am J Sports Med 2008;36(2):298–307.
28. Witvrouw E, Danneels L, Van Tiggelen D, et al. Open versus closed kinetic chain exercises in patellofemoral pain: a 5-year prospective randomized study. Am J Sports Med 2004;32:1122–1130.
29. Powers CM, Ho KY, Chen YJ, et al. Patellofemoral joint stress during weight-bearing and non–weight-bearing quadriceps exercises. J Orthop Sports Phys Ther 2014;44(5):320–327.
30. Sahrmann SA. Does postural assessment contribute to patient care? J Orthop Sports Phys Ther 2002;32(8):376–379.
31. Berry JW, Lee TS, Foley HD, et al. Resisted side-stepping: the effect of posture on hip abductor muscle activation. J Orthop Sports Phys Ther 2015. doi:10.2519/jospt.2015.5888.
32. Lewis CL, Sahrmann SA. Effect of posture on hip angles and moments during gait. Man Ther 2015;20:176–182.
33. Lewis CL, Sahrmann SA. Effect of posture on hip angles and moments during gait. Man Ther 2015;20:176–182.
34. Norcross MF, Lewek MD, Padua DA, et al. Lower extremity energy absorption and biomechanics during landing. Part II: frontal-plane energy analyses and interplanar relationships. J Athl Train 2013;48(6):757–763.
35. Teng HL, Powers CM. Influence of trunk posture on lower extremity energetics during running. Med Sci Sports Exerc 2015;47(3)625–630.
36. Willy RW, Davis IS. The effect of a hip-strengthening program on

mechanics during running and during a single-leg squat. J Orthop Sports Phys Ther 2011;41:625–632.
37. Alentorn-Geli E, Myer GD, Silvers HJ, et al. Prevention of non-contact anterior cruciate ligament injuries in soccer players. Part 1: mechanisms of injury and underlying risk factors. Knee Surg Sports Traumatol Arthrosc 2009;17:705–729.
38. Hewett TE, Myer GD, Ford KR, et al. Biomechanical measures of neuromuscular control and valgus loading of the knee predict anterior cruciate ligament injury risk in female athletes: a prospective study. Am J Sports Med 2005;33(4):492–501.
39. Murphy DF, Connolly DAJ, Beynnon BD. Risk factors for lower extremity injury: a review of the literature. Br J Sports Med 2003;37:13–29.
40. Weiss K, Whatman C. Biomechanics associated with patellofemoral pain and ACL injuries in sports. Sports Med 2015;45(9):1325–1337. doi:10.1007/s40279-015-0353-4.
41. Bogduk N. What's in a name? The labelling of back pain. Med J Aust 2000;173(8):400–401.
42. Lederman E. The fall of the postural–structural–biomechanical model in manual and physical therapies: exemplified by lower back pain. J Bodyw Mov Ther 2011;15(2):131–138.
43. Dye SF. The knee as a biologic transmission with an envelope of function: a theory. Clin Orthop 1996;325:10–18.
44. Henning CE, Lynch MA, Glick KR. An in vivo strain gauge study of elongation of the anterior cruciate ligament. Am J Sports Med 1985;13:22–26.
45. McGill SM. Low Back Disorders: Evidence based prevention and rehabilitation. 2nd Ed. Champaign, IL: Human Kinetics Publishers, 2007.
46. Williams DS III, Davis IM, Scholz JP, et al. High-arched runners exhibit increased leg stiffness compared to low-arched runners. Gait Posture 2004;19:263–269.
47. Gossman MR, Sahrmann SA, Rose SJ. Review of length-associated changes in muscle: experimental evidence and clinical implications. Phys Ther 62(12):1799–1808, 1982.
48. Williams P, Goldspink G. Changes in sarcomere length and physiological properties in immobilized muscle. J Anat 1978;127:459–468.
49. Kaur N, Bhanot K, Brody LT, et al. Effects of lower extremity and trunk muscles recruitment on serratus anterior muscle activation in healthy male adults. Int J Sport Phys Ther 2014;9(7):924–937.
50. Chmielewski TL, Hewett TE, Hurd WJ, et al. Principles of neuromuscular control for injury prevention and rehabilitation. In: Magee DJ, Zachazewski JE, Quillen WS, eds. Scientific Foundations and Principles of Practice in Musculoskeletal Rehabilitation. St Louis, MO: Saunders Elsevier, 2007:375–387.
51. Chmielewski TL, Hewett TE, Hurd WJ, et al. Principles of neuromuscular control for injury prevention and rehabilitation. In: Magee DJ, Zachazewski JE, Quillen WS, eds. Scientific Foundations and Principles of Practice in Musculoskeletal Rehabilitation. St Louis, MO: Saunders Elsevier, 2007:375–387.
52. Herman DC, Weinhold PS, Guskiewicz KM, et al. Effects of strength training on female athlete biomechanics during stop-jump. Am J Sports Med 2008;36(4):733–740.
53. Jensen JL, Marstrand PCD, Nielsen JB. Motor skill training and strength training are associated with different plastic changes in the central nervous system. J Appl Physiol 2005;99:1558–1568.
54. Khayambash K, Mohammadkhani Z, Ghaznavi K, et al. The effects of isolated hip abductor and external rotator muscle strengthening on pain, health status and hip strength in females with patellofemoral pain: a randomized controlled trial. J Orthop Sports Phys Ther 2012;42(1):22–29.
55. Stearns KM, Powers CM. Improvements in hip muscle performance result in increased use of the hip extensors and abductors during a landing task. Am J Sports Med 2014;42(3):602–609.
56. Kaplan Y. Identifying individuals with an anterior cruciate ligament-deficient knee as copers and noncopers: a narrative literature review. J Orthop Sports Phys Ther 2011;41(10):758–766.
57. Hurd WJ, Axe MJ, Snyder-Mackler L. A 10-year prospective trial of a patient management algorithm and screening examination for highly active individuals with anterior cruciate ligament injury. Part 2: determinants of dynamic knee stability. Am J Sports Med 2008;36:48–56.
58. Kostogiannis I, Ageberg E, Neuman P, et al. Activity level and subjective knee function 15 years after anterior cruciate ligament injury: a prospective, longitudinal study of non-reconstructed patients. Am J Sports Med 2007;35:1135–1143.
59. Muaidi QI, Nicholson LL, Refshauge KM, et al. Prognosis of conservatively managed anterior cruciate ligament injury: a systematic review. Sports Med 2007;37:703–716.
60. Sugimoto D, Myer GD, Barber Foss KD. Specific exercise effects of preventive neuromuscular training intervention on anterior cruciate ligament injury risk reduction in young females: meta-analysis and subgroup analysis. Br J Sports Med 2015;49:282–289.
61. Lynall, RC, Mauntel TC, Padua DA, et al. Acute lower extremity injury rates increase following concussion in college athletes. Med Sci Spors Exerc 2015;47(12):2487–2492.
62. Nordstrom A, Nordstrom P, Ekstrand J. Sports-related concussion increases the risk of subsequent injury by about 50% in elite male football players. Br J Sports Med 2014;48(19):1447–1450.
63. Macrum E, Bell DR, Boling M, et al. Effect of limiting ankle-dorsiflexion range of motion on lower extremity kinematics and muscle-activation patterns during a squat. J Sport Rehabil 2012;21(2):144–150.
64. Sigward SM, Ota S, Powers CM. Predictors of frontal plane knee excursion during a drop land in young female soccer players. J Orthop Sports Phys Ther 2008;38(11):661–667.
65. Dill KE, Begalle RL, Frank BS, et al. Altered knee and ankle kinematics during squatting in those with limited weight-bearing–lunge ankle-dorsiflexion range of motion. J Athl Train 2014;49(6):723–732.
66. Silva RS, Maciel CD, Serrao FV. The effects of forefoot varus on hip and knee kinematics during single-leg squat. Man Ther 2015;20:79–83.
67. Souza TR, Pinto RZ, Trede RG, et al. Temporal couplings between rearfoot-shank complex and hip joint during walking. Clin Biomech 2010;25(7):745–748.
68. Noehren B, Pohl MB, Sanchez Z, et al. Proximal and distal kinematics in female runners with patellofemoral pain. Clin Biomech 2012;27:366–371.
69. Noehren B, Scholz J, Davis I. The effect of real-time gait retraining on hip kinematics, pain and function in subjects with patellofemoral pain syndrome. Br J Sport Med 2011;45:691–696.
70. Noehren B, Scholz J, Davis I. The effect of real-time gait retraining on hip kinematics, pain and function in subjects with patellofemoral pain syndrome. Br J Sport Med 2011;45:691–696.
71. Cook G. Movement: Functional Movement Systems: Screening, Assessment, and Corrective Strategies. Santa Cruz, CA: On Target Publications, 2010.
72. Glaws KR, Juneau CM, Becker LC, et al. Intra- and inter-rater reliability of the Selective Functional Movement Assessment (SFMA). Int J Sport Phys Ther 2014;9(2):195–207.
73. Perry J, Burnfield JM. Gait Analysis: Normal and Pathological Function. Thorofare, NJ: SLACK, 2010.
74. Hock MC, Farwell KE, Gaven SL, et al. Weight-bearing dorsiflexion range of motion and landing biomechanics in individuals with chronic ankle instability. J Athl Train 2015;50(5):833–839. doi:10.4085/1062-6050-50.5.07
75. Kolar P, Sulc J, Kyncl M, et al. Postural function of the diaphragm in persons with and without chronic low back pain. J Orthop Sports Phys Ther 2012;42(4):352–362.
76. Janssens L, Brumagne S, Polspoel K, et al. The effect of inspiratory muscles fatigue on postural control in people with and without recurrent low back pain. Spine 2010;35(10):1088–1094.
77. Janssens LA, McConnell K, Pijnenburg M, et al. Inspiratory muscle training affects proprioceptive use and low back pain. Med Sci Sports Exerc 2015;47(1):12–19.
78. Frank C, Kobesova A, Kolar P. Dynamic neuromuscular stabilization and sports rehabilitation. Int J Sports Phys Ther 2013;8(1):62–73.
79. Adams D, Logerstedt DS, Hunter-Giordano A, et al. Current concepts for anterior cruciate ligament reconstruction: a criterion-based rehabilitation progression. J Orthop Sports Phys Ther 2012;42(7):601–614.
80. Rohman E, Steubs JT, Tompkins M. Changes in involved and uninvolved limb function during rehabilitation after anterior cruciate ligament reconstruction: implications for limb symmetry index measures. Am J Sports Med 2015;43(6):1391–1398.
81. Logerstedt D, Grindem H, Lynch A, et al. Single-legged hop tests as predictors of self-reported knee function after anterior cruciate ligament reconstruction: the Delaware-Oslo ACL cohort study.

Am J Sports Med 2012;40(10):2348–2356.
82. Hegedus EJ, McDonough S, Bleakley C, et al. Clinician-friendly lower extremity physical performance measures in athletes: a systematic review of measurement properties and correlation with injury. Part 1: the tests for knee function including the hop tests. Br J Sports Med 2015;49(10):642–648.
83. Jerosch J, Bischof M. Proprioceptive capabilities of the ankle in stable and unstable joints. Sports Exerc Inj 1996;2:167–171.
84. Munn J, Beard D, Refshauge K, et al. Do functional-performance tests detect impairment in subjects with ankle instability? J Sport Rehabil 2002;11:40–50.
85. Caffrey E, Docherty CL. The ability of 4 single-limb hopping tests to detect functional performance deficits in individuals with functional ankle instability. J Orthop Sports Phys Ther 2009;39(11):799–806.
86. Gray GW. Lower Extremity Functional Profile. Adrian, MI: Wynn Marketing, 1995.
87. Gribble PA, Hertel J, Plisky P. Using the star excursion balance test to assess dynamic postural-control deficits and outcomes in lower extremity injury: a literature and systematic review. J Athl Train 2012;47(3):339–357.
88. Greska EK, Cortes N, Van Lunen BL, et al. A feedback inclusive neuromuscular training program alters frontal plane kinematics. J Strength Cond Res 2012:26(6):1609–1619.
89. Hegedus EJ, McDonough S, Bleakley C, et al. Clinician-friendly lower extremity physical performance measures in athletes: a systematic review of measurement properties and correlation with injury. Part 2—the tests for the hip, thigh, foot and ankle including the star excursion balance test. Br J Sports Med 2015;49:649–656.
90. Harbourne RT, Stergiou N. Movement variability and the use of nonlinear tools: principles to guide physical therapist practice. Phys Ther 2009;89:267–282.
91. Padua DA, Marshall SW, Boling MC, et al. The landing error scoring system (less) is a valid and reliable clinical assessment tool of jump-landing biomechanics: the JUMP-ACL study. Am J Sports Med 2009;37:1996–2002.
92. Padua DA, Boling MC, DiStefano LJ, et al. Reliability of the landing error scoring system-real time, a clinical assessment tool of jump-landing biomechanics. J Sport Rehabil 2011;20:145–156.
93. Smith, HC, Johnson RJ, Shultz SJ, et al. A prospective evaluation of the landing error scoring system (LESS) as a screening tool for anterior cruciate ligament risk. Am J Sports Med 2012;40:521–526.
94. Myer GD, Ford KR, Hewett TE. Tuck jump assessment for reducing anterior cruciate ligament injury risk. Athl Ther Today 2008;13(5):39–44.
95. Goldbeck TG, Davies CJ. Test-retest reliability of the closed kinetic chain upper extremity stability test: a clinical field test. Sport Rehabil 2000;9:35–45.
96. Lee DR, Kim LJ. Reliability and validity of the closed kinetic chain upper extremity stability test. J Phys Ther Sci 2015;27:1071–1073.
97. Tucci HT, Martins J, de Carvalho Sposito G, et al. Closed Kinetic Chain Upper Extremity Stability test (CKCUES test): a reliability study in persons with and without shoulder impingement syndrome. BMC Musculoskelet Disord 2014, 15:1.
98. Noehren B, Pohl MB, Sanchez Z, et al. Proximal and distal kinematics in female runners with patellofemoral pain. Clin Biomech 2012;27:366–371.
99. Roush JR, Kitamura J, Waits MC. Reference values for the closed kinetic chain upper extremity stability test (CKCUEST) for collegiate baseball players. N Am J Sports Phys Ther 2007;2(3):159–163.
100. Powers CM, Bogla LA, Callaghan MJ, et al. Patellofemoral pain: proximal, distal, and local factors, 2nd International Research Retreat, August 31–September 2, Ghent, Belgium. J Orthop Sports Phys Ther 2012;42(6):A1–A20.
101. Sherry MA, Best TM. A comparison of 2 rehabilitation programs in the treatment of acute hamstring strains. J Orthop Sports Phys Ther 2004;34:116–125.
102. Silder A, Sherry MA, Sanfilippo J, et al. Clinical and morphological changes following 2 rehabilitation programs for acute hamstring strain injuries: a randomized clinical trial. J Orthop Sports Phys Ther 2013;43:284–299.
103. Askling CM, Tengvar M, Tarassova O, et al. Acute hamstring injuries in Swedish elite sprinters and jumpers: a prospective randomised controlled clinical trial comparing two rehabilitation protocols. Br J Sports Med 2014;48:532–539.
104. Van Ochten JM, Van Middelkoop M, Meuffels D, et al. Chronic complaints after ankle sprains: a systematic review on effectiveness of treatments. J Orthop Sports Phys Ther 2014;44(11):862–871.
105. McKeon PO, Hertel J. Systematic review of postural control and lateral ankle instability, part II: is balance training clinically effective? J Athl Train 2008;43:305–315.
106. Agresta C, Brown A. Gait Retraining for injured and healthy runners using augmented feedback: a systematic literature review. J Orthop Sports Phys Ther 2015;45(8):576–584. doi:10.2519/jospt.2015.5823
107. Smith BE, Littlewood C. May S. An update of stabilisation exercises for low back pain: a systematic review with meta-analysis. BMC Musculoskelet Disord 2014;15:416.
108. Brumitt J, Matheson JW, Meira EP. Core Stabilization exercise prescription. Part 2: a systematic review of motor control and general (global) exercise rehabilitation approaches for patients with low back pain. Sports Health 2013;5:510. doi:10.1177/194173811350263
109. Begalle RL, DiStefano LJ, Blackburn T, et al. Quadriceps and hamstrings coactivation during common therapeutic exercises. J Athl Train 2012;47(4):396–405.
110. Farrokhi S, Pollard CD, Souza RB, et al. Trunk position influences the kinematics, kinetics, and muscle activity of the lead lower extremity during the forward lunge exercise. J Orthop Sports Phys Ther 2008;38(7):403–409.
111. Reiman MP, Bolgla LA, Loudon JK. A literature review of studies evaluating gluteus maximus and gluteus medius activation during rehabilitation exercises. Physiother Theory Pract 2012;28(4):257–268.
112. Distefano LJ, Blackburn JT, Marshall SW, et al. Gluteal muscle activation during common therapeutic exercises J Orthop Sports Phys Ther 2009;39(7):532–540. doi:10.2519/jospt.2009.2796.
113. Walleczek J. Self-organized biological dynamics and nonlinear control: toward understanding complexity, chaos, and emergent function in living systems. Cambridge, UK: Cambridge University Press, 2000.
114. Stroube BW, Myer GD, Brent JL, et al. Effects of task-specific augmented feedback on deficit modification during performance of the tuck-jump exercise. J Sport Rehabil 2013;22:7–18.
115. Benjaminese J, Gokeler A, Dowling AV, et al. Optimization of the anterior cruciate ligament injury prevention paradigm: novel feedback techniques to enhance motor learning and reduce injury risk. J Orthop Sports Phys Ther 2015;45(3):170–182.
116. Hossner EJ, Ehrlenspiel F. Time-referenced effects of an internal vs. external focus of attention on muscular activity and compensatory variability. Front Psychol 2010;1:230.
117. McNevin NH, Wulf G, Carlson C. Effects of attentional focus, self-control, and dyad training on motor learning: implications for physical rehabilitation. Phys Ther 2000;80:373–385.

第 15 章

本体感觉神经肌肉促进技术

KYLE M. YAMASHIRO · RAFAEL F. ESCAMILLA

历史背景

本体感觉神经肌肉促进技术(pro-prioceptive neuromuscular Facilitation,PNF)最初建立在 20 世纪初,由神经学 Sir Charles Scott Sherrington 在"可塑性张力和本体感觉反射[1]"(on plastic tonus and proprioceptive reflexes)上发表,描述了神经肌肉系统的抑制和兴奋神经特性。神经学家 Dr. Herman Kabat 在 1940 年进一步发展了这些理论,称之为"本体感觉易化作用"(proprioceptive facilitation)并运用该原理发表了论文。1946 年,Dr. Kabat 开始寻找自然运动模式来恢复脊髓灰质炎(polio)患者的肌肉,在那之后很快发现了典型的人类运动模式,包括使用多个肌肉和关节的对角线模式。在"本体感觉易化作用"以前,康复通常是针对一个关节和一块肌肉。

1946 年前后,Dr. Kabat 与一位美国企业家 Henry J. Kaiser 共同建立华盛顿的 Kaiser-Kabat 学院,与此同时,Dr. Kabat 与物理治疗师 Maggie Knott 一起运用其"本体感觉易化作用"原理于神经系统损伤患者,如脑瘫和偏瘫患者。1948 年,Kaiser-kabatyan 学院在 Vallejo,CA 建立,现被称为 Kaiser 基础康复中心,同时 Dr. kabat 和 Maggie Knott 也向西迁往 Vallejo 的 Kaiser-kabatyan 学院工作。同年,Maggie Knott 开始教授其他物理治疗师关于"本体感觉易化作用"的神经肌肉原理,向来自世界各地的治疗师开展研究生培训,来学习这些新的原理和培训技巧。Dorothy Voss 是首批接受训练的学生之一,并在那之后加入了学院。1954 年,Dorothy Voss 和 Maggie Knott 在科学文献上发表了第一篇论文,使用术语"本体神经肌肉促进"(PNF)[3],从此 PNF 沿用至今。

Dr. Kabat,物理治疗师 Maggie Knott 和 Dorothy Voss 继续发展和完善了为我们现在所知的 PNF 原理。1956 年,Maggie Knott 和 Dorothy Voss 写作并出版了名为"本体感觉神经肌肉促进疗法"的第一版教科书。有了 PNF 的教科书,美国的物理治疗项目开始在 20 世纪 60 年代向学生传授 PNF 原理和技术。如今,PNF 的概念、原理和方法仍被教授给物理治疗的学生。此外,因为它被纳入了物理治疗教育认证委员会设立的规范模式,PNF 在美国所有的物理治疗教育项目中都需要教授。

与 PNF 有关的科学出版物最早于 20 世纪 50 年代出版[2-9]。虽然在整个 20 世纪 70 年代[10-12],运用 PNF 技术评估关节活动范围(range of motion,ROM)、反应和反应时间、肌肉柔韧性和肌力,但很少有研究 PNF 的论文发表在科学文献上。因此,尽管自 PNF 问世以来已过去 30 年,同行评审的科学刊物上发表的论文仍不足 20 篇,所以使用 PNF 治疗患者疗效的证据相当有限。也正因为此,PNF 被认为是一门艺术,而不是一门科学。

在 20 世纪 80 年代发表的与 PNF 相关的科学文献,就像过去 30 年的总和一样。这些论文中的大部分重点在于使用 PNF 牵拉技术提高 ROM 和增长肌肉长度[13-18]。PNF 技术第一次出现在运动物理治疗和运动医学期刊上,并与传统力量训练在增强肌力和运动能力上最大限度地减少运动损伤[15,19]。举个例子，Nelson et al. 19 报道说，PNF抗阻训练使膝关节和肘部伸肌力量增强，投掷距离和垂直跳跃与传统力量训练相比有着更好的效果。

PNF 原理

本体感觉神经肌肉促进技术使用本体感觉输入（在肌肉、肌腱、关节和内耳的感受器感知身体和肢体的运动或位置），以改善（促进）人类运动过程中的神经肌肉功能[2,5]。神经肌肉的功能在向心、离心和等长肌肉运动中通过抗阻而增强，从而增强肌力、耐力、平衡、姿态、稳定性和移动能力。在牵拉技术中也可提高神经肌肉功能，由此提高关节活动度和肌肉长度（柔韧性）。

PNF 基本原理认为所有的个体，无论疾病与残疾，都有尚未开发的潜能[5]。治疗方法始终有效，关键在于病人能做什么，包括在生理和心理层面上的。PNF 方法是整体性的，整合感官、运动和心理输入，以确保每一次治疗是直接针对个人，而不是一个具体的问题。PNF 试图为提高肌肉功能、柔韧性、平衡、协调、功能性移动能力和功能性行为能力提供最大效应。其 PNF 模式更关注多个肌肉和关节的运动，而不是具体单独的肌肉运动。这些模式由对角线和螺旋运动模式组成，类似于日常生活活动（如饮食、滚动、跑），功能性移动能力，甚至运动表现（例如，使用 D1 和 D2 对角线模式来增强棒球手投球能力）。

虽然有 100 多种不同的 PNF 模式、方法、变化、改良以及术语，最重要的是要了解适当程序和基本技术的使用。本章将讨论如何简化利用 PNF 模式，让学习者练习使用手法治疗。为了进一步细化 PNF 技能，我们应鼓励学习者继续深造。

PNF 的生理学和应用概念

许多生理学原理是 PNF 理论和应用的基础。这些原理包括增加肌肉的功能（即扩散）、肌肉长度（即自抑制，交互抑制，紧张放松）和疼痛（疼痛的闸门控制学说）。

扩散是肌肉组织受到刺激所产生的反应扩散至其他肌肉组织的现象。这种反应可以促进或抑制协同肌肉的收缩和运动模式；肌肉反应会随着强度和持续时间的增加而增加[1,4,5]（表 15-1）。因此，理论上，在肌群或运动模式的协同作用中，较弱的肌肉群可以从强壮的肌肉群中增加强度。例如，当进行下肢对角线包括髋屈曲和踝背屈的 PNF 阻力模式时，更强的髋关节肌可能会促进较弱的踝背屈肌，如同从近端到远端进行扩散。对刺激的反应扩散也可在未受累及的对侧观察到[20-22]。Gontijo 和其同事[22]表明，躯干的屈曲和伸展运动可分别在踝背屈和跖屈肌群产生相应的扩散强度。这种技术可有助于某些特定的不能直接使背屈或跖屈肌群产生运动的病人（例如偏瘫患者）。激活肌肉时使用 PNF 技术可证明交互效应，比如肢体（例如，右上肢）抗阻力运动可激活对侧非工作状态的肢体肌肉（如左上肢）[20,21]。这有助于愈合或加强不能（偏瘫）或不应该（受损）直接抗阻力的四肢。

四种可增加 ROM 和肌肉长度（与 PNF 牵拉相关）的理论生理机制是：①主动抑制；②交互抑制；③紧张放松；④闸门控制学说（通过疼痛机制）[23,24]。

主动抑制是一种肌肉兴奋性的下降，是因为肌肉收缩而导致高尔基腱器官（Golgi tendon organ，GTO）产生抑制信号。肌肉的张力越大，GTO 产生的抑制作用越大。举个例子，在拉伸腘

表 15-1 PNF 生理学基础的概括和举例

PNF 技术	定义	举例
扩散	刺激所产生的反应扩散至协同肌	临床医师在对 ACL 重建术后，对 QS/SLR 有困难的患者执行直腿抬高实验之前，通过亚极限抗阻背屈来增强股四头肌的收缩
交互抑制	主动肌收缩的同时抑制拮抗肌	中下斜方肌收缩的同时抑制胸大肌和胸小肌群。因此，指导患者做柔和、等长肩胛骨后缩动作，以解决姿势障碍的同时会抑制胸肌
主动抑制	主动肌（相关肌肉）在收缩过程中被抑制	在腘绳肌拉伸前先收缩会引起腘绳肌的抑制反应，从而使肌肉拉伸长度增加

PNF. 本体感觉神经肌肉促进技术；ACL. 前十字韧带；QS. 股四头肌收缩；SLR. 直腿抬高

绳肌之前先等长收缩会刺激腘绳肌中的 GTOs，从而导致腘绳肌的主动抑制。这会导致在腘绳肌随后的被动拉伸中增加肌肉反射性的放松。Hold-relax（HR）正是基于主动抑制理论。

交互抑制是一种在主动肌收缩的同时抑制其拮抗肌的神经现象。举个例子，当膝关节屈肌（主动肌）主动屈曲膝关节时，膝关节伸肌（股四头肌）被交互抑制。这导致被拉伸的股四头肌的激活下降。当 α 运动神经元在主动肌中被兴奋刺激时，控制拮抗肌的 α 运动神经元会同时被抑制。另一个例子是拉伸左上斜方肌，当向右侧屈颈部时（通过右上斜方肌），右上斜方肌对左上斜方肌产生抑制，促使左上斜方肌放松。

此外，交互抑制能与主动抑制组合使用。这是主动肌收缩伴维持放松（HR-AC）的理论基础。举个例子，将 HR-AC 应用于腓肠肌，患者在完成腓肠肌抗阻的等长收缩后，紧接着进行背屈肌的等张收缩进一步拉伸腓肠肌。腓肠肌的等长收缩运用了主动抑制，而背屈肌的主动收缩应用了交互抑制的理论。

紧张放松发生在恒定拉伸之下的肌腱单位（变形）。当拉伸一段时间后，肌腱部位黏弹性继发肌肉应力逐渐下降，增加了肌腱的可延展性。膝关节术后通过俯卧加强伸膝利用了紧张放松原理。该姿势保持 10 分钟或以上，引起紧张放松。许多动态夹板利用这个理论来促进组织伸长。

闸门控制理论认为伤害性刺激信号和非伤害性刺激信号在脊髓的同一中间神经元重叠。周围疼痛受体有无髓或小髓传入纤维，而压力受体有较大的有髓纤维。因为传入纤维都连接到脊髓的同一中间神经元，因此较大的压力传入纤维比小的疼痛传入纤维更先到达中间神经元。这会导致疼痛信号的抑制。一个经典的例子是，当我们踢到脚趾时，疼痛沿着小纤维传递疼痛信号。一个自然反应是揉受伤的部位。压力信号在更大的纤维上传递，最终比在小纤维上传递的疼痛信号先到达中间神经元。疼痛信号被压力信号掩盖。因此，揉擦身体受伤的部位有一定的科学基础。这也是患者穿压力袜时，膝关节疼痛减轻的一个理论。在 PNF 拉伸中，肌肉被拉伸，其中也会有肌肉的收缩。这会使疼痛感减轻，也会促使 GTOs 产生抑制。GTOs 通过适应肌肉长度和力量阈值，可产生更大的肌力，提高 PNF 拉伸的效率[24]。虽然研究没有直接支持这四个生理机制理论可以增加 ROM 和肌肉长度，但这些理论也不能被否定。然而，有一些数据表明在使用 PNF 技术时，可能会有额外的生理机制造成 ROM 和肌肉长度的增加。举个例子，被牵拉肌肉的收缩而产生的牵张反射反应振幅的降低，可能并不是因为众所周知的 GTOs 的激活，而是由于肌梭感觉信号的突触前抑制[25]。仍需要进一步的研究。

PNF 增加肌肉长度的研究

在 20 世纪 90 年代早期发表的与 PNF 相关的论文，集中在拉伸技术上，并成功证明了这些技术比静态和弹性拉伸在被动和主动增加关节活动度中更为有效[13,15,16,23,26-33]。收缩放松（contract-relax，CR）、HR 和 HR-AC 在提高关节活动度中是有效的[13,15,16,23,28]，并在表 15-2 中给予了定义。

通过这些 PNF 技术，患者可以完成相关肌肉的收缩。收缩强度会影响结果。有研究表明，除了增加肌肉长度，采用 5~10 秒更高强度的静态收缩（例如，80%~100% 的最大收缩）也可产生更大的肌力和功率，改善肌腱僵硬[13,15,16,23,28]。肌肉长度在收缩 3~15 秒可得到改善，虽然长时间的收缩（例如，10~20 秒）也可更多增加柔韧性[13,15,16,23,28]。肌肉柔韧性发生较大的变化通常发生在第一次重复之后；为了实现肌肉更持久的变化，PNF 拉伸每周至少需要进行一次或两次[13,15,16,23,28]。有研究显示，肌肉拉伸后柔韧性的增加可能是由于增强了可拉伸的限度而不是肌肉实际长度的改变（证据与研究 15-1）。

证据与研究 15-1

Mahieu et al.[34] 指出 PNF 拉伸之后柔韧性的增加不能被拉伸的肌腱组织发生变化所解释；相反地，他们认为活动度的增加是由于拉伸限度的增加。此理论被 Mitchell 等[35] 进一步证明，在应用 CR PNF 拉伸技术后有拉伸限度的增加。此外，这些作者建议至少需要重复 4 次 CR 拉伸才能获得最大的活动度。

研究表明，进行 PNF 拉伸技术随着时间的推移可迅速增加肌肉长度。除此之外，一些研究表明与静态或动态拉伸相比，PNF 拉伸能更多地增加关节活动和肌肉长度，其他的研究也显示了类似的结果[23,24,34,36-38,39-76]。可能改善关节 ROM 和肌肉长度的机制包括拉伸限度的改变和拉伸肌肉黏弹性性质的变化。

表 15-2 经典 PNF 术语的定义

术语(名词)	定义	例子
维持放松(HR)	主动肌活动至末端并维持 10s。治疗师帮助患者完成主动肌的抗阻等长收缩 5~10s。随后立即放松收缩,该肌肉的活动范围将增大	患者仰卧,在治疗师帮助下牵拉腘绳肌,(伸膝)屈髋至最大活动范围(直至感觉到腘绳肌的阻力)。这个动作维持 10s,接下来患者抗阻等长收缩腘绳肌 5~10s。当患者放松时,治疗师能够将髋关节活动至更大范围
收缩放松(CR)	除了旋转成分,与 HR 相似。在此技术中,旋转肌向心收缩。肌肉被动拉伸并持续 10s 后,进行旋转肌的向心收缩,再等长收缩 5~10s。肌肉放松后,治疗师将患者肌肉被动拉伸至新的长度。此时运动是多方向的	如果我们仍使用腘绳肌(半膜肌和半腱肌)为例。在伸膝状态下,最大程度屈髋并外旋髋关节。这个姿势维持 10s。接下来患者进行抗阻外旋的向心收缩。通过激发半膜肌和半腱肌使髋关节内旋。当髋关节达到最大内旋后,髋伸肌群等长收缩 5~10s。接下来放松肌肉,治疗师能够将髋关节屈髋和外旋至更大范围
维持放松伴主动肌收缩(HR-AC)	与 HR 相似,患者在治疗师帮助下进行主动肌抗阻等长收缩 5~10s。放松主动肌后,患者主动等张收缩拮抗肌来拉长主动肌	为拉伸腘绳肌,患者仰卧,治疗师帮助髋关节(伴伸膝)进行最大范围屈髋(直到感受到阻力)。患者通过抗阻激发腘绳肌 5~10s。患者紧接着等张收缩髋屈肌使髋关节进一步屈曲,从而增加腘绳肌长度。治疗师需要辅助患者进一步屈髋

来自 Voss DE. 本体感觉神经肌肉促进作用 .Am J Phys Med 1967;46(1):838-899.

最近,由于体能专家、教练和运动员对运动中静态和动态拉伸的效果的浓厚兴趣,基于 PNF 的体能研究激增。

在运动环境中,动态拉伸和动态热身已经取代静态拉伸成为运动员的一种赛前热身的手段。有关 PNF 拉伸的影响的文献论述了静态和动态拉伸(证据与研究 15-2)。尽管动态拉伸比静态拉伸在赛前更加有效,静态拉伸也不能说是无效的干预。这项研究只是不建议静态拉伸作为赛前热身的首选方式(可见第 7 章)。

证据与研究 15-2

Peck 等近日做了系统性回顾[77],作者总结了与运动前使用静态和动态拉伸相关的文献,并针对符合纳入标准的 62 篇文章,提出了下列建议:

1. 在力量和爆发力活动之前不进行静态拉伸是合理的。然而如果静态拉伸后进行一般热身或一些动态拉伸,对力量和爆发力造成的负面效果可以逆转,虽然目前尚存在争议。

2. 有证据表明在一个力量和爆发力主导的活动之前进行动态拉伸是有益的。

3. 大多数文献表明,在以速度和敏捷为主导的活动之前进行静态伸展是有害的;然而,通过进行一般热身或动态拉伸的一段时间的干预可以逆转负面效果,与力量和爆发力活动类似。

4. 没有足够的研究来推荐或反对在以速度和敏捷为主导的活动前进行 PNF 拉伸。

5. 现有的证据显示静态拉伸对耐力运动能力没有任何影响或有害影响。

因为 PNF 拉伸包括了静态拉伸,因此 PNF 拉伸对功能的急性效果与静态拉伸对功能的急性效果至少存在一定的相似性。尽管已经发现拉伸可以增加关节 ROM 和肌肉长度,然而拉伸后效果的持续时间尚未知。除此之外,ROM 和肌肉长度的增加与拉伸技术参数之间的关系尚未建立。

PNF 增加肌肉功能的研究

使用 PNF 抗阻技术能有效增强神经肌肉系统[78-95]。对角线模式(如 D1)的交互向心收缩可能会增加老年人的收缩力上升速率(dF/dt),这可能反过来增强功能性活动的表现,如上下楼梯[95]除此以外,这种训练可以降低跌倒的风险[95]。其他 PNF 技术,比如 D1 和 D2(表 15-3 和表 15-4 中可见这些模式的描述)下肢和上肢对角线模式,无论是否伴有 PNF 拉伸,在治疗许多与健康和疾病相关的疾病中是有效的(证据与研究 15-3)。

证据与研究 15-3

文献记载,运用 PNF 抗阻技术治疗许多常见疾病相关的损伤,有良好的效果。具体如下:

- 联合运用 PNF 拉伸和下肢 PNF 对角线模式增加了体位的稳定性和平衡[96-98]。
- PNF 拉伸不管是否结合有氧运动均显示髌股关节疼痛综合征患者疼痛减轻,功能增强[99,100]。

表 15-3 PNF 下肢 D1 和 D2 对角线模式总结

下肢模式	D1 屈曲	D1 伸展	下肢模式	D2 屈曲	D2 伸展
骨盆	前上提	后下压	骨盆	后上提	前下压
髋	屈曲 内收 外旋	伸展 外展 内旋	髋	屈曲 外展 内旋	伸展 内收 外旋
膝	不定	不定	膝	不定	不定
踝	背屈	跖屈	踝	背屈	跖屈
足	内翻	外翻	足	外翻	内翻
脚趾	伸展	屈曲	脚趾	伸展	屈曲

PNF,本体感觉神经肌肉促进疗法

表 15-4 PNF 上肢 D1 和 D2 对角线模式总结

上肢模式	D1 屈曲	D1 伸展	上肢模式	D2 屈曲	D2 伸展
肩胛带	前上提	后下压	肩胛带	后上提	前下压
肩	屈曲 内收 外旋	伸展 外展 内旋	肩	屈曲 外展 外旋	伸展 内收 内旋
肘	不定	不定	肘	不定	不定
前臂	旋后	旋前	前臂	旋后	旋前
腕	屈曲	伸展	腕	伸展	屈曲
指	屈曲	伸展	指	伸展	屈曲

PNF,本体感觉神经肌肉促进技术

- PNF 肌肉放松训练和稳定锻炼能够减轻肌肉疼痛综合征患者的疼痛并增加功能[101]。
- PNF 骨盆模式导致肥胖患者腰痛减少[102]。
- PNF 骨盆和肩胛骨模式增加偏瘫步态[103]中的运动功能和步态对称性,增加慢性脑卒中偏瘫患者的运动恢复[104]。
- PNF 呼吸锻炼改善了正常成人和椎管血管意外后患者的肺功能[105,106]。
- PNF 组合模式训练相对于一般训练在提高以前摔倒后受伤患者的跌倒效能和步态能力方面更有效[107]。
- PNF 下肢技术已表明能增加下肢力量[108-110],而 PNF 上肢模式能增加冈上肌的功能。
- 与力量训练相比,PNF 抗阻训练在膝部和肘关节伸肌力、投掷距离和垂直纵跳上带来更大效能[19]。
- 水中 PNF 下肢模式能够提高脑血管意外患者的平衡和日常生活活动能力[111]。

因此,适当应用 PNF 抗阻技术可以有效地改善力量、疼痛、姿势稳定性、平衡、运动功能和步态对称性、跌倒风险、运动表现和患者功能。

PNF 程序

PNF 基本程序的前提是促进病人的姿势反应或运动模式。每种治疗目的是促进或加强运动或姿势。这些程序可以不考虑医疗诊断,而用于大多数病人。考核和评价将确定所使用的具体程序以及任何必需的修改。

使用 PNF 程序进行手法治疗

在 PNF 应用中,临床医生必须使用正确的手法、接触、体位、语言暗示和视觉刺激。手法治疗的一个好处是能持续对病人运动或姿势进行评估。这种持续的评估能够对治疗活动进行即刻的改进。在治疗期间,临床医师可以影响以下:

- 阻力的级别。
- 肌肉收缩的类型。
- 对关节进行牵引(分离)或压缩(挤压),分别地促进运动或稳定。
- 动作或模式的方向。
- 治疗是直接性的还是间接性的。

手法接触

患者对 PNF 干预的反应依据手法接触和体位的变化而变化。运动反应通常受皮肤刺激和其他外周受体的影响。治疗师可以通过恰当使用手法接触提高运动反应。此外,患者的体位也需考虑,避免与预期运动相冲突的姿势(例如,在促进屈髋时,伸肌紧张的患者需要侧卧而不是仰卧)。下面是关于手法接触的一些思考:

- 强度或力量:当治疗师将适当的接触应用到需要被促进的部分时,患者通常会表现出更强的收缩强度。
- 蚓状肌抓握是常用的抓握方式;这使得有广泛的接触面来控制运动,并能避免挤压病人(图 15-1)。

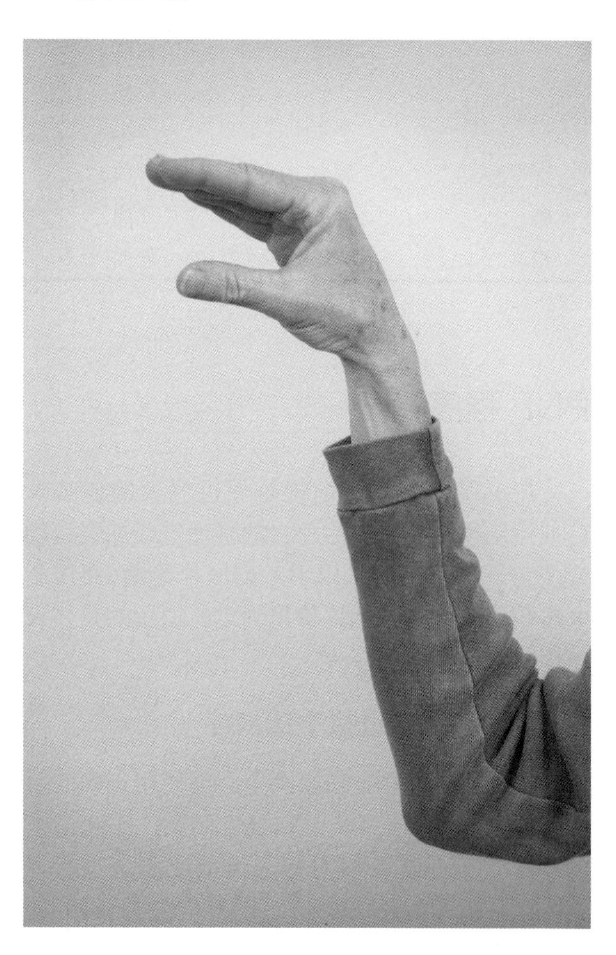

图 15-1 蚓状肌抓握

身体姿势和力学

在使用 PNF 时,治疗师的体位和良好的人体力学的使用是必要的。治疗师的身体应位于预期运动的任一端,肩部和髋部面对运动方向。换句话说,治疗师需要让自己处于"对角线模式"。治疗师的前臂应始终指向预期运动的方向。恰当运用人体力学对为患者提供有效治疗和防止治疗师受伤是很重要的,一些要点如下:

- 治疗师的运动与患者的运动成影像。
- 治疗师从髋部和腿部发生的运动应保持脊柱中立。
- 在运动方向完成重心转移。
- 阻力应该来自躯干和骨盆,而不是四肢。

语言暗示

语言暗示应该简洁、清晰、准确,使用非专业性的术语,利于病人理解。口令的音量大小应取决于运动的具体内容;治疗师对更强的收缩应使用更响亮的口令,对稳定或放松使用较柔和的口令。通常在运动发生之前,或者需要重复来促进较弱运动,或者需要强调时,发出指令。

视觉刺激

视觉输入增加了肌肉中负责运动的神经元的兴奋性。视觉促进头部的协调,反过来有助于躯干和肢体肌肉组织更强的收缩(例如,抗阻肩外展 0~90°时,当受试者看着并跟随手臂的运动,相比于不看手臂,受试者躯干有更多的运动)。

适当阻力

在应用手法治疗时最重要的原则是有适当阻力。当询问需要给予多大阻力时,答案总是"正好",以完成所需的运动模式和训练目标(例如,力量,爆发力,耐力等),而不会对患者用力过度而导致错误的运动模式。

使用阻力可促进肌肉收缩,以改善运动的控制和强度。促进程度与应用的阻力大小直接相关。主动肌的促进将增加特定肌肉和协同肌肉在同一关节和相邻关节的反应。当使用最小阻力时,拮抗肌通常会被抑制。而增加主动肌的阻力会导致拮抗肌肌肉活动的增加,导致协同收缩。

通过手法治疗,治疗师可以确定在不影响活动的目的下,需要患者尽最大努力的阻力大小。阻力级别包括关节被动活动度(PROM)、主动助力活动范围(AAROM)、主动活动范围(AROM)和可施加从最小到最大分级阻力的抗阻关节活动范围(RROM);除此之外,阻力还可用于抑制拮抗肌(交互抑制)。徒手抗阻的优势在于临床医师可以在整个活动范围中根据患者的活动能力进行评估和改变阻力大小。换言之，病人在运动开始时可能需要帮助或轻微的阻力，而在活动中需要增加阻力，在活动范围最后又需要轻微阻力，称为调整阻力法。

医生还可以选择特定的活动范围来强调患者的意志控制。例如，对于一个不完全性截瘫患者，治疗师可能会选择进行髋关节伸展 70° 到屈曲 30° 的意志控制，因为知道在 15° 时髋关节伸肌将发生痉挛。

肌肉运动

等张收缩（动态）指肌肉收缩引起的运动，无论是肌肉缩短（向心肌肉运动）还是肌肉延长（离心肌肉运动）。向心收缩时，患者按照指示抗阻推动医师的手以产生运动，导致肌肉的短缩。施加的阻力越大，向心收缩产生的肌力越大。离心收缩时，患者先在短缩状态进行等长收缩，然后控制运动的速度，肌肉随治疗师拉或推动肢体移动而延长。患者抗阻越大，离心收缩产生的肌力越大。等张收缩（动态）肌肉产生主动自发的运动。为了使运动以平稳和协调的方式发生，抗阻是必要的。

等长收缩是指肌肉不伴有关节活动的收缩。所施加的阻力与肌肉收缩的力相匹配，这样就不会发生关节活动。

牵引和挤压

牵引和挤压刺激关节感受器，并有方向阻力的应用。牵引指徒手进行关节表面的分离，能够促进运动，对牵拉和前伸运动有用。挤压是关节表面的徒手挤压，能促进协同运动，提高稳定性；挤压常与推动活动一同使用。牵拉应用于主动肌的整个活动范围中。挤压应轻微施加，然后逐渐加重以提高稳定性。

引导模式

大脑产生并组织大量的运动模式，而不是单个的肌肉收缩。PNF 使用大量运动模式，人体运动是模式化的，很少涉及直线平面运动，因为所有的肌肉都是以对角线和螺旋方向为导向的。因此，很多人类运动涉及所有关节三个平面的运动：

- 屈曲或伸展：大范围的偏移。
- 外展或内收：中等范围的偏移。
- 旋转：最重要的但是小范围的偏移。

所有肢体运动，无论是单侧还是双侧，至少都有最小的躯体或骨盆的旋转运动。螺旋和对角线模式的躯干旋转相比于直线平面模式可产生更大的肌力和更长的力臂。力臂越长，运动模式效果越好。

快速牵张

快速牵张使肌肉收缩力更强。对处于紧张状态的肌肉进行温和迅速的牵拉（刺激肌梭）可诱发牵张反射。快速牵张可以用两种方法。第一种，在肌肉拉长状态时，快速牵张可同时施加于整个模式中的所有成分，以诱发运动（例如，如 D1 伸展模式，开始屈曲，运动至伸展—髋关节：伸展，外展，内旋；膝：伸展；踝：跖屈，外翻和脚趾跖屈）。另一种方法，在已收缩肌肉即将延长或唤起反应时，施加快速牵张。举个例子，当医师感觉病人开始减少用力时，临床医师可通过缓慢逆转抵抗上肢的 D1 屈曲。医师可以在运动模式中途进行快速牵张来促进收缩。在肌肉快速牵张后维持阻力是非常重要的，能提高反应能力。快速牵张是 PNF 的重要组成成分；然而，这是一项较难掌握的技巧。临床医生应该事先知道关节囊、韧带和神经系统是否完整，然后才能在最后的关节活动中进行快速牵张。如果操作者错误地进行快速牵张，会对处于紧张状态的其他结构造成损伤。因此，如果作为中期干预，临床医生应该只在活动范围最后进行快速牵张。

执行评估和治疗

在 PNF 原理中，首先强调的是病人能做什么，以此促进功能目标。换句话说，对于一个右侧偏瘫的患者，临床医师可以利用左上肢和下肢的力量和运动来促进运动，如向右转动。

要注意病人的功能问题是静态的（无法保持姿势）还是动态的（失去启动或控制运动的能力）。最后，找出功能损伤的具体原因：疼痛、制动、无力、失去知觉或缺乏运动控制。在明确患者目标后，确定治疗疗程应强调直接治疗还是间接治疗。

直接治疗

直接治疗是在受累的肢体、肌肉或运动上使用 PNF 技术（例如，为了增加右髋屈曲强度，治疗师可以在右腿直接施加阻力，抗阻髋屈曲）。

间接治疗

间接治疗是在未受累的四肢和肌肉使用PNF技术来协助受累四肢和肌肉(与扩散概念相关)。文献证明了治疗的效果,包括在身体的强壮和无痛部位进行间接治疗增加肌张力,和身体受累部位的肌电活动[1,5,21-22,112]。因此,临床医生可以在身体未受累部分使用PNF技术,引导扩散至身体受累部分(例如,右髋屈肌无力患者,治疗师可介入左下肢并抵抗双侧髋屈曲从而促进右髋屈肌活动)。

使用PNF技术的徒手治疗性运动

PNF技术的目标是促进运动,增强稳定或增加关节ROM和肌肉柔韧性。这些技术分为运动、稳定性和柔韧性。

运动

重复(反复收缩)

重复(反复收缩)的目的是教病人活动或运动的预期结果;这种技术作为一种患者伤后的再教育是有用的(如,偏瘫)。它可以被用作为一种极好的评估工具,帮助医师"感觉"患者在末端关节活动范围"维持"等长收缩的能力。患者被放置于末端位置(主动肌处于短缩长度)并保持,而治疗师则向所有预期方向的组成部分施加"命令",导致同时的关节刺激(图15-2)。然后,活动关节或肢体(主动或被动)靠近对角线模式的中间活动范围,并主动返回末端位置。这种技术在不断重复中,逐步靠近运动模式的起始端,在更大活动范围内挑战患者(知识拓展15-1)。

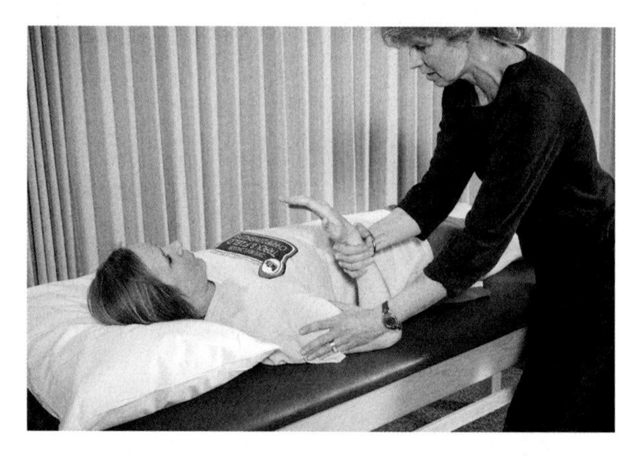

图15-2 重复(反复收缩)—末端活动范围:屈肘。指令:"保持。"然后肘关节活动至中间活动范围(主动或被动)。接下来,患者主动弯曲肘部到起始位置。

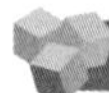
知识拓展15-1

重复(反复收缩)

Mr. Jones遭受了脑血管意外,由于右上肢的无力,特别是右手,在使用右手吃饭时感到困难。他经常抓不住餐具。下列标注了各种活动的肌力:屈肩=3–/5;肘屈=3–/5;屈腕2+/5;患者能够抓和握拳,但非常虚弱。请使用重复技术来改进此功能活动

节律性启动

节律性启动的目的是教导患者使用被动、主动助力、主动和抗阻ROM运动模式。主要作用是提高患者发起运动的能力,在复杂多关节运动模式中也可用到。除此以外,当患者运动学习或交流存在问题时,节律性起动是一种有用的方式,通过允许患者进行视觉观察,就预期运动接受感觉输入,由此可增加对运动技术的理解。这种技术也有益于因疼痛而害怕活动的病人。临床医师可通过节律性启动评估患者活动的能力和意愿。这项技术发展最初专注于在单方向运动中的主动肌群(知识拓展15-2),但在教授复杂性多关节对角线运动模式时可以被修改。命令可进阶如下:"请让我来替您活动,"(PROM)"请让我帮助您活动,"(AAROM)"现在,您可以自己完成"(AROM),"现在主动抗阻活动"(RROM)(图15-3)。

知识拓展15-2

节律性启动

Mr. Jones右上肢和右躯干偏瘫,转向左侧时感到困难。在评估其翻身运动时,治疗师注意到患者可以有效地使用其骨盆和下肢。然而,患者的右上肢和他的右上腹活动滞后,其躯干无法进行屈曲。请描述在此病例中应怎样运用节律性起动促进翻身

等张组合

等张收缩的目的是通过改变肌肉动态收缩的意图,来强调对主动肌的运动控制和动作质量(注15-1)。等张组合的目的是组合向心和离心肌肉

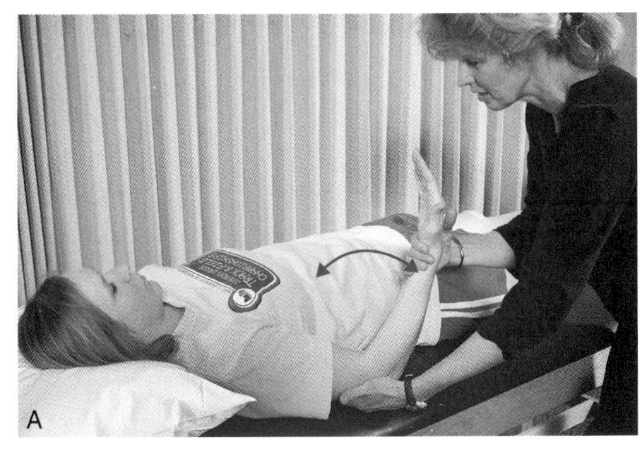

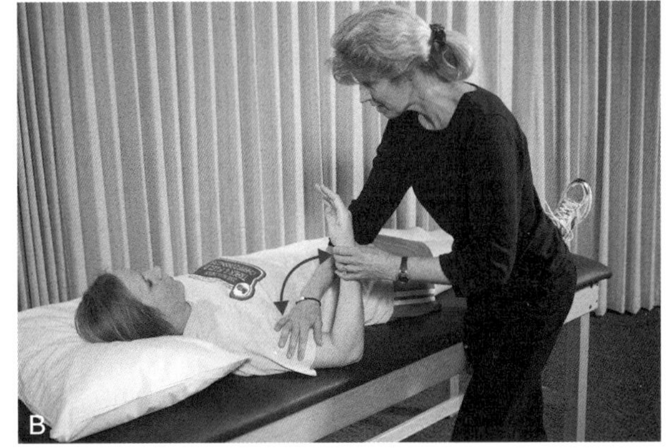

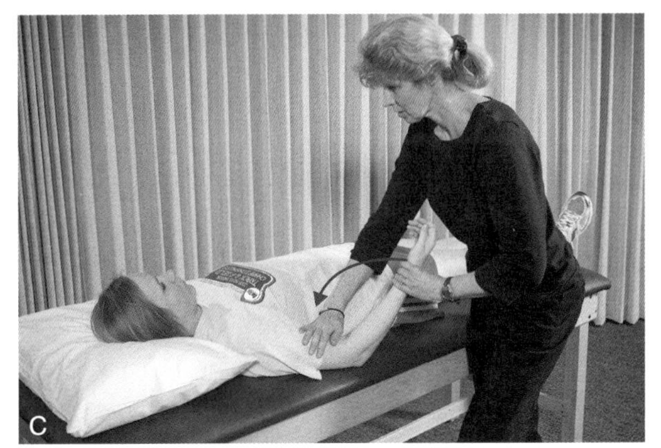

图 15-3 节律性启动。A.“请让我来替您活动”治疗师被动进行运动(双向箭头);B.“请让我帮助您活动”患者 / 治疗师进行 AAROM(双向箭头);C.“上拉”患者抗阻向心收缩(单向箭头)

注 15-1

复合技术:节律性启动,主动肌逆转伴等长收缩维持

John,18 岁,是一个棒球运动员,现处于肩盂唇修复康复的最后阶段。目前正在准备开始进行投掷计划。手术前,在投掷减速和结束阶段会感到疼痛。

- 评估他的投掷动作:他正面投掷和加速阶段很好,但在减速和结束阶段,他的肘关节伸展、肩伸展和肩水平屈曲不充分。这造成速度和效率低下。
- 将患者仰卧置于上肢 D2 屈曲模式的开始位置:肩伸展、内收和内旋,肘伸展(表 15-1 上肢 D2 屈曲对角线模式)。
- 将病人沿此模式活动到末端位置(在肘关节仍伸展时进行肩屈曲、外展、外旋),然后返回模式的起始位置。在临床医师辅助运动时,患者协助配合运动。此训练的目的是教导患者运用节律性启动进行 D2 屈曲运动。
- 在起始位置,给予口令“上拉!”(大声)。这是肌肉收缩的向心阶段。
- 在 D2 屈曲结束时,等长阶段给予口令“现在维持!”(正常音量):肌肉收缩不伴有肌肉长度变化。这是前面的向心阶段和随后的离心阶段的过渡。
- 现在给予口令“请让我帮助您缓慢放下!”(声音稍柔和),然后帮助患者返回 D2 屈曲起始位置。在此离心阶段,肌肉收缩伴延长,与投掷过程的减速和结束阶段相似。
- 重复 6~8 次,或直到患者不能以正常模式运动。
- 现在重新评估他的投掷动作。

动作,没有任何松弛,促进平稳、协调的功能运动(图 15-4)。

缓慢逆转

缓慢逆转的目的是通过在整个关节活动范围中主动肌和拮抗肌交替收缩,促进动态运动,从而提高肌肉的力量和耐力。这些逆转可能会或不会涉及“快速牵张”,即来自最初的活动范围内的延长肌肉组织。患者被要求通过主动肌群的向心肌肉活动来动态移动至活动范围末端,然后逆转,通过拮抗肌群的向心肌肉运动向相反方向移动至活动范围末端。一种模式的结束即另一种模式的开始(图 15-5)。运动也可以利用两个方向的离心收缩进行。每个定向运动可以由临床医师的命令或“快速牵张”启动(注 15-2)。

主动肌逆转

主动肌逆转的目的是要求在主动肌群向心收

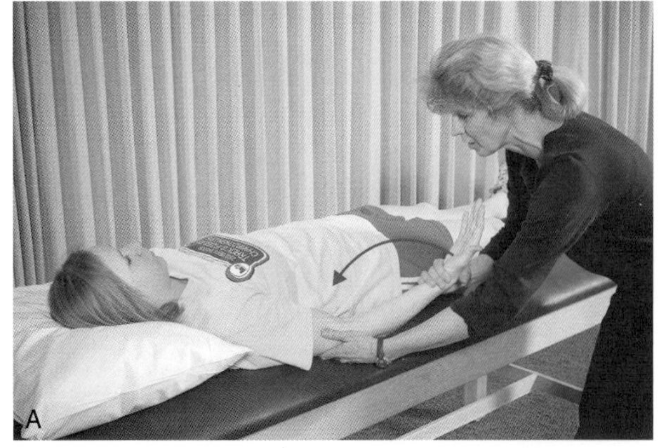

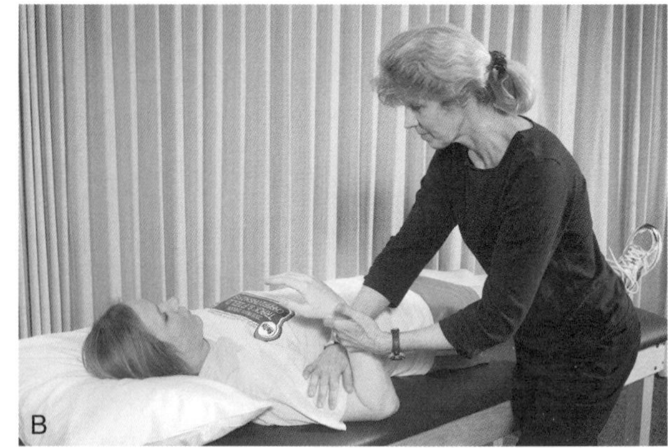

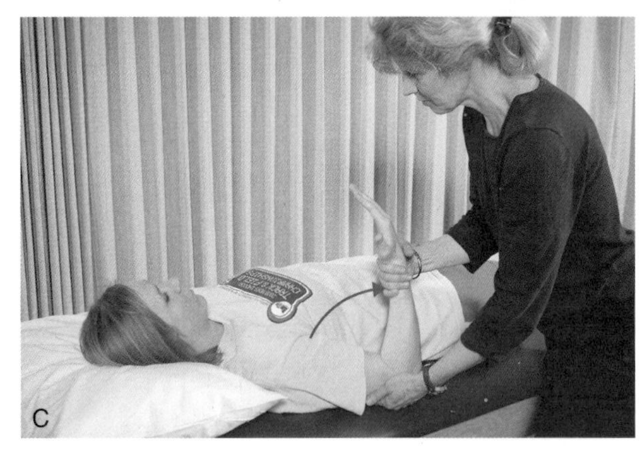

图 15-4 等张组合。A. 向心收缩肱二头肌—“上拉！”(箭头向左)；B. 等长收缩肱二头肌— “维持”；C. 离心收缩肱三头肌— “请让我帮助您缓慢放下…”(箭头向右)

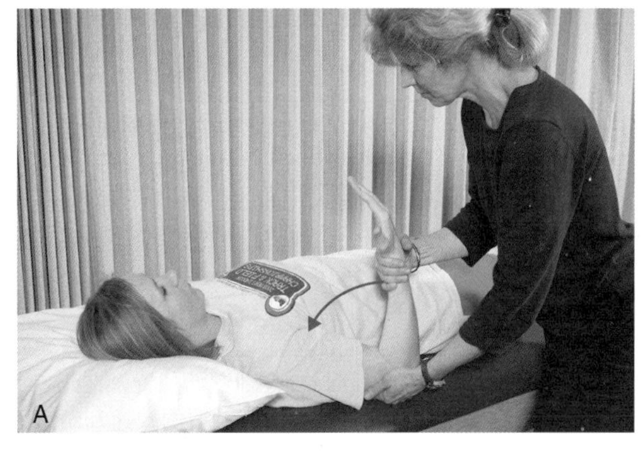

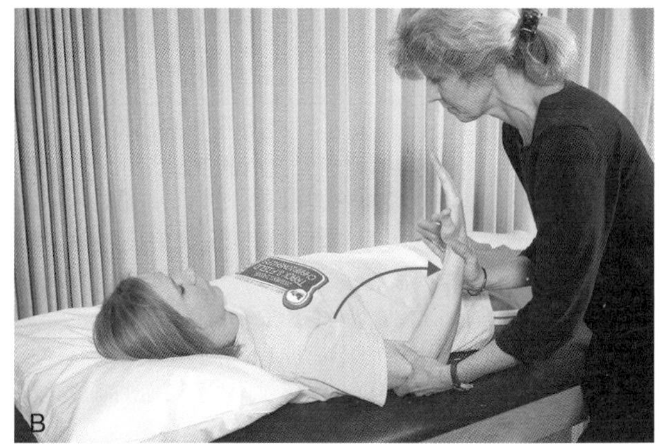

图 15-5 逆转模式。A. 向心收缩肱二头肌— “上拉！”(单向箭头)；B. 向心收缩肱三头肌— “放下！”(单向箭头)

缩后，进行同一肌群的离心收缩。这是很多负重辅助器训练的原理。举个例子，在训练器械上坐着进行膝关节抗阻伸展训练，伸膝时患者的伸膝肌发生向心收缩。当重量减轻回到起始位置时，立即发生伸膝肌的离心收缩。这可以通过徒手抵抗应用于 PNF 对角线模式。为了提高三角肌后束，中下斜方肌的肌力，患者可以进行抗阻(向心地)从 D2 伸展到 D2 屈曲的运动。然后，患者返回起始位置(D2 伸展)，由临床医师施加阻力实现同一肌群的离心收缩。

上肢和下肢的 D1 和 D2 对角线模式

使用对角线模式的目的是促进下肢(例如，快跑，翻身，踢，步态摆动期)和上肢(例如，吃，翻身，投掷时手臂扣紧，投掷时手臂的减速)的功能运动模式。上肢和下肢都有两个主要的对角线运动模式，他们相互拮抗，每个模式都有一个屈曲或伸展的主要组成部分。每一个对角线模式都包括向中线的移动或跨过中线、远离中线的运动，同时每个对角线模式也包括旋转成分。治疗技术与这些

注 15-2
缓慢逆转

Larry3 个月前做了全膝置换术，但他仍走路缓慢，步态僵硬。他有正常的膝关节活动度，股四头肌和腘绳肌力量好，并且没有疼痛。

- 评估患者坐位时的膝关节活动，注意，他缓慢伸膝和缓慢屈膝。
- 让患者坐在对面。
- 为了促进膝关节伸直，一只手放置于患者前方的胫骨远端；为了促进膝关节屈曲，一只手放置于其后侧胫骨远端。
- 让 Larry“前踢”和“后拉”。逐渐增加阻力锻炼力量，逐步提高运动速度锻炼爆发力。通过施加较轻微的阻力，增加重复次数来提高肌肉耐力。
- 重新评估患者的行走。

对角线模式一起应用于提高肌肉活性或关节活动度。感觉输入，包括徒手接触可促进对角线模式。

上肢 D1 和 D2 对角线模式的总结在表 15-3 中可见，图 15-6 至图 15-9 中有具体阐述。模式由结束位置命名，如 D1 屈曲开始于伸展，结束于屈曲。表 15-3 中可见运动所动员的肌群。例如，对于 D1 屈曲，肩胛向前上提（前伸），由此动员肩胛上提肌群（例如，上斜方肌，肩胛提肌）和前伸肌群（例如，前锯肌）。盂肱关节屈曲、内收和外旋时，可动员盂肱关节屈肌群（前三角肌，胸大肌锁骨端）、内收肌群（例如，背阔肌）和外旋肌群（例如，冈下肌）。前臂旋前、腕关节和指屈曲，动员旋前肌群（例如，肱二头肌）、腕屈肌（例如，桡尺侧腕屈肌）和指屈肌（例如，指浅屈肌和指深屈肌）。最后，肘关节活动不定，可能屈曲，由此动员肘屈肌（例如，肱二头肌），也可能在整个活动中保持伸展。肌肉运用模式可以在其他三种上肢对角线模式中进行类似的评估。

下肢 D1 和 D2 对角线模式的总结在表 15-4 中可见，图 15-10~ 图 15-13 中有具体阐述。模式由结束位置命名，如 D1 屈曲开始于伸展，结束于屈曲，等。表 15-4 中可见运动所动员的肌群。例如，对于 D1 屈曲，骨盆向前上提，动员骨盆上提肌群（例如，腰方肌）。髋关节屈曲、内收和外旋时，动员髋屈肌群（例如，髂腰肌、股直肌）、内收肌群（例如，长收肌）和外旋肌群（例如，六块深部外旋肌，缝匠肌）。踝背屈、足内翻和脚趾伸展时，动员踝背屈肌群（例如，胫骨前肌）、足内翻肌群（例如，

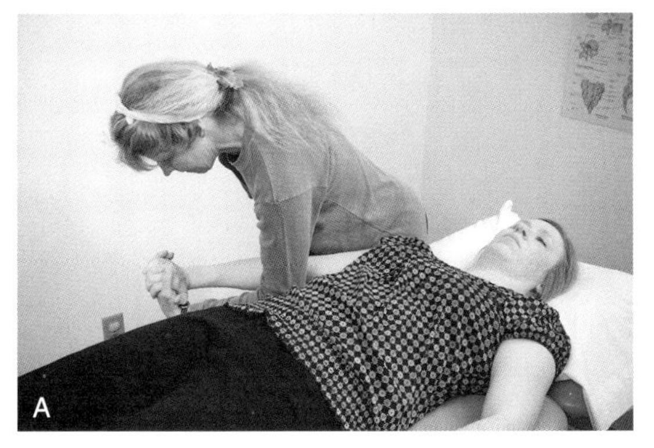

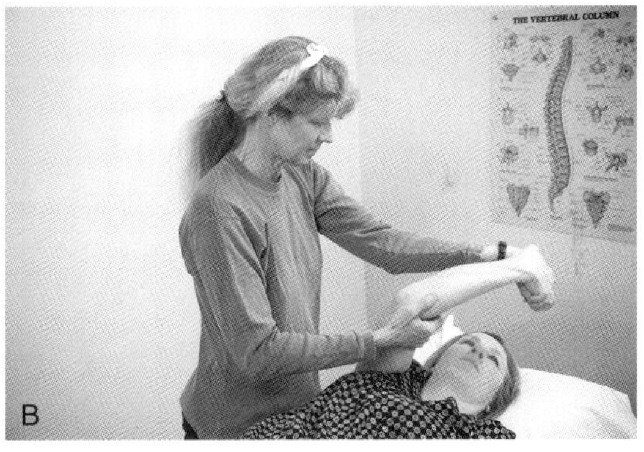

图 15-6 上肢对角线模式。A. D1 屈曲开始位置；B. D1 屈曲结束位置

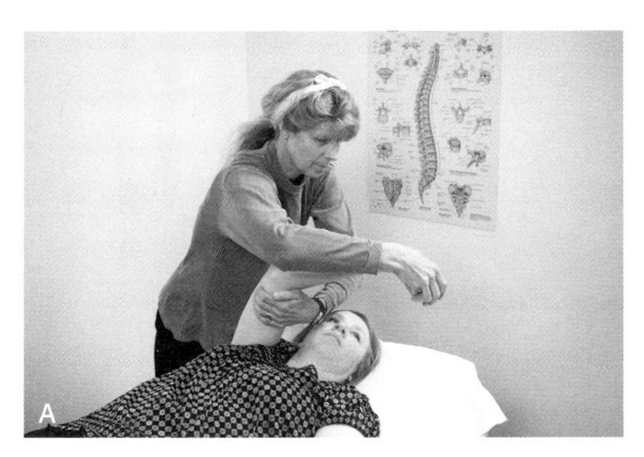

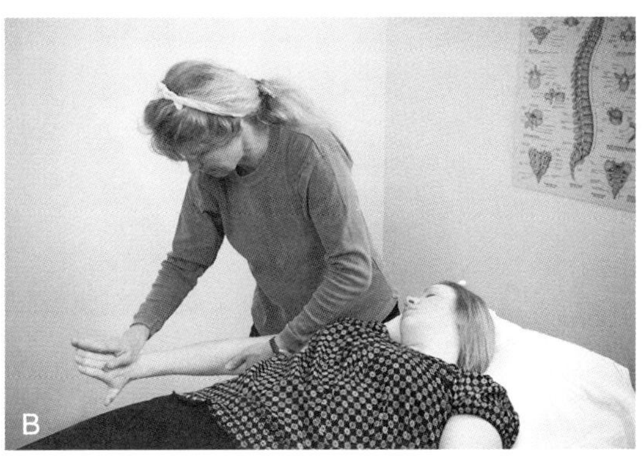

图 15-7 上肢对角线模式。A. D1 伸展开始位置；B. D1 伸展结束位置

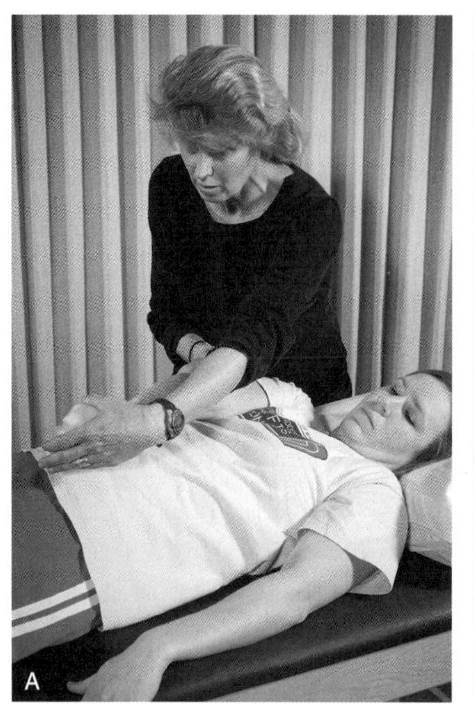

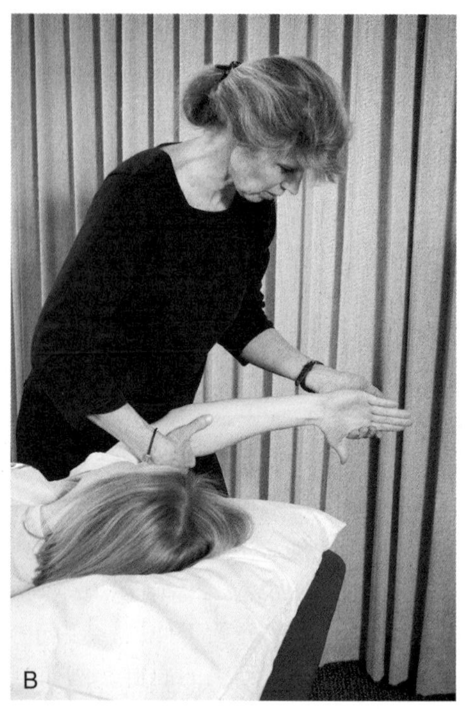

图 15-8　上肢对角线模式。A. D2 屈曲开始位置；B. D2 屈曲结束位置

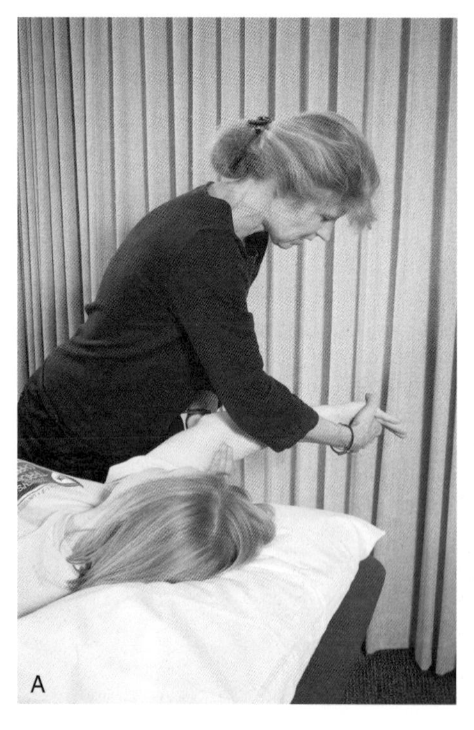

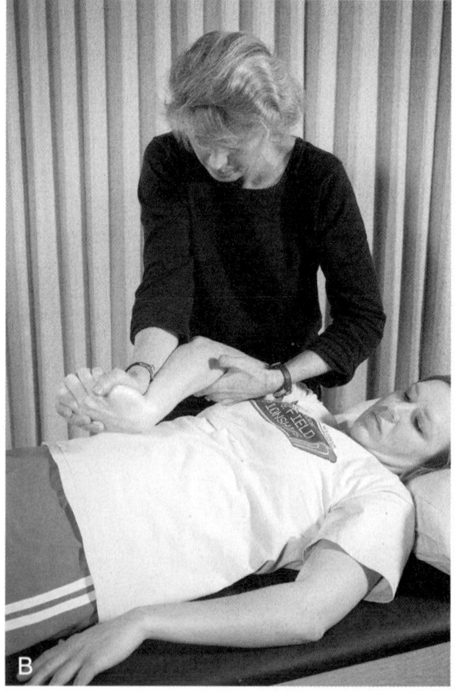

图 15-9　上肢对角线模式。A. D2 伸展开始位置；B. D2 伸展结束位置

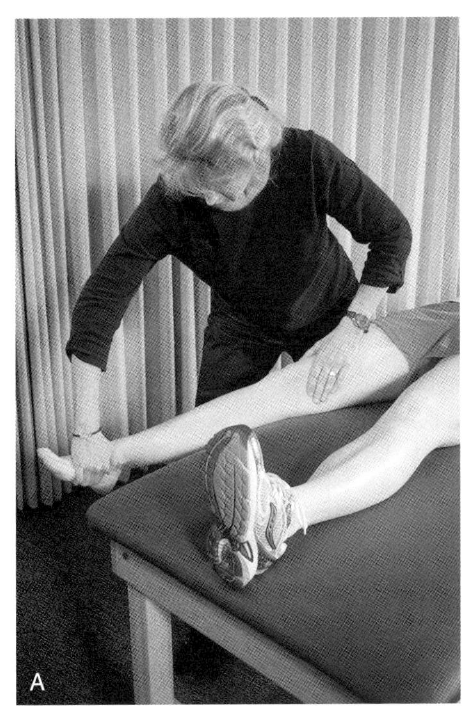

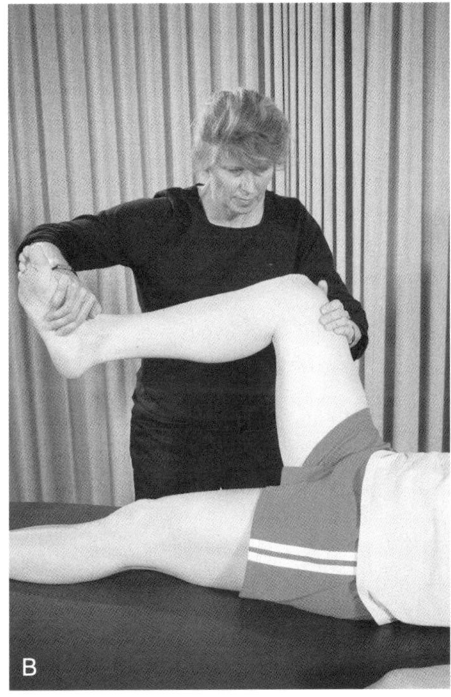

图 15-10 下肢对角线模式。A. D1 屈曲开始位置;B. D1 屈曲结束位置

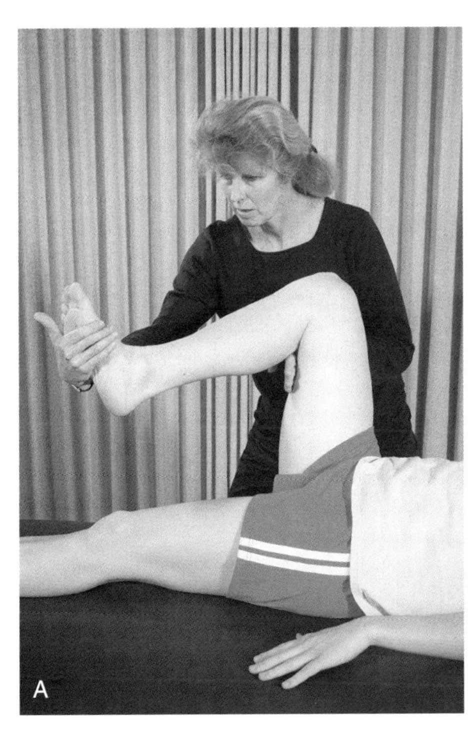

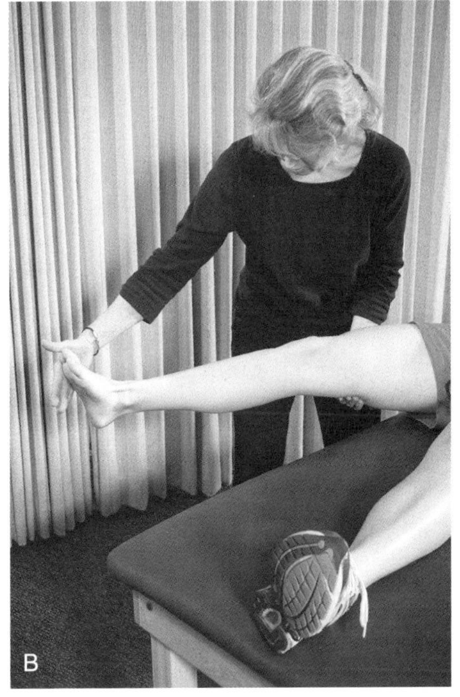

图 15-11 下肢对角线模式。A. D1 伸展开始位置;B. D1 伸展结束位置

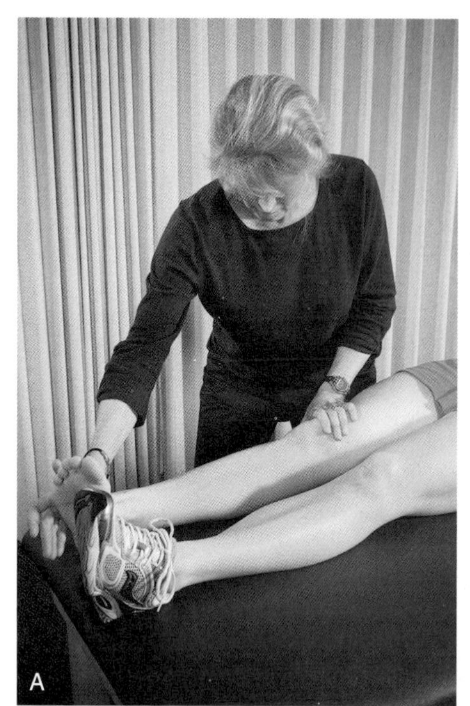

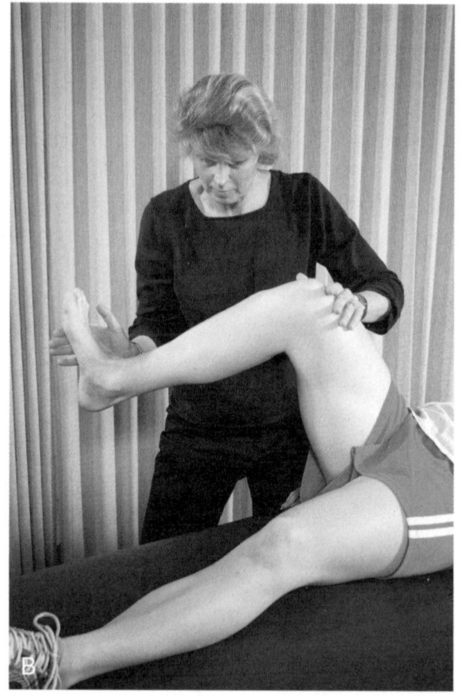

图 15-12 下肢对角线模式。A. D2 屈曲开始位置;B. D2 屈曲结束位置

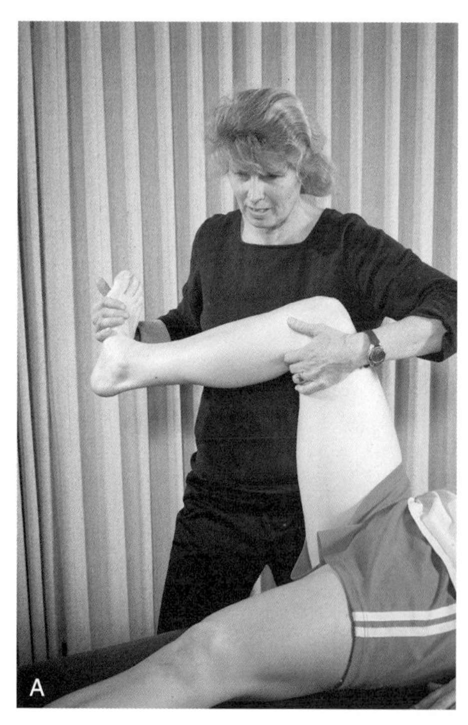

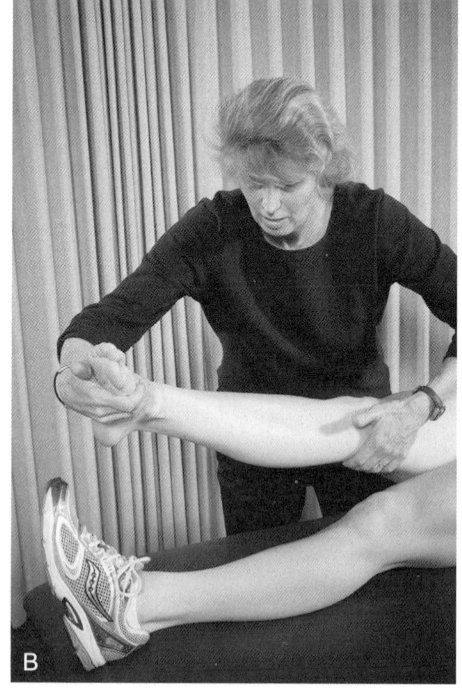

图 15-13 下肢对角线模式。A. D2 伸展开始位置;B. D2 伸展结束位置

胫骨后肌）和脚趾伸肌群（例如，趾伸肌）。最后，膝关节活动不定，可能屈曲，由此动员膝屈肌（例如，股二头肌），也可能在整个活动中保持伸展。肌肉运用模式可以在其他三种下肢对角线模式中进行类似的评估。

肩胛模式

肩胛模式的目的是评估和治疗肩胛带的稳定性，活动性和协调性，促进上肢功能，并促进翻身。肩胛运动模式通常在侧卧进行，也可以在俯卧，手肘支撑俯卧，坐着或其他姿势进行。这四种模式是在相反的方向进行的前上提和后下压，和同样在相反方向进行的后上提和前下压（图 15-14~图 15-17）。之前讨论的各种 PNF 技术都可以应用于这些模式。例如，为了提高姿势知觉，可以利用重复收缩。患者侧卧时，治疗师可以将肩胛被动置于后下压，并要求患者等长收缩保持这一姿势。然后，治疗师可以被动移动肩胛前上提。

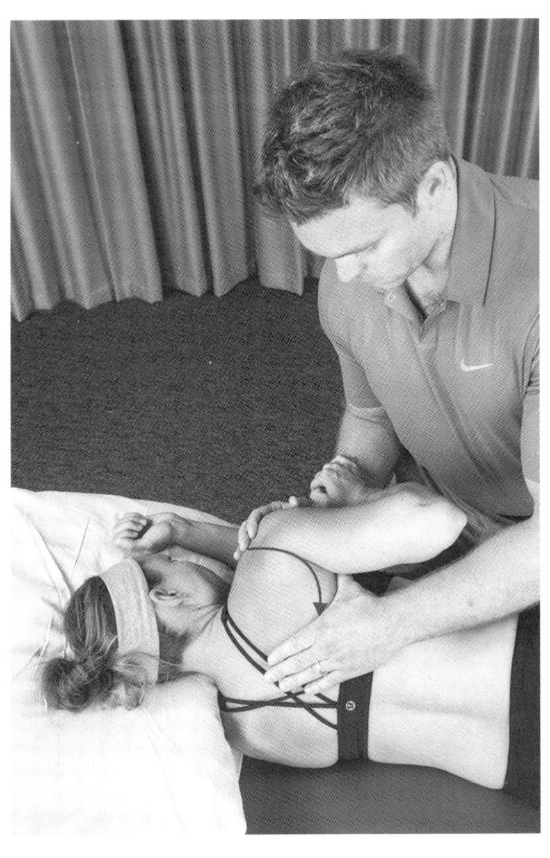

图 15-14 肩胛前上提（单向箭头）

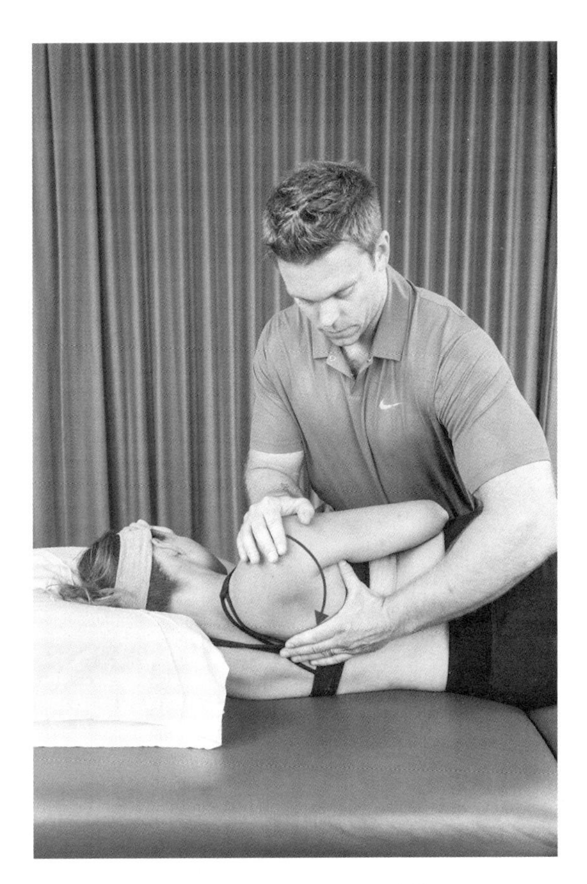

图 15-15 肩胛后下压（单向箭头）

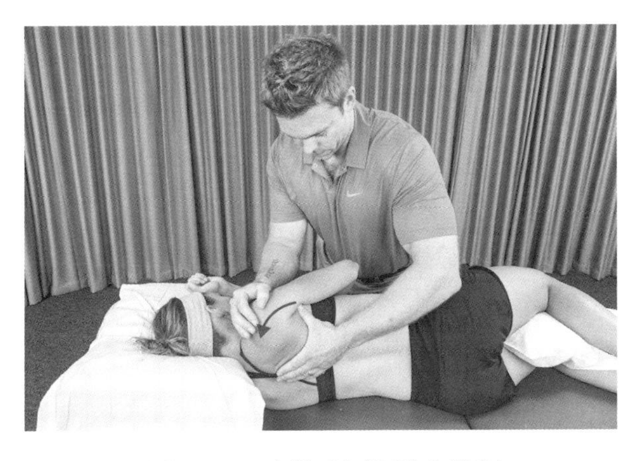

图 15-16 肩胛后上提（单向箭头）

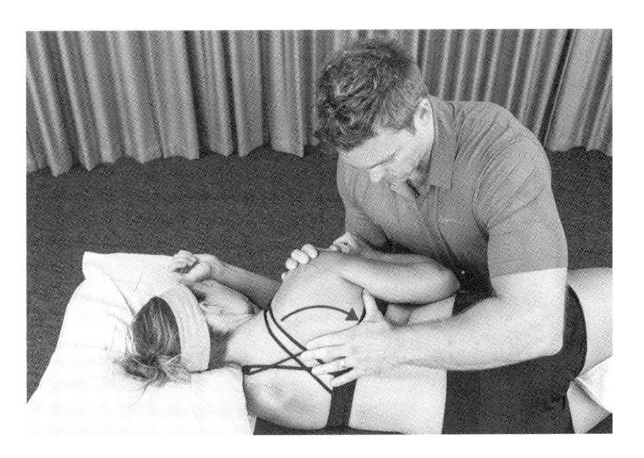

图 15-17 肩胛前下压（单向箭头）

接下来,患者可以主动移动肩胛到后下压的起始位置。通过重复,患者可以在更大的对角线部分活动。

骨盆模式

骨盆模式的目的是检查和治疗骨盆的稳定性、活动性和协调性,促进下肢功能,便于翻身和跑步。这些技术通常在侧卧进行,也可以在俯卧、手肘支撑俯卧、坐着、直跪、半跪或其他姿势进行。这两种模式是前上提和后下压、后上提和前下压,都在相反方向进行(图 15-18~ 图 15-21)。

骨盆和肩胛模式可以联合使用。一种联合是交互躯干模式,包括肩胛后下压伴骨盆前上提、肩胛前上提伴骨盆后下压。一些指令可以在此技术中使用,如“弯曲”和“拉长”。同时,可应用大量屈曲(肩胛前下压伴骨盆前上提)和大量伸展(肩胛后上提伴骨盆后下压)。

稳定

交替等长收缩

交替等长收缩的目的是提高身体部分在特

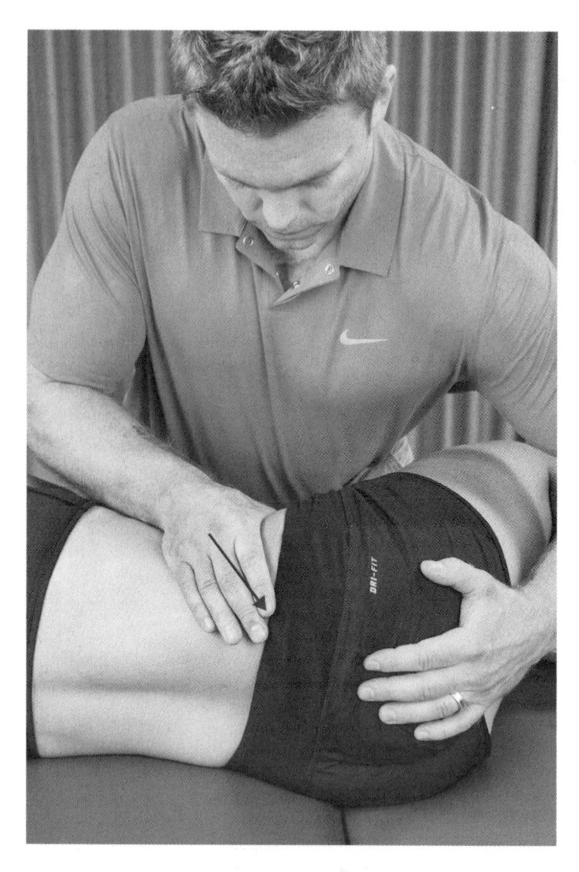

图 15-19 骨盆后下压(单向箭头)

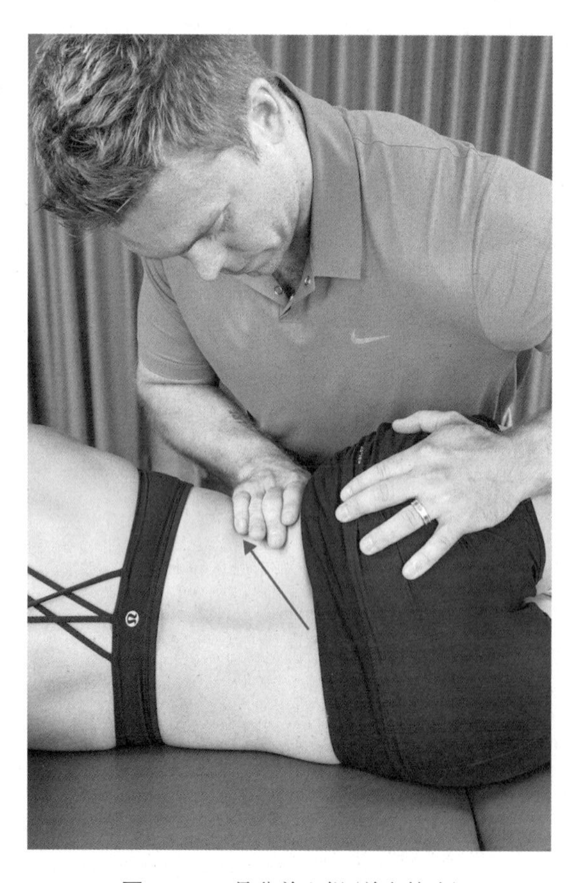

图 15-18 骨盆前上提(单向箭头)

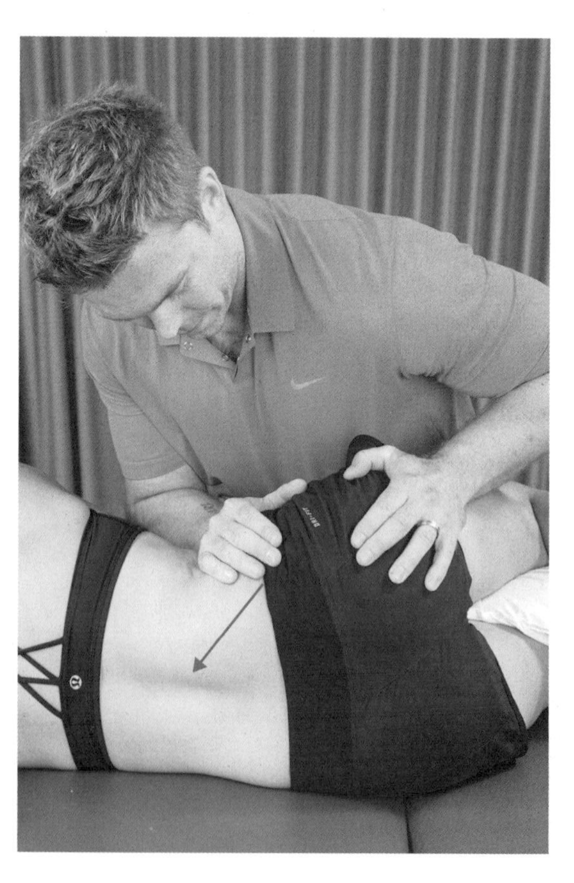

图 15-20 骨盆后上提(单向箭头)

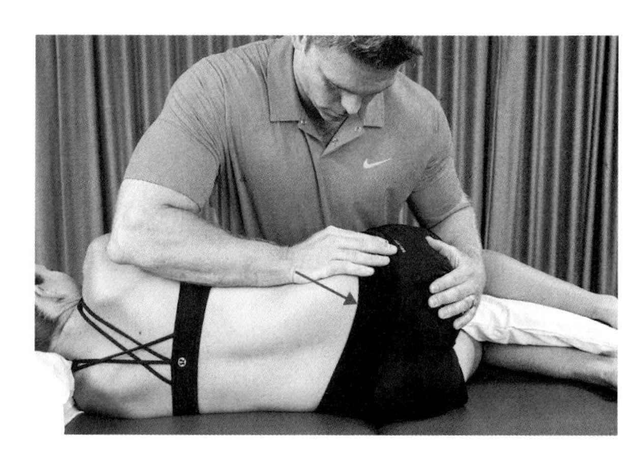

图 15-21 骨盆前下压(单向箭头)

定关节活动范围或位置的稳定性。关节一侧的主动肌 先保持等长收缩,然后拮抗肌再保持等长收缩。当患者试着维持身体姿势时,没有运动的发生。要求肌肉必须非常缓慢和具体。例如,一个物理治疗师可能对前侧的左右肩在向后侧左右肩转移阻力之前,同时施加几秒钟的阻力。临床医师的动作应该是平稳、流畅、连续和可预测的。临床医生也可以提供牵引或挤压,特别是在旋转需要转换时(图 15-22)。

在不断变化的肌肉收缩间的任何时候,所需要的身体部分都没有松弛(知识拓展 15-3,自我管理 15-1)。

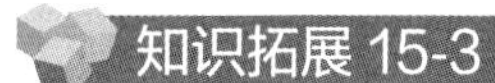

知识拓展 15-3

挤压和协同收缩

Wendy 是一个 14 岁的排球运动员,右肩关节疼痛和肩胛骨翼状外翻。评估其肩上提时的运动。在关节活动范围中,患者的肩胛骨在"翼状"时不稳定、上旋不充分。请使用挤压和协同收缩设计训练改善此问题

自我管理 15-1

改善肩胛稳定性进阶

目的:通过应用节律性稳定训练提高肩胛骨稳定性,制定家庭计划来增强前锯肌的上下肌纤维力量,提高肩胛骨的上肢功能活动稳定性。

姿势:把手放在地板上,进入俯卧撑状态(肩胛前伸),脊柱中立位,双脚距离较宽。

活动技术:

第一步:维持肩胛前伸,脊柱中立,双手撑于地,将重心从右上肢转移至左上肢。每只手进行 10 次重心转移,中途不休息,或直到疲倦,失去肌肉形态。

第二步:使用上述相同姿势,现将足踝接触,双足距离较窄。每侧重心转移 10 次,或直到疲劳。

第三步:如第二步开始于相同姿势。一次举起一只足,大约离地 90cm(3 英尺)。每只足交替举起 10 次,或直至疲劳。

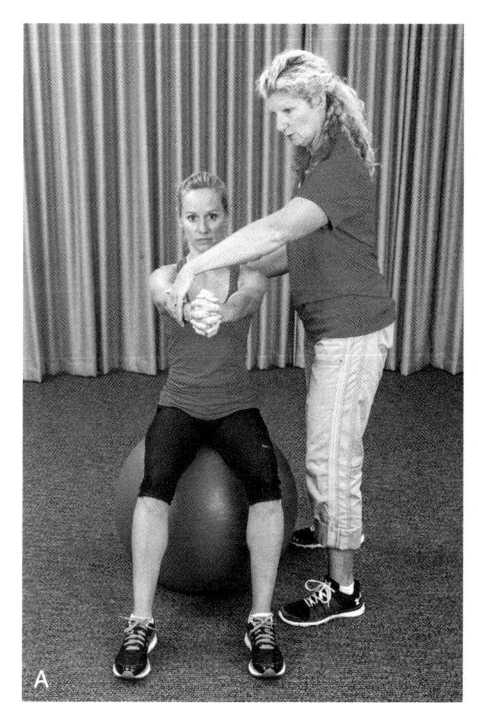

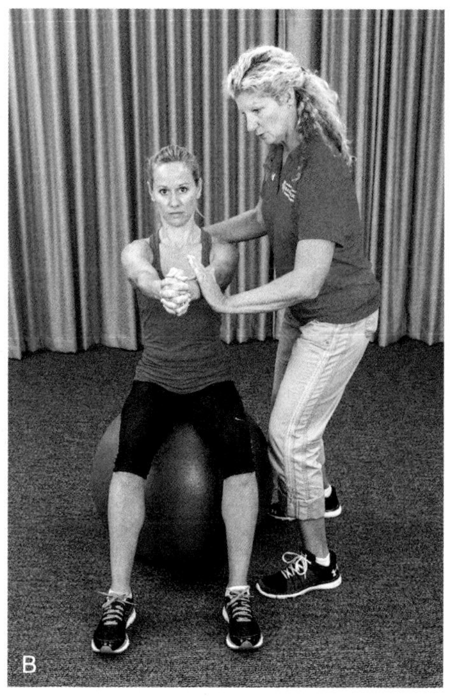

图 15-22 躯干旋转稳定的交替等长收缩。A. 躯干抗阻右侧旋转;B. 躯干抗阻左侧旋转

第四步：现在将双手放置于篮球上，维持俯卧撑姿势，闭眼。每只足交替举起10次，或直至疲劳。

节律性稳定训练

节律性稳定训练的目的同样是促进身体部分在特定活动范围或位置的稳定性。这项技术对等长收缩和协同收缩使用连续的交替指令，但更强调旋转稳定控制。与交替等长收缩类似，这项技术没有肌肉松弛。举个例子，一位物理治疗师可以同时向前侧左肩和后侧右肩施加几秒钟的阻力，然后转移阻力施加于后侧左肩和前侧右肩。

柔韧性

本体感觉神经肌肉促进技术利用先前讨论过的生理学原理，通常用于增加肌肉长度和柔韧性（见表 15-1 和表 15-2）。这些技术依靠肌肉收缩和松弛来产生肌肉长度和活动性的变化。

收缩放松

收缩放松的目的是放松限制活动范围的紧张肌肉（注 15-3 和图 15-23）。

维持放松

维持放松的目的是放松限制活动范围的紧张肌肉。拉伸技术开始于一个拮抗肌群的连续静态拉伸（通常为 15~30 秒），然后是同一个拮抗肌群的抗阻等长收缩（注 15-4 和图 15-24）。

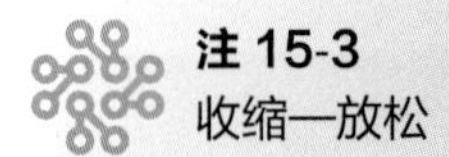

注 15-3
收缩—放松

Fred 是一个足球运动员，6 周前遭受了中度的右踝关节扭伤，右脚背屈受限。他正准备返回训练，但你注意到他在跑步时右足步长很短

- 让患者仰卧在治疗床上
- 治疗师站在治疗床旁，使右踝关节背屈，维持跟腱拉伸 10~15s
- 牵拉结束，治疗师通过"请向我手的方向拉伸 5~10s"的指令指导患者收缩肌腱，对抗中度阻力，由此踝关节通过向心肌肉动作从跟腱缓慢跖屈在 10s 的肌肉收缩后，患者放松，治疗师将踝关节被动背屈，同时伸膝拉长跟腱。这种新的拉伸姿势保持 10~15s
- 收缩放松拉伸过程通常是重复 3~4 次
- 重新评估患者跑步姿势

注 15-4
维持—放松

Julie 是田径队的短跑运动员，6 周前遭受了中度的左侧腘绳肌拉伤。她正准备返回训练，但你注意到她在跑步时左足步长很短

- 让患者仰卧在治疗床上
- 治疗师站在治疗床旁，左腿直腿抬高至活动末端，维持腘绳肌拉长 10~15s
- 拉伸结束时，通过"请向我手的方向拉伸 5~10s"的指令指导患者收缩腘绳肌，对抗中度阻力，由此髋关节通过腘绳肌的等长收缩维持在固定位置
- 这种维持放松拉伸过程重复 3~4 次
- 重新评估患者跑步姿势

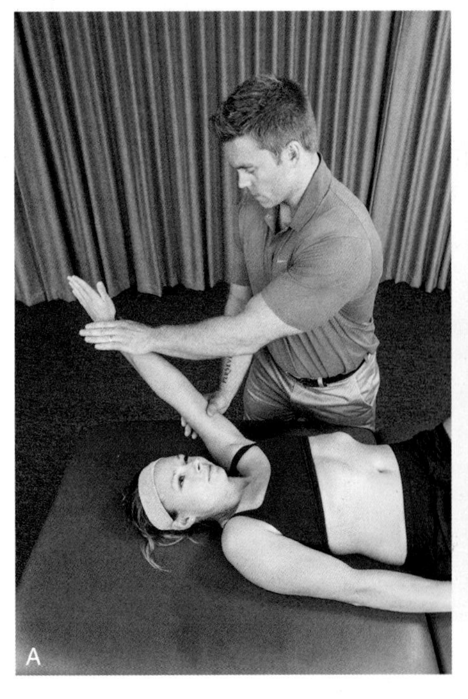

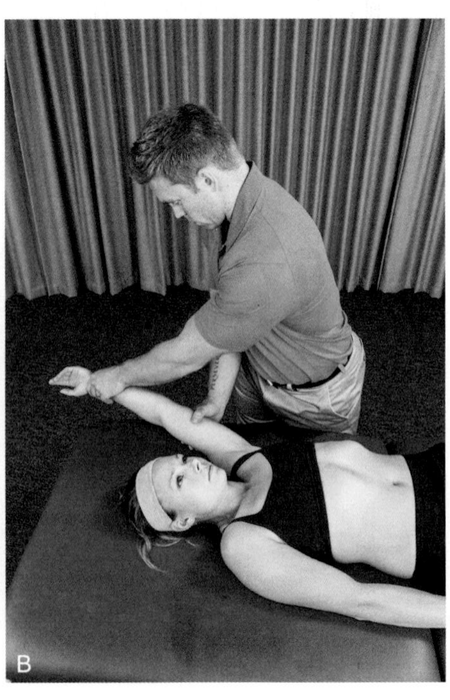

图 15-23 游泳运动员短缩背阔肌的收缩 - 放松。A. 治疗师向心地抵抗肩内旋，然后进行伸肩的等长收缩，维持 10s；B. 患者放松时，治疗师将肩胛被动外旋和屈曲

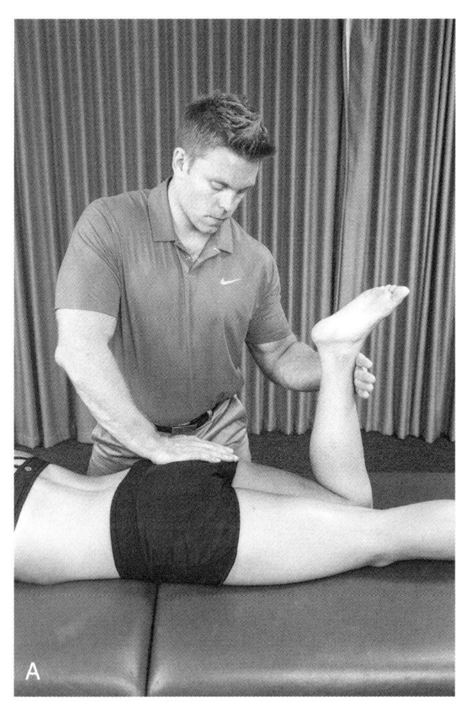

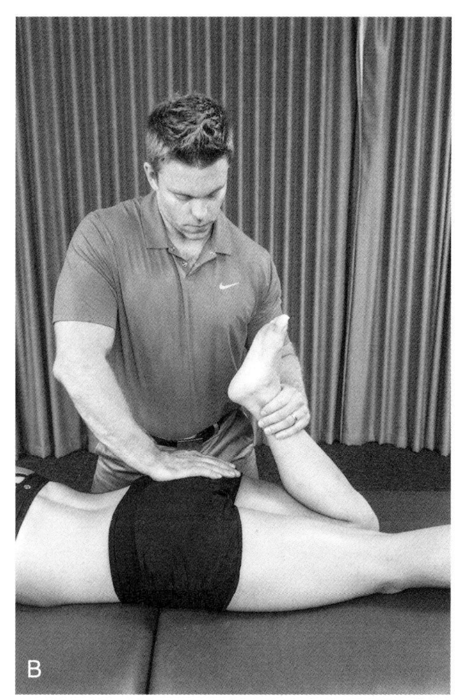

图 15-24 股四头肌的维持—放松。俯卧位。A. 屈膝至末端;B. 股四头肌等长收缩,然后进一步屈膝

维持放松伴主动肌收缩

HR-AC 的目的是放松限制关节活动度的紧张肌肉。该技术与 HR 技术相同,除了主动肌收缩辅助拮抗肌的拉伸(知识拓展 15-4,注 15-5,图 15-25)。

知识拓展 15-4

提高柔韧性

Ms. Smith 是一位 50 岁女性,右肩关节冻结症。她正改善肩上提功能,目前能够主动上举手臂 100°,关节被动活动度 105°。请描述患者所需训练,以提高柔韧性

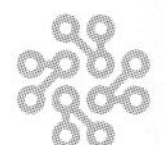

注 15-5
维持放松伴主动肌收缩

Elisabeth 是一位 70 岁女性,桡骨头骨折后,右肘关节屈 45°固定。她目前伴有肱二头肌的缩短,恢复肘关节整个活动范围的伸展感到困难

- 让患者仰卧在床上
- 治疗师站在患者右侧,使患者右肘关节伸展至活动末端,维持 10~15s 的同时使患者收缩肱三头肌(主动肌群)以辅助肱二头肌的拉伸
- 拉伸结束时,通过"请向我手的方向拉伸 5~10s"的指令指导患者收缩肱二头肌,对抗中度阻力,由此肘关节通过肱二头肌的等长收缩维持在固定位置
- 此拉伸过程通常是重复 3~4 次
- 重新评估她的肘关节 ROM

实训

徒手接触

运动方向

1. 让你的小伙伴仰卧,闭眼。

2. 举起右前臂,肘关节屈曲 90°并旋后。

3. 徒手接触 No.1:将整个手围绕前臂:指令:"维持姿势"。

4. 徒手接触 No.2 仅在屈肌上使用蚓状肌抓握:指令:"维持姿势"... 现在上拉!

5. 徒手接触 No.3 仅在伸肌上使用蚓状肌抓握:指令:"维持姿势 ... 现在下推!"

a. 哪些徒手接触促进了特定肌肉活动?

b. 哪些徒手接触导致直线运动很困难?

收缩强度

1. 使用徒手接触 No.2:施加轻微压力并缓慢增加压力。

2. 重复屈肘 5 次;开始轻声引导,并在每次重复时提高你的声音。

a. 病人对徒手接触施加的压力有反应吗?

b. 治疗师的声音是否促进病人的肌肉收缩?

3. 现在让患者维持屈肘 90°。

a. 向肱二头肌施加轻微的阻力。注意肱二头肌和肱三头肌肌肉紧张。

b. 现增加至最大阻力。注意尽管抵抗肘关节屈曲,扩散同样发生在肱三头肌。

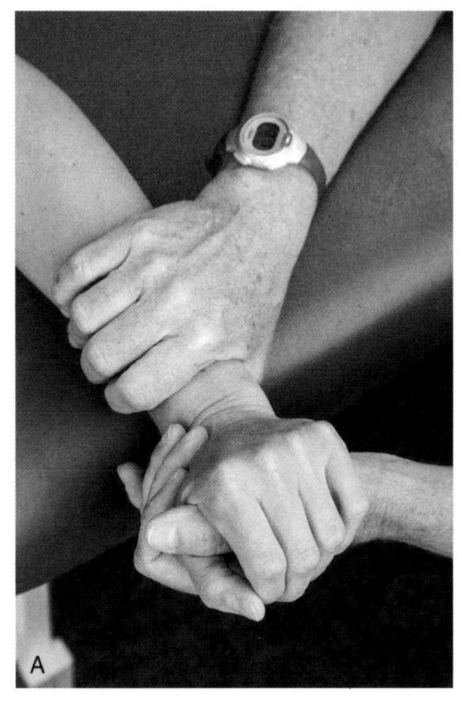

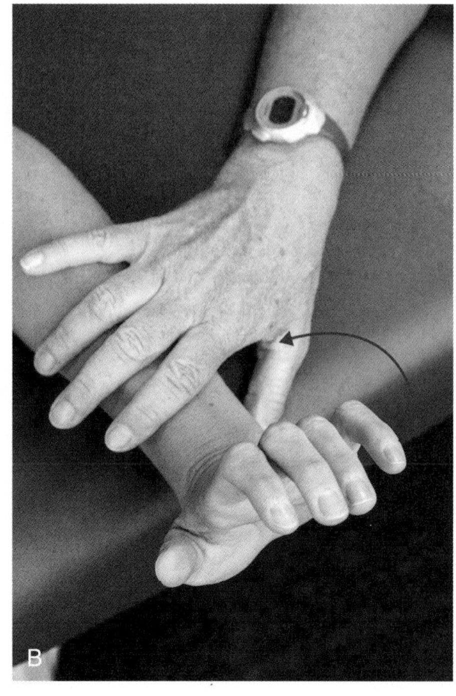

图 15-25 维持放松伴主动肌收缩增加腕屈肌群的长度。A. 患者被动活动至腕屈肌的活动末端，要求抗阻力等长收缩屈肌群；B. 紧接着是腕伸肌群的向心收缩(单向箭头)

适当的阻力和收缩速度

尝试下列阻力，促进肘屈曲。实行：

a. PROM，AAROM，轻微阻力，中度阻力，最后最大阻力。

b. 现控制收缩速度，从缓慢到中等到快速。

每种阻力的结果应是平稳和协调的运动。

扩散

1. 治疗师站在患者前方，患者坐在床边。让患者举起手臂至屈肩 90°，伴伸肘和十指交叉(“祈祷”姿势—可见图片)。

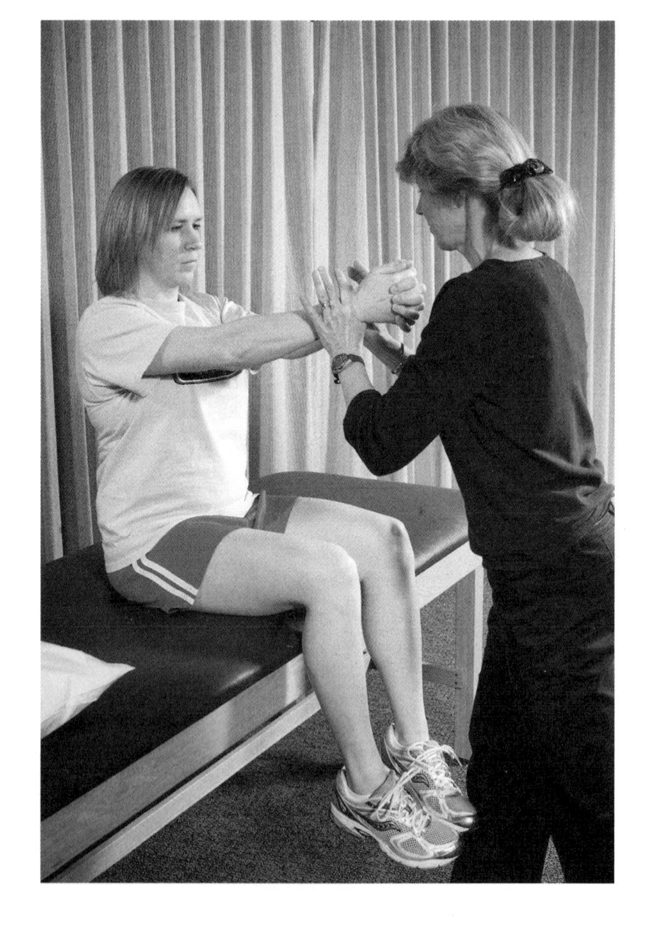

2. 治疗师向患者双手臂提供阻力，并增加静态阻力大小和持续时间。

a. 注意屈髋肌群发生的扩散。

b. 注意躯干发生的扩散。

3. 试着在同一姿势仅一只手臂抗阻。

a. 一只手臂抗阻与两只手臂抗阻相比，躯干运动增多还是减少？

b. 累及两肢时，躯干的扩散增加。

组合运动模式

1. 站在伙伴前方，随球运动至同侧臀部。

2. 随球运动至对侧臀部。

a. 比较：投球速度。

b. 比较从踝、膝、髋、躯干、肩部和颈部的组合运动模式。

手法治疗

1. 列出手法治疗训练的优点。

2. 列出手法治疗训练的缺点。

患者问题

Ms. Spock 是一位 54 岁老年女性，患有中风伴轻度至中度右侧偏瘫。从坐着到站立感到困难。

评估

- 四肢有良好的ROM。
- 左上肢肌力5/5,右上肢肌力4/5,握力弱
- 左下肢肌力5/5,右下肢肌力3/5
- 平衡:坐:轻微倾斜到右边
- 平衡:站立:中立+;向右倾斜,重心在支撑面以下。完成独立站立和步行需要助行器。要求实现没有助行器能站立。

功能评估:坐到站立并返回

- 从椅子上坐着到站立大概需要10s。
- 站立时,有向虚弱一侧倾斜的倾向,但可以维持平衡。
- 重心在脚跟而不是前脚掌。
- 躯干向前倾斜不充分。
- 行走时使用助行器。
- 坐下时,可以注意到她"扑通一声"坐回椅子。

目标:从坐到站立并返回要求安全有效。设计一个治疗方案和进阶。

- 在治疗中你会运用哪种PNF技术?
- 你会怎样促进运动的发生发展:坐着向前倾斜,从坐到站立,重心转移至前脚,受控返回坐到椅子上?
- 请设计一个患者能独立完成的安全的家庭计划。

要点

- 手法治疗训练的优点是能够不断评估患者的运动或姿势,可以及时改进治疗或阻力大小。
- 临床医师可以影响变量:如阻力级别、收缩类型、关节挤压或牵引、强调运动或稳定、运动或模式的方向。
- 本体感觉神经肌肉促进技术(PNF)是一种手法治疗的途径,为增强力量、柔韧性、协调性和功能性活动能力提供最大效应。PNF模式主要是组合运动而不是特定的肌肉运动。
- 这些模式由对角线和螺旋模式组成,与日常生活能力、功能性活动能力,甚至运动表现有相似之处。

辨析

1. 临床医师如何知道他们施加了过多的阻力?
2. 在促进运动时,需要一直使用哪项技术?
3. 试图增加ROM时,应使用哪项技术?
4. 哪项技术可以用于提高坐位平衡?
5. 举例子:如何应用直接治疗和间接治疗以促进躯干屈曲。
6. 请举出使用手法治疗训练的两个优点。
7. 请举出使用手法治疗训练的两个缺点。

参考文献

1. Sherrington C. On plastic tonus and proprioceptive reflexes. Q J Exp Physiol 1909;2(2):109–156.
2. Kabat H, Knott M. Proprioceptive facilitation technics for treatment of paralysis. Phys Ther Rev 1953;33(2):53–64.
3. Voss DE, Knott M. Patterns of motion for proprioceptive neuromuscular facilitation. Br J Phys Med 1954;17(9):191–198.
4. Knott M. Specialized neuromuscular technics in the treatment of cerebral palsy. Phys Ther Rev 1952;32(2):73–75.
5. Kabat H, Mc LM, Holt C. The practical application of proprioceptive neuromuscular facilitation. Physiotherapy 1959;45(4):87–92.
6. Voss DE. Proprioceptive neuromuscular facilitation application of patterns and techniques in occupational therapy. Am J Occup Ther 1959;13(4, Pt 2):191–194.
7. Levitt S. Proprioceptive neuromuscular facilitation techniques in cerebral palsy. Physiotherapy 1966;52(2):46–51.
8. Stillman BC. A discussion on the use of muscle stretch in re-education. Aust J Physiother 1966;12(2):57–61.
9. Voss DE. Proprioceptive neuromuscular facilitation. Am J Phys Med 1967;46(1):838–899.
10. Quin CE. Observations on the effects of proprioceptive neuromuscular facilitation techniques in the treatment of hemiplegia. Rheumatol Phys Med 1971;11(4):186–192.
11. Markos PD. Ipsilateral and contralateral effects of proprioceptive neuromuscular facilitation techniques on hip motion and electromyographic activity. Phys Ther 1979;59(11):1366–1373.
12. Surburg PR. Interactive effects of resistance and facilitation patterning upon reaction and response times. Phys Ther 1979;59(12):1513–1517.
13. Sady SP, Wortman M, Blanke D. Flexibility training: ballistic, static or proprioceptive neuromuscular facilitation? Arch Phys Med Rehabil 1982;63(6):261–263.
14. Lucas RC, Koslow R. Comparative study of static, dynamic, and proprioceptive neuromuscular facilitation stretching techniques on flexibility. Percept Mot Skills 1984;58(2):615–618.
15. Shellock FG, Prentice WE. Warming-up and stretching for improved physical performance and prevention of sports-related injuries. Sports Med 1985;2(4):267–278.
16. Etnyre BR, Abraham LD. Gains in range of ankle dorsiflexion using three popular stretching techniques. Am J Phys Med 1986;65(4):189–196.
17. Osternig LR, Robertson R, Troxel R, et al. Muscle activation during proprioceptive neuromuscular facilitation (PNF) stretching techniques. Am J Phys Med 1987;66(5):298–307.
18. Godges JJ, Macrae H, Longdon C, et al. The effects of two stretching procedures on hip range of motion and gait economy. J Orthop Sports Phys Ther 1989;10(9):350–357.
19. Nelson AG, Chambers RS, McGown CM, et al. Proprioceptive neuromuscular facilitation versus weight training for enhancement of muscular strength and athletic performance°. J Orthop Sports Phys Ther 1986;7(5):250–253.
20. Abreu R, Lopes AA, Sousa AS, et al. Force irradiation effects during upper limb diagonal exercises on contralateral muscle activation. J Electromyogr Kinesiol 2015;25(2):292–297.
21. Reznik JE, Biros E, Bartur G. An electromyographic investigation of the pattern of overflow facilitated by manual resistive proprio-

ceptive neuromuscular facilitation in young healthy individuals: a preliminary study. Physiother Theory Pract 2015;31(8):582–586.
22. Gontijo LB, Pereira PD, Neves CD, et al. Evaluation of strength and irradiated movement pattern resulting from trunk motions of the proprioceptive neuromuscular facilitation. Rehabil Res Pract 2012;2012:281937.
23. Sharman MJ, Cresswell AG, Riek S. Proprioceptive neuromuscular facilitation stretching : mechanisms and clinical implications. Sports Med 2006;36(11):929–939.
24. Hindle KB, Whitcomb TJ, Briggs WO, et al. Proprioceptive neuromuscular facilitation (PNF): its mechanisms and effects on range of motion and muscular function. J Hum Kinet 2012;31:105–113.
25. Chalmers G. Re-examination of the possible role of Golgi tendon organ and muscle spindle reflexes in proprioceptive neuromuscular facilitation muscle stretching. Sports Biomech 2004;3(1):159–183.
26. Osternig LR, Robertson RN, Troxel RK, et al. Differential responses to proprioceptive neuromuscular facilitation (PNF) stretch techniques. Med Sci Sports Exerc 1990;22(1):106–111.
27. Nelson KC, Cornelius WL. The relationship between isometric contraction durations and improvement in shoulder joint range of motion. J Sports Med Phys Fitness 1991;31(3):385–388.
28. Cornelius WL, Ebrahim K, Watson J, et al. The effects of cold application and modified PNF stretching techniques on hip joint flexibility in college males. Res Q Exerc Sport 1992;63(3):311–314.
29. Cornelius WL, Hands MR. The effects of a warm-up on acute hip joint flexibility using a modified PNF stretching technique. J Athl Train 1992;27(2):112–114.
30. Sullivan MK, Dejulia JJ, Worrell TW. Effect of pelvic position and stretching method on hamstring muscle flexibility. Med Sci Sports Exerc 1992;24(12):1383–1389.
31. Worrell TW, Smith TL, Winegardner J. Effect of hamstring stretching on hamstring muscle performance. J Orthop Sports Phys Ther 1994;20(3):154–159.
32. Cornelius WL, Jensen RL, Odell ME. Effects of PNF stretching phases on acute arterial blood pressure. Can J Appl Physiol 1995;20(2):222–229.
33. Magnusson SP, Simonsen EB, Aagaard P, et al. Mechanical and physical responses to stretching with and without preisometric contraction in human skeletal muscle. Arch Phys Med Rehabil 1996;77(4):373–378.
34. Mahieu NN, Cools A, De Wilde B, et al. Effect of proprioceptive neuromuscular facilitation stretching on the plantar flexor muscle-tendon tissue properties. Scand J Med Sci Sports 2009;19(4):553–560.
35. Mitchell UH, Myrer JW, Hopkins JT, et al. Acute stretch perception alteration contributes to the success of the PNF "contract-relax" stretch. J Sport Rehabil 2007;16(2):85–92.
36. Feland JB, Marin HN. Effect of submaximal contraction intensity in contract-relax proprioceptive neuromuscular facilitation stretching. Br J Sports Med 2004;38(4):E18.
37. Kwak DH, Ryu YU. Applying proprioceptive neuromuscular facilitation stretching: optimal contraction intensity to attain the maximum increase in range of motion in young males. J Phys Ther Sci 2015;27(7):2129–2132.
38. Sheard PW, Paine TJ. Optimal contraction intensity during proprioceptive neuromuscular facilitation for maximal increase of range of motion. J Strength Cond Res 2010;24(2):416–421.
39. Burke DG, Holt LE, Rasmussen R, et al. Effects of hot or cold water immersion and modified proprioceptive neuromuscular facilitation flexibility exercise on hamstring length. J Athl Train 2001;36(1):16–19.
40. Spernoga SG, Uhl TL, Arnold BL, et al. Duration of maintained hamstring flexibility after a one-time, modified hold-relax stretching protocol. J Athl Train 2001;36(1):44–48.
41. Young W, Elliott S. Acute effects of static stretching, proprioceptive neuromuscular facilitation stretching, and maximum voluntary contractions on explosive force production and jumping performance. Res Q Exerc Sport 2001;72(3):273–279.
42. Funk DC, Swank AM, Mikla BM, et al. Impact of prior exercise on hamstring flexibility: a comparison of proprioceptive neuromuscular facilitation and static stretching. J Strength Cond Res 2003;17(3):489–492.
43. Godges JJ, Mattson-Bell M, Thorpe D, et al. The immediate effects of soft tissue mobilization with proprioceptive neuromuscular facilitation on glenohumeral external rotation and overhead reach. J Orthop Sports Phys Ther 2003;33(12):713–718.
44. Rowlands AV, Marginson VF, Lee J. Chronic flexibility gains: effect of isometric contraction duration during proprioceptive neuromuscular facilitation stretching techniques. Res Q Exerc Sport 2003;74(1):47–51.
45. Bonnar BP, Deivert RG, Gould TE. The relationship between isometric contraction durations during hold-relax stretching and improvement of hamstring flexibility. J Sports Med Phys Fitness 2004;44(3):258–261.
46. Davis DS, Ashby PE, McCale KL, et al. The effectiveness of 3 stretching techniques on hamstring flexibility using consistent stretching parameters. J Strength Cond Res 2005;19(1):27–32.
47. Decicco PV, Fisher MM. The effects of proprioceptive neuromuscular facilitation stretching on shoulder range of motion in overhand athletes. J Sports Med Phys Fitness 2005;45(2):183–187.
48. Marek SM, Cramer JT, Fincher AL, et al. Acute effects of static and proprioceptive neuromuscular facilitation stretching on muscle strength and power output. J Athl Train 2005;40(2):94–103.
49. Rees SS, Murphy AJ, Watsford ML, et al. Effects of proprioceptive neuromuscular facilitation stretching on stiffness and force-producing characteristics of the ankle in active women. J Strength Cond Res 2007;21(2):572–577.
50. Caplan N, Rogers R, Parr MK, et al. The effect of proprioceptive neuromuscular facilitation and static stretch training on running mechanics. J Strength Cond Res 2009;23(4):1175–1180.
51. Fasen JM, O'Connor AM, Schwartz SL, et al. A randomized controlled trial of hamstring stretching: comparison of four techniques. J Strength Cond Res 2009;23(2):660–667.
52. Higgs F, Winter SL. The effect of a four-week proprioceptive neuromuscular facilitation stretching program on isokinetic torque production. J Strength Cond Res 2009;23(5):1442–1447.
53. Yuktasir B, Kaya F. Investigation into the long-term effects of static and PNF stretching exercises on range of motion and jump performance. J Bodyw Mov Ther 2009;13(1):11–21.
54. Chow TP, Ng GY. Active, passive and proprioceptive neuromuscular facilitation stretching are comparable in improving the knee flexion range in people with total knee replacement: a randomized controlled trial. Clin Rehabil 2010;24(10):911–918.
55. Azevedo DC, Melo RM, Alves Correa RV, et al. Uninvolved versus target muscle contraction during contract: relax proprioceptive neuromuscular facilitation stretching. Phys Ther Sport 2011;12(3):117–121.
56. Chen CH, Nosaka K, Chen HL, et al. Effects of flexibility training on eccentric exercise-induced muscle damage. Med Sci Sports Exerc 2011;43(3):491–500.
57. O'Hora J, Cartwright A, Wade CD, et al. Efficacy of static stretching and proprioceptive neuromuscular facilitation stretch on hamstrings length after a single session. J Strength Cond Res 2011;25(6):1586–1591.
58. Puentedura EJ, Huijbregts PA, Celeste S, et al. Immediate effects of quantified hamstring stretching: hold-relax proprioceptive neuromuscular facilitation versus static stretching. Phys Ther Sport 2011;12(3):122–126.
59. Rubini EC, Souza AC, Mello ML, et al. Immediate effect of static and proprioceptive neuromuscular facilitation stretching on hip adductor flexibility in female ballet dancers. J Dance Med Sci 2011;15(4):177–181.
60. Gonzalez-Rave JM, Sanchez-Gomez A, Santos-Garcia DJ. Efficacy of two different stretch training programs (passive vs. proprioceptive neuromuscular facilitation) on shoulder and hip range of motion in older people. J Strength Cond Res 2012;26(4):1045–1051.
61. Maddigan ME, Peach AA, Behm DG. A comparison of assisted and unassisted proprioceptive neuromuscular facilitation techniques and static stretching. J Strength Cond Res 2012;26(5):1238–1244.
62. Chen CH, Huang TS, Chai HM, et al. Two stretching treatments for the hamstrings: proprioceptive neuromuscular facilitation versus kinesio taping. J Sport Rehabil 2013;22(1):59–66.
63. Miyahara Y, Naito H, Ogura Y, et al. Effects of proprioceptive neuromuscular facilitation stretching and static stretching on maximal voluntary contraction. J Strength Cond Res 2013;27(1):195–201.
64. Al Dajah SB. Soft tissue mobilization and PNF improve range of motion and minimize pain level in shoulder impingement. J Phys Ther Sci 2014;26(11):1803–1805.
65. Beltrao NB, Ritti-Dias RM, Pitangui AC, et al. Correlation between

acute and short-term changes in flexibility using two stretching techniques. Int J Sports Med 2014;35(14):1151–1154.
66. Dallas G, Smirniotou A, Tsiganos G, et al. Acute effect of different stretching methods on flexibility and jumping performance in competitive artistic gymnasts. J Sports Med Phys Fitness 2014;54(6):683–690.
67. Lim KI, Nam HC, Jung KS. Effects on hamstring muscle extensibility, muscle activity, and balance of different stretching techniques. J Phys Ther Sci 2014;26(2):209–213.
68. Minshull C, Eston R, Bailey A, et al. The differential effects of PNF versus passive stretch conditioning on neuromuscular performance. Eur J Sport Sci 2014;14(3):233–241.
69. Wicke J, Gainey K, Figueroa M. A comparison of self-administered proprioceptive neuromuscular facilitation to static stretching on range of motion and flexibility. J Strength Cond Res 2014;28(1):168–172.
70. Akbulut T, Agopyan A. Effects of an eight-week proprioceptive neuromuscular facilitation stretching program on kicking speed and range of motion in young male soccer players. J Strength Cond Res 2015;29(12):3412–3423.
71. Farquharson C, Greig M. Temporal efficacy of kinesiology tape vs. Traditional stretching methods on hamstring extensibility. Int J Sports Phys Ther 2015;10(1):45–51.
72. Junker D, Stoggl T. The foam roll as a tool to improve hamstring flexibility. J Strength Cond Res 2015;29(12):3480–3585.
73. Kay AD, Husbands-Beasley J, Blazevich AJ. Effects of contract-relax, static stretching, and isometric contractions on muscle-tendon mechanics. Med Sci Sports Exerc 2015;47(10):2181–2190.
74. Konrad A, Gad M, Tilp M. Effect of PNF stretching training on the properties of human muscle and tendon structures. Scand J Med Sci Sports 2015;25(3):346–355.
75. Larsen CC, Troiano JM, Ramirez RJ, et al. Effects of crushed ice and wetted ice on hamstring flexibility. J Strength Cond Res 2015;29(2):483–488.
76. Magalhaes FE, Junior AR, Meneses HT, et al. Comparison of the effects of hamstring stretching using proprioceptive neuromuscular facilitation with prior application of cryotherapy or ultrasound therapy. J Phys Ther Sci 2015;27(5):1549–1553.
77. Peck E, Chomko G, Gaz DV, et al. The effects of stretching on performance. Curr Sports Med Rep 2014;13(3):179–185.
78. Barroso R, Tricoli V, Santos Gil SD, et al. Maximal strength, number of repetitions, and total volume are differently affected by static-, ballistic-, and proprioceptive neuromuscular facilitation stretching. J Strength Cond Res 2012;26(9):2432–2437.
79. Franco BL, Signorelli GR, Trajano GS, et al. Acute effects of three different stretching protocols on the wingate test performance. J Sports Sci Med 2012;11(1):1–7.
80. Cengiz A. EMG and peak force responses to PNF stretching and the relationship between stretching-induced force deficits and bilateral deficits. J Phys Ther Sci 2015;27(3):631–634.
81. Manoel ME, Harris-Love MO, Danoff JV, et al. Acute effects of static, dynamic, and proprioceptive neuromuscular facilitation stretching on muscle power in women. J Strength Cond Res 2008;22(5):1528–1534.
82. Molacek ZD, Conley DS, Evetovich TK, et al. Effects of low- and high-volume stretching on bench press performance in collegiate football players. J Strength Cond Res 2010;24(3):711–716.
83. Keese F, Farinatti P, Massaferri R, et al. Acute effect of proprioceptive neuromuscular facilitation stretching on the number of repetitions performed during a multiple set resistance exercise protocol. J Strength Cond Res 2013;27(11):3028–3032.
84. Place N, Blum Y, Armand S, et al. Effects of a short proprioceptive neuromuscular facilitation stretching bout on quadriceps neuromuscular function, flexibility, and vertical jump performance. J Strength Cond Res 2013;27(2):463–470.
85. Reis Eda F, Pereira GB, de Sousa NM, et al. Acute effects of proprioceptive neuromuscular facilitation and static stretching on maximal voluntary contraction and muscle electromyographical activity in indoor soccer players. Clin Physiol Funct Imaging 2013;33(6):418–422.
86. Wallmann HW, Gillis CB, Martinez NJ. The effects of different stretching techniques of the quadriceps muscles on agility performance in female collegiate soccer athletes: a pilot study. N Am J Sports Phys Ther 2008;3(1):41–47.
87. Franco BL, Signorelli GR, Trajano GS, et al. Acute effects of different stretching exercises on muscular endurance. J Strength Cond Res 2008;22(6):1832–1837.
88. Gomes TM, Simao R, Marques MC, et al. Acute effects of two different stretching methods on local muscular endurance performance. J Strength Cond Res 2011;25(3):745–752.
89. Church JB, Wiggins MS, Moode FM, et al. Effect of warm-up and flexibility treatments on vertical jump performance. J Strength Cond Res 2001;15(3):332–336.
90. Bradley PS, Olsen PD, Portas MD. The effect of static, ballistic, and proprioceptive neuromuscular facilitation stretching on vertical jump performance. J Strength Cond Res 2007;21(1):223–226.
91. Kirmizigil B, Ozcaldiran B, Colakoglu M. Effects of three different stretching techniques on vertical jumping performance. J Strength Cond Res 2014;28(5):1263–1271.
92. Pacheco L, Balius R, Aliste L, et al. The acute effects of different stretching exercises on jump performance. J Strength Cond Res 2011;25(11):2991–2998.
93. Christensen BK, Nordstrom BJ. The effects of proprioceptive neuromuscular facilitation and dynamic stretching techniques on vertical jump performance. J Strength Cond Res 2008;22(6):1826–1831.
94. Streepey JW, Mock MJ, Riskowski JL, et al. Effects of quadriceps and hamstrings proprioceptive neuromuscular facilitation stretching on knee movement sensation. J Strength Cond Res 2010;24(4):1037–1042.
95. Gabriel DA, Kamen G, Frost G. Neural adaptations to resistive exercise: mechanisms and recommendations for training practices. Sports Med 2006;36(2):133–149.
96. Ryan EE, Rossi MD, Lopez R. The effects of the contract-relax-antagonist-contract form of proprioceptive neuromuscular facilitation stretching on postural stability. J Strength Cond Res 2010;24(7):1888–1894.
97. Mesquita LS, de Carvalho FT, Freire LS, et al. Effects of two exercise protocols on postural balance of elderly women: a randomized controlled trial. BMC Geriatr 2015;15:61.
98. Seo K, Park SH, Park K. The effects of stair gait training using proprioceptive neuromuscular facilitation on stroke patients' dynamic balance ability. J Phys Ther Sci 2015;27(5):1459–1462.
99. Moyano FR, Valenza MC, Martin LM, et al. Effectiveness of different exercises and stretching physiotherapy on pain and movement in patellofemoral pain syndrome: a randomized controlled trial. Clin Rehabil 2013;27(5):409–417.
100. Alba-Martin P, Gallego-Izquierdo T, Plaza-Manzano G, et al. Effectiveness of therapeutic physical exercise in the treatment of patellofemoral pain syndrome: a systematic review. J Phys Ther Sci 2015;27(7):2387–2390.
101. Lee CW, Hwangbo K, Lee IS. The effects of combination patterns of proprioceptive neuromuscular facilitation and ball exercise on pain and muscle activity of chronic low back pain patients. J Phys Ther Sci 2014;26(1):93–96.
102. Park K, Seo K. The effects on the pain index and lumbar flexibility of obese patients with low back pain after PNF scapular and PNF pelvic patterns. J Phys Ther Sci 2014;26(10):1571–1574.
103. Ribeiro T, Britto H, Oliveira D, et al. Effects of treadmill training with partial body weight support and the proprioceptive neuromuscular facilitation method on hemiparetic gait: a randomized controlled study. Eur J Phys Rehabil Med 2013;49(4):451–461.
104. Ribeiro TS, de Sousa e Silva EM, Sousa Silva WH, et al. Effects of a training program based on the proprioceptive neuromuscular facilitation method on post-stroke motor recovery: a preliminary study. J Bodyw Mov Ther 2014;18(4):526–532.
105. Seo K, Cho M. The effects on the pulmonary function of normal adults proprioceptive neuromuscular facilitation respiration pattern exercise. J Phys Ther Sci 2014;26(10):1579–1582.
106. Song GB, Park EC. Effects of chest resistance exercise and chest expansion exercise on stroke patients' respiratory function and trunk control ability. J Phys Ther Sci 2015;27(6):1655–1658.
107. Song HS, Park SD, Kim JY. The effects of proprioceptive neuromuscular facilitation integration pattern exercise program on the fall efficacy and gait ability of the elders with experienced fall. J Exerc Rehabil 2014;10(4):236–240.
108. Hall EA, Docherty CL, Simon J, et al. Strength-training protocols to improve deficits in participants with chronic ankle instability: a randomized controlled trial. J Athl Train 2015;50(1):36–44.
109. Rhyu HS, Kim SH, Park HS. The effects of band exercise using

proprioceptive neuromuscular facilitation on muscular strength in lower extremity. J Exerc Rehabil 2015;11(1):36–40.
110. Youdas JW, Adams KE, Bertucci JE, et al. Magnitudes of gluteus medius muscle activation during standing hip joint movements in spiral-diagonal patterns using elastic tubing resistance. Physiother Theory Pract 2015;31(6):410–417.
111. Kim EK, Lee DK, Kim YM. Effects of aquatic PNF lower extremity patterns on balance and ADL of stroke patients. J Phys Ther Sci 2015;27(1):213–215.
112. Kabat H. Studies on neuromuscular dysfunction. XV. The role of central facilitation in restoration of motor function in paralysis. Arch Phys Med 1952;33(9):521–533.

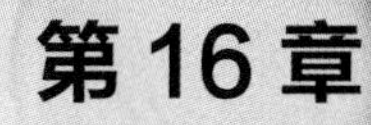

水中运动疗法

LORI THEIN BRODY

虽然水用在治疗上已经几个世纪了，但是最近才在康复业界普遍使用。水独特的浮力和阻力性质使其成为治疗性运动的有效工具，并且承载和浸入阻力介质的优点得到了公认。因此，围绕水中康复的知识体系大大扩展。与在地面上进行的康复方法一样，水中康复也开发了不同的技术、思想和方法。Halliwick 方法、Bad Ragaz 泳圈法、Watsu、Ai Chi 等都是水中康复方法的例子。有关这些技术资源的更多信息，请参见本章末尾的附加资源部分。

与其他运动疗法一样，重要的是要认识到水是一种既有优点又有缺点的工具。并非所有患者都适合水中康复。每个治疗方法的优缺点都必须和患者的需要相关联。因为水是一种如此独特的环境，所以临床医务人员应该进入游泳池，并在下达治疗处方之前体验不同运动的效果。通常，看起来很简单的水中康复练习进行起来可能会相当困难，在地面上很难做的练习在游泳池中可能变得非常轻松。躯干稳定肌会面对大多数上肢和下肢活动所带来的挑战，这些肌肉与在地上进行相同活动时相比，发挥极为不同的作用。

水中物理治疗可以定义为运用水来实现物理治疗目标。本章目的是让读者了解水中治疗运动的基本原理。旨在为水中和陆上运动练习的整合提供框架，以处理残损、活动受限和参与限制的问题。

水的物理性质

水的物理性质为康复计划制定提供了无数的选择。熟悉这些属性以及可能由它们的相互作用产生的预期或非预期的影响，例如，浮力对步态的影响是相当于减轻了行走时人体的重量，从而减少步行的体力。然而，这种减少可能由于水的黏度遇到的正面阻力而抵消。因此，临床医生和患者应明确界定池中所有既定运动的目标，以确保实现整体功能目标的进展。

浮力

阿基米德原理指出，沉浸在水中的身体在静止时受到的向上的推力，等于它所取代的相同流体体积的重量。[1] 这样，池中的个体受到的是与水深和比重有关的向上的力(即浮力)，而不是由重力和体重引起的向下的力。物体(或个体)的比重是其相对于水的密度。[1] 水的密度约为 $1g/cm^3$。因此，比重 $>1g/cm^3$ 的任何物体都会沉没，任何小于 $1g/cm^3$ 的物体会浮于水面。该属性构成水下称重的科学依据，以确定身体组成。一个人的比重由瘦体重与身体脂肪之间的关系决定。具有较高相对瘦体重的个体更可能下沉，具有较高体脂肪的个体具有漂浮的倾向。这些差异可以通过适当采用水深、浮选设备和防水重量设备来平衡。

浮力通过浮力中心起作用，浮力中心是被排出液体的重心。如果体重和移位的流体重量不相等，就会发生浮力中心的旋转，直到达到平衡。浮力力矩是浮力和从浮力中心到旋转轴线的垂直距离的乘积。正如在地面上时，距离越大，移动肢体所需的力越大。

浮力是水的特性之一，可以用来促进治疗性运动。水可能影响的、改变助力或阻力的 4 个主要变量如下：

1. 水中运动的位置或方向；
2. 水深；
3. 力臂长度；
4. 浮力或增重设备的使用。

水中运动的位置和方向

与重力一样，患者位置和运动方向可以大大改变助力或阻力的程度。水中的活动可以被浮力辅助、支持或抵抗（图 16-1）。

- 浮力助力练习是向水面移动，类似于重力辅助的陆上练习。在站立位上，肩外展和前屈以及蹲下的上升阶段都被认为是浮力辅助练习。在俯卧位，髋伸展也可以被浮力所辅助。
- 浮力支持练习是平行于游泳池底部的运动，与地面上重力最小化的位置相似。这些运动既不受浮力抵抗也不受浮力的帮助。在站立位，肩的水平外展就是这样的例子。在俯卧位时，肩和髋的外展也是浮力支持练习的例子。
- 浮力阻力练习是向着游泳池底部的运动。在仰卧位，肩和髋的后伸便是浮力阻力的活动。下蹲的下降阶段在站立位置被抵抗，也是浮力阻力练习的一个例子。

对患者的多样化定位可借助水的助力、支持和阻力活动（病例讨论 16-1 和知识拓展 16-1）。

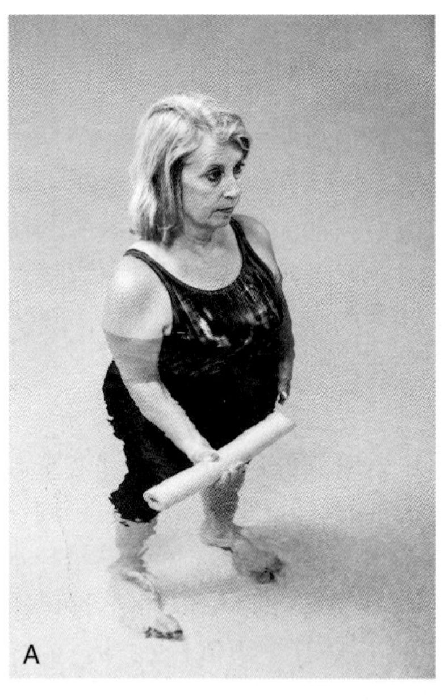

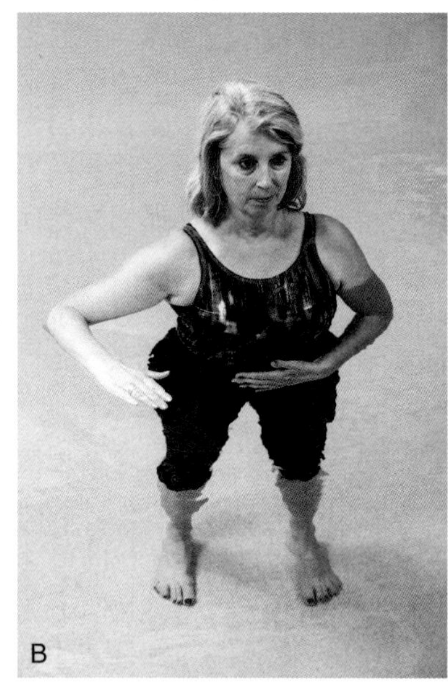

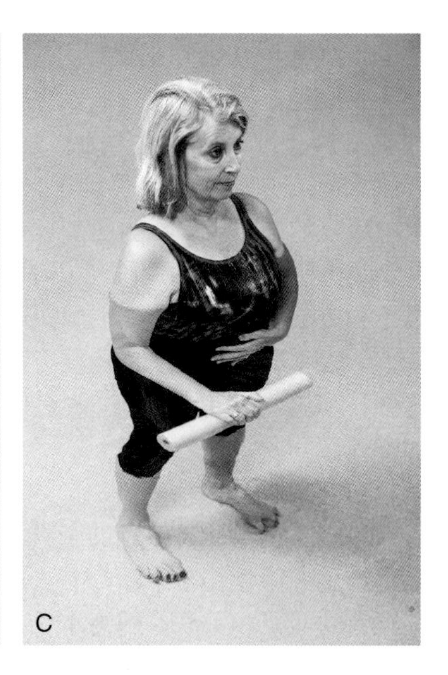

图 16-1 A. 浮力辅助肘屈曲。在站立位，肘部和一个小的浮力沙袋或浮力条在躯干一侧，当肱三头肌放松且可以屈曲时，肘部屈曲受到浮力的帮助；B. 浮力支撑肘屈曲。在站立位，肩外展时，肘屈曲既不受浮力协助也不受浮力抵抗，但移动面垂直于浮力；C. 浮力抵抗肘伸。在站立位，从弯曲到伸展的运动被水的浮力所抵抗

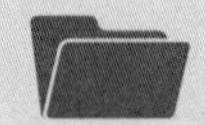

病例讨论 16-1

该病人是一名 57 岁的女子，8 周前发生坠落事故，导致右双踝骨折。对她采用切开内固定治疗，伤部固定于步行靴。在接下来的 6 周里，她的体重逐渐增加。现在她已经是全负重（FWB），并可脱去步行靴。她对不靠步行靴行走感到担心。她觉得她的足踝很僵硬，平衡不好。她身体健康，虽然膝盖有轻度退行性关节病。她主诉：走路时膝盖部位不适，更不能定期锻炼。她希望恢复每天步行 4 800 米（3 英里）的日常运动。

检查

患者身高 165cm(65 英寸)，体重 68kg(150 磅)。穿步行靴行走时轻微跛行。不穿步行靴时无法全负重行走。主动关节活动度从 0°~30° 足背屈 / 足底屈曲和 10° 外翻到 15° 内翻。距骨在距下关节处的前后向滑动减少，关节稳定。肌肉显著萎缩，肌力为 4/5 级，有不适但没有明显的痛苦。无神经系统症状。患肢无法做到单腿平衡。

知识拓展 16-1

考虑前面提到的病例讨论 16-1。浮力如何成为这个病人的有效辅助?

水深

水的深度是可以改变提供的辅助力或抵抗力的另一个变量。例如,水面位于胸部高度时,进行下蹲比在水面位于髋部高度时更为容易。水中行走时的阻力很大程度上受到个体的损伤或残疾的影响。例如,由于退行性关节疾病而痛苦的人可能会因为浮力的减重作用而在较深的水中能更容易地行走,而有肌肉或心血管功能不全的人可能会发现深水区附加黏滞阻力更大。

Harrison 等人已经获得了各种深度承载重量的估计值。[2] 虽已给出了估计,但承重量取决于患者的身体成分、水的深度和步行速度。快速步行可以将静态条件下的负载增加多达 76.2%。[2] 偶尔,水深选项受到现有设施的限制。可以通过添加浮力设备来减重或添加阻力设备来增加正面阻力来对此进行调整。

力臂长度

就像在地面上锻炼一样,水中锻炼也可以通过调节力臂的长度来改变助力或阻力。与肘屈曲时(即短杆)相比,肘伸直时(即长杆)在站立位置执行浮力辅助的肩部外展更容易。相反,由于肘伸直时力臂较长,因此浮力抵抗的肩部内收更加困难(图 16-2)。

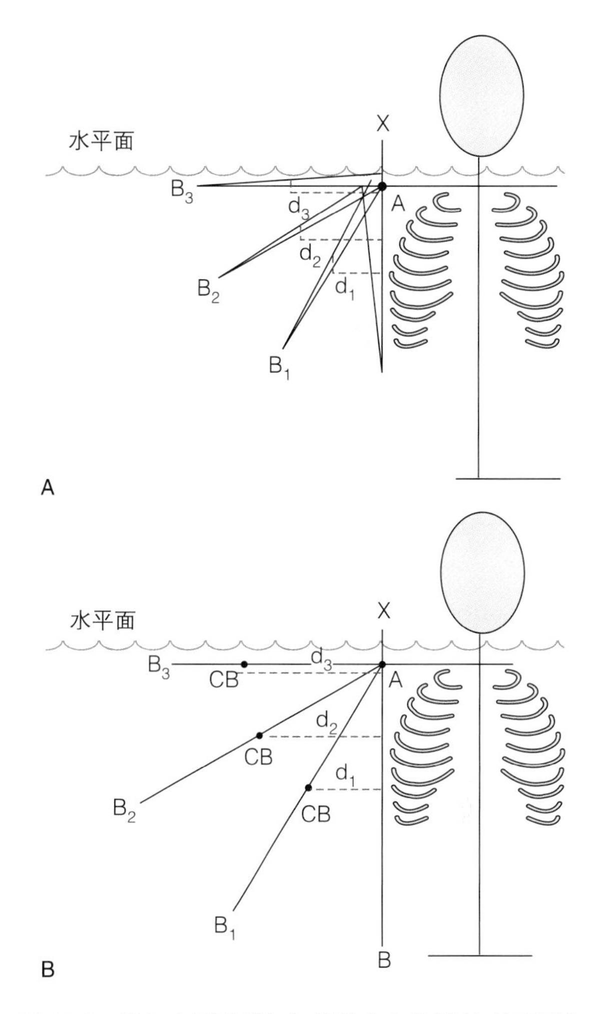

图 16-2 增加力臂可增加与旋转中心的距离,从而增加阻力或助力

A. 浮力对短力臂肩外展的影响(肘弯);B. 浮力对长力臂肩外展的影响(肘伸)

(Adapted from Skinner AT, Thomson Am, eds. Duffield's Exercise in Water. 3rd Ed. London: Bailliere Tindall, 1983.)

浮力设备

为了进一步增加辅助力或抵抗力,可以在肢体上添加浮力设备(图 16-3)。与地面上类似,随着设备的浮力增加,阻力也增加。然而,“浮力助力”和“浮力阻力”的分类并不像看上去那么简单。正如在陆地上降低手臂的动作不是被动的动作,而是一种离心的降低动作,在水中也会发生类似的效应。在肩关节外展期间手中的浮力“钟”增加了浮力的“助力”,同时增加了对内收返回动作的阻力。然而,只有在外展运动期间患者放松肩部时,这才是正确的。如果患者在外展运动期间控制浮力“钟”,则肌肉活动将成为肩内收肌的离心阻力活动,而不是浮力助力运动。

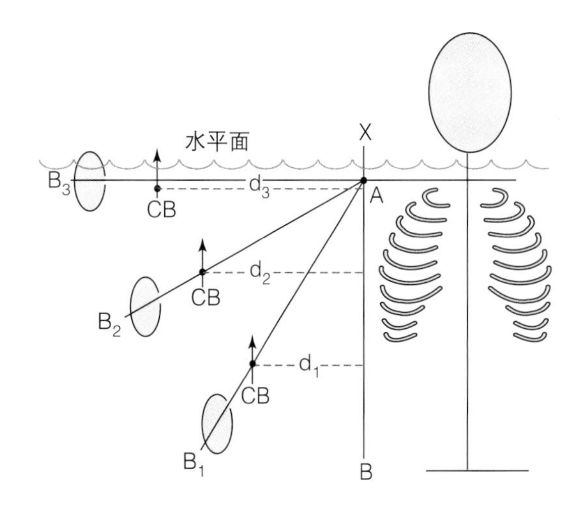

图 16-3 手中加上一个浮子时浮力的作用。与旋转轴的距离进一步增加,从而增加阻力或辅助

(Adapted from Skinner AT, Thomson Am, eds. Duffield's Exercise in Water. 3rd Ed. London: Bailliere Tindall, 1983.)

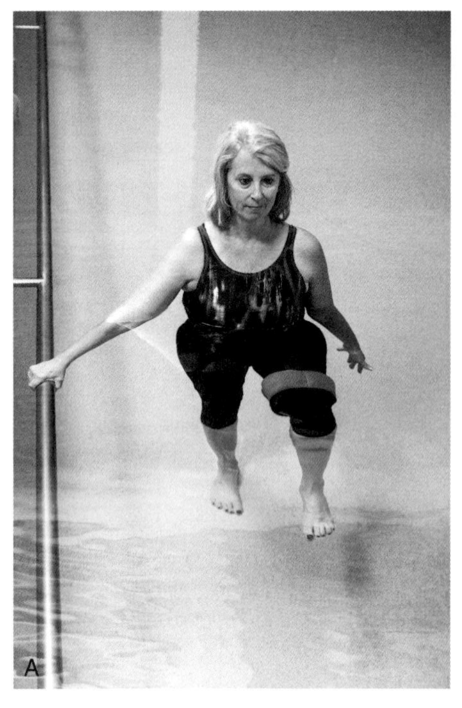

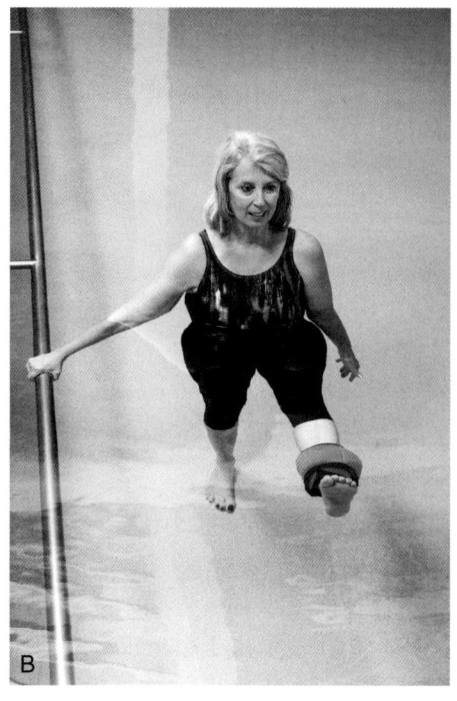

图 16-4 A. 向膝关节添加的浮力沙袋为髋关节屈曲提供了一些帮助;B. 在足踝处添加的浮力沙袋提供更大的髋关节屈曲辅助

可以在肢体的任何地方添加浮力沙袋,以调整助力或阻力的量和位置(图 16-4)。浮力设备也用于支持仰卧位或俯卧位的人员进行练习。

静水压

水深度增加所引起的压力(即静水压),解释了浸入水中后心血管的变化,以及所谓的水肿控制的益处。。帕斯卡定律表明,流体的压力在给定的深度上平等地施加于物体上。[1] 压力随水的密度和深度的增加而增加。在泳池底部,由于上方的水使得水压最大,因此,对于下肢水肿或关节积液的患者,泳池内运动是良好的运动选择。静水压力也产生外周血流量的集中,这改变了心脏动力学。这将在本章后面的浸水后的生理反应中讨论。

黏度

流体的黏度是其抵抗彼此自由滑动的相邻流体层的阻力。[1] 这种摩擦在流过液体时会导致流动阻力。当静止时,黏度没有意义。由于其水动力学性质,水的黏性使水成为了有效的阻力介质。当运动速度达到临界速度时,会产生涡流。[3] 涡流紧跟在运动物体之后产生,在未流线化的物体中产生比流线型物体更大的阻力(图 16-5)。使用黏度时,要考虑以下几个重要因素:

- 在涡流中,阻力与速度平方成比例,并且运动速度的增加能显著增加阻力。
- 当在水中移动时,正面阻力与身体的表面积成比例,因此可以通过扩大表面积来增加阻力。

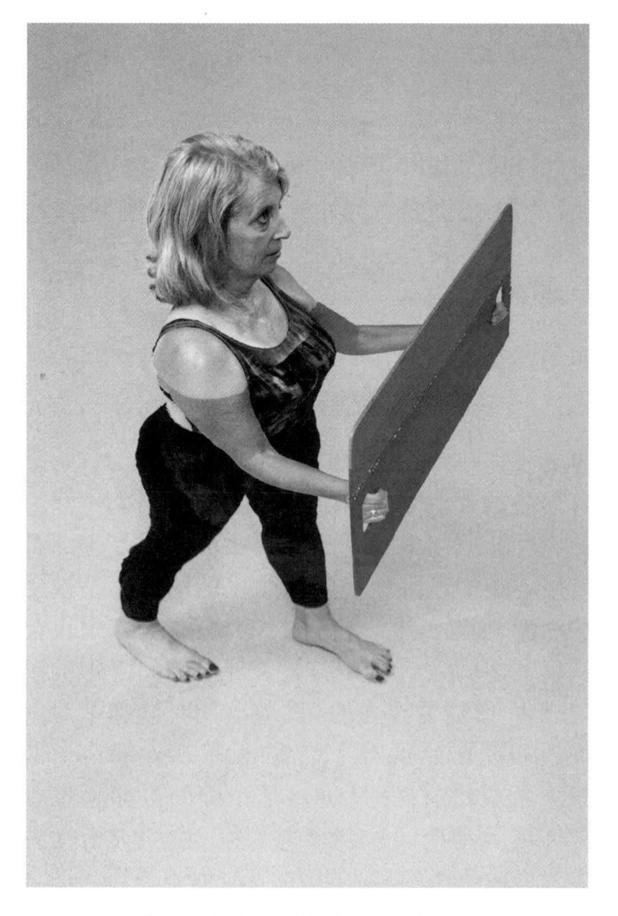

图 16-5 使用浮板行走增加表面积,产生涡流和阻力

临床医务人员通过运动速度和物体的表面积或流线性质两个变量来改变由黏度产生的抵抗力。

运动速度

当运动达到临界速度时，产生涡流和合成阻力。通过水的缓慢运动产生很小的拖动，这阻力非常小。当在水里快速移动通过时，阻力与运动速度成比例。通过逐渐增加运动速度逐渐增加阻力。这形成了运动的多个等级，而不是有限的重量增加，是地面上运动的常见限制。

在地面和水中肩关节抬高肌肉活动模式的研究突出了黏度和运动速度之间的关系（证据与研究 16-1）。当使用黏度作为阻力时，随着在水中运动速度的增加，阻力也会增加。慢动作产生的肌肉激活程度低于陆地上抗重力时的肌肉激活水平，而快速运动时则相反。

证据与研究 16-1

研究比较水中和陆地上 30°/s，45°/s 和 90°/s 的肩部肌肉激活情况，突出了利用黏度时速度和肌肉激活之间的关系。[4] 在 30°/s 和 45°/s 时，肩部肌肉最大随意收缩的百分比，一直是陆地上较高，而这些值在 90°/s 时，则水中较高（表 16-1）。这些发现在其他的研究中也被证实。[5]

表 16-1 陆地和水中肩胛平面手臂抬高过程中肩部肌肉的激活（肌电图）

肌肉	实验条件	30°/s	45°/s	90°/s
冈上肌	陆地	16.68	17.46	22.79
	水中	3.93	5.71	27.32
冈下肌	陆地	11.10	10.76	15.03
	水中	2.28	2.89	21.06
肩胛下肌	陆地	5.96	6.83	7.45
	水中	1.49	2.26	10.73
三角肌前束	陆地	15.88	18.82	22.09
	水中	3.61	43.49	32.83
三角肌中束	陆地	6.22	7.64	10.07
	水中	1.60	2.53	17.39
三角肌后束	陆地	2.25	2.24	4.23
	水中	0.75	0.91	6.56

表面积

除了改变运动速度之外，可以通过改变物体形状来改变阻力，以提供或多或少的涡流。身体不同的体位或者可以通过添加设备来改变涡流。例如，由于前后运动时流体表面积更大，在水中侧步行走时所遇阻力相比向前或向后走时都少。肘部弯曲到 90° 与前臂旋前时（"切"水）进行肩部内旋和外旋会遇到比前臂在中立位时（图 16-6A 和 B）更少的阻力。添加阻力手套可进一步增加阻力（图 16-6C）。在中立位和内旋之间稍微改变手的最高点会改变表面积，并产生阻力，从而提供多种阻力位置（证据与研究 16-2）。增加表面积和产生涡流的其他设备有脚鳍、阻力钟和靴子、桨或翅片，以及用于阻力行走或其他推拉活动的浮板（图 16-7）。使用 Hydrotone（Hydro-Tone Fitness Systems，Inc.，Huntington Beach，CA）靴子的研究表明它与赤脚条件[7-9]相比具有更大的阻力（知识拓展 16-2）。

证据与研究 16-2

关于 Hydro-Tone（Hydro-Tone fitness Systems，Inc.，Huntington Beach，CA）阻力钟的研究发现其方向和速度对力的产生有影响。[6] 当钟以 45° 方向快速运动时，相对于 0°，产生的力就大约增加了 50%。慢速时，阻力钟的方向对力的产生几乎没有影响。

知识拓展 16-2

病例讨论 16-1 的病人正在池中开始一次步行。哪些步行运动会促进踝关节活动？确定步行运动的速度和深度时应考虑什么因素？

对浸水的生理反应

在各种深度浸泡时人体会发生显著的生理变化。这些反应可能产生期望的效果（例如，控制下肢水肿）或不期望的作用（例如胸部扩张的限制）。根据患者的具体健康状况和患者的物理治疗目标，选择合适的水深。

静水压的影响

单纯的浸水并不是有益的行动。所遇到的静水压力甚至在运动开始之前就导致心血管动力学变化（注 16-1）。[10-14] 颈部的浸水会导致外周血流的集中。静水压产生一种加压力，增加流向胸腔的血液流量，这就类似于挤压塑料瓶的底部会将

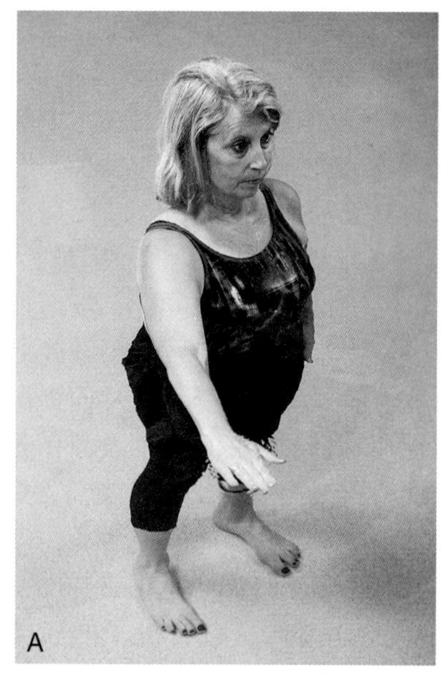

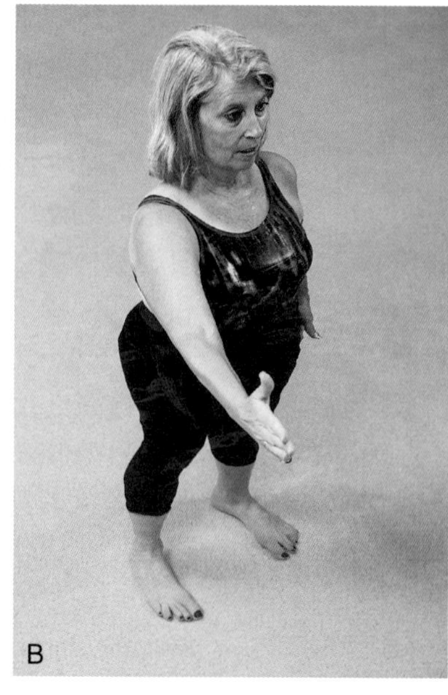

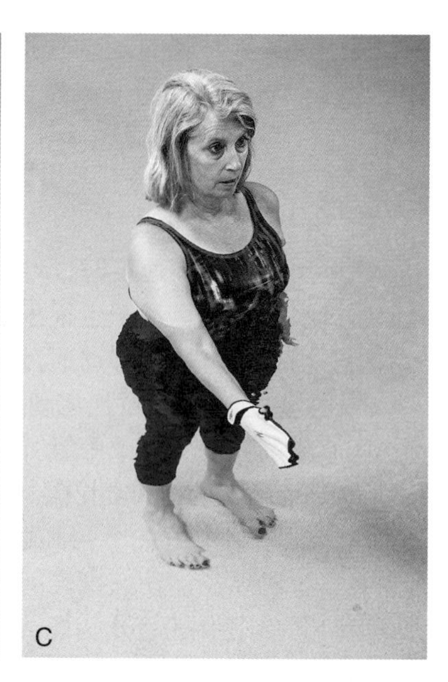

图 16-6　肩关节水平外展 / 内收的阻力在以下情况：A. 前臂旋前 <B. 前臂中立位；C. 由于手套的增加，阻力进一步增大

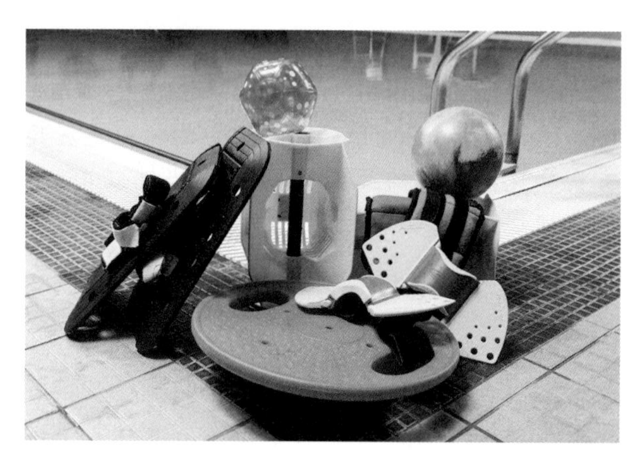

图 16-7　众多设备可以添加到运动肢体上以增加表面积

注 16-1
水位在颈部时的生理变化

1. 降低
   外周血流量
   肺活量 8%
2. 增加
   心脏容量 250ml
   33%~60% 的肺血容量
   右心房压力 12~18mmHg
   左室舒张末期容积
   每搏量 35%
   心输出量 32%
3. 心率下降或不变

From Risch WD, Koubenec HJ, Beckmann U, et al. The effect of graded immersion on heart volume, central venous pressure, pulmonary blood distribution, and heart rate in man. Pflugers Arch 1978;374:115-118.

液体推到顶部一样。血容量变化导致静脉血回流到心脏，造成更大的心脏前负荷。[11,12,14] 心脏前负荷通过容量感受器反射（Frank-Starling 反射）造成每搏输出量（SV）的增加。[10,14] 由于 HR、SV 和 CO（心输出量）的关系，HR × SV = CO，心率（HR）保持不变或降低。Risch 等 [13] 证实，将水深从耻骨联合位置提高到剑突的过程中，HR 降低 15%。这些心率变化取决于浸入深度、个体在水中的舒适度、水温以及运动的类型和强度。心脏体积相关的变化在浸水到膈肌高度和仰卧位之间是相似的。[13]

文献报道的 HR 随水运动变化的差异反映了影响水中心肺动力学的许多变量。由于血液流动集中而引起的心血管变化是根据浸入的深度和身体的位置来分级的，并且发生在运动开始之前。静水无差异点大约位于横膈膜处，此点表示下肢和腹部静水压力的增加正好与水的静水压力相抵消。[13] 这一原则可用于各种临床情况。例如，当水位下降到耻骨联合以下时，预防下肢水肿的积极作用就被抵消了。运动方案的心肺反应将更接近陆上运动。在较深的水中运动将促进外周血流量的恢复，这可能是一个理想的结果。无明显心脏病史和踝关节肿胀的患者可在较深的水中浸泡，而已知心脏病且无下肢水肿的患者应在较浅的水中治疗。确保将患者的需要（如预防水肿、心脏病史）与各种治疗方式的风险和益处相匹配。

水温的影响

水温与静水压力一样，与深度相关联，会改变浸入对象的心血管危险。太热或太冷的水可能会给心血管系统带来显著的热负荷。Choukroun 和 Varene[15] 发现心输出量(CO)在 25~34°C(77~93°F)不变，但在 40°C(104°F)时显著升高；25℃(77°F)，耗氧量显著增加。几项研究发现，在冷水中运动的受试者的心率减少，并且在非常温暖的水中锻炼可以增加心率。[16-20] 适合的居中温度建议约为 34℃。大多数水池温度范围为 27~35°C(81~95°F)。在运动开始之前应了解当前水池温度和该温度对患者的潜在影响。

水中练习的生理影响

除了单纯浸水对心血管动力学的影响外，还要考虑浸入后所引起的变化与运动造成的变化相结合的情形。水中训练会产生类似于陆上训练的生理适应性，水中训练可用于增加或维持各种人群中的心血管状况。[14,21-25] 深水和浅水运动的有氧和无氧益处已经在许多人群中得到验证。[26-29] 泳池可以单独使用或与陆地培训结合使用作为心血管训练工具，为个人伤后恢复的训练场地提供一种选择。

当在泳池训练时，心脏前负荷随中心容量增加而增加，尽管我们知道运动会造成血管变化，但这一点仍然存在。[11] 尽管工作肌肉的血液流量(即外周血流)增加，但仍然会由于静水压力增加心脏负荷(即中心血流)。大多数研究发现，与在陆地上进行类似的涉及心血管变化的活动相比，在水中时心率较低或不变[20,30-33](证据与研究 16-3)。浸水深度影响心脏变化的程度，会随着深度增加产生更大的心血管变化(证据与研究 16-4)。在腰部水位中运动和慢跑产生与陆地运动相同的心率和耗氧变化。[39,40] 然而，颈部水位的运动将使心率比在陆上运动低 8~11 次/分。[33,41]

证据与研究 16-3

如果在低于流体压参考点的位置进行活动，由于黏度产生的对腿部的阻力增加，运动会更加费劲。在踝关节、膝关节、大腿和腰部水位中走路和慢跑的受试者，随着浸入深度的增加动作变得更加费力，此时增加的阻力(由于表面积增加而增加)被浮力部分抵消[34]。浸入水位低于腰部水平时，由浮力引起的心肺功能变化并不明显。

证据与研究 16-4

超过 6 周的深水跑步训练已经显示出能维持个体的最大摄氧量和 3 200m(2 英里)的跑步时间[25,27,35]。研究一直表明，由于水压的存在，深水跑步与陆上跑步相比有更低的心率[28,36,37]。与陆地运动相比，浸入水位在髋部或胸部的心肺运动，也有类似的结果[38]。

浅水跑步和深水跑步均可用于心血管训练。与陆地上一样，深水跑步存在心率与节律之间的线性关系[42]。其机制上，由于足底和池底接触，浅水跑步更类似于陆上跑步，接触也可能引起冲击或摩擦的问题。由于与池底接触，浅水和深水有氧运动的肌肉激活模式会有所不同。

在池中进行阻力运动时，一定要意识到因为重力的抵消大多数肌肉收缩是向心的。如果水足够浅，通过使用大量浮力设备手动地抵抗浮力的力量，或者通过方向改变要求慢速、停止，并改变方向，可以减少浮力的影响，从而产生肌肉的离心收缩。例如，在齐大腿的水位中进行下蹲运动需要在下降阶段进行离心收缩，但是在齐腰深的水中进行相同的运动会抵消大部分重力的影响。如果使用了足够的浮力设备，一个运动就可能需要肌肉的离心收缩来抵抗浮力。若手中有大型浮力道具，肩外展的运动会成为肩部内收肌的离心收缩，以抵抗浮力的向上力。

水中康复的测试和评估

在开展水中康复活动之前，应彻底地进行陆上测试。这与临床医务工作者在设计陆上训练时进行的评估是相同的。常规地，根据患者的病史和系统检查选择测试和测量。另外，在确定患者水中物理治疗的适应性时，请务必考虑水的物理性质和浸水会产生的生理影响(注 16-2)，病人是否会受益于浮力或静水压力(即卸载重量或控制水肿)？血流的集中会使患者处于危险之中吗?关注可能改变患者相对密度和漂浮能力的损伤。例如，患有偏瘫的患者可能需要浮动，以便在仰卧时保持他或她的双腿不会下沉。准确把握可能影响患者耐受胸壁静水压力能力的病理或损伤。肺功能下降的患者可能由于这种压力而导致呼吸困

注 16-2
水疗患者的筛选

1. 基本安全
   能够安全地进出淋浴区、游泳池甲板和游泳池
   在水中的舒适感
   能够把脸浸入水中
   有节律的呼吸 / 摆动
   能仰卧和俯卧浮动恢复
   在水中水平转动
2. 水中环境的注意事项
   心脏病史
   对水的恐惧
   任何在陆上运动的注意事项(如糖尿病)
   肺容量受限
3. 水疗禁忌
   发烧,感染,皮疹
   没有敷料保护的开放性伤口
   无保护措施的失禁
   不稳定的心脏状况

难。应仔细观察可能改变患者对池底、墙壁或水的触觉能力的感觉障碍,或池中发现的视觉或听觉刺激。

一定要评估患者在泳池环境中的安全性。患者能否穿过湿淋浴房和泳池甲板?他或她能否穿泳衣?考虑到患者的身体能力,是否有安全地进出泳池的能力?病人在泳池里的舒适度如何?他或她能够浮动和下沉、,吹泡泡或将脸浸入水中吗?如果患者在水中失去平衡,患者能否舒服地恢复平衡?患者的安全在游泳池中至关重要,就像在陆地上一样(知识拓展 16-3)。

知识拓展 16-3

在病例讨论 16-1 中,患者的可活动性和安全性测定的重要方面是什么?

治疗性运动干预

在确定水中物理治疗后,必须制定具体的物理治疗目标。这些目标应该写有要解决的具体损害和活动受限。已经明确水中运动可改善因患有各种疾病造成的损伤和活动受限,并提高老年女性的健康水平[43,44](证据与研究 16-5)。

证据与研究 16-5

风湿性疾病患者的主动关节运动和功能状态指数的测试评分,在运动前后显著改善[43]。日常活动疼痛的减轻和完成有难度的动作增加对功能状态和主动关节运动的总体改善起了重要的作用。与对照组相比,参加 12 周水上运动的老年女性的耗氧量、肌肉力量、敏捷性、皮脂厚度和血液胆固醇水平显著改善[44]。水中运动已显示能改善老年人的步态稳定性[45,46]。一组冠心病患者在 4 个月的水中运动计划后改善了压力测试时间、耗氧量和肌肉力量[47]。然而,在 4 个月的脱水期后,这些改善就都消失了。这表明需要终生的持续运动。

对关节炎患者的研究表明,水中康复有效且成本效益好。在髋关节或膝关节骨性关节炎患者中已经出现疼痛的显著减少以及强度和功能的改善[48-50]。另外,水中疗法的相容性往往高于陆地治疗[49,51,52]。其他研究已经发现膝关节骨性关节炎患者运动范围、大腿围度、疼痛范围和 1 600m (1 英里)步行试验的测量值显著改善,水疗组的疼痛水平显著低于陆地组[53]。这些结果更加明确了患者可以在陆上或水中环境中有效提高力量和功能的概念。关键是要提供一个全面的计划,无论是在陆地上、在水中,亦或是两者结合的环境。

泳池的建造,人员和维护费用昂贵。通过 Western Ontario and McMaster Osteoarthritis 指数(WOMAC)将疼痛作为效益的测量指标,对于下肢骨关节炎水疗的成本效益研究发现有着良好的成本效益比[48]。Cochrane 评估研究水中物理治疗髋关节和膝关节骨性关节炎治疗的有效性已经显示了在这一组患者中水中运动的好处[54]。国际骨关节炎研究会已经为膝关节骨性关节炎患者推荐了陆上和水中的治疗方法[55]。下文中的各项均描述了用于水中物理治疗常见的损伤时的原则。

活动受限

在水中很容易进行以提高关节灵活性和关节活动度的练习。通常在水中肌肉放松,有浮力支持和水动力相互作用,能提供有益于活动的环境。在进行池中运动计划的制定时,主要考虑如下内容:

1. 浮力及其对所需运动的影响(助力,支持或阻力)。
2. 关节的有效活动度。
3. 所需运动的方向。

4. 任何浮力或增重设备的需求。

避免在水中过度伸展,进行简单的关节平面活动度练习,解决确定的障碍。在可接受的情况下进行针对活动受限和参与限制的活动。例如,尽快将髋关节和膝关节活动提升到正常行走的进展练习。

浮力是最常用的用于增强关节活动度的物理因素。可使用力臂长度和浮力设备来增加或减少浮力的助力。例如,髋部屈曲、肩部屈曲和肩外展是由垂直位置的浮力辅助的运动。可以在膝关节屈或伸时进行抬高式步行,可用或不用浮力设备来改善髋关节屈曲的活动度。一旦运动和负重条件允许,根据患者的需要,将该活动推进到正常的步行、跑步或骑自行车。可使用浮力或在池中使用固定结构(如台阶,池的边缘和杆)进行传统的拉伸练习(图 16-8)。

在游泳池中进行任何运动时,请注意使用适当的技术。由于水的折射,运动中可能难以看到患者的姿势和运动机制。在关节活动期间保持正确的脊柱位置和骨骼动力学,以确保活动发生在所需位置。您可能需要观察患者在地上的运动力学,在患者入水之前确保患者能有适当运动能力。选择性干预 16-1 和选择性干预 16-2 提供了可能为活动性受损患者所适用的水中运动示例(知识拓展 16-4)。

选择性干预 16-1

提高上肢活动度的水中疗法

见第七单元的病例讨论 4

活动:肩部内旋拉伸

目的:增加内旋和后伸的活动度

运动系统的亚系统:基础

运动控制的阶段:活动性

姿势:站在齐腰深水中,双手放在背后,握着一个浮力杠铃

运动:稍下蹲,将手靠近,并让浮力被动地将

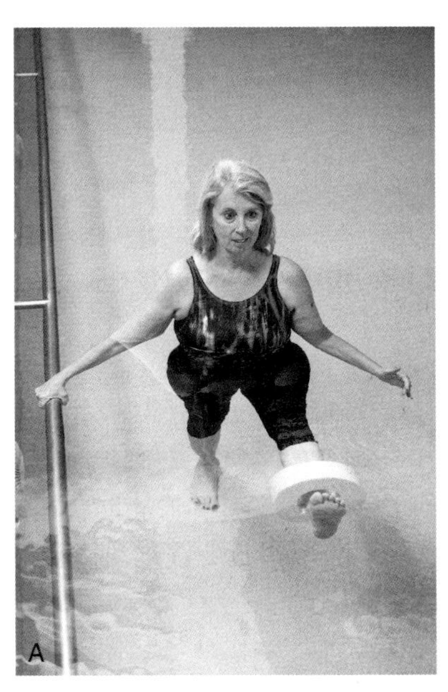

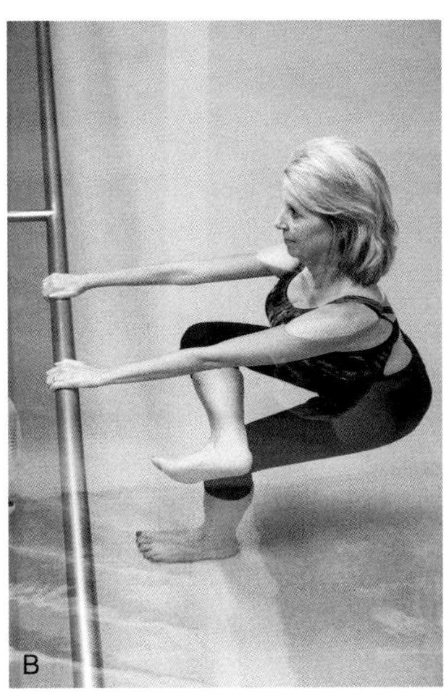

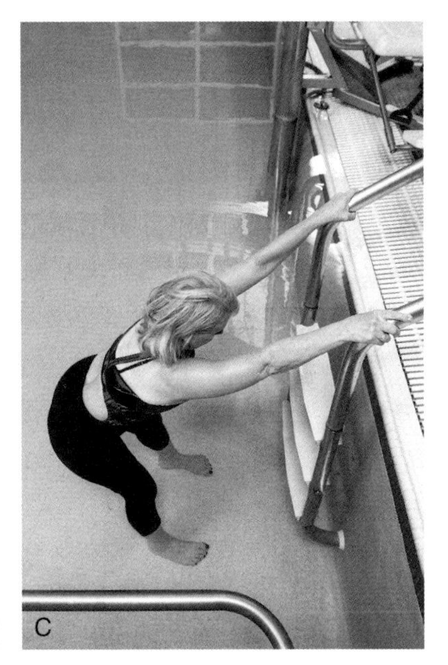

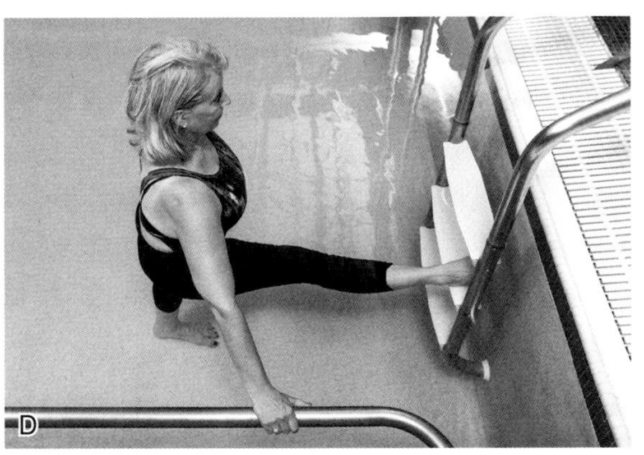

图 16-8 拉伸练习中运用。A. 浮力设备;B. 栏杆或泳池边缘;C. 用于上肢伸展的梯子;D. 用于腘绳肌拉伸的梯子

手向后滑动以增加后伸

注意事项:必须避免诸如躯干前屈或肩胛前伸等代偿动作。患者应感觉到轻中度拉伸感。

剂量:患者应持续拉伸 30 秒。

选择该练习的说明:本练习用于增加肩部活动度,作为在游泳池中进行的综合活动、力量和耐力训练计划的一个组成部分。这个程序与家庭锻炼计划相平衡。

强化专项运动目标的功能运动方式:伸手到背后拿卫生用品,塞好衬衫和系胸罩

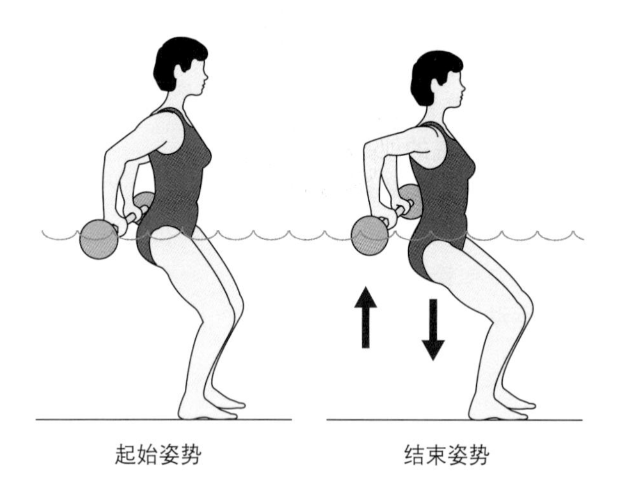

选择性干预 16-2

提高下肢活动度的水中疗法

见第七单元的病例讨论 6

虽然这个患者需要前面各章所述的全面干预,但是这里将描述与水中疗法相关的一个具体的练习。

活动:步行

目的:增加髋关节、膝关节和踝关节的运动能力,以及下肢力量和耐力

风险因素:没有明显的危险因素

运动控制阶段:控制的活动度

模式:在重力减轻的环境中的活动性和阻力活动

姿势:在整个运动过程中保持躯干直立

运动:用正常的足跟足尖步态行走,将负重反应的膝关节屈曲度加大到 60°~80°,然后在支撑中期膝关节完全伸展。

注意事项:确保躯干直立避免向前倾斜。避免膝关节屈曲超过 80°,并在膝关节屈曲位保持胫骨垂直。

运动量:重复操作直至疲劳;每周 2~3 次

选择该练习的说明:选择这项练习来改善髋关节、膝关节和踝关节的运动,以及在这些关节处的动态肌肉控制。选择这个运动来强调步态负荷反应阶段的膝关节屈曲成分。

强化专项运动目标的功能运动方式:正常的步态、上下楼梯、坐和离开椅子

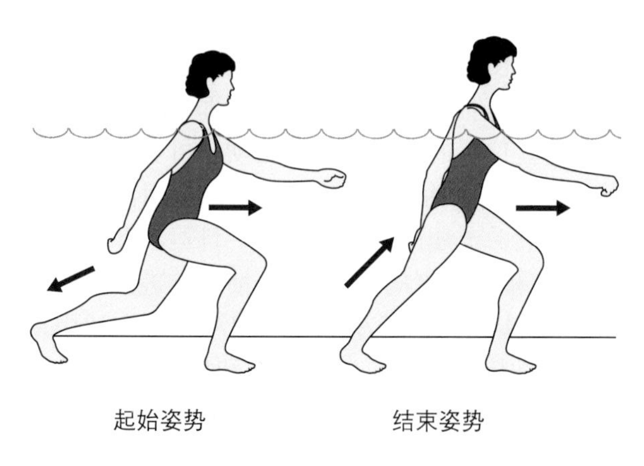

知识拓展 16-4

描述一个水中计划,以增加这个患者的脚踝活动度。从简单的移动练习到更多的功能练习。

肌肉力量 / 爆发力 / 耐力的损伤

虽然浮力是用于增加活动性的主要工具,但是水的黏度和流体动力学特性也给力量和耐力带来了最大的挑战。这些力量已被证明可以提升肌肉在水中阻力运动训练后的表现[56-58]。运动过程中产生的涡流阻力,受到表面积、物体形状和运动速度的影响。水下活动中使用的力量训练原则和进度与地上活动使用的力量训练原则和进度是相同的。这些包含以下因素,如频率、强度和持续时间。使用增加活动性的技术,进行传统的力量和耐力训练,以尽快解决活动受限和参与限制。例如,从进行简单的速度 - 阻力的髋部伸展和膝部伸展运动到陆上练习,例如尽可能地快速上下楼梯或从椅子中站起。

因为患者是浸在有阻力的介质中,所以在给定临界速度的情况下,任何方向的运动都是可能有阻力抵抗的。可以在池中有效地开展健美操、开放运动链、闭合运动链、对角线模式和运动控制练习。任何方向的阻力运动都需要反作用力抵抗浮力中心的转动效应。例如,肩关节水位中双臂前屈,由中立位到 90°,由于手臂产生的力而被向

后推动(见自我管理 16-1)。腿部和躯干的稳定肌肉也必须激活去抵抗这个力以保证不会翻沉。这可以是训练躯干稳定性的有效方法。

自我管理 16-1

双肩前屈

目的:增加肩关节屈肌和伸肌的力量和耐力

增加躯干的稳定性

位置:自然放松地站立,双臂在侧方,手掌朝前

运动方法:1 级:将手臂向前放在一起,然后将手掌向后转,并向后推臂,转动手掌并重复。

2 级:如上所述,但是足为站姿

3 级:如上所述,加上额外的阻力设备

4 级:如上所述,单腿站立

5 级:如上所述,闭眼

运动量:

重复:______

频率:______

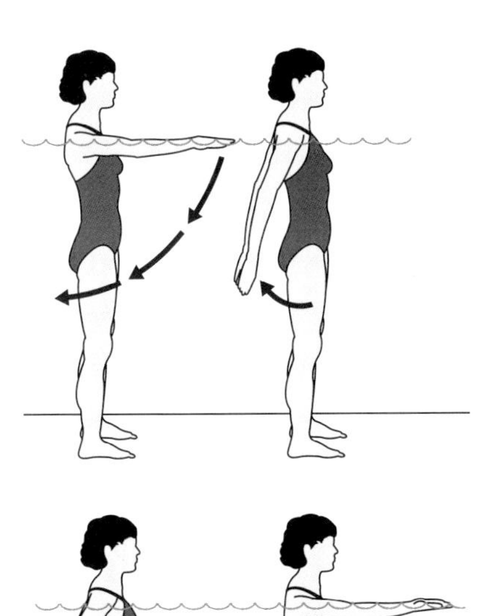

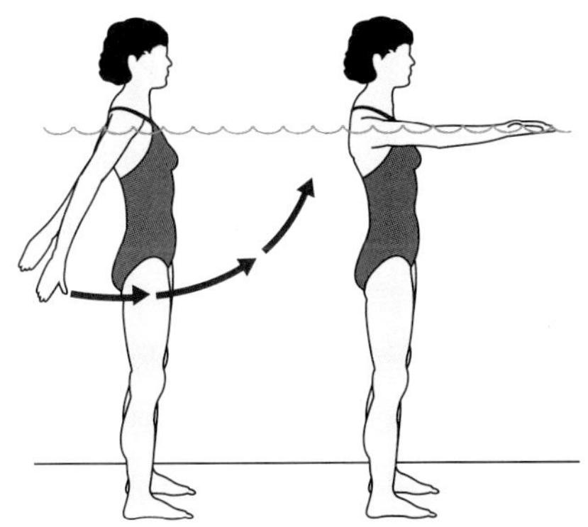

为了提供抵抗游泳池中的阻力运动所需的额外肌肉工作的稳定性(有助于许多患者经历过度劳累),请务必清楚哪些肌肉组正在提供稳定性关节稳定的位置或姿势。在没有外部支持(例如手扶,墙壁支撑)的情况下,几乎任何上肢或下肢运动都对髋部和躯干的稳定性有较高的要求。

与增加行动的练习一样,设备也可以用来增强阻力运动。可以使用浮力沙袋或浮力钟增加浮力的抵抗,并且桨、手套和其他表面积增强设备可以增加由涡流引起的阻力。重要的是不要为提高阻力而牺牲运动的质量(自我管理 16-2)。随着阻力的增加,患者可能会改变其动作或姿势以适应阻力的变化。例如,穿手套进行双侧肩关节水平外展和内收会增加姿势的摇摆,使患者无法保持平衡。

自我管理 16-2

上举哑铃

目的:增加腹部力量

增加躯干的稳定性

增加肩部和手臂的力量

位置:站在胸前深度的水中,手臂向前伸直,手放在泡沫塑料的浮力哑铃上

运动方法:1 级:收紧腹肌,直向下放哑铃到腿。在返回时控制住哑铃。

2 级:移动到更深的水域。

3 级:增加浮力哑铃的大小。

运动量:

重复:______

频率:______

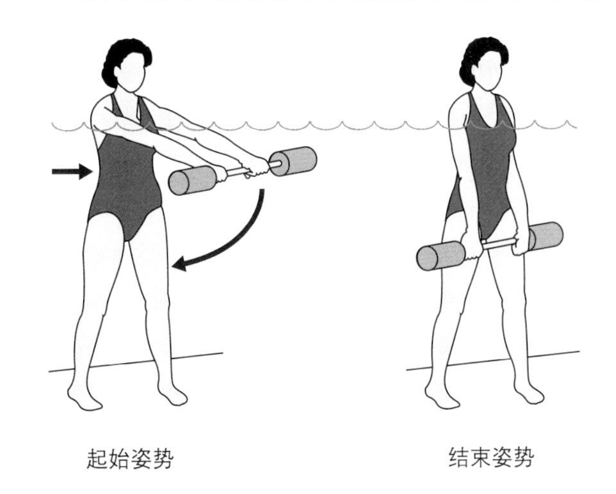

心肺功能可以通过多种方式增强,这依赖于陆上训练计划中使用的相同的超负荷和抗阻渐进原则。活动必须具有足够的强度和持续时间,必须主要使用较大的肌肉群,并且每星期应进行 3~5 次。深水活动对于负重受限的个体特别有用。深水跑步、骑自行车、越野滑雪和垂直踢只是可以

连续或间隔进行的活动中的几项。传统的游泳训练补充了这些下肢主导的运动。浅水跑步如果可以忍受,就能做出较好的心血管调节运动。任何时长的浅水跑步,必须佩戴适当的水中鞋类,包括廉价的冲浪鞋或更昂贵的水上运动鞋,这样可最大限度地减少了足底部的冲击伤害和摩擦伤害的可能(见知识拓展 16-5)。

知识拓展 16-5

为病例讨论中的病人设计一个初步力量训练计划,包括给相应肌肉提供直接或间接阻力的活动。

平衡受损

水的支撑作用及其不稳定的力量为平衡训练提供了理想的环境。泳池中的其他人也会产生动荡和不稳定的力量[58]。这些力量也可以由个人自己的动作引起。例如,抬起一条腿前进会产生一个向后推动的力量(自我管理 16-3)。前腿运动与平衡反应相抵消。反应时间的增加,使得这些类型的训练运动对于具有较差平衡的患者特别有用。由于水的黏度,在泳池中运动速度更慢。因此,当平衡消失时,跌倒的过程也被极大地减缓,能给予个人做出反应的时间。

自我管理 16-3

单腿上举

目的:增加髋关节活动能力

增加髋关节和膝关节的肌肉力量和耐力

增加单腿平衡

位置:站立在中立的脊柱姿势,腹部肌肉收紧。不承重的腿应该是膝关节伸直和踝关节屈曲。如果基本能平衡,靠近边缘,但不要硬撑稳定。实在不能平衡,扶住泳池边缘。

运动方法:1 级:向前和向后抬起腿,确保正确的脊柱位置。避免在腿回来时拱起背部,避免躯干摇摆。如果臀部超出正常的 15° 范围,可能会导致腰痛。

2 级:向足或足踝添加阻力设备

运动量:

重复:______________

频率:______________

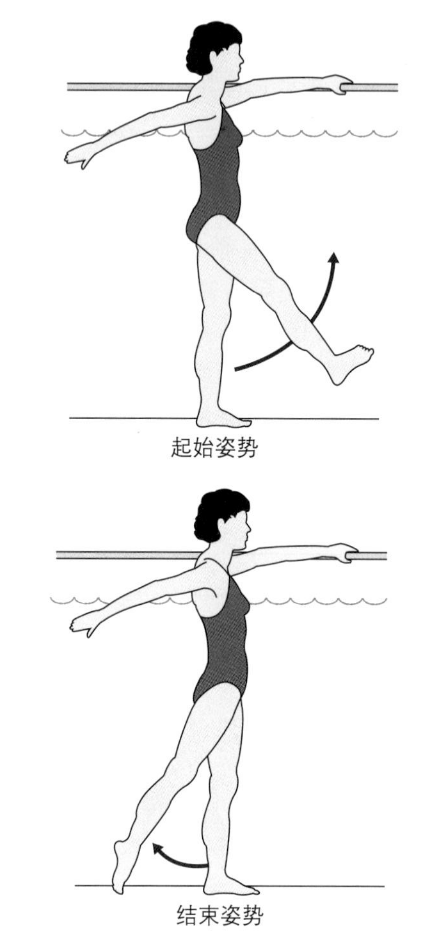

在陆地上进行的各种平衡活动均可适用于泳池。任何伴随手臂同时运动,对侧的腿或两者兼备的单腿姿势运动都可以提供丰富的平衡运动。可以使用或不使用设备进行单足提起、台阶运动和简单的单腿平衡练习(表 16-2 和自我管理 16-4)。选择性干预 16-3 提供了可为平衡受损的患者制定的水中运动的一个例子。研究比较陆上和水中平衡训练的影响,发现两种都会带来压力变量中心的改善,这表明在水中进行平衡训练可以同样有效[59](证据与研究 16-6)。

表 16-2 水上平衡练习

活动	进阶	备注
双侧肩关节屈伸	■ 狭窄的支撑面 ■ 单腿 ■ 闭眼 ■ 移动头部以便前庭系统参与 ■ 站在水中泡沫板上	造成伴随前后摇摆的矢状面运动 ■ 添加浮力设备或阻力设备来增加阻力
双侧肩关节水平外展 / 水平内收	■ 狭窄的支撑面 ■ 单腿 ■ 闭眼 ■ 移动头部以便前庭系统参与 ■ 站在水中泡沫板上	造成伴随前后摇摆的水平面运动 ■ 添加浮力设备或阻力设备来增加阻力
双侧交替肩关节内 / 外旋	■ 狭窄的支撑面 ■ 闭眼 ■ 移动头部以便前庭系统参与 ■ 站在水中泡沫板上	通过水平面运动制造旋转 ■ 添加浮力设备或阻力设备来增加阻力
双侧交替肩关节外展 / 内收	■ 狭窄的支撑面 ■ 单腿 ■ 闭眼 ■ 移动头部以便前庭系统参与 ■ 站在水中泡沫板上	制造正前平面的摆动 ■ 添加浮力设备或阻力设备来增加阻力
无支撑的腿部活动 ■ 膝屈曲 / 伸展 ■ 髋外展 / 内收 ■ 髋屈曲 / 伸展 ■ 髋关节划圈或划八字形 ■ 踢足球	■ 闭眼 ■ 移动头部以便前庭系统参与 ■ 站在水中泡沫板上 ■ 手臂抱在胸前 ■ 手臂抱头	■ 添加浮力设备或阻力设备来增加阻力和难度
踏步活动: ■ 交叉步 ■ 原地踏步和保持姿势 ■ 迈步和保持姿势 ■ 三步停止	■ 单腿 ■ 闭眼 ■ 移动头部以便前庭系统参与 ■ 站在水中泡沫板上 ■ 加快移动速度	因为经水运动造成的阻力,综合性的方向改变增加了活动难度
跳跃活动: ■ 在有稳定平衡的位点之间 ■ 向前 / 向后,向左向右且稳定平衡	■ 闭眼 ■ 手臂抱在胸前 ■ 手臂抱头	可以通过语言提示运动方向,让患者对治疗师的指示作出反应来增加难度

自我管理 16-4

三步停止

目的:增加动态平衡

增加躯干的稳定性

增加下肢力量

增加单腿平衡性

位置:双腿站立的脊柱中立姿势,腹部肌肉收紧。从你的右腿开始向前走三步,然后在右腿停止保持平衡。用左腿步行三步,停止在左腿保持平衡。经过几次重复,切换到左腿先动。

运动方法:

1 级:根据需要使用手臂进行平衡。

2 级:将双臂放在胸前。

3 级:闭上眼睛

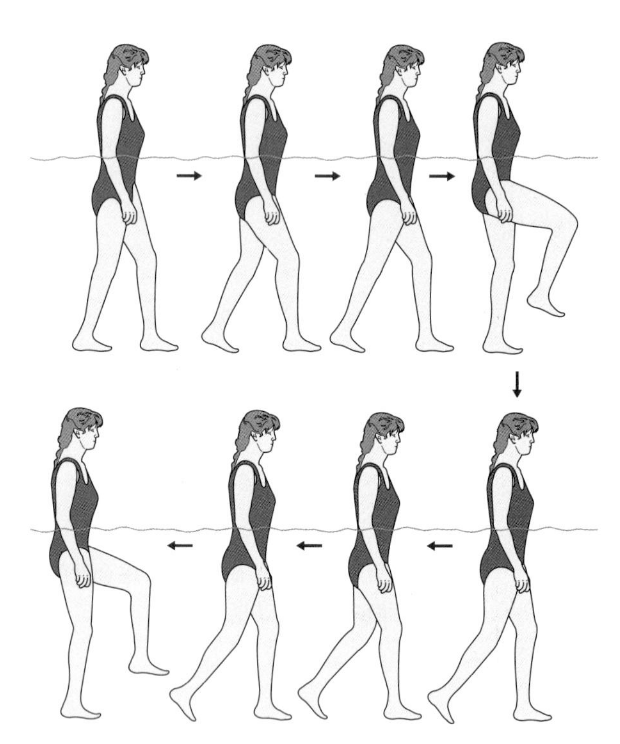

选择性干预 16-3

改善平衡的水中练习

见第七单元的病例讨论 1

活动:齐胸部水位中的单腿平衡

目的:在减重状态下通过整个下肢和躯干训练单腿平衡。

风险因素:没有明显的危险因素

运动控制阶段:稳定性

姿势:单腿姿势,手臂处于舒适的位置;髂腰部中立位,膝关节轻度屈曲。

运动:无,简单地保持平衡

运动量:重复操作直至形成疲劳或疼痛,试图保持尽可能长的时间。

强化专项运动目标的功能运动方式:步态周期中的单腿支撑

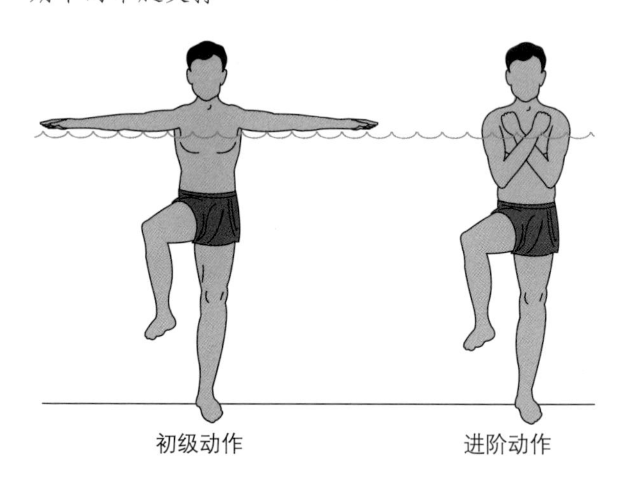

证据与研究 16-6

在患有骨质减少或骨质疏松症的社区居住老年妇女进行了水疗方案对平衡、跌倒恐惧感和生活质量的影响的研究[60]。经过 10 周的水疗和自我管理方案后,干预组相比对照组在平衡和生活质量方面显示出显著的改善,但对跌倒的恐惧并没有变化。在类似的研究中,59 名老年人被随机分配到一个陆地组,一个水中组或一个对照组;6 个月里他们每周 2 次运动。虽然水陆两组的 8 英尺起立 - 行走(8-foot-up-and-go)测试均有改善,但水中组比陆上组或者对照组改善显著[61]。

治疗活动受限的水中康复方法

活动受限是表现在个体水平上的限制。损伤包括组织、器官或系统水平的损伤,但可能会也可能不会导致活动受限。随着患者对损伤的改善,应适当调整池中的活动以着重于活动受限。与姿势或位置相关的活动受限可以在池中解决。如果不能长时间保持坐位,可以在游泳池中进行各种坐姿活动。许多游泳池内有着让患者能够以各种深度(即不同程度减重)坐下的台阶练习。椅子可以淹没在游泳池里,也有漂浮的坐位设备(图 16-9)。

随着耐受坐位时间的增加,水的深度应减少,从而更真实地代表着路上的状况。这种相同的原

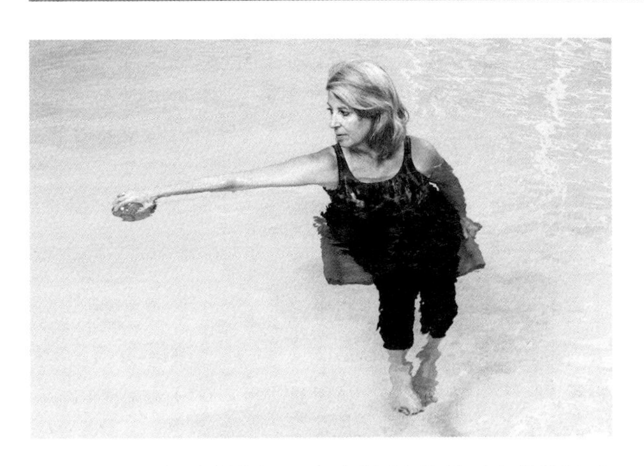

图16-9 坐在浮力设备上时可进行姿势练习和前伸活动

理可以应用于长时间站立或其他体位的活动受限,例如在柜台上弯腰。

与特定运动模式相关的活动受限(例如,步态、手臂前伸)对水中康复有良好的反应。下肢或脊柱的减重可能足以使步态力学正常化。如果步态改变已经存在一段时间,语言或触觉指引可能是必要的。研究表明,在水中进行运动计划(证据与研究16-7)之后,老年人的步态稳定性得到改善。已经显示水下跑步机行走可以改善膝关节骨性关节炎患者的疼痛和步态力学[45]。实现正常无痛步态力学后,应开始降低水深以模拟陆上环境。

证据与研究16-7

在水下跑步机上前进步行和后退步行的对比研究产生了大量关于步态的信息。masumoto等[62]其他人[63]发现与前进步行相比,后退步行的步行频率增加,步长减小。另外,后退步行的运动量、耗氧量和心脏反应都较高。当后退步行抵抗水流,与不抵抗水流或在陆上后退步行时相比,椎旁肌肉的激活更大[64]。在水中后退步行比前进步行造成更大的肌肉激活,心率随着步行速度的增加而增加[65]。

类似地,其他运动上的活动受限可用相同的方式来解决。对于难以实现手臂前伸的患者,这种活动可以通过浮力来辅助,这是浮力助力和浮力阻力的活动。反复的躯干屈伸、推拉和蹲下可以用相同的方式进行(图16-10)。基础性日常生活活动和工具性日常生活活动一部分也可以在游泳池中练习。

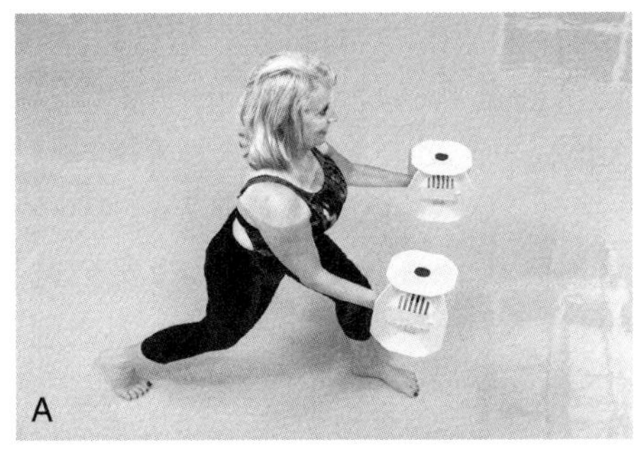

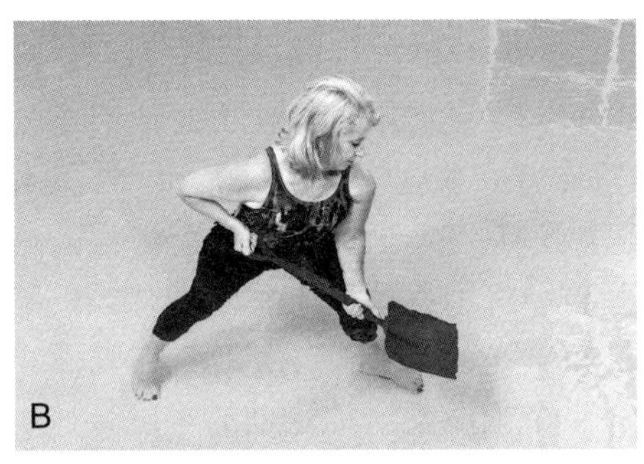

图16-10 可以在游泳池中练习。A. 推动;B. 上举等练习

水中运动与陆上运动的协调整合

临床医生经常被问的问题之一是涉及水陆活动的整合。在水中应该进行多少活动,什么时候应该将地上活动纳入?水中康复和陆上康复的优缺点应与个体病人的需要相配,要注意重力环境中的人体功能。由于难以在池中重现下肢肌肉的离心收缩,因此应在患者可接收情况下尽可能快地让股四头肌力量受损的患者进入陆上运动。早期的病人可能因为疼痛而只能耐受极少的陆上活动。此时水中康复占训练计划的绝大多数。一旦病人能够耐受地面活动,应将更多比例的陆上练习纳入康复计划。水中活动量可以保持不变,如果耐受可以增加,或随着陆上运动量的增加而减少。陆上和水中活动的确切比例和量由患者的需求和反应决定。有时候,患者对交替地择日进入游泳池的收效更好,但其他一些患者可以进行日常的陆上运动,停止游泳池运动。运动计划应与患者的需要相配合,以进入陆上运动为目标。

患者相关的教育

与陆上运动一样,患者教育是水中物理治疗

计划的关键组成部分。教育计划在入水前就开始,讨论水的基本属性和患者的期望,确保患者在水中舒适。通过教育患者入水后的预计情况来增强患者运动安全。确定进入和离开水池的区域、水的深度和任何其他重要的安全特征(例如,排水口,水槽,扶杆)。在进入水中之前,还要让患者熟悉地上的运动计划,以确保适当的运动表现。

当患者进入水中并进行康复计划时,利用这个时间作为教导患者关于运动的预期益处的机会。例如,当以单腿姿势进行活动时,患者经常抱怨无法保持平衡。强调发展平衡是锻炼的目的,一些对锻炼的修改以进一步破坏人的稳定性也是锻炼的一个过程。当使用增加表面积的设备时,向患者说明会增加运动的难度。这也教导患者适当的运动计划过程,当方案继续独立进行下去时,患者能够自我管理和进行自己的锻炼计划。

注意事项 / 禁忌

在水中运动的绝对和相对禁忌证:对水过度恐惧、开放性伤口、皮疹、感染活动期、失禁或气管切开术的患者不应进入泳池。然而,一些医生允许开放性伤口的患者使用 Bioclusive 敷料参与水中康复。这在术后切口患者中常见。

注意在水中锻炼的预防措施。浸水造成的心血管变化应该是患有心脏病史的患者所关心的。浸入颈部水位的静水压力会限制胸部扩张。这可能会对患有肺损伤或活动受限的患者造成呼吸困难。对胸壁的静水压力也可能导致在水中有不安全感的人无法呼吸。静水压力产生利尿,这可以通过在进入游泳池之前排空膀胱来避免。

警惕游泳池内的医疗紧急情况。对水中的紧急情况做出反应可能更为困难,并且必须制定应急措施。确保知道并练习患者从水中的安全移出,并了解在池中实施心肺复苏的指导原则。

由于在游泳池中锻炼时具有流动感,许多患者往往过度劳累。由于重力环境的减少,浮力的支持以及与浸没、静水压力和水温相关的肌肉松弛,可能会发生过度运动。通常,过度劳累的体征和症状在白天或次日晚些时候才会出现。因此,最好适当保守,低估适当的运动量而不是高估运动量。一旦确定了不加剧症状的基线水中运动计划,可以通过增加强度、频率或持续时间来安全地进行锻炼。

要点

- 游泳池为具有各种残损、活动受限和参与限制的个体的康复提供了一个独特的环境。
- 浮力和黏度的性质可以通过多种方式用于实现物理治疗目标。
- 必须考虑静水压力和水温对生理反应活动的影响,以确保患者的安全。
- 水的黏度提供了很大的阻力,并且可能会使未受训练的个体感到疲劳。
- 由于活动范围广泛,从移动和伸展到抗阻和心血管运动都可以在泳池中进行,水疗可以从康复的初期阶段进行到功能进展阶段。
- 水池中的平衡会受到水池中几乎每个胳膊和腿部运动的挑战,在设计运动计划时,必须考虑运动对躯干和腿部稳定的影响。
- 游泳池方案必须通过精心设计的地面计划进行平衡,以确保能适当过渡到地面环境。

关键问题

1. 如何使用以下方法增加首次选择的干预运动(单腿平衡)的难度?

A. 手臂

B. 腿

C. 设备

D. 其他感官系统

2. 什么因素可能限制病人完成运动的能力?你将如何修改练习计划以调整这些因素?

3. 不同水深的练习应如何变化?

A. 齐腰深

B. 颈深

4. 自我管理中的练习——在不同的水深抬降浮力哑铃会如何改变?如果戴着阻力手套竖起大拇指时进行运动又会如何改变的?掌面朝下时又会如何?

A. 胸部水深

B. 颈部水深

5. 保持肩部浸水时如何提高肩内旋的活动度?

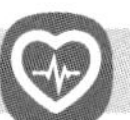

实训

游泳池活动

上肢

a. 使用各种姿势(例如，仰卧，俯卧，站立)和各种设备(例如浮力，阻力，墙壁，栏杆)，制定锻炼计划，在所有可能范围内增加患者的肩、肘部、前臂和手腕的关节活动度。这是为了应对各种运动限制(即对重要运动损失的最小损失)。

b. 应用各种姿势和设备，制定锻炼计划，增加患者的肩、肘部、前臂和手腕的力量和功能。从等值线运动到功能演化到日常生活活动，与工作有关的活动或不同的运动。进行开放链和闭合链练习。

下肢

a. 使用各种位置(例如，仰卧，俯卧，站立)和各种设备(例如，浮力，阻力，墙壁，栏杆)制定锻炼计划以增加患者的髋关节、膝关节、踝关节的关节活动度。这是为了应对各种运动限制(即对重要运动损失的最小损失)。应考虑患者的特定问题，如全髋关节置换术后的注意事项或负重限制的患者。

b. 使用各种姿势和设备，制定锻炼计划，以增加患者的下肢力量和功能。从等长运动神经功能演化到日常生活活动、各种工作活动或各种体育运动等进行锻炼。进行开放链和闭合链练习。

躯干

a. 在直立位置，建立一个脊柱中立位，向前、向后、侧步和交叉走动。改变步长并观察关节活动度中的结果变化。改变速度和注意肌肉激活的变化。

b. 在直立位置，进行各种上肢练习，并观察对躯干稳定的挑战。分别以大开立姿势、小开立姿势、单腿站立进行练习。闭上眼睛再做这些相同的练习。

c. 在直立位置，进行各种下肢练习，并观察躯干稳定的挑战。注意矢状面与正面运动之间的差异。在一个不稳定的平面上闭眼进行。

地面活动

为以下患者的问题制定陆上和水中康复计划。执行计划从急性期一直到功能活动进阶。

1 号病人

一名 54 岁的男子，患有 L4-L5 椎间盘性下腰痛。病人已经有多年的复发性疼痛，但一直能够通过物理治疗师设计的家庭锻炼计划进行自我治疗。2 周前，患者休假需要长途飞行，然后睡在床垫不好的床上。该病人自己无法缓解症状。他的主诉是腰痛、左膝上有偶发的根性神经痛。症状不超出膝关节。患者渴望回归步行锻炼和休闲高尔夫。他在办公室工作。

检查显示右侧有容易纠正的侧方偏移，后伸、左侧屈、左侧旋转的主动和被动关节活动度减少。主动屈曲受到限制。硬脑膜征对于根尖症状呈阳性，但深反射和感觉完整无缺。后背触痛阳性，左侧脊柱伸肌具有保护性肌肉痉挛。下肢力量为 5/5，单次重复测试。

2 号病人

一名 60 岁的女性出现右侧肱骨近端骨折后，吊带固定 6 周。她肩锁关节有轻度退行性关节病病史。她是右利手，主要是由于运动失调和肩痛而无法进行日常活动。她的目标是重返日常生活、高尔夫和园艺活动。

检查显示关节囊所有肩关节运动丧失。手肘、手腕和手的运动正常。力量测试受到肩部疼痛的限制无法完成。附属运动与左侧相比，在前、后、下几个方向上略有下降。右上肢其余部位的力量和感觉正常。

3 号病人

一名 17 岁的女孩，在膝关节股骨内侧髁承重表面的急性骨软骨损伤，行软骨成形术后观察 6 周。她的目标是重返篮球、垒球和排球。她是部分负重(50%)，每 2~3 周可以增加 25%，直到达到完全负重。

膝关节的主动运动是 S:0-10-90，被动运动是 S:0-5-100；关节活动末端有空虚感，1+ 积液；徒手肌力测试为 4+/5，并可见股四头肌萎缩。腘绳肌力量测试为 4+/5，臀大肌为 4+/5，臀中肌 4/5。用双侧腋杖走动时呈疼痛步态模式。总体观，她有膝关节内翻。

参考文献

1. Beiser A. Physics. 2nd Ed. Menlo Park, CA: The Benjamin/Cummings Publishing, 1978.
2. Harrison RA, Hillman M, Bulstrode S. Loading the lower limb when walking partially immersed: implications for clinical practice. Physiotherapy 1992;78:164–166.
3. Skinner AT, Thomson AM, eds. Duffield's Exercise in Water. 3rd Ed. London: Bailliere Tindall, 1983.
4. Kelly BT, Roskin LA, Kirkendall DT, et al. Shoulder muscle activation during aquatic and dry land exercises in nonimpaired subjects. J Orthop Sports Phys Ther 2000;30:204–210.
5. Castillo-Lozano R, Cuesta-Vargas A, Gabel CP. Analysis of arm elevation muscle activity through different movement planes and

speeds during in-water and dry-land exercise. J Shoulder Elbow Surg 2014;23(2):159–165.
6. Law LAF, Smidt GL. Underwater forces produced by the Hydro-Tone bell. J Orthop Sports Phys Ther 1996;23:267–271.
7. Poyhonen T, Keskinen K, Hautala A, et al. Determination of hydrodynamic drag forces and drag coefficients on human leg/foot model during knee exercise. Clin Biomech 2000;15(4):256–260.
8. Poyhonen T, Keskinen K, Kyrolainen, H, et al. Neuromuscular function during therapeutic knee exercise under water and on dry land. Arch Phys Med Rehabil 82(10) 2001;1446–1452.
9. Poyhonen T, Kyrolainen H, Keskinen K, et al. Electromyographic and kinematic analysis of therapeutic knee exercises under water. Clin Biomech 2001;16(6):496–504.
10. Arborelius M, Balldin UI, Lilja B, et al. Hemodynamic changes in man during immersion with the head above water. Aerospace Med 1972;43:592–598.
11. Christie JL, Sheldahl LM, Tristani FE, et al. Cardiovascular regulation during head-out water immersion exercise. J Appl Physiol 1990;69:657–664.
12. Green GH, Cable NT, Elms N. Heart rate and oxygen consumption during walking on land and in deep water. J Sports Med Phys Fitness 1990;30:49–52.
13. Risch WD, Koubenec HJ, Beckmann U, et al. The effect of graded immersion on heart volume, central venous pressure, pulmonary blood distribution, and heart rate in man. Pflugers Arch 1978;374:115–118.
14. Sheldahl LM, Tristani FE, Clifford PS, et al. Effect of head-out water immersion on response to exercise training. J Appl Physiol 1986;60:1878–1881.
15. Choukroun ML, Varene P. Adjustments in oxygen transport during head-out immersion in water at different temperatures. J Appl Physiol 1991;68:1475–1480.
16. Craig AB, Dvorak M. Thermal regulation of man exercising during water immersion. J Appl Physiol 1968;25:28–35.
17. Craig AB, Dvorak M. Comparison of exercise in air and in water at different temperatures. Med Sci Sports Exerc 1969;1:124–130.
18. Golden C, Tipton MJ. Human thermal responses during leg-only exercise in cold water. J Physiol 1987;391:399–405.
19. Golden C, Tipton MJ. Human adaptation to repeated cold immersions. J Physiol 1988;396:349–363.
20. Sagawa S, Shiraki K, Yousef MK, et al. Water temperature and intensity of exercise in maintenance of thermal equilibrium. J Appl Physiol 1988;2413–2419.
21. Avellini BA, Shapiro Y, Pandolf KB. Cardio-respiratory physical training in water and on land. Eur J Appl Physiol 1983;50:255–263.
22. Hamer PW, Morton AR. Water running: training effects and specificity of aerobic, anaerobic, and muscular parameters following an eight-week interval training programme. Aust J Sci Med Sport 1990;21:13–22.
23. Vickery SR, Cureton KG, Langstaff JL. Heart rate and energy expenditures during aqua dynamics. Phys Sports Med 1983;11:67–72.
24. Whitley JD, Schoene LL. Comparison of heart rate responses: water walking versus treadmill walking. Phys Ther 1987;67:1501–1504.
25. Eyestone ED, Fellingham G, George J, et al. Effect of water running and cycling on maximum oxygen consumption and 2-mile run performance. Am J Sports Med 1993;21:41–44.
26. Broman G, Quintana M, Lindberg T, et al. High intensity deep water training can improve aerobic power in elderly women. Eur J Appl Physiol 2006;98(2):117–123.
27. Brubaker P, Ozemek C, Gonzalez A, et al. Cardiorespiratory responses during underwater and land treadmill exercise in college athletes. J Sport Rehabil 2011;20(3):345–354.
28. Chu KS, Rhodes EC. Physiological and cardiovascular changes associated with deep water running in the young. Possible implications for the elderly. Sports Med 2001;31(1):33–46.
29. Hall J, Grant J, Blake D, et al. Cardiorespiratory responses to aquatic treadmill walking in patients with rheumatoid arthritis. Physiother Res Int 2004;9(2):59–73.
30. Connelly TP, Sheldahl LM, Tristani FE, et al. Effect of increased central blood volume with water immersion on plasma catecholamines during exercise. J Appl Physiol 1990;69:651–656.
31. McMurray RG, Berry MJ, Katz VL, et al. Cardiovascular responses of pregnant women during aerobic exercise in the water: a longitudinal study. Int J Sports Med 1988;9:443–447.
32. Town GP, Bradley SS. Maximal metabolic responses of deep and shallow water running in trained runners. Med Sci Sports Exerc 1991;23:238–241.
33. Shono T, Fujishima K, Hotta N, et al. Physiological responses and RPE during underwater treadmill walking in women of middle and advanced age. J Physiol Anthropol Appl Human Sci 2000;19(4):195–200.
34. Gleim GW, Nicholas JA. Metabolic costs and heart rate responses to treadmill walking in water at different depths and temperatures. Am J Sports Med 1989;17:248–252.
35. DeMaere JM, Ruby BC. Effects of deep water and treadmill running on oxygen uptake and energy expenditure in seasonally trained cross country runners. J Sports Med Phys Fitness 1997;37(3):175–181.
36. Nakanishi Y, Kimura T, Yokoo Y. Maximal physiological responses to deep water running at thermoneutral temperature. Appl Human Sci 1999;18(2):31–35.
37. Reilly T, Dowzer CN, Cable NT. The physiology of deep-water running. J Sports Sci 2003;21(12):959–972.
38. Barbosa TM, Garrido MF, Bragada J. Physiological adaptations to head-out aquatic exercises with different levels of body immersion. J Strength Cond Res 2007;21(4):1255–1259.
39. Evans BW, Cureton KJ, Purvis JW. Metabolic and circulatory responses to walking and jogging in water. Res Q 1978;49:442–449.
40. Yamaji K, Greenley M, Northey DR, et al. Oxygen uptake and heart rate responses to treadmill and water running. Can J Sports Sci 1990;15:96–98.
41. Svedenhag J, Seger J. Running on land and in water: comparative exercise physiology. Med Sci Sports Exerc 1992;24:1155–1160.
42. Wilder RP, Brennan D, Schotte DE. A standard measure for exercise prescription for aqua running. Am J Sports Med 1993;21:45–48.
43. Templeton MS, Booth DL, O'Kelly WD. Effects of aquatic therapy on joint flexibility and functional ability in subjects with rheumatic disease. J Orthop Sports Phys Ther 1996;23:376–381.
44. Takeshima N, Rogers ME, Watanabe E, et al. Water-based exercise improves health-related aspects of fitness in older women. Med Sci Sports Exerc 2002;33:544–551.
45. Roper JA, Bressel E, Tillman MD. Acute aquatic treadmill exercise improves gait and pain in people with knee osteoarthritis. Arch Phys Med Rehabil 2013;94(3):419–425.
46. Lim HS, Roh SY, Yoon S. An 8-week Aquatic Exercise Program is Effective at Improving Gait Stability of the Elderly. J Phys Ther Sci 2013;25(11):1467–1470.
47. Tokmakidis SP, Spassis AT, Volaklis KA. Training, detraining and retraining effects after a water-based exercise program in patients with coronary artery disease. Cardiology 2008;111(4):257–264.
48. Cochrane T, Davey R, Matthes Edwards S. Randomised controlled trial of the cost-effectiveness of water-based therapy for lower limb osteoarthritis. Health Technol Assess 2005;9(31):1–114.
49. Foley A, Halbert J, Hewitt T, et al. Does hydrotherapy improve strength and physical function in patients with osteoarthritis: a randomised controlled trial comparing a gym based and a hydrotherapy based strengthening program. Ann Rheum Dis 2003;62:1162–1167.
50. Silva L, Valim V, Pessanha A, et al. Hydrotherapy versus conventional land-based exercise for the management of patients with osteoarthritis of the knee: a randomized clinical trial. Phys Ther 2008;88(1):12–21.
51. Hinman R, Heywood S, Day A. Aquatic physical therapy for hip and knee osteoarthritis: results of a single-blind randomized controlled trial. Phys Ther 2007;87(1):32–43.
52. Fransen M, Nairn L, Winstanley J, et al. Physical activity for osteoarthritis management: a randomized controlled clinical trial evaluating hydrotherapy or Tai Chi classes. Arthritis Rheum 2007;57(3):407–414.
53. Wyatt F, Milam S, Manske R, et al. The effects of aquatic and traditional exercise programs on persons with knee osteoarthritis. J Strength Cond Res 2001;15:337–340.
54. Bartels E, Lund H, Hagen K, et al. Aquatic exercise for the treatment of knee and hip osteoarthritis. (Protocol) Cochrane Database Syst Rev 2007;(4):CD005523.
55. McAlindon TE, Bannuru RR, Sullivan MC, et al. OARSI guidelines for the non-surgical management of knee osteoarthritis. Osteoarthr Cartil 2014;22(3):363–388.
56. Tsourlou T, Benik A, Dipla K, et al. The effects of a twenty-four-week aquatic training program on muscular strength performance in

health elderly women. J Strength Cond Res 2006;20(4):811–818.
57. Ruoti RG, Troup JT, Berger RA. The effects of nonswimming water exercises on older adults. J Orthop Sports Phys Ther 1994;19:140–147.
58. D'Aquisto L, D'Aquisto D, Renne D. Metabolic and cardiovascular responses in older women during shallow water exercise. J Strength Cond Res 2001;15(1):12–19.
59. Roth A, Miller M, Ricard M, et al. Comparisons of static and dynamic balance following training in aquatic and land environments. J Sport Rehabil 2006;15(4):299–311.
60. Devereux K, Robertson D, Briffa N. Effects of a water-based program on women 65 years and over: a randomised controlled trial. Aust J Physiother 2005;51(2):102–108.
61. Bergamin M, Ermolao A, Tolomio S, et al. Water- versus land-based exercise in elderly subjects: effects on physical performance and body composition. Clin Interv Aging 2013;8:1109–1117.
62. Masumoto K, Hamada A, Tomonaga HO, et al. Physiological and perceptual responses to backward and forward treadmill walking in water. Gait Posture 2009;29(2):199–203.
63. Shono T, Masumoto K, Fujishima K, et al. Gait patterns and muscle activity in the lower extremities of elderly women during underwater treadmill walking against water flow. J Physiol Anthropol 2007;26(6):579–586.
64. Masumoto K, Takasugi S, Hotta N, et al. Muscle activity and heart rate response during backward walking in water and on dry land. Eur J Appl Physiol 2005;94(1/2):54–61.
65. Masumoto K, Takasugi S, Hotta N, et al. A comparison of muscle activity and heart rate response during backward and forward walking on an underwater treadmill. Gait Posture 2007;25(2):222–228.

附加资源

Aquatic Physical Therapy Association: aquaticpt@assnoffice.com
Aquatic Resources Network: www.aquaticnet.com
Halliwick Method: www.halliwick.net
Ruoti R, Morris D, Cole AJ. Aquatic Rehabilitation. Philadelphia, PA: Lippincott Williams and Wilkins, 1997.

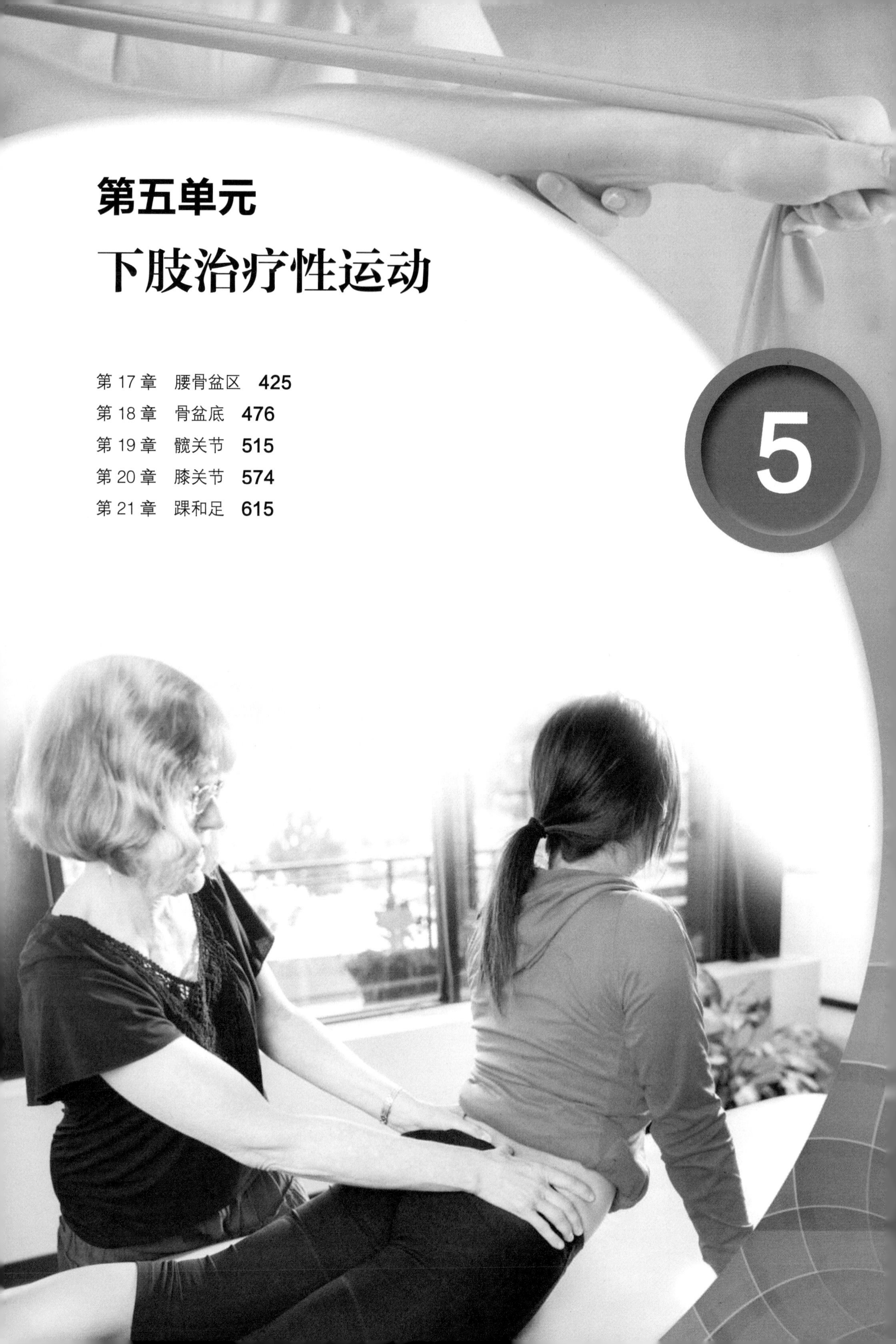

第五单元

下肢治疗性运动

5

第17章

腰骨盆区

CARRIE M.HALL

下腰痛(low back pain,LBP)是最常见的就诊原因之一,也是西方国家的主要致残原因,造成巨大的个人、社会和经济负担[1]。据估计,所有人一生中有60%~80%会患LBP[2]。疾病防控中心的国家健康统计中心2012年发表的论文报道,18岁以上成人近3个月内患LBP者为28.4%[3],其中身体功能受限者为24.7%[4],相当于超过700万成人因腰部问题造成活动受限[5]。绝大多数LBP患者在2~4周(急性)恢复,而25%的患者会在1年内复发[6,7]。LBP的高发产生了重大的社会经济影响,据报道其直接和间接费用每年在850亿~2 380亿美元[8-10]。LBP产生的社会消耗大于创伤性脑损伤、关节炎和中风。这进一步推进了结合着重"三个目标"(见图2-1)的证据医学实践。促使研究者以最低的客户和医疗保健系统费用提高患者疗效、减少残疾和工作缺勤的治疗措施。

LBP通常定义为肋缘以下、臀褶下缘以上部分的伴或不伴腿痛(坐骨神经痛)的疼痛、肌肉紧张和僵硬,并区分为"特异性"和"非特异性"。特异性LBP是指症状[如椎间盘突出(herniated nucleus pulposus,HNP)、感染、炎症、骨质疏松、风湿性关节炎、骨折或肿瘤]由特定的病理解剖学或病理心理学机制造成。据估计,仅10%的患者可明确特定的病理解剖学或病理心理学损害[11]。绝大多数(90%以上)患者归入没有特定原因的非特异性LBP(nonspecific low back pain,NSLBP),亦即不明原因LBP。脊柱X线检查和磁共振成像(MRI)异常表现与NSLBP并无显著相关,因为许多没任何症状的患者也可显示此类异常[12]。

LBP的治疗方法众多而又各不相同,包括手术、药物治疗、认知行为疗法和非医学疗法等;运动疗法可能是应用最为广泛的非手术治疗措施。然而,关于运动疗法相比其他治疗措施(包括各种形式的练习)的价值的临床实验研究表明,没有疗效显著的治疗手段[13-15]。这可能是由于试图选取异源人群并进行研究对所有受试组的影响。有必要确定并将患有LBP的人分为特定的和与患者相关的小组,以便最佳实践与患者为中心的需求相匹配。由于疾病的多维性和各种治疗模型的提出,这一点至今仍无法确定。

通用临床指南已经发表,首先是军事机构,逐渐推广至民用机构。军用和民用机构的急性和NSLBP的临床指南推荐:①避免将阿片类药物作为一线用药;②避免使用先进的影像学检查,如MRI或计算机断层(CT)扫描[16-20]。但是,民用机构里的多数研究表明,临床实践与上述建议并不一致[21],表现为在治疗初期过多采用不确定的治疗方法造成LBP治疗的高花费、忽略心理因素影响以及增加慢性化风险[6,21]。几项指南建议推迟物理治疗2~4周,以便患者自行康复[16,19,20],但是对普通人群的研究发现,对急性LBP患者治疗早期采取物理治疗可节省费用,尤其是重在主动治疗的物理治疗措施[22-24](证据与研究17-1)。

证据与研究17-1

运动疗法治疗LBP效果荟萃分析的"冲刷效应"

运动疗法已广泛应用于LBP的治疗。绝大多数LBP患者归类为非特异性;因此,多数研究基于此类人群。一项运动疗法减少成人急性、亚急性和慢性非特异性 LBP 患者疼痛和残疾效果的荟萃分析发现，相比不治疗和其他非手术治疗措施，运动有其优势，但效果并不显著[25]。对于标准荟萃分析的质疑之一就是，治疗措施与特定分组的患者不匹配而产生“冲刷效应”。考克兰背部综述学组建议，LBP 治疗首先要确定患者分组，以便解决患者异源性问题[26]。近来研究支持此观点，有证据表明 NSLBP 分类大致基于心理因素[27-29]、运动与姿势[30-32]、神经生理因素[33]和生活方式（久坐少动[34]与过度活动[35]）。除此之外，目前多数背痛分类相关研究仅关注此问题的单一维度，而不是 LBP 所能考虑到的所有维度[36]。科学文献和临床实践所能明确的是 LBP 的治疗要求多维度方案[37,38]。这些维度包括病理解剖学、神经生理学、生理和心理等因素[2]。不同纬度的相应作用及其对 LBP 的特定作用，对于每个患者也各不相同，并由此产生真正以患者为中心的治疗方案。

鉴于 LBP 的复杂性，临床医生通过门诊体格检查（运动系统的各个方面）结合影像学检查、医学测试和问卷筛查等，从所有维度分析该病症。临床推理过程可确定该病症的主要致病因素以及患者是否对该病症有适应性（保护性）或非适应性（诱发性）方式。对所有致病因素的概括有助于做出指导治疗方案的诊断和基于发病机制的分类。

作为物理治疗师，专业人士通常关注力学或诱发症状的原因，但我们应该超越力学和化学损害层面而更关注 LBP 的认知 / 情感方面的致病因素。简单来说，局部的解剖结构性疼痛与特定的持续力学加剧和缓解因素有关，提示物理 / 力学因素在此病症中起主要作用。这主要会造成周围性损害，适合基于力学的分类和治疗方案。力学因素的临床检查与病理解剖表现之间的关系有助于确定其重要性和与该病症的关系。如果疼痛为持续性、不可复性、范围扩大，并且力学因素影响不大（或小力学因素造成疼痛加剧或不相称的反应），那么炎症和中心性被动神经心理因素（如中心性疼痛过程改变）就可能是该病症的主导因素。焦虑、过度警觉、恐惧和情绪压力作为该病症的加剧因素凸显了心理因素和某些病例中社会因素的影响，提示心理社会因素主导了疼痛。事实上，疼痛是复合因素造成的，应不仅基于单一案例，还要自某些患者情绪开始波动时，就何种因素在特定时间上是主导因素的问题进行评价。

物理治疗措施基于临床分类并专门针对基本力学诱因（病因），可改善相应的病症并对疼痛的生理和认知 / 情感诱因产生影响。运动处方应个性化，并评价活动和运动参与水平、多维度诱因及相应身体部位功能和结构。尽管针对下腰部的运动处方多种多样，关于适当治疗选择的完整证据医学依据并不尽如人意。运动处方的专业性挑战在于基于我们对 LBP 多维度性质认知的可靠临床决策过程。本章以多种治疗性运动处方实例提供作出合理临床决策的工具，以帮助临床工作者了解为何及何时特定针对性练习可能有效。

解剖和人体运动学回顾

在患者的治疗过程中作出全面的临床判断（见第 1 章）必须具备丰富的解剖学和人体运动学知识。腰骨盆区的解剖和人体运动学在相关文献中得到了充分的认识[39-43]，加深了对该部位的临床认识并突显了骨盆与下肢间正常运动的整体性。要对腰骨盆区进行恰当的检查、评估、诊断和治疗，必须深入了解与 LBP 相关的运动系统的各个方面。本书末对腰骨盆区的解剖和人体运动学进行全面的综述；本文综述仅限于肌肉系统。关于解剖和人体运动学的详细内容可于相关网站查阅（the Point.lww.com/Brody Hall4e）。

肌肉系统

理想的腰骨盆区功能需要脊柱、骨盆和髋关节前后面肌肉结构的完整性。另外，背阔肌也对该部位的力学有影响。由于肌肉结构覆盖整个腰骨盆区，其肌肉系统就应视为一个整体。

腰骨盆区后面肌肉系统

胸腰部筋膜（thoracolumbar fascia，TLF）及其有力的肌肉附着部对腰骨盆区的稳定起到了重要的作用[44,45]。对 TLF 的众多附着部位也已阐明，包括腹横肌（transversus abdominis，TrA）和腹内斜肌（internal obliques，IO）部分纤维的 TLF 外侧缝附着部、臀大肌、背阔肌、竖脊肌的附着部以及 TLF 后层的股二头肌附着部（图 17-1）。这种方式说明髋关节、骨盆和下肢肌肉通过 TLF 与上肢和脊柱相连接[44]。臀大肌和背阔肌可通过 TLF 后层向对侧传递应力，并可能在步行和躯干旋转动作时支撑骶髂关节（sacroiliac Joint，SIJ）和腰椎。这

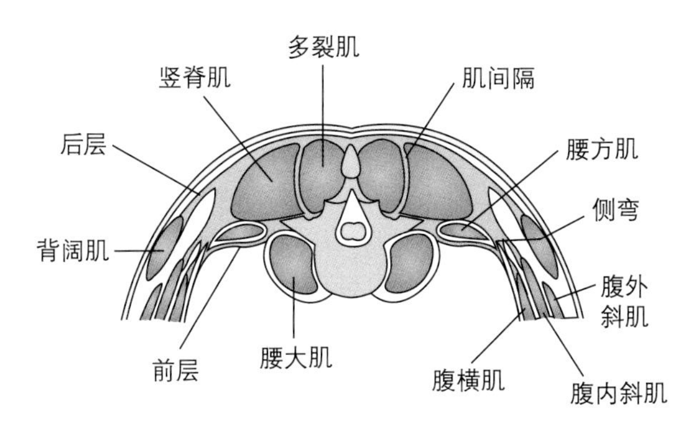

图 17-1 腰椎横截面显示躯干肌肉各层（引自 Porterfield JA, DeRosa C. 下腰痛的力学机制：功能解剖 . 第二版 . Philadelphia, PA: WB Saunders, 1998.）

一完整体系也符合脊柱与髋关节间传递的方式，TLF 正是连接各部位肌肉的中心结构。

脊柱伸展肌群大体分为纵贯脊柱全长并止于骶骨和骨盆的浅层肌群（如髂肋肌）和分布于腰椎节段的深层肌群［如最长肌和腰椎多裂肌（lumbar multifidus, LM）］。尽管脊柱浅层肌群并不直接附着于腰椎，却因其附着部的优势对腰椎伸展产生理想的力臂（图 17-2）。通过向后牵拉胸椎，在腰椎产生一伸展力矩。在前屈时离心收缩以控制躯干的下降而在功能性动作时向心收缩控制胸椎下段相对于骨盆的位置[46,47]。脊柱伸展肌群的附着部对 SIJ 的力学也有影响。由于竖脊肌腱膜在骶骨的附着部，牵拉骶骨背侧面的竖脊肌肌腱会使骶骨在髂骨上产生一屈曲力矩（如点头动作）（图 17-3）。

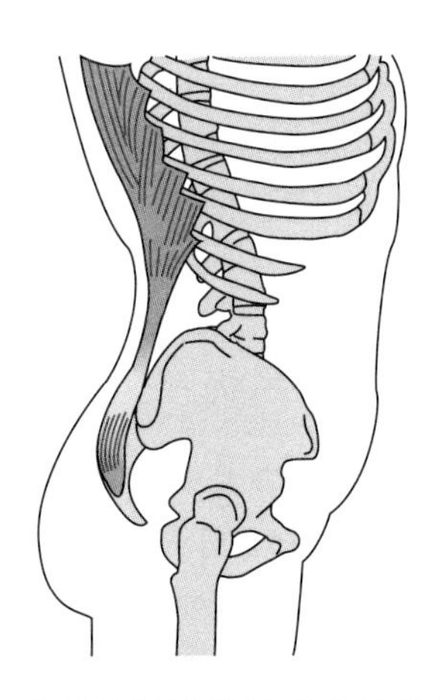

图 17-2 侧面观可见竖脊肌浅层自骨盆起点至肋骨止点的表浅和后面的走行。胸部（如竖脊肌浅层的同侧）进一步向后，或同侧髂脊向前，该肌肉则被拉长。胸部或髂脊做上述相反动作时该肌肉缩短。（引自 Porterfield JA, DeRosa C. 下腰痛的力学机制：功能解剖 . 第二版 . Philadelphia, PA: WB Saunders, 1998.）

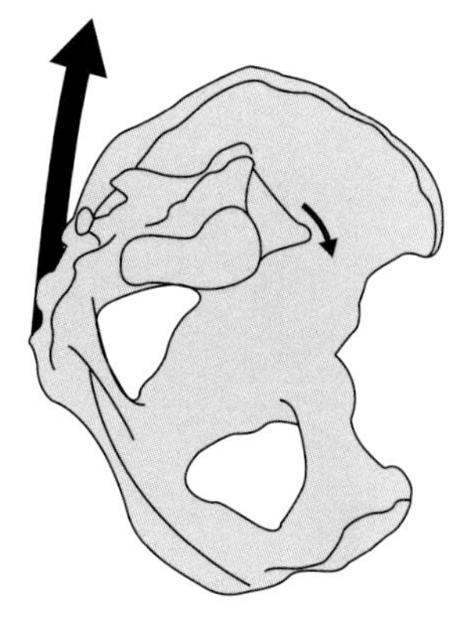

图 17-3 浅层竖脊肌在骶骨上的附着部可能提供了髂骨转动（髂骨前屈）的力，由于转动增加髂骨稳定性，浅层竖脊肌可能起到骶髂关节力锁合的作用（引自 Porterfield JA, DeRosa C. 下腰痛的力学机制：功能解剖 . 第二版 . Philadelphia, PA: WB Saunders, 1998.）

深层竖脊肌伸展脊柱的力臂较弱，但沿力线为使腰椎抗重力的前剪切力提供动态反作用力（图 17-4）。LM 在棘突上的附着部为脊柱伸展提供了较强的力臂（图 17-5），前屈时此肌肉控制屈曲和前剪切力的程度和幅度[48]。由于位置深、肌束短和斜向走行，LM 通过对抗前屈和旋转来稳定腰椎[49,50]。有些研究阐述了该肌肉与脊椎节段的关系[51-53]。一项对无 LBP 的健康受试者的研究显示，多裂肌的深层肌束与 TrA 一起，是因视觉刺激产生肢体活动时首先激活的肌肉，不依赖肢体运动方向独立发力以控制椎体间活动[54]。其深层肌束也先于运动肢体的肌肉激活，但其时限似乎取决于控制脊柱指向的肢体运动方向[54]。LM 还有稳定 SIJ 的作用，因其附着于骶结节韧带，

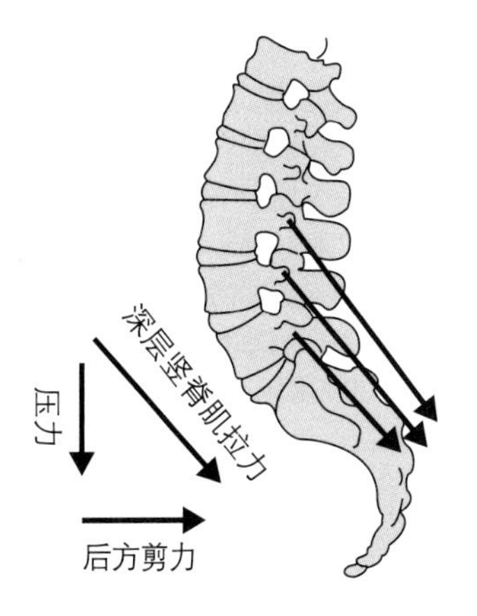

图 17-4 由于深层竖脊肌（deep erector spinae, DES）附着处靠近脊柱运动轴线，因此产生向后的或切向和挤压的动态应力（箭头所示）。该肌肉可阻止前移（引自 Porterfield JA, DeRosa C. 下腰痛的力学机制：功能解剖 . 第 2 版 . Philadelphia, PA: WB Saunders, 1998.）

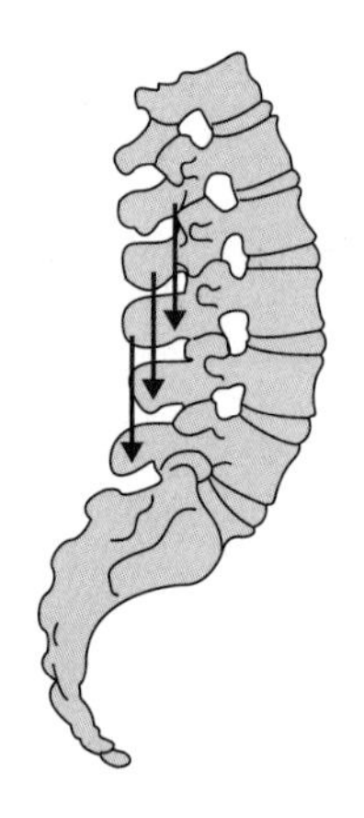

图 17-5　LM 的附着部决定了产生后伸的较大垂直向量而水平向量较小，说明其主要作用为旋转稳定肌群而不是水平旋转。躯干的只有旋转肌群是腹斜肌，因其垂直向量产生屈曲和旋转的力矩，并由 LM 稳定（引自 Bogduk N，Twomey LT. 腰椎临床解剖 . Edinburgh：Churchill Livingstone，1987.）

LM 肌肉收缩对韧带产生的张力可能增加韧带对 SIJ 的稳定作用（图 17-6）。此肌肉功能障碍的影响将在以后的章节讨论，进一步强调其在脊柱稳定中的作用。

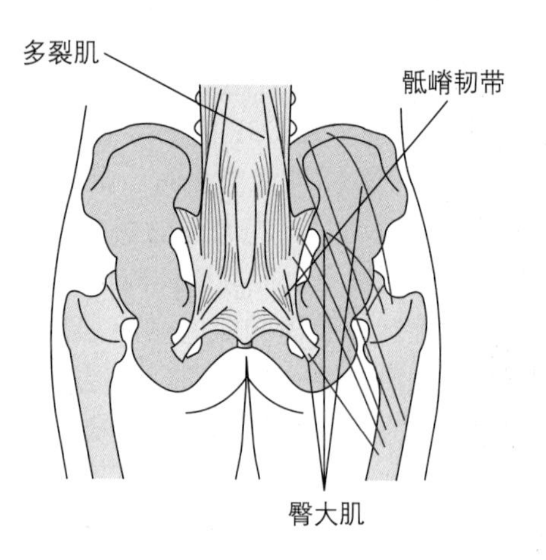

图 17-6　腰椎多裂肌（LM）与骶髂关节、骶结节韧带和臀大肌的解剖关系。LM 附着于 TLF 起自分隔多裂肌和臀大肌的缝。此缝前缘固定于 SIJ 关节囊而后缘成为 TLF 的一部分。多裂肌腱索走行于骶髂长韧带背侧束的底层汇入骶结节韧带，这些连接将 LM 整合进 SIJ 的韧带支撑系统（引自 Porterfield JA，DeRosa C. 下腰痛的力学机制：功能解剖 . 第二版 . Philadelphia，PA：WB Saunders，1998.）

腰骨盆前方肌肉系统

腹壁肌肉是对腰骨盆区活动度和稳定性最重要的肌肉群之一。腹壁肌肉由浅至深分别为，腹直肌（rectus abdominis，RA）、腹外斜肌（external oblique，EO）、IO 和 TrA。RA、EO 和 IO 相比 TrA 更有能动性。

TrA 呈圆形，位于深层，附着于 TLF、RA 鞘膜、膈肌、髂脊和下六条肋骨表面[55]。由于其诸如位置深、连接筋膜支撑系统、肌纤维分布和可能站立与步行时的抗重力作用等解剖特点，TrA 是重要的腰椎稳定肌肉[56-64]。在无 LBP 的个体中 TrA 的激活先于肢体动作的启动，而 LBP 患者此功能丧失[56,65]。最新理论认为，此肌肉为稳定腰椎的重要肌肉，腹肌专项训练应重视 TrA 激活的针对性练习而非一般力量和耐力练习。此类练习将在本书后面的章节进行详细阐述。

腹斜肌共同提供向斜前方的悬吊力，与斜后方悬吊力（如 TLF 及相关结构）一起以完整的肌肉筋膜支撑体系稳定腰椎和骨盆[66,67]。右侧 EO 与左侧 IO 协同工作是脊柱左旋并在必要时防止过度旋转。LM 必须共同收缩以防止腹斜肌产生的前屈，从而达到真正的旋转或横截面上的稳定。EO 的下束和中束防止骨盆前倾和骨盆前剪切力。对于 SIJ，腹斜肌在 SIJ 后方提供双髋骨间的应力（图 17-7）。

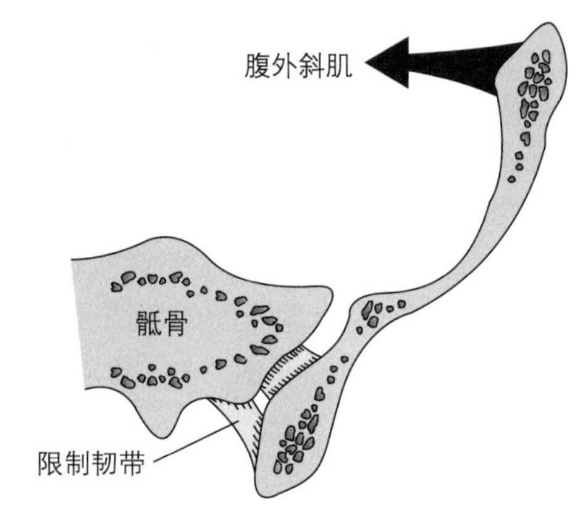

图 17-7　腹斜肌收缩作用于骨间韧带的支点，增加了骶髂关节的稳定性和耻骨联合压力（引自 Porterfield JA，DeRosa C. 下腰痛的力学机制：功能解剖 . 第二版 . Philadelphia，PA：WB Saunders，1998.）

骨盆、髋及上肢肌肉系统

有 29 条肌肉起始于或附着于骨盆，其中 20 条连接于骨盆和股骨之间，9 条连接骨盆与脊柱。这说明由各膝髋关节肌肉活动产生的巨大力量可经骨盆、腰椎依次传递。

髂肌和腰大肌在脊柱和骨盆处有很大的附着部。如果没有腹肌持续的稳定作用，髂肌可在骨盆产生前旋的应力。如果没有深层竖脊肌、LM 和腹肌持续的稳定作用，腰大肌可在腰椎产生前移的应力。

臀大肌的肌纤维走行垂直于 SIJ 平面，与 TLF 和对侧背阔肌汇合[40]。此交叉系统跨过中线，在旋转动作和步行时骨盆带的传递起到重要的作用[40,66]。臀大肌、背阔肌和竖脊肌收缩时将 TLF 拉紧。

除附着于坐骨结节，股二头肌长头还附着于骶结节韧带。股二头肌收缩可增加骶结节韧带的张力，将骶骨拉向髂骨，从而有效增加 SIJ 的稳定性[60]。

站立和行走时，骨盆带以同侧臀中肌和臀小肌及对侧内收肌的协调收缩稳定于股骨上。通过保持髋、骨盆和腰椎在冠状面上的关系，臀中肌、臀小肌和内收肌对腰椎稳定起到间接作用。尽管不直接参与 SIJ 力锁合，这些肌肉对骨盆带的功能仍有重要作用。

梨状肌是深层髋外旋肌群和盆底肌的一部分，对 SIJ 的稳定起到至关重要的作用。梨状肌附着于骶骨、骶结节韧带的前面和 SIJ 关节囊的内缘，固定骶骨顶端并控制髂骨的改变。

不能忽略盆底肌和腰骨盆区功能间的关系。盆底肌构成了腹腔基底部，必须在提高腹内压的动作时收缩以控制便意并增加压力。无 LBP 的个体，强有力的自主腹肌收缩使盆底肌最大做功而产生同样强度的活动。盆底肌不仅仅是对腹内压升高的反应，而是先于腹肌收缩[68]。一位研究者发现，有些慢性下腰痛（chronic low back pain，CLBP）患者没有盆底肌的提前收缩，不能激活 TrA[61]。

最后，一个要点是，膈肌功能完整性的重要性。膈肌和人体深层稳定肌肉已被描述为脊柱动态稳定性的重要功能单位[69,70]。另外，膈肌的合理使用有助于躯干肌肉整体放松的保护模式[71]。膈肌活动先于身体所有活动，降低并随之建立起腹压，以稳定脊柱的腰椎部分。针对膈肌活动对姿势稳定的作用的研究发现了与上肢运动有关的调相[72-75]。其他研究显示，相比 LBP 患者，健康人群膈肌活动度更大而呼吸频率更低、动作协调性更好、姿势平衡能力和呼吸模式更好[76]。这些因素对于保持腹内压非常重要，而腹内压可与腹壁、后方肌肉和盆底肌群共同支撑脊柱。支持健康人群和 LBP 患者的呼吸和稳定肌群的运动控制能力不同的研究发现，LBP 患者应全面发展膈肌、后方、前方和盆地肌肉的运动控制能力[72-77]。

步行

步行是一种重要的功能性活动。表 17-1 列出了腰骨盆区步态周期的生物力学和肌肉功能。

表 17-1 腰骨盆区在步态周期中的运动学和肌肉活动

步态周期时相	关节活动度		肌肉活动	
	腰椎活动度	骨盆带活动度[a]	腰椎肌肉活动[b]	骨盆带肌肉活动[c]
着地初期	同侧侧弯 / 对侧旋转	轻微头侧 / 尾侧切应力；同侧髋骨旋后 / 对侧髋骨旋前	双侧竖脊肌	HS，臀大肌[d]
支撑初期	如着地初期			
支撑中期	如着地初期	同侧髋骨向中立位旋前 / 对侧髋骨向中立位旋后		
支撑末期	为摆动初期准备	同侧髋骨过中立位旋前 / 对侧髋骨过中立位旋后	双侧竖脊肌[86]	
摆动前期	为摆动初期准备			
摆动初期	对侧侧弯 / 同侧旋转			
摆动中期	如摆动初期			
摆动末期	如摆动初期			

[a] 双髋骨和毗邻的第 5 腰椎间的骶骨活动是绕斜线轴的复杂、多轴、扭转的运动[78,79]

[b] RA 和腹外斜肌及腹内斜肌的活动因测试中步行速度不同而存在差异[80,81]。TrA 和 LM 显然有助于稳定脊柱以防治四肢运动造成的微动并在步态周期中发挥作用[50]

[c] 许多步行时骨盆带产生的肌肉活动已在第 20 章进行了讨论。本表提供了髋、腰骨盆区和上肢间关系的其他信息

[d] HS 的活动增加了骶结节韧带的张力并有助于伴肢体负荷的骨盆带力锁合机制[66,82,83]。躯干反向旋转及上肢前摆时臀大肌激活，造成对侧背阔肌拉长。随后，上肢后摆造成对侧背阔肌收缩。背阔肌的拉长和收缩增加了 TLF 的张力从而加强 SIJ 的力锁合[84]。臀大肌激活是骨盆内力锁合稳定机制的关键因素；臀大肌功能下降不利于 SIJ 稳定[85]

检查与评估

脊柱疼痛患者的症状和体征形式繁复，表现为不同的临床程度和病理分级。多数 LBP 患者是良性病变且表现为机械负荷意外造成的单一背部拉伤或扭伤，或者心理或生活压力造成的“突发疼痛”。脊柱疼痛的严重病因包括：骨折、肿瘤和感染，较为罕见，在脊柱医疗病例评价中所占比例少于 1%[87]。但是，多数脊柱疼痛患者临床表现的产生条件千差万别[87]，临床医生很难确定这些条件和并发症，因此可能阻碍患者的康复，亦或置患者于严重医疗后果的风险之中（禁忌证）。临床医生必须对可能的临床指标保持警惕，做必要的更敏感测试、会诊或就诊（表 17-2）[88]。

表 17-2　医学筛查中“警示”表现的分级

Ⅰ级：需要立即医学处理的因素
- 血痰
- 意识丧失或危险精神状态
- 单一神经根病变不能解释的神经性损害
- 肛周麻木或感觉异常
- 肠道和膀胱病理改变
- 症状与机械性疼痛（体格检查所见）不相符
- 渐进性神经病变
- 波动性腹部肿块

Ⅱ级：需要主观问卷、预防性检查和治疗的因素
- 年龄 >50 岁
- 抽筋（可与既往中枢神经系统疾病有关）
- 发热
- 血沉增高
- 异常步态
- 感染或出血性疾病病史
- 代谢性骨病病史
- 肿瘤病史
- 新近的创伤
- 长期服用类固醇药物
- 伤口未愈合
- 近期不明原因体重下降
- 剧烈疼痛

Ⅲ级：需要进一步体格检查和鉴别诊断的因素
- 反射异常
- 双侧或单侧神经根病或感觉异常
- 不明原因牵涉痛
- 不明原因严重上肢或下肢无力

Sizer PS Jr，Brismée JM，Cook C. Medical screening for red flags in the diagnosis and management of musculoskeletal spine pain. Pain Pract 2007；7：53-71.

普通人群中 5%~10% 患有 LBP，疼痛可能与伴或不伴神经损伤的神经根功能有关。这可能与神经根、脊髓受压或马尾综合征有关，都有明确的病理改变，如椎间盘脱出、侧隐窝、椎管狭窄或重度脊椎滑脱症（详细内容见本章后文）。渐进性神经损害和马尾综合征（新发尿潴留、大便失禁和鞍区麻痹）表现需进一步观察并由医疗专家诊治[89]。

如前所述，90% 的 LBP 患者没有特定的病理解剖学或病理生理学病因而被归类为 NSLBP[89]。物理治疗体检旨在明确患者活动受限和运动参与受限的多维度病因。

LBP 的多维度治疗方案必须重视通过“以人为本”的方式使患者重新认识自己的背部疼痛，同时改变其造成疼痛恶性循环的适应不良动作以及日常生活行为。就发病机制角度而言，针对性特定运动训练的重要性如下。

- 提示测试者和患者与症状相关的机械应力的类型和方向，使患者有意识控制。
- 揭示造成动作障碍可能的生理损害。
- 为治疗性运动方案和姿势动作再训练提供基础。

病史

做出准确的诊断很大程度上取决于对患者病史和现存症状的清晰理解。除了第 2 章指出的来自患者 / 客户病史的一般资料，下腰痛相关症状的特定问题可启动针对诊断的临床推理程序。对于 LBP 的病史调查结果效度的研究通常采用病理解剖分类系统，但是，最近的反馈性调查认为心理因素可造成疼痛。注 17-1 列出了 LBP 患者反馈性调查的问题。注 17-2 显示的研究采用了椎间盘病变、ZJ 综合征、SIJ 综合征、马尾综合征和椎管狭窄的诊断分类。相关问题的详情请参阅 Magee 的原文[97]。

注 17-1
反馈性调查问卷

- 您何时开始背痛的？
- 您认为最初的损伤机制是什么？
- 您身体有何感觉？您身体感到紧张吗？如果有，在哪？
- 您能告诉我您背痛好转或加重时都做了哪些事情吗？

其他拓展叙事的方法

- 尝试倾听不打断或反映过快 - 必要时,发表任何意见前慢慢数 5 个数,然后观察发表意见是否有必要。
- 要求详细讲述和说明(告诉我更多的……)
- 适当时给出自然的共鸣
- 不要发表意见、打断、同意、不同意或将其观点与你和他人比较;牢记这不是交谈;目的是为病人创造思考的空间而不是你的
- 做记录以便对其讲述的主要话题做出回应
- 改述与总结。如"如果我理解得没错,您说的是……"
- 如果患者之前看过其他医疗工作者,其治疗可作为病史部分讨论。有时,患者可能对之前的治疗不满意,可能因进展不够而沮丧。注意倾听,不要评判或赞同其他医务人员的医疗服务

注 17-2
LBP 或 SIJ 综合征患者的病史项目

椎间盘病变 [90]

- 下腰痛
- 串至腿部的灼痛、刺痛和"过电样"疼痛
- 麻木或感觉异常(感觉异常的敏感度为 30%~74%)[91]
- 增加椎间压力或特定动作可加重症状
- 休息可明显缓解但不能完全消失
- 放射状疼痛(坐骨神经痛敏感度为 95%)[11]
- 腿疼重于腰疼
- 表浅痛和锐痛多于不确定性疼痛、钝痛和阵痛
- 坐骨神经痛敏感度为 79%~95% [91]

关节突关节(ZJ)综合征

- ZJ 综合征不引起牵涉痛,除腰椎中心部位 [92]
- ZJ 综合征可能造成疼痛串至膝关节以下,因为受累节段其他疼痛结构的疼痛反馈产生的节段性易化 [93]

SIJ 综合征

- 腹股沟疼痛 [92]
- 疼痛串至髂后上棘(PSIS)[94,95]
- 周围神经结构的囊襞或撕裂产生的炎性介质的渗出物可造成放射性症状 [95]

马尾综合征 [96]

- 尿潴留的敏感度为 95%[11]
- 肌无力和下肢感觉下降的敏感度超过 80%[11]
- LBP
- 双侧或单侧坐骨神经痛
- 鞍区感觉过敏的敏感度为 75%[11]
- 性功能障碍(性交时感觉下降、阴茎感觉下降和阳痿)
- L5-S1 中心型椎间盘突出可能不造成下肢肌力或反射变化

椎管狭窄综合征 [11]

- 神经性跛行敏感度为 60%
- 下肢疼痛敏感度为 85%
- 神经功能异常敏感度为 60%

体检筛查

源自腰骨盆区的症状常累及下腹的其他部位,而类似腰骨盆区功能障碍的症状可能源自脏器组织(见附录 A)。因此,进行腰骨盆区或下腹部检查前推荐腰骨盆区筛查。体检筛查的目的在于确定下腹部症状是否源自腰骨盆区。一经明确症状来自腰骨盆区,就应进行更为全面的腰骨盆区检查和评估。注 17-3 列出了所有腰骨盆区体检筛查所需的测试方法。

注 17-3
腰骨盆区筛查评估

观察:站位和坐位姿势筛查,肤色、纹理、瘢痕和软组织轮廓等局部体征
主动活动度(必要时可加压):站位屈曲、背伸、侧屈;坐位旋转
应力测试:仰卧腰椎挤压和分离、仰卧骶髂关节挤压和分离、侧卧骶髂关节挤压、俯卧腰椎旋转应力
诱发试验:俯卧腰椎由后至前施压
触诊:腰 - 骨盆 - 髋肌肉组织触诊,评价状态改变、损伤和疼痛诱发
硬膜囊活动度测试:Slump 测试、直腿抬高、俯卧屈膝
神经系统检查:主要肌肉(表 17-3)反射,皮区感觉测试

表 17-3 神经根和周围神经支配的主要肌肉

主要肌肉	神经根	周围神经
腰大肌	L2(3)	股神经
股四头肌	L3(4)	股神经
胫骨前肌	L4(5)	腓深神经
伸踇趾肌群	L5(S1)	腓深神经
臀中肌	L5(S1)	臀上皮神经
内侧腘绳肌	L5(S1)	腓浅神经
腓肠肌	L5(S1)	坐骨神经
外侧腘绳肌	S1	坐骨神经
腓肠肌	S1(S2)	胫神经
臀大肌	S2	臀下皮神经
膀胱和直肠	S4	

测试与测量

下文按字母循序阐述了所有腰骨盆区查体 / 评估的相关测试和测量方法。测试和测量方法必须针对性地基于病史、系统回顾和体检筛查的相关资料。其他测试和测量须根据个案情况予以采用。关于物理治疗测试与测量的详细内容建议读

者参阅《物理治疗操作指南》[98]。

人体测量特点

应当重视人体测量特点，因为个体独特的人体测量特点可能是引发某种腰骨盆区症状的风险因素。例如，肩宽、骨盆窄、中心高的男性，做前屈动作时腰椎前屈多于屈髋。这可能是LBP的风险因素之一[99]。另外，如果患者恢复需要弯腰和提举动作的工作，则需要限制其“过度”或“过多”的腰椎前屈。

人体工程学和人体力学

对患者的工作能力和生理要求的评价应包括人体工程学和人体力学。这包括持物能力，如在不同高度增加提举重量。非持物能力评价包括坐或站立耐力，或者工作站人体工程学测试。这类测试通常称为基本能力评价(functional capacity evaluations，FCEs)。FCEs可在诊所购得或设计，并可使用昂贵的连接电脑的力学设备或廉价的手工箱、板条箱和推拉板。关于FCEs的效度必须注意一点，规定时间内1~2天的2~4小时患者日常生活并不能代表其每年52周、每周4~6天、每天8~10小时的工作能力。FCE充其量可模仿工作所需的某种技能和能力，可作为受伤患者检查的一部分而不是全部检查。

步行/平衡

步行是一项基本运动方式，可提示腰骨盆区症状与体征的病理机制，尤其是患者主诉步行可加重或缓解症状时。其他部位与腰骨盆区的关系对确定施加在腰椎上的机械应力很重要。如，活动度低的旋后足不能在行走支撑期充分旋前而增加腰椎压力；活动度高的旋前足可因支撑期的短力臂而在腰椎横截面上产生压力。录像分析是评价行走或跑步时腰椎周围结构的复杂相互关系的一种有效方法。包括步态评价的多种测试的综合结果可帮助专业人员制订出治疗步态异常的专门训练计划。步态改善后，可采用更有效的活动以提高耐力并以逐级训练形式减少逃避行为[100]。

肌肉状态

应仔细评估腹肌、脊柱背伸肌群和骨盆带肌肉的运动和稳定功能，以确定腰骨盆区的病理机制。肌肉状态测试应包括足以让受试者完成所需控制性动作[基本性日常生活活动(basic activities of daily living，BADL)]和专业运动[工具性日常生活活动(instrumental activities of daily living，IADL)]的力量、爆发力和耐力测试。

脊柱背伸肌群和腹肌的发力能力评价可通过Kendall等描述的传统徒手肌肉测试进行[101]。由于关于腹肌准确测试的描述有很多，为保证得到最佳测试结果就需对Kendall的著作进行回顾。

尽管等速肌力测试可得到关于发力的客观信息，此方法测得的总力量对脊柱周围深层肌肉功能的敏感性还是不高。虽然许多研究表明深层腹肌和LM功能障碍与LBP有确定的相关性，但是对正常人群或LBP患者的总躯干肌力的对比研究对此相关性尚存争议[102-107]。此差异反映了对LBP患者最大躯干力量测试的研究结论的固有局限性。例如，疼痛可妨碍最大做功，疼痛耐受的LBP患者的测试结果更大。此设计问题可能是关于躯干力量的文献结果各异并看似矛盾的原因。还有越来越多的证据表明动作模式改变和躯干肌肉协同收缩与复发性和持续性LBP有关，提示需要考虑脊柱的过度应力[71]。

躯干等速肌力测试也大部分关注主要参与肌肉的评价和对脊柱产生较大力矩的能力(如RA、胸腰段竖脊肌)而非提供稳定性和良好控制力的肌肉(如TrA和LM)[108,109]。多数研究关注日常生活活动(activities of daily living，ADL)中极少达到的最大主动收缩。CLBP患者中，低负荷突发、意外、轻微动作就能加重症状，与最大发力动作一样常见[110,111]。然而，最新一项研究清楚表明，健康人群和椎间盘突出症患者间不同速度下产生的力矩不同，这可能影响康复目标(证据与研究17-2)。

证据与研究 17-2

伴腰椎间盘突出的LBP患者的下肢肌肉等速肌力测试

一项比较健康人群和伴腰椎间盘突出(LDH)坐骨神经痛患者的对照研究，同时测试了两组的躯干、膝关节和踝关节的等速肌力[112]。

要点

- 同时测试伴LDH坐骨神经痛患者的躯干、膝关节和踝关节的力量
- LDH组无论有无一侧坐骨神经痛，除躯干力量下降，膝关节屈伸和踝关节跖屈力量也显著下降，而踝关节背伸力量无下降

- 测试速度为 180°/ 秒时,LDH 组坐骨神经痛一侧比无坐骨神经痛一侧的伸膝力矩显著较低
- 高速测试时膝关节力矩下降可能是由于患肢股四头肌选择性Ⅱ型肌纤维萎缩造成的疼痛性步行活动减少。尚需进一步的组织学或形态学研究
- 该研究结果提示,针对 LDH 或 LBP 患者的良好分级康复/治疗性计划可控制疼痛(背痛和腿痛);为确保康复,患者应在不同的收缩速度下(尤其是较快速度)加强躯干和下肢肌肉力量

等速肌力和传统徒手肌力测试可能对躯干深层肌肉(如 TrA 和 LM)的状态评价不够敏感。躯干肌力测试也应考虑深层肌肉的功能。检查主动肢体运动时抵抗各方向应力而稳定脊柱的深层躯干肌肉能力的测试可为临床工作者提供关于肌肉状态的信息[36,113]。大量重复动作可反映躯干肌肉耐力。当脊柱不能抵抗特定方向的应力保持稳定时,就提示相应躯干肌肉的运动控制不足、肌力不足或疲劳(取决于测试针对性)。其他的 TrA 测试方法有:腹壁触诊[114]和患者俯卧位时腹部下方置一压力带(压力生物反馈单位,Chattanooga,USA)[115]。LM 也可使用生物反馈装置评价。患者屈膝仰卧位,生物反馈装置置于腰椎下方;LM 向心收缩增加生物反馈单位的压力。实时超声成像是另一个用于物理治疗临床实践的测试方法,用以评价 TrA 和多裂肌的功能与大小以及指导再训练计划[116,117]。任何测试的多次重复可反映躯干肌肉的耐力。

理论上,躯干肌肉抗阻测试也可提供躯干肌肉完整还是拉伤方面的信息。但是,躯干肌肉抗阻测试也可刺激其他疼痛敏感结构产生无力和疼痛的测试结果,从而造成抗阻测试不能作为躯干肌肉拉伤的鉴别诊断方法。

骨盆带和盆底肌肉的肌肉力量测试可为腰骨盆区功能障碍的病因提供准确的信息。例如,臀中肌无力可造成步态单肢支撑期骨盆下降,在腰骨盆区的冠状面或横截面上产生应力进而造成腰骨盆区损害或病理改变。健康研究参与者做侧卧髋外展和腰椎稳定性练习时,臀中肌激活增加而腰方肌激活减少,造成骨盆侧倾减少。作者建议髋外展和腰椎稳定性练习有助于避免腰方肌代偿[118]。第 18 章和第 19 章分别推荐了盆底和骨盆带肌肉的肌肉状态测试方法。

神经系统测试:运动功能和感觉与反射完整性

完整的腰骨盆区神经系统检查包括三部分:上运动神经元筛查在怀疑脊髓受压时进行。腰椎上段中心型椎间盘突出可能造成脊髓压迫,腰椎下段中心型椎间盘突出可压迫马尾从而不会造成上运动神经元体征。

运动功能测试可提示源自特定椎间盘水平或周围神经的肌肉无力。神经根压迫可造成神经系统传导功能下降;神经传导检查可提示节段性感觉变化、运动改变和深层腱反射改变[119]。表 17-3 列出了相应神经根和周围神经支配的主要肌肉。

第三部分是神经动态测试,用以检查神经的运动和张力。包括直腿抬高试验(straight leg raise,SLR)、股骨 Slump 测试(femoral slump test,FST)和坐位 Slump 测试。临床医生应熟练掌握此测试的操作要点和测试内容次序,并且必须了解正常或可接受的反应。Butler[120]描述了腰骨盆区神经动态测试的技术和基本原理。Deyo 等[121]报道,SLR 测试对腰椎间盘突出诊断的敏感性为 80%,特异性为 40%。SLR 测试最适用于 L5 和 S1 神经根。FST 侧重于神经系统的股骨部分,适用于更高节段的腰椎神经根刺激[122,123]。

疼痛

临床医生对腰骨盆区疼痛的检查包括以下几部分:

- 检查 LBP 患者功能障碍程度相关的疼痛。
- 筛查肌肉骨骼疼痛发作后,CLBP 的心理预后因素。
- 用以诊断疼痛是否源自腰骨盆区,或确定疼痛的病理解剖学原因的检查技术。
- 确定疼痛的可能原因的检查技术。

美国及其他西方国家都试图降低医疗保健费用,这就更需要临床医生开具的医疗措施准确有效。疼痛评分是背痛疗效评价的常用方法,至少有 22 种关于评分的方法报道[124]。但是,仅靠疼痛不足以明确健康状况且缺乏生理功能相关性[125]。Waddell 和 Main 报道[126],评价 LBP 程度时必须区分三个可记录临床因素:疼痛、生理损害和功能障碍(见:关于功能障碍评价的进一步讨论的"工作[职业/学习/运动]、社交和休闲的整合与再整合(包括 IADLs)")。

可预测患者疗效不佳的疗效评价方法、可加

强医疗健康资源的有效配置，这些能使患者得到更为恰当的治疗。Waddell提出了一系列可以预测腰骨盆区功能障碍疗效的非器质性体征[127,128]。Waddell等[128]明确了5种非器质性体征，每一种都可通过1~2项测试确定。这些测试是评价患者对某些动作的疼痛反应(表17-4)。Waddell评分较高的患者(如5项非器质性体征中3~5项阳性)说明存在非机械性临床疼痛反应。存在严重心理损害而治疗仅针对生理和解剖损害的患者不会得到满意的疗效。高Waddell评分可作为功能评价的预测指标，如低重返工作率[129]。但是，操作者应对此结果谨慎解读[128]。高Waddell评分仅提示有较严重的非器质性或心理损害，而不能表示只是主观判断而非医学或心理学诊断的装病[127,128]。高Waddell评分患者应在物理治疗之前或期间接受精神健康工作者的适当治疗(证据与研究17-3)。

表17-4 Waddell征

测试	体征
压痛	表浅：患者有较大范围的皮肤轻压痛 非解剖性：大范围的深部疼痛，不局限于某一结构
诱发试验	轴向负荷：患者站位，自其颅骨施一轻度垂直负荷造成腰部疼痛 髋臼旋转：患者站位，骨盆和肩关节在同一平面内主动旋转时诉背痛；头30°内诉疼痛则为阳性表现
分离试验	直腿抬高试验不符：相比股骨试验，牵拉可明显改善直腿抬高 双腿抬高：器质性反应为直腿抬高后的双腿抬高角度更大；非器质性反应表现为相比直腿抬高，双腿抬高角度更低
局部障碍	许多肌肉群的无力、打软腿都不能以神经学理论解释 感觉障碍：感觉减退更符合"袜套样"而非皮区方式
反应过度	不相称的多语、面部表情、肌肉紧张和颤抖、虚弱或多汗

From Karas R, McIntosh G, Hall H, et al. The relationship between nonorganic signs and centralization of symptoms in the prediction of the return to work for patients with low back pain. Phys Ther 1997; 77: 356. Reprinted with permission of the American Physical Therapy Association.

证据与研究17-3

Waddell评分的结构效度

2012年有学者研究了Waddell评分的结构效度[130]。结构效度是指Waddell评分与其他因素评分间的关系是否与理论预期相符。该研究首要目的是测试Waddell评分与人口统计、疼痛程度、疾病行为以及生理心理状态等因素评价间的关系。很多因素和影响Waddell征的表现，如疾病焦虑、患者角色、失业、多疑病、沮丧、体检焦虑、中枢敏化、习得行为以及疾病状态等。例如，近来研究发现，CLBP患者的大脑结构与功能可发生改变[131]，并且患者可对这些改变表现为Waddell征[132]。由于人们对健康问题的反应、不同的社会规范、文化形式和卫生保健体系等方面存在显著的个体差异，以及Waddell评分描述在传统诊断范畴的有限作用，Waddell评分与其他各测试间仅有微弱的相关性。对于临床实践，Waddell评分并不能准确表示特定的问题，而应从患者整体临床角度加以概念化和理解。有证据表明，Waddell评分不能简单地作为心理"筛查者"[127]。该研究在以Waddell评分进行评价时强调了疾病行为的复杂性

除了评价与评价结果有关的疼痛，临床医生还应明确疼痛是否确实源自腰椎和骨盆。确定腰骨盆区为疼痛的病因后，即使不能做出确定的病因诊断，也要明确疼痛的力学原因。关于疼痛复杂的原因和发病机制不在本文讨论范围。关于引发和延长疼痛的是化学还是力学机制以及疼痛的确切神经生理学和生物力学原因尚存在很大争议。治疗师的职责在于确定力学干预能否改变疼痛。检查过程中，治疗师可准确观察患者的稳定性和动作模式，并把错误动作与疼痛发作或加重相联系。如果稳定性或动作模式改变使疼痛缓解或消失，则可确诊特定的错误动作造成了疼痛[31]。

姿势

治疗师应在查体的病史部分对患者的坐姿和站姿进行粗略的评价。姿势评价也是体格检查的正式组成部分。正式检查时，患者会仔细观察并假设其自认为的正常姿势或引起疼痛的姿势，或其臆想的情绪状态。检查过程中的姿势可能是无意识的或故意的，其动机并不容易观察。患者没有相关知识的姿势观察更能揭示其症状和体征的真正原因。

更有针对性的姿势检查应包括站姿、坐姿(支撑和非支撑)和卧姿。应在三维平面上对头部姿势、肩带姿势、脊柱曲度(如颈椎、胸椎和腰椎)以及腰骨盆区、髋、膝和踝足的力线。站姿时，检查者应观察对称性和各节段间可能的关系(如髂

脊下降和肢体较短一侧的足内旋和膝外翻)。骨盆姿势观察采用的骨性标志包括髂嵴、髂后上棘(posterior superior iliac spine,PSIS)、髂前上棘(anterior superior iliac spine,ASIS)和耻骨联合。理想的骨盆力线最好采取观察冠状面的 ASIS 和耻骨联合的方式[101]。

可推断出造成症状的病理力学原因的异常腰骨盆力线及其与其他身体部分的关系。纠正力线可降低腰骨盆区病理理学应力从而缓解或消除症状。这是做出腰骨盆区活动和运动障碍的病理力学原因诊断的第一步。但是,姿势并不总是造成腰骨盆区症状的病理力学应力的理想指标。例如,椎管狭窄患者可有腰椎变平,又存在因椎管或椎间孔狭窄于脊柱背伸时出现的症状。

还可推断出肌肉长度。根据关节姿势可作出肌筋膜结构的推断,如骨盆前倾时 EO 延长(图 17-8)。肌肉长度测试用于确定肌肉是否因关节姿势变短(如骨盆前屈特有的屈髋肌群变短)。另外,不同姿势的力量测试应与肌肉长度检查相结合。

姿势也能显示出肌肉的紧张模式,如坐姿或站立时脊柱过度活跃与放松的脊柱伸肌。所有这些观察结果都有助于专业人员进行分组。

活动度、肌肉长度和关节活动度

腰骨盆区的运动范围(range of motion,ROM)测试不仅要评价腰椎 ROM,还要评价骨盆 - 股骨复合体,以及髋关节和腰椎 ROM 间的关系,还应考虑与其他部位(如胸椎和上肢)ROM 的内在关系。还应包括脊柱、上肢和下肢的肌肉长度测试。腰骨盆区的活动度测试可明确脊柱椎体间活动度 / 稳定性[被动椎间活动(passive intervertebral motion,PIVM)测试]以及 SIJ 的活动度 / 稳定性。

在站立位完成屈曲、伸展、侧屈、象限运动的关节活动度测试;在坐位完成旋转测试。加压可用来再次激惹症状。关节活动度测试的目的有以下四个方面:

1. 判断患者的自主活动。
2. 再次诱发症状。
3. 判断腰椎骨盆 - 髋复合体活动程度。
4. 通过评估脊柱各部分和骨盆 - 髋关节之间关系来判断活动能力。

第 19 章讲述髋关节关节活动度测试。髋关节关节活动度测试的目的是利用腰椎病理机制学压力判断髋关节关节活动度的减少,这可能引起脊柱活动代偿。例如,伸髋活动度减少可能引起脊柱伸展代偿,特别是在步态支撑相终末期或从前屈姿势返回的最终时相。

髋关节主动关节活动度测试能够用来评估髋关节运动模式以及腰椎骨盆的稳定模式[31]。异常模式可能引起腰椎病理机制的压力并引起症状。如果异常模式引起了相关受影响结构的病理机制压力,那么纠正异常腰椎骨盆稳定模式应该能够

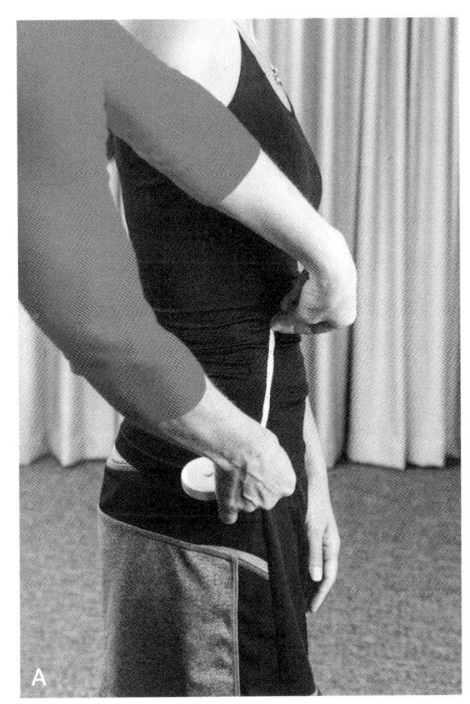

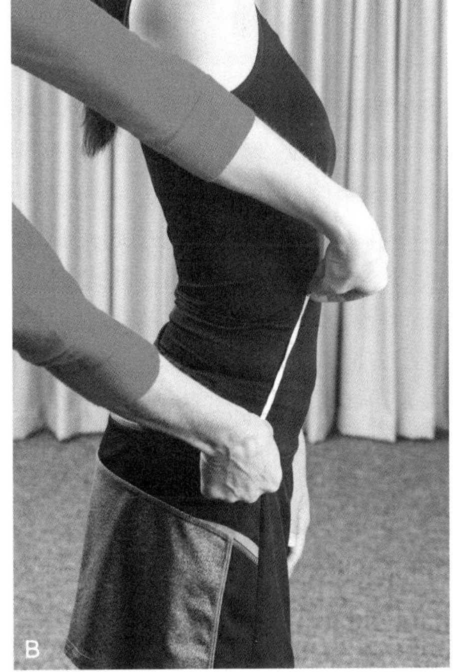

图 17-8 A. 中立位脊柱和骨盆姿势与腹外斜肌(EO)长度;B. 脊柱前凸和骨盆前倾拉长 EO

减少症状。这样这些测试也能用来弄清髋关节的是否有牵连。如果纠正腰椎骨盆稳定性减少了症状，那么髋关节就不可能是症状的问题来源。

第 24 章讲述胸椎活动度测试。腰椎活动度测试的目的是判断胸椎活动度的减少是否引起腰椎骨盆部位活动的代偿（例如胸椎旋转减少或僵硬能够引起水平面运动模式时腰椎压力的增加）。

跨骨盆和髋关节肌肉伸展性测试在第 19 章中讲述。从这些测试中得到的数据为临床医生提供了关于腰椎病理机械性压力的可能诱因的额外信息。例如，在前屈时僵硬的腘绳肌（HS）限制骨盆旋前，导致腰椎产生屈曲压力（图 17-9B）。

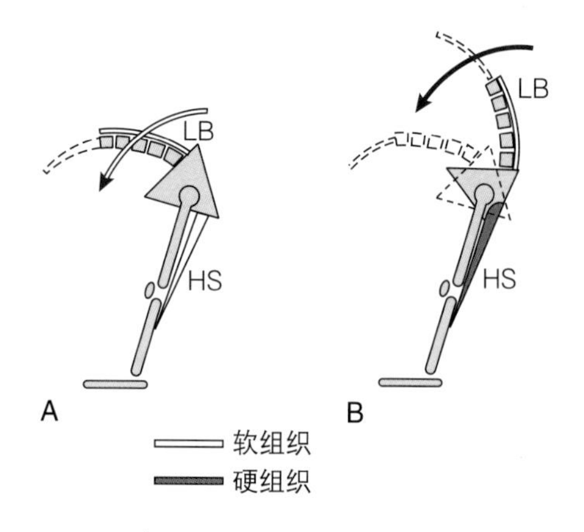

图 17-9 A. 正常腰椎骨盆节律；B. 减少腘绳肌的伸展可以改变腰椎 - 骨盆活动度，腘绳肌僵硬减缓活动速度并可能限制骨盆活动度，引起腰椎过度屈曲压力（引自 Calliet R. 下腰痛 . 第三版 .Philadelphia. PA：FA Davis，1981.）

尽管没有直接的躯干肌肉伸展性的测试方法，腰椎骨盆前屈、后伸、侧屈也能够分别测试躯干前、后、侧方伸展性。姿势力线的评估引发了关于过度躯干肌肉长度的假设（见姿势检查部分）。

McKenzie 发明了腰椎部位独特的一种关节活动度测试[133]。这种方法是基于维持或重复动作可以影响髓核位置，会引起向心现象和离心现象的一种假设。McKenzie 将向心现象定义为在进行特定动作时，感到侧方的脊柱源性疼痛转向中线方向或向远侧移动，这种疼痛有所减轻并转移到更中心或近中线位置[133]。离心现象是与其相反的现象，进行特定运动时，脊柱源性疼痛被感觉到朝向中线方向增加，转移到侧面和远侧。McKenzie 的理论假设只要纤维环和椎间盘是完整的，椎体运动时椎间盘上、特定损害方向上、抵消的负荷可以应用于被取代的核心部位上的力而指向更中心部位（如向心），从而减少神经或其他疼痛部位上产生症状的压力[133]。

腰部关节活动测试包含三个种类：被动生理椎间盘运动（passive physiologic intervertebral motion，PPIVM）、被动附属椎间盘运动（passive accessory intervertebral motion，PAIVM）及部分稳定性测试。PPIVM 测试用来判断相关生理性活动（例如活动度过大与活动度过小），以及加压相关的脊柱和骨盆各关节来判断终末感，评估应激性、稳定性及诱发症状。PAIVM 测试是指通过滑动[如，后前向（posterioanterior，PA）滑动]被动测试附属椎间关节。稳定性测试用以检查相应节段的过度平移[119]（见证据与研究 17-4）。相关研究显示其中度评判内信度和较差评判间信度[137]。当出现关节活动度感官改变和症状诱发的正性反应而不仅为活动性降低时，可靠性会提高[137,138]。PPIVM 和 PAIVM 结合测试可准确判别出以关节内渗透物确诊的功能紊乱程度[139]。

证据与研究 17-4

俯卧稳定性测试

俯卧稳定性测试采用 PA 滑动评价脊柱肌肉休息状态和收缩状态下的节段性僵硬和疼痛诱发[134]。测试第一步，患者俯卧位，下肢接触地面，在每一腰椎节段做 PA 滑动测试，观察有无疼痛诱发。确定疼痛节段后，在该节段进行测试第二步，主动伸展腰和髋，使双下肢抬离地面。休息状态下疼痛诱发而肌肉主动收缩时消失则为俯卧稳定性测试阳性。其可靠性较高（k=0.87）[134]。最近，有研究对没有腰椎疾病的人群进行了脊柱僵硬度的测试，受试者适当收腹或收紧腹壁进行 PA 压力测试[135]。两种情况的脊柱僵硬度均大于休息状态，但腹壁收紧比适当收腹的脊柱僵硬度更大。这些发现与肌肉收缩时腰椎功能模式相符[136]。

关于骶髂关节一系列成套的测试被建议来排除或证实骶髂关节功能紊乱的疑似诊断[140]。判断骶髂关节功能紊乱的存在需要四条阳性结果中至少三条：站立位屈曲，俯卧屈膝、仰卧位到直腿坐以及坐位下触诊髂后上棘。骨盆被动运动的生理运动测试包含前后旋转[141]。被动附属运动指通过滑动的方法对关节被动评估，并且在骶髂关节中用此测试稳定性[141]。

评价治疗有症状的被检查部位灵活性或稳定性的方案效果时，应包含所有的关节活动度、肌肉长度、灵活性 / 稳定性测试。例如在俯卧伸髋时，

表 17-5 背部特殊检查功能工具选择的描述

工具	内容	评分	完成时间(分钟)
Oswestry 下腰部功能障碍评分	疼痛度、影响睡眠、自理、步行、坐、站、举、性生活、旅行、社会生活	0~100	5
视觉模拟评分	疼痛度、对身体活动影响、对工作影响、全部障碍	0~100	5~10
Roland-Morris 残疾问卷	身体活动、家务劳动、穿衣、寻求帮助、食欲、兴奋性、疼痛严重度	0~24	5
Waddell 残疾指数	提重物、坐、走、站、社会生活、旅行、性生活、睡眠	0~9	5
下腰痛预后评分	目前疼痛、职业、家庭和体育活动、药物使用和医疗服务、休息、性生活、五日的日常活动	0~75	5

L5 节段伸展性可能增加,这是由于髋关节伸展活动度较少。通过判断脊柱部分节段(如,L5)相关组织部位(如,髋)以及结构限制来源(如,肌肉、关节囊、骨),提出特定的干预来处理相关生理损伤。处理与腰部伸展有关的损伤能够提高患者步行或跑步的耐力(活动受限和运动参与受限)。

工作(职业、学校、玩)、社区、休闲活动整合或重新整合(包含 *IADL*)

这种测试和测量方法的分类包括运动参与受限的评价。Waddell 和 Mai[126] 建议在评价 LBP 严重性时,必须区分三种可记录的临床疾病部分(见疼痛分类),其中之一为功能障碍。以下列出了经验证的有关背痛的功能性问卷。

1. Oswestry 下腰部功能障碍评分[142]
2. Million 视觉模拟评分[143]
3. Roland-Morris 功能障碍问卷[144]
4. Waddell 功能障碍指数[126]
5. 临床下腰痛问卷(Aberdeen 下腰部评分)[124]
6. 腰椎预后评分(lumbar spine outcomes score,LSOQ)[125,145,146]
7. STarT 背部筛查量表(见 http://painhealth.csse.uwa.edu.au/pain-self-checks. html)
8. Orebro 肌肉骨骼疼痛筛查问卷简表(https://www.aci.health.nsw.gov.au/__data/assets/pdf_file/0003/212907/OMPSQ-10.pdf)

表 17-5 中列出了选择测试方法的描述性信息。近来大量的研究中发现 LBP 患者的疗效评价问题,文献中采用的疗效评价极少一致,少数报道对患者采用同样的评价标准[147,148]。LSOQ 似乎更易于病人接受,易于管理、高度可靠、有效、敏感(注 17-4)。它提供了人口统计、疼痛程度、功能障碍、心理压力、身体症状、卫生保健利用及满意

注 17-4
下腰痛预后评分

请在下面线上画出在过去 1 周中背部的平均疼痛情况

0 1 2 3 4 5 6 7 8 9 10

无痛 最大疼痛度

标出下面六部分中每一问题最接近您情况的答案

目前您的工作	
正常全职	9
轻工作全职	6
兼职	3
无工作	0
残障救济	0
家庭主妇、学生、退休按杂活评分	
目前从事家庭活动或零散临时工作	
正常	9
近正常,稍慢	6
有一些,但不如正常	3
完全做不了	0
目前从事的运动或活动(如,跳舞)	
如常	9
基本如常	6
有点,明显比正常少	3
无	0
是否一天中由于疼痛而休息	
没有	6
一点	4
半天	2
大于半天	0
咨询医生或治疗(如物理治疗)的频率	
从不	6
很少	4
每月一次	2
大于每月一次	0
服用止痛药的频率	
从不	6
偶尔	4
几乎每天	2
每日多次	0

标出最符合您背部疼痛所影响的下列活动的情况

	无影响	适度/不多	中度/困难	严重/不可能
性生活	6	4	2	0
睡眠	3	2	1	0
步行	3	2	1	0
旅行	3	2	1	0
穿衣	3	2	1	0

疼痛评分计分如下:0~2=9;3~4=4;5~6=3;7~10=0。根据总分将患者分为四种类型:65分或以上:极好;50分或以上:好;30分或以上:普通一般;低于30分:差

Adapted from Holt AE, Shaw NJ, Shetty A, et al. The reliability of the Low Back Outcome Score for Back Pain. Spine. 2002;27:206-210.

度等信息。可用于下腰痛患者的临床和研究,以及常规随访。STarT背部筛查量表是为应用于初级医疗机构而设计,是经过验证的、可将患者归入各风险组别的评价工具:低风险(伴轻度忧虑的LBP)、中度风险(中度疼痛、功能障碍和忧虑)和高风险患者(重度疼痛、功能障碍和忧虑)。这些组别可预测慢性过程、功能障碍和工作缺勤情况,为针对不同层次的治疗提供基础[149]。Orebro肌肉骨骼疼痛筛查问卷简表也可确定高社会心理风险状态的患者[150]。此问卷包含职业风险因素,因此可能更适用于工作相关性LBP的评价。

常见身体功能障碍的治疗性运动

有证据支持着重于多维度影响疾病并鼓励患者自我管理的以患者为中心的LBP治疗措施。治疗性运动是促使患者主动治疗、管理和预防,或者降低未来病情加重可能的有力工具。LBP根本病因的复杂性决定了不可能制订出LBP治疗的万全之策。我们所知道的是,针对根本病因的准确治疗的早期干预可缓解症状、改善功能和运动参与并可减少花费。运动疗法必须根据每个患者特有的受累系统和子系统、病情级别和功能与运动参与受限情况制订。急性LBP应遵循基本治疗原则(注17-5)。

本文未列出特定分类系统的治疗方法,运动疗法是基于第2单元中身体功能损害内容,以字母表的顺序列出。尽管实际上患者通常表现为病理与结构、生理以及心理损害交织的复杂情况,为便于清楚表述特将身体功能损伤部分进行了分述。这些运动示例并非意在说明治疗生理损害的综合方法,而是为了阐明腰骨盆区运动疗法采用的原则与合理方案。本文未涉及有关工作能力恢复方案的原则,尽管其常用于腰骨盆功能紊乱的治疗。

有氧能力障碍

有氧能力障碍是CLBP或造成CLBP的生活方式风险因素相关的行动能力下降造成的继发状态。有研究认为,有氧运动本身不足以预防下腰痛复发,但有氧运动对腰骨盆综合征患者有益[57]。有氧运动可加快康复,有助于减体重和缓解心理作用,如减少焦虑和抑郁[151]。

通常,患者在有氧能力所必需的最佳靶心率的工作能力受限于肌肉骨骼疼痛。有氧运动最初称为"耐力",随着患者体征和症状改善的逐渐增

注17-5
急性LBP患者的推荐活动与运动方法

建议患者 "运动时疼痛不代表对您有害" "逐渐增加活动量以便重建身体组织的耐力并让组织有足够的时间适应" "背痛时工作是安全的-您只需要在头几周内根据加重因素调整您的方式" **以下指南可能有助于此过程** 放松 鼓励腹式呼吸(见第24章) 提高对肌肉紧张的意识并鼓励精神放松 活动度练习 鼓励轻柔的屈曲-脊柱和髋关节的基本练习 逐渐自非负重过渡到负重练习(如髋关节和背部伸直躺下,过渡至坐和站)	功能性动作训练 鼓励放松动作避免紧张动作 避免负荷转移时憋气和双手支撑 鼓励患者将动作训练与日常活动(如行走、弯腰、转身)和与患者相关的力量及适应性训练(如体力劳动者的下蹲)相结合 体育活动 旨在让患者在不过分加重疼痛的情况下每天有氧训练20~30分钟[如根据舒适度和爱好的步行、蹬车(脚踏车或手摇车)或游泳] 向患者说明,开始阶段训练时间要短,或一天内做短时间练习,以便建立训练耐力 建议患者逐渐增加活动量(如每周增加10%)

加。目标是以 60%~80% 最大年龄推测心率(220–年龄)运动 30~50 分钟,1 周 3~5 次。运动形式(如骑车、游泳、步行、慢跑)应该根据患者的意愿选择不加重症状的姿势和动作。例如,如果走路缓解疼痛,但坐增加疼痛,那么建议步行,而不建议骑车。如果选择负重的有氧运动,那么物理治疗师应该让患者选择合适的鞋,以确保最佳负重动力学练习。为获得最佳地面反作用力,有必要使用矫形器(见第 21 章)。如果不能做负重运动,对于腰椎 - 骨盆功能障碍的患者,常可采用水中有氧运动(见第 16 章)。另一种选择是使用非负重装置的步行,可以是减重背带装置,也可以是拐杖助行器、手推车或购物车。

平衡和协调性障碍

人类的姿势系统建立在三个独立来源的完整信息基础上:前庭、视觉和躯体感觉。可以想象,其中任一系统的紊乱都会影响姿势系统的整体控制。健康人有能力控制运动学习和平衡策略的各种变化,以适应变化的姿势要求而不损害运动能力[152,153]。有证据表明,下腰痛患者易于姿势过度晃动、平衡反应较差以及平衡策略改变[154-159]。下腰痛患者视觉依赖增加,安静站立时姿势控制表现为髋关节策略减少和踝关节策略增加,而单腿站立时姿势控制改变[154-159](证据与研究 17-5)。

证据与研究 17-5

LBP 患者的视觉依赖和姿势控制

Lee 等[160]的研究评价了健康人群和新发 LBP 患者的站立稳定性。受试者以不同视觉条件(睁眼对闭眼)单腿站立 25 秒。健康受试者 27 人,LBP 患者 15 人参与研究。相比健康人,LBP 患者闭眼单腿站立时间较短[对照组(0.68±0.30),LBP 组(0.37±0.32),T=−3.23,P=0.002]。这种姿势稳定性失衡的敏感测试对 LBP 患者代偿机制的理解和有效康复方案的制订非常重要

另外,研究显示 LBP 患者的平衡能力受到挑战时可能采取身体僵硬策略[161]。问题是,在预测姿势不稳时,与疼痛、恐惧和腰骶部本体感觉灵敏性有关的发病机制是否改变了姿势控制,其程度如何。当可预测姿势不稳时,这种僵硬策略(如躯干肌肉的协同收缩)可增加脊柱的压力[162]。

众所周知,平衡训练对于腰骨盆疾病患者的康复必不可少[163]。瑜伽球、平衡板、滑板和泡沫轴可用于加强本体感觉和指导合理的平衡策略(如必要时使用深层和浅层肌肉相比仅使用浅层肌肉,改善髋关节策略使用,减少视觉反馈依赖)。各种本体感觉训练均可与不同阶段的康复相结合,如本章讨论平衡与协调性的其他部分的实例所示。在稳定表面能准确完成动作后,患者可进阶到活动的支撑物上,如瑜伽球(图 17-10)或泡沫轴(图 17-11),并可逐渐由双腿支撑到单腿支撑。达到平衡控制时,患者对所有平衡和本体感觉造成挑战的动作都应有信心完成,而不可采取谨慎、僵硬和过度活跃的策略,强调准确的身体姿势和形态,向更为精细的阶段发展。整个过程,运动级别逐渐递增同时保持准确。

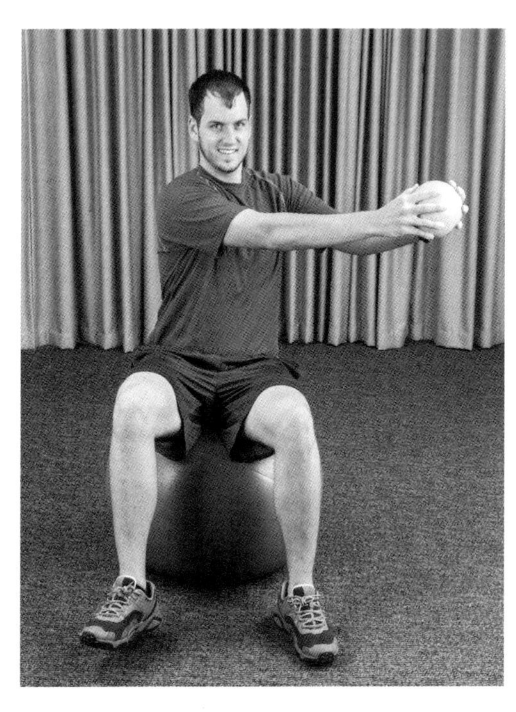

图 17-10 坐在瑜伽球上,可增加较困难动作来稳定腰椎 - 骨盆运动。由于优势策略可能出现在不稳定平面上,所以必须确保肌肉募集方法的质量

肌肉功能障碍

一般的腰椎骨盆部位肌肉功能障碍的治疗有其局限性。证据表明腰椎骨盆综合征的肌肉功能障碍对躯干肌肉力量的影响不大,而是影响躯干肌肉的募集方式[164-167]。几项对 LBP 患者的肌电图(EMG)研究发现,躯干屈曲时竖脊肌激活增加[168-172],躯干屈曲终末时竖脊肌未松弛(“屈曲松弛”现象),说明与椎间活动减少有关[169]。LBP 患者中,相比浅层躯干肌肉激活增加,躯干深层肌肉激活情况

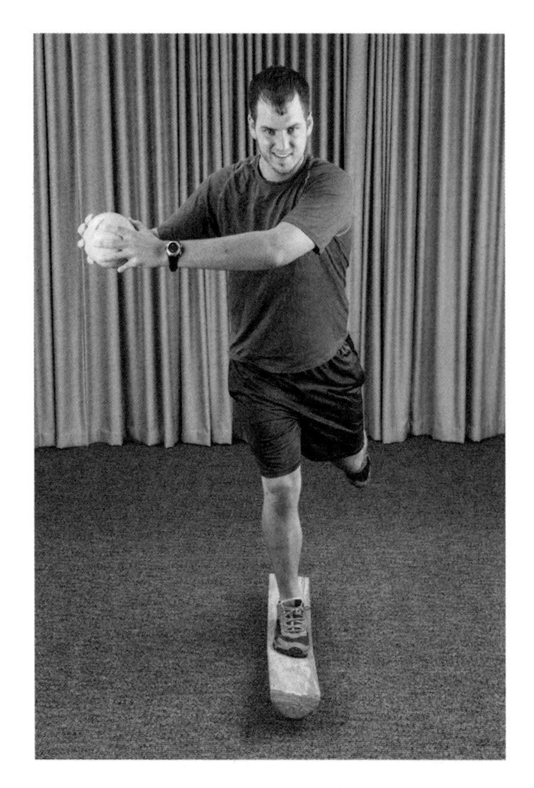

图 17-11 站在两个泡沫轴上比站在一个上更容易。对于稳定性阶段，目标是脊柱中立位时通过旋转足、髋达到侧面。对于控制活动度，目标是足、髋、胸腰椎以共同旋转的模式移动。但是强调动作集中在足、髋和胸椎，而腰椎极少旋转

有的增加[173,174]、有的减少[175,176]、有的相同[175,177]，也有的延迟[178,179]。同样，对LBP患者的相关研究发现，深层腹肌和腹横肌的激活延迟[50,129,180]。肌肉募集方式的细微变化就会造成力偶中的某些肌肉相对使用不足而其他肌肉相对主导了力偶[31]。这些细微的肌肉激活方式改变的因果关系尚不能确定，应视为改变的募集策略和运动方式的持续循环中的一部分。躯干肌肉紧张和僵硬可能增加脊柱负荷和疼痛[71]，躯干肌肉放松和分级运动训练有助于敏感的脊柱结构降低压力并产生正常的运动。

肌肉耐力不足也是造成肌肉功能障碍的重要原因。许多调查显示，与非下腰痛患者相比，下腰痛患者躯干肌肉即使力量测试结果正常，但耐力减弱及肌肉疲劳程度增加[105,106,165,181]。使用能量光谱分析的复杂EMG测试确定LM是最易出现耐力改变的背部伸肌[166,182]。这些研究表明完整的康复训练计划应包含耐力训练内容。不必推荐特定的训练，因为训练强度需根据运动处方的耐力提高目标所需的力或力矩进行修改（如低强度高重复次数）。

诸如肌肉拉伤、疼痛、炎症、神经病理学或一般功能障碍的发病机制可以引起肌肉功能障碍。临床医生必须考虑到造成肌肉募集方式更急剧和细微变化的可能机制，以便制订恰当的体疗方案。确定了主要发病机制后，就可制订出激活、恢复或提高肌肉控制和躯干肌肉功能的准确训练方案。下文讲述了建立特定躯干肌肉控制能力的练习方法。随后章节探讨腰椎周围肌肉功能障碍的各种原因并推荐缓解肌肉功能障碍的独特病因的运动方法和技术。

运动控制锻炼

如前所述，有研究确立了腰椎功能障碍和“深层躯干肌”（包括TrA、LM、盆底肌和膈肌）改变的肌肉功能及神经肌肉控制能力的关系[164,183]。

一般躯干肌肉力量训练计划可能无法充分募集或提高深层和常使用不足的躯干肌肉功能。旨在训练脊柱内在肌肉的神经肌肉控制局部的特定运动训练可能对腰椎最佳节段稳定性所必需的肌肉细微募集方式的改善至关重要[70,184,185]。同样，旨在训练神经肌肉控制和深层脊柱肌肉加上臀中肌、臀大肌、股二头肌、深部髋外旋肌、背阔肌的肌肉功能的特定练习可能对最佳骶髂关节稳定性和自四肢到下腰部的负荷传递是至关重要的[186,187]。尤其是（第18章）盆底肌挛缩提示骶髂关节慢性不稳，因为梨状肌和闭孔内肌的共用肌肉以及盆底肌对骨盆带的重要支持功能[188]。

在阐述深层脊柱肌肉的推荐练习方法之前，还需注意以下三个概念。

1. 运动的选择应促进躯干和骨盆带肌肉的最佳张力 - 长度特性。受累肌肉应在功能所需的长度训练。由于使用了瓦尔萨尔瓦动作，腰椎肌肉通常在拉长的范围内进行力量训练，引起腹部隆起、腰椎屈曲以及骨盆底压力增加（图17-12）。在拉长范围内加强肌肉的不利之处在于可能改变张力长度特性。腰椎肌肉需要恰当的长度来支持脊柱和骨盆在良好静态力线上，并在动态活动中持续支撑脊柱和骨盆。

2. 第二项重要原则是训练的特性或对于需求的特定适应原则（SAID原则）。例如，尽管坐、站是功能性活动，但并非日常生活能力或工具性日常生活能力中腹肌的主要功能，有种观点认为脊柱内在肌肉在脊柱稳定控制训练中对抗来自肢体运动的干扰密切相关[50]。脊柱深层肌肉主要作

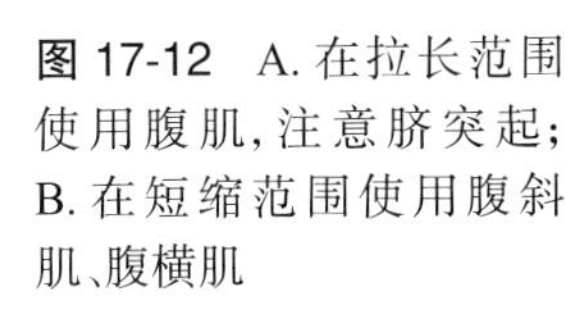
图 17-12 A. 在拉长范围使用腹肌，注意脐突起；B. 在短缩范围使用腹斜肌、腹横肌

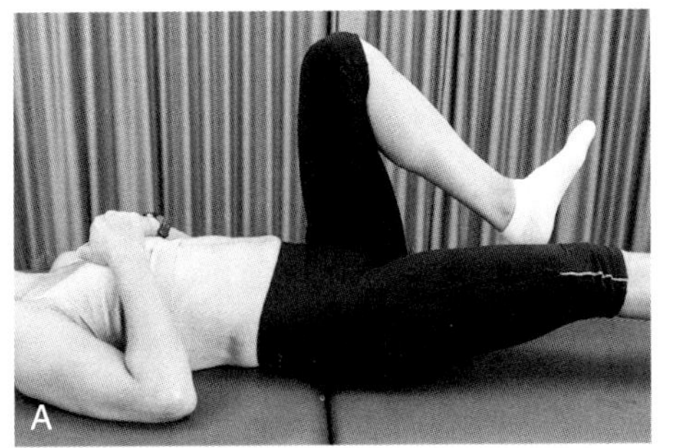

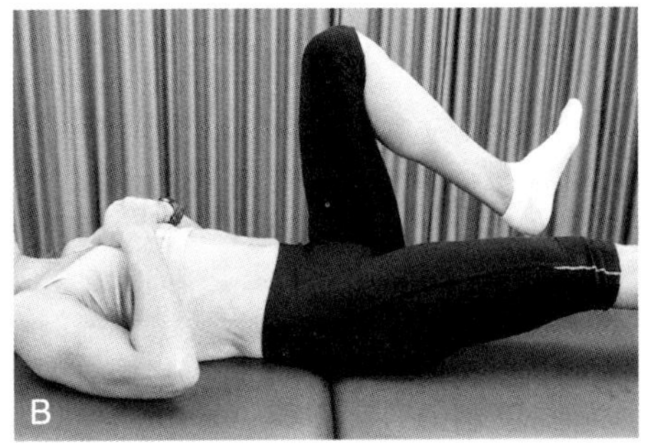

用是肢体运动时通过等长收缩保持躯干静态稳定性。另外，它们也在躯干运动时提供动态稳定性。必须了解，所有躯干肌肉在躯干静态和动态控制中根据脊柱的要求和动作技术水平而发挥着重要的作用。

3. 第三原则是运动的循序渐进原则。运动控制各阶段（如活动度、稳定性、控制下运动、技能）可用于腰椎骨盆运动的进阶。活动度和稳定通常在腰椎骨盆区同时发生。稳定性问题通常发生在功能障碍的节段，而活动度问题更可能在腰椎节段附近或与之相关区域（如髋、胸椎、肩带）。为达最佳效果，需兼顾运动性和稳定性。当着重发展稳定性时，选择力的方向必须基于脊柱最易受动作影响的方向以及与症状诱发相关的方向[31,188,189]。达到足够的灵活性和稳定性后，患者进阶到控制运动（BADL），然后是技巧水平活动（IADL）。根据 Richardson 和 Jull 的研究[57]，患者经过提高深层脊柱肌肉能力和神经肌肉控制的分级训练计划，4 周内疼痛缓解，9 个月时复发率仅为 29%。此结果是经过与慢跑和游泳有氧运动的 LBP 患者对照组的比较而得出。对照组也是在 4 周时疼痛缓解，但 9 个月时复发率为 79%。对于某些患者亚人群，特性化似乎是能提高深层躯干肌肉神经肌肉控制的合适运动处方的关键。这些治疗方法需要高水平的指导运动的技能和患者依从性及其对细节的关注。对肌肉募集能力和肌肉表现的持续再评估是进阶或改进至最佳运动方案所必需的。

患者宣教是患者了解自己深层脊柱肌肉的第一步。注 17-6 列出了临床医生如何训练深层脊柱肌肉的特定信息。患者宣教 17-1 以患者的语气描述了深层脊柱肌肉的激活技术。

注 17-6

如何指导患者深层脊柱肌肉各部分协同作用

- 临床医生应首先触诊腹横肌、多裂肌，必要时外部触诊盆底肌，以判断深层脊柱肌肉的存在与否（见第 18 章）。尽管这个方法并不是促进深层脊柱肌肉所必需的，盆底肌却是最容易激活的深层脊柱肌肉（见第 18 章和患者宣教 17-1）。患者收缩盆底肌后，治疗师能够触诊其他深层脊柱肌肉
- TrA 能在髂前上棘的内侧深层触及。收缩 TrA 感觉像拉紧指尖下筋膜，而收缩 IO 会向表面推动指尖。柔和的收缩力有助于分离 TrA。另一个 TrA 收缩的提示是腰部像被带子向内外侧牵拉，而脐轻柔地拉向脊柱。脐向上拉向肋骨肌同时肋缘下降提示主要是腹直肌乏力，这是常见的错误
- LM 的最佳触诊位置在 L5 水平、棘突内缘深部。如果 LM 不收缩，治疗师可向患者解释这一肌肉是有关于骶骨旋转、腰椎伸展、对抗旋转保持稳定的肌肉。可向患者展示该部位和多裂肌的图片。在受累节段直接触诊 LM 体会触感。分离多裂肌的关键是做次最大等长收缩。患者在家中练习时最初的困难是让多裂肌收缩，尤其是慢性或术后病人。手法技术可以帮助促进神经肌肉训练早期阶段的肌肉募集。图 A 显示手法技术促进多裂肌募集。另一种技术是等长髋外旋（患者宣教 17-1）。在多裂肌连续收缩被诱导出后，要求患者完成身体检查来判断是否收缩多裂肌促进盆底肌收缩。临床医生可触诊 TrA 判断 LM 和盆底肌协同收缩。要求患者改变最初的肌肉活动，将重点从盆底肌转移到 TrA 和 LM，以确保完整的协同作用
- 深层脊柱肌肉收缩应与良好的呼吸习惯结合。要求患者完成腹式深呼吸，评估吸气呼气技术的质量。如果呼吸质量差，就教患者如第 22 章所述的腹式呼吸。随后要求患者腹式深呼吸，呼气时放松无阻力。在下次呼吸前，要求患者缓慢轻柔地协同收缩深层脊柱肌肉，随后恢复正常放松呼吸。当保持深层脊柱肌肉收缩可做放松呼吸时，可允许俯卧深层脊柱肌肉进阶训练（自我管理 17-1）和深层脊柱肌肉系列练习（自我管理 17-2）。

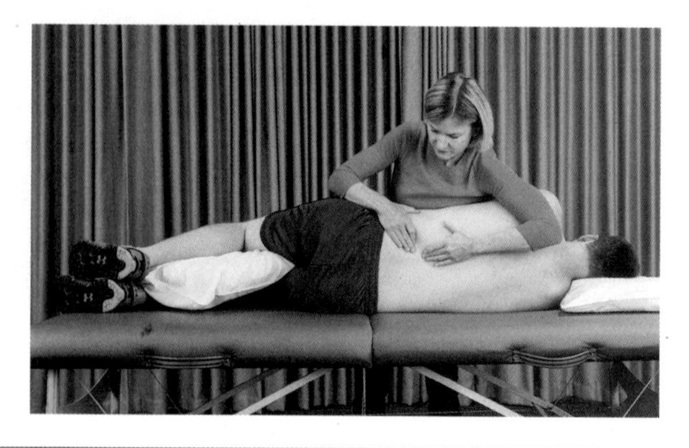

图 A　侧卧位徒手对抗腰椎多裂肌运动。恢复腰椎多裂肌活动应通过手法技术从促进特定病变脊柱节段的肌肉功能开始。测试被动生理性椎间运动时，于侧卧位在受累节段施加低强度旋转阻力。鼓励患者维持次最大收缩以对抗治疗师的旋转阻力。治疗师触诊相应节段以确保多裂肌活动。EMG 测试发现，多裂肌作为稳定肌在身体同侧和对侧主动旋转[190]。多裂肌的主要作用是对抗与旋转相关的屈曲力矩

患者宣教 17-1

如何激活深层脊柱肌肉

什么是深层脊柱肌肉？

深层脊柱肌肉指正常环境下、共同稳定下腰部和骨盆的一组深层肌肉。功能正常时，可在上下肢或躯干运动前（实际上是任何运动前）自动同时收缩。深层脊柱肌肉包括如下。

- 膈肌：首要呼吸肌。
- 盆底肌：从尾椎到骨盆，附着在骨盆。
- 腰椎多裂肌：背部最深层肌肉。
- 腹横肌：腹部最深层肌肉。

如何激活它们？

本节讲述深层脊柱肌肉的有意识活动。必须通过更高级的自我管理活动和日常生活动作，在使用深层脊柱肌肉前掌握。注意：物理治疗师将与患者一起确定启动深层脊柱肌肉的最佳方法。

- 激活盆底肌：想象缓慢轻柔地将尾骨顶端拉向耻骨，试着不收缩盆底肌直肠部，而更多的是接近耻骨部分。为确定您是否使用正确的肌肉，下次小便时排出膀胱中一半量尿液，随后用最小的力量停下尿流，感觉您所用的肌肉。注意：这不是每天都做的运动。这只是您确定盆底肌组成的一个简单方法。另一个意念是，想象一松紧绳固定于双脚之间并向上延伸至肚脐，并向上拉紧。确保您座位处和大腿内侧肌肉保持放松。
- 收缩腰椎多裂肌：想象非常微小的倾斜骶骨（移动尾椎远离身体，好像拱起背部），做等长收缩（肌肉收缩但关节不移动）。另一种方法是想象拉紧连接于两侧"腰眼"的松紧绳，有助于感觉腰椎多裂肌收缩。另一种感受多裂肌收缩的方法是屈膝躺在地上，脚跟轻柔地（约 10% 的力）压在桌腿上（如图），此时想象"腰眼"的肌肉收缩，保持 10 秒，每腿重复 4 次。
- 收缩腹横肌：缓慢轻柔地将下腹部向内拉，想象尝试给稍紧的裤子"拉上拉链"。可以感觉到自髋骨前方向内按下 2.5cm（1 英寸）的一手指下方的肌肉张力。应该感受到深层肌肉的张力，而不是更多表面肌肉的凸起。还可想象连接两个骨盆突起（髂前上棘）的橡皮绳拉紧。这样有助于 TrA 与其他腹肌分离。另一种方法是，轻声发出"哼"的声音，一个手指自髋骨前方向内按下 2.5cm（1 英寸），可感到深层肌肉紧张而表浅肌肉松弛。
- 深层脊柱肌肉协同激活：治疗师将帮您区分哪个深层脊柱肌肉最能激活整个深层脊柱肌肉群。随后进行腹式深呼吸，让肋骨向前方、侧方、后方扩张，自然呼出空气。在下一次呼吸前，缓慢轻柔地收缩深层脊柱肌肉。然后保持深层脊柱肌肉的收缩并恢复正常呼吸。治疗师将指导此步骤如何开始。
- 激活深层脊柱肌肉的姿势
  - ——仰卧　——俯卧
  - ——侧卧　——四点支撑
  - ——坐　——站
  - ——蹲　——走

自我管理 17-1 描述了逐渐增加深层和全部脊柱肌肉训练难度的一系列仰卧位训练方法。Ⅰ级水平以上，多数个体除了募集深层肌肉，还需要募集全部肌肉来保持稳定。运动方案通过自Ⅰ级进阶到Ⅴ级水平逐渐增加力臂长度和负荷。加强

表 17-6 脊柱中立位和功能性体位

脊柱位置	定义	临床判断
中立位	腰椎轻度伸展。髂前上棘和耻骨联合处于同一垂直面上[a]	仰卧位时,腰椎的后伸曲度足够临床医生触及各腰椎棘突,但不至于大到医生的手可穿至对侧
功能位	完成所有指定动作时稳定性最高、压力最小,症状最少的姿势	随病理、活动以及症状不同而变化

[a] Maitland GD. Vertebral Manipulation. 4th Ed. London:Butterwo 时 1,1977

肌肉训练时应考虑到脊柱上力的方向,可根据患者最难控制的应力方向调整训练水平。

训练水平进阶,必须达到上一水平要求的重复次数并满足以下条件。

- 腰椎极少偏离起始位置,保持中立位(见表 17-6)。
- 躯干肌肉应在理想的长度进行功能训练(如不被拉长)。
- RA 不应起主要的协同作用。
- 不鼓励 Valsalva 呼吸模式。

自我管理 17-1

仰卧位深层脊柱肌肉进阶训练

目的:增强和提高包括 LM、TrA 和盆底肌在内的深部躯干肌肉控制力的仰卧位活动。通过逐渐增加难度的腿部运动来促进深层脊柱肌肉。难度越高浅层肌肉的参与越多,但深层脊柱肌肉仍将为保持局部稳定而激活。可将此过程理解为"由内而外"的力量训练。

开始姿势:在稳定的平面上仰卧,如地面上,同时屈膝,脚平放在地面上,脱鞋。手指尖自髋骨前方向内按下以触摸 TrA(物理治疗师将告诉您准确位置)。如何收缩深层脊柱肌肉中的每一块肌肉可参照患者宣教部分。进行腹式深呼吸(治疗师会教您正确的腹式呼吸方法)。自然地不用力呼气。在进行下一次呼吸之前,激活深层脊柱肌肉,重新开始正常呼吸。在正常呼吸模式建立后,可开始规定水平的训练。

动作要领

- 腹部肌肉必须向内拉,不得鼓起。盆底肌必须向上拉,而不是下推。这些错误的方法常发生在逐渐增加难度的腿部运动、使腹肌和盆底肌张力逐渐增加时。
- 腰椎必须保持中立位且轻微前屈 - 只需足够后背和地面之间插入一只手 - 不要更前屈或平坦。必要时,腰部下垫一小毛巾卷以提供脊柱姿势的反馈。

运动技术:治疗师将核对适合训练量的训练级别。

Ⅰ级:保持深层脊柱肌肉激活状态,一腿缓慢滑下到伸直位,随后缓慢滑下另一腿,两腿都伸直。如果背部拱起就需要限制跟部滑动,这样骨盆不会被拉出中立位。下一步,抬起一腿至桌面,呈屈髋屈膝位,再回到伸直位。另一腿重复此动作。

动作要领:骨盆必须保持中立位,无旋转。脊柱必须保持中立位,不平坦,不弓背或旋转。为保持脊柱和骨盆稳定,您必须确保深层脊柱肌肉保持激活,特别是在足跟滑动初始时,因为此时常失去中立位。

运动量

组数 / 次数________________

频率________________

Ⅱ级:取起始姿势。抬起一腿直到髋与地面呈 90°。随后另一腿滑下到完全伸直位,同时保持对侧腿抬离地面。该腿回到原位并保持另一腿不动。另一腿重复此动作。

动作要领:一旦深层脊柱肌肉不能保持骨盆腰椎稳定,则应停止练习或休息几分钟后再继续。如果屈髋肌群(大腿前侧肌肉)短缩,您将不能在脊柱骨盆不离开中立位的情况下完全伸直下肢。这样,当注意到脊柱骨盆离开中立位就停止抬腿。最终,屈髋肌将被拉长而腹肌缩短且更强。

运动量

组数 / 次数________________

频率________________

Ⅲ级:重复Ⅱ级训练,但将贴地面滑动腿变为悬空来回滑动,不动腿保持屈曲离开地面。

动作要领:此级训练容易出现从平腹到鼓腹

和保持盆底肌向上拉到向下推的姿势改变。保持深层脊柱肌肉激活,并继续保持呼吸。

运动量

组数/次数________________

频率________________

Ⅳ级:取起始姿势,双腿同时抬离地面并保持90°位。双腿同时回到起始姿势。同时滑动双腿到全部伸直状态,再滑回起始位置。

运动量

组数/次数________________

频率________________

水平Ⅴ:重复Ⅳ级训练,但双腿悬空滑下和滑回起始姿势。

运动量

组数/次数________________

频率________________

自我管理17-2在不同的姿势和运动控制水平训练深层脊柱肌肉。随着训练难度的提高,表层肌肉将与深层肌肉一起收缩。力量的加强应是"由内而外"的。

自我管理 17-2

深层脊柱肌肉系列训练

目标:此系列训练的目的是在各种体位时加强深层脊柱肌肉,必要时辅以更多的躯干浅表肌肉。在完成这些活动前和过程中确保深层脊柱肌肉的激活,以达到"由内而外"得加强。物理治疗师会检查您能完成恰当动作的姿势,并教您这些动作的适当变化以及进阶方法。

仰卧:可以在仰卧位完成深层脊柱肌肉的训练。请参阅仰卧深层脊柱肌肉进阶训练手册

侧卧

起始姿势:髋关节、膝关节屈曲45°侧卧。在膝关节下垫1~2个枕头。可能需要在手腕下垫一小块毛巾

运动技术:慢慢旋转髋关节,使膝盖稍向上旋,不要让骨盆移动

动作要领:也可以髋关节伸直而通过移动大腿来完成这项练习。物理治疗师将教您进阶方法,并给您一份详细材料

运动量

次数________________

频率________________

俯卧位

起始姿势:俯卧位,在胸部和臀部下垫一枕头,屈肘双手交叉置于头后

运动技术:肘关节抬离支撑面大约1.3cm(1/2英寸),并保持在这一姿势5~10秒后回复起始姿势

动作要领:可以通过改变手臂的位置或增加腿部的运动来完成这项训练的进阶。物理治疗师将教您进阶方法并给您一份详细材料

运动量

次数________________

频率:________________

四点支撑

起始姿势:用你的手和膝关节支撑,肩高于手,髋关节屈曲90°,脊柱保持平直,头部与脊柱在同一平面上

动作要领:不要弓背、低头或者过分弓起下腰部

运动技术:一只手抬离支撑面,不要超过头部高度。放下手臂,恢复支撑

动作要领:抬动手臂时不要让脊柱及骨盆偏离原来的位置。物理治疗师将教你如何通过改变初始动作或者增加上下肢动作来进阶

运动量

次数________________

频率________________

坐姿

起始姿势:坐在平坐、直背的椅子上。髋和骨盆角度与座位相适宜,双肩于双髋上方正中

运动技术:保证不移动脊柱和骨盆位置的前提下,尽可能缓慢伸直一侧膝关节。恢复到起始姿势,对侧下肢重复上述动作

动作要领:运动过程中不要让骨盆和脊柱发生旋转或屈曲。物理治疗师会通过增加上下肢动作来增加难度

运动量

次数________________

频率________________

日常生活活动:物理治疗师会教你如何将深层脊柱肌肉的训练与日常活动(如下蹲,上下楼梯,举东西,拿东西或步行)相结合

自我管理17-3阐述了针对深层脊柱肌肉对脊柱和骨盆的稳定作用的另一种训练。这一动作可以有效锻炼深层脊柱肌肉,对抗脊柱伸展和旋

转力矩的稳定能力。旋转力矩需要腹外斜肌的协同作用来控制。例如，如果患者存在难以控制的右髋部外展 / 后伸 / 外旋运动，就要提示患者募集左侧腹外斜肌和右侧腹内斜肌来控制旋转。

自我管理 17-3

屈膝——下落

目的：训练不依赖骨盆的大腿运动，拉伸大腿深层肌肉，加强和缩短过度拉伸、力量较差的腹部肌肉，并且训练深层脊柱肌肉对抗旋转力矩的能力。

起始姿势：仰卧位，一侧下肢伸直，对侧下肢屈髋屈膝使脚平放在支撑面上。双手放置在骨盆上，按治疗师的指导监控骨盆运动。物理治疗师或许会建议你放一个枕头在屈曲的膝关节外侧作为膝关节落下时的支撑物。

动作要领：在开始这项运动前先激活深层脊柱肌肉并保证在整个训练过程中都能持续收缩，采用放松的呼吸模式。

运动技巧：让屈曲侧的膝关节自然向外侧下落，不要让骨盆发生运动，在回到起始姿势前完全放松大腿深层肌肉。

运动量：

次数：________________

频率：________________

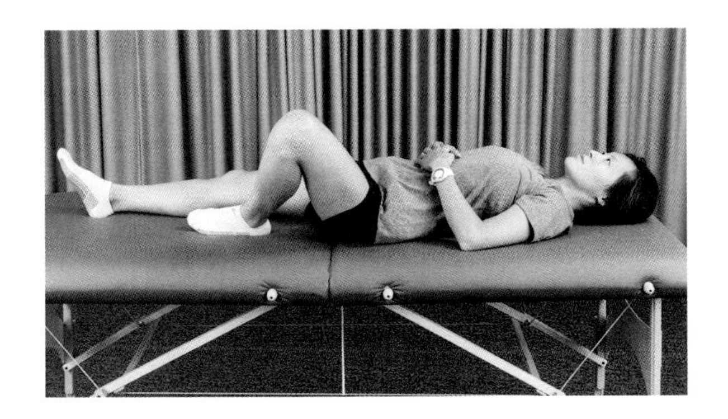

以上所有训练都可以通过使用泡沫轴或体操球来增加难度。不平衡面可加强深层躯干肌的募集，并促进功能必须的本体感受器和平衡反应[154,191-194]。当患者在滚轴和球体上以细微的募集方式且没有过多浅层肌肉协同收缩维持平衡时，必须有人指导如何进阶。

如深层躯干肌肉进阶训练所示，稳定性训练和逐渐过渡到坐位或站位。坐姿训练，可以像仰卧位训练一样通过对抗下肢各方向上的阻力来加强脊柱稳定性，强调整个腰骨盆稳定系统协同工作。例如，坐姿在矢状面内抬起双臂可以使脊柱对抗矢状面的阻力，而单侧上肢上举或做对角运动会使脊柱去对抗水平面上的阻力。坐在体操球上（见图 17-10）使支撑面不稳，进一步增加坐姿训练的难度。鼓励患者在上、下肢运动前就先激活深层肌肉。稳定性进阶训练同样可以在站姿下进行，站在半长或全长泡沫轴上可进一步增加站位进阶训练的难度（见图 17-11）。

建立了神经肌肉控制能力和适当的肌肉功能后，就需要比肢体所能提供的更大的阻力。哑铃、负重球、踝关节重物等都可以用于先前所描述的进阶练习。拉力器或弹力管也可以用来锻炼稳定脊柱的躯干肌肉力量。例如，患者可以通过垂直上下（图 17-13A）、侧向或旋转拉动，让稳定脊柱的躯干肌肉进行等长收缩从而增强力量。起初的重点是髋关节的动态运动（图 17-13B），同时要避免躯干运动（如运动控制的各稳定阶段）。这个练习通过主动募集深层脊柱肌肉或更浅层的躯干肌和背阔肌、臀大肌、臀中肌、腘绳肌、内收肌、髋关节旋转肌来保证躯干的有效稳定性。所有这些肌肉通过后方、前方和侧方的肌肉系统在维持腰椎和骨盆带稳定中起着重要作用。训练负荷在可耐受的范围内增加，且保持较低的速度。

高级功能的恢复需要更先进的力量训练，即把脊柱运动作为整体训练计划的一部分（即监控下活动度和运动控制的各技能阶段）。这种训练包括脊柱在各平面上的向心和离心收缩运动（图 17-14）。此阶段，可使用各种等速力量训练仪［MedX，MET（医学运动疗法）旋转训练］、拉力器或弹力带。所选择的运动模式应针对患者的日常活动受限和运动参与受限。

纯关节不稳造成的脊柱活动的肌肉力量训练必须谨慎。腰椎或骶髂关节不稳定患者，尤其是骨盆固定者，坐位时往往不能耐受旋转。真正关节不稳的患者应避免受累部位的运动，并应严格在等长模式下训练。职业咨询或改变娱乐方式对真正关节不稳患者可能是必要的。如果稳定性物理治疗对脊柱骨盆关节功能障碍患者无效，可考虑增生疗法。

Dorman 及同事在体外试验中观察到注射化学物质到韧带组织可以刺激胶原蛋白的增生[195]。从理论上讲，瘢痕和韧带收紧都起到稳定关节的作用。目前没有研究证据表明单纯的增生注射治

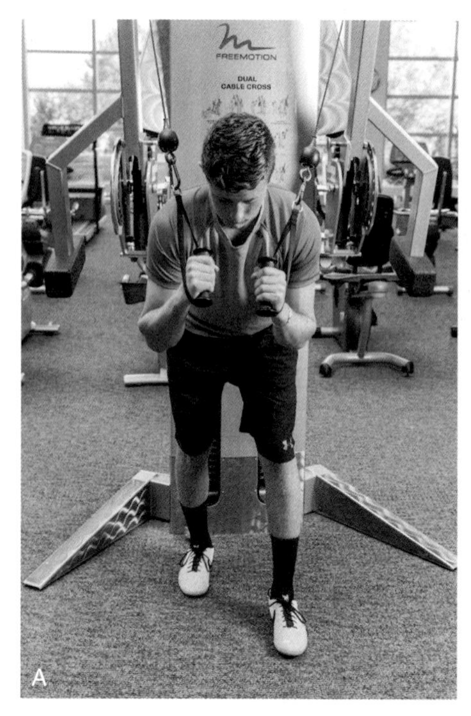

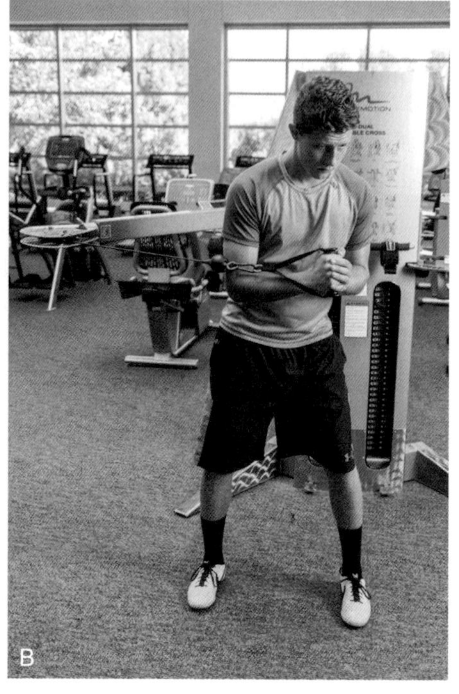

图 17-13 弹力管和滑轮组可用于增加等长阻力以产生向上的稳定动作。目的是当上半身、躯干或下半身在水平面或矢状面内运动时通过躯干肌肉的收缩将脊柱保持在中立位上。在该实例中，主要的运动发生在(A)矢状面或(B)水平面的髋部，而躯干由于深层脊柱肌肉和浅层躯干肌肉的等长收缩一直保持在中立位上

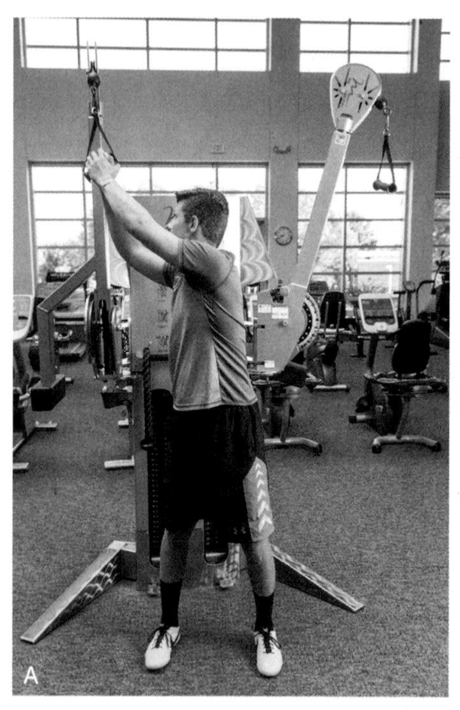

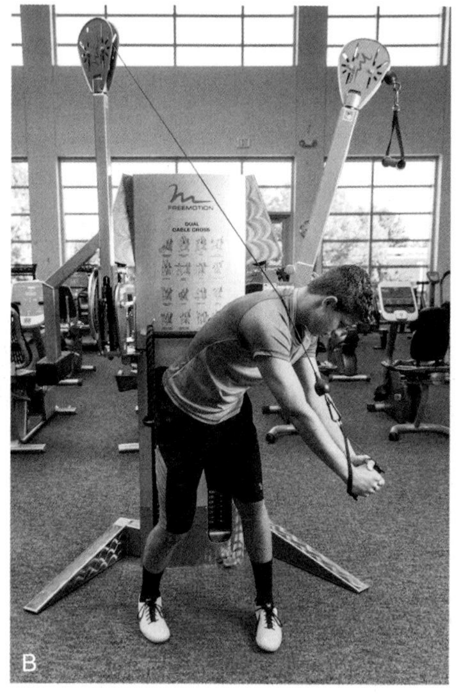

图 17-14 由图 17-13 进阶而来的监控下活动度训练。躯干不在中立位，而是将腰椎融合进组合运动模式。监控下动作可在各单独的运动平面(如矢状面、水平面、冠状面)进行。本图表示所有运动平面上的脊柱活动。A. 起始姿势；B. 结束姿势。在进行多平面复杂运动时要特别注意，通过滑轮、弹性管或实心球来施加阻力，患者可以在不稳定的表面(如泡沫轴或高密度泡沫方垫)上进行这些活动

疗对慢性腰痛有效果。然而，无论何种方式的重复韧带注射，都可能会拖延其他以缓解疼痛和残疾为目的的多模式治疗，包括运动[196]。如果特定的组织结构(如韧带、筋膜)损伤与特定的临床表现和随后疼痛相关的功能丧失有关，就可尝试增生疗法。

在所有的抗阻训练中，当肌肉的性能达到一定水平后，训练计划必须增加功能性活动的内容。然而，并不必等到康复锻炼末期才引入功能性训练，而是从康复计划的初期就开始考虑。例如，对处于急性疼痛期患者的最低期望是在无痛范围内进行髋、膝关节的屈曲(见自我管理 17-1，Ⅰ级)和仰卧位屈膝 - 落地动作(见自我管理 17-3)。这些重复的运动是无痛的床上运动所必需的。

对成功的功能恢复的定义各不相同。可能某个人的功能成功恢复就是可以进行轻体力家务劳

动，但对另一些人来说功能完全恢复可能是完成繁重的工作、打板球或跑马拉松。恢复所需的功能活动能力。恢复要求的功能活动（无论何种级别）都需要能控制躯干和骨盆带与其他四肢相对运动的神经肌肉技能。全面康复计划应包括躯干肌肉产生力或力矩的练习。要实现能恢复到任何功能水平活动所必要的神经肌肉技能，必须锻炼肌肉的精确运动和募集模式，并在每日多次重复训练。逐渐达到功能性疗效的训练都基于患者独特的姿势和动作模式。因此，没有两个功能再训练计划是相同的。功能性活动的实例见“姿势和运动障碍”部分。

神经损伤与病理学 脊柱骨盆功能障碍引起的机械（如压缩、牵引）和生化（如炎症反应）等因素都可以导致神经根病变。例如，L5-S1水平的椎间盘突出（HNP）可造成L5神经根的后支及内侧支的机械和生化刺激，最终会分别导致同侧腰椎多裂肌和臀中肌无力[197]。必须治疗因病理或损伤引起的机械或生化刺激，否则会影响相应肌肉的兴奋输入输出。不治疗潜在的神经功能障碍，单纯通过锻炼提高受影响肌肉的力量或力矩是无效的。尽管如此，运动还是解决方案中的重要组成部分。例如，某脊柱节段过度的活动度会导致退行性椎间盘疾病[198]，使神经根受压，同时减少相关肌肉组织的兴奋输入输出。提高受累节段稳定性的练习结合改善其他部位或节段（如胸椎旋转，髋关节屈曲）的活动度，可以减少对神经根的机械应力，从而有助于恢复受累肌肉的神经输入。神经损害解除后，受累肌肉的适当锻炼（注17-7）才更为有效。

注 17-7
腰椎骨盆系统的抗阻训练

前方的稳定性训练
- 激活深层脊柱肌肉训练（见患者宣教17-1）
- 腿部下滑训练（见自我管理17-1）
- 俯卧屈膝训练（见自我管理17-5）
- 屈髋屈膝，髋外展外旋训练（见自我管理17-3）

后侧的稳定性训练
- 激活深层脊柱肌肉训练（见患者宣教17-1）
- 徒手腰椎多裂肌训练（见注17-5图A）
- 侧卧位髋关节小范围外展训练
- 俯卧位髋关节小范围伸展训练（见第19章自我管理19-1）

腰骨盆协同系统稳定性训练
- 激活深层脊柱肌肉训练（见患者宣教17-1）
- 坐姿上肢外展（图A）、屈曲（图B）、旋转训练（无图）
- 四点支撑抬臂训练（图C）
- 深层脊柱肌肉系列训练：自我管理17-2

腰骨盆协同系统活动度控制训练
- 仰卧起坐（自我管理17-4）
- 站立位躯干矢状面及水平面运动（见图17-14）

腰骨盆协同系统的技能训练
- 监控娱乐或职业技术动作

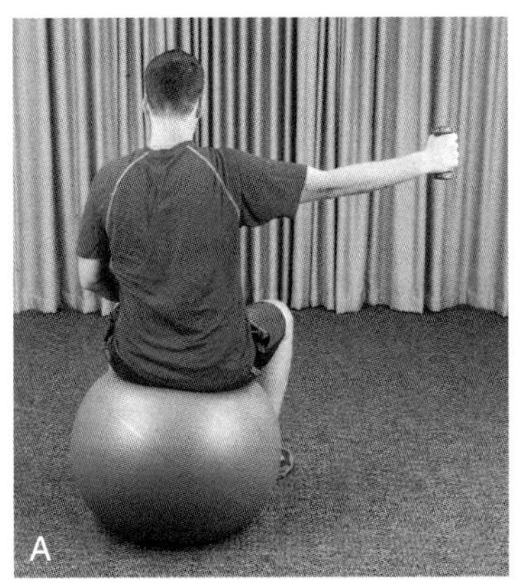
A

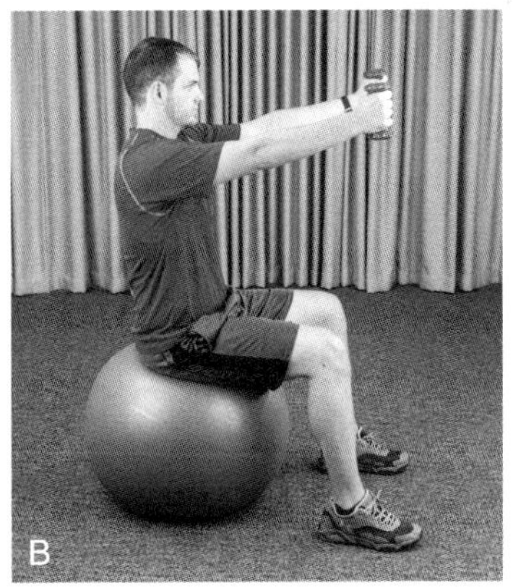
B

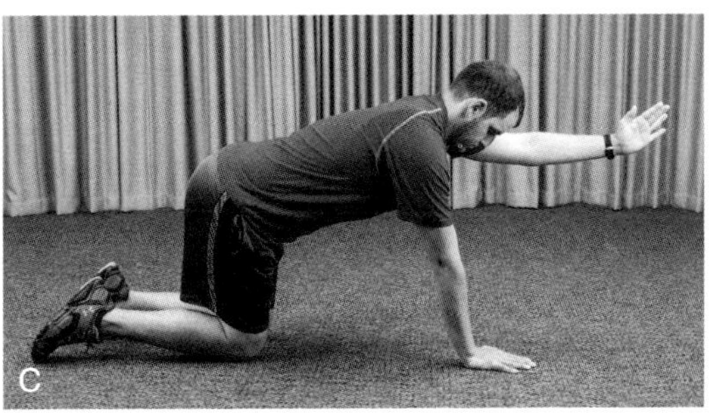
C

另一种肌肉功能障碍的神经学病因是神经损伤导致的肌肉萎缩或瘫痪，可能是手术并发症或神经牵拉损伤。有研究发现，CLBP患者手术后出现手术部位的LM节段性萎缩[198,199]。这可能是手术后背侧支和下腰部肌肉神经支配失调的医源性损伤。这一发现指出了"腰椎术后综合征"的可能原因，并有组织学的证据支持[198,199]。另一研究发现，影像学诊断为节段性过度活动的患者存在节段性椎旁肌失神经支配[200]。这可能是支配过度活动节段肌肉的后主支神经的牵拉损伤所致。改善去神经支配作用的训练效果与受损神经的神经生理学恢复有关。尽管如此，节段性不稳造成的持续机械应力延迟或抑制了愈合，而增加节段稳定性的训练可减少相应节段的机械应力并促进恢复。如果神经再生，则必须进行增加肌肉力量或力矩的特定训练，以对去神经支配的肌肉进行"再教育"[200]。针对性建议将在下文讨论。

肌肉拉伤　肌肉拉伤的机制如下。

- 创伤(如机动车事故后的脊柱伸肌和LM)。
- 过度使用(例如竞争激烈的赛艇运动员的EO和对侧IO)。
- 缓慢持续性牵拉(如弓背或脊柱前凸姿势的EO)。

脊柱骨盆肌肉的拉伤，特别是由外伤引起的，很难诊断，因为它经常伴随着运动节段其他组织的损伤。如果怀疑有拉伤，训练方法和训练量就取决于拉伤程度、康复阶段和损伤机制。严重拉伤的康复早期和伴长期废用的慢性拉伤必须从低强度等长训练开始。由慢性拉伸造成的拉伤必须在小范围内支撑并以小范围内产生张力的初始低负荷进行练习。例如，脊柱前凸和骨盆前倾造成的EO拉伤，应在康复初期使用腹带结合低负荷运动在记住和骨盆中立位进行练习(见患者宣教17-1，见自我管理17-1，见自我管理17-2)。

如果拉伤是由于过度使用导致的，最终的康复中必须提高未充分利用的协同肌肉的力量或力矩输出及募集。例如，仅在左舷或右舷划桨的赛艇队员的对角腹内外斜肌拉伤很常见。它是由反复的屈曲和单侧旋转引起的。可以通过改变运动模式，增加髋关节的屈曲和旋转同时改善脊柱后肌群(以单侧旋转时最小屈曲)和对侧腹斜肌群的力量和力矩。

躯干肌肉拉伤的病人很少在预期的时间内完成训练，主要是因为肌肉频繁的再损伤。再次损伤最有可能的原因是病人在做某些姿势或动作时没有保护好受伤部位。治疗师的责任是教育患者避免有可能会延迟愈合的姿势和运动模式，而采用改进的姿势和运动模式来促进康复过程。

一般废用和功能失调　一般废用和功能失调的躯干和骨盆带肌可由前述原因导致。然而，躯干和骨盆带肌也容易由于整体活动水平下降而功能失调。躯干和骨盆带功能失调可能是导致腰骶综合征的主要原因，因此也成为预防损伤的关键部位。一般功能失调患者需要仔细检查，以便制订针对特定肌肉的分级训练计划，而该计划应以适当的难度开始。大多数提高体能的躯干肌肉训练(如屈膝仰卧起坐、仰卧起坐、罗马椅过度伸展、腹部或背部力量训练器械等)面临的难题是训练通常起始于超过肌肉可以安全并精确的执行动作的训练水平。当一组协同肌相对较弱时，另一组协同肌通常会产生必要的力量或力矩以完成所需的运动，从而会增加肌肉失衡和腰骶区受伤的风险。

分析所有加强躯干肌肉的常用练习超出了本文范围。由于卷腹到仰卧起坐的能力是一个正常的ADL，而各种仰卧起坐仍然很常用，因此本文对此训练方法进行了简单的分析。

仰卧起坐是一个运动的两个不同阶段：躯干屈曲随后髋关节屈曲(图17-15)。胸廓缩小(RA)和肋角扩大(IO)构成躯干屈曲阶段，屈髋肌收缩产生髋关节屈曲阶段[101]。EO的作用是抵消由屈髋肌作用于骨盆和腰椎的前向压力[101]。

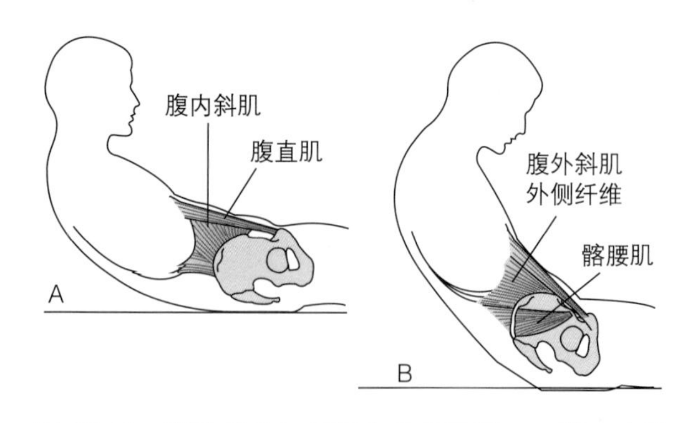

图17-15　仰卧起坐包括两个动作阶段。A.第一个阶段是躯干屈曲，头肩慢慢抬起，同时骨盆后倾；B.当躯干抬起相对于大腿屈曲时，屈髋肌群发力使骨盆前倾，而EO保持脊柱屈曲并使骨盆向后旋转(摘自Kendall FP，McCreary EK，Provance PG. Muscle Testing and Function 4th Ed. Baltimore，MD：Williams &Wilkins，1993.)

虽然髋关节屈肌可出现与姿势问题相关的无力(如脊柱前凸姿势的屈髋肌),但它很少影响仰卧起坐的髋关节弯曲阶段。直腿仰卧起坐的常见问题是腹肌力量的不足,髋关节屈肌的力臂较长,使腰椎因伸展应力而更易受伤。

仰卧起坐指令的正确执行,需要对腹部肌肉相对屈髋肌群的表现和结构性因素进行全面的分析和决策。自我管理17-4提供了仰卧起坐的详细描述。重要的是要教客户躯干屈曲先于仰卧起坐的正确训练方法。

自我管理 17-4

仰卧起坐

目的:通过仰卧起坐锻炼腹肌和屈髋肌

起始姿势:仰卧位,髋、膝关节伸直。物理治疗师会确认应仰卧位屈髋屈膝的姿势还是膝关节下方垫置枕头,以及训练时是否需要固定脚部。

动作要领:此训练应遵循以下要领。

- 运动开始就激活深层脊柱肌肉并在整个运动周期中持续保持,直到运动结束。
- 以指定的手臂姿势,躯干屈曲到同等脊柱水平。
- 屈髋阶段保持骨盆后倾和腰椎屈曲。
- 如果要求固定双脚,必须到仰卧起坐阶段使用。
- 如果Ⅰ级训练无须固定双足,那么所有级别训练也都不需要了。过早抬脚提示腹肌疲劳。

运动技术:

Ⅰ级:将手臂放在身体前面,下巴伸向胸部,慢慢屈曲躯干直到完全坐起。慢慢躺下,恢复初始姿势。

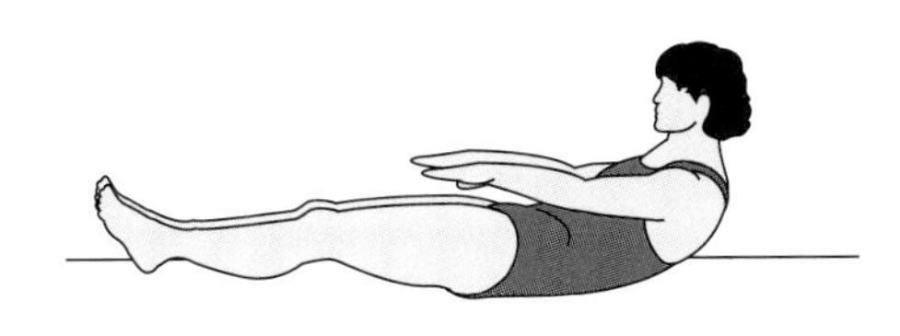

运动量:

次数________________

频率________________

Ⅱ级:动作同Ⅰ级,但双手交叉于胸前。

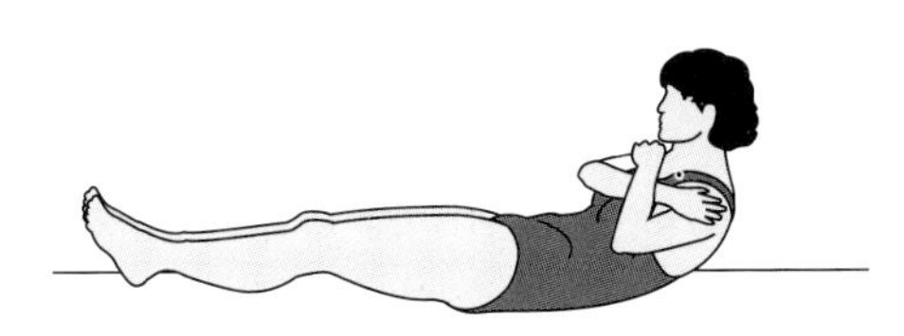

运动量:

次数________________

频率________________

Ⅲ级:动作同Ⅰ级,但双手置于头顶并将肘关节打开。

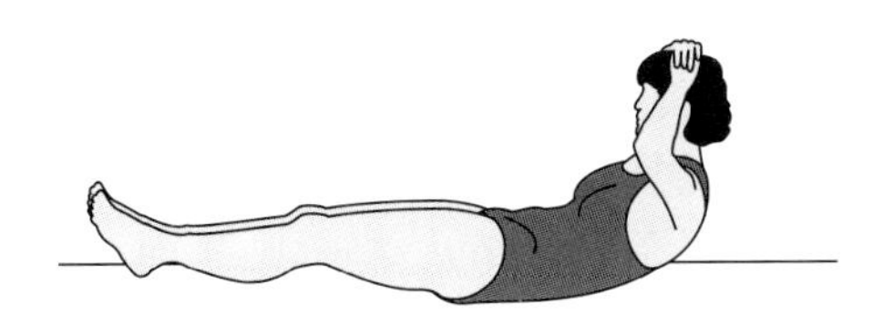

运动量:

次数________________

频率________________

下肢大约占人体1/3,如果躯干抬起时脊柱足够屈曲且重心下移至双髋[201],抬起躯干就不需要压住双足。因为身体的比例(如上半身质量比下半身少)和躯干屈曲节段低于重心,大多数青少年和妇女可以不压住双脚完成仰卧起坐。相反,因为上半身的质量大于的下半身,许多男性可能会需要在躯干完成屈曲而开始屈髋时多用点力(通常很小)。由于脊柱节段无法弯曲造成躯干僵硬的女性,就产生了较长的力臂,因此在屈髋时需要压住双足。如果需要屈髋阶段稳定住双足,则"仅需在屈髋阶段"压住双脚,以确保屈髋阶段开始前躯干完全屈曲。过早或者整个仰卧起坐过程中固定双足,则屈髋肌群就被固定住了,躯干屈曲也就会由髋关节屈肌而不是躯干屈肌完成了。

仰卧起坐过程中足部的上抬可以表明腹部肌肉疲劳,这样腹肌就不能在特定的动作弧线上产生足够的躯干屈曲力矩。因此,在抬起躯干时屈髋肌就较早激活,造成双足抬高。

因可以最小化或消除屈髋肌激活,使其在仰卧起坐时处于"松弛"状态,屈膝仰卧长期以来备受青睐。而这种观点却是误导。腹肌不跨过髋关节,因此只能屈曲躯干。无论髋关节姿势如何,仰卧起坐都是很好的屈髋肌群训练方法,不同的是髋关节运动曲线由屈髋肌支配(如髋关节伸:0°~80°屈曲;髋关节屈:50°~125°屈曲)。因为髋关节在屈髋屈膝时完成屈髋ROM,相比髋关节伸展位,此类仰卧起坐可能更有利于短屈髋肌的发展。

背部需要正常的灵活性,但不需要活动度过大。进行屈膝仰卧起坐时禁忌腰椎活动度过大。

髋关节伸展时，重心位于第一或第二骶骨稍前方。随着髋、膝关节屈曲，重心向头侧移动。相比伸髋仰卧起坐，屈髋屈膝仰卧起坐时下肢平衡躯干更小。做屈膝仰卧起坐必须要固定双足或躯干过度屈曲来使重心下移。随着屈曲增加，重心移向髋关节远端。伸髋位，屈髋阶段开始时，重心移向髋关节，以促进仰卧起坐阶段髋关节（不是腰椎）的屈曲。随着髋部屈曲，重心可能在屈髋阶段没达到髋关节运动轴线，从而对腰椎施加了比髋关节更大的屈曲力矩。对反复屈膝仰卧起坐最易产生不利影响的人群是儿童和青少年，因为他们易于出现柔韧性过大。下腰部灵活性过高的成人 LBP 患者也会对此训练方法有不良反应。

屈髋肌短缩时做直腿仰卧起坐要小心。直腿仰卧时，屈髋肌较短的人骨盆前倾位而腰椎后伸。在这一姿势下进行仰卧起坐的危险是髋关节屈曲阶段跨多关节的屈髋肌（如阔筋膜张肌［TFL］和股直肌）会进一步使骨盆前倾、腰椎后伸。屈膝仰卧起坐使短屈髋肌处于放松状态，骨盆后倾腰椎相对屈曲，这大大减轻了下背部的压力。然而，仰卧位屈髋屈膝应该要让骨盆到达中立位，可通过在膝关节下放置足够大的毛巾卷或枕头来维持。让屈髋肌较短的患者采用屈膝位仰卧起坐（或半屈膝位）并不是根本的解决办法，不应当无限制地使用。因为屈髋肌短缩导致骨盆前倾，所以屈髋肌短缩常伴随着 EO 的拉长。屈膝仰卧起坐并不能解决屈髋肌短缩和腹外斜肌拉长的问题。因此，必须拉长短缩的屈髋肌（自我管理 17-5），增强 EO 的力量并缩短长度（见自我管理 17-1）同时改正不良姿势（如避免过度骨盆前倾和腰椎后伸）。

自我管理 17-5

俯卧位屈膝

目的：拉伸髋关节屈肌和股四头肌，增强深层脊椎肌肉的力量，训练骨盆和脊柱在膝关节屈曲运动过程中保持静止。

起始姿势：俯卧位膝关节伸直并拢。

选项：您需要在物理治疗师的指导下在髋部下方垫一个枕头。

把您的大腿向一侧伸出。

运动技术：在腿部开始运动前就激活深层脊柱肌肉并在完成膝关节屈曲的过程中始终保持，尽量使骨盆或脊椎不产生移动。

选项：同时屈双膝并保持膝踝并拢。

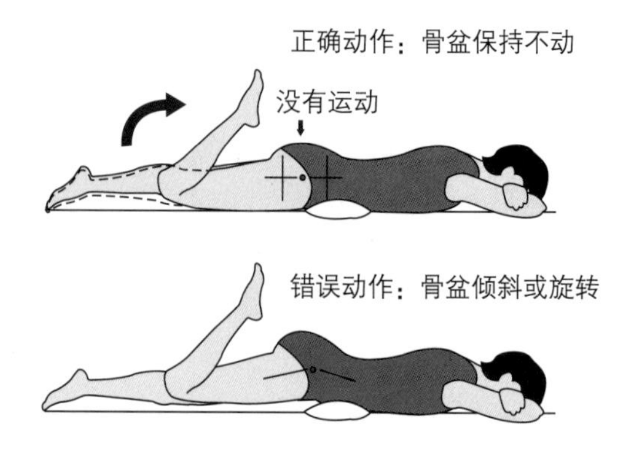

运动量：

次数：________________

频率：________________

直膝和屈膝仰卧起坐的禁忌证均需要关注脊柱的压力负荷。直膝或屈膝仰卧起坐时腰椎可能要承受 >3 000N 的负荷[202]。例如，对于 HNP，采用直膝还是屈膝仰卧起坐并不重要，重要的是究竟该不该做仰卧起坐。

腹肌的加强是在非屈髋阶段进行躯干弯曲或“紧缩”。仅在躯干屈曲阶段的训练对于腹肌的加强是安全有效的。躯干屈曲阶段与完全俯卧撑产生的椎间压力更小[203]。然而，躯干屈曲主要是为了产生运动力矩而不是稳定腰椎节段的力或力矩。这个动作首先募集了 RA 和 IO 而不是 EO。此外，躯干屈曲是任何胸椎后凸患者的禁忌动作，因为胸椎屈曲应力加重驼背。应建议腰椎不稳和驼背患者选择其他练习方法（见自我管理 17-1 和自我管理 17-2）。

如果选择躯干屈曲，治疗师应当确定患者的起始姿势，即在膝关节下方垫置毛巾卷、头和肩下方垫置楔形枕或者双膝下垫枕头。任何躯干运动开始之前应该先激活深层脊柱肌肉（见患者宣教 17-1）。两臂伸直向前，病人应该将下巴伸向胸部并尽可能继续屈曲躯干直到脊柱弯曲（见自我管理 17-4）。如果患者由于腹部无力而不能完成脊柱屈曲，则可将楔形枕放置在其头部和肩部后面以限制活动度并减小重力的影响。随着腹部肌肉力量的改善，可使用较小的枕头。如果髋关节屈肌短缩，则可以临时在膝盖下方使用枕头来减少髋关节屈肌在脊柱上的牵拉，并使患者骨盆和脊柱处于中立位仰卧。表 17-7 总结了仰卧起坐及其演变方法的运动处方的特点。

表 17-7 仰卧起坐及演变动作的适应证、禁忌证及注意事项

练习动作	适应证	禁忌证与注意事项
屈膝仰卧起坐	脊柱前凸	屈髋肌短、躯干过度前屈、驼背(胸椎后凸)
仰卧起坐时膝下垫置枕头	屈髋肌短	
直腿仰卧起坐	至少使用 3/5 以上的腹肌和屈髋肌力量	急性或亚急性椎间盘病变
躯干屈曲(仅此)	腹外斜肌无力、急性或亚急性椎间盘病变	胸椎后凸
临时脊椎下楔形枕	<3/5 的下腹腹肌,腰部僵硬(屈曲受限)	

关节活动度、肌肉长度和关节灵活性

关于关节活动度、肌肉长度和关节灵活性的临床运动处方必须考虑到脊柱、上肢和下肢其他部位的关系。

过度活动

通过细致的临床检查可作出过度活动和真正的关节不稳定的诊断[119,141]。检查者也应该找出造成过度活动或关节不稳定的损伤[31]。节段过度活动有四个致病因素:创伤(车祸等造成的冲击伤)、病理因素(风湿性关节炎,退行性关节改变)、结构性损伤(脊椎滑脱、HNP 和关节突关节不对称营养改变)或慢性重复性运动。在重复性运动的影响下,腰骨盆区的过度活动可能由于其他节段或部位相对活动度降低而发生。理论上讲,多关节的系统内,所有特定动作都会使各节段产生最小阻力,导致僵硬度最小节段的异常和过度运动[31]。重复性运动过多,僵硬程度最小节段的活动度就增加,而更僵硬节段的活动度减弱。

Sahrmann 将异常或过度灵活的部位称作“相对僵硬或灵活部位”[31]。“相对”是此定义的关键。例如,第 5 腰椎由于其生物力学特性和解剖学特征,相对于其他腰椎更容易产生旋转,因此在旋转方面的灵活性“相对”更好。动力链上其他节段僵硬造成节段性过度活动,就会造成临床问题或损伤。例如,打高尔夫球时,需要很大程度上的全身旋转。如果髋关节和足部在旋转时相对僵硬,就会造成脊柱过多的旋转。如果胸椎或腰椎上段在旋转时相对僵硬,就会造成第 5 腰椎的过度旋转。

这种相对灵活性的因果关系可以用于全面的训练计划,以改善相对僵硬的节段或部位活动度,而增加过度活动节段的稳定性。过度活动部位增加稳定性的方法包括,提高该部位的神经肌肉控制、肌肉的性能(例如,肥厚性改变)和稳定肌的长度 - 张力关系(详见肌肉功能障碍部分)。Shirley 等的研究显示[204],10% 最大自主收缩(MVC)的次最大自主收缩增加了腰椎的僵硬程度。这个结论指出了运动控制和教会患者低水平激活脊柱肌肉的简单方法,对节段稳定性的重要性。

降低节段性或骨盆内过度活动的训练可以根据传统分级运动控制训练(包括灵活性、稳定性、监控下灵活性和技能)进阶。灵活性训练阶段旨在以减少相应过度活动节段应力的特定方法改善相关节段或部位的僵硬或活动度降低。用以提高灵活性的运动和治疗技术详见“过度活动”部分。

稳定性训练阶段旨在提高受累肌肉的运动控制、肌肉功能(尤其是肥厚性改变)和长度 - 张力性能。根据易受运动影响节段的情况采取特定的改善僵硬和稳定性的活动和技术。应该告诫患者避免拉长肌肉的习惯性姿势(如避免站姿驼背姿态,因其拉长 EO)。在某些情况下,小范围制动(如使用束腹带或者贴布)对于适应性短缩是有必要的。为刺激提高肌肉硬度的肌肉肥厚性改变,应制订达到特定肌肉肥厚训练水平的运动处方(如每组最多 10~12 次)。

监控下灵活性训练阶段着重于腰骨盆区的三维动态运动以及动作在腰部、胸椎、SIJ 和下肢的适当分配的能力。当患者功能性活动中的肌肉可自动化和内化激活时,就达到技能训练阶段了。注 17-7 推荐了通过各级运动控制训练来提高稳定性的方法。

为通过训练最有效地减少过度活动,治疗师应教会每一个患者在训练和活动中使用正确的脊柱姿势。对所有患者和运动来说并没有所谓最佳的腰骨盆功能位姿势。虽然标准是中立位姿势(见表 17-6),但并非所有患者和运动都能达脊柱的功能位姿势。功能位姿势(见表 17-6)因生理状态和 BADL 和 IADL 中的压力改变而不同。例如,椎管狭窄患者为了防止症状恶化应该避免伸展运动。功能性姿势可因患者的运动不同而改变。例如,将重物从地面提到腰间时应避免屈曲,而自腰

间上举过头时应避免终末活动度伸展。脊柱的功能性姿势还因患者症状表现不同而不同。越是严重、易激惹和急性的情况，为避免症状加重，脊柱的功能性姿势越是受限制。

活动度不足

为达最佳效果，应同时采用减少过度活动和增加相应部位稳定性的运动或者治疗技术。增加活动度的运动和治疗技术有很多，如手法治疗（如关节松动术、肌肉能量技术、软组织松解术等）、被动自我牵拉或自我松动或主动辅助、主动以及抗阻训练。

使用手法治疗的理由（见第7章）包括如下。

- 患者和物理治疗师互动的心理影响[205]。
- 力学影响（如改变位置关系、通过拉伸来松动关节或者整复结构受限）[206]。
- 神经生理学影响（如激活门控机制，反射性地缓解肌肉过度紧张）[206]。

相关研究不建议为了减少包容性或非包容性椎间盘突出而使用旋转类的手法治疗[207-209]。这些技术是椎间盘功能障碍的禁忌证，旋转会造成纤维环拉伸而进一步削弱髓核外壳[210]。相关研究也不支持手法治疗可以改变骶髂关节的位置关系而缓解症状的观点[140]。神经生理学原理可能更好地解释徒手治疗的效果。临床研究发现，手法治疗技术对按照临床指南目录分级的NSLBP患者疗效更好[211]。

不主张没有主动训练内容的手法治疗或徒手训练等被动干预方法。仅采用被动干预措施的不利之处在于可能造成患者在康复过程中不“主动”参与。只要可能，就应该提倡诸如患者宣教和自我管理训练等患者主动参与方式。

主动辅助关节活动度、主动关节活动度、本体感觉神经肌肉易化技术（见第13章）和被动拉伸也可以用以增加活动度（见第7章）。本文重点讨论自我管理训练，强调被动和主动拉伸。

被动拉伸可能是必要的，尤其是适应性缩短的肌肉群。仔细的肌肉长度测试可以确定哪些骨盆和躯干肌肉需要拉伸。躯干表层的肌肉，如腹直肌、腰方肌和腰部竖脊肌，以及跨多关节的髋部肌肉，如TFL/及髂胫束、半腱肌或半膜肌（内侧HS）、股二头肌（外侧HS）、髋内收肌和股直肌等，都容易产生适应性缩短。

对于腰骨盆区功能障碍的患者进行髋关节肌肉拉伸时必须十分小心，因为髋关节活动度降低时，SIJ或腰椎会变成相对灵活的区域。骨盆适当的稳定性在远端结构运动时至关重要。否则，脊柱或SIJ会成为阻力最小的部位，因此易于在牵拉感之前移动。

加强附着在骨盆的髋关节肌肉稳定性的实例有仰卧被动拉伸HS。仰卧位被动拉伸HS时，一侧髋关节屈曲，对侧膝关节伸直（到腘绳肌轻度张力），同时保持足部靠在墙壁，对侧髋关节和膝关节伸直。骨盆腰椎区域的稳定可以通过适当募集深层脊柱肌肉和患者的支撑表面来完成。腘绳肌的长度决定了直腿抬高的角度和与墙之间的距离。进行有效拉伸时可参考适当保持稳定的某些标准（知识拓展17-1）。

知识拓展 17-1

关于仰卧被动HS牵拉

1. 特定姿势标准
- 对侧肢体
- 脊柱和骨盆
- 同侧肢体

2. 如何分辨内侧和外侧腘绳肌

3. 根据牵拉具体方法的知识，设定有效牵拉的特定持续时间和重复次数

神经脑脊膜活动不足

神经系统的活动度不足可因先天性疾病、创伤、手术并发症或者退行性改变所致[120,133,212]。常见的神经脑脊膜活动不足有两种：脊髓栓系综合征和神经根及硬脑膜运动功能障碍。脊髓栓系综合征是物理治疗的禁忌证；而神经松动术对神经根和硬脑膜运动功能障碍效果良好[120]。治疗前，应该评估神经硬脑膜活动性以及由此导致的相关改变。应设计针对提高神经系统的活动性的运动处方（自我管理17-6）。为安全有效地使用本治疗措施，应具备扎实的解剖、生理学和应用原则方面的知识，此领域的研究亟待广泛拓展。Butler提供了更多详细的信息[120]。

自我管理 17-6

神经脑脊膜松动

目的：增加坐骨神经及其小腿与足部分支的活动度，减少由于坐骨神经活动度降低导致的疼痛

评估：再开始锻炼之前，必须首先评估神经的

活动度

坐位时，尽可能松弛下腰部和骨盆

将下颌指向胸部

尽量足背伸

尽量缓慢伸直患侧膝关节

症状出现或加重时停止

注意你膝关节的角度。训练后再次检查角度。如果你成功地松动了神经，那么你伸展膝关节的角度就会增加。如果角度较少，则说明你增加了神经的症状，应该再重复上述训练，并减少上述训练中每一个动作的活动度。再次检查膝关节角度，应恢复到起始角度或者有所提高

起始姿势：松弛下腰部，并且尽可能后倾骨盆。轻度屈曲颈椎消除头向前的压力，此放松姿势使头部低下

运动技巧：重复运动 15 次

膝关节松动：保持踝关节放松，伸直膝关节直至你感受到在膝关节后面有一点张力。放松回到起始姿势

踝关节松动：伸直膝关节约在你评估时能达到最大距离的 3/4。屈曲和伸直踝关节

颈部松动：伸直膝关节约在你评估时能达到最大距离的 3/4。向头部背屈踝关节至最大活动度的 3/4。主动将下颌屈向胸部然后回到起始姿势

第一个循环动作后再评估，如果达到评估部分所述成功的要求，重复这个循环 15 次

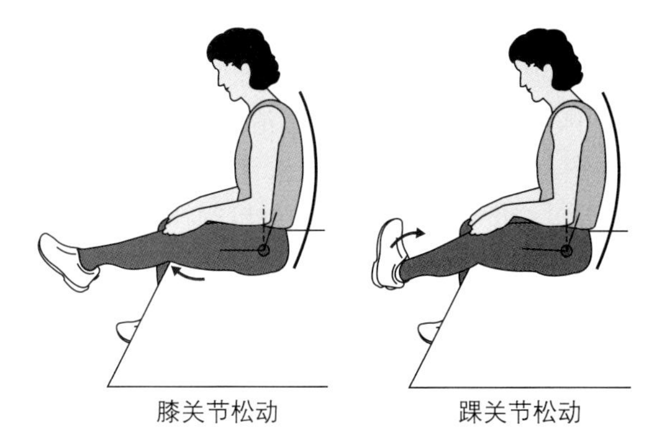

膝关节松动　　踝关节松动

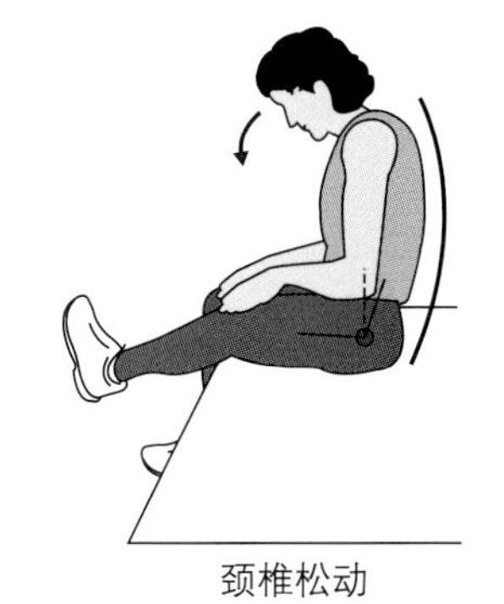

颈椎松动

疼痛

LBP 是就医的最常见疼痛类型[213]。临床医生出于好意会确定并向患者解释疼痛的原因。而让医生感到头疼的是大多数 LBP 病例很难确定其病理解剖学原因，因为导致疼痛的周围和中枢性机制之间关系复杂。腰骨盆区疼痛对患者产生的生理和心理上的影响可造成严重的运动参与限制。肌肉骨骼性疼痛是设计周围神经系统和中枢神经系统的复杂过程，不在本文探讨范围。请读者参阅第 10 章和本领域相关文献[214-216]。本章着重探讨仅基于身体功能和结构改变导致的疼痛的治疗。

越来越多的证据表明，睡眠障碍、持续高应激状态、抑郁和焦虑等因素是持久性 LBP 的强有力预测因子[217]。这说明了诸如生活方式和消极情绪的认知 / 情感次级系统因素对敏感的脊柱结构发挥了作用[217]。这反应在急性 LBP 患者的临床表现上，“轻度”机械刺激即可引发更为严重的疼痛、忧虑和肌肉紧张的主诉。明确这种急性期的情况可防止发展为 CLBP。还应注意到，LBP 的消极观念可预测疼痛程度、功能障碍水平和缺勤情况[218]。然而，许多因害怕疼痛而认为“疼痛等同于损害”和“避免引起疼痛的动作”的观念（如，消极预期）都源自卫生保健从业者[219,220]。我们所说的对病人很重要，出于好意的临床工作者的不经意言辞可影响疼痛患者的长期康复，这强调了交流对准确治疗 LBP 患者是至关重要的（患者宣教 17-2）。

患者宣教 17-2

可对 NSLBP 患者造成伤害的信息

促成结构性损害 / 功能障碍的观念

- “您有退变 / 关节炎 / 椎间盘膨出 / 椎间盘病变 / 椎间盘突出”
- “您的背部受伤了”
- “您的背像 70 岁人的”
- “劳损了”

造成超过急性期的恐惧

- “您从现在开始应当小心 / 保重了”
- “您的背很弱”
- “您应避免弯腰 / 举重物”

造成对预后的消极态度

- “您老了您的背也磨坏了”

- "您后半辈子就这样了"
- "您在轮椅上终老也不奇怪"

疼痛就是损害

- "感到任何疼痛就需停止运动"
- "用疼痛指导训练"

可减轻 NSLBP 患者疼痛的信息

提高疼痛的生物社会心理治疗方法

- "背痛不代表您的背部受伤了，只是提示比较敏感"
- "您的背可因不良动作和姿势、肌肉紧张、不活动、缺乏睡眠、精神压力、焦虑和情绪低落等敏感"
- "多数背痛是可引起剧痛的轻度拉伤造成的"
- "睡眠好、运动、健康膳食和戒烟对您的背有好处"
- "大脑就像放大器，您越担心就越疼"
- "运动时疼痛不代表对您有伤害"

提高心理恢复力

- "您的背是您身体最强壮的结构之一"
- "对背部造成持久伤害是极为少见的"

鼓励正常活动和动作

- "放松性动作有助于缓解您的背痛"
- "运动可使你的背部更强壮"
- "保护您的背且不运动会加重症状"
- "背痛时运动和工作是安全的，您只需调整您的动作直至敏感性降低"

消除对影像学结果和疼痛的担忧

- "您的检查结果正常，就像头发变灰白了"
- "疼痛不代表您的运动有伤害，您的背部太敏感了"
- "开始运动时会疼，就像踝关节扭伤，但随着时间推移，主动运动会促进康复"

鼓励自我管理

- "制订出帮助您自我管理的计划"
- "尽量恢复工作，即便开始是非全日的，有助于您康复"
- "根据时间逐渐提高您的运动水平，而不是依据疼痛"

还有证据表明，在没有明显创伤的情况下，疼痛行为（如跛行、保护性肌肉紧张和痛苦表情等）更多地反映为灾难性观点（如"我的背完了"，"我好不了了"和"我的余生将在轮椅上度过了"）、恐惧和压抑[221]。这些行为会导致敏感的脊柱结构的异常负荷，造成疼痛的恶性循环。这也与应对技能不良有关，如逃避和过度休息，可使人感到无助和致残[218]。

疼痛的生理性肌肉骨骼因素的治疗可包括各种措施：药物治疗（口服药物或注射）、物理治疗及手术治疗，单独或联合应用。治疗选择必须量身定做，集所有相关临床工作者之力。本节讨论作为腰骨盆区肌肉骨骼疼痛的治疗方案之一的治疗性训练。尽管本节建议的治疗性训练用来说明治疗疼痛不同主要病因的活动和技术，其中许多可用以治疗相关损害，如活动度、肌肉功能、姿势和运动控制等。这些方法随后还将在其他章节提及，说明了损害的复杂、相互关系以及训练方法的多样性和多用途。为选择恰当的训练治疗疼痛，临床医生必须了解疼痛对腰骨盆区结构的生理影响。有证据表明，LBP 患者的腰部深层肌肉存在节段性改变[51,200,216,222-225]。出现症状的相应节段的 LM 存在肌肉萎缩[51,226]。发现椎间盘突出和 CLBP 患者的 LM 的Ⅰ型纤维有组织学改变[223,227-230]。这些改变可能的原因是不足以刺激Ⅱ型肌纤维的疼痛激惹、低张力肌肉收缩[52]。还有人认为肌肉萎缩与疼痛性废用有关[224]。虽然生理学的改变尚不甚明确，但确实存在并降低肌肉功能和神经肌肉控制能力，尤其是 LM。

腰椎的大多数组织在某些正常情况下可成为疼痛的原因，因此很难对疼痛的病理解剖学原因做出特异性诊断。神经根、椎间盘、纤维环、关节突关节和肌肉是造成疼痛的最可能原因[231]。疼痛产生的机制是力学和化学因素对组织内痛觉感受器的复合刺激。目前还不清楚，是力学压力产生化学刺激而导致组织敏感，还是化学刺激造成组织对力学应力敏感。这两种机制在绝大多数病例中是共存的。

在椎管内，HNP 是引起炎症和神经根与神经末梢刺激的主要原因。由于椎间盘和神经根在椎管内的并列关系，坐骨神经痛（即疼痛从下腰部放射到臀部、大腿后侧和小腿）可能因背根神经节压迫和神经根的炎症而致。周围组织疼痛时，一连串有害信号随之传入脊髓，并刺激脊髓后角的躯体感觉神经元。这些敏感的神经会就可造成 CLBP[133]。

物理治疗师最关注疼痛与运动有关的力学因素。系统的体格检查可发现导致疼痛、加重疼痛或者相反可缓解消除疼痛的姿势、稳定性和运动策略[189,232]。

姿势和运动等力学因素导致疼痛的合理治疗方法是教会患者纠正加重疼痛的姿势或者动作[31,189,232,233]。根据检查结果，物理治疗师指导患者纠正错误姿势和动作的方法并治疗生理损害（如，ROM、关节灵活性、肌肉功能、神经肌肉控制）。这种方法以力学方式避免错误姿势和运动，让疼痛的组织得以“休息”而缓解炎症。例如，向前弯腰时疼痛加剧的患者，腰椎与骨盆的相互关系不正确，下腰部相对于髋关节过度运动[234]。如果患者的疼痛通过治疗师指导其增加髋关节的屈曲和减少下腰部的运动而减轻或者完全消失，此训练就可成为一种干预方法。这种训练计划的训练方法实例见注17-8。

注17-8
增加屈髋活动度和减少腰椎前屈活动度的锻炼

- 增加屈髋活动度的锻炼
  - 手持膝关节摇晃（见第19章的自我管理19-7）
  - 仰卧屈髋保持腰椎没有屈曲或旋转（图A）
- 减少腰椎前屈活动度的锻炼
  - 坐位伸膝（见第19章的自我管理19-8）
  - 站位屈髋（图B）
  - 改变姿势和运动模式的说明
  - 纠正坐姿（见第18章的患者宣教18-4）
  - 改善腰骨盆活动（见患者宣教17-3）

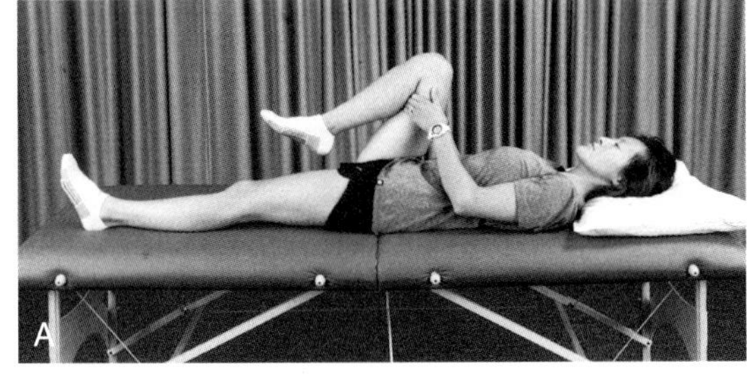
A

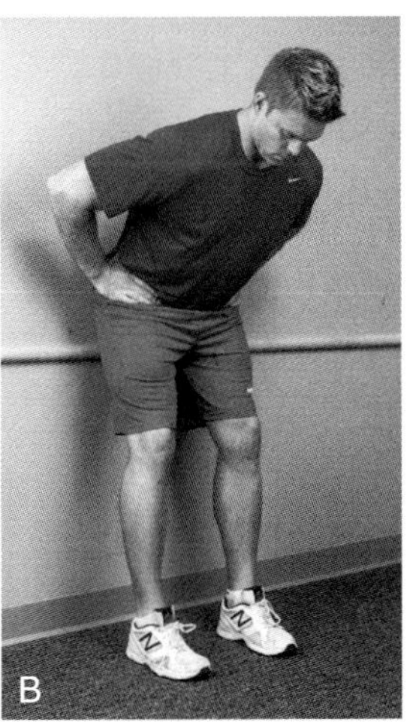
B

多数情况下，通过提高相邻部位的活动度，增加受累部位稳定性并纠正姿势和运动模式来减少受累结构的力学应力，就足以解决疼痛问题了。再如，由物理治疗师或其他专业人士采用的补充治疗办法（如关节松动或徒手治疗、牵引、物理因子、药物干预和心理咨询）可能是其他导致疼痛的力学、化学或者心理问题的必要治疗措施。临床医生必须牢记，在此阶段关于疼痛主要病因和缓解疼痛必要步骤时该说什么（见患者宣教17-2）。

麦肯基发现了另一种治疗疼痛的运动疗法[235,236]。这种方法的一个简单的例子是用运动来降低或消除疼痛。疼痛相关姿势的主诉、姿势观察和单平面运动（如屈、伸、侧屈）可以用来评估姿势和运动对症状的影响。在检查中，每个动作都依据描述选取适当的名词（如好转、加重或不变）来分级。运动后或反复运动后，比较患者的状态变化。

“周围化”（即疼痛或者感觉异常远离脊柱）和“中心化”（即疼痛或者感觉异常靠近脊柱）的概念用来确定可做自我治疗的运动。例如，如果反复向前弯腰使症状周边化而后伸使症状中心化，那后伸相关的练习可用做改善症状的自我治疗（自我管理17-7）。这种方法可有效恢复急性LBP患者的功能[236]，尤其是结合治疗性分级用于下腰部综合征治疗时[237]。有关87名腿疼和LBP患者的回顾性研究中，Donnelson等发现，经过麦肯基方法诊断和治疗的，最初评估有中心化症状的患者都有非常好的疗效[238]。

自我管理17-7

俯卧推起进阶

目的：为了提高下腰部的背伸活动度，牵拉躯干前方肌肉，使腿痛症状移至背部或完全消除，和/或逐渐减轻腰椎间盘压力。

动作要领：物理治疗师可能要求你在进行此项练习前做降低脊柱位移的特殊练习。

起始姿势：双腿伸直俯卧。

动作技巧：物理治疗师将告诉你这个锻炼的等级和每个等级的持续时间。

动作要领：如果你的疼痛没有向脊柱移动，则不应该进入到下一等级。偶尔LBP疼痛可能加重，属正常现象，应迅速回到初始状态。

Ⅰ级：手支撑前额俯卧。

运动量：

次数：____________________

频率：____________________

Ⅱ级：用前臂撑起。呼气并放松背部肌肉。

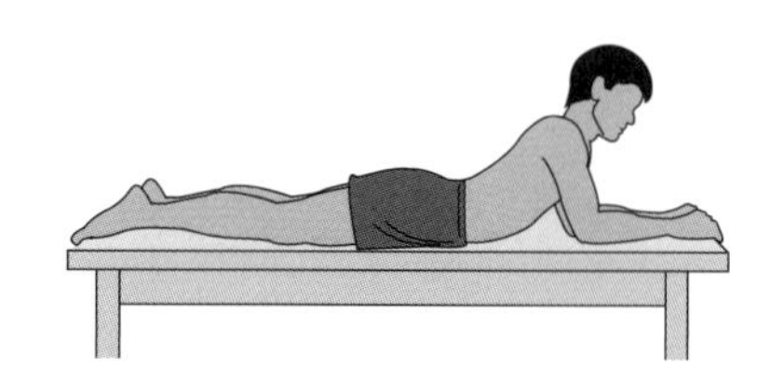

运动量：

持续时间____________________

组数 / 次数____________________

频率____________________

Ⅲ级：将手放在肩膀旁边。在规定的范围内将上部躯干撑起。确保背部肌肉完全松弛。

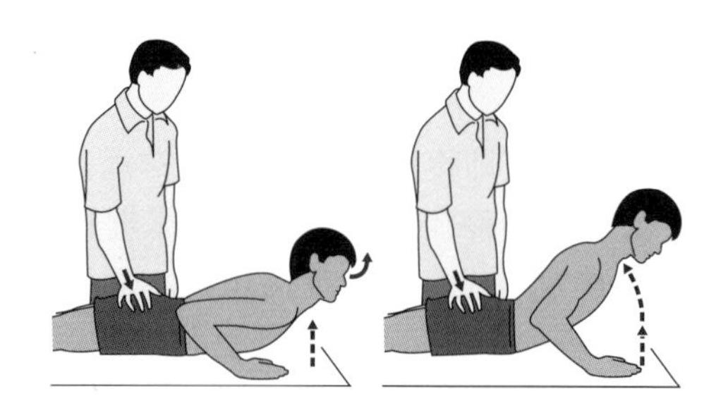

运动量：

持续时间____________________

组数 / 次数____________________

频率____________________

麦肯基治疗盘源性功能障碍的理论模型认为，完整的纤维环在躯干前屈时使髓核后移而后伸时使髓核前移[6,77]。其他的原理包括门控机制、神经组织放松、降低神经根和其他疼痛组织的力学刺激和椎间盘水化[13,239-243]。

姿势技术可以用来调节疼痛。例如，如果目的是分离关节面而减轻疼痛，可教患者使用姿势牵引（图 17-16）。姿势牵引的原理类似于其他形式的牵引（见本章后文关于“牵引”的介绍），这种方法用来减轻力学因素引起的疼痛[244]。

“自我松动”可以用来纠正关节功能障碍，尤其是 SIJ。例如，骶髂关节障碍（如髂骨前旋）患者自我治疗关节功能障碍而不是仅依赖治疗师恢复关节功能[245]。自我管理 17-8 描述了关节运动的一个例子。为达疗效，患者必须学会评估其功能障碍并精准地使用治疗技术直至成功。必须向患者强调，这些技术不是日常训练内容；仅

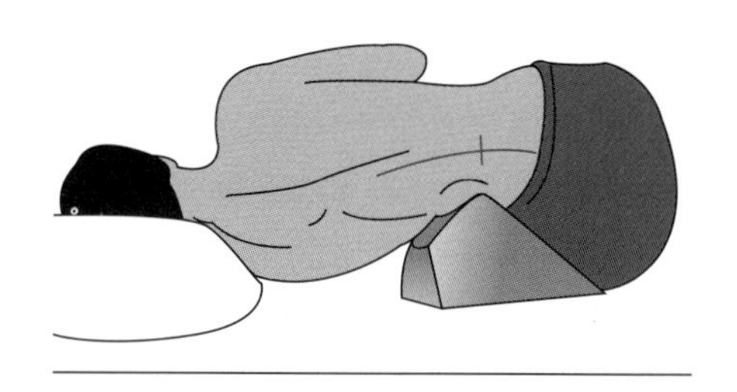

图 17-16　姿势牵引。使用楔形泡沫垫，其锐角顶点可使指定腰椎节段最大侧弯又与骨盆骨面契合。楔形垫可很容易自专业泡沫产品设计和制造商处获得。推荐密度是 CD-80。尺寸是 0×20cm×20cm×46cm（0×8 英寸 ×8 英寸 ×18 英寸，小号）和 0×25cm×25cm×46cm（0×10 英寸 ×10 英寸 ×18 英寸，大号）

用于可导致患者症状的关节功能障碍。虽然疼痛是最常见的症状，ROM 受限、僵硬、感觉异常和无力也与关节功能障碍有关，也应是这种治疗技术的适应证。此技术的一个禁忌证是髋关节过度活动。对髋关节过度活动反复使用这种技术可能导致髋关节更加松弛，继而造成疼痛。自我管理 17-9 可以应用于骶骨的扭转（即骶骨旋转引起单侧的反向运动）这种特异性功能障碍的治疗。这个技术激活梨状肌和 LM 以恢复骶骨的旋转。就次序来讲，纠正关节功能障碍的技术应在其他训练之前进行。一旦恢复关节力线，患者就应开始深层稳定性训练。

自我管理 17-8

髋骨前部功能障碍的自我松动

目的：使姿势正常化和恢复骨盆的运动

起始姿势：躺在坚硬的表面

运动技巧：保持你的____髋和膝关节伸直。将____膝拉向胸部直到你感觉到轻微的阻力。轻轻收缩____臀大肌对抗你手部预先施加的力，并保持膝指向胸部。保持 8~10 秒。休息时，屈髋并使骨盆向后旋转，直到感觉到新的阻力。重复 3~4 次。

运动量：

次数：____________________

频率：____________________

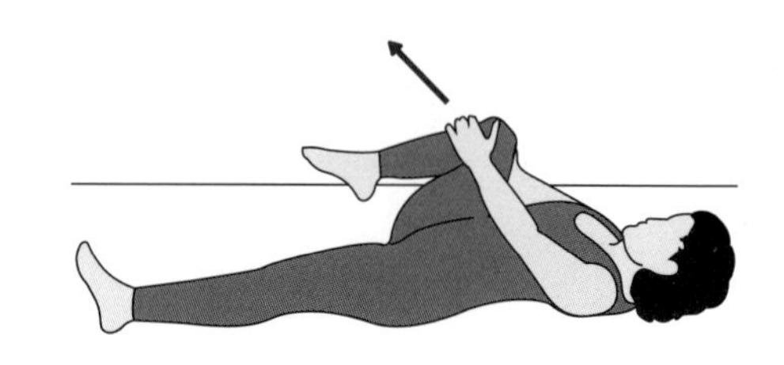

自我管理 17-9

骶骨功能障碍的自我管理

目的：恢复骶骨的正常姿势和运动

起始姿势：俯卧位躺在地板上，腿部任意一侧在桌腿部或者门旁。屈曲 ____ 侧膝盖到 90°将自己的足跟顶住桌腿或者门。

运动技巧：首先激活你的盆底肌，腹横肌和腰椎多裂肌。轻柔地（最大力量的 10%）将自己的足跟压向桌腿或门，使用你的深层臀部肌肉（不是大腿肌肉），保持对抗 10 秒。

运动量：

次数：____________________

频率：____________________

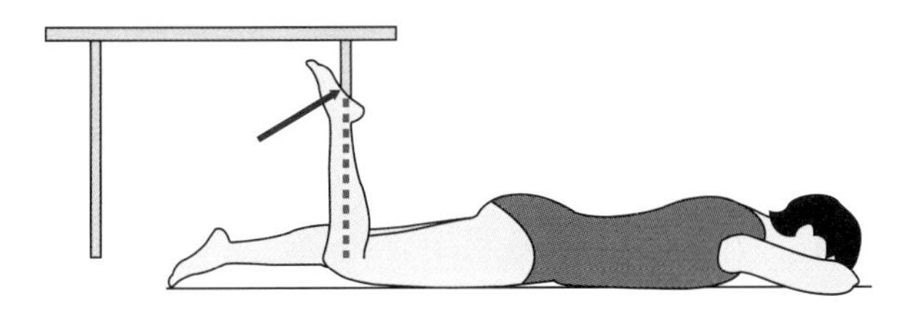

对于非特异性 CLBP 患者，有强有力证据表明，针对恢复正常活动和工作的主动康复可比传统医疗方法更能降低工作缺席率[246]。推荐采用诸如体育运动，应用操作性条件反射的操作原理，以及无痛下加强改善后功能和安全恢复工作的治疗方案。

LBP 的急性发作期，炎症经常是主要临床现象，试图减少力学因素的影响可能并不会明显缓解疼痛。临床医生必须用适当的辅助疗法（如冷冻疗法，电疗法等）、保护措施（如束腹带和骶髂关节带等）和适当的休息来治疗炎症，但应避免在硬床上休息（见第 7 章）。此外，患者的医生应该知道，必要时可开具或适当调整药物治疗。

临床表现主要为炎症反应时锻炼并不是禁忌证。尽管此时最主要目标是缓解炎症，还是应让患者做不加重疼痛的、提倡在专业人士监控下休息的基本运动。为避免运动加重基础疼痛，应防止受累腰椎和 SIJ 的活动。患者教育中十分重要的是教会患者哪些姿势和运动应该避免以减少力学应力。锻炼可包括腰椎和 SIJ 稳定肌的低强度等长收缩并四肢同时小幅度运动。改变力臂长度、限制 ROM 和调整锻炼体位来达到较少重力影响的姿势，这都是减少炎症部位压力的实例。相关部位的预防性 ROM 训练和神经脑脊膜灵活性练习[120]（见自我管理 17-6）也可以用来预防不必要的活动性降低。

急性疼痛缓解且功能性运动改善时，就要进行针对肌肉功能障碍、ROM、肌肉的延展性、关节的灵活性和平衡的更高级锻炼。过渡到更高级的治疗方案绝非易事；如果训练量超过运动系统任何特定子系统的耐受力，都会导致疼痛严重加重。因此，为避免症状加重，进阶训练方法宁可保守。

教会患者当症状轻微加重（如麻木、感觉异常和疼痛）和超过时限（如症状加重超过 24 小时）时，就要调整或停止运动。此时继续坚持运动则会适得其反。让患者留心身体对训练的反应，并适当调整训练（如降低力臂、在重力作用小的姿势下工作、降低重复次数、降低频率和延长间歇时间）可以避免对恢复中的组织施加更大的压力。

由腰椎骨盆区域疼痛造成的肌肉改变（如肌肉功能、交叉部位和神经肌肉控制能力）可能不会在疼痛停止后和患者恢复到功能性运动后自行改善[179]。本章所述针对性局部锻炼可恢复腰骨盆区的肌肉控制和表现（知识拓展 17-2）。

知识拓展 17-2

1. 可深入剖析疼痛与腰骨盆区过度活动间复杂关系的临床案例：一个 45 岁 LBP 患者，平背，站姿时轻度骨盆旋转，右足内翻和外展。在检查过程中，物理治疗师发现仰卧位主动屈髋时，骨盆和腰椎旋转，这个动作诱发了下腰痛。使患者准确募集深层脊柱肌肉后，骨盆和脊柱的旋转减少，症状也消失。整个检查中其他的测试确定 L5-S1 节段在屈曲和旋转时相对灵活。检查应该确定所有生理性损害。你认为哪项检查结果与关键肌肉测试、深层脊柱肌肉的动作控制和肌肉柔韧性有关？

2. 提高相对灵活区域的稳定性的治疗计划必须针对每一个相关的损伤。此计划强调屈曲和旋转应力时局部脊柱的控制能力，提高动作质量以及训练运动感知力，以控制产生症状方向上的脊柱姿势和运动。就此案例，设计一个考虑到所有损伤的训练计划。至少有一个升级练习或功能变化。确保有训练量方面的信息。

之前的章节（见“肌肉系统”和“肌肉表现损伤”）讨论了 TrA、LM 和盆底肌在稳定腰骨盆区的作用。针对性稳定训练的、旨在提高运动控制和深层脊柱肌肉的功能，对急性 LBP 患者 LM 的肌肉萎缩的恢复效果明显[179]，并可减少急性 LBP 第一次发作后的复发率[113]。结构异常导致节段性不稳的亚组患者，与一般练习相比，针对性稳定训练可以减少长期疼痛和能力丧失的程度[247]。

姿势和运动损伤

有效的姿势和运动方面的宣教对于腰骨盆区综合征的恢复和预防复发至关重要。姿势和运动的宣教在第一次就诊时就应开始。在首诊检查后，临床医生应该确定可能加重症状的姿势和运动[248]并应对患者的坐、站和卧的姿势给予指导。教会患者正确的基础运动模式，如床上活动（患者宣教 17-3）、坐位站起和弯腰（患者宣教 17-4）以及举重物的方式。患者的特定姿势和运动模式应反映出患者的损伤、活动受限以及运动参与受限。例如，L4 椎间盘突出症患者相比椎管狭窄患者会有不同的坐姿建议。前者建议避免持续终末活动范围的屈曲，而后者则建议避免持续终末活动范围的伸展。目的是让患者理解为什么这么做，而不只是如何做，让患者认可并承诺改变现状[249,250]。为了获得最佳的治疗效果，患者必须主动参与治疗[251-254]。

患者宣教 17-3

床上活动

为了降低下腰部的压力，物理治疗师会要求你以特定的方式离开床。安全的床上活动指导如下。

- 激活深层脊柱肌肉并依此在床面上向上活动双脚，直至双膝屈曲并双足平放床面。避免使用深层脊柱肌肉背部弓起或旋转
- 如果你不靠近床边，就必须桥式动作并滑动到床边。确保桥式和滑动时激活深层脊柱肌肉
- 整体翻转身体直至侧卧床边。不要用上身或者骨盆带动，因为这会造成脊柱的旋转压力而对痊愈过程不利
- 将你的脚轻柔地滑下床，同时用自己的手撑起坐直
- 动作要领：确保深层脊柱肌肉在所有训练中的持续收缩。你应该能完成所有训练而不加重症状。如果你不能在不加重症状的情况下从仰卧位到坐位，请告诉物理治疗师

患者宣教 17-4

腰椎 - 骨盆的运动

当你向前弯曲身体去捡一个较轻的物体时，如一件衬衫或者一支铅笔，你可以尝试下腰部和骨盆的协调运动。向前弯曲时需牢记的要点如下。

向前弯曲（图 A 到 C）

- 当你向前弯曲时，先用头部引导，再慢慢卷曲脊柱
- 想着要放松脊柱的每一个节段
- 试着保持你的膝关节伸直，并且尽量减少髋关节向后移动
- 当你向前弯曲到下腰部水平之后，试着旋转骨盆
- 骨盆不再旋转之后，不要再过度屈曲下腰部
- 如果你需要更多的弯曲以达到想要的距离，就屈曲髋关节和膝关节，而不是进一步屈曲你的下背超过骨盆的旋转
- 在前屈的终末，放松下腰部

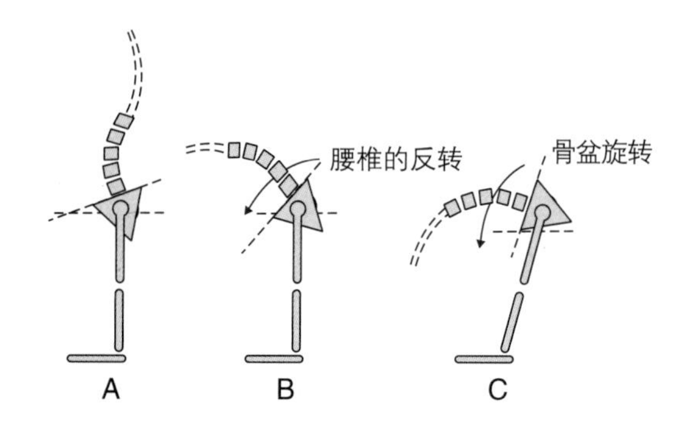

从前屈回到直立位（图 D 到 G）

- 臀肌收缩，由髋关节和骨盆引导动作的开始
- 骨盆达到中立位之后，伸展下腰部
- 在动作的终末，收缩腹肌拉动骨盆回到中立位姿势

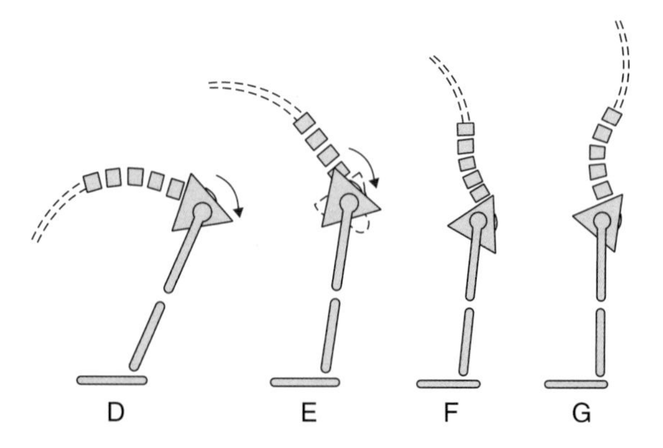

引自 Calliet R. Low Back Pain. 3rd Ed. Philadelphia, PA: FA Davis, 1981.

除了日常生活中的姿势和运动宣教，临床医生还必须考虑每一个训练的特定姿势和运动模式以达到最佳效果。例如，腰椎间盘病变的患者在坐姿 HS 牵拉时的坐位或腰椎略前屈，不仅减少了腘绳肌牵拉的效果，还导致椎间盘承受更多的压力。整个训练过程中都必须强调脊柱和骨盆的姿势。"所有"训练都注意姿势和动作会加强其效果。这对物理治疗师的监督力有很高的要求。有研究显示，对 CLBP 患者的监督力越高临床效果就越好[255]。

每个人治疗的最终目标是达到理想的功能性疗效。这需要使用最佳动态稳定性和募集方式的技能的全身姿势和运动模式。为此，患者必须在特定功能锻炼中（如提高床上活动能力的足跟滑行）、BADL 中（如下蹲）和 IADL 中（如打高尔夫）注重运动的准确性。临床医生应该根据损伤情况，针对训练方案中的神经肌肉控制、肌肉功能、灵活性和本体感觉等基本原理指导患者达到适当的稳定性，采用适当的运动方式。

姿势和运动再训练可融入康复的任何阶段。训练开始将复杂的运动分为一个个简单的部分。例如，姿势策略开始可教给患者在人体工程学椅子上如何恰当地坐。然后，患者可进阶到坐在标准椅子上或者软表面的物体上（如健身球）。

难度越高的运动方式，越需要分解成简单的内容，以确保相关节段内产生恰当的运动和稳定性。当每个简单部分都达到相应技能后，就将各部分连接成完整的运动次序。教会运动技能要求患者有强烈的动机和高度依从性，以及临床医生对运动学习和动作分析概念的深入了解。第 9 章深入探讨了治疗姿势和运动障碍的运动处方（知识拓展 17-3）。

知识拓展 17-3

以下是运动模式被运用于日常生活活动中的例子，它们需要教育和训练以达到恰当的运动表现。

1. 简单的床上移动和坐站转移
2. 小的弯曲和下蹲策略
3. 步态（图 A）和上台阶（图 B）
4. 作业活动，例如搬举重物
5. 文体娱乐活动，例如打棒球（图 C）

教给伙伴在床上移动、坐站转移、膝关节微屈和下蹲动作中安全的运动模式。教给伙伴如何把重物从地面搬到腰高的位置，再举到肩膀的高度。考虑教一名棒球投手投掷运动时，你应该强调身体哪些部分的运动

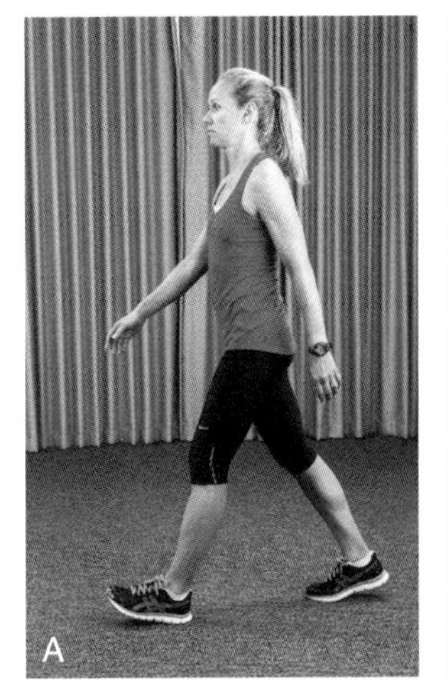

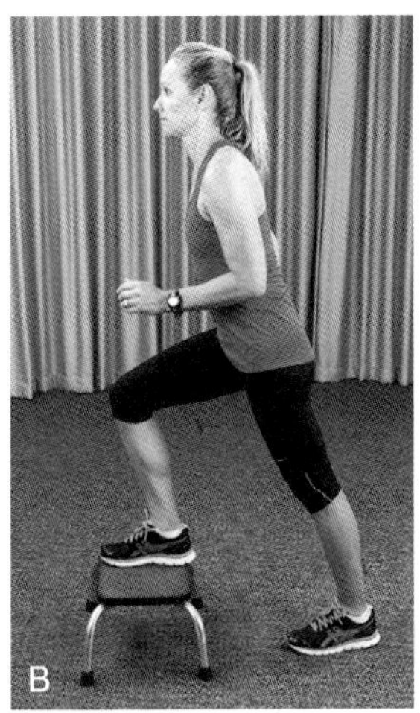

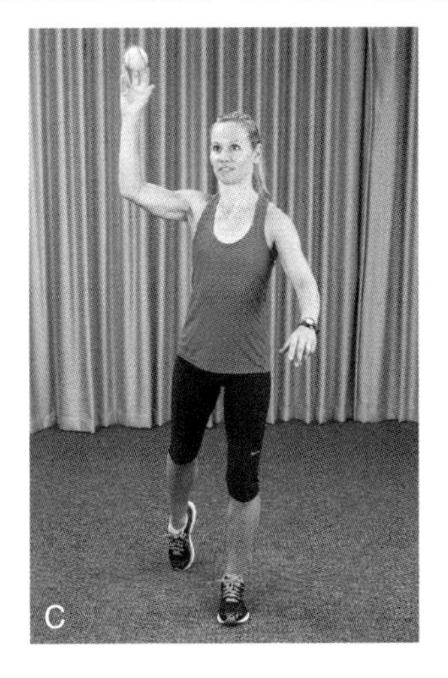

针对性训练可串联成一个循环训练形式。此循环形式可包括各种徒手操作，如单手或双手举各种器械和重物、推拉动作以及够高处和低处。另外，几乎所有的器械，不管是为特定训练、体育运动还是为工作而设计，都应该适用于运动再训练。在理解了规则之后，往往是想象限制了锻炼方案的实施。训练应该符合患者的工作和娱乐要求。临床医生切勿让患者的运动方案进阶速度过快，而应在其学会用适当的方式控制运动的前提下。患者和临床医生的勤奋会得到退步少而功能恢复多的回报（知识拓展 17-4 和病例分析 17-1）。

知识拓展 17-4

为一名下腰痛的足球运动员制订一个运动专项路径

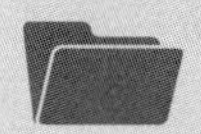

病例分析 17-1

病史

患者女性，54 岁，下腰痛 10 余年。疼痛初期呈隐匿性发作，去年加重。疼痛程度用数字疼痛评分表示，平均 5 分 /10，最严重时 7 分 /10。站立、举重物或者走路超过 20 分钟会使症状加重。坐或把枕头放在膝关节下方躺着时可以减轻疼痛。估计自己 30%~40% 的睡眠时间是受影响的。相关症状包括椎旁肌肉组织的间歇性疼痛和放射到臀部和大腿后侧的跳痛。无鞍区感觉异常、肠和膀胱功能改变或者广泛的下肢无力或动作失调。

其他病史包括，阑尾切除术、扁桃腺切除术、子宫切除、高血压、血胆固醇过高和抑郁症。她曾服用盐酸安非他酮治疗抑郁症状。目前的药物治疗包括治疗高血压的赖诺普利和氢氯噻嗪，治疗胃食管反流的甲氧氯普胺（胃复安）和稳定情绪的拉莫三嗪。患者的工作活动有搬运文件箱和电脑前办公。她喜欢园艺。患者的目标是能够在不超过 4 分 /10 疼痛的情况下从事园艺活动并完成全部工作。

检查

初诊时，患者的 Oswestry 下腰功能障碍问卷（ODQ）得分为 18/50；Beck 抑郁指数（BDI）为 8/63，表示最轻抑郁症状；恐惧 - 回避信念问卷（FABQ）的工作分量表得分为 38/42，表示对工作活动存在高度的恐惧 - 回避行为；然而恐惧 - 回避信念问卷（FABQ）的体力活动分量表得分为 10/24，表示对工作以外的体力活动存在最小程度的恐惧 - 回避行为。

姿势包括胸椎后凸增加、腰椎前凸增加、骨盆前倾、因右侧髂骨较高而表现出髂嵴的不对称。步态周期支撑相中，能够观察到她的腰椎存在过分的伸展和旋转运动，而不是支撑侧的髋关节做伸展运动。双侧膝跳反射 1+，跟腱反射未引出。皮肤节段功能正常，但是右侧胫骨前肌肌力轻微减弱。站立时，腰椎主动活动度表现出不可逆的腰椎伸展，但是屈曲时没有疼痛。从伸展位回位时，诱发出轻微的疼痛。用倾斜仪测量其右侧直腿抬高的被动活动度为 52°，出现臀部疼痛，但是背屈加强试验为阴性。左侧直腿抬高为阳性，60° 时背部有相似的疼痛，背屈加强试验也为阴性。在托马斯试验中，膝关节屈曲位，用气泡测斜仪测量髋关节伸展的被动活动度，右侧 −18°，左侧 −15°。髋关节的徒手肌力测试结果为右侧臀中肌肌力 3/5，左侧 3+/5；双侧臀大肌肌力 3+/5。按照 Sahrmann 的腹部功能测试，结果显示不能正确完成 1 级测试。触诊评估腹横肌和 LM 显示口头提示下激活较差。被动椎间测试显示出 L4/L5 后向前受压时有抵抗，伸展和旋转时有错位。

评估

基于初步的检查资料，依据世界卫生组织的功能、残疾和健康国际分类模型（WHO-ICF）将影响患者慢性下腰痛的因素进行分类（见案例表 17-1）。假设所列的损伤导致腰椎在伸展和旋转的易受运动影响的方向（DSM）上的柔韧性较差，包括脊柱深层肌肉功能障碍和屈髋肌群的短缩。

干预

患者对于她物理治疗师的诊断、预后和治疗计划有所了解。她 12 周内有 10 次治疗。针对其抗拒体力活动（尤其是工作）的情况采取了患者宣教、针对损伤的特定训练和渐进式训练等方法。特别在初次就诊时告诉患者，疼痛不是伤害信号，通过改进运动模式和纠正习惯性姿势，能够使她减少疼痛，从事更多的工作和休闲活动。但是，需要坚持持续的活动习惯，并尽可能积极地耐受。在随后就诊中可以加强这些内容。

针对动作控制和肌肉表现的特定损伤，有如下两个训练实例。

自我管理 17-1 提出了针对脊柱深层肌肉损伤同时伴有屈髋肌延长的渐进训练方法。当脊柱深层肌肉在小范围收缩时，屈髋肌拉长。如果患者允许屈髋肌拉动骨盆和脊柱失去正常力线，这些练习就不利于相对灵活一侧的改变。可教会患者用针对性肌肉激活模式去控制特定的脊柱稳定策略。

与这些练习相结合，患者可以在其他姿势时用相同的方式训练，如俯卧位（见自我管理 17-5）。腰骨盆区要通过脊柱深层肌肉的适当激活来稳定，而膝关节屈曲到轻度紧张并在腰骨盆区的稳定性下降之前。重点在于放松股直肌和阔筋膜张肌的同时要稳定住脊柱以对抗短屈髋肌产生的伸展力。患者最终通过加强伸髋时腰骨盆区的姿势控制，进展到闭链和步行姿态进阶训练（自我管理

19-2)。这些主动运动为患者在站立和步态的支撑相中能很好稳定腰椎做了准备。治疗师需要指导患者步态中准确的稳定策略。

结果

第12周,患者主诉能在一天的工作中弯腰和提东西而不增加疼痛。工作中定时坐着站着30分钟都没有疼痛。最严重的疼痛为3/10。ODQ得分为6/50。托马斯试验中髋关节屈曲左侧6°、右侧10°。腹部力量为2级,而且她能够控制腹横肌和多裂肌在腰4和腰5水平的激活。患者在14周时取消了后续的预约,之后通过电话联系。最终的问卷调查显示,ODQ得分2/50,BDI得分4/63,FABQ工作分量表得分0/42,FABQ体力活动分量表得分0/24。疼痛程度用数字疼痛评分量表测量,最严重为2/10。患者说她"明显改善"。

案例表17-1 用世界卫生组织的功能、残疾和健康的国际分类(WHO-ICF)模型评估CLBP患者

	身体结构和功能	活动	参与
患者角度	背部和大腿后侧疼痛	站立	不能从事园艺
		举重物	工作耐受力下降
		步行20分钟	睡眠中断
物理治疗师角度	肌肉力量下降(b730)	举和搬运物品(d430)	有报酬的就业(d850)
	关节活动度下降(b710)	维持身体姿势(d410)	娱乐和休闲(d920)
	步态模式(b770)		
	神经肌肉骨骼和运动相关的功能,其他具体说明(b798)		
环境因素			
个人的			
性格和个性:对体力活动和感知能力的恐惧-回避行为在工作活动和休闲活动中的作用。			
环境的			
■ 工作的产品与技术(e135)			
■ 劳动就业,政策和制度(e590)			

常见诊断的治疗性运动

以下部分讨论三个腰骨盆区最常见的诊断。虽然没有讨论SIJ综合征,但是应结合腰骨盆区和髋关节的相关理念对其进行评估和治疗(见第19章)。制订全面的针对SIJ综合征患者的腰椎-骨盆-髋关节运动疗法。

腰椎间盘突出症

椎间盘退变涉及结构损害和组织细胞学改变。传统观点认为,椎间盘退变与机械负荷有关。在尸体脊柱上以单一剧烈动作和持续负荷进行的试验,说明了力学因素的重要性[256-260]。椎间盘破坏更多见于机械应力最大的部位,如下腰部。有研究认为,力学因素造成终板损害,亦即椎间盘退变的前提[261](证据与研究17-6)。

证据与研究17-6

脊柱退变与老化

传统观念认为退变和老化是非常相似的过程,虽然发病率不同。Resnick和Niwayama[262]指出了椎间盘的两种退变过程的鉴别要点[263]。包括主要累及纤维环及其周围骨突的"变形性脊椎病"和主要累及髓核与椎体终板的"椎间骨软骨病"。研究认为变形性脊椎病是老化的结果,而椎间骨软骨病是明显的病理改变,尽管不一定有症状[260-268]。40岁以上个体100%存在椎体前外侧缘骨赘,这是正常老化的结果;80岁以上个体仅少数椎骨发现后方骨赘,这不是老化的必然结果[264]。椎板骨赘侵蚀和慢性反应性骨髓改变也都是病理改变。

营养因素[269,270]和遗传因素[271,272]也可能对椎间盘退变的发病起作用,虽然不同个体的程度

不同。出现退行性改变并不代表有症状，而且无症状个体的发生率非常高[273]。退行性病变的疼痛症状较为复杂，可能是机械变形和炎症介质的共同作用。无论椎间盘退变的发病率如何，尸检发现，85%~95% 的 50 岁左右成人存在椎间盘退变[274]，且 30~55 岁的成年人是腰椎间盘突出症的高发人群[275]。

椎间盘内部损害的主要发病机制的理论如下[261]：负荷下损害性终板变形更严重[276]，给水化的髓核更多的空间并可使有些髓核组织通过。髓核因此会在压力下减少[277]，与椎间盘退变时的减少程度相同[278,279]。减压的椎间盘膨出更多并高度降低[280]。此过程因持续负荷后的水分丢失而加剧[281]。减压的髓核抵抗压力的能力下降，其周围髓核（和关节突关节）就必须分担更多压力。髓核的高应力梯度就将内环骨板层压向减压的髓核[282]而外环骨板层则压向外侧。骨板层变形因伴随的椎间盘高度下降而加剧。此影响在老年人椎间盘中更为显著，因其组织水份和更差而造成对抗大幅度压力梯度的变形能力下降。髓核组织在反复负荷下可进入破坏的纤维环，但是只有在运动节段受到屈曲或过度屈曲的巨大压力时才会将髓核挤出椎间盘[257,259,283]。椎间盘突出时，髓核尚未自椎间盘中突出；它还被纤维环所限制。这可能就是弯腰、举物和频繁转腰造成的典型的“腰扭伤”，这常造成患者伴或不伴下肢放射痛的 LBP。这种疼痛通常经过数天休息和减少大部分弯腰与举物动作之后迅速缓解。患者往往站立时比较舒适，而由躺到坐或由坐到站的姿势改变时，疼痛可急性发作并使患者不能完全站立。可能由于这些动作对椎间盘产生了屈曲和旋转应力而造成疼痛。这些情况如果不能得到恰当的治疗，症状就会复发，久之会频发发作。最终，可造成更为严重的椎间盘突出。

如果纤维环撕裂发展成纤维环破坏，就会导致 HNP。椎间盘突出感到致残性的疼痛可能由于细胞核的内容物渗出到对机械和化学刺激高敏感性的神经末梢区域，临床上，椎间盘突出分为以下几种类型。

- 无神经损害的 HNP
- 有神经根刺激的 HNP
- 有神经根压迫的 HNP

无神经损害的 HNP 跟纤维环撕裂有相同的体征，但是恢复更慢，还会有轻度功能障碍，此时没有神经根症状的发生。有神经根刺激的 HNP 的体征包括坐骨神经痛、感觉异常和 SLR 阳性，但无神经损害。有神经根压迫的 HNP 体征是神经根刺激和神经传导功能的变化。大部分超出中线的椎间盘突出可能压迫脊髓或马尾神经，需要立刻手术。幸运的是，在 LDH 患者中只有 1%~2% 可能因马尾神经综合征而需要手术治疗[284]。

根据退变的严重程度，日常活动明显可以减少或增加椎间盘退变[261]。这种情况可能是由于骨骼组织经常规中度训练加强的能力所致[285]，但是负荷过大会造成破坏[286]（证据与研究 17-7）。

证据与研究 17-7

生理应力理论与椎间盘退变

对监控下训练的“适应性重塑”说明了为什么职业网球运动员的持拍手臂的骨量多出 30%[287]，为什么爱运动的个体的椎体[288,289]和椎间盘[290]特别强壮。相反，缺乏运动会造成组织无力，这说明了为什么某些伏案工作者椎间盘脱出的风险增加[291]。无力的脊柱组织更易于在意外摔倒时受伤。生理应力理论由 Mueller 提出[292]，总结了对组织适当的应力使之保持健康的重要性（图 17-17）

检查和评估结果

坐骨神经痛是有神经根刺激的体征和神经病理性疼痛（NeP）的一种形式。坐骨神经痛是沿下肢后方或侧方向下放射的锐痛或灼痛，常放射至足或踝部并伴有麻木和感觉异常。咳嗽、打喷嚏或者 Valsalva 呼吸都会加重疼痛。椎间盘突出所致的坐骨神经痛可因长时间久坐加重而因行走、仰卧、俯卧或者后仰坐姿改善[293]。无坐骨神经痛在临床上 LDH 就不典型[90,91,275,293,294]。据估计，没有坐骨神经痛的椎间盘突出的发病率约为千分之一[11]。

国际疼痛研究协会将 NeP 定义为“躯体感觉系统的损害或疾病导致的疼痛”[295-298]。据估计，2%~4% 的普通人群有某种形式的 NeP，在 CLBP 患者中更是高发[299-303]。重要的是，NeP 的康复率较低、医疗费用较高并且生活质量较低[297,298,304,305]。

神经动态测试是一系列肢体和 / 或躯干的多关节运动，使神经系统产生力学和生理反应而诊断 NeP[122,306,307]。其中一个力学反应是在受试神经上产生张力[308-312]。SLR 试验是最常用的下肢

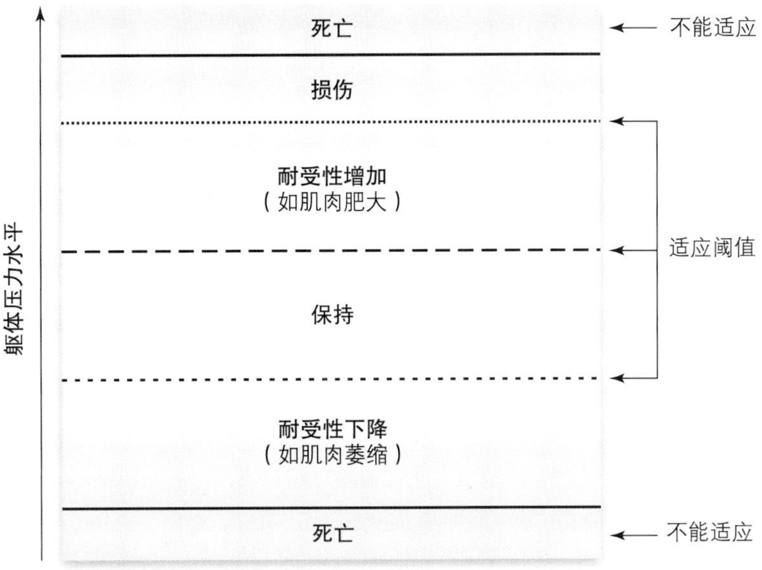

图 17-17　生理性应力对组织适应性的影响。生物组织对生理性应力有五种反应。每种反应预计都发生在根据整体应力水平规定的范围内。特定的阈值为每一特点性组织反应确定了较高和较低应力水平。这些阈值之间的关系在人群中相当一致，但是阈值的准确值变化很大

神经动态测试方法。仰卧位 SLR 中，大约在直腿抬高 30°时神经根会有拉伸感，但是直腿抬高到 70°以后，进一步的动作对于神经的作用可以忽略不计[312]。典型的 SLR 的表现是病人直腿抬高至 30°~60°时诱发坐骨神经痛[275-313]。越低角度出现阳性体征，试验特异性就越高，手术中椎间盘突出的越大[314,315]。SLR 试验对临床诊断为 NeP 的患者的特异性为 100%[316]。另外，SLR 试验阳性患者中 NeP 的发病率高 14 倍[317,318]，一定要注意鉴别坐骨神经痛和腘绳肌张力。神经敏感性检查(如屈颈、踝背屈）能够确定疼痛是由腘绳肌僵硬还是神经受刺激引起的。直腿抬高试验最适合检验最常发生椎间盘突出部位的下腰椎神经根（L5 和 S1）[275]。通过股神经的牵拉来检验上腰部神经根的刺激性。股神经的牵拉试验，被动屈膝，可在俯卧位脊柱中立位姿势进行。或者，侧卧脊柱偏屈曲时进行测试。

Slump 试验是不同于 SLR 试验的另一种神经动态测试方法，结合了脊柱前屈而可能对整个神经产生更大张力，可发现症状较轻患者的 NeP。该测试还结合了屈膝动作，是调整神经系统上机械张力的敏感性方式[122]，由此确定测试中引发症状的神经组织。神经动态测试可增加神经上的张力并且 NeP 与机械阈值降低有关，由此可推断，神经动态测试阳性结果与 NeP 高度相关。各种 Slump 测试方法可准确确定患者的腰椎上段 / 中段神经根受压[328]（证据与研究 17-8）。

证据与研究 17-8

Slump 试验的敏感性和特异性

2015 年的一项研究对一种神经动态测试单独检查轻中度 CLBP 患者的 NeP 的能力进行了调查[319]。对 21 名受试者中的 11 名伴 NeP 的 LBP/ 坐骨神经痛患者进行了感觉神经检查。Slump 试验显示了较高的敏感度（0.91）、中度特异性（0.70）、正似然比 3.03 以及负似然比 0.13。增加“膝关节以下疼痛”的标准后，特异性显著增加至 1.00（正似然比 =11.9）。疼痛量化评分未增加诊断准确性。作者认为，Slump 试验对本研究实验对象的 NeP 诊断的敏感性较高，增加疼痛位置标准提高了特异性。结合诊断性问卷点差可有效确定无 NeP 的患者和半数有 NeP 的患者。该研究不足之处是 LBP/ 坐骨神经痛受试者的样本量较小且窄谱，妨碍了研究结果的推广。

在临床上大约 98% 的腰椎间盘突出都发生在 L4-L5 或者 L5-S1[314,315,320]，造成 L5 和 S1 的神经根的运动和感觉区的损伤。最常见的神经损害是踝关节和踇趾跖屈肌群（L5）和踝足背伸肌群（S1）无力，踝关节反射的减弱（S1）以及足部感觉缺失（L5 和 S1）[314,315,320]。坐骨神经痛且疑有椎间盘突出的患者，其神经学检查应着重于这些功能。在那些只患有下腰痛的患者中（没有坐骨神经痛和相关神经症状），神经损伤可能性很低通常不需要全面的神经学检查[121]。

腰椎上段神经根的 LDH 发病率仅为 2%[314,315,320]。当大腿前侧的疼痛和麻木多于小腿时，应考虑此症。相关的测试包括髌腱反射、股神经动态测试、股四头肌力量测试和腰大肌力量测试[275,315,320]。股四头肌无力几乎总是与髌腱反射障碍有关[321]。

腰椎下段中线椎间盘突出，亦即“马尾神经综合征”，最一致的临床表现是尿潴留[11,96,321-324]。单侧或双侧坐骨神经痛、感觉和运动功能障碍、性功能障碍（性交中感觉降低、男性性器官感觉降低和阳痿）以及异常 SLR[96,323,324]。最常见的感觉功能障碍（感觉过于敏锐或麻木）发生在臀部、大腿根部以及会阴区[96,322,324]。最后，马尾神经综合征的神经后遗症就是肛门括约肌力量减弱[96]。Kostuik 等[96]提醒，中心椎间盘的损伤，尤其是 L5-S1 的椎间盘，仅仅影响到骶神经根而且不会造成腿部运动感觉功能的改变，对诊断来说有一定挑战。

如前所述，对于没有禁忌证、渐进性神经损害或创伤，影像学检查并不需要，而且可能事实上是有害的。Quebec 的脊柱疾病工作组建议，早期影像学检查仅在以下情况是必要的。

- 神经系统功能障碍。
- 患者年龄超过 50 岁或者年轻人不超过 20 岁。
- 发热。
- 外科创伤。
- 有肿瘤迹象[325]。

磁共振和 CT 可选择性使用，通常用于手术规划[11]。许多无症状个体发现椎间盘突出和椎管狭窄[326,327]，表明仅凭影像学结果会产生误导。有证据表明，不必要的影像学检查会加重患者病情：MRI 因其病理性发现造成非创伤性 LBP 患者健康问卷调查得分更差、功能障碍和工作缺勤更高[328]。

治疗

对于伴或不伴神经损害的椎间盘突出及放射痛造成的 LBP 的小部分患者（5%），自然病程都很好。前瞻性研究对此类患者经过传统治疗后的第 12 个月进行随访，发现恢复率较高（80%）且多数患者椎间盘突出减少。仅出现进展性神经改变和马尾综合征的患者需要马上手术。现在还没有 LBP 运动疗法的“食谱”样的规范方法，即便做出了诸如有神经根刺激的 HNP 的特定结构性诊断。决定使用哪种干预手段要根据病理解剖过程、确定的损害以及患者功能障碍情况，包括“重返”日常活动和参与的要求。以下椎间盘突出特定阶段治疗的观点可指导患者进行自我管理。

急性期 任何损伤急性期的即刻目标通常是缓解疼痛和减少或消除炎症，以保证治愈过程顺利进行。对椎间盘退行性变和椎间盘突出的生物化学研究发现，脊柱内炎症反应是引起放射性疼痛的主要原因[329]。在髓核中有一种毒害神经的炎性介质磷脂酶，纤维环损伤后释放出来。早期干预和患者遵循针对疼痛和炎症的 HNP 的治疗建议，对于快速恢复和防止慢性疼痛及功能障碍至关重要。

进行物理治疗的同时，医生通常会给予甾体或非甾体类的消炎药物，也可能进行硬膜外皮质类固醇注射。皮质类固醇有非常强效的消炎作用。由有技术操作能力并经验丰富的医生进行的硬膜外皮质类固醇注射，效果显著，尤其是与物理治疗相配合的时候[330]（证据与研究 17-9）。

证据与研究 17-9

硬膜外皮质类固醇注射结合物理治疗的证据医学

椎间盘突出、椎管狭窄、无椎间盘突出的椎间盘退变和腰椎术后综合征是最常见的慢性持续性下腰和下肢症状的诊断，造成显著的经济、社会和医疗健康影响。硬膜外注射是美国治疗 CLBP 最常用的治疗措施之一。但是，不同技术的使用和不同病情的选择在研究证据中差别很大。

对目前关于用或不用类固醇的硬膜外注射治疗伴或不伴下肢痛的 CLBP 的文献进行了系统回顾和方法学分析[331]。主要疗效评价为疼痛缓解（短期缓解 =6 个月以内，长期缓解 >6 个月）。次要疗效评价采用运动功能状态、心理状态、恢复工作和减少阿片类药物使用等。结果显示，局麻加非甾体类药物治疗继发于椎间盘突出或脊神经根炎的慢性疼痛的短期和长期疗效优良，而单用局麻的效果一般。另外，该系统回顾还指出，骶管硬膜外注射治疗慢性脊柱或盘源性疼痛、椎管狭窄和术后综合征的效果一般。

在阻止炎症进展过程中，物理治疗师的作用在于倡导“监控下休息”的观念。这种治疗包括不当姿势和活动的纠正（即避免前屈姿势、久坐和弯腰或举物的动作）、控制活动和休息的节奏，减少疼痛的姿势，更重要的是引导患者避免此阶段形成恐惧 - 逃避行为。必须指导患者暂时避免前屈和不对称的姿势、屈曲旋转的动作(尤其是负重)和久坐(增加椎间盘的压力),以促进痊愈并防止再损伤。临床医生也可以教导患者如何在家里进行冷冻疗法以控制炎症病缓解疼痛。在急性期牵引治疗也是一个非常有用的辅助治疗手段。正如 Delitto 等[238]所推荐,临床医生选择牵引治疗的最常见查体标准是神经根受压症状[332](见“辅助治疗”部分)。

运动在治疗疼痛和炎症的过程中有非常重要的作用。例如,基于麦肯基诊断性分类系统的细致运动处方有助于早期治疗盘源性症状和体征(见检查与评估:关节活动度、肌肉长度和关节灵活性以及常见的生理损伤的运动疗法:疼痛和自我管理 17-7)[133,236,333]。

就任何物理因素导致的损伤来说,造成肌肉或软组织损伤的主要原因都应避免。椎间盘突出的急性期,由于疼痛而导致动作的变形,很难判定患者的与节段性功能紊乱进展有关的姿势和动作(知识拓展 17-5)。

知识拓展 17-5

在椎间盘突出的早期治疗中,教会患者基本床上活动动作是很有帮助的。选本章提到的两个练习,帮助患者在床上无痛活动。

在椎间盘突出的急性期,治疗重在保护性制动,易对患者产生影响。保持或改善腰椎和胸椎内相邻节段活动度和下肢肌肉延展性的治疗,对于减少损伤节段的压力以及制动(可能有助于避免复发)的不利影响是非常重要的。例如,对胸椎和受累节段的上下节段进行关节松动术,同时进行竖脊肌软组织松解,能在急性期维持关节灵活性。低位 LDH 的常见不良反应是梨状肌痉挛。软组织松解和被动肌肉拉伸可以减少肌肉痉挛引起的疼痛(知识拓展 17-6)。

知识拓展 17-6

设计一个安全牵拉梨状肌的方法,对骶骨和腰椎没有扭转应力。

在急性期使用保持和改善神经活动度的治疗也是非常危险的。神经硬脊膜活动性降低是 HNP 的常见并发症,会影响肌肉的功能和腰骨盆区的活动。硬评价神经硬脊膜的活动性,必要时可制订提高神经系统灵活性的特定训练(见自我管理 17-6)。开始阶段,耐受性非常低,神经脑脊膜松动一定要小心进行,通常采取侧卧位以避免症状加重。急性期的神经脑脊膜松动可防止神经张力增加引起的慢性并发症。掌握相关解剖、生理和应用规则方面的知识才能安全有效地使用此技术。此课题值得更为全面的探讨:Butler 为这些训练的制订提供了进一步临床指南[122]。

在急性期,医生应该鼓励病人维持一定量的运动,如游泳或散步。游泳最好使用踢水板,以提高有氧能力和下肢活动而又尽量减少脊柱的运动。散步时带束腰带,穿减震鞋,走在较软的地面上(如碎石路)可能会减少椎间盘的压力以耐受步行的压力。除了运动,低强度有氧训练也有好处。

亚急性和慢性期 急性期疼痛有所好转且患者活动更为自如后,治疗应着重于矫正引起症状的姿势和活动模式及其相关功能障碍。最终目的是让患者尽可能以最安全和最理想的动作模式和姿势恢复相关功能。

回顾损伤治疗的相关章节,以便理解运动疗法关于松动术、肌肉性能、平衡性、协调性、姿势和动作模式的原理以及运动控制能力的逐级进阶。这些信息为急性期以外的椎间盘病变患者的渐进治疗方案的制订提供了基础。

患者宣教是防止慢性病变的最重要治疗方案。必须教会患者自我管理技能,以便控制病理过程并减少对医疗系统的依赖。医生也应教病人在急性发作时如何应对,比如冷冻疗法、姿势的纠正或反复移位矫正和伸展动作[133]。人体力学、人类工程学以及持续体能活动的相关介绍对预防复发同样重要。评估家庭和工作的环境、办公桌的工程学和体能训练计划的制订都是医生应该采用的防止复发的策略。也许患者宣教最重要的疗效是让患者认识到腰痛是可以治好的而重获自信,并且继续正常有活力的生活。

椎管狭窄

脊柱狭窄是指椎管(中心)或椎间孔(侧面或椎孔)的异常变窄[334]。中央狭窄可以由下关节突或椎体的骨赘增生、先天性椎管的前后或内外径降低、黄韧带肥大、脊椎前移或马尾肿瘤等造成。椎间孔狭窄通常由椎间盘变窄所致关节突关节半脱位引起。错误的节段性伸展和旋转姿势会导致其进一步变窄。因神经根受压,症状通常是节段性的。

检查和评估结果

脊柱狭窄患者的特征性病史是神经源性跛行(即腿部疼痛),偶尔会在行走后发生神经损害症状。与动脉缺血性跛行相反,神经源性跛行可以在站立时(不移动)发生,咳嗽或打喷嚏时加重,而脉搏正常[335]并且腰椎前屈可缓解。区分缺血性和神经性跛行的常用测试是固定自行车[336]。患者腰椎前屈并踏板。如果是缺血性跛行,那么该测试很可能诱发症状,而在脊柱前屈时神经源性跛行较少。

脊柱伸展时疼痛加重是椎管狭窄的典型表现。虽然前屈通常造成椎间盘突出患者疼痛,却可以缓解椎管狭窄的疼痛。患者在弯腰行走、骑自行车、推购物车或割草机行走或者上斜坡或楼梯时会感觉更舒服,而不是走平路、下斜坡或楼梯[337,338]。

治疗

最近,已刊外科文献传递出的信息是,应在考虑减压术、仪表化手术和最新的微创技术之前探求康复和非手术治疗的新策略[339]。这对于可为椎管狭窄的非手术治疗提供更多的深层观点和康复技能的物理治疗师来说是个好消息。椎管狭窄的治疗基于与姿势和运动相关的症状。如果患者具有随机力学、姿势和运动变化而波动的轻微症状,则可以接受适当的患者宣教、训练、外部腰部支撑(即紧身衣)和非甾体抗炎药。虽然非手术措施不能恢复真正的解剖性损伤,但是患者可以通过增加椎管或椎管直径来适应此改变。

训练方法应注重造成椎间孔或椎管狭窄的生理性损伤。

- 深层脊柱肌肉(TrA、LM、膈肌和骨盆底)的性能不良会导致对腰椎支持的不足。
- 髋屈肌短缩、竖脊肌过度肥大和 EO 拉长引起骨盆前倾和腰椎前凸。
- 胸椎后凸与过度拉长并无力的胸椎段竖脊肌伴腰椎前凸。
- 骨盆带及下肢肌肉长度和强度不对称导致腰椎侧弯和椎间孔狭窄。

椎管或椎间孔狭窄通常与脊柱伸展、伸展并旋转或前移相关。应避免相对伸展(即脊柱后凸和脊柱前凸)、伸展并旋转(即脊柱后凸和前凸以及功能性/结构性肢体长度差异)或前移(即背部下凹)相关的姿势,并且应指导患者矫正错误姿势。

临床医生应教导患者避免需要反复伸展、旋转或错动的运动模式,并在不可避免时加强对这些应力的控制训练(知识拓展 17-7)。

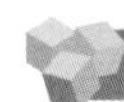
知识拓展 17-7

说出至少三个需要伸展运动的日常生活活动,如果有错误或者对患者现状刺激过大,就应进行检查和再训练。

步行受限是椎管狭窄患者的常见功能受限。因行走造成腿痛的患者可通过采用带扶手跑台上行走或使用助行器、拐杖或手杖的渐进方案使患者恢复正常行走。逐渐降低减轻负荷的训练量,直到行走时不再需要卸载应力以减轻疼痛[340]。

应指导患者进行娱乐活动不产生症状。应鼓励偏重前屈的运动,例如在略倾斜的跑台上行走、骑自行车或推婴儿车步行。不建议偏重伸展的运动,例如平路上行走、下坡或游泳。

峡部裂及腰椎滑脱

峡部裂是椎弓峡部双侧的缺损,成年人的发病率为 58%。其中约 50% 从未发展到任何程度的腰椎滑脱,即椎体相对于下位椎骨向前半脱位[341]。腰椎滑脱不限于脊柱的任何特定节段,但最常发生在 L4/L5 或 L5/S1[342]。任何支撑结构的缺陷或损伤都能导致上位节段相对于下位节段的半脱位。根据病因将腰椎滑脱分为五种[343]。

1. 类型Ⅰ:椎弓峡部。峡部缺陷可能由骨折或者未分离的峡部的延长引起。
2. 类型Ⅱ:先天发育不良。由于发育缺陷导致的解剖结构上的后部结构缺损。这种情况很少发生。
3. 类型Ⅲ:退行性变。小关节或支撑韧带退变,发生滑脱。无峡部缺损,病情随年龄增加而加重。
4. 类型Ⅳ:椎弓根延长。椎弓的长度延长造成滑脱。这本质上属于椎弓峡部类型。牵引力显然是有促进作用的。
5. 类型Ⅴ:破坏性疾病。(肿瘤)转移性疾病、结核或者其他骨病可能改变支持组织的结构。此型罕见。

检查和评估结果

患者主诉可为背痛、臀部疼痛、下肢疼痛或感觉异常、感觉过敏、肌肉无力、间歇性跛行或者膀脱和直肠功能失调。体格检查可以发现腰椎伸展时身体从前屈回位时症状加重。让患者先收缩臀部肌肉和募集深层脊柱肌肉,症状可缓解。如果视诊和出诊发现滑脱水平的凹陷则怀疑此诊断。节段上的叩诊能引出疼痛。腰骶区的侧位放射科检查可确诊。X线片可以诊断峡部裂或腰椎滑脱以及半脱位的分级。

治疗

一般而言,峡部裂或腰椎滑脱的治疗为非手术治疗[344]。手术治疗多样,取决于患者年龄、滑脱程度、神经学表现和缺损程度。儿童和青少年轻度滑脱患者并无症状,仅须观察。非手术治疗包括支具、运动和非甾体抗炎药。对儿童和青少年可采取胸腰支具制动、行为模式调整和加快缺陷愈合的运动[343,345]。应建议Ⅱ型滑脱患者避免接触性运动和需要腰椎过伸的运动,如体操(证据与研究17-10)。

证据与研究 17-10

高度腰椎滑脱的手术与非手术治疗

儿童和青少年症状性高度腰椎滑脱的自然病史不佳,有退变高风险并症状缓解可能较低。此年龄段高度腰椎滑脱的患者多数为症状性患者,不推荐非手术治疗[346-347]。Pizzutillo等随访后发现[346],11名症状性患者非手术治疗后仅有1名患者疼痛显著缓解。无症状患者可观察,出现症状则须手术。有作者[348]建议无论症状如何,因其退变的高风险此类患者都应该手术治疗[347]。然而,Harris和Weinstein[349]报道,11名高度腰椎滑脱患者经非手术治疗,其中10名患者恢复了主动活动,仅须略调整动作。经平均18年随访,仅有1名患者症状显著,所有患者均能自主生活。5位患者存在1个以上神经症状,但无人出现小便失禁。成人腰椎滑脱通常达到某种稳定的姿势且不出现退变。滑脱节段可出现关节融合和关节僵硬。有些此类患者没有症状或有轻微症状,物理治疗和选择性神经根阻滞(出现放射症状)可有效治疗。如果非手术治疗无效,则建议伴腰痛和/或放射性症状的成人高度腰椎滑脱患者进行手术治疗[349]。

运动、姿势和活动再训练以及工作改善是康复计划的基础。对于椎管狭窄的患者,要避免腰椎伸展和剪切力。运动应重点解决与伸展或剪切力相关的损伤,并特别强调深层脊柱肌肉的强化以及姿势和运动的再训练。图17-18是一个没有屈髋肌前向应力而又激活深层脊柱肌肉的好姿势(自我管理17-1)。自我管理17-2提供了腰椎滑脱康复初期加强必要稳定性的练习实例。如果支具和物理治疗联合使用,物理治疗师应该与医生就固定阶段的要求和摘除过程进行沟通。很多时候,患者能够在制动期间继续参加运动,也鼓励患者这样做。但应避免接触性或冲撞运动。另外,应进行动作调整。例如,排球扣球时需要很大的伸展运动和剪切力。训练时运动员应避免扣球而更注重发球和防守。如果在这些活动中,调整运动模式不足以减缓症状,患者就应改变娱乐或运动方式。

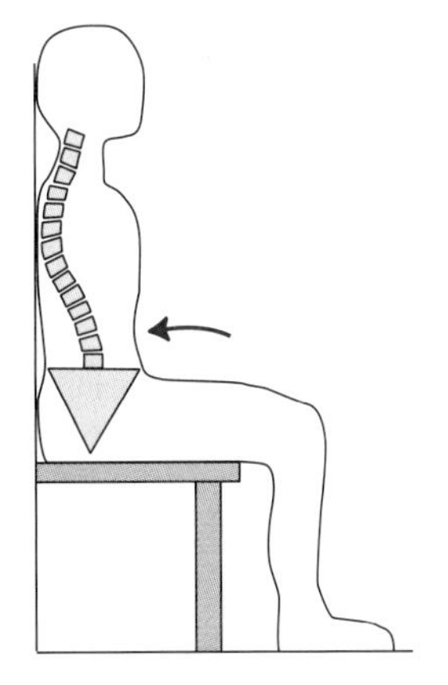

图17-18 坐位骨盆后倾。这项活动适用于腰椎前凸、骨盆前倾、腹肌[特别是腹外斜肌(EO)]和腹横肌(TrA)]薄弱和过度拉长以及屈髋肌短缩的人。对于这种类型的患者,仰卧脊柱深层肌肉的进阶通常是禁忌的,因为存在由髂腰肌施加的向前平移的力和由阔筋膜张肌和股直肌施加的使骨盆前倾的力。患者背靠墙坐着,将肚脐推向脊柱以减少腰椎的前凸。相比站立位时屈髋肌群相对伸展,坐位消除了屈髋肌群的牵拉,这使骨盆更容易向后移动。不鼓励臀肌收缩超过腹肌。这个练习可以进阶到站立位,轻微屈髋屈膝(缓解屈髋肌群的张力),当腹肌足够强壮和屈髋肌群具有充足的长度以达到骨盆中立位时,再站直练习。这个练习的优点是,可在一天中反复进行

要点

- 对腰骶部区域解剖学和生物力学的深入了解,是针对该区域适当的治疗性运动处方的先决条件。
- 练习必须基于周密而系统的检查过程,确定与个人活动限制和参与受限最密切相关的生

理和心理障碍。

- 对于常见的生理功能障碍的运动疗法，必须协调处理相关损伤，并优先处理这些与个人活动限制和参与受限最相关的问题。
- 治疗常见病理解剖学病变的运动不可墨守成规，而应高度灵活制订，并与患者独特的损伤、活动和参与限制密切相关。

辩析

1. 腰椎应力由最大到最小的姿势的先后次序。

2. 描述举重物时最佳的人体力学原理。

3. 描述屈膝和直膝仰卧起坐的生物力学差异。对于 HNP 患者，最好的腹肌练习是什么？椎管狭窄或椎体滑脱呢？驼背或脊柱前凸的患者，如何给他调整仰卧起坐？

4. 运动如何影响由化学物质引起的疼痛？

5. 什么姿势使 EO 拉长，使其容易因为过度拉伸而拉伤？

6. 就以下活动：弯腰的屈曲阶段、侧卧髋外展和坐位旋转。描述这些动作中相对灵活的最佳位置和方向（提示：在从前屈回到直立位期间，“相对”灵活的部位是髋关节伸展还是腰椎伸展）。

7. 相对灵活和僵硬的治疗的理论基础是什么？

8. 确定椎间盘破坏发生的解剖学损伤，以及椎间盘突出的三种亚型。

9. 确定 HNP 的三种临床体征和症状类型。

10. 确定椎管狭窄的广义分类和两种椎管狭窄类型。

11. 讨论峡部裂和腰椎滑脱的区别。

12. 椎管狭窄或腰椎滑脱的病人通常应该避免什么样的姿势和运动？

13. 如何指导椎管狭窄或腰椎滑脱的患者强化深层脊柱肌肉？（提示：要避免产生腰椎伸展或向前的力）

14. 讨论涉及 SIJ 力锁合的肌肉组织。

15. 参考第 7 单元的案例学习 5。

a. 根据她的病史和体格检查结果，这个患者最可能的医学诊断是什么？

b. 与她的症状发作相关的错误姿势和动作模式是什么？

c. 相关的生理损伤有哪些？在本章使用的标题下列出它们（如灵活性、肌肉表现）。

d. 针对其有关活动限制和参与受限的所有损伤，制订一个练习计划。

e. 务必包括患者宣教的动作要领。

参考文献

1. Vos T, Flaxman AD, Naghavi M, et al. Years lived with disability (YLDs) for 1160 sequelae of 289 diseases and injuries 1990–2010: a systematic analysis for the Global Burden of Disease Study 2010. Lancet 2012;380:2163–2196.
2. Waddell G. The back Pain Revolution. London, UK: Elsevier Health Sciences, 2004.
3. Schiller JS, Lucas JW, Peregoy JA. Statistics Summary Health Statistics for U.S. Adults: National Health Interview Survey, 2011. Hyattsville: National Center for Health Statistics, 2012.
4. Martin BI, Deyo RA, Mirza SK, et al. Expenditures and health status among adults with back and neck problems. JAMA 2008;299:656–664.
5. Lawrence RC, Felson DT, Helmick CG, et al. Estimates of the prevalence of arthritis and other rheumatic conditions in the United States. Part II. Arthritis Rheum 2008;58:26–35.
6. Smith M, Davis MA, Stano M, et al. Aging baby boomers and the rising cost of chronic back pain: secular trend analysis of longitudinal Medical Expenditures Panel Survey data for years 2000 to 2007. J Manip Physiol Ther 2013;36:2–11.
7. Meucci RD, Fassa AG, Paniz VM, et al. Increase of chronic low back pain prevalence in a medium-sized city of southern Brazil. BMC Musculoskelet Disord 2013;14:155.
8. Ma VY, Chan L, Carruthers KJ. Incidence, prevalence, costs, and impact on disability of common conditions requiring rehabilitation in the United States: stroke, spinal cord injury, traumatic brain injury, multiple sclerosis, osteoarthritis, rheumatoid arthritis, limb loss, and back pain. Arch Phys Med Rehabil 2014;95:986–995.
9. Martin BI, Deyo RA, Mirza SK, et al. Expenditures and health status among adults with back and neck problems. JAMA 2008;299:656–664.
10. Mafi JN, McCarthy EP, Davis RB, et al. Worsening trends in the management and treatment of back pain. JAMA Intern Med 2013;173:1573–1581.
11. Deyo RA, Rainville J, Kent DL. What can the history and physical examination tell us about low back pain? JAMA 1992;268:760–765.
12. van Tulder MW, Assendelft WJ, Koes BW, et al. Spinal radiographic findings and nonspecific low back pain. A systematic review of observational studies. Spine 1997;22:427–434.
13. Assendelft WJ, Morton SC, Yu EI, et al. Spinal manipulative therapy for low back pain. Cochrane Database Syst Rev 2004;(1):CD000447.
14. Ferreira ML, Ferreira PH, Latimer J, et al. Comparison of general exercise, motor control exercise and spinal manipulative therapy for chronic low back pain: a randomized trial. Pain 2007;131:31–37.
15. Hayden JA, van Tulder MW, Tomlinson G. Systematic review: strategies for using exercise therapy to improve outcomes in chronic low back pain. Ann Intern Med 2005;142:776–778.
16. Chou R, Huffman LH, American Pain Society, et al. Nonpharmacologic therapies for acute and chronic low back pain: a review of the evidence for an American Pain Society/American College of Physicians clinical practice guideline. Ann Intern Med 2007;147(7):492–504.
17. Chou R, Huffman LH, American Pain Society, et al. Medications for acute and chronic low back pain: a review of the evidence for an American Pain Society/American College of Physicians clinical practice guideline. Ann Intern Med 2007;147:505–514.
18. Fourney DR, Dettori JR, Hall H, et al. A systematic review of clinical pathways for lower back pain and introduction of the Saskatchewan Spine Pathway. Spine 2011;36:S164–S171.
19. Koes BW, van Tulder M, Lin CW, et al. An updated overview of clinical guidelines for the management of non-specific low back pain in primary care. Eur Spine J 2010;19:2075–2094.
20. Savigny P, Watson P, Underwood M, et al. Early management of persistent non-specific low back pain: summary of NICE guidance. BMJ 2009;338:b1805.

21. Williams CM, Maher CG, Hancock MJ, et al. Low back pain and best practice care: a survey of general practice physicians. Arch Intern Med 2010;170:271–277.
22. Childs JD, Fritz JM, Wu SS, et al. Implications of early and guideline adherent physical therapy for low back pain on utilization and costs. BMC Health Serv Res 2015;15:150.
23. Fritz JM, Childs JD, Wainner RS, et al. Primary care referral of patients with low back pain to physical therapy: impact on future health care utilization and costs. Spine 2012;37:2114–2121.
24. Gellhorn AC, Chan L, Martin B, et al. Management patterns in acute low back pain: the role of physical therapy. Spine 2012;37:775–782.
25. Hayden JA, van Tulder MW, Malmivaara AV, et al. Meta-analysis: exercise therapy for nonspecific low back pain. Ann Intern Med 2005;142:765–775.
26. Bouter LM, Penick V, Bombardier C. Cochrane back review group. Spine 2003:28;1215–1218.
27. Turk DC. The potential of treatment matching for subgroups of patients with chronic pain: lumping versus splitting. Clin J Pain 2005:21;44–55.
28. Boersma K, Linton SJ. Psychological processes underlying the development of a chronic pain problem: A prospective study of the relationship between profiles of psychological variables in the fear-avoidance model and disability. Clin J Pain 2006:22;160–166.
29. Hill JC, Dunn KM, Main CJ, et al. Subgrouping low back pain: a comparison of the STarT Back Tool with the Orebro Musculoskeletal Pain Screening Questionnaire. Eur J Pain 2010:14;83–89.
30. Dankaerts W, O'Sullivan PB, Straker LM, et al. The inter-examiner reliability of a classification method for non-specific chronic low back pain patients with motor control impairment. Man Ther 2006:11;28–39.
31. Sahrmann SA. Diagnosis and Management of Musculoskeletal Pain Syndromes. St. Louis, MO: Mosby, 1999.
32. Van Dillen LR, Sahrmann SA, Norton BJ, et al. Movement system impairment-based categories for low back pain: stage 1 validation. J Orthop Sports Phys Ther 2003;33:126–142.
33. Smart KM, Blake C, Staines A, et al. The discriminative validity of 'nociceptive,' 'peripheral neuropathic,'and 'central sensitisation' as mechanisms-based classifications of musculoskeletal pain. Clin J Pain 2011:27;655–663.
34. Bjorck-van Dijken C, Fjellman-Wiklund A, Hildingsson C. Low back pain, lifestyle factors and physical activity: a population-based study. J Rehabil Med 2008:40;864–869.
35. Mitchell T, O'Sullivan PB, Burnett A, et al. Identification of modifiable personal factors that predict new-onset low back pain: a prospective study of female nursing students. Clin J Pain 2010:26;275–283.
36. Ford J, Story I, McMeeken J, et al. A systematic review on methodology of classification system research for low back pain. In: Proceedings of Musculoskeletal Physiotherapy Australia 13th Biennial Conference. Sydney Australia: Australian Physiotherapy Association, 2003.
37. Borkan J, Van Tulder M, Reis S, et al. Advances in the field of low back pain in primary care: a report from the fourth international forum. Spine 2002;27:E128–E132.
38. McCarthy C, Arnall F, Strimpakos N, et al. The biopsychosocial classification of non-specific low back pain: a systematic review. Phys Ther Rev 2004;9:17–30.
39. Twomey L, Taylor J. Exercise and spinal manipulation in the treatment of low back pain. Spine 1995;20:615–619.
40. Vleeming A, Snijders C, Stoeckart J, et al. A new light on low back pain. In: Proceedings from the Second Interdisciplinary World Congress on Low Back Pain and Its Relation to the Sacroiliac Joint, 1995; La Jolla, CA.
41. Bogduk N. Clinical Anatomy of the Lumbar Spine and Sacrum. 3rd Ed. New York, NY: Churchill Livingstone, 1997.
42. Pearcy MJ, Tibrewal SB. Three dimensional x-ray analysis of normal movement in the lumbar spine. Spine 1984;9:582–587.
43. Vicenzino G, Twomey L. Side flexion induced lumbar spine conjunct rotation and its influencing factors. Aust Physiother 1993;39(4):299–306.
44. Vleeming A, Pool Goudzard AL, Stoeckart R, et al. The posterior layer of the thoracolumbar fascia: its function in load transfer from spine to legs. Spine 1995;20:753–758.
45. MacIntosh JE, Bogduk N, Gracovetsky S. The biomechanics of the thoracolumbar fascia. Clin Biomech 1987;2:78–83.
46. Morris JM, Benner G, Lucas DB. An electromyographic study of the intrinsic muscles of the back in man. J Anat 1962;96:509–520.
47. Andersson GB, Ortengren R, Herberts P. Quantization electromyographic studies of back muscle activity related to posture and loading. Orthop Clin North Am 1977;8:85–96.
48. Porterfield JA, DeRosa C. Mechanical Low Back Pain: Perspectives in Functional Anatomy. 2nd Ed. Philadelphia, PA: WB Saunders, 1998.
49. Aspden RM. Review of the functional anatomy of the spinal ligaments and the lumbar erector spinae muscles. Clin Anat 1992;5:372–387.
50. Hodges PW, Richardson CA. Contraction of the abdominal muscles associated with movement of the lower limb. Phys Ther 1997;77:132–144.
51. Hides JA, Stokes MJ, Saide M, et al. Evidence of lumbar multifidus muscle wasting ipsilateral to symptoms in patients with acute/subacute low back pain. Spine 1994;19:165–172.
52. Rantanen J, Hurme M, Falck B, et al. The lumbar multifidus muscle five years after surgery for a lumbar intervertebral disc herniation. Spine 1993;18:568–574.
53. Valencia FP, Munro RR. An electromyographic study of the lumbar multifidus in man. Electromyogr Clin Neurophysiol 1985;25:205–221.
54. Moseley GL, Hodges PW, Gandevia SC. Deep and superficial fibers of the lumbar multifidus muscle are differentially active during voluntary arm movements. Spine 2002;27:E29–E36.
55. Williams P, Warwick R, Dyson M, et al, eds. Gray's Anatomy. Edinburgh: Churchill Livingstone, 1987.
56. Hodges PW, Richardson CA. Neuromotor dysfunction of the trunk musculature in low back pain patients. In Proceedings of the World Confederation of Physical Therapists Congress,1995; Washington DC.
57. Richardson CA, Jull GA. Muscle control, pain control. What exercises would you prescribe? Man Ther 1995;1:1–2.
58. Jull G, Richardson C. Rehabilitation of active stabilization of the lumbar spine. In: Twomey L, Taylor J, eds. Physical Therapy of the Lumbar Spine. 2nd Ed. New York, NY: Churchill Livingstone, 1994.
59. Richardson CA, Jull GA. Concepts of assessment and rehabilitation for active lumbar stability. In: Boyling JD, Palastanga N, eds. Grieve's Modern Manual Therapy of the Vertebral Column. 2nd Ed. Edinburgh: Churchill Livingstone, 1994.
60. van Wingerden JP, Vleeming A, Snidjers CJ, et al. A functional-anatomical approach to the spine-pelvis mechanism: interaction between the biceps femoris muscle and the sacrotuberous ligament. Eur Spine J 1993;2:140.
61. Hodges PW, Richardson CA. Dysfunction of transversus abdominis associated with chronic low back pain. In: Proceedings of the 9th Biennial Conference of the Manipulative Physiotherapists Association of Australia, 1995; Gold Coast, Queensland.
62. Beal MC. The sacroiliac problem: review of anatomy, mechanics and diagnosis. J Am Osteopath Assoc 1982;81:667–679.
63. Hodges PW, Cresswell A, Thorstensson A. Preparatory trunk motion accompanies rapid upper limb movement. Exp Brain Res 1999;124:69–79.
64. Hodges PW, Richardson CA. Transversus abdominus and the superficial abdominal muscles are controlled independently in a postural task. Neurosci Lett 1999;265:91–94.
65. Hodges PW, Richardson CA. Altered trunk muscle recruitment in people with low back pain with upper limb movement at different speeds. Arch Phys Med Rehabil 1999;80:1005–1012.
66. Snijders CJ, Vleeming A, Stoeckart R. Transfer of lumbosacral load to iliac bones and legs. Part 1: Biomechanics of self-bracing of the sacroiliac joints and its significance for treatment and exercise. Clin Biomech (Bristol, Avon) 1993;8:285–300.
67. Snijders CJ, Vleeming A, Stoeckart R, et al. Biomechanics of sacroiliac joint stability: validation experiments on the concept of self-locking. In: Proceedings from the Second World Congress on Low Back Pain, 1995; San Diego CA.
68. Sapsford RR, Hodges PW. Contraction of the pelvic floor muscles during abdominal maneuvers. Arch Phys Med Rehabil 2001;82:1081–1088.
69. Lewit K. Relation of faulty respiration to posture and with clinical implications. J Am Osteopath Assoc 1980;79:525–529.
70. Barr KP, Griggs M, Cadby T. Lumbar stabilization: Core concepts and current literature, part 1. Am J Phys Med Rehabil 2005;84:473–480.

71. O'Sullivan P. It's time for change with the management of non-specific chronic low back pain. Br J Sports Med 2012;12:224–227.
72. Hodges PW, Butler JE, McKenzie DK, et al. Contraction of the human diaphragm during rapid postural adjustments. J Physiol 1997;505:539–548.
73. Hodges PW, Richardson CA. Relationship between limb movement speed and associated contraction of the trunk muscles. Ergonomics 1997:539–548.
74. Hodges PW, Gandevia SC, Richardson CA. Contractions of specific abdominal muscles in postural tasks are affected by respiratory maneuvers. J Appl Physiol 1997;83:753–760.
75. Hodges PW. Changes in motor planning of feedforward postural responses of the trunk muscles in low back pain. Exp Brain Res 2001:261–266.
76. Vostatek P, Novák D, Rychnovský T, et al. Diaphragm postural function analysis using magnetic resonance imaging. PLoS One 2013;8:e56724.
77. Kolar P, Sulc J, Kyncl M, et al. Postural function of the diaphragm in persons with and without chronic low back pain. J Orthop Sports Phys Ther 2012;42:352–362.
78. Greenman PE. Principles of Manual Medicine. Baltimore, MD: Williams & Wilkins, 1989
79. Beal MC. The sacroiliac problem: review of anatomy, mechanics and diagnosis. J Am Osteopath Assoc 1982;81:667–679.
80. Waters RL, Morris JM. Electrical activity of muscles of the trunk during walking. J Anat 1972;111:191–199.
81. Sheffield FJ. Electromyographic study of the abdominal muscles in walking and other movements. Am J Phys Med 1962;41:142–147.
82. van Wingarden JP, Vleeming A, Snidjers CJ, et al. A functional-anatomical approach to the spine-pelvis mechanism: interaction between the biceps femoris muscle and the sacrotuberous ligament. Eur Spine J 1993;2:140.
83. Vleeming A, Stoeckart R, Snijders CJ. The sacrotuberous ligament: a conceptual approach to its dynamic role in stabilizing the sacroiliac joint. J Clin Biomech (Bristol, Avon) 1989;4:201–203.
84. Lee D. Instability of the sacroiliac joint and the consequences to gait. J Man Manipulative Ther 1996;4:22–29.
85. Inman VT, Ralston HJ, Todd F. Human Walking. Baltimore, MD: Williams & Wilkins, 1981.
86. Battye CK, Joseph J. An investigation by telemetering of the activity of some muscles in walking. Med Biol Eng 1966;4:125–135.
87. Wilk V. Acute low back pain: assessment and management. Aust Fam Physician 2004;33:403–407.
88. Sizer PS Jr, Brismée JM, Cook C. Medical screening for red flags in the diagnosis and management of musculoskeletal spine pain. Pain Pract 2007;7:53–71.
89. Haldeman S, Kopansky-Giles D, Hurwitz EL, et al. Advancements in the management of spine disorders. Best Prac Res Clin Rheumatol 2012;26:263–280.
90. Andersson GB, Deyo RA. History and physical examination in patients with herniated lumbar discs. Spine 1996;21:10S–18S.
91. van den Hoogen HMM, Koes BW, Van Eijk JTM, et al. On the accuracy of history, physical examination, and erythrocyte sedimentation rate in diagnosing low back pain in general practice. Spine 1995;19:1132–1137.
92. Schwarzer AC, April CN, Derby R, et al. Clinical features of patients with pain stemming from the lumbar zygapophyseal joints. Spine 1994;19:1132–1137.
93. Mooney V, Robertson J. The facet syndrome. Clin Orthop Relat Res 1976;115:149–156.
94. Fortin JD, Dwyer AP, West S, et al. Sacroiliac joint: pain referral maps upon applying a new injection/arthrography technique, part I: asymptomatic volunteers. Spine 1994;19:1483–1489.
95. Fortin JD, Pier J, Falco F. Sacroiliac joint injection: pain referral mapping and arthrographic findings. In: Vleeming A, Mooney V, Dorman T, et al, eds. Movement, Stability and Low Back Pain. New York, NY: Churchill Livingstone, 1997.
96. Kostuik JP, Harrington I, Alexander D, et al. Cauda equina syndrome and lumbar disc herniation. J Bone Joint Surg Am 1986;68:386–391.
97. Magee DJ. Orthopedic Physical Assessment. 3rd Ed. Philadelphia, PA: WB Saunders, 1997.
98. American Physical Therapy Association. Guide to Physical Therapist Practice. Second Edition. American Physical Therapy Association. Phys Ther 2001;81(1):9–746.
99. Esola MA, McClure PW, Fitzgerald GK, et al. Analysis of lumbar spine and hip motion during forward bending in subjects with and without a history of low back pain. Spine 1996;1;21:71–78.
100. Lindström I, Ohlund C, Eek C, et al. The effect of graded activity on patients with subacute low back pain: a randomized prospective clinical study with an operant-conditioning behavioral approach. Phys Ther 1992;72:279–290.
101. Kendall FP, McCreary EK, Provance PG. Muscles Testing and Function. 4th Ed. Baltimore, MD: Williams & Wilkins, 1993.
102. Addison R, Schultz A. Trunk strength in patients seeking hospitalization for chronic low back pain. Spine 1980;5:539–544.
103. Mayer TG, Smith SS, Keeley J, et al. Quantification of lumbar function. Part 2: sagittal plane trunk strength in chronic low-back pain patients. Spine 1985;10:765–772.
104. McNeil T, Warwick D, Andersson G, et al. Trunk strengths in attempted flexion, extension, and lateral bending in healthy subjects and patients with low back disorders. Spine 1980;5:529–537.
105. Pope MH, Bevins T, Wilder DG, et al. The relationship between anthropometric, postural, muscular, and mobility characteristics of males ages 18–55. Spine 1985;10:644–648.
106. Holmstrom E, Moritz U, Andersson M. Trunk muscle strength and back muscle endurance in construction workers with and without back pain disorders. Scand J Rehabil Med 1992;24:3–10.
107. Nicolaison T, Jørgensen K. Trunk strength, back muscle endurance and low back trouble. Scand J Rehabil Med 1985;17:121–127.
108. Cresswell AG, Grundstrom H, Thorstensson A. Observations on intraabdominal pressure and patterns of intramuscular activity in man. Acta Physiol Scand 1992;144:409–418.
109. Wilke HJ, Wolf S, Claes LE, et al. Stability increase of the lumbar spine with different muscle groups. Spine 1995;20:192–198.
110. Kirkaldy-Willis WH, Farfan HF. Instability of the lumbar spine. Clin Orthop Relat Res 1982;165:110–123.
111. Paris SV. Physical signs of instability. Spine 1985;10:277–279.
112. Chen LC, Kuo CW, Hsu HH, et al. Concurrent measurement of isokinetic muscle strength of the trunk, knees, and ankles in patients with lumbar disc herniation with sciatica. Spine 2010;35:E1612– E1618.
113. Richardson C, Jull G, Hodges P, et al. Therapeutic Exercise for Spinal Segmental Stabilization in Low Back Pain. Edinburgh: Churchill Livingstone, 1999.
114. Hides JA, Scott Q, Jull G, Richardson CA. A clinical palpation test to check the activation of the deep stabilising muscles of the lumbar spine. Int SportMed J 2000;4:1–4.
115. Hides JA, Richardson CA, Hodges PW. Local segmental control. In: Therapeutic exercise for lumbo-pelvic stabilization: a motor control approach for the treatment and prevention of low back pain. 2nd Ed. Edinburgh: Churchill Livingstone, 2004;185–219.
116. Bunce SM, Hough AD, Moore AP. Measurement of abdominal muscle thickness using M-mode ultrasound imaging during functional activities. Man Ther 2004;9(1):9;41–44.
117. Hides JA, Boughen CL, Stanton WR, et al. A magnetic resonance imaging investigation of the transversus abdominis muscle during drawing-in of the abdominal wall in Elite Australian Football League Players with and without low back pain. J Orthop Sports Phys Ther 2010:40;4–10.
118. Cynn HS, Oh JS, Kwon OY, et al. Effects of lumbar stabilization using a pressure biofeedback unit on muscle activity and lateral pelvic tilt during hip abduction in sidelying. Arch Phys Med Rehabil 2006;87:1454–1458.
119. Meadows J. The principles of the Canadian approach to the lumbar dysfunction patient. In: Wadsworth C, ed. Management of Lumbar Spine Dysfunction, Home Study Course 9.3. La Crosse, WI: Orthopaedic Section, American Physical Therapy Association, 1999.
120. Butler DS. The Sensitive Nervous System. Adelaide, Australia: Noigroup Publications, 2000.
121. Deyo RA, Rainville J, Kent DL. What can the history and physical examination tell us about low back pain? JAMA 1992;268:760–765.
122. Lai WH, Shih YF, Lin PL, et al. Normal neurodynamic responses of the femoral slump test. Man Ther 2012;17:126–132.
123. Lai WH, Shih YF, Lin PL, et al. Specificity of the femoral slump test for the assessment of experimentally induced anterior knee pain. Arch Phys Med Rehabil 2012;93:2347–2351.
124. Ruta DA, Garratt AM, Wardlaw D, et al. Developing a valid and reliable measure of health outcome for patients with low back pain. Spine 1994;19:1887–1896.
125. Holt AE, Shaw NJ, Shetty A, et al. The reliability of the low back outcome score for back pain. Spine 2002;27:206–210.

126. Waddell G, Main CJ. Assessment of severity in low back disorders. Spine 1984;9:204–208.
127. Main CJ, Waddell G. Behavioral responses to examination. A reappraisal of the interpretation of "nonorganic signs." Spine 1998;23:2367–2371.
128. Waddell G, McCulloch JA, Kummel E, et al. Nonorganic physical signs in low back pain. Spine 1980;5:117–125.
129. O'Sullivan P, Twomey L, Allison G, et al. Altered patterns of abdominal muscle activation in patients with chronic low back pain. Aust J Physiother 1997;43:91–98.
130. Apeldoorn ST, Ostelo RW, Fritz JM, et al. The cross-sectional construct validity of the Waddell score. Clin J Pain 2012;28:309–317.
131. Wand BM, Parkitny L, O'Connell NE, et al. Cortical changes in chronic low back pain: current state of the art and implications for clinical practice. Man Ther 2011;16:15–20.
132. Ranney D. Proposed neuroanatomical basis of Waddell's nonorganic signs. Am J Phys Med Rehabil 2010;89:1036–1042.
133. McKenzie RA. The Lumbar Spine: Mechanical Diagnosis and Therapy. Waikanae, New Zealand: Spinal Publications, 1981.
134. Hicks GE, Fritz JM, Delitto A, et al. Interrater reliability of clinical examination measures for identification of lumbar segmental instability. Arch Phys Med Rehabil 2003;84:1858–1864.
135. Stanton T, Kawchuk G. The effect of abdominal stabilization contractions on postero-anterior spinal stiffness. Spine 2008;33:694–701.
136. Farfan HF, Gracovetsky S. The nature of instability. Spine 1984;9:714–719.
137. Maher CG, Adams R. Reliability of pain and stiffness assessments in clinical manual lumbar spine examination. Phys Ther 1994;74:801–811.
138. Maher CG, Latimer J, Adams R. An investigation of the reliability and validity of posteroanterior spinal stiffness judgments made using a reference-based protocol. Phys Ther 1998;78:829–837.
139. Phillips DR, Twomey LT. Comparison of manual diagnosis with a diagnosis established by a uni-level spinal block procedure. In: Singer KP, ed. Integrating Approaches. In: Proceedings of the Eighth Biennial Conference of the Manipulative Physiotherapists Association of Australia. Perth: Manipulative Physiotherapists Association of Australia, 1993:55–61.
140. Cibulka MT, Delitto A, Koldehoff RM. Changes in innominate tilt after manipulation of the sacroiliac joint in patients with low back pain. Phys Ther 1988;69:1359–1363.
141. Lee D. The Pelvic Girdle. 2nd Ed. Edinburgh: Churchill Livingstone, 1999.
142. Fairbank JCT, Cooper J, Davies JB, et al. The Oswestry low back disability questionnaire. Physiotherapy 1980;66:271–273.
143. Million R, Hall W, Nilsen KH, et al. Assessment of the progress of the back pain patient. Spine 1982;7:204–212.
144. Roland M, Morris R. A study of the natural history of back pain. Part I: development of a reliable and sensitive measure of disability in low back pain. Spine 1983;8:141–144.
145. Greenough CG, Fraser RD. Assessment of outcome in patients with low back pain. Spine 1992;17:403–412.
146. Bendebba M, Dizerega GS, Long DM. The Lumbar Spine Outcomes Questionnaire: its development and psychometric properties. Spine J 2007;7:118–132.
147. Jenkinson C. Measuring Health and Medical Outcomes. London: UCL Press, 1994.
148. Kopec JA, Esdaile JM. Spine update: functional disability scales for back pain. Spine 1995;1:1887–1896.
149. Hill JC, Whitehurst DG, Lewis M, et al. Comparison of stratified primary care management for low back pain with current best practice (STarT Back): a randomised controlled trial. Lancet 2011;378:1560–1571.
150. Linton SJ, Nicholas M, MacDonald S. Development of a short form of the Orebro Musculoskeletal Pain Screening Questionnaire. Spine 2011;36:1891–1895.
151. Chatzitheodorou D, Mavromoustakos S, Milioti S. The effect of exercise on adrenocortical responsiveness of patients with chronic low back pain, controlled for psychological strain. Clin Rehabil 2008;22:319–328.
152. Fomin SV, Gurfinkel VS, Feldman AG et al. Moments in human leg joints during walking. Biofizika 1976;21:556–561.
153. Latash ML. There is no motor redundancy in human movements. There is motor abundance. Motor Control 2000;4:259–261.
154. Mok NW, Brauer SG, Hodges PW. Hip strategy for balance control in quiet standing is reduced in people with low back pain. Spine 2004;29:E107–E112.
155. Nies-Byl N, Sinnott PL. Variations in balance and body sway in middle-aged adults: subjects with healthy backs compared with subjects with low-back dysfunction. Spine 1991;16:325–330.
156. della Volpe, Popa T, Ginanneschi F, et al. Changes in coordination of postural control during dynamic stance in chronic low back pain patients. Gait Posture 2006;24:349–355.
157. Brumagne S, Janssens L, Janssens E, et al. Altered postural control in anticipation of postural instability in persons with recurrent low back pain. Gait Posture 2008;28:657–662.
158. Lafond D, Champagne A, Descarreaux M, et al. Postural control during prolonged standing in persons with chronic low back pain. Gait Posture 2009;29:421–427.
159. Brumagne S, Janssens L, Knapen S, et al. Persons with recurrent low back pain exhibit a rigid postural control strategy. Eur Spine J 2008;17:1177–1184.
160. Lee DC, Ham YW, Sung PS. Effect of visual input on normalized standing stability in subjects with recurrent low back pain. Gait Posture 2012;36:580–585.
161. Mok NW, Brauer SG, Hodges PW. Failure to use movement in postural strategies leads to increased spinal displacement in low back pain. Spine 2007;32:E537–E543.
162. Cholewicki J, Panjabi MM, Khachatryan A. Stabilizing function of trunk flexor-extensor muscles around a neutral spine posture. Spine 1997;22:2207–2212.
163. Panjabi MM. The stabilizing system of the spine. Part I. Function, dysfunction, adaptation, and enhancement. J Spinal Disord 1992;5:383–389.
164. Grabiner M, Kohn T, Ghazawi AE. Decoupling of bilateral paraspinal excitation in subjects with low back pain. Spine 1992;17:1219–1223.
165. Roy S, DeLuca C, Casavant D. Lumbar muscle fatigue and chronic low back pain. Spine 1989;14:992–1001.
166. Roy S, DeLuca C, Snyder-Mackler L, et al. Fatigue, recovery, and low back pain in varsity rowers. Med Sci Sports Exerc 1990;22:463–469.
167. Haig A, Weismann G, Haugh L, et al. Prospective evidence for changes in paraspinal muscle activity after herniated nucleus pulposus. Spine 1993;17:926–929.
168. Shirado O, Ito T, Kaneda K, et al. Flexion-relaxation phenomenon in the back muscles: comparative study between healthy subjects and patients with chronic low back pain. Am J Phys Med Rehabil 1995;74:139–144.
169. Watson PJ, Booker CK, Main CJ, et al. Surface electromyography in the identification of chronic low back pain patients: the development of the flexion relaxation ratio. Clin Biomech 1997;12:165–171.
170. Kaigle AM, Wessberg P, Hansson TH. Muscular and kinematic behavior of the lumbar spine during flexion-extension. J Spinal Disord 1998;11:163–174.
171. Sihvonen T, Partanen J, Hanninen O, et al. Electric behavior of low back muscles during lumbar pelvic rhythm in low back pain patients and healthy controls. Arch Phys Med Rehabil 1991;72:1080–1087.
172. Nouwen A, Van Akkerveeken PF, Versloot JM. Patterns of muscular activity during movement in patients with chronic low-back pain. Spine 1987;12:777–782.
173. Arena JG, Sherman RA, Bruno GM, et al. Electromyographic recordings of low back pain subjects and non-pain controls in six different positions: effect of pain levels. Pain 1991;45:23–8.
174. Cram JR, Engstrom D. Patterns of neuromuscular activity in pain and non pain patients. Clin Biofeedback Health 1986;9:106–16.
175. Ahern DK, Follick MJ, Council JR, et al. Comparison of lumbar paravertebral EMG patterns in chronic low back pain patients and non-patient controls. Pain 1988;34:153–160.
176. Cassisi JE, Robinson ME, O'Conner P, et al. Trunk strength and lumbar paraspinal muscle activity during isometric exercise in chronic low-back pain patients and controls. Spine 1993;18:245–251.
177. Kravitz E, Moore ME, Glaros A. Paralumbar muscle activity in chronic low back pain. Arch Phys Med Rehabil 1981;62:172–176.
178. Ng JK, Richardson CA, Parnianpour M, et al. EMG activity of trunk muscles and torque output during isometric axial rotation exertion: a comparison between back pain patients and matched controls. J Orthop Res 2002;20:112–121.
179. Hides JA, Richardson CA, Jull GA. Multifidus muscle recovery is not automatic after resolution of acute, first-episode low back pain. Spine 1996;21:2763–2769.
180. Hodges PW, Richardson CA. Inefficient muscular stabilization of the lumbar spine associated with low back pain: a motor control evaluation of transversus abdominis. Spine 1996;21:2640–2650.

181. Suzuki N, Endo S. A quantitative study of trunk muscle strength and fatigability in the low back pain syndrome. Spine 1984;8:69–74.
182. Biederman HJ, Shanks GL, Forrest WJ, et al. Power spectrum analysis of electromyographic activity. Spine 1991;16:1179–1184.
183. Hodges P, Richardson C, Jull G. Evaluation of the relationship between laboratory and clinical tests of transversus abdominis function. Physiother Res Int 1996;1:30–40.
184. Stanford ME. Effectiveness of specific lumbar stabilization exercises: a single case study. J Man Manip Ther 2002;10:40–46.
185. Hagins M, Adler K, Cash M, et al. Effects of practice on the ability to perform lumbar stabilization exercises. J Orthop Sports Phys Ther 1999;29:546–555.
186. van Wingerden JP, Vleeming A, Buyruk HM, et al. Stabilization of the sacroiliac joint in vivo: verification of muscular contribution to force closure of the pelvis. Eur Spine J 2004;13:199–205.
187. Pel JJ, Spoor CW, Pool-Goudzwaard AL, et al. Biomechanical analysis of reducing sacroiliac joint shear load by optimization of pelvic muscle and ligament forces. Ann Biomed Eng 2008;36:415–424.
188. Van Dillen LR, Sahrmann SA, Norton BJ, et al. Effect of active limb movements on symptoms in patients with low back pain. J Orthop Sports Phys Ther 2001;31:402–413.
189. Van Dillen LR, Maluf KS, Sahrmann SA. Further examination of modifying patient-preferred movement and alignment strategies in patients with low back pain during symptomatic tests. Man Ther 2009;14:52–60.
190. Kay AG. An extensive literature review of the lumbar multifidus: biomechanics. J Man Manip Ther 2001;9:17–39.
191. Neumann P, Gill V. Pelvic floor and abdominal muscle interaction: EMG activity and intra-abdominal pressure. Int Urogynecol J Pelvic Floor Dysfunct 2002;13:125–132.
192. Bullock-Saxton JE, Janda V, et al. Reflex activation of gluteal muscles in walking. Spine 1993;18:704–708.
193. Anderson KG, Behm DG. Maintenance of EMG activity and loss of force output with instability. J Strength Cond Res 2004;18:637–640.
194. Norwood JT, Anderson GS, Gaetz MB, et al. Electromyographic activity of the trunk stabilizers during stable and unstable bench press. J Strength Cond Res 2007;21:343–347.
195. Dorman T. Pelvic mechanics and prolotherapy. In: Vleeming A, Mooney V, Dorman T, et al., eds. Movement, Stability, and Low Back Pain: The Essential Role of the Pelvis. New York, NY: Churchill Livingstone, 1997:501–522.
196. Yelland MJ, Del Mar C, Pirozzo S, et al. Prolotherapy injections for chronic low back pain: a systematic review. Spine 2004;29:2126–2133.
197. Kelly JP. Reactions of neurons to injury. In: Kandel E, Schwartz J, eds. Principles of Neural Science. New York, NY: Elsevier, 1985.
198. Sihvonen T, Herno A, Paljarvi L, et al. Local denervation of paraspinal muscles in postoperative failed back syndrome. Spine 1993;18:575–581.
199. Kawaguchi Y, Matsui H, Tsui H. Back muscle injury after posterior lumbar surgery. Spine 1994;19:2598–2602.
200. Lindgren K, Sihvonen T, Leino E, et al. Exercise therapy effects on functional radiographic findings and segmental electromyographic activity in lumbar spine and instability. Arch Phys Med Rehabil 1993;74:933–939.
201. Boileau JC, Basmajian JV. Grant's Method of Anatomy. 7th Ed. Baltimore, MD: Williams & Wilkins, 1965.
202. McGill AM. The mechanics of torso flexion: situps and standing dynamic flexion manouevres. Clin Biomech 1995;10:184–192.
203. Jensen, Gail M. Biomechanics of the lumbar intervertebral disk: a review. Phys Ther 1980;60:765–773.
204. Shirley D, Ellis E, Lee M. The response of posteroanterior lumbar stiffness to repeated loading. Man Ther 2002;1:19–25.
205. Paris SV. Loubert PV. Foundations of Clinical Orthopaedics. St. Augustine, FL: Institute Press, 1990.
206. Herzog W, Scheele D, Conway PJ. Electromyographic responses of back and limb muscles associated with spinal manipulative therapy. Spine 1999;24:146–152.
207. Wilson JN, Ilfeld FW. Manipulation of the herniated intervertebral disc. Am J Surg 1952;173–175.
208. Zhao P, Feng TY. The biomechanical significance of herniated lumbar intervertebral disk: a clinical comparison analysis of 22 multiple and 39 single segments in patients with lumbar intervertebral disk herniation. J Manipulative Physiol Ther 1996;19:391–397.
209. Zhao P, Feng TY. Protruded lumbar intervertebral nucleus pulposus in a 12 year old girl who recovered after non-surgical treatment: a follow-up case report. J Manip Physiol Ther 1997:20;551–556.
210. Huijbregts PA. Lumbopelvic region: aging, disease, examination, diagnosis, and treatment. In: Wadsworth C, ed. Current Concepts in Orthopaedic Physical Therapy. Home Study Course 11.2. La Crosse, WI: Orthopaedic Section, American Physical Therapy Association, 2001.
211. Delitto A, Cibulka MT, Erhard RE, et al. Evidence for the use of an extension-mobilization category in acute low back syndrome: a prescriptive validation pilot study. Phys Ther 1993;73:216–228.
212. Hinderer KA, Hinderer SR, Shurtleff DB. Myelodysplasia. In: Campbell SK, Vander Linden DW, Palisano RJ, eds. Physical Therapy for Children. 2nd Ed. Philadelphia, PA: WB Saunders, 2000.
213. Deyo RA, Mirza SK, Martin BI. Back pain prevalence and visit rates: estimates from U.S. national surveys, 2002. Spine 2006;31:2724–2727.
214. Melzack R, Coderre TJ, Katz J, et al. Central neuroplasticity and pathological pain. Ann N Y Acad Sci 2001;933:157–174.
215. Salter MW. Cellular neuroplasticity mechanisms mediating pain persistence. J Orofac Pain 2004;18:318–324.
216. Rainville P, Bushnell MC, Duncan GH. Representation of acute and persistent pain in the human CNS: potential implications for chemical intolerance. Ann N Y Acad Sci 2001;933:130–141.
217. Gatchel RJ, Peng YB, Peters ML, et al. The biopsychosocial approach to chronic pain: scientific advances and future directions. Psychol Bull 2007;133:581–624.
218. Main CJ, Foster N, Buchbinder R. How important are back pain beliefs and expectations for satisfactory recovery from back pain? Best Pract Res Clin Rheumatol 2010;24:205–217.
219. Darlow B, Dowell A, Baxter GD, et al. The enduring impact of what clinicians say to people with low back pain. Ann Fam Med 2013;11:527–534.
220. Lin IB, O'Sullivan PB, Coffin JA, et al. Disabling chronic low back pain as an iatrogenic disorder: a qualitative study in Aboriginal Australians. BMJ Open 2013;3:e002654.
221. Sullivan MJ, Thorn B, Haythornthwaite JA, et al. Theoretical perspectives on the relation between catastrophizing and pain. Clin J Pain 2001;17:52–64.
222. Fisher M, Kaur D, Houchins J. Electrodiagnostic examination, back pain and entrapment of posterior rami. Electromyogr Clin Neurophysiol 1985;25:183–189.
223. Mattila M, Hurme M, Alaranta H, et al. The multifidus muscle in patients with lumbar disc herniation: a histochemical and morphometric analysis of intraoperative biopsies. Spine 1986;11:733–738.
224. Stokes M, Cooper R, Jayson M. Selective changes in multifidus dimensions in patients with chronic low back pain. Eur Spine J 1992;1:38–42.
225. Macdonald D, Moseley GL, Hodges PW. Why do some patients keep hurting their back? Evidence of ongoing back muscle dysfunction during remission from recurrent back pain. Pain 2009;142:183–188.
226. Panjabi M, Abumi K, Duranceau J, et al. Spinal stability and intersegmental muscle forces: a biomechanical model. Spine 1989;14:194–199.
227. Fitzmaurice R, Cooper R, Freemont A. A histomorphometric comparison of muscle biopsies from normal subjects and patients with ankylosing spondylitis and severe mechanical low back pain. J Pathol 1991;163:182A.
228. Ford D, Bagall K, McFadden K, et al. Analysis of vertebral muscle obtained during surgery for correction of a lumbar disc disorder. Acta Anat 1983;116:152–157.
229. Lehto M, Hurme M, Alaranta H, et al. Connective tissue changes of the multifidus muscle in patients with lumbar disc herniation. Spine 1989;14:302–308.
230. Zhu XZ, Parnianpour M, Nordin M, et al. Histochemistry and morphology of erector spinae muscle in lumbar disc herniation. Spine 1989;14:391–397.
231. Cavanaugh JM. Neural mechanisms of lumbar pain. Spine 1995;20:1804–1809.
232. Van Dillen LR, Sahrmann SA, Norton BJ, et al. The effect of modifying patient-preferred spinal movement and alignment during symptom testing in patients with low back pain: a preliminary report. Arch Phys Med Rehabil 2003;84:313–322.
233. Bigos SJ, McKee J, Holland JP, et al. Back pain, the uncomfortable truth—assurance and activity paradigm. Der Schmertz 2001;15:430–434.
234. Van Dillen LR, Sahrmann SA, Wagner JM. Classification, inter-

vention, and outcomes for a person with lumbar rotation with flexion syndrome. Phys Ther 2005;85:336–351.
235. McKenzie R. Prophylaxis in recurrent low back pain. N Z Med J 1979;89:22–23.
236. Erhard RE, Delitto A, Cibulka MT. Relative effectiveness of an extension program and a combined program of manipulation with flexion and extension exercises in patients with acute low back syndrome. Phys Ther 1994;74:1093–1100.
237. Delitto A, Erhard RE, Bowling RW. A treatment-based classification approach to low back syndrome: identifying and staging patients for conservative treatment. Phys Ther 1995;75:470–498.
238. Donnelson R, Silva G, Murphy K. Centralization phenomenon. Spine 1990;15:211–213.
239. White AA, Panjabi MM. Clinical Biomechanics of the Spine. 2nd Ed. Philadelphia, PA: JB Lippincott, 1990.
240. Schnebel BE, Simmons JW, Chowning J, et al. A digitizing technique for the study of movement of intradiskal dye in response to flexion and extension of the lumbar spine. Spine 1988;13:309–312.
241. Schnebel BE, Watkins RG, Dillin W. The role of spinal flexion and extension in changing nerve root compression in disc herniations. Spine 1989;14:835–837.
242. Magnusson ML, Pope MH, Hansson T. Does hyperextension have an unloading effect on the intervertebral disc? Scand J Rehabil Med 1995;27:5–9.
243. Adams MA, Dolan P, Hutton WC. The lumbar spine in backward bending. Spine 1988;13:1019–1026.
244. Saunders H. The use of spinal traction in the treatment of neck and back conditions. Clin Orthop Rel Res 1983;179:31–38.
245. Ellis JJ, Spagnoli R. The hip and sacroiliac joint: prescriptive home exercise program for dysfunction of the pelvic girdle and hip. In: Orthopedic Physical Therapy Home Study Course 971. LaCrosse, WI: Orthopedic Section, American Physical Therapy Association, 1997.
246. Staal JB, Hlobil H, Twisk JW, et al. Graded activity for low back pain in occupational health care: a randomized, controlled trial. Ann Intern Med 2004;140:77–84.
247. O'Sullivan PB, Twomey LT, Allison GT. Evaluation of specific stabilizing exercise in the treatment of chronic low back pain with radiologic diagnosis of spondylolysis or spondylolisthesis. Spine 1997;22:2959–2967.
248. Maluf KS, Sahrmann SA, Van Dillen LR. Use of a classification system to guide nonsurgical management of a patient with chronic low back pain. Phys Ther 2000;80:1097–1111.
249. Pfingsten M. Functional restoration—it depends on an adequate mixture of treatment. Der Schmertz 2001;15:492–498.
250. Poulter D. Letters to the editor-in-chief; empower the patient. J Orthop Sports Phys Ther 1999;29:616–617.
251. Adams N, Ravey J, Bell J. Investigation of personality characteristics in chronic low back pain patients attending physiotherapy out-patient departments. Physiotherapy 1994;80:514–519.
252. Goodwin R, Goodwin N. An audit into a spinal rehabilitation programme. Br J Ther Rehabil 2000;7:275–281.
253. Lively M. Sports medicine approach to low back pain. South Med J 2002;95:642–646.
254. Staal JB, Hlobil H, van Tulder MW, et al. Return-to-work interventions for low back pain: a descriptive review of contents and concepts of working mechanisms. Sports Med 2002;32:251–267.
255. Liddle SD, Baxter GD, Gracey JH. Exercise and chronic low back pain: what works? Pain 2004;107:176–190.
256. Adams MA, Hutton WC. Gradual disc prolapse. Spine 1985;10:524–531.
257. Adams MA, Hutton WC. Prolapsed intervertebral disc: a hyperflexion injury 1981 Volvo Award in Basic Science. Spine 1982;7:184–191.
258. Gordon SJ, Yang KH, Mayer PJ, et al. Mechanism of disc rupture: a preliminary report. Spine 1991;16:450–456.
259. McNally DS, Adams MA, Goodship AE. Can intervertebral disc prolapse be predicted by disc mechanics? Spine 1993;18:1525–1530.
260. Shirazi-Adl A. Strain in fibers of a lumbar disc: analysis of the role of lifting in producing disc prolapse. Spine 1989;14:96–103.
261. Adams MA, Freeman BJ, Morrison HP, et al. Mechanical initiation of intervertebral disc degeneration. Spine 2000;25:1625–1636.
262. Resnick D, Niwayama G. Degenerative Disease of the Spine. Philadelphia, PA: Saunders, 1995;1372–1462.
263. Schmorl G, Junghanns H. The Human Spine in Health and Disease. 2nd American Ed. New York, NY: Grune & Stratton, 1971:141–148.
264. Nathan H. Osteophytes of the vertebral column: an anatomical study of their development according to age, race, and sex with consideration as to their etiology and significance. J Bone Joint Surg 1962;44:243–268.
265. Sauser DD, Goldman AB, Kaye JJ. Discogenic vertebral sclerosis. J Can Assoc Radiol 1978;29:44 –50.
266. Twomey L, Taylor J. Age changes in lumbar intervertebral disc. Acta Orthop Scand 1985;56:496–499.
267. Twomey LT, Taylor JR. Age changes in lumbar vertebrae and intervertebral discs. Clin Orthop Relat Res 1987;224:97–104.
268. Thalgott JS, Albert TJ, Vaccaro AR, et al. A new classification system for degenerative disc disease of the lumbar spine based on magnetic resonance imaging, provocative discography, plain radiographs and anatomic considerations. Spine J 2004;4(6, Suppl):167S–172S.
269. Hurri H, Karppinen J. Discogenic pain. Pain 2004;112:225–228.
270. Kauppila LI, McAlindon T, Evans S, et al. Disc degeneration/back pain and calcification of the abdominal aorta: a 25-year follow-up study in Framingham. Spine 1997;22:1642–1647.
271. Kresina TF, Malemud CJ, Moskowitz RW. Analysis of osteoarthritic cartilage using monoclonal antibodies reactive with rabbit proteoglycan. Arthritis Rheum 1986;29:863–871.
272. Battie MC, Videman T, Gibbons LE, et al. 1995 Volvo Award in clinical sciences: determinants of lumbar disc degeneration—a study relating lifetime exposures and magnetic resonance imaging findings in identical twins. Spine 1995;20:2601–2612.
273. Videman T, Battie MC, Gill K, et al. Magnetic resonance imaging findings and their relationships in the thoracic and lumbar spine. Spine 1995;20:928–935.
274. Quinet RJ, Hadler NM. Diagnosis and treatment of backache. Semin Arthritis Rheum 1979;8:261–287.
275. Spangfort EV. Lumbar disc herniation: a computer aided analysis of 2504 operations. Acta Orthop Scand 1972;142:1–93.
276. Brinckmann P, Frobin W, Hierholzer E, et al. Deformation of the vertebral endplate under axial loading of the spine. Spine 1983;8:851–856.
277. Brinckmann P, Grootenboer H. Change of disc height, radial disc bulge, and intradiscal pressure from discectomy: an in vitro investigation on human lumbar discs. Spine 1991;16:641–646.
278. Adams MA, McNally DS, Dolan P. Stress distributions inside intervertebral discs: The effects of age and degeneration. J Bone Joint Surg [Br] 1996;78:965–972.
279. Nachemson A. In vivo discometry in lumbar discs with irregular nucleograms. Acta Orthop Scand 1965;36:418–434.
280. Brinckmann P, Horst M. The influence of vertebral body fracture, intradiscal injection, and partial discectomy on the radial bulge and height of human lumbar discs. Spine 1985;10:138–145.
281. Adams MA, McMillan DW, Green TP, et al. Sustained loading generates stress concentrations in lumbar intervertebral discs. Spine 1996;21:434–438.
282. Seroussi RE, Krag MH, Muller DL, et al. Internal deformations of intact and denucleated human lumbar discs subjected to compression, flexion, and extension loads. J Orthop Res 1989;7:122–131.
283. Brinckmann P, Porter RW. A laboratory model of lumbar disc protrusion. Spine 1994;19:228–235.
284. Pel JJ, Spoor CW, Goossens RH, et al. Biomechanical model study of pelvic belt influence on muscle and ligament forces. J Biomech 2008;41:1878–1884.
285. Lanyon LE, Goodship AE, Pye CJ, et al. Mechanically adaptive bone remodeling. J Biomech 1982;15:141–154.
286. Videman T, Sarna S, Battie MC, et al. The long-term effect of physical loading and exercise lifestyles on back-related symptoms, disability, and spinal pathology among men. Spine 1995;20:699–709.
287. Jones HH, Priest JD, Hayes WC, et al. Humeral hypertrophy in response to exercise. J Bone Joint Surg [Am] 1977;59:204–208.
288. Granhed H, Jonson R, Hansson T. The loads on the lumbar spine during extreme weight lifting. Spine 1987;12:146–149.
289. Granhed H, Jonson R, Hansson T. Mineral content and strength of lumbar vertebrae: a cadaver study. Acta Orthop Scand 1989;60:105–109.
290. Porter RW, Adams MA, Hutton WC. Physical activity and the strength of the lumbar spine. Spine 1989;14:201–203.
291. Kelsey JL, Githens PB, White AA, et al. An epidemiologic study of lifting and twisting on the job and risk for acute prolapsed lumbar

intervertebral disc. J Orthop Res 1984;2:61–66.
292. Mueller MJ1, Maluf KS. Tissue adaptation to physical stress: a proposed "Physical Stress Theory" to guide physical therapist practice, education, and research. Phys Ther 2002;82:383–403.
293. Nachemson A, Elfstrom G. Intradiskal dynamic pressure measurements in the lumbar discs. Scand J Rehabil Med 1970;51:10–40.
294. Alpers BJ. The neurological aspects of sciatica. Med Clin North Am 1953;37:503–510.
295. Jensen TS, Baron R, Haanpaa M, et al. A new definition of neuropathic pain. Pain 2011;152:2204–2205.
296. Jespersen A, Amris K, Bliddal H, et al. Is neuropathic pain underdiagnosed in musculoskeletal pain conditions? The Danish PainDETECTive study. Curr Med Res Opin 2010;26:2041–2045.
297. Jull G, Sterling M, Kenardy J, et al. Does the presence of sensory hypersensitivity influence outcomes of physical rehabilitation for chronic whiplash? A preliminary RCT. Pain 2007;129:28–34.
298. Kasch H, Qerama E, Bach FW, et al. Reduced cold pressor pain tolerance in non-recovered whiplash patients: a 1-year prospective study. Eur J Pain 2005;9:561–569.
299. Bouhassira D, Lanteri-Minet M, Attal N, et al. Prevalence of chronic pain with neuropathic characteristics in the general population. Pain. 2008;136:380–387.
300. El SW, Arnaout A, Chaarani MW, et al. Prevalence of neuropathic pain among patients with chronic low-back pain in the Arabian Gulf Region assessed using the leeds assessment of neuropathic symptoms and signs pain scale. J Int Med Res 2010;38:2135–2145.
301. Perez C, Saldana MT, Navarro A, et al. Prevalence and characterization of neuropathic pain in a primary-care setting in Spain: a cross-sectional, multicentre, observational study. Clin Drug Invest 2009;29:441–450.
302. Schmidt CO, Schweikert B, Wenig CM, et al. Modelling the prevalence and cost of back pain with neuropathic components in the general population. Eur J Pain 2009;13:1030–1035.
303. Toth C, Lander J, Wiebe S. The prevalence and impact of chronic pain with neuropathic pain symptoms in the general population. Pain Med 2009;10:918–929.
304. Scott D, Jull G, Sterling M. Widespread sensory hypersensitivity is a feature of chronic whiplash-associated disorder but not chronic idiopathic neck pain. Clin J Pain 2005;21:175–181.
305. Sterling M, Pedler A. A neuropathic pain component is common in acute whiplash and associated with a more complex clinical presentation. Man Ther 2009;14:173–179.
306. Shacklock M. Clinical neurodynamics: a new system of musculoskeletal treatment. Edinburgh: Elsevier/Butterworth Heinemann, 2005.
307. Treede RD, Baron R. How to detect a sensory abnormality. Eur J Pain 2008;12:395–396.
308. Boyd BS, Puttlitz C, Gan J, et al. Strain and excursion in the rat sciatic nerve during a modified straight leg raise are altered after traumatic nerve injury. J Orthop Res 2005;23:764–770.
309. Breig A, Marions, O. Biomechanics of the lumbosacral nerve roots. Acta Radiol 1962;72:1141–1160.
310. Coppieters MW, Alshami AM, Babri AS, et al. Strain and excursion of the sciatic, tibial, and plantar nerves during a modified straight leg raising test. J Orthop Res 2006;24:1883–1889.
311. Fleming P, Lenehan B, O'Rourke S, et al. Strain on the human sciatic nerve in vivo during movement of the hip and knee. J Bone Joint Surg Br 347 2003;85:363–365.
312. Brieg A, Troup JDG. Biomechanical consideration in the straight-leg-raising test: cadaveric and clinical studies of medial hip rotation. Spine 1979;4:242–250.
313. Kosteljanetz M, Bang F, Schmidt-Olsen S. The clinical significance of straight-leg-raising (Lasegue's sign) in the diagnosis of prolapsed lumbar disc. Spine 1988;13:393–395.
314. Shoqing X, Quanzhi Z, Dehao F. Significance of straight-leg-raising test in the diagnosis and clinical evaluation of lower lumbar intervertebral disc protrusion. J Bone Joint Surg Am 1987;69:517–522.
315. Kortelainen P, Pruanen J, Koivisto E, et al. Symptoms and signs of sciatica and their relation to the localization of the lumbar disc herniation. Spine 1985;10:88–92.
316. Scholz J, Mannion RJ, Hord DE, et al. A novel tool for the assessment of pain: validation in low back pain. PLoS Med 2009;6:e1000047.
317. Smart KM, Blake C, Staines A, et al. Mechanisms-based classifications of musculoskeletal pain: part 2 of 3: symptoms and signs of peripheral neuropathic pain in patients with low back (+/− leg) pain. Man Ther 2012;17:345–351.
318. Trainor K, Pinnington MA. Reliability and diagnostic validity of the slump knee bend neurodynamic test for upper/mid lumbar nerve root compression: a pilot study. Physiotherapy 2011;97:59–64.
319. Urban LM, MacNeil BJ. Diagnostic accuracy of the slump test for identifying neuropathic pain in the lower limb. J Orthop Sports Phys Ther 2015;45(8):596–603. doi:10.2519/jospt.2015.5414.
320. Hakelius A, Hindmarsh J. The comparative reliability of preoperative diagnostic methods in lumbar disc surgery. Acta Orthop Scand 1972;43:234–238.
321. Blower PW. Neurologic patterns in unilateral sciatica. Spine 1981;6:175–179.
322. Aronson HA, Dunsmore RH. Herniated upper lumbar discs. J Bone Joint Surg Am 1963;45:311–317.
323. O'Laoire SA, Crockard HA, Thomas DG. Prognosis for sphincter recovery after operation for cauda equina compression owing to lumbar disc prolapse. BMJ 1981;282:1852–1854.
324. Tay ECK, Chacha PB. Midline prolapse of a lumbar intervertebral disc with compression of the cauda equina. J Bone Joint Surg Br 1979;61:43–46.
325. Spitzer WO, LeBlanc FE, Dupuis M, et al. Scientific approach to the assessment and management of activity related spinal disorders: a monograph for clinicians: report of the Quebec Task Force on Spinal Disorders. Spine 1987;12:S16–S21.
326. Weisel SE, Tsourmas N, Feffer H, et al. A study of computer-assisted tomography. I: the incidence of positive CAT scans in an asymptomatic group of patients. Spine 1984;9:549–551.
327. Boden SD, Davis DO, Dina TS, et al. Abnormal magnetic resonance scans of the lumbar spine in asymptomatic subjects. J Bone Joint Surg Am 1990;72:403–408.
328. Deyo RA. Real help and red herrings in spinal imaging. N Engl J Med 2013;368:1056–1058.
329. Abdi S, Datta S, Trescot AM, et al. Epidural steroids in the management of chronic spinal pain: a systematic review. Pain Physician 2007;10:185–212.
330. Weinstein SM, Herring SA, Derby R. Contemporary concepts in spine care. Epidural steroid injections. Spine 1995;20:1842–1846.
331. Parr AT, Manchikanti L, Hameed H, et al. Caudal epidural injections in the management of chronic low back pain: a systematic appraisal of the literature. Pain Physician. 2012;15:159–198.
332. Harte AA, Baxter GD, Gracey JH. The efficacy of traction for back pain: a systematic review of randomized controlled trials. Arch Phys Med Rehabil 2003;84:1542–1553.
333. Busanich BM, Verscheure SD. Does McKenzie therapy improve outcomes for back pain? J Athl Train 2006;41:117–119.
334. Dirckx JH, ed. Stedman's Concise Medical Dictionary for the Health Professional. 3rd Ed. Baltimore, MD: Williams & Wilkins, 1997.
335. Turner JA, Ersek M, Herron L, et al. Surgery for lumbar spinal stenosis: attempted metaanalysis of the literature. Spine 1986;11:436–439.
336. van Gelderen C. Ein orthotisches (lordotisches) Kaudasyndrom. Acta Psychiatr Neurol 23:57–68, 1948.
337. Dong GX, Porter RW. Walking and cycling tests in neurogenic and intermittent claudication. Spine 1989;14:965–969.
338. Porter RW. Spinal stenosis. Semin Orthop 1989;1:97–111.
339. Robaina-Padrón FJ. Controversies about instrumented surgery and pain relief in degenerative lumbar spine pain. Results of scientific evidence. Neurocirugia (Astur) 2007;18:406–413.
340. Fritz JM, Erhard RE, Vignovic M. A nonsurgical treatment approach for patients with lumbar spinal stenosis. Phys Ther 1997;77:962–973.
341. Admundson GM, Wenger DR. Spondylolisthesis: natural history and treatment. Spine 1987;1:323–328.
342. Simmonds AM, Rampersaud YR, Dvorak MF, et al. Defining the inherent stability of degenerative spondylolisthesis: a systematic review. J Neurosurg Spine 2015;23(2):178–189.
343. Frymoyer JW, Krag MH. Spinal stability and instability: definitions, classification, and general principles of management. In: Dunsker SB, Schmidek HH, Frymoyer JW, et al., eds. The Unstable Spine (Thoracic, Lumbar, and Sacral Regions). Orlando, FL: Grune & Stratton, 1986.
344. Majid K, Fischgrund JS. Degenerative lumbar spondylolisthesis: trends in management. J Am Acad Orthop Surg 2008;16:208–215.
345. Frymoyer JW, Akeson W, Brandt K, et al. Clinical perspectives. In: Frymoyer JW, Gordon SL, eds. New Perspectives on Low

Back Pain. Park Ridge, IL: American Academy of Orthopedic Surgeons, 1989.
346. Pizzutillo PD, Hummer CH. Nonoperative treatment for painful adolescent spondylolysis or spondylolisthesis. J Pedriatr Orthop 1989;9:538–540.
347. Boxall D, Bradford DS, Winter RB, et al. Management of severe spondylolisthesis in children and adolescents. J Bone Joint Surg Am 1979;61:479–495.
348. Molinari RW, Lenke LG. Pediatric spondylolysis and spondylolisthesis. In: Frymoyer JW, Wiesel SW, eds. The Adult and Pediatric Spine. 3rd Ed. Philadelphia, PA: Lippincott Williams and Wilkins, 2004:399–423.
349. Harris IE, Weinstein SL. Long-term follow-up of patients with grade 3 and 4 spondylolisthesis: treatment with and without posterior fusion. J Bone Joint Surg Am 1987;69:960–969.

第 18 章

骨 盆 底

ELZABETH R.SHELLY · SHERRIS.HOLT

骨盆底功能障碍指的是整个骨盆(包括膀胱、肠道、内脏、骨骼、关节、肌肉)的功能障碍,也包括神经肌肉骨骼功能障碍。物理治疗师通常可以处理以下疾病康复。

- 尿失禁。
- 大便失禁。
- 骨盆器官脱垂。
- 尿潴留。
- 骨盆痛。
- 渗透痛。

盆底肌(PFMs)是指横跨耻骨和尾椎的全部肌肉,包括自主控制的骨骼肌。与身体其他部位的骨骼肌一样,盆底肌康复是指 针对骨盆底的骨骼肌进行训练,可以预防和恢复盆底肌功能障碍[1](证据与研究 18-1 和 18-2)。

证据与研究 18-1

最近一项研究调查了 400 位年龄在 30~50 岁的人群压力性尿失禁发病率,结果显示:因压力性尿失禁到公共卫生妇女诊所占 37.5%,其中 30.7% 的女性生活质量受到影响。此外,52.9% 患有压力性尿失禁的女性认为是因年龄而不可避免的,13.7% 患者认为没有有效的治疗[2]。

一项对 778 名盆底功能障碍(包括尿失禁、排便功能障碍和骨盆痛)女性的回顾性研究显示,80% 患者主诉经过 5 个盆底康复疗程,症状可明显改善[3]。

Fan 等[4]研究了盆底肌训练对尿失禁和生活质量的影响,报道其中 65% 的患者尿失禁和生活质量有改善。

证据与研究 18-2

英国临床审计显示:79% 接受盆底肌训练的患者成功地避免了泌尿外科手术[5]。

本章给读者主要介绍以下概念。

- 盆底肌的解剖和运动学。
- 尿频的生理机制。
- 骨盆底障碍的筛查。
- 盆底肌的检查。
- 常见盆底肌障碍的处理。
- 盆底肌对身体其他部位的影响,尤其是腰 - 骨盆 - 髋复合体(见第 17 章和第 19 章)。
- 病案分析及临床应用。

本章提供筛查和评估工具,不需要阴道内部评估或骨盆底的表面肌电图(EMG),介绍如何指导盆底锻炼(PFEs)。这些练习通常称为 Kagel 练习(发音同 “Kagel”),可以增强盆底肌的力量以针对性提高损伤肌肉的表现。Arnold Kagel 是一位产科医生,19 世纪 40 年代他开创了盆底肌锻炼[6]。

推荐对物理治疗感兴趣的研究生开展盆底康复的应用研究。这个部位的完整评估通常需要阴道触诊和表面肌电图评估,这些评估技能通常不被视为入门级技能。

解剖学和人体运动学的综述

本节概述了大多数临床医生使用的专业术语[7,8],由于大多数盆底肌障碍患者是女性,因此,本章讨论的是女性的骨盆底解剖学,但男性和女性在盆腔膈膜层和骨盆内髋关节旋转肌肉是相同的。

骨骼肌

目前,术语“盆底”是指骨盆内部的所有结构,包括骨盆、内脏、筋膜、韧带和盆底肌。盆底的骨骼肌(图 18-1)也称为“盆底肌”[7],可分四层,从浅到深为:(a)肛门括约肌;(b)浅层生殖肌;(c)会阴膜;(d)盆腔膈膜[8]。

肛门括约肌(图 18-2)

- 是最表浅的骨骼肌。
- 包括肛门内括约肌(平滑肌)和肛门外括约肌(骨骼肌)。
- 这些直肠括约肌联合耻骨直肠肌组成盆腔膈肌(骨盆膈肌)。
- 功能是控制大便。
- 肛门括约肌由骶 4 神经和阴部神经的下分支支配。

盆底浅层生殖肌(图 18-3,表 18-1[9-12])。

- 有助于骨盆底的性功能。
- 肌肉包括球海绵体肌、坐骨海绵体肌、会阴浅横肌。

会阴膜(图 18-4,表 18-1[9-12])

- 是控尿机制的一部分。
- 由尿道阴道括约肌、尿道收缩肌(过去称为“会阴深横肌”)和尿道括约肌构成。

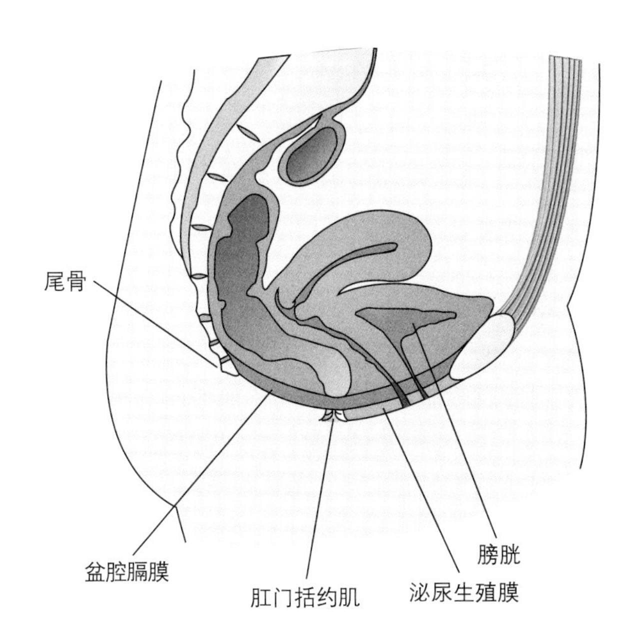

图 18-1 盆底肌层次

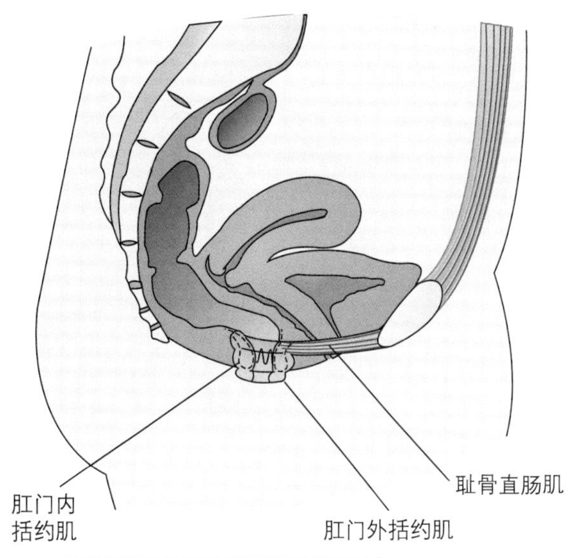

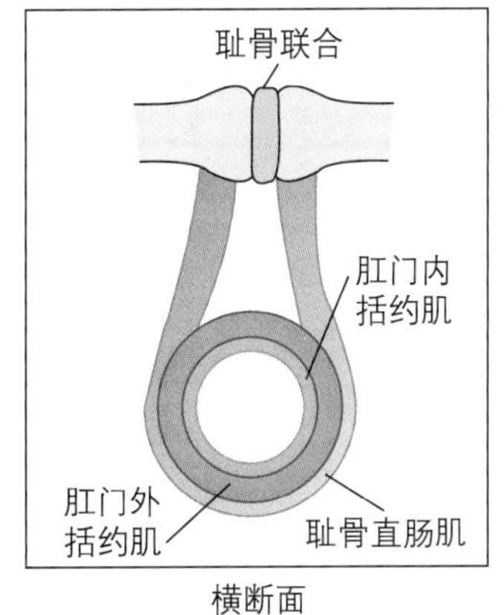

图 18-2 肛门括约肌

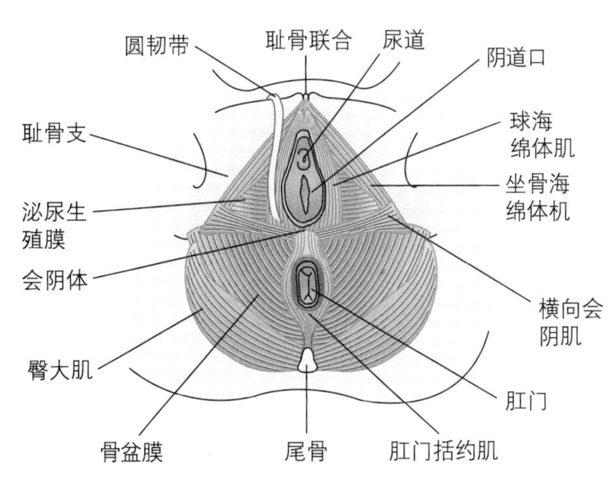

图 18-3 女性盆底肌下面观

盆腔膈膜肌

盆腔膈膜(图 18-5)包含骨盆底最大的骨骼肌群——肛提肌,包括尾骨肌、髂尾肌、耻骨直肠肌和耻尾肌等(表 18-2)。这些肌群提供以下功能。

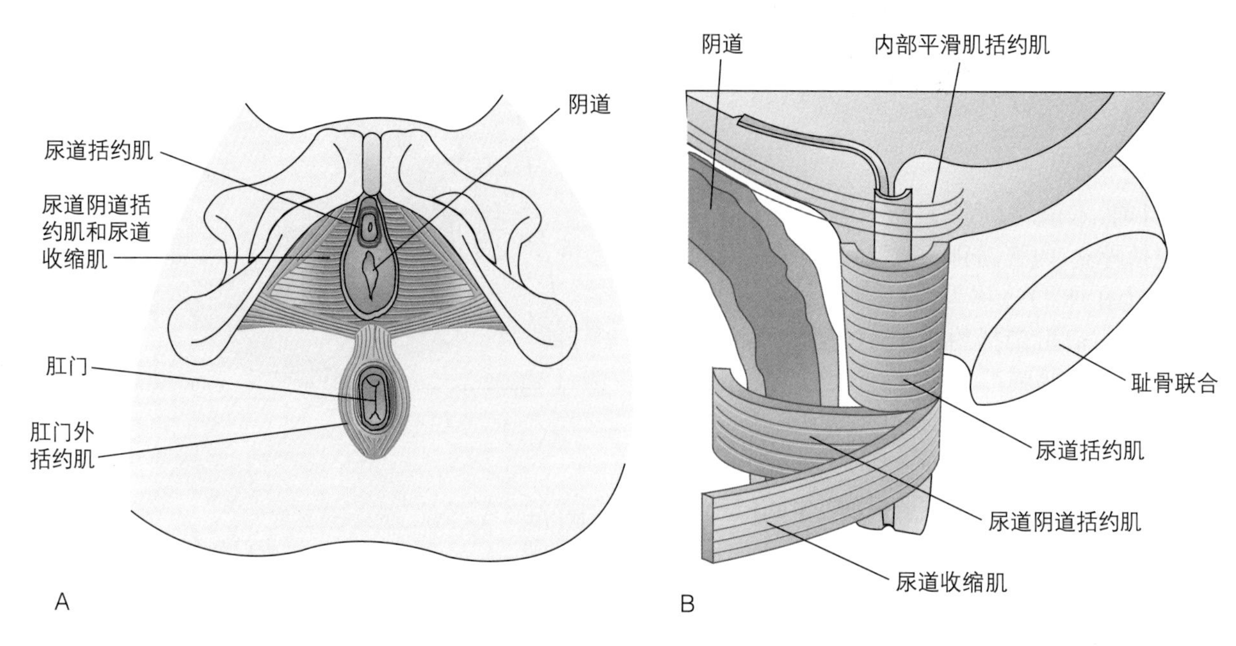

图 18-4 女性泌尿生殖膜。A. 下面观;B. 侧面观(From Schussler B, Laycock J, Norton P, et al, eds. Pelvic Floor Re-ed-ucation Principles and Practice. New York, NY: Springer-Verlag, 1994.)

表 18-1 尿生殖三角肌

肌肉	起点	止点	神经支配	功能
会阴浅部				
会阴浅球海绵体肌	阴蒂海绵体	会阴体	会阴支阴部,S2-S4	阴蒂勃起
坐骨海绵体肌	坐骨结节和耻骨支	小阴蒂	会阴支阴部,S2-S4	阴蒂勃起
浅横会阴膜	坐骨结节	会阴中心腱	会阴支阴部,S2-S4	稳定会阴体
会阴膜				
尿道阴道括约肌	阴道壁	尿道	会阴支阴部,S2-S4	收缩尿道
尿道括约肌	尿道上 2/3	三角环	会阴支阴部,S2-S4	收缩尿道
尿道收缩肌	坐骨耻骨支	尿道	会阴支阴部,S2-S4	收缩尿道

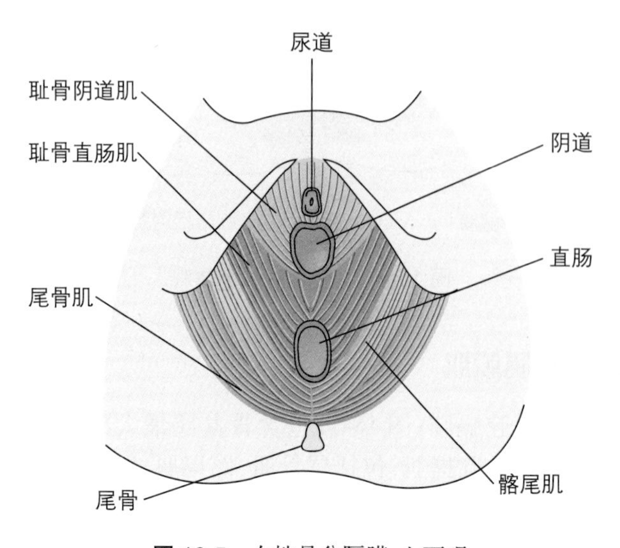

图 18-5 女性骨盆隔膜:上面观

- 支持骨盆内脏。
- 保持克制。
- 姿势稳定。
- 性功能。

盆腔膈膜肌肉大约有 70% 的慢肌纤维(Ⅰ型)和 30% 的快肌纤维(Ⅱ型)[10]。这两种类型的肌肉纤维有特定的功能,一个完整的锻炼方案需要训练到这两种类型的肌纤维。这些肌肉在生理上与其他骨骼肌类似。该部位的感觉是有限的,而且可能因手术或分娩而降低其敏感性。盆底肌对快速拉伸产生反应,整个肌肉层含有广泛的筋膜(表 18-2)。

表 18-2 肛提肌

肌肉	起点	止点	神经支配	功能
尾骨肌	坐骨棘	尾椎前部和 S4	中央支,S4 和 S5	收缩尾椎
耻尾肌	耻骨后孔	会阴体,阴道壁	直肠下分支的阴部神经,S2-S4 腹支,S2-S4	支持盆腔脏器,压迫阴道
耻骨直肠肌	耻骨,腱弓	尾椎前部,直肠侧面	直肠下分支的阴部神经,S2-S4 腹支,S2-S4	支持盆腔脏器,压迫阴道
髂尾肌	耻骨分支,腱弓	尾椎	直肠下分支的阴部神经,S2-S4 腹支,S2-S4	支持盆腔脏器

盆底肌和髋关节肌肉有着密切的关系(图 18-6)[13,14]。梨状肌的下缘接近尾骨肌的上缘,肛提肌附着于闭孔内肌筋膜(即肛提肌腱弓)的延伸部分(图 18-7)。临床上,梨状肌和闭孔内肌的长度、力量、耐力和募集形式等因素引起的障碍,可导致盆底肌障碍,反之亦然[15]。

内收肌群也可能引起盆底肌疼痛综合征和膀胱过度活动症。内收肌筋膜的会阴部分接近会阴浅肌筋膜。腰小肌、腰大肌、髂肌和腰方肌是治疗脊柱骨盆功能障碍,包括盆底肌疼痛综合征的关键肌肉。

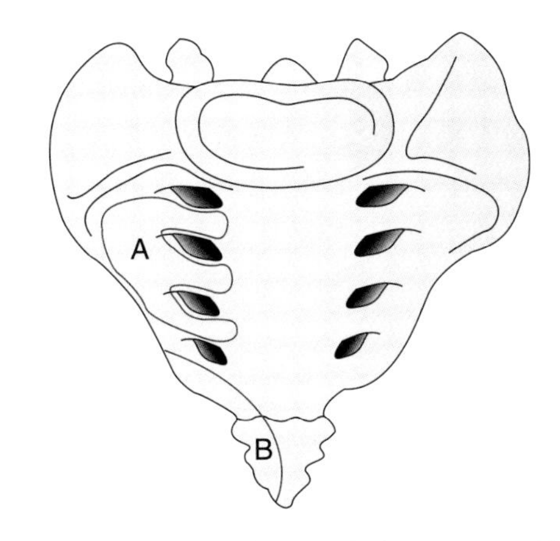

图 18-6 前骶骨。A. 梨状肌的起点;B. 尾骨肌的起点

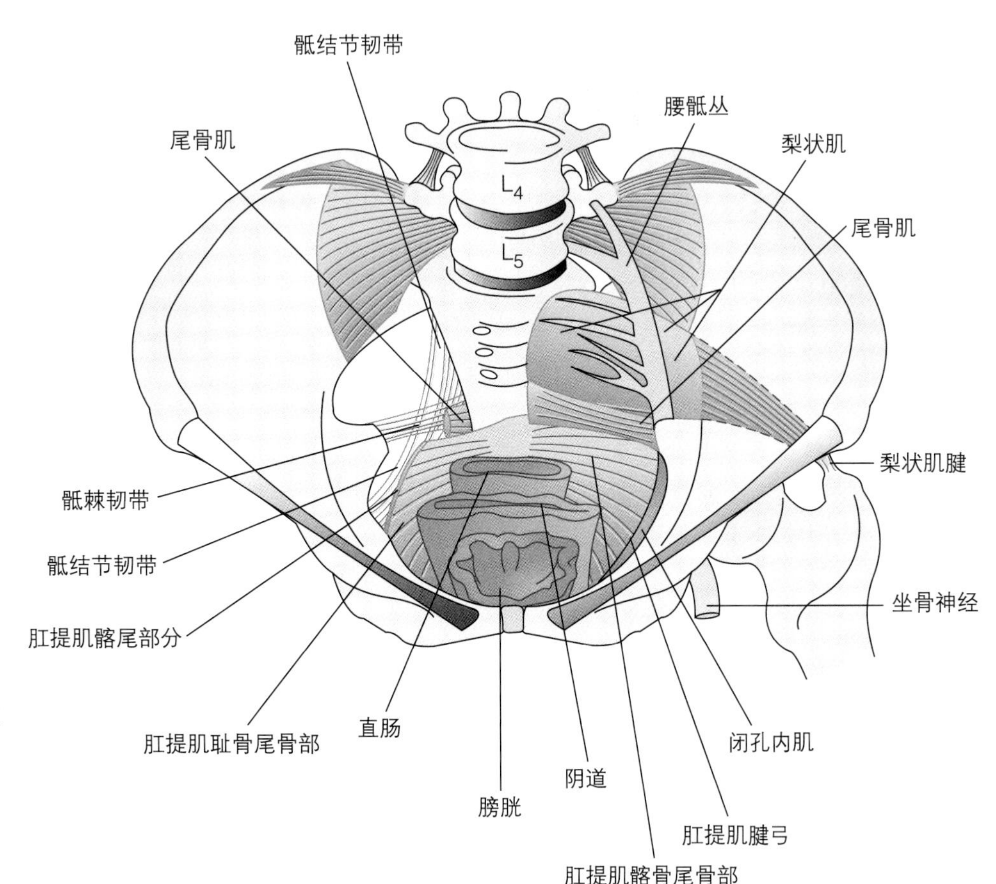

图 18-7 梨状肌和盆腔区:上面观

盆底功能

支撑器官的功能

盆底肌为盆腔器官提供支撑以抵抗重力影响,增加腹内压(如笑,咳嗽,喷嚏,呕吐,举物,用力拉等)。这些支持功能主要由盆底肌的慢肌纤维提供以维持最小的休息位张力。研究者 wei 指出,正常的盆腔器官通过上方的韧带来支撑,盆底肌功能通过下面的韧带来实现,盆底的几何结构通过上下方韧带的正常功能来实现[8]。器官支撑功能的恢复注意首先需要恢复盆底肌的功能(即盆底肌的康复),以及在某些情况下恢复韧带的支撑(如手术治疗)[16]。盆腔器官脱垂的女性患者由于肛提肌肌力不足,导致阴道的收缩力量比正常女性的要差[17]。

躯干支撑的功能

已经证实,盆底肌和腹横肌可以共同收缩[18-21],这种共同收缩连同深处多裂肌的收缩能提高躯干的稳定性。此外,也已经证实了在运动前,盆底肌预收缩能够促进肌肉激活,以协助腹肌稳定躯干[22]。目前在骨科中的研究结果证实了盆底肌的作用。所有物理治疗师了解盆底肌的作用、症状和可能的治疗方法是至关重要的(证据与研究 18-3)。

证据与研究 18-3

许多研究证实,膀胱功能障碍常伴有腰痛(LBP)[23]。一项物理治疗诊所的研究显示,主诉为下腰痛的 200 名女性患者中,约 78% 的人伴有尿失禁(UI)[24]。Smith 等人[25]的研究表明压力性尿失禁(一种盆底肌无力的症状)的女性患者与正常女性相比,平衡能力减退。

Stuge 等[26]记录了骨盆带疼痛的患者在直腿抬高时配合可控的盆底肌解剖性收缩。这种盆底肌解剖性收缩降低了徒手作用于骨盆压力的 62%~66%。

括约肌功能

盆底肌控制尿道和直肠的闭合,在正常情况下,快速闭合是由快肌纤维分阶段收缩完成的。休息期间,闭合功能(即静息状态)由慢肌纤维完成的。当尿道压力(由某些结构包括盆底肌提供)高于膀胱的压力时,就会保持克制。括约肌功能的丧失可能会导致尿失禁。医学文献通常指出,尿失禁是一种症状而不是疾病;根据书中使用的术语,尿失禁是由于功能障碍而不是病理状况。干预应针对导致尿失禁综合征的功能障碍来进行。

性功能

阴道有极少数的感觉神经纤维[27]。盆底肌提供本体感觉,有助于提升性质量。盆底肌增大可使阴道变窄,性交时更多地摩擦阴茎,在性交过程中刺激更多的神经末梢,能增加性快感,在性高潮时会出现强有力的盆底肌收缩。盆底肌力量较弱的患者经常无法达到性高潮[27]。对于男性,盆底肌可协助实现和维持勃起[28,29]。

排尿生理

排尿是指排出尿液的生理过程,涉及一系列复杂的躯体和自主神经反射。关于排尿的解释在注 18-1 中有所体现,排尿相关的信息包括在内。因此,治疗师可以向患者解释正常膀胱功能的基本知识,并协助其进行基本的膀胱再训练。

注 18-1
排尿行为

- 膀胱的功能是储存尿液和在适当的时间和地点充分排空尿液。
- 为了膀胱功能的正常允许膀胱正常充盈是必要的。一个人不应该因为以防万一而去卫生间。
  - 24 小时内,在液体摄入正常情况下。
  - 排尿 6~8 次是正常的。
  - 超过 8 次称为尿频。
- 正常排尿时间间隔是 2~5 小时
- 正常夜间排尿频率(患者晚上上床后)
  - 对于儿童和年龄在 65 岁以下的成年人来说,每晚 0~1 次。
  - 65 岁以上老年人每晚 1~2 次。
  - 每次排尿量应该为 240~300ml(8~10 盎司)。
- 每天喝 6~8 杯水是很重要的。减少液体摄入不会减少尿失禁,而且可能由于浓缩尿刺激膀胱,使紧急排尿情况变得更糟[32]。
- 许多液体会刺激膀胱,导致紧迫感,促进尿生成,最常见的膀胱刺激物有
  - 咖啡因(如:咖啡、茶、可乐、药物、巧克力)。
  - 酒精。
  - 碳酸饮料。
  - 尼古丁。
  - 人造甜味剂。
  - 含酸食品(柑橘、西红柿、咖啡、汽水)。
  - 包括一些非处方药和处方药。

消除或限制膀胱刺激，可减少紧迫感和急迫性尿失禁的症状。

如果在2~3秒就完成排尿，那么排尿量通常会较小，导致排尿间隔缩短。

- 在厕所周围徘徊可能引起排尿不完全，原因是盆底肌张力增高，减少尿液流出。
- 女性入厕建议：
  - 女性在大便后，应始终保持清洁卫生，朝向后方，从前向后擦。这确保粪便物不进入尿道，且降低感染的发生率。

尿液的产生速度比较稳定，大约每分钟15滴。膀胱充盈是恒定的，除非膀胱受到刺激，从而增加尿量。膀胱内总是有尿液，尿液不断积存，膀胱被动扩张，直到存积量达到约150毫升时，膀胱的牵张感受器向大脑发出信号，需要尽快去洗手间，这就是所谓的排尿的第一感觉。逼尿肌（即膀胱的肌肉）和盆底肌可保持在正常的安静状态。存积量达到200~300毫升时，牵张感受器的刺激增加，感受到一种强烈的排尿紧迫感，逼尿肌和盆底肌仍可保持不变。急迫的排尿冲动通常发生在存积量达到400~550毫升时[12,30]，大脑最终指示人去洗手间，脱掉衣服，人坐在马桶上或站在马桶旁排尿。盆底肌放松，逼尿肌收缩，尿液流出[31]。盆底肌回到静息张力时，排尿停止。研究表明，在排尿后，膀胱残余多少尿液，并没有标准值，但大多数研究者认为，正常排尿后，在膀胱内剩余5~50毫升的尿液属于正常。在排尿的任何阶段，不需要增加腹内压（如憋气）以帮助排尿[11]。

排尿功能障碍非常复杂。注18-5中的筛查问卷可以帮助确定排尿障碍的患者是否需要进一步的医学干预以及转诊找医生。

身体结构的障碍

许多因素有助于维持盆底肌的正常功能，结构性障碍的两个主要原因是产伤和神经功能障碍，这些因素不会因为经过物理治疗干预措施而改变。

产伤

分娩可能导致阴道撕裂、过度牵张和盆底肌的压迫性障碍（即婴儿的头部和耻骨支之间），也可能导致单边或双边阴部神经完全或部分失神经支配（即牵拉障碍或神经撕裂伤）（证据与研究18-4）。

证据与研究 18-4

Dollan等[33]研究发现，80%的分娩显示出阴部神经性狭窄的迹象，表明神经受损，这种情况与分娩时间过长和巨婴有关。

轻度和中度障碍可以通过行为干预措施（请参见“受损肌肉功能”部分）有效地进行治疗。然而，严重创伤可能导致严重的肌肉障碍（通常是单侧的），感觉或运动神经支配的减少会使肌肉功能丧失，这种类型的产伤发生率非常小。然而，大多数女性分娩只遭受轻微的、暂时的阴道功能障碍，并能完全康复。为了获得最大程度的产后恢复，所有育龄妇女均应接受正确的促进盆底肌健康的预防教育[34]。

可能导致盆底肌损伤的分娩因素[35-37]

■ 分娩时间超过2小时	■ 婴儿头部大
■ 产钳辅助分娩	■ 医学干预
■ 孕妇体位 - 仰卧	■ 药物使用
■ 会阴切开术	■ 快速分娩

神经功能障碍

许多中枢和周围神经系统（PNS）功能障碍影响盆底肌功能[38]。周围神经系统的病症，如椎间盘突出症和脊髓障碍，可能导致感觉和运动失神经支配。糖尿病可能导致盆底肌的感觉或运动失神经支配，自主神经和膀胱功能的病变。骨盆神经丛包括许多小神经，通常在手术过程中不易发现，而且走行位置在不同患者中也不尽相同。彻底的骨盆手术，如子宫切除术[39]和前列腺切除术[40]，有可能会无意破坏盆底肌和膀胱的感觉和运动神经。患者可以加强剩余的受神经支配的肌肉功能，以支持括约肌完成正常功能。中枢神经系统（CNS）的疾病如脑血管意外[41]、多发性硬化症[42]和帕金森病可能会影响膀胱和盆底肌的认知控制。这些症状也会影响患者去洗手间或识别洗手间的能力，而且可能会影响尿失禁患者的社会意识。在这些患者中，尿失禁与最终功能依赖性差和存活率低有关[43]。保持功能独立性应该包括治疗盆底肌功能障碍和尿失禁。

心理功能障碍

动机

加强盆底肌的锻炼需要动力和毅力。通过盆底肌治疗可以快速而显著地改善肌肉功能，但它往往是缓慢和渐进的。有些患者没有足够的动力来完成治疗，因为发现更换尿垫更容易。尿失禁对患者的生活有不同程度的影响。有些患者由于每周2~3次少量尿溢出的问题，就会受到严重限制；有的患者每天2~3次大量尿溢出，也只是带来轻度不便。感知病情的严重性有助于确定动机。询问患者“在0-10分的量表中，您的状况影响您生活质量的严重程度(0=没有影响；10=严重限制)”。治疗师必须大力鼓励患者在整个治疗过程中保持动机，抑郁症和不良的动机可能会限制患者盆底肌锻炼的进程(证据与研究18-5)。

证据与研究 18-5

坚持盆底肌锻炼计划能预示积极的结果[44-46]。一些因素会限制盆底肌锻炼地参与程度，如缺乏时间和动机、不方便、社会支持差和文化信仰等。[47]

一项前瞻性观察研究了抑郁和焦虑对108例骨盆功能障碍患者盆底肌训练成功的影响，结果显示没有抑郁、轻度抑郁或焦虑者盆底肌的训练效果最好。[48]

Vella等[49]研究了自我动机对尿失禁患者盆底肌训练的效果，发现尿失禁治疗动机问卷中五个因素中的三个与治疗结果显著相关(治疗的积极态度，尿失禁的生活挫折，渴望治疗)。

性虐待

所有的治疗师应该了解性虐待导致的症状(注18-2)，并具备一些技巧来促进这类患者的康复(注18-3)。治疗盆底肌障碍和盆腔疼痛时(见知识拓展18-1)，了解这些敏感问题对治疗非常重要，鼓励治疗师搜集有关性虐待幸存者的更详细的资料(见推荐阅读部分)(证据与研究18-6)。

注 18-2
性虐待的症状

- 低自尊，感觉失控。
- 身体知觉差，经常不相信自己身体或情感的感觉。
- 易怒，易暴。
- 性生活和亲密困难，可能完全逃避性生活或沉迷于性生活。
- 否认和忘记指令或任命。
- 自我残害或成瘾行为。
- 环境、治疗或时间控制。
- 多重人格。
- 分离(即避免目光接触，表情冷漠)，一种潜意识的防御机制，将精神与身体分开，以保护精神免受创伤；可能发生在治疗过程中。

注 18-3
已知或疑似性虐待幸存者的治疗指南[57]

- 在治疗和环境中给予患者尽可能多的支配权。
- 提供社区支持服务的名称和治疗性虐待幸存者的心理学专家。
- 未经许可不得触碰患者，避免拥抱或其他不必要的身体接触。
- 不允许病人脱离监护。
- 坦诚告知患者你具备这一领域的能力和知识(或缺乏)。

知识拓展 18-1

一位治疗师与15岁的男性Osgood Schlatter在健身房工作，你会发现每当治疗师碰触到他的大腿时，他会离开，当治疗师靠近他时，他会感到不舒服。你所在的医学院对这个患者缺乏配合，对患者身体知觉的情况表示没有办法，使得患者很难在诊所和家里进行正确的练习。此外，患者继续治疗的基础是，他对预约的治疗时间非常挑剔，他关注弹力带训练是如何安排的，总是在使用坐垫之前清理垫子。如何跟你的医学院进行讨论，分享你对该患者有性虐待史的观点，采取哪些措施可能会使他更容易接受和更有效。

证据与研究 18-6

一项评估表明1/3女生在14岁之前遭受过性虐待，1/6男性在18岁之前遭受过性虐待，然而只有1/5的案例被报道出来。有研究表明，性虐待幸存者中妇科问题的发生率较高[50,51]。40%~50%慢性骨盆痛的女性有性虐待史[52-55]。

检查/评估

盆底肌功能障碍筛查对所有患者都有好处，尤其是腰-骨盆-髋部疼痛患者(证据与研究18-7)。

证据与研究 18-7

Bi 等[56] 研究了盆底肌训练对慢性下腰痛患者的疗效，表明与对照组相比将盆底肌训练作为下腰痛患者常规治疗项目可显著降低疼痛程度和 Oswestry 残疾指数评分。

了解盆底肌障碍的风险因素可以帮助治疗师对患者进行更深入的问诊，筛查工具用于确定盆底肌障碍和功能障碍。需要提醒治疗师的是，调查问卷也可能会误导[56]，如果非手术治疗不成功，就需要进行完整的泌尿系统检查。这一节还概述了专业治疗师从内部阴道检查和患者自我评估收集的信息。其他专业治疗师使用的检查工具包括外部观察、肌电图和压力反馈、实时超声成像。

风险因素

风险因素与各种功能障碍的致病原因有关（见注 18-4 和案例分析 18-1）。有病史的患者，包括许多风险因素可能会通过一个更详细的问卷进行筛查（证据与研究 18-8）。

注 18-4
盆底肌活动低下和过度兴奋的危险因素

盆底肌活动低下的危险因素[59-62]

- 分娩，妊娠。
- 体重指数（BMI）增加，腰围增加。
- 肺部疾病、吸烟引起的慢性或长时间咳嗽。
- 关节炎、功能性障碍、髋部骨折、跌倒。
- 做 Valsalva 动作，如长期不正确的上举或用力（比如用力产出胎儿时，腹内压力增加），包括运动时不正确的用力。
- 慢性便秘。
- 绝经与雌激素的使用。
- 神经功能障碍可能影响骨盆的外周神经和许多中枢神经系统（CNS）疾病，包括老年痴呆症。
- 医学并发症，如糖尿病（DM）、外周血管疾病（PVD）、充血性心力衰竭（CHF）、甲状腺问题。
- 盆底肌感知下降，伴失用性萎缩。
- 盆腔手术，子宫切除。
- 虽然尿失禁的发生随着年龄增加而增加，但是在对混乱状况进行调整后，年龄不是一个重要因素。尿失禁也会发生在年轻女性，特别是运动员中[63-65]。

盆底肌过度兴奋的危险因素

- 背部和骨盆疼痛伴有关节功能障碍，尤其是如果直接碰撞到臀部或耻骨[66]。
- 臀部、腹部、骨盆或腰椎肌力不平衡，包括躯干和骨盆的肌肉或结缔组织缩短[66]。
- 盆底肌习惯性紧张（如情绪过度紧张，或者抑制小便的排泄）[67]。
- 盆腔区域的腹腔粘连和瘢痕粘连[68]。
- 深层会阴切开术或分娩会阴撕裂。
- 骨盆手术[69]。
- 盆腔疾病，如子宫内膜异位、肠道易激综合征或间质性膀胱炎[70,71]。
- 既往或当前的裂缝或瘘管。
- 结缔组织疾病如纤维肌痛症。
- 既往或当前的性病或复发会阴部感染，包括酵母菌感染。
- 皮肤疾病如硬化性苔藓和扁平苔藓。

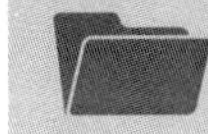

案例分析 18-1

Mary Smith 是两个孩子的母亲，50 岁，患有下腰痛。她在一个繁忙的办公室工作，不经常锻炼。列出史密斯夫人盆底肌活动低下或过度兴奋的风险因素。

证据与研究 18-8

Nygaard 等[58] 进行了一项回顾性研究，96 位尿失禁女性接受盆底肌训练监督，绝经前和绝经后患者尿失禁症状显著改善

筛查问卷

所有患者需进行简要问卷调查。两种筛查问卷可用于确定患者是否患有盆底功能障碍。问题应该明确和直接，比如“你失禁吗？”；一个宽泛的问题，通常会得到假阴性结果。

简要筛查问卷

对所有患者，尤其是示例 18-4 中所列危险因素的患者进行评估，应包括三个问题。

- 你曾经有尿或大便失禁吗？
- 你曾经有过因为尿失禁使用衬垫吗？
- 在性交时有疼痛吗？

详细筛查问卷

治疗师必须了解 PFM 功能障碍及其诊断分类和尿失禁类型，以充分理解这种筛查工具对结果的解释。如果患者在简易筛查问卷中的回答是肯定的，就应给予详细的筛查问卷继续进行调查。对于合并骨盆、躯干或背部疼痛的患者，应使用更

长版本的问卷，这种患者的恢复速度比预期的会更慢(注 18-5)。如果患者有盆底肌过度兴奋症状(问题 13-19 回答肯定)，需对骶髂关节、髋部、骨盆筋膜进行全面评估(案例分析 18-2)。

盆底肌详细问卷解释

肯定回答：

- 问题 1-14：预示盆底肌活动低下或急需对盆底肌进行锻炼；
- 问题 1-3：表明压力性尿失禁的症状；
- 问题 4-8：表明急迫性尿失禁的症状；
- 问题 13-14：表明可能有器官脱垂；
- 问题 13-19：表明盆底肌过度兴奋、不协调、阻塞或尿潴留，盆底肌在排尿时应放松，放松不佳或不协调可能导致阻塞的症状；
- 问题 15-17：表明患者可能需要由医生进行评估，以排除机械性阻塞。

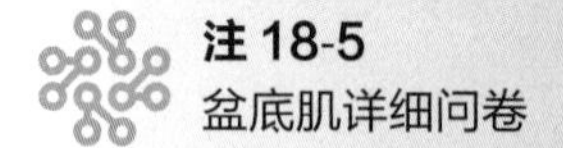

注 18-5
盆底肌详细问卷

患者应该用“从不、有时或经常”回答以下问题。

1. 当你咳嗽、大笑或打喷嚏时，你会尿失禁吗？
2. 当你举起重物，如拿起一篮子湿衣服或搬家具时，你会尿失禁吗？
3. 当你跑步、跳跃或运动时，你会尿失禁吗？
4. 你曾经有过一种不舒服、强烈想要小便时，如果不去洗手间就会尿失禁吗？你有时会有一种强烈的排尿冲动吗？
5. 当你听到流水声时，你会迫切地想要小便吗？
6. 当你感觉紧张、压力或匆忙时，你会想要小便吗？
7. 当回到家门口，你习惯性开锁，当把钥匙插入锁中时就会想排尿？
8. 当你的手在寒冷的水中时，你有强烈的尿意吗？
9. 你觉得有必要在任何时候因为尿失禁穿衬垫吗？
10. 你有过因为晚上憋尿而从睡眠醒过吗？每晚多少次？
11. 你排泄尿液或粪便的频率是多少？
12. 你无意中排出气体的频率是多少？
13. 你有没有觉得你好像是“坐在一个球上”，或当你坐着时感觉“有东西存在”？
14. 你有没有觉得好像有什么东西从你的会阴区“脱落”？
15. 你觉得开始排尿有困难吗？
16. 你尿流缓慢吗？
17. 你排尿有压力吗？
18. 你有阴道疼痛吗？包括性交、插入卫生棉条或阴道检查等。
19. 你坐着、穿着牛仔裤或骑自行车时有骨盆疼痛吗？

案例分析 18-2

你需要询问 Smith 女士盆底肌筛查问题。她主诉打喷嚏时有尿液泄漏症状，但未穿衬垫，且性交时不出现疼痛。试列出一些问题询问 Smith 女士，以确定更多有关她病症的问题。

内部检查结果

制订合适的盆底肌运动处方，有必要对盆底肌进行全面评估。它包括广泛的病史、症状资料、相关因素的鉴别，以及阴道或直肠内部检查，也可以增加表面肌电图或压力生物反馈评价。专业治疗师从盆底肌内部检查可获得以下信息[31]。

- 以肌力和耐力作为指标对肌肉功能进行评估。
- 肌力就是肌肉收缩的能力(徒手肌肉力量分为 0~5 级)，这种等级可以提供盆底肌上升(即支撑功能)和闭合(即括约肌的功能)功能改善的情况。大多数盆底肌可以被触诊，以帮助确定可能的康复时间和康复潜力。盆底肌小而薄的患者需要更长的康复时间，与盆底肌较好的患者相比，通常康复潜力较小。
- 耐力是指慢肌保持长时间收缩或重复收缩的能力。临床医生还可以确定快肌纤维参与收缩的比例。此外，还需对收缩的质量进行评估。
- 评估收缩时肌张力大小，特别是障碍后的张力改变。
- 评估盆底肌的协调性以及与相关肌肉的关系。臀大肌、内收肌群和腹部肌群的肌肉支配模式或收缩方式不当也要进行评估。
- 其他损伤，如盆底扳机点，感觉降低，瘢痕或肌筋膜粘连，可能会影响肌肉力量。

盆底肌的内部检查是确定患者能否正确完成盆底肌收缩的金标准[72,73]。然而，内部检查在某些情况下不能或不应该实施(注 18-6)。在这种情况下，专业治疗师会选择替代检查技术中的一种。

注 18-6
盆底肌内部评估的禁忌证或注意事项

- 妊娠。
- 经阴道分娩或剖宫产 6 周内。

- 盆腔手术后6周内。
- 萎缩性阴道炎，雌激素缺乏的情况下能看到脆弱的皮肤。
- 活动性盆腔感染。
- 严重的盆腔或阴道疼痛，尤其是在侵入或性交过程中的疼痛。
- 儿童与性早熟青少年。
- 缺乏知情同意。
- 缺乏治疗师的培训（治疗师应获得PFM内部评估的专业培训。可以通过研究生课程或通过助产士、医生、护士、或专业理疗师的个别指导进行培训）。

患者自我评估测试

当不能进行盆底肌内部评估时，自我评估测试可帮助患者和治疗师确定一些盆底肌的障碍。治疗师可以使用自我评估测试的结果，较准确地指导盆底训练。

当治疗师不能进行盆底肌内部评估时，手指阴道自我检查（即用手指在阴道检测）可作为一个评估工具。从患者教育开始，如后面盆底主动运动部分中所述。这一部分还包括盆底肌正确收缩的语言提示。简要介绍盆底肌及其运动后，应指导患者进行手指阴道自检（患者相关指导18-1）。手指阴道自我检查往往被女性患者所接受，如果男性患者在学习正确的盆底肌收缩和其他方法存在困难时，也可以同样的方式教给男性患者（即手指在直肠测试）。许多因素可影响尿失禁和盆底肌功能，一些医生使用止尿试验来确定盆底肌功能，但目前的文献不支持这一测试的价值[74]。

患者相关指导 18-1

通过手指阴道自我检查测试盆底肌

下面的测试可以帮助确定当前盆底肌的能力并监控恢复。在开始盆底肌锻炼计划之前完成该测试，然后在训练期间定期进行测试，大约每2周1次。肌肉能力的变化受疲劳、药物、激素等因素的影响。盆底肌在一天要结束时、生病时、月经前变弱。为了准确比较，在原始测试的同一时间和月经周期的同一时间进行重复测试。任何锻炼计划都需要时间和投入，与其他肌肉一样，盆底肌可能需要4~6个月的时间进行强化。当您完成这个测试，向您的治疗师报告以下信息：您能持续收缩多少秒？您能做多少次持续收缩？您能做多少次快速收缩？

手指阴道自我检查（手指在阴道或直肠）

将您的手指放入阴道或直肠至第2指关节水平，触摸阴道或直肠两侧肌肉，同时收缩盆底肌，将肌肉向内向上拉，您应该感觉到肌肉在您的手指周围收缩，将您的手指伸进去，如果感觉到组织被挤出身体或凸出，请您的保健专业人员对该区域进行评估。确定您能维持盆底肌收缩的时间以及重复收缩次数，然后进行快速最大收缩（持续1秒），计算肌肉疲劳之前您能进行快速收缩的次数。

手指阴道检测不能评估肌肉功能的各个方面，但可以给予一些表明肌肉能力的提示，并提供运动处方指南。患者的进展应通过盆底肌功能的复检进行判断，如果这一方法行不通，可通过症状的减轻来进行判断。患者可以在家中进行测试，并向治疗师报告，如果有足够的隐私性，也可以在诊所进行测试（建议使用带底座或躺椅的闭门治疗室）。在诊所，治疗师可以在患者进行自检时暂时离开治疗室，或者可以在患者充分遮盖的情况下留在治疗室。患者应提供以下资料。

- PFM耐力收缩持续时间（秒）。
- PFM耐力收缩重复次数。
- 快速肌肉收缩的重复次数。

第二个自我评估测试是杰克跳测试，是进阶的力量测试（患者相关指导18-2）。它通常不适用于长期久坐、尿失禁患者。杰克跳测试对盆底肌功能正常，知道如何进行盆底肌功能训练的运动员和其他活动人群也是有好处的。经过积极的治疗后，患者可以通过这个测试来判断取得的持续进步（知识拓展18-2）。

患者相关指导 18-2

杰克跳测试

该测试用于评估身体运动应激条件下的PFM功能。首先，排空您的膀胱，然后做5次开合跳。如果没有出现漏尿，过0.5小时再做5次开合跳。如果没有出现漏尿，再等待1小时后做5次开合跳，以此类推，直到出现漏尿为止。记录下排尿后多长时间开始出现漏尿，以及漏尿出现前您可以做多少次开合跳。在测试期间，可以像平时一样喝水，这一点很重要。测试没有标准的结果数值，但一些治疗师认为一个患者应该可以做5~10次开合跳，在排尿后的2~3小时不出现漏尿。

用圆圈划出尿漏发生时开合跳的次数

开始	1 2 3 4 5
半小时	1 2 3 4 5
1 小时	1 2 3 4 5
1.5 小时	1 2 3 4 5
2 小时	1 2 3 4 5
2. 5 小时	1 2 3 4 5
3 小时	1 2 3 4 5
3. 5 小时	1 2 3 4 5
4 小时	1 2 3 4 5

知识拓展 18-2

你的患者是一名 24 岁女性,前十字交叉韧带重建术后 2 个月。她在康复过程中进展顺利,现在正在进行跳跃练习,准备重返排球运动中。在一次治疗期间,她突然停下来,说是要去洗手间,当她回来以后,跳跃动作不再像之前那样激烈,并且显得很不自在。在一次练习中,你注意到她的会阴部有一小块潮湿。叙述你将如何应对该患者明显的漏尿问题,以及如何进行患者的自我评估测试。

盆底肌功能障碍的超声成像

在过去 10 年中,超声成像在物理治疗领域的可用性有所增加,引起大家的关注。盆底肌成像成为一般物理治疗师能够客观衡量盆底肌的有效工具,且不需要内部触诊[75]。这种方法也可以用来向患者提供生物反馈并学会加强盆底肌收缩。将超声波探头横向或矢状位放置在耻骨弓区域,声波指向尾椎进入骨盆。超声成像技术已被证明是评估盆底肌体积、解剖和运动的有效工具(证据与研究 18-9)。

证据与研究 18-9

超声影像是评估盆底肌体积、解剖和运动的有效工具[76,77]

患者目标样本

- 患者夜间排泄次数将减少,从____次减少至____次;能改善睡眠质量和降低跌倒风险。
- 患者将能够参与____(运动、家务、工作),减少____% 漏尿。
- 患者能够描述增强盆底肌功能的独立的家庭锻炼计划。
- 患者在工作和社交活动期间,排尿间隔时间增加到____小时 / 次。
- 日常生活活动能力不会受到紧急性尿失禁或尿频的限制(案例分析 18-3)。

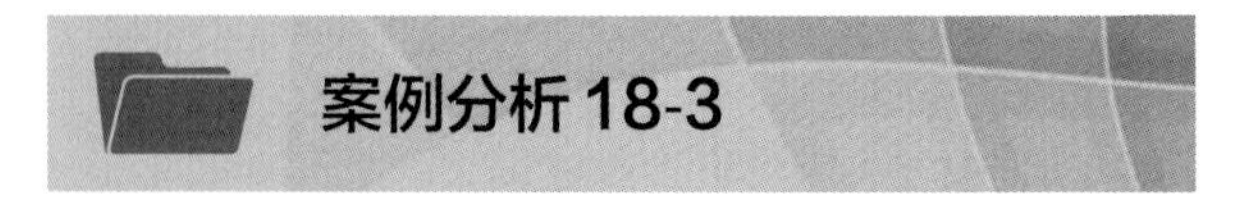

Smith 女士说,她不进行运动的部分原因是害怕漏尿,她曾经不得不在看电影中途离开去小便。你们都认为解决这个功能障碍非常重要。上周,你向患者说明了自我评估测试,她按照你的要求进行了测试,并报告了结果。

开合跳的测试结果——1.5 第一次开合跳,每次持续收缩时间及重复次数——完成 5 秒持续收缩共 10 次,快速收缩次数——20 次,为该尿失禁患者列出三个具体目标。

常见生理障碍的运动治疗干预

本节概述了盆底肌和相关结构的生理障碍及其治疗方法,几种盆底肌功能障碍的类型如下。

- 盆底肌、腹部肌群和髋关节肌群的肌肉功能障碍。
- 盆底肌、臀部肌群和躯干肌疼痛,且张力改变。
- 由于粘连、瘢痕组织和结缔组织疾病导致身心障碍,从而导致盆底肌功能障碍。
- 姿势障碍。
- 盆底肌、盆底肌在日常活动中、盆底肌与腹部肌群、腹部肌群的协调性受损。

肌肉功能障碍

盆底肌

肌肉功能障碍(力量、爆发力或耐力表现障碍)是盆底肌治疗中最常见的问题。肌肉功能障碍是盆底肌功能低下诊断分型中的主要类型。可能会因为以下原因损伤。

- 经阴道分娩创伤。
- 中枢神经系统或周围神经系统神经功能障碍。
- 外科手术。
- 盆底肌知觉减退。
- 失用。
- 腹内压持续增加。

- 盆腔瘀血或肿胀。
- 背部或骨盆疼痛。

70% 的盆底肌为慢肌纤维，人体直立时，它在对抗重力、支撑盆腔器官中起关键作用。盆底肌是姿势肌，必须能够长时间保持基本张力。如果盆底肌肌力弱、容易疲劳、松弛，就不能对盆腔的器官起到支撑作用。拉长的肌肉可能会导致会阴疼痛和紧张，因为紧附在韧带上的结构支撑并拉伸神经。盆底肌耐力差是许多无症状的盆底肌功能障碍女性的常见征象。大多数女性在出现尿失禁或肌肉无力等功能障碍之前，就已经有一段时间存在盆底肌耐力下降的情况了。给所有成年人普及盆底肌运动有助于预防盆底肌功能障碍，特别是对产前和产后妇女、绝经后或妇产手术后的女性来说，这一点尤其如此。

肌肉功能障碍的治疗方法是主动进行盆底肌运动[78-81]。这些强化练习将会在接下来的“主动骨盆运动”部分中介绍。

腹肌

腹肌功能障碍往往导致腹部下垂，并可能促使盆底肌功能障碍，特别是尿失禁。恢复腹壁肌肉的长度和力量，避免瓦尔萨尔瓦动作是治疗盆底肌功能障碍的目标。

腹肌功能障碍的治疗已在第 17 章中详细介绍过。应教导盆底肌功能障碍患者在运动和日常生活活动中[82]，不要用力挤压腹部（如瓦尔萨尔瓦动作）。瓦尔萨尔瓦动作会促使尿失禁的发生，且可能增加盆腔器官脱垂的概率。

髋部肌肉

髋关节障碍（见第 19 章）往往是盆底肌过度兴奋的根本原因。梨状肌、闭孔内肌和内收肌群与盆底肌相邻，因而是最有可能受损的肌肉。影响骶髂关节的任何肌肉功能障碍也可能导致盆底肌过度兴奋（见第 17 章）。

盆底肌主动运动

盆底肌练习专门针对盆底肌功能障碍，许多患者都知道凯格尔运动。盆底肌正确的收缩和放松是正常功能所必需的，也是治疗大多数盆底肌障碍的重点。正确的技术是必不可少的，阴道或直肠触诊是理想的确诊方法，如果不可行，则采用前面提及的患者自我评估或者康复超声成像。指导盆底运动时，不进行内部触诊和生物反馈，对于治疗师和患者来说是困难的。因此，本节为治疗师提供有效盆底运动教学的综合计划。

- 患者教育。
- 盆底肌正确收缩的语言提示。
- 家庭锻炼计划。
- 把锻炼计划结合在一起的方法。

运动量

治疗师依据患者自我评估结果（即手指阴道自我检查）制订强化盆底肌的个性化锻炼计划。即使在不经内部检查的情况下制订盆底运动处方时，治疗师也需考虑以下因素：超负荷原则（即肌肉必须最大做功来提高力量）和特异性原则（即患者应采取正确且符合自身的方法训练肌肉）。可以教授患者这些想法，并在自己的锻炼计划中进步[83]。盆底肌训练必须个性化，才能使患者发挥他（她）的全部康复潜能。许多用心良苦的出版物给出的锻炼计划“范例”（如持续 10 秒，重复 10~15 次）对于大小便失禁的患者来说太困难，患者试图按照这些指示练习，发现并没有改变症状，最终放弃了练习，但他们通过细心的指导以及个性化的锻炼方案则获得了良好的效果。

持续时间 患者应该保持肌肉持续收缩几秒？如果评估显示患者可以保持收缩 3 秒（对于薄弱肌肉来说不容易），治疗师要求患者保持盆底肌收缩（即凯格尔运动）3~4 秒后休息，重复练习。持续的盆底肌收缩最多可以达到 8~12 秒[84,81]。

休息 患者肌肉持续收缩的间歇休息时间是多久？安静肌张力增加（即盆底肌过度兴奋）和肌肉虚弱需要更长的休息时间。建议肌肉薄弱患者的休息时间为肌肉收缩时间的 2 倍（如持续收缩 3 秒，则休息 6 秒，然后重复）。休息时间随着强度增加而降低(如持续收缩 10 秒，则休息 10 秒，然后重复）。高质量的盆底肌收缩要求在每次锻炼结束时完全放松[83]，放松不完全就不能在整个运动范围内训练肌肉，并可能导致肌肉痉挛和疼痛，两次收缩之间完全放松对肌肉功能的训练更有益。

持续收缩重复次数 在疲劳之前，患者每组应该做多少次耐力收缩？对于先前描述中，治疗师将确定患者能完成持续 3 秒收缩的最大重复次数。耐力障碍的患者平均在疲劳前能做 5~10 次重复收缩。锻炼计划必须个性化，以获得最大的收益。

快速收缩重复次数 患者每组应该做多少次快速收缩？一个完整的盆底锻炼方案中包括肌肉快速收缩的耐力。治疗师依据患者在初步评估中完成快速收缩的次数制订处方，快速收缩包括快速、最大程度地募集盆底肌，然后快速放松，这些收缩持续时间通常小于2秒。盆底肌快速收缩有必要在快速运动中避免排泄，如打喷嚏、跳跃和跑步等。

组数 患者每天应该做多少组训练？盆底肌薄弱的患者在白天应进行多组收缩训练（如之前所确定的），每次训练应间隔一天，且每天练习3~4组，共完成30~80次盆底肌收缩[73]（证据与研究18-10）。

证据与研究 18-10

一项关于盆底肌锻炼和减轻症状的Meta分析表明，每天只进行24次收缩都是有益的[84]。

活动

姿势 在垂直位置，重力向下拉骨盆底，因此，盆底肌非常薄弱的患者应在水平位置进行锻炼（即重力空档位）。盆底肌中等水平的患者可以在坐姿位（即对抗重力）进行锻炼，且随着肌力变强而变为站立位锻炼。采用盆底肌内部检查的手法肌肉测试（MMT）结果为准确确定锻炼位置提供依据。所有患者最终均应发展为站立位进行盆底锻炼，因为肌肉必须在这个位置才能发挥良好的作用（如大多数尿失禁发生在站立时）。一些出版物推荐女性在开车或排队时进行盆底肌锻炼。然而，患者最初应在一个安静的地方学习这些练习方法，以便她们能够集中注意力和正确地进行练习，熟练以后，患者可以在排队或看电视时进行练习。

辅助肌的使用 腹肌、内收肌和臀大肌的收缩会对盆底肌产生溢出效应[85]，溢出效应的机制可用于加强较弱的盆底肌。简单地说，溢出效应是通过有意收缩相关联的肌肉，以增强较薄弱肌纤维的募集。这种技术通常用于徒手肌力测定结果为0级或1级（共5级）的患者。有些肌力2级的患者需要进行促通技术治疗，但绝大多数治疗师对他们先单独进行治疗，如果单独治疗没有达到预期的效果，随后才加上促通技术治疗。相反，如果患者的徒手肌力测定结果为3级或更高，治疗师则不鼓励使用辅助肌。最终，所有患者都应学会在没有辅助肌协同收缩的情况下，进行盆底肌收缩。然而，腹部收缩时憋气是不合适的，可能会导致不良后果（证据与研究18-11）。

证据与研究 18-11

一些研究结果已经证明[86,87]，腹肌（特别是腹横肌）和盆底肌之间具有紧密协同作用（见第17章）。因此，在盆底肌收缩期间，保持腹肌完全不收缩既不是必须的，也不是我们期望的。

一项队列研究对27名尿失禁女性进行6周盆底肌练习效果与髋旋转肌抗阻练习进行了比较，盆底肌练习组指导单纯的盆底肌收缩，髋旋转肌抗阻练习组完成坐位髋外旋和内旋练习。两组在所有测量结果都显示出显著改善。研究者结论：盆底肌练习和髋旋转肌抗阻练习都是治疗尿失禁的有效手段[88]。

患者教育 在教育患者如何进行盆底锻炼之前，应对盆底肌的位置和功能进行教育，并解释正常盆底肌功能的重要性。

有许多商业化的图表、海报和讲义给出了盆底肌位置的二维视图。然而，许多患者发现三维模型更有帮助。具有盆底肌和闭孔内肌的骨盆模型有助于解释盆底肌与臀部和髋部肌肉的毗邻关系，或者，治疗师可以使用标准的骨盆模型，并将手放在从尾椎到耻骨处，以表示肌肉。患者就了解盆底肌在内部［约进入阴道5cm（2英寸）］，而且很靠近髋部肌肉。当然，除非治疗师要利用过度收缩原则，否则在盆底肌锻炼的同时，收缩髋部肌肉是不必要的，也是不可取的。

对于患者来说，Kegel对盆底肌三个功能的解释（3S）通常是足够的[6]。

- 支撑：支撑盆腔器官。
- 括约肌（Sphincteric）：阻止尿液、粪便和气体溢出，直到人到达洗手间。
- 性（Sexual）：帮助女性夹紧阴茎，增加性感觉；帮助男性产生并保持勃起。

治疗师应该让患者明白快速收缩和耐力性收缩在功能上的差异。用短跑运动员和马拉松运动员来比喻，有助于解释肌肉收缩速度和耐力的差异。短跑运动员依靠快肌纤维，主要负责括约肌功能，在打喷嚏或咳嗽之前，快肌纤维迅速收缩。马拉松运动员依靠慢肌纤维，它提供支持性功能，并支撑器官。快、慢肌纤维结合有助于性功能提高。

以下几个例子说明正常肌肉功能的重要性，这些信息可以为每位患者提供参考：

- 经过良好锻炼的肌肉有较好的血液供应，可以在创伤后更好地恢复，如分娩或手术。
- 在手术、怀孕、分娩或衰老等变化发生之前，更容易学习这些锻炼方法。所有的女性都应了解盆底肌的基本知识以及如何进行锻炼（特别是通过筛查问卷显示她们有任何的风险因素时）。盆底锻炼应该成为女性自我保健的一部分，就像刷牙和洗澡一样。
- 尿失禁是一种症状，而不是一种疾病。这不是怀孕、手术和衰老的必然结果。
- 在膀胱悬吊术前、术后训练这些肌肉可提高手术效果[89]。一些患者在膀胱手术后仍然存在症状，或者几年后发展为尿失禁。加强盆底肌训练可减少症状复发的可能性。

正常的盆底肌功能有助于腰痛和骨盆疼痛的治疗[90]。盆底肌无力或痉挛可能导致对相邻髋关节肌肉的压力和长久的活动受限。髋部、臀部和腿部疼痛可能无法康复，除非盆底肌功能正常（证据与研究 18-12）。

证据与研究 18-12

在怀孕期间开始进行盆底运动，可以减少分娩后尿失禁症状和疼痛[91,92]。87% 的患者可以通过盆底锻炼明显减少或消除尿失禁症状[73]。在口头指导盆底肌训练时，约 49% 的患者的练习动作不正确[93]，约 25% 的患者向下推盆底肌[93]。中度咳嗽前预收缩盆底肌可减少 98% 尿失禁[83]。

治疗师必须正确描述练习方式，并鼓励患者使用下一节中所描述的家庭练习。注 18-7 中提供的语言提示，可以用来指导患者如何进行盆底肌收缩。

家庭练习是加强盆底肌所必需的，患者自己在家里开始做这些练习之前，他们必须充分了解他们的肌肉以及如何训练这些肌肉。治疗师应了解患者对下列练习的知晓程度。许多患者点头同意，只是为了结束对一个尴尬话题的讨论。治疗师应该对这种锻炼形式进行专业的和完备的处理，如同患者在参与其他锻炼一样。这种方法可以使患者放松，更能强调练习的重要性（证据与研究 18-13）。

注 18-7
用于指导盆底收缩的语言提示

- 最佳女性指导：收紧你的肌肉，就像在担心出现尴尬的时候，以阻止放屁[96]。
- 最佳男性指导："缩短你的阴茎"或"停住排尿"[94]。

其他指导

- 收紧并提升你的阴道周围的肌肉，并将其向上向内拉，像是为了阻止尿流一样。
- 向上向内收紧肌肉，好像你有小便的冲动，忍不住要去洗手间。
- 轻轻地推出，好像肛门排气，然后迅速向上向内收紧肌肉。

证据与研究 18-13

Stafford 等人[94]利用超声影像通过有线肌电图记录方法研究了不同口头指导 15 名健康男性盆底肌练习的激活，结论："缩短阴茎"最大激活尿道括约肌，"缩紧肛门"最大激活肛门括约肌，"抬起膀胱"最大增加腹内压。建议指导男性盆底肌练习而不是用"抬起膀胱"的口头提示。

Henderson 等[95]横向研究了 779 名女性盆底肌练习时口头指导"缩紧阴道肌肉，憋住尿"以确定多少人可以正确地进行盆底肌练习，观察有和无盆底功能障碍的人群的表现差异，观察女性在基础指导下是否能够正确进行盆底肌练习。结果显示：120 名女性不能正确进行盆底肌练习；然而，以"用阴道肌肉代替盆底肌"指导时 78% 的女性能学习练习。盆腔器官脱垂的女性比无盆腔脱垂或尿失禁的女性学习效果差。

家庭锻炼计划的随访很重要。为增强患者依从性，要求患者坚持写锻炼日记，并列出每天尿失禁发生频率。在随后的随访中，询问以下问题。

- 进行了哪些练习？进行了多长时间的练习？在什么位置进行练习？
- 是否感觉到收缩？
- 肌肉是否变强壮？
- 症状是否减少？

家庭练习与本章评估部分描述的自我评估测试结合使用（自我管理 18-1）。患者进行自我评估测试和家庭知觉练习后，可以将这些信息复制，让患者带回家。患者应在家里进行测试和知觉练习，记录并向治疗师报告结果，以形成个性化的盆底训练计划。

自我管理 18-1

家庭知觉练习

这些练习是用来帮助你了解在凯格尔练习或盆底训练时,你应该做什么。尝试在家里练习,并向你的物理治疗师报告结果。记住,这是内部肌肉,你应尽量不要收缩腿部或臀部肌肉。在这些练习中尝试确定:

1. 你是否正在正确地进行练习
2. 你可以保持多长时间的收缩(秒)直到 10 秒
3. 保持以前收缩时间的情况下,你可以进行多少次重复训练
4. 你可以进行多少次快速收缩

将示指放在会阴部上:

将你的示指放在会阴部(即阴道或阴茎和直肠之间的皮肤)或轻微超过肛门。在某些情况下,也可以在你的内裤上进行。收缩盆底肌,感觉会阴组织从你的手指移动到上方并进入盆腔。如果盆底肌非常薄弱,你可能感觉不到太多移动。但是,你不应该感觉到肛门或会阴组织向你的手指移动或凸出。如果你觉得组织朝着你的手指移动,停下来,咨询你的医生、助产士、物理治疗师、或其他健康专家,以指导你进行正确的盆底肌收缩。

将手指放入阴道或直肠:

将你的示指放入阴道或直肠,直至第二指关节水平。在盆底肌收缩的同时,触摸阴道或直肠两侧的肌肉,将其向内向上收紧。将你的手指伸进去,你应该感觉到肌肉在你的手指周围收缩。如果你感觉到组织被挤出身体或凸出,请你的医学保健专家检查该部位。

视觉运动:

女性 仰卧位躺在床上,弯曲膝关节,头枕于枕上。拿一面镜子,这样你就可以看到你的会阴部和直肠。向内向上收缩盆底肌,观察会阴组织向体内移动。如果肌肉非常薄弱,可能很难看到移动。如果任何组织向镜子方向移动或向外凸起,则需要寻求健康专家的指导。

男性 站在一个长的镜子前,当盆底肌收缩时,观察你的阴茎。在收缩过程中,阴茎应该向上轻轻移动。

性锻炼 -(女性):

性交时包绕阴茎收缩盆底肌。

整体 - 训练计划

自我管理 18-1 中描述的练习:家庭知觉练习的目的是帮助患者确定且有效地收缩盆底肌。然而,给患者建立一个有挑战性的盆底肌锻炼计划非常重要。

例如,如果一个病人的自我评估测试(即手法自我检查)显示,盆底肌收缩持续时间 5 秒,重复 5 次,且进行了 10 次快速收缩,那么她的评价结果如下:

- 持续收缩的持续时间:5 秒
- 持续收缩的重复次数:5 次
- 快速收缩的重复次数:10 次

有了这些信息,治疗师可以制订以下运动处方(注 18-8)。

注 18-8
运动处方样本

- 肌肉持续收缩的时间:5 秒。
- 肌肉持续收缩的间歇休息时间:10 秒(2 倍休息时间)
- 肌肉持续收缩的重复次数:5 次(收缩之前完全放松)
- 肌肉快速收缩的重复次数:10 次(训练快速收缩的肌纤维)
- 每天组数:3~4 组。(短时间锻炼肌肉,频繁)
- 位置:消除重力,仰卧或侧卧。
- 辅助肌的使用:此时不需要。
- 功能训练:“在你看到前挤压”(在打喷嚏、咳嗽、举重紧张时收缩盆底肌)

在康复期间定期进行锻炼计划的自我评估和修订。记住询问患者盆底肌练习的频率和量(案例分析 18-4)及其症状是否改善(即减少失禁症状)。

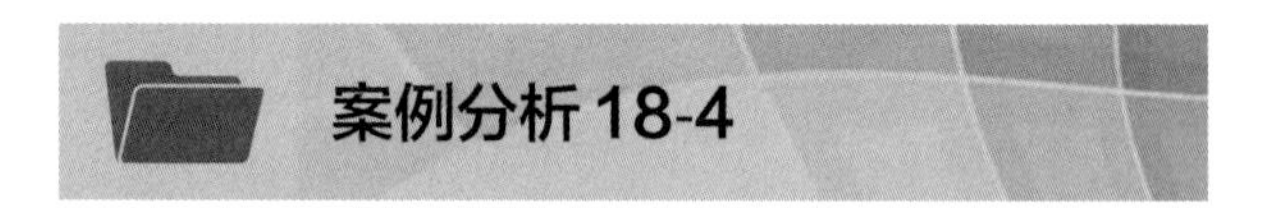

案例分析 18-4

使用前面提供的自我评估信息,为 Smith 女士制订盆底肌锻炼计划。

疼痛

盆底肌

在本章“盆底肌过度兴奋”部分中,列举了多种伴有或不伴有肌肉短缩的盆底肌痉挛的情况。

疼痛和肌张力改变通常是盆底肌过度兴奋的主要障碍,下列原因可能会引起[97]。

- 脊柱骨盆或髋关节功能障碍。
- 盆底肌持续强直收缩。
- 腹部粘连。
- 躯干、会阴的瘢痕粘连。
- 裂缝和瘘管。

由于骶尾关节活动障碍会引起尾椎疼痛,但是发生率较低,通常是由周围肌肉的痉挛和扳机点疼痛引起的。盆底肌、闭孔内肌、臀大肌和梨状肌疼痛都可能涉及尾椎痛(图18-8)。

盆底肌痉挛的治疗包括阴道、直肠的盆底肌或坐骨结节和尾椎外周的软组织治疗手法。表面肌电图生物反馈和盆底肌训练也有助于恢复盆底肌的正常张力。在某些情况下,盆底肌变“僵硬”,不能有效地放松或收缩(患者相关指导18-3)[68]。在会阴部使用电刺激、超声波、热疗和冷疗等方法解痉。治疗师应学会统筹安排如何在会阴部使用物理疗法[98],物理疗法参数设置及其治疗注意事项,与身体其他部位痉挛的治疗相同。

患者相关指导18-3

盆底肌放松的重要性

为了保证正常功能,盆底肌必须完全放松。例如,如果你一整天都握着一块砖头,一天结束时要求把砖头扔到3m(10英尺)外的距离,你可能无法完成,因为你的手臂肌肉会抽筋和疲劳。盆底肌持续强直收缩,经常会导致腹股沟、直肠或尾椎区域痉挛性疼痛。如果盆底肌持续紧张一整天,那么当你在咳嗽或是打喷嚏需要用到它们时,就

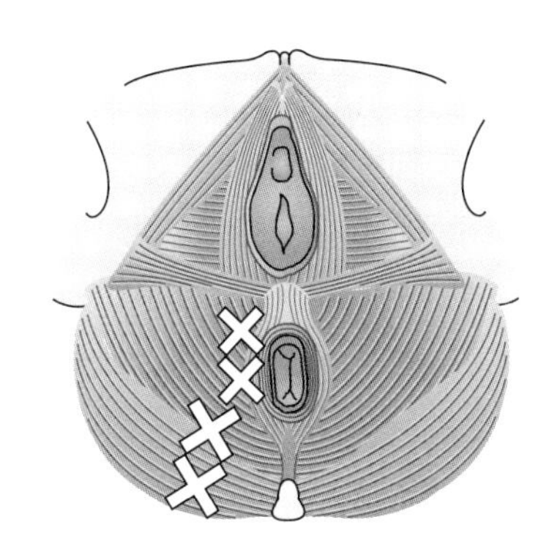

肛门括约肌,肛提肌和尾骨肌(下面观)

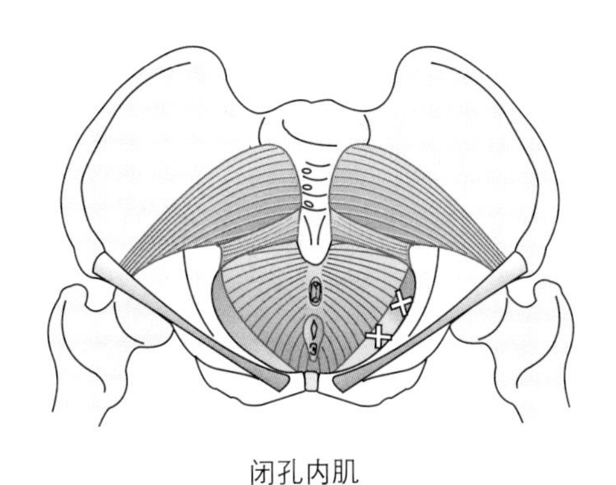

闭孔内肌

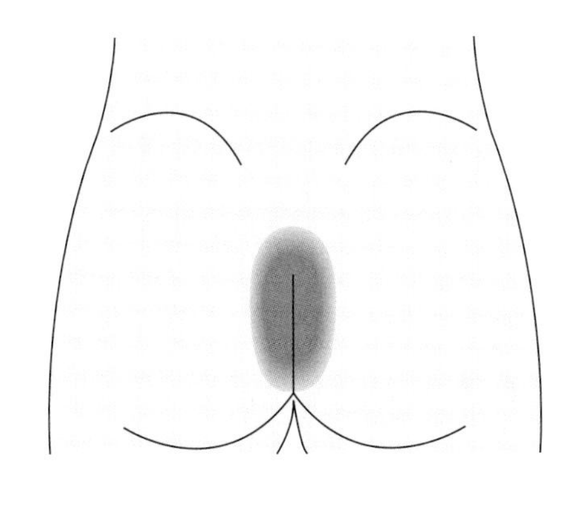

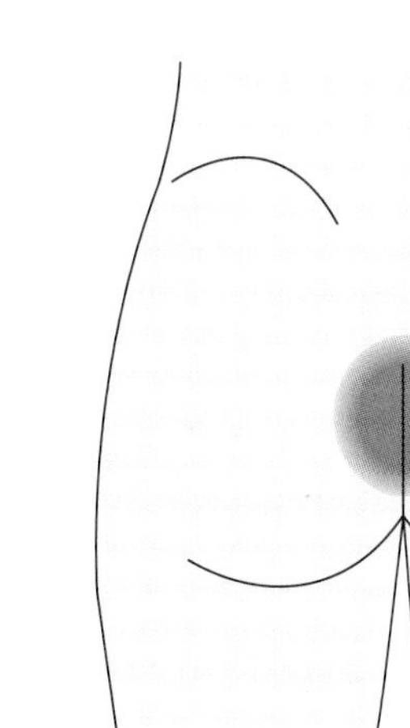

图18-8 扳机点(X)及其提示的疼痛模式(阴影区域)

不能再收缩了，这可能会导致尿失禁。恢复的目标之一是能够很好地收缩和放松盆底肌。

髋部肌肉

髋部和躯干中的任何肌肉不平衡可能通过骶髂关节导致盆底肌过度兴奋[90]。通常难以明确盆腔区域的疼痛起因。肌肉痉挛和扳机点是会阴、腹股沟和尾椎疼痛的常见原因。Travell 和 Simon[13] 在研究中描述了内收肌、盆底肌、闭孔内肌和梨状肌的扳机点导致疼痛发生的模式（图 18-8，图 18-9）。这些肌肉的痉挛和扳机点可能造成原发性或继发性障碍，在所有盆底肌功能障碍患者中都应进行治疗。髋部肌肉痉挛的治疗包括软组织手法治疗、物理疗法（如超声、电刺激、热疗或冷疗）、用于拉伸和强化的运动疗法，以及对患者进行人体力学和姿势的教育。

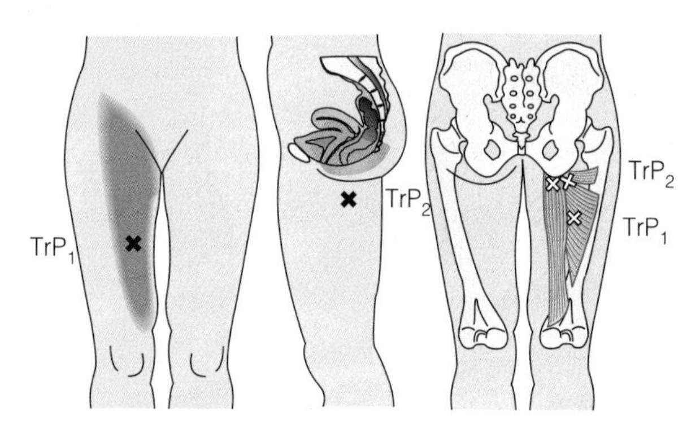

图 18-9 髋关节内收肌（✖）的扳机点（TrP）及其提示的疼痛模式（阴影区域）

躯干肌肉

导致骨盆疼痛症状主要的肌肉功能障碍可能是髂腰肌和腹肌的扳机点和痉挛。髂腰肌痉挛可能刺激覆盖其上的盆腔器官，反之亦然，改变髂腰肌张力功能障碍是治疗内脏功能紊乱的重要条件。这些肌肉的治疗对于完全恢复至关重要[99]。

关节灵活性和活动度（包括肌肉长度）障碍

盆底肌痉挛往往涉及骶髂关节、骶尾部、耻骨联合、腰椎关节活动障碍。这些损害可能是原发性或继发性的，包括活动度减少和活动度过大（见第 7 章）。会阴和腹股沟的瘢痕组织和结缔组织的活动受限也会大大影响盆底肌功能。

脊柱骨盆区域的关节完整性和灵活性障碍导致盆底肌功能障碍

骶髂关节、耻骨联合和骶尾关节活动度减少和活动度过大可能导致继发性盆底肌张力改变的功能障碍[90,100]。源自脊柱骨盆 - 髋关节的完整性或活动性的疼痛可能会导致盆底肌持续强直收缩，类似颈部肌肉的加速性损伤（如挥鞭样损伤）。

腹部神经丛（T10-L2）提供交感神经支配骨盆及会阴区，在 T10-L2 区域，关节活动度正常时，可使交感神经传至会阴，并减少盆腔疼痛症状。这个假设是基于临床发现，并没有在实验中进行研究（案例分析 18-5）。骶髂关节的活动性障碍也可能导致盆底肌无力，并引起疼痛。任何骨盆位置不良均可以改变骨盆肌起点和止点的力线，导致肌肉痉挛或无力，并影响其功能。在所有盆底肌功能障碍中，应对关节完整性和活动性障碍进行治疗并达到完全愈合意义重大。关节松动术、复位、软组织松解、运动疗法和其他一些物理疗法可用于治疗完整性和活动性障碍。

案例分析 18-5

在盆腔检查时，确定骶髂关节功能障碍症状。向史密斯女士解释她的尿失禁可能与下腰痛有关。

盆底肌功能障碍导致腰椎骨盆关节活动性障碍

单侧盆底肌痉挛可能加重骨盆关节活动障碍。在某些情况下，未经治疗的盆底肌痉挛可能是持续性活动障碍的原因。这情况多见于骶髂关节，在骶尾关节中较少。由于盆底肌附着在骶骨，单侧盆底肌痉挛可使骶骨产生转动力矩，与单侧梨状肌痉挛产生的转动力矩相似。单侧盆底肌痉挛可由创伤导致，如由于插入损伤、产伤或耻骨支撞击伤导致的内收肌紧张。盆底肌痉挛可由骶髂关节活动障碍导致的，然后成为持续性关节功能障碍的原因。在这些情况下，无论是原发性还是继发性功能障碍，都需要缓解盆底肌痉挛才能恢复和保持骶髂关节活动度正常。

粘连导致的腰椎骨盆关节活动障碍

内脏粘连可引起骶髂关节活动障碍，尤其是从器官到骶骨间的单侧粘连影响非常严重。专业治疗师使用内脏松动术治疗器官和腹部筋膜组织。这些技术被用来拉伸粘连，恢复脊柱骨盆关节和骨盆器官的正常运动。例如，子宫内膜异位症中，子宫内膜组织浸入子宫外的腹盆腔，与子宫内的组织一样，在月经周期期间，异位的内膜组织会对激素产生反应，引起刺激和炎症，最终导致瘢痕和粘连出现。子宫内膜异位症的粘连可波及整个腹部，通常采用腹腔镜激光手术治疗。粘连可以牵拉髂骨、尾椎或骶骨，并收紧内脏或输卵管，改变关节和器官功能。在15例慢性盆腔疼痛患者中，有14例在盆腔侧壁发现肠粘连[85]。腹部粘连和器官的软组织松动术可以增强器官功能，可能是保持骨盆关节正常活动的必要环节。

瘢痕致活动受限

会阴切开术是常见的产科手术，包括在经阴道分娩之前直接切开会阴体，通常使分娩更容易(图18-10)。在分娩时，阴道组织撕裂可作为会阴切开术的延伸或代替。会阴切开术和撕裂后，不论瘢痕出现在什么地方，都可能导致织粘连和疼痛，如会阴体、阴道内部组织，甚至在靠近直肠或其内部。粘连引起的疼痛通常发生在产后阶段，大多数女性在产后4~6周后症状减轻。然而，这种疼痛依然存在于一些女性身上，且症状非常严重，以致不能性交，出现排便疼痛。也可能出现不能坐或不能久坐。肌肉痉挛和粘连是最常见的问题[101]。相反，有一些患者表现为盆底肌薄弱致疼痛抑制。治疗方法包括：内部的软组织松动术和内外部瘢痕的按摩法，也可采用超声波、热敷和冷敷等方法。盆底锻炼和生物反馈对恢复肌肉正常的收缩和放松非常重要(知识拓展18-3)。

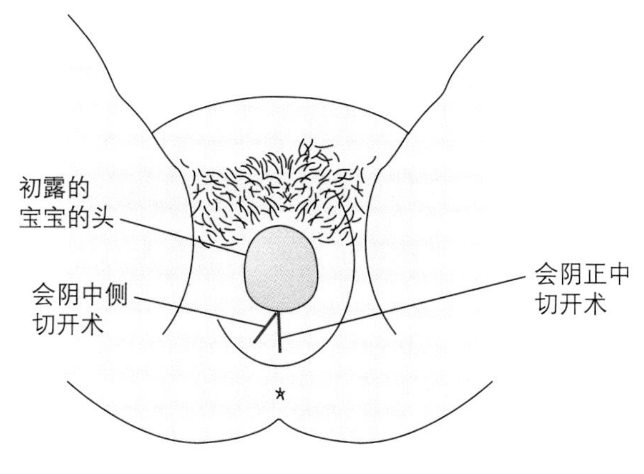

图18-10 会阴侧切可能的位置

知识拓展18-3

一位40岁女性，胸部疼痛且最近进行了腹部整形手术。她躯干伸展受限，上背部无力。哪些测试方法对采集腹部症状是重要的？列出三个腹部治疗方法，以减少她的胸部疼痛。

结缔组织活动性受限

肌肉拉伤往往会刺激结缔组织，导致筋膜和肌腱缩短。腹股沟损伤通常会损伤内收肌群。内收肌群是一个非常大的肌肉群，止于耻骨和坐骨结节。物理治疗师经常对内收肌末端及筋膜进行治疗，而忽略结缔组织受限以及对近端内收肌痉挛的治疗。对于持续性腹股沟疼痛的患者，应对其内收肌止点到耻骨弓的组织进行评估和治疗。类似的情况也可能在腘绳肌发生。腘绳肌腱的部分结缔组织形成骶结节韧带，并最终与骶髂后韧带融合。腘绳肌近端结缔组织活动障碍可能与持续性骶髂关节功能障碍有关，最终这些症状可能导致盆底肌痉挛的发生。结缔组织活动障碍的治疗包括软组织松动术、运动疗法和其他方法(如超声波、电刺激和热敷)。

姿势障碍

身体姿势和人体力学不良通常与关节活动障碍相关。所有脊柱盆骨关节功能障碍患者的治疗包括正确的姿势和人体力学教育。盆底肌过度兴奋的患者应特别注意坐姿(患者相关指导18-4)。

患者相关指导18-4

正确的坐姿

- 正确的坐姿对减轻会阴和尾椎疼痛是至关重要的
- 体重应向前移到“坐骨”和大腿处
- 尾椎上不应有压力
- 把你的臀部紧贴椅背，这样你的下背部和椅子就之间没有空隙
- 如果需要的话，将一个小毛巾卷垫在你的腰部后方，以保持腰部内在的生理曲线
- 一把更牢固的椅子可以更好地支撑你的姿

势，减少尾椎上的压力
■ 不良坐姿会增加尾椎受力

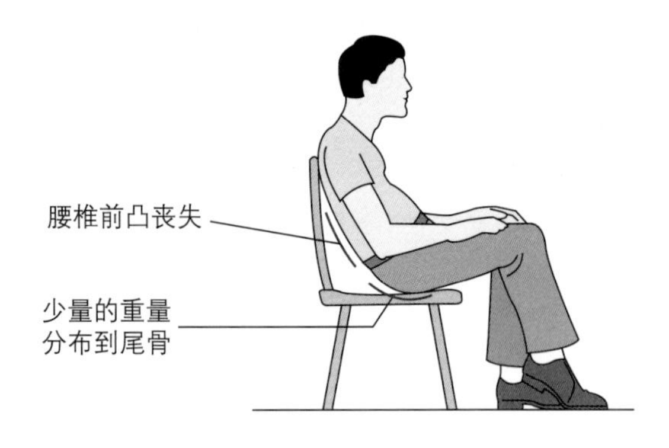

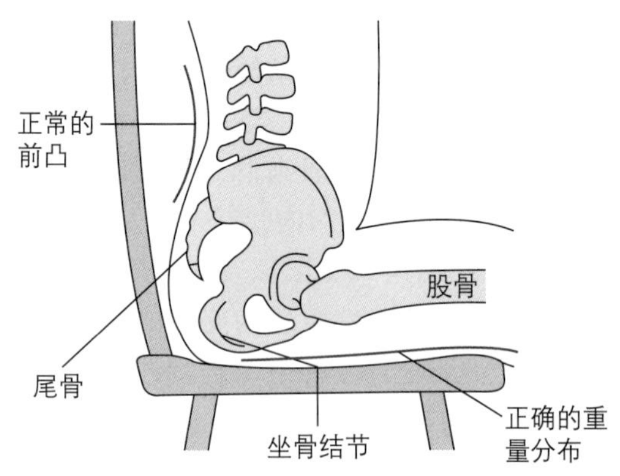

正确坐姿的重心在坐骨结节和大腿后部。

协调性障碍

协调性障碍与盆底肌和腹肌不恰当的收缩时间以及募集模式有关。协调性障碍包括盆底肌收缩的不协调、腹肌收缩的不协调、日常生活活动中盆底肌的不协调以及盆底肌与腹肌间的不协调等。

盆底肌

盆底肌协调性障碍是指所有盆底肌不能在恰当的时间收缩和放松。对盆底肌进行人工评估和生物反馈训练可能揭示患者不能进行和保持同步收缩。这种症状通常与盆底肌认知下降有关。在非神经病学条件下，患者一般可以通过某种形式的生物反馈（如表面肌电图、压迫、围绕手指、阴茎或类似物体收缩）学习正确的收缩顺序和时机。

盆底肌在日常生活活动中的活动

在日常生活中，盆底肌协调障碍表现为压力性尿失禁，在举重、咳嗽和打喷嚏时出现尿失禁症状。在某些情况下，尿失禁是盆底肌功能受损的结果。然而，尽管一些患者具有良好的盆底肌力量，但在活动中不能适当地收缩盆底肌。所有患者必须在增加腹内压时或在这之前（如咳嗽、举物、打喷嚏）学会收缩盆底肌（患者相关指导 18-5）。此外，有必要在活动中放松盆底肌，如排尿和排便时。在这些活动中，不放松可能会导致排尿和排便阻塞，从而导致肠和膀胱不能完全排空（知识拓展 18-4）。在性交时不放松可能会导致插入痛（也称为“性交痛”）（证据与研究 18-14）。

患者相关指导 18-5

在你打喷嚏之前先收紧肌肉

在打喷嚏、咳嗽、笑、举重或紧张之前立即收缩盆底肌，类似于在打喷嚏之前把你的手放在嘴里的训练。在腹压增加之前，通过自主收缩盆底肌，最终你将形成一种盆底肌自动收缩的习惯[83]。

知识拓展 18-4

一名 34 岁网球运动员在发球动作中有压力性尿失禁症状。这种情况的病理生理学机制可能是什么？你能建议她采取哪些措施以减少尿失禁症状？

证据与研究 18-14

一项研究结果表明，盆底肌收缩训练可以减少高达 70% 的尿失禁症状[83,102]。

盆底肌与腹肌

治疗师应该了解盆底肌与腹肌的正确收缩，并指导患者。体验这种收缩练习可以帮助患者了解盆底肌和腹肌的关系。首先，在椅子上坐好，腹肌向外鼓起，保持腹部向外并收缩盆底肌，需要注意盆底肌用力和用力大小。接下来，坐在椅子上，内收腹肌，支撑腹部和后背。当保持腹肌轻微收缩且盆底肌收缩时，需要注意盆底肌用力和用力的大小（证据与研究 18-15）。

证据与研究 18-15

针电极肌电图的研究表明，腹肌参与盆底肌的协同作用[86,87]。

大多数人正确地向内收缩腹肌时，感觉到更强有力的盆底肌收缩，在盆底肌薄弱者中表现更明显。当腹肌鼓起并同时下压用力或做瓦尔萨尔瓦动作时，盆底肌不能有效地收缩。在盆底肌训

注 18-11
帮助功能性失禁患者的措施

- 通过提高椅子的高度,提供带有扶手的椅子,改善肩部下垂和肘部伸展力,以及增强股四头肌和臀肌等下肢力量,以提高从坐到站立转移的速度
- 通过提供适当的辅助装置,清除通往洗手间的通道中的障碍物,将患者的椅子靠近洗手间(如将客厅移动到最靠近洗手间的房子的一侧),或者将洗手间靠近患者(如将马桶或小便池放置在床或客厅附近),以及改善下肢的平衡性、协调性、力量和耐力,以提高患者步行到浴室的速度
- 通过清除障碍物(特别是地毯),如果浴室太小而不能轻易安装辅助设备,在这种没有辅助设备的情况下,则可提供扶手杆,以提高浴室内的行走速度。
- 通过为患者提供尼龙搭扣开口裤,女性穿裙子和连衣裙更方便,并改善手指协调性和灵巧性,更快地解开纽扣和拉链,以提高脱下衣服的速度
- 通过提供增高的马桶座椅和扶手,以及改善下肢功能,提高从站立到马桶的转移速度
- 考虑到患者可能存在识别洗手间方面的精神功能障碍。在洗手间门上或其附近放置洗手间的标志或者将门打开可能是有帮助的。在严重的情况下,即使将患者带到洗手间,他们仍有可能不明白该怎么办
- 可用于各种尺寸的男性和女性的有吸收性的衣物(如尿布和尿垫)。帮助患者和护理人员选择合适的服装可以增加其参与工作、社交和娱乐活动。始终确保医生已被告知患者的失禁,并已尝试非手术治疗

证据与研究 18-21

一项研究 50 名压力性尿失禁老年人(60~74 岁)盆底肌对失禁和自尊的影响,结果显示治疗组自尊平均得分与对照组相比有显著差异性[123]。

盆腔器官脱垂

盆腔器官脱垂是与盆底肌活动低下相关的第二大类临床病症。脱垂的原因可能很复杂,通常与盆底肌活动低下和腹内压的持续增加有关。关于脱垂和盆底肌功能的简单解释在患者指导 18-6 中有介绍。最常见的器官脱垂类型(图 18-13)是膀胱膨出(即膀胱向阴道前部突出)、子宫脱垂(即子宫向阴道内移位)和脱肛(直肠向阴道后部突出)。

常见的症状包括感觉到器官“脱落”、会阴疼痛或压力感[96],这可能限制站立位的功能活动,感觉阴道膨胀、犹如坐在球上、排便困难(即直肠)、排尿困难(即膀胱膨出)或性交疼痛(即子宫脱垂)。所有患者应该学习压力不当时如何保护盆底肌。

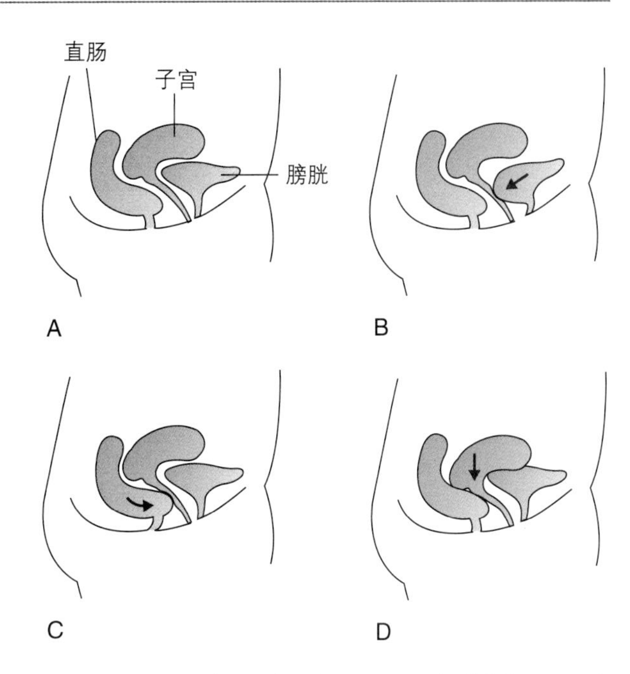

图 18-13 器官脱垂的常见类型。A. 正常器官位置;B. 膀胱膨出;C. 脱肛;D. 子宫脱垂

然而,盆腔器官脱垂的患者必须学会如何避免腹内压增加。物理治疗措施包括教育患者减少腹内压(患者相关指导 18-7)和盆底肌训练(证据与研究 18-22)。

患者相关指导 18-7

降低腹腔内压

- 避免便秘与排便(肠运动)紧张,应多喝水防止便秘和软化粪便,咨询营养师或者医生改变饮食和药物,避免便秘。
- 如果你从椅子上起立有困难,则挪到椅子的边缘,身体前倾,用双臂向上推,同时,避免压迫和憋气。相反,向内收缩腹部时呼气,站立时收缩盆底肌。
- 上举时向内收缩腹部,用力时呼气,避免腹部向外膨胀和下压用力。
- 运动时,正确使腹部向内收缩,避免下压用力和腹肌向外。在举重过重和腹部训练太高级时,可能会出现不必要的腹内压增加。卷腹或仰卧起坐通常会导致腹部膨胀。如果你有器官脱垂症状,应避免卷腹动作。如果你有盆底肌无力症状,你应该小心发展举重、高级的腹部训练和慢跑等。
- 如果你是一位产后女性,在恢复进行大强度有氧运动、慢跑和高强度举重之前,恢复充足的盆底肌力量尤为重要。杰克跳测试(见患

者相关指导 18-2)可用于确定盆底肌承受压力的能力。恢复剧烈运动期间,继续积极恢复盆底肌非常重要。如果存在失禁或症状加重,你必须推迟恢复剧烈运动的时间,直到获得更有力的盆底肌力量。

■ 在慢性咳嗽或呕吐的寻求医治以及在咳嗽或呕吐时收缩盆底肌非常重要。通过在咳嗽和呕吐期间收缩盆底肌,你可以增加辅助支撑。在咳嗽和呕吐发作时,可用手在会阴组织向上方施加柔和的压力。

证据与研究 18-22

一项多中心随机对照试验研究了 447 名ⅠⅡⅢ度盆腔器官脱垂有症状患者进行个性化盆底肌训练和无训练“脱垂生活方式建议小册”的疗效,1 年随访时盆底肌训练组较对照组“盆腔脱垂症状评分”进步更大,差异有统计学意义且达到最小重要改变。80% 盆底肌训练组患者在 1 年的时候仍在进行盆底肌训练[124]。

90 名参与盆底肌训练的女性利用经腹部超声检测盆底肌收缩以确定仰卧起坐练习中正确盆底肌收缩能力和膀胱底运动,25% 受试者没有正确完成盆底肌收缩,所有受试者在仰卧起坐练习时膀胱底部下降。研究者结论:女性仰卧起坐练习可能有导致盆底肌功能紊乱的危险[125]。

一项随机对照研究了盆底肌训练对盆腔器官脱垂女性性功能的影响,50 名女性接受了 6 个月盆底肌训练和生活方式建议,对照组(59 名女性)仅接受生活方式建议,结果显示:盆底肌训练组 39%、对照组 5% 受试者性功能得到改善。“性功能改善的女性表现出盆底肌力量和耐力得到最大程度增加[126]。

Kashyap 等[127]研究比较了盆底肌个性化训练指导和自我指导手册对女性盆腔器官脱垂的效果,两组在盆腔器官脱垂症状量表评分、视觉模拟量表和盆底影响问卷均有改善,接受盆底肌个性化训练组较自我指导组改善效果有显著性差异。

慢性骨盆疼痛

与盆底肌过度兴奋相关的最常见的诊断是慢性骨盆疼痛,类似于腰痛的诊断,没有给出可能存在什么类型的功能障碍的具体信息。最常见的功能障碍是躯干和臀部相关肌肉的张力改变和功能障碍、姿势不良和骨盆和腰椎关节的活动障碍。治疗师应该记住骶髂关节功能障碍中盆底肌的作用,所有慢性骨盆疼痛患者应进行盆底肌功能障碍筛查和评估,如果需要应及时给予治疗(知识拓展 18-7)。

知识拓展 18-7

新患者是一名 45 岁的女性,主诉左臀和大腿后部疼痛。列出可能存在于该患者中的盆底肌过度兴奋的五个风险因素。出现哪些症状将使您考虑盆底肌功能障碍,您将如何解决?

肛提肌综合征

肛提肌综合征是另一种可以普遍用于阴道或直肠疼痛患者的诊断。患者主诉尾椎、骶骨或大腿疼痛。肛提肌综合征是指盆底肌的盆膈层的痉挛和扳机点。患者经常主诉排便时疼痛以及坐位时疼痛增加。有些患者说他们感觉自己“坐在球上”(这也可能是器官脱垂的症状)。

盆底张力性肌痛是盆底肌疼痛,通常与痉挛或长期肌紧张有关。其诊断类似于肛提肌综合征,许多从业者可以互换使用这两个名称。

尾痛症

尾痛症指尾椎骨疼痛。通常情况下,尾椎疼痛与骶尾关节没有关系,它与盆底肌扳机点、闭孔内肌、臀大肌或梨状肌有关。患者经常存在骶髂关节活动障碍,少数存在骶尾关节活动障碍。尾痛症是直接碰撞到臀部的常见后遗症。患者主诉从坐位向站立位转移时疼痛,可能是因为臀肌收缩或者是骶髂关节功能障碍。尾痛症患者因疼痛而使坐姿受限。

与肛提肌综合征、张力性肌痛和尾痛症相关的最常见的功能障碍,包括盆底肌及相关肌肉的张力改变,瘢痕、结缔组织、骨盆关节导致的活动障碍,以及错误姿势,尤其是坐姿不良。所有尾痛症患者必须学会在坐位时,让其体重分布在坐骨结节,而不是在尾椎上(见患者相关指导 18-4)。一些患者需要使用特殊的垫子来减轻尾椎上的压力。最有效的垫子是大约 6.4cm(2.5 英寸)高的楔形坐垫,而且在后面有个小缺口(图 18-14)。典型的环形缓冲垫对尾椎直接施加压力,因此不推荐。

外阴痛

外阴痛是外生殖器、会阴和前庭疼痛的广泛

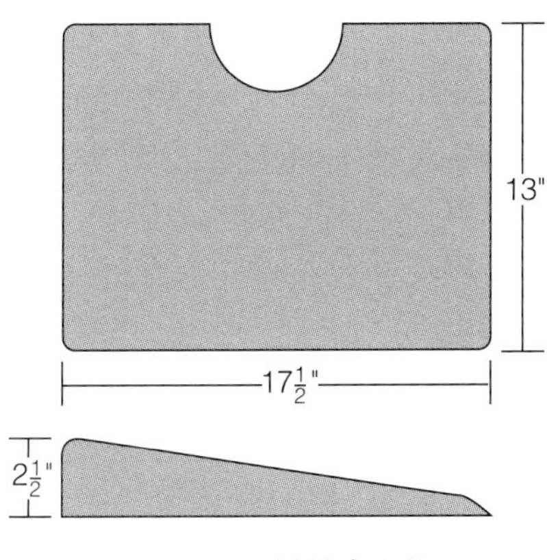

图 18-14 尾骨痛坐垫

诊断。它是一种严重的、特发性的病症，与盆底肌功能障碍可能有关或无关。它被分为局限性（疼痛只出现在某一区域）和广泛性（疼痛会出现在会阴的广泛区域）。它也被分为激发性（只在触诊或插入时出现疼痛）和非激发性（疼痛始终存在，即使没有触碰）[128]。患者主诉阴道刺痛，而较少累及直肠。许多患者完全不能进行任何形式的阴道插入（例如性交、窥镜检查、插入棉条），且症状会因坐姿不良和穿紧身裤而加重。

外阴痛的原因非常复杂，包括盆底肌过度兴奋、环境刺激或应对、阴道黏膜性能和传入神经的改变、盆腔手术的并发症。细菌和病毒生物体的感染（常见的为酵母菌感染）一般在外阴疼痛发生前，但与病症的关系尚不清楚[129]。外阴痛是一种难治的病症，综合多学科疗法是最好的方法。应考虑所有的功能障碍，尤其是骨盆和腰椎关节的活动障碍、瘢痕的活动障碍、盆底肌和相关肌肉的张力改变。这类患者在避免会阴刺激上需要特殊指导（患者相关指导 18-8），并从减轻疼痛的方法中获益，例如，在骶神经根处的经皮神经电刺激疗法。

患者相关指导 18-8

避免会阴部刺激

避免对会阴组织不必要的刺激，以促进该区域的愈合。会阴组织就像你口腔中的组织，它需要保持湿润，而且不应该用低劣的香皂用力清洗。以下建议可以减少对会阴组织的刺激。

服装

- 避免紧身的服装，尤其是牛仔裤和裤袜。避免骑自行车也是有帮助的，因为压力和摩擦会增加会阴部的刺激。
- 穿 100% 纯棉白色内裤，用温和的洗涤剂在热水中单独清洗；避免漂白剂和织物软化剂。

卫生

- 使用白色无味的卫生纸在排尿后擦干。一些妇女用纯净水喷雾喷洒阴部，然后轻轻擦干。
- 用温和的香皂（不含除臭剂和香水的天然甘油香皂）轻轻地清洗阴部。
- 除非你的医生建议，否则不要灌洗。
- 在淋浴时避免在阴部用洗发水或其他香皂。
- 用清水泡浴——无泡沫、浴珠子或其他香精添加剂。不要在浴缸中泡澡，要在喷头下沐浴清洗。

月经

- 尽可能避免使用卫生棉条。
- 避免使用有香味的月经垫，考虑用可洗的月经垫。
- 除非你的医生建议，否则不要灌洗。

药物

- 在会阴部使用任何处方或非处方药膏之前，咨询你的医生。许多药膏有刺激性，会使症状更严重。
- 不要自行治疗酵母菌感染。
- 一些避孕膏或凝胶和润滑剂有刺激性，应向你的医生请教一个适当的避孕方法。许多女性使用不刺激的植物油作为阴道润滑剂。

阴道痉挛

阴道痉挛是指阴道周围、浅肌层和骨盆膈膜层的肌肉痉挛。患者报告其症状与外阴痛相似，但程度相对较轻，性交痛是一种常见的阴道痉挛症状。肌肉痉挛可能是一些病症的继发性功能障碍，例如萎缩性阴道痉挛或瘘管（即皮肤上一个小的开口，类似于嘴角上的一个小切口）。

耻骨直肠肌紧张综合征

耻骨直肠肌紧张综合征和肛门括约肌痉挛是肛门括约肌张力增高。它类似于外阴痛，因为它可能是由外伤、裂伤、肛瘘或痔疮引起的继发性功能障碍，患者主诉排便时疼痛剧烈，因为患者延迟排便，往往导致便秘。其他盆底肌可能有或没有痉挛。

性交疼痛

性交痛是插入痛的症状，与先前描述的所有诊断均相关。它可以分为两类：开始插入时疼痛和深插入时疼痛。开始插入时痛可能是由于表浅肌肉痉挛（阴道痉挛）、皮肤刺激（外阴痛）或外阴切开术引起的粘连和疼痛所导致。深插入时痛可能与盆底肌痉挛(肛提肌综合征、张力性肌痛)或内脏粘连伴器官脱垂有关。外阴痛、盆底失弛缓综合征和性交疼痛最常见的功能障碍是盆底肌和相关肌肉的张力改变,以及瘢痕和结缔组织活动障碍。

辅助干预措施

本章已包含许多与患者相关的操作指导,教育对这些患者来说至关重要。上次有人与你谈论如何小便是什么时候?花一定时间,以确保患者明白解剖和膀胱的健康的益处,他们往往因为太尴尬而不会承认他们不知道。

盆底肌物理治疗的原则也适用于其他肌肉无力和疼痛的治疗,因为运动疗法的原则相同,因此可采用相同的治疗方法。本章列出了用于盆底肌活动低下和盆底肌过度兴奋的治疗措施,并更详细地探讨几种技术,以提高治疗师治疗盆底肌功能障碍的能力。

医生可以采用各种治疗方法和技术,增强盆底肌主动活动能力,以治疗盆底肌活动低下,包括尿失禁。根据患者肌无力程度,选择治疗方法和技术,对于手法肌力等级为0~2级的,医生可以选择以下治疗方法和技术。

- 通过盆底肌的肌肉拍打易化
- 臀部、内收肌和下腹部肌肉的溢出训练
- 带有压力和表面肌电图装置的生物反馈疗法
- 电刺激
- 膀胱训练
- 在日常生活活动中盆底肌的协调性练习

对于手法肌力等级为3~5级的,医生可以将重量椎插入阴道或进行强度更大的盆底肌训练,如举重。这些患者可在膀胱训练和生物反馈疗法中持续受益,但应避免易化、溢出和电刺激。

许多其他干预措施与治疗盆底肌过度兴奋的运动疗法结合使用(见注18-10)。用于治疗身体其他部位肌肉痉挛的干预措施也可用于盆底肌痉挛。后面部分将会描述会阴瘢痕松动术和盆底肌外部触诊法。

生物反馈

在盆底肌训练时,有必要给予所有患者某种形式的反馈,无论是采用手指在阴道检查、镜子,还是生物反馈仪器。有些医生使用生物反馈仪器评估和治疗所有盆底肌功能障碍患者。表面肌电图和压力生物反馈是生物反馈仪器的两种方式。如果患者感知觉或动机下降,这种类型的生物反馈会特别有用。

压力生物反馈包括带压力计的气囊,它可以记录压力变化,将气囊插入阴道,患者围绕气囊收缩盆底肌,盆底肌收缩使阴道压力增加时,可记录并反馈给患者和治疗师。一些压力装置可收集压力变化的特定数据,另一些装置只能直接将数据反馈给患者。治疗师必须细心指导患者正确进行盆底肌训练。因为向下的压力增大,可能会被误认为是适当的盆底肌收缩。

表面肌电图可以提供更多关于肌肉收缩、募集方式和静息张力的信息,它是治疗盆底肌功能障碍的有力工具[130]。一种阴道或直肠内部探针或表面电极,可收集盆底肌的肌电活动并显示出来。独立的表面肌电图图形单位以条形图或光线的形式提供反馈,这能给出每次收缩部分的信息,这些图形单位有助于家庭训练。计算机辅助的表面肌电图图形单位可以在一个屏幕上显示整个盆底肌收缩或一连串的肌肉各自收缩(图18-15)。这可以让治疗师对比在收缩的不同时期的肌肉募集情况。表面肌电图是盆底肌过度兴奋患者在下行训练(即放松训练)中理想的反馈方法。医疗保健政策与研究机构关于尿失禁管理的指南中,对压力性、急迫性或混合性尿失禁患者的生物反馈治疗给予了A评级[73]。这意味着生物反馈疗法治疗这些患者的有效性得到设计合理的研究支持。

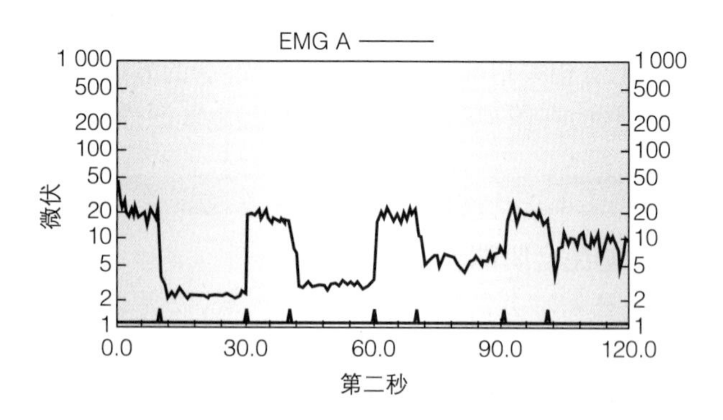

图18-15 打印出计算机辅助表面肌电图显示的上升基线(From Shelly B, Herman H, Jenkins T. Methodology for Evaluation and Treatment of Pelvic Floor Dysfunction. Dover, NH: The Prometheus Group, 1994.)

基础膀胱训练

膀胱训练是有计划地排尿以恢复正常的排尿

模式，它用于紧急、频繁、急迫性尿失禁或混合性失禁的情况。让患者记录他或她在厕所排尿的时间、尿溢出的次数（即尿失禁），以及尿失禁的原因（例如咳嗽、打喷嚏、抬重物）。这有助于患者记录液体摄入的量和类型。信息应该收集 3~6 天。这种类型的记录称为膀胱日记（图 18-16）。膀胱日记可以是简单的或复杂的。简单的膀胱日记目的是确定表 18-5 中所示的特征。

用法说明

1. 在厕所排尿：检查、测量或数秒。
2. 如果存在尿溢出症状，做一个检查，记录量少还是多。
3. 记录意外的原因（跳，打喷嚏，抬重物，水，迫切）。
4. 记录摄入液体的类型和量。

在每列的顶部填入时间和日期

Name________________________ Acct.#________________________

DAY												
	toilet	leak	reason	fluid	toilet	leak	reason	fluid	toilet	leak	reason	fluid
6 am												
7 am												
8 am												
9 am												
10am												
11am												
12am												
1pm												
2pm												
3pm												
4pm												
5pm												
6pm												
7pm												
8pm												
9pm												
10pm												
11pm												
12pm												
1am												
2am												
3am												
4am												
5am												
TOTAL												
# of pads												

Stop Test Results________________________ Patient's Signature________________________

Type of pad used________________________

图 18-16 膀胱日记

表 18-5 从膀胱日记中确定特征

测量	目的
平均排尿间隔	确定膀胱时间表
24 小时排尿频率	膀胱习惯和结果数据
夜间排尿频率	膀胱习惯和结果数据
24 小时尿失禁发作次数	结果数据
引起意外的原因	压力性或急迫性症状
液体总摄入量	正常液体摄入的建议
每天膀胱刺激的次数	减少膀胱刺激的建议

Abrams P, Cardozo L, Fall M, et al. The standardization of terminology of lower urinary tract function: report from the standardization sub-committee of the International Continence Society. Am J Obstet Gynecol 2002; 21: 167-178.

意外的原因有助于确定尿失禁的类型，液体总摄入量和膀胱刺激的次数可以算出患者合适的液体摄入量。为了成功地治疗急迫性尿失禁，必须避免膀胱刺激。然而，限制液体总摄入量也不会减少尿失禁的发生率[104]。应鼓励患者每天喝 6~8 杯水。

平均排尿间隔（即排尿之间的平均时间）是为了膀胱再训练而从膀胱日记中获得的最重要的信息。根据膀胱日记中确定的排尿平均间隔，要求患者去厕所排尿，不管他们需不需要排尿。例如，如果平均排尿间隔时间为 1 小时，则要求患者每 60 分钟去厕所排尿 - 不早也不迟。膀胱最终习惯了计划安排，急迫性下降。大多数患者每周可增加 0.5 小时的排尿间隔时间。如果在尿失禁或急迫性症状更加严重或不变的情况下，不要增加排尿间隔时间。在夜间，患者可以不按照排尿训练计划执行。随着白天排尿间隔时间增加，夜间排尿逐渐改善。目标是排尿时间间隔为 2~5 小时，每日 7 次或更少的排尿次数。

推迟尿意是为了让患者保持排尿间隔。如果在规定的排尿间隔之前出现尿意，患者可使用患者相关指导 18-9：推迟尿意中的提供的方法。患者需要练习几种不同的方法，才能找到其最有效的方法。当尿意过了，患者需要等待，直到正确的时间方可去排尿（证据与研究 18-23）。

患者相关指导 18-9

推迟尿意

- 坐下；会阴上的压力有助于平静膀胱
- 放松和呼吸；紧张和焦虑增加急迫性
- 轻微的盆底肌收缩有助于反射性地放松膀胱
- 保持头脑忙碌，处理涉及很多问题的任务。告诉自己不能停下来去洗手间，倒计数，或假装你在车里，没有洗手间可用
- 练习心灵控制物质，心灵对膀胱有很大的影响。例如，你乘坐 2~3 小时的车程，你感到排尿的冲动。如果你对你的膀胱说，“现在不行，冷静下来，稍后再去”，冲动消失了。膀胱可能变得对特定活动条件性地产生急迫感和膀胱收缩（例如，在离开家前，演讲前，走过洗手间，到达家，打开门时等）。打破这些习惯并建立对膀胱的控制非常重要（而不是膀胱控制你的行动）

证据与研究 18-23

不能完成膀胱日记的患者往往在尿失禁行为治疗方面取得的成功较少[79]

瘢痕松动术

会阴瘢痕的粘连可导致性交痛、排便痛以及盆底肌痉挛或盆底肌无力。瘢痕松动术的目的是拉长结缔组织和瘢痕粘连，让筋膜层彼此容易滑动。完整的瘢痕管理包括瘢痕内部肌筋膜释放、患者或其伴侣的瘢痕松动术、超声波、盆底训练，如果需要的话，还包括热疗。一种瘢痕组织松动术的教学方法将在患者相关指导 18-10 中介绍。

患者相关指导 18-10

瘢痕组织的自我松动术

- 开始前彻底洗净你的手。
- 选择下列位置之一：
  - 躺在床上，用枕头支撑头部。
  - 侧躺在床上。
  - 在浴缸里。
- 侧卧时，用你的示指从背部到达周围，或用拇指从前面到达阴道。
- 在瘢痕上施加稳定向下的压力，通常位于阴道后壁。这可能会感到不舒服，但不应该非常疼痛。持续保持压力使组织软化，类似于你的拇指沉入一块黄油的感觉。
- 保持向下压力 1~3 分钟；然后在各个方向开始轻微振荡。不要让你的手指或拇指滑过皮肤；让皮肤跟随你的拇指摆动，持续这种振荡

几分钟。
- 移动到瘢痕的另一个区域,或完成这一部分。
- 在会阴部用热毛巾敷或泡热水澡来帮助消除任何残余的疼痛。

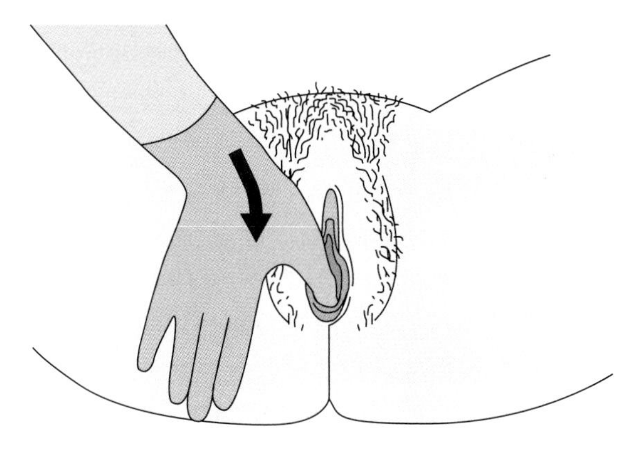

会阴切开术瘢痕松动

治疗师可以使用患者的拇指和示指之间的虎口作为阴道来描述该技术(图 18-17)。这允许治疗师给予患者适当的压力的经验并且展示如何进行振荡。振荡类似于摩擦按摩,其目的是将皮肤滑过筋膜的第二层,从而破坏粘连并恢复灵活性。

对瘢痕松动术的耐受性随着粘连的严重程度而有变化。大多数女性发现,瘢痕深层肌筋膜释放的疼痛随着粘连松动而减弱。性交痛通常随瘢痕松弛而减少。有些女性发现很难有效地按摩自己的阴道瘢痕,这可能是由于难以到达阴道,或者可能难以引起自身疼痛。在这种情况下,可以以类似的方式训练伴侣以辅助治疗。在性交前进行瘢痕松动可减少性交痛。瘢痕松动术不应在有开放性伤口、皮疹或感染的情况下进行。产后妇女应在分娩后至少 6~8 周后进行,如果出现问题,应与让医生检查。

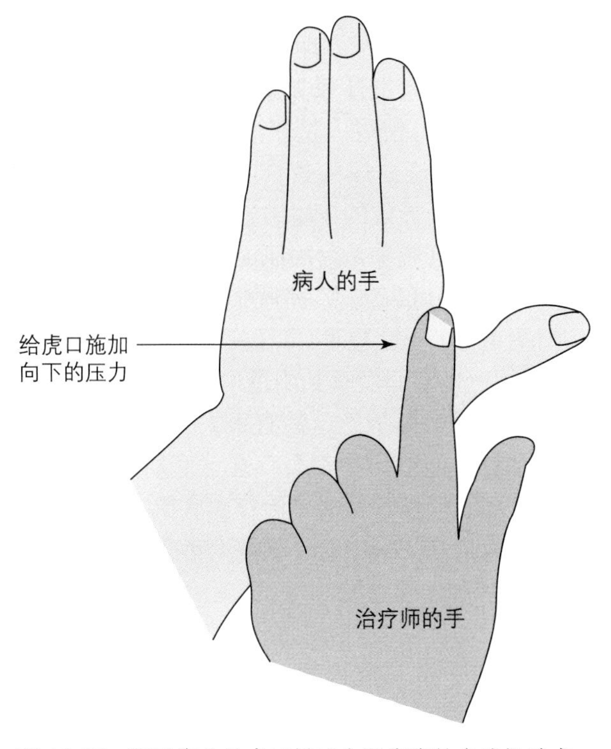

图 18-17 通过病人的虎口描述会阴瘢痕的自我松动术

盆底肌外部触诊

在尾骨肌肉附着点并沿着坐骨结节内侧的肌肉走行方向可以从外部触诊到盆底肌。这种触诊的好处是有限的,但它对于肛提肌和闭孔内肌的某些部分触诊和扳机点治疗是有帮助的。此方法不适用于盆底肌的所有区域,且需要熟练的指导和实践来完善。患者的位置、治疗师的准备、治疗师的位置、手的位置和技术将在注 18-12 中介绍。

注 18-12
盆底肌外部触诊

- 患者位置:患者侧卧,上面那条腿髋关节屈曲 60°~80°,膝关节自然弯曲。将两个或三个枕头放在两腿之间,以保持外展或者内收的中立稳定位,并嘱咐患者完全放松腿部。深层盆底肌触诊需要患者完全放松
- 治疗师位置:治疗师位于患者后面,并在髂骨最突出处找到坐骨结节尖端
- 治疗师的准备:这种触诊可以隔着内裤完成,但是如果手指在裸露的皮肤上则更有效。治疗师应该在触诊手上戴乙烯手套,因为会接近肛门和会阴
- 手的位置:最有效的手位置是外旋,所有四个手指完全伸展并内收,保持手平行于桌面,并将指尖放置在坐骨结节和肛门之间的皮肤上(仅在坐骨结节内侧)。
- 技术:将指尖指向上髂骨的髂前上棘(ASIS),向内用轻柔的压力,靠近坐骨结节,会使皮肤拉紧,并限制深层触诊。在这种情况下,将手指重新放置在更偏向内侧处,指向直肠,使皮肤松弛(见图)。肛提肌位置较深,是盆底的第三层。皮肤厚度变化很大,可以超过 3.8cm(1.5 英寸)。当感觉到坚实的阻力时,要求患者收缩盆底肌,你应该能感觉到坚实的盆底肌收缩,将你的手指向外推
- 随着盆底肌放松,以常用方式评估疼痛、痉挛和结缔组织受限。使手指向前和向后倾斜可以提供关于肛提肌群不同区域的信息。闭孔内肌更难触诊。回顾解剖学是必要的,以使自己能够在侧卧位时确定肌肉的位置。将触诊手保持在上述位置,并轻轻改变手的角度,使手腕和肘部下降,手指向上移动到上面提到的组织处。闭孔内肌位于该区域,感觉肌肉有些柔软,让患者收缩肌肉以确保正确的位置。可以通过要求患者将上面膝关节朝天花板向上抬起,同

时将脚保持在支撑面上，以测试外旋。治疗师将一只手放在上膝关节处完成抗阻动作，轻微的等长收缩就能导致明显的肌紧张。深层触诊很重要，浅层触诊只能进行坐骨结节内侧触诊。在这种情况下，继续施加向前向内的压力，直到组织释放，到达更深的部位，然后将手腕向下并手指向上倾斜。如果确定存在功能障碍，可以在该位置进行肌肉或结缔组织的肌筋膜释放

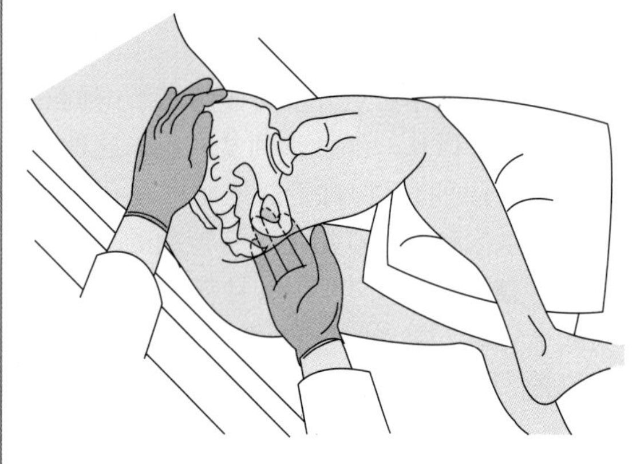

盆底肌外部触诊（Adapted from Hoppenfeld S. Physical Examination of the Spite and Extremities. New york，NY Appleton-Century-Crofts. 1976）

要点

- 盆底肌包括四个骨骼肌层：肛门括约肌（控制），表浅性生殖肌（性功能），会阴膜（控制）和盆腔膈膜（控制、支撑盆腔）。
- 骨盆膈膜包括肛提肌，它由尾骨肌、耻尾肌、耻骨直肠肌和髂尾肌组成，是骨盆底中最大的肌肉群。这些肌肉是自主控制下的骨骼肌，具有 70% 的慢肌纤维和 30% 的快肌纤维。它们从耻骨延伸到尾椎和坐骨结节之间。盆底肌靠近许多臀部肌肉（即闭孔内肌和梨状肌），但是在收缩盆底肌时，既不必要也不需要腿部移动。
- 盆底肌的三个功能是支撑（即防止骨盆器官脱垂）、括约肌（即防止尿液、粪便和来自尿道和直肠的气体的非自主性溢出）和性（即提高性质量和维持勃起）。
- 所有患者应通过这些简单的问题筛查盆底肌功能障碍。你曾经有过小便或大便失禁症状吗？你曾经因尿失禁而用过尿垫吗？你在性交时有过疼痛吗？如果回答有，则要提供更全面的筛查问卷以确定失禁的类型和其他限制因素。
- 患者可以进行自我评估测试和教导自我知觉练习：杰克跳测试，手法自我检查（手指在阴道中），示指在会阴体，视觉训练，性锻炼和包绕一个物体挤压。这些家庭练习有助于形成锻炼计划，并确保患者正确收缩盆底肌。
- 通过家庭自我评估，患者报告维持盆底肌收缩的时间、持续性收缩的重复次数以及快速收缩的重复次数。
- 影响盆底肌功能的病症包括盆底肌、腹肌和臀部肌肉的功能障碍，盆底肌、臀部肌肉和躯干肌肉的疼痛和张力改变，脊柱骨盆活动障碍，姿势障碍，盆底肌和腹肌的协调性障碍。
- 国际骨盆物理治疗师对盆底肌功能障碍的临床分类有两种：盆底肌活动低下（即通常由于盆底肌功能受损而失去支持）和盆底肌过度兴奋（即盆底肌疼痛和张力改变）。另外，两种分类包括动作失调功能障碍（即具有较差的时间观念的协调障碍和盆底肌募集的协调障碍）和内脏功能障碍（即盆腔内脏和可能涉及的盆底肌的功能障碍）。盆底肌功能障碍可导致显著的活动受限并影响生活质量。
- 失禁是盆底肌活动低下的最常见的结果。最常见的失禁类型是压力性尿失禁（即咳嗽、打喷嚏、大笑或抬重物时，腹内压力增加导致尿溢出），急迫性尿失禁（即非常强烈的排尿冲动导致尿溢出，通常与膀胱收缩有关），混合性尿失禁（即压力性尿失禁和急迫性尿失禁的结合），溢出性尿失禁（即由于尿道阻塞或膀胱无力，使得大量尿液潴留在膀胱内并溢出）和功能性尿失禁（即由于不能迅速地到达厕所而导致的尿溢出）。
- 盆腔器官脱垂是盆底肌无力导致的另一种常见病症，可表现为：膀胱膨出（即膀胱脱垂到阴道中）、子宫脱垂（即子宫移位到阴道中）和脱肛（即直肠脱垂到阴道中）。
- 盆底肌对躯干稳定性有很大作用，并且许多骨科功能障碍中都会存在盆底肌障碍，包括腰痛和慢性骨盆痛。治疗盆底肌功能障碍会大大提高骨科中这一领域的治疗效果。
- 根据筛查问卷的结果，物理治疗师应能够制订运动计划，包括耐力收缩的持续时间、间隔休息时间、重复次数；快速收缩的重复次数、每天的组数、练习时的体位、需要辅助肌的溢出效应促进收缩，以及其他可能有帮助的治

疗措施。

- 所有物理治疗师均应了解盆底肌，并已准备好提供一般的强化指导。
- 盆底肌训练教学包括教育患者盆底肌的位置和功能以及正常盆底肌功能的重要性，提供准确的语言提示，教授家庭评估和知觉练习。最有效的语言提示似乎是“将你的括约肌向上向内拉，就像是不想让气体溢出”。许多患者变得沮丧且放弃盆底肌训练，治疗师必须继续监测患者的进展，并鼓励患者积极参与盆底肌锻炼计划。

辨析

1. 假设你患有急迫性尿失禁并因肩痛而被送去做物理治疗，由于某些原因，治疗师在你的治疗时间内，总把你放在离浴室最远的基座上，并且离厨房很近，好像有人一直在洗盘子。你的治疗师是一个很有魅力的年轻异性，与他分享你的窘境让你觉得很尴尬。描述你对自己处境的感觉，描述这种状况对你生活的影响（工作、家庭、社交活动和情绪），列出一些因为你的症状而可能改变的事情。

2. 你正在治疗一名 30 岁男性，他从梯子上摔下来，右臀部受伤。有效治疗 3 周后，腰背和骶髂关节疼痛明显减轻，但他能只能保持坐立 1.5 小时，且由坐向站立位转换和上楼时感到疼痛。他最终承认他的尾椎受伤了，且感觉好像“坐在一个球上”。你的评估显示腰椎无功能障碍，右侧骶髂关节活动度减小。由于功能障碍，你应该评估哪些肌肉，以及你将如何治疗它们？并考虑你将如何向患者解释他的疼痛可能与盆底肌有关。

实训

1. 两人一组，一个人模拟患者，从下面的列表中选择一个场景或自己设置场景可能的患者情况 - 根据需要添加细节

一名 24 岁女性，经阴道分娩她的第 3 个孩子 4 个月后，臀部疼痛，且患有压力性尿失禁

一名 61 岁男性，腰痛，且具有强烈的排尿冲动

一名 55 岁男性，在轮滑运动时摔到尾椎，现在尾骨痛

一名 81 岁女性，患有糖尿病（DNI）、类风湿关节炎（RA）、慢性阻塞性肺病（COPD）、轻度痴呆和移动受限

一名 18 岁体操运动员，存在腰痛、痛经和偶尔尿溢出症状

一名 44 岁女性，患有子宫内膜异位症和腹痛

一个 70 岁男性，前列腺切除术后，且存在混合性尿失禁症状、腰痛和腹肌无力

A. 练习给患者进行简易筛查和详细问卷调查

B. 练习向患者解释盆底肌的位置和功能，以及使用语言、宣传画和模型等说明盆底肌锻炼的重要性。用通俗易懂的术语来描述该区域

C. 练习向患者解释适当的自我评估测试和家庭知觉练习

2. 解释膀胱日记——给出两个例子

3. 制订一个盆底肌锻炼计划——给出个例子

4. 在家里，进行自我评估测试和自我知觉练习，为自己制订一个合适的锻炼计划，锻炼项目包括以下几项。

a. 杰克跳测试结果

b. 每次收缩的重复次数和持续时间

c. 每次收缩的间隔休息时间

d. 每组快速收缩的次数

e. 每天练习组数

f. 练习时推荐的体位（卧位或站位）

g. 应考虑其他强化的练习方法

5. 在坐骨结节上，练习盆底肌外部触诊。评估疼痛、扳机点、痉挛和结缔组织张力，通过让患者收缩肌肉，以确认你在正确的肌肉上触诊

6. 高坐在椅子上，使你的腹肌向外，保持腹部膨胀，且收缩盆底肌。注意所需要的力和盆底肌产生的力。接下来，坐在椅子上，使腹肌向内，支撑腹腔和背部。保持腹部轻微收缩并收缩盆底肌。注意所需要的力和盆底肌产生的力。试着收缩盆底肌，且使腹部承受压力。试着去收缩盆底肌，然后向内正确牵拉腹肌

参考文献

1. Landefeld CS, Bowers BJ, Feld AD, et al. National institutes of health state-of-the-science statement: Prevention of fecal and urinary incontinence in adults. Ann Intern Med 2008;148(6):449–458.
2. Ng SF, Lok MK, Pang SM, et al. Stress urinary incontinence in younger women in primary care: prevalence and opportunistic intervention. J Womens Health (Larchmt) 2014;23(1):65–68.
3. Starr JA, Drobnis EZ, Lenger S, et al. Outcomes of a comprehensive nonsurgical approach to pelvic floor rehabilitation for urinary

symptoms, defecatory dysfunction, and pelvic pain. Female Pelvic Med Reconstr Surg 2013;19(5):260–265.
4. Fan HL, Chan SS, Law TS, et al. Pelvic floor muscle training improves quality of life of women with urinary incontinence: a prospective study. Aust N Z J Obstet Gynaecol 2013;53(3):298–304.
5. Bond E, Dorey G, Eckford S, et al. The role of pelvic floor muscle exercise in reducing surgical management of women with stress incontinence: a clinical audit. J Assoc Chartered Physiother Women's Health 2004;95:66–70.
6. Kegel A. Progressive resistance exercises in the functional restoration of the perineal muscles. Am J Obstet Gynecol 1948;56:238.
7. Messelink B, Benson T, Bergham B, et al. Standardization of terminology of pelvic floor muscle function and dysfunction: report from the pelvic floor clinical assessment group of the International Continence Society. Neurourol Urodynam 2005;24:374–380.
8. Wei JT, DeLancey JO. Functional anatomy of the pelvic floor and lower urinary tract. Clin Obstet Gynecol 2004;47:3–17.
9. Stein TA, DeLancey JOL. Structure of the perineal membrane in females. Obstet Gynecol 2008;111:686–693.
10. Schussler B, Laycock J, Norton P, et al., eds. Pelvic Floor Re-education Principals and Practice. New York, NY: Springer-Verlag, 1994.
11. DeLancey J, Richardson A. Anatomy of genital support. In: Benson T, ed. Female Pelvic Floor Disorders. New York, NY: Norton Medical Books, 1992.
12. Walters M, Karram M. Clinical Urogynecology. St. Louis, MO: Mosby-Year Book, 1993.
13. Travell J, Simons D. Myofascial Pain and Dysfunction: The Trigger Point Manual. Vol 2. Baltimore, MD: Williams & Wilkins, 1992.
14. Mcminn R, Hutchings R. Color Atlas of Human Anatomy. Chicago, IL: Year Book Medical Publishers, 1977.
15. Hulme J. Beyond Kegels. Missoula, MT: Phoenix Publishing, 1997.
16. Jarvis SK, Hallam TK, Lujic S, et al. Peri-operative physiotherapy improves outcomes for women undergoing incontinence and or prolapse surgery: results of a randomized controlled trail. Aust N Z J Obstet Gynecol 2005;45(4):300–303.
17. DeLancey JOL, Morgan DM, Fenner DE, et al. Comparison of levator ani muscle defects and function in women with and without pelvic organ prolapse. Obstet Gynecol 2007;109:295–302.
18. Moseley GL, Hodges PW, Gandevia SC. Deep and superficial fibers of the lumbar multifidus muscle are differentially active during voluntary arm movements. Spine 2002;27(2):E29–E36.
19. Hodges PW, Butler JE, McKenzie DK, et al. Contraction of the human diaphragm during rapid postural adjustments. J Physiol 1997;505 (Pt 2):539–548.
20. Hodges PW, Richardson CA. Feedforward contraction of transversus abdominis is not influenced by the direction of arm movement. Exp Brain Res 1997;114(2):362–370.
21. Smith MD, Coppieters MW, Hodges PW. Postural activity of the pelvic floor muscles is delayed during rapid arm movements in women with stress urinary incontinence. Int Urogynecol J Pelvic Floor Dysfunct 2007;18(8):901–911.
22. Critchley D. Instructing pelvic floor contraction facilitates transversus abdominis thickness increase during low-abdominal hollowing. Physiother Res Int 2002;7(2):65–75.
23. Finkelstein MM. Medical conditions, medications and urinary incontinence. Analysis of a population based survey. Can Fam Physician 2002;48:96–101.
24. Eliasson K, Elfving B, Nordgren B, et al. Urinary incontinence in women with low back pain. Man Ther 2008;13(3):206–212.
25. Smith MD, Coppieters MW, Hodges PW. Is balance different in women with and without stress urinary contince? Neurourol Urodynam 2008;27:71–78.
26. Stuge B, Sætre K, Ingeborg Hoff B. The automatic pelvic floor muscle response to the active straight leg raise in cases with pelvic girdle pain and matched controls. Man Ther 2013;18(4):327–332.
27. Chiarelli P. Women's Waterworks—Curing Incontinence. Snohomish, WA: Khera Publications, 1995.
28. Dorey G, Speakman M, Feneley R, et al. Randomized controlled trial of pelvic floor muscle exercises and manometric biofeedback for erectile dysfunction. Br J Gen Pract 2004;54:819–825.
29. Van Kampen M, De Weerdt W, Claes H, et al. Treatment of erectile dysfunction by perineal exercise, electromyographic, biofeedback, and electrical stimulation. Phys Ther 2003;83:536–543.
30. Sapsford RR. The pelvic floor and its related organs. In: Sapsford R, Bullock-Saxton J, Markwell S, eds. Women's Health. Philadelphia, PA: W.B. Saunders, 1998:56–86.
31. Haslam J, Laycock J ed. Therapeutic Management of Incontinence and Pelvic Pain. 2nd Ed. London: Springer-Verlag, 2008.
32. Pearson B. Liquidate a myth: reducing liquid intake is not advisable for elderly with urine control problems. Urol Nurs 1993;13:86–87.
33. Dolan LM, Hosker GL, Mallett VT, et al. Stress incontinence and pelvic floor neurophysiology 15 years after the first delivery. Br J Obstet Gynaecol 2003;110:1107–1114.
34. Meyer S, Hohlfeld P, Achtari C, et al. Pelvic floor education after vaginal delivery. Obstet Gynecol 2001;97:673–677.
35. Sultan AH, Kamm MA, Hudson CN, et al. Anal-sphincter disruption during vaginal delivery. New Engl J Med 1993;329:1905–1911.
36. Goldberg J, Purfield P, Roberts N, et al. The Philadelphia episiotomy intervention study. J Reprod Med 2006;51:603–609.
37. Weber AM, Meyn L. Episiotomy use in the United States: 1979–1997. Obstet Gynecol 2002;100:1177–1182.
38. Wein AJ. Neuromuscular dysfunction of the lower urinary tract and its management. In: Walsh PC, Retik AB, Vaughan ED, et al eds. Campbell's Urology. Philadelphia, PA: W.B. Saunders, 2002:931–1026.
39. Swinn MJ, Fowler CJ. Bladder dysfunction in neurological disorders. In: Pemberton JH, Swash M, Henry MM, eds. The Pelvic Floor: Its Function and Disorders. London: W.B. Saunders;2002:296–312.
40. McCallum TJ, Moore KN, Griffiths D. Urinary incontinence after radical prostatectomy: implications and urodynamics. Urol Nurs 2001;21:113–124.
41. Sakaibara R, Hattori T, Yasuda K, et al. Micturitional disturbance after acute hemispheric stroke: analysis of the lesion site by CT and MRI. J Neurol Sci 1996;137:47–56.
42. de Seze, Ruffion A, Denys P, et al. The neurogenic bladder in MS, a review of the literature and proposal of management guidelines. Mult Scler 2007;13:915.
43. Wade D, Langton HR. Outlook after an acute stroke: urinary incontinence and loss of consciousness compared in 532 patients. Q J Med 1985;56:601–608.
44. Hay-Smith J, Dean S, Burgio K, et al. Pelvic-Floor-Muscle-Training Adherence "Modifiers": A Review of Primary Qualitative Studies—2011 ICS State-of-the-Science Seminar Research Paper III of IV. Neurourology and Urodynamics 201534(7):622–631
45. Bo K, Talseth T. Long-term effect of pelvic floor muscle exercises 5 years after cessation of organized training. Obstet Gynecol 1996;87:261–265.
46. Lagro-Jenssen T, Van Weel C. Long-term effect of treatment of female incontinence in general practice. Brit J Gen Pract 1998;48:1735–1738.
47. Paddison K. Complying with pelvic floor exercises: a literature review. Nursing Standard 2002;16(39):33–38.
48. Khan ZA, Whittal C, Mansol S, et al. Effect of depression and anxiety on the success of pelvic floor muscle training for pelvic floor dysfunction. J Obstet Gynaecol. 2013;33(7):710–714.
49. Vella M, Nellist E, Cardozo L, et al. Does self-motivation improve success rates of pelvic floor muscle training in women with urinary incontinence in a secondary care setting? Int Urogynecol J.2013;24(11):1947–1951.
50. Sachs-Ericsson N, Blazer D, Plant EA, et al. Childhood sexual and physical abuse and the 1-year prevalence of medical problems in the National Comorbidity Survey. Health Psychol 2005;24(Suppl 1):32–40.
51. Finkelhor D, Hotaling G, Lewis IA, et al. Sexual abuse in a national survey of adult men and women: prevalence, characteristics and risk factors. Child Abuse & Neglect 1990;14:19-28.
52. Rapkin AJ, Kames LD, Darke LL, et al. History of physical and sexual abuse in women with chronic pelvic pain. Obstet Gynecol 1990;76:92–96.
53. Collett BJ, Cordle CJ, Stewart CR, et al. A comparative study of women with chronic pelvic pain, chronic nonpelvic pain and those with no history of pain attending general practitioners. Br J Obstet Gynaecol 1998;105:87–92.
54. Lampe A, Solder E, Ennemoser A, et al. Chronic pelvic pain and previous sexual abuse. Obstet Gynecol 2000;96:929–933.
55. Latthe P, Mignini L, Gray R, et al. Factors predisposing women to chronic pelvic pain systematic review. BMJ 2006;332:749–755.
56. Bi X, Zhao J, Zhao L, et al. Pelvic floor muscle exercise for chronic low back pain. J Int Med Res 2013;41(1):146–152.
57. Schachter CL, Stalker CA, Teram E. Toward sensitive practice: issues for physical therapists working with survivors of childhood sexual abuse. Phys Ther 1999;79(3):248–261; discussion 262–269.
58. Nygaard CC, Betschart C, Hafez AA, et al. Impact of menopausal

status on the outcome of pelvic floor physiotherapy in women with urinary incontinence. Int Urogynecol J 2013;24(12):2071–2076.
59. Wagg A, Majumdar A, Toozs-Hobsob P, et al. Current and future trends in the management of overactive bladder. Int Urogynecol J 2007;18:81–94.
60. Fonda D, DeBeau CE. Incontinence in the frail elderly. In: Abrams P, Cardozo L, Khoury S, et al., eds. Third International Consultation on Incontinence. Plymouth, UK: Health Publication Ltd, 2005.
61. Jackson RA, Vittinghoff E, Kanaya AM, et al. Urinary incontinence in elderly women: findings from the Health, Aging, and Body Composition Study. Obstet Gynecol 2004;104:301–307.
62. Minassian VA, Stewart WF, Wood GC. Urinary incontinence in women: variation in prevalence estimates and risk factors. Obstet Gynecol 2008 Feb;111(2 Pt 1):324–331.
63. Figuers CC, Boyle KL, Caprio KM. Pelvic floor muscle activity and urinary incontinence in weight-bearing female athletes vs. non-athletes. JWHPT 2008;32:7–11.
64. Dockter M, Kolstad AM, Martin KA, et al. Prevalence of urinary incontinence: a comparative study of collegiate female athletes and non-athletic controls. JWHPT 2007;31:12–17.
65. Lawrence JM, Lukacz ES, Nager CW, et al. Prevalence and co-occurrence of pelvic floor disorders in community-dwelling women. Obstet Gynecol 2008;111:678–685.
66. Neville CE, Fitzgerald CM, Mallinson T, et al. Musculoskeletal dysfunction in female chronic pelvic pain: A blinded study of examination findings. Clinical Research Poster Presentation, Clinical Research World Congress of Physical Therapy, Vancouver, Canada June 4, 2007.
67. Lilius HG, Valtonen EJ. The levator ani spasm syndrome: a clinical analysis of 31 cases. Ann Chir Gynaecol Fenn 1973;62:93–97.
68. Fitzgerald MP, Kotarinos R. Rehabilitation of the short pelvic floor. II: Treatment of the patient with the short pelvic floor. Int Urogynecol J Pelvic Floor Dsyfunct 2003;14:269–275; discussion 275.
69. Kjerulff KH, Langenberg PW, Rhodes JC, et al. Effectiveness of hysterectomy. Obstet Gynecol 2000;95:319–326.
70. Lukban JC, Parkin JV, Holzberg AS, et al. Interstitial cystitis and pelvic floor dysfunction: a comprehensive review. Pain Med 2001;2:60–71.
71. Ness RB, Soper DE, Holley RL, et al. Effectiveness of inpatient and outpatient treatment strategies for women with pelvic inflammatory disease: results from the Pelvic Inflammatory Disease Evaluation and Clinical Health (PEACH) Randomized Trial. Am J Obstet Gynecol 2002;186:929–937.
72. Woman's Hospital Physical Therapy Department. The Bottom Line on Kegels. Baton Rouge, LA: A Woman's Hospital Publication, 1997.
73. Urinary Incontinence Guidelines Panel. Urinary Incontinence in Adults: Clinical Practice Guideline. AHCPR Pub. No. 92–0038. Rockville, MD: Agency for Health Care Policy and Research, Public Health Service, U.S. Department of Health and Human Services, March 1996.
74. Sampselle C, DeLancey J. The urine stream interruption test and pelvic muscle function. Nurs Res 1992;41:73–77.
75. Whittaker JL. Ultrasound Imaging for Rehabilitation of the Lumbopelvic Region. Edinburgh: Churchill Livingstone, 2007.
76. Dietz HP, Jarvis SK, Vancaille TG. The assessment of levator muscle strength: a validation of three ultrasound techniques. Int Urogyn J 2002;13:156–159.
77. Bo K, Sherburn M, Allen T. Transabdominal ultrasound measurement of pelvic floor muscle activity when activated directly or via transversus abdominis muscle contraction. Neurourol Urodyn 2003;22:582–588.
78. Pages I, Jahr S, Schaufele MK, et al. Comparative analysis of biofeedback and physical therapy for treatment of urinary incontinence in women. Am J Phys Med Rehabil 2001;80:494–502.
79. Bo K, Talseth T, Hulme I. Single blind, randomized controlled trail of pelvic floor exercise, electrical stimulation, vaginal cones and no treatment in management of genuine stress incontinence in women. BMJ 1999;318:487–493.
80. Arvonen T, Fianu-Johnson A, Tyni-Lenne R. Effectiveness of two conservative modes of physical therapy in women with urinary stress incontinence. Neurourol Urodyn 2001;20:591–599.
81. Bo K. Pelvic floor muscle training. In: Bo K, Berghmans B, Morkved S, et al., eds. Evidence-based Physical Therapy for the Pelvic Floor. Philadelphia, PA: Elsevier, 2007.
82. Talasz H, Kremser C, Kofler M, et al. Proof of concept: differential effects of Valsalva and straining maneuvers on the pelvic floor. Eur J Obstet Gynaecol Reprod Biol 2012;164:227–233.
83. Miller JM, Ashton-Miller JA, Delancey J. A pelvic muscle precontraction can reduce couch-related urine loss in selected women with mild SUI. J Am Geriatr Soc 1998;46:870–874.
84. Choi H, Palmer MH, Park J. Meta-analysis of pelvic floor training: randomized controlled trials in incontinent women. Nurs Res 2007;56:226–234.
85. Bo K, Stien R. Needle EMG registration of striated urethral wall and pelvic floor muscle activity patterns during cough, Valsalva, abdominal, hip adductor and gluteal contractions in nulliparous healthy females. Neurourol Urodyn 1994;13:35–41.
86. Neumann P, Gill V. Pelvic floor and abdominal muscle interaction: EMG activity and intra-abdominal pressure. Int Urogynecol J 2002;13:125–132.
87. Sapsford RR, Hodges PW, Richardson CA, et al. Co-contraction of the abdominal and pelvic floor muscles during voluntary exercise. Neurourol Urodyn 2001;20:31–42.
88. Jordre B, Schweinle W. Comparing resisted hip rotation with pelvic floor muscle training in women with stress urinary incontinence: A pilot study. J Women's Health Phys Ther 2014;38(2):81–89.
89. Sueppel C, Kreder K, See W. Improved continence outcomes with preoperative pelvic floor muscle strengthening exercise. Urol Nurs 2001;21:201–210.
90. Lee D. The Pelvic Girdle. 2nd Ed. Edinburgh: Churchill Livingstone, 2004.
91. Nielsen C, Sigsgaard I, Olsen M, et al. Trainability of the pelvic floor—a prospective study during pregnancy and after delivery. Acta Obstet Gynecol Scand 1988;67:437–440.
92. Sampselle C. Changes in pelvic muscle strength and stress urinary incontinence associated with childbirth. J Obstet Gynecol Neonatal Nurs 1990;19(5):371–377.
93. Bump R, Hurt G, Fantl A, et al. Assessment of Kegel pelvic muscle exercises performed after brief verbal instruction. Am J Obstet Gynecol 1991;165:322–329.
94. Stafford RE, Ashton-Miller JA, Constantinou C, et al. Pattern of activation of pelvic floor muscles in men differs with verbal instructions. Neurourol Urodyn 2015;35(4):457–463.
95. Henderson JW, Wang S, Egger MJ, et al. Can women correctly contract their pelvic floor muscles without formal instruction? Female Pelvic Med Reconstr Surg 2013;19(1):8–12.
96. Crotty K, Bartram CI, Pitkin J, et al. Investigation of optimal cues to instruction for pelvic floor muscle contraction: a pilot study using 2D ultrasound imaging in pre-menopausal, nulliparous, continent women. Neurourol Urodynam 2011;30:1620–1626.
97. Tu FF, As-Sanie S, Steege JF. Musculoskeletal causes of chronic pelvic pain: a systematic review of existing therapies. Part II. Obstet Gynecol Surv 2005;60:474–483.
98. American Physical Therapy Association. Women's Health Gynecological Physical Therapy Manual. Alexandria, VA: APTA, 1997.
99. Hilton S, Vandyken C. The puzzle of pelvic pain—a rehabilitation framework for balancing tissue dysfunction and central sensitization I: pain physiology and evaluation for the physical therapist. J Women's Health Phys Ther 2011;35(3):103–113
100. Herman H. Conservative management of female patients with pelvic pain. Urol Nurs 2001;20:393–417.
101. Figuers CC, Amundsen CL, Weidner AC, et al. Physical therapist interventions for voiding dysfunction and pelvic pain: a retrospective case series. J Women's Health Phys Ther 2010;34(2):40–44.
102. Miller JM, Perucchini D, Carchidi LT, et al. Pelvic floor muscle contraction during a cough and decreased vesical neck mobility. Obstet Gynecol 2001;97:255–260.
103. Sherburn M, Guthri JR, Dudley EC, et al. Is incontinence associated with menopause? Obstet Gynecol 2001;98:628–633.
104. Weih AJ, Barret DM. Voiding Function and Dysfunction: A Logical and Practical Approach. Chicago, IL: Year Book Medical Publishers, 1988.
105. Elia G, Dye TD, Scarlati PD. Body mass index and urinary incontinence symptoms in women. Int Urogynecol J 2001;12:366–369.
106. Subak LL, Johnson C, Whitcomb E, et al. Does weight loss improve incontinence in moderately obese women? Int Urogynecol J 2002;13:40–43.
107. Rortvent G, Hannestad YS, Daltveit AK, et al. Age-and type- dependent effects of parity on urinary incontinence: the Norwegian EPINCONT study. Obstet Gynecol 2001;98:1004–1010.

108. Nygaard I, DeLancey J, Arnsdorf L, et al. Exercises and incontinence. Obstet Gynecol 1990;75:848–851.
109. Van der Velde J, Laan E, Everaerd W. Vaginismus, a component of a general defense reaction. An investigation of pelvic floor muscle activity during exposure to emotional-inducing film excerpts in women with and without symptoms of vaginismus. Int Urogynecol J 2001;12:328–331.
110. Witzeman K, Nguyen RH, Eanes A, et al. Mucosal versus muscle pain sensitivity in provoked vestibulodynia. J Pain Res 2015;8:549–555. doi:10.2147/JPR.S85705.
111. King PM, Ling FW, Rosenthal RH. Musculoskeletal factors in chronic pelvic pain. J Psychosom Obstet Gynaecol 1991;12(Suppl):87–98.
112. Haylen BT, de Ridder D, Freeman RM, et al. An International urogynecolgical association (IUGA)/International continence society (ICS) joint report on the terminology for female pelvic floor dysfunction. Int Urogynecol J 2010;21:5–26.
113. Bo K, Sundgot Borgen J. Prevalence of stress urinary incontinence among physically active and sedentary female students. Scand J Sports Sci 1989;11:113–116.
114. Brown JS, McGhan WF, Chokroverty S. Comorbidities associated with overactive bladder. Am J Manag Care 2000;6(11, Suppl):S574–S579.
115. Takazawa K, Arisawa K. Relationship between the type of urinary incontinence and falls among frail elderly women in Japan. J Med Invest 2005;52(3/4):165–171.
116. Meade-D'Alisera P, Merriweather T, Wentland M, et al. Depressive symptoms in women with urinary incontinence: a prospective study. Urol Nurs 2001;21:397–399.
117. Burgio KL, Locher JL, Roth DL, et al. Psychological impairments associated with behavioral and drug treatment of urge incontinence in older women. J Gerontol B Psychol Sci Soc Sci 2001;56:46–51.
118. McCrush D, Robinson D, Fantl J, et al. Relationship between urethral pressure and vaginal pressures during pelvic floor muscle contraction. Neurourol Urodynam 1997;16:553–558.
119. Celiker Tosun O, Kaya Mutlu E, Ergenoglu AM, et al. Does pelvic floor muscle training abolish symptoms of urinary incontinence? A randomized controlled trial. Clin Rehabil 2015;29(6):525–537.
120. McLean L, Varette K, Gentilcore-Saulnier E, et al. Pelvic floor muscle training in women with stress urinary incontinence causes hypertrophy of the urethral sphincters and reduces bladder neck mobility during coughing. Neurourol Urodyn 2013;32(8):1096–1102.
121. Pereira VS, de Melo MV, Correia GN, et al. Long-term effects of pelvic floor muscle training with vaginal cone in post-menopausal women with urinary incontinence: a randomized controlled trial. Neurourol Urodyn 2013;32(1):48–52.
122. Fitz FF, Costa TF, Yamamoto DM, et al. Impact of pelvic floor muscle training on the quality of life in women with urinary incontinence. Rev Assoc Med Bras 2012;58(2):155–159.
123. Kargar Jahromi M, Talebizadeh M, Mirzaei M. The effect of pelvic muscle exercises on urinary incontinency and self-esteem of elderly females with stress urinary incontinency, 2013. Glob J Health Sci 2014;7(2):71–79.
124. Hagen S, Stark D, Glazener C, et al. Individualised pelvic floor muscle training in women with pelvic organ prolapse (POPPY): a multicentre randomised controlled trial. Lancet 2014;383(9919):796–806.
125. Barton A, Serrao C, Thompson J, et al. Transabdominal ultrasound to assess pelvic floor muscle performance during abdominal curl in exercising women. Int Urogynecol J 2015;26(12):1789–1795.
126. Braekken IH, Majida M, Ellström Engh M, et al. Can pelvic floor muscle training improve sexual function in women with pelvic organ prolapse? A randomized controlled trial. J Sex Med 2015;12(2):470–480.
127. Kashyap R, Jain V, Singh A. Comparative effect of 2 packages of pelvic floor muscle training on the clinical course of stage I-III pelvic organ prolapse. Int J Gynaecol Obstet 2013;121(1):69–73.
128. Bachmann GA, Rosen R, Pinn VW, et al. Vulvodynia: a state-of-the art consensus on definitions, diagnosis and management. J Reprod Med 2006;51:447–456.
129. Zolnoun D, Hartmann K, Lamvu G, et al. A conceptual model for the pathophysiology of vulvar vestibulitis syndrome. Obstet Gynecol Surv 2006;61:395–401.
130. Herndon A, Decambre M, McKenna PH. Interactive computer games for treatment of pelvic floor dysfunction. J Urol 2001;166:1893–1898.

推荐阅读

Patient Education

Bass E, Davis L. The Courage to Heal: A Guide for Women Survivors of Child Sexual Abuse. 3rd Ed. New York, NY: Harper & Row, 1994.
Burgio K. Staying Dry. Baltimore, MD: John Hopkins University Press, 1989.
Wise D, Anderson R. A Headache in the Pelvis. Occidental, CA: National Center for Pelvic Pain Research, 2003.
Kegel A. Sexual function of the pubococcygeus muscle. West J Surg Obstet Gynecol 1952;10:521.
Royal College of Obstetrics and Gynaecologists. Urinary Incontinence—The Management of Urinary Incontinence in Women. London, UK: Royal College of Obstetrics and Gynaecologists, 2006.
The Chartered Society of Physiotherapy. Clinical guidelines for physiotherapy management of females aged 16–65 years with stress urinary incontinence. London, UK: The Chartered Society of Physiotherapy, 2004.

Physical Therapy Books

Haslam J, Laycock J, eds. Therapeutic Management of Incontinence and Pelvic Pain. 2nd Ed. London: Springer-Verlag, 2008.
Bo K, Berghmans B, Morkved S, et al., eds. Evidence-Based Physical Therapy for the Pelvic Floor. Philadelphia, PA: Elsevier, 2007.

第19章

髋关节

CARRIE M. HALL

髋关节的主要功能是在站立姿势和动态承重活动中,如步行、跑步和上下楼梯,支持头部、上肢及躯干的重量,并且是下肢与骨盆之间力学传导途径。髋关节近端与骨盆构成关节,远端与股骨互成关节,并且通过其结构及功能对整个下肢运动链及上部象限产生影响。

髋关节的结构及功能检查,需在髋关节承重下,联合下肢其他关节及腰椎骨盆关节一起进行,这会在本章进行阐述。相关解剖和运动学复习可见网站:thepoint.lww.com/BrodyHall4e。髋关节常见的解剖异常及其循证检查和评估,以及用于髋关节生理障碍的治疗性运动疗法和特异性诊断将在此章节阐述。

身体结构缺损

六种髋关节功能的结构缺损(解剖型缺损)可能会对髋关节功能造成影响:颈干角、前倾角、中心边缘角、下肢不等长(leg length discrepancy,LLD)、钳夹型髋关节畸形(pincer 畸形)和凸轮型髋关节畸形(cam 畸形)。每一项身体结构障碍,可以单独地或与其他结构障碍一起(身体结构或功能障碍),对髋关节的功能以及髋关节近端或远端关节的功能产生影响。

颈干角和扭转角

颈干角

与股骨相关的颈干角与扭转角为正常的解剖关系。然而,当颈干角或扭转角度数超过或小于正常值时则变为异常解剖关系。异常股骨角度被称为身体结构障碍。股骨解剖结构的障碍可严重影响髋关节的功能,从而影响运动链里邻近近端或远端关节的功能。了解结构障碍所产生的影响可以帮助从业人员设定个性化的康复方案。

由于在子宫内股骨处于外展位,所以在婴儿早期颈干角为150°。随着年龄的增长,颈干角角度在成年人中逐渐变为125°[1,2]。这一角度在女性中较小而男性中较大[2]。病理性角度增加被称为髋外翻(图19-1A),而病理性角度减小则称为髋内翻(图19-1B)[2]。研究显示髋外翻的发生率(48%)要高于髋内翻的发生率(4%)[3]。

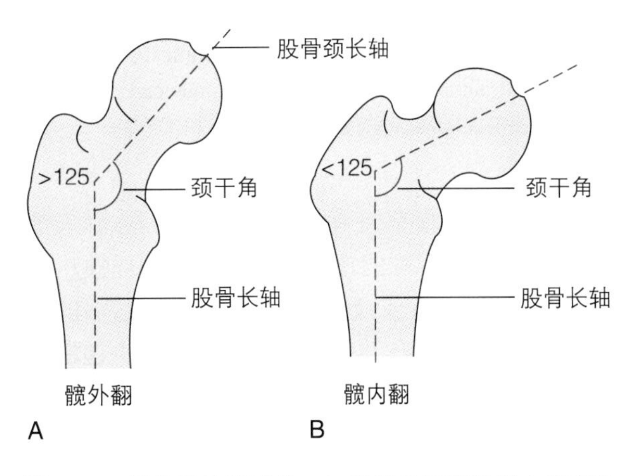

图19-1 异常股骨颈干角。A. 颈干角病理性增大造成的髋外翻;B. 颈干角病理性减小造成的髋内翻

大转子的位置会影响髋关节的应力承受机制、臀中肌及臀小肌的收缩程度,以及股骨颈所承受应力机制[4]。正常的颈干角会为外展肌提供最长的收缩力臂,并且为关节压力与股骨颈所承受

的弯曲应力提供最佳平衡关系。髋内翻会使髋关节外展肌群力臂变短，使关节内压力降低[5]，相反地，髋外翻会导致髋关节外展肌群力臂变长，关节内压力增加[6]。

前倾角

新生婴儿的扭转角将近 40°。当 16 岁时，角度大约减小至 16°[7]。成年人中此角度的正常范围为 12°~15°，但此角度的变化范围为 8°~30°，和颈干角一样，此角度也会随着性别和个体而产生差异[1,8]。前倾角病理性增加被称为骨盆前倾（图 19-2A），减小被称为后倾（图 19-2B）。前倾及后倾可以通过临床检查筛查出来（请参见“检查与评估”）。

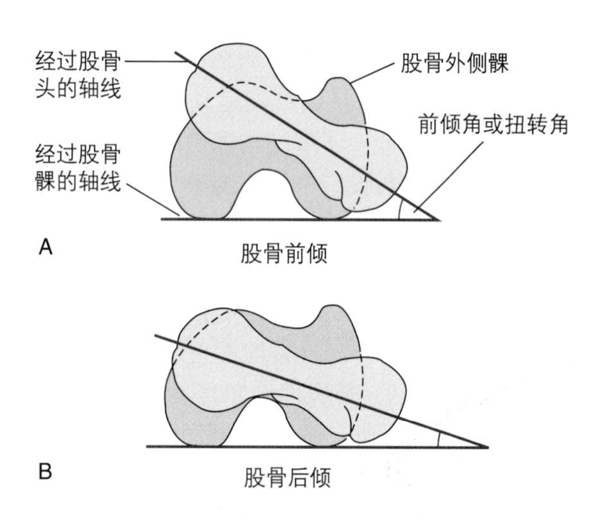

图 19-2 A. 前倾角病理性增大被称为骨盆前倾；B. 前倾角病理性减小被称为骨盆后倾（摘自 Norkin CC，Levangie PK. Joint Structure and Function：A Comprehensive Analysis 2nd Ed. Philadelphia，PA；FA Davis，1992.）

因为在不影响关节吻合度的情况下，髋关节只能允许一定程度的扭转（12°~15°），病理性扭转角度增加（>15°）或减小（<12°）均会对远端的股骨髁产生影响。在站立位，股骨前倾会使远端股骨髁向内旋转，而股骨后倾时股骨髁会向外旋转，且股骨头所处的位置与关节吻合度最大。出现股骨功能性前倾的个体，其股骨髁会朝向外侧，容易使髋臼与股骨头之间的吻合度降低。相似的，出现股骨功能性后倾的个体，其股骨髁朝向内侧，也容易降低股骨头与髋臼之间的吻合度。由于这些解剖障碍并不能通过治疗改善，因此治疗师需要了解这些身体结构的障碍用于功能训练时引导股骨力线。

中心边缘角

盂唇外侧缘与股骨头中心的连线与过股骨头中心的垂线所成的夹角被称为中心边缘角，又称为 Wiberg 角（图 19-3）。成年人的中心边缘角平均为 22°~42°[8]。尽管这是正常的成角，但角度的变化也会对股骨头的稳定性产生影响，被认为是解剖功能障碍。

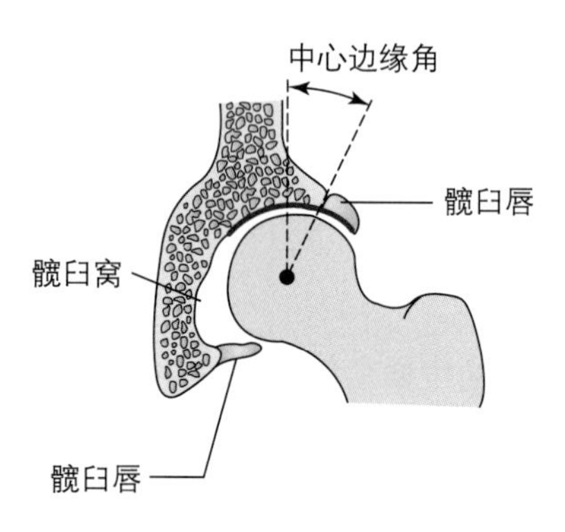

图 19-3 中心边缘角或 Wiberg 角

较小的髋臼中心边缘角（如更接近垂直）可能会造成股骨头与髋臼的吻合度降低，增加了股骨头上方脱位的风险。儿童发生这一类脱位的概率要大于成人，因为随着年龄的增长，中心边缘角也会逐渐增大[9]。这也可能是为什么髋关节是最容易发生先天性脱位的关节。[10]

下肢长度差异

在本章之前提到过，股骨和骨盆对于结构型下肢长度差异（structural limb length discrepancy，SLLD）和功能型下肢长度差异（functional limb length discrepancy，FLLD）均有重要影响。然而，脊柱、膝关节、踝关节和足部也会对下肢长度差异（limb length discrepancy，LLD）产生影响。LLD 会对运动及下肢运动产生明显影响，因此对此详细的了解才能够建立全面的康复方案（请见证据与研究 19-1）。

证据与研究 19-1

下肢长度差异

LLD 与髋关节疼痛、膝关节疼痛、下背部疼痛，以及下肢应力性骨折之间存在相关性[11-14]。研究显示长短腿差异为 3.5~6.5cm 时，会使髋关节的压力增加 12%[15]。总的来说，双下肢长度差异大于 2cm 会对于步态中的足与地面的接触时间、下肢的第一次和第二次峰力矩，以及垂直方向受到的地面反作用力大小造成不同[16]。LLD所导致的最常见代偿机制为骨盆在冠状面内倾斜。正常情况下，骨盆倾斜6.1°以适应双下肢2.2cm的长度差异[16]。当LLD>2cm时，在支撑相时踝关节和膝关节会通过矢状面内的变化来扩大冠状面内的机制。下肢较长一侧在首次触地时膝关节屈曲，而在支撑相末踝关节会产生发生更多背伸；下肢较短一侧足跟离地较早，并且在支撑相中踝关节出现较大度数趾屈[17]。这些改变从功能上使较长一侧肢体在支撑相和摆动相缩短，同时从功能上使较短侧肢体在支撑相变长。由于这一系列的变化会造成髋关节受力及步态的不对称，因此超过2cm的LLD会严重影响整条运动链中的运动机制，因而必须纠正。小于2cm的LLD会对骨盆的力线产生影响，因此需要根据相关的功能障碍及病理情况综合考虑是否进行纠正。

双下肢长度测量时，测定从同一近端标记点到同一远端标记点的距离，两侧对比长度存在差异。通常认为由于长骨的解剖长度，骨盆或脊柱结构不对称发育（如脊柱侧弯）产生结构性错误的LLD，被认为是身体结构障碍，或结构型LLD（SLLD）。然而，LLD通常也由脊柱、骨盆、长骨和足部骨性结构在三个运动轴内的相互间功能关系引起。比如，一个人站立时，距下关节处于中立位，双侧从内踝尖到水平面（如平整表面）的测量应该对等。如果发生足外翻，外翻时内踝会贴近地面，造成的长度差异可能是0.6~1.9cm（1/4~3/4英寸）。这被认为是功能障碍而不是身体结构所导致的功能障碍，所以被称为功能型下肢长度差异（FLLD）。SLLD和FLLD常在临床上用来描述不同类型的下肢长度差异[18,19]。表19-1总结了下肢长度差异的临床定义。LLD的评估和治疗会在后面详细阐述。

表19-1 结构型及功能型下肢长度差异的定义

类型	障碍类别	定义	测量方法
结构型	身体结构或解剖障碍	骨盆、股骨及胫骨之间的骨性长度测量产生了实质性的改变	正位X线平片或超声波影像[16]
功能型	身体功能或生理障碍	在承重位下骨性结构彼此的相对位置以及相对外界的位置发生了改变	两组骨性标记点之间距离存在差异（如，大转子到内踝）

凸轮型和钳夹型畸形

引起髋关节撞击综合征的一种原因是股骨头与髋臼的畸形（图19-4A）。凸轮畸形（Cam畸形）（图19-4B）是指股骨畸形；钳夹型畸形（Pincer畸形）（图19-4C）是指髋臼畸形[20,21]。这些畸形可以独立存在，也可同时出现（图19-4D），这些畸形会导致股骨头/颈与髋臼之间的间隙减小，理论上会导致关节撞击。髋关节撞击会伴随髋关节屈曲、内收和内旋的活动发生[22]。然而，导致这些畸形的原因尚不清楚。日常活动及运动当中的不正常关节运动所导致骨及关节软骨的过度负荷可能是其中一个原因（证据与研究19-2）。

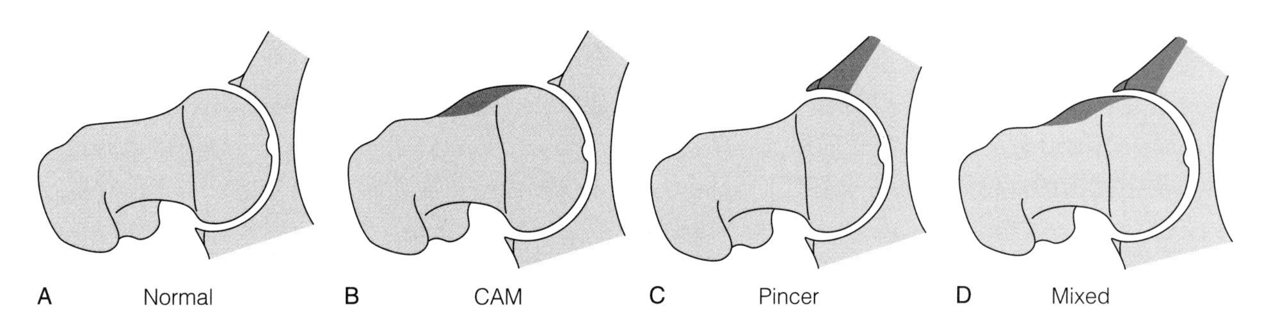

图19-4 A.股骨头、股骨颈和髋臼的正常解剖；B.股骨侧的撞击被称为Cam畸形(凸轮样畸形)，根据荷兰语“Cog”得名，是指股骨头和股骨颈之间出现不光滑的球面关系。在髋关节过度屈曲和内旋的活动中，Cam损伤会严重影响髋关节的软骨，导致软骨从骨头上脱落。关节软骨磨损是关节炎的定义；因此，这一类型撞击被认为是关节炎前期病变；C.第二种类型撞击为“Pincer”撞击（钳夹样撞击），是指髋臼过度包裹股骨头。“Pincer”来自于法语“to pinch”。“多余”的髋臼会反复撞击股骨颈卡压中间部分的盂唇；D.凸轮样损伤通常与钳夹样损伤同时出现。凸轮样畸形会首先造成关节软骨损伤，而钳夹样畸形会首先造成盂唇挤压和撕裂

证据与研究 19-2

骨骺承受的横向应力可能是造成 cam 畸形的原因

1926 年一篇描述骨骺移位的文章提出了静态学说，指出其可能是造成 Cam 畸形的原因[5]。静态学说推测生长的骨相对成年人及青少年人的骨对于应力的承受能力较差，股骨颈上承受的重量与股骨颈的抗折能力之间失调，是导致骨骺移位、股骨颈的变形及髋关节力学机制改变的潜在因素。只有骨骺承受这样的横向应力。最近一篇回顾性研究通过从平均年龄为 17.6 岁(9~25 岁)的 37 名男性篮球运动员中选取 72 个髋关节，以及 38 名年龄相仿未从事高水平运动的志愿者的 76 个健康髋关节进行研究[23]，支持了这一理论。72 名运动员的髋关节中有 11 名(15%)存在疼痛，前侧撞击实验呈阳性。对照组中髋关节核磁的平均度数为 30.1° (15°~45°)，而运动员中的平均度数只有 18.9°(0°~45°)。与对照组(47.4±4°)比较，运动员股骨头前上部的 a 角(60.5±9°)最大值较大。运动员至少在一种测量体位上 a 角大于 55°，增加了 9 倍。这项研究支持了大强度运动可能是导致 Cam 畸形的观点，因为体操运动员与棒球运动员骨上所承受的高应力会导致股骨的病理生长模式以及形态上的改变[24,25]。推断高应力的持续积累，以及在生长过程中股骨头近端承受应力的方向的细微差异都可能导致股骨畸形。这一概念是由 Murray 和 Duncan 提出[26]，并且通过观察青少年中股骨头倾斜畸形的流行率(24%)，决定寄宿学校 14 岁前必须进行体育活动。所以上游问题是，我们是否需要在儿童骨骺骨化前控制他们进行剧烈运动的时间，以避免 Cam 畸形的发生？

从关节形态描述造成症状的病因是十分重要的。髋关节的形态是指髋关节骨的形式和结构，然而发生撞击的部位则是股骨头在髋臼处的力学支撑点[20]。一个错误观念认为，凸轮型和钳夹型畸形会自然引起髋关节撞击综合征，是引起髋关节撞击症状的原因，并且最终导致病理状况的发生。在美国地区，1999~2009 年期间使用手术治疗髋关节撞击综合征的情况增长了 18 倍[27,28]。更有数据显示 2006~2010 年中新培训的外科医生进行髋关节撞击综合征治疗手术的比率增长了 600%[29](证据与研究 19-3)。

证据与研究 19-3

手术治疗髋关节撞击综合征的循证级别是什么

目前回答此问题的医学证据为病例讨论(Ⅳ级)。尽管病例讨论显示的术后效果非常可观，但只是短期疗效[30-32]，并且与软骨损伤程度有关[33]，患者年龄小于 40 岁疗效更加明显[34]。近期，并没有系统回顾和随机变量实验来证明手术治疗撞击综合征的效果优于非手术治疗或假手术[35]。近期将几个撞击综合征手术的病例讨论分享至 http://www.clinicaltrials.gov.offcampus.lib.washington.edu。这些病例讨论是为了探究撞击综合征手术的革新是否符合循证医学的原则。从其他手术(如半月板撕裂、肩关节撞击综合征)中吸取的经验是，病例讨论中显示的手术结果可观，而在随机变量实验中，与非手术治疗和假手术对比，并未出现明显的治疗优势[36-43]。此外，术后的并发症的发生率也存在差异[44,45]。包括形成粘连组织、深静脉血栓以及慢性区域性疼痛综合征[46]。并发症的发生率也比之前报道的数据高[29,47,48]。由于当前文献在此方面报道的多变性和不一致性，因而将来需要更多关于并发症的可靠研究[44]。对于有症状的撞击综合征的最佳治疗方案尚未明确[49]，但两个治疗原则为物理治疗结合主动运动方案或手术。两种方式均在短期内改善症状[50-55]。然而，并没有文献对比两种方式及假方式的有效性。所以并不知道这些治疗是从长期改善了症状，还是延迟或预防了骨关节炎的发生。将来需要对此问题开展研究。

“肩关节撞击综合征”的提出是为了作为通用术语来描述肩痛[56]，与其相似，“髋关节撞击综合征”是用来更准确地概括此类性质较为模糊的症状[56]。与肩关节一样，“髋关节撞击综合征”并不是一个独立的状况，并不是可以简单地通过临床或影像检查而诊断，或简单通过手术治疗取得成功。相反，这是一个由内因和外因共同导致的复合状况。由于力学撞击而导致的髋关节疼痛可能与广义上的“撞击综合征”有所不同。由于力学撞击和运动相关障碍的概念能够更好地应用于诊断和治疗过程中，也能在非手术治疗方案中改善潜在的障碍。“髋关节撞击综合征”的诊断并不比“髋关节疼痛”的诊断更具有意义。尽管两个名词都很模糊，但后者对组织病理改变的指向较轻，且与临床检查或诊断影像难以分离，可能预防不适当的手术进行。

从物理治疗的观点，姿势习惯和动作模式是导致髋关节疼痛的潜在力学因素，需要进一步讨论。研究人员需要对同质病人组进行研究，准确给出特定的病理诊断，或者根据特定的运动差异进行分类。根据运动系统状况给出诊断名称，对于更有效地将患者分组，选取治疗策略更加有效。

检查和评估

髋关节的检查和评估可以首先检查特定的髋关节病变（如风湿性关节炎，关节炎，股骨头缺血性坏死，盂唇病变，髋关节撞击综合征，或髋关节发育不良）。对膝关节、足踝及下背部的评定后的诊断并不重要，但也能为此提供许多有用信息（如扁平足、足旋前会降低减震作用导致髋关节关节炎的发生）并且找到引起患者髋关节问题的影响因素。类似地，在对其他部位进行检查和评估时，髋关节的结构或功能障碍也可能会导致其他受损区域的功能不足（如髋关节活动受限容易导致腰椎的活动过度）。

在这一部分进行的描述性检查和评估所提供的信息不是要求使用全面或特定的哲学方法；只是为选取相关髋关节测试提供帮助。

病史

除了第2章提到的病史采集内容外，还需要对髋关节障碍、活动受限、参与受限或存在残疾的患者采集以下信息。

- 先天性髋关节功能障碍的病史（如先天性髋关节发育不良是通过矫形器矫正还是手术治疗）。
- 幼年髋关节病史（如骨骺滑脱、严重的髋关节前倾需要用矫形器矫正、髋关节撞击综合征）。
- 髋关节损伤史（盂唇撕裂、应力骨折、股骨颈骨折）。
- 关节炎或类风湿关节炎家族病史。

在最近出版的指南中指出上述病史、年龄和性别对髋关节病理的影响为Ⅰ级循证[57]。尽管外伤可以导致髋关节的损伤，但临床医生接触的髋关节功能障碍多为积累性损伤。对于后者来说，健康从业人员需要了解患者的日常活动、休闲活动、职业活动中有哪些重复性活动以及哪些活动会加重症状。特别需要关注的是在骨成熟前是否有高强度运动史。这些信息大多可以通过病人自我汇报（patient-reported outcome measures，PROs）的方式获取。这是结果评价的重要组成成分，因为他们代表患者自我评定的健康状况，而不是由治疗师转译过来的[58]。PROs必须是可靠、有效、灵敏的，并且能够代表患者群体利益的有用信息。这本书中将不对疾病相关的PROs进行总结；但文献中对各种特定情况的PROs有所报道[59,60]。

腰椎筛查

因为下背部病症在一般人群中的流行率，下背部的病理状况可以引起髋关节区域的放射痛（如臀部后侧和大转子区域）及髋关节周围肌肉组织的神经介导减弱（特别是臀肌），所以在髋关节的各种检查中需要对腰椎进行筛查。一个经典的腰椎筛查模式会在第17章中介绍。尽管这项筛查看起来是扩充，但是排除或确诊腰椎和骶髂部位症状对于正确诊断下肢症状十分关键。若腰椎筛查实验呈阳性则表明需要对腰椎部分及骶髂关节进行进一步详细诊断。腰椎及髋关节症状同时存在并不少见，对于这种下象限功能障碍的检查及治疗相对复杂。

其他筛查测试

临床人员需要检查和评估相关区域。尽管髋关节可能是引起症状的原因，但多部位共同引起症状也很常见，特别是出现久站障碍和活动及参与受限的患者。对所有涉及的部位进行详尽的检查能够帮助临床工作人员设计一个整体全面的护理方案。比如，骨盆底功能障碍可能会影响髋关节功能。对骨盆底功能障碍进行筛查可以使临床工作者注意相关的骨盆病症（见第18章）。

内脏或重要疾病或功能障碍需要被排除。髋关节和骨盆区域的疼痛可能是由内脏因素引起的（见附件Ⅰ）。通过详尽的病史采集和体格检查及评估可以使临床工作者意识到是否有内脏问题或严重的疾病或病理状况。

其他部位的症状必需筛查是否是由髋关节引起。因为髋关节是由L3-L4节段广泛支配，所以髋关节病理有时可能会牵涉到膝关节，引起疼痛[61,62]。对儿童膝关节痛的检查必须包含髋关节检查[63]，所以在检查确认膝痛时也不要忽略髋关节可能产生的影响。任何年龄膝痛的患者,在未检查出膝关节病变或功能障碍时,需要检查髋关节这一潜在影响因素。

步态与平衡

步态评估是髋关节功能障碍人群检查的重要部分。步态分析是指在各个分期、在三个运动平面内对髋关节及运动链进行观察。特别重要的是骨盆与髋关节运动之间的关系[如骨盆侧倾与髋关节内收的幅度(图 19-5)]以及髋关节与下肢活动的关系(如髋关节内旋、胫骨内旋,以及足旋前)。因为髋关节的功能与身体其他结构互相关联,因此也必须对骨盆的远端及近端节段进行评估。

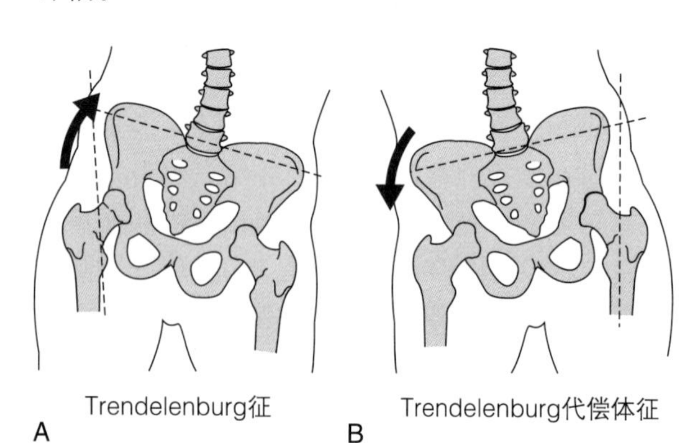

图 19-5 单足站立试验(Trendelenburg 征)。A. 阳性 Trendelenburg 征为骨盆外侧倾斜以及髋关节内收;B. Trendelenburg 代偿体征为骨盆外侧倾斜且髋关节外展

视频分析可以帮助完成这一综合的检查程序,因为视频可以拍摄任何角度,也可以用慢速度精细观察步态的每个阶段。可以假设出引起步态的偏移的原因,并通过其他数据收集确定或排除。

由于摔倒容易导致髋关节损伤和骨折,因此平衡测试通常包含髋关节检查。平衡测试需要确定导致摔倒的内因(如与个人相关的因素)和外因(如与环境相关的因素)。

低科技水平平衡评估可以确定摔倒因素[64]。基于运动表现的评估和摔倒风险之间存在高关联性,并且基于运动表现的评估和自测评估之间也相关联。下面五个可变因素与摔倒风险显著相关[64]。

1. Berg 平衡量表[65]。
2. 动态步态指数[66]。
3. 平衡自测评分[67]。
4. 失衡的病史。
5. 使用的助行仗类型。

通常用高科技电脑化的力学平台平衡设备来评定在渐进扰动的支持面内个体保持压力中心的能力。得出的信息十分客观,并且常用来评定姿势平衡能力的改善。

关节灵活性及完整性

与骨运动相比,髋关节的关节运动相对有限。髋关节运动学的测试需要包含向外侧/内侧移动、牵引和挤压及前后向/后前向滑动[68]。需要记录运动的幅度、关节活动的终末感觉,以及疼痛的出现/位置。关节完整性的检查需要评定关节的稳定性及疼痛激惹试验。Lee 设计出了检查髋关节的稳定性的关节运动学测试,读者可以参考其他文献详细了解[68]。

肌肉表现

肌肉表现能力的下降可能由多种原因导致,肌肉表现能力的检查与其他检查结果相结合在一起判断现存的问题及影响肌肉表现的原因。下面的讨论会着重强调诊断及引起肌肉表现障碍的特定肌肉表现评定步骤。

徒手肌力检查

徒手肌力检查(manual muscle testing,MMT)髋关节周围肌肉可以了解每一块肌肉的表现能力及单一肌肉肌纤维收缩方向(如臀中肌的前侧束及后侧束)[69,70]。详细的髋关节肌肉 MMT 测定也可以确定髋关节肌肉之间的协同肌与拮抗肌之间的关系及表现能力(如 GM 后侧束与阔筋膜张肌作为髋外展肌)。必须要测定的肌肉如下。

1. 臀中肌。
2. 臀小肌。
3. 髂腰肌。
4. 深层的髋关节外旋肌。
5. 臀大肌。
6. 腘绳肌。
7. 股四头肌。
8. 阔筋膜张肌。

位置性肌力测试可以确定相关肌肉的长度-张力特性(参见第 5 章)。检查者通常有意检查协同肌长度与肌肉相关变化间的关系。肌肉功能不足是由于力量与肌肉相关变化而导致的,与因损伤或废用而导致的肌力弱并不相同[71]。比如,力量与肌肉相关变化常见于臀中肌后束(外展肌、伸髋肌和外旋肌）与阔筋膜张肌（外展肌、屈髋肌和内旋肌）之间[72]。特别是，阔筋膜张肌相对于臀中肌后束而言较短，小幅度的关节活动度就能产生较大的力，从而导致功能活动时使股骨容易处于内旋位。为了提高外展肌的协调作用，因而需要使用治疗性运动来制定适当的康复方案，促进臀中肌后束（在小活动范围内）激活，同时将阔筋膜张肌的募集最小化[73-75]。

特定组织张力测试可以协助从业人员鉴别诊断损伤的是收缩性组织还是非收缩性组织[76]。如果特定组织张力测试呈阳性（在特定的 MMT 体位下），抗阻检查可以反映出组织Ⅰ-Ⅲ级损伤的严重程度，并且能够提示预后及所使用的治疗手段[77]。

除此之外，筛查导致的肌力减弱，特别是测试肌肉的疲劳的神经原因。髋关节区域肌肉是由腰丛和骶丛神经支配；因而下背部功能障碍通常导致髋关节周围神经功能减弱。髋关节周围的外周神经也容易出现神经卡压症状，从而导致运动改变（表 19-2），本章接后面部分会详细阐述。

表 19-2 神经卡压支配区域

区域	亚区域	神经
前侧	腹股沟	腹股沟神经 生殖股神经 髂腹下神经 T11/T12/L1 神经根
	耻骨上	生殖股神经 髂腹下神经 T11/T12/L1 神经根
	大腿	股外侧皮神经 生殖股神经 股神经 闭孔神经
外侧	臀部	髂腹股沟神经 髂腹下神经 外侧股皮神经 T12 神经根
	大腿	股外侧皮神经 股后侧皮神经
后侧	臀部	腰神经、骶神经和尾神经后支 髂腹下神经 股外侧皮神经 股后侧皮神经 T12
	大腿	股外侧皮神经 内侧和外侧下皮神经 股后皮神经

疼痛和炎症

疼痛与炎症的检查通常与其他测试一起来判断根源。由于髋关节的炎症位于骨盆的深层难以触诊，所以髋关节的炎症难以检查。髋关节关节囊限制运动模式[76]（注 19-1）及关节终末感觉检查呈阳性（如未达到关节活动终末端即出现了疼痛），表明髋关节囊之前发生过炎症或正在经历炎症。

注 19-1
已确定的关节囊限制运动模式

1. 股骨外展限制于 50°~55°范围
2. 中立位起内旋 0°
3. 股骨屈曲限制于 90°范围
4. 股骨后伸限制于 10°~30°范围
5. 股骨外旋及内收不受影响

疼痛级别的判断需要结合主观检查及客观检查。患者需要根据 24 小时周期内进行特定活动及一般状况下疼痛状况使用视觉、数字或言语模拟量表回答相应问题[78]。在进行体格检查时，需要询问病人疼痛的发作、位置、每种测试中的疼痛强度。

一些引起症状的特定原因可能需要物理治疗外的检查（如影像检查、肌电检查和实验研究）才能确诊。然而，发展或加剧症状的力学因素可以通过对髋关节障碍仔细的检查和评估来确定。

姿势和动作

应当在三个平面内对下背部及下象限内的力线进行检查。可以根据踝关节、足部、膝关节和下背部的错误力线对髋关节力线的影响而做出假设。参与者或根据关节位置推测肌肉是否被动拉长或过短缩，并且通过特定的肌肉长度测试验证。首要对双下肢长度差异和下肢不对称进行筛查，评定需要包括如下内容。

1. 髂嵴的高度。
2. 脊柱、骨盆、股骨、胫骨和足部的力线。
3. 骨盆、膝关节和足踝骨性标志的位置。

在骨盆部分需要特别考虑髋臼的解剖变异（如前倾、后倾、髋臼的深度）以及股骨的解剖变异（如前倾、后倾、髋内翻、髋外翻、CAM 畸形）。由于这些因素会影响股骨髋臼的吻合度，这些信息可以帮助临床参与者来判断导致髋关节疼痛的机械因素。关节接触少或过度接触会导致关节撞击或关节活动度增大、不稳(表 19-3)。

表 19-3 股骨头覆盖程度对髋臼股骨之间的位置的影响总结

	覆盖面积减少	覆盖面积增大
骨盆前倾		×
骨盆后倾	×	
骨盆侧倾(髋臼外展)	×	
骨盆侧倾(髋臼内收)		×
骨盆旋转(髋臼后旋)		×
骨盆旋转(髋臼前旋)	×	
骨盆内旋转(前 - 下旋转)		×
骨盆内旋转(后 - 上旋转)	×	
股骨屈曲		×
股骨后伸	×	
股骨外旋	×	
股骨内旋		×
股骨内收	×	
股骨外展		×

除此之外,需在简单的日常活动中,如深蹲和上、下楼梯,以及坐位 - 站位转移,对脊柱、骨盆、髋关节、胫骨和足踝部位进行三个运动平面内的特定力线分析。可以推测出下肢节段的相互关系(如下肢短的一侧会存在足旋前、膝外翻、髋内收和骨盆同侧倾斜)。

关节活动度和肌肉长度

髋关节活动度的测定包括几项评定。快速检查为功能活动,用来确定患者是否愿意活动和有活动的能力,以及是否有必要进行之后的检查。这些髋关节的测试包括足置于标准高度的台阶上屈曲膝关节和髋关节,躯干前屈、深蹲,以及交叉腿坐。

开链中主被动关节运动活动范围

在被动检查中,将腰椎和骨盆稳定后,通过被动活动的方法来检查髋关节的灵活性(从活动度降低到过度活动)非常重要。通常,文献只记录了关节活动度降低,然而关节活动度过度也常见,均会对关节功能产生影响。通过控制由于关节、关节周围及筋膜过度拉长(如髋臼先天发育障碍的患者,前侧关节囊韧带结构牵伸过度,髂腰肌被过度拉长)而导致的关节活动度过度,对于减轻髋关节患者的症状改善功能十分必要。主动及被动关节活动度的定性评定结合临床推理可以为诊断提供特定信息。(注意:在进行关节活动度测定时必须保证从股骨与髋臼的中间位置为起始点。除此之外,在测定髋关节旋转、松弛的膝关节在额状面或水平面内的过度活动可能会影响髋关节的活动度受限的测定。)

- 在关节活动时施加坚实的应力以排除或诊断关节病理。施加关节应力也可以用来检查髋关节的终末感,判断影响关节活动的组织。
- 评定激惹疼痛和限制活动的一系列因素,决定治疗的强度[76]。
- 受限模式可能预示存在关节囊限制运动模式(见注 19-1)。这表明了关节炎症的存在[76]。
- 主被动关节活动检查相结合可以检查收缩及非收缩结构[76]。若单一方向被动关节活动检查疼痛,则反方向参与主动关节活动的收缩也会产生疼痛。

如果关节活动度在一个方向受限,另一个方向过度(如髋关节内旋过度,而外旋受限),股骨无法位于髋臼的中间这样会影响关节活动度的评定。为了确定真实的关节活动范围需要将股骨重新置于中心位置,本作者提出了一个简单的骨盆重置技术来纠正股骨髋臼的力线,确定有效的关节活动度(图 19-6)。从理论上而言,髋关节内收肌及内旋肌的等长收缩会使髋臼前倾,臀中肌后

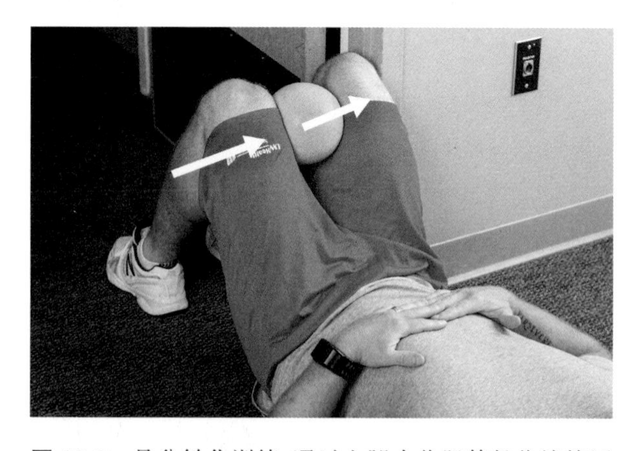

图 19-6 骨盆敏化训练:通过左腿内收肌等长收缩挤压球,右腿等长收缩抵住桌腿、墙或门。此模式可以用于处理不同原因引起的骨盆左侧前 - 下旋转和右侧后 - 上旋转。在敏化训练前和训练后检查髋关节活动度。若关节活动度改善,用来缓解髋关节撞击综合征及髋关节活动过度的训练将有良好的预后

侧束及髋关节外旋肌等长收缩会造成后倾。理论上,这一活动会造成髋臼相对于股骨头位置的三维改变。所以将此技术作为训练,与更完整的姿势及运动训练方案结合,可以改善功能活动时股骨与髋臼的稳定性,与纠正肩胛力学改善功能中肩肱稳定性的作用相似。

肌肉长度

测定肌肉的延展性与评定髋关节活动度一样重要。常对以下肌肉的延展性测试。

- 腘绳肌内外侧束(既要整体测定腘绳肌的长度,也要分别测定腘绳肌的两束)。
- 髋关节屈肌(需要分别测定髋关节屈肌的长度,如髂腰肌、股直肌和阔筋膜张肌)。
- 髋关节内收肌 / 外展肌(特别是阔筋膜张肌)。
- 髋关节旋转肌。

检查者需要对肌肉的延展性降低和延展性过度均进行评定。并且根据髋关节及相关区域的功能障碍来推断延展性异常的影响。

作业(工作 / 学校 / 玩耍)、社区和休闲融合或再整合(包括工具性日常生活活动)

尽管生理障碍的测定对于诊断、预后及制定治疗计划十分重要,并且功能活动和生活质量是疗效更佳的指标[79]。Harris 髋关节功能评分量表是针对髋关节功能退行性变的疗效评价指标[80]。这个量表包括病人对疼痛、个人转移能力以及自我照护的报告。这些内容占 91% 的评分,髋关节畸形以及关节活动度的评分占 9%。这一量表的优势为偏重功能,使用简单,许多临床工作者对此很熟悉。Harris 髋关节功能量表的相关系数为 0.82~0.91,为可信量表,在许多研究中被用作金标准。其他的量表包括髋关节骨关节炎评分(hip osteoarthritis outcomes scores,HOOS)和下肢功能量表(lower extremity functional scale,LEFS)[81]。哥本哈根髋及腹股沟评分量表(the copenhagen hip and groin outcome score,HAGOS)是评定存在长期髋 / 腹股沟疼痛的青年到中年体力活动活跃的病人髋关节疼痛的有效评定工具。[82]

特殊检查

许多特殊实验被用来确认或排除髋关节的症状及所怀疑的诊断。常用的测试会在此提及,有关应用方法的具体细节可以从相关阅读中获得。

单腿站立测试(*trendelenburg* 测试)

在单腿站立时,头、胳膊以及躯干(head,arms, and trunk,HAT)的重量,与 HAT 距髋关节的固定距离,产生内收力矩。髋关节外展肌到髋关节距离固定,产生外展力矩,与 HAT 产生的力矩相平衡(图 19-7A)。单腿站立测试是用来评定髋关节外展肌群产生功能性力或力矩的能力。在步态中,患者可能表现出单腿站立阳性体征(图 19-7B)或代偿性体征(图 19-7C)[72]。其他髋关节处的异常步态表明髋关节外展肌群产生异常力矩,如过度的髋关节内旋、骨盆反向旋转或骨盆过度侧移。这些异常步态也表明了髋关节外展肌群的表现能力下降,特别是臀中肌出现的体位性力量不足。

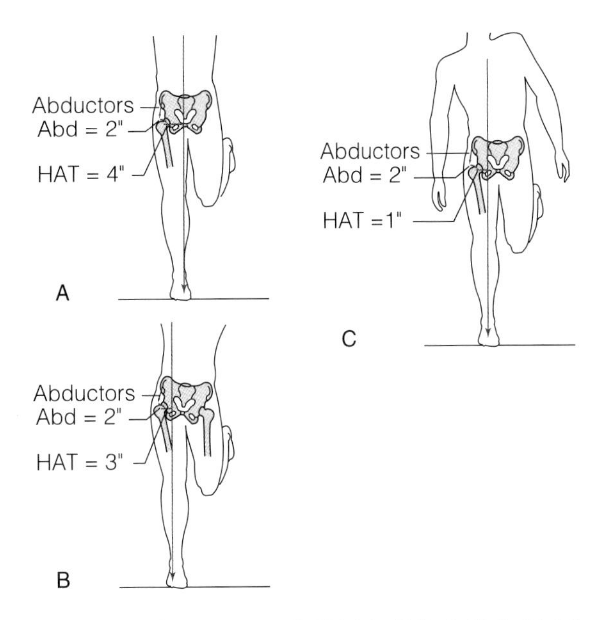

图 19-7 A. 单腿站立;B. 当外展肌群的力量难以平衡 HAT 的力矩时,支撑腿对侧骨盆下坠,这一动作是由于髋关节外展肌群力量不足产生的代偿动作,为单腿站立实验的阳性体征;C. 当躯干向支撑腿侧屈时,HAT 的力臂明显缩短,而髋外展肌力臂保持不变,这样就会导致 HAT 的力矩减小,导致用来平衡 HAT 力矩的髋外展肌的力矩减小,这被称为单腿站立实验的代偿体征,患者会用这样的步态形式来降低关节之间的作用力,减轻疼痛

下肢长度差异

下肢长度差异(limb length discrepancy,LLD)为相对常见的异常,流行率为 40%~70%[83,84]。根据病因可以将下肢长度差异人群分为两组:SLLD 与骨性结构短缩相关;而 FLLD 则是指下肢力学机制改变而导致的双下肢不等长[85]。SLLD 和

FLLD 的定义在本章之前的内容中有所描述。除此之外，下肢不等长的人群也可以分为两类：一类是在儿童时期形成的；另一类是在后期形成的。提到功能恢复（如步态），当进行相同强度运动时，后期形成双下肢不等长的患者较儿童时期形成不等长的患者更容易发生疲劳，情况更加严重[86]。

结构型下肢长度差异的病因可分为先天性及获得性。在先天性原因中最常见的为先天性髋关节脱位和先天性半侧萎缩或肥大。获得性原因则可能是由于感染、麻痹、肿瘤、髋关节假体置换手术，以及力学因素，如股骨头骨骺滑脱引起。

如果检查者怀疑患者的下肢可能存在不等长，需要用特定检查来判断到底是结构型下肢长度差异还是功能型下肢长度差异。X 线及其他影像技术可以用来为诊断提供准确的依据。诊断性超声波对 LLD 的测定可靠，无害且易操作[87]。这项技术要优于其他临床评定及影像检查[88]。总的来说，尽管影像技术可以提供准确的诊断，但花费金钱和时间，若使用 X 线和电脑断层扫描（CT）会使患者暴露在射线下。因此替代性手段得以开发。过去几年中出现了两种方法：①一项“间接技术”是在短的下肢下垫木块，之后通过视觉检查骨盆的高度，被称为“髂脊触诊和书本矫正”技术（iliac crest palpation and book correction，ICPBC）[84,89]。②一项“直接技术”是在仰卧位利用卷尺测定骨性标志之间的距离。两种常用的测量方法是测定 a. 髂前上棘到外踝的距离[84]和 b. 髂前上棘到内踝的距离[90]。现在对两种测量方法的效度和信度尚存争议。两种技术中的测定髂前上棘到外踝的距离以及 ICPBC 技术在用做筛查工具时的效度和信度尚可[89,91]。

前倾角

有几种测定前倾角的方法，包括 X 线、CT、磁共振以及超声波。然而，只有临床使用的转子突出角测定（trochanteric prominence angle test，TPAT，也叫做 Craig 检查）是通过测定大转子在外侧最凸显的位置下量取胫骨纵轴与胫骨嵴之间所成的角，来确定前倾角[92-96]（图 19-8）。这一方法的提出者表明此方法与手术测量方法相关性良好，比影像技术测量更加准确[96]。然而，近期的一项研究指出临床中限制 TPAT 操作的原因包括股骨近端解剖结构的变异以及由于髋关节周围软组织造成检查者检查困难[93]。然而，这一方法尚可用作筛查下肢异常。若对准确性有所要求，两维或三维的 CT 影像被认为是确认前倾角最准确的方法[97]。

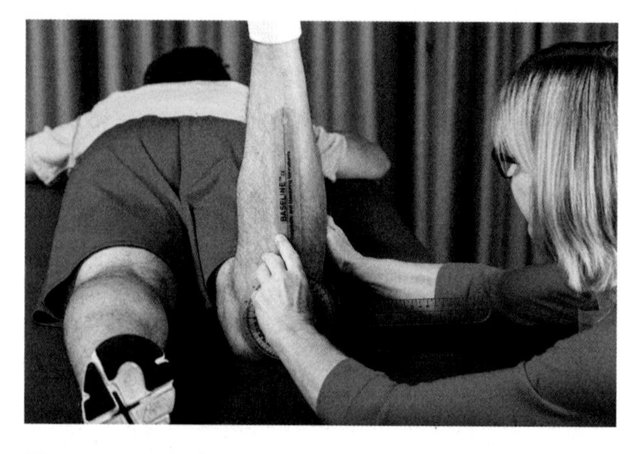

图 19-8　TPAT 检查。TPAT 推测受试者在俯卧下髋关节伸展，大转子骨突最明显的部位外旋到最大位置，股骨颈则会与地面平行。此时小腿与地面相对垂直，此时旋转角度可以反映出前倾角度数

髋关节旋转活动范围的差异也表明股骨前倾角的差异。通过内旋与外旋角度（髋后伸位下测定）差大于或等于 45°，可以预测前倾角显著增大（高于 +2 标准差），然而外旋角度比内旋角度≥50°则可以用来预测前倾角减小（低于 -2 标准差）[98]（证据与研究 19-4）。

证据与研究 19-4

转子突出角测定或 Craig 检查

转子突出角测定（trochanteric prominence angle test，TPAT）之前的相关研究显示其信度变化范围为 0.45~0.97，测量偏差为 1.1°~8.4°[96,99-101]。TPAT 测量方法的应用可能会因为肥胖、股骨近段的瘢痕及膝关节松弛而受到限制[93,96]。特别是一些研究指出，膝关节屈曲 90°时，利用小腿作为旋转的杠杆会由于松弛使膝关节内侧间隙（Knee Joint Space，KJS）增大[102-104]。因此，任何潜在引起膝关节间隙增大的因素都会影响 TPAT 中对胫骨纵轴与胫骨脊间夹角测定。

前侧撞击 /*FABER*

在髋关节撞击综合征的文献中，前方撞击试验（髋关节屈曲 90°，屈曲内旋）在 88%~99% 的髋关节撞击综合征患者中呈阳性，而 FABER 试验（髋关节屈曲 90°，屈曲，外展，外旋）在经手术确诊为髋关节撞击综合征的患者中的阳性率为 69%~97%[105,106]。关于其他常见的髋关节特殊检

查可以见文献回顾[107-109]。

常见生理损伤的治疗性运动方法

经过髋关节的检查及评定后，临床工作人员需要对患者活动受限对参与受限的影响有全面的了解。明确诊断以及预后，并且选取治疗手段。

治疗的决定是根据活动受限及参与受限而定。区分损伤的优先顺序对于治疗的有效性及高效性十分重要。运动干预手段应尽可能从功能出发。然而，如果损伤十分严重，有可能需要特定的运动来改善活动度，运动表现及运动控制的水平，直到患者能够进行功能活动。针对常见的髋关节损伤康复的运动和功能活动列举会出现在运动手段讨论部分。

疼痛

毫无疑问，疼痛是髋关节相关障碍患者寻求物理治疗最常见的原因。一项研究指出，14.3%的60岁及以上的老年人在过去6周多数时间内有明显的髋关节疼痛[110]。尽管青少年髋关节运动性损伤在过去25年的文献中有所报道[111,112]，但对这一年龄群髋关节的关注度的增长还是由于髋关节关节镜的出现以及通过先进的核磁影像技术获得的影像所带来的[113-116]。青少年髋关节的独特属性使其发生损伤和疼痛的风险增加，继而导致本应该保持高活动水平的年龄出现功能受限及参与受限（参见证据与研究19-5）。

证据与研究19-5

青少年髋关节

美国大约有三千万儿童参加组织的体育项目，有1/3学龄儿童受到损伤需要医疗评估和治疗[117]。青少年运动员与成人运动员之间存在身体和生理上的差异，可能使青少年运动员中更容易发生运动损伤。与肢体长度增长速率相比，青少年的肌肉质量增长更快，因此青少年运动员的协调性可能暂时降低[118]。除此之外，肌腱的生长滞后于骨的生长，造成延展性差，也是发生损伤的诱因。对肌肉功能需求的增加会导致肌腱、肌腱结合处及骨突起处的压力增大。青少年尚存在生长板，但生长板的应力增加可能会损伤此区域并且导致生长板较早闭合。生长中的软骨容易受到应力的影响，也可能是青少年过度使用损伤发生的诱因。这些原因使青少年运动员在进行体育运动时有损伤发生的风险[119]。

对引起髋关节疼痛的病因以及力学因素的鉴别性诊断是选取髋关节运动性治疗的手段的重要方面。软组织创伤或过度使用损伤包括肌肉、关节囊、肌腱或韧带的炎症、挫伤、拉伤和扭伤。骨性损伤包括儿童骨突部损伤，骨性损伤（如骨折、半脱位、脱位、应力骨折、感染），骨性改变（如凸轮畸形和钳夹畸形），以及撕脱性骨折。当患者症状严重或出现非典型症状时，需要考虑由全身性疾病引起而非创伤造成的髋关节疼痛，如风湿性关节炎、幼年型关节炎、强直性脊柱炎、肿瘤和骨代谢疾病。髋关节持续性疼痛可能是由关节内障碍引起的，如缺血性坏死、关节炎、游离体、盂唇撕裂或感染性关节炎。髋关节疼痛也可能是由腰椎疾病引起的继发症状。髂腹股沟神经、生殖股神经、闭孔神经和股外侧皮神经卡压引起的神经卡压症状可能也会引起髋关节疼痛及感觉功能障碍（见神经卡压综合征）。

髋关节产生的牵涉痛区域：前侧到腹股沟，外侧从股骨大转子沿大腿外侧疼痛，或可能沿大腿的前内侧传导至膝关节。有时，膝关节牵涉痛发生时，髋关节疼痛较轻或没有疼痛，特别出现儿童群体中。

髋关节后侧或臀部的疼痛通常由腰椎的病理引起，但也可能是由髋关节自身引起。由腰椎引起牵涉痛区域通常为大腿后侧，偶尔会涉及膝盖以下，然而髋关节疼痛引起的牵涉痛很难到达膝盖以下。急性滑膜炎或关节炎导致半侧骨盆的疼痛。ITB引起的疼痛存在于大腿外侧，可能会与腰椎神经根病变混淆[120,121]。因为这一症状常见于老年人，所以可能会误认为是腰椎管狭窄引起的疼痛。

无论是否诊断出疼痛的原因，引起疼痛的潜在生物力学原因应当试着被确定。治疗的目标是为了改善组织损伤引起的伤害性疼痛、功能活动及社会参与受限。侧重解决组织炎性反应、扭伤、拉伤或退行性变的根本原因的治疗通常可以不借助特殊的治疗方法即可缓解症状。关于处理根本原因而改善运动系统的例子可见本章节。缓解疼痛的手段可参考注19-2的指南。选取治疗引起疼痛根本原因的手段是一个复杂的临床决策过程，需要将损伤所涉及的运动系统的亚系统考虑在内（知识拓展19-1）。

注 19-2
缓解髋关节疼痛的指南

- 活动改善：起初，临床工作者鼓励患者保持髋关节周围肌肉表现能力和关节活动度，同时避免参与高风险活动，如跑步、负重（特别是双侧髋关节疼痛的患者[122]）及长时间站立
- 物理因子治疗或电疗：使用冷疗、温湿或电疗可以调节疼痛或减轻炎症。因为髋关节的解剖位置，这些治疗手段在治疗关节内的炎性反应或引起疼痛的关节内因素时的疗效会有所限制
- 手法治疗：适当使用关节及软组织松动术可以改善与疼痛和炎性反应相关的生理损伤，比如关节灵活性和组织的延展性。关节松动术也可用来缓解疼痛（见第 7 章）[123]
- 运动性治疗手段：无痛范围内进行主动关节活动训练可以调节疼痛，与麦特兰德关节松动术中的Ⅲ级手法作用相似[123]
- 辅助器具：当某人因疼痛跛行，在对侧手使用助行器具对于减轻髋关节负重是十分必要的。对侧手使用手杖可以降低关节内 30% 的反作用力[124,125]。病人通常不愿意使用助行器具，害怕“屈服于现状”。给予病人的指导必须包括向病人解释暂时使用助行器具是为了减轻髋关节负重，缓解髋关节的疼痛及炎性反应。运动是为了改善关节的灵活性和提高相关肌肉产生力和力矩的能力，为避免暂停使用助行具而再次引发症状的风险
- 减重：超重的患者需要借助正确的营养指导和可承受的有氧活动来减轻体重，包括无负重训练，如水疗或自行车。过度的体重会增加髋关节关节炎的患病风险[126,127]以及加重病情[128,129]
- 生物力学支持：恰当使用足部矫形器具可以改善骨骼力线，继而改善髋关节处的接触力[130]

知识拓展 19-1

假设一位 71 岁老年女性摔倒后对左侧股骨施行了切开复位内固定（open reduction internal fixation，ORIF）。她目前能借助助行器用足尖负重行走。她目前逐渐进阶到可承受下负重（weight bearing as tolerated，WBAT ）行走，但是随着她加重左侧负重时，髋关节和大腿外侧疼痛为 8/10。患者表现出明显的单腿站立实验阳性体征和害怕摔倒。检查显示髋关节屈肌和伸肌力量为 3/5，髋关节后伸和外旋为 3–/5。什么亚系统造成了患者的疼痛？你如何使用运动性治疗手段来解决每个系统的问题？

肌肉表现

运动部分解释了髋关节周围肌肉如何产生力量来满足日常生活活动的需要。髋关节周围的肌肉可能会因为以下的原因而影响肌肉产生力的能力。

- 神经病理（如外周神经、神经根、神经肌肉疾病）。
- 肌肉拉伤。
- 长度 - 张力关系发生改变（由于解剖和生理损伤而引起）。
- 由于失用而引起的力量减弱，由于失衡、全身身体状况或在特定运动表现水平内肌肉产生力矩的水平下降（如训练中的高水平运动员）。
- 疼痛及炎性反应。

髋关节处肌耐力障碍一定要考虑到在功能活动中需要臀肌产生大量的力。臀肌的耐力需要满足行走、慢跑、跑步、冲刺以及相关活动对臀肌活动的反复需求。肌肉间适当的协同机制可以保证在步态周期中肌肉的收缩强度保持在有氧活动水平。一旦某一肌肉功能下降会导致协同肌群中的其他肌肉需要迎合更多的需求，影响肌肉进行有氧活动，降低收缩效率[131]。除此之外，肌肉功能下降易产生代偿机制，比如需要借助 ITB 来提供稳定或使用 Trendelenburg 模式以降低将重心维持在支持面内时肌肉所做的功。运动量是根据个人的运动表现水平而定[如无痛步行 15m（50 英尺），尽可能最快完成马拉松]，应以强调重复性训练为主而不是最大力量。

神经病理

在制定适当的康复计划前，必须确定肌肉力量下降是由上运动神经元损伤还是下运动神经元损伤所引起。

如果确定是由下运动神经元引起，则需要确定病理改变是发生在某一节段神经根还是外周神经。如果腰椎某一节段障碍可以引起神经根病理改变，导致相关节段支配的肌肉出现力量减弱[132]。临床工作人员需要通过全面的腰椎髋关节节段筛查确定或者否定脊柱对骨盆带周围肌肉力量的影响。

髋关节周围分布许多外周神经。神经卡压症部分会讨论髋关节区域可能会涉及的外周神经损伤。

通过详细的检查和评估过程，因神经问题引起的髋关节周围肌力减弱需要进行治疗。无论是由神经根还是由外周神经引起的神经状况，需要从根源上治疗，以改善受累肌肉产生力矩的能力。

缓解神经因素之后，肌力减弱所导致的活动受限尚可存在。肌力下降的程度是由神经受累的程度和时间所决定的。注 19-3 中使用临床病例解释了此问题。

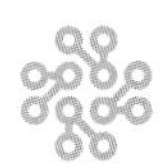

注 19-3
神经因素导致髋关节周围肌肉力量下降的病例

病例陈述

13 岁的体操运动员已有外侧髋关节疼痛症状 5 个月。在首次检查中被诊断为臀中肌拉伤。经过 3 个月臀中肌治疗后症状并未改善。之后她的治疗师为她进行了全面腰椎筛查。影像报告显示 L5-S1 椎体Ⅱ度滑脱，伴随腰椎后伸末端 L5 神经根卡压。因此追加椎体滑脱的诊断，要求她佩戴腰椎骶骨护具以及进行椎体稳定性训练。在经历椎体滑脱康复和臀中肌损伤康复计划 3 个月后，她的髋关节疼痛开始缓解。

疗效解释

L5 神经根支配臀肌，在不稳定脊髓水平 L5 神经根受刺激后阻断其运动功能，导致神经性诱导臀中肌无力。臀中肌因没有完整的神经输入而容易拉伤，尤其在此患者活动水平。直到臀中肌完全恢复神经支配，才会有治疗效果，只有 L5-S1 脊髓节段足够稳定了，她的活动水平才能恢复。此患者在 L5-S1 水平更稳定和受伤肌肉恢复正常神经支配后，臀中肌渐进训练程序对于恢复肌肉功能表现是必要的。

运动康复方案举例

臀中肌渐进性力量训练方案可见自我管理 19-4。这一渐进性方案以仰卧位开始，肌力为 MMT 评级 3/5 或更低[28]，逐步过渡到侧卧体位，加长工作力臂，以增加肌肉工作负荷。当肌肉表现力提高，逐步过渡到功能体位进行动作训练。自我干预 19-2 可以进阶到以轻跳方式进行，侧重控制落地时髋关节在冠状面及水平面内所承受的力

肌肉拉伤

肌肉拉伤会影响肌肉产生力的能力。

急性腘绳肌损伤是最常见的损伤之一，减少了运动员竞赛的时间[133-137]。涉及快速冲刺的运动项目容易引起损伤，如田径、足球和橄榄球[138]。之前的文献指出大约有 1/3 腘绳肌损伤为复发性损伤，许多发生在重返运动的前 2 周[139,140]。如此高的复发率可能是由不充分康复以及重返运动的评定标准不全面所导致。

两种已知的特殊损伤机制，快速跑和过度牵伸对于损伤的位置和康复要求有所差异。在快速跑动中，终末摆动相为腘绳肌损伤易发生的时期，通常发生于股二头肌长头[141,142]。在跑步周期中，腘绳肌在拉长时主动收缩（离心收缩）吸收能量以减缓前进下肢的速度，为足触地做准备。在首次触地及负重阶段，股二头肌被认为用来减速内旋使足旋前[131,143-145]。这些损伤会特别累及肌腱或腱膜及周围组织[146]。

第二种损伤机制是腘绳肌的过度牵伸，也更容易损伤半膜肌近端肌腱[146-148]。这些损伤常见于涉及踢的活动，即髋关节屈曲时伸展膝关节。现阶段证据表明运动员近端肌腱损伤会需要更长的恢复时间[148]。

Sahrmann 指出过度使用腘绳肌是腘绳肌损伤的另一个原因[149]。腘绳肌参与腰椎骨盆 - 髋关节区域的力偶，参与骨盆后旋、伸髋及间接参与髋关节内旋和外旋的活动。由于腘绳肌的多重任务性，其非常容易产生过劳性损伤。注 19-4 描述了腘绳肌过劳性损伤发生的可能机制。

注 19-4
过度使用性腘绳肌损伤机制

- 腘绳肌与臀大肌之间产生的力或力矩以及肌耐力之间的轻微不均衡都有可能导致腘绳肌在摆动中后期减速，髋关节屈曲以及首次触地时减速，髋关节内旋时过度做功
- 明显的前足内旋（见第 21 章）和深层髋关节外旋肌群的长度 - 张力改变以及力或力矩减小，可能导致股二头肌过度使用。若缺少最佳的足部机制和髋外旋功能，在步态支撑相中期首次触地时，股二头肌会因为股骨和胫骨提供减速活动而产生过度的功
- 腹斜肌肌肉使用不足可能导致腘绳肌的过度使用，因为需要腘绳肌使腰椎骨盆产生后旋

腘绳肌损伤的康复目标是重返个人损伤前的功能水平。运动员的康复目标为，重回损伤前的运动表现水平，返回赛场并且将复发损伤的概率最小化。因此，功能障碍为损伤后的直接结果（如疼痛、肿胀、力量下降、关节活动度减小），需要在整个康复过程中处理。除了治疗肌肉损伤外，解决根本的力学不均衡可能降低损伤复发的风险。之前的研究表明了腘绳肌首次发生损伤的风险因素。在这些因素中，可改变的风险因素包括腘绳肌力量不足，疲劳，延展性下降[133,150,151]，腘绳肌离心力量和股四头肌向心收缩力量间的不均衡[152-154]，股四头肌柔韧性降低[155]，骨盆与躯干周围肌肉力量及协调性不足[156]。因此推测损伤后处理这些问题同样也可以降低再次发生损伤的风险。

腘绳肌损伤的治疗需要遵循第 11 章中组织愈合的治疗指南。在重塑和修复阶段，腘绳肌表现出（1）产生的峰力矩下降[157]（2）肌肉短缩较短时出现峰值可能是导致肌肉长度较长时完成功能性活动发生损伤的诱因；（3）激活模式的改变[158]，以

及(4)离心力量下降[159,160]。离心训练可以使肌肉的峰值出现在肌肉长度较长的时刻[161](图 19-9)。峰力值出现时期的改变可以帮助重建肌 - 腱最适长度 - 张力关系以降低损伤发生的风险。然而如果想使腘绳肌完全康复,治疗需要重点解决引起拉伤的根本原因以及诱发的风险因素。如果损伤是由过度使用引起,进行有意义的功能性活动时需要降低腘绳肌承受负荷,并以改善未充分利用的协同肌的运动表现以及神经肌肉控制、纠正生物力学因素(如足与膝关节在矢状面内的相对关系)为目的,制定相应的康复方案。

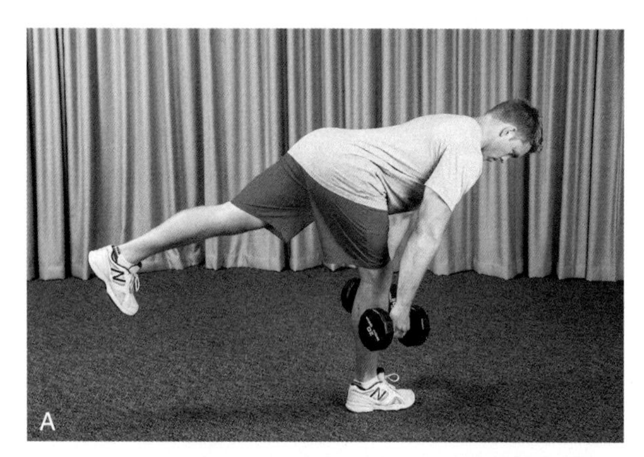

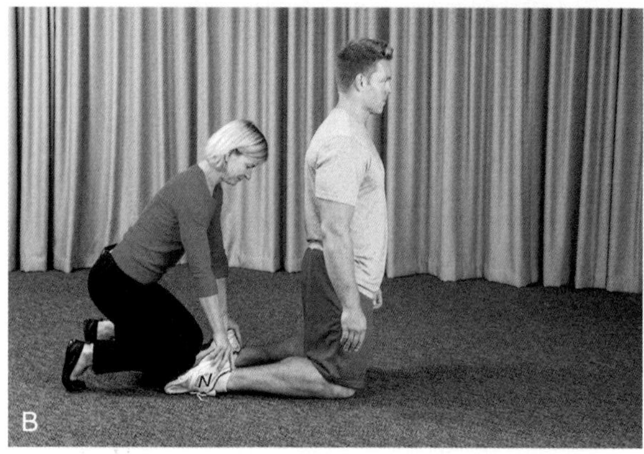

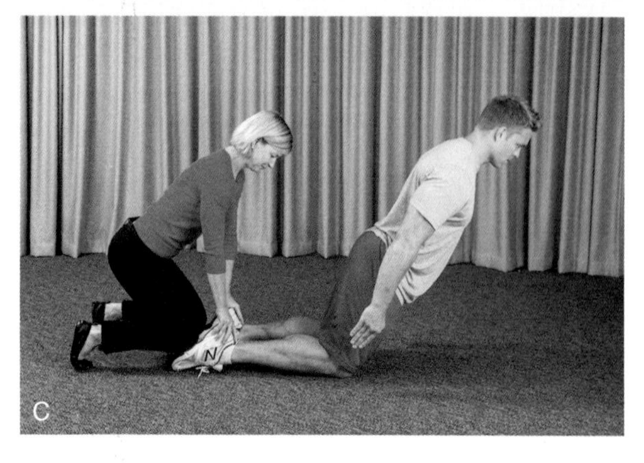

图 19-9 离心训练举例。A. 站立风车;B 和 C. Nordic 腘绳肌训练

臀大肌和深层髋外旋肌使用不足,是两种常见的协同机制不足而造成腘绳肌过度使用性损伤的情况。臀大肌和深层髋外旋肌渐进性力量训练的治疗手段举例请见自我管理 19-1 和图 19-10。这些运动被认为是针对性的非功能训练。这里有两个原因为什么要用这样的训练方式而不是更具功能的相关训练。首先,肌肉产生力量的能力不足以满足其进行功能活动。其次(可能也是最重要的一点),病人对肌肉的运动感知,也就是说在进行功能活动时病人对肌肉的选择性募集的能力尚不充足。

自我管理 19-1

俯卧伸髋

目的:加强臀肌,通过训练能够达到在不移动骨盆和脊柱的情况下完成髋关节的活动,并且牵伸髋关节前侧肌肉

起始位:俯卧位于稳定平面,躯干下垫枕

运动方法:

- 通过激活腹壁并且轻度收缩臀肌以重置脊柱和骨盆的位置。使腘绳肌放松
- 通过腹肌来控制骨盆位置。想着让耻骨朝向肋骨
- 收缩臀肌将一侧大腿刚刚抬离地面
- 还原,反向重复

运动量:

组数 / 重复次数:______________________

频率:______________________

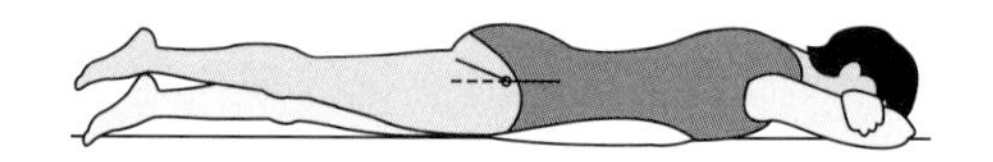

当病人的髋关节后侧近端的肌肉产生力量的能力和运动觉充分恢复,可以逐渐开始功能活动。自我管理 19-2 和 19-3 介绍了针对臀大肌、腘绳肌、股四头肌以及深层髋外旋肌在矢状面运动链内进行的渐进性功能活动。其他功能活动能够使这些肌肉主动收缩达到 40% 最大收缩力(maximum voluntary contraction,MVC)包括单腿下蹲以及跨步(向前及侧方)[162](图 19-11)。临床指导人员必须要注意进行每项运动时使用不足的协同肌。下象限的运动链中微小的改变都可以影响肌肉的募集策略[163]。比如,在台阶运动中,躯干保持正直时,臀大肌的活动相较股四头肌而言会有所减少(图 19-12A),而躯干屈曲接近水平位置可以相对增加臀大肌的活动[164](图 19-12B)。

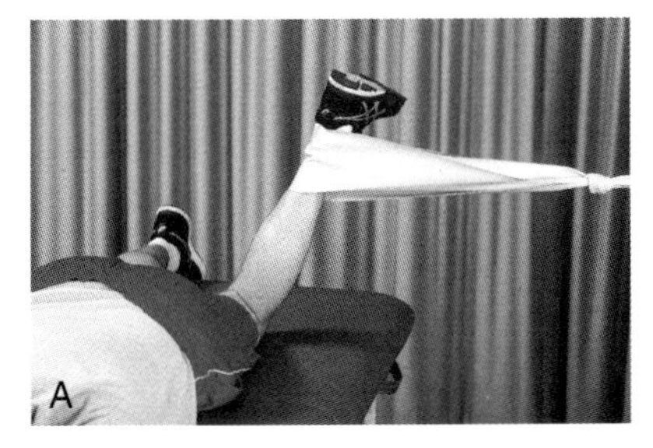
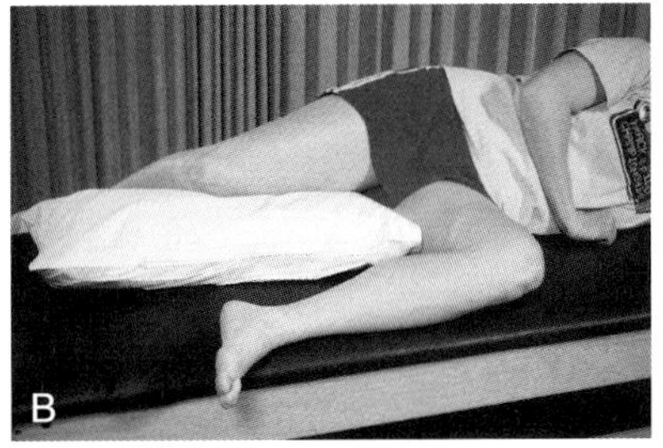
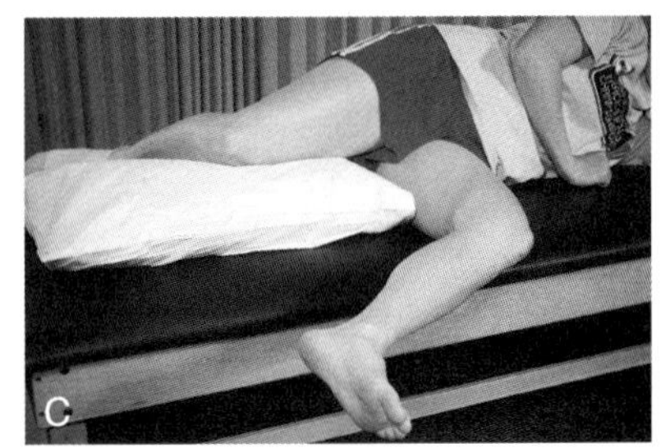
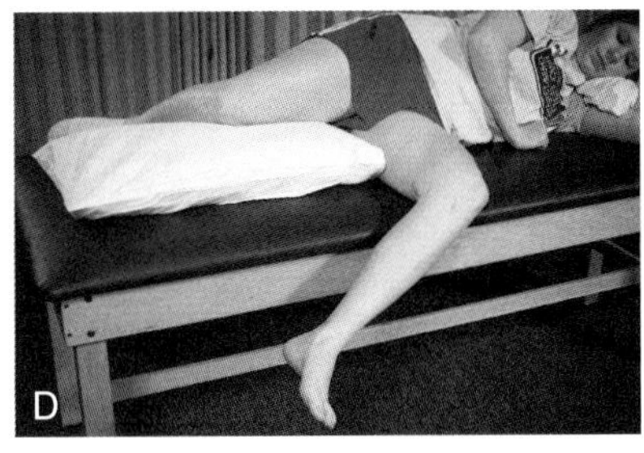
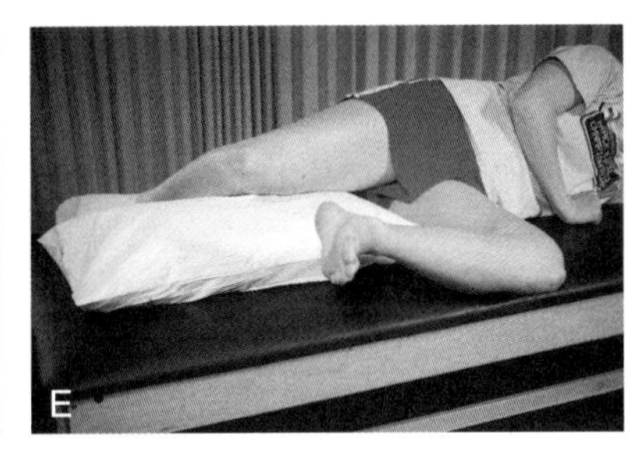

图 19-10 A. 俯卧位弹力带髋关节外旋。要求病人通过收缩腹壁在矢状面和水平面内稳定骨盆，同时要求髋关节完成从内旋位向中线或轻度外旋的活动，之后缓慢还原到内旋位是为了强调髋外旋肌的离心收缩控制能力，伸髋的体位有利于所有的髋关节外旋肌及腘绳肌外侧束和臀大肌发力；B. 侧卧屈髋 90°的体位便于将深层髋关节外旋肌群与臀肌和腘绳肌独立开；C. 展示了通过微微伸直膝关节，使髋关节外旋肌完成等长收缩来抵抗胫骨的重力，避免内收肌激活的方式要求骨盆保持与地面垂直；D. 展示了离心收缩；E. 展示了向心收缩，根据训练目的以及深层髋关节外旋肌的功能，所有的收缩形式都可以用来训练

注 19-5 描述了这些活动中肌肉的不同角色。

自我管理 19-2

行走站立渐进

目的：教授髋关节以上身体部位的正确运动模式，教授良好的单腿平衡运动策略，以及强化髋关节及其他下肢肌肉，在站立时使下肢具备良好的力线。

Ⅰ级起始位置：

- 前后足站立，患腿置于前侧
- 检查足、膝、髋和骨盆的位置
- 双足朝前并且调整足弓位于中间位置
- 膝关节应当面向前方，没有过度的内旋和外旋（如果骨盆前倾或者后倾，那么膝关节的位置可能也会发生改变）
- 髋关节和骨盆需要朝前且对线

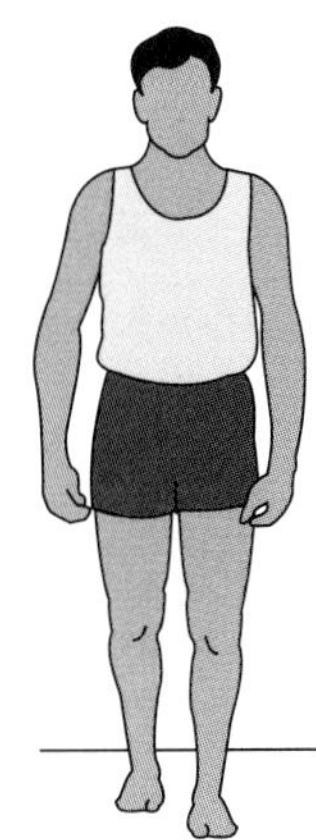

运动方法：

- 慢慢屈曲膝关节和髋关节，同时躯干微微倾向前侧腿
- 以髋关节为轴躯干前倾，使躯干与小腿平行。不要弓背
- 膝盖不要超过足尖。保持此姿势 10 秒
- 激活腹壁（注意：在每一节段活动中都需要腹壁激活）
- 使深层髋外旋肌激活，保持膝关节在中间位置，不超过足尖（不要让膝盖朝内）
- 如果出现足弓过度下陷，需要患者弓起足弓，同时保持足大趾踩在地面上。如果足弓过高，要求患者足轻轻内旋。物理治疗师需要根据患者的足型来判断足部的活动

运动量：

组数 / 重复次数：____________________

频率：____________________

Ⅱ级单腿站立

起始姿势：

- Ⅰ级运动的结束姿势为此级运动的起始姿势

运动方法：

- 行走站立姿势的渐进性训练是将后方足跟抬离地面，使前侧腿的膝关节和髋关节伸直（图 A）
- 保证你的足、膝、髋关节、骨盆以及脊柱在良好的对线上
- 保持姿势 3 秒
- 慢慢通过后方腿膝关节及髋关节屈曲带动后侧腿前移（就像向前迈步的动作）（图 B）
- 维持平衡 30 秒

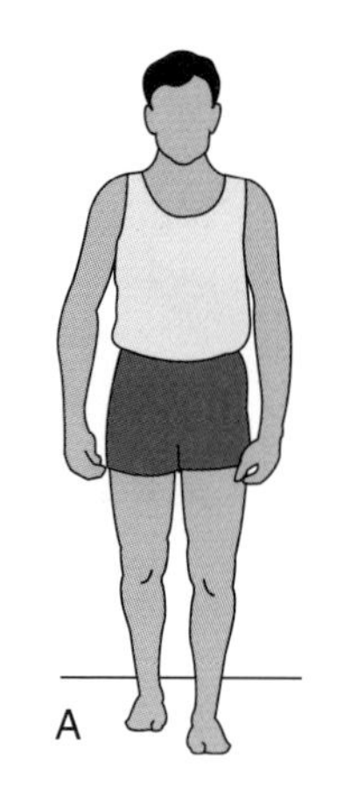

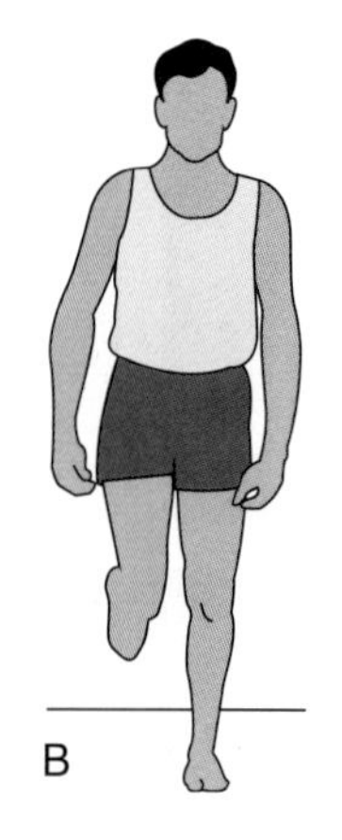

运动量:

组数/重复次数________________

持续时间:________________

频率:________________

Ⅲ级:分腿蹲

起始姿势:

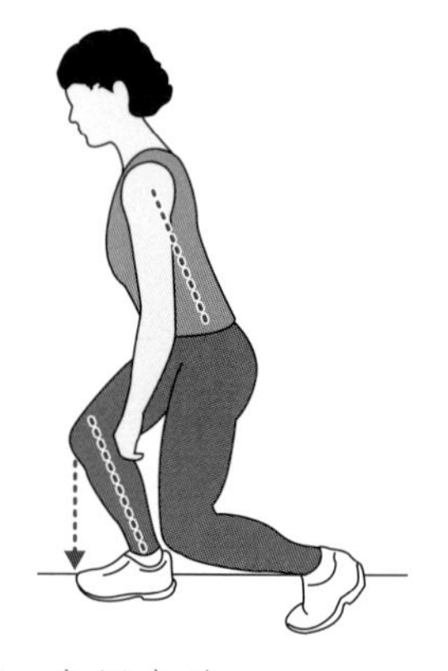

- 分腿站立,患侧在前
- 像Ⅰ级动作一样将身体前倾
- 保持脊柱、骨盆、髋、膝和踝关节的稳定,慢慢下蹲,直到你看到或感觉到你的骨盆从起始位置开始发生倾斜或旋转
- 活动是发生在髋关节和膝关节。膝关节尽可能屈曲但不超过足(注意:一个好的做法是在整个过程中保持小腿骨与躯干平行)
- 身体大多数的重量放在前侧下肢;如果你觉得后侧下肢承受应力的话,将您的重量移向前侧
- 慢慢站直,但仍将身体重量放在前腿
- 身体重心保持在前侧下肢的情况下,重复蹲起

运动量:

组数/重复次数:________________

频率:________________

Ⅳ级:跨步

起始姿势:双足站立,身体重心均匀分布在两条腿上。保持骨盆、髋关节、膝关节、踝关节和足的力线按照Ⅰ级的要求维持在正确力线上的时候,一条腿跨步向前。不要拱起后背

此为弹震式训练,需要额外注意身体位置

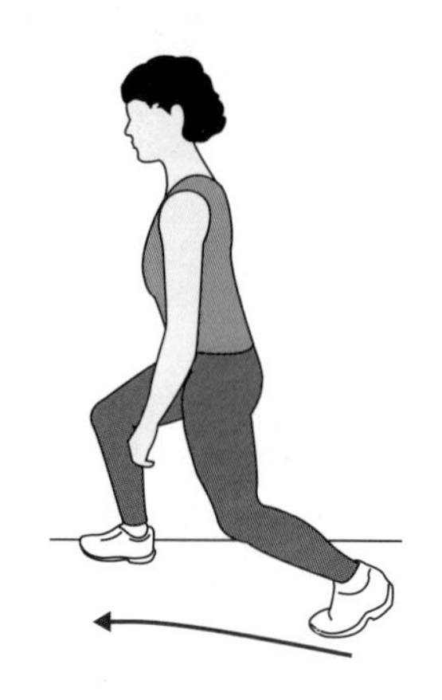

运动量:

组数/重复次数:________________

频率:________________

自我管理 19-3

上台阶,下台阶训练

目的:强化脊柱、髋、膝、踝以及足部肌肉,提高单腿平衡的能力

上台阶(图A)

起始位置:面向台阶站立

运动方法:抬起一条腿置于台阶上,保持你的大腿位于中间位,与骨盆同高。抬腿时避免抬高骨盆。这一活动只发生于髋关节以及膝关节

当足置于台阶上,检查这一位置。足弓应该正常,足大趾应该踩地

身体重心移向台阶,确定膝关节与足在一条线上(注意:如果髋关节发生前倾或后倾,这一情况会有所改变),双侧骨盆应该同高

从侧方观察,良好的做法为,膝关节不超过足尖,在整个上、下台阶的过程中保持小腿与躯干平行

上台阶时保持骨盆水平,膝关节在足趾上,足弓撑起。保证动作是发生于髋关节而不是骨盆发生的倾斜

变化:可以站在台阶的侧面,从侧面踏上台阶。这一变形会使髋关节外侧的肌肉承受更多应力。确定保持骨盆水平

变化:你可以从台阶的另一侧下台阶。不是完全站下台阶,而是当足趾轻微触碰地面后再返

回台阶，所以这一过程并没有完全将支持腿的负荷卸掉。这一方法使踏台阶的腿做了更多的功。这一变形会使股四头肌承受更多应力

运动量：

组数/重复次数：________________

负荷（台阶高度）：________________

频率：________________

下台阶（图B）

起始位置：站在台阶上，台阶的高度高于你可以良好控制下台阶活动的台阶高度。

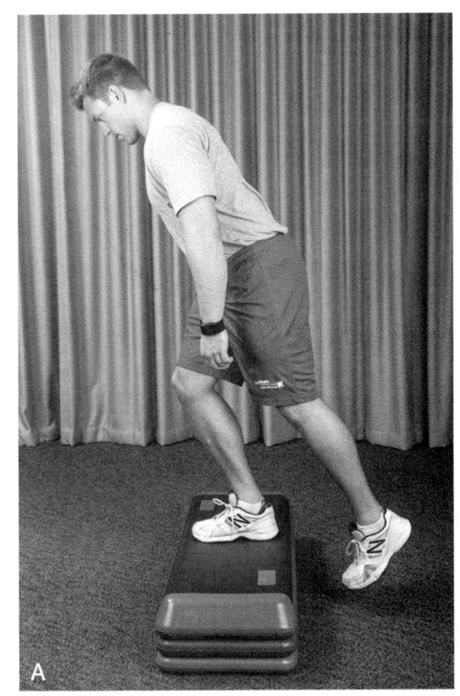

A

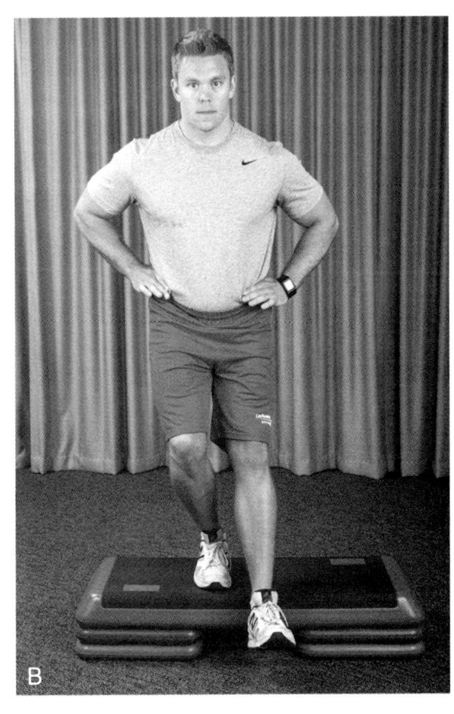

B

活动方法：

- 迈下台阶侧的下肢踝关节屈曲。
- 支持侧位于台阶上，膝关节及髋关节屈曲，降低身体使足置于地面。
- 髋关节屈曲将身体重心前倾。膝关节不可以超过足尖。
- 不是完成完整的下台阶过程，而是不接触地面，保持这个姿势10秒。
- 保持骨盆水平，膝关节不超过足尖（注意：骨盆前倾或后倾会使此发生改变），在进行下台阶动作时保持足弓不塌陷。不要发生偏移。
- 变形：可能会需要额外的设备辅助平衡。
  - 双手拿着滑雪杖，硬木杆，或笤帚反过来拿。
- 保持平衡的对侧手拿滑雪杖、硬木杆或反拿笤帚。
  - 在支持侧手上负重。
- 变形：能良好完成低位平衡后，你可以通过增加手臂活动来加大难度。当你尽可能降低身体并保持良好控制的时候，将支持侧的同侧手或对侧手举起。
  - 在身体侧方上下活动上肢。
  - 在身体前方上下活动上肢。
  - 上肢做靠近中线及远离的活动。

运动量：

组数/重复次数：________________

使用的辅助（手中的重量）：________________

阻力（台阶的高度）：________________

频率：________________

注 19-5

闭链活动中下肢肌肉的角色

- 在进行分腿下蹲、跨步及下楼梯动作时，身体降低的过程当中臀大肌减速、髋关节屈曲，而在进行分腿蹲、跨步以及上台阶动作身体上升的过程当中加速伸髋
- 在进行分腿下蹲、跨步和下楼梯动作时，身体降低的过程中股四头肌减速膝关节屈曲，而在身体升高时加速膝关节伸展
- 在每项训练的全过程中，深层髋外旋肌用来控制内旋活动
- 在每项训练的支撑期，胫后肌以及腓骨长肌用来控制足旋前，以在运动链中协助控制胫骨和股骨的内旋

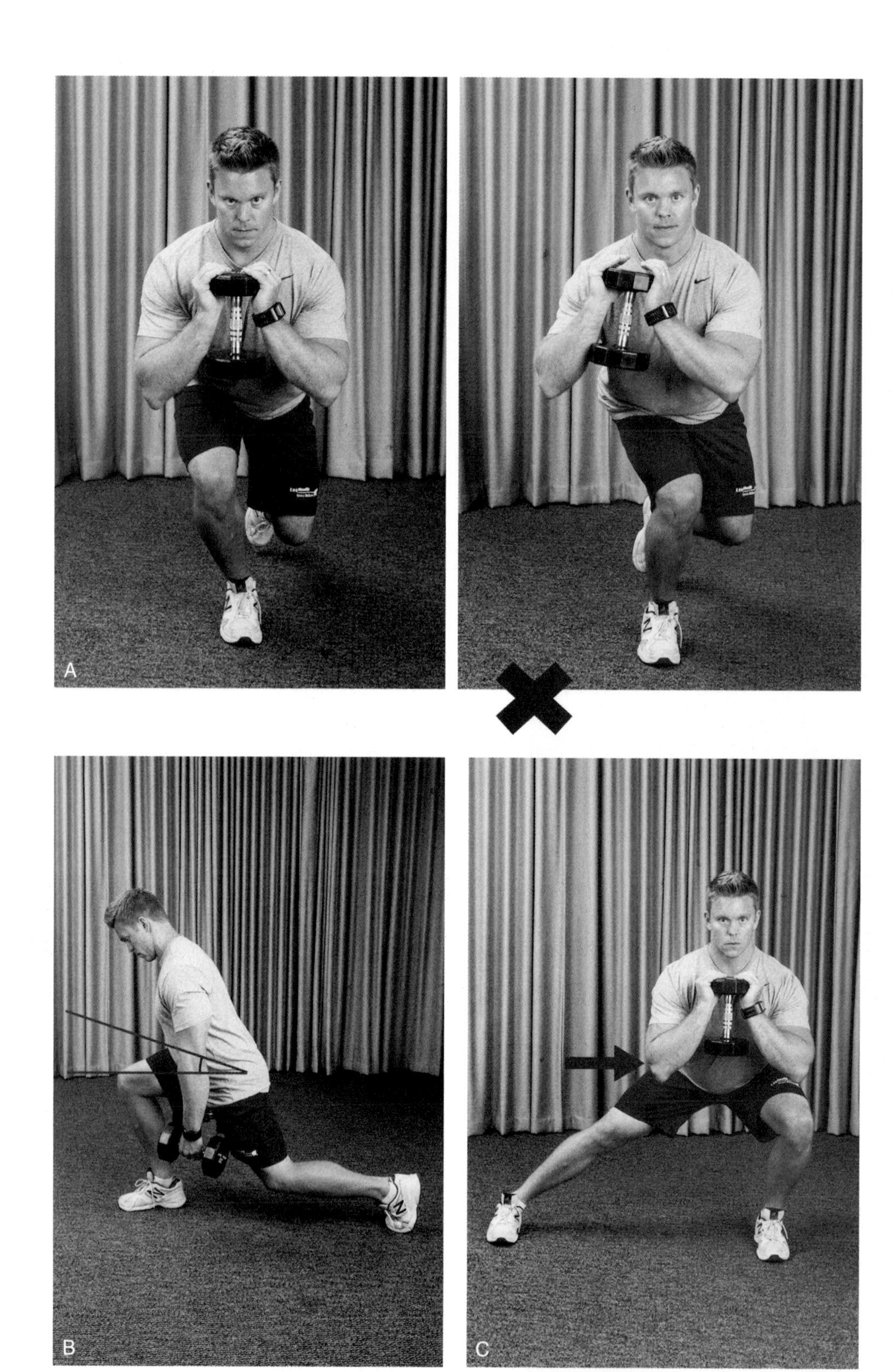

图 19-11 A. 单腿蹲:确保病人 / 客户在进行下蹲时保持良好的矢状面对线,并且在下蹲的过程中胫骨与躯干始终保持平行。需要注意矢状面、水平面及冠状面内胸部到足的对线。跨步:与蹲一样,确保平面内的最佳对线在;B. 前方跨步;C. 侧方跨步,跨步时身体前倾

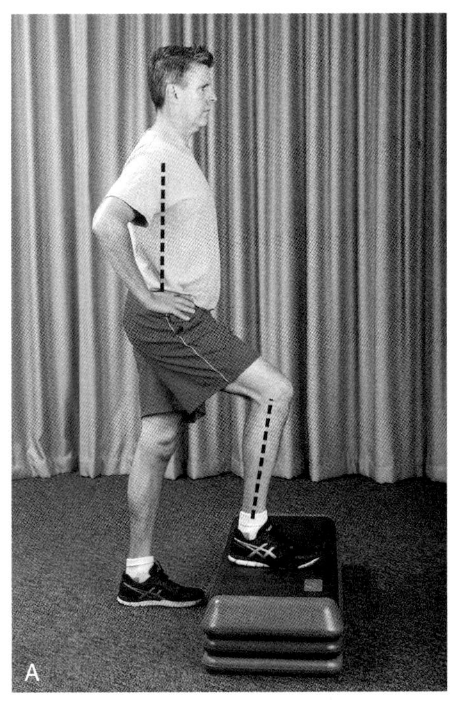

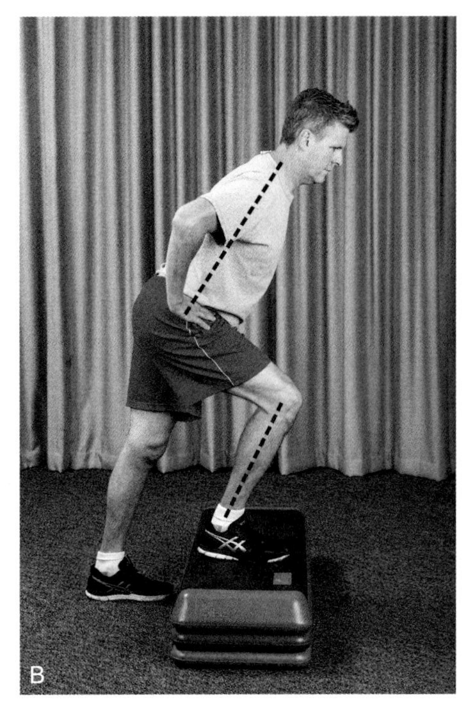

图 19-12 A. 上台阶训练的侧方观，躯干保持正直，髋关节屈曲减少，身体的重心位于髋关节旋转轴和膝关节的后方。从起始位置完成上台阶的动作，促使腘绳肌和比目鱼肌将髋关节和膝关节后伸，升高身体重心。相对于股四头肌和臀大肌的募集，这一姿势主要用于股四头肌因为起始位置髋关节屈曲不足。B. 上台阶训练的侧面观，有良好的脊柱、髋、膝及踝足的对线关系。一个良好的做法是在整个运动及还原的过程中保持躯干与胫骨平行。这能够使臀大肌、腘绳肌以及股四头肌在闭链活动中保持适当的平衡

过度牵伸也可能是引起肌肉损伤的一个因素。例如下肢长度差异以及髂嵴高度不对称的患者的肌肉长度 - 相关因素发生了改变，容易造成臀中肌拉伤[149]。髂嵴高的一侧，髋关节内收，臀中肌处于长期被拉长的姿势中。因此该肌肉容易拉伤。这一类拉伤的治疗必须涉及解决导致下肢不等长因素的方案，连同改善臀中肌长度 - 张力特性，肌肉表现，以及神经肌肉控制的策略。在早期康复阶段，贴扎（图 19-13）可以减轻肌肉负荷并且获得适当的长度，为愈合提供一个积极的环境。严重的拉伤需要在对侧手使用手掌来减少损伤肌肉的负荷以促进愈合。自我管理 19-4 和 19-2 中介绍了臀中肌渐进性力量训练的方式。其他训练激活臀中肌的训练方式，包括弹力带侧方行走（图 19-14），单腿下蹲（图 19-11A），单腿硬举（图 19-9A），轻跳（向前，侧向），以及跨步（向前，侧方），但这些高水平的进阶训练需要臀中肌肌力达到 4 到 4+/5 级[162]。当运动处方中涉及闭链训练时，需要保证采取了适当的运动学机制。特别需要注意的是骨盆、股骨、胫骨、足踝的力线以及运动模式，以避免臀中肌受到进一步牵拉（如骨盆侧倾、股骨内收、股骨内旋）。

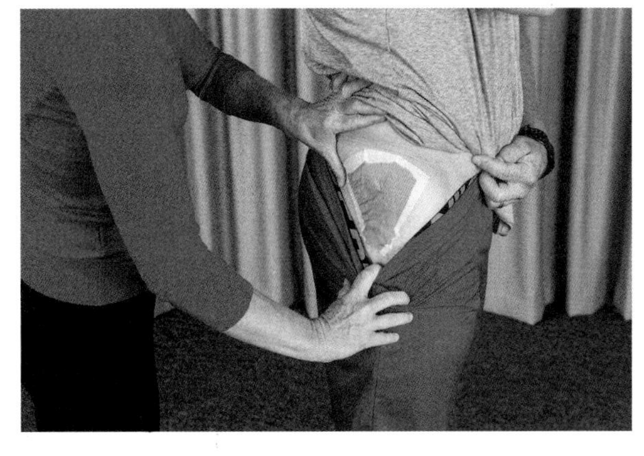

图 19-13 臀中肌支持性贴扎。髋关节此种贴扎方式使髋关节处于偏向外展和外旋位置，以避免臀中肌拉伤

自我管理 19-4

臀中肌力量渐进训练

目的：强化髋周肌肉，使走路时维持髋关节和骨盆的良好对线[最高级别的运动（V 级）帮助牵

伸大腿外侧的髂胫束]

Ⅰ级:俯卧抬腿

起始姿势:

- 俯卧在稳定平面上。按照示意图在躯干下垫枕。
- 双腿应该与髋关节在同一条线上,轻度外旋。

运动方法:

- 首先激活内部核心肌群包括腹肌来稳定骨盆。收缩腹肌使耻骨朝肋骨方向移动。
- 收紧臀部肌肉。
- 轻微抬起一侧腿,在髋关节允许的活动范围内尽可能地向侧方移动。在骨盆不发生侧倾以及脊柱不发生侧屈的情况下髋关节的活动幅度反映了髋关节的全活动范围。在你感觉到骨盆和脊柱开始产生活动时停止髋关节的活动。在此位置保持 10 秒。
- 返回到髋关节的起始位置。

运动量:

组数 / 重复次数:________________

频率:________________

Ⅱ级:弹力带俯卧抬腿

运动方法与Ⅰ级相同,但在踝关节部分施加弹力带。

运动量:

组数 / 重复次数:________________

频率:________________

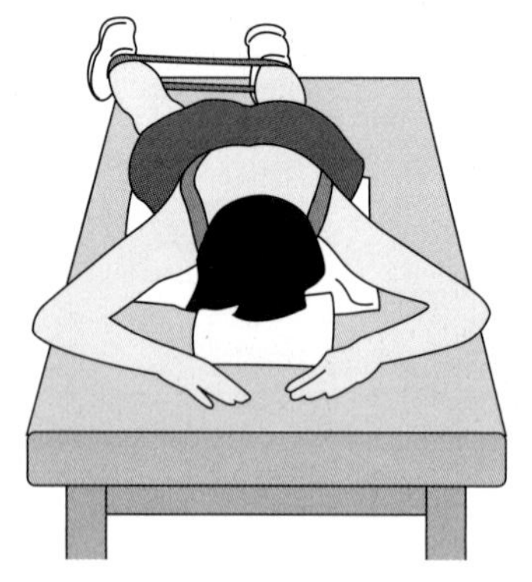

Ⅱ级:弹力带俯卧抬腿

Ⅲ级:侧卧位髋关节旋转

起始位置:

- 健侧卧位,髋关节完全伸展位,膝关节屈曲 90°,膝关节之间垫枕。
- 确保你的头、脖子与脊柱在同一直线上,脊柱处于中间位,不转向前方或后方。你的物理治疗可能会引导你靠墙将身体的力线调整恰当。

运动方法:

- 通过激活躯干侧方肌肉,将一侧躯干轻微抬离地面。在肢体进行活动时保持躯干的姿势。控制骨盆不要向后,或在肢体活动时骨盆下坠。
- 缓慢将髋关节外旋(像蚌壳一样打开)。这一活动非常轻微。你的物理治疗师会帮助你感受这一运动有多轻微。保持姿势 10 秒。
- 慢慢还原至起始姿势。

运动量:

组数 / 重复次数:________________

频率:________________

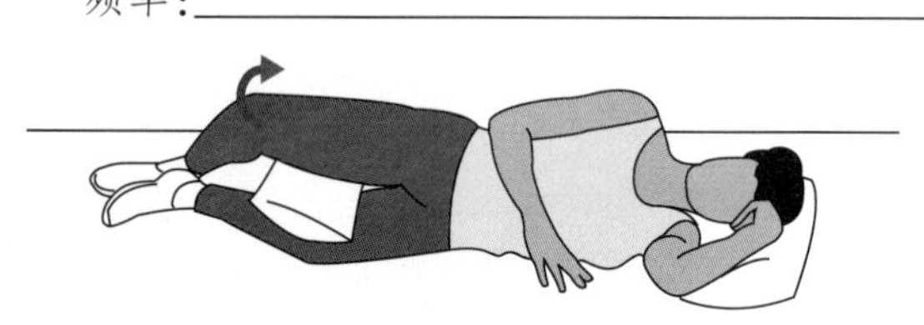

Ⅲ级:侧卧髋关节外旋

Ⅳ级:侧卧伸膝

起始位置:

- 与Ⅲ级起始位相同

运动方法:

- 通过收缩单侧躯干肌肉将单侧躯干轻微抬离地面。移动肢体时保持此姿势。在移动肢体时保持骨盆不要向后移动或腰部下坠。
- 骨盆向外旋转的时候通过激活内部核心及腹部肌肉防止骨盆前、后倾斜。
- 完全伸直膝关节。保持此姿势 10 秒。
- 保持髋关节外旋,大腿慢慢还原至起始位置。
- 可以通过在踝关节施加重量来进阶此运动。

运动量:

阻力:________________

组数 / 重复次数:________________

频率:________________

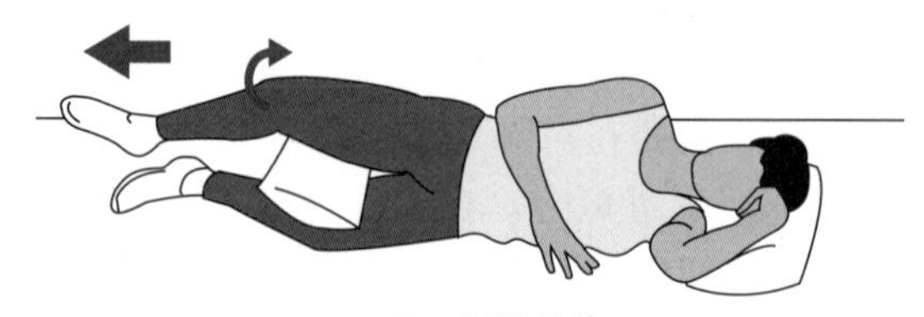

Ⅳ级:侧卧伸膝

Ⅴ级:侧卧向心 / 离心收缩

起始姿势:

- 现阶段可以进行向心(短缩)和离心(拉长)收缩
- 与Ⅳ级姿势相似,到完全伸展姿势。

运动方法:

- 通过激活躯干侧方肌肉,将一侧躯干轻微抬离地面。在肢体进行活动时保持躯干的姿势。控制骨盆不要向后,或在肢体活动时骨盆下坠。

- 慢慢将腿抬起 10°左右,中立位,保持 10 秒。
- 在下一次重复前,腿在枕头上放松。
- 变化:你可以在髋关节完全伸展的情况下进行此级训练。身体靠墙侧卧,将骨盆贴近墙面,两个"屁股蛋儿"接触墙面。除此之外,你的治疗师可能要求你在臀部上方加一个小的毛巾卷保证下肢靠墙滑动的过程中髋关节处于伸展位。借助足跟滑墙达到髋部全关节活动范围。不要通过倾斜骨盆或侧屈脊柱代偿。保持姿势 10 秒。
- 保持髋关节外旋,慢慢将腿落回起始位置。

运动量:

组数 / 次数:________________

频率:________________

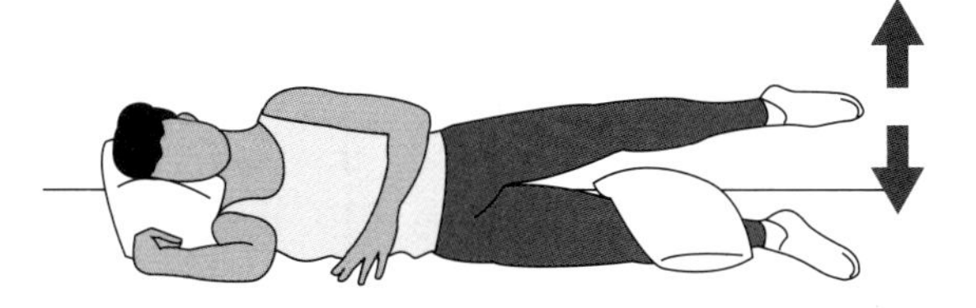

V级:侧卧向心/离心收缩

失用及功能失调

髋关节周围肌肉,特别髋外展肌的失用及功能失调相当常见。失用及功能失调可能因损伤或髋关节病理对关节及周围结构导致,或因现有运动模式而引起的失用。例如,臀肌力量不足是髋关节关节炎患者的常见问题,但现阶段的研究还未明确这是引起髋关节病理改变的原因,还是由于髋关节病理导致的肌力不足[165]。肌萎缩以及疼痛均会造成患者的肌力减弱[166]。由于步行中,从坐到站,深蹲,以及上 / 下楼梯均有髋关节肌肉参与,因此髋周肌力弱会影响基本的 ADL 表现。

除此之外,髋关节肌力差以及关节活动度降低与下背部病理及多种下肢病理相关。髋关节障碍与下背部病理之间存在中度相关性[167],但髋关节障碍与膝关节病理之间的联系更加紧密[168]。髋关节外展肌和外旋肌力量不足与髌股疼痛综合征(patellofemoral pain syndrome,PFPS)相关。Ireland[169] 发现与对照组比对,女性髌股疼痛综合征患者的髋关节外展肌肌力下降 26%,髋关节外旋肌力量下降 36%。其他研究也发现了类似的趋势[170-173],而 Powers[174] 推测髋关节外展肌和外旋肌

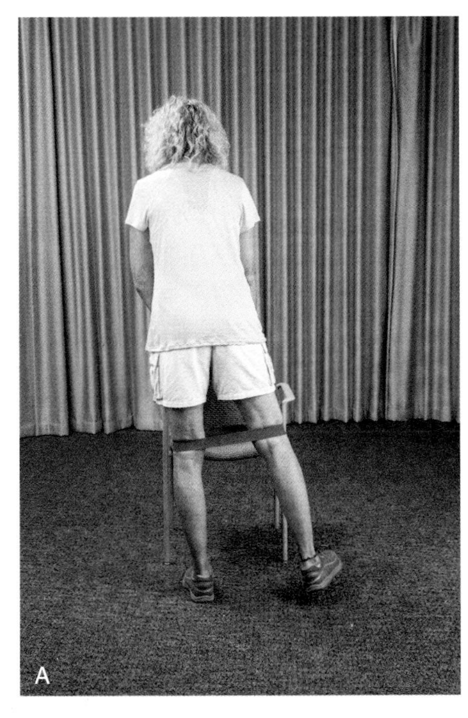

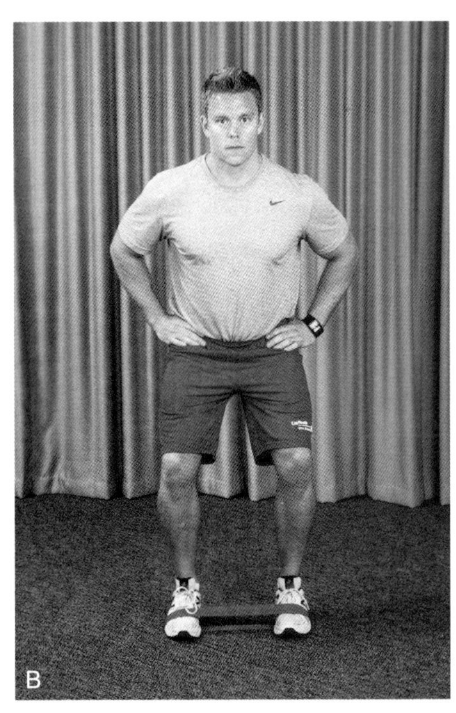

图 19-14 弹力带侧方行走。A. 通常将弹力带置于膝关节部位;B. 弹力带置于下肢远端提供阻力更容易激活臀肌(摘自 Cambridge ED,Sidorkewioz N,ideda DM,et al. Progressive hip rehabilitation:the effect of resistance band placement on gluteal activation during two common exercises. Clin Biomech 2012;27:719-724)

力量不足可能导致膝外翻、髋内收及髋内旋，这一姿势会使下肢关节承受过度应力。Ferber[175] 发现纠正髋关节力量不足可以改善跑步者下肢疼痛。

由于髋关节在完成日常活动、功能性日常活动及休闲活动中担任重要的角色，因此将失用及功能失调最小化十分必要。Ayotte[73] 和 Escamilla[176] 指出中度肌电活跃水平为 21%~40% 最大随意等长收缩（maximum voluntary isometric contraction，MVIC）最利于促进肌耐力以及神经肌肉的再学习，强肌电活跃程度（41%~60% +MVIC）有利于增加肌力。然而，临床人员也可以使用低活跃度的活动来促进神经肌肉的活性[73]，并且逐步使明显肌力不足的患者完成更高要求的任务（证据与研究 19-6）。

证据与研究 19-6

臀肌在常见运动性治疗方法中的肌电活跃程度

Reiman 等[177] 从 Medline（1966-2005/2010）、CINAHL（1982-2005/2010），和 Sports Discus（1975-2005/2010）数据库中对相关实验研究，RCTs，文献综述，叙述性回顾，以及 meta 分析进行了文献搜索。6 篇针对臀大肌（GMax）的研究[73,162,178-181] 以及四篇对臀中肌（GMed）的研究[73,162,179,182] 满足入选标准。为对文献中的肌电活跃水平做出有意义比较，作者将肌电活跃水平分为四类（低活跃水平 0~20%MVIC；中度活跃水平为 21%~40%MVIC；高度活跃水平为 41%~60%MVIC，以及大于 60%MVIC 的极度活跃水平）[176]。9 项活动划分为臀大肌高度活跃水平的分类，一项为臀大肌极度活跃水平，并且 9 项活动被划分为臀中肌高度活跃水平，2 项为臀中肌极度活跃平（参见注 19-6）。

注 19-6

臀大肌高度活跃[177]

- 侧方弓箭步（41%±20% MVIC）
- 侧方上台阶（41%MVIC；90%CI）
- 水平跨步（49%±20% MVIC）
- 四点跪位抬对侧上肢 / 下肢（56%±22% MVIC）
- 单侧浅蹲（57%±44% MVIC）
- 反向上台阶（Retro step-up）（59%±35% MVIC）
- 靠墙深蹲（59% MVIC；90% CI）
- 单腿深蹲（59%±27% MVIC）
- 单腿硬拉（59%±28% MVIC）

臀大肌极度活跃

- 前方上台阶（74%±43% MVIC）

臀中肌高度活跃

- 侧方上台阶（41% MVIC；90% CI）
- 四点跪位抬对侧上肢 / 下肢（42%±17% MVIC）
- 前方上台阶（44%±17% MVIC）
- 单侧桥式运动（47%±24% MVIC）
- 水平跨步（48%±21% MVIC）
- 靠墙深蹲（52%±22% MVIC）
- 侧卧髋关节外展（56% MVIC；90% CI）
- 骨盆下落训练（57%±32% MVIC）
- 单腿硬拉（58%±22% MVIC）

臀中肌极度活跃

- 单腿深蹲（64%±24% MVIC）
- 侧桥，维持脊柱中立位（74%±30% MVIC）

认为已有的姿势及运动习惯是导致长度 - 张力特性发生改变以及髋关节周围肌肉失用的原因是符合逻辑的。例如，偏高的髂嵴常出现在惯用模式中的利侧，导致同侧的臀中肌变长[69,149]，从而影响功能活动中力的产生[183]。在步态中臀中肌在相对拉长的状态下完成功能（髋关节内收）[184]。最终，这一运动模式会逐渐被扩大，导致步态站立相髋关节过度内收，继而靠髂胫束（ITB）的被动张力来提供稳定[185]。由于髋关节对 ITB 被动稳定的依赖增加，可能导致臀中肌的参与减弱。最终，导致臀中肌进一步功能失调。这一失调常见于患有髂胫束综合征（iliobitial band syndrome，ITBS）的长跑运动员[185]。在患有髂胫束综合征的长跑运动员中，与健侧肢体对比，患侧髋关节外展肌力量较弱。在 6 周臀中肌针对力量训练后，髋关节外展的力矩可以从 34% 增长到 51%，24 名损伤运动员中 22 名可以无痛重返赛场。

髂腰肌主动参与步态周期的摆动相初期和站立末期，有可能也参与上楼梯的活动[186]。它的活动主要与髋关节外旋和屈曲相关，此动作出现在髋关节摆动初期。错误的运动模式可能导致髂腰肌的使用不足，而其他协同肌过度使用。下面为髋关节屈曲的错误模式举例：

- 步态中的摆动期和上楼梯中的髋上抬的过程中，使用躯干侧方肌肉代替髂腰肌完成髋上抬的动作（图 19-15）。
- 髋关节屈曲伴随内旋（图 19-16）代表阔筋膜张肌此时为主要的屈髋肌而不是髂腰肌。

Sahrmann 表明髋关节屈曲过程中髋部瞬时旋转中心最佳路线重复的改变会导致髋关节和腰

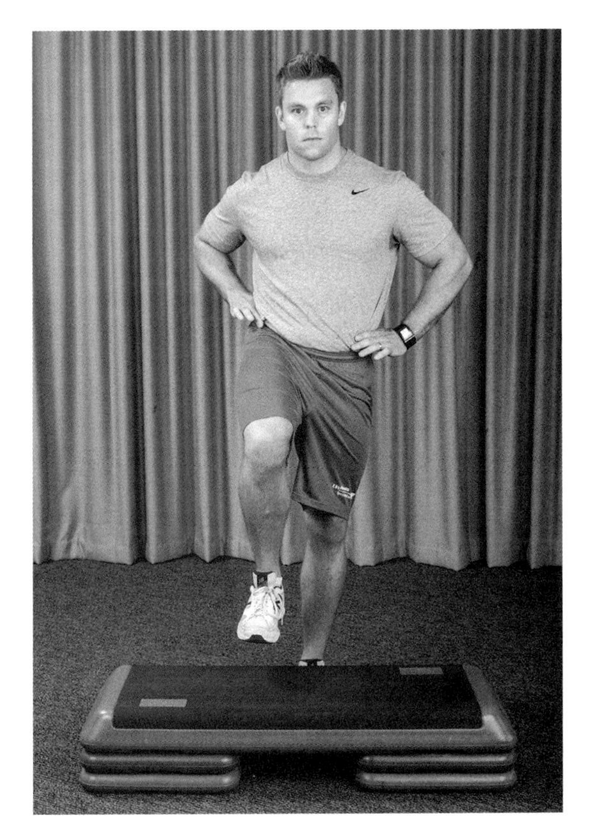

图 19-15 使用提髋策略及独立的髋关节屈曲完成左侧上台阶活动

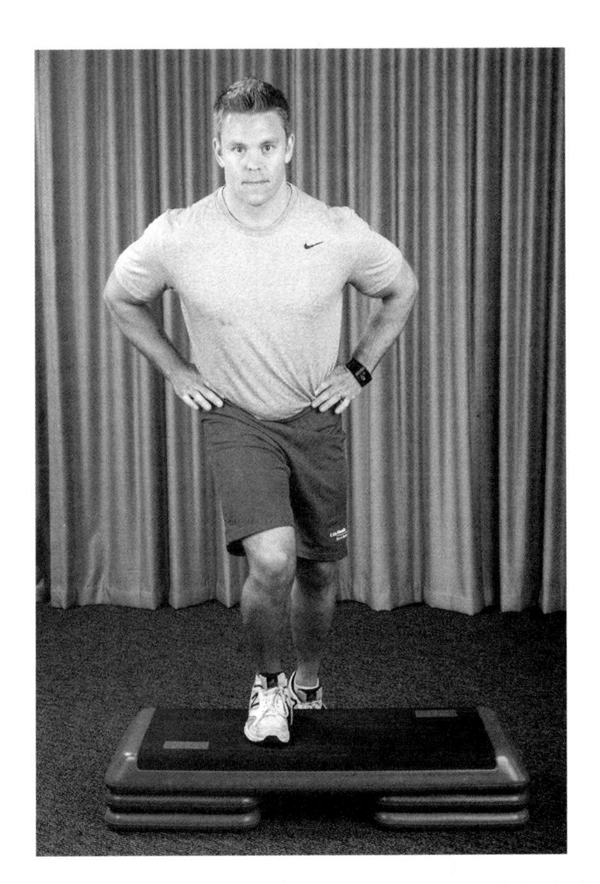

图 19-16 上台阶时左侧髋关节屈曲时股骨内旋与髋关节中立位

椎 - 骨盆区域产生代偿运动模式，成为造成髋关节和腰椎 - 骨盆区域损伤及病理改变的诱因[149]。髂腰肌针对性训练可以提高髂腰肌产力能力（自我管理 19-5）。功能动作中的髋关节屈曲渐进性训练（如步态摆动相和爬楼梯）提高髂腰肌的表现力以及髋关节屈曲力偶的参与程度。

自我管理 19-5

髂腰肌力量训练

目的：强化骨盆前方用来抬起下肢并且控制髋关节前方旋转的深层肌

起始位置：稳定坐位双足放平在地面，后背直立，骨盆中立，双臂置于体侧

运动方式：

Ⅰ级——被动提髋，保持，还原

- 用双手尽可能将膝关节抬近胸部，但此过程中下背部不向后发生运动或产生塌腰的动作
- 保持几秒，并根据运动处方完成要求的次数
- 将腿还原至起始位置

Ⅱ级 - 抗组屈髋

- 与Ⅰ动作相同方法相同，但在屈髋时在膝盖上施加外下方向的阻力。每个动作保持一定秒数，并且完成要求完成的次数
- 将腿还原至起始位置

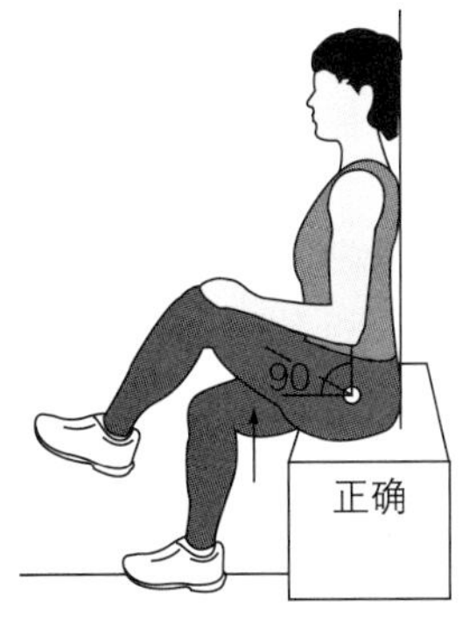

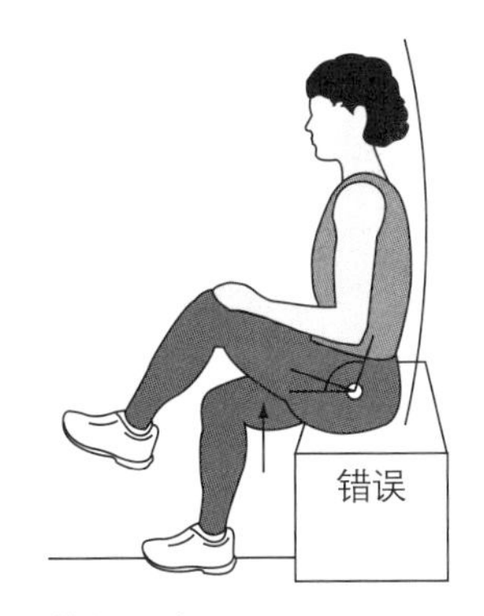

Ⅱ级：抗组屈髋

运动量：

组数 / 重复次数：__________

持续时间：__________

频率：__________

臀大肌的参与程度减少会对步态以及上楼梯的能力产生深度影响[131]。在步态中，臀大肌的活动为摆动末期髋关节屈曲减速，并且在首次触地及负荷反应期内作为伸髋肌进行等长收缩[131]。深蹲、上台阶、下台阶及由坐到站的训练为提高臀大肌产力能力的功能训练，功能性运动模式中

臀大肌的募集会促进适当的运动机制产生(见注19-5,图 19-17)。

髋关节外旋肌从首次接触地面时期到站立相中期激活,用于减速股骨内旋,并使足旋前。在步态的承重期和单腿支持相需要检查是否出现髋关节过度内旋的体征来判断可能会导致的损伤(如髋旋前,膝内翻,足旋前,髋关节内旋)。应避免使用髋关节内旋的矫形器。有医学证据指出矫正器对于运动学的效应小且不系统[187]。反而,应该侧重进行针对性训练(见图 19-10)和髋关节外旋肌控制功能再训练(图 19-18,见自我管理 19-2)。尽管存在足部以及踝关节相关的功能障碍以及使用矫形器具、髋关节外旋肌针对性训练可以辅助控制旋前(知识拓展 19-2)。

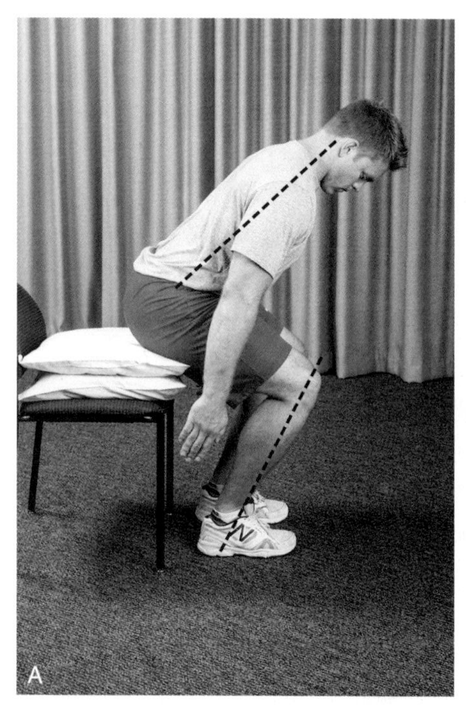

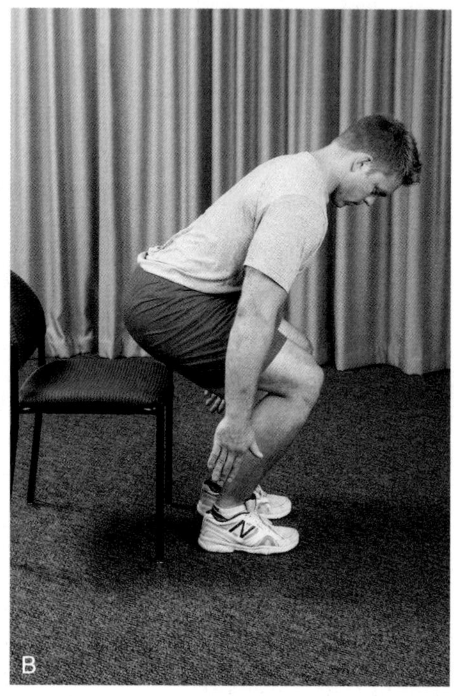

图 19-17 椅子下蹲训练(Chair squats)。注意躯干前倾,躯干的线与胫骨纵轴平行。A. 借助枕头可以降低椅子下蹲训练的难度;B. 逐渐拿走枕头可以逐步加大下蹲的幅度,增加训练的难度。要求患者只是下蹲到刚好碰触座椅的位置,而不是完全坐在椅子上

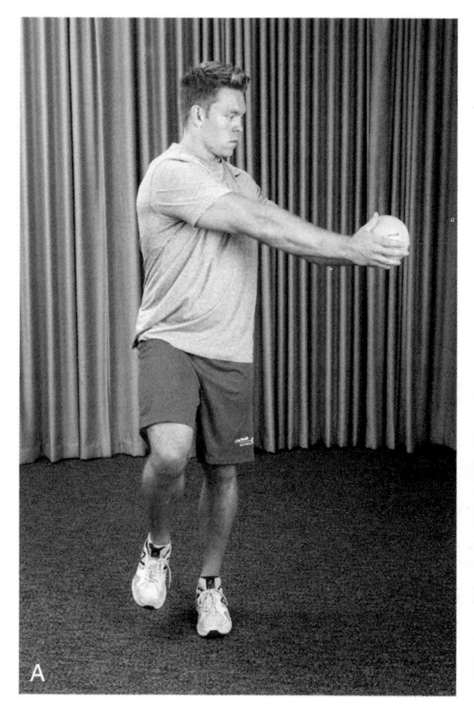

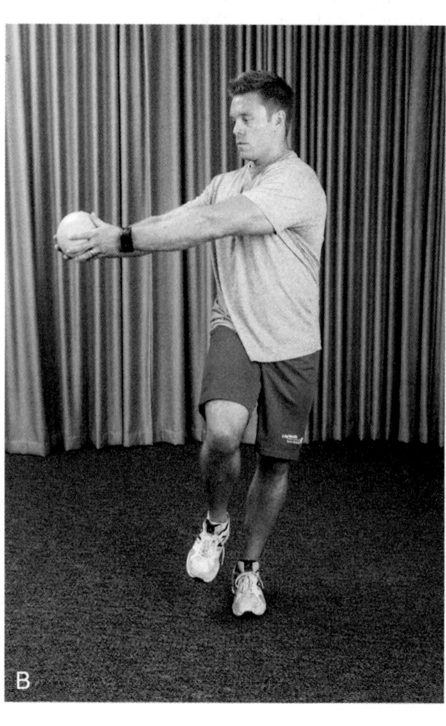

图 19-18 功能位下的单腿站立平衡髋关节旋转肌训练,通过借助躯干旋转和上肢阻力水平活动来实现外展(A)和内收(B)

知识拓展 19-2

一位57岁的女性患者，左侧单腿站立实验为阳性，双侧髋关节外展肌及髋关节外旋肌肌力弱。双侧出现轻度关节炎但并不想采取手术治疗。患者的步速较慢，核心区域控制能力较差，双侧旋前。请为病人设定三项康复训练将患者的功能最大化。

关节活动度、肌肉长度、关节灵活性及完整性障碍

关节活动度及关节灵活性的障碍会导致一系列的关节灵活性降低或关节过度灵活。关节灵活度降低的最常见的临床表现为患有关节炎的髋关节呈现出关节囊限制模式活动受限。关节过度灵活最常见的临床表现为髋关节先天发育不全，导致慢性的髋关节不稳。在这些临床情况中，微小的关节灵活动障碍都会对髋关节功能造成影响。关节稳定性是指骨骼肌肉组织对关节提供的阻力，是运动系统所有亚系统工作作用的结果。关节过度活动/活动度降低可能是由亚系统中的一部分或几部分损伤而引起，导致关节移动受限或过度，继而导致关节过度负荷[188-193]。

关节活动度过度

关节过度活动按照病因可分为关节运动学或骨运动学。“关节运动活动过度”是指关节的线性移动过度，而“骨运动活动过度”是指关节角度移动过度。“关节不稳”是指稳定结构功能不足，且连续的关节活动超过生理限制。不幸的是，在文献中“关节不稳”和关节活动度过度的交替使用容易产生困惑。之前认为髋关节不稳很少见，且通常与外伤有关[194-196]，或骨发育不正常如髋臼发育不良。尽管髋关节周围的骨性结构及强壮的关节囊韧带结构限制通常认为髋关节是稳定的，证据表明盂唇及髂股韧带存在的缺陷可能导致股骨头移位[197-199]，可能使髋关节发生早期的退行性病理改变[200]（证据与研究 19-7）。

证据与研究 19-7

髋关节发育不良的手术干预

对于一些髋臼发育不良的患者来说，Bernese 髋臼周围截骨术（bernese periacetabular osteotomy，PAO）为一种有效调整髋臼发育不良，稳定髋关节，并且改善股骨头与髋臼的接触面积[3,201-208]。一篇涵盖了13篇研究的系统文献回顾，涉及626个髋关节以及最少2年的回访（平均回访5年）。总的来说，79%的病人临床预后为良好至优秀，很少的患者需要进行全髋置换术（total hip arthroplasty，THA）（7.3%）[202]。这一篇回顾指出这一方法对于术前无关节炎或患有轻度关节炎的年轻患者最有利。当术前患有中度或中度关节炎，术后难以预测，且失败率升高。这一手术方法会导致术后关节活动度下降。最终，所有的文献都指出在短期到中期的随访中发现患者髋关节的疼痛程度降低，功能有所改善，然而术后早期不成功和/或临床效果较差的患者也在观察范围。这一手术并发症的发生率也值得一提，严重并发症为6%~37%。有经验的外科医生可能减少未来术后并发症的发病率[209]。这些研究并没有指出这一重建的长期效果，也没有证明其是否能够预防或延迟继发性关节炎的发生。由于现有文献提供的证据等级较低，并且目前对手术技术的改良，许多对PAO手术的影响因素尚处未知。未来的研究需要决定最佳的手术适应标准，导致手术失败的风险因素，最佳的畸形矫正标准，相关并发症的发生率以及相关的特点，以及辅助外科手术的角色。

关节囊韧带可能出现整体松弛或局部松弛。整体松弛与结缔组织障碍有关，然而局部松弛是由于急性损伤或反复承重下旋转力造成某一部分的关节囊韧带系统过度承受应力所造成。运动项目中涉及的重复轴向负重及旋转的动作，如体操，足球，网球，芭蕾舞，武术，以及高尔夫，可能会诱发局部结构松弛。髋关节周围的肌肉为髋关节提供主动稳定，也加强了正常髋关节及不正常结构的髋关节被动稳定性[192]。除了这一可能的重要作用外，对于肌肉和肌肉的协同机制，以及髋关节病理是否会对髋关节肌肉功能的影响尚不明确。目前，尚不确定哪一肌肉协同机制可能会将股骨头稳定于髋臼内。这主要是由于在实体进行关节稳定性及肌肉力量时测量时面临的内在复杂性。假设“髋袖”肌群是由深层髋旋转肌，髂腰肌和臀小肌组成[210]（注19-7；图19-10，图19-19，图19-20；自我管理19-5）。受试侧下肢置于分腿蹲或箭步平衡凳的训练也是为了在伸髋时期强化髂腰肌的功能（参见自我管理19-2）。

肌肉将股骨固定于髋臼中心的能力与肌肉的走向以及大小相关（参见证据与研究19-8）。

注 19-7
髋袖肌群

- 深层髋旋转肌后侧束
- 髂腰肌前侧束
- 臀小肌外侧束

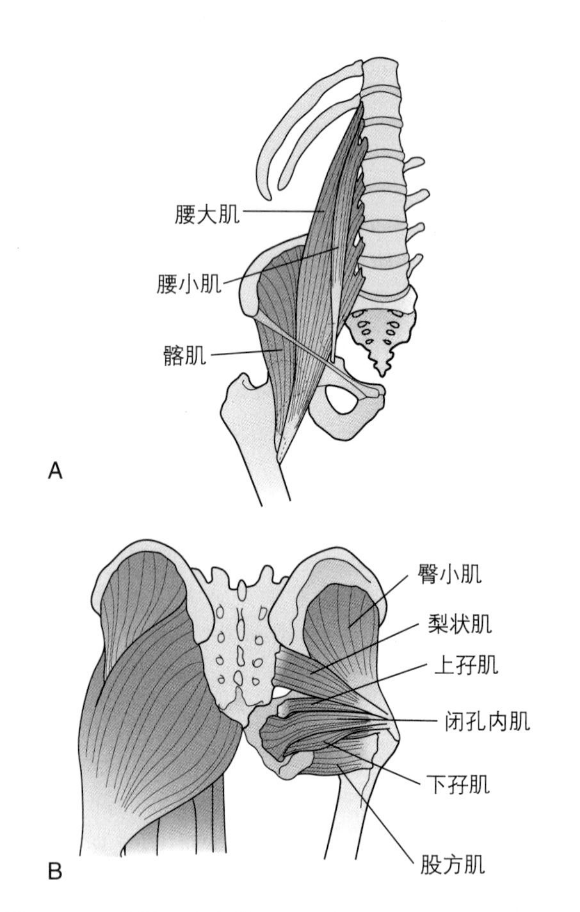

图 19-19 髋袖肌(A)髂肌和腰大肌。(B)臀小肌及髋外旋肌深层

证据与研究 19-8

髋袖肌的循证

Gray[211] 将短的髋关节旋转肌称为在所有髋关节体位下"可调节韧带"。猫的解剖研究和组织化学的研究也支持了这一观点,此部分的结构特点十分符合髋关节的旋转控制的需求:长度均等的短纤维;小羽状角纤维;生理横截面小;较大的慢纤维比例[212]。根据文献,人们认为短纤维[213]的功能是为髋关节提供稳定性而不是产生力矩[214]。Hodges 等人提出了一种易行且有效的方法来记录闭孔内肌的肌电反应,并且肌电的活跃度为肌肉的功能提供了直接证据[215]。根据此项研究数据可知,由于肌纤维的解剖方向,"可调节韧带"的功能可能在产生某些特定方向运动时受到限制,如外展,后伸,或外旋的情况下,而不是对整体情况而言。

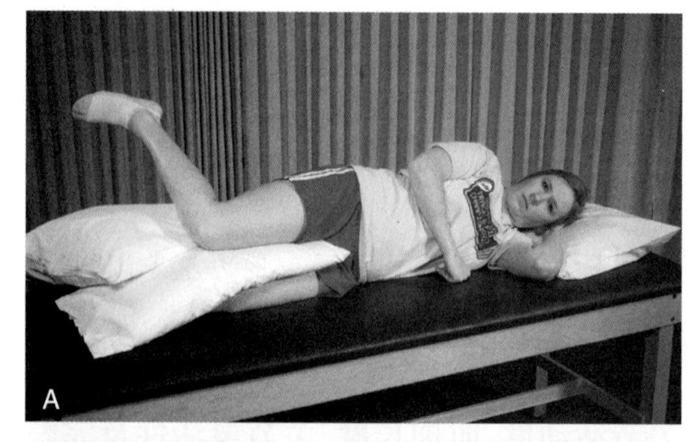

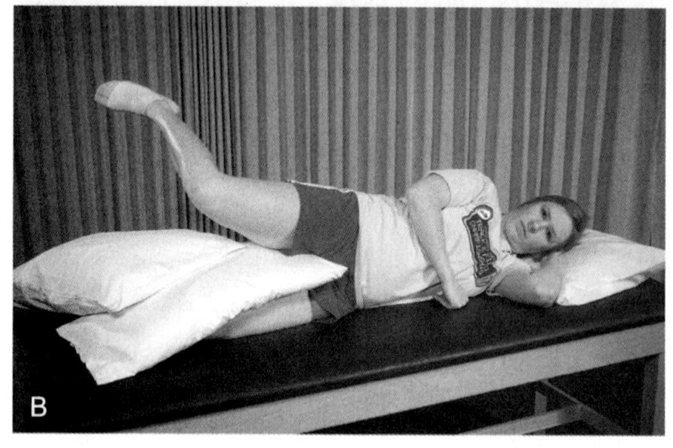

图 19-20 臀小肌力量训练对于对抗内收力矩稳定髋关节同样重要。(A)患者侧卧伸髋位,膝关节屈曲 90°,双膝之间垫一到两个枕头,使股骨在冠状面内位于中立位。引导病人膝关节内旋,同时足向上抬起(产生髋关节内旋)。(B)下一步针对臀小肌的训练,要求患者微微外展股骨,但同时保持髋关节后伸和内旋。为增加这一训练的难度,可在踝关节增加负重

臀小肌,为最深的髋外展协同肌,为髋关节提供外展,旋转,以及屈曲的功能[216]。然而,他的首要功能为髋关节和骨盆的稳定肌[216-218]。臀小肌的纤维走向与股骨颈平行[217],并且其附着于关节囊上部[219],为臀小肌是否是将股骨头稳定于髋臼的重要稳定结构的争论提供了支持。臀小肌可能对于稳定髋关节的重要作用是通过调节关节囊的松紧程度而完成的。一项关于肌电的离散研究为臀小肌作为稳定肌的观点提供了支持,在俯卧伸髋和站立相后期臀小肌的前部纤维均处于激活,为关节的前侧提供稳定支持,而不是为伸髋提供力矩[220]。

一项由 Andersson 等人[221]对 11 位受试者进行的肌电的离散研究,为髂肌作为髋关节的稳定作用,特别是在步态的站立相后期,提供了证据支

持。Lewis 等人[222]猜测髂肌和腰大肌的作用可能与肩袖肌相似，对关节的稳定除了通过肌肉附着处来实现外，还通过关节前侧的肌腱单元来产生。

Sahrmann[149]描述了髋关节屈曲时股骨非正常前移和髋关节伸展时股骨的过度前移的症状(股骨前移综合征)。这可能与关节囊后方紧张与产生髋关节屈曲力矩(主要是股直肌和阔筋膜张肌)和稳定肌(髂腰肌和深层的髋旋转肌不足)的功能障碍共同导致[222]。另一个综合征(股骨内收伴随内旋)被描述为股骨过度内收同时内旋，但髋关节不出现过度的线性移位[149]。随着股骨向外侧滑动的幅度增加股骨内收综合征的症状加剧，涉及骨运动学及关节运动学的过度活动度(股骨外侧滑动综合征)[149]。存在股骨内收或外侧滑动综合征的患者可能有比较宽的骨盆，明显的下肢不等长(抬高的一侧为患侧)，股骨内旋，膝内扣，以及足旋前均为诱发因素。这些力学上面的错误均会导致对外展及外旋肌群以及外侧关节囊韧带结构长期承受牵拉应力，导致在日常活动和运动中股骨产生过度的内收、内旋及外侧滑动。长期保持的姿势模式以及重复的运动可能是患者出现各种症状的诱因，使软组织延展性改变(如肌筋膜或关节周围组织)，可导致骨运动学模式或关节运动学模式的活动过度。

需要通过详细的检查来辨别骨运动学活动过度或关节运动学活动过度；后者的处理比前者复杂。无论什么病因引起的关节活动过度，任何运动性疗法的主要治疗目标是为了增加关节的稳定性，避免过度牵伸的组织或撕裂的组织(肌筋膜或关节周围组织)持续承受应力。通过改变姿势及运动模式来改善组织的长度 - 张力特性(被动亚系统)。一定量的力量训练可以改善肌肉表现，准确地训练可以改善所有相关的肌肉的运动控制能力。例如，如果一个病人在冠状面内出现活动过度，需要纠正姿势习惯，如二郎腿坐姿，或者患腿内收位站立。防止外侧结构承受过度牵拉力的方式可采取侧卧位双腿之间垫枕。髋关节内收肌牵拉可能用来缓解髋关节内收肌的张力(图 19-21)。

髋关节肌肉力量训练，特别是髋关节外展肌力量训练是物理治疗师常用语，是改善髋关节疼痛的方式，但当前的证据显示关节的稳定性可能需要通过对髋关节深层稳定肌特定方向的再训练而获得。尽管当前趋势强调了功能康复训练的作用，但是只进行功能康复训练对于有效再训练正

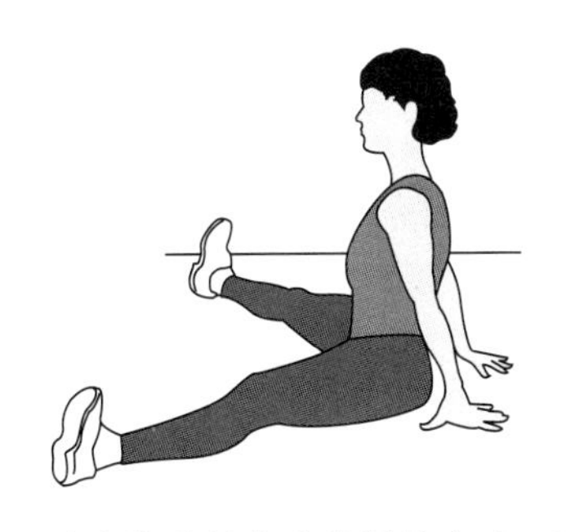

图 19-21 一种牵伸髋关节内收肌的方法。引导病人保持骨盆中立坐位(背部靠墙坐位可以防止骨盆后倾)，增大双腿外展幅度同时躯干前倾(常见的内收肌牵拉方式)

常的前馈姿势调节活动是不足够的[223]。这与当前处理腰椎、骨盆、颈椎和肩关节问题的原则一样，在对浅层整体肌强化前先解决局部肌肉的问题。对于髋关节病理的运动性干预方法是否首先需通过低负荷的训练强化局部稳定肌功能尚存在争议。

臀中肌(自我管理 19-4)和臀小肌(图 19-20)的力量训练对于对抗髋关节内收肌力矩提高髋关节稳定性非常重要。髋关节外展肌群和髋关节外旋肌群的力量训练的剂量应将以改变肌肉的肥厚性、改善关节稳定性为首要目的。

一旦出现内旋活动范围过度增加，一定要筛查关节是否出现前倾。通常关节前倾与髋关节外旋肌力弱相关(如深层髋旋转肌，臀大肌，臀中肌后部肌纤维)。在髋关节内旋活动过度的情况下，无论是否出现关节前倾，都需要进行髋关节外旋肌力量加强训练。为了增加训练的有效性，需将外旋肌的力量训练与姿势习惯矫正训练结合(如减少站立时股骨过度内旋的发生)，同时在闭链功能活动中进行动作训练来改善髋关节外旋肌的募集(患者相关指导 19-1 和患者相关指导 19-2)。进行髋关节外旋肌力训练时需要注意患者若出现前倾容易导致其外旋活动过度，导致关节运动学的过度活动(请见后面部分的进一步解释)。

患者相关指导 19-1

站立时膝关节位于足趾上方

髋关节的中间位置可能随着髋关节周围结构而发生变化。如果髋关节出现结构上的改变，治疗师会引导患者找到髋关节的中间位置

前侧

- 身体重量均匀分布在两足
- 骨盆两侧等高

- 左侧骨盆应与右侧在同一直线上(如一侧骨盆不应该在另一侧的前方)
- 膝关节与足在同一直线上;如果膝关节屈曲,膝关节应该在足中线的正上方
- 双足与髋关节同宽,轻度向外
- 大足趾向下踩的同时,足弓轻轻抬高

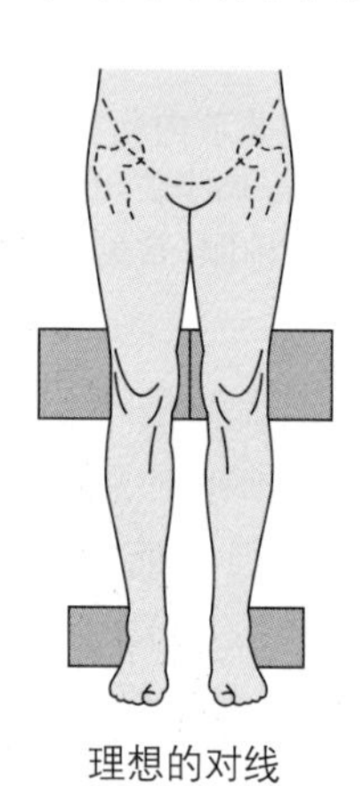

理想的对线

侧方

- 骨盆位于中间位。骨盆前侧的骨头应与耻骨在同一平面
- 膝关节不应当出现屈曲或绞索
- 足踝在膝关节下方,小腿与足部成 90°角

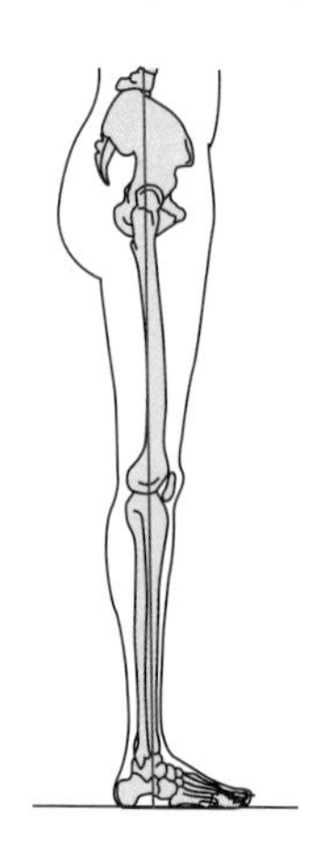

患者相关指导 19-2

步行时膝关节位于足趾上方

步行时

- 足跟落地的瞬间膝关节处于完全伸展位,之后瞬间微屈以吸收震荡。当身体重量在足之间转移,不应当出现膝关节向后扣锁的情况。膝关节过伸会降低对震荡的吸收,并且对膝关节周围韧带和关节表面承受不良应力。
- 尽管足跟落地时髋关节轻度内旋,但想着激活深层髋关节外旋肌以减速髋关节的旋转,可以防止当身体重量向足部转移时膝盖过度旋转。
- 尽管足跟着地时足弓会有轻度下坠(足旋前)以吸收震荡,但想着激活足部肌肉可以防止身体重量向足部转移时,足弓下降太慢或太快。
- 保持腹肌激活防止骨盆过度前倾。这一点对于将身体重心移至前侧足部非常重要,同时需要完成髋关节伸展。如果不激活腹肌,你的骨盆会在髋关节伸展时发生倾斜或旋转。
- 确保是由足跟落地过渡到足趾离地。如果某人在你后方,他或她可以在足趾离地的时期看到你的足趾。足部再次旋前是为下一次迈步做好准备。

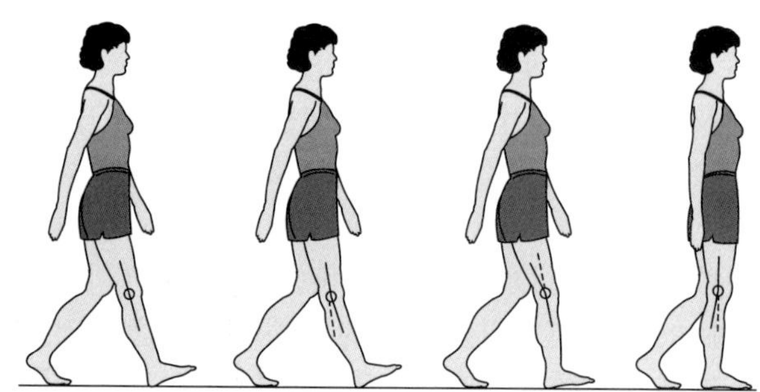

髋关节前倾的患者可能出现两种典型的关节活动过度症状,以代偿解剖功能障碍。髋关节前倾的患者可能是由于参与了一系列需要髋关节极度外旋的体育活动,如芭蕾和足球。在从事这些运动时需要极度外旋来完成一定的运动表现,因而被迫从功能上造成髋关节前倾。为达到股骨外旋的位置股骨会被迫向前外侧移动[224]。通常造成腹股沟前侧疼痛。最终导致髋关节前外侧方的活动度过度[224]。许多医学证据表明关节炎与前倾角增大之间存在联系[225-230]。有可能是因为患者明显的前外侧关节活动过度和髋关节前倾是导致关节炎发生的潜在因素。为防止或减轻这一功能障碍,应当对病人特殊的下肢生物力学以及外旋活动度受限进行教育。可能需要治疗师建议患者在休闲活动中参与不涉及大量髋关节活动的活动。

另一种常见的运动障碍是髋关节前倾的患者为了获得髋关节外旋的活动幅度而通过胫骨相对股骨的外旋而获得(图 19-22)[81]。这应当与胫骨旋转相区别,后者是解剖障碍导致的胫骨内旋或

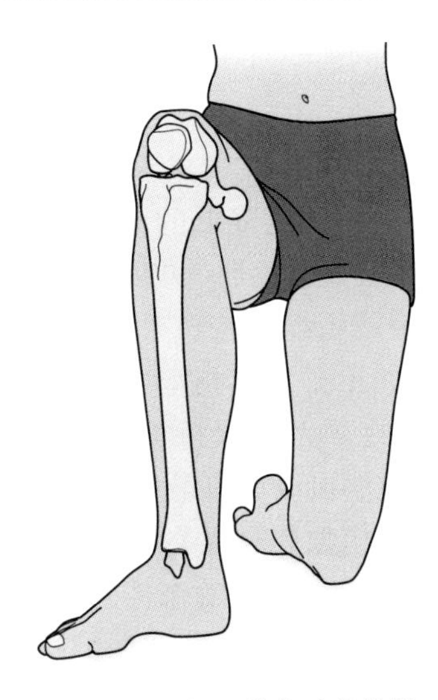

图 19-22 胫股关节过度旋转

外旋[231]。应当对存在这类代偿力线的患者进行相关下肢生物力学的教育，以及限制髋关节外旋的活动度来防止胫股关节的过度旋转和潜在的膝关节病理的发生[225,232,233]（知识拓展 19-3）。

知识拓展 19-3

一位 15 岁全身关节活动度过度灵活的女性。这位患者从事芭蕾舞和踢踏舞学习。她表示学习舞蹈后，其髋关节前外侧的疼痛加剧。她的臀中肌和臀小肌及深层髋关节外旋肌肌力弱，下蹲时水平面内的运动控制差，未发现其髋关节有后 / 前倾斜。请为此患者设计三个与运动项目相关的运动康复训练（至少包括一个闭链训练）以及一种贴扎方法来减轻患者的疼痛并且提高其髋关节稳定性。

一旦髋关节深层稳定肌和外展肌可以独立完成收缩活动，康复方案可以进阶到对此级稳定肌以及首要活动肌的训练，特别指出臀大肌，一旦运动控制和力量所允许，则需从无负重训练进阶到负重训练。在闭链功能活动中，提前激活深层髋外旋肌、髂腰肌和臀小肌，可以提高活动的效率。在此阶段也需要通过适当的肌肉牵伸训练和平衡训练来解决柔韧性和本体功能不足的问题。一旦获得足够的髋关节肌肉力量和肌耐力，可以进行功能训练和运动项目相关的训练。

关节活动度降低

关节活动度降低的障碍，特别在屈曲以及内旋方向，可以在所有年龄层次的人群中发现。髋关节屈曲以及内旋活动度的轻度丢失可能预示着早期关节炎的改变[76]或关节活动度降低是由于长期缺少使用而导致运动模式改变所引起。关节囊限制运动模式（见注 19-1）的出现可以作为髋关节关节炎的特征[76]。近期近一步研究发现髋关节撞击综合征（见图 19-4B）导致的髋关节内旋、内收活动减少与髋关节凸轮畸形导致的股骨头和股骨颈形态变化以及股骨与髋臼之间的角度改变相关联[234]（证据与研究 19-9）。

证据与研究 19-9

被动关节活动度

髋关节撞击综合征患者会出现内旋活动度以及内收活动度降低，不应该只考虑撞击部位的大小或者是否发生了凸轮样畸形，同样应该将髋关节的整个解剖情况考虑在内，特别是股骨的倾斜以及髋臼的覆盖范围。在 Audenaert 等人的研究中[234]，髋关节处于中立位时，内旋活动范围最大（平均 44.2°）髋关节的股骨前旋同时髋臼旋前。相反地，股骨和髋臼后旋时活动度最小（20.1°；$P<0.001$）。髋关节外旋活动度的变化趋势与内旋完全相反。髋关节屈曲活动度在股骨和髋臼前倾时最大（平均，113.5°）在股骨前倾，髋臼后倾时关节活动度最小（103.8°；$P=0.011$）。组间 Cam 损伤的大小以及关节活动存在显著差异（$P<0.05$）。在进行撞击实验的内旋活动度检查时，发现健康对照组的活动度的平均值为 27.9°，而在具备 FAI 影像特点但不存在症状的控制组中，内旋活动度平均值为 21.1°（$P<0.001$）在患者组中关节活动度为 12.3°（$P<0.001$）。Cam 畸形的大小，髋臼的覆盖率，以及股骨的倾斜程度可能都是可影响关节内旋活动度的变量因素。75% 的患者是受这三个变量因素共同影响的（$r=0.86$）。

结构障碍导致的关节活动度减少

应力方面，髋关节内旋会导致股骨头颈连接处前外侧与髋臼撞击，然而髋关节外旋会造成髋关节后侧撞击，关节外撞击发生在大转子和坐骨[235]并且关节内撞击发生于股骨头与股骨颈连接的位置与髋臼的后下方[236]。Ross 等人的研究支持了此观点，骨盆前倾增加 10°（髋臼向后旋转）会造成股骨与髋臼间的机械撞击，髋关节内旋活动度减少[237]。物理治疗师必须要注意骨盆位置改变对于髋关节活动度的限制以及结构损伤可能会导致的活动受限。这些情况适宜使用关节活动度训练或关节松动术。然而，所有的尝试应当是为了改善骨盆的3D位置，包括骨盆的整体位置及骨盆内力线位置（如骨盆前倾，骨盆侧倾，骨盆整体旋转，骨盆内旋转）（图19-6）。

退行性改变导致的继发性关节活动度降低

疼痛并不一定出现在关节炎早期和关节活动度降低的情况中。例如，关节炎（通过影像确诊）会引起明显的关节囊限制运动模式限制关节活动度，但可能不产生疼痛，哪怕关节囊受到较大的牵扯[76]。这一点常见于患有髋关节关节囊运动受限的中年男性。通常情况下，这一类人的主诉中不包括髋关节疼痛或相关日常活动度受限，但他们可能会强调下背部疼痛，因为髋关节活动度降低会导致他们过度进行背部活动。

髋关节屈曲和内旋是主要的关节活动度降低障碍，但髋关节后伸活动度受限是另一个常见的表现，特别出现在髋关节关节炎末期的患者中。存在髋关节前侧肌筋膜或关节周围结构僵硬的情况，可能导致患者在站立时骨盆处于相对前倾位。骨盆这一姿势可能会使患者尽力保持直立身体体态时会使骨盆前倾和腰椎伸展增加（图19-23A）。当从前屈体位回到直立的过程中病人会通过腰椎伸展和骨盆伸展来完成（图19-23B），如果骨盆不在中立位，在为了达到直立位时，骨盆前倾会导致腰椎过度伸展（图19-23C）。

与髋关节伸展活动度降低相关的一个发现为，长期骨盆前倾会导致腹外斜肌、腹直肌下部区域、腹横肌的姿势性力量不足。对于撞击综合征的治疗需要认真牵拉患侧的髋关节屈肌同时应用姿势纠正牵伸技术，干预相应的腹部肌群（见第18章）。

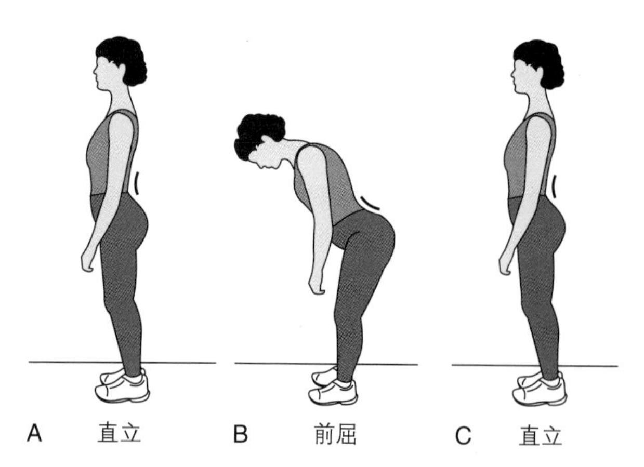

图19-23 A.骨盆前倾腰椎前突增大；B.从体前屈恢复到直立位的过程中，腰椎伸展，同时髋关节后伸；C.如果骨盆无法后旋达到中立位，患者在直立姿势时发生过度的腰椎伸展

特定的肌肉长度测试显示髋关节内收肌是导致髋关节伸展活动度降低的原因。通常，髋关节屈曲的活动肌（如股直肌、阔筋膜张肌/髂胫束和缝匠肌）僵硬或短缩。传统对髋关节屈曲活动肌的牵伸方法并不是基本指南中的最佳牵伸方案，因为此方法通常无法保持近端稳定（图19-24）。替代的牵伸方法可以获得最佳的结果。自我管理19-6解释了如何独立对髋关节屈曲活动肌进行被动牵伸。为了获得最大的牵伸效果，维持骨盆和脊柱的稳定，同时在膝关节屈曲的过程中保持股骨与胫骨的中立位。如果想独立牵伸阔筋膜张肌，建议在活动的末端股骨微微外旋外展。由于ITB受到牵伸，胫骨可能出现代偿性外旋。患者需要在牵伸的过程中将胫骨内旋中保持胫股的对线。

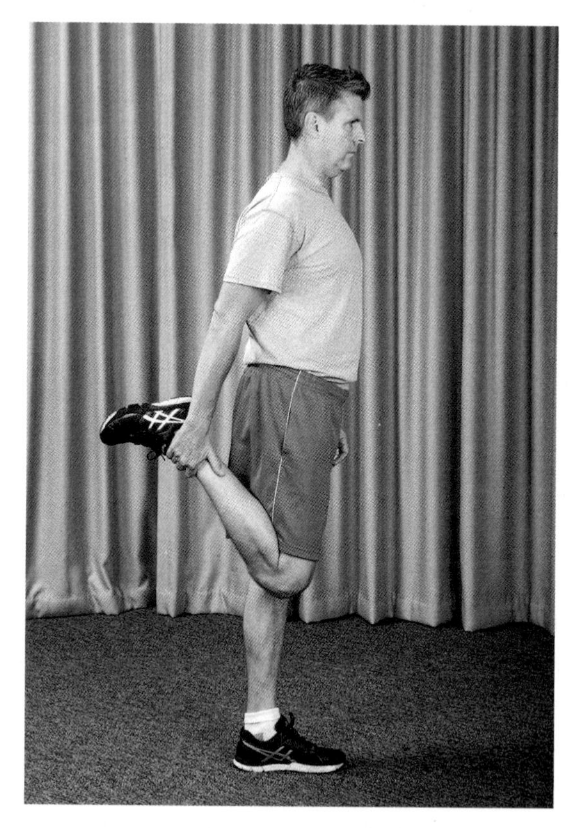

图19-24 站立位下，传统牵伸屈髋肌的方法不能有效稳定脊柱和骨盆。注意此模特在完成该常见髋屈肌牵伸动作时有骨盆前倾和髋关节屈曲的倾向

自我管理19-6

髋关节屈曲牵伸

目的：牵伸大腿前侧肌肉

起始姿势:

- 坐在治疗床边将腿抬起一半。
- 向后躺倒同时将双侧膝关节抱至胸部。
- 尽可能将双膝抱至胸部直至下背部刚好接触治疗床面。

运动方法:

- 当一只手抱着膝关节的时候,另一条腿朝向地面,同时保持膝关节屈曲 90°。你的下背部应该始终保持与治疗床面接触。
- 保持大腿在中线上,不要让腿偏向外侧。
- 避免大腿发生内旋。

动作变形:

- 将腿置于外侧。下侧腿内旋。缓慢地将大腿拉直中线直至你感觉到髂胫束的牵伸。
- 保持 15~30 秒。

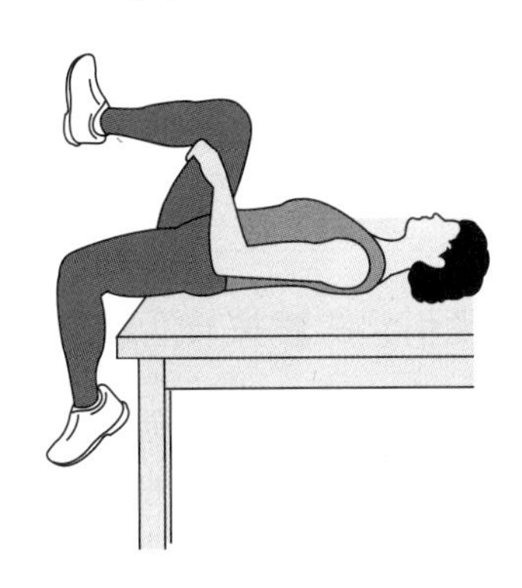

运动量:

组 / 重复次数:每侧肢体重复 4 次

频率:________________

第 17 章中的自我管理 17-5 解释了髋关节屈曲运动肌的主动牵伸方法。这一牵伸方法通过在髋关节伸展位下主动屈曲膝关节实现对髋关节屈曲运动肌的牵伸,同时通过收缩腹部肌肉来稳定骨盆。在这种牵伸方法中通过募集腹部肌肉来稳定骨盆可以同时牵伸髋关节屈曲运动肌,并在小幅度范围内加强腹部肌肉力量。

为保证获得的髋关节伸的活动度可应用于功能情境下,临床人员必须要确定在功能活动中使用恰当的运动模式。功能性运动模式的最佳表现需要在腹部肌群的控制下,在防止骨盆前旋的状况下完成髋关节全范围的伸展。

在功能活动中,如步态支撑相末期(见患者相关指导 19-2),由坐到站,深蹲的髋关节伸展,以及从前屈体位恢复直立(患者相关指导 19-3),获得髋关节伸展活动度以及骨盆位置的控制,对于改善特定关节活动度以及应用于日常生活活动中十分必要。

患者相关指导 19-3

骨盆中立位下完成从体前屈位恢复直立

从体前屈位恢复直立会发生:

- 通过髋关节引导动作,主动激活坐位肌(seat muscles)
- 不要拱背。为避免这一点通过激活深层核心肌群将肚脐向脊柱方向收缩
- 在脊柱活动结束前将骨盆拉向后方来完成活动
- 在前屈的末端,需要确保脊柱、臀部以及大腿肌肉完全放松之后再做反向动作

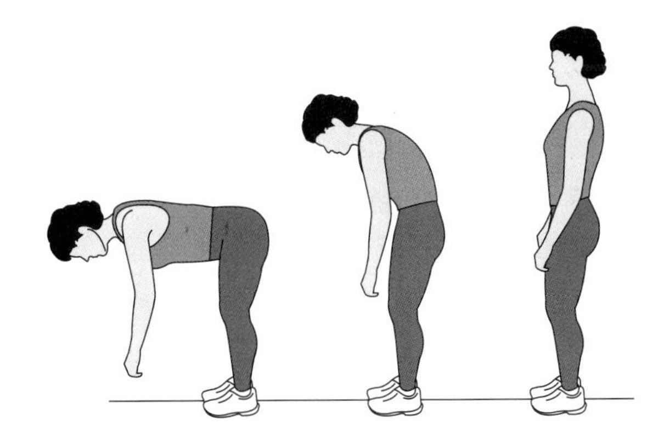

从深蹲位站直

- 确保完成动作时髋关节完全伸展骨盆保持中间位。完成动作时脊柱伸展
- 主动激活深层核心肌肉和腹部肌肉当你站立时保持骨盆的中立位。通过背伸肌最终完成动作

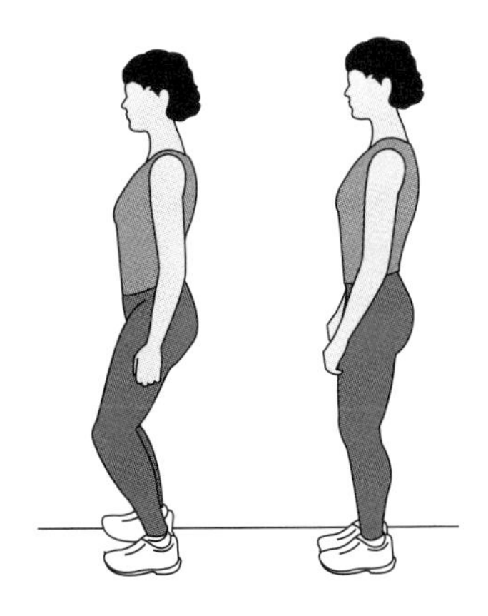

腰椎骨盆节律变化导致继发性关节活动度降低

髋关节活动度降低可能是由腰椎骨盆活动模式改变引起,是由于一系列人体测量(如重心高度的变化)、职业及环境(如运动,休闲,爱好)因素共同导致。根据假设,最终髋关节活动度降低,腰椎及骨盆内的活动度增加。这一发现是通过躯体前屈时通过测定腰椎骨盆节律而得出的[238-242],特

别是在前屈动作的早期。研究人员发现髋关节屈曲活动度减少与腰椎屈曲活动度增加之间存在显著联系。这一相关性对于临床人员开设运动处方以及重获运动模式至关重要。功能活动,如前屈刷牙、整理床铺及从冰箱内拿物品,引起轻度髋关节和腰椎屈曲。髋关节僵硬可能是由于关节囊、韧带或肌筋膜结构延展性降低导致,可能会引起在前屈活动中腰椎过度活动,因此最终可能导致腰椎的病理改变。增加髋关节屈曲活动以及腰椎稳定性的训练是由前屈活动中腰椎骨盆节律再训练,对于减轻这一类病人的下背部疼痛至关重要。一项非常重要的髋关节及腰椎活动的再训练详见自我管理 19-7。

自我管理 19-7

手 - 膝位摇摆训练

目的:改善髋关节活动度,牵伸髋关节后侧肌肉,训练髋关节、骨盆以及脊柱的独立运动。

起始位置:

- 手膝跪位,髋关节位于膝关节正上方,手位于肩关节正下方。
- 膝关节和踝关节与髋关节同宽,足直接指向后方。
- 脊柱保持水平下背部微屈,骨盆微倾,保持髋关节 90°。

运动方法:

- 只有髋关节向后滚动。一旦感觉到背部的运动就即可停止。

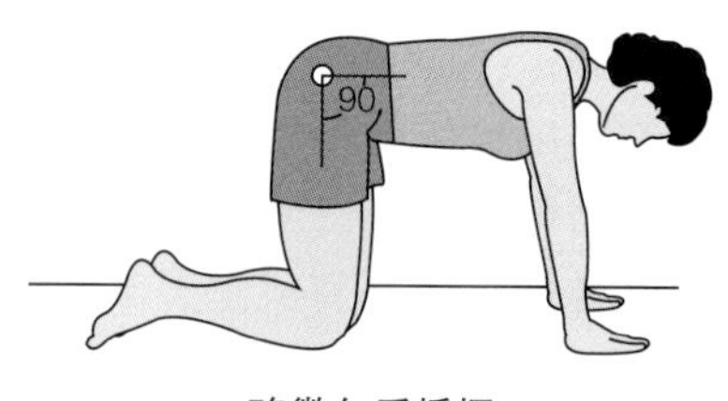

略微向后摇摆

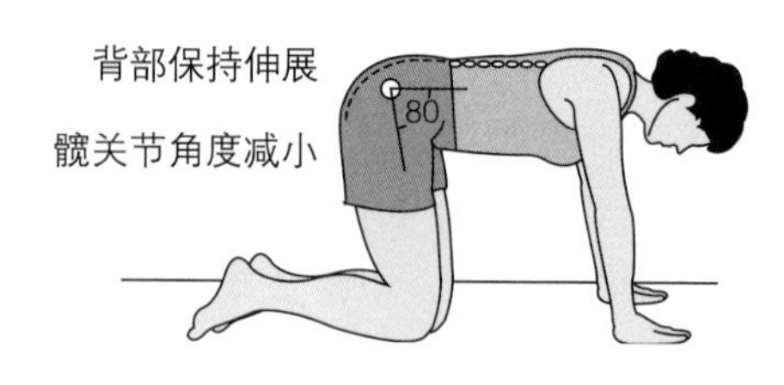

活动演变:

- 你的物理治疗师可能会要求你在双足跟处夹住一个球或者一个毛巾卷以激活深层髋关节外旋肌群。这可以帮助将髋关节稳定于关节窝,防止发生过度的髋关节屈曲。

运动量:

组数 / 重复次数:________________

频率:________________

腘绳肌的长度引起的髋关节活动度不足

腘绳肌可能是引起髋关节僵硬的一个潜在因素[242]。图 19-25 为常见的腘绳肌牵拉方法。可以通过髋关节旋转分别针对腘绳肌内侧束及外侧束牵伸,通过髋关节内旋侧重腘绳肌外侧束的牵伸,外旋髋关节侧重牵伸腘绳肌内侧。因为腘绳肌为运动肌,因此想要获得最佳牵伸办法需要通过保

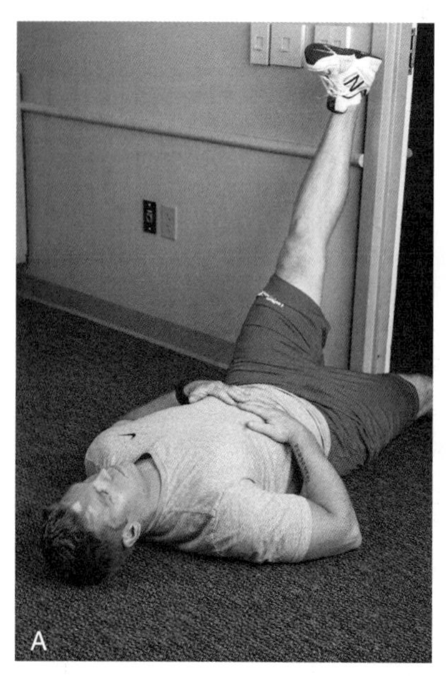

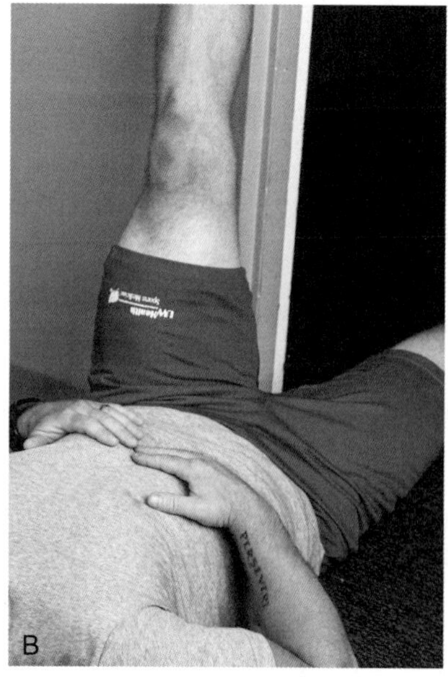

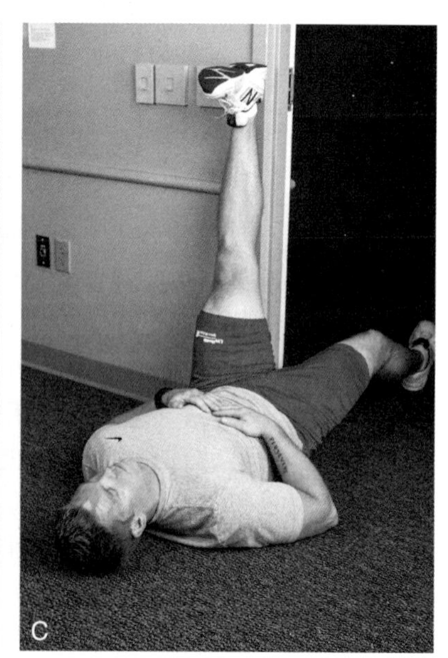

图 19-25 (A)仰卧位下在近端固定的情况下被动牵伸腘绳肌。(B)骨盆旋转是此牵拉技术中常见的错误。(C)骨盆后倾是此牵伸方法常见的另一个错误

持膝关节伸展时屈曲髋关节。腘绳肌被动牵伸后，需要进行主动训练以确保腘绳肌在功能训练中维持其新获得的长度。一项在主动活动中对腘绳肌长度的训练详见自我管理 19-8。

自我管理 19-8

坐位伸膝训练

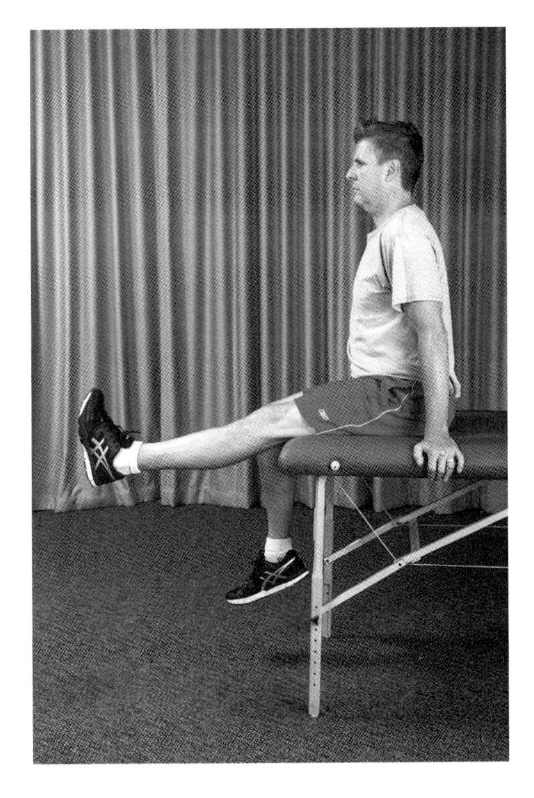

目的：

牵伸腘绳肌和小腿肌群，并且训练下背部与骨盆以及髋关节和下肢之间的独立运动。

起始位置：

- 坐位下背部伸直，骨盆直立，双臂位于体侧

运动方法：

- 激活深层核心肌群，特别注意腰部多裂肌。
- 慢慢伸直膝关节，确保骨盆不向后滚动。当你开始感觉到大腿后侧出现紧张感时停止伸膝。保持此姿势数秒。
- 动作变化：
  - 膝关节尽可能伸直，踝关节尽可能背伸
  - 在开始牵伸前将髋关节和膝关节外旋
  - 在开始牵伸前将髋关节和膝关节内旋

运动量：

组 / 重复次数：________________

持续时间：________________

频率：________________

髋关节关节活动度不足的结果

髋关节活动不足可能会导致运动链中的其他区域（腰椎及膝关节）承受过度应力。在下蹲的运动中，髋关节屈曲活动度不足可能导致腰椎屈曲方向的活动增加（图 19-26A）和 / 或膝关节的屈曲活动过度（图 19-26B）。髋关节活动度降低常见于膝关节过度使用的情况中，如髌股关节紊乱和髌腱炎。改善髋关节活动度提高下蹲运动模式中臀大肌的肌肉表现能力可以减少膝关节承受的应

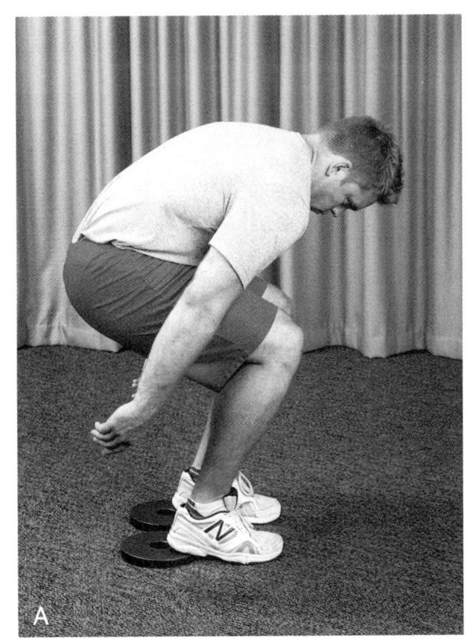

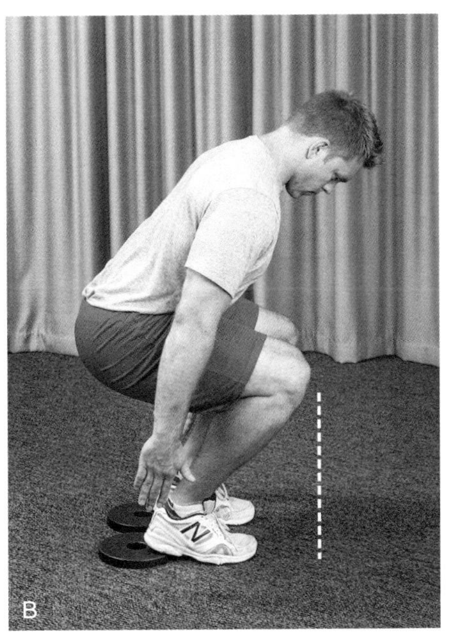

图 19-26 深蹲。A. 错误的深蹲技术，通过增加腰椎屈曲以代偿髋关节屈曲活动不足；B. 错误的深蹲技术，通过增加膝关节屈曲以代偿髋关节屈曲活动不足

力。在渐进深蹲训练中采用优化的髋关节及膝关节的运动可以降低下背部及膝关节所承受的过度应力(自我管理 19-9)。

自我管理 19-9

深蹲渐进训练

目的:渐进性训练髋带周围肌肉并对髋关节及脊柱独立训练。

起始位置:身体重量均匀分布在双足,脊柱和骨盆位于中立位。髋关节的中立位可能会根据周围结构而产生变化。向你的物理治疗师询问你的髋关节中立位置。

运动技术:

Ⅰ级:膝关节微屈训练:

- 缓慢弯曲膝关节和髋关节。
- 膝关节不要超过足尖。想象身体重心轻微后坐。
- 下蹲过程中确保足尖始终朝前,膝关节位于足尖上以及骨盆的水平高度。
- 一个好的做法是在下蹲和直立的过程中以及动作结束后,保持双下肢与躯干平行。
- 通过臀肌及大腿前侧肌肉返回直立位。确保完成直立过程后脊柱和骨盆恢复中立位。

Ⅰ级:Ⅱ级借助椅子完成深蹲

- 完成Ⅰ级的动作,但降低身高到椅子加(　　)个枕头的高度。
- 慢慢下蹲,但避免坐在椅子上。挑战在你完全坐在椅子之前保持住。
- 通过臀肌及大腿前侧肌肉返回直立位置。确保完成直立动作后,脊柱及骨盆恢复到中立位。

Ⅱ级:Ⅲ级部分深蹲

- 完成Ⅱ级的动作,但是不借助椅子来做动作停止的标记点;而是尽可能的下蹲到你可以承受的高度。
- 随着你深蹲的幅度加深,髋关节的屈曲幅度也需要增加(记住你的膝关节不能超过足尖),同时保持平衡。
- 确保在运动过程中不可拱背。脊柱应该保持中间位,可以出现轻度屈曲,与起始位置有关。物理治疗师会建议运动过程中脊柱应该保持的姿势。

Ⅲ级:

- 演变

双手分别握哑铃完成Ⅲ级的动作。

使用杠铃在深蹲架中完成Ⅲ级的动作。

运动量:

组数 / 重复次数:________________

频率:________________

重量:________________

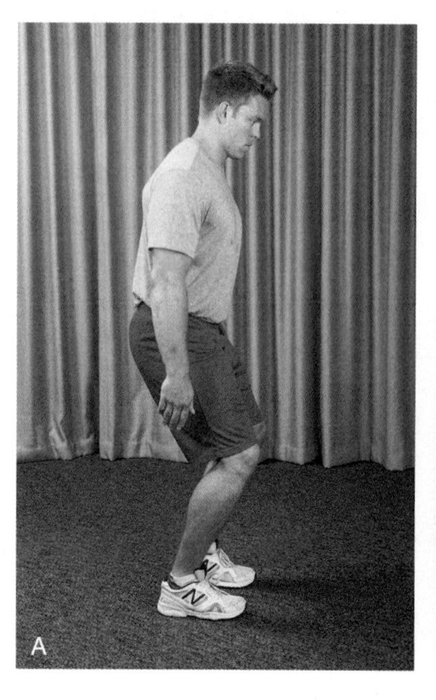
A

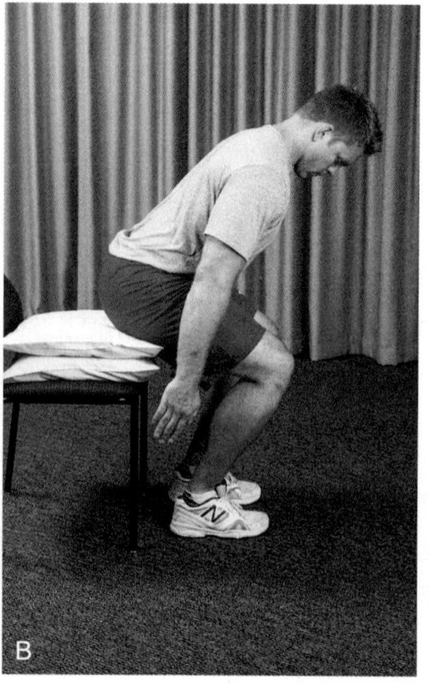
B

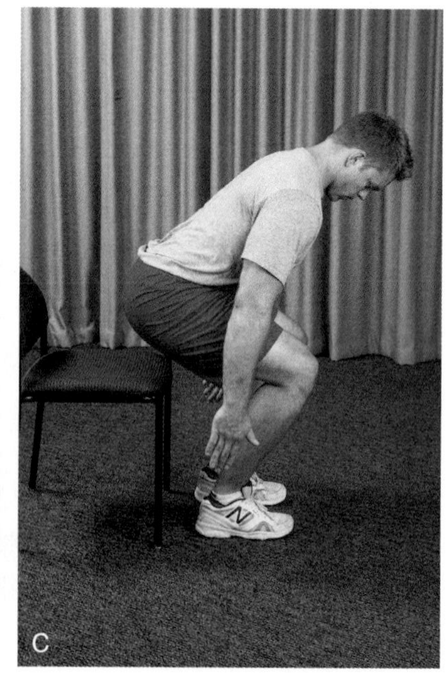
C

平衡

接近25%~35%超过65岁以上的老人每年会摔倒一次或更多[243-245]。65岁以上老人摔倒会导致人群的发病或者死亡[246,247],许多摔倒会导致髋关节骨折[248]。髋关节骨折是国际性的公共健康问题。在世界范围内,每年发生大约150万起髋关节骨折,粗略地计算65岁以上髋关节骨折有34万发生在美国[249]。预计2050年世界范围内会发生390万骨折,其中超过70万发生在美国[249]。女性髋关节骨折的发生率是男性发生率的2倍[250,251],并且在美国[252]、荷兰[253]、法国[254]和芬兰[255]养老院居民髋关节骨折的发生率是非养老院居民的3~11倍。髋关节骨折对患者的健康以及医疗花费产生明显影响。低骨密度、低钙以及低维生素D水平[256]、之前脆性骨折以及摔倒的高风险[257-259]可以用来预测髋关节骨折的高发生率。苯二氮草类药物治疗也被认为会增加老年人群中髋关节骨折发生率的50%[260]。改善功能活动中的姿势稳定性是综合且涉及多个层次,不只涉及平衡同时包含内在因素(如力量,本体感觉,神经肌肉系统的完整性,疼痛,视觉,以及某些情况下对摔倒的恐惧)[261,262](证据与研究19-10)。

证据与研究 19-10

平衡的运动干预

2011年的一篇Cochrane系统评价:运动能有效改善住在社区或看护机构的老人的平衡能力[263]。

评价表明平衡会在运动后产生积极的效果,但不会在停止运动后持续有效。对于现存证据的理解十分必要,特别考虑到首要研究结果数据的缺失程度。根据现有数据,这篇系统回顾文献指出,与传统活动相比一些运动形式对于提高老年平衡能力的效果中等,至少在采用干预措施后的表现是这样的。这些数据涉及的运动方案包括步态训练、平衡、协调训练以及功能训练,并且力量训练至少"间接"地提高了平衡的量化测试,利于起立行走测试、单腿站立测试、行走速度及一些列主观平衡评价、Berg平衡量表。尽管运动方案的持续时间和频率不同,总的来说,有效的方案通常持续3个月,每周训练3次,涉及站立、平衡挑战训练。研究提供了停止训练后的数据,但是却没有给出训练组与对照组之间的差别,可能说明了只有患者执行运动方案时才会对平衡产生积极效果。

太极对于改善正常老年人的姿势稳定性以及平衡控制十分有效[264-267]。太极的渐进训练侧重学习对不稳定性的纠正策略而不是过度将注意力放在将身体重心控制在支持平面内。高级水平的太极是为了满足在控制状况下稳健的目的,涉及新的运动策略并且提高了参与的自信水平。

生物反馈测力平台系统也可以用于姿势稳定训练和平衡控制。然而,生物反馈测力平台系统的侧重点与太极平衡训练不同。前者侧重于改善身体重心分布或在运动时最大限度稳定压力重心的分布,而后者是侧重于学习运动控制跨越极限。除此以外,力学稳定平台系统使用视觉反馈,可能不如其他内在反馈同样有效,如本体感觉[268]。临床变量试验并没有表明使用生物反馈力学平台会降低摔倒的发生率或者延迟摔倒的发生[269]。这可能由于控制静止站立或施加中度随机干扰时对压力中心的控制能力训练只是特定的机械上姿势训练,可能无法很好地转换至功能情境当中。

能够有效治疗患者平衡失调需要了解导致平衡障碍的潜在原因。治疗平衡障碍必须重视导致平衡失调的内因以及外因。这需要进行大量的检查和肌肉表现、关节活动度、关节灵活性、前庭功能、平衡反应及环境因素的评估。受训于平衡相关康复的临床人员表明进行多层次、个性化的训练方案可以解决与平衡不足相关的障碍以及活动受限,可以改善平衡及活动功能,降低摔倒的可能性[67]。

注19-8呈现了可以帮助从业人员改善平衡能力的髋关节活动的一般指南,注19-9举例了平衡渐进训练任务(知识拓展19-4)。

注 19-8
平衡训练指南

- 治疗平衡障碍的训练项目包括太极、渐进训练及电脑化平衡设备,由特定跨步方式或抓握反应代偿策略引起的问题(如侧方体重转移,快速脚步或上肢活动,交叉步)需要解决。这些技巧可以通过无法预测的运动条件而获得,如使用致密的泡沫垫或外界干扰,如同伴推拉患者破坏其平衡。渐进到单腿训练需谨慎,特别由于这一姿势是许多老年人摔倒前的姿势
- 训练平衡控制、跨步以及抓握策略时不只应用于最后时期。这些策略可开始应用于很早时期,身体重心依旧位于稳定极限内时[269]。平衡训练的一个目标可能是在面对姿势稳定性和平衡逐渐受到挑战时,减少跨步和抓握策略的发生。注19-9提供了单腿平衡训练的例子。这一训练的目标是能够完成单侧肢体平衡,渐进至发生自身干扰时(如上肢活动)的平衡,且不使用抓握或跨步策略防止摔倒

- 对于前后方的干扰，固定支持踝关节策略（如踝关节周围肌肉对重心运动做出的反应）可能对于失稳的早期做出反应，之后进行跨步或抓握策略[269]当施加前后向平衡干扰动力时（如单足站立上肢矢状面内运动），我们期盼踝关节可以提供稳定应力保持姿势的稳定
- 固定支持髋关节策略（如髋关节肌肉应对重心的运动）被限制于跨步策略或抓握策略受到阻碍的特殊情况下[269]。固定支持髋关节策略不适用于一般情况
- 侧方失稳会使对代偿性跨步的控制复杂化，因为下肢运动受到解剖或生理限制以及相关单腿平衡需求增加。老龄化髋关节骨质下降可能会造成侧方姿势稳定的控制减弱，可能会与侧方摔倒有特殊的相关性[270]。对于老龄人群来说特别要进行冠状面内提供失衡力的训练（如单腿站立上肢冠状面内运动）。对于此类人群侧方跨步策略对于恢复防止摔倒的技术特别重要
- 在未通过完整训练计划获得功能平衡控制前可以借助辅助器具完成平衡控制。非利侧手使用手杖可以降低摔倒率近4倍[271]。手杖通过指间传递的皮肤信息，以及稳定表面传递的信息较视觉传入信息更能有效地控制站立时的摆动[271]

注 19-9
渐进平衡训练举例

- 从稳定平面上进行单腿平衡训练过渡到不稳定平面如致密泡沫垫上训练。
- 从稳定平面上进行单腿站立同时旋转头部过渡到致密泡沫垫上训练。
- 在稳定平面内单腿平衡训练，同时上肢在冠状面，矢状面或水平面内活动，过渡到在致密泡沫垫上进行。
- 完成之前的平衡训练，但是头、眼跟随上臂活动。
- 单腿平衡稳定训练合并躯干活动以及上半身对侧屈曲以及旋转（如触摸同侧踝关节及足）以及同侧躯干伸展或旋转（如够上方，侧方以及头后的物体），并且头、眼跟随上肢活动
- 负重完成前三项训练

知识拓展 19-4

一位81岁的老先生因“平衡能力差”需要接受“评估和治疗”转诊给你。这位病人行动十分缓慢，步长很短，躯干屈曲姿势僵硬，并没有使用助行器具。病人单腿站立只能维持1~2秒即使在平静站立时也会出现躯干摆动。病人的髋关节屈肌及内收肌的柔韧性下降。请为此患者设计三项干预手段提高患者的安全并使其功能最大化

姿势与动作障碍

髋关节的姿势以及动作训练被用作最佳化髋关节的运动肌运动学，同时对于运动链中的其他关节的运动肌运动学也有积极的作用。相似地，运动链中其他关节的姿势及动作训练也可以影响髋关节的运动及运动学。侧重于姿势以及动作的干预办法是所有治疗性运动手段的关键。教授所有动作时需要特别注意姿势以及运动的细节。所有的病人应当通过说明了解如何避免引起症状的姿势及运动习惯，并且养成可以减轻或消除症状的新习惯。

提到髋关节的力线，了解骨盆倾斜并不是唯一造成髋关节在矢状面内成角的原因很重要。膝关节的角度也可以影响髋关节所成的角度。例如当膝关节屈曲，即使骨盆倾斜程度接近中间位，髋关节也会屈曲；当膝关节过伸，即使骨盆轻度前倾，髋关节也会伸展（图 19-27）。所以，在矫正髋关节姿势时，要确保纠正骨盆的倾斜和膝关节的角度，这一点同样适用于水平面及冠状面内的姿势障碍。

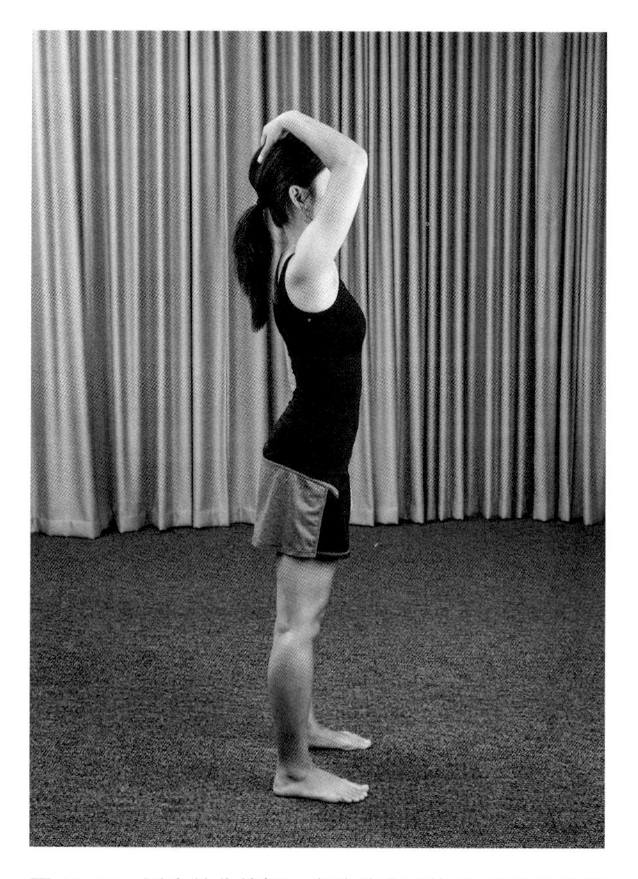

图 19-27 图为骨盆前倾。当膝关节过伸时，虽然骨盆前倾，但髋关节也处于伸展位

髋关节的运动障碍,以及姿势障碍可能会受到其他节段障碍的影响。对于引起髋关节运动障碍的任何原因需要通过患者检查中收集资料进行确诊。例如在上台阶活动中髋关节屈曲受限可能是由髋关节屈曲活动度丧失、关节灵活性下降、髋关节屈肌力量差、躯干稳定性差引起。只有通过全面的检查才能了解引起运动障碍的原因。一旦确定潜在因素,需要采用适当的手段解决相关的障碍。

为引起姿势或动作的改变,关节灵活性、长度 - 张力特性及肌肉的表现能力必须达到功能水平,并且运动觉中对关节位置、关节运动的感知或特定的肌肉募集形式也需要提高。

任何手段的首要关注点应当是改善身体功能障碍,达到功能水平。在解决这些障碍达到功能水平后,需要逐渐过度到特定运动,即从解决生理障碍到更着重强调功能训练中的姿势及运动模式,并且主要强调功能在训练后开始活动。用于改善髋关节姿势及动作的运动方案详见本章。

下肢不等长

尽管下肢不等长(LLD)是无法独立于髋关节的姿势障碍,因为髋关节的功能是作为一个传递器,将地面与下肢的力传至躯干与上肢。功能性下肢不等长是最难以被诊断以及治疗的。几乎任何偏离原本正常运动平面的骨节段产生运动时都会与其关联的近端骨或远端骨间产生较短或较长的距离。骨性位置的改变可以发生在任何节段及任何轴向运动。任何节段发生的轻微位置改变,加上其他阶段的轻微位置改变,可以导致实质性下肢不等长的发生。

更复杂的是,功能性下肢不等长可以与结构性不等长同时存在——有时是加重了下肢不等长,也有时是作为代偿出现。如结构原因导致的较长一侧肢体可能会产生骨盆侧倾、膝关节屈曲或足旋前的代偿。在准确判断下肢不等长的类型、节段、功能性、结构性或混合型的下肢不等长后,应确定适当的手段进行干预。

治疗下肢不等长的方法从姿势及动作训练,到鞋垫矫正,到各种手术技术,包括下肢延长术,下肢截骨术,以及骺骨干固定术。在确定下肢不等长无法通过姿势和动作训练进行纠正后,需要考虑其他的手术或非手术治疗。对于哪种程度的不等长下肢需要矫正治疗尚存在争议(证据与研究 19-11)。

证据与研究 19-11

下肢不等长

Reid 和 Smith[272] 建议将下肢不等长分为三个类别:轻度(0~30mm),中度(30~60mm),以及重度(>60mm)。因此,轻度应当不接受治疗或接受非手术治疗。中度情况需要根据具体的情况决定治疗并且某些情况需要考虑手术。而重度下肢不等长则需要手术纠正。Moseley 则提出了一个类似的分类:0~20mm 差异不需要治疗;20~60mm 差异需要矫形鞋垫,骺骨干固定术,或截骨;60~200mm 差异需要延长术可能合并或不合并其他方法;>200mm 差异时需要佩戴假肢[273]。

结构型下肢不等长 轻度下肢不等长最常用的治疗方式是使用足跟垫、鞋垫或在较短侧肢体使用垫高垫。一般来说,矫正鞋垫的矫正程度超过 20mm,然而矫正应当通过鞋垫达到[274-275]。如果存在马蹄内翻足的解剖障碍,足跟垫较完整的鞋垫来说更加适宜。垫高的程度是根据下肢的差异以及治疗师想要矫正的幅度而定。下肢长期存在显著结构差异的个人无法接受过快的明显改变,因为骨组织及软组织的适应改变需要一定时间。以不频繁的间隔每次采用最小高度的调整直至需要的最大程度。

功能性下肢不等长 治疗功能性下肢不等长应当考虑每一涉及节段的生理障碍以及每一节段之间的相互影响。例如,功能性下肢变短是由于股骨和胫骨内旋以及足旋前造成,可能与以下功能障碍相关。

- 被拉长或力量不足的臀中肌后束肌纤维以及深层髋外旋肌。
- 被拉长的或力量不足的足部旋后肌群。
- 前足旋前。

适当的运动与姿势和动作训练对于减轻相关障碍来说十分必要。生物力学支持也是必要的补充治疗手段。

因下肢运动链旋前(如股骨内旋、膝外翻、足旋前)导致的下肢不等长的患者,可能通过短期或长期的足部矫形器辅助控制整条运动链旋前。然而,借助矫形器补救运动链内的生理障碍时需要当心。受限需要借助运动手段来改善导致旋前的身体功能障碍。如果需要更高的水平来控制旋前的情况,可以使用矫形器作为一种有用的辅助手段。

使用鞋垫或足跟垫来代偿功能性下肢不等长时需谨慎。因错误的策略导致身体重心超过了支持面的下肢不等长，患者没有使用足底垫的必要。这一类患者更常见的情况是持续采用相同的错误运动策略导致功能性下肢不等长加剧。例如，在步态的首次触地时期，较短侧的下肢可能由于功能上不足则会将髋关节置于内收位，使重心在支持面内最小幅度移动。在将足部垫高后，可能会继续使用相同的步态策略，导致下肢不等长幅度扩大。通常，不需要借助矫正器，训练患者髋关节的正确定位并使重心在支持面内的正确移动，就可以减轻下肢不等长的程度（见自我管理 19-2，Ⅰ级和Ⅱ级）。

常见诊断的运动疗法

尽管难以在这里呈现所有针对髋关节诊断的完整处方和干预计划，但会选取一些诊断的分类呈现在这里。每种诊断会从病因、检查和评估结果、建议的干预方式（强调以治疗性运动）等方面来介绍。

关节炎

关节炎是一种常见的关节炎症，美国有 2 700 万成年人患此病[276]。在美国 30 岁以上的人群中，出现相应症状的髋关节大约占 3%[274]。关节炎发病率随着年龄增长，并且存在明显性别特异性[277-280]。其他髋关节关节炎的危险因素包括发育紊乱（儿童股骨头缺血性坏死，先天髋关节脱位，股骨头骨骺滑脱），基因因素，损伤病史，运动，下肢不等长[57]。因为关节炎的流行率随年龄增长，所以随着空前婴儿潮时代出生的人变老后流行率会更高。

关节炎是一项复杂的疾病其发病原因是由生物力学和生物化学导致。系统性因素（如基因，饮食摄入量，雌激素使用，骨密度）、局部生物力学因素（肌肉力量不足，肥胖以及关节松弛）与关节炎的相关证据逐步增加。这些危险因素对于承重关节的影响尤为重要，改善这些因素可能对于预防关节炎引起的疼痛及功能障碍有效。读者可以参考第 12 章对关节炎发病原因的深度讨论（证据与研究 19-12）。

证据与研究 19-12

髋关节关节炎

关节炎是一种常见的致残疾病。由于对慢性疾病的治疗水平提高以及传染病的低死亡率，因此美国人开始老龄化，老龄美国人得忍受一些残疾，其中包括髋关节关节炎。到 2030 年，预计患有关节炎以及其他慢性骨骼肌肉症状的老年人的数量会加倍，从 2005 年的 2 140 万人达到 4 100 万人[281]。在美国，由于人口老龄化以及肥胖的威胁髋关节关节炎的负担逐渐加重；因此预计对全髋置换术的需求每年会增长 174%，到 2030 年达到 572 000[281]。基因因素对关节炎的发病率的影响，相对于局部因素（如力学）而言，系统性（基因性）诱因（关节炎骨节，希伯登节或布夏尔氏节）对全身性骨关节炎（通常累及至少三个关节以上）的影响更为显著。有可能在年少时期就已经接受全髋置换的患者就是受到基因特性影响的。然而，其复杂性还会受到力学应力对局部形态特点的影响，如轻度先天髋臼发育不良、非球形股骨头、颈干角，能会在髋关节屈曲时股骨头 - 颈联合处的邻近位置与髋臼的前侧边缘发生撞击，最初会导致髋臼软骨损伤，最终导致髋关节的早期退行性改变[282]。其他有关发育相关的风险因素包括在童年晚期及青春期早期生长板处承受应力易发生髋关节畸形导致早期关节炎[283]。对于这种情况，需要在儿童及青少年时期注意髋关节周围承受的应力，特别是那些存在基因诱因的个体。

诊断

对髋关节关节炎患者的恰当诊断包括详细的病史、体格检查及适当的影像学及实验室检查。影像学的改变（如关节间隙缩小，中度的错位，关节边缘出现骨赘）应当与髋关节体格检查的阳性结果相对应才能做出髋关节关节炎的诊断。只借助影像学诊断阳性结果并不能说明髋关节关节炎是引起症状的根源，因为可能其他的骨骼肌肉原因或非骨骼肌肉原因可以引起髋关节疼痛。髋关节关节炎是一种常见的老龄化结果，但并不总是引起症状。许多人存在关节炎病理改变以及影像阳性结果但却不存在症状[284]。

逐渐的，渐进的慢性疼痛可能与髋关节关节炎相关。对关节内疼痛的描述通常是深层的钝痛，出现在腹股沟区域、大转子周围、膝关节内侧及臀后侧。长期的休息可能导致关节僵硬。关节炎导致的关节僵硬并不像风湿性关节炎那么严重。轻度活动可以减轻僵硬的程度。髋关节关节炎的临床预测规则见注 19-10。

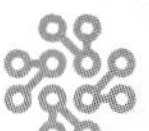

注 19-10
髋关节关节炎的临床预测规则

以下五项因素中至少占有四项时,阳性相似比为 24.3 (95%CI,4.4~142.1),髋关节关节炎患病的可能性增长到 91%。

因素:

- 自我描述下蹲时会加重症状
- 主动髋关节屈曲时会引起髋关节外侧疼痛
- 髋关节内收 scour 检查时引发髋关节外侧或腹股沟区域疼痛。
- 主动髋关节伸展引起疼痛
- 被动内旋角度小于或等于 25°

Sutlive TG, Lopez HP, Schnitker DE, et al. Development of a clinical prediction rule for diagnosing the osteoarthritis in individuals with unilateral hip pain. J Orthop Sports Phys Ther 2008;38(9):542-550.

治疗

用来减轻关节样疼痛以及功能障碍的主要干预方法令人印象深刻,可用的手段从针灸到软骨细胞移植,新口服抗炎类药物,以及病人相关教育。口服用药、替代性治疗、生物力学干预,如治疗性运动,以及为了改变自我效能及自我管理能力的行为治疗有效性的证据正在逐步增加(参见注 19-11)。在大多数病例中,手术治疗关节炎在非手术干预失败后才予以考虑[125]。最近,生物方法手术治疗关节炎被发现[275,306]。在过去的几十年中,文献中描述了 50 多种治疗髋关节和膝关节关节炎的非药物干预手段、药物干预手段及手术方法,并且出现在国际上单学科以及跨学科的临床指南中[307-309](表 19-4)。

注 19-11
关节炎的非手术治疗

- 全身治疗和局部治疗(比如,非阿片类镇痛药,非甾体抗炎药物,阿片类镇痛片,软骨素及氨基葡萄糖,以及局部镇痛药物)[285-292]
- 针灸[293,294]
- 关节内注射皮质类固醇药物[295,296]
- 关节内注射透明质酸[297]
- 助行器[124,298]
- 病人教育[299-301]
- 治疗性运动[302-304]
- 手法治疗[305]

表 19-4 关节炎的干预办法

1. 一般干预方式:关节炎的最佳干预方式是需要结合药物治疗和非药物治疗
非药物治疗
2. 所有髋和膝骨性关节炎患者需要了解相关信息,医者要教育患者治疗的目的,以及改变生活方式、运动、日常活动的速度、减重,及通过其他方式减轻受损关节承重的重要性。首要应该侧重自主以及患者主导的治疗而不是由健康专业人员采取被动治疗。之后应该鼓励患者参与非药物治疗的方法
3. 髋或膝骨性关节炎的患者如果定期与专业人员电话联系,可以改善临床情况
4. 将存在症状的髋及膝骨性关节炎患者转诊到物理治疗师处进行评估,并告知患者适当的运动可能会将减轻疼痛并且提高功能能力。根据评估结果可能需要使用助行器具,例如手杖和步行器,酌情而定
5. 应当鼓励髋关节炎及膝关节炎的患者从事及继续从事正常的有氧、肌肉力量训练,以及关节活动度训练。对于表现出症状的髋关节炎患者,水中运动有效
6. 应该鼓励超重的髋关节炎及膝关节炎患者减重并且保持体重在较低水平
7. 辅助行走可以减轻髋关节炎及膝关节炎患者的疼痛。应当给予病人对侧手使用手杖或腋杖的正确引导。通常建议双侧患病的患者使用助行架或带有轮子的助行器具
8. 膝关节炎的患者伴随轻度或中度内翻或外翻不稳,佩戴护具可以减轻疼痛,增加稳定性,并且降低摔倒风险
9. 应当指导每位髋或膝关节炎的患者正确穿鞋。膝关节炎患者使用鞋垫可以减轻疼痛并且改善步行。外侧鞋型鞋垫可以改善胫股关节内侧关节炎患者的症状。
10. 一些热疗的方法有助于改善髋关节炎以及膝关节炎的症状
11. 经皮神经电刺激(transcutaneous electrical nerve stimulation, TENS)可以帮助髋关节炎或膝关节炎的患者短期内控制疼痛
12. 针灸可能缓解膝关节炎症状有效

续表

药物治疗
13. 对乙酰酚氨基酸(对乙酰氨基酚)(4g/d)可以作为首选口服镇痛药物治疗膝关节或髋关节炎的轻度到中度疼痛。如果达不到满意的效果的话,或出现重度疼痛和/或炎性反应,在考虑其他药物治疗治疗时需要考虑其有效性及安全性,以及同时服用的药物及伴随疾病
14. 出现症状的髋关节炎或膝关节炎患者,使用非甾体抗炎药物时应当选最有效的最低剂量,并且尽可能避免长期依赖。对于存在肠胃患病风险的患者,可以考虑将环氧合酶选择抑制药或非选择性非甾体抗炎药物与保护肠道的质子泵抑制药或米索前列醇共同使用,但是非甾体抗炎药包括非选择性以及环氧合酶选择性,要慎重用于存在心血管危险的患者
15. 局部使用非甾体抗炎药以及辣椒素可以作为口服镇痛药物/抗炎类药物的附加或另外治疗
16. 关节内注射皮质类固醇可以用来治疗髋关节炎或膝关节炎,当患者出现中度到重度疼痛,特别是在口服镇痛药物/抗炎甾体类药物无满意疗效时,以及存在症状的膝关节炎出现肿胀或其他局部炎性身体症状时应当使用
17. 关节内注射透明质酸可能对于膝关节炎或髋关节炎患者有效。他们的特点是发病迟缓,但病程长,比注射皮质类固醇药物更容易缓解症状
18. 使用氨基葡萄糖和(或)硫酸软骨素可能对膝关节炎患者的症状有利。如果6个月内并未产生效果,需要停止治疗
19. 硫酸盐葡萄糖胺和硫酸软骨素可能对有症状的膝关节炎患者有改变结构的作用;而双醋瑞因可能对有症状的髋关节炎患者有改变结构的作用
20. 使用轻度阿片类镇痛药物和麻醉性镇痛药物可以被认为对治疗髋关节炎及膝关节炎患者的顽固性疼痛有效,其他药剂被认为无效或忌服。强阿片类药物只能用于治疗特殊情况下的严重疼痛。非药物治疗应当用于此类病人也需要考虑手术治疗
手术治疗
21. 髋关节炎及膝关节炎患者通过用药物治疗及非药物治疗对减轻疼痛及功能提高并无充足效果的,需要考虑关节置换手术。尽管非手术治疗为最佳的干预方法,但如果症状持续,功能受限并且与健康相关的生活质量下降,关节置换术对于此类患者来说是一种有效且经济实惠的干预手段
22. 有症状的年轻髋关节患者应当考虑截骨术以及关节保留术,特别是先天发育不足的患者

下面的部分会回顾髋关节关节炎障碍的治疗性运动的理论。这些理论用于预防采取手术方案。然而,如果必要采取手术,这些理论也可以应用于术后护理。许多在全置换术前发生的损伤并不会在术后消失,因此手术后还需要进行术后康复。

疼痛及炎症 可以根据之前部分探讨的指南干预髋关节炎的疼痛及炎症(参见注19-2)。改良日常活动可能是治疗疼痛及炎症的重要方面。这些改变包括改良基本的工具性ADL。指导病人在长时间维持的姿势中保护关节的方法(如体重均匀分布于双足,或者有必要的话使用辅助器具)以及常见运动模式中保护关节的办法(如用患侧手提重物,或者双手均匀提重物)[122,124]。患者可以通过变换中度及剧烈负重活动(如步行Vs跑步或双人Vs单人网球)以及无负重活动(如骑自行车,游泳,水中有氧运动)提供充足的运动量来减轻或者保持BMI。

对于髋关节炎来说,治疗解决机械性伤害感受器的主要方法是改变髋关节的生物力学。关节炎内的退行性改变是由关节软骨的必要成分软骨细胞功能障碍引起。软骨细胞功能障碍可能是由生物力学因素引起的。首要的干预目标应当为改变作用在关节上的生物力学应力。重塑关节活动度、组织的延展性,以及屈曲,伸展,内旋,以及外展的运动控制,重建臀中肌、臀小肌、臀大肌、深层髋外旋肌及髂腰肌的肌肉表现能力,在关节完成功能时,股骨头与髋臼更加稳定并且使力更好地分布在应力承载表面上。侧重减少错误动作模式可以减少退行关节局部区域的机械应力,减轻疼痛。

关节活动度及关节灵活性 改善关节活动度及关节灵活性的运动可能包括被动(图19-28和图19-29)以及主动牵伸(参见自我管理19-7),以及受损方向上的关节松动(见第7章)。进行被动牵伸时,一定要稳定住骨盆、骶髂关节、腰椎部分,引导正确的髋关节活动,防止与髋臼发生撞击。主动活动应用于任何可以完成的时间。改善关节活动度和关节灵活性的主动训练,同时能产生额外的好处,使关节功能活动的要求方向产生必要的肌肉募集。主动训练改善髋关节炎患者的髋关节灵活性的举例在自我管理19-7以及自我管理19-9中做了描述。其他可教给髋关节炎患者的有效技术有自我牵引(图19-30)。

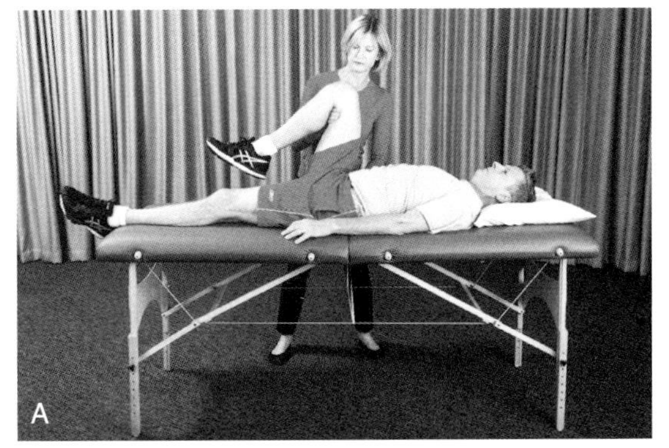

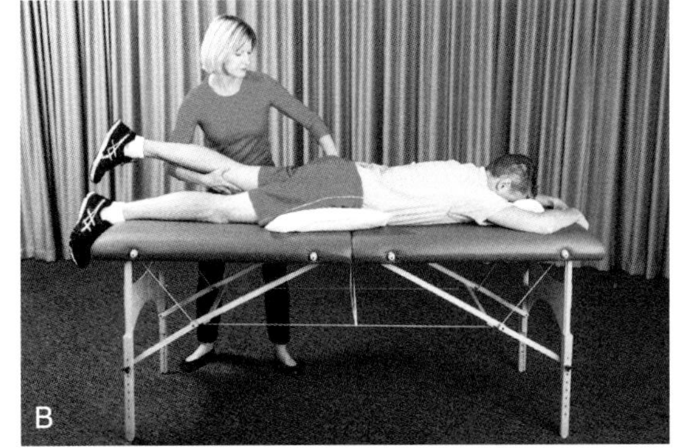

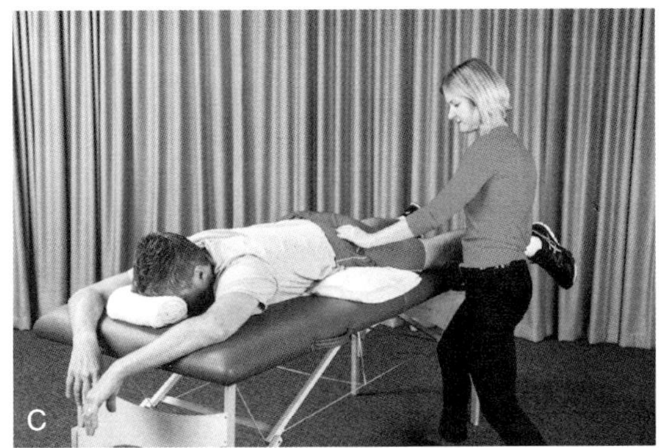

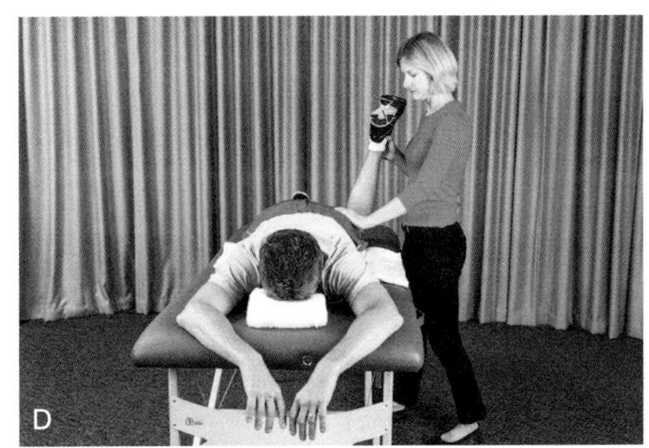

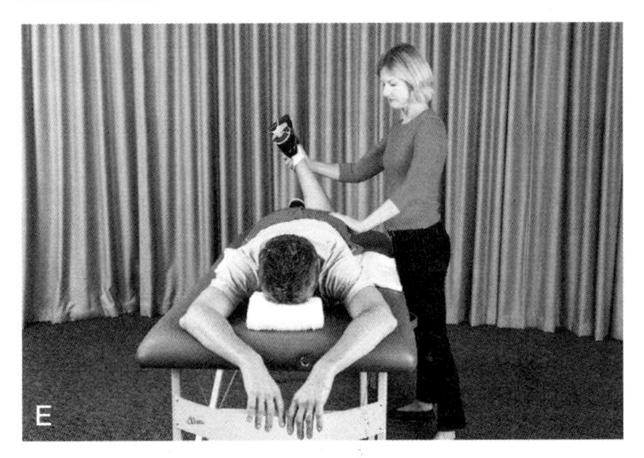

图 19-28 髋关节被动关节活动。A. 屈曲;B. 伸展;C. 外展;D. 内旋;E. 外旋。注意稳定骨盆以确保活动只发生在髋关节。对于关节后侧紧张的髋关节，屈曲同时使股骨头后下侧的滑动可以减少髋关节前侧的撞击

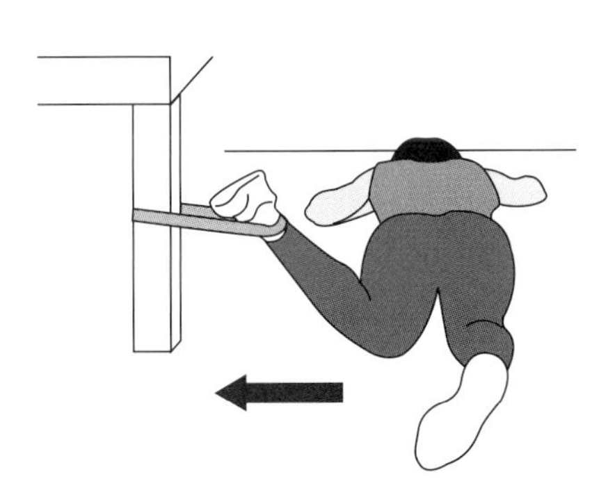

图 19-29 俯卧位借助弹力带完成髋关节内旋。要求患者收缩深层核心肌群在矢状面及水平面内稳定骨盆。很重要的是保持股骨与地面的接触确保产生准确的旋转牵伸。如果骨盆屈肌短缩，在骨盆下垫枕，可以保证膝关节屈曲 90°的情况下髋关节屈曲最少代偿。膝关节损伤时禁止使用此项训练

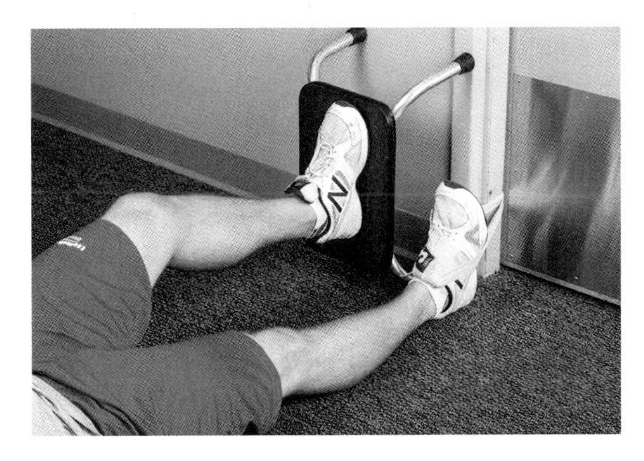

图 19-30 髋关节自我牵引。借助带子或其他固定用具固定足踝，夹在门缝，对侧肢体按照图示推离墙面。这项技术可以减轻关节的应力，同时牵伸关节囊

肌肉表现 可以指导病人完成特定的训练以提高肌肉表现能力(见自我管理 19-1,自我管理 19-4,自我管理 19-5)。在条件允许的情况下引入功能活动训练。如借助椅子完成下蹲训练或患腿支撑站立,保持髋关节的力线位于中间位置,抬起健侧腿做上台阶的动作可以刺激支撑侧髋关节外展肌的募集。然而,在存在错误的力线或错误的肌肉募集方式的情况下,髋关节关节炎患侧进行支撑训练可能会加重症状。在进行负重训练时对侧手使用手杖、助行仗、滑雪杖或传力杆,大大减轻同侧髋外展肌群做功。这一方法减轻了关节的相互作用力和关节疼痛,提高了对负重训练的承受能力(证据与研究 19-13)。

证据与研究 19-13

使用手杖

通过使用手杖,可以减少地面反作用力作用于患肢的垂直应力以及剪切力。使用手杖时,落地的峰值以及足离地时垂直反作用力可以分别减少 7% 和 9%[310]。使用手杖时期可以降低这些应力因为支撑相时手杖从患侧转移了负荷,因此降低了肢体的负荷[311]。手杖也可以明显降低患侧肢体在制动时地面反作用力带来的剪切力(前侧)以及爆发力产生时地面带来的剪切力(后方)。使用手杖时双侧肢体侧方剪切力会减小 15%。手杖可以减少重心的侧向振动,继而减少侧方的剪切力。Ely 和 Smidt[311] 指出髋关节障碍导致跛行的患者对侧手使用手杖可以将体重的 15% 移至手杖,使最大的纵向反作用力从 100% 降低至 89% 的身体重量。尽管使用手杖与否对于步行速度无影响,但使用手杖时步长较长,节奏较慢。Long[165] 和 Kleissen[312] 表明步行时使用手杖会降低臀中肌肌电振幅的 25%。

另一种减轻关节相互作用力的方式是在进行负重训练时,在患侧手中持重物[122-124]。从生物力学的角度来说,患侧持重物可以将身体的重心移向侧方,朝向患侧,因此缩短了力臂并且降低了髋外展肌群产力的需要。负重的重量能够帮助患者保持正确力线中完成上台阶活动,且减轻疼痛的最轻负荷。

除了减轻髋关节负重的方法外,恰当的单腿平衡策略也需要加强。一个健康的关节需要神经肌肉系统提供运动、关节稳定性、震荡吸收及本体感觉。根据 Sim 和 Richardson 的研究[313](证据与研究 19-14)显示,髋关节炎肌肉功能失调的患者中至少有一部分是运动的精准性丧失而不是力量减弱。对于疼痛以及功能障碍不严重的患者来说,他们的康复方案应该包括单腿站立训练,以精准控制骨盆姿势。这就需要提高臀中肌正确激活的能力而不只是力量。适当的康复对于预防手术的发生或对于髋关节炎术前以及术后的护理十分必要。臀中肌及阔筋膜张肌是髋内收肌的拮抗肌。常见阔筋膜张肌在站立时主导募集模式,特别是在髋关节屈曲和内旋的时候。如果病人的髋关节伸展活动度降低,髋关节会在骨盆前倾位休息,使臀中肌更难被募集到,导致阔筋膜张肌过度被激活。同样的,关节活动度的问题可能需要在神经肌肉再学习前解决。关于髋关节中间位置的学习以及臀中肌的募集对于获得最佳的运动结果很重要。这可能需要腹部肌肉以及伸髋肌一起控制骨盆前倾。

证据与研究 19-14

髋关节炎的控制与力量

一项研究指出了不正常肌肉活动与髋关节炎之间的联系。所有的情况均出现在阔筋膜张肌或臀中肌,他们共同工作在单腿站立时保持骨盆的水平[217,314]。臀中肌可以维持关节稳定并且在稳定姿势时激活维持内外方向的稳定[315,316]。一项步态研究发现严重髋关节炎患者阔筋膜持续的激活会抑制一些患者臀中肌的活动[316]。另一项研究发现髋关节炎患者的臀中肌激活程度要高于健康老年人[313]。阔筋膜张肌的激活程度在组间以及两侧并无差别。研究结果发现的臀中肌激活程度增高以及阔筋膜张肌缺少改变与传统的认识,两肌肉的激活会分别减少和增加,相反。一种可能的解释是臀中肌肌电激活可能反映出中枢神经系统的障碍难以将髋关节炎侧的肌肉完成上台阶任务时所需的肌肉激活程度分级。髋关节外展肌的激活程度增加与临床相关因为其有可能对髋关节产生较大的压力。研究也表明在足跟离地前髋臼承载的大量应力,以及站立相中期达到地面反作用力峰值前髋臼承受的峰力值,表明肌肉的收缩是受到关节内应力所影响的[317]。治疗师面对的挑战是找出步态中臀中肌以及阔筋膜张肌理想的平衡激活策略,并使关节承受最佳负荷。这可能需要更多侧重肢体控制训练以及骨盆姿势,以在完成步态肌肉收缩时关节承受最小应力。

上台阶的活动可以激活支持腿的髋关节伸肌以及促进髋关节屈曲的活动，特别是在屈曲的活动过程中强调髋关节屈曲（图 19-12B），下台阶的活动促进臀中肌的募集[165]。在台阶活动中需要注意避免特伦德伦伯格模式（Tredelenburg）出现以强化臀中肌适当的长度 - 张力特性，（髋外展不应超过 5°~8°，以及股骨应保持最小的内旋程度）。所有台阶活动可以根据台阶的高度或负重程度进行分级。同侧负重 15% 体重可以使髋关节产生与髋关节外展肌群旋转方向相同的额外力矩[318]（图 19-31）。

关节角度及力矩与台阶的倾斜度（高度）相关性较低但明显相关[319]。这可以与潜在的力量变化相关即肌肉产生力量（上台阶时）或肌肉吸收力量（下台阶时）。根据这一证据，就可以理解使用矮的台阶高度［10cm（4 英寸）］训练并且在患侧负重可以减少髋关节伸肌及外展肌的产力需求。相反，使用较高的台阶高度［20~30cm（8~12 英寸）］训练时对侧手负重可以增加产力需求。

这些运动的重复次数会根据训练的目标是提高力量（力矩）还是肌耐力。低负重、高重复次数是为了提高肌耐力，高负重、低重复次数是为了侧重肌力的训练。

平衡 关节及骨骼肌腱结构的损伤，就如髋关节炎，可能会导致本体感觉信息改变对运动控制产生影响[320]。渐进平衡训练对髋关节炎患者的功能有积极的作用。自我管理 19-2，Ⅰ级和Ⅱ级的正确训练形式可用于单侧肢体的平衡训练。在病人能够使用适当的肌肉募集以及关节负重策略单腿站立且疼痛程度缓解的情况下，可以加入平衡训练。应当缓慢防止髋关节的炎性反应发生，阻碍功能的提高。

姿势及动作 改善病人的负重习惯对于运动性治疗的长期疗效十分重要。髋关节炎的患者需

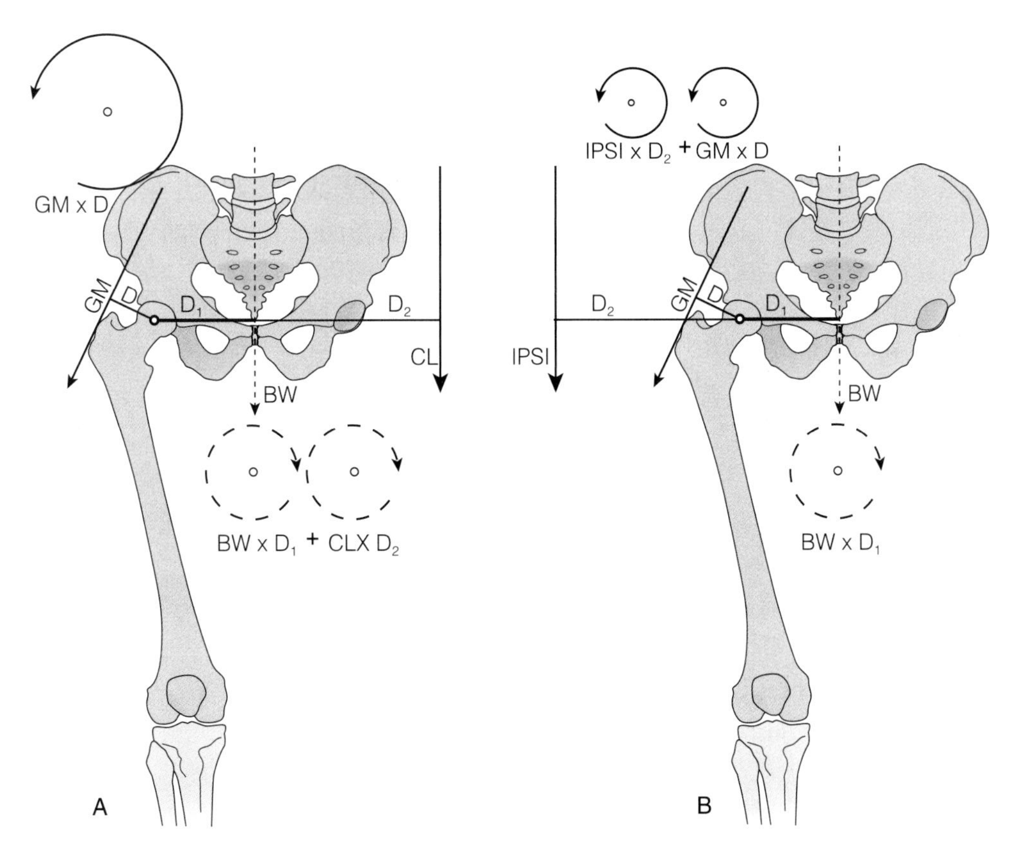

图 19-31 右腿负重站立时的平衡旋转的力矩（假设支持的髋关节在额状面内存在轻微加速）。A. 对侧负重：臀中肌的力量乘以力臂（D），即产生一个内力矩（逆时针方向力矩，实线箭头）足够平衡外力矩（顺时针方向力矩，虚线箭头）身体重量乘以其力臂（D1）加上对侧负重的重量乘以其力臂（D2）；B. 同侧负重：同侧负重使其位于支撑腿外侧，因此产生力臂（D2），产生反方向的力矩（实现箭头），作为臀中肌的附加功，因此在平衡顺时针力矩，即身体重量乘以 D1 所产生的力矩，对臀中肌的需求则会相应减少（Reprinted and modified from Neumann DA，Cook TM. Effect of load and carry position on the electromyographic activity of the gluteus medius muscle during walking. Phys Ther 1985；65：305-311，with permission of the American Physical Therapy Association）

要小心避免患侧肢体长时间置于关节囊受限的运动模式当中(如髋关节屈曲以及外旋)。指导患者使用深层躯干肌及骨盆肌(如膈肌、腹壁、深层竖脊肌、盆底肌),这不应当被忽略因为其可以改善腰椎骨盆区域的功能以及髋臼的位置。小幅度靠墙蹲可对前侧的筋膜组织有牵伸作用,同时可以强化腹壁肌肉(见图 13-4)。在功能活动中,使用助行器具(如手杖、拐杖或助行器)对于步行过程中减轻关节应力十分有效,继而减少防痛步态的出现。这些方式可改善姿势及运动模式使患者能够继续参加社会及职业活动。

辅助手段 因为髋关节是一个承重的关节,有必要通过营养以及有氧练习来保持最佳身体重量。中度的负重或无负重的有氧训练适用于髋关节炎患者[292]。

使用健身车时将座椅适当调高可以用作维持有氧功能同时使关节最小程度负重。水中运动项目对于治疗膝关节及髋关节炎有效,75% 的患者表明在接受 6 周水疗后疼痛以及功能方面有所改善[321,322]。游泳、使用充气支撑进行无负重训练或在水池中进行负重训练(见 16 章)可以最小化髋关节的压力。

手法治疗被用来改善髋关节活动度以及减轻关节炎的疼痛,特别对于不存在严重疼痛的关节炎患者。手法治疗(包括牵伸,手法牵引,以及长轴手法治疗)在一些文献中报道优于运动治疗。手法治疗与运动疗法一起可以改善 6/7 的髋关节患者[305]。

髂胫束相关诊断

一个广阔覆盖臀区以及大腿的带状深层筋膜称为阔筋膜。它的近端附着在髋关节外侧髂嵴上,以及骶骨、尾骨、骶结韧带、坐骨结节、坐耻骨支、腹股沟韧带上。远端附着在髌骨、胫骨髁及腓骨小头上。阔筋膜的致密外层部分称为髂胫束。阔筋膜张肌以及 3/4 的臀大肌与髂胫束相连,所以这些肌肉的远端附着点使其变成联合关节的肌腱[120]。阔筋膜张肌从功能上可分为前内侧(图 19-32A)、后外侧纤维(图 19-32B 和 C)。前内侧的纤维倾向使髋关节产生屈曲(图 19-32A),后外侧纤维更倾向使髋关节发生外展(图 19-32B)和内旋(图 19-32C)[323]。

在正常的行走中,前内侧纤维通常不收缩,后外侧纤维在首次触地时激活[323]。随着步行的速度加快,前内侧的纤维活动在接近摆动前期和摆动初期时增加,用来减速伸展的髋关节以及加速大腿的屈曲,并且后外侧纤维的活动在首次触地时增加,用来减速内收产生的力矩[323]。前内侧纤维在上台阶髋关节屈曲时被激活,后外侧纤维在台阶训练的负重期被激活。通常认为髂胫束的功能能为行走时的“支撑”,在额状面稳定髋关节[184]。然而,由于髂胫束的高依从性[324-326],它跨越髋关节和膝关节,以及一系列相连的肌肉表明髂胫束可能还有其他的功能。如果大部分髂胫束被牵伸会将力传递给肌肉储存弹性势能,之后可能会在步行中降低有氧消耗(证据与研究 19-15)。

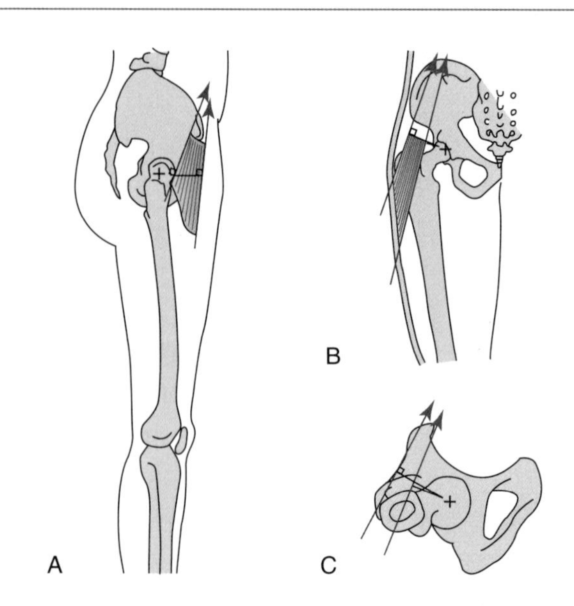

图 19-32 A. 阔筋膜张肌的前内侧纤维有利于髋关节屈曲;B. 后外侧纤维有利于髋关节外展;C. 内旋(摘自 Pare EB, Stern JT, Schwartz JM. Functional differentiation within the tensor fasica latae. J Bone Joint Surg Am 1981;63A:1457.)

证据与研究 19-15

髂胫束与能量储存

Enga 等人[327]创造了一个模型将髂胫束、阔筋膜张肌以及臀大肌的几何形状以及主被动肌肉力量和纤维长度的特性进行分类,来验证假想,跑步中阔筋膜张肌以及臀大肌产生的力量会牵拉髂胫束并且储存弹性势能。分析模型得出在以 5m/s 的速度跑步时每一次迈步髂胫束可以储存 7J 的能量。髂胫束后侧束储存的能量多于前侧束,因为它更多地传递肌肉力量。相关背景资料指出髋关节伸肌在每一步的支持相做功 40J,而髋屈肌在摆动中做功 6J。慢跑时臀大肌 / 髂胫束恢复功为 2J,大约为站立时髋伸肌做功的 5%;而阔筋膜张肌/髂胫束的恢复功为 0.3J，可能为髋屈肌在摆动相做功的 5%。除此之外，髂胫束部分在摆动前被牵伸，此时阔筋膜张肌被激活且髋关节伸展。尽管跑步时的能量消耗主要由支持相时支持身体的肌肉力量来决定[328]，肢体加速的能量消耗可能占整体消耗的 27%[329,330]，但髂胫束辅助的能量回收可以明显提高跑步效率。这些数据为跑步人群牵伸髂胫束或使用泡沫滚轴处理髂胫束的处方提供了依据。髂胫束对于牵张短缩周期以及跑步效率至关重要

由于阔筋膜张肌/髂胫束的复合结构的重要功能（注 19-12）[149]。接下来的部分将会介绍常见的髂胫束诊断的病理以及治疗。

注 19-12
髂胫束常见诊断

- 髂胫束炎：过度使用髂胫束提供稳定导致的髂胫束的炎症
- 转子滑囊炎：转子处的滑囊由于运动中短缩的髂胫束前后移动带来的压力而产生炎症
- 髂胫束摩擦综合征（也被称为髂胫束综合征）：在髂胫束摩擦综合征中，疼痛以及触压痛出现于股骨外侧髁，因为短缩的髂胫束对股骨外侧髁产生压力
- 髌股功能障碍：短缩的髂胫束会引起髌股关节障碍，因为它的附着点位于髌股关节的外侧支持带上，其倾向于支配股四头肌提供稳定（见第 20 章）
- 阔筋膜张肌拉伤：阔筋膜张肌拉伤可能由于过度使用短缩的阔筋膜张肌/髂胫束或阔筋膜张肌/髂胫束复合体受到牵拉。内收髋关节侧（通常髂脊高）的阔筋膜张肌/髂胫束，如果没有相关的髋关节内旋或髋关节屈曲的错误力线或动作，通常是由于持续的张力导致的拉伤
- 髋关节以及胫股关节的错误运动模式：髋关节和胫股关节的错误运动模式与阔筋膜张肌/髂胫束相关，也对了解肌肉失调对这些关节功能的影响十分重要（Sahrmann 为此内容提供了信息[54]）

髂胫束炎

由于过度使用阔筋膜张肌导致的筋膜束发生炎性反应或退行性改变而产生的疼痛，有时候会被误认为坐骨神经痛，通常被称为髂胫束炎[149]，尽管疼痛可能是由于髂胫束退行性改变引起的，也与相关组织水肿有关[120]。疼痛可能只出现在髂胫束覆盖的区域，以及大腿外侧表面或向上至臀区并且涉及臀部筋膜。疼痛的症状可能下沿至膝关节，相关的感觉异常可能发生在小腿外侧[69]。

本文对腓神经外侧解剖进行了综述，探讨了腓神经与腓肠肌和筋膜的关系。腓骨神经刺激性可能是短时间内筋膜刚性带的压力引起的。这是由于筋膜拉紧的牵引作用引起的。腓神经刺激可在外侧出现症状[69]。

症状与足底筋膜炎类似。通常早起较严重，随着逐渐负重症状缓解，但持续负重会使症状加剧。注 19-13 中解释了如何辨别髂胫束炎及坐骨神经痛。可能这种情况是由于阔筋膜张肌/髂胫束的过度使用而导致。

注 19-13
主要用于区别髂胫束炎与坐骨神经痛的测试

主要测试
- 触诊阔筋膜可能出现触痛，特别是在大转子处或髌骨外侧的附着处
- 髋关节屈曲、外展以及内旋（阔筋膜张肌手法检查）可能产生疼痛
- Ober 测试（髂胫束长度的测试）显示阔筋膜张肌/髂胫束短缩，进一步牵伸可产生疼痛。感觉异常出现在腓神经支配区域可能在踝关节内翻跖屈时加重
- 腰椎筛查测试阴性，不引起患者的症状

相关发现
- 髋关节旋转活动度表明内旋活动度明显大于外旋活动度
- 协同肌（臀中肌、臀大肌、髂腰肌以及股四头肌）位置性力量不足
- 髋关节前倾
- 过度内旋，Trendelenburg 征阳性，或者步态中髋伸受限

与过度使用同时存在的是运动轴中相关协同肌的失用而影响相应的肌肉功能。协同肌失调越严重，会对阔筋膜张肌/髂胫束复合结构的产力需求更多，直到最后产力需求超过了肌肉和筋膜的能力，引起炎性反应（筋膜炎）[149]或退行性改变（筋膜退化）[121]。注 19-14 总结了可能导致阔筋膜张肌/髂胫束过度使用的失调协同肌机制。

注 19-14
可能导致阔筋膜张肌/髂胫束过度使用相关的协同肌机制

- 阔筋膜张肌前内侧主导髋关节屈曲的力偶，导致髂腰肌的失用
- 阔筋膜张肌后外侧主导髋关节外展以及内旋的力偶，导致臀中肌、臀大肌上部纤维以及臀小肌的失用
- 因为髂胫束可以为膝关节提供稳定，过度使用髂胫束可能导致股四头肌的失用
- 髋关节倾向处于内旋的模式，因此导致髋关节外旋肌的力偶不足，包括深层髋旋转肌、臀中肌的后侧纤维及臀大肌的下部肌纤维

髂胫束摩擦综合征

尽管髂胫束摩擦综合征(iliobitial band syndrome,ITBS)的症状呈现在膝关节,是因为相关运动性疗法是侧重解决髋关节肌肉的延展性和肌肉表现能力。髂胫束综合征作为过度使用的综合征首先被 Olson 和 Armour 提出[331]。在膝关节伸展时 ITB 位于股骨外侧髁的前方;膝关节屈曲时髂胫束移至股骨外侧髁后方。关于髂胫束综合征的生物力学研究表明接近足部触地时髂胫束发生摩擦,主要在足部触地的时期,髂胫束后侧与下方股骨外侧髁发生摩擦[332]。髂胫束的后侧纤维较前侧纤维是常容易引起症状的部分[333]。重复的膝关节屈伸会使髂胫束后侧边缘在外侧髁摩擦,从而导致髂胫束组织发生炎性反应。

髂胫束综合征常见于长跑运动员,被称为第二常见的损伤,性别之间存在差异(38% 男性患者以及 62% 女性患者[334])。髂胫束综合征见于跑步人员的原因是因为训练的错误,肌肉的表现力及延展性之间不均衡,不适当的地面及地形,下肢错误力线,以及鞋不合适。

髂胫束综合征的临床症状包括膝关节外侧疼痛以及膝关节屈伸过程中膝关节外侧偶发的弹响。股骨外侧髁区域触痛并且随着主动膝关节屈曲,特别是屈曲到 30°时会对股骨外侧髁部分造成压力产生疼痛[335]。这一情况通常不会与其他引起膝关节外侧疼痛的症状相混淆,如外侧半月板撕裂、外侧副韧带损伤或腘肌肌腱炎[333,334]。冠状面核磁影像可以帮助鉴别诊断[333]。

其他髂胫束相关症状

相似的原因会导致髂胫束的症状,尽管症状会有所不同。尽管一些症状出现在膝关节,对于这一情况的治疗,需要侧重于髋关节部分阔筋膜张肌/髂胫束的过度使用。

治疗

用于髂胫束相关诊断的治疗性运动的方法应该将引起症状的生物力学因素考虑在内,以及相关的解剖和生理损伤。

疼痛及炎症 在急性期,治疗应该直接通过药物(如非甾体抗炎药物)、物理因子(如冷疗)以及减轻负重(如使用手杖,贴扎,夜晚侧卧位时膝关节内垫枕)等方法减轻疼痛及炎症[149,335]。当急性症状消除后的治疗应该是解决与情况相关的损伤及活动受限。

关节活动度 关节活动度受限通常与僵硬或短缩的阔筋膜张肌/髂胫束复合体相关[336]。推荐牵伸阔筋膜张肌/髂胫束复合体,但这可能对临床人员及病人是挑战。近一步来,治疗师需要考虑僵硬的髂胫束的代谢效用,如证据与研究 19-15 中所示。

如果髂胫束过于僵硬,需利用综合手段适当延长髂胫束。最佳的牵伸策略,阔筋膜张肌/髂胫束要在各个方向被同时拉长。非常必要牵伸针对需要牵伸的区域,常见的阔筋膜张肌/髂胫束牵伸无法满足这一点(图 19-33)。

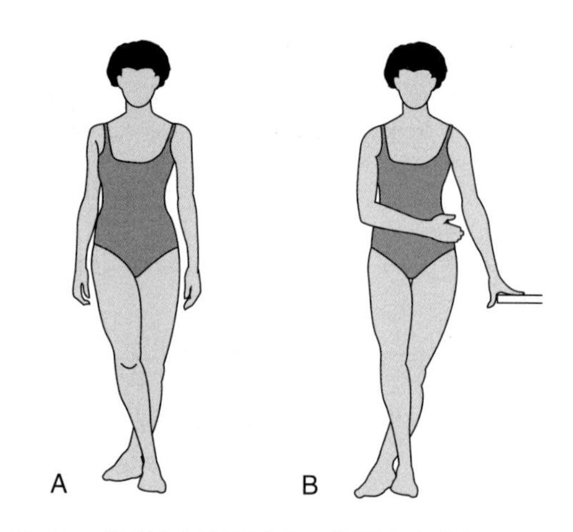

图 19-33 常见的阔筋膜张肌/髂胫束牵伸并不可以牵伸阔筋膜张肌/髂胫束的各个方向。(A)双腿交叉通常使髋关节内旋(B)髋关节内旋同时向侧方摆动,更多的牵伸臀中肌以及外侧关节囊而不是阔筋膜张肌/髂胫束

图 19-34 为辅助的牵伸方式侧重牵伸后外侧纤维。这种牵伸保证最精确的位置获得最佳效果。这一方法的最明显的缺点是无法个人在此姿势下完成牵伸。慢慢地,他或她可能逐渐可以掌握如何进行侧重臀中肌离心控制的髋关节外展训练(见自我管理 19-4)。这一训练同样强调改善臀中肌的产力能力以及运动觉。阔筋膜张肌/髂胫束的自主牵伸可见图 19-35,这种牵伸更侧重于前外侧纤维,并且是主动牵伸,因为腹壁肌群激活以及臀大肌使骨盆旋后。

完成任何部分牵伸时需要考虑的两个重要要点如下。

1. 避免过度牵伸。了解目标是重塑正常关节活动度而不是过度获得。记住髂胫束是重要的能量储存结构,过度牵伸会影响这一功能(证据与研究 19-15)。

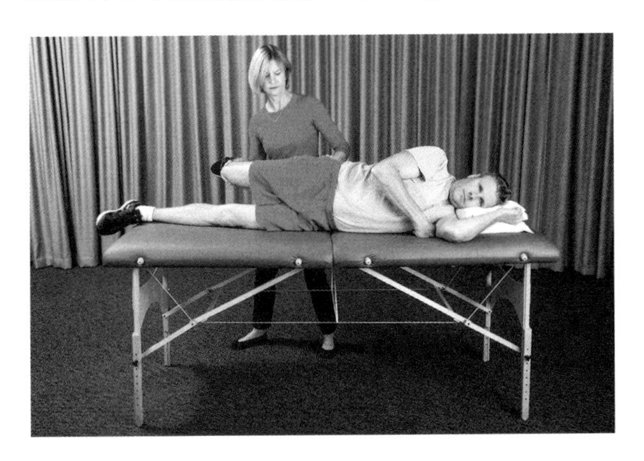

图 19-34 辅助 Ober 牵伸姿势。髋关节处于伸展，外旋以及内收位，骨盆不产生侧倾。没有辅助难以完成

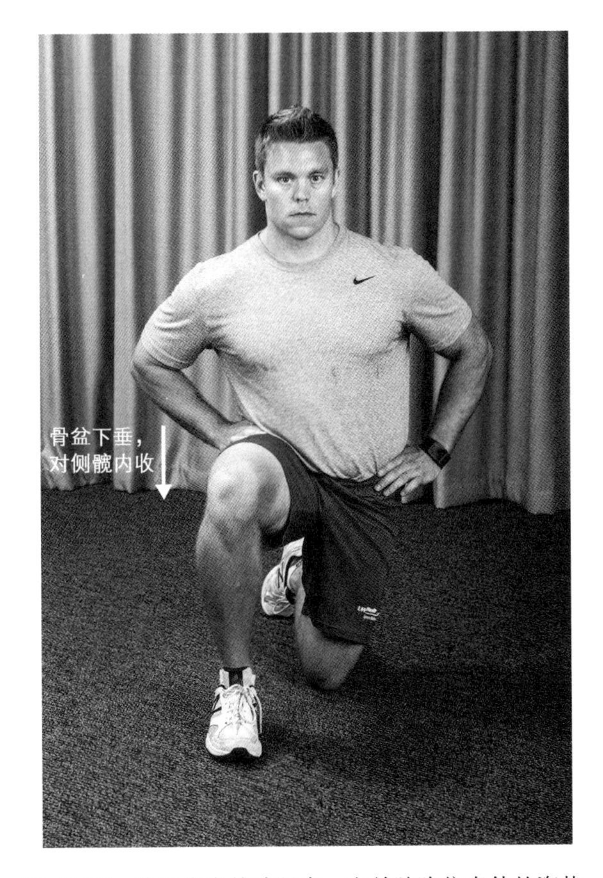

图 19-35 伸髋位牵伸髂胫束。在单膝跪位牵伸的姿势，要求病人对侧骨盆最大程度下坠至内收同侧髋关节。同时要求病人通过骨盆后倾伸展髋关节（使用臀大肌以及腹肌）。可通过髋关节轻度外旋牵伸后外侧纤维。这一方法对于髋关节病症最佳，但是由于膝关节负重可能会造成膝关节存在症状的患者不适

2. 不应该单独使用牵伸，希望牵伸可以改善肌肉长度。临床人员需要找到引起短缩的其他相关的障碍及活动受限。例如如果患者站立时髋关节过度内旋，短缩的阔筋膜张肌 / 髂胫束后外侧纤维不会被牵伸到。改善使用协同肌的肌肉的表现与姿势习惯教育结合一起以及新动作模式的神经肌肉训练对于长期恢复髂胫束的长度更为必要。

肌肉表现 纠正髋关节外展肌的肌肉表现不足与髂胫束综合征的恢复有关[186]。协同肌的渐进向心与离心肌肉训练（如髂腰肌、臀大肌以及股四头肌）可以辅助减少对阔筋膜张肌 / 髂胫束生理以及生物力学方面的需求。在获得肌肉功能表现后，需要确保这些协同肌 / 拮抗肌在功能活动中的募集对于完全恢复十分必要。

首要的运动处方是根据这些肌肉的肌力，例如运动初期髂腰肌可能需要主动辅助训练，逐渐到主动训练、抗阻训练，最终进行功能训练（见自我管理 19-5 以及自我管理 19-3 的摆动期）。最初侧重关节活动末端的等长训练，之后进行离心训练，最后向心训练，收缩训练改善髂腰肌在关节活动末端的姿势力量。这一方法的目标是改善髋关节屈曲体位下与阔筋膜张肌 / 髂胫束相关的、被拉长的、力量较差的协同肌。一个募集髂腰肌的功能活动举例，可能为重复上台阶摆动期的活动避免髋内旋或髋屈曲模式的髋上抬训练。此外，功能活动中需要离心控制侧重跨步训练中训练侧肢体控制伸展力。

辅助干预方法 对于持续张力造成的阔筋膜张肌 / 髂胫束损伤的患者而言，使用 Kendall 等人[69]（图 19-36A）提出的贴扎方法可以减少损伤组织的负荷。因为股骨在过度内旋的情况下无法完成功能活动，可以贴扎使股骨轻度外旋。其他贴扎技术可见图 19-36B。在阔筋膜张肌上施加稳定的压力可能减轻阔筋膜张肌的应力，从而促进功能活动中臀中肌的参与（参见知识拓展 19-5）。

知识拓展 19-5

一位 19 岁的女性田径运动员其髋关节外侧出现 6/10 的疼痛，跑步时加重。患者臀中肌及深层髋旋肌力量较弱。你分析她的跑步机制并且注意到在首次触地时存在足旋前，股骨过度内收，并在支撑期股骨内旋膝关节外翻。做出一份治疗计划使患者的疼痛缓解重新恢复跑步

神经卡压症

尽管神经卡压症引起髋关节、腹股沟或臀区疼痛是一个小部分，但了解这些症状的病理有利

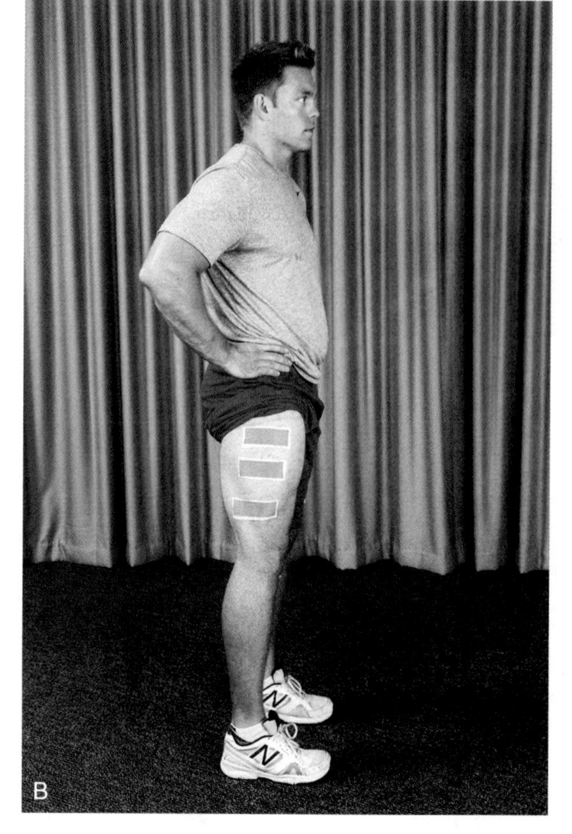

图 19-36 减轻髂胫束负荷的贴扎技术。A. 侧方使用 Florence Kendall 的纵向贴扎减轻阔筋膜张肌 / 髂胫束的负荷；B. 从阔筋膜张肌的近端每隔 2~3cm 的间隔由前到后使用贴布减轻阔筋膜张肌 / 髂胫束的负荷，可将髌股关节向内贴扎避免在髂胫束远端施加应力使关节向外移位

于精确诊断以及有效管理这些情况。注 19-15 列出了可能引起髋关节，腹股沟或臀区疼痛的神经卡压症。

注 19-15

会引起髋关节、腹股沟以及臀部疼痛的特异神经卡压症

- 腹股下神经
- 腹股沟神经
- 生殖股神经
- 闭孔神经
- 股外侧皮神经
- 股神经
- 阴部神经

从解剖上来说可能引起神经卡压症的神经为腰骶丛及其分支（图 19-37）。除非神经卡压引起了实质的神经症状（如运动减弱，感觉缺失或腱反射的改变），否则特异性诊断难以进行。特别是骨盆区域皮肤感觉是由多条神经重叠支配的，许多神经的运动支配无法检查，导致出现非特异性并且难以定位的疼痛或感觉障碍。此区域完整的解剖只是对于诊断髋关节神经卡压十分必要。表

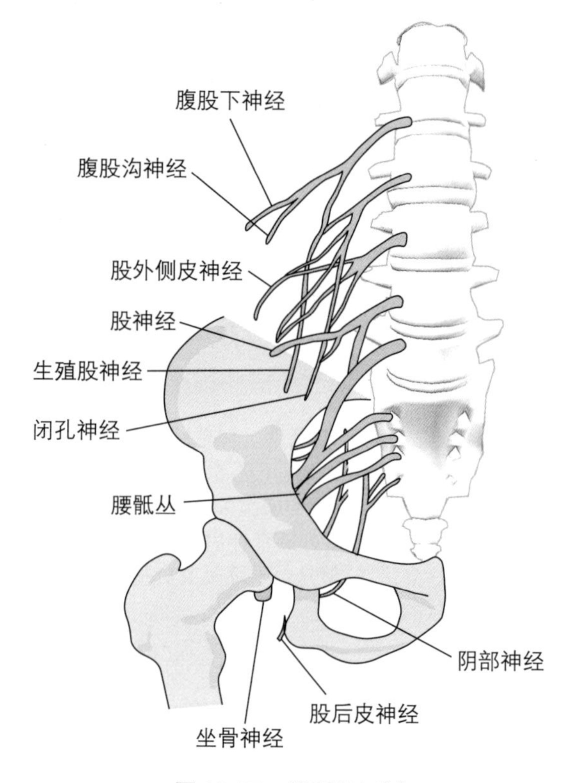

图 19-37 腰骶丛解剖

19-2 帮助读者进行鉴别诊断提供了区域性的解决办法。

这里讨论神经卡压会侧重臀区以及大腿后侧的症状。梨状肌综合征是坐骨神经卡压造成臀区以及大腿后侧疼痛的原因,梨状肌也被认为是引起坐骨神经痛症状的原因[337]。这一症状最早是由 Yeoman[338] 在 1928 年提出的,他认为梨状肌并未受到足够的重视,梨状肌是引起坐骨神经痛的潜在因素。

尽管引起梨状肌短缩产生坐骨神经痛的原因有很多,但 Kendall[69] 和 Sahrmann[149] 描述了一种梨状肌被拉长的症状。

在对此症状开具运动处方时需自己检查被拉长的梨状肌。例如,以错误的姿势站立股骨内收以及内旋、骨盆前倾,会将梨状肌拉长。梨状肌被拉紧很容易卡压坐骨神经。坐骨神经的应力可能来自相邻的被拉紧的梨状肌。如果神经穿过梨状肌,被拉长的肌肉可能会使坐骨神经承受伤害的张力。因为步态中梨状肌主动收缩,非正常的步态模式会作用在梨状肌以及相关的坐骨神经上。被过度牵伸的梨状肌,重复的髋关节内旋以及内收活动,包括骨盆的前倾会对神经产生摩擦,导致神经组织发炎。由于肌肉长期处于被拉长的体位下,梨状肌在功能活动中易发生损伤。

诊断

鉴别诊断臀部以及大腿后侧的疼痛相对复杂。应当考虑引起症状的潜在原因包括梨状肌(被动拉长,短缩,损伤或增生)、闭孔内收肌 / 孖肌复合体、腰骶丛的神经症或牵涉痛。根据梨状肌与臀区深层神经的解剖关系,臀区的疼痛可能是由臀部神经卡压引起的。梨状肌可引起臀部深层的疼痛。大腿后侧的疼痛可能是由股皮后神经引起的,也就解释了一些病例中为什么没有坐骨神经的远端神经症状。闭孔内收肌 / 孖肌复合体是另一种引起神经卡压的原因。根据这一原因,“臀部深层综合征”可能是对此症状更恰当的命名[339]。由于被动拉长的、短缩的或增生的梨状肌引起的坐骨神经痛可能会在屁股后侧产生症状,向下直至足趾。在出现麻木或肌力不足的症状前,疼痛或针麻感可能出现在膝关节以下的皮区由腓神经或胫后神经支配。

表 19-5 总结了主要的鉴别诊断牵伸的梨状肌、短缩的梨状肌、腰椎神经病变或牵涉痛的方法。

表 19-5 鉴别诊断牵伸的梨状肌

主要测试
站立力线
特殊组织张力测试
关节活动度
触诊
姿势性力量测试
功能测试
腰椎筛查实验
症状
腰椎前凸增加并且骨盆前倾
髋关节屈曲以及内旋
单侧髂嵴抬高
髋关节屈曲 <90°,内收,内旋会继发症状
被动或主动外旋肌外展会激发症状
膝关节抗阻屈曲阴性
患侧髋关节内旋明显多于外旋
与检测对比患侧内旋明显增多
坐骨切迹触诊疼痛
髋关节外旋肌以及臀中肌后侧束力量不足
在功能活动中髋关节倾向内旋,内收以及骨盆前倾
重复进行内旋和(或)内收,以及骨盆前倾会产生症状
外旋、外展以及正常的骨盆力线缓解症状
无负重时症状减轻或消失

治疗

这一部分讨论的内容将单独对梨状肌综合征进行讨论。治疗性运动的方法基于梨状肌的生理以及形态状况。仔细鉴别诊断这一肌肉是否损伤,被拉长,短缩或增生对于开具适当的治疗性运动十分必要。例如,短缩的梨状肌需要采用牵伸的方法,然而这会加重被拉长的梨状肌的症状。周期性的关节活动度测定与姿势力量测定,以及动态功能测定相结合可以使损伤恢复并且重建适当的力量 - 张力特性。接下来的部分将会提出梨状肌综合征的治疗指南。

疼痛 应该指导病人采取缓解神经疼痛的姿势,防止神经进一步被激惹。不考虑梨状肌的长度,通过仰卧位将腿置于外旋外展位即可缓解症状。坐位时髋关节外旋(如踝关节处交叉),避免髋关节极度屈曲,或坐在硬质表面支撑髋臼中的股骨头可以减轻坐位时的症状。漏斗式座椅会使髋关节处于内旋位。所以,如果你的骨盆对于椅子来说太宽了,通过使用枕头或泡沫垫高椅子减少被动内旋的发生。

姿势动作 姿势习惯的永久纠正被建议用来

改善肌肉的长度-张力特性。应当指导病人不要将肢体放在牵伸肌肉的体位下(如髋关节内收,内旋或极度屈曲)。肢体位置应当在日常活动中被观察,如从坐到站、深蹲或步态的支持相。要求患者保持水平面及冠状面力线的中立位可以减少对梨状肌的牵伸。

肌肉表现 对于拉伤或被动拉长的梨状肌情况来说,应当采取渐进性力量训练。起初由于拉伤或长度-张力特性曲线的移动通常肌肉较弱。小心选取运动量避免超过肌肉的生理能力。小范围内的训练用于被动拉长的梨状肌。力量训练应当避免用于短缩及增生的梨状肌。训练可以侧重髋关节外旋肌的力量以及力量-张力曲线包括俯卧足蹬训练(图 19-38),俯卧稳定骨盆髋伸训练

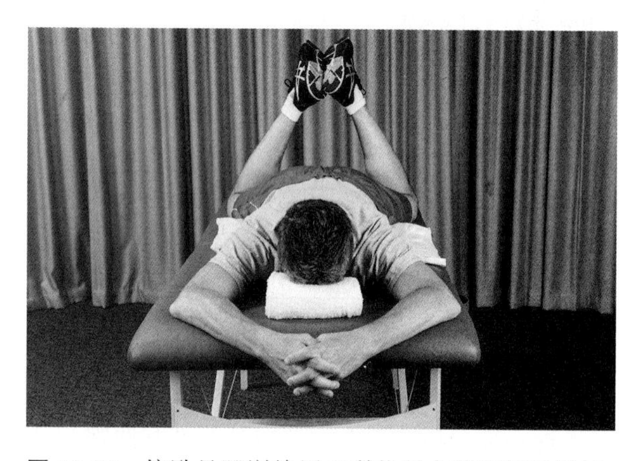

图 19-38 俯卧足蹬训练用于梨状肌小范围等长训练。病人髋关节处于外展外旋位。病人将足跟靠在一起进行次最大收缩。次最大收缩较最大收缩可以减少辅助肌的募集(如腘绳肌外侧和外展肌)。持续及重复次数根据训练目标而定(如力量训练 Vs. 耐力训练)

(见自我管理 19-1),侧卧髋关节外展位的外旋训练(见自我管理 19-4),以及髋外旋肌群小范围内的力量训练(见图 19-10)。

小范围内腹部肌群的力量训练(见第 18 章)可能有必要解决骨盆前倾的梨状肌拉伤及被动拉长的症状。同侧臀中肌力量训练(见自我管理 19-4)可能对于改善内收模式有必要,并且对拉伤或被动拉长的梨状肌施加应力。

在梨状肌肌肉表现改善能够在承重位保持股骨中立位,训练可以在站立位下进行。对于被动拉长或损伤的梨状肌而言,侧重训练功能活动中,训练股骨少发生内旋、内收以及骨盆前倾,髋关节不产生过度屈曲。在短缩及增生的梨状肌综合征中,应当侧重在功能活动中减少股骨外旋肌外展,并且鼓励髋关节屈曲(见自我管理 19-2~19-3 和自我管理 19-8,见图 19-12)。

关节活动度 牵伸梨状肌禁止用于拉伤及被动拉长的梨状肌。然而,牵伸相反的内旋肌,对于僵硬或短缩将髋关节置于功能性内旋,使梨状肌承受不必要的张力有必要。牵伸内旋肌(如阔筋膜张肌的后外侧纤维,臀小肌,臀中肌前侧束)无法在无辅助的情况下完成。病人俯卧位下辅助牵伸至外旋位,需要固定骨盆及胫骨,确保对内旋肌最佳的牵伸(见图 19-27)。在进行阔筋膜张肌/髂胫束复合体牵伸时,需要主动或被动的固定骨盆,防止骨盆前倾以及腰椎后伸。

牵伸梨状肌用于因短缩或增生引起的梨状肌综合征。被动牵伸梨状肌请见图 19-39。牵伸时需注意稳定骶骨,通过移动股骨牵伸。

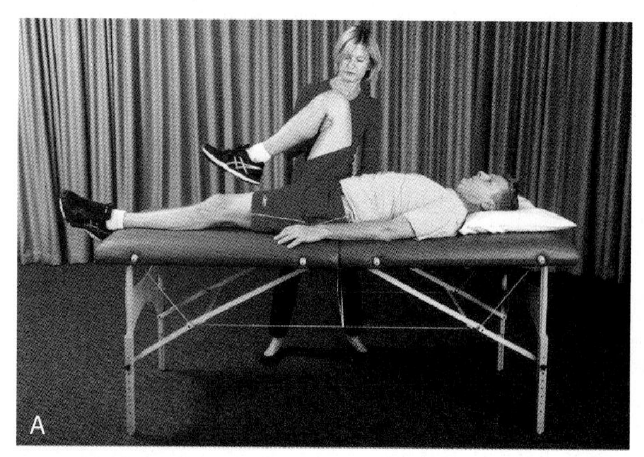

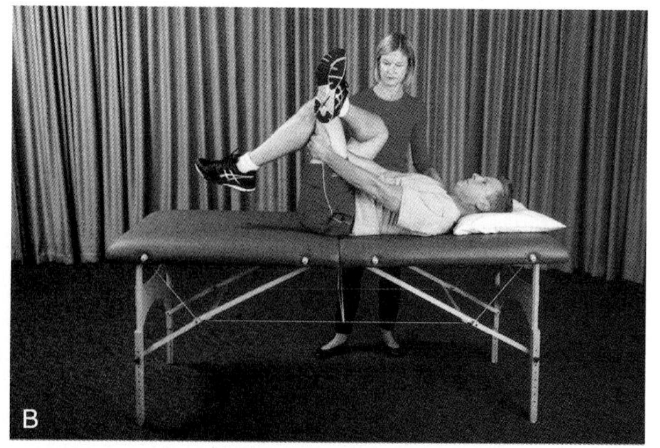

图 19-39 梨状肌牵伸。A. 被动牵伸梨状肌,患者仰卧位,抱住患者屈曲膝关节的下肢,上侧手固定髂嵴的外侧以及髂前上棘,下侧手屈曲股骨至 60°并且引导股骨内收,自动牵伸梨状肌以及其他深层髋旋转肌;B. 髋关节屈曲 60°后,梨状肌使股骨内旋,牵伸右侧髋关节外旋肌,病人仰卧位,右侧股骨屈曲并且外旋,右侧的踝关节置于左侧大腿远端的后方,在这体位下,左侧髋关节屈曲直至右侧臀部感受到牵伸

牵伸下背部肌肉(见自我管理 19-7)对于减少骨盆前倾的应力有必要。这一方法可用于牵伸梨状肌。牵伸梨状肌被动拉长的情况下牵伸下背部肌肉是需要避免对坐骨神经产生应力。随着髋关节屈曲,应该更多注意背部不产生拱起,而不是注意髋关节屈曲。

牵伸同侧髋关节内收肌(见图 19-21)或外展肌(见图 19-31 和图 19-32)可能对改善髋关节冠状面内的力线有必要,与梨状肌的初始长度有关。

辅助干预手段 为拉伤梨状肌提供支持有助于加快恢复。需要支持被动拉长的梨状肌来缓解张力并且运动长度 - 张力的改变。综合使用贴扎、姿势及训练可以为此提供支持,并且根据每一个病例进行选取,但有必须以某种方式促进充足的恢复。

贴扎将下肢置于一个更加中间的位置提供反馈,避免内旋和内收,可应用于被动牵伸或拉伤的梨状肌。McConnell[340] 提出了一种臀部贴扎方法为拉伤的梨状肌提供辅助,帮助组织减少负荷。膝关节后贴扎可以提供"生物反馈"防止站立及功能训练时有过度内旋的趋势(图 19-40B;见知识拓展 19-6)。

知识拓展 19-6

一位病人左侧臀区出现疼痛并且放射至左腿后侧。感觉症状使患者坐的忍耐程度下降,髋关节外旋肌力交叉,左侧髋关节内旋活动度增加,以及从坐到站 / 站到坐,上 / 下台阶,以及步态的支撑相中,髋关节内收以及内旋运动模式增多。请为这位病人设计解决疼痛的治疗方案。

要点

- 髋关节的结构是用来提供稳定性以及承受高动力。
- 颈干角及前倾角对于髋关节理想的功能十分必要
- 髋关节周围韧带对于髋关节的稳定性非常重要,特别是髋关节伸展、内收以及内旋时。
- 韧带的张力与髋关节的稳定或不稳定姿势相关
- 髋关节的关节活动度与腰椎骨盆区域紧密相关。髋关节活动度受限可能会引起腰椎骨盆区域代偿,包括膝关节、踝关节及足区域,只是程度较小。
- 髋关节关节运动学的活动符合凹凸定律,滚动及移动(允许的最小范围)与股骨远端活动相反。
- 理解髋关节周围肌肉的功能以及这些肌肉与腰椎骨盆区域以及膝关节之间的联系十分重要。
- 活体中髋关节为负重关节,当以每小时 4km

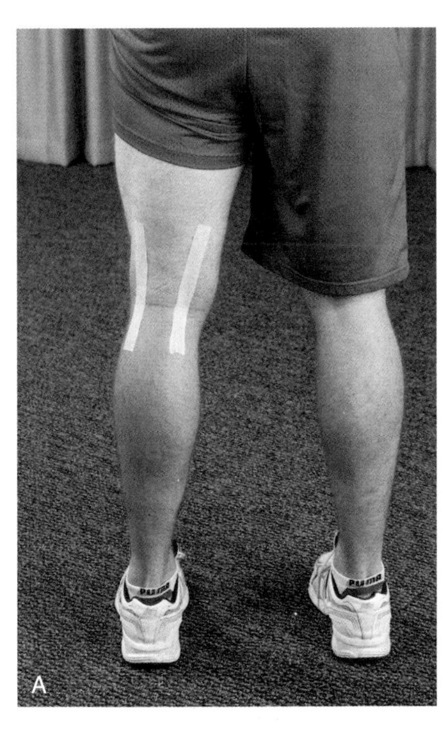

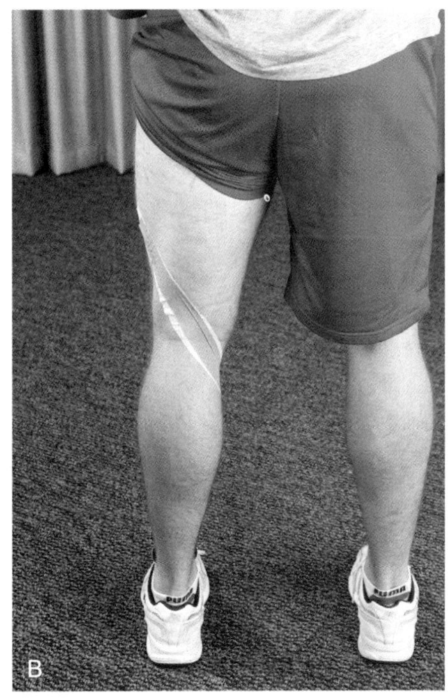

图 19-40 A. 站立时股骨过度内旋,贴布贴于腘绳肌肌腱上;B. 贴于膝关节后侧的纠正性贴扎,使髋关节外旋并且胫骨内旋,贴布从股骨远端的外侧面贴于胫骨内侧,并从胫骨近端内侧面朝向股骨外侧。注意:因为这一贴扎过程并不固定于骨性突起处,它是否能够防止胫股关节过度的运动尚存争议。至少他可以暂时为患者提供反馈直至贴布被充分牵伸

的速度行走时，髋关节平均负重为身体重量的238%，爬楼梯时关节压力为251%身体重量，下楼梯时为260%身体重量。

- 有意要进行详细的髋关节检查，了解髋关节解剖以及生理的损伤以及相邻区域对患者活动受限及残障的影响。
- 肌肉表现能力的障碍、步态及平衡、姿势及动作、关节活动度以及关节灵活程度受损通常一起出现在髋关节相关症状中。治疗一定侧重损伤最相关的活动受限以及参与受限进行。最初的关注应该是重建每一种损伤的功能活动，逐渐朝着功能活动的方向进行。
- 髋关节撞击综合征的病理尚不清楚，但是许多情况显示力学压力是造成凸轮畸形的原因。
- 3D的髋臼及股骨可能对于髋关节的力学疼痛以及撞击有影响。
- 物理治疗师可以通过开具适当的治疗性运动处方防止髋关节撞击综合征的手术以及采用非手术治疗。
- 治疗髋关节关节炎的首要关注点是通过增加负荷的接触面积逐渐改善关节负荷。重塑关节适当的灵活性以及软组织的延展性是建立关节最佳负重的先决条件。改善姿势及运动模式对于将生理障碍的改善过渡到功能方面十分必要。平衡能力是重建最佳功能运动模式以及关节负重的最后元素。
- 有许多与髂胫束相关的症状。治疗的侧重点是如何在有意义的功能运动模式中改善力或力矩以及功能性募集失用的协同肌。
- 被牵伸的梨状肌可能会导致腰椎神经病变的症状。正确辨别诊断腰椎神经病变、短缩的梨状肌症状及腘绳肌拉伤对于获得疗效是必要的。治疗应该注重改善运动模式、导致股骨内旋和内收及骨盆前倾的相关生理障碍，这些均会对梨状肌产生应力继而影响坐骨神经。

实训

1. 你如何让关节炎患者进行站立训练来改善负重及步态的单腿支撑相？你会使用辅助器具吗？

2. 根据批判思考问题，什么等长活动可以帮助后倾或前倾的髋臼恢复正常位置？

3. 根据批判思考问题，设计一个运动方案来改善每一个病例中关节的灵活性以及相关的力及力矩异常。并且将这个方案教给你的伙伴。假设徒手肌力测试为3+/5。逐步从非功能活动渐进到功能活动。

4. 根据批判思考问题，你如何开始改善协同肌失用肌力为3–/5级的臀中肌的产力或力矩能力。你如何提高其姿势力量？教给你的同伴这些运动。你可以感觉到阔筋膜张肌在主导的运动模式吗？哪些模式是由阔筋膜张肌主导？站立完成这项功能运动。闭链状态下足部的力线如何影响髋关节的位置？

5. 患者被诊断为髂胫束综合征。列出可能会导致这一诊断失用的协同肌。设计一项运动来改善每一失用协同肌的肌肉表现。假设每一失用的协同肌肌力为3+/5。

6. 按照注19-8中的描述进行平衡渐进训练。你使用的是那种平衡策略？设计平衡训练来增加冠状面内的难度并使用交叉步策略。

7. 根据批判思考题7，髋关节外旋肌渐进训练：从特异性训练、非功能性训练到功能性训练，你如何在单腿平衡训练中强化髋关节外旋肌（发散思维）？

8. 根据第七单元病例讨论9。使用第2章的方案模型设计一个完整的治疗性运动方案。

9. 根据第七单元病例讨论10。使用第2章的方案模型设计一个完整的治疗性运动方案。

辨析

1. 髋关节内翻及外翻会引起膝关节的哪种力线异常？

2. 股骨前倾及后倾会对股骨髁的方向产生什么影响？如果病人股骨前倾，从事芭蕾，她会出现哪种活动度问题？如果病人股骨前倾，从事足球，他会出现哪种活动度问题？你对于股骨前倾产生的力线问题从事体育活动的建议是什么？

3. 在髋臼后倾中髋臼的方向为什么前倾呢？髋臼后倾会导致其对股骨头的覆盖面积增加或减少？这与姿势位的髋关节撞击综合征又有什么联系？

4. 如果右侧髋关节(a)屈曲，(b)伸展，或(c)内旋受限，在步态中哪一个时期会出现腰椎什么活动的代偿？

5. 如果髋关节屈曲受限,什么骨盆及腰椎模式会导致这种髋关节受限?你用什么模式来改善髋关节屈曲的活动?腰椎骨盆区域什么肌肉在产力或力矩方面存在障碍导致的髋关节屈曲障碍?回答在髋关节伸展以及内旋受限情况下相似的问题。被称为什么受限模式(如髋关节屈曲受限,内旋,伸展)?

6. 描述 Trendelenburg 步态。你能描述其他可能造成髋关节外展肌群力量不足的运动模式吗?

7. 阔筋膜张肌 / 髂胫束过度使用的诊断中,为什么侧重髋关节的治疗?与阔筋膜张肌 / 髂胫束过度使用相关的常见协同肌失用是什么?

8. 你如何鉴别诊断梨状肌过度牵伸症,梨状肌短缩,腰椎神经病变以及腘绳肌损伤?

参考文献

1. Singleton MC, LeVeau BF. The hip joint: stability and stress: a review. Phys Ther 1975;55:957–973.
2. Frankel VH, Nordin M. Basic Biomechanics of the Skeletal System. Philadelphia, PA: Lea & Febiger, 1980.
3. Clohisy JC, Nunley RM, Carlisle JC, et al. Incidence and characteristics of femoral deformities in the dysplastic hip. Clin Orthop Relat Res 2009;467:128–134.
4. Maquet P. Importance of the position of the greater trochanter. Acta Orthop Belg 1990;56:307–322.
5. Key JA. The classic: epiphyseal coxa vara or displacement of the capital epiphysis of the femur in adolescence. 1926. Clin Orthop Relat Res 2013;471:2087–2117.
6. Tubby AH. Coxa valga. Proc R Soc Med 1908;1:107–142.
7. Fabray G, MacEwen GD, Shands AR Jr. Torsion of the femur: a follow-up study in normal and abnormal conditions. J Bone Joint Surg Am 1973;55:1726–1738.
8. Anda S, Svenningson S, Dale LG, et al. The acetabular sector angle of the adult hip determined by computed tomography. Acta Radiol Diagn (Stockh) 1986;27:443–447.
9. Svenningsen S, Apalset K, Terjesen T, et al. Regression of femoral anteversion: a prospective study of intoeing children. Acta Orthop Scand 1989;60:170–173.
10. Williams PL, Warwick R, eds. Gray's Anatomy. 37th Ed. Philadelphia, PA: WB Saunders, 1985.
11. McCaw ST. Leg length inequality: implications for running injury prevention. Sports Med 1992;14:422–429.
12. Rothenberg RJ. Rheumatic disease aspects of leg length inequality. Semin Arthritis Rheum 1988;17:196–205.
13. Tjernstrom B, Olerud S, Karlstrom G. Direct leg lengthening. J Orthop Trauma 1993;7:543–551.
14. Knutson GA. Incidence of foot rotation, pelvic crest unleveling, and supine leg length alignment asymmetry and their relationship to self-reported back pain. J Manipulative Physiol Ther 2002;25:110E.
15. Brand RA, Yack HJ. Effects of leg length discrepancies on the forces at the hip joint. Clin Orthop Relat Res 1996;333:172–180.
16. Kaufman KR, Miller LS, Sutherland DH. Gait asymmetry in patients with limb length inequality. J Pediatr Orthop 1996;16:144–150.
17. Walsh M, Connolly P, Jenkinson A, et al. Leg length discrepancy—an experimental study of compensatory changes in three dimensions using gait analysis. Gait Posture 2000;12:156–161.
18. Danbert RJ. Clinical assessment and treatment of leg length inequalities. J Manipulative Physiol Ther 1988;11:290–295.
19. Baylis WJ, Rzonca EC. Functional and structural limb length discrepancies: evaluation and treatment. Clin Podiatr Med Surg 1988;5:509–520.
20. Ganz R, Parvizi J, Beck M, et al. Femoroacetabular impingement: a cause for osteoarthritis of the hip. Clin Orthop Relat Res 2003;(417):112–120.
21. Beck M, Kalhor M, Leunig M, et al. Hip morphology influences the pattern of damage to the acetabular cartilage: femoroacetabular impingement as a cause of early osteoarthritis of the hip. J Bone Joint Surg Br 2005;87:1012–1018.
22. Martin RL, Eneski KR, Draovitch R, et al. Acetabular labral tears of the hip: examination and diagnostic challenges. J Ortho Sports Phys Ther 2006:36(7):503–515.
23. Siebenrock KA, Ferner F, Noble PC, et al. The cam-type deformity of the proximal femur arises in childhood in response to vigorous sporting activity. Clin Orthop Relat Res 2011;469:3229–3240.
24. Caine D, DiFiori J, Maffulli N. Physeal injuries in children's and youth sports: reasons for concern? Br J Sports Med 2006;40:749–760.
25. Carson WG, Gasser SI. Little Leaguers' shoulder: a report of 23 cases. Am J Sports Med 1998;26:575–580.
26. Murray RO, Duncan C. Athletic activity in adolescence as an etiological factor in degenerative hip disease. J Bone Joint Surg Am 1971;53:406–419.
27. Colvin AC, Harrast J, Harner C. Trends in hip arthroscopy. J Bone Joint Surg Am 2012;94:e23.
28. Montgomery SR, Ngo SS, Hobson T, et al. Trends and demographics in hip arthroscopy in the United States. Arthroscopy 2013;29:661–665.
29. Bozic KJ, Chan V, Valone FH 3rd, et al. Trends in hip arthroscopy utilization in the United States. J Arthroplasty 2013;28:140–143.
30. de Sa D, Cargnelli S, Catapano M, et al. Femoroacetabular impingement in skeletally immature patients: a systematic review examining indications, outcomes, and complications of open and arthroscopic treatment. Arthroscopy 2015;31:373–384.
31. MacFarlane RJ, Konan S, El-Huseinny M, et al. A review of outcomes of the surgical management of femoroacetabular impingement. Ann R Coll Surg Engl 2014;96:331–338.
32. Kemp JL, Collins NJ, Makdissi M, et al. Hip arthroscopy for intra-articular pathology: a systematic review of outcomes with and without femoral osteoplasty. Br J Sports Med 2012;46:632–643.
33. Kemp JL, Makdissi M, Schache AG, et al. Hip chondropathy at arthroscopy: prevalence and relationship to labral pathology, femoroacetabular impingement and patient-reported outcomes. Br J Sports Med 2014;48:1102–1107.
34. Boone GR, Pagnotto MR, Walker JA, et al. Caution should be taken in performing surgical hip dislocation for the treatment of femoroacetabular impingement in patients over the age of 40. HSS J 2012;8:230–234.
35. Wall PD, Brown JS, Parsons N, et al. Surgery for treating hip impingement (femoroacetabular impingement). Cochrane Database Syst Rev 2014;(9):CD010796.
36. Dorrestijn O, Stevens M, Winters JC, et al. Conservative or surgical treatment for subacromial impingement syndrome? A systematic review. J Shoulder Elbow Surg 2009;18:652–660.
37. Gebremariam L, Hay EM, Koes BW, et al. Effectiveness of surgical and postsurgical interventions for the subacromial impingement syndrome: a systematic review. Arch Phys Med Rehabil 2011;92:1900–1913.
38. Judge A, Murphy RJ, Maxwell R, et al. Temporal trends and geographical variation in the use of subacromial decompression and rotator cuff repair of the shoulder in England. Bone Joint J 2014;96-B:70–74.
39. Murphy RJ, Carr AJ. Shoulder pain. BMJ Clin Evid 2010;2010:1107.
40. Coghlan JA, Buchbinder R, Green S, et al. Surgery for rotator cuff disease. Cochrane Database Syst Rev 2008;(1):CD005619.
41. Khan M, Evaniew N, Bedi A, et al. Arthroscopic surgery for degenerative tears of the meniscus: a systematic review and meta-analysis. CMAJ 2014;186:1057–1064.
42. Seida JC, LeBlanc C, Schouten JR, et al. Systematic review: nonoperative and operative treatments for rotator cuff tears. Ann Intern Med 2010;153:246–255.
43. Sihvonen R, Paavola M, Malmivaara A, et al. Arthroscopic partial meniscectomy versus sham surgery for a degenerative meniscal tear. N Engl J Med 2013;369:2515–2524.
44. Hetaimish BM, Khan M, Crouch S, et al. Consistency of reported outcomes after arthroscopic management of femoroacetabular impingement. Arthroscopy 2013;29:780–787.
45. Alradwan H, Philippon MJ, Farrokhyar F, et al. Return to preinjury activity levels after surgical management of femoroacetabular impingement in athletes. Arthroscopy 2012;28:1567–1576.
46. Papavasiliou AV, Bardakos NV. Complications of arthroscopic

surgery of the hip. Bone Joint Res 2012;1:131–144.
47. Dippmann C, Thorborg K, Kraemer O, et al. Symptoms of nerve dysfunction after hip arthroscopy: an under-reported complication? Arthroscopy 2014;30:202–207.
48. Kowalczuk M, Bhandari M, Farrokhyar F, et al. Complications following hip arthroscopy: a systematic review and meta-analysis. Knee Surg Sports Traumatol Arthrosc 2013;21:1669–1675.
49. Palmer AJ, Thomas GE, Pollard TC, et al. The feasibility of performing a randomised controlled trial for femoroacetabular impingement surgery. Bone Joint Res 2013;2:33–40.
50. Wall PD, Fernandez M, Griffin DR, et al. Nonoperative treatment for femoroacetabular impingement: a systematic review of the literature. PM R 2013;5:418–426.
51. Bedi A, Chen N, Robertson W, et al. The management of labral tears and femoroacetabular impingement of the hip in the young, active patient. Arthroscopy 2008;24:1135–1145.
52. Ng VY, Arora N, Best TM, et al. Efficacy of surgery for femoroacetabular impingement: a systematic review. Am J Sports Med 2010;38:2337–2345.
53. Clohisy JC, St John LC, Schutz AL. Surgical treatment of femoroacetabular impingement: a systematic review of the literature. Clin Orthop Relat Res 2010;468:555–564.
54. Gedouin JE, May O, Bonin N, et al. Assessment of arthroscopic management of femoroacetabular impingement. A prospective multicenter study. Orthop Traumatol Surg Res 2010;96:S59–S67.
55. Philippon MJ, Briggs KK, Yen YM, et al. Outcomes following hip arthroscopy for femoroacetabular impingement with associated chondrolabral dysfunction: minimum two-year follow-up. J Bone Joint Surg Br 2009;91:16–23.
56. Huisstede BM, Miedema HS, Verhagen AP, et al. Multidisciplinary consensus on the terminology and classification of complaints of the arm, neck and/or shoulder. Occup Environ Med 2007;64:313–319.
57. Cibulka MT, White DM, Woehrle J, et al. Hip pain and mobility deficits—hip osteoarthritis. J Orthop Sports Phys Ther 2009;39(4):A1–A25.
58. Mokkink LB, Terwee CB, Patrick DL, et al. The COSMIN checklist for assessing the methodological quality of studies on measurement properties of health status measurement instruments: an international Delphi study. Qual Life Res 2010;19:539–549.
59. Harris-Hayes M, McDonough CM, Leunig M, et al. Clinical outcomes assessment in clinical trials to assess treatment of femoroacetabular impingement: use of patient-reported outcome measures. J Am Acad Orthop Surg 2013;21:S39–S46.
60. Ahmad MA, Xypnitos FN, Giannoudis PV. Measuring hip outcomes: common scales and checklists. Injury 2011;42:259–264.
61. Collier J, Longmore J, Hodgetts T. Oxford Handbook of Clinical Specialties. 4th Ed. Oxford: Oxford University Press, 1995.
62. Emms NW, O'Connor M, Montgomery SC. Hip pathology can masquerade as knee pain in adults. Age Ageing 2002;31:67–69.
63. Dee R, Hurst L, Gruber M, et al. Principles of Orthopedic Practice. 2nd Ed. London: McGraw-Hill, 1997.
64. Shumway-Cook A, Baldwin M, Polissar NL, et al. Predicting the probability for falls in community-dwelling older adults. Phys Ther 1997;77:812–819.
65. Berg KO, Wood-Daphinee SL, Williams JI, et al. Measuring balance in the elderly: validation of an instrument. Can J Public Health 1989;41:302–311.
66. Shumway-Cook A, Woollacott MH. Motor Control: Theory and Practical Applications. Baltimore, MD: Lippincott Williams & Wilkins, 1995.
67. Shumway-Cook A, Gruber W, Baldwin M, et al. The effect of multidimensional exercise on balance, mobility, and fall risk in community-dwelling older adults. Phys Ther 1997;77:46–57.
68. Lee D. The Pelvic Girdle. Edinburgh: Churchill Livingstone, 1999.
69. Kendall FP, McCreary EK, Provance PG. Muscles Testing and Function. 4th Ed. Baltimore, MD: Lippincott Williams & Wilkins, 1993.
70. Daniels L, Worthingham C. Muscle Testing: Techniques of Manual Examination. 4th Ed. Philadelphia, PA: WB Saunders, 1980.
71. Bandy WD, Sanders B. Therapeutic Exercise for Physical Therapy Assistants. 2nd Ed. Philadelphia, PA: Lippincott Williams & Wilkins, 2007.
72. Neumann DA. Kinesiology of the hip: a focus on muscular actions. J Orthop Sports Phys Ther 2010;40:82–94.
73. Ayotte NW, Stetts DM, Keenan G, et al. Electromyographical analysis of selected lower extremity muscles during 5 unilateral weight-bearing exercises. J Orthop Sports Phys Ther 2007;37:48–55.
74. McBeth JM, Earl-Boehm JE, Cobb SC, et al. Hip muscle activity during 3 side-lying hip-strengthening exercises in distance runners. J Athl Train 2012;47:15–23.
75. Philippon MJ, Decker MJ, Giphart JE, et al. Rehabilitation exercise progression for the gluteus medius muscle with consideration for iliopsoas tendinitis: an in vivo electromyography study. Am J Sports Med 2011;39:1777–1785.
76. Cyriax J. Textbook of Orthopedic Medicine. Vol 1. 7th Ed. London: Bailliere Tindall, 1978.
77. Chan O, Del Buono A, Best TM, et al. Acute muscle strain injuries: a proposed new classification system. Knee Surg Sports Traumatol Arthrosc 2012;20:2356–2362.
78. Duncan GH, Bushnell MC, Lavigne GJ. Comparison of verbal and visual analogue scales for measuring the intensity and unpleasantness of experimental pain. Pain 1989;37:295–303.
79. Jette AM. Using health-related quality of life measures in physical therapy outcomes research. Phys Ther 1993;73:528–537.
80. Harris WH. Traumatic arthritis of the hip after dislocation and acetabular fracture: treatment by mold arthroplasty. J Bone Joint Surg Am 1969;51:737–755.
81. Binkley JM, Stratford PW, Lott SA, et al. The lower extremity functional scale (LEFS): scale development, measurement properties, and clinical application. Phys Ther 1999;79:371–383.
82. Thorborg K, Holmich P, Christensen R, et al. The Copenhagen Hip and Groin Outcome Score (HAGOS): development and validation according to the COSMIN checklist. Br J Sports Med 2011;45:478–491.
83. Subotnick SI. Limb length discrepancies of the lower extremity (the short leg syndrome). J Orthop Sports Phys Ther 1981;3:11–15.
84. Woerman AL, Binder-MacLeod SA. Leg length discrepancy assessment: accuracy and precision in five clinical methods of evaluation. J Orthop Sports Phys Ther 1984;5:230–238.
85. Blake RL, Ferguson B. Limb length discrepancies. J Am Podiatric Med Assoc 1992;82:33–38.
86. Etnier JL, Landers DM. Motor performance and motor learning as a function of age and fitness. Res Q Exerc Sport 1998;69:136–146.
87. Konermann W, Gruber G. Ultrasound determination of leg length [in German]. Orthopade 2002;31:300–305.
88. Krettek C, Koch T, Henzler D, et al. A new procedure for determining leg length and LLD inequality using ultrasound [in German]. Unfallchirug 1996;99:43–51.
89. Hanada E, Kirby RL, Mitchell M, et al. Measuring leg length discrepancy by the "iliac crest palpation and book correction" method: reliability and validity. Arch Phys Med Rehabil 2001;82:938–942.
90. Beattie P, Isaacson K, Riddle DL, et al. Validity of derived measurements of leg-length differences obtained by use of a tape measure. Phys Ther 1990;70:150–157.
91. Gogia PP, Braatz JH. Validity and reliability of leg length measurements. J Orthop Sports Phys Ther 1986;8:185–188.
92. Gross MT. Lower quarter screening for skeletal malalignment–suggestions for orthotics and shoewear. J Orthop Sports Phys Ther 1995:21;389–405.
93. Davids JR, Benfanti P, Blackhurst DW, et al. Assessment of femoral anteversion in children with cerebral palsy: accuracy of the trochanteric prominence angle test. J Pediatr Orthop 2002;22:173–178.
94. Shultz SJ, Nguyen AD, Windley TC, et al. Intratester and inter tester reliability of clinical measures of lower extremity anatomic characteristics: implications for multicenter studies. Clin J Sport Med 2006:16;155–161.
95. Souza RB, Powers CM. Concurrent criterion-related validity and reliability of a clinical test to measure femoral anteversion. J Orthop Sports Phys Ther 2009:39;586–592.
96. Ruwe PA, Gage JR, Ozonoff MB, et al. Clinical determination of femoral anteversion. A comparison with established techniques. J Bone Joint Surg Am 1992;74:820–830.
97. Sugano N, Noble PC, Kamaric E. A comparison of alternative methods of measuring femoral anteversion. J Comput Assist Tomogr 1998;22:610–640.
98. Kozic S, Gulan G, Matovinovic D, et al. Femoral anteversion related to side differences in hip rotation. Passive rotation in 1,140 children aged 8–9 years. Acta Orthop Scand 1997;68:533–536.
99. Sutlivev TG, Mitchell SD, Maxfield SN, et al. Identification of individuals with patellofemoral pain whose symptoms improved after a combined program of foot orthosis use and modified activity: a preliminary investigation. Phys Ther 2004:84;49–61.

100. Lesher JD, Sutlive TG, Miller GA, et al. Development of a clinical prediction rule for classifying patients with patellofemoral pain syndrome who respond to patellar taping. J Orthop Sports Phys Ther 2006:36;854–866.
101. Piva SR, Fitzgerald K, Irrgang JJ, et al. Reliability of measures of impairments associated with patellofemoral pain syndrome. BMC Musculoskelet Disord 2006:7;33.
102. Tokuhara Y, Kadoya Y, Nakagawa S, et al. The flexion gap in normal knees. An MRI study. J Bone Joint Surg Br 2004;86:1133–1136.
103. Harris-Hayes M, Wendl PM, Sahrmann SA, et al. Does stabilization of the tibiofemoral joint affect passive prone hip rotation range of motion measures in unimpaired individuals? A preliminary report. Physiotherapy Theory and Practice 2007;23:315–323.
104. Testa R, Chouteau J, Philippot R, et al. In vitro analysis of varus-valgus laxity of the knee joint: comparison of clinical evaluation with measurements using a reference motion analysis system. IRBM 2010;31:302–308.
105. Philippon MJ, Maxwell RB, Johnston TL, et al. Clinical presentation of femoroacetabular impingement. Knee Surg Sports Traumatol Arthrosc 2007;15:1041–1047.
106. Clohisy JC, Knaus ER, Hunt DM, et al. Clinical presentation of patients with symptomatic anterior hip impingement. Clin Orthop Relat Res 2009;467:638–644.
107. Konin JG, Wiksten D, Isear JA, et al. Special Tests for Orthopedic Examination. 3rd Ed. Thorofare, NJ: Slack, 2006.
108. Reiman MP, Goode AP, Cook CE, et al. Diagnostic accuracy of clinical tests for the diagnosis of hip femoroacetabular impingement/labral tear: a systematic review with meta-analysis. Br J Sports Med 2015;49:811.
109. Reiman MP, Goode AP, Hegedus EJ, et al. Diagnostic accuracy of clinical tests of the hip: a systematic review with meta-analysis. Br J Sports Med 2013;47:893–902.
110. Christmas C, Crespo CJ, Franckowiak SC, et al. How common is hip pain among older adults? Results from the Third National Health and Nutrition Examination Survey. J Fam Pract 2002;51:345–348.
111. Paletta GA Jr, Andrish JT. Injuries about the hip and pelvis in the young athlete. Clin Sports Med 1995;14:591–628.
112. Waters PM, Millis MB. Hip and pelvic injuries in the young athlete. Clin Sports Med 1988;7:513–526.
113. Bencardino JT, Kassarjian A, Palmer WE. Magnetic resonance imaging of the hip: sports-related injuries. Top Magn Reson Imaging 2003;14:145–160.
114. Berend KR, Vail TP. Hip arthroscopy in the adolescent and pediatric athlete. Clin Sports Med 2001;20:763–778.
115. Kocher MS, Tucker R. Pediatric athlete hip disorders. Clin Sports Med 2006;25:241–253.
116. Siparsky PN, Kocher MS. Current concepts in pediatric and adolescent arthroscopy. Arthroscopy 2009;25:1453–1469.
117. Adirim TA, Cheng TL. Overview of injuries in the young athlete. Sports Med 2003;33:75–81.
118. Hawkins D, Metheny J. Overuse injuries in youth sports: biomechanical considerations. Med Sci Sports Exerc 2001;33:1701–1707.
119. Kovacevic D, Mariscalco M, Goodwin RC. Injuries about the hip in the adolescent athlete. Sports Med Arthrosc 2011;19:64–74.
120. Huang BK, Campos JC, Michael Peschka PG, et al. Injury of the gluteal aponeurotic fascia and proximal iliotibial band: anatomy, pathologic conditions, and MR imaging. Radiographics 2013;33:1437–1452.
121. Lemont H, Ammirati KM, Usen N. Plantar fasciitis: a degenerative process (fasciosis) without inflammation. J Am Podiatr Med Assoc 2003;93:234–237.
122. Neumann DA, Cook TM, Sholty RL, et al. An electromyographic analysis of hip abductor muscle activity when subjects are carrying loads in one or both hands. Phys Ther 1992;72:207–217.
123. Maitland GD. Peripheral Manipulation. 2nd Ed. London: Butterworths, 1977.
124. Neumann DA. An electromyographic study of the hip abductor muscles as subjects with a hip prosthesis walked with different methods of using a cane and carrying a load. Phys Ther 1999;79:1163–1173.
125. Felson DT, Lawrence RC, Dieppe PA, et al. Osteoarthritis: new insights. Part 1: the disease and its risk factors. Ann Intern Med 2000;133:635–646.
126. Felson DT. Preventing knee and hip osteoarthritis. Bull Rheum Dis 1998;47:1–4.
127. Gelber AC, Hochberg MC, Mead LA, et al. Body mass index in young men and the risk of subsequent knee and hip osteoarthritis. Am J Med 1999;107:542–548.
128. Heliovaara M, Makela M, Impivaara O, et al. Association of overweight, trauma, and workload with coxarthrosis: a health survey of 7217 persons. Acta Orthop Scand 1993;64:513–518.
129. Okama-Keulen P, Hopman-Rock M. The onset of generalized osteoarthritis in older women: a qualitative approach. Arthritis Rheum 2001;45:183–190.
130. Mundermann A, Nigg BM, Humble RN, et al. Foot orthotics affect lower extremity kinematics and kinetics during running. Clin Biomech 2003;18:254–262.
131. Lyons K, Perry J, Gronley JK, et al. Timing and relative intensity of hip extensor and abductor muscle action during level and stair ambulation. Phys Ther 1983;63:1597–1605.
132. Kelly JP. Reactions of neurons to injury. In: Kandel E, Schwartz J, eds. Principles of Neural Science. New York, NY: Elsevier, 1985.
133. Agre JC. Hamstring injuries. Proposed aetiological factors, prevention, and treatment. Sports Med 1985;2:21–33.
134. Clanton TO, Coupe KJ. Hamstring strains in athletes: diagnosis and treatment. J Am Acad Orthop Surg 1998;6:237–248.
135. Grace TG. Muscle imbalance and extremity injury. A perplexing relationship. Sports Med 1985;2:77–82.
136. Mair J, Mayr M, Muller E, et al. Rapid adaptation to eccentric exercise-induced muscle damage. Int J Sports Med 1995;16:352–356.
137. Mair SD, Seaber AV, Glisson RR, et al. The role of fatigue in susceptibility to acute muscle strain injury. Am J Sports Med 1996;24:137–143.
138. Feeley BT, Kennelly S, Barnes RP, et al. Epidemiology of National Football League training camp injuries from 1998 to 2007. Am J Sports Med 2008;36:1597–1603.
139. Orchard J, and Best TM. The management of muscle strain injuries: an early return versus the risk of recurrence. Clin J Sport Med 2002;12:3–5.
140. Sherry MA, Best TM. A comparison of 2 rehabilitation programs in the treatment of acute hamstring strains. J Orthop Sports Phys Ther 2004;34:116–125.
141. Heiderscheit BC, Hoerth DM, Chumanov ES, et al. Identifying the time of occurrence of a hamstring strain injury during treadmill running: a case study. Clin Biomech 2005;20:1072–1078.
142. Schache AG, Wrigley TV, Baker R, et al. Biomechanical response to hamstring muscle strain injury. Gait Posture 2009;29:332–338.
143. Chumanov ES, Heiderscheit BC, Thelen DG. The effect of speed and influence of individual muscles on hamstring mechanics during the swing phase of sprinting. J Biomech 2007;40:3555–3562.
144. Thelen DG, Chumanov ES, Best TM, et al. Simulation of biceps femoris musculotendon mechanics during the swing phase of sprinting. Med Sci Sports Exerc 2005;37:1931–1938.
145. Chumanov ES, Heiderscheit BC, Thelen DG. Hamstring musculotendon dynamics during stance and swing phases of high-speed running. Med Sci Sports Exerc 2011;43:525–532.
146. Askling CM, Tengvar M, Saartok T, et al. Acute first-time hamstring strains during high-speed running: a longitudinal study including clinical and magnetic resonance imaging findings. Am J Sports Med 2007;35:197–206.
147. Askling C, Saartok T, Thorstensson A. Type of acute hamstring strain affects flexibility, strength, and time to return to pre-injury level. Br J Sports Med 2006;40:40–44.
148. Askling CM, Tengvar M, Saartok T, et al. Acute first-time hamstring strains during slow-speed stretching: clinical, magnetic resonance imaging, and recovery characteristics. Am J Sports Med 2007;35:1716–1724.
149. Sahrmann SA. Diagnosis and Treatment of Movement Impairment Syndromes. St. Louis, MO: Mosby, 2002.
150. Worrell TW. Factors associated with hamstring injuries. An approach to treatment and preventative measures. Sports Med 1994;17:338–345.
151. Clark RA. Hamstring injuries: risk assessment and injury prevention. Ann Acad Med Singapore 2008;37:341–346.
152. Arnason A, Andersen TE, Holme I, et al. Prevention of hamstring strains in elite soccer: an intervention study. Scand J Med Sci Sports 2008;18:40–48.
153. Croisier JL, Ganteaume S, Binet J, et al. Strength imbalances and prevention of hamstring injury in professional soccer players: a prospective study. Am J Sports Med 2008;36:1469–1475.

154. Yeung SS, Suen AM, Yeung EW. A prospective cohort study of hamstring injuries in competitive sprinters: preseason muscle imbalance as a possible risk factor. Br J Sports Med 2009;43: 589–594.
155. Gabbe BJ, Bennell KL, Finch CF, et al. Predictors of hamstring injury at the elite level of Australian football. Scand J Med Sci Sports 2006;16:7–13.
156. Cameron ML, Adams RD, Maher CG, et al. Effect of the HamSprint Drills training programme on lower limb neuromuscular control in Australian football players. J Sci Med Sport 2009;12:24–30.
157. Sole G, Milosavljevic S, Nicholson HD, et al. Selective strength loss and decreased muscle activity in hamstring injury. J Orthop Sports Phys Ther 2011;41:354–363.
158. Sole G, Milosavljevic S, Nicholson H, et al. Altered muscle activation following hamstring injuries. Br J Sports Med 2012;46:118–123.
159. Brockett CL, Morgan DL, Proske U. Predicting hamstring strain injury in elite athletes. Med Sci Sports Exerc 2004;36:379–387.
160. Proske U, Morgan DL, Brockett CL, et al. Identifying athletes at risk of hamstring strains and how to protect them. Clin Exp Pharmacol Physiol 2004;31:546–550.
161. Brockett CL, Morgan DL, Proske U. Human hamstring muscles adapt to eccentric exercise by changing optimum length. Med Sci Sports Exerc 2001;33:783–790.
162. Distefano LJ, Blackburn JT, Marshall SW, et al. Gluteal muscle activation during common therapeutic exercises. J Orthop Sports Phys Ther 2009;39:532–540.
163. Abelbeck KG. Biomechanical model and evaluation of a linear motion squat type exercise. J Strength Cond Res 2002;16:516–524.
164. Yu B, Holly-Crichlow N, Brichta P, et al. The effects of the lower extremity joint motions on the total body motion in sit to stand movement. Clin Biomech 2000:15;449–455.
165. Long WT, Dorr LD, Healy B, et al. Functional recovery of noncemented total hip arthroplasty. Clin Orthop Rel Res 1993;288:73–77.
166. Arokoski MH, Arokoski JP, Haara M, et al. Hip muscle strength and muscle cross sectional area in men with and without hip osteoa. J Rheumatol 2002:29;2187–2195.
167. Reiman MP, Bolgla LA, Lorenz D. Hip functions influence on knee dysfunction: a proximal link to a distal problem. J Sport Rehabil 2009:18;33–46.
168. Powers CM. The influence of abnormal hip mechanics on kne injury: a biomechanical perspective. J Orthop Sports Phys Ther 2010:40;42–51.
169. Ireland ML, Willson JD, Ballantyne BT, et al. Hip strength in females with and without patellofemoral pain. J Orthop Sports Phys Ther 2003;33:671–676.
170. Bolgla LA, Malone TR, Umberger BR, et al. Hip strength and hip and knee kinematics during stair descent in females with and without patellofemoral pain syndrome. J Orthop Sports Phys Ther 2008:38;12–18.
171. Piva SR, Goodnite EA, Childs JD. Strength around the hip and flexibility of soft tissues in individuals with and without patellofemoral pain syndrome. J Orthop Sports Phys Ther 2005:35;793–801.
172. Robinson RL, Nee RJ. Analysis of hip strength in females seeking physical therapy treatment for unilateral patellofemoral pain syndrome. J Orthop Sports Phys Ther 2007:37;232–238.
173. Willson JD, Davis IS. Lower extremity strength and mechanics during jumping in women with patellofemoral pain. J Sport Rehabil 2009:18;76–90.
174. Powers CM. The influence of altered lower-extremity kinematics on patellofemoral joint dysfunction: a theoretical perspective. J Orthop Sports Phys Ther 2003:33;639–646.
175. Ferber R, Kendall KD, Farr L. Changes in knee biomechanics after a hip-abductor strengthening protocol for runners with patellofemoral pain syndrome. J Athl Train 2011:46;142–149.
176. Escamilla RF, Lewis C, Bell D, et al. Core muscle activation during swiss ball and traditional abdominal exercises. J Orthop Sports Phys Ther 2010;40:265–276.
177. Reiman MP, Bolgla LA, Loudon JK. A literature review of studies evaluating gluteus maximus and gluteus medius activation during rehabilitation exercises. Physiother Theory Pract 2012;28: 257–268.
178. Blanpied P. Why won't patients do their home exercise programs? J Orthop Sports Phys Ther 1997:25;101–102.
179. Ekstrom RA, Donatelli RA, Carp KC. Electromyographic analysis of core trunk, hip, and thigh muscles during 9 rehabilitation exercises. J Orthop Sports Phys Ther 2007:37;754–762.
180. Ekstrom RA, Osborn RW, Hauer PL. Surface electromyographic analysis of the low back muscles during rehabilitation exercises. J Orthop Sports Phys Ther 2008:38;736–745
181. Farrokhi S, Pollard CD, Souza RB, et al. Trunk position influences the kinematics, kinetics, and muscle activity of the lead lower extremity during the forward lunge exercise. J Orthop Sports Phys Ther 2008:38;403–409.
182. Bolgla LA, Uhl TL. Electromyographic analysis of hip rehabilitation exercises in a group of healthy subjects. J Orthop Sports Phys Ther 2005:35;487–494.
183. Neumann DA, Soderberg GL, Cook TM. Electromyographic analysis of hip abductor musculature in healthy right-handed persons. Phys Ther 1989;69:431–440.
184. Inman VT. Functional aspects of the abductor muscles of the hip. J Bone Joint Surg Am 1947;29:607–612.
185. Fredericson M, Cookingham CL, Caudhari AM. Hip abductor weakness in distance runners with iliotibial band syndrome. Clin J Sport Med 2000;10:169–175.
186. LaBan MM, Raptou AD, Johnson EW. Electromyographic study of function of iliopsoas muscle. Arch Phys Med Rehabil 1965;46:676–679.
187. Nigg BM, Stergiou G, Cole D. Effect of shoe inserts on kinematics, center of pressure, and leg joint moments during running. Med Sci Sports Exerc 2003;35:314–319.
188. Panjabi MM. The stabilizing system of the spine. Part II. Neutral zone and instability hypothesis. J Spinal Disord 1992;5:390–396.
189. van Wingerden JP, Vleeming A, Buyruk HM, et al. Stabilization of the sacroiliac joint in vivo: verification of muscular contribution to force closure of the pelvis. Eur Spine J 2004;13:199–205.
190. Bergmark A. Stability of the lumbar spine. A study in mechanical engineering. Acta Orthop Scand Suppl 1989;230:1–54.
191. Panjabi M, Abumi K, Duranceau J, et al. Spinal stability and intersegmental muscle forces. A biomechanical model. Spine 1989;14:194–200.
192. Shu B, Safran MR. Hip instability: anatomic and clinical considerations of traumatic and atraumatic instability. Clin Sports Med 2011;30:349–367.
193. O'Sullivan PB. Lumbar segmental 'instability': clinical presentation and specific stabilizing exercise management. Man Ther 2000;5:2–12.
194. Bellabarba C, Sheinkop MB, Kuo KN. Idiopathic hip in- stability. An unrecognized cause of coxa saltans in the adult. Clin Orthop Relat Res 1998;355:261–271.
195. Boykin RE, Anz AW, Bushnell BD, et al. Hip instability. J Am Acad Orthop Surg 2011;19:340–349.
196. Shindle MK, Ranawat AS, Kelly BT. Diagnosis and management of traumatic and atraumatic hip instability in the athletic patient. Clin Sports Med 2006;25:309–326.
197. Smith MV, Panchal HB, Ruberte Thiele RA, et al. Effect of acetabular labrum tears on hip stability and labral strain in a joint compression model. Am J Sports Med 2011;39(Suppl):103S–110S.
198. Myers CA, Register BC, Lertwanich P, et al. Role of the acetabular labrum and the iliofemoral ligament in hip stability: an in vitro biplane fluoroscopy study. Am J Sports Med 2011;39(Suppl):85S–91S.
199. Crawford MJ, Dy CJ, Alexander JW, et al. The 2007 Frank Stinchfield Award. The biomechanics of the hip labrum and the stability of the hip. Clin Orthop Relat Res 2007;465:16–22.
200. McCarthy JC, Noble PC, Schuck MR, et al. The Otto E. Aufranc Award: the role of labral lesions to development of early degenerative hip disease. Clin Orthop Relat Res 2001;393:25–37.
201. Clohisy JC, Barrett SE, Gordon JE, et al. Periacetabular osteotomy for the treatment of severe acetabular dysplasia. J Bone Joint Surg Am 2005;87:254–259.
202. Clohisy JC, Schutz AL, St John L, et al. Periacetabular osteotomy: a systematic literature review. Clin Orthop Relat Res 2009;467:2041–2052.
203. Ganz R, Klaue K, Vinh TS, et al. A new periacetabular osteotomy for the treatment of hip dysplasias. Technique and preliminary results. Clin Orthop Relat Res 1988;232:26–36.
204. Matheney T, Kim YJ, Zurakowski D, et al. Intermediate to long-term results following the Bernese periacetabular osteotomy and predictors of clinical outcome. J Bone Joint Surg Am 2009;91:2113–2123.
205. Siebenrock KA, Leunig M, Ganz R. Periacetabular osteotomy: the Bernese experience. Instr Course Lect 2001;50:239–245.

206. Steppacher SD, Tannast M, Ganz R, et al. Mean 20-year followup of Bernese periacetabular osteotomy. Clin Orthop Relat Res 2008;466:1633–1644.
207. Myers SR, Eijer H, Ganz R. Anterior femoroacetabular impingement after periacetabular osteotomy. Clin Orthop Relat Res 1999;363:93–99.
208. Fujii M, Nakashima Y, Noguchi Y, et al. Effect of intra-articular lesions on the outcome of periacetabular osteotomy in patients with symptomatic hip dysplasia. J Bone Joint Surg Br 2011;93:1449–1456.
209. Davey JP, Santore RF. Complications of periacetabular osteotomy. Clin Orthop Relat Res 1999;(363):33–37.
210. Retchford TH, Crossley KM, Grimaldi A, et al. Can local muscles augment stability in the hip? A narrative literature review. J Musculoskelet Neuronal Interact 2013;13:1–12.
211. Gray H. Muscles and fascia. In: Willliams P, Warwick R, Dyson MBannister I, eds. Gray's Anatomy. Edinburgh: Churchill Livingstone, 1989.
212. Roy RR, Kim JA, Monti RJ, et al. Architectural and histochemical properties of cat hip 'cuff' muscles. Acta Anat 1997;159: 136–146.
213. Friederich JA, Brand RA. Muscle fiber architecture in the human lower limb. J Biomech 1990;23:91–95.
214. Ward SR, Winters TM, Blemker SS. The architectural design of the gluteal muscle group: implications for movement and rehabilitation. J Orthop Sports Phys Ther 2010;40:95–102.
215. Hodges PW, McLean L, Hodder J. Insight into the function of the obturator internus muscle in humans: observations with development and validation of an electromyography recording technique. J Electromyogr Kinesiol 2014;24:489–496.
216. Beck M, Sledge JB, Gautier E, et al. The anatomy and function of the gluteus minimus muscle. J Bone Joint Surg Br 2000;82:358–363.
217. Gottschalk F, Kourosh S, Leveau B. The functional anatomy of tensor fasciae latae and gluteus medius and minimus. J Anat 1989;166:179–189.
218. Kumagai M, Shiba N, Higuchi F, et al. Functional evaluation of hip abductor muscles with use of magnetic resonance imaging. J Orthop Res 1997;15:888–893.
219. Walters J, Solomons M, Davies J. Gluteus minimus: observations on its insertion. J Anat 2001;198:239–242.
220. Semciw AI, Pizzari T, Green RA. Are There Structurally Unique Segments Within Gluteus Minimus and Gluteus Medius? An EMG Investigation. In: XIXth Congress of the International Society for Electrophysiology and Kinesiology (ISEK), 2012; Brisbane, Australia.
221. Andersson EA, Nilsson J, Thorstensson A. Intramuscular EMG from the hip flexor muscles during human locomotion. Acta Physiol Scand 1997;161:361–370.
222. Lewis CL, Sahrmann SA, Moran DW. Anterior hip joint force increases with hip extension, decreased gluteal force, or decreased iliopsoas force. J Biomech 2007;40:3725–3731.
223. Tsao H, Hodges PW. Immediate changes in feedforward postural adjustments following voluntary motor training. Exp Brain Res 2007;181:537–546.
224. Reikerås O, Bjerkreim I, Kolbenstvedt A. Anteversion of the acetabulum in patients with idiopathic increased anteversion of the femoral neck. Acta Orthop Scand 1982;53:847–852.
225. Gulan G, Matovinovic D. Nemec B, et al. Femoral neck anteversion: values, development, measurement, common problems. Coll Antropol 2000;24:521–527.
226. Reikerås O, Høiseth A. Femoral neck angles in osteoarthritis of the hip. Acta Orthop Scand 1982;53:781–784.
227. Reikerås O, Bjerkreim I, Kolbenstvedt A. Anteversion of the acetabulum and femoral neck in normals and in patients with osteoarthritis of the hip. Acta Orthop Scand 1983;54:18–23.
228. Terjesen T, Benum P, Anda S, et al. Increased femoral anteversion and osteoarthritis of the hip joint. Acta Orthop Scand 1982;53:571–575.
229. Guinti A, Morone A, Olmi R, et al. The importance of the angle of anteversion in the development of arthritis of the hip. Ital J Orthop Trauma 1985;11:23–27.
230. Tonnis D, Heinecke A. Current concepts review—acetabular and femoral anteversion: relationship with osteoarthritis of the hip. J Bone Joint Surg Am 1999;81:1747–1770.
231. Fabry G, Cheng LX, Molenaers G. Normal and abnormal torsional development in children. Clin Orthop Relat Res 1994;302:22–26.
232. Eckhoff DG. Femoral anteversion in arthritis of the knee. J Pediat Orthop 1995;15:700.
233. Eckhoff DG, Montgomery WK, Kilcoyne RF, et al. Femoral morphometry and anterior knee pain. Clin Orthop Relat Res 1994;302:64–68.
234. Audenaert EA, Peeters I, Vigneron L, et al. Hip morphological characteristics and range of MRin femoroacetabular impingement. Am J Sports Med 2012;40:1329–1336.
235. Bedi A, Thompson M, Uliana C, et al. Assessment of range of motion and contact zones with commonly performed physical exam manoeuvers for femoroacetabular impingement (FAI): what do these tests mean? Hip Int 2013;23(Suppl 9):S27–S34.
236. Clohisy JC, McClure JT. Treatment of anterior femoroacetabular impingement with combined hip arthroscopy and limited anterior decompression. Iowa Orthop J 2005;25:164–171.
237. Ross JR, Nepple JJ, Philippon MJ, et al. Effect of changes in pelvic tilt on range of motion to impingement and radiographic parameters of acetabular morphologic characteristics. Am J Sports Med 2014;42:2402–2409.
238. Mellin G. Correlations of hip mobility with degree of back pain and lumbar spinal mobility in chronic low back pain patients. Spine (Phila Pa 1976) 1988;13:668–670.
239. Thurston AJ. Spinal and pelvic kinematics in osteoarthrosis of the hip joint. Spine (Phila Pa 1976) 1985;10:467–471.
240. Offerski CM, Macnab I. Hip-spine syndrome. Spine 1983;8:316–321.
241. Esola MA, McClure PW, Fitzgerald GK, et al. Analysis of lumbar spine and hip motion during forward bending in subjects with and without a history of significant low back pain. Spine 1996;21:71–78.
242. Li Y, McClure PW, Pratt N. The effect of hamstring muscle stretching on standing posture and on lumbar and hip motions during forward bending. Phys Ther 1996;76:836–849.
243. Tinetti ME, Ginter SF. Identifying mobility dysfunctions in elderly patients; standard neuromuscular examination or direct assessment. JAMA 1988;259:1190–1193.
244. Tinetti ME, Speechly M, Ginter SF. Risk factors for falls among elderly persons living in the community. N Engl J Med 1988;319:1701–1707.
245. Nevitt MC, Cummings SR. Risk factors for recurrent non-syncopal falls: a prospective study. JAMA 1989;261:2663–2668.
246. Kanten DN, Mulrow CD, Gerety MB, et al. Falls: an examination of three reporting methods in nursing homes. J Am Geriatr Soc 1993;41:662–666.
247. National Safety Council. Accident Facts and Figures. Chicago: National Safety Council, 1987.
248. Thapa PB, Gideon P, Cost TW et al. Antidepressants and the risk of falls among nursing home residents. N Engl J Med 1998;339:875–882.
249. Sterling RS. Gender and race/ethnicity differences in hip fracture incidence, morbidity, mortality, and function. Clin Orthop and Rel Res 2011;469:1913–1918.
250. Gallagher JC, Melton LJ, Riggs BL, et al. Epidemiology of fractures of the proximal femur in Rochester, Minnesota. Clin Orthop Related Res 1980;150:163–171.
251. Cummings SR, Black DM, Rubin SM. Lifetime risks of hip, Colles,' or vertebral fracture and coronary heart disease among white post-menopausal women. Arch Intern Med 1989;149:2445–2448.
252. Rudman IW, Rudman D. High rate of fractures for men in nursing homes. Am J Phys Med Rehabil 1989;68:2–5.
253. Ooms ME, Vlasman P, Lips P, et al. The incidence of hip fractures in independent and institutionalized elderly people. Osteoporos Int 1994;4:6–10.
254. Miravet L, Chaumet-Riffaud P, Ranstam J. Residential care and risk of proximal femur fracture. Bone 1993;14:S73–S75.
255. Lüthje P. Incidence of hip fracture in Finland: a forecast for 1990. Acta Orthop Scand 1985;56:223–225.
256. Ahmadieh H, Arabi A. Vitamins and bone health: beyond calcium and vitamin D. Nutr Rev 2011;69:584–598.
257. Cummings SR, Nevitt MC, Browner WS, et al. Risk factors for hip fracture in white women: study of Osteoporotic Fractures Research Group. N Engl J Med 1995;332:767–773.
258. Stewart A, Walker L, Porter RW, et al. Predicting a second hip fracture: the potential role of dual x-ray absorptiometry, ultrasound, and other risk factors in targeting of preventive therapy. J Clin Densitom 1999;2:363–370.
259. Colon-Emeric CS, Sloane R, Hawkes WG, et al. The risk of subsequent fractures in community-dwelling men and male veterans with hip fracture. Am J Med 2000;109:324–326.

260. Wang PS, Bohn RL, Glynn RJ, et al. Hazardous benzodiazepine regimens in the elderly: effects of half-life, dosage, and duration on risk of hip fracture. Am J Psychiatry 2014;158:892–898.
261. Menz HB, Lord SR, Fitzpatrick RC. A structural equation model relating impaired sensorimotor function, fear of falling and gait patterns in older people. Gait Posture 2007;25:243–249.
262. Skelton D, Dinan S, Campbell M, et al. Tailored group exercise (Falls Management Exercise - FaME) reduces falls in community-dwelling older frequent fallers (an RCT). Age Ageing 2005;34:636–639.
263. Howe TE, Rochester L, Neil F, et al. Exercise for improving balance in older people. Cochrane Database Syst Rev 2011;(11):CD004963.
264. Tse S, Baily DM. T'ai chi and postural control in the well elderly. Am J Occup Ther 1992;46:295–300.
265. Wolf SL, Barnhart HX, Ellison GL, et al. The effect of T'ai chi quan and computerized balance training on postural stability in older subjects. Phys Ther 1997;77:371–384.
266. Wong AM, Lin YC, Chou SW, et al. Coordination exercise and postural stability in elderly people: effect of Tai Chi Chuan. Arch Phys Med Rehabil 2001;82:608–612.
267. Zwick D. Rochell A, Choski A, et al. Evaluation and treatment of balance in the elderly: a review of the efficacy of the berg balance test and tai chi quan. NeuroRehabilitation 2000;15:49–56.
268. Boudrahem S, Rougier PR. Relation between postural control assessment with eyes open and center of pressure visual feedback effects in healthy individuals. Exp Brain Res 2009;195:145–153.
269. Maki BE, McIlroy WE. The role of limb movements in maintaining upright stance: the "change in support" strategy. Phys Ther 1997;77:488–507.
270. Perrin PP, Gauchard GC, Perrot C, et al. Effects of physical and sporting activities on balance control in elderly people. Br J Sports Med 1999;33:121–126.
271. Jeka JJ, Lackner JR. Fingertip contact influences human postural control. Exp Brain Res 1994;100:495–502.
272. Reid DC, Smith B. Leg length inequality: a review of etiology and management. Physiother Can 1984;36:177–182.
273. Moseley CF. Leg length discrepancy and angular deformity of the lower limbs. In: Lovell and Winter's Pediatric Orthopaedics. 4th Ed. Philadelphia, PA: Lippincott-Raven, 1996.
274. Felson DT, Lawrence RC, Hochberg MC, et al. Osteoarthritis: new insights. Part 2: treatment approaches. Ann Intern Med 2000;133:726–737.
275. Goldberg V, Caplan AI. Biological Restoration of Articular Surfaces. American Academy of Orthopaedic Surgeons Instructional Course Lectures. Rosemont, IL: American Academy of Orthopaedic Surgeons, 1999.
276. Lawrence RC, Felson DT, Helmick CG, et al; for the National Arthritis Data Workgroup. Estimates of the prevalence of arthritis and other rheumatic conditions in the United States: part II. Arthritis Rheum 2008;58:26–35.
277. van Saase JL, van Romunde LK, Cats A, et al. Epidemiology of osteoarthritis: Zoetermeer survey. Comparison of radiological osteoarthritis in a Dutch population with that in 10 other populations. Ann Rheum Dis 1989;48:271–280.
278. Mikkelsen WM, Dodge HJ, Duff IF, et al. Estimates of the prevalence of rheumatic diseases in the population of Tecumseh, Michigan, 1959–60. J Chronic Dis 1967;20:351–369.
279. Cunningham LS, Kelsey JL. Epidemiology of musculoskeletal impairments and associated disability. Am J Public Health 1984;74:574–579.
280. Felson DT, Naimark A, Anderson J, et al. The prevalence of knee osteoarthritis in the elderly. The Framingham Osteoarthritis Study. Arthritis Rheum 1987;30:914–918.
281. Nho SJ, Kymes SM, Callaghan JJ, et al. The burden of hip osteoarthritis in the United States: epidemiologic and economic considerations. J Am Acad Orthop Surg 2013;21(Suppl 1):S1–S6.
282. Hartofilakidis G, Bardakos NV, Babis GC, et al. An examination of the association between different morphotypes of femoroacetabular impingement in asymptomatic subjects and the development of osteoarthritis of the hip. J Bone Joint Surg Br 2011;93:580–586.
283. Ng VY, Ellis TJ. More than just a bump: cam-type femoroacetabular impingement and the evolution of the femoral neck. Hip Int 2011;21:1–8.
284. Dieppe P. What is the relationship between pain and osteoarthritis? Rheumatol Eur 1998;27:55–56.
285. Bradley JD, Brandt KD, Katz BP, et al. Comparison of an anti-inflammatory dose of ibuprofen, an analgesic dose of ibuprofen, and acetaminophen in the treatment of patients with osteoarthritis of the knee. N Engl J Med 1991;325:87–91.
286. Williams HJ, Ward JR, Egger MJ, et al. Comparison of naproxen and acetaminophen in a two-year study of treatment of osteoarthritis of the knee. Arthritis Rheum 1993;36:1196–1206.
287. Towheed TE, Hochberg MC. A systematic review of randomized controlled trials of pharmacological therapy in patients with osteoarthritis of the hip. J Rheumatol 1997;24:349–357.
288. Eccles M, Freemantle N, Mason J. North of England evidence based guideline development project: summary guideline for non-steroidal anti-inflammatory drugs versus basic analgesia in treating the pain of degenerative arthritis. The North of England Non-Steroidal Anti-Inflammatory Drug Guideline Development Group. BMJ 1998;317:526–530.
289. The management of chronic pain in older persons. AGS panel on chronic pain in older persons. American Geriatrics Society. Geriatrics 1998;53(Suppl 3):S8–S24.
290. Ronca F, Palmieri L, Panicucci P, et al. Anti-inflammatory activity of chondroitin sulfate. Osteoarthritis Cartilage 1998;6(Suppl A):14–21.
291. Deal CL, Schnitzer TJ, Lipstein E, et al. Treatment of arthritis with topical capsaicin: a double-blind trial. Clin Ther 1991;13:383–395.
292. McAlindon TE, LaValley MP, Gulin JP, et al. Glucosamine and chondroitin for treatment of osteoarthritis: a systematic quality assessment and meta-analysis. JAMA 2000;283:1469–1475.
293. Ernst E. Acupuncture as a symptomatic treatment of osteoarthritis. A systematic review. Scand J Rheumatol 1997;26:444–447.
294. Berman BM, Singh BB, Lao L, et al. A randomized trial of acupuncture as an adjunctive therapy in osteoarthritis of the knee. Rheumatology (Oxford) 1999;38:346–354.
295. Ayral X. Injections in the treatment of osteoarthritis. Best Practices Res Clin Rheumatol 2001;15:609–626.
296. Creamer P. Intra-articular corticosteroid treatment in osteoarthritis. Curr Opin Rheumatol 1999;11:417–421.
297. Conrozier T, Vignon E. Is there evidence to support the inclusion of viscosupplementation in the treatment paradigm for patients with hip osteoarthritis? Clin Exp Rheumatol 2005;23:711–716.
298. McGibbon CA, Krebs DE, Mann RW. In vivo hip pressures during cane and load-carrying gait. Arthritis Care Res 1997;10:300–307.
299. Lorig KR, Mazonson PD, Holman HR. Evidence suggesting that health education for self-management in patients with chronic arthritis has sustained health benefits while reducing health care costs. Arthritis Rheum 1993;36:439–446.
300. Superio-Cabuslay E, Ward MM, Lorig KR. Patient education interventions in osteoarthritis and rheumatoid arthritis: a meta-analytic comparison with nonsteroidal antiinflammatory drug treatment. Arthritis Care Res 1996;9:292–301.
301. Cronan TA, Groessl E, Kaplan RM. The effects of social support and education interventions on health care costs. Arthritis Care Res 1997;10:99–110.
302. Minor MA, Hewett JE, Webel RR, et al. Efficacy of physical conditioning exercise in patients with rheumatoid arthritis or osteoarthritis. Arthritis Rheum 1989;32:1397–1405.
303. Ettinger WH Jr, Burns R, Messier SP, et al. A randomized trial comparing aerobic exercise and resistance exercise with a health education program in older adults with knee osteoarthritis. The Fitness Arthritis and Seniors Trial (FAST). JAMA 1997;277:25–31.
304. van Baar ME, Assendelft WJ, Dekker J, et al. Effectiveness of exercise therapy in patients with osteoarthritis of the hip or knee: a systematic review of randomized clinical trials. Arthritis Rheum 1999;42:1361–1369.
305. MacDonald CW, Whitman JM, Cleland JA, et al. Clinical outcomes following manual physical therapy and exercise for hip osteoarthritis: a case series. J Orthop Sports Phys Ther 2006;36:588–599.
306. Buckwalter JA, Mankin HJ. Articular Cartilage: Degeneration and Osteoarthritis, Repair, Regeneration and Transplantation. Rosemont, IL: American Academy of Orthopaedic Surgeons, 1998.
307. Fernandes L, Hagen KB, Bijlsma JW, et al. EULAR recommendations for the non-pharmacological core management of hip and knee osteoarthritis. Ann Rheum Dis 2013;72:1125–1135.
308. Hochberg MC, Altman RD, April KT, et al. American College of Rheumatology 2012 recommendations for the use of nonpharmacologic and pharmacologic therapies in osteoarthritis of the hand, hip, and knee. Arthritis Care Res (Hoboken) 2012;64:465–474.

309. Zhang W, Moskowitz RW, Nuki G, et al. OARSI recommendations for the management of hip and knee osteoarthritis, part II: OARSI evidence-based, expert consensus guidelines. Osteoarthritis Cartilage 2008;16:137–162.
310. Ajemian S, Thon D, Clare P, et al. Cane-assisted gait biomechanics and electromyography after total hip arthroplasty. Arch Phys Med Rehabil 2004:85;1966–1971.
311. Ely DD, Smidt GL. Effect of cane on variables of gait for patients with hip disorders. Phys Ther 1977:57;507–512.
312. Kleissen RF, Hermens HJ, den Exter T, et al. Simultaneous measurement of surface EMG and movements for clinical use. Med Biol Eng Comput 1989:27;291–297.
313. Sims KJ, Richardson CA, Brauer SG. Investigation of hip abductor activation in subjects with clinical unilateral hip osteoarthritis. Ann Rheum Dis 2002;6:687–692.
314. Kummer B. Is the Pauwels theory of hip biomechanics still valid? A critical analysis, based on modern methods. Ann Anat 1993;175:203–210.
315. Rogers MW, Pai YC. Patterns of muscle activation accompanying transitions in stance during rapid leg flexion. J Electromyogr Kinesiol 1993;3:149–156.
316. Sims K, Brauer S. A rapid upward step challenges medio-lateral postural stability. Gait Posture 2000;12:217–224.
317. Krebs D, Robbins C, Lavine L, et al. Hip biomechanics during gait. J Orthop Sports Phys Ther 1998;28:51–59.
318. Neumann DA. Hip abductor muscle activity in persons with a hip prosthesis while carrying loads in one hand. Phys Ther 1996;76:1320–1330.
319. Riener R, Rabuffetti M, Frigo C. Stair ascent and descent at different inclinations. Gait Posture 2002;15:32–44.
320. National Institutes of Health. Total Hip Replacement: NIH Consensus Statement. Bethesda, MD: US Department of Health and Human Services, 1994.
321. Wyatt FB, Milan S, Manske R, et al. The effects of aquatic and traditional exercise programs on persons with knee osteoarthritis. J Strength Cond Res 2001;15:337–340.
322. Hinman RS, Heywood SE, Day AR. Aquatic physical therapy for hip and knee osteoarthritis: results of a single blind randomized controlled trial. Phys Ther 2007;87:32–43.
323. Pare EB, Stern JT Jr, Schwartz JM. Functional differentiation within the tensor fascia latae. J Bone Joint Surg Am 1981;63:1457–1471.
324. Butler DL, Grood ES, Noyes FR, et al. Effects of structure and strain measurement technique on the material properties of young human tendons and fascia. J Biomech 1984;17:579–596.
325. Derwin KA, Baker AR, Spragg RK, et al. Regional variability, processing methods, and biophysical properties of human fascia lata extracellular matrix. J Biomed Mater Res 2008;84:500–507.
326. Gratz CM. Tensile strength and elasticity tests on human fascia lata. J Bone Joint Surg Am 1931;13:334–340.
327. Enga CM, Arnold AS, Liebermanb DE, et al. The capacity of the human iliotibial band to store elastic energy during running. J Biomech 2015;48:3341–3348.
328. Kram R, Taylor CR. Energetics of running: a new perspective. Nature 1990;346:265–267.
329. Marsh RL, Ellerby DJ, Carr JA, et al. Partitioning the energetics of walking and running: swinging the limbs is expensive. Science 2004;303:80–83.
330. Modica JR, Kram R. Metabolic energy and muscular activity required for leg swing in running. J Appl Physiol 2005;98:2126–2131.
331. Olson JH, Armour WJ. Sports Injuries and Their Treatment. Philadelphia, PA: JB Lippincott, 1975.
332. Orchard JW, Fricker PA, Abud AT, et al. Biomechanics of iliotibial band friction syndrome in runners. Am J Sports Med 1996;24:375–379.
333. Nishimura G, Yamato M, Tamai K, et al. MR findings in iliotibial band syndrome. Skeletal Radiol 1997;26:533–537.
334. Taunten JE, Clement DB, McKenzie DC, et al. A retrospective case-control analysis of 2002 running injuries. Br J Sports Med 2002;36:95–101.
335. Nobel CA. The treatment of iliotibial band friction syndrome. Br J Sports Med 1979;13:51–54.
336. Winslow J, Yoder E. Patellofemoral pain in female ballet dancers: correlation with iliotibial band tightness and tibial external rotation. J Orthop Sports Phys Ther 1995;22:18–21.
337. Freiburg AH, Vinke TH. Sciatica and sacroiliac joint. J Bone Joint Surg 1934;16:126–136.
338. Yeoman W. The relationship of arthritis of the sacro-iliac joint to sciatica. Lancet 1928;11:1119–1122.
339. McCrory P, Bell S. Nerve entrapment syndromes as a cause of pain in the hip, groin, and buttock. Sports Med 1999;27:261–274.
340. McConnell J. Recalcitrant chronic low back and leg pain—a new theory and different approach to management. Man Ther 2002;7:183–192.

第20章

膝　关　节

JILL THEIN-NISSENBAUM · LORI THEIN BRODY

膝关节是人体中最易受伤的关节之一。股四头肌跨越大腿前部和胫股关节，紧张时使膝关节伸直。髌骨通过穿过人体力臂最长的肌肉股四头肌，增强其肌肉功能。膝关节的损伤可以产生明显的活动限制和功能受限。每天的活动中，如步行、站立和从椅子站起的闭链活动，需要下肢神经肌肉系统的平衡、协调运动[1,2]。当考虑到膝关节周围的损伤，这些损伤的动力链中影响的相关关节也必须得到解决。

解剖学和运动学综述

深入了解膝关节的解剖学和运动学对理解损伤对动力链的影响是必要的。下肢关节独特的运动学关系取决于局部解剖结构。以下简要回顾有关解剖学的重要内容。

解剖学

膝关节的骨骼由股骨内外侧髁的凸面与胫骨近端凹面关节构成[3]。内侧髁比外侧髁延伸至更远端并更大，形成股四头肌角（Q角）和常见的膝关节外翻姿势[3,4]。三角形的髌骨，其凹形下表面与凸面股骨髁形成关节（图20-1）。

膝关节的骨骼要点如下：

- 髁突不对称有助于“扣锁机制”（在伸膝末端股骨内旋加上胫骨外旋）[3]。
- 外侧胫骨平台与椭圆形平坦的内侧胫骨平台相比更小、更圆呈凹形。
- 髌骨有两个凸面分为三个面，再加上一个额外的“奇数”面[3,5]。

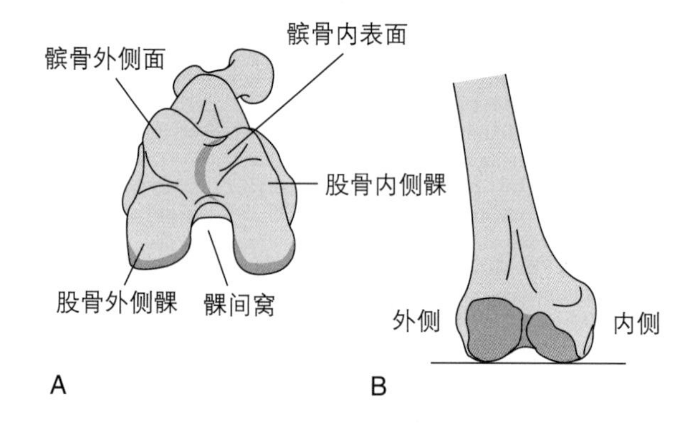

图20-1　A. 从下关节面看股骨表面，注意股骨外侧髁更加向前突出；B. 股骨内侧髁比外侧长，股骨外侧髁比内侧髁与股骨干更直接形成轴线。然而，我们清晰地发现股骨内侧髁在水平面上更为突出（摘自 Norkin CC, Levangie PK. Joint Structure and Function: A Comprehensive Analysis. 2nd Ed. Philadelphia, PA: FA Davis, 1992: 340.）

胫股关节被关节囊纤维层封闭，内层由滑膜层组成[3]。这个关节囊由多条韧带支撑包括内侧副韧带（MCL）、外侧副韧带（LCL），腘斜韧带和弓状复合体。前后的稳定性主要是由前交叉韧带（ACL）和后交叉韧带（PCL）提供。[4] 髌骨的稳定主要是股四头肌肌肉和筋膜层包围和包裹籽骨[3,6]（图20-2）。内侧和外侧半月板新月形纤维软骨结构的插入胫骨和股骨之间进行调和，将看似不相容的表面调和一致性。内侧半月板为半月形，其周围附着冠状韧带，占内侧室关节软骨接触面积的60%[7]。而外侧半月板几乎是圆的（表20-1），比内侧半月板更具活动性，占外侧室关节软骨接触面积的80%[7]。

关节的相互作用复杂，从骨盆、髋关节、远至踝足部使得讨论膝关节肌肉系统疾病更加复杂。

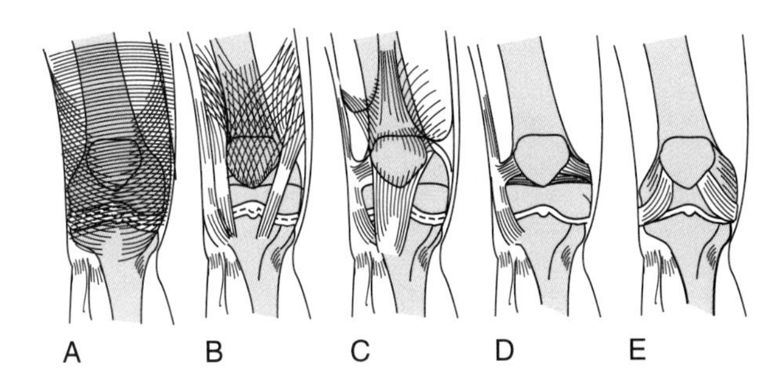

图 20-2 影响髌股关节的多个软组织层。A. 浅层的横向弓形纤维越过髌骨和髌腱；B. 中间斜的层次是股直肌、股外侧肌和股内侧肌的 V 型纤维层；C. 深层纵向层，这是黏附在髌骨前表面层；D. 深层横向层与髂胫束纤维混和；E. 深层关节囊层构成内外侧髌骨半月板韧带（摘自 Dye SF. Patellofemoral anatomy. In：Fox JM，Del Pizzo W，eds. The Patellofemoral Joint. New York. NY：McGraw-Hill993：5.1）

表 20-1 膝关节学的关键概念

- 后部，腘斜韧带加固关节囊
- 内侧，内侧副韧带三层（浅层、中层、深层）加固关节囊
- 外侧，关节囊延伸至胫侧缘和腓骨头，由外侧副韧带加固
- 前面，关节囊与股外侧肌和股内侧肌混合附着在髌骨和髌腱上
- 前面延伸到内侧和外侧副韧带和胫骨髁
- 内侧和外侧支持带
  - 这种扩张称为内侧和外侧支持带或伸肌支持带
  - 与髌股关节病理学多层面相关（见图 20-2）
- 由髌韧带加强关节囊
- 滑膜皱襞可能是胚胎时期滑液分泌的残余物到成年并可能导致症状

为了解剖学的目的，本章节仅讨论通过膝关节特有的肌肉。相邻关节的肌肉可以在各自章节了解（第 19 章和 21 章）。膝关节前面主要的肌肉是股四头肌，包括股中间肌、股直肌、股外侧肌（VL）和股内侧肌（VM）。这些肌肉作为主要的膝关节伸肌。位于腿后部的股后肌群包括股二头肌、半膜肌和半腱肌，并作为主要的膝关节屈肌。这些肌肉还协助髋关节的伸展和旋转。此外，腘肌屈曲并内旋胫骨，在膝关节从伸直交锁位置解锁时起重要作用，因此，腘肌通常被称为“膝关节钥匙”[3]。内侧的股薄肌、大收肌、短收肌功能是使髋关节内收也起到稳定膝关节的作用。外侧的肌肉群（臀大肌、阔筋膜张肌和髂胫束）的主要功能是在髋关节，但也可导致膝关节出现症状[8]。

运动学

虽然膝关节被归类为一个简单的滑车关节，但是这个关节的运动学是复杂的骨和软组织解剖结构相互作用的结果。胫股关节运动关键的方面如下。

- 胫股具有六个自由度：包括三个旋转，屈伸，内外侧，外翻和内翻；三个水平移动：前后、内外侧，分离和压缩[3]。
- 内翻和外翻活动出现在额状面。
- 前后和内外侧方向均可出现剪力或横切力。
- 关节既有分离也有挤压。
- 正常的关节活动范围从 0°（完全伸直）到 140°屈曲[8]。
- 屈曲被交叉韧带和半月板后角限制[7]。
- 伸展受交叉韧带、后关节囊和半月板前角限制[3]。
- 锁扣机制通常也称协同旋转，由股骨髁大小、前交叉韧带被动张力和股四头肌外侧拉力决定[3]。
- 内翻或外翻应力可能会分别损伤侧副韧带甚至交叉韧带。
- 旋转瞬间中心在整个关节活动度中不断变化。旋转中心一改变，就会产生使关节软骨损伤的应力[9]（图 20-3）。

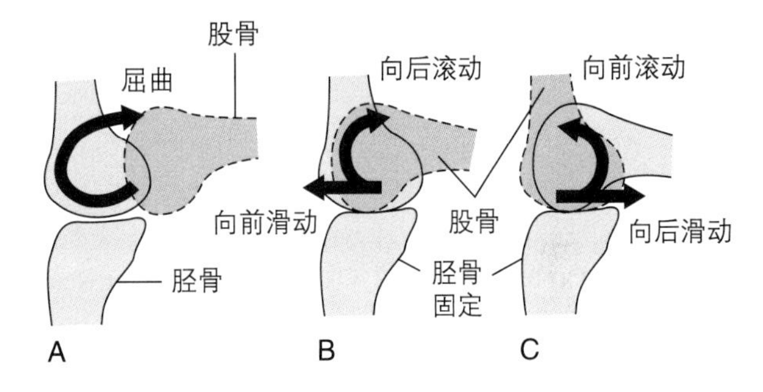

图 20-3 A. 股骨在胫骨上滚动，如果没有发生滑动，股骨会从胫骨上滚下来；B. 屈曲时产生向后滚动和向前滑动；C. 伸展时产生前滚动和后滑动（摘自 Norkin CC，Levangie PK. Joint Structure and Function：A Comprehensive Analysis. 2nd Ed. Philadelphia，PA：FA Davis，1992：355.）

了解髌股关节的运动有助于理解治疗选择，如髌股关节疼痛的问题，在以后的章节中详细讨论。由于膝关节屈曲从完全伸直位置，大约屈曲 20°时髌尖下缘与股骨接触。随着屈曲到 90°，接触面积包括更多的髌骨中央部分，直到屈曲 135°，内侧关节面才接触到股骨内侧髁。即使股骨和髌骨的最大接触度在 60°~90°之间，也只有大约三分之一的髌骨下方与股骨相接触[3]（见图 20-4）。

在理想的静态排列，因为膝关节锁扣机制使髌骨位置稍偏外侧，在胫骨结节外侧。随着膝关

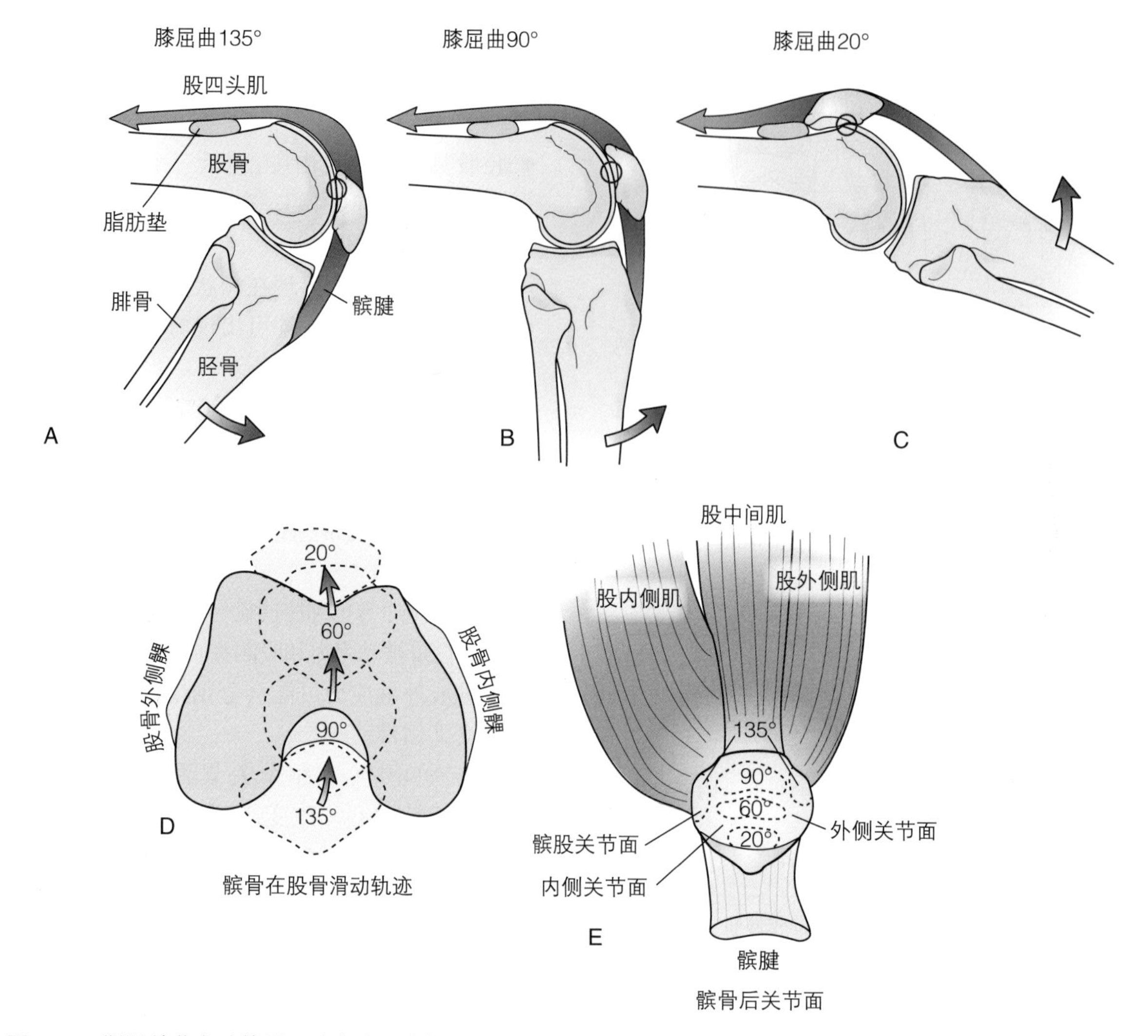

图 20-4 胫股关节主动伸展运动中髌股关节运动学特征。图 A-C 标注了髌骨与股骨最大接触点。随着膝关节伸直，髌骨接触点从上极移向下极。注意股四头肌深层的髌上脂肪垫。图 D 和图 E 显示了髌骨在股骨髁间窝活动轨迹和接触区域。135°,90°,60° 和 20° 标明膝关节屈曲位置（引自 Neumann DA. Kinesiology of the Musculoskeletal System. 2nd Ed. St. Louis, MO: Elsevier, 2010, used with pemission）

节屈曲和胫骨去旋转，髌骨进入股骨滑车沟。髌骨在滑车沟直到屈曲约 90°。继续屈膝，髌骨向外侧移动并完成外侧的 C 形曲线。这一运动被动出现随着膝关节屈曲通过关节活动度。然而，这种运动轨迹在主动伸膝时发生变化，若股内侧斜肌（VMO）和股外侧肌力量是平衡的，髌骨在股骨线上方移动。

步态运动学

膝关节 0°~60°的关节活动度是正常步态所必需的。然而，这需要骨盆、髋关节、踝关节、足的正常活动度。相邻关节的受限可能需要膝关节额外的运动来代偿。当足与地面接触时，膝关节完全伸直。在步态的负荷反应期，膝关节屈曲 15°。这个初始屈曲后，膝关节开始伸直到支撑中期时完全伸直。随着体重传导至下肢，膝关节被动屈曲 40°。随着膝关节进入摆动初期，膝关节屈曲至 60°，辅助足完成足廓清。膝关节继续伸展通过摆动中期和摆动末期，在足跟着地期之前达到最大的伸展（表 20-2）。

动力学

胫股关节

地面反作用力和肌肉激活相结合，产生膝关节非凡的力量。在任何平面上的异常排列导致局部应力增加。发生在矢状面上的运动主要是膝关节屈伸活动。步态周期的承重反应期，屈曲力矩要求股四头肌等长收缩活动和离心收缩克服力矩。随着膝关节接近支撑中期，由屈曲力矩向伸

表 20-2 膝关节步态周期的动力学和运动学

步态周期	关节活动度	动作	肌肉活动	肌肉收缩类型
足跟着地期	0°	屈曲	股四头肌、腘绳肌	等长 在髋关节，等长
负荷反应期	屈曲 0°→15°	屈曲	股四头肌	离心
支撑中期	伸展 - 屈曲 5°	屈曲到伸展	股四头肌	向心
支撑末期	伸展 0°	伸展	最小	
摆动前期	屈曲 40°	屈曲	最小	
摆动初期	屈曲 40°→60°		腘绳肌	向心
摆动中期	伸展 60°→30°		主要是腘绳肌被动	离心
摆动末期	伸展 30°→0°		腘绳肌、股四头肌	离心 / 向心

展力矩转变，直到膝关节完全伸直股四头肌主动收缩。随后，膝关节的肌肉活动是最小的，因为支撑末期和摆动前期是被动性质，尽管分别产生伸展和屈曲力矩。随着下肢进入摆动期，摆动初期股后肌群激活屈膝和在摆动末期减速，而股四头肌仅在摆动末期主动伸膝（表 20-2）[3]。

地面反作用力、肌肉力量和正常的下肢对线结合起来，在额状面产生重要的负载。在支撑期，内翻力矩在膝关节内侧产生相对压力和外侧产生相对分离。这使得更大的载荷作用于内侧关节结构（例如，关节软骨，半月板）和外侧稳定结构（例如，外侧副韧带、关节囊）。测力台分析显示：在正常行走时地板反作用的垂直力很少超过体重的 115%~120%。然而，在慢跑和跑步时，地面反作用力接近体重的 3 倍[9]。

髌股关节

除了地面反作用力，股四头肌和髌腱张力产生关节反作用力作用于髌股关节。由于膝关节在负重的位置屈曲，需要更大的股四头肌力矩，关节反向应力也增大。例如，在平地行走的股四头肌力矩是体重的一半，爬楼梯是体重的三到四倍，下蹲是体重的七八倍。这些压力可以通过正确的髌骨力线而最小化，将这个力量分散在一个大的表面积。髌骨软骨下骨小梁排列有序有力，也最大限度地减少关节反应力。病理学，如髌骨或股骨软骨面退变，进一步降低了对髌股关节反作用力。

股内侧肌斜头和股外侧肌之间的平衡对维持正常的髌骨轨迹非常重要，虽然目前确切的解释还不清楚。表面肌电图结果表明正常个体股内侧肌斜头与股外侧肌比率大约 1 : 1，而在髌股关节疼痛患者比率 <1 : 1[10,11]。这个问题将在“髌股关节疼痛”部分进一步讨论。少量的肿胀（少于 20ml 的液体）可抑制股内侧肌斜头[12]。

身体结构损伤

膝关节的主要解剖损伤发生在额状面。髋、膝和踝关节的排列组合成一个完整的动力学链，必须考虑到它的整体性。髋关节的位置影响膝关节的位置，而膝关节的位置决定了足的位置。膝关节的解剖障碍必须从脊柱骨盆、髋关节、踝关节和足关节的姿势进行评估。

膝外翻

股骨从髋关节向下向内侧方向倾斜。这个内侧角与垂直的胫骨在膝关节形成的外翻角或膝外翻（图 20-5A），平均角度为 5°~10°。任何大于这个平均值角度就认为是过度外翻。外翻位的膝关节外侧室相对内侧间室承受过多负荷。随着时间的推移，在外侧室退行性骨关节病的发展导致内侧副韧带生理的延长，外侧室崩塌和内侧室负荷降低。外翻角度的增加而增加股四头肌外侧拉力，过度负荷的牵拉对髌股关节产生髌骨脱位的风险也随之增加。膝外翻伴随髋内翻和距下关节过度外翻[3]。

膝内翻

股骨和胫骨的角度是垂直（0°）或外侧偏移，这种情况称为膝内翻（图 20-5B）。膝内翻增加膝关节内侧间室的载荷和相对外侧室负荷减小。膝内翻与髋外翻有关，因为足跟接触地面发生在跟骨内翻位，跟骨垂直发生过度内翻。

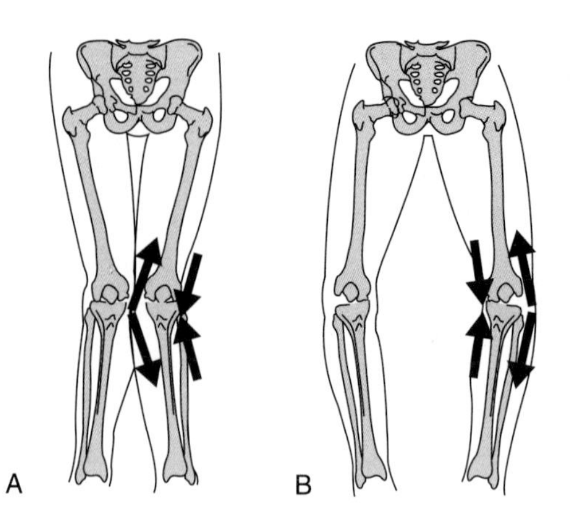

图 20-5 (A)与髋内翻相关的胫股角度减小导致膝外翻。(B)与髋内翻相关的胫股角度增加导致膝内翻。(引自 Norkin CC, Levangie PK. Joint Structure and Function: A Comprehensive Analysis. 2nd Ed. Philadelphia, PA: FA Davis, 1992: 344)

检查与评价

下肢各关节,膝关节的综合检查包括相邻的关节和脊柱骨盆区域。选择特殊的检查和测量取决于具体情况。以下各节讨论膝关节检查的重要方面。

患者或顾客的病史

首先要收集的最重要数据是主观的信息,指导客观的检查并为临床医生提供了重要的信息包括活动受限和参与限制。重要问题集中在哪些症状是病人禁止做的,哪些会导致疼痛、不稳定、活动减少、虚弱或传染,或其他加重症状。通过这些信息,临床医生选择符合病人症状的检测,并制定一个治疗方案来解决病人的活动受限和参与限制。在膝关节,除了疼痛可能还会出现打软腿、无力或绞索等症状。检查必须通过全面的提问和选择适当的检查和测量来确定症状的原因。例如一个膝关节减速伤且主诉打软腿病史的患者,会引导临床医生检查前交叉韧带的完整性。请参阅第二章详细的主观回顾信息,包括病史(参见 2-1)和系统回顾。

检查和测量

客观检查应以观察姿势和肢体位置开始。对脊柱骨盆和髋关节进行基本的测试,任何这些区域疼痛可能放射至大腿、膝关节或小腿。更完整的检查技术请参阅 Magee 氏[13] 骨科物理评估。

躯体功能损伤的治疗性运动干预

经过彻底的检查、诊断和预后的判断,实施治疗计划。发现的任何障碍,必须与活动受限或参与限制有关,也与病人当前的护理治疗方面有关。然而,一些障碍必须在相关的活动受限或参与限制得到处理之前得到改善。

活动障碍

治疗膝关节活动性降低的第一步是确定病因。活动性可以因为任何类型的结缔组织缩短而下降(即,肌腱,关节囊)。活动性下降可以是医源性或病理异常如移植韧带的错误定位,肥厚的脂肪垫或误用。检查的活动受限模式和病人的疼痛的位置可以区分活动性障碍的原因。膝关节活动性减弱导致相邻关节代偿。例如,膝关节运动需要受限时蹲下需要髋、踝关节和腰背部的代偿运动,这些过量的运动使关节存在受伤的风险。因此,相邻的关节必须同时检查。

松动技术

关节囊的限制常见于全膝关节置换术、复合手术或多原因制动。关节囊的限制可以发生在胫股关节、髌股关节,或两者都存在,必须确定限制的来源。全范围膝关节伸直需要髌骨的向上滑动和胫骨在股骨的前向滑动。膝关节屈曲需要髌骨下滑动以及胫骨在股骨的后向滑动。滑动和关节牵伸技术治疗关节囊的限制。牵引技术往往有助于增加膝关节活动度。增加膝关节屈曲活动度,膝关节屈曲在桌子的边缘,治疗师应该施加远端牵引力,轻轻地移动膝关节进一步屈曲(图 20-6)。手法治疗可以增加膝关节的伸长,病人俯卧,胫骨离桌结束。治疗师可使用长轴牵引,并与胫骨的向前滑动结合起来,此外,如果治疗师想要加强螺钉内固定机制,治疗师可通过偏斜胫骨内侧使胫骨产生外部旋转实现滑动(图 20-7)。应用绳索重锤系统牵引增加伸膝,在足和踝使用八字固定技术,将固定带连接重锤,一个小摇枕或毛巾卷放在足踝下,病人移动重量足以举起它,以纵向牵引这条腿。额外的重量可以放在另一个膝关节以使其进一步伸直(图 20-8)。如果患者过度疼痛,治疗可以从松弛或休息位开始,即屈曲 25°[13],随着膝关节不那么疼痛,膝关节可以更接近完全伸展。

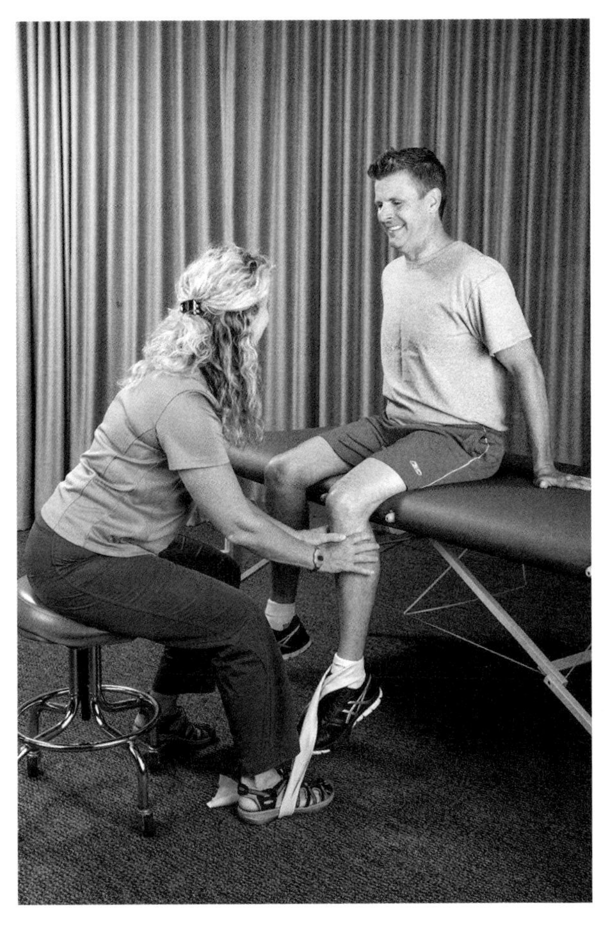

图 20-6 关节牵引和胫股关节前后向滑动同时操作以增加膝关节屈曲活动

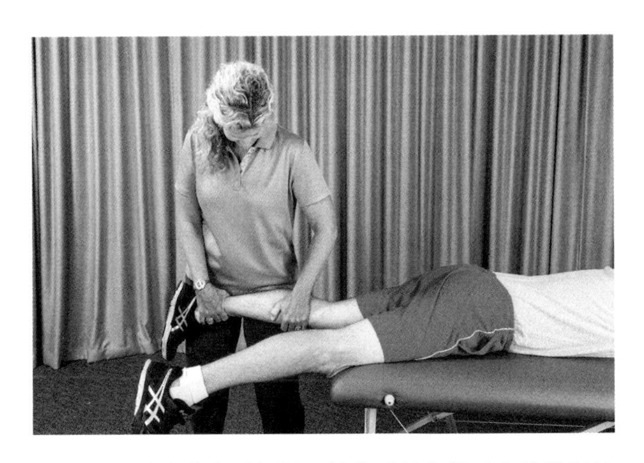

图 20-7 膝关节牵引与胫股关节后前向滑动和外旋相结合,以加强锁扣机制

自我牵伸练习可很好地增加膝关节屈曲角度。仰卧重力辅助滑墙训练促进膝关节屈曲。从臀部距离墙面约 46cm(18 英寸)开始,把足放在墙上。慢慢地将患侧膝关节滑动到有拉伸的感觉。可以通过将臀部靠近或者远离墙面来改变位置(图 20-9)。当坐在工作或学校的椅子上时,膝

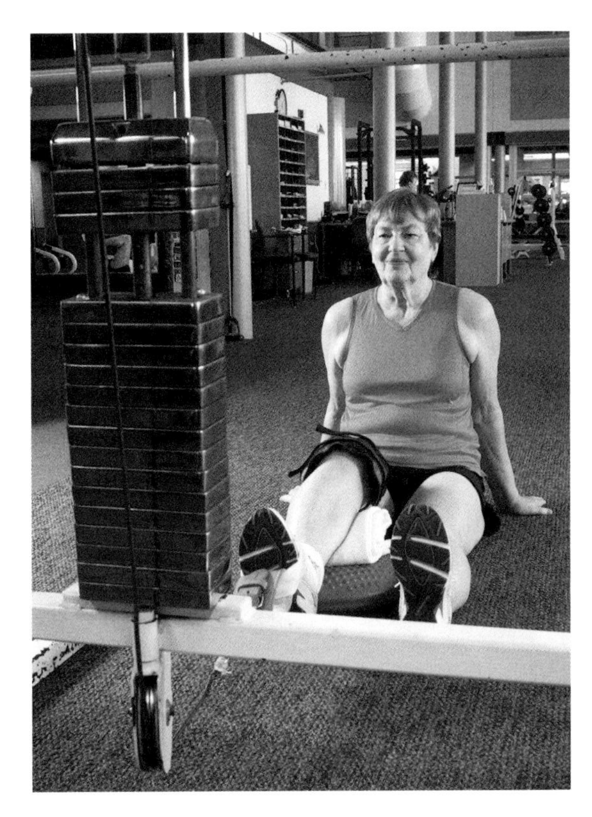

图 20-8 伸膝同时通过施加重量纵向牵引

关节可以很容易地伸展。膝关节和足尽可能向后滑动,然后向前滑动,坐在椅子上保持足伸直,进一步屈曲膝关节。俯卧自我拉伸也是有效的,使用一条固定带或给踝关节施加重量,至少有 90°的屈曲才有效。自我伸展也是有效的,在俯卧使用皮带或如果至少有 90°的屈曲,可以使用重量,如果患者使用带子,可以指导病人利用本体感受神经促进技术保持放松,病人通过带子将膝盖拉至屈曲处,直到股四头肌感觉松弛为止,然后病人试图通过激活股四头肌伸展膝盖来抵挡带子带来的阻力。这种收缩持续 5 秒然后放松股四头肌,同时拉紧带子,让膝关节更多的屈曲[14]。这种伸展的策略可能当病人表现出肌肉保护时是有益的,抑制肌肉是必要的。

伸膝自我拉伸可以更具挑战性。俯卧悬挂是有效的,病人俯卧膝关节在桌子边缘和腿挂在桌面外,足踝的重量可以增加伸膝。一个类似的活动,可以在仰卧位足踝下进行一个小的支撑,让重力和 / 或额外的重量放在膝盖上以压膝增加伸膝活动度。

股四头肌训练是一个很好的练习来提高和维持髌骨向上滑动(自我管理 20-1)。然而,如果髌上囊粘连限制髌骨滑动,这些练习可以增加髌骨

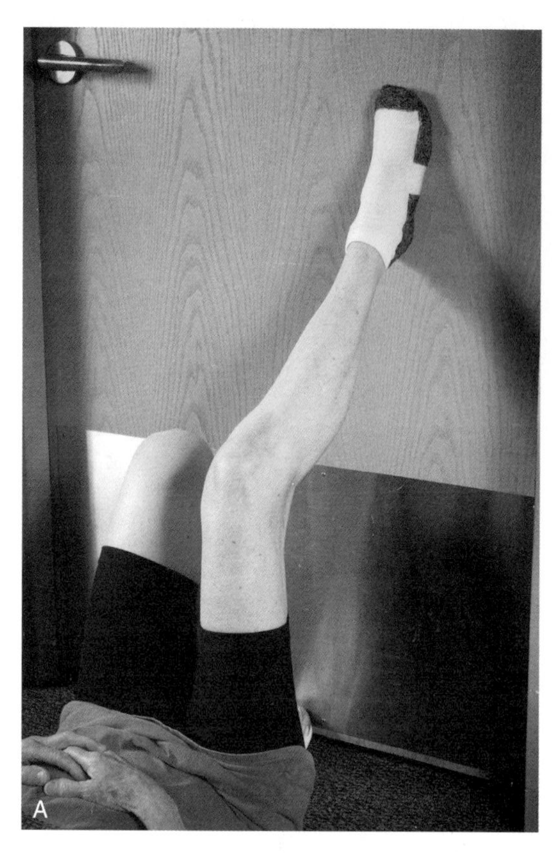

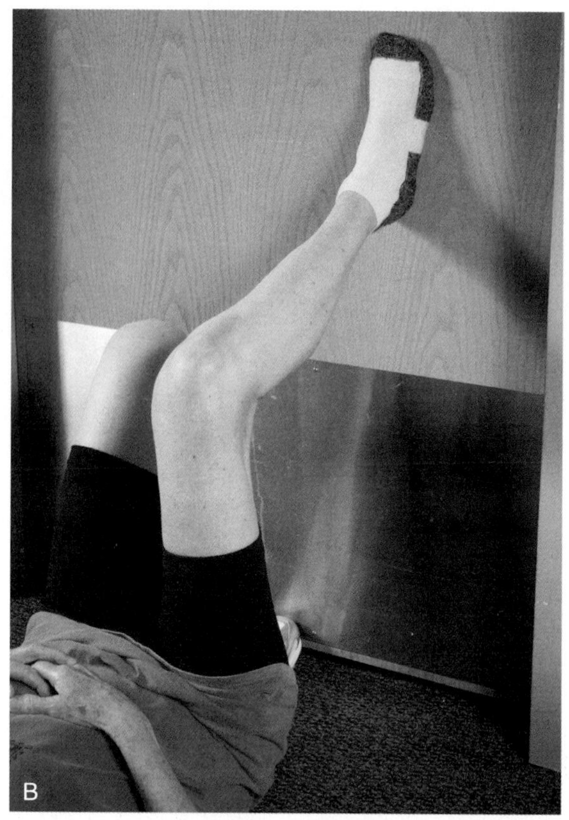

图 20-9 足部滑墙以增加膝关节屈曲活动度(A)起始位置(B)足部沿墙壁下滑,直到感觉到轻微的牵拉感

疼痛。在限制的方向松动髌骨可以由治疗师或患者的家庭康复计划实施(自我管理 20-2)。

自我管理 20-1

股四头肌运动

目的:加强股四头肌力量,松动髌骨上方,牵拉膝关节后侧紧张的组织,再教育股四头肌如何工作。

体位:坐位腿伸直,足趾指向天花板;膝下垫小毛巾卷。

运动技术:

1 级

紧张股四头肌。你应该看到你的膝盖朝髋部向上移动。你的膝关节可能会朝着地板方向向下压,你的足可能会离开地板。正确练习股四头肌时你不能手动移动你的膝盖。如果你有困难,试着在另一条腿同时做此练习。确保你髋部肌肉保持放松。

2 级

站立位进行相同的股四头肌绷紧练习。

重复次数:次

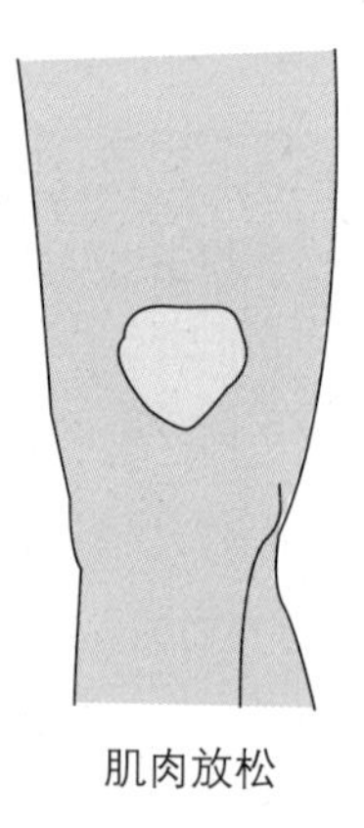

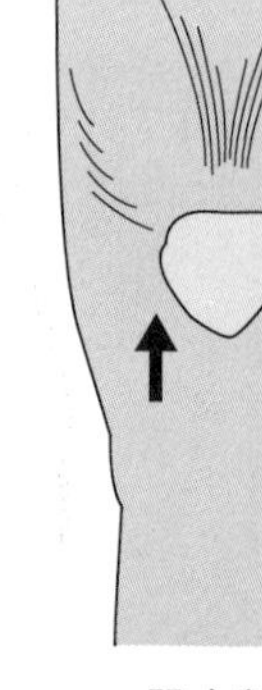

自我管理 20-2

病人自我松动髌骨

目的:增加膝盖所有方向的活动

体位:坐位腿伸直,足尖指向天花板

运动技术:

用你的手指或掌根,推膝盖(A)朝着你的足,(B)向外侧,(C)朝内,及(D)朝向髋部。每一个位置保持计数为五。这些动作不应该有疼痛。

重复次数:________________次

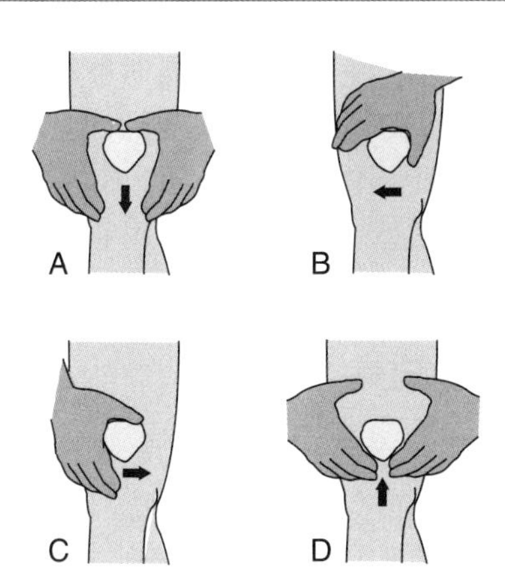

拉伸技术

肌肉缩短引起的活动受限通常用拉伸技术治疗。股四头肌和腘绳肌可能在多种体位被拉长,但必须注意保证脊柱、骨盆和髋关节的正确体位。不正确的体位可以增加这些部位的应力,并降低拉伸的有效性。股四头肌可以单独拉伸过膝,也可与股直肌一起拉伸跨膝和髋关节(图 20-10)。必须防止骨盆前倾,此拉伸练习可以增加腰椎伸展(自我管理 20-3)。股四头肌拉伸练习也可俯卧位同时腹部垫枕支撑防止腰椎过度伸展来进行。

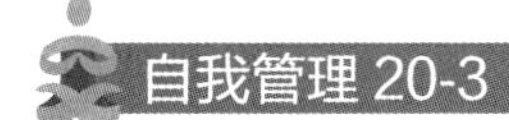

自我管理 20-3

避免腰椎伸展拉伸股四头肌

目的:增加股四头肌的灵活性

体位:这个练习可以在几种体位进行,取舒适或方便的体位,但避免拱起背部拉伸;收紧你的腹部肌肉保持背部稳定。

1. 侧卧位,腹部肌肉收紧(A)
2. 站立位,有一些支持,腹部肌肉收紧,同时双侧膝盖靠近(B)
3. 俯卧,用一个小枕头或毛巾垫在你的髋部,腹部肌肉收紧(C)

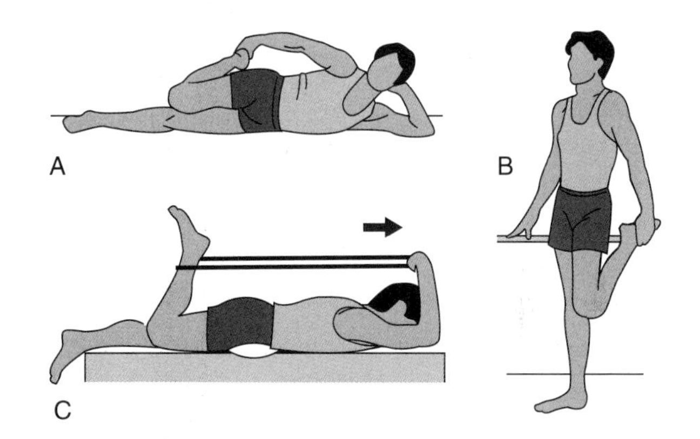

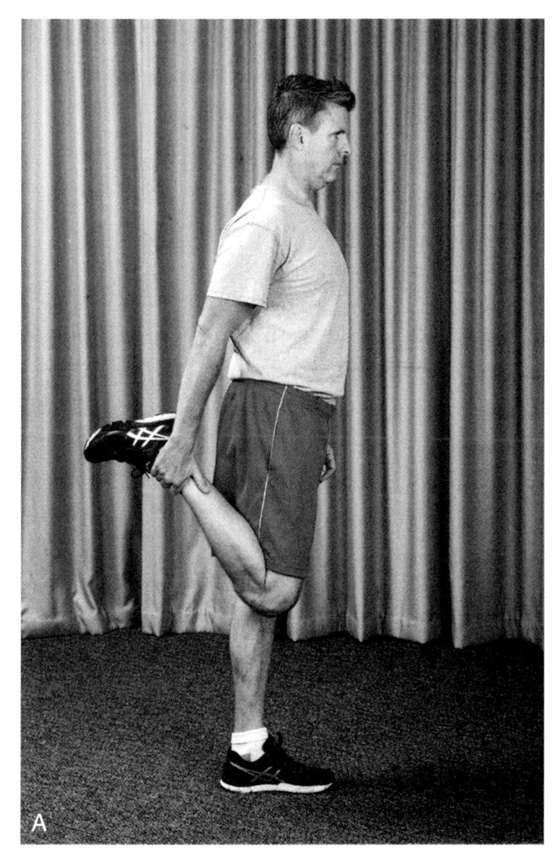

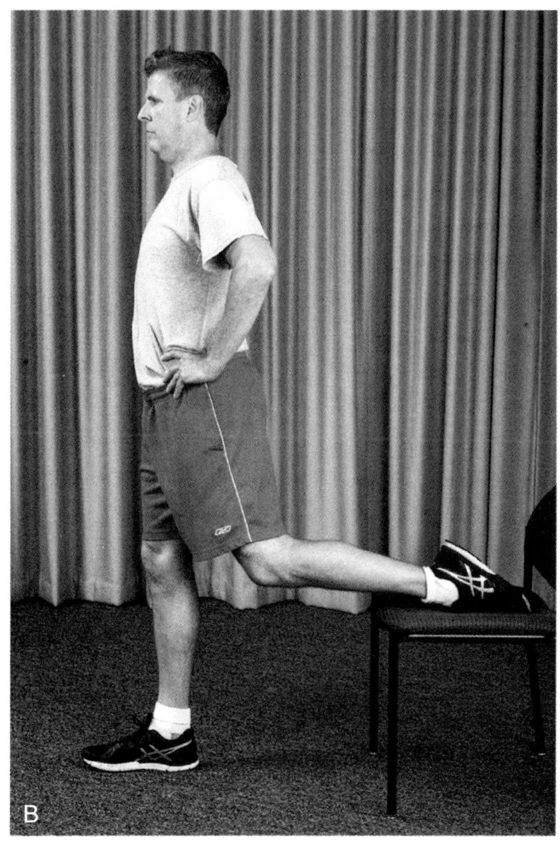

图 20-10 站立位股四头肌拉伸(A)拉伸仅跨过膝关节,(B)拉伸跨过髋关节和膝关节

运动技巧：抓住你的足踝或带子绑在你的足踝把它向你的臀部拉，直到你感觉到大腿前面有轻柔的伸展，每一次拉伸保持 15 至 30 秒。

重复次数：__________________次

腘绳肌拉伸可在坐位伸膝时腰椎保持在中立位进行，避免骨盆向后倾斜或腰椎屈曲。这个练习可以每天任何时间在各种工作站进行（图 20-11）。可以通过外旋腿来重点牵拉内侧腘绳肌，大腿内旋位可重点牵伸外侧腘绳肌。髋关节水平内收内旋牵拉髂胫束（ITB）及其相关的外侧结构（图 20-12）。

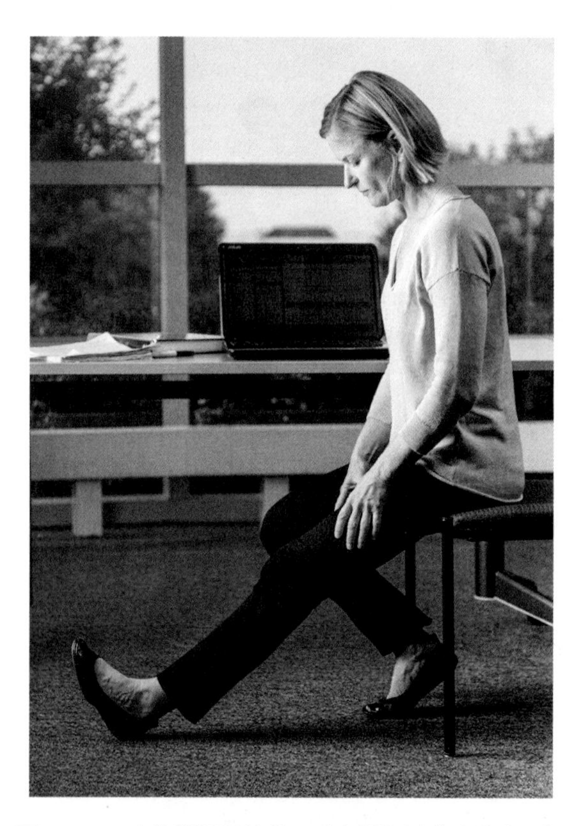

图 20-11 坐位腘绳肌拉伸。避免腰部屈曲和骨盆后倾

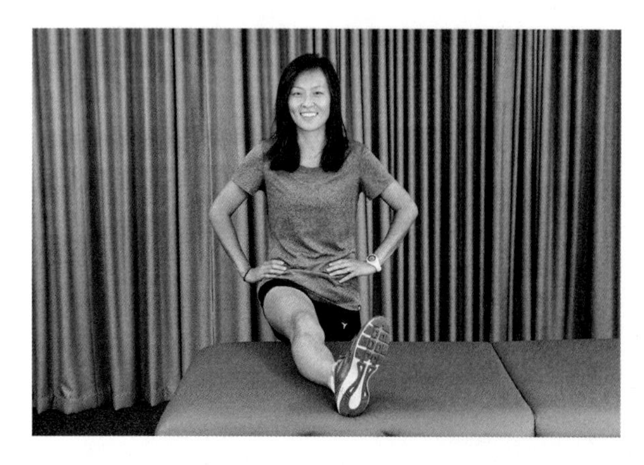

图 20-12 外侧髋和腿部拉伸，密切观察防止躯干旋转代偿髋关节内收

除了作用于膝关节的主要肌群，必须评估下肢相邻的关节的闭链运动。例如，髋关节内旋肌缩短或腓肠肌 - 比目鱼肌可导致髌股关节疼痛。这些关节组织必须检查。读者可以参考第 19 章和第 21 章关于髋关节和踝关节灵活性的讨论。

关节功能稳定性

关节的稳定性缺乏可导致关节不稳。膝关节稳定性与髌骨不稳定性、胫股关节不稳定性有关。过度活动伴随临床症状如膝反张和距下关节外翻。这种结合可能造成髌股关节疼痛。

膝关节活动过度的治疗需要姿势教育和训练。这种教育是集中在整个下肢的关节和腰骨盆区。良好的姿势需要一个完整的方法贯穿整个动力链。任何进一步的训练必须建立在正确的姿势力学基础上。当实现这种姿态后，闭合链运动强调下肢肌肉同时收缩增强姿势的稳定性（图 20-13）。重复多和低阻力活动是用来提高稳定性（注 20-1）。

注 20-1
肌肉表现受损伴随相关神经系统疾病

患者病例讨论 1：患者是一名 54 岁女性患有 10 年帕金森病伴随缺氧。她一直管理得很好，直到去年，她的症状逐渐加重。她主诉：行走能力下降，以及下肢无力和偶尔跌倒。病人陈述在过去的 6 个月里发生了 3 次跌倒，都是膝盖跪地。她现在有不断的膝盖疼痛，合并步态功能障碍。膝盖和背部疼痛评分为 5/10。

既往史：12 年前患者住院期间用药差错导致脑损伤缺氧。伤后 1 年患者开始发生帕金森症状，也有慢性腰痛的病史。病人也有左膝半月板切除术的病史。

视诊：患者有静止性震颤，低幅度 B；右上肢、右手臂无齿轮样强直；手指敲击动作明显迟缓；步态特点：起步困难；小步频折返；在试图转向时明显迟缓；长时间停步；患者左膝盖有 1+ 积液。

检查

MMT：帕金森病症状使肌力检查受限；股四头肌与屈髋肌力大概是 4/5；髋外展肌和伸髋肌是 4/5

ROM：髋关节旋转活动性下降，躯干所有方向活动下降 25%~30%。因为减少使用，膝关节屈曲从 5~110°。

灵活性：腘绳肌、股四头肌和屈髋肌弹性下降

活动限制：

1. 无法行走超过 1/4 分钟，需要使用的助行器
2. 不能做大部分家务
3. 无法行走一层完整的楼梯
4. 无法蹲起 1/4 的正常距离
5. 无法承受站立超过 20 分钟

参与限制：

1. 无法在家外工作或参加她平时的志愿者活动
2. 不能步行距离或站立超过 20 分钟限制她的社会活动

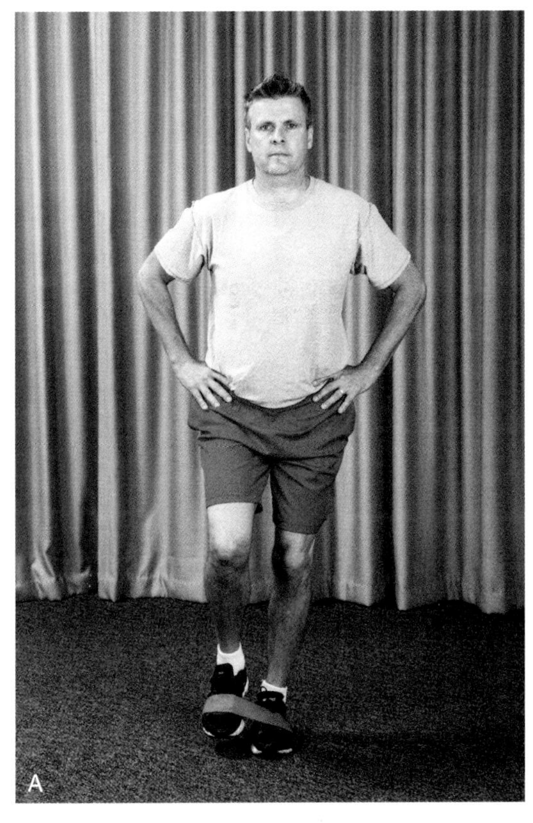

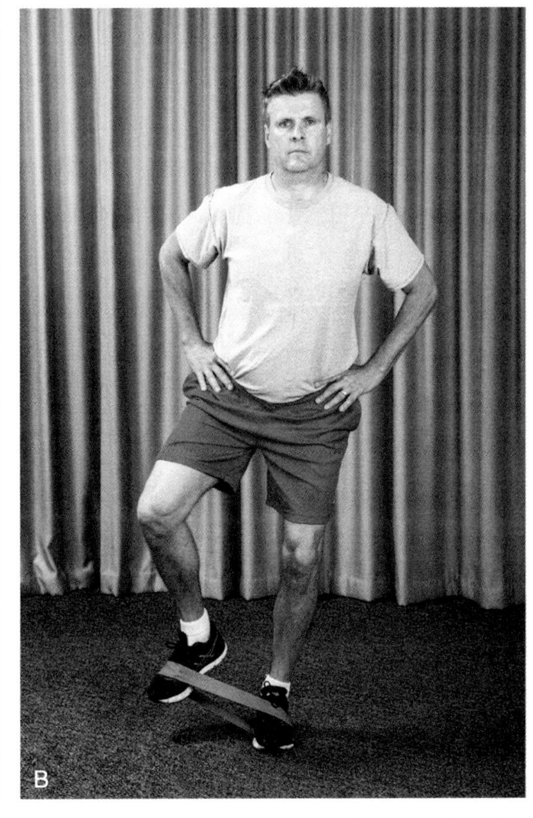

图20-13 使用弹力带进行下肢力量练习,训练中需注重姿势和所有下肢肌肉(包括冠状面的肌肉)的利用。这是承重侧的闭链运动以及非承重侧的开链运动。需要相当好的平衡能力和姿势控制。(A)开始位置。(B)结束位置

肌肉功能障碍

膝关节受损的肌肉表现包括力量,爆发力和大肌肉群如股四头肌和腘绳肌耐力的降低。股四头肌在膝关节运动控制和关节反应力中是必不可少的,因此,是维持关节面长期健康的关键。控制膝关节肌肉需要最低限度的力量和耐力。对于许多人来说,力量是至关重要的。力量是从椅子起身和上下楼梯必要的。耐力是长距离步行所需要的。常见的非负重运动增加股四头肌和腘绳肌群力量练习参见表20-3。这些练习针对或偏向目标肌肉(股四头肌或腘绳肌)。

许多人也需要力量来进行工作或娱乐活动,需要在很短的时间内产生大量的力量(如在跳跃活动,或提升非常重的物体)。第5章介绍了各种力量,耐力和爆发力训练方法。等长训练是常用的膝关节周围肌肉力量训练方法。要确保个人进行充分的准备,可能会出现有效的活动或过度的损伤。也需要确定这个级别的活动是病人必要的,并不是所有的患者都适合等长训练。对于下肢常见的负重练习可以参见表20-4。

神经系统原因

神经系统疾病可以影响支持膝关节肌肉周围组织的性能。最常见的原因是腰椎损伤或疾病。除了直接影响股四头肌或腘绳肌、腰椎病理影响近端或远端肌肉必然影响步态和其他的运动模式。改变的运动模式影响膝关节力学,最终影响关节本身。膝关节任何原因损伤应及时检查脊柱和近端、远端关节。

其他神经系统疾病,如多发性硬化症或帕金森病,严重影响了膝关节的产生力矩的能力。这些情况中的每一个都必须在疾病过程中进行评估。由于许多肌肉和运动模式的影响,更全面性的检查是必要的,以确定治疗方案。

一些学者主张髌股关节疼痛有神经病学部分原因。不同的股四头肌激活模式对髌腱韧带影响的研究表明:有或没有髌股关节疼痛人群存在股四头肌激活时间差异性[15-17]。

为那些因神经调节受损的肌肉制定治疗计划时应重点考虑保证使用所需的肌肉。神经性无力改变了肌肉以最有效的方式完成运动的激活模

表 20-3 股四头肌和腘绳肌非负重肌力训练

练习	目标	体位	口头指令	要点
股四头肌练习	1. 股四头肌力量 2. 动态膝关节控制 3. 髌骨活动性 4. 肌肉再教育	任何膝关节伸直的位置	“收紧膝盖,膝盖向下推,从大腿前推,锁住膝盖	确保激活股四头肌,患者不能以髋关节伸展来代偿。髌骨应该被锁定、无法被治疗师移动;提示患者激活应该是舒适的,不需要最大
直腿抬高	1. 股四头肌和屈髋肌力量 2. 动态膝关节控制 3. 肌肉再教育 4. 核心肌群训练	仰卧伸膝	“呼吸,收紧股四头肌,抬腿至 60 度角,慢慢降低,放松股四头肌,呼气”;如果站立位练习,提示患者“收紧膝关节然后抬起腿像士兵正步走”	确保病人通过股四头肌运动完全控制膝关节;如果病人仰卧位不能完成,则相对重力降低力臂长度;即站立位接近垂直
短弧股四头肌练习	1. 强化股四头肌 2. 肌肉再教育 3. 腱病时离心收缩	1. 仰卧位或长坐位,膝关节屈曲垂于床边或短坐位限制膝关节屈曲 2. 站立	“收紧股四头肌,抬起足直到膝关节伸直,慢慢降低”或“假装你在轻轻地踢一个球”	1. 如果只做离心,病人抬对侧的腿完全伸展,然后慢慢放下患侧腿,股四头肌完全参与;仅在无痛范围内练习;这可能是伸膝 ROM 的任何部分 2. 站立位较短的阻力臂往往使动作更容易
多角度等长	1. 强化股四头肌 2. 肌肉再教育	短坐位屈膝	“推并保持 6 秒,然后放松 大约每 15 度重复一次,或按损伤或手术部位重复	可以是他人徒手阻力,对侧腿等长收缩,弹力带等长收缩,或踝部绑重物,对侧肢体将患侧膝活动到适当的角度并保持
伸膝:等张向心和/或离心收缩	1. 股四头肌的力量强化 2. 肌肉再教育	短坐位	“伸直你的膝盖,保持和慢慢降低”	根据肌肉收缩的类型而改变口头暗示
腘绳肌等长	1. 腘绳肌强化 2. 肌肉再教育	短坐位,长坐位或仰卧位	“想象试图把你的足跟朝你的屁股拉,收紧和保持腘绳肌”	可以在任何角度或多角度,与股四头肌多角度等长收缩一起
腘绳肌屈曲	1. 腘绳肌的力量强化 2. 肌肉再教育	几乎任何位置,取决于如何应用阻力:站立,坐,俯卧,仰卧等	“弯曲你的膝盖向你的臀部拉你的足跟”	踝部重物:站立位最佳力臂对抗重力;俯卧位时重力是助力,股四头肌离心练习 弹力带:任何位置 等张练习:任何位置

表 20-4 常见下肢负重练习

练习	体位	口头指令	要点
靠墙坐 / 滑墙	足离墙至下蹲最低时胫骨与地面垂直	收紧你的臀部和股四头肌慢慢滑下墙”	核心和稳定;髋部、膝、足保持在一条线,避免膝外翻
负重 末端伸膝(TKE)	面对治疗师站立或弹力带固定在静止物上,弹力带固定在膝关节后面	“保持你的足固定在地板上,伸直你的膝盖抵抗弹力带的阻力”	股四头肌作为臀肌的协同肌同时收缩
下蹲	双足分开与肩同宽,髋部、膝盖和足在一条线;可以根据病人情况变化	如同坐在椅子上往后靠,保持躯干直立,下腰保持小曲度,髋和膝在一条线	避免身体向前倾斜;充分(至 90°屈曲),部分的或细微的活动;可以在足上加弹力带,手上增加重量或肩上加负重杆等来加难
分腿下蹲	双足分开与骨盆同宽	蹲下保持	保持胫骨在前垂直,收紧骨盆,保持脊柱中立
弓步	以正常步幅,一只足迈出	“向前一步,蹲下”	可以向前,向后或向侧方
上下台阶	面向台阶	收紧股四头肌和髋部肌肉,然后踏步	可以向前,向后或向侧方;保持髋关节,膝关节和足的良好对齐方式

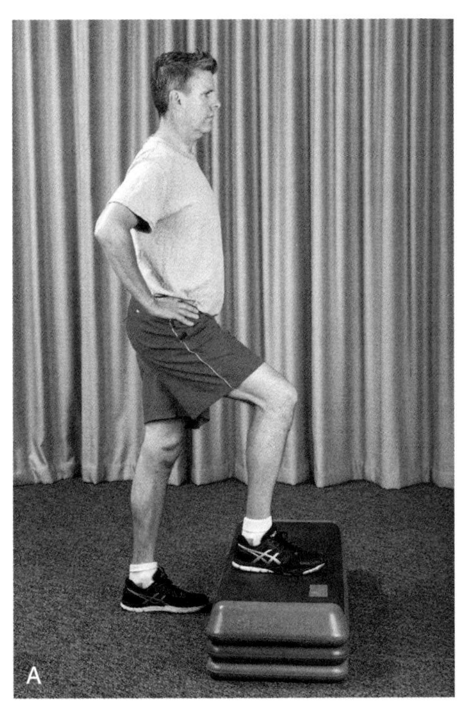

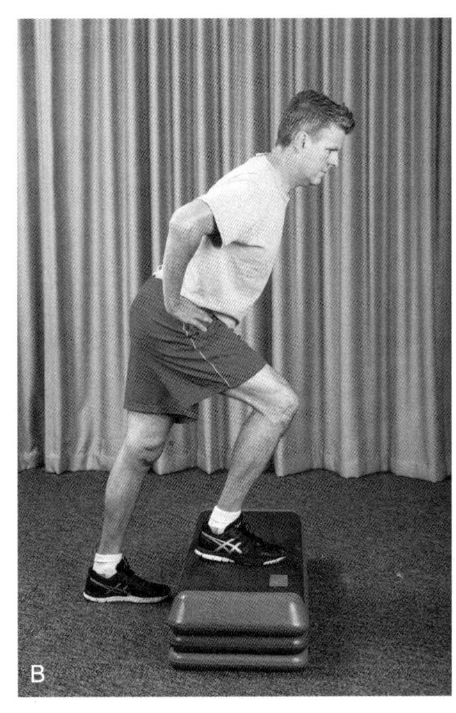

图 20-14 (A)采用适当的力学方式上台阶。(B)用伸髋肌代偿无力的股四头肌上台阶

式。协同肌可适应这种无力,或生物力学调节可能增强其他肌肉活动代偿这种无力。例如,在上楼梯时髋关节伸肌弥补无力的股四头肌(图 20-14)。密切监测运动质量是必要的,以确保所需的肌肉得到训练。见知识拓展 20-1。

知识拓展 20-1

见注 20-1 中的患者,病例讨论 1。

1. 鉴于病史和检查结果,这名患者为了保持她的功能能力出现了什么代偿模式?
2. 你的治疗计划如何反映这些代偿?应强调什么练习或哪部分?
3. 为这个病人制定短期和长期的目标。

肌肉劳损

肌肉拉伤会影响膝关节产生力矩的能力。股四头肌和腘绳肌是最常见的损伤,经常是突然的减速力产生的结果。步态周期的负荷反应期股四

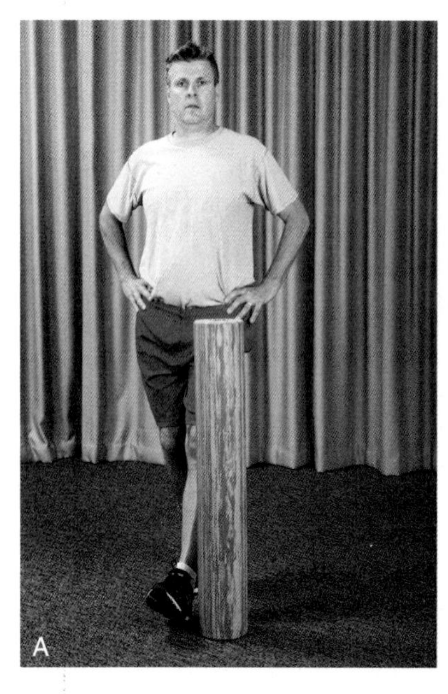

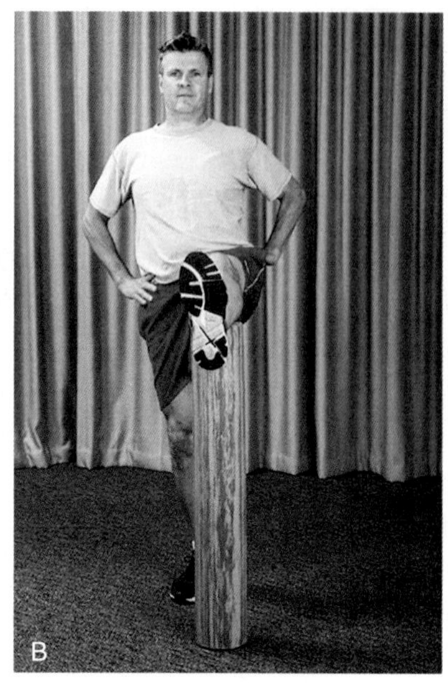

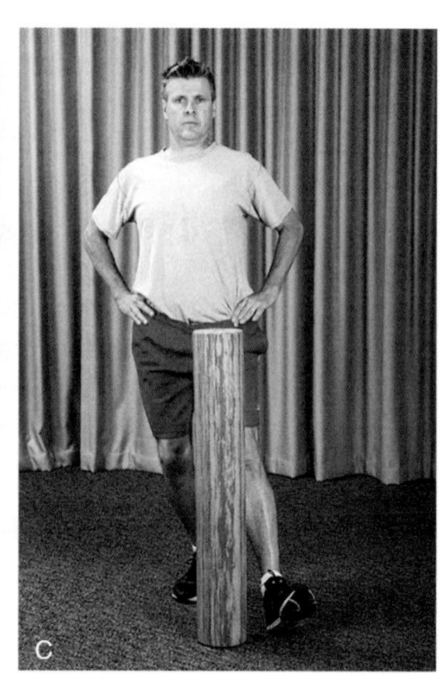

图 20-15 腘绳肌开链练习，快速进行腘绳肌向心收缩和离心收缩。(A)受试者先将训练腿放在障碍物的一侧(在本例中障碍物是一个泡沫轴)，然后迅速将腿抬高至障碍物的顶部。(B)当腿到达障碍物顶部时，腘绳肌必须进行离心性的减速运动。(C)进行腘绳肌向心收缩，受试者迅速将腿落下至障碍物的另一侧，并保持尽可能贴近障碍物。脚轻触地面后迅速回到起始位置，持续、快速地重复动作

头肌减速屈膝，腘绳肌在摆动末期减少小腿前摆。这些离心性肌肉收缩会导致大的创伤或微小创伤。

股四头肌可能出现挫伤。从一个物体如一个球或冰球可以导致深部肌肉挫伤，需要考虑特殊的康复。必须控制最初的肌肉内出血，其次是渐进的活动性和力量练习。当恢复病人的功能时，应训练受影响肌肉恢复到预期的功能活动水平。例如，腘绳肌拉伤的跑步运动员应开链训练步态摆动期，恢复减速功能。也可以用其他形式的重复减速运动或惯性运动练习(图 20-15)。有研究表明，运动员的躯干整体稳定和渐进的敏捷训练比那些传统的静态拉伸和腘绳肌渐进抗阻练习方案再损伤率明显降低。对于那些重返体育的运动员，增强式练习是训练下肢肌肉的一个很好的选择。此外，正确的指导和使用核心肌肉是下肢肌肉康复的关键组成部分(证据与研究 20-1)。

证据与研究 20-1

腘绳肌拉伤是一种常见的运动损伤，再损伤的风险高达 35%。研究表明，完成核心稳定和渐进敏捷性训练的运动员的再损伤率明显低于完成传统项目的运动员[18]。在完成灵活性康复计划的运动员中，13% 的运动员在康复计划完成后的一年内再次发生腘肌损伤，而完成传统康复计划的运动员中，70% 的运动员反复受伤。最近，比较了瑞典优秀短跑运动员和跳远运动员两种康复方案治疗急性腘绳肌损伤的有效性。一个方案由传统的拉伸和力量训练组成；另一个方案由多平面向心和离心肌肉拉伸训练组成。与之前的研究相似，作者发现多平面组的运动员可以更快重返运动，并且比传统的康复组更少再受伤[19]。

失用和失调

膝关节的肌肉失用性主要发生在股四头肌，可能因损伤发生在膝关节或其他关节的运动链，包括下腰部。在相关的关节损伤可导致参加日常活动减少，整个运动链的肌肉失用。股四头肌的失用性影响步态周期的负荷和支撑相中期，这期间股四头肌减速膝关节屈曲，其次是改变膝关节伸的方向和加速度。股四头肌这一作用对于降低关节面的负荷，保持膝关节的健康是至关重要的(注 20-2)。

股四头肌肌肉工作来减缓身体下楼梯，与髋关节肌肉一起，完成上楼梯、坐位站起。其失用性可以导致在日常生活活动(ADLs)的改变。无法有效及连贯地完成这些活动会给相邻关节带来额外负载。治疗的重点应该放在失用的主要原因及股四头肌力量练习。见知识拓展 20-2。

注 20-2
由于失用和失调导致的肌肉功能受损

病例讨论 2:患者是一名 78 岁的男性,主诉行走后腿部疲劳,不能像以前那样步行;难以起坐椅子和上楼梯;膝盖“感觉虚弱。”病人双膝关节中到重度骨性关节炎。
既往史:慢性哮喘;自 1988 年就有稳定的室性心动过速与右束支传导阻滞;2001 年肾癌根治术后;62 年前左侧腹部枪伤致腹疝连续出现问题;双侧手部震颤,左侧大于右侧,病人的病情报告显示恶化。
视诊:病人有双侧 Trendelenberg 步态,躯干肥胖和 BLE 萎缩;小步走,从候诊区步行进入医疗室后出现 DOE
6 分钟步行试验:休息测试:心率 49,氧饱和度 96%;无辅助装置行走距离 885,1 次休息;步行后生命体征:心率 116,3 分钟后恢复;氧饱和度 96%,Berg 平衡量表总得分:47/56。表示无上肢支持下站立跌倒风险较低。过去的 6 个月无跌倒史,表明未来跌倒概率为 22%。
动态步态指数:21/24 总得分,无辅助装置。
得分表明步行跌倒的风险较低
MMT:正常,除了:髋外展肌 4/5 B;伸髋肌 4-/5 B;伸膝 4/5 B
ROM:正常,除了髋关节外旋下降
功能性力量:从椅上起坐需要上肢大量帮助
活动受限:
1. 病人不能连续行走超过 122 米(400 英尺)。
2. 无法上楼超过一层楼。
3. 不能在不平坦的地面上行走。
4. 能下蹲正常 1/4 深度。

参与限制:
1. 由于下肢无力和疲劳,无法维持家务劳动和打理院子。
2. 无法参加他日常步行组,是他主要的社会活动。

知识拓展 20-2

思考在注 20-2 中病例讨论 2 的患者,回答以下问题:

1. 你认为病人的活动受限和参与限制与潜在的障碍有关吗?如果是这样的话,你怎么评价这个理论?

2. 如果你无法确定他的功能丧失的潜在原因,或如果你相信它是多种因素的组合,请建议三个练习,可能解决多因素的问题的性质。

3. 为这个病人制定短期和长期的目标。

治疗性运动干预对于常见的诊断

韧带损伤

前交叉韧带(ACL)

ACL 是一种最常见的膝关节韧带损伤。有无重建手术、短期和长期的发病使这种损伤成了许多运动员的克星。幸运的是,ACL 损伤已经变得更好理解和更好管理,从而显著降低发病率。ACL 撕裂通常发生在一个快速减速、过伸或旋转动作,而不涉及与另一个人接触。前交叉韧带的损伤常伴有内侧副韧带、内侧半月板和外侧半月板的损伤。在青春期,胫骨髁间棘撕脱损伤 ACL,而不是 ACL 中段撕裂,应采取骨对骨固定手术修复。

虽然两者功能彼此独立,但是 ACL 和 PCL 引导膝关节瞬时旋转中心,从而控制关节运动。正常运动的任何改变,可以产生增加关节软骨和其他软组织的负荷。如退行性关节病、腱鞘炎后遗症必须考虑是否确定预后和治疗方法(证据与研究 20-2)。因为其主要作用是限制胫骨前移,前交叉韧带的损伤可以导致显著的活动受限和潜在的参与限制,ACL 缺失的患者被发现步行中横向平面关节活动的改变[20]。作者认为重复的旋转不稳定可能在半月板撕裂或骨性关节炎的发展中起作用。ACL 断裂导致胫骨前移增加,屈膝 15 度和 45 度之间表现最明显。内侧半月板后角在 ACL 断裂后提供了对胫骨前移的二次约束而易受伤。ACL 提供对胫骨内侧和外侧的旋转稳定性防止膝内外翻。

证据与研究 20-2

文献报道了前十字韧带损伤后膝骨关节炎的发展。最近的荟萃分析报道了前十字韧带损伤后膝骨关节炎的退化,平均随访 10 年。作者发现,与 4.9% 的未受伤的前十字韧带完整对侧膝关节相比,20.3% 的前十字韧带受伤膝关节有中度或严重的影像学改变。有趣的是,在遭受前十字韧带损伤后,无论是否进行手术或非手术治疗,发展为轻度膝骨关节炎的相对风险为 3.89,而发展为中度至重度膝骨关节炎的相对风险为 3.84。与接受重建手术治疗的前交叉韧带撕裂的相对风险为 3.62 相比,非手术治疗的前交叉韧带撕裂在发生任何膝骨关节炎的相对风险较高,为 4.98。作者得出的结论是,前十字韧带损伤使膝部易患膝骨关节炎。作为指导前十字韧带受伤的患者的临床医生,在教育患者时应考虑此信息。无论是保守治疗还是手术治疗,患者都必须了解其在长期膝关节治疗中的作用。应鼓励患者保持健康的体重,并在其一生中继续进行力量训练,柔韧性运动和有氧运动,以促进膝关节的长期健康[21]。

由于其有控制瞬时旋转中心的作用，一些人经历了伤后关节的不稳定和保守治疗失败。他们可能通过手术使用静态约束重建 ACL。这些组织包括髌腱的中 1/3 或腘绳肌腱[22]。严重的关节软骨损伤，对关节内侧和髌股间隙，以及外侧半月板的撕裂，预示着较差的结果[23]。此外功能测试在 6 个月，特别是单腿跳试验，可预测 1 年前 ACL 重建成功的可能性，在 6 个月的交叉跳跃测试中，如果患者继续使用他们目前的训练方案，在 1 年时，膝关节功能会得到很好的改善、术前单腿跳不可能预测术后的结果[24]。然而，如果管理得当，持续剧烈活动并伴有膝关节不稳定可导致半月板撕裂，尤其是内侧半月板后角。前交叉韧带撕裂后出现显著的损伤、活动受限、参与限制。这些在表 20-5 中概述。

因为这些限制阻碍恢复工作，休闲活动或基本的或工具性日常生活活动，人可能成为残疾人。这可能是由于身体活动减少，体重增加，肥胖和系统性疾病（如糖尿病）。

前交叉韧带损伤后康复主要处理包括损伤、活动受限、参与限制和评价过程中发现的任何合并伤。合并内侧副韧带或半月板损伤影响康复计划。关节运动学改变和继发性损伤指导康复。往往避免股四头肌在伸膝 15~45°抗阻开链运动练习，因为此练习会增加胫骨前移[25]。但闭链运动中胫骨前移减少，是 ACL 损伤后或重建术后一个很好的选择。因为重返减速和侧切动作比较困难，康复计划应该包括阻力练习、多平面的平衡和协调运动，如抗阻侧方运动，抗阻旋转运动和不稳定支撑面练习。重返高需求运动项目者需经常参加增强式训练。见知识拓展 20-3。

知识拓展 20-3

思考一个 22 岁男性业余篮球爱好者，2 周半之前 ACL 撕裂，如果他继续感觉不稳定将在几周内接受手术 ACL 重建，他内侧副韧带也有一度损伤。

1. 描述三个为手术做准备加强股四头肌力量的练习。包括你选择的理由。

2. 什么标准可开始额状面或水平面活动。提供低阶平额状面和/或水平面活动的例子。

表 20-5 膝关节韧带伤后常见的障碍、活动受限和参与限制

韧带损伤	检查结果	活动受限	参与限制	康复问题
前交叉韧带撕裂：急性	积液 +Lachman 试验 +关节运动评估 疼痛、不稳、活动下降、负重受限	需要辅助装置 ADL、IADL 受限，上下楼梯困难	不能参加工作、体育、需要消耗体力的休闲活动、全负重或提升或携带物品	合并伤（内侧副韧带、半月板等）避免股四头肌从 15 到 45 度开链运动，因增加了前切力。恢复全范围活动度，为外科手术做准备
前交叉韧带损伤：慢性（有症状）	轻度慢性积液 +Lachman 试验、轴移试验 不稳定 +关节运动评估	由于不稳定而不能参加通常的活动	由于不稳定而不能参加通常的活动	二次保护稳定机制，如内侧半月板关节保护的角度
后交叉韧带撕裂	不稳定 +后抽屉试验、胫骨结节塌陷 积液，活动受限，负重受限	需要辅助装置，ADL、IADL 受限 走下楼梯/斜坡/困难	不能参加工作、体育、需要消耗体力的休闲活动、全负重或提升或携带物品	保护内侧和前筋膜室 骨关节炎，内翻足，髌股关节疼痛等病史
内侧韧带拉伤	全范围屈伸活动下降 +30°外翻应力试验 局部触痛 外翻应力 局部肿胀，但无关节积液	额状面和水平面运动困难 不平坦的地面走路困难	无法参加工作、体育、需要走不平整地面的休闲活动、额状面运动等	韧带结构功能可能差于临床能力测试
外侧韧带撕裂	长期的内翻、过伸压力 全范围活动下降 +30°内翻试验 局部触痛 局部肿胀，但没有关节积液	最小的限制，除非合并有后外侧复合体损伤 额状面运动困难	高要求的体力活动的限制，特别是那些涉及快速变化方向的活动	韧带重塑的长期过程

运动员ACL损伤的发生率高，特别是女运动员，所以临床医生一直在寻找诱发女性损伤的诱发因素和预防措施来防止其发生[26-31]。涉及许多因素，包括肌肉的灵活性、关节松弛、姿势因素（例如膝过伸、过度足外翻）、髁间窝宽度、神经肌肉协调、激素水平、体能以及场上位置。找出并解决这些因素一直是一个挑战，特别是因为有综合的许多因素。膝关节过度松弛、膝关节动态外翻和跳起落地时高外展负荷等似乎可以预测ACL损伤[32]。然而，大量的证据支持成功的神经肌肉训练程序可以改善跳起生物力学、神经肌肉的表现和随后的ACL损伤的发生率[27,33-38]。这些研究发现，神经肌肉训练可以提高神经肌肉性能比如交叉跳测试[39]。这样的训练改善了跳起落地的生物力学，减少膝关节内收力矩和落地峰力矩。更重要的是，神经肌肉再训练程序可显著降低ACL损伤的发生率[26,28,29,31-34,36,37,39,40]（证据与研究20-3）。神经肌肉训练计划应包括正确跳起落地方式、跳跃和改变方向的训练。（见患者相关指导20-1）：正确的落地、急停和改变方向的技术来预防ACL损伤。很难知道是哪个因素导致损伤的发病率下降，如：教育、力量练习、神经肌肉协调改善或生物力学的改变或姿势的改变。然而，这些因素的结合神经肌肉训练计划已经有效地减少女运动员ACL损伤（注20-3）[26,28,29,31-34,36,37,39,40]。

证据与研究20-3

在杉本等人的meta分析中[41]，作者发现，与未参加神经肌肉训练的女性运动员相比，参加神经肌肉训练（NMT）的女性运动员膝盖损伤的减轻程度更大。事实上，NMT将ACL撕裂的风险降低了46%。在随后的meta分析中，作者确定了NMT对减少女性运动员ACL损伤的潜在剂量效应。作者发现长时NMT（>20分钟）比短时间的NMT更有效。与每周1次的NMT相比，每周2次或更多的NMT能更进一步减少ACL损伤。作者得出结论：NMT量越大，预防效果越好，对减少女性运动员ACL损伤的益处也越大[42]。

患者相关指导20-1

正确落地、急停和改变方向技术，预防ACL损伤

- 双足轻轻地落地
- 前足先着地再滚向足跟
- 保持膝盖超过足趾，避免膝盖滚动
- 激活和收紧髋部和大腿肌肉稳定膝关节
- 采用小碎步放慢速度、改变方向，而不是冲刺和扭转身体

注20-3
预防神经损伤肌肉训练

- 热身：任何大肌肉群活动
  - 慢跑
  - 骑自行车
  - 健美操
- 灵活性：拉伸髋部和腿部肌群
  - 股四头肌和腘绳肌
  - 髋屈肌、伸肌、旋转肌、外展肌、内收肌
  - 小腿肌肉
  - 下腰背
- 动态平衡：正确落地技术教学
  - 以足落在球上
  - 屈膝跳
  - 屈膝落地
  - 膝在髋后方以避免内旋、内收
- 动态平衡：影响活动
  - 前后和侧方跳
  - 跳起稳定落地
  - 跳锥：转身或不转身
  - 灵敏练习包括改变方向
  - 垂直跳箱：单一和多个，转身或不转身

为那些参与需要减速、急停和跳跃运动的伤者，ACL重建可能需要允许重返以前的竞技水平。新韧带由中1/3髌腱或多股腘绳肌腱。韧带是在膝关节镜辅助下放置并固定在骨隧道内。ACL重建后康复方案见表20-6。非手术治疗也可以参照此方案，记住任何持续不稳定的并发症。

后交叉韧带（PCL）

PCL受伤大约占膝关节韧带受伤的1%~30%[43]，多数是由于车祸造成的，如摩托车车祸，体育运动中发生较少的PCL损伤[43]。PCL损伤产生的机制通常是胫骨前面的撞击，迫使它向后移动。屈曲过度，过伸或内翻或外翻损伤，较少见。在过伸的情况下，通常是先伤及ACL。在内翻或外翻损伤中，两侧韧带受伤，在某些情况下，ACL先于PCL受伤。

PCL是主要约束胫骨相对股骨的后脱位，提供大约95%胫骨后移的阻力[44]。PCL撕裂导致显著的胫后后移，最明显发生在70~90°[43,44]。PCL防止内翻或外翻移位，是限制胫骨外旋的次要结构[43,44]。PCL与ACL一起控制膝关节瞬时旋转

表 20-6 前交叉韧带重建后康复

	阶段 1	阶段 2	阶段 3	阶段 4
目标	1. 相比对侧膝关节，恢复主动全范围伸膝，屈曲至 125° 2. 没有肿胀 3. 膝控制负重和非负重 4. 正常的步态	1. 恢复姿势和基本运动控制 2. 增加下肢和核心力量 3. 增加静态和动态平衡 4. ROM 同对侧腿	1. 多平面力量练习与功能练习 2. 有效地离心控制负荷冲击 3. 功能性动态活动	1. 在撞击时单腿控制 2. 有效的姿势和离心控制改变方向 3. 表现高效的技能活动
ROM 和活动性	踝关节下垫支撑物，伸膝 俯卧悬吊 仰卧位滑墙 足后跟滑动 坐位，膝关节屈曲 髌骨松动	继续第 1 阶段，直到目标实现 固定的自行车，降低座椅以轻度拉伸俯卧膝屈曲 拉伸其他下肢肌肉群	继续以前的练习 添加动态热身和动态移动活动(如，跳过所有的方向，交叉步，折返等)	继续动态热身
肌肉功能和本体感觉	股四头肌和腘绳肌练习 站立举腿 重心转移 双腿微蹲 抬足趾 核心力量(腹部，仰卧起坐等)	深蹲 后退下一步台阶 固定弓步 上肢、重心转移时单腿平衡 核心力量(加难的仰卧起坐和桥式运动)	举膝下蹲 下蹲前伸 重复上下台阶 弓步走(前，后，侧方，对角线) 跳起和落地技术练习 加难的平衡练习 核心力量(继续加难)	落地控制：跳起旋转，快速弓步 多平面跳跃与落地 停步启动 跳跃 急停转身技术 阻力弓步 加难的核心练习
步态和心血管	对角线重心转移 后退迈步 跨越超过 4 个障碍物	全方向高膝行走 转髋跨栏 对角线大步向前和向后	进阶到适当的心血管活动	进阶到针对性的心血管体育活动

中心。PCL 断裂后关节运动发生改变，会导致重大的问题。PCL 断裂后，内侧关节软骨接触压力和前室增加，屈膝 60°时内侧压力最大，屈膝 90°时前室压力最大[43]。PCL 断裂的患者普遍主诉这些变化，而不是明显的不稳定。

基于多数人口的遗传学研究，对 PCL 缺失膝的病史是难以评估。许多患者仍无症状，能够回到伤前的活动水平，但有些患者发展成内侧和前室的骨性关节炎[43]。临床医生必须考虑这些变化的可能性，并适当修改康复计划。多发性韧带或软组织损伤使用中三分之一的髌骨肌腱、跟腱或同种异体移植重建 PCL[45]。

PCL 断裂后损伤、活动受限和参与限制的程度取决于相关的伤害(见表 20-5)。当 PCL 患者出现慢性活动限制时，最多的主诉通常是内侧和前室的疼痛和行走困难，或下楼梯困难。文献表明，在 PCL 缺乏的膝关节中，行走时所见的代偿性肌肉活动包括股四头肌和腓肠肌的活动增加，而腘绳肌的活动会减少，导致股骨胫骨后移减少[43]。

影响康复方法的问题是相关的潜在的内侧和前室的变化。一些副韧带损伤会进一步改变关节运动学或内侧半月板损伤将改变关节软骨压力从而加重关节间室压力改变。合并症如潜在的骨关节炎，合并膝内翻畸形或髌股关节疼痛病史等将改变预后。这些问题应该是制定康复计划的框架。在处理 ACL 缺失膝关节时，开链抗阻运动(膝关节屈曲)可增加胫骨后移，闭合链活动是重要的治疗性运动模式。可以在相关网站上找到 PCL 重建后康复程序。

内侧副韧带(MCL)

内侧副韧带分为胫侧副韧带和内侧关节囊深部中间的三分之一，这是细分成薄的前 1/3，强的中 1/3 和中等强度后 1/3[46]。内侧副韧带损伤的发生率显著高于 LCL 损伤，已报道是最容易受伤的膝关节韧带[46]。因为止点的结构差异相比胫骨止点，MCL 损伤较少发生在股骨止点。MCL 撕裂通常是由于侧方外力或胫骨外展等外翻应力，例如滑冰切内侧冰道。复合损伤可能包括 ACL 和内侧半月板，在青少年，股骨或胫骨骺板损伤往往先于 MCL，故应考虑鉴别诊断。

内侧副韧带是限制外翻的主要结构，也限制胫骨内旋。然而，在前交叉韧带缺失的膝关节中，浅表 MCL 也起着控制胫骨前移位的作用，浅表 MCL 损伤明显增加了胫骨前移 90°[47]。不像十字韧带，内侧副韧带在没有手术干预下也有修复能力。大多数内侧副韧带损伤愈合较好而没有长期损伤膝关节，尽管有一些残余外翻松弛。因此，大多数内侧副韧带损伤通常采用保守治疗[46-47]，合并 ACL 和 MCL 韧带损伤者，通常允许短期恢复治疗，然后重建前交叉韧带。前交叉韧带断裂合并内侧副韧带损伤没有单一内侧副韧带损伤愈合好[46]。某些情况需要对 MCL 进行外科干预，如果浅层 MCL 从胫骨止点撕裂并移位到股骨头肌腱外，韧带就不能再附着到胫骨上的止点上，因此需要手术固定，骨撕脱伤手术复位预后良好[47]。

急性 MCL 扭伤后损害、活动受限和参与限制与十字韧带扭伤类似(见表 20-5)。因韧带愈合的能力好，故单一的内侧副韧带扭伤预后一般良好。有些人可能会出现外侧和旋转运动困难或在不平坦的表面上的活动困难，因此，这些人重返体力工作或娱乐有较大风险。虽然 6~8 周康复后临床检查是良好的，冗长的韧带重塑过程可能会限制参加高负荷活动的耐受性。

单一的内侧副韧带损伤最显著的康复问题是重塑过程滞后于临床检查和额状面、水平面运动康复技术的需求。传统的临床检查程序不足以确定是否能回到高需求的活动。通常，几周康复后，伤者可以恢复全范围活动度、对称的力量、很少或没有外翻松弛、无积液、无触痛。然而，普通的日常活动甚至在矢状面上的活动如直线跑时内侧副韧带承受的压力不大。韧带必须像肌肉组织承受负荷和训练才能确保高要求活动的充分重塑。必须加强韧带及其骨附着处在额状面和水平面的负荷，以确保安全重返躯体活动(图 20-16~ 图 20-17)。Ⅱ度内侧副韧带损伤康复程序可以浏览相关网站。见知识拓展 20-4。

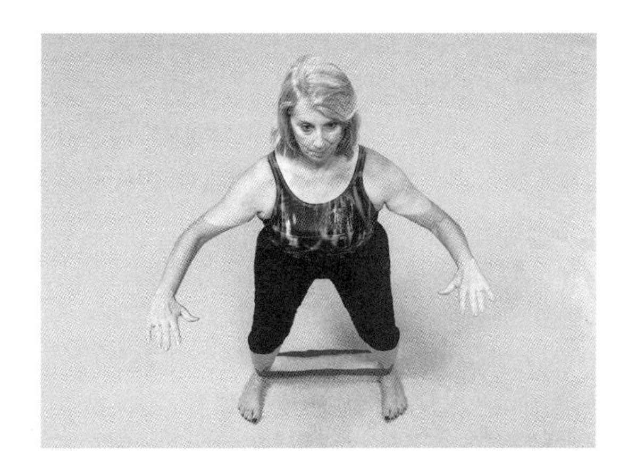

图 20-16　在水池中侧跨步是早期横向运动

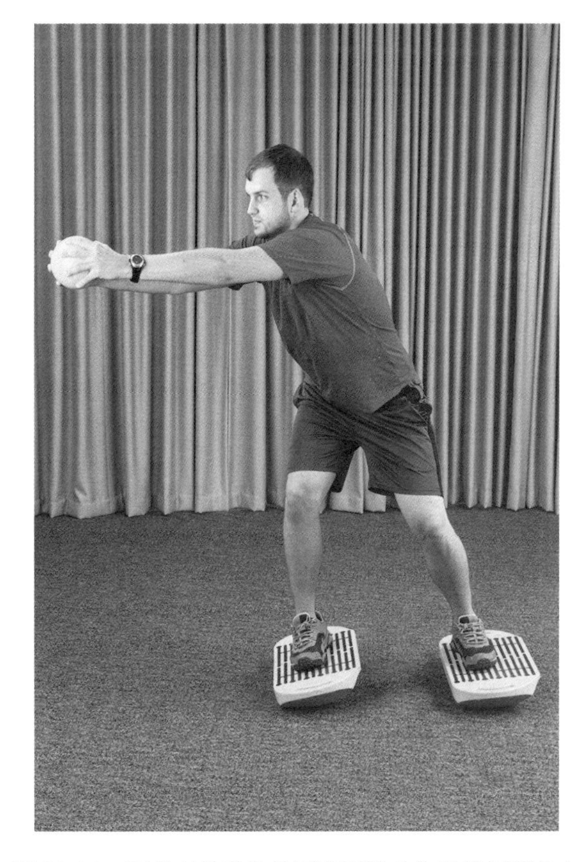

图 20-17　更具有挑战性的冠状面活动包括使用药球在平衡板上的重心移动，以增加重心的移动

知识拓展 20-4

一位患者 35 岁，内侧副韧带损伤两次，想要继续玩滑板。

1. 描述三个额状面的练习和一个横面的练习，你将让患者忍受这个平面的练习(在早期)

2. 这些运动进步到先进水平使这个病人准备回到活动中。

外侧副韧带(LCL)

LCL 损伤没有 MCL 损伤常见，如 MCL 一样愈合良好，没有长期残疾。LCL 主要限制内翻应力，因为后三分之一纤维也限制膝过伸，尤其有内翻应力的时候[48]。LCL 损伤通常是由于过度内翻的力量，有或没有与他人接触。完全撕裂发生在韧带中部纤维或腓骨止点处。合并伤发生后外侧结构，包括关节囊、腘斜韧带和腘肌腱、股二头肌或交叉韧带[48]。在青少年中，通常骺板损伤先于韧带损伤，在鉴别诊断应考虑。

LCL损伤的病史中很少包括长期残疾因其愈合潜力。很少进行单独的LCL外科修复。LCL手术治疗最常见的适应证是当损伤膝关节后外侧角损伤同时出现。3级松弛的患者，定义为内翻松弛大于10毫米，或在膝关节屈曲30°时外旋增加超过10°，应进行手术治疗[49]。止点撕脱骨折应手术复位。更大的后外侧角损伤通常采用静态限制或股二头肌肌腱重建。

LCL损伤后出现活动受限和参与限制比MCL损伤少。大多数人受伤后这些限制较少，除了三度撕裂或合并其他韧带和关节囊损伤（见表20-5）。此外，与MCL一样，LCL附着物的骨撕脱应进行手术治疗[50]。

康复问题类似于MCL损伤。必须考虑到韧带长期的重塑过程，再训练患者和韧带在额状面和矢状面负荷的重要性。

韧带损伤的治疗

干预措施应旨在针对相关的残损、活动受限和参与限制实现特定的目标。如果残损伴随活动受限或参与限制或可能在未来导致参与限制，则应处理残损。在短期内处理疼痛和积液可以采用物理因素、机械、电疗和轻柔运动治疗。冷敷、冰按摩、压缩疗法和电刺激是常用的减少疼痛和积液的治疗手段。治疗性运动如在舒适的范围内主动和被动活动，可以润滑关节表面，并可以帮助吸收过多的关节液。病人应接受家庭程序的指导，以及改良活动的指导以减少疼痛和积液。

传统的生理性拉伸和主动及被动活动促进恢复伤前活动度。偶尔，关节松动技术可能是必要的，尽管韧带损伤通常导致活动过度而不是活动减少。然而，长期固定或肌无力可能导致伸膝关节活动度下降。神经肌肉再教育练习如股四对肌和腘绳肌练习，其他肌肉激活技术可以恢复肌肉的激活能力，这是恢复正常运动模式的前提条件。家庭计划应该包括恢复ROM练习和神经肌肉再教育练习以获得更好的临床效果（图20-18）（自我管理20-4）。

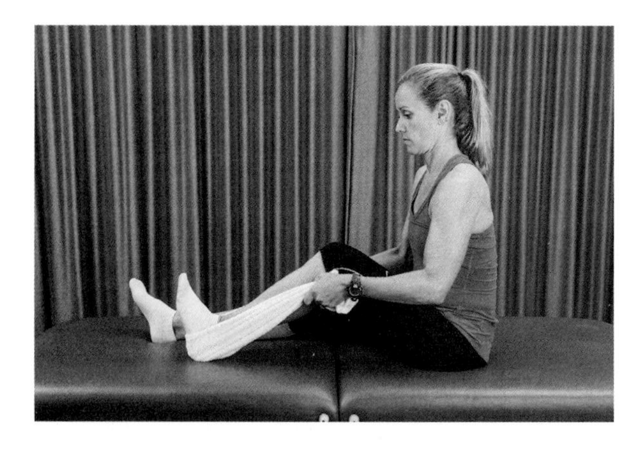

图20-18 使用毛巾进行膝关节屈曲的辅助关节活动度练习。当膝关节屈曲活动度增加时，腘绳肌会变短，产生更小的力量。此时患者可以使用毛巾使膝关节进一步屈曲

自我管理20-4

日常膝关节屈伸练习

目的：增加膝关节活动

体位：坐位或者其他舒服的体位

方法：尽可能主动地伸直小腿，然后尽可能地向后弯曲。你可以用你的另一条腿，以帮助举起最后一点点或向内推它更远一点。

重复：________次

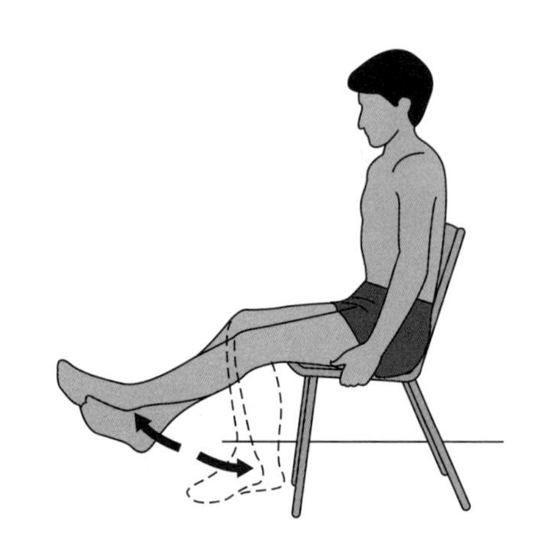

游泳池是进行活动性、恢复步态并启动平衡和轻柔力量练习的良好场所。水的浮力最大限度地减轻重量，而静水压力控制积液。在池中可以轻松完成步行、生理性拉伸、踢腿、提踵、单腿平衡和下蹲等活动（图20-19）。如果病人最近做过手术，用生物医用敷料覆盖手术切口，并从手术医生处获得医疗许可。

随着病人度过急性期，可以开始更有力的练习。继续行走训练和进阶到没有辅助装置，首要考虑是为恢复到正常活动。地面活动，闭链运动

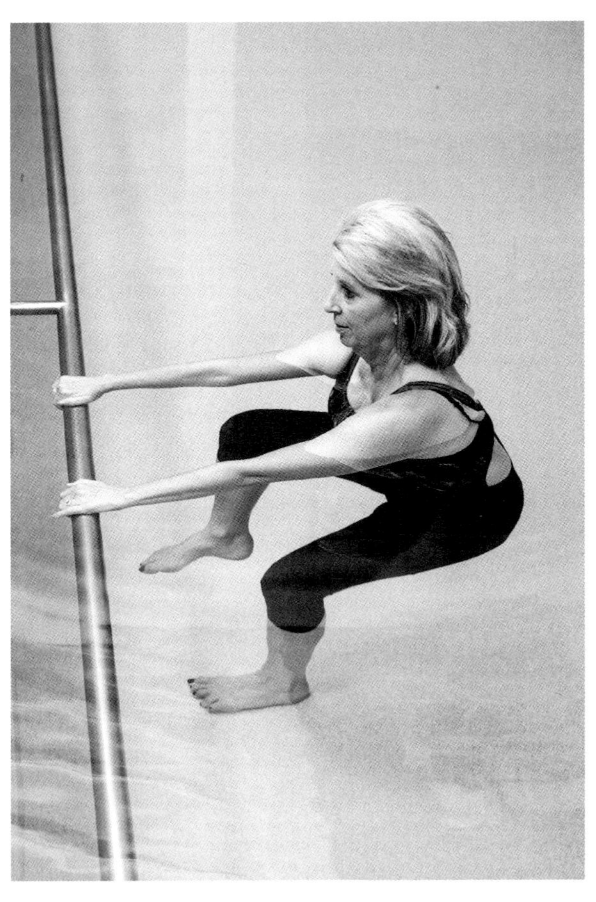

图 20-19 在游泳池中进行单腿小幅度练习，是为了增加灵活性和力量

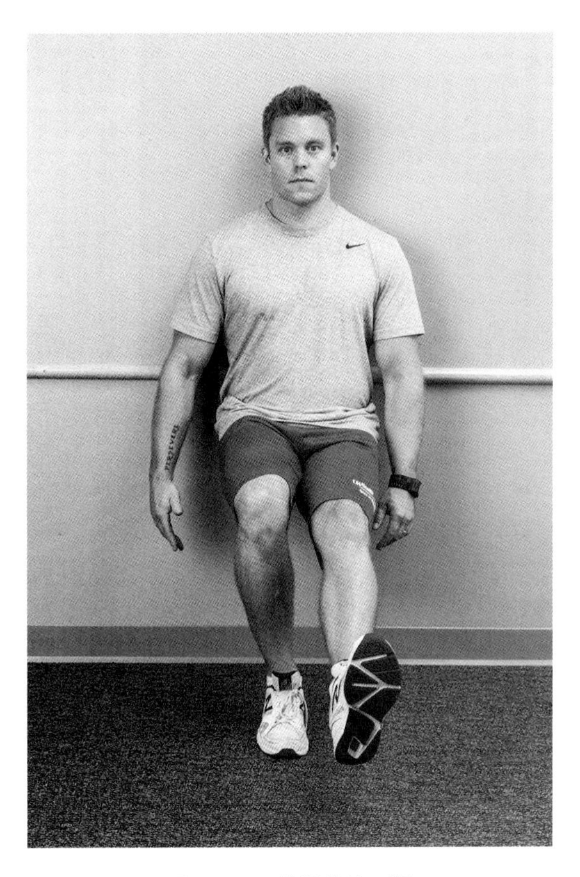

图 20-20 单腿靠墙下滑

如滑墙、浅蹲、跨步、上下阶梯和压腿可以促进功能活动如爬楼梯、从椅子上站起来和出入汽车(图 20-20)。平衡和协调运动如跨步、平衡板、单腿滑轮和无支撑提踵可以训练平衡反应。活动下降，受损的肌肉表现，疼痛或积液都可能导致活动的限制，应同时加以解决。可以融入传统的渐进性阻力训练，牢记关节运动学问题。力量器械、无负荷、等速设备、滑轮和自身体重都是力量练习的手段。见知识拓展 20-5。临床医生必须了解负载放置在膝关节的各种练习，注意避免愈合的韧带承受过大压力。例如，踝部应用弹力带的髋内收抗阻练习会使 MCL 也承受较大负荷，韧带恢复后期可以应用，但在早期则不适宜(图 20-21)。在家里，体重作为阻力滑墙、深蹲、弓步和上台阶都是经济有效的练习(患者相关指导 20-2)。

知识拓展 20-5

患者是一名有二度膝关节右侧内侧副韧带损伤的 36 岁驾驶员，损伤发生在三个星期前她下车搬运迈右足上台阶时。她已经恢复了全范围 ROM 和具有轻度活动功能的股四头肌力量。她下周重返搬运 <20 磅的轻体力工作，驾驶卡车需要使用离合器。

1. 设计三个练习来帮助她满足工作的功能要求。

2. 为了让训练更精确，要考虑训练方式是否过于简单或困难。对于每一个练习，设计一种方法使锻炼更加容易或更加困难。

患者相关指导 20-2

负重练习

当在负重位练习时，应该检查以下要点：

1. 只允许以腿支撑体重，这可能只是你体重的一部分。

2. 确保你的膝关节在正确的角度，像你的医生说的那样。

3. 避免过度伸展你的膝关节(向后弯曲)。

4. 保持你的膝关节与足趾和臀部在一条线上。避免让膝盖内旋(如，“锁膝”)

5. 收紧臀部肌肉，用大腿前面的肌肉，像你的医生说的那样。

6. 每一个练习时间要按你的临床医生的规

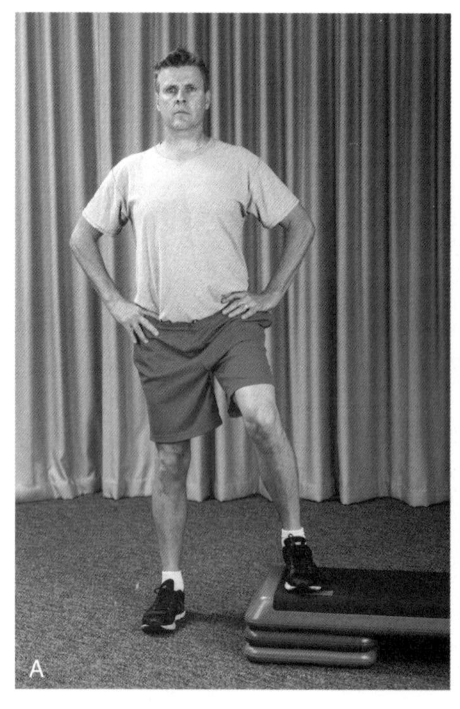

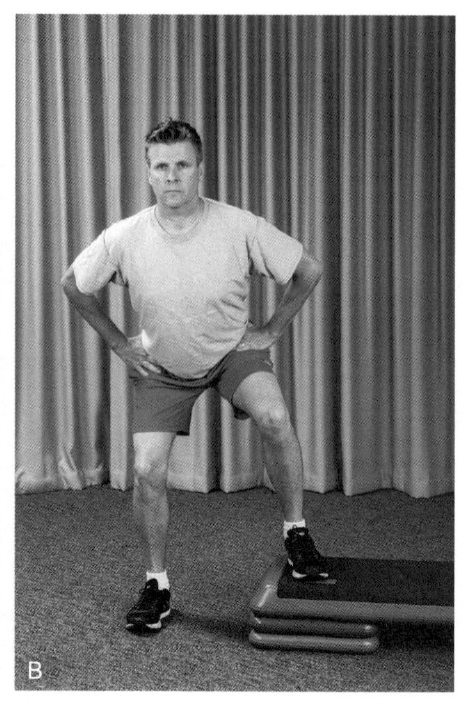

图 20-21 改良的单腿蹲法是双腿强化和单腿强化之间的一种过渡。患者台阶上的腿承受小部分重量，大部分的重量转移至地面的腿上。台阶越高，地面上腿承受的重量就越大。(A)开始位置(B)结束位置

定来。在做每个动作时一定要慢慢地呼吸。

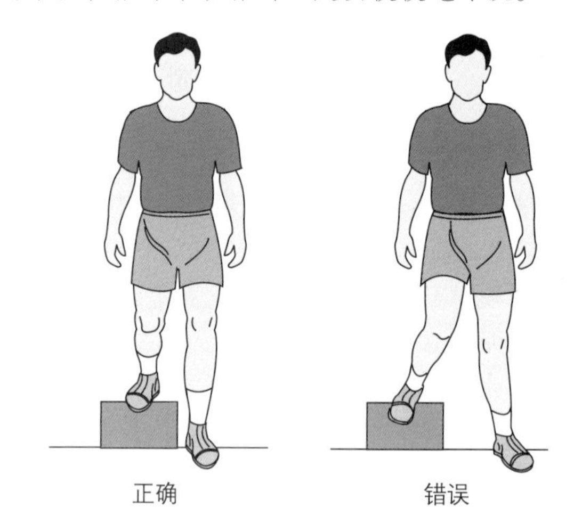

康复的最后阶段帮助病人回到她发病前的ADL、工作和娱乐水平。对于每一个病人来说，活动水平和功能目标是不同的，必须根据个人的需要来制订康复计划。对那些回到久坐不动的工作和休闲散步的患者来说，恢复正常的活动、力量、耐力、残损和活动限制后，需制定一个独立康复程序。病人应该表示他已全面理解残损的家庭自我管理，包括炎症、疼痛、ROM 和力量。对那些需要回到更高层次的生理功能的患者，如体力劳动或体育活动，必须具备这些能力。这可能需要进阶到工作相关的活动，如举、推、拉、在不平整地面移动物体等。进行功能性能力评估以决定影响重返工作岗位的限制或注意事项。

跑步、急停、跳跃和体育技能活动可以帮助确保安全回到体育活动(图 20-22)。跑步程序或专项技能可用于确认是否准备好重返赛场，完成一个适当的功能进阶可以确保能够安全重返赛场。虽然这个程序不需要在物理治疗师的直接监督下，应该在患者和临床医生的指导下共同建立。任何不合适的运动模式应该被临床医生在早期治疗阶段纠正，而不是在功能进展阶段。

骨折

膝关节骨折包括髌骨骨折、股骨远端骨折和胫骨近端骨折。这些骨折的发生通常都是由于摔倒的暴力冲击或者机动车事故导致外科创伤，但骨质疏松症也会导致同样的后果。

膝关节骨折相关的康复问题包括原发创伤、手术方式和关节固定的影响。创伤足以导致骨折，同时损伤软组织，这一情况也是往往最易被忽视的。关节软骨和骨折带来的损伤会通过关节软骨延伸到关节面，对关节的长期健康带来潜在性风险，这些问题应该被考虑到康复环节里面。

髌骨骨折

髌骨骨折的比例大约占所有骨折损伤类型中的 1%，而且大多发生在 40~50 岁的人群[51]。前膝受到直接打击，如跌倒或车祸通常会导致粉碎性骨折[52]。幸运的是，这些骨折大部分是不移位的，

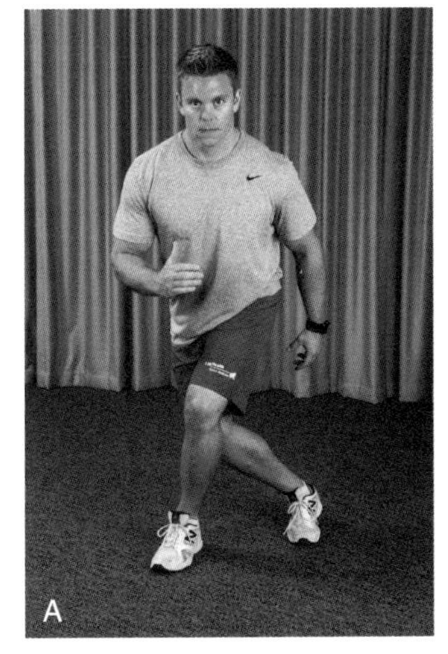
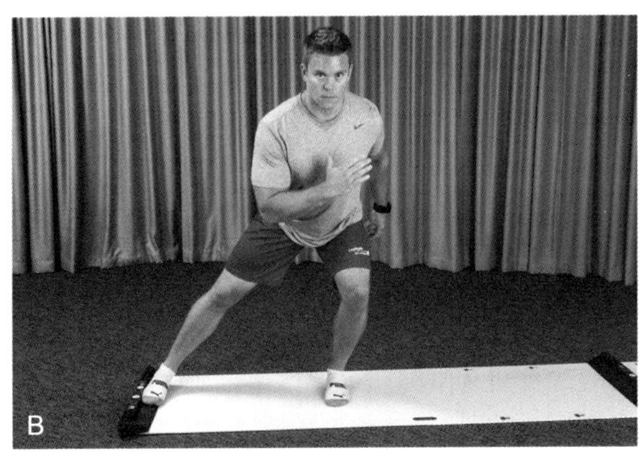

图20-22 (A)康复后期的横向交叉跑(B)滑板横向运动

但要记住关节软骨可能受到严重的损伤,更常见的是髌骨骨折是通过伸肌机制的强有力的收缩间接发生的,最终超过了骨折的强度[52]。间接骨折通常导致横向骨折或髌骨内撕裂。然而,膝关节屈曲角度,病人的年龄,骨质疏松,而且受伤的速度也会影响骨折的类型和位置[52]。

髌骨骨折可以固定和康复保守治疗或者外科手术,如切开复位内固定术(ORIF)或髌骨部分切除术。因为发病率和固定有着联系,所以切开复位内固定术经常是医学上的治疗选择。横行骨折也容易被股四头肌活动干扰,最好的治疗方法就是固定。"张力环扎术"也频繁被使用,尤其是髌骨粉碎性骨折和横行骨折。由于髌骨表面的性质,这些金属环在骨折被确定治愈后通常都会被取出。但在个别情况下,髌骨是被切除一部分而不是被固定(髌骨部分切除术)。因为完全切除髌骨会导致股四头肌肌力下降50%[52]。如果髌股关节痛,肌肉萎缩和关节活动度得到解决,预后良好,无论治疗方法如何,这些损伤都会发生,对于保守治疗,临床医生也必须认识到固定对于软组织的影响。

股骨远端骨折

大多数情况下,股骨远端骨折是由创伤引起的,尽管老年人螺旋性骨折可能是由于扭伤引起[53]。合并骨折是常见的,包括髌骨、胫骨平台、足、踝和髋关节。股骨远端骨折部位也被分为髁上,髁间和单髁,每种还有亚分类。生长板骨折常发生于儿童和青少年治疗难度大,并发症的发病率为40%-60%,同时需要二次手术[54]。Salter-Harris分级Ⅲ和Ⅳ相关的预后不良[54]。

股骨远端骨折分为保守治疗和外科手术治疗。无移位的、移位小,稳定的或者嵌入式的骨折但却不能进行手术治疗的话,固定是最好的治疗方法。由于发病率与长时间的固定有关,在几乎所有的情况下切开手术内固定是最广泛的治疗手段[53]。股骨远端骨折复位需要恢复解剖学对线,矢状面、额状面和水平面的力轴恢复。具体的手术和固定的选择取决于骨折的类型和位置、骨质量、合并伤、病人的年龄和生活方式等因素。切开复位内固定术后并发症包括深静脉血栓形成、感染和延迟愈合或不愈合[53]。

胫骨平台骨折

胫骨平台骨折发生几乎完全是由于创伤如机动车事故、行人被车撞、意外摔倒或直接被撞击扭曲到膝关节。骨折是由一个内翻、外翻或压缩力,导致外侧平台、内侧平台或双髁骨折[55]。胫骨平台的骨折在形态学上有以下分类[56]:

1. 分离骨折,胫骨平台的边缘与其余部分分离;
2. 压缩骨折,软骨下骨被压碎但边缘没有
3. 混合分离粉碎性骨折

压缩骨折是最难诊断,因为往往在标准X射线片上看不到被压低的碎骨片段。这种骨折也是最难治疗的,因为充分复位抬高和稳定被压下去的骨碎片。压缩骨折也常见于从高处跌落和老年患者的骨质疏松症。

胫骨平台骨折的治疗取决于骨折的位置和类型。压缩骨折与凹陷的碎片需要手术治疗和固定碎片,这些碎片通常通过骨移植支撑,分离骨折稳

定用螺钉、钢丝或钢板和螺钉固定。保守治疗有或没有牵引和固定是一个辅助治疗选项，必须考虑固定的有害影响。术后或固定后康复取决于前面所述的众多因素。

骨折治疗

膝关节骨折治疗方案开始于骨折早期或愈合开始后。骨折固定手术后一般很快就开始活动和力量练习（自我管理20-5~20-6）。主动和被动屈伸和功能练习是恢复整个运动链的前提。早期开始股四头肌和腘绳肌练习以再训练这些肌群。当允许后，就开始闭链负重训练，即使只是部分负重（患者相关指导20-3）。这将是由医生根据骨折部位和愈合情况，以及病人控制膝关节的能力决定。在开始任何负重运动之前，病人应该有不错的股四头肌和膝关节动态控制的能力。这些活动可以增强关节软骨营养整个运动链和提供一个激活肌肉的刺激。轻阻力或无阻力的自行车练习，可以促进营养和肌肉活动以改善活动能力。

自我管理 20-5

俯卧伸膝

目的：增加伸膝和牵伸膝关节后面紧缩组织

体位：俯卧，膝盖在桌子边缘，大腿下垫毛巾可能更舒适。

活动技术：伸直你的膝盖挂在桌子的边缘。医生可能希望给你的足踝绑重量或用你的另一条腿增加拉伸。保持1~2分钟。

重复：________________次

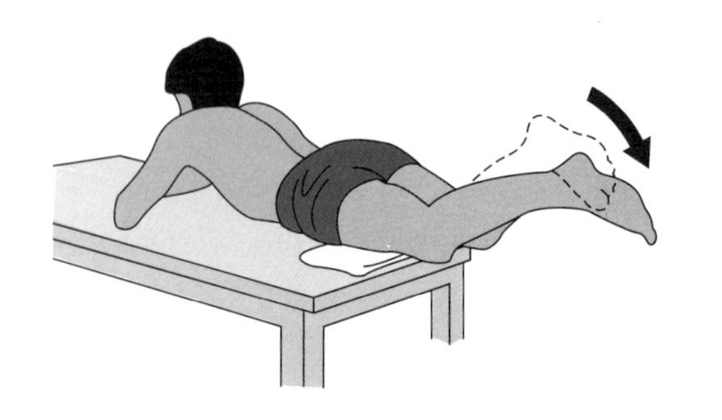

自我管理 20-6

直腿抬高

目的：增加股四头肌和髋关节屈肌的力量，并改善膝关节控制。

体位：仰卧，对侧膝关节弯曲，足平放地板上，腹肌收紧。

活动技术：这是一个四步骤的过程。

1. 股四头肌活动，收紧股四头肌。
2. 慢慢抬起腿，直到它与对侧大腿一样高。
3. 慢慢地把腿放回到地板上。
4. 放松股四头肌。确保在每次重复之间放松股四头肌。

重复：________________次

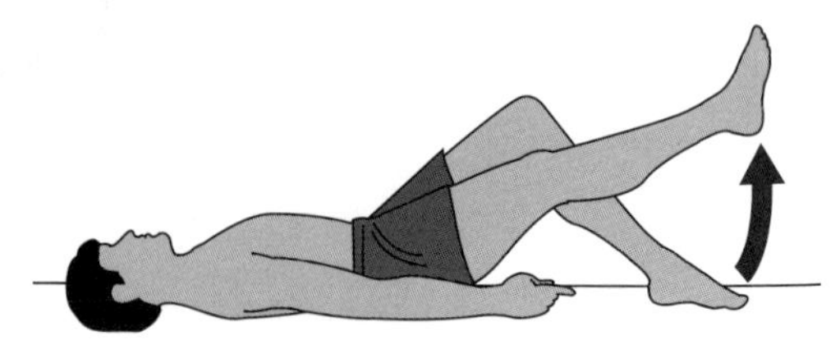

患者相关指导 20-3

持助行杖行走

当用助行杖和患侧部分负重行走时，应遵循以下几条准则：

1. 确保你的体重在你的手上，而不是在你的上臂。当助行杖合适高度时，你的手臂应该轻微弯曲。
2. 步行时，先出助行杖，然后是患腿，最后出健腿。
3. 将患腿足跟先放下，轻微弯曲你的膝盖，当开始向前抬健腿时让你的足向足趾滚动。
4. 当你抬健腿时，弯曲患侧膝盖，并抬起在你身后。当你抬患腿超过助行杖，把它放在你前面的地板上时，伸直膝关节。你的膝盖在你的足跟接触地面之前应该是直的。
5. 当使用单侧助行杖时，一定要在健侧使用它。
6. 经临床医生检查以确保您的持杖步态是正确的。

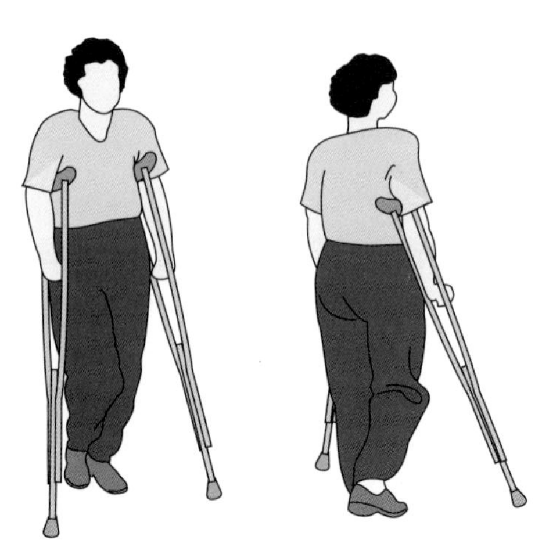

水中运动是适合膝关节骨折患者,可能限制负重但水的浮力有助于肌肉活动和活动练习。浮力辅助被动运动或主动运动可以改善膝关节 ROM(图 20-23)。有或无扶手的帮助下恢复步态。

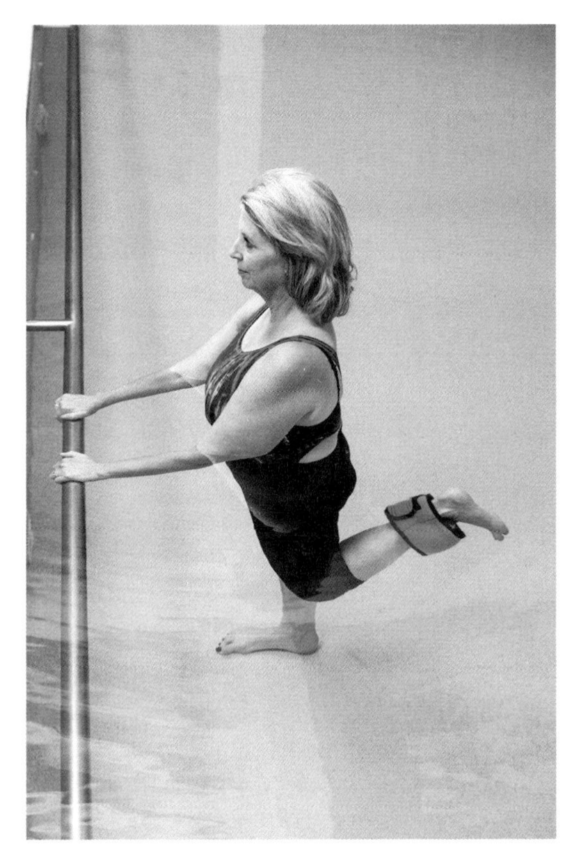

图 20-23 使用浮力带辅助膝关节屈曲。回返运动(伸展)受到浮力带的阻力,激发股四头肌的向心性收缩

半月板损伤

半月板最初被认为是腿部肌肉的无用残留物[57]。膝关节半月板在负重活动中吸收冲击、协助关节润化,并抑制前交叉韧带缺隙膝关节胫骨前后移位[51]。半月板对于膝关节长期健康非常重要,故半月板受伤后应尽量保留。半月板主要由Ⅰ型胶原蛋白构成,纤维比关节软骨更多。表面上的人字形排列允许在正常关节运动中发生的剪切力,深层纤维排列是圆周形的。内外侧膝上和膝下动脉提供半月板血液供应,并具有可变的血管分布。血管供应穿透内侧半月板宽度的 10%~30% 和外侧半月板宽度的 10%~25%。外周三分之一通常称为红区,中间三分之一是红白区,内侧三分之一是白色(无血管)区。半月板通过弥散机制接受营养,并且具有低代谢率和低修复应答。修复半月板考虑这种低的修复应答,并且经常使用外周血供来辅助愈合过程[57]。

半月板具有许多功能,强调保持其结构的重要性。除了增强关节一致性和稳定性之外,半月板还用于传递跨膝关节的负荷,其中大约 40%~50% 的压缩负荷在完全伸膝时通过半月板传递,在 90°屈曲时传递 85%[58]。部分半月板切除术接触面积减少 10% 增加局部应力 65%,而半月板完全切除术减少接触面积 75%,并增加局部应力 235%[59]。由于术后观察到 Fairbanks 的变化,不再常规进行半月板完全切除术。这些变化包括股骨髁边缘隆起、内侧股骨髁变平、关节间隙变窄[60]。半月板也有减震器作用,虽然软骨下骨是膝关节的主要静态减震器。半月板最重要的功能是关节润滑和关节软骨营养。半月板的双相性质有助于在膝关节负荷和卸载时在关节表面上提供润滑剂膜[61]。

半月板最常见的损伤是创伤性的,虽然退行性撕裂也很常见。创伤性撕裂需要更大的力度,并且通常发生在年轻活跃人群中,或者发生因跌倒或车祸而受伤的人身上。随着年龄增长,退行性撕裂发生频率增加,并且通常是混合性撕裂。特殊压力可导致退行性撕裂,尽管它可能看起来很小,例如转向不同的方向。

治疗

合并有关节软骨损伤的退行性撕裂通常需要手术以切除松散的碎片并刺激关节软骨中的愈合反应。如果撕裂是纵向和周围性,则急性创伤性撕裂可以在无干预的情况下愈合。一些撕裂可能不会愈合,但保持无症状[62]。通过部分半月板切除术或半月板修复来治疗产生机械性症状例如绞索和渗出。选择的治疗取决于撕裂的类型和位置以及合并的损伤。例如,ACL 缺失膝关节的内侧半月板后角的修复愈合不会太好。然而,如果同时重建 ACL,半月板修复有机会愈合,如果提供血液供应。混合性退行性撕裂几乎不可能修复,并且可能出现关节软骨退化。

对于部分半月板切除术的患者选择的治疗与负荷分布的变化和与该过程相关的局部最大应力的增加相关。膝关节已经在基于患者的解剖结构的正常活动期间分布和分散负载多年。突然,负载分布被改变,并且其他结构必须承担先前由完整的半月板承载的负载。关节适应负荷模式的这种变化的能力取决于许多因素,包括下肢对线、股四头肌功能、合并症以及对放置在其上的应力的响应(即 Wolff 定律)。身体必须有时间适应变化的负荷模式,并且尽管一些个体快速适应,但其他个体可能产生过度的症状,例如炎症、积液或疼痛。任何产生具有压缩负载的显著剪切力(例如下蹲,上下台阶)的活动可能超过膝关节的负载能力。具有次最佳对线、退行性关节病、股四头肌功能差或神经肌肉控制差或 ROM 受限的个体可能将面临最大的困难。

半月板修复相关的问题与膝关节屈曲和伸展期间的正常半月板运动、通过修复中的剪切力以及修复的位置和类型相关。在伸展到屈曲期间,半月板向后移动达 12mm,大多数运动发生在 0°~15°和超过 45°以后[63]。虽然在早期阶段允许主动和被动达 80°~90°的运动,但应避免在大范围内的负重活动。根据撕裂大小、类型和位置,允许早期部分承重或能承受范围内的负重活动。在正常步态期间,膝关节在负重位置通过有限的 ROM。在白区的修复,修复具有额外血管通路的或混合或纵向撕裂的修复需要保护更长时间,并且进展由程序决定。半月板修复后治疗程序见表 20-7。

表 20-7 半月板修复康复指南

	阶段 1	阶段 2	阶段 3
目标	1. 术后膝关节保护 2. 恢复伸膝 ROM 3. 消除积液 4. 恢复腿部控制	1. 单腿站立控制 2. 正常步态 3. 良好的控制和功能性运动,没有疼痛,包括步上/下台阶,下蹲,半弓步在 <60°屈曲	运动和相关工作活动时运良好的控制并无疼痛,包括撞击
ROM 练习	膝关节下支撑伸直 俯卧悬吊 仰卧滑墙至 90° 足后跟滑墙至 90°	患者拉伸练习纠正特定不平衡	患者拉伸练习纠正特定不平衡
力量练习	股四头肌练习 直腿抬高 佩戴支具下站立支撑 4 个方向抬腿	无对抗性平衡和本体感觉训练 步态训练 髋关节和核心力量练习 股四头肌力量练习:闭链 0~60°屈曲	与运动或工作动作有关的力量和控制练习 运动/工作相关的平衡和本体感觉训练 髋关节核心力量练习 运动控制练习从低速度、单平面进阶到高速度、多平面 对抗控制练习从 60cm(2 英尺)的距离开始,进阶到单足
心血管练习	上半身训练或上肢	非对抗耐力训练:固定自行车练习	运动和工作特殊的体能需求
注意事项	1. 膝关节支具固定下逐渐脱离拐杖(双拐、单拐、无),疼痛或肿胀没有增加 2. 所有的负重活动时保持膝关节支具锁定,4 周 3. 屈曲不超过 90°	被动屈膝不超过 60° 避免活动后肿胀 无撞击的活动	活动后酸痛应在 24 小时内消失 避免活动后肿胀 避免屈曲后膝关节后面疼痛
进阶标准	1. 支具锁定下步态无疼痛 2. 无积液 3. 膝关节屈曲至 90°	1. 所有地面上正常步态 2. 腿能够进行无疼痛或负载不受影响的功能性活动 3. 具有很好的控制 4. 单腿平衡 >15 秒	当患者能够达到在多平面活动中的动态神经肌肉控制没有疼痛和肿胀即可重返工作和运动

退行性骨关节炎问题

关节软骨病变

关节软骨是一种独特的具有重要功能的组织，包括变形和恢复原来形状的能力、特殊的耐久性和无与伦比的光滑表面[64]。这些只是一些使关节软骨如此难以再生的属性。尽管人工关节置换率较高，人工关节的平均寿命远短于原生关节软骨。比较突出的是这种材料的独特特点，它存在功能优化、充分 ROM、关节的稳定性和均衡的负载分布[65]。

关节软骨主要由水、Ⅱ型胶原和蛋白聚糖组成[66]。水占 60%~85% 的关节软骨重量并具有双相特性[66]。含水量随着年龄的增加而降低，增加软骨的刚度和变形，降低其双相材料的性能。含水量的减少在正常老化过程中可以看到这些变化。每个关节都有它自己的模式或表面“印迹”，反映了作用在关节上特定的剪切力[66]。成人关节软骨营养来自关节液的扩散，儿童关节软骨营养来自软骨下骨[66]。

关节软骨对负荷的反应有时间依赖性，就像任何其他黏弹性材料的载荷一样；持续负荷下压缩，持续变形下放松。当一个外部负载施加到软骨表面时，会发生瞬时变形，约 70% 的软骨内的水可能被移动，直到关节软骨内的压缩应力与所施加的应力相匹配，并达到平衡。压力与放松，不一定时时发生，这取决于软骨负荷的时间。软骨也增加了表面的一致性，使负荷分布在更大的表面积。关节与关节、相同关节表面承受压缩载荷的能力（基于这些载荷特点）不同[7]。

从机械角度来看，健康的关节要求具有包括运动自由度、稳定、均匀的载荷分布[65]。这些必需要素形成关节软骨损伤的基础治疗。在步态周期中，足够的下肢力量吸收负载的加载响应和正常的运动模式从而帮助减少对关节软骨的过度负荷，成人部分厚度的关节软骨损伤不愈合，但他们可能不会加重，具有良好的活动性、稳定性和均匀的载荷分布。然而，ACL 缺失膝关节或膝关节严重内翻，从局部损伤可能进一步到全层损伤。当这种损伤进展到足够严重时，发生出血，愈合过程就开始了。这是微骨折技术的基本原理，骨髓刺激技术之一。微骨折技术使用一个锥子在损伤部位钻多个小洞刺激愈合反应。然而，纤维软骨移植，比原来的关节软骨组织性能差。纤维软骨可能具有足够的运动、关节稳定和均匀的载荷分布。

在确定适当的治疗模式和治疗性运动时，康复计划必须考虑健康关节的基本要求。最小化剪切力、同时增加稳定性和活动性的练习，为治疗性运动程序提供了基础（见患者相关指导 20-4）。见知识拓展 20-6。此外，治疗师必须考虑相邻关节对膝关节功能的重要性。对髋关节的干预，如力量练习和松动术已被证明可以改善膝关节症状[67-69]。

患者相关指导 20-4

保持膝关节长期健康的建议

以下的技巧可以帮助你保持膝关节的长期健康：

1. 保持你的膝关节活动性。在临床医生的帮助下，选择一些简单的日常练习，膝关节完全屈曲和伸直的能力。

2. 保持你的膝关节周围肌肉的力量，特别是你的大腿和髋部前面的肌肉。在医生的帮助下，选择每天做一些简单的练习来保持你的腿部力量。

3. 保持一个健康的体重。

4. 穿具有良好支撑的鞋，提供一些减震。

5. 在长距离步行时使用辅助设备（如手杖、拐杖）。

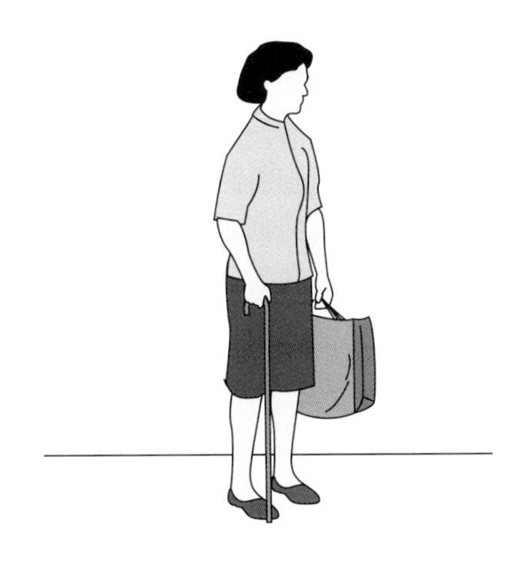

知识拓展 20-6

78 岁患者，患有膝关节骨性关节炎，注 20-2，病例讨论 2。你已确定病人的膝无力感是由于无力的髋关节伸肌和股四头肌导致。对于每个肌肉群，分别设计三个单独的力量练习。

外科手术

各种手术方法用于改善关节软骨损伤患者的功能。可以分为骨髓刺激技术、软骨表面再造术、力线矫正手术和关节成形术。骨髓刺激技术在关节表面出血,试图启动愈合反应。关节成形术,钻孔和微骨折技术均是刺激出血以启动软骨愈合过程。这些技术导致纤维软骨的沉积,不能承受生物力学方面时间的考验。这些也许只能提供临时缓解作用直到纤维软骨失效。软骨表面再造手术包括骨关节移植和自体软骨细胞移植。在第11章中讨论这些技术。

单侧骨关节炎:胫骨高位截骨和单侧关节置换术

骨关节炎可影响膝关节的部分或所有三个间室(内侧、外侧、髌股关节)。约有三分之一的患者主要骨关节炎只存在一个间室,叫单间室骨性关节炎[70]。最常见的单间室骨性关节炎是髌股关节炎,大约三分之一的病人患有内侧间室骨关节炎,而孤立的外侧间室膝骨关节炎只存在3%的病人[70]。治疗单间室骨性关节炎的目标是减轻疼痛、恢复功能和提高生活质量。治疗单间室骨性关节炎的手术选择包括胫骨高位截骨术(HTO)和单室膝关节置换术(UKA),而全膝关节置换术(TKA)通常用于多室骨关节炎患者。

当内侧间室骨关节炎是由于内翻导致时,可进行胫骨高位截骨术HTO;髁上(股骨)截骨术可用于治疗因外翻所致的单间室骨性关节炎[71,72]。对线不良会导致关节的一个间室负荷过重,导致软骨下硬化症、软骨间隙丢失和骨赘形成,所有这些都是骨性关节炎的征兆。理想的HTO患者年龄小于60岁,活动度高,有轻度至中度膝关节内翻(5-15度)症状,轻度累及内侧间室,膝关节ROM良好,膝关节稳定[70]。手术技术需要在胫骨近端进行楔形切割,同时进行腓骨截骨[73]。并发症包括感染、骨不连、髌下瘢痕、腓神经麻痹和外侧韧带松弛。HTOs的10年生存率最近从50%上升到80%[74]。

胫骨截骨术后的康复目标是恢复关节健康和间室负荷改变的关节运动模式。载荷分布的改变可能让之前低负载的间室过载。骨和软组织需要足够的时间来重塑和适应变化。组织适应的情况,个体与个体差异很大,与干预选择、治疗频率和治疗时间的变化有关。恢复正常的关节活动度是必要的,以确保负载分布在尽可能大的范围。正常的运动模式能减少冲击负荷和过度的筋膜室负荷以延长截骨术的有效期。加强股四头肌力量可以减少步态支撑期震动,减少对关节软骨及软骨下骨的负载。

单侧关节骨关节炎患者的第二种选择是单侧关节置换术(UKA)[75]。尽管UKA是在20世纪70年代引入的,但由于早期疗效不佳、失效率高和技术要求高,它没有获得广泛的接受。然而最近,随着改良的假体、手术技术和术后结果,UKA已成为单侧关节置换患者的可行选择[74]。UKA是膝关节局部表面置换;与TKA相比,其优点包括可以在保留骨量的同时替换关节的单个部件,从而导致更快的恢复时间和最小的创作[74]。UKA的理想适应证是年龄在45~65岁之间,对膝关节低到中要求和休息时最小疼痛的病人。此外,病人不能肥胖,必须有0~90度的活动度和最小的轴向失调[74]。手术过程包括在受影响的腔室重建股骨远端和胫骨近端,可以在机器人的协助下进行[76]。UKA之后的疗效显著改善。据报道,15年存活率高达95.7%,25年存活率为72%[74]。病人的满意度反映了这些良好的生存结果,特别是在需要膝关节活动的情况下,比如下楼梯和跪位活动[74]。

UKA后的康复包括关节活动度练习、下肢力量练习和平衡练习,类似于HTO后患者的护理计划。然而不同的是,接受UKA治疗的患者的膝关节没有任何错位的问题;因此,每个分区产生的负载保持不变。然而,关节炎腔室已经用假体部件重新显露,消除了关节炎相关的疼痛。因此,运动进展是基于症状耐受性。UKA之后的疗效是好的。约97%的患者在UKA后恢复了低至中度的体育活动;88%接受UKA治疗的患者认为手术提高或维持了他们的运动能力[77]。

全膝关节置换术(TKA)

有明显间室(内侧和外侧)或三间室(内侧、外侧和前侧)骨关节炎和相关残损、活动受限和参与限制的患者是全膝关节置换术(TKA)适应证。这些人可能经历了先前的截骨,随后恶化,可能会出现障碍,如疼痛、关节不稳定或者丧失运动。疼痛是全膝关节置换术的主要适应证;稳定性、骨的完整性和年龄是另外需要考虑的注意事项[78]。一般患者就医是因为疼痛导致能力下降,影响其参与社区工作、休闲活动或基本日常生活活动。全膝关节置换术应用先进的材料和技术,从而增加患者群体,减少并发症,减少参与限制。

所使用的假体分类方法很多,包括采用分间室的方法(即无间室,双间室或三间室),限制的程度(即无限制、部分限制或完全限制),固定类型(即骨水泥、无骨水泥或混合)。假体的选择取决于骨的状态和软组织畸形的状态(如韧带松弛,PCL缺失)。大多数假体是三间室和部分限制混合固定。混合固定通常包括骨水泥胫骨假体和非骨水泥股骨假体[79]。此设计假设 PCL 完整(PCL 保留)或无(PCL 替代 / 后稳定)。其他假体用于特殊情况,并应在开始治疗前确定。

每种设计都有它的优势和不足,应该与病人的具体需求相匹配。骨水泥固定,比生物内生长允许早期负重,但松动的骨水泥界面一直是一个问题。非骨水泥假体柄减少了手术时间,减少聚乙烯磨损水泥碎片和避免不良反应的材料,但更昂贵且需要一个更精确的固定。胫骨部分不管是骨水泥还是非骨水泥型设计都易出现问题,难以实现固定导致微动和内固定失效。特定设计形状以协助在三个平面平衡软组织,以避免不稳定的问题。

全膝关节置换术并发症包括感染、松动、腓总神经麻痹、髌骨不稳定、骨折、不稳定和骨溶解。骨的生长受非甾体类抗炎药物和切除术的负面影响[80]。其他并发症包括聚乙烯磨损反应,疼痛,手术 5 年后积液和活动能力下降。大多数并发症发生在内侧,而假体可能会下沉到胫骨的内侧。

有几个因素影响全膝置换术后康复的方法。假体的类型提供了潜在的稳定性,骨质量和最终预后的判断。固定的选择也会影响康复,非骨水泥部分保护更长时间允许生物内生长。全膝置换术存在 5%~30% 髌骨不稳定问题,临床医生应警惕髌骨半脱位或脱位征象[81]。韧带稳定性,特别是内翻和外翻稳定性应在 TKA 术后评估。大多数假体设计假设没有 ACL 和 PCL 完整性存在可变。内侧和外侧韧带和关节囊提供了大部分的稳定性。患者病情和下肢的整体状况影响康复。膝关节骨性关节炎患者可能并发其他下肢关节的变化。髋关节和踝关节 ROM 的限制会影响膝关节功能和预后。可以尝试膝屈曲从 0°~120°或以上。患者术后屈膝小于 120°时在日常活动中出现髋关节、躯干和踝关节代偿性动作。全膝关节置换术后康复计划见表 20-8。

表 20-8 全膝关节置换术后康复

	阶段一:住院期	阶段二:门诊早期	阶段三:门诊中后期
目标	疼痛控制 独立的在床上移动 独立的转移 上下楼梯功能 辅助设备的安全使用 ROM 5°~90°	控制疼痛和肿胀 独立活动 转移、楼梯和移动 关节活动 0°~100° 肌力 3/5~ 4/5	重返以前活动中 无设备辅助下行走 92m(300英尺),关节活动 0°~120°,有效的家庭训练方案
移动性	胫股关节:屈伸(主动活动,助力活动,被动活动): 关节松动:髌骨松动,胫股关节牵引和松动 CPM(持续被动运动) 足后跟滑动	髌骨松动术 所有下肢关节主动活动 主要肌肉群拉伸 胫股关节松动	根据需要应用松动术、收缩-放松,其他牵拉活动
肌肉性能	股四头肌、腘绳肌和臀肌练习 主动膝关节伸展活动 直腿抬高 TKE 髋外展	膝伸抗阻 全方位抬腿 微蹲 提踵 腘绳肌收缩 蹬腿练习 等速 弓步	渐进抗阻练习 下肢和核心力量练习 特殊活动力量练习

续表

	阶段一:住院期	阶段二:门诊早期	阶段三:门诊中后期
功能活动	转移 床上活动 辅助设备的使用,助行器或拐杖行走 上下楼梯	有或无辅助设备的步态训练 起坐椅子 上下楼梯 平衡活动	生活或工作相关的活动 ADL,工具性 ADL 活动
心肺功能	N/A	自行车运动(耐受为度) 水中行走	每个患者的爱好
其他	踝泵改善末梢循环 冰敷和加压包扎减轻疼痛和肿胀	必要时冰敷,加压包扎控制肿胀 社区活动	
进阶标准	独立床上移动 独立转移 辅助下行走 46m(150 英尺) 有楼梯安全转移的能力	ROM 0°~115° 力量 4/5 或对侧的 75% 完全负重虽然使用辅助装置 步行 92m(300 英尺) 使用不同模式上下楼梯	

TKA 全膝关节置换术;ROM,关节活动度;AROM,主动活动度;AAROM,主动辅助活动度;PROM,被动活动度;LE,下肢;TKE,末端伸膝;ADL,日常生活活动;IADL,日常生活工具性活动;N/A,不适用

退行性骨关节炎的干预

物理治疗师在最初和随后的评估中应该确定损伤、活动受限和参与限制。如果损伤与活动受限、参与限制或重复的损伤相关,可能在未来导致参与限制,这种情况下损伤应被处理。例如,关节成形术后活动度受限,可能不会立即影响功能,但它可能由于关节软骨的病灶区域负荷过大或代偿运动破坏其他关节而导致未来活动受限或参与限制。关节软骨损伤的人不能指望治愈他们的问题,但他们必须学会管理自己的症状,并保持其关节的长期健康。关节表面损伤患者必须了解损伤的家庭管理,包括炎症、疼痛、活动性和力量下降。

手术后,物理治疗的干预措施通常针对疼痛、积液、运动和神经肌肉控制的直接损害。物理因素、机械和电刺激的方式、温和的活动性可以减轻疼痛和促进积液吸收。主动运动和被动运动、生理性伸展或关节松动等治疗性运动形式促进骨关节运动正常化。在手术后切口愈合后或有敷料的保护下,这些问题可以在游泳池中处理。水的静水压力最大限度地减少积液,水的浮力限制在舒适的水平负重。如果目标是关节表面逐步加载,逐渐减少水的深度以慢慢增加关节负荷[82-84]。股四头肌、腘绳肌和臀部肌肉等长收缩练习可以通过促进血液循环来再教育这些肌肉。

在亚急性期,康复继续专注于复查残余的损伤、活动受限和参与限制。根据具体损伤和治疗程序进行步行训练和渐进性负重训练。康复应继续致力于恢复充分的活动性、正常步态、重建个人的全功能。活动性练习强调活动以增强关节软骨的营养,如轻柔的主动和被动 ROM 或压缩负荷和卸载。结合这两种模式应谨慎避免过度负荷或重构纤维软骨或关节软骨。闭链运动具有明显的负重通过 ROM 应纳入治疗计划。一些手术后的力量练习必须注意加载方式的变化。股四头肌和臀肌的离心性力量练习有利于步态负荷反应期、上下楼梯和斜坡下降、坐到椅子上等动作时吸收震动。力量练习可以从开链动作开始,慢慢过渡到闭链练习。类似的练习必须作为日常家庭锻炼计划的一部分,作为临床治疗的延续。

最后的康复阶段强调恢复到以前的或更高的活动水平。对于进行胫骨截骨的患者因为疼痛减少而期望返回到一个更高的功能水平。每个人都应为她将回归的活动提供一个功能再训练计划,而且,必须强调持续的锻炼计划结合活动以保持关节的长期健康。症状恶化的家庭管理的能力,是长期安全经济地管理关节软骨损伤的前提。病人教育生活方式的管理,如行走距离、地面、站立时间、保持适当的体重、穿鞋和辅助设备的使用也是一个重要的干预。

肌腱病

膝关节肌腱损伤发生最频繁的是髌腱，也可以在腘绳肌肌腱和鹅足腱中发现。ITB 摩擦综合征可以被看作是一种腱病。虽然肌腱可导致急性损伤，但通常是通过微创或过度使用造成的。没有足够恢复时间的重复性负荷妨碍了正常的适应机制。虽然单一负荷不超过肌腱的强度，但累积性负荷超过了肌腱修复能力。导致腱病的内在因素包括对线不良、肢体长度差异肌肉力量不平衡或不足。老化的组织修复能力较低，降低了从过度使用中恢复的能力。外在因素包括训练错误、运动表面、环境条件和穿鞋[85]。

髌腱末端病

髌腱末端病发生在髌骨下方，并不同于 Sinding-Larsen-Johanssen 病，Sinding-Larsen-Johanssen 是髌骨远端骨骺炎，也不同于 Osgood-Schlatter 病，Osgood-Schlatter 病是胫骨结节骨骺炎。这些综合征发生在青少年的骨骺闭合前。髌腱末端病也被称为"跳跃膝"，由于其在跳跃和对抗运动中的高患病率。跳跃的离心收缩特点使髌腱承受巨大的负荷，经常导致过度使用。髌腱附着在身体最强壮的肌肉群 - 股四头肌，髌骨附着起到一个"平衡"。股四头肌收缩产生的负荷通过肌腱传递到骨附着处。压力增加的区域如过渡区容易过度使用。在成人的骨骺闭合后，髌骨的远端底面的过渡区是最脆弱的地区。

髌腱末端病有很多种。腱病可以表现出正常的宏观外形，但在骨肌腱交界处的微观异常总是存在[86]。坏死和零散组织的黏液变性通常涉及在肌腱深入肌肉深层中央纤维和可触及的髌骨下方[87]。

髌腱末端病患者表现出不同程度的损伤、活动受限和参与限制。经常报告膝前疼痛和僵硬的病史，随着膝关节的温度升高而减轻，疼痛随着活动的继续而加重，活动完成后会变得僵硬和疼痛。压痛点在髌骨远端下面，触诊前缘下面可以触摸到局部。最好的办法是将膝盖放在枕头上，大约 30 度弯曲，将髌骨往后推。活动受限可能包括行走或跑步步态异常、跳跃或跪痛、或上下楼梯疼痛。参与限制可能包括无法参与社区、工作或休闲活动，这取决于个人的生活方式和活动限制（注 20-4）。

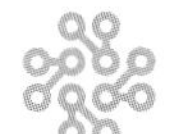

注 20-4
Blazina 髌腱末端病活动受限的分类

阶段 1：体育活动后的疼痛
阶段 2：在体育活动的开始疼痛，热身后消失，有时疲劳后再现
阶段 3：休息和活动时的疼痛，不能参加体育活动
阶段 4：髌腱断裂

治疗

髌腱病的康复重点是髌腱在步态、跳跃、下楼梯和其他功能活动中减速屈膝的作用。肌腱长度和相对于减速活动的速度作用是康复计划的基础。拉伸练习可以保证日常活动中足够的肌腱长度结合股四头肌离心收缩的递增速度。在一个人可以进行离心肌肉收缩之前，她必须能够预先设定肌肉中的等长张力。康复计划可以在渐进性离心收缩之前开始等长收缩（证据与研究 20-4）。离心收缩可以在开放链或闭合链进行，需认识到闭链练习中可能发生的替代。然而，这可能帮助受伤的肌腱进行无痛练习。建议在任何手术干预之前进行一个积极的离心训练方案[88]。在下降板上进行离心下蹲（木板下降大约 25°）已被证明是髌腱末端病的有效治疗[89]。在大多数研究中，患者进行了外部阻力的练习木板下降训练为 3 组，每组 15 次重复，每天 2 次，长达 12 周。有人认为，离心运动导致肌腱新生血管减少，从而减少疼痛和功能的改善[90,91]。创造一个最佳的愈合环境，运动性治疗方案可结合一些辅助手段，通常包括冷冻治疗。髌腱末端病保守治疗结果表明，在受伤后 12 个月的运动员中，只有 55% 的人取得了良好的结果[92]。

证据与研究 20-4

髌骨肌腱病可以得到很好的治疗。Cook 等[93]人发现，超过三分之一的运动员接受髌腱病治疗 6 个月内无法恢复运动，539 名患有髌骨肌腱病的运动员被迫退出运动[94]。最近一次。Malliaras 等人的一篇临床评论建议对髌骨肌腱病的治疗采取一种新的方法。

1. 等长负荷：45 秒钟等长中段股四头肌运动 70% 的最大自主收缩时重复，可减少运动后 45 分钟的髌腱疼痛。

2. 等张负荷：按疼痛数字分级标准，疼痛必须保持在3-10以内。等张力负荷是通过功能运动范围恢复肌肉体积和力量的重要手段。

3. 能量储存装置:开始这一阶段是基于以下力量和疼痛标准:(1)良好的力量(例如,大部分跳高运动员能以体重的150%完成四组8次的单腿推举练习);(2)与初始储能练习良好的负荷公差定义为最小的痛苦(在疼痛数值评分中满分为10分,只有3分或更少)。并在负重测试中如24小时内单腿下蹲恢复到基线疼痛(如果最初疼痛有所增加)。这个阶段的重点是肌腱的离心载荷,训练的变量包括离心载荷的速率、体积和强度。(这被认为是腱鞘病变患者的传统离心运动方法。)

4. 重返运动:当个体通过能量储存的进程,在相关能量储存功能的容量和强度方面与他们的运动需求重合时,就可以开始回归到运动特定训练。那时,第三阶段的训练被逐步回归训练和最终的比赛所取代[95]。

髂胫束综合征

髂胫束综合征(ITBS)是膝外侧疼痛,最常见于经常慢跑、骑自行车或步行锻炼的人[96-98]。如骨盆前倾或膝过伸、臀中肌或VMO无力是诱发因素。生物力学分析表明,与那些没有经常做这些运动的人相比,运动增加导致ITB在股骨外侧髁应变相比更大的髋关节内收、内旋膝[96-98]。在这些运动的增加会增加ITB在股骨外侧髁的应变。有人认为,关注ITBS损伤发病率比损伤程度更重要[99]。ITBS历来被认为是滑囊在股骨外侧髁前后摩擦的结果,解剖和生物力学的研究表明,很少有人真正在这部位有滑囊[100,101]。此外,有观点认为髂胫束并不在股骨外侧髁上移动,但运动会导致ITB前、后紧张[100]。

患有ITBS的人经常主诉活动时在外上髁尖锐的刺痛发作且影响活动的进展。外上髁可触及压痛可明确诊断。应确定诱发因素,如不良的姿势习惯或肌肉力量不平衡。应评估腘绳肌、臀肌、股四头肌和髂胫束的弹性和强度。确定任何障碍或活动的限制,制定相应的康复计划。在许多情况下,多种易感因素、活动的选择以及损伤产生ITBS。

治疗

康复重点是危险因素、残损和活动受限的确定与治疗。危险因素的患者教育和相关问题的自我管理可以带来良好的结果。姿势教育和潜在问题的认识(如髋旋转肌肉无力)给正确拉伸和力量练习提供了基础。髋关节和膝关节的肌肉拉伸是姿势练习的重点。这些拉伸练习可以在陆地上或在游泳池内进行(见图20-10~图20-12)。冰可以用来治疗与这个问题相关的疼痛和炎症。按摩是常用的降低ITB症状所带来的痛苦的方法。泡沫轴或其他类似器械可以在ITB自我按摩时使用。

髌股关节疼痛综合征

典型的髌股关节疼痛综合征病人(PFPS)是一位年轻女性主诉膝前疼痛[102,103]。膝关节伸展活动疼痛加剧,如上下楼梯和蹲起,从椅子上坐起或跳跃。综合的康复临床干预得到临床社区广泛的接受,包括一般的和具体的髋关节、膝关节开链运动和闭链运动力量练习,提供表面肌电生物反馈、拉伸、针灸、低强度激光,髌骨松动,纠正足部矫形器、贴扎术和外部的髌骨支具[104,105]。不幸的是,缺乏支持使用这些方法的实验性数据,传统的临床实践往往只有一些小的证据存在。了解关于各种干预方法的疗效,研究落后于临床实践,深入了解病情的病因应是引导与髌股关节疼痛综合征患者管理策略的明智选择。

病因

髌股关节疼痛综合征的原因可能是关节半脱位及髌骨错位排列不整。膝部受击打导致脱位是很简单的确定病史。病人通常主诉,在膝盖部分弯曲承受体重时产生剧烈的疼痛无力并发生复发性半脱位。髌股关节脱位发生率最高的是在青春期[106]。急性创伤性髌骨不稳的患者会经历慢性不稳定或髌骨疼痛。首次脱位发生年龄、解剖异常和活动水平等因素可能导致患者预后不良[107]。这些可能合并有髁间窝浅相关的影像学证据、髌骨的过度活动以及双侧股骨髁与髌骨之间压痛。高位髌骨增加了不稳的风险。膝关节变形的其他原因(例如,韧带撕裂)应排除[12]。

重要的是不要忽视过度使用是一个致病因素。并非所有髌股关节疼痛综合征患者表现是外侧半脱位或活动轨迹异常[108]。这表明一定存在其他原因,应该寻找伴随膝前疼痛发作时哪种动作模式增加。再次,病人的病史将提供线索,重复的工作或娱乐活动,迫使膝关节过度使用,如跑步距离的增加、工作量的增加或穿鞋的变化。

人们普遍认为导致髌股关节疼痛原因是多方面的。髌骨在滑车沟里对线不良，尤其是髌骨轨迹偏外侧，导致在髌骨后面的髌股关节反应力(PFJRF)分布不均[109]。髌股关节反应力是对髌股关节的关节面压力的总和，是膝关节屈曲角的功能和股四头肌张力的大小。髌股关节反应力随着膝关节弯曲角度和股四头肌收缩力增加而增大。在正常情况下，压力分布在内侧和外侧的关节面，接近屈膝末端时压力分布到内侧关节面边缘。当髌骨轨迹不佳，髌股关节反应力将集中在一个较小的接触面积，从而增加关节面的剪切，导致组织破坏、疼痛、功能受损[109,110]。有一些证据表明，患有髌股关节疼痛综合征跑步者比没有髌股关节疼痛跑步者在足跟蹬地期和推进期髌股关节承受更大冲击力[111]。这些研究者也报道过过度负荷或足部姿势与髌股关节疼痛综合征发生没有联系[112]。

髌骨排列不齐的原因一般分为两个基本类别。第一包括静态结构问题，如骨表面的形状或筋膜的长度。第二类包含膝关节动态结构的有关问题。正如下面的讨论所述，关于髌骨关节疼痛综合征的病因缺乏文献研究的共识，虽然研究仍在继续。同时，临床经验和研究结果表明，保守治疗具有有效性，虽然有些治疗效果尚未被证明。

静态结构的作用

Q角是由髂前上棘至髌骨中心连线与从髌骨中心到胫骨粗隆连线形成的夹角。Q角增大会增加髌骨外侧应力，导致髌骨运动轨迹偏外侧。Q角可以在仰卧、站立(单腿或双腿测量)。也可以静态或动态测量，由于这巨大的可变性。Q角和PFP之间的联系仍然是个问题[2,113,114]。这说明髌骨关节疼痛综合征患者需要评估整个下肢动力链。

Powers[115]发现年轻女性有和没有髌骨疼痛的滑车沟深度有区别。滑车沟浅的人在伸膝末端(30到0度)髌骨有外倾和伸膝最后9°有髌骨脱位[116]。尽管滑车沟的缺陷不适合物理治疗干预，但了解患者PFP的所有影响因素将指导临床医生为患者制定现实的目标。

理论上认为，控制踝关节过度外翻有助于改善Q角缓解髌骨疼痛。足外翻会导致胫骨内旋，当步态到站立中期和末期时膝盖延伸也会导致髋关节内旋。这会使髌骨相对髂前上棘而内移，理论上增加髌骨外侧应力。一项研究表明，足的运动与髌骨疼痛综合征无关联，然而有证据表明足矫形器可以减少髌骨关节疼痛综合征的症状[117-124]。显然，相关的作用机制还有待进一步深入研究。

动态结构的作用

历史上，人们曾讨论过VMO的作用，以及VL肌肉在PFPS发展中的作用。当时的想法是，这些肌肉的拉伸量或收缩时间的不均衡可能会导致或允许髌骨在滑车槽中横向运动，从而导致髌骨后表面受到集中的力，尽管这一理论已经通过了大量的研究被反复验证，但在有症状和无症状的受试者之间VMO和VL的肌电活动或两个股四头肌开始激活时间[5]和股内侧斜肌相对于股直肌反射性时间没有差异[113,125]。另一种早期理论认为关节积液会引起疼痛并抑制膝关节股四头肌的功能[12]。此外，其他理论支持反射时间或神经适应时的差异是导致PFPS的因素。然而，这些研究大多被驳斥或发现其方法存在缺陷[11,111,114,126,127]。然而，研究一致表明，改善股四头肌的力量和耐力是PFPS康复计划的一个组成部分[126,128]。

最近，髌骨外侧下表面受力增加归于股骨内旋转增加，使股骨外侧髁与外侧髌骨后接触[129]。股骨内旋增加可能是由于股骨前倾而导致的，也可能是动力性的，因为臀中肌无力[69,125,126,130]。越来越多的证据表明，将髋部强化纳入PFPS患者的多方面护理计划的好处[69,125,126,130]。髋关节强化，无论是孤立的还是联合股四头肌联合强化，都被证明是成功的[120]。此外，除了股四头肌锻炼外，髋关节强化训练似乎比单纯的股四头肌强化更有利于PFS的治疗[126](证据与研究20-5)。

除了髋关节肌肉不平衡外，足部和踝关节功能障碍也会导致这些肌肉的牵引角度发生变化，并导致髌骨轨迹改变。必须解决踝关节损伤，以及足部损伤。

证据与研究20-5

髋外展肌力量练习，尤其是臀中肌力量练习可有效地减轻髌股疼痛综合征患者疼痛和改善功能，特别是女性患者。当制定臀中肌力量练习计划时，临床医师必须知道什么动作练习最大程度地激活臀中肌。研究证实下列练习中臀中肌最大随意收缩比例[131,132]。

动作	最大随意收缩 %
侧桥，硬拉下	103
侧桥，硬拉上	89
单腿下蹲	82
侧卧髋外展	81
蚌式开合	76
单腿下蹲	64
迷你带抗阻侧步走	61
单腿硬拉	58

鉴别诊断

区分其他膝关节功能障碍引起的髌股关节疼痛是很重要的。一般来说，髌股关节疼痛综合征主要表现为膝关节前部的弥漫性疼痛，随着活动疼痛感加剧，如上或下楼梯。然而，其他的病症也会导致膝关节前面疼痛，因此关于疼痛位置的一般性问题对鉴别诊断没有太大帮助。此外，一或多个病症可以同时存在，进一步使问题复杂化。膝前疼痛的其他原因包括：髌下脂肪垫的刺激、髌腱病、Osgood-Schlatter 疾病、鹅足滑囊炎、髌骨软化症等。

髌股关节疼痛患者可能会主诉膝关节绞索和打软腿。打软腿可与交叉韧带损伤的症状混淆，绞索可与半月板损伤的症状混淆[12]。在体检过程中这种类型的主诉值得进一步检查。

检查

病史检查应缩小临床医生的鉴别诊断范围。具体地说，问题应该确定损伤机制是由大创伤、反复的小创伤引起的，还是先天性结构问题起作用。关于加重和缓解因素的问题可能有助于区分膝前疼痛、髌骨半脱位和髌骨脱位[107-109]。应特别注意确定哪些活动再现了患者的疼痛，因为这些运动可用于监测患者的进展情况和实施干预的效果。

检查应包括对患者静态校准的评估。静态结构的损伤，如股骨前倾角和足内翻，可以被识别出来。动态评估可能显示运动控制或性能受损。例如，当患者采用单肢站立姿势时，患者可能会出现不对称或过度的侧移。这可能是髋外展肌无力或缺乏髋关节控制的信号。这将导致站立肢体（头低臀高站姿）髋关节相对内收，使膝关节偏向于 Q 角的增加，从而增加作用于髌骨和髌骨外侧轨迹的侧向力。此外，随着时间的推移，髋内收肌可能会缩短。

习惯使用模式和姿势的偏差可能导致正常的肌肉长度 - 张力关系的变化。重要的是要仔细评估整个下肢运动链中的肌肉功能。应特别注意骨盆、髋、足和踝关节的相互作用。有用的功能评估是结合整个下肢功能，以为下一步诊治提供信息。在执行这项功能评估时，病人应保持膝关节对准第二足趾。双肢站立位髋关节应保持在同一直线，非负重腿举起时允许重心向支撑腿稍微转移。过度的外侧转移说明髋部无力，特别是外展肌和伸肌。重心转移时出现非负重侧髋下坠也说明髋外展肌无力。下台阶时如果膝向内侧移动，除了髋外展肌和伸肌无力，也说明髋关节外旋肌无力，也可以怀疑足外翻肌控制较差，尤其是胫骨后肌、腓肠肌、比目鱼肌。这种运动模式将导致相对的髋关节内收，髌骨运动偏向外侧。当观察到这种运动模式时评估这些肌肉的力量是重点（至少徒手肌力测试）。力量评估结果将指导练习的选择。

干预

PFPS 适当的管理计划应基于所收集的评价结果并形成诊断。对身体结构损伤有关的问题不适合物理治疗。习惯性的运动模式，可以通过运动再教育来矫正。关节活动度障碍和运动障碍可以通过力量练习、拉伸和手法治疗。一旦疼痛已经减轻和 ROM 障碍也得到解决，伸肌机制康复及正确的下肢力线控制是 PFPS 的康复基础。

从历史上看，VL 和 VMO 之间的不平衡是 PFPS 中的一个致病因素。过去人们认为，髌骨的内侧稳定主要是由 VMO 负责，而 VMO 功能差将导致髌骨的横向追踪并导致 PFPS[110]，但是，尽管进行了多次调查，尽管多个调查似乎并没有关于 PFPS 患者 VMO 活动降低的共识关于 PFPS.[2,111-114,125,126,130,133-135]，是否有减少的 VMO 活动，正如下面讨论的那样，文献中所支持的是使用普通的四头肌来改善股四头肌的整体功能，这一点似乎还没有达成共识[115]。

髌股疼痛综合征治疗的证据

重要的是要解决在膝关节伸直过程中遇到的症状。疼痛会抑制肌肉的募集，因此会干扰日常活动，如行走，并会限制任何强化肌肉的尝试。应实施一些能尽量减少疼痛的干预措施，包括冰敷，电刺激和软组织按摩，另外一种似乎有助于减少闭链运动中膝关节前方疼痛的干预措施是贴扎。一些研究已经表明，髌骨贴扎技术可以降低疼痛[116,124,129,136]。而缓解疼痛的确切机制不明，要么改变肌肉收缩幅度，要么改善肌肉激活的时间[120,123]。然而贴扎可能将会使PFJRF更均匀的分布在髌骨后表面，增加接触面积。虽然还没有很好理解确切的机制，应用髌骨贴扎后功能评估得到改善[113,120]（证据与研究20-6）。

证据与研究 20-6

贴布，支具和Kinesio运动贴布治疗髌股疼痛综合征的疗效已证实。髌股疼痛综合征患者有三种不同贴法：内侧拉，外侧拉和中间（没有拉力）。每种贴法患者完成4次单腿上下台阶，对照无贴布组患者，评估疼痛程度。研究者发现所有贴布患者在降低疼痛方面较无贴布患者有显著性差异。研究者结论：髌骨贴布可立即减轻髌股疼痛患者疼痛，无论贴布如何贴。因此，贴布减轻疼痛可能只是简单地增加了髌骨与股骨滑车的接触面积。而不是贴布改变了髌骨的位置[124]。

除了贴扎以外髋骨支具也可以有效地减少疼痛和增加髌股接触面积[117-119,122]。

然而，没有证据表明在所有患者使用膝关节矫形器都可以取得良好效果。

一旦疼痛减轻可以改善整个下肢的静态和动态力线。结构畸形的存在可以使用代偿措施。例如，足过度外翻可以用足矫形器解决。然而，这种干预的疗效作为治疗PFPS康复的主要方法尚未被证明。最近，足矫形器已被证明比短期应用鞋垫效果好，当作为典型的物理治疗却没有改善效果[121]。

除了结构畸形，对线不良的主要损伤是关节活动度下降和运动功能受限，其中包括肌力和控制。与健康对照者相比，PFPS患者显示腓肠肌、比目鱼肌、股四头肌和腘绳肌柔韧性明显降低[137]。ROM的限制，可以大致归类为关节活动度的限制或软组织的短缩。应用正确的关节松动技术改善髋关节、股胫关节，髌股关节、胫腓骨（包括上、下）、踝、腕、和跖趾关节运动，如检查结果表明（见第7章）。软组织的限制可以使用软组织松动技术来解决，特定部位可动性减少问题可通过纵向拉伸或由治疗师、病人自己手动完成，或两者都可。保持-放松技术很好地改善肌肉的整体长度。对于PFPS，重点需要解决包括改善髋关节内收（Ober试验阳性），伸髋（Thomas试验），髋外旋，伸髋时屈膝（Thomas试验）和踝关节背屈（表20-9）。有证据表明，进行3周股四头肌拉伸练习可改善灵活性、疼痛、膝关节功能[138]。踝关节背屈下降可导致距下关节代偿性外翻，导致胫骨内旋。如前所述，这可能会对髌骨力线产生不利影响。有报道，髂胫束拉伸作为整体治疗计划的一部分可取得良好效果[127,139]。基于髂胫束结构、组织特点和张力性能，拉伸或软组织松动是不可能被明显拉长，更可能是髂胫束近端附着处被拉长，如阔筋膜张肌。

表20-9 髋关节软组织损伤的拉伸练习

缺乏障碍	患者体位	要点
髋关节伸展	半跪 仰卧，腿垂于床沿 侧卧 俯卧	■ 稳定骨盆以训练股骨-骨盆分离运动
髋关节屈曲	仰卧直腿抬高 髋关节保持屈曲，膝关节伸直	■ 稳定骨盆以训练股骨-骨盆分离运动
髋关节内收	半跪	■ 最大拉伸阔筋膜张肌，减少侧躯干伸展
髋关节外旋	半跪在椅子上	■ 稳固骨盆
伸髋时屈膝	半跪 侧卧 俯卧	■ 稳定骨盆以训练股骨-骨盆分离运动
踝背屈	站立位	■ 防止足外翻以单独训练踝背屈 ■ 同时处拉伸腓肠肌和比目鱼肌

一个简单的腘绳肌和腓肠肌主动练习，可以在坐位进行，更舒适并方便大多数患者。坐位，病人应用双手支撑下腰部以维持腰椎前凸。她维持腰椎前凸同时慢慢伸直小腿。在舒适的 ROM 结束时，患者应每隔 3 秒间歇性地将踝背伸。长时间保持这个姿势可能会刺激坐骨神经，因为当神经被拉伸时，会变得缺氧，这次练习可以在一天中频繁练习（自我管理 20-7）。

自我管理 20-7

保持腰椎中立位时腘绳肌和腓肠肌拉伸练习

目的：增加腘绳肌和小腿肌肉的柔韧性。

体位：坐位，一只手放在背后以保持下背部的适当位置。

运动技术：保持这个姿势，慢慢伸直膝关节直到你感觉大腿有轻柔地伸展。保持这个体位，屈曲你的足趾和踝关节，直到你感觉小腿轻柔地拉伸。保持 15 到 30 秒。

重复：______________________次。

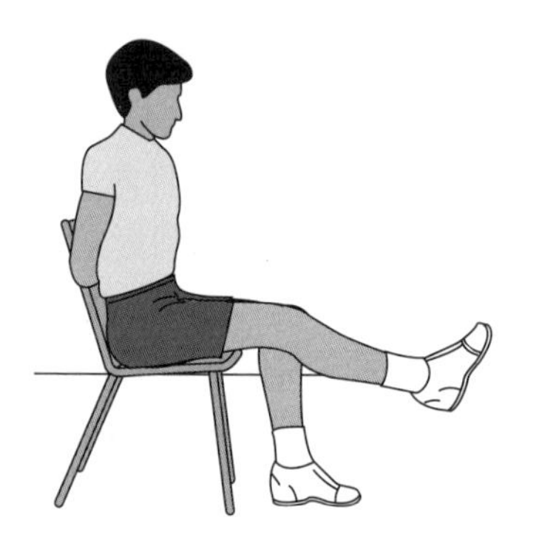

一旦疼痛已经解决，处理髌股疼痛综合征的根本是提高力量和下肢的控制[11,140-142]。

所有的阻力训练应该在无痛苦的 ROM 中进行。可能只有等长练习可以忍受高刺激条件。在这种情况下，应采用多角度的等长练习。没有理由强调膝关节末端伸展运动多于膝关节屈曲活动。避免髌股关节压力，可能会适得其反，因为软骨营养在很大程度上依赖负重。指导原则应该是通过改善髌骨运动轨迹增加髌股关节接触面积来分散髌股关节反应力。随着病人功能的进展到闭链练习，例如控制 ROM 包括改变蹲下的深度，台阶的高度（台阶上下）或椅子的高度（站立 - 坐练习）。

现有的文献综述显示出强有力的证据表明即使在 5 年的随访中，开放链和闭合链练习在减少疼痛和改善功能方面具有的效果[128]。由于所有的干预都应针对改善活动受限和参与限制，给予练习特殊性原则，闭链练习对某些患者可能是一个更好的选择。

进行良好下肢和躯干力线的练习是必不可少的，以解决动态的力线不佳问题。这可能影响到开链和闭链练习的选择。例如，大多数髌股关节疼痛的人下楼梯时离心控制力差，体重更多偏向健侧腿。当要求控制下台阶运动时，许多人由于疼痛和肌肉控制差而不能完成。此时，由于患者不能保持良好对线，下台阶练习对患者来说要求太高，故不适合练习。这种情况下，针对性的肌肉开放链力量练习被证明是有效的，因为针对性的肌肉力量练习目标明确且阻力合适。此外，应考虑到功能性任务需求，在下一步的任务强调离心练习，将开始控制下台阶时降低体重是非常必要的。例如，侧卧，阻力施加在膝或踝，髋外展抗阻练习会选择性地加强臀中肌。离心收缩，可以通过协助向心性举腿来完成。实现这个目标的方法之一就是让患者举腿时膝关节屈曲（缩短阻力臂，因此降低外展肌的抗阻），下降时伸膝（增加离心收缩时的阻力）。另外，此练习也可采用闭链运动，可以使用适当的设备，如蹬腿机或斜蹲机。这些设备和其他类似的设备可以在允许阻力的大小范围内调整到适当的水平，而不是完全负重练习，按练习要求控制负重。应该先开链练习，再闭链练习可能会对改善功能有更积极的效果。

运动速度是一个重点考虑的运动变量。随着病人以较慢的速度对运动的控制提高，运动速度应增加到接近正常功能。良好的身体力线和形式仍然是最重要的目标，不管运动的速度如何。练习者应该慢慢移动，足以在运动中任何时候停下纠正身体不良力线。密切观察可以发现髋关节、膝关节和踝关节对线不良，或髋部有代偿（图 20-24）他们运用镜子和视频记录运动可能是有益的。镜子向病人提供即时反馈，并鼓励病人进行自我纠正[143]。此外，使用镜子可以积极地影响技能转移到其他任务，即使培训后的 1-3 个月[143]（证据与研究 20-7）。使用视频记录，如用 ipad 制作的视频记录，可以向病人提供反馈。通常，快速运动可以被播放，患者以较慢的速度返回，以增加运动学习，帮助病人识别错误的运动模式[105]。

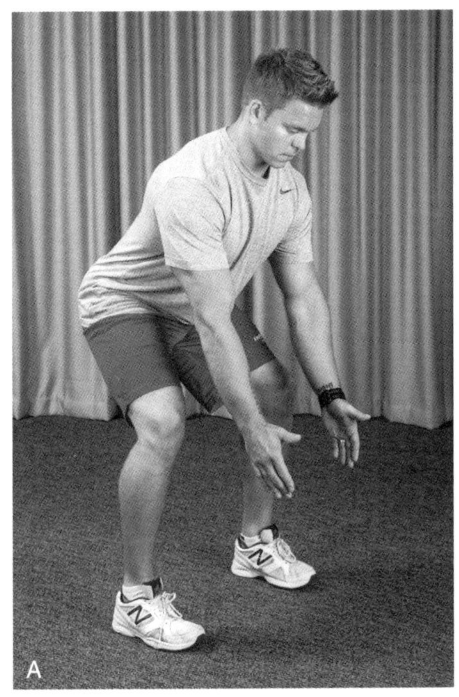

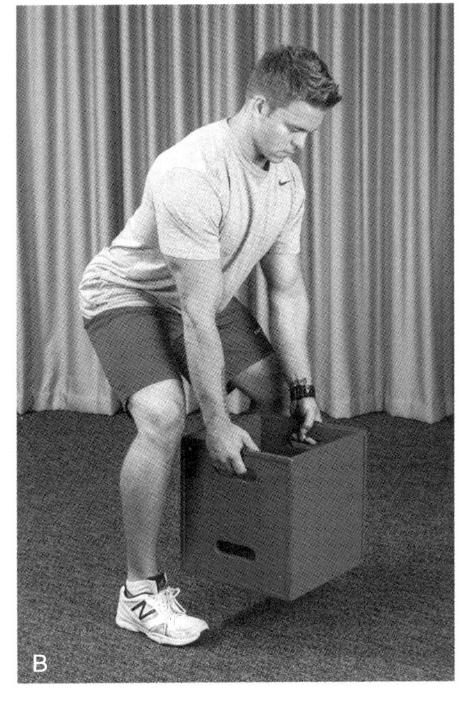

图 20-24 (A)患者进行深蹲练习(B)进阶为负重深蹲练习

证据与研究 20-7

观察学习,结合视频反馈是促进运动技能学习的有效途径。研究发现身体运动的模仿激活了镜向神经元。镜向神经元将观察到的运动形成运动程序图。有趣的是,当执行动作时或观察模仿动作时(比如观看视频时自己作出相应动作)镜向神经被激活。Onate 等人研究了跳起落地时语言和自我视频反馈两种状态下反应。

相比应用内部反馈来进行自我分析跳起落地组和对照组(没有接受反馈),接受语言和自我视频反馈组受试者明显降低了垂直地面作用力。

当出现一个错误的运动模式时,支具或贴扎带可能会在运动过程中提供更多的神经肌肉控制[145]。最后,观察闭链运动时,足部的位置会影响下肢的“排列”。理想状态下,足部应该处于接近中线的位置。为了获得足部相对中立的位置,胫后肌应该在腓骨长肌稳定第一条线的同时,抬起距骨下关节。跖屈通过第一跖骨头通常为纠正力线和适当的肌肉募集是有益的。应鼓励足内在肌肉的募集以保持稳定的足弓。

术后康复

髌股关节最常见的三种外科手术包括:

- 膑骨或股软骨退变的关节镜清创术;
- 严重受限的外侧结构的外侧支持带松解术;
- 生物力学较复杂者的重新排列程序。

手术治疗 PFPS 是非常明智的,因为手术结果并不比保守治疗好,即使是在 5 年的随访中[143]。在这些程序中的任何一个之后的康复都应该遵循前面概述的程序。关节镜下清创术,除非有明显的疼痛或肿胀,否则手术过程应该没有问题。如果发生了更严重的软骨损伤,应更加小心地逐步和小心地重新引入活动和锻炼,以允许软骨表面的调节。对于外侧支持带松解,应注意确保外侧支持带不会粘附在周围软组织上。由于术后疼痛和大量水肿是常见的,因此积极的松解必须比保守松解慢得多。重新调整程序需要仔细选择患者,通常只有在保守治疗失败后才考虑。Maquet 手术是一种较老的手术,包括通过骨楔向前推进胫骨粗隆 2 至 2.5 厘米,其基本原理是降低髌股压力[146]。然而,并发症发生率相当高,且康复时间较长。因此,这项手术已经失宠,很少实施。最近,内侧髌股韧带 (MPFL) 被认为是髌骨外侧半脱位的主要内侧约束。对于有复发性髌骨不稳病史的患者,MPFL 可能会被拉伸或完全撕裂,导致其失去功能。重建 MPFL 的手术越来越流行[147]。此程序的目的是重建 MPFL,从而抵抗侧向脱位并恢复稳定性。许多外科技术和移植物都是用来完成这一点的。移植物包括半腱肌、髌骨或股四头肌肌腱和同种异体移植物。系统评估显示出良好的结果，而失败率继续下降[147]。MPFL 重建后病人的处理包括 ROM、髌骨和胫股关节活动、神经肌肉再教育和下肢强化。应密切注意股四头肌收缩和髌骨轨迹质量。

预后

PFPS 预后总体良好[105]。强化运动，除了伸展腘绳肌、股四头肌、髋屈肌和腓肠肌，再加上活动调整，已证明是有效的管理 PFPS[115]。

在强化训练方面，闭合链练习比开放式运动链训练与日常生活能力的关系更密切。虽然开链和闭链练习都能有效地减轻患者的疼痛，但使用闭合链练习有更好的效果[128]。最近，研究支持增加髋关节强化训练，结合股四头肌强化训练，以降低 PFPS[134,145,148-150]。

最后，尽管增加现成的足部矫形器和髌骨贴带可能会有好处，但在每一个精心设计的干预计划的基石是治疗性锻炼，包括伸展和强化。

实训

1. 演示股四头肌力量为 3/5 时合适的步态。

2. 演示三种加强股四头肌力量的练习，肌力为 3/5 级。

3. 演示两个练习来治疗步态模式中所见的活动受限。

4. 需要必要的辅助设备吗？如果她没有其他障碍，你选择什么样的辅助设备？安装和指导病人使用此设备。

5. 演示患者股四头肌力量为 2/5 级时的步态。

6. 演示三种加强股四头肌力量练习，肌力为 2/5 级。

7. 参照第七单元的病例讨论 2。指导你的病人运动计划第一阶段练习。让你的病人演示所有的练习。

8. 给一个髌骨肌腱炎亚急性期患者设计 5 种练习。

9. 确定病人直腿抬高的 10 次重复最大力量。

a. 在足踝处

b. 膝盖以上

10. 教你的病人如何在以下活动检查 VMO 激活：

a. 股四头肌等长收缩同时

Ⅰ. 坐位膝关节处于 90°

Ⅱ. 坐位膝关节处于 70°

Ⅲ. 坐位膝关节处于 45°

Ⅳ. 坐位膝关节处于 30°

Ⅴ. 坐位膝关节处于 0°

b. 滑墙

c. 坐到站

d. 弓步

e. 行走

要点

- 脊柱骨盆、髋、膝踝和足之间的关系，需要彻底检查和综合方法治疗。这包括髋部和核心肌力量练习以解决肢体远端的问题。
- 身体的结构损伤，包括股骨前倾角，髋外翻和内翻、膝外翻和内翻，滑车沟浅，足外翻等使髌股关节易发生运动轨迹不良，因此产生过度负荷。
- 身体功能的障碍，如髋关节、踝关节或足的灵活性或肌肉功能损失可以导致膝前的症状。
- 由于这些代偿和关节之间的关系，治疗性运动可能会出现错误，导致代偿发生。
- 髌股关节的检查必须包括在髋关节、膝关节、踝关节的肌肉长度和关节活动，以及评估髌骨位置和运动，如髌骨内侧和外侧滑行、高位髌骨。
- 检查关键的功能性运动，如楼梯或下台阶的活动将揭示下肢运动链的力量和控制障碍，对线和功能差的形式。
- 提高整个下肢运动链，关节和软组织的活动性受损，肌肉功能和运动控制，和针对髌股关节疼痛的常规股四头肌力量练习。
- 激活时间或 VMO 肌电信号的幅度问题仍存有争议，但似乎是不存在的。在一些情况下，没有证据支持 VMO 从股四头肌分开而被单独募集。尝试这样做可能有助于提高整体的股四头肌功能。
- 膝关节结构的主要障碍是膝外翻和内翻。这些姿势使外侧和内侧的关节面都负荷过大。
- 身体功能的损害，如在膝关节的活动性损失，可以在其他关节发生代偿。例如，增加踝关节、髋关节或腰部运动进行补偿可以减少膝关节屈曲。
- 触诊，教育和生物反馈是保证适当的肌肉激活模式，在康复训练中没有其他替代技术。

- 半月板磨损可导致退行性关节病。治疗半月板切除术后应注重保护关节软骨和关节保护技术。
- 在膝关节长期健康中股四头肌的主要功能是在步态周期的负荷反应阶段的离心性活以减震。离心收缩、屈曲前 0°~15°股四头肌闭链锻炼,对维持关节软骨健康至关重要。
- 髌腱炎起因于肌腱无力承受冲击性活动中的离心性力量。康复计划必须最终进阶到离心性冲击活动中,如果病人是恢复到可以做这种类型的活动。

辨析

1. 阅读第七单元中的病例讨论 6。

a. 列出患者的损伤和活动受限。

b. 描述病人的损害与活动受限之间的关系。

c. 描述患者的损伤、活动受限和任何参与限制之间的关系。

d. 制定短期和长期康复目标。

e. 选择一个特定的目标,并描述五种不同的演习,用于实现这一目标。包括姿势、模式和动作。

f. 这个病人将作为送货卡车司机重返工作岗位,为他设计三个功能锻炼以做好准备。

g. 假设这名病人将重返篮球裁判的职位,为他设计三个功能锻炼以做好准备。

2. 阅读第七单元中的病例讨论 3。

a. 设计三个练习,以解决她上下楼梯困难。包括姿势,模式,动作和注意事项。

b. 根据她的病史,设计三个练习来增加股四头肌耐力。包括姿势,模式,动作和注意事项。

c. 设计三个练习以增加小腿肌肉的耐力。包括姿势,模式,动作和注意事项。

d. 病人在执行 B 和 C 练习时不再感到肌肉疲劳,你将如何进阶这些练习。包括剂量参数。

参考文献

1. Protopapadaki A, Drechsler WI, Cramp MC, et al. Hip, knee, ankle kinematics and kinetics during stair ascent and descent in healthy young individuals. Clin Biomech 2007;22(2):203–210.
2. Stensdotter AK, Hodges P, Ohberg F, et al. Quadriceps EMG in open and closed kinetic chain tasks in women with patellofemoral pain. J Mot Behav 2007;39(3):194–202.
3. Neumann D. Kinesiology of the Musculoskeletal System. 2nd Ed. St. Louis, MO: Elsevier, 2010.
4. Brotzman SB, Manske RC. Clinical Orthopedic Rehabilitation. Philadelphia, PA: Elsevier, 2011.
5. Tecklenburg K, Dejour D, Hoser C, et al. Bony and cartilaginous anatomy of the patellofemoral joint. Knee Surg Sports Traumatol Arthrosc 2006;14(3):235–240.
6. De Maeseneer M, Marcelis S, Boulet C, et al. Ultrasound of the knee with emphasis on the detailed anatomy of anterior, medial, and lateral structures. Skeletal Radiol 2014;43(8):1025–1039.
7. Fox AJ, Wanivenhaus F, Burge AJ, et al. The human meniscus: a review of anatomy, function, injury, and advances in treatment. Clin Anat 2015;28(2):269–287.
8. Kendall FP, Provance PG, Rodgers MM, et al. Muscles Testing and Function. 5th Ed. Baltimore, MD: Williams and Wilkins, 2005.
9. Miller RH, Edwards WB, Brandon SC, et al. Why don't most runners get knee osteoarthritis? a case for per-unit-distance loads. Med Sci Sports Exerc 2014;46(3):572–579.
10. Choi B. Activation of the vastus medialis oblique and vastus lateralis muscles in asymptomatic subjects during the sit-to-stand procedure. J Phys Ther Sci 2015;27(3):893–895.
11. Santos TR, Oliveira BA, Ocarino JM, et al. Effectiveness of hip muscle strengthening in patellofemoral pain syndrome patients: a systematic review. Braz J Phys Ther 2015;19(3):167–176.
12. Spencer JD, Hayes KC, Alexander IJ. Knee joint effusion and quadriceps reflex inhibition in man. Arch Phys Med Rehabil 1984;65(4):171–177.
13. Magee D. Orthopedic Physical Assessment. 6th Ed. St. Louis, MO: Elsevier, 2013.
14. Puentedura EJ, Huijbregts PA, Celeste S, et al. Immediate effects of quantified hamstring stretching: hold-relax proprioceptive neuromuscular facilitation versus static stretching. Phys Ther Sport 2011;12(3):122–126.
15. Briani RV, Silva Dde O, Pazzinatto MF, et al. Comparison of frequency and time domain electromyography parameters in women with patellofemoral pain. Clin Biomech 2015;30(3):302–307.
16. Lee J, Lee H, Lee W. Effect of weight-bearing therapeutic exercise on the Q-angle and muscle activity onset times of elite athletes with patellofemoral pain syndrome: a randomized controlled trial. J Phys Ther Sci 2014;26(7):989–992.
17. Witvrouw E, Sneyers C, Lysens R, et al. Reflex response times of vastus medialis oblique and vastus lateralis in normal subjects and in subjects with patellofemoral pain syndrome. J Orthop Sports Phys Ther 1996;24(3):160–165.
18. Sherry MA, Best TM. A comparison of 2 rehabilitation programs in the treatment of acute hamstring strains. J Orthop Sports Phys Ther 2004;34(3):116–125.
19. Askling CM, Tengvar M, Tarassova O, et al. Acute hamstring injuries in Swedish elite sprinters and jumpers: a prospective randomised controlled clinical trial comparing two rehabilitation protocols. Br J Sports Med 2014;48(7):532–539.
20. Stergiou N, Ristanis S, Moraiti C, et al. Tibial rotation in anterior cruciate ligament (ACL)-deficient and ACL-reconstructed knees: a theoretical proposition for the development of osteoarthritis. Sports Med 2007;37(7):601–613.
21. Ajuied A, Wong F, Smith C, et al. Anterior cruciate ligament injury and radiologic progression of knee osteoarthritis: a systematic review and meta-analysis. Am J Sports Med 2014;42(9):2242–2252.
22. Shaerf DA, Pastides PS, Sarraf KM, et al. Anterior cruciate ligament reconstruction best practice: a review of graft choice. World J Orthop 2014;5(1):23–29.
23. McAllister DR, Foster B, Martin DE, et al. Outcome of chronic isolated anterior cruciate ligament reconstruction. J Knee Surg 2014;27(5):383–392.
24. Logerstedt D, Grindem H, Lynch A, et al. Single-legged hop tests as predictors of self-reported knee function after anterior cruciate ligament reconstruction: the Delaware-Oslo ACL cohort study. Am J Sports Med 2012;40(10):2348–2356.
25. Zantop T, Herbort M, Raschke MJ, et al. The role of the anteromedial and posterolateral bundles of the anterior cruciate ligament in anterior tibial translation and internal rotation. Am J Sports Med 2007;35(2):223–227.
26. Bien DP. Rationale and implementation of anterior cruciate ligament injury prevention warm-up programs in female athletes. J Strength Cond Res 2011;25(1):271–285.
27. Michaelidis M, Koumantakis GA. Effects of knee injury primary prevention programs on anterior cruciate ligament injury rates in female athletes in different sports: a systematic review. Phys Ther Sport 2014;15(3):200–210.
28. Myklebust G, Skjolberg A, Bahr R. ACL injury incidence in female handball 10 years after the Norwegian ACL prevention study: important lessons learned. Br J Sports Med 2013;47(8):476–479.

29. Silvers HJ, Mandelbaum BR. Prevention of anterior cruciate ligament injury in the female athlete. Br J Sports Med 2007;41(Suppl 1):i52–i59.
30. Vescovi JD, VanHeest JL. Effects of an anterior cruciate ligament injury prevention program on performance in adolescent female soccer players. Scand J Med Sci Sports 2010;20(3):394–402.
31. Yoo JH, Lim BO, Ha M, et al. A meta-analysis of the effect of neuromuscular training on the prevention of the anterior cruciate ligament injury in female athletes. Knee Surg Sports Traumatol Arthrosc 2010;18(6):824–830.
32. Dai B, Herman D, Liu H, et al. Prevention of ACL injury, part II: effects of ACL injury prevention programs on neuromuscular risk factors and injury rate. Res Sports Med 2012;20(3–4):198–222.
33. Alentorn-Geli E, Mendiguchia J, Samuelsson K, et al. Prevention of non-contact anterior cruciate ligament injuries in sports. Part II: systematic review of the effectiveness of prevention programmes in male athletes. Knee Surg Sports Traumatol Arthrosc 2014;22(1):16–25.
34. Grimm NL, Jacobs JC Jr, Kim J, et al. Anterior cruciate ligament and knee injury prevention programs for soccer players: a systematic review and meta-analysis. Am J Sports Med 2015;43(8):2049–2056.
35. Hewett TE, Di Stasi SL, Myer GD. Current concepts for injury prevention in athletes after anterior cruciate ligament reconstruction. Am J Sports Med 2013;41(1):216–224.
36. Hewett TE, Ford KR, Myer GD. Anterior cruciate ligament injuries in female athletes: part 2, a meta-analysis of neuromuscular interventions aimed at injury prevention. Am J Sports Med 2006;34(3):490–498.
37. Noyes FR, Barber Westin SD. Anterior cruciate ligament injury prevention training in female athletes: a systematic review of injury reduction and results of athletic performance tests. Sports Health 2012;4(1):36–46.
38. Sadoghi P, von Keudell A, Vavken P. Effectiveness of anterior cruciate ligament injury prevention training programs. J Bone Joint Surg Am 2012;94(9):769–776.
39. Barber-Westin SD, Noyes FR, Smith ST, et al. Reducing the risk of noncontact anterior cruciate ligament injuries in the female athlete. Phys Sportsmed 2009;37(3):49–61.
40. Mandelbaum BR, Silvers HJ, Watanabe DS, et al. Effectiveness of a neuromuscular and proprioceptive training program in preventing anterior cruciate ligament injuries in female athletes: 2-year follow-up. Am J Sports Med 2005;33(7):1003–1010.
41. Sugimoto D, Myer GD, McKeon JM, et al. Evaluation of the effectiveness of neuromuscular training to reduce anterior cruciate ligament injury in female athletes: a critical review of relative risk reduction and numbers-needed-to-treat analyses. Br J Sports Med 2012;46(14):979–988.
42. Sugimoto D, Myer GD, Foss KD, et al. Dosage effects of neuromuscular training intervention to reduce anterior cruciate ligament injuries in female athletes: meta- and sub-group analyses. Sports Med 2014;44(4):551–562.
43. Chandrasekaran S, Ma D, Scarvell JM, et al. A review of the anatomical, biomechanical and kinematic findings of posterior cruciate ligament injury with respect to non-operative management. Knee 2012;19(6):738–745.
44. Kowalczuk M, Leblanc MC, Rothrauff BB, et al. Posterior tibial translation resulting from the posterior drawer manoeuver in cadaveric knee specimens: a systematic review. Knee Surg Sports Traumatol Arthrosc 2015;23(10):2974–2982.
45. Tay AK, MacDonald PB. Complications associated with treatment of multiple ligament injured (dislocated) knee. Sports Med Arthrosc 2011;19(2):153–161.
46. Schein A, Matcuk G, Patel D, et al. Structure and function, injury, pathology, and treatment of the medial collateral ligament of the knee. Emerg Radiol 2012;19(6):489–498.
47. Marchant MH Jr, Tibor LM, Sekiya JK, et al. Management of medial-sided knee injuries, part 1: medial collateral ligament. Am J Sports Med 2011;39(5):1102–1113.
48. Devitt BM, Whelan DB. Physical examination and imaging of the lateral collateral ligament and posterolateral corner of the knee. Sports Med Arthrosc 2015;23(1):10–16.
49. Murphy KP, Helgeson MD, Lehman RA Jr. Surgical treatment of acute lateral collateral ligament and posterolateral corner injuries. Sports Med Arthrosc 2006;14(1):23–27.
50. Yang NH, Nayeb-Hashemi H, Canavan PK, et al. Effect of frontal plane tibiofemoral angle on the stress and strain at the knee cartilage during the stance phase of gait. J Orthop Res 2010;28(12):1539–1547.
51. Liu F, Wang S, Zhu Y, et al. Patella rings for treatment of patellar fracture. Eur J Orthop Surg Traumatol 2014;24(1):105–109.
52. Melvin JS, Mehta S. Patellar fractures in adults. J Am Acad Orthop Surg 2011;19(4):198–207.
53. Ehlinger M, Ducrot G, Adam P, et al. Distal femur fractures. Surgical techniques and a review of the literature. Orthop Traumatol Surg Res 2013;99(3):353–360.
54. Wall EJ, May MM. Growth plate fractures of the distal femur. J Pediatr Orthop 2012;32(Suppl 1):S40–S46.
55. Zhang W, Luo CF, Putnis S, et al. Biomechanical analysis of four different fixations for the posterolateral shearing tibial plateau fracture. Knee 2012;19(2):94–98.
56. Gicquel T, Najihi N, Vendeuvre T, et al. Tibial plateau fractures: reproducibility of three classifications (Schatzker, AO, Duparc) and a revised Duparc classification. Orthop Traumatol Surg Res 2013;99(7):805–816.
57. Barber-Westin SD, Noyes FR. Clinical healing rates of meniscus repairs of tears in the central-third (red-white) zone. Arthroscopy 2014;30(1):134–146.
58. Ahmed AM, Burke DL. In-vitro measurement of static pressure distribution in synovial joints—Part I: tibial surface of the knee. J Biomech Eng 1983;105(3):216–225.
59. Baratz ME, Fu FH, Mengato R. Meniscal tears: the effect of meniscectomy and of repair on intraarticular contact areas and stress in the human knee. A preliminary report. Am J Sports Med 1986;14(4):270–275.
60. Fairbank TJ. Knee joint changes after meniscectomy. J Bone Joint Surg Br 1948;30B(4):664–670.
61. Wilusz RE, Sanchez-Adams J, Guilak F. The structure and function of the pericellular matrix of articular cartilage. Matrix Biol 2014;39:25–32.
62. Shybut T, Strauss EJ. Surgical management of meniscal tears. Bull NYU Hosp Jt Dis 2011;69(1):56–62.
63. Johal P, Williams A, Wragg P, et al. Tibio-femoral movement in the living knee. A study of weight bearing and non-weight bearing knee kinematics using 'interventional' MRI. J Biomech 2005;38(2):269–276.
64. Bingham JT, Papannagari R, Van de Velde SK, et al. In vivo cartilage contact deformation in the healthy human tibiofemoral joint. Rheumatology (Oxford) 2008;47(11):1622–1627.
65. Bursac P, Arnoczky S, York A. Dynamic compressive behavior of human meniscus correlates with its extra-cellular matrix composition. Biorheology 2009;46(3):227–237.
66. Tetteh ES, Bajaj S, Ghodadra NS. Basic science and surgical treatment options for articular cartilage injuries of the knee. J Orthop Sports Phys Ther 2012;42(3):243–253.
67. Currier LL, Froehlich PJ, Carow SD, et al. Development of a clinical prediction rule to identify patients with knee pain and clinical evidence of knee osteoarthritis who demonstrate a favorable short-term response to hip mobilization. Phys Ther 2007;87(9):1106–1119.
68. Dutton RA, Khadavi MJ, Fredericson M. Update on rehabilitation of patellofemoral pain. Curr Sports Med Rep 2014;13(3):172–178.
69. Rathleff MS, Rathleff CR, Crossley KM, et al. Is hip strength a risk factor for patellofemoral pain? A systematic review and meta-analysis. Br J Sports Med 2014;48(14):1088.
70. Griffin T, Rowden N, Morgan D, et al. Unicompartmental knee arthroplasty for the treatment of unicompartmental osteoarthritis: a systematic study. ANZ J Surg 2007;77(4):214–221.
71. Brouwer RW, Huizinga MR, Duivenvoorden T, et al. Osteotomy for treating knee osteoarthritis. Cochrane Database Syst Rev 2014;(12):CD004019.
72. Jevsevar DS, Brown GA, Jones DL, et al. The American Academy of Orthopaedic Surgeons evidence-based guideline on: treatment of osteoarthritis of the knee, 2nd edition. J Bone Joint Surg Am 2013;95(20):1885–1886.
73. Keene JS, Dyreby JR Jr. High tibial osteotomy in the treatment of osteoarthritis of the knee. The role of preoperative arthroscopy. J Bone Joint Surg Am 1983;65(1):36–42.
74. Dettoni F, Bonasia DE, Castoldi F, et al. High tibial osteotomy versus unicompartmental knee arthroplasty for medial compartment arthrosis of the knee: a review of the literature. Iowa Orthop J 2010;30:131–140.
75. Fu D, Li G, Chen K, et al. Comparison of high tibial osteotomy

and unicompartmental knee arthroplasty in the treatment of unicompartmental osteoarthritis: a meta-analysis. J Arthroplasty 2013;28(5):759–765.
76. Roche M. Robotic-assisted unicompartmental knee arthroplasty: the MAKO experience. Orthop Clin North Am 2015;46(1):125–131.
77. Hopper GP, Leach WJ. Participation in sporting activities following knee replacement: total versus unicompartmental. Knee Surg Sports Traumatol Arthrosc 2008;16(10):973–979.
78. Van Manen MD, Nace J, Mont MA. Management of primary knee osteoarthritis and indications for total knee arthroplasty for general practitioners. J Am Osteopath Assoc 2012;112(11):709–715.
79. Lee SM, Seong SC, Lee S, et al. Outcomes of the different types of total knee arthroplasty with the identical femoral geometry. Knee Surg Rel Res 2012;24(4):214–220.
80. Belmont PJ Jr, Goodman GP, Waterman BR, et al. Thirty-day postoperative complications and mortality following total knee arthroplasty: incidence and risk factors among a national sample of 15,321 patients. J Bone Joint Surg Am 2014;96(1):20–26.
81. Merkow RL, Soudry M, Insall JN. Patellar dislocation following total knee replacement. J Bone Joint surg Am 1985;67(9):1321–1327.
82. Bartels EM, Lund H, Hagen KB, et al. Aquatic exercise for the treatment of knee and hip osteoarthritis. Cochrane Database Syst Rev 2007;(4):CD005523.
83. Hinman RS, Heywood SE, Day AR. Aquatic physical therapy for hip and knee osteoarthritis: results of a single-blind randomized controlled trial. Phys Ther 2007;87(1):32–43.
84. Wang TJ, Belza B, Elaine Thompson F, et al. Effects of aquatic exercise on flexibility, strength and aerobic fitness in adults with osteoarthritis of the hip or knee. J Adv Nurs 2007;57(2):141–152.
85. Maffulli N, Wong J, Almekinders LC. Types and epidemiology of tendinopathy. Clin Sports Med 2003;22(4):675–692.
86. van der Worp H, van Ark M, Roerink S, et al. Risk factors for patellar tendinopathy: a systematic review of the literature. Br J Sports Med 2011;45(5):446–452.
87. Sharma P, Maffulli N. Tendon injury and tendinopathy: healing and repair. J Bone Joint Surg Am 2005;87(1):187–202.
88. Visnes H, Bahr R. The evolution of eccentric training as treatment for patellar tendinopathy (jumper's knee): a critical review of exercise programmes. Br J Sports Med 2007;41(4):217–223.
89. Rudavsky A, Cook J. Physiotherapy management of patellar tendinopathy (jumper's knee). J Physiother 2014;60(3):122–129.
90. Biernat R, Trzaskoma Z, Trzaskoma L, et al. Rehabilitation protocol for patellar tendinopathy applied among 16- to 19-year old volleyball players. J Strength Cond Res 2014;28(1):43–52.
91. Ohberg L, Alfredson H. Effects on neovascularisation behind the good results with eccentric training in chronic mid-portion Achilles tendinosis? Knee Surg Sports Traumatol Arthrosc 2004;12(5):465–470.
92. Bahr R, Fossan B, Loken S, et al. Surgical treatment compared with eccentric training for patellar tendinopathy (Jumper's Knee). A randomized, controlled trial. J Bone Joint Surg Am 2006;88(8):1689–1698.
93. Cook JL, Khan KM, Harcourt PR, et al. A cross sectional study of 100 athletes with jumper's knee managed conservatively and surgically. The Victorian Institute of Sport Tendon Study Group. Br J Sports Med 1997;31(4):332–336.
94. Kettunen JA, Kvist M, Alanen E, et al. Long-term prognosis for jumper's knee in male athletes. A prospective follow-up study. Am J Sports Med 2002;30(5):689–692.
95. Malliaras P, Cook J, Purdam C, et al. Patellar tendinopathy: clinical diagnosis, load management, and advice for challenging case presentations. J Orthop Sports Phys Ther 2015;45(11):887–898.
96. Falvey EC, Clark RA, Franklyn-Miller A, et al. Iliotibial band syndrome: an examination of the evidence behind a number of treatment options. Scand J Med Sci Sports 2010;20(4):580–587.
97. Louw M, Deary C. The biomechanical variables involved in the aetiology of iliotibial band syndrome in distance runners—a systematic review of the literature. Phys Ther Sport 2014;15(1):64–75.
98. van der Worp MP, van der Horst N, de Wijer A, et al. Iliotibial band syndrome in runners: a systematic review. Sports Med 2012;42(11):969–992.
99. Hamill J, Miller R, Noehren B, et al. A prospective study of iliotibial band strain in runners. Clin Biomech 2008;23(8):1018–1025.
100. Fairclough J, Hayashi K, Toumi H, et al. The functional anatomy of the iliotibial band during flexion and extension of the knee: implications for understanding iliotibial band syndrome. J Anat 2006;208(3):309–316.
101. Fairclough J, Hayashi K, Toumi H, et al. Is iliotibial band syndrome really a friction syndrome? J Sci Med Sport 2007;10(2):74–76; discussion 77–78.
102. Meira EP, Brumitt J. Influence of the hip on patients with patellofemoral pain syndrome: a systematic review. Sports Health 2011;3(5):455–465.
103. Myer GD, Ford KR, Barber Foss KD, et al. The incidence and potential pathomechanics of patellofemoral pain in female athletes. Clin Biomech 2010;25(7):700–707.
104. Petersen W, Ellermann A, Gosele-Koppenburg A, et al. Patellofemoral pain syndrome. Knee Surg Sports Traumatol Arthrosc 2014;22(10):2264–2274.
105. Benjaminse A, Gokeler A, Dowling AV, et al. Optimization of the anterior cruciate ligament injury prevention paradigm: novel feedback techniques to enhance motor learning and reduce injury risk. J Orthop Sports Phys Ther 2015;45(3):170–182.
106. White BJ, Sherman OH. Patellofemoral instability. Bull NYU Hosp Jt Dis 2009;67(1):22–29.
107. Gilchrist J, Mandelbaum BR, Melancon H, et al. A randomized controlled trial to prevent noncontact anterior cruciate ligament injury in female collegiate soccer players. Am J Sports Med 2008;36(8):1476–1483.
108. Hewett TE, Myer GD, Ford KR. Reducing knee and anterior cruciate ligament injuries among female athletes: a systematic review of neuromuscular training interventions. J Knee Surg 2005;18(1):82–88.
109. Renstrom P, Ljungqvist A, Arendt E, et al. Non-contact ACL injuries in female athletes: an International Olympic Committee current concepts statement. Br J Sports Med 2008;42(6):394–412.
110. McConnell J. The management of chondromalacia patellae: a long term solution. Aus J Physiother 1986;32(4):215–223.
111. Boucher JP, King MA, Lefebvre R, et al. Quadriceps femoris muscle activity in patellofemoral pain syndrome. Am J Sports Med 1992;20(5):527–532.
112. Cowan SM, Bennell KL, Crossley KM, et al. Physical therapy alters recruitment of the vasti in patellofemoral pain syndrome. Med Sci Sports Exerc 2002;34(12):1879–1885.
113. Powers CM, Landel R, Perry J. Timing and intensity of vastus muscle activity during functional activities in subjects with and without patellofemoral pain. Phys Ther Sep 1996;76(9):946–955; discussion 956–967.
114. Souza DR, Gross MT. Comparison of vastus medialis obliquus: vastus lateralis muscle integrated electromyographic ratios between healthy subjects and patients with patellofemoral pain. Phys Ther 1991;71(4):310–316; discussion 317–320.
115. van der Heijden RA, Lankhorst NE, van Linschoten R, et al. Exercise for treating patellofemoral pain syndrome. Cochrane Database Syst Rev 2015;1:CD010387.
116. D'Hondt NE, Struijs PA, Kerkhoffs GM, et al. Orthotic devices for treating patellofemoral pain syndrome. Cochrane Database Syst Rev 2002;(2):CD002267.
117. Lun VM, Wiley JP, Meeuwisse WH, et al. Effectiveness of patellar bracing for treatment of patellofemoral pain syndrome. Clin J Sports Med 2005;15(4):235–240.
118. Powers CM, Ward SR, Chan LD, et al. The effect of bracing on patella alignment and patellofemoral joint contact area. Med Sci Sports Exerc 2004;36(7):1226–1232.
119. Powers CM, Ward SR, Chen YJ, et al. The effect of bracing on patellofemoral joint stress during free and fast walking. Am J Sports Med 2004;32(1):224–231.
120. Bennell K, Duncan M, Cowan S. Effect of patellar taping on vasti onset timing, knee kinematics, and kinetics in asymptomatic individuals with a delayed onset of vastus medialis oblique. J Orthop Res 2006;24(9):1854–1860.
121. Collins N, Crossley K, Beller E, et al. Foot orthoses and physiotherapy in the treatment of patellofemoral pain syndrome: randomised clinical trial. Br J Sports Med 2009;43(3):169–171.
122. Powers CM, Ward SR, Chen YJ, et al. Effect of bracing on patellofemoral joint stress while ascending and descending stairs. Clin J Sports Med 2004;14(4):206–214.
123. Cowan SM, Hodges PW, Crossley KM, et al. Patellar taping does not change the amplitude of electromyographic activity of the vasti in a stair stepping task. Br J Sports Med 2006;40(1):30–34.
124. Wilson T, Carter N, Thomas G. A multicenter, single-masked study of medial, neutral, and lateral patellar taping in individuals

with patellofemoral pain syndrome. J Orthop Sports Phys Ther 2003;33(8):437–443; discussion 444–438.
125. MacIntyre DL, Robertson DG. Quadriceps muscle activity in women runners with and without patellofemoral pain syndrome. Arch Phys Med Rehabil 1992;73(1):10–14.
126. Gilleard W, McConnell J, Parsons D. The effect of patellar taping on the onset of vastus medialis obliquus and vastus lateralis muscle activity in persons with patellofemoral pain. Phys Ther 1998;78(1):25–32.
127. McCarthy MM, Strickland SM. Patellofemoral pain: an update on diagnostic and treatment options. Curr Rev Musculoskelet Med 2013;6(2):188–194.
128. Witvrouw E, Danneels L, Van Tiggelen D, et al. Open versus closed kinetic chain exercises in patellofemoral pain: a 5-year prospective randomized study. Am J Sports Med 2004;32(5):1122–1130.
129. Song CY, Huang HY, Chen SC, et al. Effects of femoral rotational taping on pain, lower extremity kinematics, and muscle activation in female patients with patellofemoral pain. J Sci Med Sport 2015;18(4):388–393.
130. Karst GM, Willett GM. Onset timing of electromyographic activity in the vastus medialis oblique and vastus lateralis muscles in subjects with and without patellofemoral pain syndrome. Phys Ther 1995;75(9):813–823.
131. Boren K, Conrey C, Le Coguic J, et al. Electromyographic analysis of gluteus medius and gluteus maximus during rehabilitation exercises. Int J Sports Phys Ther 2011;6(3):206–223.
132. Distefano LJ, Blackburn JT, Marshall SW, et al. Gluteal muscle activation during common therapeutic exercises. J Orthop Sports Phys Ther 2009;39(7):532–540.
133. Cowan SM, Bennell KL, Hodges PW, et al. Delayed onset of electromyographic activity of vastus medialis obliquus relative to vastus lateralis in subjects with patellofemoral pain syndrome. Arch Phys Med Rehabil 2001;82(2):183–189.
134. Fukuda TY, Rossetto FM, Magalhaes E, et al. Short-term effects of hip abductors and lateral rotators strengthening in females with patellofemoral pain syndrome: a randomized controlled clinical trial. J Orthop Sports Phys Ther 2010;40(11):736–742.
135. McClinton S, Donatell G, Weir J, et al. Influence of step height on quadriceps onset timing and activation during stair ascent in individuals with patellofemoral pain syndrome. J Orthop Sports Phys Ther 2007;37(5):239–244.
136. Whittingham M, Palmer S, Macmillan F. Effects of taping on pain and function in patellofemoral pain syndrome: a randomized controlled trial. J Orthop Sports Phys Ther 2004;34(9):504–510.
137. Nakagawa TH, Moriya ET, Maciel CD, et al. Trunk, pelvis, hip, and knee kinematics, hip strength, and gluteal muscle activation during a single-leg squat in males and females with and without patellofemoral pain syndrome. J Orthop Sports Phys Ther 2012;42(6):491–501.
138. Peeler J, Anderson JE. Effectiveness of static quadriceps stretching in individuals with patellofemoral joint pain. Clin J Sports Med 2007;17(4):234–241.
139. Merican AM, Amis AA. Iliotibial band tension affects patellofemoral and tibiofemoral kinematics. J Biomech 2009;42(10):1539–1546.
140. Almeida GP, Carvalho E Silva AP, Franca FJ, et al. Does anterior knee pain severity and function relate to the frontal plane projection angle and trunk and hip strength in women with patellofemoral pain? J Bodyw Mov Ther 2015;19(3):558–564.
141. Bolgla LA, Malone TR, Umberger BR, et al. Comparison of hip and knee strength and neuromuscular activity in subjects with and without patellofemoral pain syndrome. Int J Sports Phys Ther 2011;6(4):285–296.
142. Palmer K, Hebron C, Williams JM. A randomised trial into the effect of an isolated hip abductor strengthening programme and a functional motor control programme on knee kinematics and hip muscle strength. BMC Musculoskelet Disord 2015;16:105.
143. Willy RW, Scholz JP, Davis IS. Mirror gait retraining for the treatment of patellofemoral pain in female runners. Clin Biomech 2012;27(10):1045–1051.
144. Onate JA, Guskiewicz KM, Sullivan RJ. Augmented feedback reduces jump landing forces. J Orthop Sports Phys Ther 2001;31(9):511–517.
145. Selfe J, Richards J, Thewlis D, et al. The biomechanics of step descent under different treatment modalities used in patellofemoral pain. Gait Posture 2008;27(2):258–263.
146. Fonseca F, Oliveira JP, Marques P. Maquet III procedure: what remains after initial complications—long-term results. J Orthop Surg Res 2013;8:11.
147. Stupay KL, Swart E, Shubin Stein BE. Widespread implementation of medial patellofemoral ligament reconstruction for recurrent patellar instability maintains functional outcomes at midterm to long-term follow-up while decreasing complication rates: a systematic review. Arthroscopy 2015;31(7):1372–1380.
148. Bloomer BA, Durall CJ. Does the Addition of hip strengthening to a knee-focused exercise program improve outcomes in patients with patellofemoral pain syndrome? J Sport Rehabil 2015;24(4):428–433.
149. Dolak KL, Silkman C, Medina McKeon J, et al. Hip strengthening prior to functional exercises reduces pain sooner than quadriceps strengthening in females with patellofemoral pain syndrome: a randomized clinical trial. J Orthop Sports Phys Ther 2011;41(8):560–570.
150. Hott A, Liavaag S, Juel NG, et al. Study protocol: a randomised controlled trial comparing the long term effects of isolated hip strengthening, quadriceps-based training and free physical activity for patellofemoral pain syndrome (anterior knee pain). BMC Musculoskelet Disord 2015;16:40.

第 21 章

踝 和 足

JILL MCVEY · CARRIE M. HALL

踝和足与膝关节、髋关节以及脊柱相互联系，在整个身体产生平稳、协调的运动。理解这些联系是成功进行踝足治疗性运动的关键。解剖结构的损伤(如膝外翻，股骨前倾，马蹄足)、生理损伤(如关节活动过度、肌肉功能下降、平衡能力丧失)或创伤可导致动力链中其他关节功能障碍。妥善处理人体运动链之间复杂的相互关系可以改善下肢功能。有效的检查、诊断和锻炼干预对于改善身体结构缺损、活动受限和解决慢性损伤至关重要。

常见足部损伤

以下列举一些结构性损伤即解剖学损伤。

距下关节内翻

距下关节内翻被定义为跟骨体的反向扭转[1]。当足处于距下关节中立位的时候，后跟骨的分离相对于远端的胫腓骨来说是反向的(图 21-1)。距下关节内翻可能导致负荷阶段和步态支撑期过度内翻，距下关节可能在支撑期再次翻转复位；然而，如果距下关节过度内翻，在足跟离地前，足底关节可能很难达到理想的中立位。这或许会降低跗骨间关节的稳定，增加前足的剪切力，可能导致足底支持性的软组织结构拉伤。

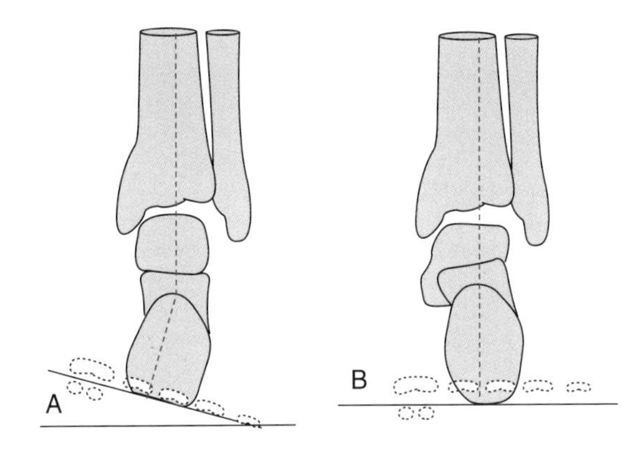

图 21-1 右足距下关节内翻后面观。(A)无代偿性距下关节内翻；(B)过度外翻代偿(引自 Gould JA 骨科和运动物理治疗，第二版，St.Louis，MO：C.V.Mosby，1990)

前足内翻

前足内翻是前足相对于后跟骨有内翻偏离(图 21-2)[2]。前足内翻的姿势会导致站立中期过度旋前；如同距下关节内翻，过度内翻导致蹬地时前足活动过度。当下肢应该出现外旋时而过度内旋。这种旋转问题在运动链的任何部位都可能引起相关不良症状。

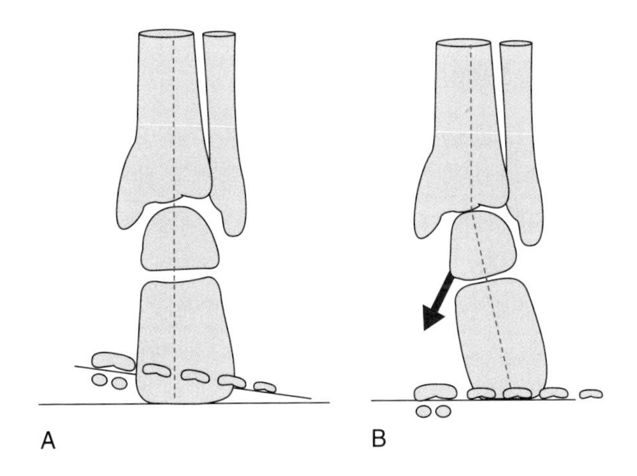

图 21-2 右足前足内翻后面观。A. 无代偿性前足内翻；B. 过度旋前代偿此类损伤症状(引自 Gould JA 骨科和运动物理治疗，第二版，St.Louis，MO：C.V.Mosby，1990)

前足外翻

前足外翻是前足相对于后跟骨的外翻分离(图 21-3)[2]。前足的外翻姿势可能导致在站立位早期和中期过度旋转。这种表现可能会影响足部对地面的适应及减震功能,也可能导致单侧体重偏移,对第 5 跖骨产生更大的压力造成潜在的侧方不稳。在站立位末期时,距下关节可能通过内翻将身体的重量从单侧支撑腿转移到对侧肢体。负荷改变和随后的功能性不稳状态增加了地面垂直向上作用于足部的反作用力,并可能增加足底病理学改变的风险[3]。

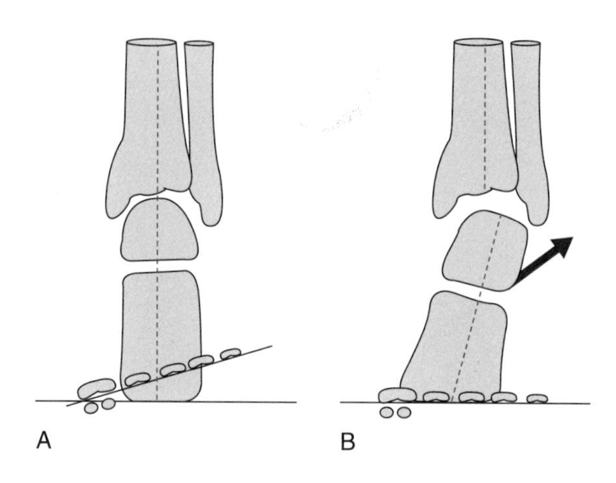

图 21-3 右足前足外翻后面观。A. 无代偿性前足外翻;B. 前足外翻通常是过度内旋(引自 Gould JA 骨科和运动物理治疗,第二版,St.Louis,MO:C.V.Mosby,1990)

踝关节马蹄足

马蹄足是在步态中距小腿关节缺乏 10°背屈的一种结构异常表现[3]。如果马蹄足被代偿,在支撑期胫骨前移的过程中显著增加了距下关节和跗骨的内翻,这可能导致下肢病理损伤,包括跟腱炎、足底筋膜炎、趾神经炎[3,4]。如果没有代偿作用机制,那么患者在步行中可能会有"弹跳"或者走路不顺状,导致前足压力增加[4]。检查过程中,医生必须确定患者是否存在由于外部肌肉长度缩短或肌肉组织僵硬导致的骨性畸形及距骨背屈受限(知识拓展 21-1)。

知识拓展 21-1

命名身体结构和功能异常,你可能会见到:

1. 前足内翻
2. 马蹄足

测试和评估

测试和评估足踝必须考虑到与踝足相关的膝、髋、骨盆和脊柱。本章讲述的评估是非常基础的足踝检查,在任何与踝足相关的检查中都可用到。同样,膝关节和髋关节的检查也十分必要。

患者 / 客户病史

病史为查体方式指引思路,为临床医生提供关于活动受限和日常参与限制的重要信息。除了基本病史和与检查相关的主观问题,医生应问关于足部日常的穿戴和日常活动,因为这些外在因素会影响(引起)症状[5]。医生根据患者的症状选择查体方式,并设计治疗方案,以解决损伤和病人存在的活动受限、参与限制。

平衡

平衡评估对足踝功能异常十分重要。详情请见第 8 章。

关节结构的完整度和活动性

一些特殊检查可用来评估足踝结构的完整度。Magee[6] 提供了此类特殊检查的方式及操作,包括踝关节内外翻应力试验、踝关节抽屉试验。

肌肉表现

应对踝关节和足部的所有肌肉功能进行测试,并对任何可能影响足踝功能的近端肌肉进行检查。此类肌肉无力可能会导致复杂的功能运动缺陷。根据患者病史及临床医生的经验,对患者躯干、髋关节、膝关节、足踝肌肉表现的测试应按照一定逻辑顺序进行。

疼痛

对患者进行疼痛评估作为主观检查的一部分,并可在客观检查中进一步确诊。触诊时的压痛、发热和肿胀是炎症表现的客观指征。治疗师将主观和客观的检查相关联,以指导后续检查的选择及治疗计划的制定。

姿势

观察下肢的姿势和关节间的位置,包括脊柱骨盆区和髋关节区域,是检查的重要部分之一[6-8]。关于足踝对线的详细讨论参见网络上此部分的补充。

活动范围和肌肉长度

关节活动度和肌肉长度的测试应包括足和踝以及髋和脊柱。可参照一下关节活动度和肌肉长度的测试：

- 髋和膝的活动度以及肌肉长度。
- 跟骨内外翻的关节活动度。
- 跗骨的内旋和外旋的关节活动度。
- 影像学检查。
- 踇背屈的关节活动度。
- 第一足趾到第五足趾的活动
- 膝关节屈曲和后伸时足背屈和跖屈的关节活动。

膝关节屈曲和后伸时评估踝关节背屈，可辨别损伤是否由腓肠肌、比目鱼肌的僵硬或缩短引起。此类肌肉附着在股骨上时，长度缩短或僵硬的腓肠肌将随着膝关节伸展而限制踝关节背屈；长度缩短或僵硬的比目鱼肌会影响踝关节背屈程度，与膝关节屈曲角度无关。

身体结构的异常

可观察到的身体形态异常可能是身体结构或身体功能受损所致。虽然，通过适当干预（如关节活动度或加强肌肉力量）可改善身体功能异常。但这样的方式不适用于身体解剖结构损伤，因为解剖学损伤是固定的结构异常情况。然而，解剖学损伤可以通过矫正治疗和运动再学习，以避免身体功能障碍的发生。关于识别结构性损伤的部分，可参阅本章节开头“常见足部损伤类型”部分。

其他检查方式

根据不同病人的情况可能会用到其他额外检查。例如，糖尿病患者应该进行感觉测试和心率评估。例如，对足踝肿胀的患者进行围度测量非常重要。其他检查措施包括：

- 鞋类和矫形器评估，以评判舒适度和适配性；
- 评估足底足茧的位置，判断是否存在下肢负荷转移的情况；
- 步态进行观察分析，确定足踝运动学功能。

常见身体功能损伤的治疗性运动干预

异常的对线和运动模式（见第19章），会对软组织和骨结构造成过度的压力和张力，导致积累性的微创伤和肌肉骨骼疼痛。如果不治疗，这可能会导致肌肉骨骼系统病变，这限制了参与有意义的活动。整个下肢的结构损伤（解剖损伤）会导致脚和踝的排列和运动模式不理想，相反足和踝的解剖损伤会损伤膝关节、髋关节、骨盆和脊柱的排列和运动模式。

治疗性运动是一个有价值的临床治疗身体结构和足踝功能损伤的手段。本章介绍了治疗损伤的治疗性运动的例子，例如平衡、肌肉表现、疼痛、姿势和活动、关节活动度、肌肉长度、关节活动性和整体性。医生应该制订基于个体特征和症状的合适计划。足踝特殊症状的治疗性运动将在后面讲述。

平衡损伤

只有条件良好且受过神经训练的踝关节才能在重心变化时在不同方向发挥作用，有时通过极端运动，因为患者同时与其他肢体进行动作。临床医生应注意根据情况改变训练的速度和强度，以实现最大的功能转移，并防止再伤害。大量的训练场地和条件非常丰富，为患者的康复提供了充足的机会[9]。

一个正常的从足踝损伤中康复过来的人应该可以闭眼、中度外部干扰时单腿站立30秒（如平衡板，泡沫，平衡仪或他人外力）。这些训练使患者通过改善足踝肌肉的神经输入来增加平衡。

“对强加要求的特定适应”原则表明，无论是生物力学还是神经方面的人体应激源，相关组织都会特别适应应激源[10]。虽然站在枕头上有助于增加平衡时间和神经系统控制，但最终需要调整干预措施，使其恢复到特定的功能活动表现。老年患者因在砾石上滑倒而受伤，除非他们练习平衡的表面与砾石相似，否则可能无法防止将来摔倒。需要重返更高水平的体操训练的患者；在这种情况下，则适合在一个低平衡杆子上进行专项训练。增强式训练可在高跳跃性的进阶中为高难度的平衡训练做好踝足准备。

平衡和协调的恢复需要位置觉或本体感觉。当踝关节扭伤或者肌肉拉伤时，本体感觉神经纤维也经常会损伤。正如肌肉在训练后可以重组一样，本体感觉也是如此。本体感觉因素应该在可控制范围内尽可能以重复的、渐进性的方式进行。利用一个平衡板可以提供适度和渐进的压力。下面的训练可以在没有特殊设备的时候在家使用。

- 单腿睁眼站立，进阶到手靠近门锁旁边可以提供安全的闭眼站立。
- 单腿睁眼站立的时候控制体重转移到稳定极限；进阶到站立在枕头上闭眼站立，或者两者都采用。
- 单腿站立也可以通过摆动健侧下肢来进阶，从屈曲和伸展然后到外展和内收（见自我管理 21-1）。摆动越快越剧烈，静态平衡的难度越大。
- 从一只脚跳到另一只脚，练习单腿站立的稳定性。

自我管理 21-1

平衡活动

目的：增加单腿平衡

体位：单腿站，如果有必要靠着墙角或者在门口以提供一个稳定的平面

活动技术：

水平 1：练习睁眼单腿站立 30 秒

水平 2：闭眼

水平 3：睁眼站在枕头上

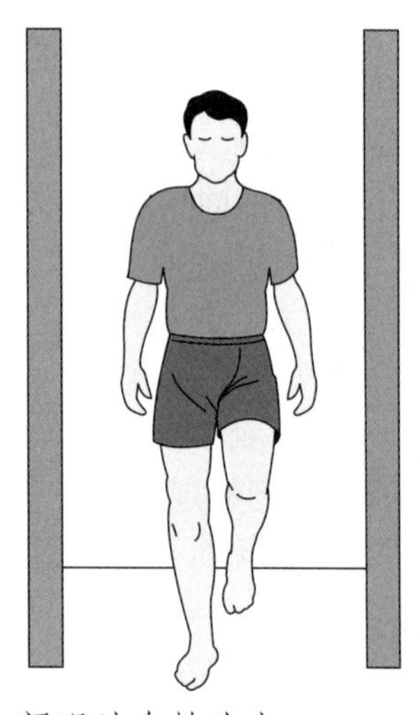

水平 4：闭眼站在枕头上

剂量：

重复次数：________________

频率：________________

功能提高的患者可以应用弹力带。弹力带拴在一个桌子腿上。面对着桌子腿站立，用弹力带把健侧腿缠绕起来，用患侧腿站立，患者对抗弹力带伸展他们的髋部。患者在回到双腿支撑前做屈曲伸展摆动。患者转身 90°练习内收、外展摆动（图 21-4）。一直到患者回到最初始的站立位时旋转才可以停止。练习可以通过增加摆动的重复次数、速度和移动单侧肢体、对弹力带升级或者增加泡沫垫或者单腿站在平衡垫上来进阶。

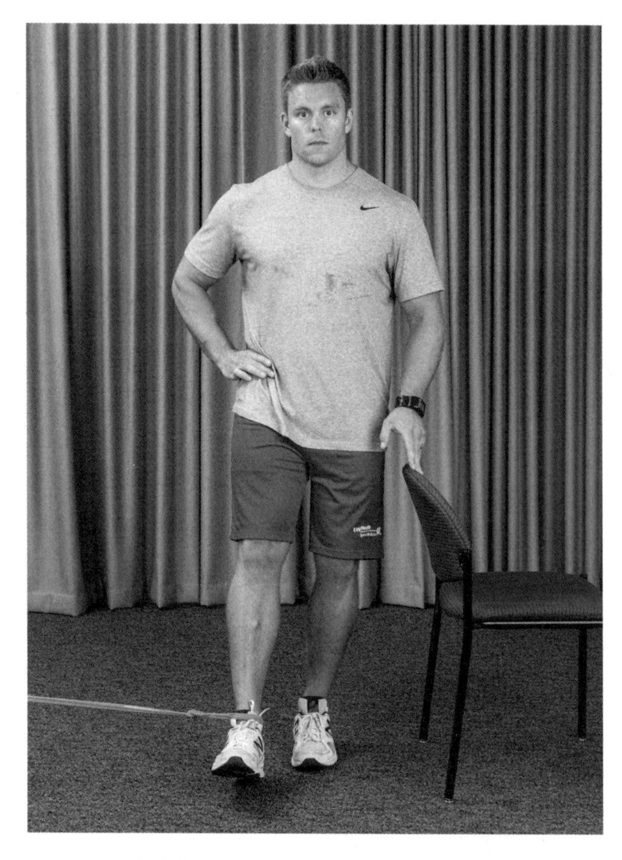

图 21-4 髋关节抗阻内收训练负重侧肢体平衡和本体感觉。椅子或其他稳定支撑以确保患者安全

- 增加振动的重复次数或速度
- 通过非心面，移动未涉及的肢体
- 提升弹力带的张力
- 添加泡沫或平衡板与单肢体支撑

在平衡训练时，不可过于重视排除视觉系统的重要性。有多次踝关节扭伤史的患者会表现出姿势控制差，是因为关节反复创伤和关节韧带感受器损伤。这些患者在动态活动中必须依赖视觉系统来维持平衡[11]。当视觉系统单独训练时就只能强迫躯体感觉系统来维持平衡（知识拓展 21-2）。

知识拓展 21-2

下列患者平衡训练有什么不同？

- 21 岁大学篮球运动员中度踝关节扭伤
- 75 岁女性骨质减少跌倒后恢复

肌肉表现

抗阻练习用于肌肉拉伤、神经损伤或疾病等恢复肌肉功能。尽管开链练习有益于改善生理性力量和患者肌肉功能的意识(如肌肉再教育),至关重要的是需要尽快进阶到功能性的负重活动。某些情况下,闭链练习可以分解成简单动作而作为运动处方的开始。

固有肌(内在肌肉)

足部的内部肌肉有助于支撑内侧纵弓,并与足底筋膜、足底韧带和外部肌肉组织一起工作,以控制步态时脚底的应力[12]。

固有肌力量练习可以在坐位进行,患者将足放在地板毛巾上的末端,屈曲足趾,尝试在足下抓毛巾。应先屈曲跖趾关节,然后屈曲远端趾间关节,类似于用手抓球的动作。相同位置做另外一个变化的动作,用跗骨和跖骨向下压第 1 跖趾关节将足弓拱起。重复这个过程并保持 6 秒(图 21-5)。用脚趾捡起弹珠和其他小物体锻炼内在肌肉组织,但也兴奋趾长屈肌等外在肌肉,这不是一个理想的肌肉收缩训练。这些练习都是小强度和需要重复次数多以达到训练效果。闭链练习可以训练足纵弓和横弓,如负重行走、上下台阶以及在功能模式步态中应用足内在肌(自我管理 21-2)。临床医师必须仔细观察患者的表现,以防止在功能训练时出现异常或足趾屈曲畸形(知识拓展 21-3)。

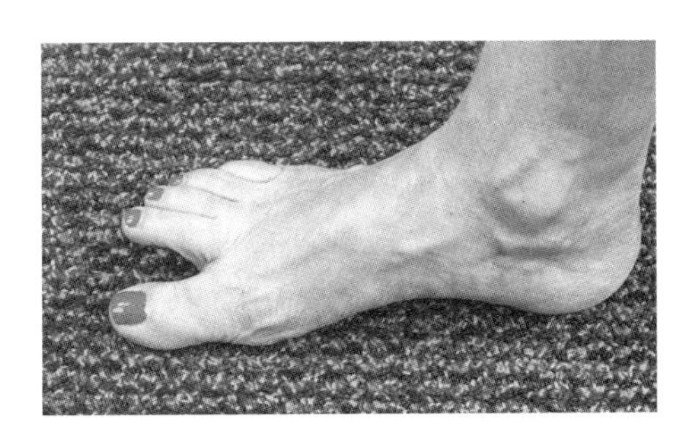

图 21-5 足内大肌力量练习

自我管理 21-2

抗阻屈曲趾

目的: 增强趾屈肌和足固有肌力量

体位: 足沿弹力带纵向站立,一手握弹力带,用力向上拉足趾(图 A)

活动技术: 保持弹力带位置,向下抵抗弹力带阻力卷曲足趾(图 B)

运动量

重复:________________

频率:________________

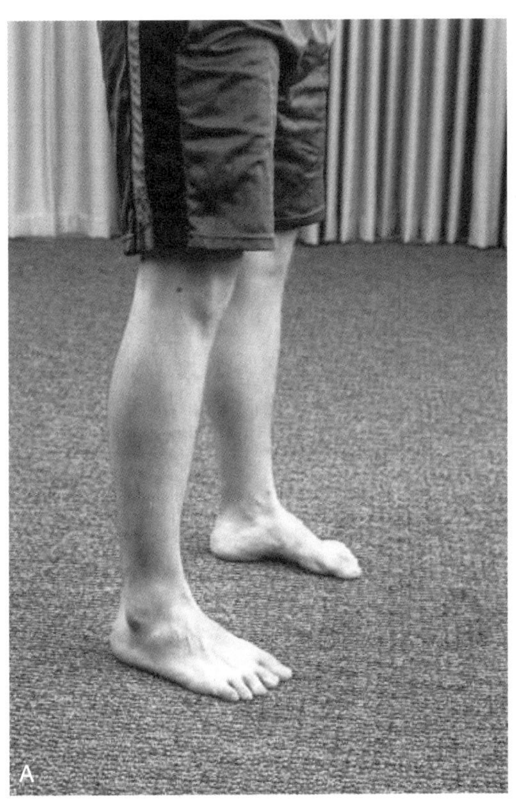

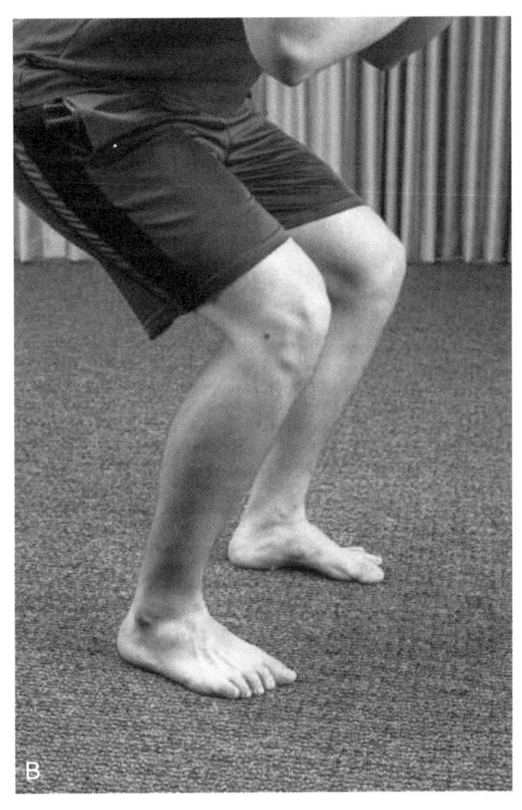

知识拓展 21-3

你如何指导患者以最佳形式进行足底固有肌力量练习?

非固有肌(外在肌肉)

踝部肌肉组织容易在周围神经或神经根水平导致神经性无力(见神经功能紊乱章节)。一如以往,仔细检查和评估将会诊断出潜在肌肉无力的病因。肌肉无力的神经性因素不解决,最优的力量练习效果也无法实现。

一旦确定肌肉组织可以受益于渐进性力量练习,开放链加强练习外在肌肉组织,可以利用弹力带、弹力管或徒手阻力。必须注意不要让无力肌肉过度负荷,这可能会导致不必要的代偿模式、异常关节剪力和疼痛。肌肉必须在功能力量练习以前被募集以避免代偿模式。

加强腓肠肌和比目鱼肌可以在长坐位下进行,在距骨关节下用毛巾卷提供足跟与地面的间隙。增加内翻将更好地隔离胫骨后部,而增加外翻将更好地隔离腓骨。胫骨前肌和足趾背伸肌的加强(图 21-6)可以用一个环绕桌腿的弹力带或类似的安全结构来完成。患者背伸以抵抗束带的阻力,如果需要,稍微翻转以分离胫骨前部。这个姿势也可以用来训练旋前和旋后(图 21-7),临床医生应确保运动起源于距下关节,而不是胫股关节或髋关节。

距小腿关节抗阻屈曲可以再长坐位下进行,弹力带缠绕在足底前表面。用手握弹力带另一端,患者抵抗弹力带阻力趾屈踝关节(图 21-8)。毛巾卷或者小枕头放在距小腿关节近端将足跟抬离床面。距小腿关节抗阻背屈(图 21-6)和距下关节

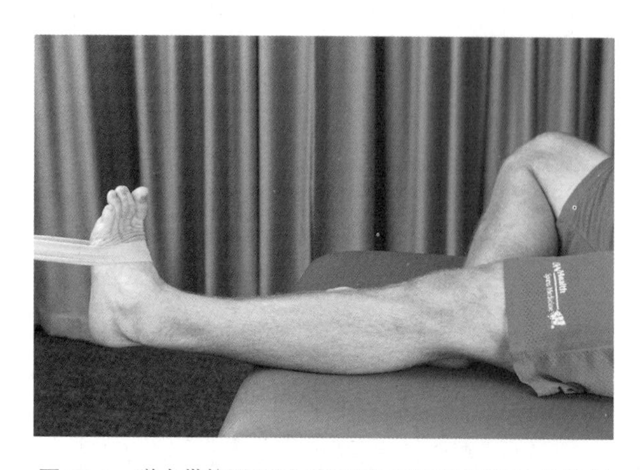

图 21-6 弹力带抗阻跖屈,强调跖屈肌背屈时离心性控制

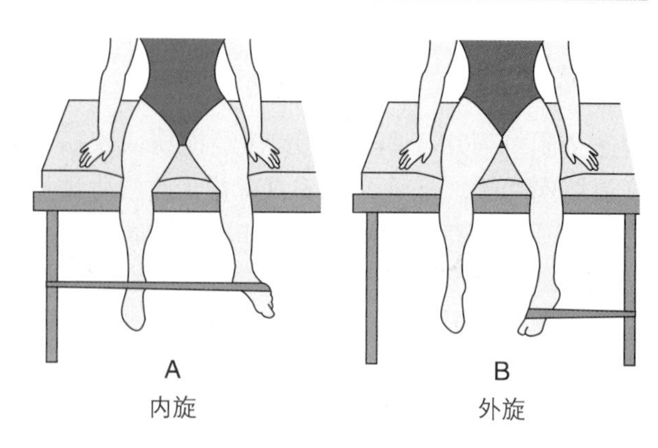

图 21-7 胫距关节背屈弹力带练习。患者需要重复次数多以满足行走时胫骨前肌需求

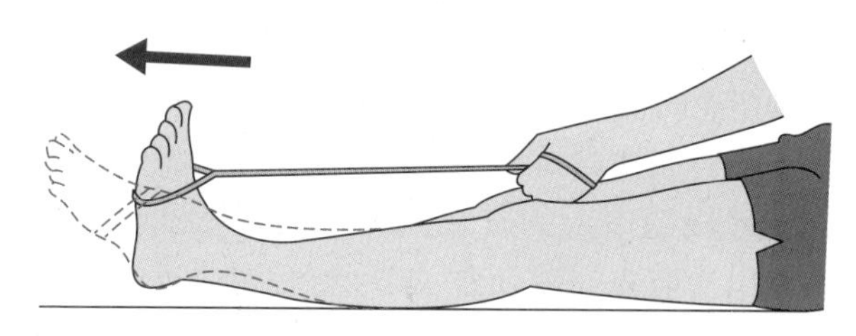

图 21-8 屈膝抗阻内外旋,屈膝以最大程度避免髋关节旋转代偿。A. 抗阻外旋;B. 抗阻内旋

抗阻内外旋(图 21-7)可以用一个环绕桌腿的弹力带或类似的安全结构来完成,病人抵抗弹力带的阻力完成相应的运动。在这些内外旋活动中,临床医生应确保在距下关节运动而不是胫股关节或髋关节。滑轮和重锤系统也可以用于阻力[9]。所有外在肌力量练习活动,应该强调缓慢的离心拉长。对于主动人群,常见运动员执行大量的重复与各种等级的弹力管,肌肉组织严重疲劳[9],对这些人来说,徒手阻力维持 3~5 秒,重复 10~12 次,可能更合适。

闭合链,负重练习是恢复功能活动的一个自然进程。距小腿关节跖屈肌可以双腿足趾站楼梯踏步的边缘提起身体来进行力量练习,离心性控制回到距小腿关节背屈起始位而不过度外翻(图 21-9),紧随其后的是向心性收缩回到中立位或略微跖屈而没有过度内翻。可以通过转移重心到伤侧下肢进阶此练习,并最终完成单足提踵。

动态踝关节力量练习和稳定性练习可以坐位屈膝 90°,足放在小治疗球上(图 21-10)。这可以进阶到闭链活动如踏步或 BOSU 球弓步(图 21-11)。在 BOSU 球上练习可以提高关节在潜在的安全状态下的动态稳定性,因其宽而平的底部设计比平衡板效果更好[13]。

双足足弓上举可以强化距下关节内翻肌。站立位,患者举起双侧足弓,将足滚向外侧。临

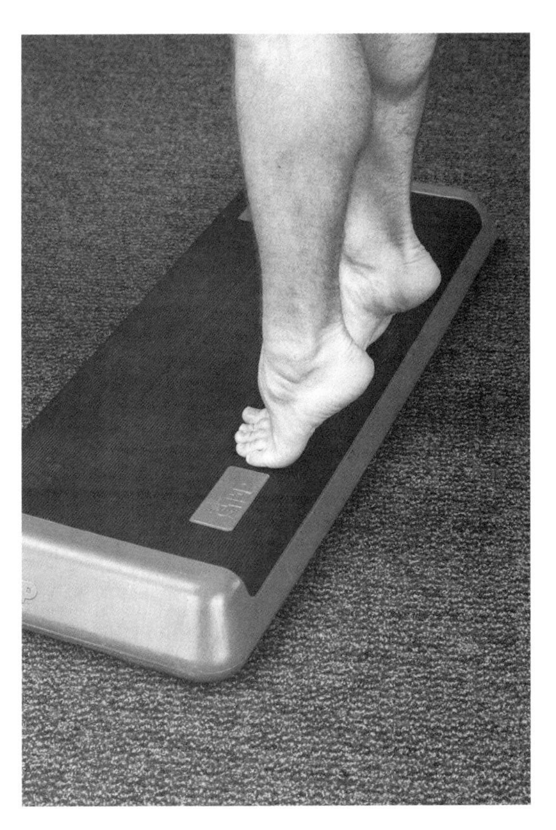

图 21-9 站立位提踵增强足部和踝关节内侧、外侧肌肉力量，以及足固有肌稳定足踝部、踝关节跖屈肌（腓肠肌和比目鱼肌）

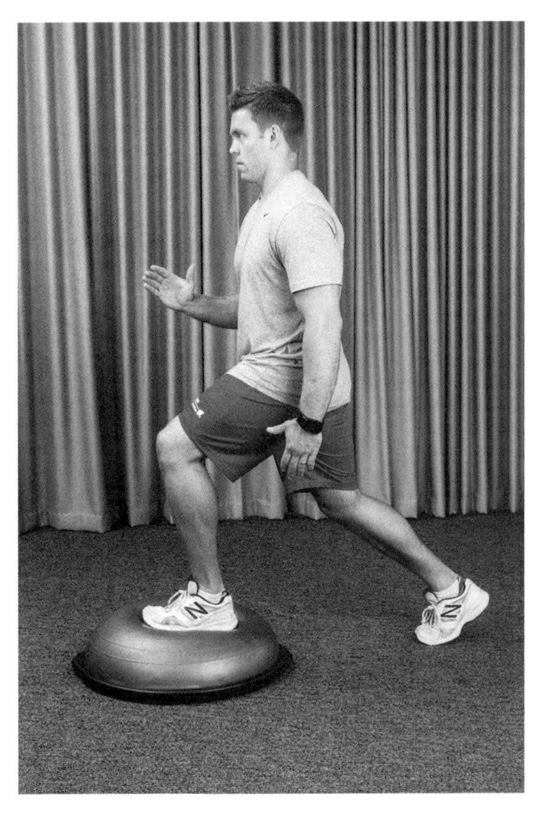

图 21-11 BOSU 球弓步，当平整面置于地板时 BOSU 球给踝关节提供了稳定性挑战

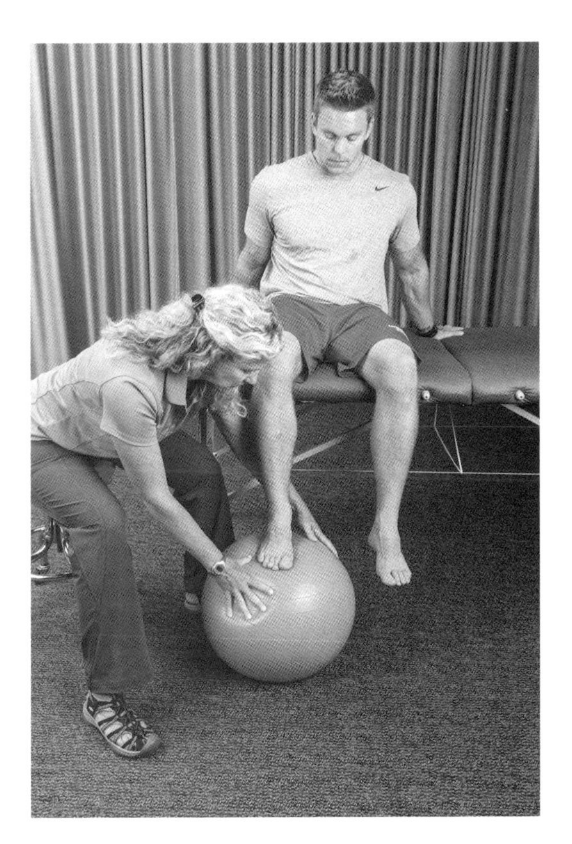

图 21-10 治疗师干扰治疗球时患者保持膝和足的中立位。起于预期模式到非预期模式或干扰时闭眼以增加难度

床医生应确保病人的大足趾仍在接触地面以促进腓骨长肌稳定第一线排列的作用，强调控制缓慢降到中立位，通过增加患侧负重来增加运动强度。

疼痛

处理疼痛时，适当的运动强度是运动处方的关键。制定运动处方和进阶运动时必须评估和考虑疼痛的严重性、激惹性和疼痛性质。例如，急性期患侧肢体练习应该在无痛范围内进行，亚急性阶段到达疼痛的范围，慢性阶段略微超过疼痛范围。如果病人主动控制差，可能需要主动助力运动。患侧髋关节和膝关节练习可以预防失用性肌无力，提高近端控制，减少疼痛。在很多情况下，固定自行车可以很好承受且可以保持或改善心血管和肌肉骨骼健康。软组织松动、贴扎和包扎、冷疗、电刺激和其他物理治疗方法都是治疗性运动控制疼痛和肿胀的辅助手段。

临床医师治疗疼痛时需要确定疼痛的生物力学原因。本章给读者提供诊断和治疗疼痛潜在原因的理论框架和练习示范。

姿势和运动损伤

姿势和运动损伤通常与足踝损伤一起处理。不管处理哪种损伤，应用强调理想的身体对线和运动。

影响足踝部最常见的错误运动模式是小腿过度内外旋，在运动处方时不应加强内外旋练习。（见患者相关指导 21-1）导致过度外旋（如腓肠肌短缩，胫距关节僵硬，前足内翻，胫后肌无力）或内旋（如第一线活动下降，制动后距骨活动下降，前足外翻，胫后肌短缩）必须针对性治疗，并在功能性练习中处理。

患者相关指导 21-1

步行中理想身体对线

患者应该在步行的时候获得理想的身体对线。控制中最难的阶段是在迈步的负重期。将足后跟、足体和足趾当作三个不同区域放在地面上。足跟应该轻轻地接触外侧部分并没有向外转动足。重力线应该从足的外侧移向足大趾，尝试维持膝关节在足趾前面，足朝向正前方，长足弓保持向上。如果在负重期维持这些身体对线，那么足应该可以稳定的蹬地。

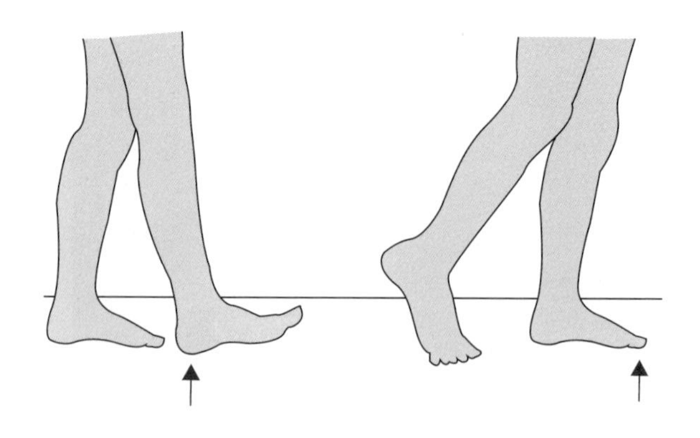

由步态组成的多次重复运动（如步行，单腿支撑，跨步）应该全天反复练习，以重塑神经肌肉功能，并改变习惯性错误动作模式（图 21-12）。

功能练习可以基于损伤愈合自然阶段而在损伤康复早期开始，便更好强化理想姿势和运动习惯，实现患者活动水平提高和功能目标。在功能练习程序中必须评估和治疗躯干和下肢力线、力量、活动性和运动模式。

足部疼痛无辅助用具移动时导致代偿和异常的步态生物力学改变。这些异常的生物力学改变会导致累积性压力，从而影响到下肢和躯干。这些代偿可以发展成习惯性，很难改变[14]。因步态是主要功能目标，鼓励病人使用四点步态模式与行走器或两个腋杖来控制部分负重和接近于正常

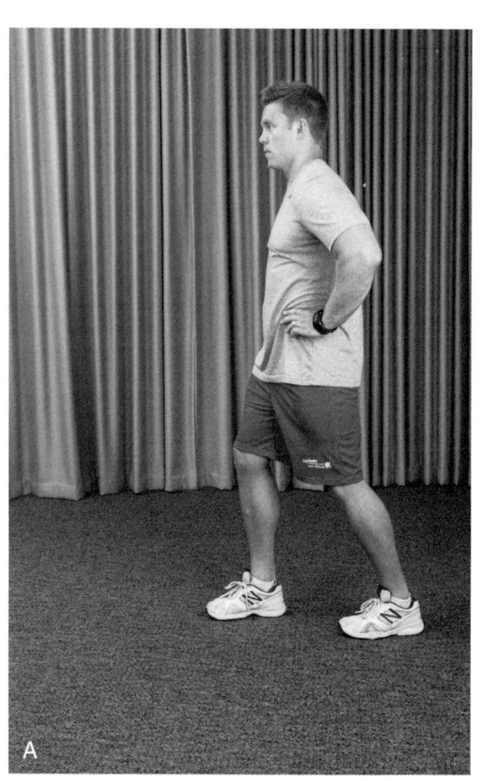

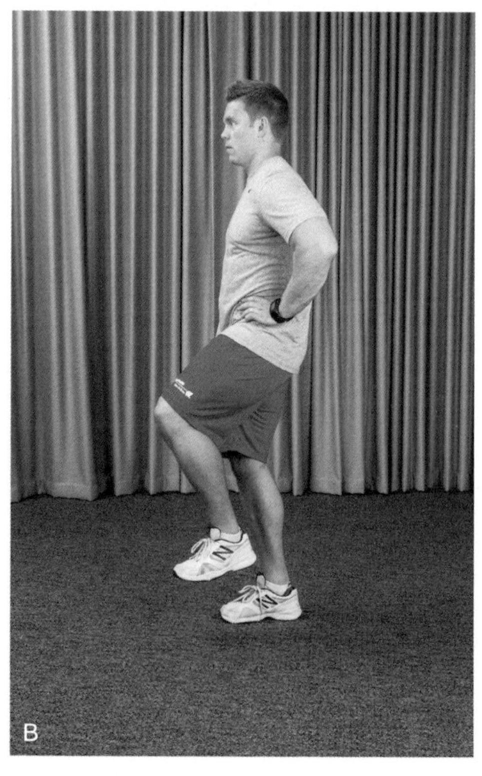

图 21-12 行走 - 站立进阶。保持骨盆中立位并最小化膝关节旋转，患者转移体重至前方腿（A），然后屈曲后方髋关节至 90°（B）。患者在回到屈曲后方腿至起始位置以前尽量保持平衡

的步态模式(如足-后跟模式)。在静态和动态转移重心训练以准备负重时辅助设备是有价值的。静态重心转移包括循序渐进地向患足转移体重,双足站在体重计上,显示相对负重,便于客观、控制和激励。动态重心转移包括患足站于地板,健侧下肢前后迈步。此练习可增加负重耐力,促进足后跟到足趾重心转移、控制胫距关节背屈。

内外侧方重心转移可通过圆形重心转移技术,病人使用一个辅助装置维持平衡和体重平均分布在双足,站立。患者从第5跖骨头开始慢慢环形转移体重,然后进展到后方到足跟外侧、内侧,前面到第1跖骨头。此练习可以顺时针和逆时针,双下肢同时进行对病人来说可能更容易。随着负重耐力的提高,可以通过增加体重向单腿站立来增加难度。

功能锻炼如倒走、侧方上下台阶、交叉上下台阶和抗阻力行走,对于提高病人的功能水平有益。这些练习通过距离、速度和弹性管或一个滑轮和重锤系统提供阻力来增加难度。练习必须发展到适合每个病人的更高水平的功能目标(如上下楼梯,跑,跳,急停,侧步绕锥,滑板,时钟步)(自我管理21-3)。往下跳可能是运动员和重返中高强度职业人群的重要功能需求。这个练习可以从5~10cm(2~4英寸)高的盒子双侧跳下开始。必须强调每个重复练习时理想的力线和运动模式。

为促进理想功能,患者可能需要矫形处方或咨询治疗师正确地选购鞋子(患者相关指导21-2)。如果患者需要借助鞋子来控制过度内旋,就可学习如何测试鞋类潜在压力(注21-1)[15]。然而,低中水平活动时光着足可以确保足部肌肉功能提供理想的力线和运动模式,而不是借助矫形器或鞋提供外部支持。但严重的解剖学障碍(如严重的前足内翻),在所有运动中推荐使用定制的矫正鞋。

自我管理21-3

时钟步

目的:提高下肢的动态稳定性、控制、协调和本体感觉。

体位:患侧下肢站在一个圆的中心标记(就像时钟)处

运动技术:患侧下肢单腿蹲,对侧下肢伸出以足趾触每个时钟点。分别顺时针和逆时针方向练习。

运动量:

重复:________次________秒

频率:________

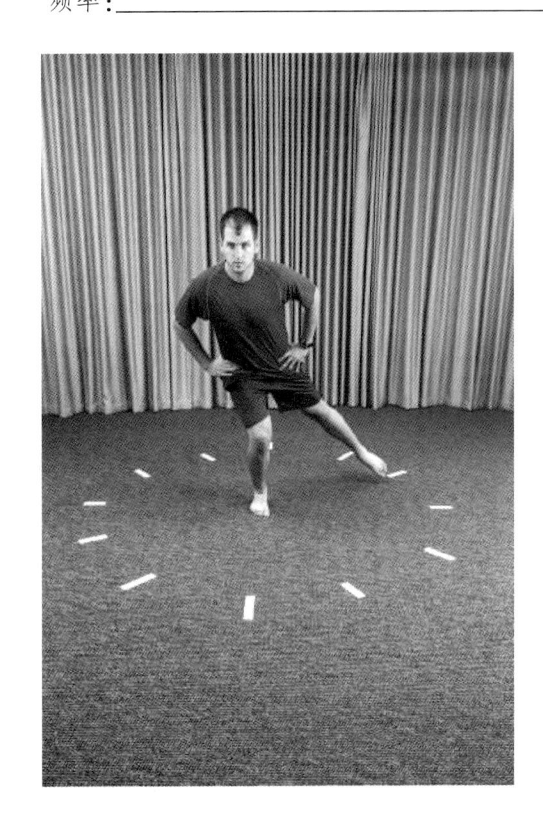

患者相关指导21-2

采购鞋类

知道自己的足型。鞋的大小和宽度可通过足二维的照片确定,但足是一个三维结构。足弓的高度影响到鞋的适配性。患者可以通过"湿测试"测量足弓的高度。浸湿足底,然后站在干燥的表面,如一块纸板,留下足印记。印记显示患者是否有足扁平(外翻)、正常或高足弓(内翻)。根据足型匹配的鞋子的底部。

足和踝关节动态稳定练习,可包括本体感觉训练的形式(见"平衡障碍"部分)和功能再训练(见"姿势和运动障碍"部分)

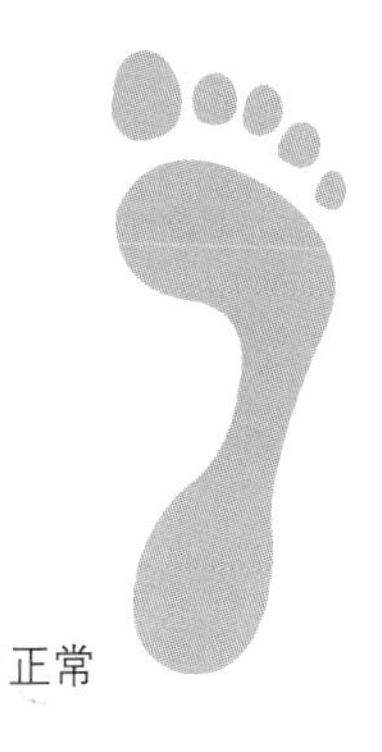

正常

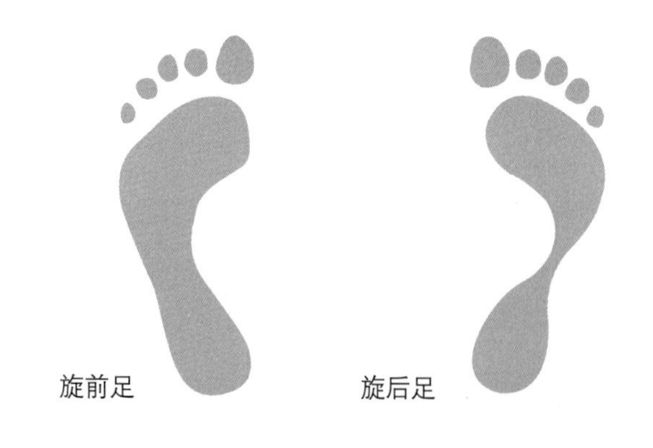

注 21-1
鞋压力测试

过度外翻患者将受益于活动控制型鞋子

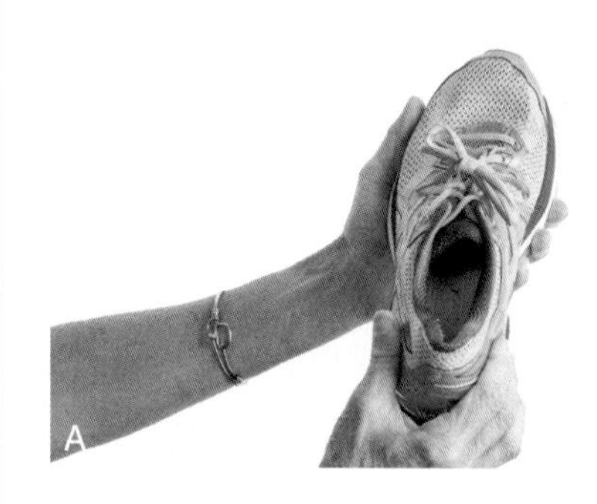

(A) 纵向应力。患者自然穿着时足趾会出现紧缩

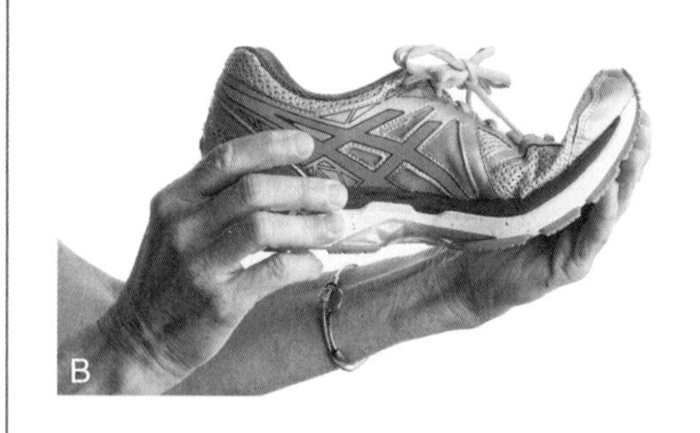

(B) 扭转应力。沿着纵轴扭曲时鞋只有最低限度变形

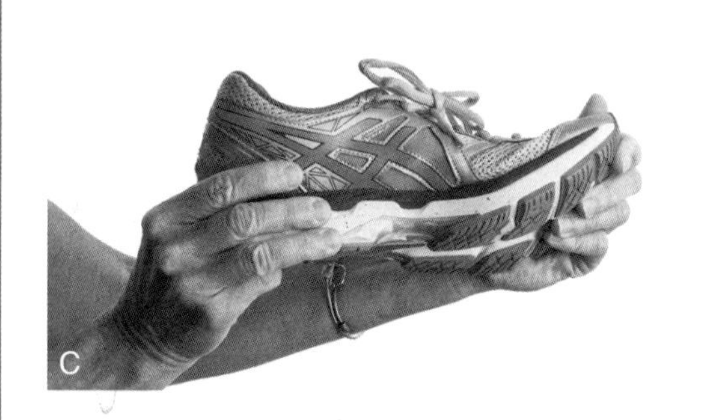

(C) 挤压鞋跟。应该只有最小变形

关节活动范围、肌肉长度、关节完整性和活动性

旋前和旋后包括所有面上的运动:旋前包含了背伸、外展和外翻,旋后包含了跖屈、内收和内翻。胫距、距下、跗间关节是三轴关节,因此有三个平面的运动,它们同时在三个运动面上以不同角度而协调地运动。例如,距下关节旋前时外翻角度比外展和背伸角度大。

被动和主动助力活动度练习治疗活动度下降应该遵循这三个面的特点。评估关节的附属活动或开始关节松动术治疗前医师应该指导主要关节面上的活动(如评估距下关节外翻和外展)以正确地活动关节。

开链主动拉伸可以进阶到闭链被动拉伸,最终进阶到在功能活动中运用活动性练习。有些练习在稳定相对更多身体节段时可以改善活动性下降的身体节段,以解决活动障碍问题。

足第一列活动过度

足第一列活动过度即第一跖骨和内侧楔骨背侧移动时有软性终末感。决定足第一列稳定性的结构包括跖肌韧带、止于第一列的非固有肌、跖肌腱膜,以上这些结构改变将导致功能异常,进而发生第一列结构变形。如果第一列结构发生变形,功能稳定性将受到影响[16]。例如,在步态支撑期地面垂直作用力将使第一列过度背伸,转移负荷到其他跗跖关节[17],从而继发踇外翻、跖骨痛及跖骨应力性骨折。

处理活动过度应遵循的指导原则:

- 急性期,活动过度部分必须以贴扎、支具、石膏或更稳定的鞋类来保护防止过度活动。
- 相邻活动下降部分应该以手法治疗或松动练习以防止过度运动转移到活动过度身体节段。
- 动态稳定训练应在高活动段开始,同时促进相邻节段的受控活动。
- 在脚和脚踝,动态稳定训练可包括本体感觉训练。(见“平衡障碍”一节)和功能再训练(见“姿势和运动损伤”一节)。

距小腿关节

距小腿关节背屈受限是足踝损伤固定后常见的损伤。这种限制来自短缩或僵硬的腓肠肌和比目鱼肌,也可来自距小腿关节活动下降。临床医生必须依靠检查来确定活动降低的原因。在背屈过程中主诉踝关节前部不适，可能是距小腿关节活动下降。

腓肠肌和比目鱼肌拉伸参考图21-13所示。仔细观察病人在这个活动期间防止距下关节外翻或踝关节背屈时过度拉伸前足。如果病人处于久坐位置，临床医生必须确保病人处于正确体位以防止骨盆后倾和由于腘绳肌短缩导致的腰椎屈曲。骨盆下垫枕以放松腘绳肌和改善病人的位置(图21-13B)。距骨小腿背屈活动度练习也可在长坐位进行，但膝盖下需放一个枕头以尽量减少腓肠肌和腘绳肌的拉伸。如果距小腿关节有足够的背屈活动度，比目鱼肌在这个位置得到拉伸(图21-13C)。

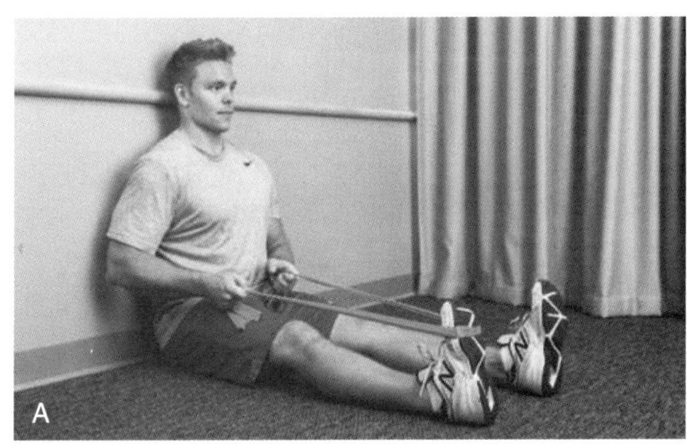

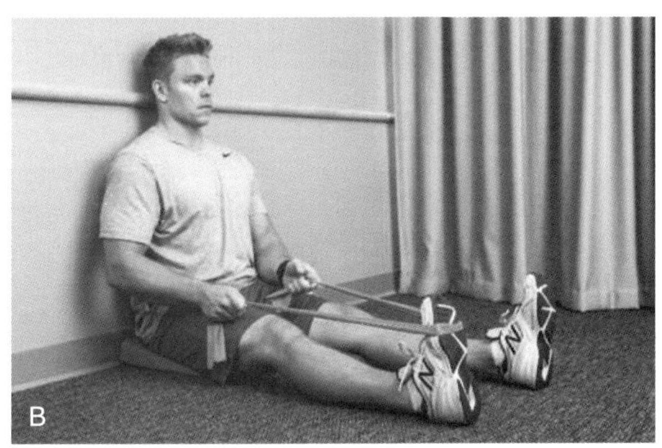

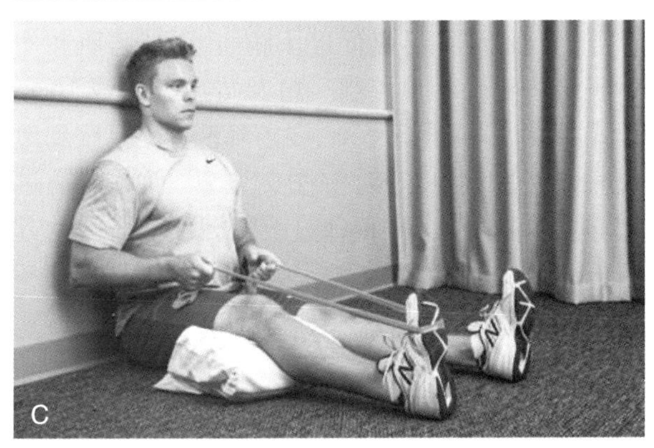

图21-13 增加踝关节背屈的活动性。A.长坐位使用毛巾拉伸腓肠肌；B.骨盆下垫枕以减轻腘绳肌张力，以保持正确的腰椎骨盆姿势；C.膝下垫枕头以拉伸距小腿关节和比目鱼肌

可以变长坐位为仰卧位，可以适应短缩的腘绳肌保持更好的腰骨盆力线。这样可以更好地拉伸腘绳肌而不致于过度拉伸腰段脊柱(证据与研究21-1)。

证据与研究21-1

小腿拉伸

多项研究发现，基本的静态拉伸方案不仅可以增加被动踝关节背屈关节活动度，[18,19](急性效应，单侧跖屈肌 、比目鱼肌拉伸)。还可以减少峰值肌力产生和预激活，降低跳跃高度，增加姿势摆动[18-20](跖屈肌拉伸训练，单侧跖屈肌、比目鱼肌拉伸，急性效应)。这些效应大约在十分钟内消失，这表明静态拉伸可能对中枢神经系统抑制产生直接影响[18,19](单侧跖屈肌、比目鱼肌拉伸，单侧跖屈肌的急性效应)。

尽管拉伸对神经肌肉功能有多重影响，但静态拉伸对于预防损伤没有影响，并且在缺乏适当热身的情况下也不建议使用[21](踝关节扭伤的最新情况)。

手法治疗技术可用于治疗距骨关节活动障碍。患者可以作为家庭计划的一部分，通过距骨的自我活动来补充临床干预。患者将受累的脚放在台阶上，用一根硬带子或管子绕着脚踝的前部，将末端固定在另一只脚下面。患者进行一系列弓箭步，带环在前距骨上提供后滑力。可调节台阶高度和松紧带的刚度，以提高患者的舒适度，增加活动的特异性。或者，患者可以将带子绕在踝关节后部的胫骨上，并将环的另一端绕在他们前面的桌腿上。患者采取蹲姿(双腿或单腿)。当患者进行下蹲时，束带将向前拉动胫骨，这也会在正常的关节扭伤中发生。

当进行背屈运动到负重姿势时，必须考虑下肢生物力学。如果距下关节在站立时是旋前的，距骨关节或腓肠肌伸展会增加后脚、中足和/或前脚的旋前力。拉伸应在以下观察点完成(图21-14)：

- 患者站在足离墙一个手臂的长度加上大约6英寸的距离
- 距下关节在中立或轻微旋后时活动稳定
- 患肢的侧缘与侧缘垂直或略向侧壁，以尽量

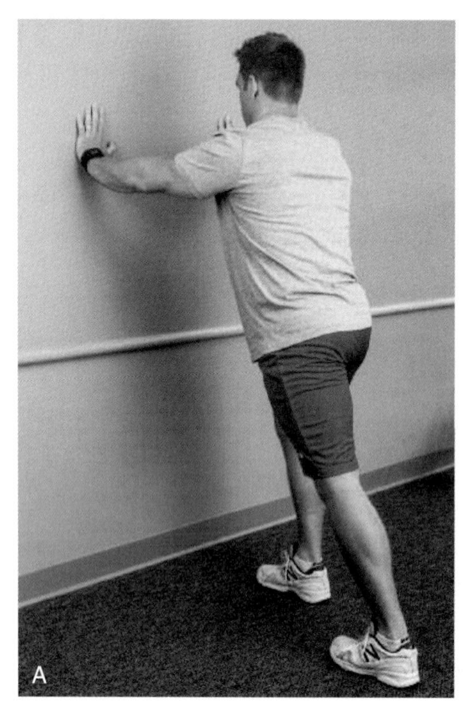

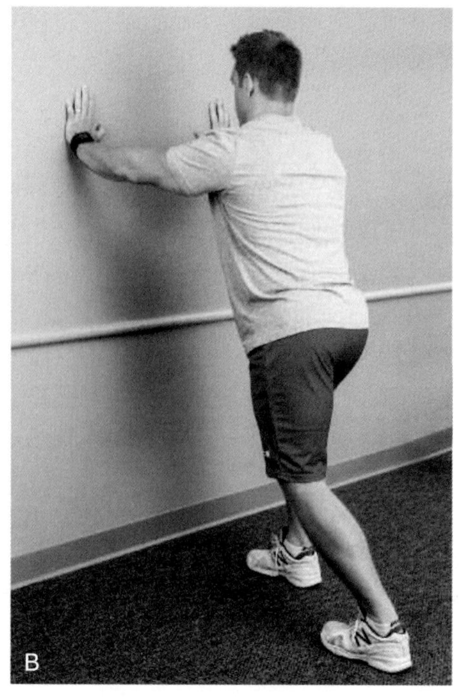

图 21-14 A. 可以靠墙拉伸腓肠肌，一定要指导病人保持足在矢状面，足的外旋将导致外翻；B. 膝关节稍微弯曲可以拉伸比目鱼肌，同样，指导病人保持足在矢状面

减少距下旋前力

- 折叠在内侧纵弓下的小手巾可以帮助支撑距下和跗中关节
- 伸直膝盖伸展腓肠肌；稍微弯曲膝盖以牵伸比目鱼肌

应该将主动运动纳入患者的功能活动中。例如，站立位小范围屈膝可能会加强距小腿关节背屈活动功能，而不是距下关节外翻。进阶到行走时小范围屈膝可加强腓肠肌拉长，因膝关节处于伸直位。步行站姿也可用于活动踇趾，以确保终端站姿的适当伸展。治疗性运动的进展必须包括在摆动阶段和步态中后期（需要最大背伸时）新获得的活动能力的功能再训练。如前所述，患者必须保持距下关节处于中立位，避免外八字足的位置（患者相关指导 21-3）。

患者相关指导 21-3

踝关节活动和行走模式

恢复最理想的行走模式，必须有足够的踝关节活动性。患者将通过一个特定的运动或贯穿一整天的系列练习来改善踝关节的活动性。下列照片展示行走模式应该是什么样子。迈步中段，需要最大的踝关节灵活性。确保足保持朝前，没有外八字足（图 A）。确保不让足弓降低（图 B）

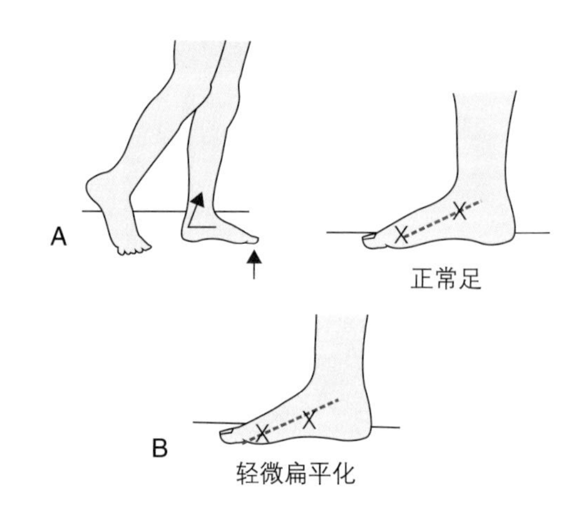

下台阶训练可以促进小腿肌群、伸膝肌和伸髋肌的离心性延长控制。患者站在 5cm 或 10cm（2 或 4 英寸）高的盒子上，要求降低健侧足跟到地板时保持患侧足跟接触（图 21-15）。此练习通过增加台阶高度、速度和（或）改变健侧下肢活动方向来进阶。

距下关节

距下关节内翻活动度练习可以让患者坐位，患腿远端放在健腿膝上。先完成主动内翻，然后患者用手缓慢拉跟骨和足活动到更大内翻范围（图 21-16A）。如果结合背屈动作，此练习也可以牵伸到腓骨肌。距下关节外翻活动度练习体位

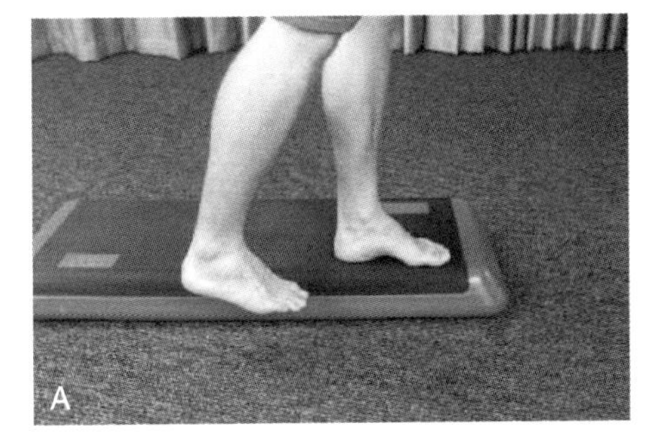
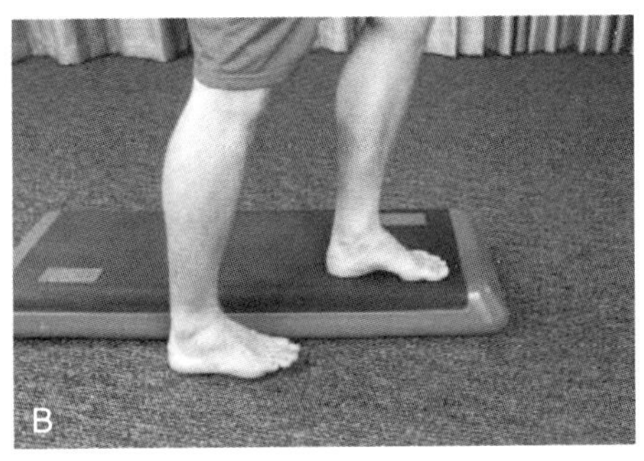

图 21-15 下台阶练习用于改善踝关节背屈,患者在此活动中必须能够控制踝外翻

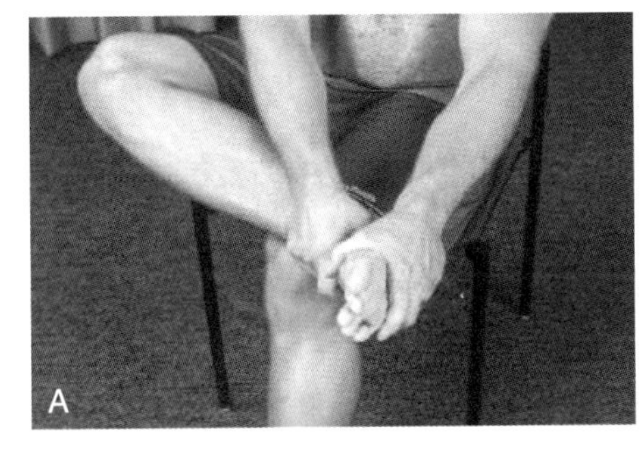
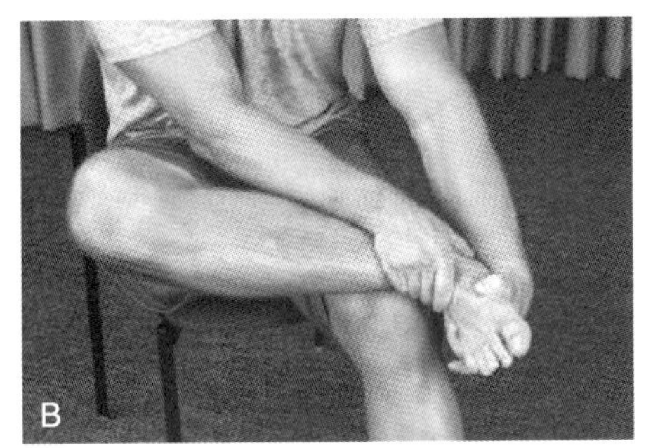

图 21-16 足部三个平面活动的被动拉伸。A. 距下关节内翻;B. 距下关节外翻

同前,患者主动外翻并缓慢增加手徒手压力(图21-16B)。如果结合背屈动作,此练习也可牵伸到胫骨后肌。治疗性运动应逐渐将正确步态周期中增加的外翻和内翻活动范围应用到功能性再训练。

肿胀

肿胀通常是关节完整性损伤的结果。因踝关节是身体中独立负重最大关节,肿胀可变成慢性问题。早期干预是有效地治疗这个损伤的关键。低水平动态练习结合加压包扎、频繁抬高肢体可有效地控制肿胀。强调周围关节多次重复、低强度动态练习。例如,患者后足肿胀、疼痛,并有距下关节内翻,可指导患者如何主动抬足趾屈和伸(自我管理 21-4)。重复练习时可以让患者坐位多方向重复,全天多次、中等数量地重复练习可能更有效(如每 2 小时一次)。

自我管理 21-4

脚趾和踝主动活动

目的: 脚和踝损伤后增加活动

体位: 仰卧,脚抬高至胸部以上

活动: 重复屈伸脚趾,踝关节上下活动或用踝写英文字母

运动量:

重复次数:________________

活动频率:________________

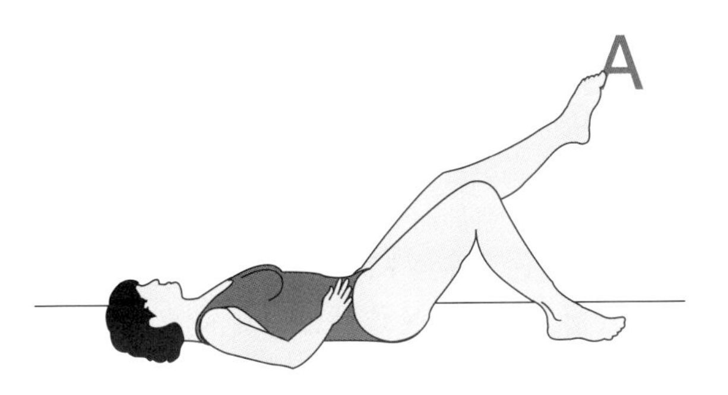

常见踝关节和足部问题的治疗性运动干预

尽管治疗性运动处方应基于每个患者的损伤、活动受限和参与限制,但可制定常见医疗诊断的常规治疗。损伤常伴随特殊诊断,本章没有深入介绍,仅处理最常见的问题。这些问题涉及多种结缔组织紊乱(韧带扭伤和踝关节不稳定)、骨折、功能性神经紊乱、局部炎症(如足跟痛,足底筋膜炎,胫骨后肌腱炎 / 腱病,胫骨压力综合征,跟腱炎)、术后康复(跟腱修复和全踝关节成形术)。

韧带扭伤

韧带扭伤是踝足部最常见的运动损伤[22-25]。70%~80% 扭伤都累及距腓前韧带、跟腓韧带或距腓后韧带[8,26-28]。有时也累及中足韧带包括背侧

跟骰和分支韧带。损伤机制通常是内翻和跖屈扭伤。单纯距腓前韧带损伤占踝关节扭伤65%，合并损伤包括距腓前韧带和跟腓韧带占20%。单纯跟腓韧带或距腓后韧带损伤很少见。

韧带损伤通常分为三级：

- 一级表现最小程度撕裂，踝关节稳定性没有变化。
- 二级表现韧带部分撕裂，踝关节中度不稳定。
- 三级表现韧带完全断裂，踝关节明显不稳定。

三级扭伤进一步划分损伤程度，一度扭伤表现为距腓前韧带完全断裂，二度扭伤表现为距腓前韧带和跟腓韧带的完全断裂，三度扭伤表现为距腓前韧带、跟腓韧带和后距腓韧带断裂并脱位[29]。

患者通常可以回忆损伤机制，有明显疼痛和触痛部位。可以观察到局部肿胀。可能出现瘀斑，表明血管部分损伤。受伤韧带特殊稳定性检查出现疼痛和自我保护。

韧带联合损伤通常合并其他损伤可发生在高达24%的踝关节损伤中，包括远端胫股韧带，这将导致距小腿关节分离、变宽。损伤机制是固定足部外旋或极度背屈。这些机制将距骨压进胫腓骨的关节面，加宽间隙，撕裂远端胫腓韧带。如果没有早期抬高足部，患者可能主诉后踝疼痛，尤其是患侧足试图蹬地时。没有及时鉴别和治疗胫腓联合韧带损伤会导致下胫腓关节面变宽和严重的关节退变。负重位X线评估胫腓关节完整性是必要的，以排除胫腓联合韧带扭伤。

韧带扭伤的愈合和多数软组织损伤类似，经历炎症、修复和塑形期。这些过程是连续的但又互相重叠。最佳愈合后进行阶段性练习和功能活动。控制压力促进愈合，但过度负荷可中断愈合而延长炎症过程。愈合所需时间取决于损伤级别，临床决定应基于症状、体征和功能评估[29]。

最初的治疗目标应该集中在控制与炎症相关的疼痛和肿胀上。鼓励早期负重[30]，踝关节稳定性和运动协调障碍[4]。二级扭伤可能需要使用腋拐在行走过程中提供额外的保护(证据与研究21-2和21-3)。

证据与研究 21-2

冷冻疗法

对于外踝损伤1到4天以内的Ⅰ级和Ⅱ级患者来说，传统的治疗建议包括休息、冰敷、加压和抬高患肢(RICE)。[31,32]冷冻疗法可通过控制疼痛来使患者早日康复，但目前使用RICE或其中单个部分的大多数理由主要是基于低质量的临床试验和对未受伤参与者或动物模型的实验室研究。[33]由于对局部脉管系统的影响，冷疗实际上可能会延迟组织的愈合。[34]

没有足够的证据来确定冷冻疗法对成人急性踝关节扭伤的相对有效性。[32,35]尽管在急性治疗阶段表面热敷似乎对肌肉疼痛和僵硬有较大影响，但也没有强有力的证据。[31]因此，必须根据专家意见和国家相关规定，根据个人情况做出决策，仔细权衡每种选择的相关疗效和风险。[35]

证据与研究 21-3

外踝支持

包扎、贴布或支具形式的外部支持可以提高本体感觉恢复能力，从而降低二次损伤的风险。[36]支持的选择应基于损伤的严重程度，愈合的阶段和疼痛情况。[37]最有效的支撑是半刚性的，可以防止二次损伤，但允许背屈和跖屈。[36,38,39]

早期被动手法干预可促进淋巴引流，改善距骨前后关节向列，并使足部无痛活动。在距骨关节生理范围开始时进行活动(即Ⅰ/Ⅱ级，在组织阻力开始前停止用力)是改善无痛活动度和步态变量(如步幅对称性和步速)的有效治疗方法[40]。通过疼痛的生理调节和组织的机械变化，仍可以取得效果。

早期开始中范围主动背屈和跖屈活动度练习，但勿加重韧带损伤。伤后48~72小时，不管负重能力如何可进行跟腱拉伸，以恢复伤后肌肉收缩功能[9]。

早期在胫距关节生理范围起始端进行被动松动是改善无痛活动度和步态的有效手段，如步长和步速。尽管有生理性疼痛和组织机械力的改变但仍可取得这些效果。

当疼痛和肿胀得到有效控制后可进阶练习，增加负重。开链内翻活动度在耐受下进阶，但背屈活动度和小腿柔韧性可以加强。重心转移练习可以完全负重或部分负重下练习，同时以外支具固定以保持肌肉张力促进平衡反应(自我管理21-5，21-6)。本体感觉平衡板是有效的，但练习必须在可控范围内以防止影响组织修复。抬起足趾迈步可帮助保持肌力和小腿的柔韧性。躯干、髋关节和膝关节练习可防止出现明显的活动下降，促进近端控制。髋部肌肉对保持踝关节控制很重要,在动态活动中影响足的定位和平衡[41]。臀中肌在步态周期中负荷反应和支撑中期尤其重要,可控制踝关节过度内翻。一项最近研究发现踝关节内翻损伤表现伤侧髋外展肌力量明显下降。髋外展肌早期力量练习,尤其是臀中肌练习,可改善运动表现和帮助防止踝关节扭伤复发(知识拓展21-4)。

自我管理21-5

动态重心转移

目的:促进负重及行走中跟-趾重心转移

体位:站立位,双脚分开与肩同宽

活动:1. 以(健腿)前方迈步,保持患腿稳定支撑,交替进行;

2. 以(健腿)后方迈步,保持患腿稳定支撑,交替进行。

活动量:

重复:________________

频率:________________

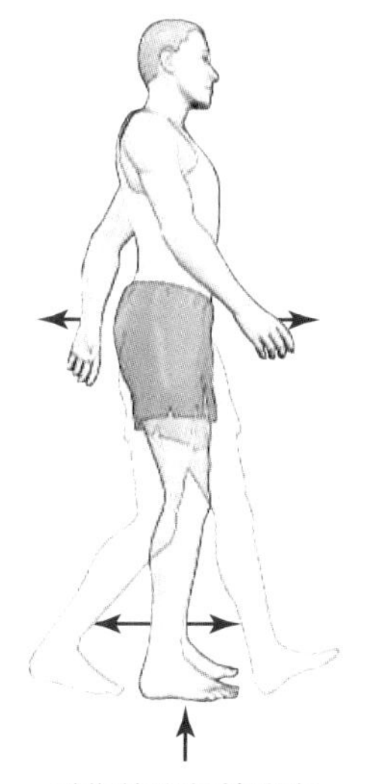

受伤的脚保持稳定

自我管理21-6

内侧/外侧重心转移

目的:改善站立平衡的控制与协调,准备动态活动;

体位:站立位,需要的话可以提供合适的支撑或辅助器械

1级:双脚站立

2级:单腿站立

3级:移除支撑/辅助器械

活动:沿着脚外周缓慢、环形地移动重心,分别顺时钟和逆时钟方向活动。

活动量:

重复:____________;时间:__________秒;

频率:________________

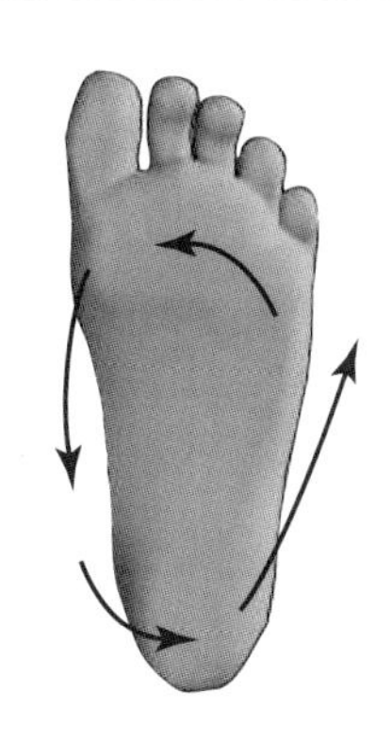

知识拓展21-4

二级扭伤的患者来进行物理治疗时,起初要求他不负重,直到超过4周,才能完全负重。你该如何进阶该患者治疗方案?

损伤后胶原组织重塑过程要历经3~6周。本体感觉和肌肉功能的恢复是重点治疗目标以预防损伤后活动下降及复发。此阶段可能出现再伤,因为许多患者对踝关节功能过于自信,因此过早重返高水平活动。直线慢速跑过渡到快速和急停,大八字型慢跑逐渐过渡到快速跑小八字型。其他练习包括双腿跳过渡到单腿跳,弹力管或拖重物抗阻走或跑,灵敏性练习。障碍和速度梯可通过改变速度、运动方向和跨越障碍等增加难度[42]。功能性力量练习可增强整个下肢肌肉爆发力,促进正确的身体力学机制,练习包括蹲、推或拉重物,上下台阶或爬梯[43]。伤后6~8周练习高水平活动时需佩戴外部保护支具;高水平活动中肌贴和支具可以有效地固定足踝[44-48]。

三级扭伤急性期处理有些争论,学院派建议手术修复后固定,然后康复训练[49]。最近的一项研究建议,首先用膝下石膏固定脚踝约10天,以控制肿胀并保护受伤组织。

不管是手术修复或固定,三级扭伤康复治疗方案与一级和二级扭伤相似。临床医师应该评估整个下肢关节活动度、柔韧和肌肉力量相对健侧的差异。在完全恢复肌力和本体感觉之前,外部支具固定是相当重要的。

慢性复发性扭伤或功能丧失与本体感觉、肌力恢复不充分有关,关节活动性下降与异常瘢痕形成有关,活动过度源于韧带愈合不充分。踝关节活动下降导致功能障碍患者通常表现出内翻跖屈应力试验时受限和疼痛。交叉按摩、关节松动术和活动性练习通常有效。姿势控制训练对踝关节活动过度患者过于依靠髋关节维持平衡有效[11,50]。

联合韧带扭伤比外侧踝关节扭伤更保守，平均复出时间是三级内翻伤的两倍。距骨背屈涉及到臼齿的扩大，如果这种运动不受控制，由于联合韧带损伤，早期或过度负重可能导致受伤韧带过度紧张。胫腓联合扭伤非手术治疗以石膏固定4~6周。踝穴不稳、变宽通常以手术固定，康复程序与内外踝扭伤类似。

康复治疗与踝关节内侧或外侧扭伤相似（知识拓展21-5），但一些作者建议最初限制外旋和末端背屈以保护愈合组织。目前，对联合韧带扭伤的康复指导研究较少。

知识拓展 21-5

一位30岁女性左踝内翻2级扭伤接受物理治疗2个月，她大部分症状在没有康复治疗时就已解决，但她主诉左足和膝关节内侧疼痛加剧，在跑步超过30秒后疼痛加剧。此患者目标是在6个月内完成半程马拉松，既往史有左踝多次扭伤，至今没有寻求物理治疗。

站立位，她表现出左后足外翻角增加，左侧明显扁平足，左股骨内旋增加。左踝背屈僵硬并受限但没有疼痛。她行走和跑步时左下肢外旋并双侧躯干过度侧屈。双侧睁眼单腿站立时间小于10秒，下蹲只能完成一半并表现出左髋内旋内收增加。踝关节韧带应力试验阳性，距腓前韧带和跟腓韧带松弛但无疼痛。

1. 你会发现此患者近端身体结构和功能发生什么损伤？

2. 列出此患者主要问题，首先最需采取什么干预手段？

慢性踝关节不稳

尽管给予正确的治疗与康复，仍有相当一部分踝关节扭伤患者一年后表现出机械性踝关节松弛和不稳[51]。其中多数人会持续多次扭伤。临床医师需清楚地认识到慢性踝关节不稳的定义，包括但不限于进行性松弛，背伸活动下降，腿和髋部肌肉力量下降，姿势控制能力下降，活动能力下降（证据与研究21-4）

证据与研究 21-4

慢性踝关节不稳本体感觉训练

有文献建议：慢性踝关节不稳患者最少持续6周平衡与协调性训练以减少再次受伤的风险[52,53]。然而，也有研究表明有或无本体感觉训练对降低踝关节再伤风险并没有显著性差异[54]。此外，在不平整的支撑面上进行平衡训练并没有影响韧带的本体感觉纤维，并不能单独用作本体感觉训练[55]。

活动时佩戴支具可以降低再伤的风险，作用机制可能是机械限制而不是影响本体感觉[56]。最佳有效的韧带本体感觉训练手段还需进一步深入研究。

复发性扭伤是因为活动过度，保守治疗无效，需要长期使用护具或手术治疗。

踝关节骨折

胫距关节骨折是下肢发病率最高的骨折。距骨在踝部过度外旋、外展或内收导致剪力或踝创伤性骨折。踝部骨折通常合并韧带扭伤。胫距关节骨折通常以足的位置（外旋或内旋）和距骨作用于踝的外力方向。症状与踝扭伤相似，尽管看起来更严重。表21-1是Lauge-Hansen分类系统对胫距关节骨折的描述[57-59]。

表21-1 Lauge-Hansen分类系统对胫距关节骨折的描述

骨折机制	受影响结构
内翻内收损伤	足部承受过度外部负荷导致过度内旋，腓骨远端创伤性骨折合并外侧韧带扭伤。如果外部力量继续，距骨在下胫腓关节内收，导致远端内踝在关节线处剪切骨折。
内翻外旋损伤	距骨外旋合并足部内翻导致胫腓前下韧带撕裂，并腓骨远端骨折。持续外旋力量可导致三角韧带断裂或内踝远端创伤性骨折。由于三角韧带非常坚韧，内踝创伤性骨折更常见。Michelson等发现外侧（外翻）负荷将踝骨向外侧推向腓骨导致这类损伤也加入此分类系统。
外翻外展损伤	足部外翻时距骨在下胫腓关节远端过度外展导致内踝创伤性骨折。距骨持续外展可撕断距腓前韧带和距腓后韧带。下胫腓关节分离视为关节分离。这类骨折的最后阶段是外踝在关节线横断。

续表

骨折机制	受影响结构
外翻外旋损伤	距骨在外翻位受到外旋外力可导致内踝创伤性骨折，随之胫腓前韧带撕裂和胫骨骨折。腓骨骨折通常在距小腿关节上腓骨干，胫腓关节分离也会出现。

治疗

距小腿关节骨折急性期治疗的关键是恢复胫距解剖对线。骨折可手法闭合复位或切开复位内固定。腓骨骨折无胫距力线异常通常以手法闭合复位。双踝骨折或单踝骨折合并韧带断裂通常导致对线不良，因此需要切开复位内固定。切开复位内固定后患者通常需要石膏固定6~10周，固定期间医师需注意防止肌肉萎缩[60]。目前，对于功能结果，不良反应和成本效益的证据不足以得出任何关于手术或保守治疗的结论。制定正确治疗计划时考虑损伤程度和固定时间很关键。

早期康复应该包括教育患者抬高患肢，未受伤肢体的主动活动。水肿的按摩，外科瘢痕松动，减少肿胀的治疗是有效的。必须评估距小腿关节附属活动，可以应用关节松动技术。主动活动开始于中段活动范围，小强度、重复次数多的活动。可控的使用辅助器具下部分负重活动(如助行器或腋杖)通常是推荐的活动方式。相反，没有保护的活动可能增加足踝部疼痛和肿胀导致腰骨盆区域和对侧下肢的拉伤。早期固定自行车是双下肢轻柔的活动，应教育患者足跟接触踏板，慢慢过渡到前足踩踏板。

随着炎症症状消失，治疗重点应在恢复关节活动度、力量练习和功能训练。包括膝关节和髋关节生物力学机制也应该评估和治疗。踝关节骨折后关键的结构缺陷是距小腿关节背屈活动下降。背屈活动受限后常见的步态代偿包括如下。

- 下肢外展外旋。
- 膝过伸。
- 距下关节过度外翻。

早期采用提踵练习可以有助于消除这些代偿(见“足跟和比目鱼肌提起”部分)。随着功能正常化，可以更多耐受关节活动度练习，进阶速度可以加快。一旦关节活动度改善就可以不用练习提踵。如果创伤比较严重，结构损伤是永久性的，可以将提踵练习装置作为外部设备装配在鞋子上以长期使用。

距下关节过度外翻是距小腿关节背屈受限的代偿，可导致中足活动度过度和功能障碍。足部矫形器可以用于当前条件和将来足部健康问题。提踵结合足部矫形器辅以功能性力量练习和本体感觉训练。这些支持性支具可以考虑在康复早期应用，长期功能改善也需要。

随着中年人口数量的增加，年老成人中踝关节骨折发病率也随之增多[61]。损伤机制通常是低能量的，例如跌倒或绊倒。这些患者尽快恢复功能是最重要的，因为他们高年龄和活动减少导致骨质强度、本体感觉和肌肉力量已下降。

功能性神经障碍

神经功能障碍涉及下肢肌肉、踝关节和足部损伤的评估，通常开始于近端肢体部位的筛查。胫后神经或腓总神经支配肌肉的瘫痪可能是腰椎损伤引起。在排除脊柱问题引起的神经功能障碍后，应排除髋关节问题(如梨状肌综合征)。

一些神经功能障碍被认为是功能性的，即这些神经在功能性活动中受压。神经受压来源于骨撞击、筋膜室综合征或关节活动过度或不稳定。偶尔，神经会在多处受压。了解解剖和神经支配方式对于正确诊断和治疗神经功能障碍很重要(见在线补充的神经学复习部分)。神经受压或牵拉后可以通过以下方式解决：改变穿鞋、矫形器或治疗性运动以调整身体力线，恢复活动性和运动模式。以下部分介绍胫后神经、腓总神经及分支损伤、受压、牵拉后的处理。

胫神经

胫神经损伤比腓总神经损伤少见，因为胫神经位置深在腘窝内受到保护。如果胫神经在腘窝内损伤或牵拉，所有小腿后群肌肉和跖屈肌受累。完全性损伤后由于跖屈活动丧失导致拖拽步态，行进过程中提起足跟困难。腓总神经支配肌肉活动增强导致足纵弓抬起(如高弓足)、足趾屈曲。足底和足趾跖面感觉丧失。疼痛性功能障碍，如神经性灼痛(一种混合性区域疼痛综合征)常见于不完全性或失神经损伤。

如果怀疑神经受牵拉，必须评估腘窝周围肌肉长度。如果腘肌、跖肌和腓肠肌短缩，胫神经可能受压。正确地拉伸、改变身体力线和运动模式以缓解肌肉短缩可以减轻甚至消除神经受压。

胫神经受损后另一个常见功能障碍是跗管综合征，跗管是屈肌支持带形成的纤维 - 骨管，内侧界是跟骨，后侧部分是距骨，远端是胫骨，内侧是内踝。胫神经通过此管可能会在内踝后面支持带下面受压。胫神经受压后导致足和趾底部内外侧感觉功能障碍，进行性肌肉萎缩、无力、足趾屈曲外展和内收[62,63]。其他体征和症状包括烧灼感、麻木、刺痛，踝内侧和（或）足跖面疼痛、内踝后侧局部触痛、Tinel 征阳性。踝背屈末端和外翻可诱发症状。这些体征和症状可能会出现但完全性损伤可能不会出现[65,66]。

距骨后内侧突起致距下关节活动过度可能牵拉到胫神经。此部位神经受压或牵拉后处理包括治疗合并的距下关节外翻，如牵伸短缩的腓肠肌，胫后肌力量练习，教育患者改变不良的习惯姿势，指导患者行走和其他功能活动中注意正确的足部生物力学机制。除此以外，注意正确穿鞋，完全解决神经受压症状可能需要矫形器矫正过度外翻。对物理治疗手段效果不佳的患者可以手术松解背管，术后前 2 周开始活动练习[64]。

腓神经

腓总神经是最常见的下肢神经损伤，主要因其围绕腓骨颈，暴露在浅表。损伤后导致腓浅和腓深神经支配肌肉的瘫痪。结果是足不能背屈外翻，趾不能伸，导致足下垂和跨阈步态。伴随有小腿前面、足背面和所有足趾感觉丧失。小腿外侧肌无力可能导致复发性踝扭伤。神经恢复阶段正确制定运动计划需要熟悉解剖、神经支配模式和步态中受累肌肉的功能。神经损伤后注意防止肌肉疲劳。当肌肉无力时，在恢复早期通常需要外部支具（如背屈足托）。

腓深神经可能在伸肌支持带下面受到牵拉，即前跗管综合征，通常是外伤引起。复发性踝扭伤通常在足跖屈内翻时导致腓深神经持续受到牵拉，穿过紧的鞋子或滑冰靴也可牵拉到腓深神经。腓深神经受压通常导致疼痛放射至大足趾。趾短伸肌可能无力或萎缩[67]。临床诱发跗管综合征检查是在所有跖趾关节最大范围背屈时将足最大范围外翻和背屈，此临床检查可以帮助增加物理检查的敏感性[65]。

治疗前跗管综合征，应确定神经受压不是由于穿鞋不适引起。如果踝关节活动过度或不稳定，合并的损伤也应处理，包括治疗性运动、穿鞋、支具、胶布贴扎或矫形器以降低腓深神经过度牵拉。练习包括腓骨肌力量练习结合踝关节本体感觉练习以预防踝关节扭伤复发。

足底筋膜炎

步态推进阶段，足底筋膜通过锚机机构支撑纵弓，为足部提供稳定性[16,68-71]。“起锚机”是指拉紧电缆或绳索。在这个模型中，足底筋膜模拟了在跟骨和跖骨之间的电缆。拇指背伸（伸展），在步态末端站位时绕着跖骨头的足底筋膜缠绕，缩短了“缆绳”的距离。抬高了内侧纵弓[72]。足底筋膜损伤发生于内在或外在因素。足底筋膜炎可以更准确的称为筋膜炎。是由于病情的慢性和组织学证据，而不是炎症。内在因素包括跖屈活动下降和足固有肌力量下降，下肢扭转的力线不良，肥胖或体重突然增加和足部骨折。最近研究表明足底筋膜损伤危险因距小腿关节背屈活动下降而增加[54]。外在因素包括训练错误，不正确的或过度地穿鞋[55,56]。

足过度外翻致过度损伤是足底筋膜炎最常见损伤原因。距下关节过度外翻，高弓足和体重向内侧偏移致足底筋膜疲劳（足底筋膜起于足跟前内侧的内侧跟骨结节）。常见症状之一是足跟内侧面锐痛。然而，因为内侧跟骨结节近端和足底筋膜起点，临床上很难从位置鉴别筋膜疼痛来源于骨骼。足底筋炎患者可能主诉早上起床下地走路前几步疼痛剧烈，或长时间休息后疼痛加重，行走一段距离后症状缓解[73]。临床医师根据行走距离增加激惹疼痛的反应来区别疼痛源于应力性骨折或神经牵拉[74]。

足趾背屈活动因锚机机制加重足底筋膜牵拉而加重患者症状。

除了足底筋膜，可能还有其他结构疼痛，也应作为鉴别诊断，包括踇外展肌、趾短屈肌、小趾展肌、跖长韧带、近端滑囊，以及压迫可能性或糖尿病神经损伤。

除了足底筋膜，其他足底结构也可能疼痛，应考虑鉴别诊断，包括

- 踇展肌、趾短屈肌、或小趾展肌
- 足底长韧带
- 邻近的足跟滑囊
- 压迫或糖尿病神经病变。[73,75]

治疗

足底筋膜炎的治疗是综合的，没有单一的干预措施对所有的患者有效，足底筋膜炎处理分为三大类：减轻疼痛和炎症，降低组织压力，恢复肌肉力量和受累组织的弹性[75,76]。

足底筋膜炎急性期主要治疗目标是控制疼痛和炎症。治疗措施包括非甾体抗炎药[77]，封闭注射，离子导入[78,79]，超声波透入，超声波，深部组织按摩，冷疗和水疗。

足底筋膜炎非手术治疗关键是调整活动。对跑步运动员来说，考虑降低跑步距离，变换活动方式，评估穿鞋，减少工作量，缩短练习时间等。低阻力自行车和游泳池中跑步是陆地上跑步的有效替代方式。

减轻足底筋膜拉伤的物理方法包括：

- 贴扎
- 鞋类改造
- 夜间夹板
- 足矫形器

贴扎、足部矫形器、夹板和穿鞋改良等都有助于降低足底筋膜压力。环形浅色胶布贴扎通常在早期干预降低足底筋膜负荷，并减少炎症（注 21-2~21-3）。鞋的改进可以包括鞋跟内侧楔子来限制内翻或改变鞋带以控制中足[76]。换一双鞋跟稳固的鞋来控制后脚的运动可能是有益的。

注 21-2
足部贴扎准备

1. 足部必须清洁干燥。肥皂水或酒精擦拭去除皮屑和油脂，以增加胶布与皮肤的黏附度。
2. 剔毛以避免去除胶布时牵扯皮毛刺激毛囊引起疼痛。
3. 使用皮肤喷雾剂增加胶布黏性。
4. 贴扎前应用皮肤保护膜以保护皮肤，但需要最大支持时贴扎应直接贴于皮肤。当患者参加低中强度活动时应用皮肤保护膜。

注 21-3
足纵弓贴扎技术

胶布：1 英寸运动胶布

体位：患者仰卧于治疗床，腿置于床沿。

贴扎技术：跖骨头近端抛 2 个环形锚（动作轻柔）。第一跖骨头近端，足内侧面开始第 1 条对角线贴，胶布从后面绕过足跟，胶布在足底成角穿过跖面，回到内侧胶布起点处（A）。第 5 跖骨头近端，足外侧面继续第 2 条对角线贴，胶布在足底绕过足跟，向外侧上方到起点（B）。继续以上述方式贴扎，直到扇形填满（C）。从足背外侧面开始在跖底覆盖之前胶布，足弓下面继续，在足背内侧面结束，以束紧前面的胶布。在足底顶部留有缝隙，以短条胶布穿过缝隙（D）（E）。每一层覆盖上一层约 0.6cm（1/4 英寸）。

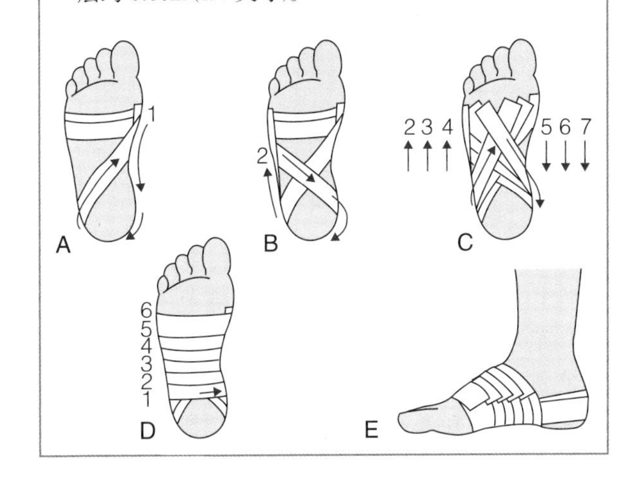

低负荷长时间是牵拉组织的一种最有效方法。同样，夜间夹板在睡觉时可以预防跖屈也是处理足底筋膜炎另外一种有效工具。与站立位牵伸腓肠肌比目鱼肌相比应用夜间夹板可缩短恢复时间[80]。慢性患者（持续超过 6 个月以上）使用定制夜间夹板比成品夹板控制足底筋膜疼痛效果更好[73]。

必须评估前足和后足固有肌异常排列以决定是否采用矫形器治疗。正确的前足和后足矫形器可支撑足底筋膜对足纵弓软组织没有直接压力。最近文献支持应用经济型预制成品或非处方矫形器代替过于昂贵的定制矫形器[81]。小心评估长期应用矫形器治疗足底筋膜炎。

在亚急性期，循序渐进交叉摩擦按摩和足底筋膜拉伸防止异常瘢痕形成，改善足底筋膜弹性（自我管理 21-7）。

自我管理 21-7

足底筋膜台阶牵伸

目的：增加足底筋膜柔韧性。

体位：站立，足趾伸展抵抗垂直位的台阶，足跟接触地面。

活动技术：慢慢在足趾上屈膝，防止足弓内滚。

强度

持续时间：__________

重复次数：__________

练习频率：__________

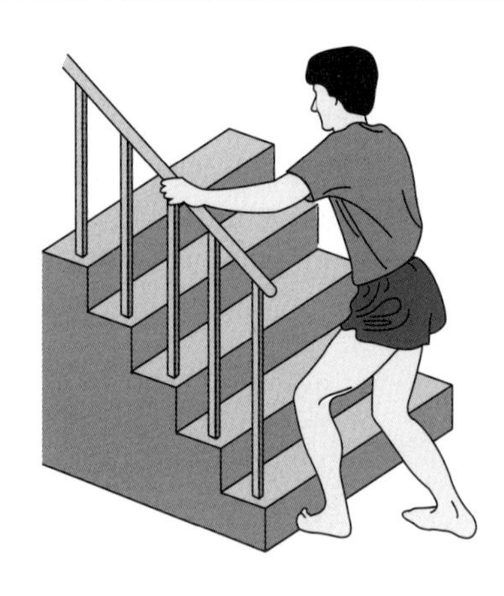

如果这种牵伸增加足跟疼痛，牵伸练习应改良为非负重位被动足趾背伸到疼痛范围[73]。

足底筋膜炎症状的长期治疗解决直接影响足底筋膜的生理和(或)解剖结构异常。如果旋前牵拉到足底筋膜，距小腿关节僵硬和/或腓肠肌比目鱼肌短缩都可引起外翻，可应用距小腿关节松动或腓肠肌比目鱼肌牵伸技术。然而，临床医师应注意：简单的腓肠肌牵伸不能显著降低足底疼痛[82]。结合松动技术和胫骨前肌、趾长伸肌的牵伸、力量练习对于功能活动中保持和发挥背屈活动至关重要。如果足固有肌无力导致足纵弓和横弓失去支撑，力量练习可以促进动态稳定以防止过度旋前。此外，也需评估下肢关节力线、肌肉柔韧性、肌肉功能和运动模式等外在的旋前因素。功能性练习和本体感觉训练可以降低外翻力并改善距小腿关节背屈。患者可能在12英寸的箱子上做向前进动作，当踝关节通过背伸关节时，通过脚控制内翻。这样可以增加前进的速度和角度，或增加箱子上单腿平衡的保持时间来进行。

胫骨后肌腱功能障碍

胫骨后肌腱是内侧纵弓的主要动态稳定装置[83]。在开链运动中，胫骨后肌使足内翻和跖屈。而在闭链运动中，在支撑初期，胫骨后肌减缓距下关节旋前，在支撑中期和支撑后期[84]，它使距下关节旋后。胫骨后肌收缩抬高内侧纵弓，固定(外旋)足中部，使足转换为拱形杆结构以推动人体前进。在步态周期中，这个功能使腓肠肌活动时具有更高的效率[83]。

胫骨后肌腱功能障碍的机制通常是距下关节过度旋前，导致扁平足畸形。然而，由于身体状况不佳和过度的体育活动，肌腱可能很紧张。这种障碍在肥胖、五六十岁、有着久坐不动生活方式的女性中最为普遍[85]。损伤的最常见机制是踝关节外翻扭伤。由于和肌腱病理相关的血管过少的区域，症状通常位于胫骨远端内侧三分之一或踝关节内侧后下部[85]。典型的症状包括肌腱触痛、内翻和跖屈抗阻无力或疼痛、闭链内旋时疼痛。如果伴随过度内旋，走路可能变得疼痛。由于胫骨后肌在(跑、侧切或跳)活动减速期中的作用，跑、侧切或跳能力也可能会受损。病人可能会主诉越来越多地感觉踝关节不稳，表明本体感觉、力量、协调性的改变[85]。

治疗

如同足底筋膜炎，在急性期治疗的首要目标是用合适的药物和治疗方式控制炎症。足弓或舟骨贴扎有益于控制末端范围的内旋，从而降低胫后肌的拉伤。为了控制疼痛和炎症，低强度、高重复次数，在无痛范围内的跖屈和内翻活动应该在康复过程的早期开始。过渡到亚急性期时，可开始开链和闭链力量练习。例如，患者可以练习渐进式负重转移，同时积极稳定内侧纵弓，防止过度内翻，这可能会进阶到单腿平衡。近端肌肉(髋外展肌和髋伸肌)的强度对于在步态的早期站姿阶段吸收地面反作用力至关重要。应根据指示对其进行评估和再教育，以减少负重时的远端旋前力。考虑到步态周期中胫骨后肌群的角色，离心和向心的力量练习能产生积极的结果[86]。评估内在和外在的内旋因素，使用矫正治疗和功能锻炼作为长期症状解决的指导[87]。

对于胫后肌部分撕裂的病人来说，步态足跟着地期有延迟的跟骨内翻和无力等表现，4~6周无负重的短腿石膏是必要的。胫后肌腱功能障碍对非手术治疗是顽固的，由于伤病的渐进性，经常介入手术治疗[85,88]。然而，目前还没有一种方法可以确定哪些病人对保守治疗反应好，哪些病人最终需要手术治疗。

胫骨内侧应力综合征

一直以来，在运动中胫骨内侧应力综合征是最为普遍的小腿伤病之一，但它的机制尚未明确[89]。这涉及小腿筋膜或骨的应力反应，这些应力反应沿着最为普遍联系的比目鱼肌止点的胫骨后内侧[90]。一些作者推想胫骨内侧应力综合征是使比目鱼肌疲劳和超出胫骨的骨重建能力负荷的重复性应力的结果。风险因素包括内旋增加，前足内翻，舟骨塌陷试验阳性，体重指数高，跑步平面坚硬、倾斜，跑鞋不合适，训练错误等。在文献研究中，训练错误占60%，MTSS（胫骨内侧应力综合征）是运动人群中最常见的过度使用伤害之一，尤其是女性。

病人可能主诉在锻炼时，沿着胫骨的中部或后内侧远端有钝痛[3,90,91]。起先，疼痛可能发生在运动的开始和结束时，随着训练增加，疼痛加剧、持续[3,91]。阳性的物理检查包括：胫骨远端中部的肌腱触痛，提踵痛，抗阻跖屈、背伸和内翻疼痛[91]。背屈关节活动不是导致症状的重要因素。虽然足底屈肌僵硬是这种情况的一个特征，但这应该被视为一个后果而不是一个原因。

由于病因尚未明确，所以胫骨内侧应力综合征的预防是困难的。在文献中报道的方法包括减震和控制内旋鞋垫的使用以及渐进性的跑步计划。然而，小腿肌肉的拉伸一直以来没有效果[89]。治疗性训练的思路应集中在改变跑鞋和训练，增加比目鱼肌的力量和耐力。日常锻炼的个体应保证至少每周1次的减轻胫骨负荷的交叉训练，比如游泳锻炼，这能使胫骨重建发生。

跟腱炎

尽管跟腱的横截面积大，但由于血供不足，在跟骨上的2~6cm处特别容易损伤[92]。由于血供随着年龄减少，跟腱容易产生慢性炎症，也可能断裂[93]。

跟腱的劳损是下肢比较常见的肌腱损伤之一[94-100]。因为在着地时，跟腱离心性收缩降低足跟，所以跟腱劳损在跑跳运动中的人特别普遍。在步态周期的支撑中期末，当跟腱被拉长以减缓小腿前摆，跟腱也受到应力。在上坡跑和跳时这种应力特别强，当推进身体向心性上坡时，跟腱要离心性地减慢小腿前伸。导致损伤的内在因素包括后足外翻，小腿三头肌和腘绳肌紧缩[91]，前足内翻[101]。外在因素包括跑步机制，跑鞋的类型和适合度以及跑步路面。

疼痛可能由直接触碰跟腱引起，踝关节活动时也可能有捻发音[91]。在踝关节被动背伸时由于跟腱被拉伸，疼痛可能加剧，背伸的活动度也可能减少。沿着跟腱纵向可见水肿，随着胶原沉积跟腱也可能增厚。

跟腱的治疗应该遵循第11章节的指导手册。拉伸小腿三头肌能使肌肉长度增加，从而使跟腱上的负荷分散。只有在踝关节活动度恢复正常时才推荐进行拉伸；否则，如果踝关节活动度不足时，跟腱上将承受过多的张力。当足保持中立位时，膝关节伸直拉伸到腓肠肌，膝关节屈曲拉伸到比目鱼肌（见图21-14）。

力量练习是非常重要的治疗方法，但是为了避免加剧病人的状况，只有在急性期以后才进行。如果病人不能忍受高强度的活动，在症状减轻前进行水中治疗是合适的；这使得病人在安全的环境中锻炼跟腱时能保持心血管健康[102]。在第16章有更详细的介绍。训练计划应该渐进到离心性训练，比如站立位缓慢控制降低身体，踝关节从跖屈位到背伸位的离心性练习，使用一个斜板可以帮助这种训练[101]。（证据与研究21-5）

证据与研究21-5

跟腱炎的离心性训练

慢性跟腱炎疼痛患者离心性小腿力量练习比向心性力量练习效果更好，尽管只有45%患者愿意接受离心性力量练习[95,103-105]。离心性练习可以减少肌腱增厚，可能缓解异常胶原纤维沉积[106]。然而，截止目前，没有研究报道离心性负荷练习可以改善肌腱结构[107]。

速度和负荷应该循序渐进地增加，并且逐渐针对这组肌群（自我管理21-8），在正常步态中跟腱承载2.5倍的体重[101]。针对跟腱粗细和功能需求，如果目标是改善跟腱的横截面，病人可进行超等长收缩和大重量负荷训练以取得更好的效果。多数跟腱负荷练习推荐针对性重复性练习以激惹疼痛，物理治疗师应教育病人合理处理病人期望和治疗依从性。

自我管理21-8

单足跳练习

目的：增加动态活动中、撞击负荷和控制跟腱拉长时的平衡和协调性。

体位：站在一个约10cm（4英寸）小台阶上

活动技术：

1级：双足跳下，控制落地

2级：跳下，单腿落地

运动量

重复：______________________

频率：______________________

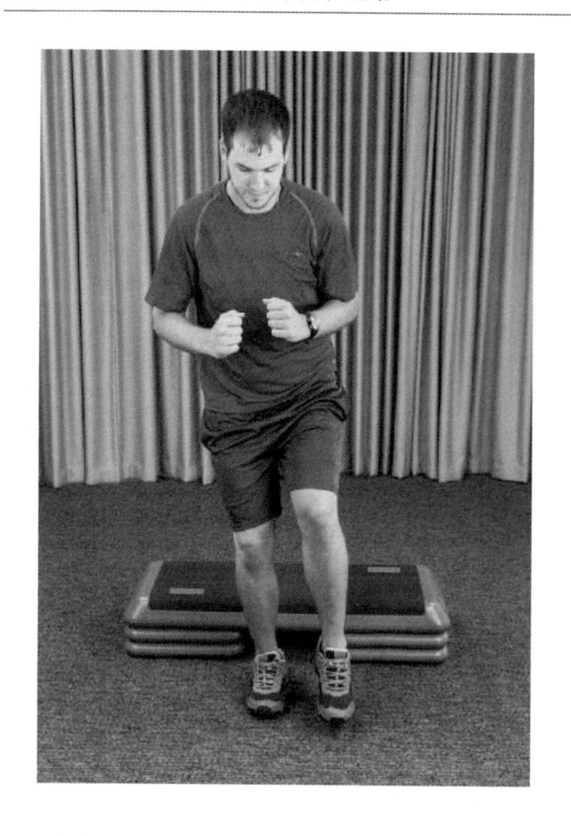

术后处理

跟腱断裂

跟腱也很容易断裂，典型患者是中等年龄、参与间断体育活动的比赛者。虽然大多数跟腱断裂发生之前没有疼痛，但可在大多数断裂的跟腱中观察到慢性退化[108]。在跟腱断裂的时候，病人感觉好像他(她)的小腿后面被踢了一下那样疼痛，尽管大多数跟腱断裂是非接触性损伤的结果。触诊时疼痛，Thompson 试验阳性。

跟腱断裂可用支具固定非手术治疗到 12 周，在制定治疗计划时，要考虑固定和跟腱损伤程度的影响。长时间固定对小腿三头肌的长度、力量、大小将会有不好的影响。恢复小腿三头肌长度的关节活动度和踝关节的活动度练习是必要的。

尽管跟腱断裂是常见的损伤，但关于手术还是非手术治疗哪个更好的讨论还在继续[109]。最近的研究表明，相对于非手术治疗，手术治疗后有着良好的预后和更好的肌力，也有着更低的重复断裂率。

手术修复后的更好结果与早期、积极的康复密切相关。早期的康复训练应该由不负重的跖屈开始，并且缓慢过渡到为跟腱设计的闭链和离心性训练。如跟腱病所述，康复活动应从非负重的足底屈曲开始，并向闭合链和离心活动发展。单次足跟抬高的能力与更快恢复到伤前的体力活动水平相关，而对运动的恐惧则与更糟糕的结果相关。物理治疗对于改善肌肉表现和减少与活动相关的恐惧至关重要，这样患者才能获得积极的结果。

踝关节成形术

踝关节成形术是一个相对较新的手术，仍然需要关于手术技术、假体、康复策略的重要证据的新手段。这个手术一开始作为保留关节活动度踝关节固有优势的踝关节融合术的替代。然而，早期的努力没能使距小腿关节的三平面活动度恢复，并且引起过多的并发症[110]。新一代假体有更好的效果，尽管组成部分的平均存活率 90% 只有 10 年，远低于全髋关节或膝关节置换术[111,112]。手术并发症包括假体松动、感染、骨折不愈合或断裂和持续的疼痛和僵硬[110]。

尽管存在这些局限性，踝关节成形术的普遍应用持续增长。适应证包括疼痛的陈旧性风湿性或限制关节活动度的骨关节炎。

一般来说，大多数患者接受踝关节成形术后有很好的结果，主要是术后背伸受限的困难[110]。(证据与研究 21-6)。

证据与研究 21-6

全踝关节成形术和关节融合术

部分手术不满意的结果推动了踝关节成形术的发展，由于踝关节单一形态学使踝关节成形术仍有挑战[113,114]。研究文献中，两种手术 5 年后临床结果都非常满意[115]，尽管踝关节成形术并发症发生率较高[116]，翻修率大约是踝关节融合术的两倍[116]。踝关节成形术比融合术更有潜力恢复正常行走机制，因踝关节成形术保留了踝关节背伸功能[117]，但研究发现，不管踝关节骨性关节炎晚期选择哪种手术，术后体育运动 / 休闲活动或功能结果方面没有显著性差异[116,118]。

与其他形式的关节置换一样，在术后的最初阶段应重点关注用手法治疗、冷冻疗法、加压和使用辅助设备来消除炎症。何时能重新完全负重主要是取决于医生的建议和患者的忍受程度。建议进行小腿三头肌的拉伸，但置换的距小腿关节背屈可能受限。在恢复完整的背屈前，跟骨垫对于完成踝关节的功能活动和步态机制是合适的，但是病人应该意识到在当前技术的局限性下，他们也不可能完全恢复活动度。康复应该进步加强足和踝附近内在和外在肌肉组织的强度。平衡和平衡反应也应该像本章开始列出的训练计划那样重新训练。

辅助干预

辅助设备的使用可以加强踝和足的治疗性运动。胶布贴扎、楔形垫、生物力学机制的足矫形器、鞋底或后跟垫能帮助控制过度代偿,促进早期恢复功能活动。支持性设备是一个辅助的完整干预计划,单独使用可能效果不明显。

贴扎

胶布贴扎的使用对控制关节活动的末端范围是有益的。纵向拱形贴扎对于过度内翻应力是有效的。足部肿胀的时候必须谨慎使用支持性贴扎。贴扎应该改善病人的症状,如果症状加重,贴扎应立即移除。在应用加强支持贴扎前足部一定要准备好以减少皮肤过敏的风险。图 21-2 提供足部进行胶布贴扎前的准备指导。病人必须按照要求通过向后拉胶布本身慢慢去除捆扎。快速撕扯和过度的皮肤分离可能会使皮肤表层脱落。

当过度的内旋被认为是主要的压力源时,纵弓系带被认为是有价值的。图 21-3 展示的纵向拱形贴扎技术提出了旨在减少由距下关节过度内翻引起的软组织损伤。多种贴扎可以应用,注 21-4 显示的足舟骨贴扎。

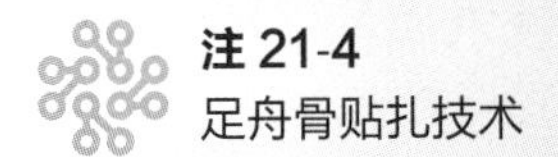

注 21-4
足舟骨贴扎技术

胶布:4cm(1.5 英寸)运动胶布,取决于需求的弹性和患者的功能目标

体位:患者仰卧于治疗床,长坐位或短坐位

贴扎技术:如果应用 Leuko 胶布,开始应用保护膜,结束时应用 Leuko 胶布。运动性胶布可以直接贴在皮肤上。足部中立位或稍微放松位,足跖底外侧缘或足背侧面最外侧缘开始,朝向足内侧(A)。轻柔拉胶布过足内侧纵弓,直接跨过舟骨粗隆。继续翼状绕过足背侧到距小腿关节前面(B),止于小腿远端后外侧。此过程可重复两次以加强足中部的保护。

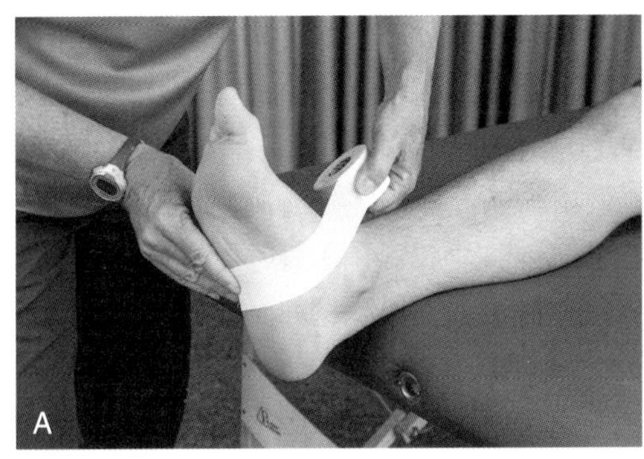
A

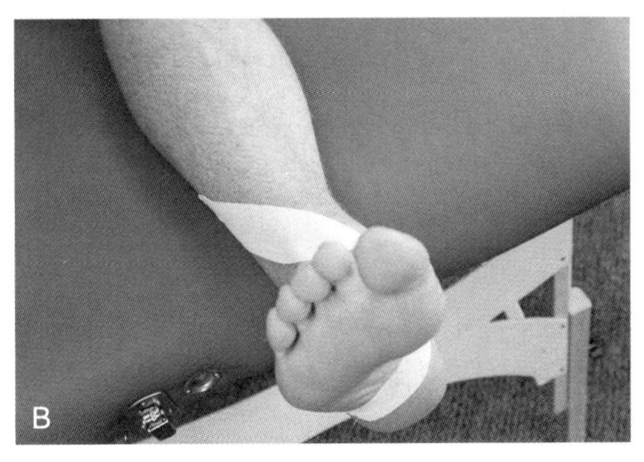
B

楔形垫

内侧楔形鞋跟、足纵弓垫和跖骨垫可以放在鞋里或用平坦的鞋垫以减少软组织应变损伤。足跟内侧或外翻楔形在内侧向外侧逐渐变薄。它们是由坚固的橡胶制品以及用控制跟骨外翻的理论,从而降低距下关节外翻的程度。跖骨垫和足纵弓垫由毡或泡沫橡胶制成。跖骨垫直接放置在有症状的跖骨头附近。中间楔形、足纵弓垫和跖骨垫结合胶布贴扎使用时效果是最好的。内侧楔骨在双面胶布的使用下能够获得保护。

如果能通过胶布贴扎和支持垫使症状缓解和功能改善,生物力学矫正可能有效。

生物力学足矫形器

本部分介绍了矫形器的使用目的、制作原理、发布的理念和运动治疗处方。

生物力学足底矫形器是一种试图控制距下关节处于中立位。注 21-5 描述的是一个足形矫形器的一般用途[119]。矫形器的张贴减少了个人结构异常。

注 21-5
足矫形器的目的

1. 均匀体重分布
2. 降低近端关节压力
3. 控制距下关节和跗骨间关节活动,包括活动幅度、末端活动和比例
4. 平衡足内在因素的变形

足部矫形器是由壳体组成，这符合足的轮廓，根据所需要的角度和程度控制足部矫形器倾斜度。

足型矫形器的外壳是当距下关节处于中立位置时的足印迹精细制作。壳包括足跟，敷贴足弓，终止于跖骨头近端。壳可以用各种材料制成，从灵活的泡沫到半刚性热塑料。一般来说，更坚硬的足型矫形器的壳表示为足需要控制运动，在有关节炎的条件下可以灵活调节，灵活使用足部矫形器。在对于关节炎、糖尿病和活动度过大的足踝，体重是选择足部矫形器软硬度的决定因素。体重过重可能需要一个更坚硬的壳来控制运动。

矫形垫是根据整个下肢的生物力学评估结果制定的。在外壳的底面添加贴片材料，以符合脚和踝关节之间的角度，如下所述：

- 将后脚贴片放置在外壳的脚后跟处
- 将前脚贴片放置在跖骨下至外壳的末端
- 内翻矫正距下、前足或胫骨内翻畸形
- 外翻矫正距下、前足或胫骨外翻畸形

足和踝关节运动如小腿肌肉拉伸、提起足弓、抓趾和单腿站立平衡训练可以在足矫形器治疗前有助于矫正。足部矫形器治疗需要磨合适应1~6周。磨合适应期间，间歇使用矫形器，每天可能只有1~2小时，每天增加1小时。磨合期可以根据穿戴矫形器的耐受程度和损伤性质适当缩短。穿戴矫形器之前应该继续开链练习，闭链练习应该缓慢进行。最初，患者可以在指导下主动内翻取下矫形器并慢慢降低。静态的重心转移可以进阶到包含高地面反作用力的练习。在能忍受轻体力活动之前不能进行专项活动练习。

足矫形器必须重新评估是否继续穿戴或停用，周期性的调整和改良是有必要的。矫形器评估期间，病人的足和功能也应重新检查评估。从解剖损伤导致的力线没有改变，但病人的控制代偿的能力或许有所提高。从生理损伤导致的力线可能改变。常年穿戴矫形器也会改变各种日常生活。再评估的时间因人而异，从磨合期后1周到1年不等。

足跟和全足掌提起

提踵练习可以帮助治疗足部和距小腿关节活动受限引起的踝关节功能障碍。距小腿关节背屈下降10°可导致在支撑相和行进过程中距下关节代偿性内翻。提踵使距小腿关节在支撑中期处于跖屈的姿势(图21-17)。这增加了可用的背屈活动并减少异常的补偿。

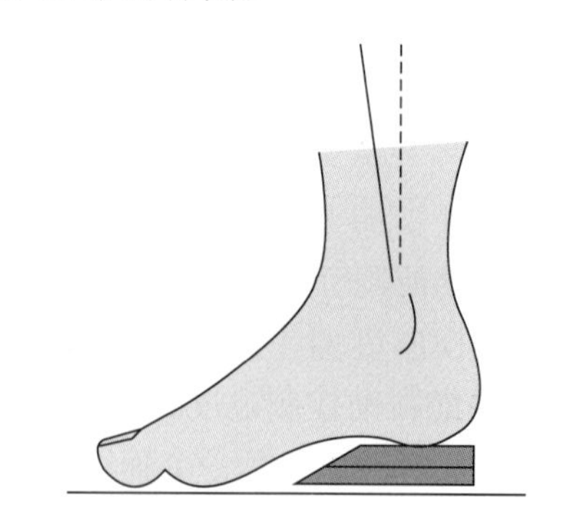

图 21-17 支撑中期鞋垫用于增加踝背屈活动

提踵练习可用于急性期以减少跟腱、距下关节和距小腿关节的损伤。早期疼痛较轻的行走可增加独立功能水平，提高练习效果。目标是促进损伤功能正常化并取消提踵练习。

如果需要提踵练习，以下信息可指导正确地练习。①背屈活动0°的患者需要提起2~2.5cm(3/4~1英寸)高度的练习。活动受限不严重的患者可以提起高度小些。②0.6~1cm(1/4~3/8英寸)鞋垫置于鞋内，鞋垫取决于鞋子样式和合适性。③请修鞋师傅将整块或部分鞋垫加在鞋底。④相同高度的鞋垫加在健侧下肢鞋内以避免双下肢不等长。

提踵是常用于矫正下肢不等长的练习。提踵应该单独应用于马蹄足挛缩，而不能用于下肢不等长的校正。全足掌提起更适合于下肢不等长的处理，因为在步态周期中足跟接触地面的时间很短。在负荷反应阶段之后，足进入站立相中期，前足与地面接触。如果仅提起足跟，在前足接触地面后，足的功能就只是迈一小步，提起全足掌可以解决此问题。然而，提起全足掌的缺点是在鞋里面占据过大空间。尤其是，如果提起超过3mm(1/8英寸)，应该将它添加到鞋外面。应小心推荐全足掌提起练习，因为明显的腿长差异往往是功能性而非和结构性。

请参阅第19章详细描述功能性与结构性的双下肢不等长。功能性下肢不等长往往可以接受治疗性运动干预，关注整个运动链的校准和运动障碍。提踵练习对功能性下肢不等长有效，可以改善力线不良而不是解决损伤。(选择性干预21-1)。

选择性干预 21-1

下肢部分

见病例讨论 1

如前面章节所描述，尽管此患者需要全面干预，但在恢复最后阶段仅建议一种练习。

活动：弓箭步球练习

目的：改善平衡，本体感觉和灵敏性

危险因素：右侧跟腓韧带 2 级扭伤后 10 周

运动系统要素：调节要素

运动控制阶段：熟练

姿势：屈膝站立“准备”姿势

运动：当球滚向你时向前跨步并弓箭步

特殊考虑：确保足以正确姿势着地，相对膝、髋、骨盆和脊柱处于良好对线。

运动量

特殊考虑

解剖：跟腓韧带

生理：2 级扭伤恢复末期

学习能力：良好的身体感觉和协调，没有顾虑

重复 / 组：达到疲劳、疼痛或重复 20~30 次，3 组

频率：隔天 1 次

顺序：轻微热身活动和拉伸后

速度：功能性速度

环境：家庭，有陪伴

反馈：开始阶段利用镜子和口头反馈，过渡到没有镜子在家庭环境中

功能活动模式到专门练习的目标：相同形式打篮球

练习选择的理由：选择熟练水平的活动以帮助患者重返篮球运动。患者重返篮球运动需要良好的平衡、本体感觉和灵敏性，无复发性踝关节扭伤。多次重复此练习 2~3 周以保证患者重返篮球运动后没有复发性损伤。

实训

1. 利用不同的弹力带练习踝关节抗阻背屈、跖屈、内翻和外翻练习，长坐位、短坐位和单腿站立位分别练习。每种体位有什么替换动作？

2. 指导实训伙伴正确的下肢站立姿势。

3. 进行以下练习以保持距下关节处于中立位和过度外翻位。观察练习中下 肢力线的不同：

a. 滑墙。

b. 单腿滑墙。

c. 下台阶。

d. 小蹦床上站立。

e. 跑步机，向前和向后。

4. 思考第七单元 中病例讨论 1 中的患者，为此患者设计早期、中期和晚期康复程序。指导患者进行全部练习。

要点

- 常见的下肢解剖性损伤包括距下关节内翻、前足内翻和前足外翻。
- 足踝部检查包括病史、负重和非负重位检查。必须评估下肢各关节的关系。
- 常见的下肢生理性损障碍包括活动下降、力量下降、姿势和运动障碍、疼痛、平衡和协调障碍。
- 治疗性运动程序中必须考虑步态中足的动力学和运动学并考虑近端肌肉组织的长度和性能，以确保整个运动链中的力学适当失调。
- 辅助性手段是治疗结构性障碍或预防生理障碍继发问题的必需部分

辨析

1. 思考第七单元中病例讨论 1，如果患者是以下情况，治疗程序将作如何改变？

a. 竞技跑步运动员

b. 庭院设计师行走在不平整地面上

c. 社区老年步行者

d. 休闲性高尔夫球练习者

2. 思考第七单元中病例讨论 1，患者在你的干预程序下进展较好，恢复了踝关节全范围活动度和外在肌肉力量。然而，她的平衡功能较差。你如何修改治疗方案以恢复平衡功能以帮助她重返篮球运动？你如何进阶平衡训练程序？

3. 思考第七单元中病例讨论 9，理论分析此患者足底筋膜炎、她的大腿疼痛和其他症状之间的潜在关系。为此患者制定一个全面的治疗方案。

4. 思考第七单元中病例讨论 9，此患者大腿疼痛已中度缓解，但现阶段达到一个平台期，没有进展。假设她的姿势和髋部肌肉力量已改善，她正在积极进行家庭练习，为更进一步解决问题你还将考虑其他哪些因素？

参考文献

1. Kessler RM, Hertling D. Management of Common Musculoskeletal Disorders. New York, NY: Harper & Row, 1983.
2. Donatelli RA, ed. The Biomechanics of the Foot and Ankle. Philadelphia, PA: F.A. Davis, 1990.
3. Dutton M. Orthopaedic Examination, Evaluation, & Intervention. New York, NY: McGraw-Hill, 2004.
4. Lorimer D, French G, O'Donnell M, et al. Neale's Disorders of the Foot: Diagnosis and Management. 7th Ed. Oxford, UK: Churchill Livingstone, 2006.
5. Hawke F, Burns J. Understanding the nature and mechanism of foot pain. J Foot Ankle Res 2009;2(1):1.
6. Magee DJ. Orthopedic Physical Assessment. 3rd Ed. Philadelphia, PA: W.B. Saunders, 1997.
7. Hoppenfeld S. Physical Examination of the Spine and Extremities. New York, NY: Appleton-Century-Crofts, 1976.
8. Gould JA, Davies GJ. Orthopedic and Sports Physical Therapy. St. Louis, MO: CV Mosby, 1985.
9. Mattacola CH, Dwyer MK. Rehabilitation of the ankle after acute sprain or chronic instability. J Athl Train 2002;37:413–429.
10. Sale D, MacDougall D. Specificity in strength training: a review for the coach and athlete. Can J Appl Sport Sci 1981;6:87–92.
11. McKeon PO, Hertel J. Spatiotemporal postural control deficits are present in those with chronic ankle instability. BMC Musculoskelet Disord 2008;9:76–81.
12. Soysa A, Hiller C, Refshauge K. Importance and challenges of measuring intrinsic foot muscle strength. J Foot Ankle Res 2012;5:29
13. Coughlan G, Caulfield B. A 4-week neuromuscular training program and gait patterns at the ankle joint. J Athl Train 2007;42:51–59.
14. Bampton S. A Guide to the Visual Examination of Pathological Gait. Philadelphia, PA: Temple University Rehabilitation and Training Center No. 8, 1979.
15. Barton CJ, Bonanno D, Menz HB. Development and evaluation of a tool for the assessment of footwear characteristics. J Foot Ankle Res 2009;2:10.
16. Rush SM, Christensen JC, Johnson CH. Biomechanics of the first ray. Part 2: metatarsus primus varsus as a cause of hypermobility. A three-dimensional kinematic analysis in a cadaver model. J foot Ankle Surg 2000;39:68–77.
17. Glasoe WM, Yack HJ, Saltzman CL. Anatomy and biomechanics of the first ray. Phys Ther 1999;79:854–859.
18. Lima BN, Lucareli PRG, Gomes WA. The acute effects of unilateral ankle plantar flexors static-stretching on postural sway and gastocnemius muscle activity during single-leg balance tasks. J Sports Sci Med 2014;13:559–565.
19. da Silva JJ, Behm DG, Gomes WA. Unilateral plantar flexors static-stretching effects on ipsilateral and contralateral jump measures. J Sports Sci Med 2015;14:315–321.
20. Blazevich AJ, Kay AD, Waugh C. Plantarflexor stretch training increases reciprocal inhibition measured during voluntary dorsiflexion. J Neurophysiol 2012;107:250–256.
21. Tiemestra JD. Update on acute ankle sprains. Am Fam Physician. 2012;85:1170–1176.
22. Gerber P, Williams GN, Scoville CR, et al. Persistent disability associated with ankle sprains: a prospective examination of an athletic population. Foot Ankle Int 1998;19:653–660.
23. Adirim TA, Cheng TL. Overview of injuries in the young athlete. Sports Med 2003;33:75–81.
24. Safran MR, Benedetti RS, Bartolozzi AR, et al. Lateral ankle sprains a comprehensive review. Part 1: etiology, pathoanatomy, histopathogenesis, and diagnosis. Med Sci Sports Exerc 1999;31:S429–S437.
25. Liu SH, Jason WJ. Lateral ankle sprains and instability problems. Clin Sports Med 1994;13:793–808.
26. Roy S, Irivn R. Sports Medicine: Prevention, Education, Management and Rehabilitation, Englewood Cliffs, NJ: Prentice-Hall, 1983.
27. Subotnick SI, ed. Sports Medicine of the Lower Extremity. New York, NY: Churchill Livingstone, 1989.
28. Subotnick SI. Podiatric Sports Medicine. Mount Kisco, NY: Futura Publishing, 1975.
29. Safran MR, Zachazewski JE, Benedettie RS, et al. Lateral ankle sprains. Part 2: treatment and rehabilitation with an emphasis on the athlete. Med Sci Sports Exerc 1999;31:S438–S447.
30. Kern-Steiner R, Washecheck HS, Kelsey DD. Strategy of exercise prescription using an unloading technique for functional rehabilitation of an athlete with an inversion ankle sprain. J Orthop Sports Phys Ther 1999;29:282–287.
31. Malanga GA, Yan N, Stark J. Mechanisms and efficacy of heat and cold therapies for musculoskeletal injury. Postgrad Med 2015;127(1):57–65.
32. Herb CC, Hertel J. Current concepts on the pathophysiology and management of recurrent ankle sprains and chronic ankle instability. Curr Phys Med Rehabil Rep 2012;2:25–34.
33. Kaminski TW, Hertel J, Amendola N, et al. National Athletic Trainers' Association position statement: conservative management and prevention of ankle sprains in athletes. J Athl Train 2013;48:528–545.
34. Lonbani ZB, Singh D, Parker T. The effect of cryotherapy on the vascular regeneration following closed soft tissue trauma. In: 20th Annual Conference of the Australian and New Zealand Orthopaedics Research Society, 2014.
35. van den Bekerom MPJ, Struijs PAA, Blankenvoort L. What is the evidence for rest, ice, compression, and elevation therapy in the treatment of ankle sprains in adults? J Athl Train 21012;47:435–443.
36. Gunay S, Karaduman A, Ozturk BB. Effects of Aircast brace and elastic bandage on physical performance of athletes after ankle injuries. Acta Orthop Traumatol Turc 2014;48:10–16.
37. Martin RL, Davenport TE, Paulseth S. Ankle stability and movement coordination impairments: ankle ligament sprains. J Orthop Sports Phys Ther 2013;43:A1–A40.
38. Lardenoye S, Theunissen E, Cleffken B, et al. The effect of taping versus semirigid bracing on patient outcome and satisfaction in ankle sprains: a prospective, randomized controlled trial. BMC Musculoskelet Disord 2012 13:81.
39. Kerkhoffs GM, Struijs PA, Marti RK, et al. Different functional treatment strategies for acute lateral ankle ligament injuries in adults. Cochrane Database Syst Rev 2002;(3):CDOO2938
40. Green T, Refshauge K, Crosbie J, et al. A randomized controlled trial of a passive accessory joint mobilization on acute ankle inversion sprains. Phys Ther 2001;81:984–994.
41. Friel K, McLean N, Myers C, et al. Ipsilateral hip abductor weakness after inversion ankle sprain. J Athl Train 2006;41:74–78.
42. Sekir U, Yikdiz Y, Hazneci B, et al. Reliability of a functional test battery evaluating functionality, proprioception, and strength in recreational athletes with functional ankle instability. Eur J Phys Rehabil Med 2008;44:407–415.
43. Kisner C, Colby LA. Therapeutic Exercise: Foundations and Techniques. 4th Ed. Philadelphia, PA: F.A. Davis Company, 2002.
44. Sacco ICM, Takahasi HY, Suda EY, et al. Ground reaction force in basketball cutting maneuvers with and without ankle bracing and taping. Sao Paulo Med J 2006;124:245–252.
45. Nishikawa T, Grabiner MD. Peroneal motoneuron excitability increases immediately following application of a semirigid ankle brace. J Orthop Sports Phys Ther 1999;29:168–176.
46. Nishikawa T, Ozaki T, Mizuno K, et al. Increased reflex activation of the peroneus longus following application of an ankle brace declines over time. J Orthop Res 2002;20:1323–1326.
47. Refshauge KM, Kilbreath SL, Raymond J. Deficits in detection of inversion and eversion movements among subjects with recurrent ankle sprains. J Orthop Sports Phys Ther 2003;33:166–167.
48. Cordova ML, Ingersoll CD. Peroneus longus stretch reflex amplitude increases after ankle brace application. Br J Sports Med 2003;37:258–262.
49. Specchiulli F, Cofano RE. A comparison of surgical and conservative treatment in ankle ligament tears. Orthopedics 2001;27:686–688.
50. Riemann BL. Is there a link between chronic ankle instability and postural instability? J Athl Train 2002;37:386–393.
51. Hubbard TJ, Hicks-Little CA. Ankle ligament healing after an acute ankle sprain: an evidence-based approach. J Athl Train 2008;43:523–529.
52. McKeon PO, Hertel J. Systematic review of postural control and lateral ankle instability, part II: is balance training clinically effective? J Athl Train 2008;43:305–315.
53. Sefton JM, Yarar C, Hicks-Little CA, et al. Six weeks of balance training improves sensorimotor function in individuals with chronic ankle instability. J Orthop Sports Phys Ther 2011;41:81–89.
54. Postle K, Pak D, Smith TO. Effectiveness of proprioceptive exercises for ankle ligament injury in adults: a systematic literature and meta-analysis. Man Ther 2012;17:285Y91.

55. Kiers H, Brumagne S, van Dieen J. Ankle proprioception is not targeted by exercises on an unstable surface. Eur J Appl Physiol 2012;112:1577–1585.
56. Ferger MA, Donovan L, Hart JM, et al. Effect of ankle braces on lower extremity muscle activation during functional exercises in participants with chronic ankle instability. Int J Sports Phys Ther 2014;9:476–487.
57. Inman VT, Ralston HJ, Todd P. Human Walking. Baltimore, MD: Williams & Wilkins, 1981.
58. Lauge-Hansen N. Fractures of the ankle: genetic roentgenologic diagnosis of fracture of the ankle. Am J Roentgenol Radium Ther Nucl Med 1954;71:456.
59. Michelson J, Solocoff D, Waldman B, et al. Ankle fractures. Clin Orthop Rel Res 1997;345:198–205.
60. Shaffer MA, Okereke E, Esterhai JL, et al. Effects of immobilization on plantar-flexion torque, fatigue resistance, and functional ability following an ankle fracture. Phys Ther 2000;80:769–780.
61. Nilsson G, Jonsson K, Ekdahl C, et al. Outcome and quality of life after surgically treated ankle fractures in patients 65 years or older. BMC Musculoskelet Disord 2007;8:127–135.
62. Mondelli M, Giannini F, Reale F. Clinical and electrophysiological findings and follow-up in tarsal tunnel syndrome. Electroencephalogr Clin Neurophysiol 1998;109:418–425.
63. Galardi G, Amadio S, Maderna L, et al. Electrophysiologic studies in tarsal tunnel syndrome. Am J Phys Med Rehabil 1994;73:193–198.
64. Antoniadis G, Scheglmann K. Posterior tarsal tunnel syndrome: diagnosis and treatment. Dtsch Arztebl Int 2008;105:776–781.
65. Kinoshits M, Okuda R, Morikawa J, et al. The dorsiflexion-eversion test for diagnosis of tarsal tunnel syndrome. J Bone Joint Surg 2001;83:1835–1839.
66. Reade BM, Longo DC, Keller MC. Tarsal tunnel syndrome. Clin Podiatr Med Surg 2001;18:395–408.
67. Akyuz G, Us O, Turan B, et al. Anterior tarsal tunnel syndrome. Electromyogr Clin Nuerophysiol 2000;40:123–128.
68. Simoneau GG. Kinesiology of walking. In: Neumann DA, ed. Kinesiology of the Musculoskeletal System: Foundations for Physical Rehabilitation. St. Louis, MO: Mosby, 2002.
69. Kappel-Bargas A, Woolf RD, Cornwall MW, et al. The windlass mechanism during normal walking and passive first metatarsalphalangeal joint extension. Clin Biomech 1998;13:190–194.
70. Thordarson DB, Kumar PJ, Hedman TP, et al. Effect of partial versus complete plantar fasciotomy on the windlass mechanism. Foot Ankle Int 1997;18:16–20.
71. Fuller EA. The windlass mechanism of the foot. J Am Podiatr Med Assoc 2000;90:35–36.
72. Bolgla LA, Malone TR. Plantar fasciitis and the windlass mechanism: a biomechanical link to clinical practice. J Athl Train 2004;39:77-82
73. Cole C, Seto C, Gazewood J. Plantar fasciitis: evidence-based review of diagnosis and therapy. Am Fam Physician 2005;72:2237–2242.
74. Roxas M. Plantar fasciitis: diagnosis and therapeutic considerations. Altern Med Rev 2005;10:83–93.
75. Cornwall MW, McPoil TG. Plantar fasciitis: etiology and treatment. J Orthop Sports Phys Ther 1999;29:756–760.
76. Crosby W, Humble RN. Rehabilitation of the plantar fascitis. Clin Podiatr Med Surg 2001;18:225–231.
77. Barrett SL, O'Malley R. Plantar fasciitis and other causes of heel pain. Am Fam Physician 1999;59:2200–2206.
78. Osborne HR, Allison GT. Treatment of plantar fasciitis by LowDye taping and iontophoresis: short term results of a double blinded, randomised, placebo controlled clinical trial of dexamethasone and acetic acid. Br J Sports Med 2006;40:545–549.
79. Costa IA, Dyson A. The integration of acetic acid iontophoresis, orthotic therapy and physical rehabilitation for chronic plantar fasciitis: a case study. J Can Chiropr Assoc 2007;51:166–174.
80. Barry LD, Barry AN, Chen Y. A retrospective study of standing gastrocnemius-soleus stretching versus night splinting in the treatment of plantar fasciitis. J Foot Ankle Surg 2002;41:221–227.
81. Pfeffer G, Bacchetti P, Deland J, et al. Comparison of custom and prefabricated orthoses in the initial treatment of proximal plantar fasciitis. Foot Ankle Int 1999;20:214–221.
82. Radford JA, Landorf KB, Buchbinder R, et al. Effectiveness of calf muscle stretching for the short-term treatment of plantar heel pain: a randomised trial. BMC Musculoskelet Disord 2007;8:36–43.
83. Kohls-Gatzoulis J, Angel JC, Singh D, et al. Tibialis posterior dysfunction: a common and treatable cause of adult acquired flatfoot. BMJ 2004;329:328–1333.
84. Geideman WM, Johnson JE. Posterior tibial tendon dysfunction. J Orthop Sports Phys Ther 2000;30:68–77.
85. Mendicino SS. Posterior tibial tendon dysfunction. Clin Podiatr Med Surg 2000;17:33–55.
86. Kulig K, Pomrantz AB, Burnfield JM, et al. Non-operative management of posterior tibialis tendon dysfunction: design of a randomized clinical trial. BMC Musculoskelet Disord 2006;7:49–54.
87. Chao W, Wapner KL, Lee TH, et al. Nonoperative management of posterior tibial tendon dysfunction. Foot Ankle Int 1996;17:736–741.
88. Gao L, Yuan JS, Heden GJ et al. Ultrasound elasticity imaging for determining the mechanical properties of human posterior tibial tendon: a cadaveric study. IEEE Trans Biomed Eng 2015;62:1179–1184
89. Craig DI. Medial tibial stress syndrome: evidence-based prevention. J Athl Train 2008;43:316–318.
90. Raissi GRD, Cherati ADS, Mansoori KD, et al. The relationship between lower extremity alignment and medila tibial stress syndrome among non-professional athletes. Sports Med Arthrosc Rehabil Ther Technol 2009;1:11–18.
91. Starkey C, Ryan J. Evaluation of Orthopedic and Athletic Injuries. 2nd Ed. Philadelphia, PA: F.A. Davis, 2002.
92. Alfredson H, Thorsen K, Lorentzon R. In situ microdialysis in tendon tissue: high levels of glutamate, but not prostaglandin E2 (make small) in chronic Achilles tendon pain. Knee Surg Sports Traumatol Arthrosc 1999;7:378–381.
93. Mazzone MF, McCue T. Common conditions of the Achilles tendon. Am Fam Physician 2002;65:1805–1836.
94. Eriksson E. Tendinosis of the patellar and achilles tendon. Knee Surg Sports Traumatol Arthrosc 2002;10:1.
95. Cook JL, Khan KM, Purdam C. Achilles tendinopathy. Man Ther 2002;7:121–130.
96. Maffulli N, Khan KM, Pudda G. Overuse tendon conditions: time to change a confusing terminology. Arthroscopy 1998;14:840–843.
97. Humble RN, Nugent LL. Achilles tendonitis: an overview and reconditioning model. Clin Podiatr Med Surg 2001;18:233–254.
98. Schepsis AA, Jones H, Haas AL. Achilles tendon disorders in athletes. Am J Sports Med 2002;30:287–305.
99. Kvist, M. Achilles tendon injuries in athletes. Sports Med 1994;18:173–201.
100. McCrory JL, Martin DF, Lowery RB, et al. Etiologic factors associated with Achilles tendinitis in runners. Med Sci Sports Exerc 1999;31:1374–1381.
101. Rees JD, Wilson AM, Wolman RL. Current concepts in the management of tendon disorders. Rheumatology 2006;45:508–521.
102. Beneka AG, Malliou PC, Benekas G. Water and land based rehabilitation for Achilles tendinopathy in an elite female runner. Br J Sports Med 2003;37:535–537.
103. Mafi N, Lorentzon R, Alfredson H. Superior short-term results with eccentric calf muscle training compared to concentric training in a randomized prospective multicenter study on patients with chronic Achilles tendinosis. Knee Surg Sports Traumatol Arthrosc 2001;9:42–47.
104. Kedia M, Williams M, Jain L, et al. The effects of conventional physical therapy and eccentric strengthening for insertional Achilles tendonopathy. Int J Sports Phys Ther 2014;9:488–497.
105. Malliaras P, Barton CJ, Reeves ND, et al. Achilles and patellar tendon loading programmes: a systematic review for comparing clinical outcomes and identifying potential mechanisms for effectiveness. Sports Med 2013;43(4):267–286. doi:10.1007/s40279-013-0019-z.
106. Ohberg L, Lorentzon R, Alfredson H. Eccentric training in patients with chronic Achilles tendinosis: normalised tendon structure and decreased thickness at follow up. Br J Sports Med 2004;38:8–11.
107. de Vos RJ, Heijboer MP, Weinans H, et al. Tendon structure's lack of relation to clinical outcome after eccentric exercises in chronic midportion Achilles tendonopathy. J Sport Rehabil 21012;21:34–43.
108. Kannus P, Jozsa L. Histopathological changes preceding spontaneous rupture of a tendon. J Bone Joint Surg 1991;73:1507–1525.
109. Twaddle BC, Poon P. Early motion for Achilles tendon ruptures: is surgery important? Am J Sports Med 2007;35:2033–2038.
110. Rydholm U. Editorial: is total replacement of the ankle an option? Acta Orthop 2007;78:567–568.
111. Wood PLR, Deakin S. Total ankle replacement: the results in 200 ankles. J Bone Joint Surg Br 2003;85(3):334–341.
112. Henricson A, Skoog A, Carlsson A. The Swedish ankle arthroplasty register: an analysis of 531 arthroplasties between 1993 and 2005.

Acta Orthop 2007;78:569–574.
113. Gougoulias N, Maffulli N. History of total ankle replacement. Clin Podiatr Med Surg 2013;30:1–20.
114. Barg A, Wimmer M, Wiewiorski M, et al. Total ankle replacement: indications, implant designs, and results. Dtsch Arztebl Int 2015;112:177–184.
115. Daniels TR, Younger ASE, Penner M, et al. Intermediate-term results of total ankle replacement and ankle arthrodesis: a COFAS multicenter study. J Bone Joint Surg Am 2014;96:135–142.
116. Krause FG, Windolf M, Bora B, et al. Impact of complications in total ankle replacement and ankle arthrodesis analyzed with a validated outcome instrument. J Bone Joint Surg Am 2011;93:830–839.
117. Queen RM, Butler RJ, Adams SB Jr, et al. Bilateral differences in gait mechanics following total ankle replacement: a two year longitudinal study. Clin Biomech 2014;29(4):418–422. doi:10.1016/j.clinbiomech.2014.01.010.
118. Schuh R, Hofstaetter J, Krismer M, et al. Total ankle arthroplasty versus ankle arthrodesis. Comparison of sports, recreational activities and functional outcome. Int Orthop 2012;36:1207–1214.
119. Cornwall MW. Foot and Ankle Orthoses. La Crosse, WI: APTA, 2000.

推荐阅读

D'Ambrosia R, Drez D. Prevention and Treatment of Running Injuries. Thorofare, NJ: Slack, 1989.
Kendall FP, McCreary EK, Provance PG. Muscles Testing and Function. Baltimore, MD: Williams & Wilkins, 1993.
Langer S, Wernick J. A Practical Manual for a Basic Approach to Biomechanics. Wheeling, IL: Langer Biomechanics Group, 1989.
McPoil TG, Cornwall MW. The relationship between static measurements of the lower extremity and the pattern of rearfoot motion during walking [Abstract]. Phys Ther 1994;74:S141.
McPoil TG, Knecht HG, Schuit D. A survey of foot types between the ages of 18 to 30 years. J Orthop Sports Phys Ther 1988;9:406–409.
Root ML, Orien WP, Weed JH. Neutral Position Casting Techniques. Los Angeles, CA: Clinical Biomechanics Corporation, 1971.

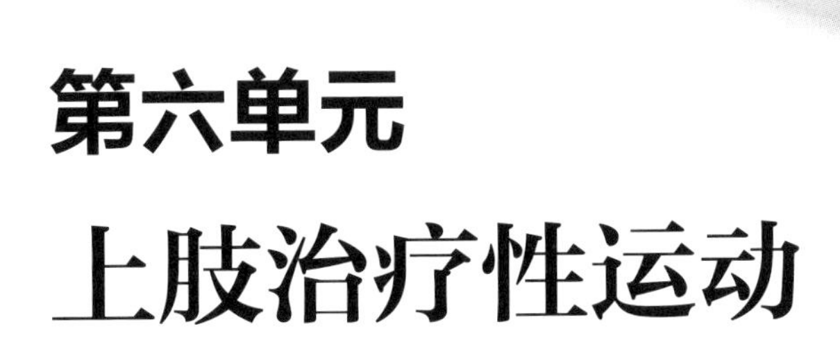

第六单元

上肢治疗性运动

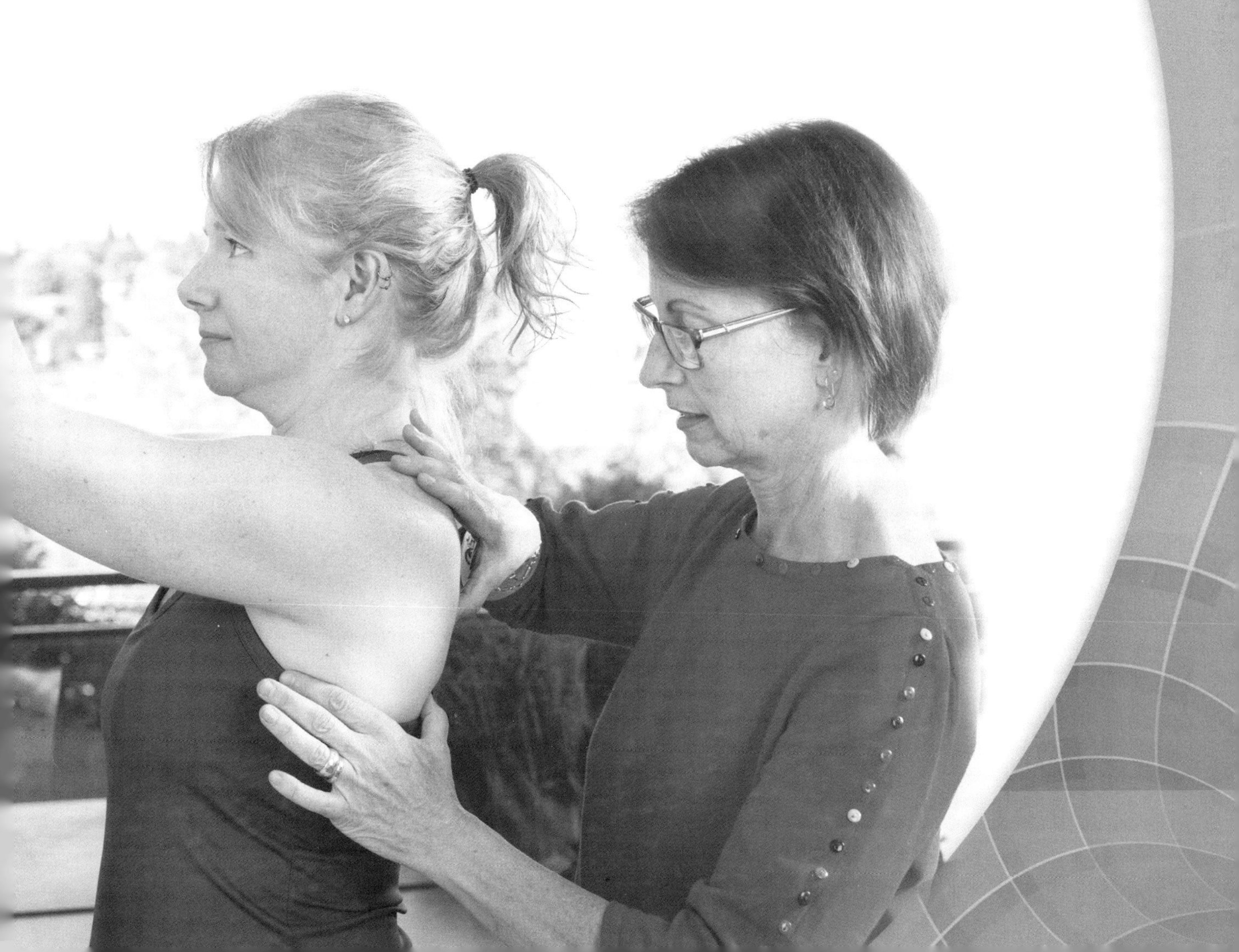

第 22 章

颞下颌关节

LISA M.FLEXNER · DARLENE HERTLING

颞下颌关节（temporomandibular joints，TMJs）连接下颌骨和颅骨，是头部可移动的两个关节之一。它们与颅骨、颌骨、颈椎、牙弓、咀嚼肌、牙齿、舌头以及相关神经血管系统一起工作，统称为口颌系统。口颌系统和 TMJs 正常工作对吃饭、说话等基本功能至关重要。TMJ 是负重关节，每次上下齿接触时，都会压迫关节。5%~12% 的人遭受颞下颌关节功能紊乱（temporomandibular joint dysfunction，TMD）的影响，有些研究表明，这一比例可能高达 26%[1-3]。女性发生 TMD 的可能性比男性高 1.5 倍，且发生在年轻成年人（18—44 岁）中的可能性大于儿童或老年人[2,4,5]。TMD 也可称为颅颌功能紊乱或口面疼痛。

认识 TMD 需要进行全面检查和评估、判断致病原因，并治疗处理导致疾病的主要因素。TMD 的病因可能是肌源性和囊外的，也可能是关节源性和囊内的，或者是其他结构引起的[6,7]。引起疼痛的常见原因包括下颌骨骨折、三叉神经痛、肿瘤、耳科因素以及心脏问题。造成肌源性和关节源性问题的根本原因是颈椎和胸椎的姿势功能障碍，比如影响牙齿咬合的头部前伸（forward head posture，FHP），或者是由于诸如磨牙或嚼口香糖等异常的功能活动。TMD 的治疗需要将患者作为一个整体对待，还要考虑骨骼肌之间的关系、功能性活动的表现、身体和情绪应激对这个体系的影响。了解 TMJ 与患者的身体结构和功能的关系是制订治疗计划、减轻患者疼痛以及提高患者生活质量的关键。

解剖学和运动学的回顾

本章节简要总结了 TMJ 的重要结构以及相关运动学。

颞下颌关节结构

最常与 TMJ 相关的骨骼是下颌骨和颅骨中的颞骨，它们直接与 TMJ 相连。双凹纤维软骨盘位于下颌骨的髁状突凸面（关节底部）和颞骨（关节顶部）之间。颞骨的关节面从前到后依次是关节结节、关节粗隆、下颌窝和后盂棘。当颌骨张开和闭合时，双凹纤维软骨盘与颞骨的不同部位相连。双凹纤维软骨盘将一个关节分为两个腔，在功能上弥补了两个相对关节面的不协调，并有效地形成两个关节面（图 22-1）。TMJ 是滑膜髁状关节，两个骨表面覆盖的是血管化的纤维软骨，而不是

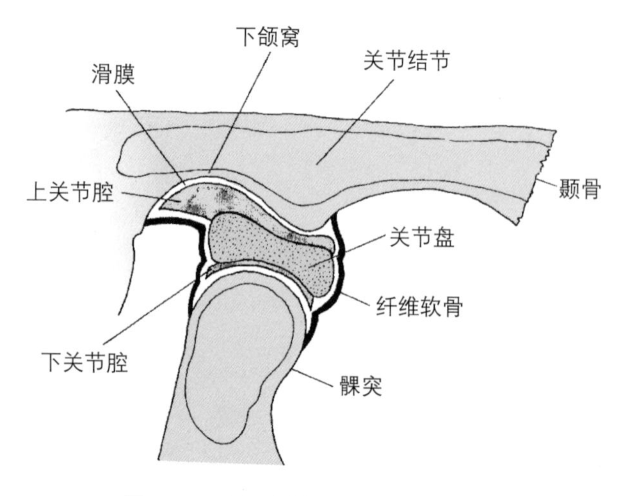

图 22-1　颞下颌关节在闭合时的结构

大部分滑膜关节上的透明软骨[8]。这种纤维软骨结构能更好地使力量衰减，且具有修复和重塑的可能性。双凹纤维软骨盘也属于纤维软骨，它由不同的血管和神经支配的三个部分组成（图 22-2）。

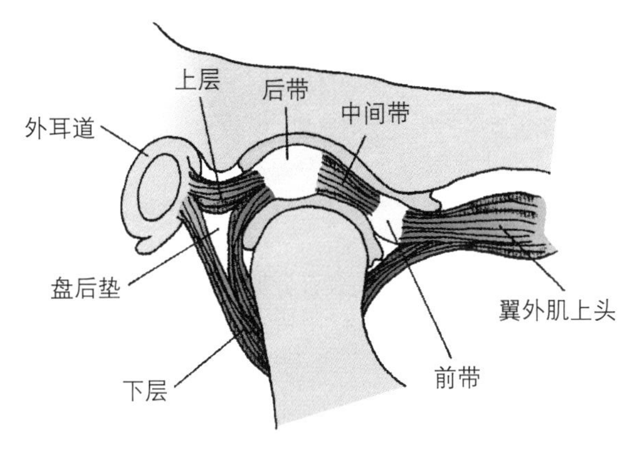

图 22-2 颞下颌关节矢状切面图。翼外肌止于下颌骨髁状突和关节盘。关节盘有三个部分：①厚的前束；②更厚的后束；③较薄的中间束

颞下颌关节的关节囊薄而松弛，因此，关节活动性较大，而稳定性下降。关节囊和关节盘前后连接，但内侧和外侧并不相连，关节盘能向前平移，可增大张口幅度。后韧带连接关节盘和下颌骨颈部的后表面，位于第二层，是 TMJ 的后面部分[8-14]。口张开时，后韧带限制关节盘向前平移。

TMJ 受三叉神经分支（第Ⅴ脑神经）支配，第Ⅴ脑神经也支配中耳肌肉。耳颞神经是支配颞下颌关节中关节囊、关节盘后垫、后外侧关节囊和颞下颌关节韧带的最主要的神经，这些组织有丰富的Ⅳ型关节疼痛感受器。因为耳颞神经分支支配耳屏、外耳道和鼓膜，TMD 常与听力问题、耳鸣、眩晕相关。Buergers 等人[15]的研究发现，有 TMD 的患者的耳鸣患病率要高 8 倍，且耳鸣与 TMD 发生在同侧。由于鼓膜张肌和腭帆张肌受同一神经支配，且靠近 TMJ，因此，它们可能是导致听觉和前庭问题的肌肉骨骼病因。Ren 和 Isberg[16]发现，单侧耳鸣与同侧 TMJ 的关节盘向前移位有很大的相关性。

每侧 TMJ 关节的运动由 5 种重要的肌肉控制：咬肌（图 22-3）和颞肌（图 22-4）上提下颌骨；二腹肌（图 22-5）降下颌骨并上提舌骨，特别是在吞咽时；翼内肌（图 22-6）上提并牵拉下颌骨，当单侧收缩时，向对侧旋转下颌骨；翼外肌（图 22-6）牵拉和旋转下颌骨，且直接嵌入关节盘，在口张开和闭合时，帮助控制关节盘的移动。

相关结构

上下齿接触（咬合与咬合不正）直接影响 TMJs 上的压力分布。舌骨上肌、舌骨下肌及其与二腹肌和舌骨的相互作用可影响说话、吞咽功能以及头部和颈部姿势（见图 22-5）。当舌骨下肌群功能正常时，可保持舌骨的稳定，在咀嚼和说话时，为舌骨上肌群收缩和移动下颌骨提供了稳定的基础（图 22-7）。上颈椎的位置可改变下颌骨的位置和咀嚼肌张力，并影响疼痛、咬合以及 TMJ 功能。[17]

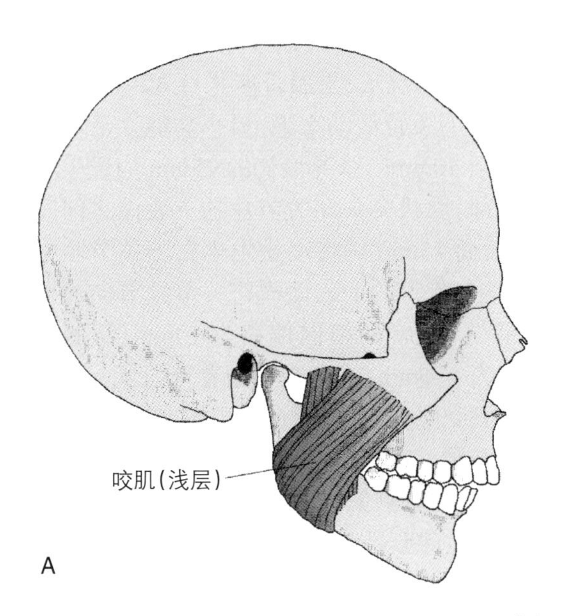

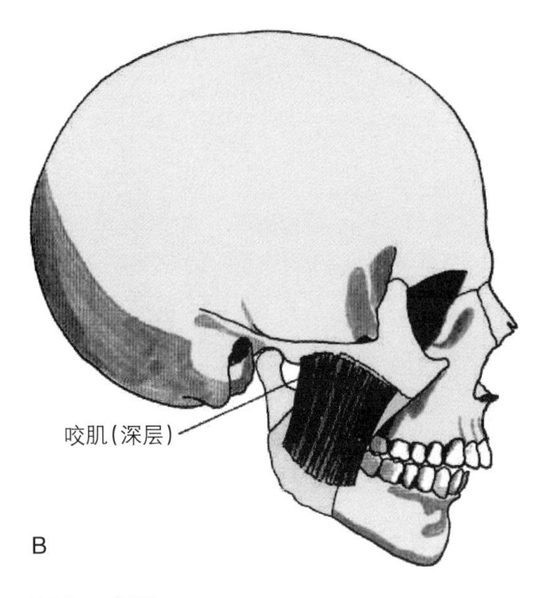

图 22-3 咬肌。A. 浅层；B. 深层

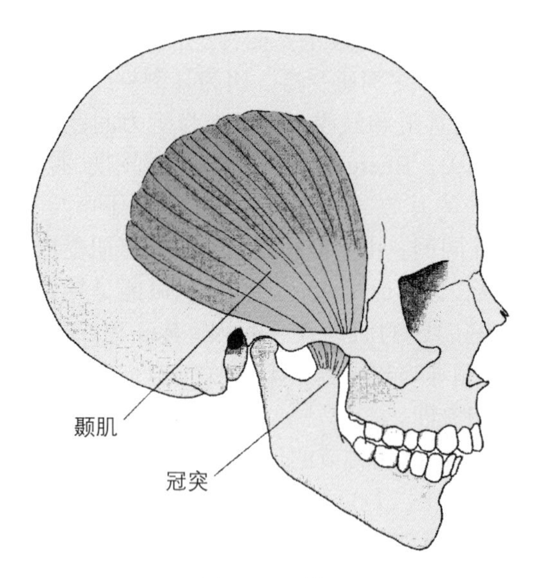

图 22-4　颞肌

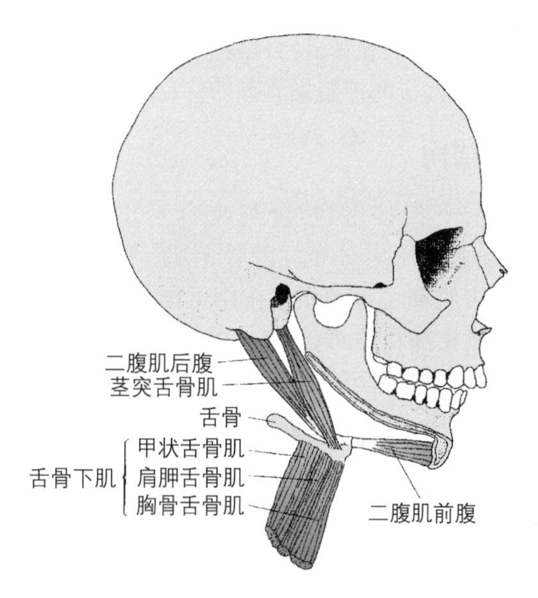

图 22-5　舌骨和二腹肌、茎突舌骨肌以及舌骨下肌

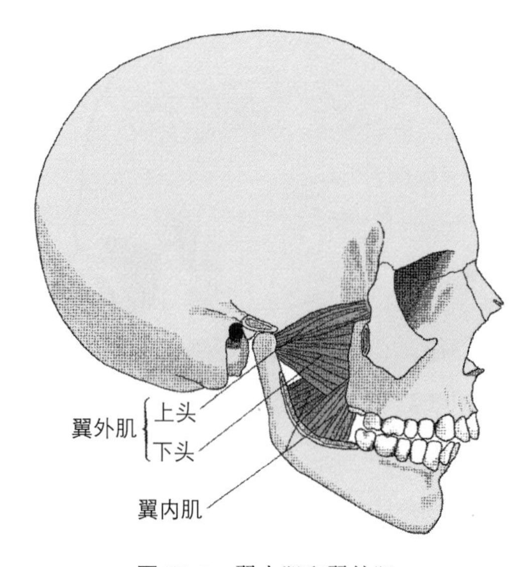

图 22-6　翼内肌和翼外肌

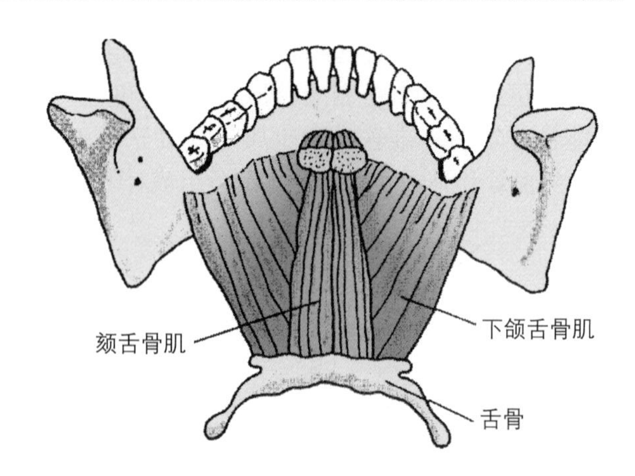

图 22-7　下颌舌骨肌、颏舌骨肌的上面观和背面观

动力学

颌骨有三种基本运动形式，六个自由度：下降 / 上提、前伸 / 回缩以及向任一侧横向偏移。这三种基本平面的运动形式可以组合产生多种下颌运动。在张开和闭合时，髁状突头的凸面必须跨关节粗隆凸表面移动。在张开时，双凹关节盘跟随髁状突头移动，以增加两个凸表面间关节面的接触，在闭合时，双凹关节盘回到后部位置，让口完全闭合。

运动学上，TMJ 的辅助运动有旋转（髁状突头的旋转）、前后平移和向任一侧横向滑行[11]。滑行运动发生在关节的上关节腔，而旋转或铰链运动发生在下关节腔内，滑行和旋转是口张开和闭合的基础。由于关节周围组织很严密，关节盘又只能侧向滑动、平移和牵张，辅助运动经常受限。根据 Kraus[12] 的研究，在所有的辅助运动中，下颌骨的平移运动最受限，而且很难恢复。

正常情况下，下颌骨能张开 40~50mm。对于大部分下颌骨活动来说，最小功能性活动范围是张开至 40mm。张开最初的 25mm 应发生在关节的下部，髁状突头和关节盘的下表面之间发生旋转，后面 15mm 的移动是发生在上关节腔中的平移，是关节盘的上表面横跨关节结节向前平移的结果[18]。正常的横向偏移为 10mm（每侧 5mm），前伸为 4~6mm，或者至少能看见门牙。如果关节囊双侧受限，患者将明显出现不能进行侧向运动、前伸受限，并减少口张开幅度。如果仅单侧关节囊受限，则对侧偏移受到极大的限制，下颌骨将以 C 曲线运动形式偏向受限侧。

TMJ 有两个紧张位。口张到最大，关节盘和髁状突移动到关节结节前时，TMJ 的前部紧绷。

TMJ 的后部紧张位是最大限度回缩，口紧闭，牙齿咬住，髁状突头向后平移，最大限度地压缩到关节的后部组织。TMJ 处于休息（放松）位置时，口轻微张开 4mm，这被称为“息止间隙”。为了以最小的肌肉活动维持 TMJ 的休息位置，舌头应保持休息位姿势。舌尖前半部分轻轻抵住硬腭，仅靠上齿中切牙的后方，患者应知晓这一位置[19,20]。完整的口腔和下颌功能性静止位置：舌头向上，上下齿分开，口紧闭。可以教患者以首字母缩写词“TUTALC”来记住这个位置（患者相关指导 22-1）。当舌头、牙齿、嘴唇处于该位置时，下颌以最小的肌肉活动来抵抗重力并保持稳定，否则，咬肌和颞肌必须收缩以帮助下颌抵抗重力，且增加肌肉张力，并可能引起牙紧咬，使得颞下颌关节紧绷。

患者相关指导 22-1

TUTALC

为了提醒自己，舌头、嘴以及下颌的静止位置，使用首字母缩写词“TUTALC”

- 舌头向上——将舌头前半部分轻轻抵住硬腭，仅位于上齿之后
- 上下齿分开——让你的牙齿轻微分开（不超过 1 个手指的宽度）
- 口紧闭——保持嘴唇紧闭，采用鼻呼吸

处于这个位置时，让脸部和颈部肌肉放松。全天练习一两个星期后，你可能会发现自己能够在 TUTALC 位置上休息了。

正确的舌头休息位置，除了有助于维持下颌骨和脊柱轴向的正常姿势外，还能加强正常的吞咽模式，并减少白天出现磨牙癖症状[21]。指导患者保持 TUTALC 位置有助于实现下颌和舌头的放松位置，并克服功能异常和功能性肌肉多动症[22]。

颈椎姿势和肌肉失衡通常与 TMJ 症状有关。在功能上，TMJ、颈椎和齿之间的连接密切相关（图 22-8）。肌肉连接下颌骨和头骨、舌骨、锁骨，实质上，一些近端或远端附着于颈椎的肌肉控制着颞下颌关节[10]。头部和颈部的屈肌、伸肌之间的平衡受咀嚼肌、舌骨上下肌的影响[23]，咀嚼肌或颈部肌肉功能障碍很容易打乱这种平衡，颈椎和咀嚼区域的神经肌肉会直接影响下颌骨运动和颈椎位置[24-26]。

颈椎姿势的改变影响下颌闭合的路径、下颌休息位、咀嚼肌活动[22,23,27]，以及咬合接触方式。与在第 23 章中讨论的一样，FHP 增加了头

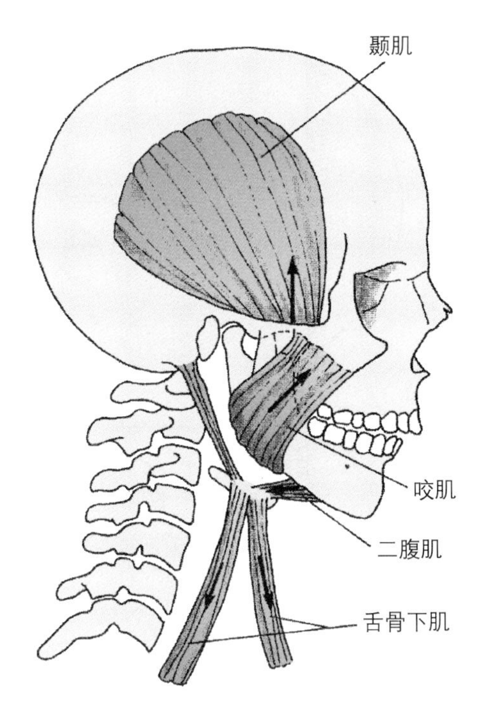

图 22-8 头部、颈部和下颌骨的侧面观显示了使头部屈曲的力。舌骨下肌下拉舌骨，舌骨上肌下拉下颌骨，咀嚼肌上提下颌骨，对抗重力，并稳定下颌骨

部的重力。为了纠正视觉，头向后倾斜（头后部在颈部旋转），颈部弯曲，越过喉部，下颌骨向回缩（图 22-9A）[24]。颈椎后部肌肉非常短，为了保持头部在这个位置，被迫过度收缩，这时前部的颌下肌肉被拉伸，从而导致下颌后退和咬合方式的改变。在张开和闭合时，下颌过度往返运动（即移位）对于功能性活动是必需的，比如咀嚼和饮食，这可能使关节囊过度伸展，从而导致颞下颌关节的过度活动[28]。

在头部前伸，在没有明显的头部过伸时（图 22-9B），舌骨上肌缩短，舌骨下肌伸长，因此，会减少或消除息止间隙。舌骨向上回位时，上升的程度与颈椎前凸的减少或头部向前的姿势成比例增加[29,30]。舌骨上肌过度活动对下颌骨产生抑制作用。根据 Mannheimer 和 Rosenthal 的理论[28]，通过舌骨下肌稳定舌骨，连同下颌回位的影响增加了磨牙区域在回缩和下降时的接触（知识拓展 22-1）。

知识拓展 22-1

头部姿势向前如何影响舌头位置和吞咽？为什么随着颞下颌关节和肌肉功能障碍（TMD），解决患者吞咽功能是非常重要的？

另一个 TMD 的影响因素是用口呼吸，口呼吸综合征引起的功能障碍模式会引起身体适应

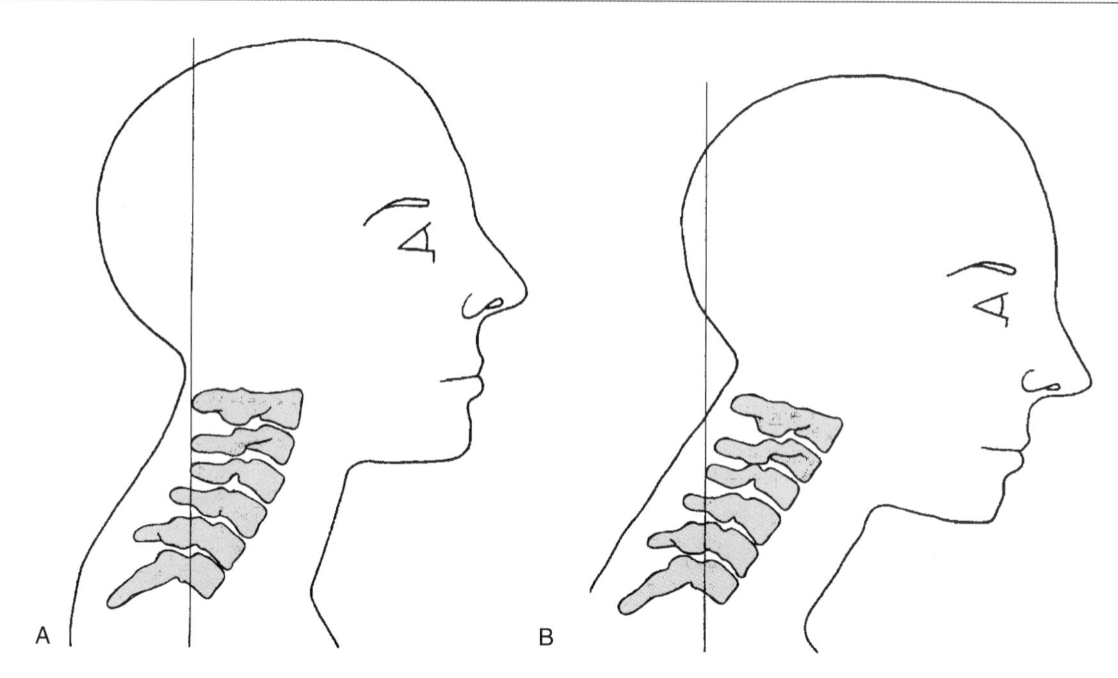

图 22-9 头部向前的类型：A. 颈椎前凸增加伴随头骨向后旋转；B. 颈椎屈度平直不伴随头骨向后旋转

异常。多种研究表明，姿势的改变是为了满足呼吸的需要[20,31]。通过用口呼吸促使头部姿势向前、舌位置较低和向前（这些位置导致吞咽模式异常），而且会增加辅助呼吸肌的活动（即胸锁乳突肌、斜角肌和胸肌）[20,32,33]。这种模式是通过减少膈肌的活动和腹肌的张力来维持的[20]。

检查和评估

颞下颌关节的全面评估包括口颌系统所有的组成部分以及颈椎。这个评估有助于治疗师确定功能障碍的病因和其他影响因素，并设计有效的治疗方案。本节将讨论针对于 TMJ 的检查，关于颈椎和胸椎的详细评估信息请参见第 23、24 章（病例讨论 22-1）。

主观病史

一个全面的病史是必需的，这有助于指导客观评价。患者应该提供详细的信息，包括症状发作、关节锁定的发生率、关节杂音的出现、手术和

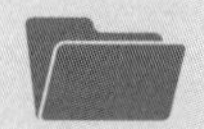

病例讨论 22-1

该患者是一名 21 岁的大学生，主述开口受限和右侧下颌疼痛 6 周。出现症状包括开口受限、右侧下颌疼痛和由于疼痛导致的说话、咀嚼和刷牙困难。有右侧颞下颌关节偶尔疼痛 3 年的病史。患者，将疼痛描述为钝痛，而且在咀嚼、打呵欠和说话时疼痛加重。在疼痛视觉模拟评分（VAS）中，休息时为 2/10 分，在使用功能时会增加到 5/10 分。诱发因素包括说话、咀嚼、打呵欠、刷牙、睡觉姿势和紧咬。缓解疼痛因素包括热疗、休息和布洛芬（600mg）。24 小时报告：患者报告在早晨醒来和吃饭时疼痛增加，患者诉由于疼痛很难找到一个舒适的睡姿，且有 1~2 小时不眠的轻度睡眠障碍。患者的医疗和牙科病史属于不用职工缴款的养老金计划，除了布洛芬，她口服避孕药。迄今为止，学生健康服务管理推荐的包括：通过计划布洛芬（600mg，每天 3 次，口服）、软食、热敷和转诊治疗。

在张口时，患者表示张开 25mm 的结束阶段会有疼痛，没有弹响和捻发音。向右 10mm 和向左 4mm 的横向偏移的结束阶段会有疼痛，张开时向右偏转。右侧颞下颌关节关节线及咬肌有触诊压痛，关节活动评估显示：右侧颞下颌关节在所有平面活动性下降。患者有头部前伸姿势，吞咽和呼吸功能正常

外伤史及病史。要描述疼痛的位置、强度、频率、发生时间及引起疼痛的动作。医生应调查头痛、耳鸣、眩晕或听力功能障碍的关联。此外,应对导致或涉及 TMJ 的问题进行医学筛查,如风湿病、骨折、肿瘤形成、耳部问题和内脏转移模式(特别是心脏)等。

功能和功能异常

说话、咀嚼和吞咽等口腔功能应进行全面讨论和评估。TMJ 管理中有个术语“功能异常”,这意味着除了基本功能(比如吃饭、喝饮料和说话等)外,只能使用身体的部分功能,例如比较常见的咀嚼口香糖和磨牙(磨牙癖),其他例子在注 22-1 中列出。压力与功能异常的习惯增加有关[34-36]。应该询问患者的社会心理、环境和姿势性压迫的水平,注意当增加压力时,患者紧咬牙齿或其他功能异常的行为,患者的工作类型可以提供姿势功能异常以及对 TMJ 的影响信息。例如,想象给 TMJ 施加不同的压力,一个学生懒散地坐在沙发上学习,而一个音乐家必须把小提琴放在她的下巴和肩膀之间。使用诸如下颌功能受限量表(JFLS)等功能性结果测量可能有助于评估这些患者并跟踪其结果(注 22-2)[37]。

注 22-1
异常功能活动的例子

- 咀嚼口香糖
- 磨牙癖 / 咬牙、磨牙
- 吸烟
- 吮吸拇指
- 挺舌
- 咬指甲 / 表皮
- 咀嚼笔 / 铅笔
- 口呼吸
- 在手上放松下巴(如,为了学习)

注 22-2
下颌功能受限量表[35]

对于以下任一项目,请注明上个月的受限水平。如果活动过于困难而完全不能进行,则标记“10”;如果您是因为疼痛或难度以外的原因而不能进行活动,请将该项目空出

		没有受限										严重受限
1	咀嚼坚硬食物	0	1	2	3	4	5	6	7	8	9	10
2	咀嚼硬面包	0	1	2	3	4	5	6	7	8	9	10
3	咀嚼鸡肉(如烤箱中制作的)	0	1	2	3	4	5	6	7	8	9	10
4	咀嚼饼干	0	1	2	3	4	5	6	7	8	9	10
5	咀嚼松软食物(如通心粉、罐装或软水果、熟蔬菜、鱼等)	0	1	2	3	4	5	6	7	8	9	10
6	吃无须咀嚼的软食(如土豆泥、苹果酱、布丁、食物酱等)	0	1	2	3	4	5	6	7	8	9	10
7	张开足够宽以从一个苹果上咬	0	1	2	3	4	5	6	7	8	9	10
8	张开足够宽以咬入三明治	0	1	2	3	4	5	6	7	8	9	10
9	张开足够宽以说话	0	1	2	3	4	5	6	7	8	9	10
10	张开足够宽以从杯子里喝水	0	1	2	3	4	5	6	7	8	9	10
11	吞咽	0	1	2	3	4	5	6	7	8	9	10
12	打呵欠	0	1	2	3	4	5	6	7	8	9	10
13	说话	0	1	2	3	4	5	6	7	8	9	10
14	唱歌	0	1	2	3	4	5	6	7	8	9	10
15	展现一张快乐的脸	0	1	2	3	4	5	6	7	8	9	10
16	展现一张生气的脸	0	1	2	3	4	5	6	7	8	9	10
17	皱眉	0	1	2	3	4	5	6	7	8	9	10
18	接吻	0	1	2	3	4	5	6	7	8	9	10
19	微笑	0	1	2	3	4	5	6	7	8	9	10
20	大笑	0	1	2	3	4	5	6	7	8	9	10

Used with permission Ohrbach R, Larsson P, List T. The Jaw Functional Limitation Scale: development, reliability, and validity of 8-item and 20-item versions. J Orofac Pain 2008;22:219—230.

舌在休息位时,位于下齿之后,这种舌位置异常经常伴随着挺舌和其他功能异常的习惯[20,38,39]。挺舌发生时,舌头伸长碰到或在前牙间有过多的肌肉活动,从而改变吞咽结果,并导致过多的咀嚼肌活动[12,37]。虽然挺舌多见于儿童,它也发生于成人,称为后天成人挺舌[12]。据推测,口腔中舌头的运动和位置受颈椎活动和位置紊乱的影响[18](知识拓展 22-2,证据与研究 22-1)。

知识拓展 22-2

在病例讨论 22-1 中,患者头部前伸,但无显著的头部过伸,存在的头部前伸是如何影响她的舌头和下颌功能的?

证据与研究 22-1

人体工程学功能异常:TMD 与音乐家

虽然 TMD 的患病率在一般人群中约为 10%,但人体工程学的需求可能会增加这一比例。例如,根据乐器组的不同,19%~47% 的音乐家发生与演奏相关的牙齿或下颌疼痛,局部 TMJ 疼痛为 15%~34%。使用铜管乐器、小提琴和中提琴的歌手和音乐家最有可能主诉 TMJ 疼痛,因为演奏时使用这些乐器所特需的头部、颈部和下颌的位置[40,41]

颞下颌关节的筛查

颞下颌关节的局部筛查应包括:垂直张开、横向偏移、前伸的运动范围;旋转和平移的关节功能评估;关节内活动;以及长度、力量和协调性/运动控制的肌肉测试。治疗师还应对下颌骨、舌骨和 TMJ 进行评估,并注意其休息位置,触诊颈部软组织结构,并评估患者的口腔功能以及闭合、吞咽和呼吸的模式,因为这些将对 TMJ 产生直接影响。最后,局部筛查包括颈胸运动、寰枢关节稳定性、姿势和非源自骨骼肌的疼痛和系统性的活动过度的医学筛查,这些筛查将有助于制订治疗计划。

常见身体功能障碍的运动性治疗

治疗计划应在全面检查、评估诊断活动受限以及参与限制后确定。下颌功能障碍的某些原因,特别是源于下颌或颅骨的紊乱(再生障碍性贫血、发育不良、发育不全、增生、骨折和肿瘤等)可能不适用于物理治疗干预,而非机械性来源的下颌疼痛应转诊医疗管理[42]。运动治疗干预应处理与活动受限和参与限制直接相关的功能障碍,并设法提高颞下颌关节的整体功能。

运动功能障碍

活动度下降

病因 在临床上看到的主要下颌活动度下降是发生于肌肉外部至关节的关节内或肌源性功能障碍,主要由于关节囊或关节结构引起的活动受限[7]。颞下颌关节源性功能障碍可使下颌活动度下降,导致关节强直(纤维或骨);关节病包括关节周围组织(关节囊)和骨性结构改变(如骨质增生);关节盘移位(如急性不可复性关节盘移位);炎症或关节腔积液。肌源性活动度下降是由于咀嚼肌紊乱,比如肌筋膜疼痛、肌肉固定作用、肌炎、痉挛、挛缩和肿瘤形成[31]。区分源自关节内和肌性的活动度下降原因有助于制订合适的治疗计划和选择锻炼。

任一类型的活动度下降可能导致关节囊纤维化,这是胶原纤维粘连的结果。它常伴随出现以下三种情况中的一种或几种:急性关节炎的结果,例如可能在鞭打伤后发生;慢性的、低度的关节炎反应,这往往是由于诸如磨牙癖等功能异常引起的关节负载;以及手术或骨折等后导致的部分或全部功能受限。

下颌活动度下降有可能会出现疼痛。如果疼痛,疼痛感觉在患侧,可能涉及第Ⅴ脑神经支配区域,在下颌骨功能活动和功能运动异常时,疼痛加剧,且疼痛模式取决于受限的原因(肌源性或关节源性)。如果存在完全性的关节囊短缩,下颌张开范围达不到功能位,那么患者会出现关节囊活动模式受限。

治疗 下颌活动度下降的治疗方法开始于通过软组织松动术和关节松动术来提高组织延展性,随后采取一系列被动和主动拉伸来维持。为了恢复下颌功能性运动,必须增加关节活动度。然后可以进行力量和稳定性练习,最后进行较快速度的运动,并在日常运动期间,将有意识地控制运动转变成潜意识运动。患者教育是整个康复计划的重要组成部分,它包括指导正确姿势、保持舌和下颌("TUTALC")的正常休息位置以及避免使症状加重的因素[43]。

松动所涉及的软组织可以减少肌肉张力,这将有助于拉伸技术和关节松动术的实施,增加它

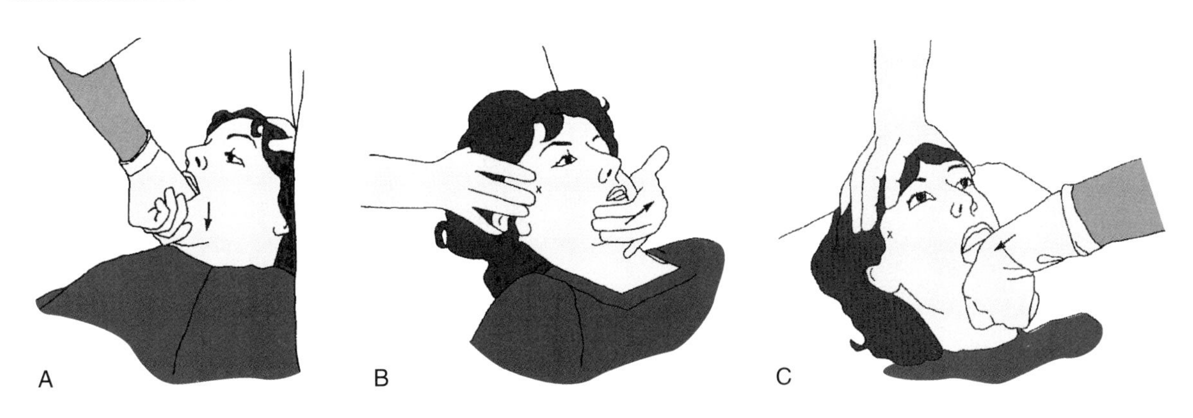

图 22-10 A. 下方分离:医生用拇指给患者口腔一定的牵拉力;B. 侧方滑动:医生用拇指使患者口腔横向滑动;C. 口腔内平移(向腹侧滑动):医生用示指和中指使患者口腔平移

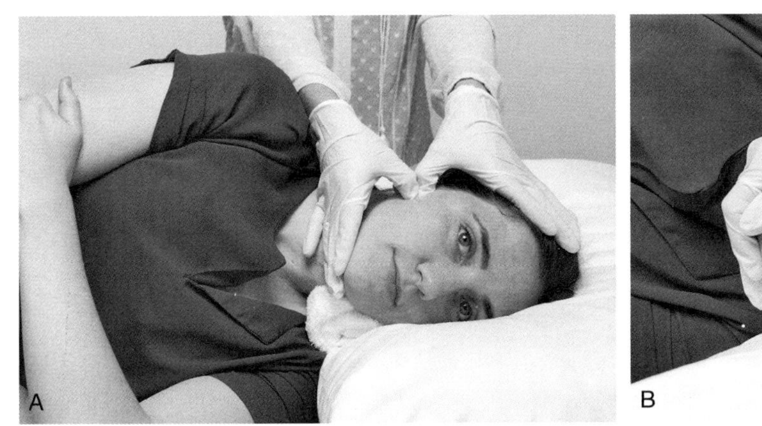

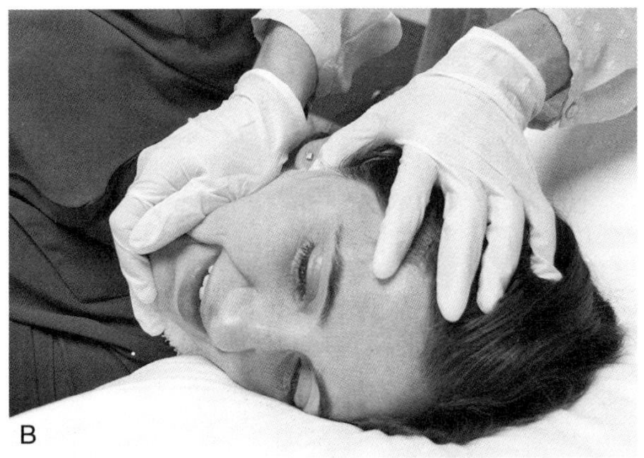

图 22-11 口外关节技术是让患者侧卧,头部未受限侧置于枕头上。A. 口外内侧滑动:用拇指按在髁状突的侧方,向内侧用力,进行轻柔的振动运动;B. 口外前伸:用拇指按在髁状突的后下面,向前方用力,进行轻柔的振动运动

们的耐受性和运动效果。通过治疗师和患者采取有效的软组织松动术是肌源性活动度下降的主要干预措施。对于肌源性或关节源性受限来说,使用静态拉伸、动态运动和力量练习均可提高其活动性、运动控制以及力量。关节松动术可用于进一步提高关节源性受限的关节囊延展性。这些治疗方法先由治疗师在患者口内或口外操作,指导患者进行 TMJ 自我松动术,包括牵引、内侧滑动和平移(图 22-10~ 图 22-12)[12,21,44,45]。

大多数活动度下降的患者需要制订一个家庭计划,包含关节活动度的主动运动、自我活动、降舌肌的被动拉伸或 Thera Bite 颌运动康复系统(ATOS Medical AB, Horby, Sweden),以保持和促进组织的延展性。被动拉伸也称为长时间静力拉伸,可以通过在上下门牙之间水平放置多个压舌板,促进下颌骨张开(图 22-13)。随着运动范围练习增加,患者可以逐渐增加压舌板的数量,直到患者能张口足够大,可以将患者示指和中指塞到前牙之间。另一种自我拉伸的简单方法是:示指和拇指交叉,主动张开下颌,手指稍稍用力张开,直到患者感受到拉伸感(图 22-14,自我管理 22-1)。

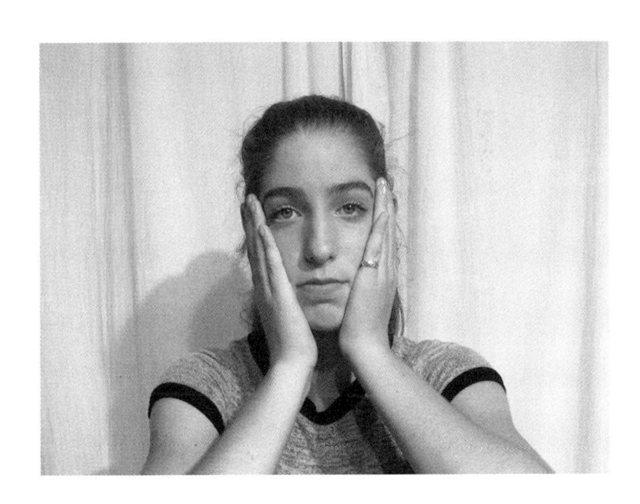

图 22-12 患者可通过轻轻挤压面部,再向前、向下推下颌来实现自我牵拉。肘关节应放在一个稳固的平面上,或者患者将前臂稳固地靠在胸前,应鼓励患者主动参与以增加活动技巧,患者在主动张口或闭口时,使用最少的肌肉收缩,在放松后,可以使用额外的牵拉

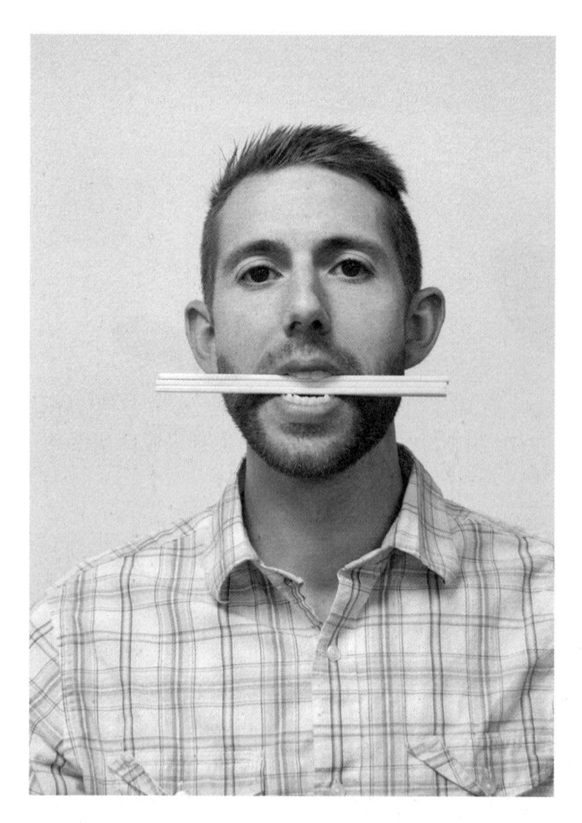

图 22-13 在牙齿间放置压舌板进行被动撑开

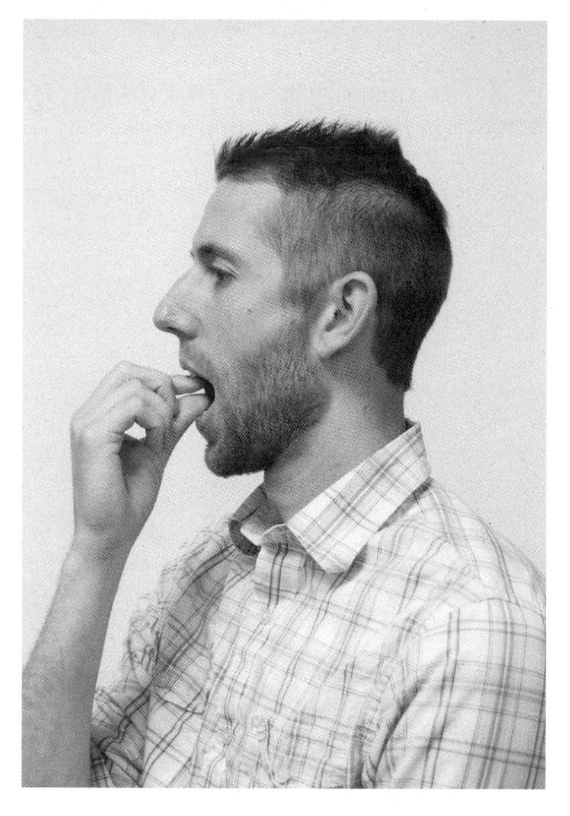

图 22-14 张开下颌,进行自我拉伸(自我管理 22-1)

自我管理 22-1

自我拉伸下颌骨

目的:拉伸口腔和下颌软组织,以改善张口程度

起始位置:坐姿端正且舒适

将示指放在上齿,拇指放在下齿,尽可能靠后

运动技巧:主动张口至最大程度

张口时,将你的示指和拇指稍稍分开,增加拉伸的压力

运动负荷:保持拉伸 15~60s

放松,然后重复练习

在白天练习

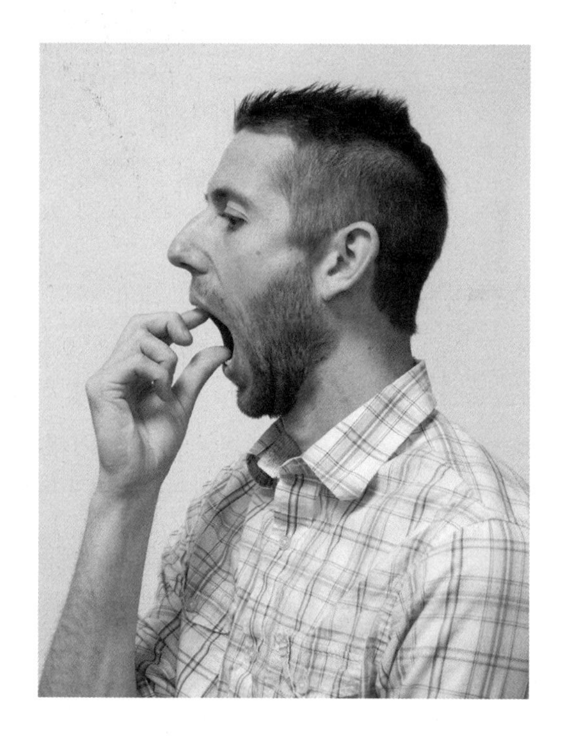

等长收缩放松技术(post-isometric relaxation techniques,PIRs)对肌源性 TMJ 受限的管理十分有效。这些技术与肌肉能量技术和本体感觉神经肌肉促进(proprioceptive neuromuscular facilitation,PNF)运动类似。PIRs 通过在一个特定方向上精确控制位置,让肌肉以不同强度进行主动静力性收缩以对抗反作用力,从而促进运动[46]。将目标肌肉放置于拉伸位置,然后指导患者以约 MVC 的 20% 的抵抗力进行静力性收缩,然后放松。在放松期间,应采用被动拉伸[47](患者相关指导 22-2,证据与研究 22-2)。

患者相关指导 22-2

等长收缩放松技术

口张开 (图 22-15)	坐在桌前,一只手的肘关节放在桌上,用手撑住你的额头 将你另一只手的手指放在下齿 张口直到你感受到拉伸感 吸气,尽可能张大口,就像打呵欠一样 当你想要闭合下颌时,用你的手指抵抗,不要让你的下颌移动(等长收缩),并保持几秒 呼气,然后放松,并再次拉伸,进一步张口
翼外肌 (图 22-16)	采用仰卧位 将你的拇指放在下颌骨上 用你的拇指以轻柔的力量按压下颌 吸气,然后保持几秒 呼气,然后放松,让下颌向喉部返回以伸展
二腹肌 (图 22-17)	坐在桌前,一只手的肘关节放在桌上,用手撑住你的下颌 将骨从一边移动到另一边(你的治疗师会教你怎样做) 将你的拇指放在紧张一侧的骨外侧 张口抵抗放在下颌上的手指的压力 吸气,然后保持几秒 呼气放松的同时,将舌骨慢慢地移到对侧

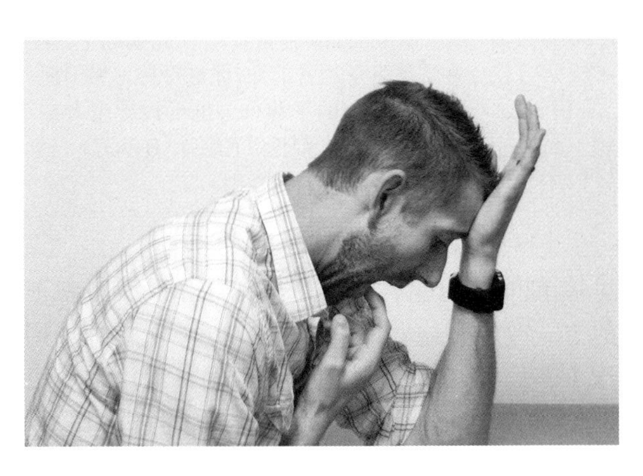

图 22-15 用于下颌张开(颞肌、咬肌和翼内肌)等长收缩后的肌肉放松技术

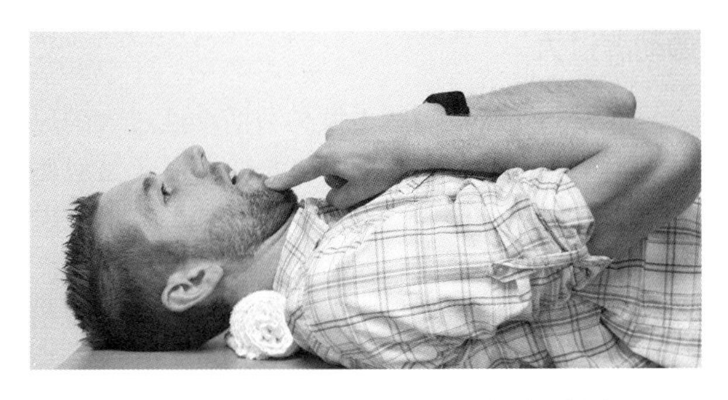

图 22-16 翼外肌等长收缩后肌肉放松技术

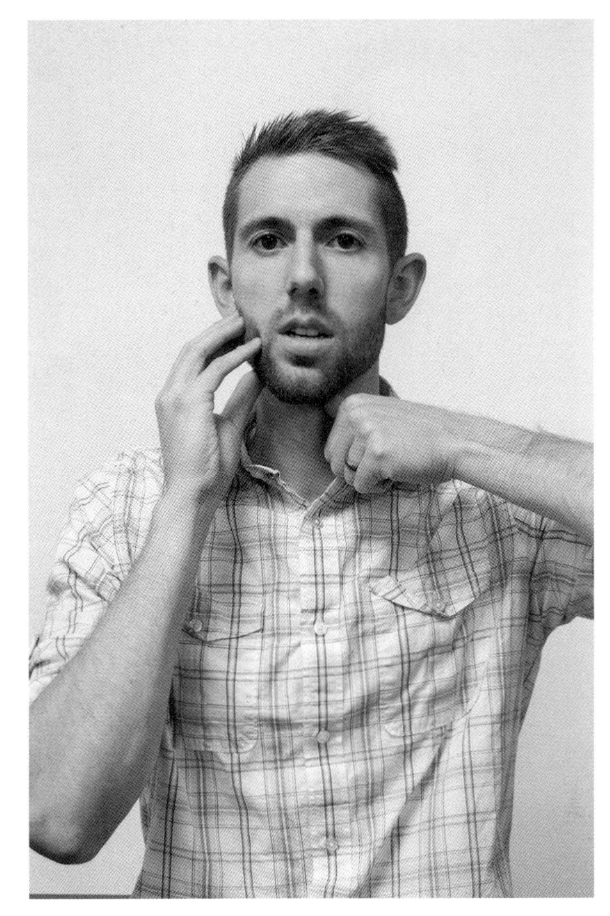

图 22-17 二腹肌等长收缩后肌肉放松技术

证据与研究 22-2

等长收缩放松练习

在一项包括 244 名患者和 351 个肌群的研究中,PIR 技术能使 94% 的实验对象立即减轻疼痛,63% 的实验对象的持续疼痛得以减轻,且经局部治疗,长期减轻了 23% 的实验对象的局部压痛。学会自己实施 PIR 技术的患者获得最好的长期效果[45]。

主动拉伸运动能增加运动范围,这将有助于维持下颌的活动性,并改善运动控制。应该鼓励患者全天积极地练习张开和闭合下颌,主动伸出和横向移动(牙齿之间可以放置或不放置压舌板)可激活其他方向的下颌运动(图 22-18)。

一旦运动恢复,患者则需要学习运动控制以及逐渐增加活动范围。Klein-Vogelbach[48,49] 发明的功能性运动锻炼可增强运动控制,其目的是让患者学会在各个方向准确而自由地移动颞下颌关节。在正常的颞下颌关节活动中,当头部保持静止时,是下颌骨在运动,如果颞下颌关节运动受

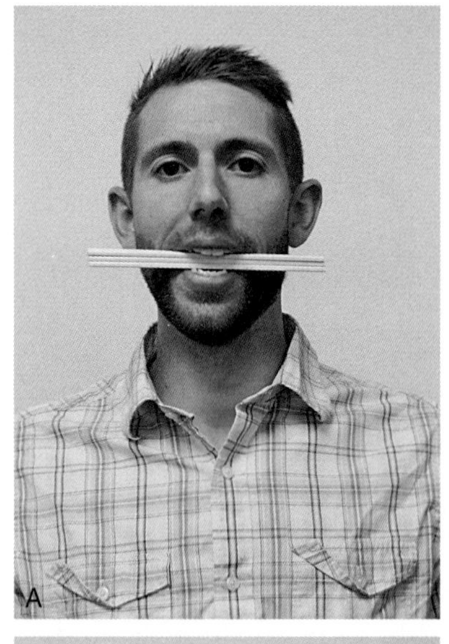

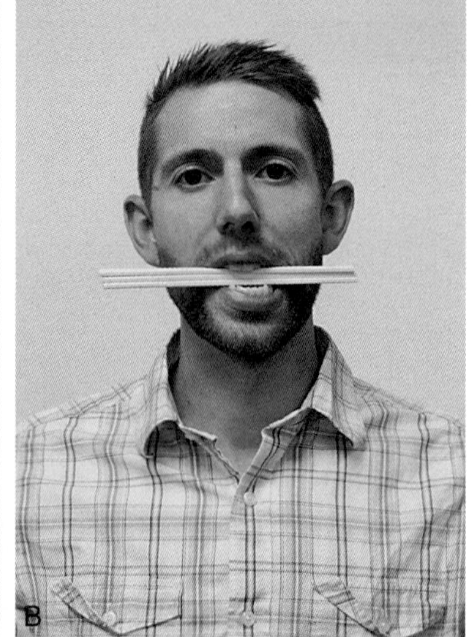

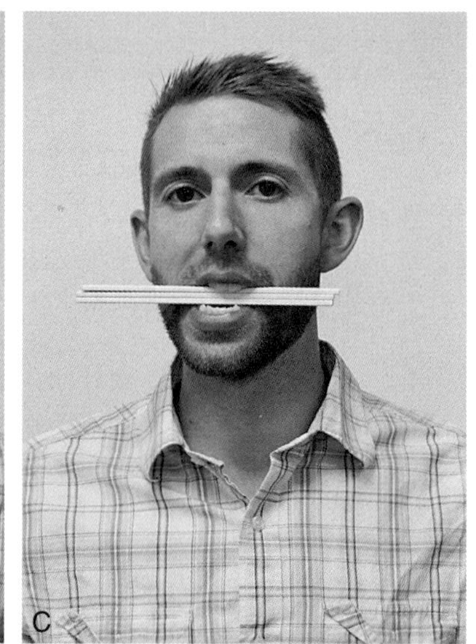

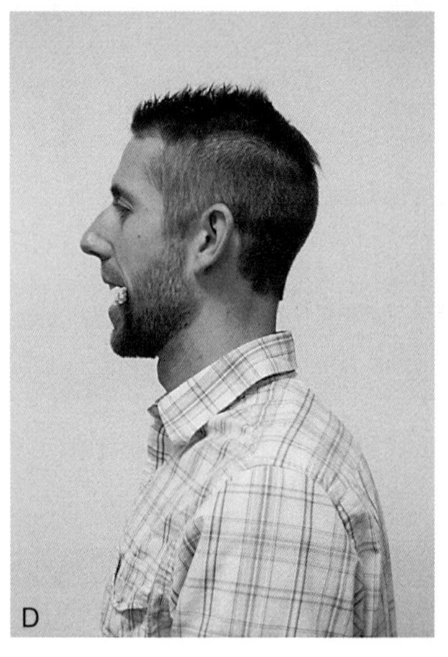

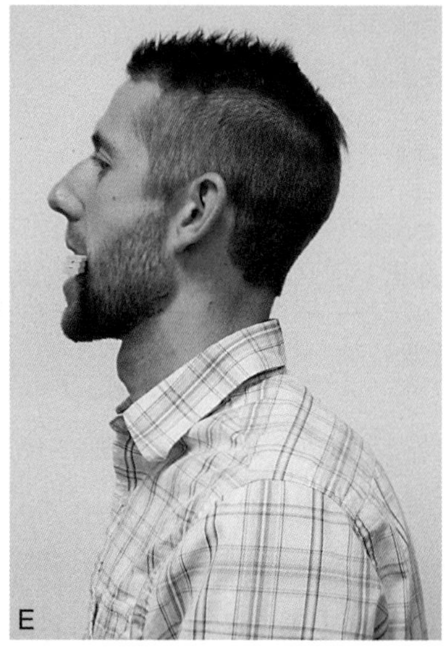

图 22-18 主动练习能促进下颌的横向和前伸移动。在患者牙齿间放置足够多的压舌板。使其嘴张开10~11mm（A 和 D）。在此基础上，让患者下颌骨前伸，促进平移。为了提高一侧的平移（E），也可指导患者在一侧前伸和滑动下颌骨（B 和 C）

限，Klein-Vogelbach 认为它会导致这些角色颠倒，头部移动，而下颌是静止的，这些主动运动传递到上颈椎关节（即寰枕和寰枢关节）。治疗师可指导患者保持头部静止，让下颌运动，而不是头部移动，下颌静止，把这作为运动控制的一种练习。注意在开始这些锻炼之前，治疗师应筛查上颈椎以确保活动的完整性和安全性。

在诊所开始进行这些练习时，治疗师固定下颌骨，然后教患者如何在家里自己进行练习。当患者端正坐好时，治疗师或患者固定下颌骨，两只手的手指抓住下颌骨。锻炼包括张口和闭口、横向偏移、伸出和回缩（图 22-19）。颞下颌关节练习这些不常做的动作时，动作要精细、放松、缓慢地进行，因为是在让身体学习动作，正常情况下它不需要做这些动作[47]。做这些练习的同时，还需要做正常的下颌运动，这样才能评估锻炼的进展和维持功能。Klein-Vogelbach 采用头朝下的方式改进了这些锻炼（图 22-20）。治疗师采用这个体位时，应确保患者安全舒适。通过改变头部位置，使张口必须克服重力，且舌骨上肌必须做向心收缩才能打开颌骨，而咬肌和颞肌则做离心运动控制速度。闭合由重力辅助，舌骨上肌做离心运动。

活动度过大

病因 导致双侧颞下颌关节活动度过大的原因尚不明确，但是单侧的活动度过大可能是对侧活动度下降的一种代偿性反应。其他潜在的诱发因素包括关节松弛、精神疾病、骨骼疾病等[50]。调查表明，全身性关节活动度过大（即韧带松弛）与颞下颌关节活动度过大密切相关。其他调查表明，关节盘和骨关节病与颞下颌关节活动度过大

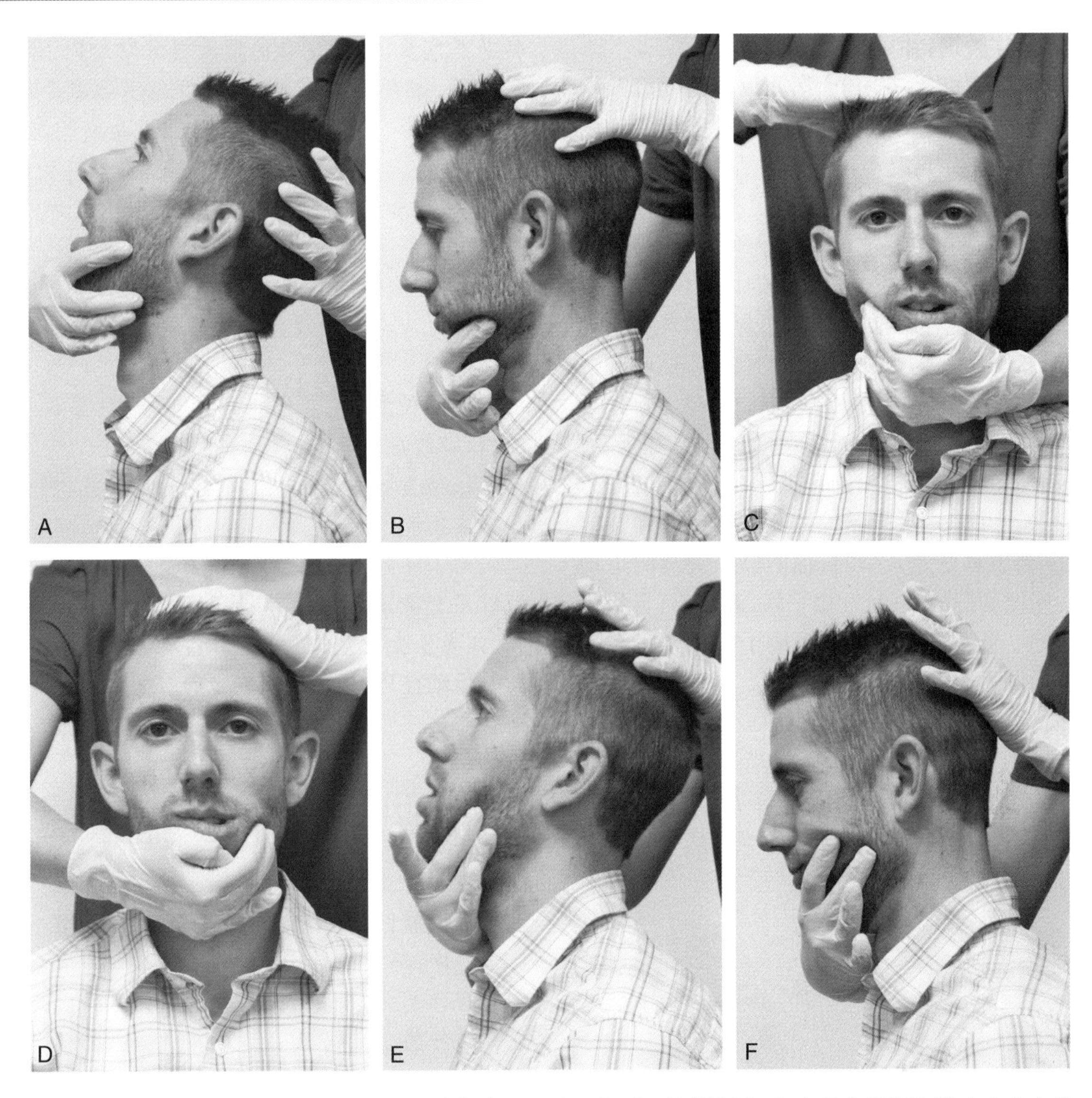

图 22-19　移动近端杠杆(头)的功能性运动锻炼。A. 张口位：当下颌骨固定后，患者头部伸展(鼻尖向上向背侧移动)。上颈椎关节后伸，口张开，活动两侧颞下颌关节；B. 闭口位：患者头部弯曲(鼻尖向前向尾侧移动)；上颈椎关节屈曲，口闭合；C 和 D. 侧方运动：当下颌骨固定后，颈椎的寰枕关节和寰枢关节旋转，上齿横向滑动到固定的下颌骨，促使对侧颞下颌关节侧向平移，且同侧颞下颌关节向内平移；E. 前伸：当下颌骨固定后，上齿向背侧(后)滑行到下齿，这时下颌骨前伸，颞下颌关节向前平移；F. 后缩：当下颌骨固定后，颈椎后伸，上齿向腹侧(前)移动到下齿。这时下颌骨回缩，颞下颌关节向后平移

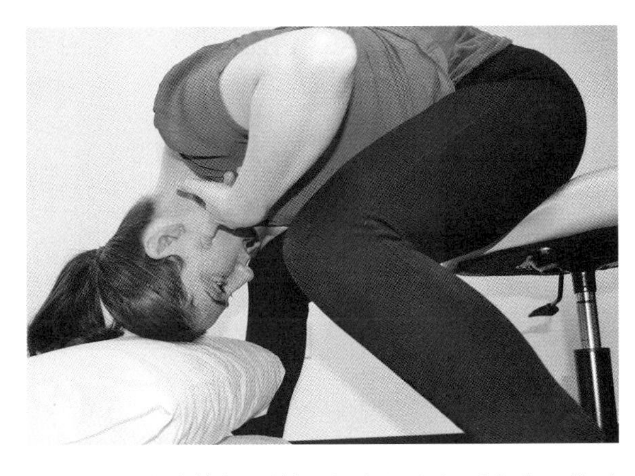

图 22-20　在身体躯干前倾时，克服重力，进行张口练习

相关[48,51,52]。儿童时期的功能异常习惯，例如长时间用奶瓶喂奶、吸吮拇指和用小孩安抚奶嘴等可能会导致成年后的颞下颌关节活动度过大[20]。许多成年患者的行为表现在打呵欠或饮食时把口张的过大。

颞下颌关节活动度过大被认为是最常见的颞下颌关节功能紊乱，它的特点是下颌骨早期过度前移[53]。在活动度过大情况下，平移发生在张口时的前 11mm，而不是张口末期的 15~25mm。过度前移导致周围关节囊、特别是韧带的松弛，这些结构的破环让关节盘在单侧或双侧颞下颌关节中出现紊乱。最终，可能会出现诸如运动受限、关节

炎症等损害表现,并导致功能丧失。

治疗 对于关节功能、病因以及活动度改变的患者,进行教育是成功管理颞下颌关节活动度过大的关键。一旦患者在日常生活中开始注意并限制诱发性活动,运动疗法可能更有效。

指导和强化休息位置 治疗师要教患者控制下颌肌肉,患者首先要了解下颌的休息位:双唇紧闭,牙齿微微分开,舌抵在硬腭上(见患者相关指导22-1)。患者应该通过鼻吸气和呼气,用膈肌呼吸。

颞下颌关节旋转和平移的控制 患者首先学习限制颞下颌关节围绕髁旋转。最开始的锻炼通过主动用示指和拇指辅助运动,患者从 TUTALC 位置开始,并使用手指监控两侧下颌运动和关节运动。当患者开始张口时,他们监控关节的运动质量、速度和旋转,一旦开始平移,则停止(自我管理 22-2)。患者也可使用一个镜子来观察正常的动作,确保舌向上,下颌不会偏移。运动是通过减少触觉输入(图 22-21)、降低舌头,最终增加速度来进行的[12]。Kraus 研究发现,当炎症与活动度过大、活动度降低或异常活动过多共存时,这种练习对减少与滑膜炎和关节囊炎等炎性病变相关症状非常有效(知识拓展 22-3)[12]。

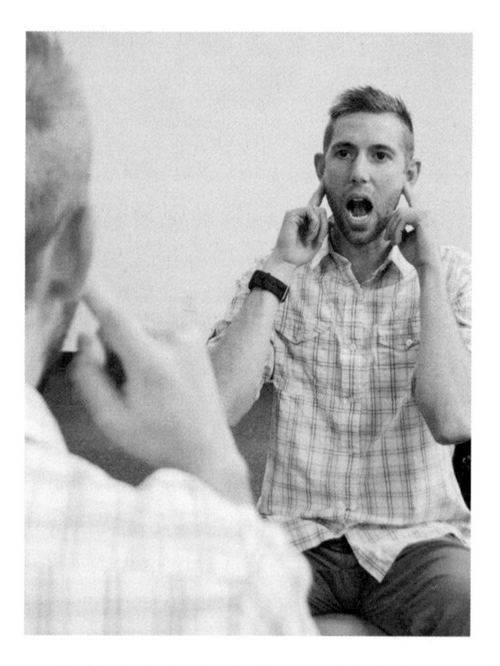

图 22-21 用于控制旋转和平移的神经肌肉功能重塑(自我管理 22-2)

自我管理 22-2

旋转运动控制

目的:对颞下颌关节进行适当的"跟踪"以使其功能恢复,通过主动的辅助技术增加颞下颌关节旋转、限制过早平移,并减少或消除颞下颌关节的咔嚓声、开裂声、爆裂声或过度运动的发生。

提示:仔细监测颞下颌关节的运动,感受旋转运动,一旦开始平移(向前滑行)则停止运动。

使用一个镜子作视觉反馈。舌抵上腭,下颌应垂直向下移动,不出现偏移;

练习应在不出现疼痛的情况下,缓慢而有节奏地进行。

起始位置:患者坐在牢固椅子上,靠近前边缘,两脚放在地板上,与髋同宽。

保持良好坐姿,包括骨盆中立,腰椎、胸椎和颈椎成直线。

为了保持中立位,可以使用支撑物。例如,你可以用背靠着墙坐,在头后面用毛巾保持颈椎中立,或者坐在折叠的毛巾上保持骨盆和腰椎中立。

运动技巧:保持舌抵在硬腭。

将一个示指放在颞下颌关节。

将另一只手的拇指和示指轻轻放在下颌上,然后用放在下颌上的拇指和示指引导下颌骨进行下降和还原练习。一旦感觉到下颌开始向前移动(平移),则停止。

运动量:组数 / 重复次数:重复这个动作 5 次。

频率:每天练习 5 次。

当你的张口程度更大且张口更流畅时,全天反复进行练习,例如每次在镜子前时。

进阶:水平Ⅱ:舌抵硬腭时,重复该练习,但无示指和拇指放在下颌上(见图 22-19)。

水平Ⅲ:将舌头从硬腭上移开,有控制地张开下颌,用放在下颌上的示指和拇指进行引导和协助。

水平Ⅳ:在没有舌头和放在下颌上的示指和拇指的帮助下,控制下颌张开。

水平Ⅴ:进行所有上述练习时增加速度,但注意张开时,确保下颌不出现平移。

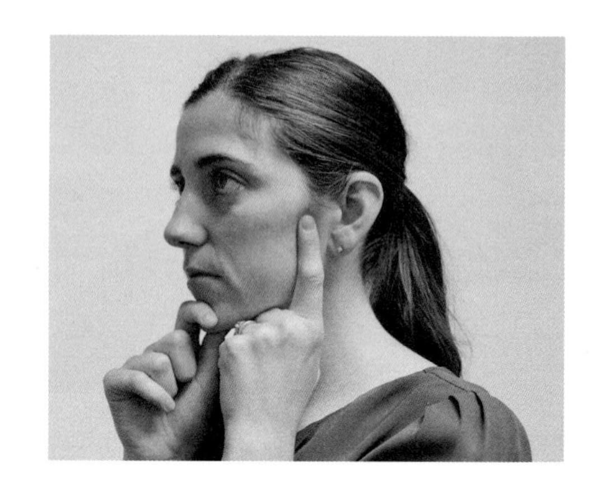

知识拓展 22-3

为什么教给颞下颌关节功能障碍患者正确的舌休息位非常重要？你怎样把这些教给患者？

肌肉功能障碍

病因 肌力失衡，包括颞下颌关节的肌肉控制能力不对称状况，一侧力量薄弱而另一侧的力量正常等，可能是由许多因素造成。失用、习惯和异常功能活动可能会导致肌肉不平衡，例如，如果患者习惯性地只在嘴的一侧进行咀嚼活动。肌肉功能障碍也可能由创伤或外科手术引起。恢复单侧关节周围的肌肉平衡以及两侧颞下颌关节之间的对称性，对于颞下颌关节的长期成功十分重要。

治疗 力量和稳定性练习可以在发展颞下颌关节旋转和平移控制的练习之后或者同时进行，旨在加强下颌力量、肌力平衡、左右颞下颌关节的功能等。疼痛的问题被解决后，如果弹响不是由于关节盘移位导致的，可以在无痛，只存在弹响的治疗中使用动力性练习[54]。在颞下颌关节手术后，以及出现一些其他的颞下颌关节障碍和紊乱的情况下，也可以进行力量练习。

等长或静力性练习 采用交替等长收缩和节律稳定等 PNF 技术可用于发展等长收缩力量。示指和拇指分别放在下颌骨两侧轻压下颌，在各个方向保持 6~10 秒时，给下颌施加轻柔的压力，且患者保持 TUTALC 位置（自我管理 22-3）。重复做几次各个方向的运动以锻炼各种肌肉和刺激神经肌肉感知觉，通过增加齿间距，重复练习以促进提高。

自我管理 22-3

下颌骨稳定性和力量

目的：为了增强下颌与颞下颌关节的肌肉力量和稳定性，在休息和张开口时建立一个正常的下颌骨位置。

提示：在 0-10 级的量表中（10 级为最大力量），使用 2 级用力强度。

在施加压力的过程中，下颌骨不应该移动。

如果需要，可用镜子监控练习和移动。

起始位置：保持良好坐姿（头部、颈部和背部）。让下颌骨和口微微张开，牙齿分开。

运动技巧：在不同的方向施加轻微的压力（按用力 1-10 等级，取 2 级），且每次改变你手指的位置，以刺激不同的肌肉。

向下颌的左侧或右侧（交替）

向天花板

向颈部的后部 / 前部

向左耳或右耳对侧（交替）

在每个方向保持 10 秒，且在此过程中，不要增加压力。

运动量：组数 / 重复次数：________________

频率：________________

进阶：水平Ⅱ：进一步张开口，约一个指关节宽，重复练习（图 22-22）。

水平Ⅲ：重复练习，尽可能宽地张口（张口至最大范围）。

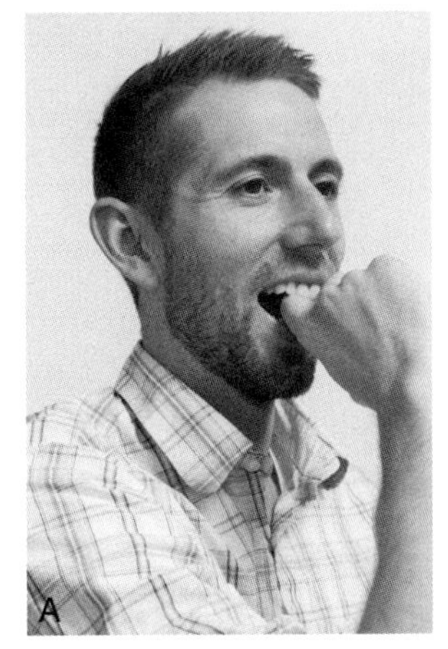

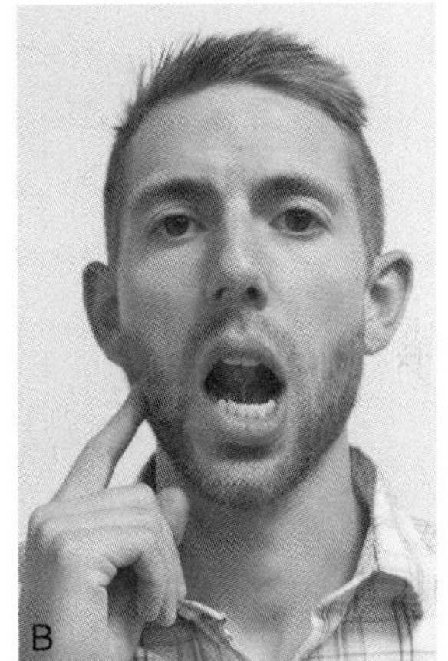

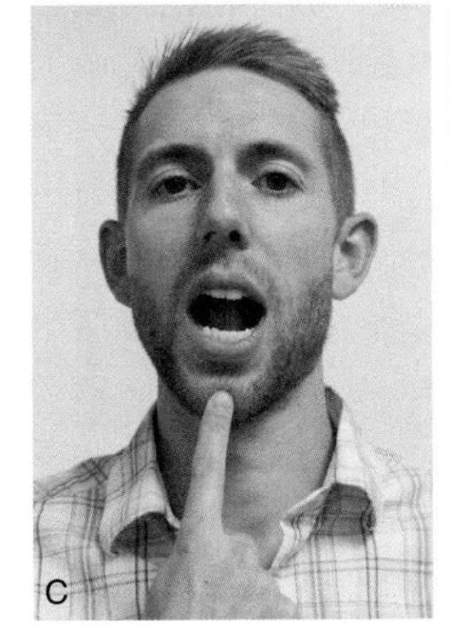

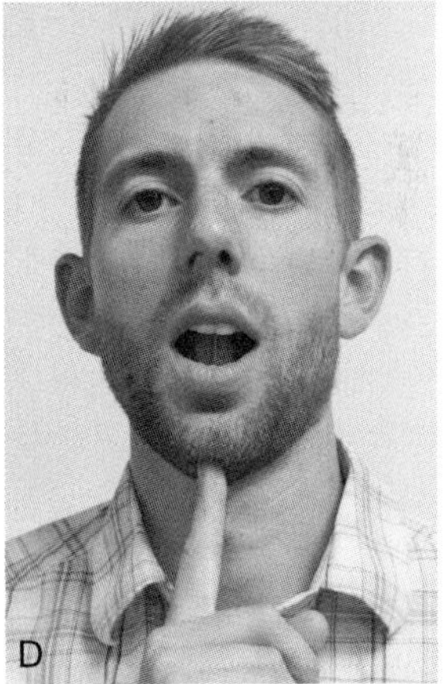

图 22-22 稳定性等长练习：在上下齿之间，先放一个指关节，然后放两个指关节（A）。一个或两个指关节移动时，保持牙齿分开。对下颌侧面（B）、后部（C）和 / 或上部（D）施加轻柔的压力，以稳定在所需方向（见自我管理 22-3），并非所有患者都能张口至两个指关节宽

神经肌肉本体感觉促进技术通过交互抑制，使翼外肌和舌骨上肌抗阻等长收缩，可以促进下颌骨升肌放松（即颞肌和咬肌），这个技术还能增

加最大张口距离[55,56]。

等张或动力性练习 等张练习要求患者在关节活动度范围内移动下颌时对抗手提供的阻力。练习包括张口、闭口和侧向运动的抗阻运动(图 22-23 至图 22-25)。开 - 合运动最初被限制在张开 15mm 的宽度(即一个指关节的宽度),以加强张口时下颌的旋转运动,且不存在下颌向前平移。应该提醒患者在张口运动时,不要将下颌推向前,让下颌朝向胸部打开一个弧度,横向运动被限制在 5mm 左右来训练正常的活动度范围。抗阻运动最初应缓慢进行,控制运动、增加速度应在患者能够维持正常的旋转 / 平移关系时进行,从而避免下颌偏移。关节活动度应该限制在无痛、无弹响的动作中练习(知识拓展 22-4)。

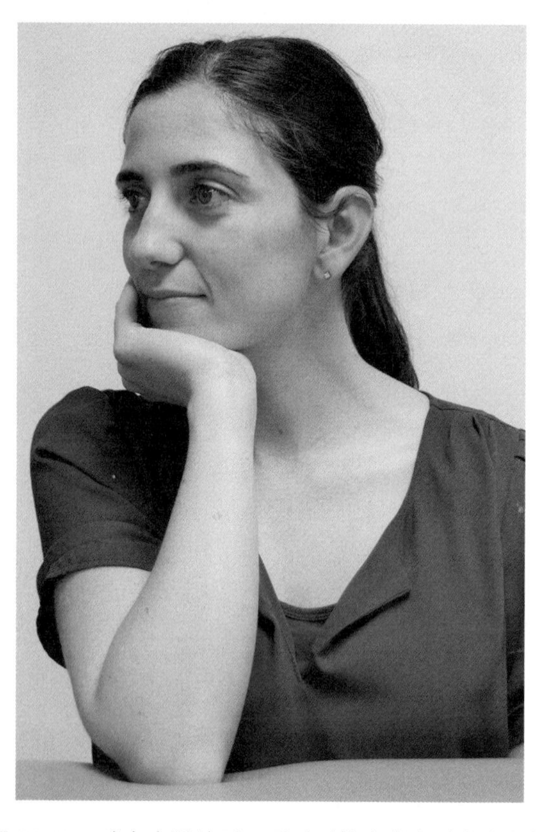

图 22-23 动态力量练习。通过对抗患者右手在右下颌提供的阻力,增强左侧翼外肌力。手臂固定、手掌放在下颌上提供阻力(肘靠在一个稳固的平面或手臂稳固地靠在胸前)

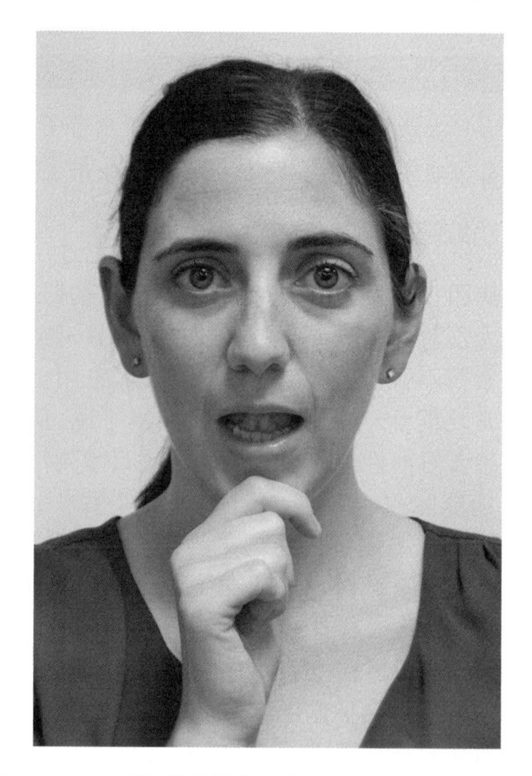

图 22-24 在下颌骨中线抗阻向心张口,由治疗师或患者的手提供的闭合阻力。强调垂直放置在下颌骨中线上,下降和前伸时要保持舌抵上腭,为了避免诱发疼痛和弹响,张口应限制上下齿间距不超过 20mm

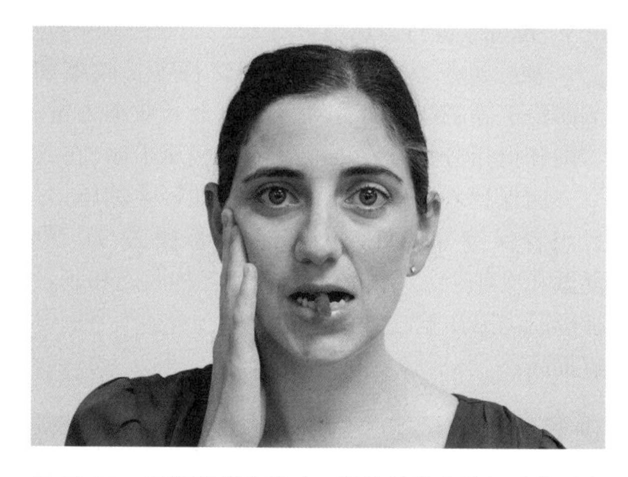

图 22-25 下颌骨横向移动。保持软管在前门牙点对点的位置,主动将软管从一侧旋转到另一侧,用一个镜子来做视觉反馈,确保不发生牙齿回缩状况

知识拓展 22-4

一个患者表现出早期可以垂直张口 55mm,在张口过程中发现有过度平移,这个患者的动作错误是什么?你会教一些什么练习来帮助患者纠正这个错误?

姿势障碍

病因

头部姿势向前时,肩的环绕可能导致颅颈和颞下颌系统的功能障碍。为了恢复这个系统的平衡,患者必须解决好过度紧张、头和肩胛带力线、下颌和舌的位置,还有呼吸等问题。本节将重点

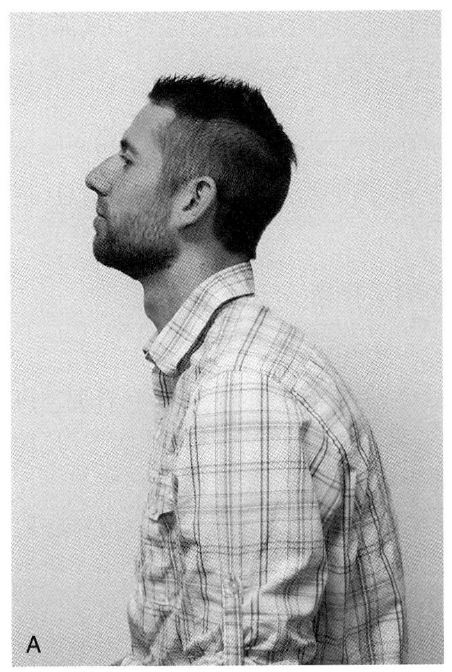

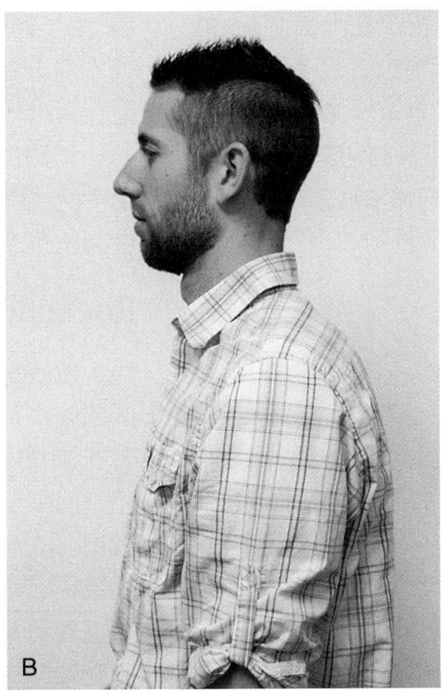

图 22-26 颈部姿势。A. 头部向前且伴有明显的头部过伸：前额与下巴之间的姿势力线向后倾斜；B. 中立位置：前额与下巴之间的姿势力线几乎垂直于地板

介绍特定于颞下颌关节的姿势障碍。有关缓解头部前伸症状的更多信息和一般练习说明，请参阅第 23 章。

治疗

神经肌肉放松训练 有效的自我调节和神经肌肉放松训练包括发展注意力的习惯，有意识觉察到面部和下颌肌肉的紧张。通过多次的练习，最终这些训练将在日常生活中转化为潜意识动作。很多采用身体和心理练习提高意识的放松方法已被应用[57-59]。放松疗法可以被整合到注意力生物反馈辅助训练中。

渐进式放松法采用等长收缩方法，要求患者先收缩相关肌肉，然后放松该肌肉[60,61]。也可使用反向方法，肌肉先被动拉伸，然后放松[62,63]。自我暗示训练采用适合的心理意象[64,65]。标准练习的言语内容有集中在神经肌肉系统（如四肢沉重）、血管舒缩系统（如四肢温暖、前额清凉）、减慢心血管系统和呼吸机制。

瑜伽、冥想和膈肌呼吸技巧有助于 TMD 的管理[66-69]。强调舌、下颌和呼吸的整体功能，包括使用的感官知觉技术[65,70-73]和感知运动学习的练习[74-79]，对于这些患者来说都是特别有价值的方法。

头部、颈部和肩部姿势锻炼 对头部、颈部和肩部治疗最有效的方法是姿势练习程序。姿势练习的原则是由 Kendall 等人[80]提出，Sahrmann[81,82]为这类患者的治疗做出了巨大的贡献（见第 9 章，17、23-25 页）。治疗师提示患者避免颈椎曲线变直以及头屈曲过度（见图 22~ 图 26），也可以采用不同的运动再教育方法，帮助患者实现姿势、力线、结构和功能的平衡。治疗方式包括多种方法，比如 Aston 模式疗法[83,84]、Alexander 技术[68,69,85]、Feldenkrais 方法[73-77]、太极拳[86-88]和 Trager 身心整合[82]等，它们都是利用感官、动觉和本体感觉反馈给身心系统。基于 Feldenkrais 方法的家庭计划（Feldenkrais 运动研究所，伯克利，加州），开发了一种颞下颌关节感官意识 CD，它属于智能身体 CD/DVD 系列的一部分。

意识练习完全变成潜意识才能获得长期成功。为此，针对头、颈、舌、下颌和肩胛带的中立休息位的恢复性觉知训练对患者全天都有帮助。Ellis 和 Makofsy[19]提出的 RTTPB 法（放松、牙齿分开、舌抵上腭、姿势和呼吸）是方便患者记忆并经常练习的一个方法。这个首字母缩写词有助于解决上象限中常见的失衡问题（知识拓展 22-5）。

知识拓展 22-5

患者有哮喘和过敏史，会怎样影响其下颌症状？

下颌骨和舌姿势练习 一旦患者熟悉 TUTALC 位置，则可以在计划中添加额外的嘴、下巴和舌姿势练习。舌上顶可用作一种初级锻炼来使舌尖变得坚挺和使患者熟悉舌头的正确放置[37]。舌尖指向硬腭并抵住，仅仅在上齿之后，然后放松，并重复锻炼。通过指导患者提高速度，反复进行舌抵上腭，发出“咯咯”声来增加挑战[42]。患者还可以通过有字母T、D、L和N的词来练习发音，这些词让舌尖上升到硬腭，像“Ted、dad、love和nut”这些词可以用来练习加强激活舌的肌肉[37]。

吞咽和呼吸障碍

病因

在颞下颌关节和颅颈功能障碍患者中，最常忽视的一个问题是吞咽顺序的改变，通常与舌推挤吞咽和/或异常呼吸有关。在异常呼吸中，如口呼吸，舌头通常靠在下牙，上下齿分开，保持张口姿势。吞咽异常的人在喝水时，经常让他们的舌头向前与玻璃杯或杯子接触，这时，口唇的过度活动是很明显的。舌骨在吞咽时可能上升，枕下肌肉也可能出现异常收缩[89]。

干预

Funt及其同事[37]提出了一种改变这种异常吞咽模式的方法，让患者从玻璃杯或杯子中喝水。喝水时，患者咬住后牙，把舌放在上门牙后方的前腭位置，用虹吸管从牙之间吸水并吞咽（图22-27）。在最开始吞咽阶段，吸到水后，舌应该回到其休息位，贴近后牙的地方不要用力，如能做到这些，就可以在没有任何面部肌肉移动的情况下连续喝水和吞咽。由于推挤舌头的习惯根深蒂固，这个锻炼应每天练习多次，一旦患者能用新的吞咽模式完成所有的吃、喝，且学会了正确的姿势后，为了评估将学到的方法转化为潜意识层面，他或她应开始监控所有的吞咽活动，并一直有意识地让舌处于休息位。

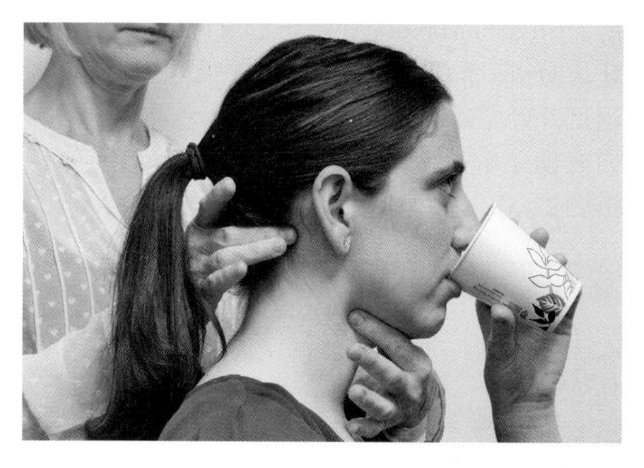

图22-27 吞咽练习。在吞咽开始阶段，水是通过虹吸进口的，舌尖应回到它的休息位。虹吸完成后，患者能反复吞咽，而不会出现面部肌肉的任何运动

正确的膈肌呼吸对颞下颌关节功能也非常重要[64,68,70,90-92]。关于呼吸训练技术的更多信息，请参阅胸椎章节。

Rocabado 6×6练习

Rocabado[93]提出了众所周知的一系列练习，试图解决机械性下颌痛的多因素性质和管理。患者在浏览相关网页时，经常会发现这些练习，因此，物理治疗师至少应了解并能对这些练习进行讨论。它包括解决口腔系统结构、舌位置和膈肌呼吸练习之间关系的练习（自我管理22-4）。虽然在正规研究中还没有得到很好的验证，但这些练习受到临床实践的普遍接受，可为锻炼提供良好的起点（证据与研究22-3）。

自我管理22-4

Rocabado 6 × 6[91]

目的：为了学习新的姿势位置，打破旧位置的软组织记忆，恢复原始肌肉长度-张力关系、正常的关节活动性以及正常的身体平衡。

运动技巧：1. 练习舌休息位

用舌头发出咯咯声6次

寻找正常休息位（TUTALC）

当舌处于休息位时，通过鼻子进行膈肌呼吸6次

2. 张口时控制颞下颌关节旋转

舌抵硬腭，张口6次（见自我管理22-2）

3. 抵抗阻力时稳定下颌骨

下颌处于休息位时，对张口、闭口以及横向偏移施加轻柔的压力（见自我管理22-3），每个位置保持6秒

4. 上颈椎屈曲（点头）

微微上下点头6次（约15°）

5. 下颈椎回缩

将你的下巴向下移动，并保持6秒

6. 肩胛带回缩

让你的肩胛骨朝向臀部口袋相对方向后向下活动，并保持6秒

运动负荷：组数/重复次数：在这一系列活动中，每个动作练习进行6次。

频率：每天进行6次这一系列练习。

证据与研究 22-3

6×6 练习系列起作用吗?

在一项随机双盲对照研究中,Mulet 等人[94]对 Rocabado 提出的 6×6 练习系列是否增加了基于自我保健的程序的价值(仅进行自我保健与自我保健加 6×6 练习)的效果进行评估。他们发现,在这两个治疗组中,下颌疼痛和颈部疼痛的改善程度均具有统计学和临床学意义,且组间无差异。两组的头部姿势无显著性临床或统计学差异。因此,在这项研究中,与仅采用自我保健的治疗方法相比,增加了 6×6 练习的治疗方法并没有改变结果,在 4 周的研究中,也没有改变头部姿势。

常见诊断的运动治疗

在典型的物理治疗环境中,最常见的颞下颌关节紊乱是关节囊和关节内部结构的功能障碍。下面将对颞下颌关节的一些更为常见的关节内的诊断进行综述。请记住考虑病情更为严重的可能性,并酌情咨询口腔医学专家(MD 或 DMD)进行进一步的检查和管理。

对于任何颞下颌关节问题,治疗师应记住要考虑颈椎的影响,包括舌骨上肌 - 舌骨下肌长度 - 张力的关系及其对舌的生理功能和下颌休息位置的影响[95,96]。基于评估研究发现,在头部和颈部的姿势纠正练习、减少肌筋膜限制、恢复关节活动或为过度活动的部分提供节段性稳定练习中,颈椎的治疗可能提供指导[97]。更多的相关信息请参阅第 23 章(证据与研究 22-4)。

证据与研究 22-4

头部位置对颞下颌关节结构和疼痛的影响

对 29 名颞下颌关节患者在中立、回缩和头部姿势向前位置的最大张口(MMO)和压力 - 疼痛阈值(PPT)进行评估。研究发现,三个位置之间的 MMo 和 PPT 都具有显著性差异。张口范围在头部姿势向前时最大,而在颅颈回缩时最小;PPT 在中立位置时最高,而在头部姿势向前时最低。这些发现支持颅颈部与颞下颌关节的生物力学关系,他们也支持这样的理论,即患者对不同颅颈部位姿势的疼痛可能更敏感[17]。

关节囊炎和下颌关节后区关节盘炎

病因

由于磨牙、过度咀嚼、创伤、紧张或感染等因素造成的关节过度负荷可能会引起纤维囊、滑膜和盘后组织的炎症反应,这种情况称为囊炎。功能异常习惯会改变咀嚼动作的正常模式,导致肌肉活动不对称、改变肌肉长度和下颌排列错乱,过度负荷问题通常与情绪压力有关,情绪压力与肌肉张力增加和肌肉活动过度相关[32-34]。

下颌关节后区关节盘炎伴随着侵犯关节盘的髁状突,这会直接导致炎症或者加重现有的炎症。由于前关节盘移位导致髁状突向后移位或者下颌的急性外部创伤向后推挤髁状突到组织,造成慢性重复性微细创伤,结果导致下颌关节后区关节盘炎逐步发生。

长期微小的关节动力学改变可能导致肌肉上升和下降的平衡失调,并产生异常压力,这足以导致关节软骨承受不适当的负荷,这种运动模式可能会导致疲劳性损伤,并且关节软骨可能出现关节炎的变化。反复的过度负荷导致微细创伤,使关节囊、关节盘的外周部分及翼外肌附着点出现炎症反应。当下颌运动混乱,导致关节盘紊乱和损坏时,过度疲劳的翼外肌能控制关节盘的活动[30]。

囊炎的体征和症状包括休息时疼痛[在牙齿的牙尖吻合最大功能位时(如咀嚼)疼痛加剧]和下颌骨运动功能异常(如磨牙症)。疼痛发生在颞下颌关节区域的一侧时,可能出现涉及第Ⅴ对脑神经支配区域的疼痛。囊炎引起的损害从关节轻微受限到完全不能动。

下颌关节后区关节盘炎的体征和症状包括关节后部和外侧的持续疼痛和明显压痛,经常会因为紧咬牙或下颌骨移向患侧,髁状突挤压发炎的组织而使疼痛加剧。随着肿胀,髁状突被迫向前导致急性咬合不正。当将食团等物体放置在一侧的齿间时,将增加对侧颞下颌关节的压力,因为没有食物的一侧上下齿之间更加靠近。因为用对侧咀嚼会增加发炎关节的压力,导致更多的疼痛,虽然违反直觉,但应该建议患者用患侧关节咀嚼[98,99]。

治疗

治疗师对治疗措施的选择取决于病因和剧烈程度。由单纯外伤引起的急性损伤,最初可使用被动干预来减少疼痛和炎症,并保持或改善运动范围。这些损伤也包括下颌功能受限,使用轻度镇痛药、冰敷、湿热敷或超声波治疗可能有效。因为急性关节创伤后可能会产生关节血肿,应采取措施预防关节僵硬,患者可谨慎地进行低强度运动。在击打下巴等直接创伤的情况下,请在治疗前确保排除骨折的可能性。

由于慢性微创引起的下颌关节后区关节盘炎或囊炎,应采用更积极的干预措施。治疗的目标是减少炎症和关节压力,并改变促使症状持续存在的异常功能活动。放置一个关节稳定性咬合板可以减少磨牙症和关节压力[100]。表面肌电(surface electromyography,SEMG)对于白天功能异常的治疗非常有益[101,102]。通过 TUTALC 位置提示维持下颌休息位置,也可减少关节压力,这时颞下颌关节处于放松位置,牙齿略微分开,口唇正常闭合。

当炎症、疼痛和肌肉僵硬得到控制后,应该进行拉伸和肌肉重塑练习。在"活动度减少"部分讨论的技术可恢复肌肉长度以及增加关节囊延展性。功能性运动锻炼和强化、稳定性练习均有助于肌肉的重塑和放松。

关节盘内部紊乱

病因

咬合不正(即口咬合过度伴髁状突后移)或创伤可能会导致关节盘紊乱。关节盘微细创伤或重复性微细创伤可能导致关节盘在关节囊附着点处发生撕裂,特别是薄弱的后部韧带结构。这促使关节盘从其正常解剖位置移位,通常向前或前中间移动。该疾病通常分为两类:可复性关节盘前移位和不可复性关节盘前移位[103]。这两类疾病症状表现可能不明确,也可能一类病症在某阶段会持续一段时间,并导致退行性关节病变[104]。

引起导致关节盘紊乱的理论有很多:磨牙癖或创伤给关节造成的过度压力;翼外肌两个头不协调收缩使得关节盘在髁状突上啪地关闭,而不是在张开口时,平滑、协调地运动;关节盘和软骨表面的退化;由于频繁的半脱位引起的关节韧带被拉长[98,105,106]。

关节活动出现弹响,特别是咔哒声被认为是关节盘紊乱的标志之一。咔哒声或其他声音的频度和弹响特征、发出弹响时的特定功能运动以及疼痛症状可提供重要线索,有助于判断关节内骨和软组织的状况。弹响可能是响一次或多次,可发生在一侧或双侧关节中,弹响可能伴随疼痛,也可能不伴随疼痛。不同类型的弹响在矢状面张口时出现,包括开始张口初期、中期或末端时出现弹响。

张口发出弹响被认为是由于向后和向上移位的髁状突越过向前移位的关节盘的后部导致的。这减少了关节盘前移,使得髁状突落在关节盘下的关节凹面里的正常位置(图 22-28)[104]。这种减少通常伴随同时发生关节弹响,弹响发生的时间与关节盘紊乱的严重程度有关。在下颌骨张开的早期阶段出现弹响提示存在较小的关节盘前移,在接近最大张口位出现弹响提示关节盘前移的更多。可复性关节盘移位时,下颌的关节活动度通常是正常的,但垂直张口的次数可能高于正常[98]。

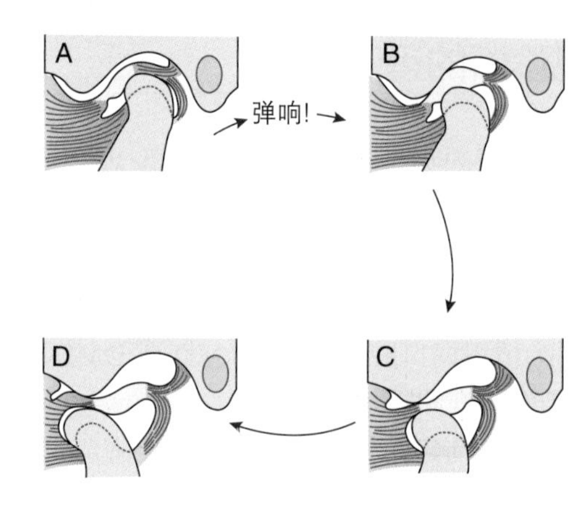

图 22-28 下颌骨随着可复性关节盘前移下降(张口)。A. 闭口时的颞下颌关节,关节盘前移至髁状突;B. 在平移周期的早期,髁状突越过关节盘后方组织,重置关节盘时会引起弹响;C、D. 正常的关节活动时,可以完全张开

在闭口时,当髁状突滑动到关节盘的后缘之后,关节盘向前向中间移动时,可能也会诊查到一种轻微的弹响声。随着时间的推移,当后部韧带在附着处被进一步拉伸和破坏,弹响会加重。弹响除了可以在下颌关节张开时产生,也可以在离心运动时产生,这些弹响可能由于关节盘的结构变化或者部分关节的功能不协调导致,在张口其他阶段,由于关节盘内部紊乱可能会引起不一致的弹响[107]。

不可复性关节盘前移位的症状是:在下颌关节运动时,关节活动受限,无关节弹响。关节活动受限是由关节盘在髁状突的前面以及关节盘平移滑动受阻引起,导致患侧关节的髁状突平移受限,进而使张口受限,这种情况被认为是颞下颌关节绞锁[108-110]。急性不可复性关节盘前移位最明显的特征是开口受限 20~25mm。此外,因为健侧继续向前平移,下颌在张开末段偏向患侧。尤其是当关节盘向前内侧移动时,向健侧横向偏移活动受限。随着时间的推移,由于关节盘后侧附着点被持续拉伸和撕裂,关节绞锁可部分或完全解决,并达到正常的活动范围[103,111,112]。

由于关节盘紊乱,在患侧颞下颌关节可能出现疼痛,也可能涉及三叉神经支配的区域(第Ⅴ对脑神经)。在活动时疼痛加剧或变化,出现下颌骨功能异常。大多数慢性不可复性关节盘前移位患者的病史都有弹响和偶发关节绞锁,表明关节盘开始发生退行性改变(证据与研究 22-5)。

证据与研究 22-5

关节盘的形态和移位

为了研究关节盘的形态是否与移位相关,使用 MRI 检查了 218 个颞下颌关节(109 名患者)。正常的颞下颌关节盘是双凹形,成像显示,可复性关节盘前移更可能是圆形、半凸或双凸形,而不可复性关节盘前移更可能是折叠的。这表明移位类型与关节盘形态变化的严重程度有相关性[113]。

治疗

改善下颌张开的技术有助于减少由可复性和不可复性关节盘前移导致的关节活动受限。对不可复性关节盘前移,限制张口,齿间距约 30mm,以保护盘后组织,防止过度伸展[87]。关节盘紊乱的治疗最好通过肌张力和功能的正常化来实现。当疼痛或功能障碍非常显著、治疗干预和牙颌垫无效时,需要找口腔外科医生处理(知识拓展 22-6)。

知识拓展 22-6

针对病例讨论中的患者,你的诊断和治疗方案是什么?

颞下颌关节弹响 Au 和 Klineberg[52] 在一项针对青壮年的研究中发现:弹响是可逆性的病情,使用无创的等长收缩练习,弹响能被成功治愈(见自我管理 22-1),这表明神经肌肉导致的颞下颌关节弹响的问题,多数不是由内部紊乱引起的。在没有明显的咬合不正时,设计简单的抗阻练习控制下颌关节的运动,同时,活动下颌关节的伸肌和屈肌,以减轻恼人的颞下颌关节弹响问题。Gerschmann[114] 发现下颌进行前伸 / 回缩时,用一支铅笔让牙齿分离,即咬笔练习,可以在大约 2 周之内减少弹响(图 22-29)。

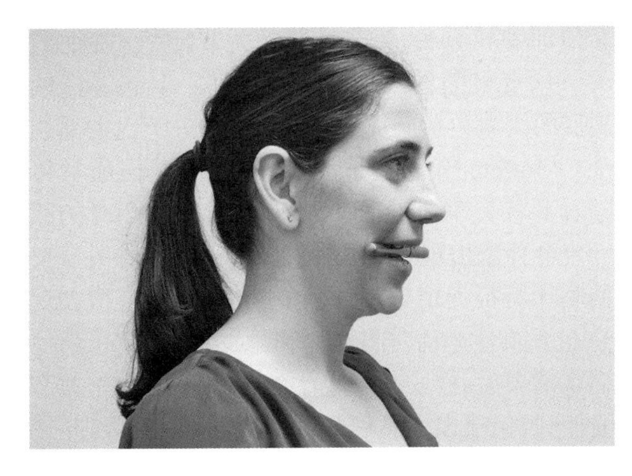

图 22-29 咬笔练习。在口的后部水平放置一只软圆柱形笔(1.5~2mm),指导患者咬住笔并做磨削运动,以使笔与下颌一起向前和向后移动

可复性关节盘前移位 可复性关节盘前移位的常用治疗方法是:专门从事 TMD 治疗的牙医采用前伸重新定位或非重新定位的牙合垫。物理治疗方式,比如热疗和冰疗,有助于缓解疼痛和肌肉僵硬,加强牙颌垫的疗效。患者和治疗师首先应制订家庭计划,以降低异常功能活动发生率。应指导患者学会自我暗示技巧以监控和减少异常功能活动的频率。这些技巧包括:全天多次检查舌头和下颌骨的位置;视觉提示,比如在患者能看到的地方,用时钟或便利贴当作提醒,以及在患者的手机或电脑上设置定时器或提醒工具。当患者意识到紧咬或其他异常功能活动时,提示他或她做一个深呼吸,把舌头和下颌骨恢复到正常休息位。教育和锻炼可以有效地放松患者下颌和颈部肌紧张,这些练习在前面神经肌肉松解训练部分中讨论过。

不可复性关节盘前移位 物理治疗和软组织松动技术,如肌筋膜放松和按摩,能用于治疗颞下颌关节功能障碍。用关节松动术牵张(即尾端滑行)和平移(即前伸)有助于再定位阻止张口的关节盘前移位(见图 22-10A 和 C)。如果关节松动技术能成功复位关节盘,在可复性关节盘前移位中讨论过的治疗方法就可以立刻实施。

退行性关节疾病 / 关节炎

病因

颞下颌关节的骨关节炎,也称为退行性关节疾病,好发于中老年人。骨关节炎使颞下颌关节面的应力改变,经常会导致囊组织的继发性炎症,随着骨刺形成和关节唇变小,关节间隙变窄,经常会侵蚀髁状突头、关节结节和关节窝[30]。晚期的关节病变可能导致相关肌肉萎缩。引起退行性病变的因素包括反复的过量负荷和关节盘内部紊乱。Moffete 等人[115]证实,关节盘的损伤通常伴随着髁状突表面出现骨关节炎变化,在相对的凹面也会伴随出现类似的骨关节炎变化。骨关节炎的临床特征类似于其他关节功能紊乱,典型表现是在下颌骨运动时有疼痛和捻发音,通常在其他症状消失后,捻发音仍然存在,虽然不一定是关节囊模式,但很多人都有下颌骨活动受限经历。

治疗

退行性关节疾病的首选治疗方法是对症处理,干预措施包括药物疗法、物理疗法和 / 或外科手术。非手术治疗方法包括主动关节活动度练习、松动和拉伸等技术,如“活动度过大”部分所述。分级练习包括一些可以在白天经常完成的简单活动,作为一个家庭治疗处方。保护关节技术包括避免张口过度和纠正功能异常等习惯,以及应该教会患者让舌和下颌骨处于恰当的休息位。晚期的关节内骨关节炎改变患者可能需要进行外科手术干预,包括关节清理和 / 或关节成形术。

外科手术干预后的物理治疗

综述

外科手术后颞下颌关节的康复可能需要 6 个月到 1 年,物理治疗被认为是成功康复的关键。口腔外科医生可能会让患者在术前对物理治疗进行咨询,这时物理治疗师可以为患者的术后成功做好准备。患者教育和依从性是术后治疗成功的关键,在术前访视时,患者应了解手术过程和术后预期结果,指导患者在手术后立即采用一些方法以控制疼痛和消肿[如冷冻疗法、经皮神经电刺激(TENS)、膈肌呼吸]。此外,应当在术前教会患者在术后要进行的主动和被动练习方法。

术后的物理治疗方法包括减轻炎症、水肿、反射性肌肉僵硬和疼痛等。患者的饮食往往要求术后 3 个月内进食软食,这取决于手术的范围和瘢痕生长的程度,重点要强调家庭计划是患者康复计划中最重要的部分。

关节镜术后

关节镜手术适用于颞腭关节囊内紊乱和关节粘连的诊断和治疗[116]。患者在手术后 24~48 小时即可采用物理治疗[117]。在术后会诊中,物理治疗师应重新评估患者,记录疼痛模式、感觉、咬合和主动运动的变化,以及囊内或囊外肿胀情况。治疗师应确保与外科医生讨论任何术后康复措施。

在多数情况下,术后治疗的近期目标是保持在手术麻醉下获得的张口活动幅度[87]。如果不能维持活动,术后可能会发生关节面和关节盘之间的粘连。口腔关节松动技术包括牵张和横向滑行(见图 22-10),使用这些技术目的在于抑制粘连、减轻颞下颌关节压力、增加关节润滑、促进肌肉放松、恢复关节活动度[12,118]。对颞下颌关节健侧也需要做关节松动术,且必须在无痛的范围内,轻柔缓慢地实施,以防止由于失用引起活动度下降。在适当情况下,应教患者进行自我牵张(图 22-12)。

Osborne[119,120] 和 Salter[121] 的研究表明,关节创伤或手术后经常活动通常能促使血凝块溶解,预防组织转变成结缔组织。以外科医生的方案作为主要指导,治疗师可以针对活动度下降、运动控制、髁状突旋转但无平移以及下颌稳定性等方面对患者进行康复。典型的关节镜术后患者需随访 5~7 周[87]。

如果在康复过程中活动度下降继续发展,而且问题是由于关节囊受限,则使用超声治疗与家庭锻炼相结合,比仅进行家庭锻炼更有效(证据与研究 22-6)[122]。如果活动度下降是由于筋膜限制或肌肉功能障碍,则参考在肌源性活动度下降和神经肌肉松解训练部分讨论过的技术。

证据与研究 22-6

超声波增强家庭锻炼计划的效果

虽然单独使用超声波在颞下颌关节管理中无效[123],但是它可增强家庭锻炼计划的有效性。最近一项研究调查了两种干预方案。第一组采取家庭锻炼结合患者教育,介绍关于功能异常的信息进行治疗;而第二组采取干预辅以超声波(每周 5 天)对 TMJ 和咀嚼肌进行治疗。结果表明,两组在减轻疼痛和改善张口程度上均产生一定效果,但是与单独进行家庭锻炼相比,加超声波可使改善结果具有统计学意义[122]。

关节切开术后

关节切开术后最常见适应证是对非手术治疗无反应的关节盘紊乱。关节切开术(即切开关节)

141. Jankelson B, Pulley ML. Electromyography in Clinical Dentistry. Seattle, WA: MyoTronic Research, 1984.
142. Moyers RE. Some physiologic considerations of centric and other jaw relations. J Prosthet Dent 1956;6:183–194.
143. Michler L, Moller E, Bakke M, et al. On-line analysis of natural activity in muscles of mastication. J Craniomand Disord 1988;2:65–82.
144. Rivera-Morales WC, McCall WD. Reliability of a portable electromyographic unit to measure bruxism. J Prosthet Dent 1995;73:184–189.
145. Kardachi BJ, Clarke NG. The use of biofeedback to control bruxism. J Periodontol 1977;48:639–642.
146. Pierce CJ, Gale EN. A comparison of different treatments for nocturnal bruxism. J Dent Res 1988;67:597–601.
147. Rugh JD, Johnston RW. Temporal analysis of nocturnal bruxism during EMG feedback. J Periodontol 1981;52:233–235.
148. Rugh JD, Solberg WK. Electromyographic studies of bruxist behavior before and during treatment. J Calif Dent Assoc 1975;3:56–59.
149. Solberg WK, Rugh JD. The use of biofeedback to control bruxism. J South Calif Dent Assoc 1972;40:852–853.
150. Crider A, Glaros AG, Gevirtz RN. Efficacy of biofeedback-based treatments for temporomandibular disorders. Appl Psychophysiol Biofeedback 2005;30(4):333–345.

第23章

颈　椎

CAROL N. KENNEDY

对于任何颈椎功能紊乱,治疗性运动的干预都是十分重要的,尤其对于复发性或者慢性颈椎病。然而,针对治疗颈椎病的运动性治疗计划不能单独进行。由于颈部,胸廓,肩胛带和颞下颌关节(TMJ)之间有密切的联系,而这些邻近区域的损伤会导致活动与参与受限,因此需要有一个完整并有效的检查、评估和运动性治疗计划来解决这些问题。本章会简要回顾颈椎的解剖学以及人体运动学并提供相应的检查和评估参考。运动性治疗干预会阐述相同的损伤造成人体结构功能的影响和引发颈椎病的诊断方法。

人体解剖学以及人体运动学综述

关于颈椎解剖和生物力学的内容在本章没有详细阐述,读者可以直接从其他章节来找到有关知识[1-3]。

颈椎由两个功能部分构成:头颈(craniovertebral,CV)复合体和中下段的颈椎。这两个部分在结构以及生物力学都有不同之处,但是作用在一起能够增加颈椎关节活动范围(range of motion,ROM),并且对这个部分的重要结构起着支持及保护的作用。其中的一个重要作用是颈椎将头部置于看、听和进食等重要功能的位置。

CV复合体包括寰枕关节(atlantooccipital,AO)和寰枢(atlantoaxial,AA)关节。CV复合体的生物力学由关节面、韧带复合系统和更高一级的具体精细的肌肉系统所支配。

CV韧带松弛会导致复合体活动范围的增加。如头痛、眩晕、视觉障碍或面部感觉改变等体征与症状很有可能是关节和肌肉感受器的过度活动造成的。此外,这些症状和体征及四边孔综合征(quadrilateral symptons)、共济失调型构音障碍、吞咽障碍或无意识的跌倒发生等更严重的并发症可能涉及脊髓受压、椎动脉供血不足的问题。

中段颈椎由C2-3椎间到C7-T1椎间组成。每个中段颈椎的活动部分由几个关节组成,包括一对关节突关节和钩椎关节(uncovertebral,UV)以及椎体间关节(椎间盘)。

Panjabi[4]将椎间部分的全部关节活动度分为两个部分(图23-1A):中部区域,该部分关节活动度几乎不产生关节结构的阻力;弹性区域:该部分的关节活动度起自于中部区域的末端到生理活动极限。整个颈椎尤其是在CV部分有一个很大可活动的中部区域。由于在中部关节囊或韧带缺乏张力,因此在活动范围的中部几乎没有被动控制,肌肉系统必须被募集去主动控制运动。如果韧带部分有损伤会造成中部区域扩大,因此,肌肉系统就变得至关重要(图23-1B)。

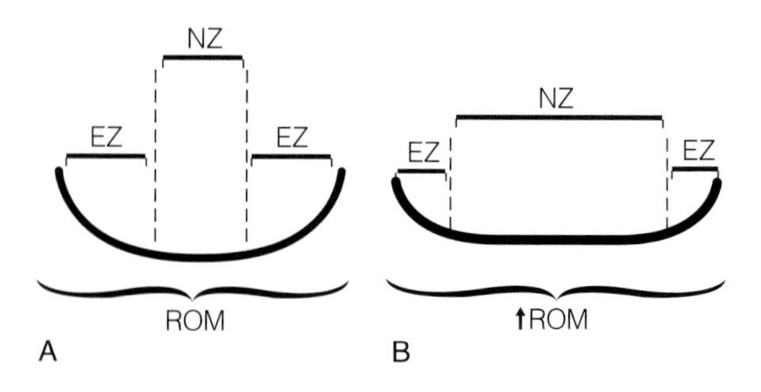

图23-1　中部区域。A. 正常;B. 高活动度。EZ. 弹性区域;NZ. 中部区域;ROM. 关节活动度

除 C8 颈神经根是从第七颈椎椎体下方椎间孔穿出以外，其余颈神经根均从所对应椎体上方椎间孔出来。C1 神经根从由后 AO 膜构成的骨与韧带通道穿出，这样使 C1 处于撞击的风险中。颈椎神经根从椎间孔穿出，它们被一些重要的结构所包围，包括关节突关节和 UV 关节、椎间盘和椎弓根。

影响这些结构的退行性形变可能使椎间孔变小并影响神经根的功能。第 4-6 对颈神经很强地附着在颈椎横突上。每一节段的硬膜鞘形成缓冲面，用于保护神经和脊髓免受牵拉的影响。神经脊膜结构的张力可能对颈椎产生一定的张力。

肌肉

颈椎的肌肉十分复杂，解剖方面应参考对其起止点以及所产生动作的描述[2]。

表 23-1 列出的 CV 复合体中的肌肉以及它们的功能。这些肌肉让头部在颈椎上进行诸多运动，以利于视听并保持平衡。它们提供丰富的机械性刺激感受器，能整合肌肉强烈的本体感觉功能，并且与该部分功能障碍的患者出现眩晕症状相关。上位颈椎屈肌（如胸锁乳突肌等多个长肌肉，直接连接头部和躯干）对头部在颈椎上获得和维持最佳姿势平衡显得非常重要。

表 23-1　头颈区域的肌肉

肌肉	动作
头后小直肌	AO 关节伸展
头后大直肌	CV 复合体伸展以及同侧旋转
上斜肌	AO 关节同侧屈和伸展
下斜肌	AA 关节同侧旋转
头外侧直肌	AO 关节同侧屈
头前直肌	AO 关节屈曲

CV. 头颈；AO. 寰枕；AA. 寰枢

中段颈椎区域的肌肉，在脊椎处排列，由许多横贯滑动的部分组成。表 23-2 列出了这些肌肉群以及它们的活动，在维持向前伸头部姿势（forward head posture，FHP）时，前面的肌群被拉长变得无力，相反的后方肌群出现短缩的趋势。

表 23-2　中段颈椎肌群

肌肉	动作			
	屈曲	伸展	旋转	同侧屈
颈长肌	X	NA	MC- 双侧	MC- 双侧
头长肌	X	NA	同侧 -MC	NA
斜角肌（上提第一或第二肋）				
前	X	NA	对侧 -MC	X
中	MC	NA	NA	X
后	NA	MC	同侧 -MC	X
胸锁乳突肌	X（midC）	X（CV）	对侧	X
斜方肌上束	NA	X	对侧	X
肩胛提肌	NA	X	同侧	X
头、颈夹肌	NA	X	同侧	X
头、颈棘肌（不一致 - 与半棘肌混合）	NA	X	NA	NA
头、颈半棘肌	NA	X	同侧	NA
头、颈最长肌	NA	X	同侧	X
髂肋肌颈椎部分	NA	X	NA	X
棘间肌（颈椎区域显著）	NA	X	NA	NA
多裂肌	NA	X	？ direction-MC	MC
回旋肌（不一致）	NA	X	同侧	MC
横突间肌	NA	NA	NA	MC

MC. 最小贡献；NA. 没有动作；X. 主动；？ direction：动作方向有争议

正如在脊柱的其他区域,其肌肉系统由三个部分组成:深层、中层和浅层。深层肌群由单一节段肌肉组成,其作用是维持脊柱的局部稳定而不是主动肌,这些肌肉通常十分薄弱或在病理情况下处于抑制状态。中层肌群是多关节的但是依然与每个部分相连接,它们也稳定脊柱,尤其在运动期间,它们经常被易化或过度活跃。浅层肌群几乎没有节段性止点和使头在躯干上运动和保持平衡的功能,它们通常过度活跃并且紧张,产生保护性痉挛,抑制深层肌群。中层和浅层肌群在徒手肌力测试中经常表现很弱。

深层颈屈肌

深层颈屈肌(deep neck flexors,DNF)包括头前小直肌、头长肌和颈长肌,这些肌肉作用在颈椎深部起稳定作用,这些肌肉的收缩会减少颈椎前凸。在谈话、咳嗽、吞咽和旋转或侧屈头颈时,两侧的颈长肌作为稳定肌被激活。深层的颈前肌群表现出变弱的状态并在颈椎处于不同功能障碍时耐力降低,因此造成动态稳定性的缺损。

舌骨上和舌骨下肌群

舌骨上和舌骨下肌群主要涉及吞咽、讲话咀嚼的功能以及颞下颌关节(temporomandibular joints,TMJ)功能。这些肌群在第 22 章中讨论过。这些肌群也可以协助颈部屈曲。但是产生的作用较小且在 TMJ 上产生过度的剪切力。这些肌群的功能障碍会严重影响颈椎与 TMJ;比如对于慢性颈椎疾病的患者来说应该评估这些肌群。

斜角肌群

斜角肌在临床上有着很重要的意义。斜角肌是主要的颈部屈肌,特别是前斜角肌,使用不良的姿势进行呼吸会过度使用这块肌肉。由于牵拉的角度,肌肉活动增加会产生压迫并对椎间节段产生单侧的力。由于斜角肌止点在第一与二肋骨,活动的增加会提升这些肋骨。这种提升降低了胸廓出口空间的使用率,最终会导致胸廓出口综合征(thoracic outlet syndrome,TOS)。当颈神经根在斜角肌之间穿过时,这组肌群适应性的缩短会撞击颈神经根。

胸锁乳突肌

在 FHP 中,胸锁乳突肌(sternocleidomastoid muscle,SCM)有变短的趋势,使颈椎上的压力增加。它是 CV 伸展的主动肌,可使头部在躯干上前屈,但是它所产生的运动模式会造成大量的头部前移。当头部在躯干上前屈时,它可能增加颈椎前凸。DeSousa[3] 研究证明胸锁乳突肌既有屈曲又有伸展的功能。

颈伸肌

颈椎后方深层稳定肌群有枕后肌、多裂肌和棘间肌。Conley[5] 认为竖脊肌的中层,尤其在头半棘肌和头最长肌同样有该节段上的止点并很有可能充当稳定肌作用。颈椎的伸肌在产生与控制旋转上起着重要的作用。当存在颈椎功能紊乱时,这些肌肉会表现出缩短和无力,有可能继发短缩状态下的头部前伸姿势或来自于下方关节病理状态和疼痛的反射抑制。越表浅的竖脊肌主要起后伸头部的作用。像之前提到的胸锁乳突肌也是一个上位颈椎伸肌并可增加颈椎前凸。

肩胛提肌和斜方肌上部肌纤维

一些肌肉会在颈部和肩胛带上同时产生运动。肩胛提肌和斜方肌上部肌纤维在颈椎上有着广泛的止点,并均起自于肩胛骨。肩胛带休息位的改变会改变这些肌肉的长度,同时也影响了颈椎。例如,休息位下降的肩胛骨会使斜方肌上部肌纤维拉长并在颈椎上产生一个侧向的位移与压力。对颈椎持续的横向压迫最终会造成某些平面的高活动度,并限制其他节段的活动度。

检查和评估

颈椎检查应包括整个脊柱的评估,尤其是胸椎,同时还有颞下颌关节和肩胛带复合体。这些区域直接影响颈椎的姿势和灵活性。医务人员一定要了解和掌握所有用来诊断与颈椎活动和参与受限相关的损伤的检查方法与技术。

病史和筛查测试

除了包括所有骨骼肌肉主观检查的问题之外,还有一些特殊问题强调颈椎部分。在 Grieve 的《颈椎常见问题》[6] 这本书中对这些问题进行了具体阐述。此外,功能性问卷提供一个极好的基准并可用于监督一段时间治疗进展。例如,vermon 和 mior[7] 提出的颈椎功能障碍指数量表

(Neck Disability Index)提供了一种可信有效的评价颈椎功能障碍的方法。

如果主观病史和姿势对线评估发现肩胛带的问题,那么需要对患者进行肩胛带测试。

物理检查

应该从三个平面来评估直立状态下的对位对线,检查包括脊柱曲度(如CV区域,中位颈椎区域和颈胸[CT]连接部)、骨盆对位对线和肩胛骨的休息位。

应该从三个平面来评估坐位状态下的对位对线,检查者应观察从站立位到坐位的变化。此外,也应该观察仰卧位下身体的对位对线。采用多种运动测试来评估患者的灵活性和在某些方式下的运动能力。医务工作者应该记录引起患者再次出现症状的检查方式,同时确定与患者活动受限直接相关的损伤。医务工作者应该按照如下方式进行评估:

主动关节活动度
联合运动
椎间加压测试
颈椎被动灵活性评估
　被动椎间运动
　被动椎体附属运动
稳定性测试
椎动脉测试
神经学测试
　皮肤(感觉)
　肌力(运动活动)
　深部腱反射
神经脊膜的延展性评估
　上肢神经学动态试验
　　(正中神经、桡神经、尺神经)
肌肉表现
　募集合适肌肉的能力
　力量与耐力的评估
　肌筋膜延展性的评估
　　肌肉长度

常见机体损伤的治疗性运动干预

对于颈椎的任何综合运动治疗计划必须直接针对活动与参与受限的损伤。该部分描述了针对肌肉功能表现损伤(包括耐力)、活动度(如低活动度或高活动度)和姿势的运动干预。对于一些特定的患者需要作出适当的调整,但这要取决于患者的症状和体征。

肌肉损伤的表现

病因

在过去的20年里,对颈痛患者所存在的运动功能障碍进行了很多研究。不考虑颈痛的原因,深层和浅层的屈肌与伸肌都显示出在力量与耐力方面的不足,并且易疲劳。此外,这些肌群在运动募集方面也表现不足,倾向于浅层肌群占主导地位或过度活动并且抑制了深层的稳定肌群(证据与研究23-1)。这些不足出现在如下患者中。

- 颈源性头痛(cervicogenic headache,CHA)患者[8]。
- 机械性颈痛患者[9]。
- 骨关节炎患者[10]。
- 挥鞭样损伤患者(whiplash associated disorder,WAD)[11]。

证据与研究23-1

肌肉力量和模式不足

对CHA患者的研究表明,与正常受试者相比,CHA患者的上位颈椎屈肌等长收缩力量与耐力要小些[8]。机械性颈痛患者颈屈肌与正常受试者相比也弱[9]。对骨性关节炎患者研究发现,与健康受试者相比,患者颈部前后群肌肉更易出现疲劳[10、12]。这类发现在颈部的疼痛侧表现的更显著[13]。颅颈屈曲测试中,颈痛患者深部颈屈肌的肌电信号输出减弱[14]。颈部挥鞭样损伤患者表现出不能单独等长收缩深部颈屈肌同时过早过度激活前斜角肌和胸锁乳突肌[11、15]。伸肌相似的损伤似乎比屈肌影响更大[16、17]。

其他的发现包括如下。

- 伸肌与屈肌的萎缩、脂肪浸润和其他的组织学变化(证据与研究23-2)。

证据与研究23-2

肌肉改变

在实时超声和磁共振(MR)影像中,多裂肌和头半棘肌、深部与中层肌群在颈痛受试者中出现了萎缩[18-21]。疼痛侧萎缩更加明显。颈痛受试者肌纤维的转型[22]和深层前后肌群的脂肪浸润[23-26],被证实造成了紧张功能的缺失。

- 在上肢运动干扰(arm movement perturbations)中颈椎稳定肌延迟激活。
- 过多的活动和颈部与肩带肌群活动后延缓的放松时间(证据与研究 23-3)。

证据与研究 23-3

时序延迟和放松时间(timing delay and relaxation times)

Falla 等人[27]发现所有的颈部屈肌,尤其是上肢运动中的颈部深层屈肌,存在时序延迟现象,尤其是上肢运动中的 DNF,表明颈痛患者在进行上肢活动时缺乏颈部的控制能力。在模仿打字作业时,斜方肌上束、胸锁乳突肌和前斜角肌的活动增加,而颈部伸肌群的活动减少[28-31]。相比机械性颈痛患者,这在 WAD 患者中表现得更明显。重复的上肢活动中,颈痛患者过度活动的肌群休息时间延长,WAD 患者相比机械性颈痛患者更显著[28、29、32-34]。在抬头过程中,颈部表层肌群放松时间也延长[32]。

颈痛出现之后,运动功能的改变非常迅速[35]。尽管症状得到了完全缓解,但是对运动造成的影响仍然存在,有可能造成较高的颈痛复发率。

在非手术治疗亚急性和慢性颈痛的系统综述中[36],作者发现多种方式的手法治疗联合运动能缓解长期疼痛、提高功能以及有益于全身状况的缓解。当然对力量训练、牵伸训练和本体感觉训练也存在中度到强有力的论证支撑[36-38]。一些研究发现与颈椎运动治疗相关的改善维持了 1~3 年[39-41]。接受监督和个体适应性训练的患者比在家里进行自我训练的患者相比,前者改善明显[42-43]。

虽然在颈痛的管理中颈椎运动是一项重要有效的方式,但是还是没有确定最有效的运动类型[44]。在缓解疼痛和提高功能方面,多种低负荷支撑的点头运动(low load supported nod exercises)、较高负荷的抬头运动(higher load head lift exercises)和抗阻运动都是有效的,但是没有哪种方式比其余的好[45-49]。虽然较高负荷的运动对增强全身力量似乎更有效[48,50],但是在姿势控制和规范运动模式方面较低的负荷会更有效[51,52]。对疼痛级别和激惹性较高的患者,较高负荷的运动方式则可能不适用。运动的效果与运动的模式直接相关(证据与研究 23-4)。比如,当设计合理的颈椎康复计划时选择各种类型的运动显得很重要[53]。

证据与研究 23-4

运动模式

O'Leary 等人[53]在 10 周的训练中比较了 3 种不同的运动模式:利用头颈屈曲测试(craniocervical flexion test)伴随压力生物反馈单元来重新训练运动模式的协调任务组、力量 / 耐力运动组和活动度控制组。三组在疼痛疗效上得到了提高并且在功能上得到了改善,但是每一组在他们所制定运动模式的运动表现上显著提高,但在其他模式中改善很小。

运动处方应依据个人的情况制定,取决于患者当前的情况、病理类型、疼痛程度、激惹性,此外还有运动的目标、肌肉的募集、模式、力量与耐力。较好的反应是训练初期负荷很小(重量低于头部重量)并且缓慢增加。如果产生持续性疼痛,由于疲劳出现肌肉震颤,或者运动不能正确进行,表明运动难度过大,需要停止运动。对于很多颈部姿势肌的持久功能应该通过长时间的持续性收缩来强化。

治疗性运动干预

深部颈屈肌 最常见的伴随颈部功能障碍而变弱的肌肉是深层的、单一节段的颈部屈肌。值得注意的是,我们应该告诉患者隔离(isolate)这些动态的稳定肌,而不是使用更多像 SCM 和斜角肌这样的表层肌肉代偿。募集这些肌肉的主要动作是深层颈屈肌的 CV 点头训练,持续到中位颈椎节段屈曲。在训练过程中控制过多表层肌群的参与很重要(患者相关指导 23-1)。如果运动是在患者靠着墙直立位进行(图 23-2),那么重力为运动提供了帮助,但是头部应该始终靠着墙后缩,防止出现颈部伸肌的离心收缩所产生的任何前伸运动。

患者相关指导 23-1

怎样激活颈部核心肌群

什么是颈部核心肌群?

颈部核心肌群的联合运动为颈椎深层节段提供稳定性并在动态肢体与躯干运动中维持头颈的最佳姿势。它们也能使头在颈部做具体优化的运动。颈椎的核心肌由颈前的深层颈屈肌和后面的深层颈伸肌组成。

怎样激活颈椎核心肌群?

由于受到颈痛的困扰,颈椎核心肌群是最常

见的容易变弱的肌群;因此,对它们的重新训练很重要。对患者来说,怎样隔离核心肌群而不使用较大的表层肌群替代很重要。在利用核心肌群进行更有挑战性的训练时,它们的募集必须占主导地位。

开始可取头部支撑下的仰卧位,或者头靠墙的直立位。为了使深层颈屈肌收缩,可在头颈联合处轻轻点头屈曲。头部运动应沿着假想的两耳之间轴线进行。患者可以向下沿着中位颈椎逐渐开展运动,但是不要将头部抬离地面或者离开墙。不允许胸锁乳突肌和斜角肌这样的表层肌群参与。治疗师将会指导患者触诊表层肌群。

注意每次活动一节椎骨时,要缓慢回到中立位。不允许像竖脊肌这样的表层伸肌通过将头推回表面而激活。

在利用核心肌群进行动态活动之前,在不同的体位进行深层核心肌群的训练很重要。通常最好是在仰卧位或者直立靠墙位开始练习,也可在以下体位下进行颈部核心的激活。

________站立位________仰卧位______坐位

________四点跪位______行走位

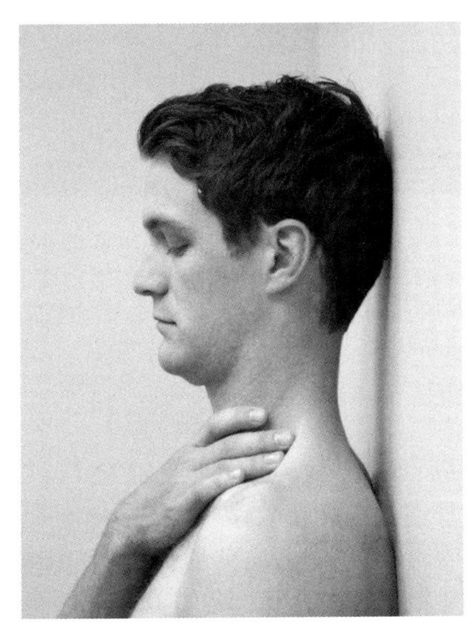

图23-2　站立位深层颈屈肌点头:为募集深层颈屈肌,当头部顺着墙滑动时,患者的手触摸禁止参与的表层肌群

该回缩姿势阻止了SCM的参与。要求患者触摸颈前部,控制不让SCM或者斜角肌参与收缩同时将舌头在口腔顶部放松来抑制舌骨肌群的活动。

患者缓慢点下巴,使其头的后部沿着墙上移。在活动范围的最远端,即没有发现表层肌群活动时,停止点头,保持10秒增强肌耐力,并重复10次。在斜板上取仰卧位时,可减少重力的协助,朝着水平面方向,随着倾斜角度的增加,难度逐渐增加。

患者在仰卧位进行同样的点头运动时(图23-3),DNF对抗轻微重力,从理论上来讲,难度有所增加。但是该姿势有着良好的支撑并且无承重,虽然对抗重力,但对于一些患者来说仰卧位训练比靠墙训练更容易。运动中头部处于中立位,可以使用枕头或者枕骨下垫毛巾卷来获得中立位。小的毛巾卷放置于中位颈椎的悬空部位来帮助维持正常的颈椎前凸。在小负荷的肌肉募集训练中,点头运动时不需要将头部抬离床面,患者再次触摸颈部前面确保没有表层肌群的参与。患者在运动中应避免颈部回缩的代偿。如果患者由于伸肌的过紧或固有的表层肌过度募集而不能进行过大的活动,那么运动可以从伸展时的活动开始,向中立位点头。在运动中保持眼睛朝下看可以帮助正确的肌肉收缩。

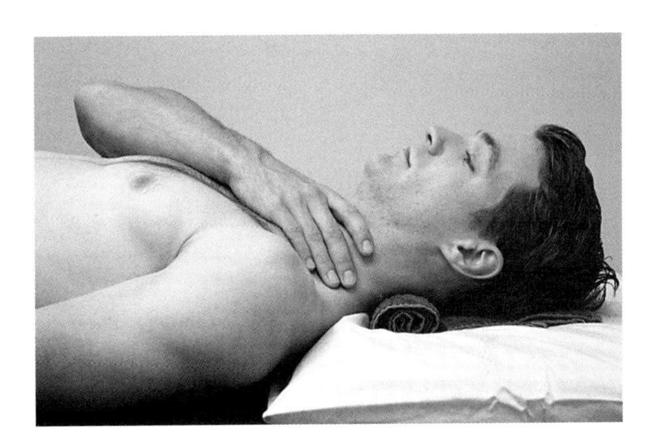

图23-3　仰卧位深层颈屈肌点头:深层颈屈肌募集,有或者无枕头或者毛巾卷帮助,触摸不让其参与的表层肌群

DNF的点头运动也可以在俯卧位借助瑞士球或在四点膝跪位下进行。在该体位中,重力促使头处于上位颈椎伸展的姿势。在维持这一姿势时,头被拉向与躯干成一条线后开始进行点头运动。该运动只募集上位颈椎屈肌,重力在该体位协助了下位的颈屈肌。如果患者在点头中保持颈椎中立位的回缩,这对于利用SCM进行代偿非常困难,因为该肌肉使颈椎凸起,因此对于有SCM肌处主导地位的患者,这是一个有用的选择。

最后,患者应使用更大的负荷来增强肌力,而不仅仅是募集。自我抗阻,即患者在运动中提供他们自身的阻力,这可以在点头运动中用来增加负荷。阻力必须以合适的角度来对抗点头运动,不能产生头部前移运动。阻力在下巴下而不是在前额有助于促进合适的运动模式,因为自我抗阻被认为远小于头部的重量。

在一些抬头运动中为了进一步增强整个屈肌群的力量需要在仰卧位将头的重量作为阻力。将CV单元屈至中立位,然后将头抬离床面增加负荷来进行中立位等长抬头(图23-4)。利用深层与浅层肌群的平衡来维持颈椎的中立位姿势,不允许浅层肌群占主导地位以造成前移。因为浅层肌群现在必须激活来对抗头部的重力,因此患者不需要触摸颈前。如果深层与浅层肌群存在很好的平衡,那么在保持头部重量时患者能维持CV中立位。

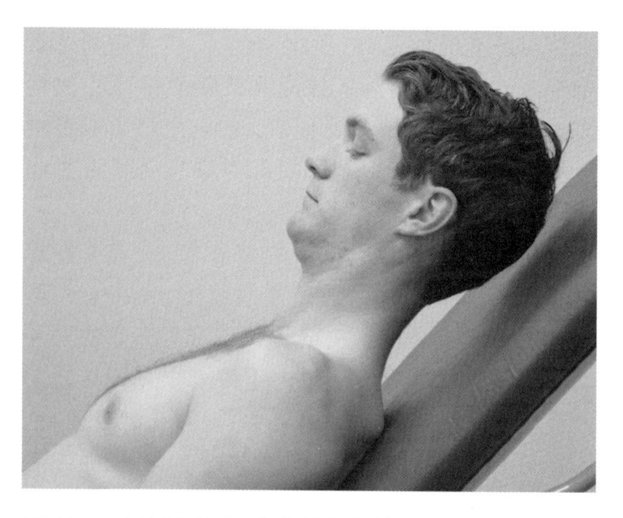

图23-5 倾斜点抬头:靠高斜板支撑进行点头抬头运动,指示患者颈部点头至颈椎中立位然后进一步点头使头部离开支撑面来对抗头的重力。必须维持颈椎中立位,不允许表层肌群主导以防产生下巴前移

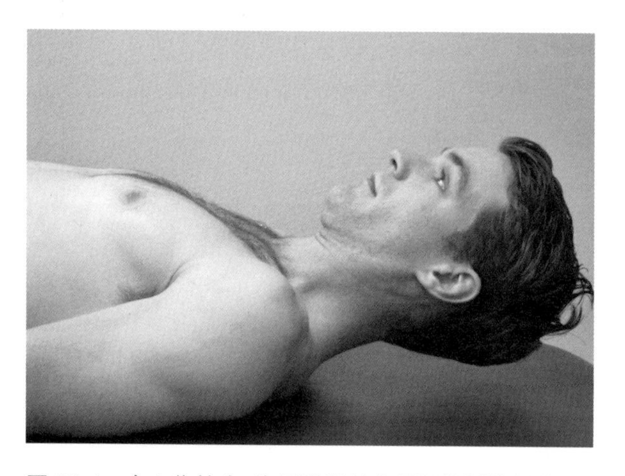

图23-4 中立位抬头:为了增强整个屈肌协同体的力量,头部先处于颅颈(CV)中立位,然后抬离表面并保持。患者不需要触摸,因为表面肌群必须主动收缩来对抗重力。CV中立位的缺失会使表层肌群的支配强于薄弱的深层颈屈肌

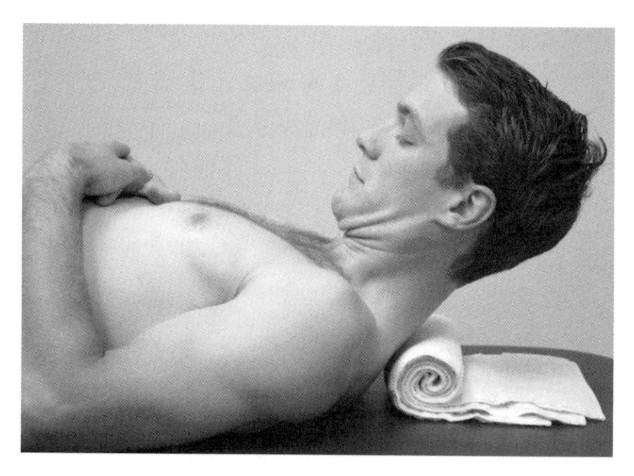

图23-6 头节段性屈曲卷起(segmental flexion curl-up head lift):增强整个屈曲协同体的等张收缩力量。以颅颈点头位开始,患者持续节段性点头至全范围屈曲,确保下巴保持回缩状态。颈下放置毛巾卷充当支点以促进正确的运动模式

作为一个交替的训练过程,点头运动可在较高的角度斜板上进行(图23-5)。患者被要求点头到中立位,然后将头抬离表面对抗头的重力,不允许有任何前移。患者保持该中立位10秒,并重复10次,逐渐运动3组。只要患者可以控制住颈部中立位的姿势,可降低倾斜角度逐渐增加运动难度。

另一个选择是等张运动,比如仰卧位进行节段性屈曲卷起(a segmental flexion flexion curl-up in sipine)。抬头模式应该是节段性的,头部起始于CV点头位并且持续卷起至最大屈曲,此过程中胸椎或肩部不离开床面(图23-6)。全过程下巴保持回缩;如果下巴前伸,这是SCM与斜角肌的相对主导引起的过度前移。关节活动度取决于肌肉的平衡和没有过多前移的持续颈部卷起的能力。颈下的毛巾卷被作为支点并为节段性的运动模式提供反馈。点头到屈曲位(屈曲、侧屈和同侧旋转)强调的是更多单侧屈肌的收缩,适用于不对称较弱的情况。

抬头的选取取决于一些变量,当不同的患者发现一些运动更具有挑战性时,通过这三种选择方式没有一个固定进阶式的进步。一些患者认为等长保持更容易进行,但是其他人认为关节范围内的运动比持续性的保持收缩更简单。由于斜板

上的抬头能抵抗一部分重力，因此该方式被认为比仰卧位更简单些。节段性卷起模式增加了其他的运动控制元素，可能会更具有挑战性，由于所需运动功能的类型（等长或等张），深层与浅层肌群的募集模式也不同，节段性卷起抬头时深层肌群贡献更大[54]（证据与研究 23-5）。确定患者的活动受限以及颈部肌肉是怎样在活动中起作用的将会影响肌肉收缩的类型，这是最适用于特定患者的。

证据与研究 23-5

抬头或点头运动的选择

Cagnie 等人[54]利用功能性磁共振来评估头长肌、颈长肌和 SCM 在三种颈椎屈曲运动（头部支持下点头、CV 中立位抬头和联合 CV 与颈部屈曲（卷起））时的募集模式。在点头运动中，头长肌相比其他两组肌肉表现出更高的募集，SCM 的活动最小，这是隔离 DNF 最好的运动。在 CV 中立位抬头运动中，三组肌肉均活动强烈，表明较高负荷可以同样训练所有屈肌群的协同作用。在联合点头与卷起的任务中，相比 SCM 而言其他两组深层屈肌活动更明显，这显示相比浅层屈肌，深层肌群更优先活动，虽然由于 SCM 有较大的横截面，但是 SCM 仍然被认为是抬头的主要肌肉

为了增加运动中的阻力，可在头上环绕一根弹力带。患者采取中立位姿势，将弹力带系在头后。当维持中立位点头姿势时，患者髋关节前倾，使颈部屈肌群做等长收缩（图 23-7A）。同样，患者还可以进行弹力带的等张抗阻运动，从 CV 区域开始逐渐节段性屈曲颈椎。治疗师必须提示患者进行点头运动，避免前移或产生剪切。在站立位，可利用向前的跨步来增加弹力带的张力，由于涉及额外的平衡功能，该运动还包含一个动态成分（图 23-7B）。

表 23-3 概括了颈部屈肌群的渐进训练，从深层稳定肌群低负荷募集到整个屈肌协同作用的较高负荷力量训练。

颈部伸肌群 颈部中层和深层伸肌的萎缩以及力量和耐力的降低均与颈痛相关。肌肉电刺激在运动早期有效，特别是当患者疼痛程度高以致阻碍抗阻运动时。患者处仰卧位头部被支撑时，小的电极片放置于伸肌的两侧，对应较弱的募集节段。收缩应该保持一个强直状态，患者同时点头并进行屈肌与伸肌的共同收缩。

在确定评估时可利用肌肉能量技术（MET）促进所涉及节段较弱的枕骨下肌或多裂肌的局部收缩（图 23-8）。然后患者被教导应用自我抗阻来收缩具体肌肉。比如上斜肌的无力可通过 AO 从侧屈到同侧伸展自我抗阻进行激活（图 23-9）。由于患者尝试侧屈到同侧的伸展，C4-5 多裂肌的收缩可通过对 C4 椎板的加压获得。Schmaker 等人[55]发现，相比枕骨处或者 C5 的施压，对 C2 椎弓双侧抗阻在募集深层肌群上更有效果，而不是募集表层肌群。可取靠墙站立位或者靠枕头的仰卧位，通过在头后部轻轻将头推向手为点头回缩运动施加阻力。

Mayoux-Benhamou 等人[56]的研究表明，从屈曲位回到中立位的运动（RTN），同时下颌后缩，表

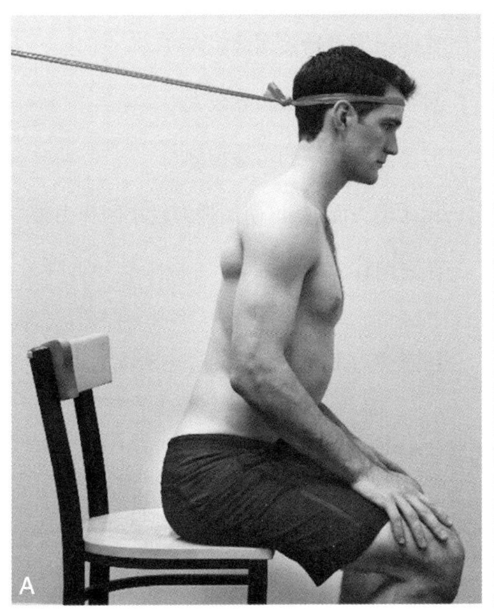

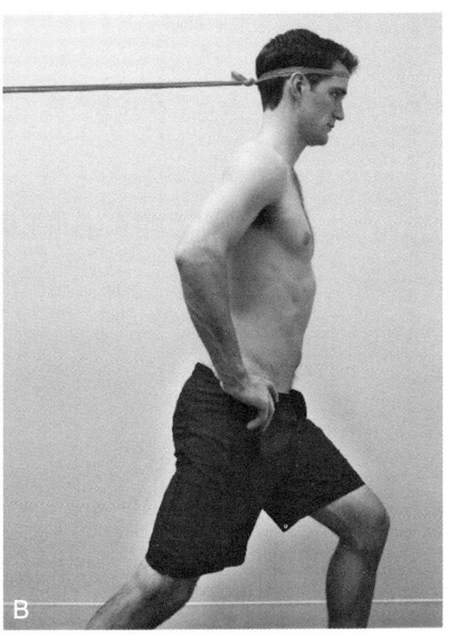

图 23-7 弹力带抗阻运动。A. 向前倾斜等张抗阻，保持深层颈屈肌点头中立位，然后依靠髋关节向前倾来增加张力；B. 向前跨步，增加动态干扰（dynamic perturbation component）

表 23-3 颈屈肌渐进训练

颈屈肌渐进训练			
运动	目标	模式改变	要点
低负荷	募集 / 分离 / 模式 / 浅层		监测浅层肌群活动 - 触摸 10 次重复 / 保持 10/2 ×/d+ 额外全天的练习
深层颈屈肌点头：直立位	重力帮助	坐	头必须与墙接触
		站	如果姿势较差比较困难 - 坐立位可起到帮助作用
仰卧位	轻度重力负荷	有枕头和毛巾卷	临床中与 PBU 实践
		没有枕头	
		没有毛巾卷	
FPK	对于减少 SCM 的活动尤其有用		只激活上位颈屈肌
			也募集了颈屈肌来保持颈椎中立位
轻度负荷	早期加强 DNF 的力量		对表层与深层肌模式或平衡的再教育
自我抗阻点头		等长	应用下巴下抗阻促进点头模式
		等张	可以起初非常轻
		手 - 球 - 弹簧系统	也可以逐渐递增到更强的收缩
较高负荷	增强屈肌协同体，尤其是 DNF 的力量	依据从易到难的模式个性化的选择进展顺序	不需要触摸表层肌肉活动
			过多的监控会造成下巴前伸或偏移
			运动到 10/1 组 ×/d
倾斜下点抬头	等长中立位保持 - 少量重力		逐渐降低倾斜角度
中立位抬头	等长保持		比倾斜下点抬头屈曲位多些
节段性屈曲卷起	全范围等张	有或者没有毛巾卷	对较深层的肌群贡献较大
			但是需要更多的运动控制
外加负荷	增强力量	弹力带，滑轮，自由重量	相比抬头而言，可使用弹力较小的弹力带
中立位身体前倾（forward lean）	中立位等长保持	坐位	注意前移
节段性颈部屈曲	全范围等张	坐位 站立	注意弹力带的角度以促进点头模式
向前跨步	更多干预 更多功能性		缓慢开始并控制 增加速度 包含功能 - 上肢运动 / 运动模式

DFN：深层颈屈肌；SCM：胸锁乳突肌；PBU：压力生物反馈单元

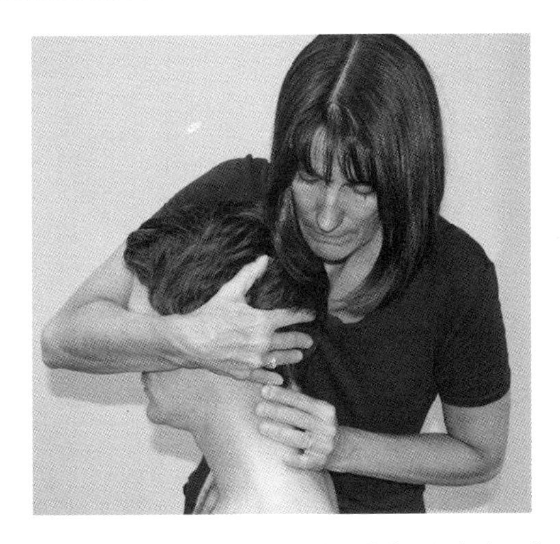

图 23-8　治疗师指导下的深层伸肌募集：患者取坐位，当患者募集节段性伸肌对抗治疗师局部阻力时，治疗师触摸受影响的节段

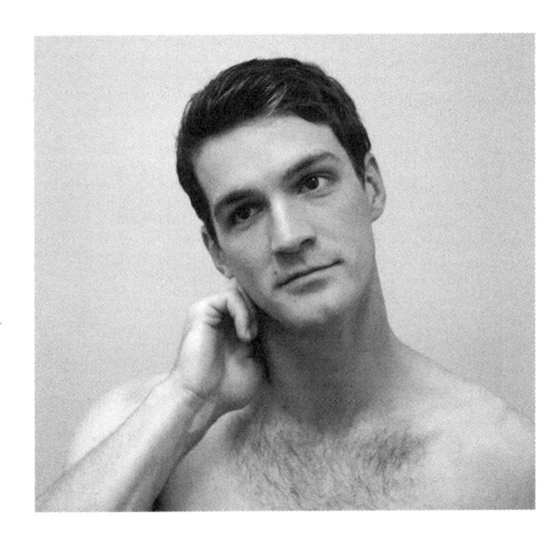

图 23-9　自我抗阻伸肌募集：通过对同侧寰枕关节侧屈到伸展位自我抗阻来再训练右侧薄弱的上斜肌

层伸肌募集的少。如果运动伴随着节段与节段之间进行，那么就需要激活节段间的伸肌。患者开始处于前伸屈曲位，胸椎的伸肌先激活，从较低的节段开始，伴随着伸展直到躯干处于中立位，此过程避免过伸。随着运动涉及颈椎部分时，患者持续伸展的过程中下巴保持回缩位，合并轻度的向后运动（图 23-10）。患者需注意的是不要过度回缩颈部，因为这不是颈椎的中立位。在运动到之前终末端一

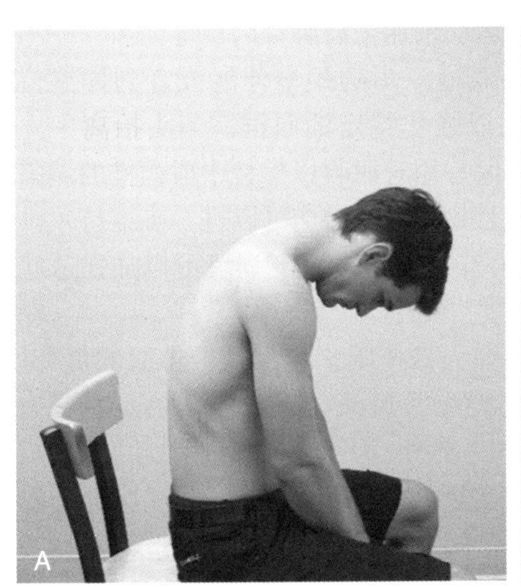

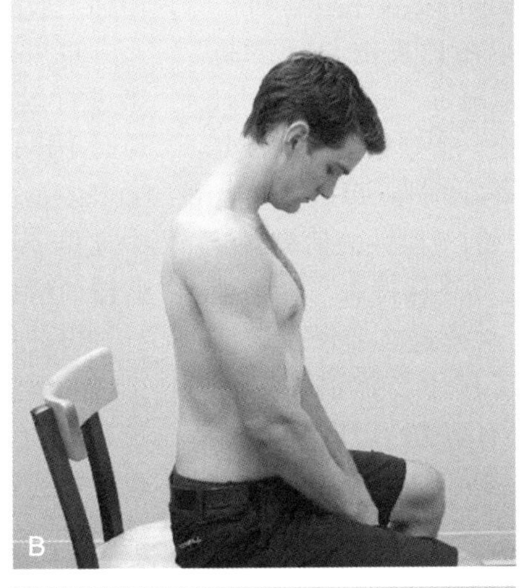

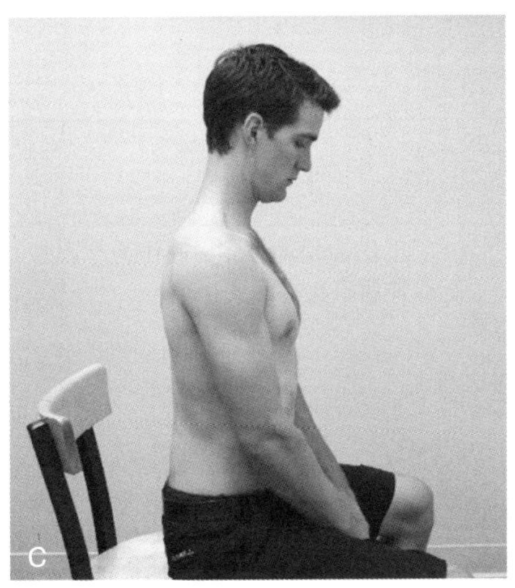

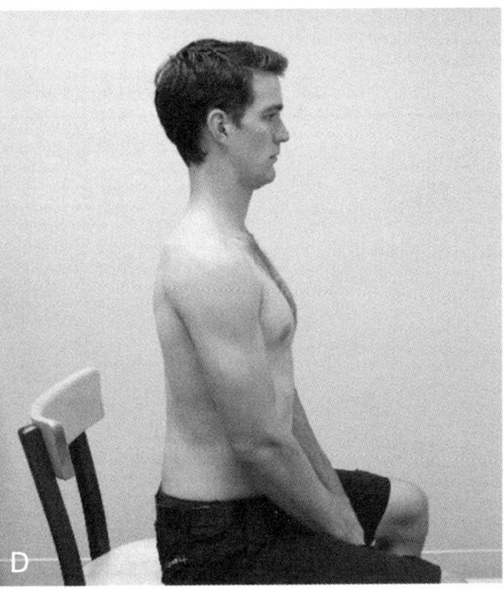

图 23-10　坐位下回到中立位：节段性伸展运动模式来募集深层伸肌。A. 以前伸屈曲位开始；B. 保持头向前下垂并且下巴回缩，起初的节段伸展开始于中部到上位胸椎，抬离胸骨；C. 保持下巴回缩，继续伸展到下位颈椎，将头颈与躯干成一条线；D. 最后，回缩的下巴放松至中立位同时避免颅颈之间的剪切力（shearing）。该模式放低脊柱至开始的位置

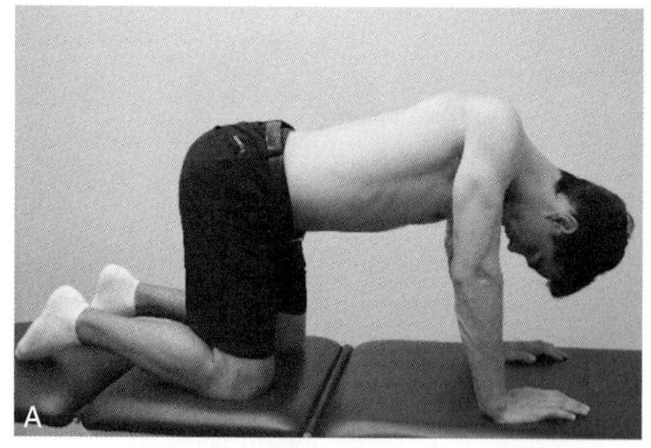
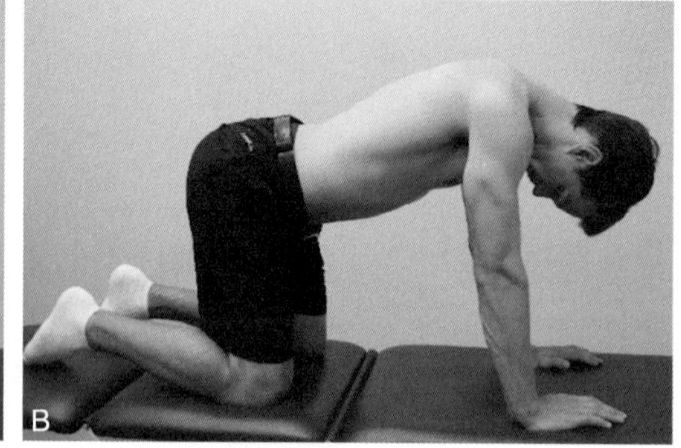
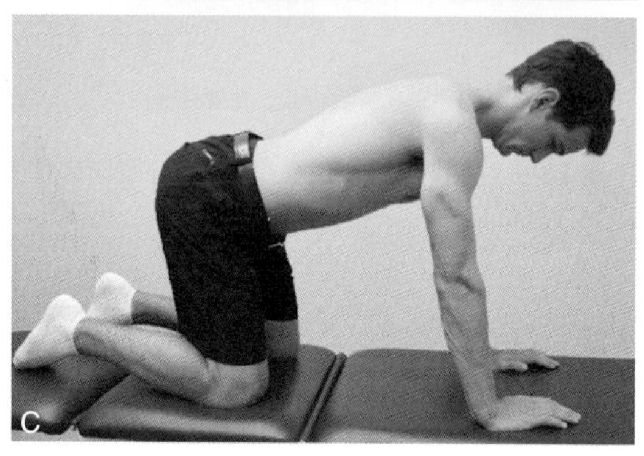

图 23-11 在四点膝跪位下(FPK)回到中立位。A. 以 FPK 开始,在两肩胛骨之间头下垂并且胸椎保持松弛;B. 患者用力将胸椎抬离至一个轻度的、中立位的凸起位;C. 保持下巴回缩,患者将头拉至于躯干成一条线,然后放松点头至中立位,保持 10 秒。然后改运动模式再回到开始位置

直维持 CV 区域的屈曲位会抑制表层的竖脊肌。每一节段的触觉信号会促进节段的正常生理运动。

伸肌的募集运动也可以在 FPK 位进行,对抗重力(图 23-11)。患者取四点跪位,头部完全屈曲,胸椎下沉并保持肩胛骨放松。指导患者让胸椎处于中立位。当保持下巴回缩的时候,患者沿着身体中线,从较低节段颈椎开始,节段性的抬头。最后让下巴回到中立位,但是始终保持头与身体处于同一水平线。在变换运动模式之前保持该姿势 10 秒。FPK 被认为对工作中身体前倾(lean forward)或自行车运动员具有功能性锻炼的意义。该运动可促进颈椎与胸椎之间的分离,因为对一直采取保护性支撑模式的人来说,完成这种分离很困难。肘支撑的俯卧位也是一种可替代的姿势。还可以进行一种相似的运动,即俯卧于球上,同时增加上肢的运动来加强肩胛骨的稳定性。

也可以做进一步的颈椎伸展或者到伸展位来进行运动以强化特定的肌群。当头抬离中立位时下巴仍保持相对回收以保持中段颈椎的塌陷(collapse)。上肢运动的增加可以进一步维持颈椎中立位姿势,并且多组的重复训练可以加强这些肌群的耐力。

可使用弹力带抗阻来增加颈椎伸肌的负荷。患者取中立坐位,头后部对抗弹力带的张力(弹力带系于前方)。此外,为了增加负荷和动态成分,患者可进行向后的弓箭步(之前在颈屈肌部分描述的)。

表 23-4 概述了颈伸肌群的渐进性训练

表 23-4 颈伸肌渐进训练

颈伸肌渐进训练			
运动	目标	模式改变	要点
临床选择	教患者如何找到伸肌群		不作为松动技术 - 但作为节段性伸肌募集技术
MET			
EMS		+/– 同步点头	
较低负荷	募集 / 隔离 / 模式		
自我抗阻		节段性或者一个更全面的多节段运动	于 C2 处抗阻被发现募集的是深层肌群而不是表层

续表

颈伸肌渐进训练			
运动	目标	模式改变	要点
抗阻点头回缩	回缩相比回到后伸位有更少量的表层肌活动	手/墙/枕头	回拉模式而不是向后倾斜
坐位 RTN	节段性伸展后伴随节段性屈曲的向心控制	坐在凳子上或者靠墙	
较高负荷	伸肌协同体尤其是深层的力量增强		
FPK 下的 RTN	增加肩胛骨的控制并且轻度对抗重力	肘关节 前臂在椅子上 （on forearms on chair） 床末端的上方 （over end of bed） 倾斜靠墙或柜台	获得中立位、点头回缩
增加伸展	关注较低节段的颈椎伸肌，作为对照部分倾向坍塌		当在C7轴向伸展时保持CV中立位-促进深层vs表层
球上伸展抬起	包括肩胛骨和胸椎力量	床末端的上方 抬起45°关注肩胛骨稳定肌	头颈姿势开始，然后肩胛骨，接着胸椎伸展
外加负荷			
等长 ____向后靠		坐	
手保持握紧带子		坐/站 靠墙	回缩或伸展肘关节来增加张力 注意在放松期不允许过多的前移
向后跨步	更多干预 更多功能性		慢慢开始并且控制-增加速度 包含功能-上肢运动/运动模式

RTN：回到中立位；FPK：四点膝跪位；MET：肌肉能量技术；EMS：肌肉电刺激

旋转和侧屈　通过运动到相应位置，激活了主要的侧屈和旋转肌群。在仰卧位头部置于楔形泡沫垫上时，斜坡可将应用阻力到颈椎联合的屈曲、侧屈和旋转中（自我管理23-1）。

自我管理 23-1

侧屈和旋转肌的激活

目的：激活和加强颈椎双侧的侧屈与旋转肌

开始体位：仰卧，将头置于楔形泡沫垫上，屈膝。移动楔形垫使头部可在其一侧的坡上处于休息状态（A）。患者会立即感觉到不得不使用靠近最高点侧的颈部肌肉来保持头部的位置。

运动技术：

进行轻度点头以激活深层肌肉。在整个运动过程中保持点头的姿势。

慢慢地，在控制的情况下，在坡度的终末端降低头部。如果有疼痛应立即停止训练。在终末端暂停，然后缓慢将头回到坡上，并维持轻度的点头（B）。经过患者的中心位置，继续沿着坡向上到终末端。再次停止。在控制的情况下，将头回到中线。放松点头姿势。这是一次动作回合。

重复该过程，开始每次治疗之前预先点头。

移动楔形垫使头置于最高点另一侧。随后再次重复以上所设计的次数。

运动量：

组/重复________

右________

左________

频率________

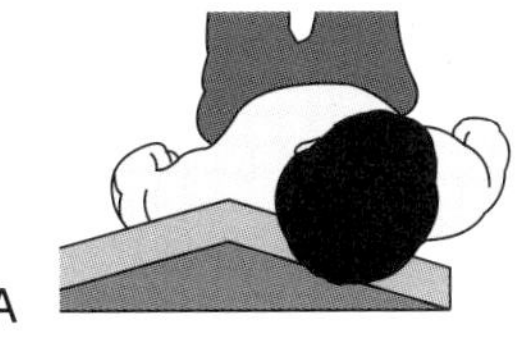

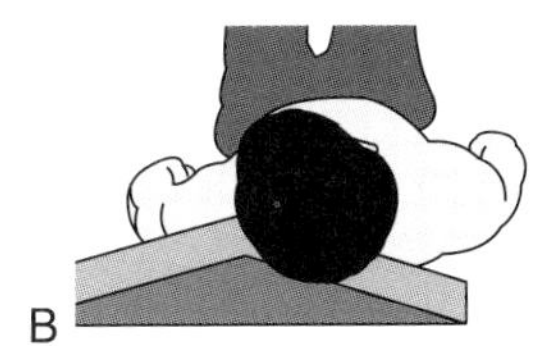

FPK 下单纯的旋转(图 23-12)可进一步激活枕骨下伸肌,对有像 CHA 和眩晕(表 23-5)与上位颈椎相关的问题特别有效。

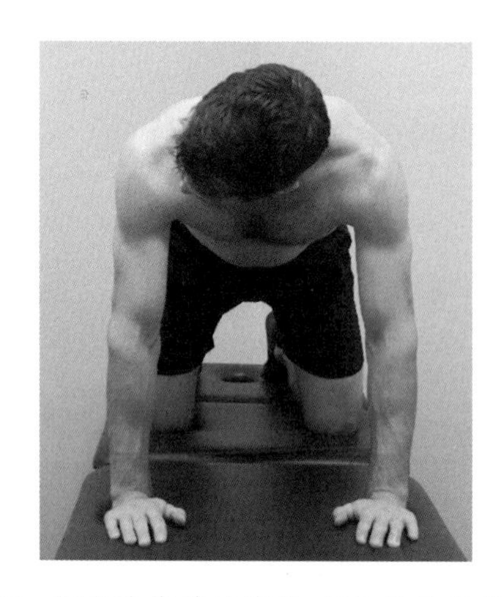

图 23-12 四点跪位单纯旋转:首先教导患者学会图 23-11 中的姿势以适应颈椎的中立位。保持下巴点头至中立位,患者先单独向右旋转,然后再到左边,确保不出现侧屈或者伸展

可用弹力带抗阻为该运动模式提供额外的负荷。弹力带握于手中,将手贴紧墙,头朝着拉回中立位的方向,肘关节微微伸展以获得目标阻力。然后头沿着单一运动平面向右旋转,接着向左旋转(图 23-13)。肘关节屈曲降低负荷,然后重复运动。作为一项真正意义上的力量训练,制定 3 组、每组重复 10 次的计划较合适。

头部处于侧位并在头下放置枕头和毛巾卷时,可以更具体地、更大负荷训练这些肌肉。当头从枕头上起来时可以对抗重力。毛巾卷可以作为支点,通过确保颈椎始终与毛巾卷接触,可以使深层的肌肉得以强化,减少侧方移动的发生(图 23-14)。目标运动模式是一个单纯的侧屈,因为抬起过程中任何的旋转都会出现 SCM 和斜角肌群的过度募集。

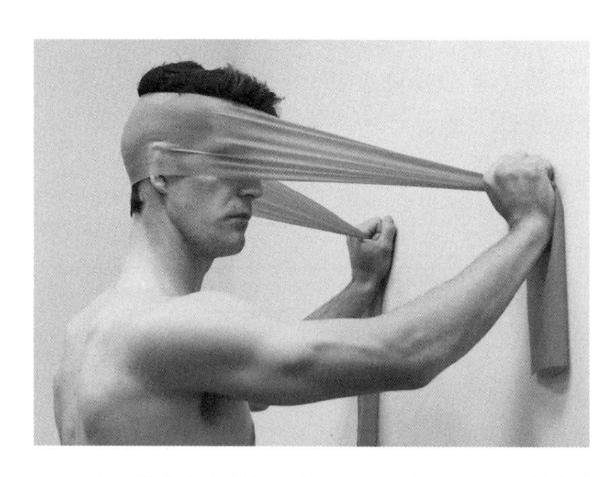

图 23-13 弹力带单纯旋转抗阻:患者在墙上握住弹力带,将头拉回至中立位,轻微的伸展肘关节以增加弹力带的拉力,并且进行单纯旋转,全过程保持下巴中立位点头姿势

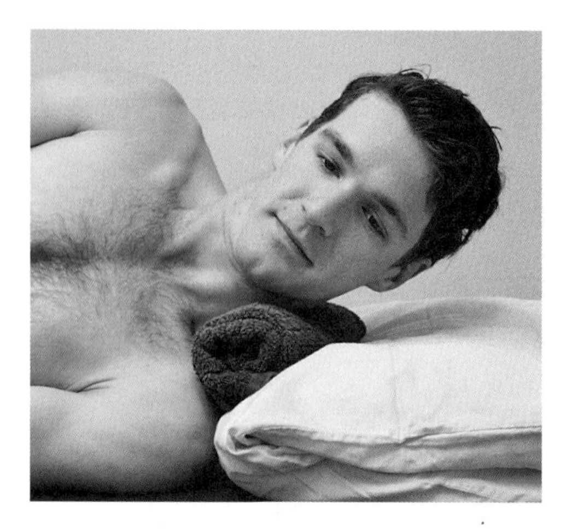

图 23-14 侧卧位抬头:患者以侧卧位开始,头部靠颈下枕头上的毛巾卷支撑。患者朝天花板方向抬头。在抬头过程中通过确保颈部始终与毛巾卷保持接触来强化深层肌群

对于这两项运动,患者被告知在头部进行任何运动之前需要预先点头来激活深层的稳定肌群。这将会促使受颈痛影响的患者重新获得合适的运动模式时序。

在侧向的或对角线倾斜运动中可再次使用弹力带抗阻来产生不对称的负荷。此外,可进行侧向的或者对角线的弓箭步(a sideways or diagonal lunge)训练。系着弹力带侧向站立,在头前或者后方打结,也可以进行单纯的旋转抗阻运动(图 23-15)。

表 23-5 介绍了在分类中的运动选择。

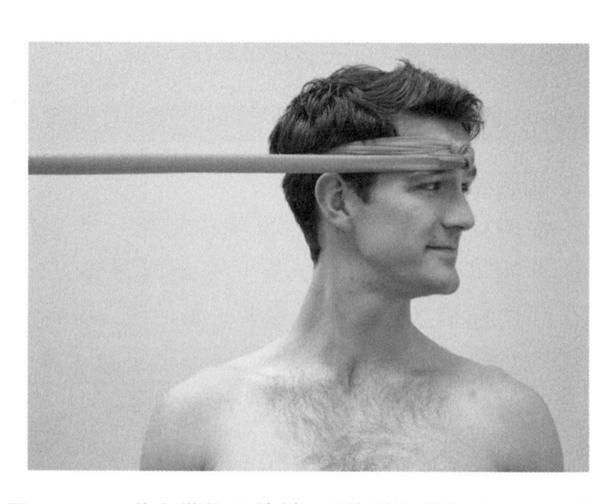

图 23-15 弹力带抗阻旋转:系着弹力带侧向站立,开始前患者中立位预点头,然后进行弹力带抗阻的单纯旋转。在头前而不是头后进行弹力带打结,这是为了改变牵拉的角度并且改变前后肌群的侧重点

表 23-5　非对称负荷和旋转控制运动选择

运动	目标	运动模式	要点
低负荷			
楔形枕:峰值	不承重但是有一些重力		旋转之前预先中立位点头,并且全过程保持
抵消	增加负荷对抗重力	可斜移枕头来改变联合 SF 的量	
自我抗阻旋转	早期旋转负荷 - 可以比头的重量轻些	纯粹旋转 对角线模式 也可以分开单纯 SF	起初中立位点头来促进深层部分 可以从非常低的负荷开始并逐渐加到合适的负荷
较高负荷			
FPK 单纯旋转	伸肌 / 枕骨下加强(force)		对 CHA 与 CD 好
倾斜下点抬头单纯旋转	屈肌加强(force)	以最小倾斜角开始并逐渐增加	比 FPK 更难 - 随后的渐进性
对角线节段卷起抬头	联合屈曲 / 旋转范围内等张收缩		注意全过程保持点头
FPK 对角线伸肌抬起	伸展 /SF/ 旋转范围内伸肌参与		注意中位颈椎塌陷
侧卧位 SF 抬头	增强力量过程中等张收缩	使用毛巾卷促进合适的模式	起初中立位点头“设定”深层肌肉系统
外加负荷 - 弹力带 / 滑轮			
旋转	单纯旋转控制	选项: 向后或者前靠然后单纯旋转 从附着点开始旋转 旋转并且向前或者后靠	运动过程中确保颈椎保持中立位 在每次重复之前进行中立位预点头
侧屈		选项: 侧靠 SF 等张收缩 侧方跨步	或者保持多次重复以提高耐力
总体不对称	旋转控制挑战	对角线倾斜 对角线跨步 - 向前 / 后 / 侧方 在嘴中用弹力带拉回 - 字母表顺序	

SF:侧屈;CHA:颈源性头痛;CD:颈源性眩晕;FPK:四点跪位

活动度受损

活动度受损可分为低活动度(活动范围减少)或高活动度(活动范围增大)。在低活动度的情况中,运动通常是为了获得和维持活动度。而对于高活动度,需要应用稳定性运动计划来获得对过多活动的控制能力。

低活动度

病因　颈痛患者的关节活动度通常会不明原因的减少。在受伤 1 个月后有症状的 WAD 患者的关节活动度均降低,但受伤 3 个月的患者(被认为是轻度的或者恢复的)就已经恢复了[57-59]。在中度和重度 WAD 患者中,关节活动度的降低持续 3 个月。关节活动度的减少存在于 CHA 患者中,但不存在于偏头痛或紧张性头痛患者中。就本身而言,关节活动度的减少可作为鉴别诊断。通过屈曲旋转测试发现的活动度减少被发现与由于 AA 关节旋转受限的 CHA 高度相关[60]。Rosenfeld 等人[61-63] 发现早期每小时进行 10 次重复主动旋转运动的受试者在 6 个月和 3 年时疼痛均减轻,同时在第 3 年时活动度改善明显,复发时间减少。颈椎活动度减少的原因如下。

- 节段关节活动受限。
- 关节囊增厚挛缩。
- 退行性骨性改变。
- 节段肌肉痉挛。
- 筋膜受限。
- 不利的神经脊膜张力。

颈椎的活动度通常受涉及肩带和胸椎的综合症状影响,那么治疗也应包括对这一区域的干预。

运动性治疗干预 针对急性颈椎问题的早期治疗,应该在每个受限平面进行关节活动训练。值得注意的是,必须保证正常的运动模式并不断加以重复。患者头部借以枕头支撑取仰卧位,减轻头部重量的影响,减少压迫的负荷。该姿势对颈部运动疼痛的患者有帮助。在运动过程中保持节律性的呼吸能帮助斜角肌的放松并形成一个主动泵来减轻水肿。头位于楔形泡沫垫的顶端,主动性随着旋转运动开展(图 23-16)。运动的幅度不断增加,伸展包含旋转运动,回到中线时伴随颈椎的屈曲。关节活动训练也可以在直立位进行。

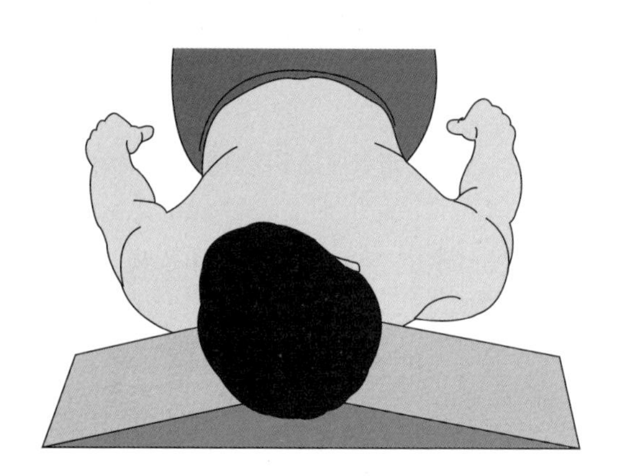

图 23-16 楔形泡沫垫上的关节活动训练。允许无承重运动,联合旋转与伸展屈曲的侧屈

如果考虑到伸展或屈曲的活动度训练,那么还应考虑到对关节、血管和神经组织的影响。需记住的是,关节面能维持较大的承重力并且椎间孔在这些体位下受到了压迫。

节段关节受限 除了骨性结构的严重退行性变之外(见第 7 章),手法关节松动通常对节段关节受限治疗效果良好。由于关节松动术后活动范围的维持很困难,那么自我松动训练是该项治疗的有效部分。告知患者使用自己的手指或毛巾支撑具体的节段,并进行一个具体的、有时候是多平面的松动所评估的受限关节(自我管理 23-2)。由 Mulligan 提出的具体特异性 AA 旋转技术(图 23-17)在增加上位颈椎活动度与减轻头痛效果显著[64]。

自我管理 23-2

颈椎的自我关节松动训练

目的:在特定关节治疗中维持所获得的关节活动范围。

AO 关节

开始位置:坐在有高靠背支撑的椅子上。扣紧双手置于颈后,小指在颅骨底部。稳住颈部,但是注意不要用手向前拉颈部。

运动技术:

向右屈曲(图 A)

点头,头必须偏离僵硬侧(左),下巴朝向僵硬侧(右)。换句话说,收起下巴朝向僵硬关节侧的腋窝。

向右伸展(图 B)

头置于手指上向后倾。头稍微朝向僵硬侧并且下巴远离僵硬侧。换句话说,将下巴朝向对侧的肘关节。

运动量:

保持____________________时间

重复____________________

频率____________________

AA 关节

开始位置:双手交叉置于颈后,小拇指位于枕外隆突下方。稳定颈部,不要用手向前拉颈部。

运动技术:

当向僵硬侧旋转头部时,保持眼睛处于水平位置,不要让颈椎的其余部分随着头一起运动。

如果有人指导,那么一侧或另一侧关节的偏向运动通过:

当你转的时候,将下巴轻度屈曲,再将支撑手向前拉(图 C)。

当你转的时候轻点下巴,将支撑手保持在头部转动相反的方向(图 D)。

当转头的时候,不要让颈部塌陷;要保持一定的高度。

运动量:

保持____________________时间

重复____________________

频率____________________

中位颈椎关节

开始位置:找到僵硬的关节。通常手指触摸会感到柔软或者较厚,手指轻柔的往里推来稳定住基底骨。也可以用毛巾稳住受累关节来稳定。

运动技术:

屈曲:

向前点头直到感受僵硬关节的拉力。将头向远离僵硬侧倾斜并旋转头部(图E)。在对侧对角线最大范围牵伸关节的运动应停止。

固定的手指朝地板方向稳住基底骨。

你会在颈部僵硬侧感到强烈的牵伸感。

伸展

用手指或毛巾稳定并将头向后倾斜。头同时向对角线侧旋转(图F)。

关注僵硬节段的运动。不要用手指拱起你整个颈椎。

运动量:

保持________________时间

重复________________

频率________________

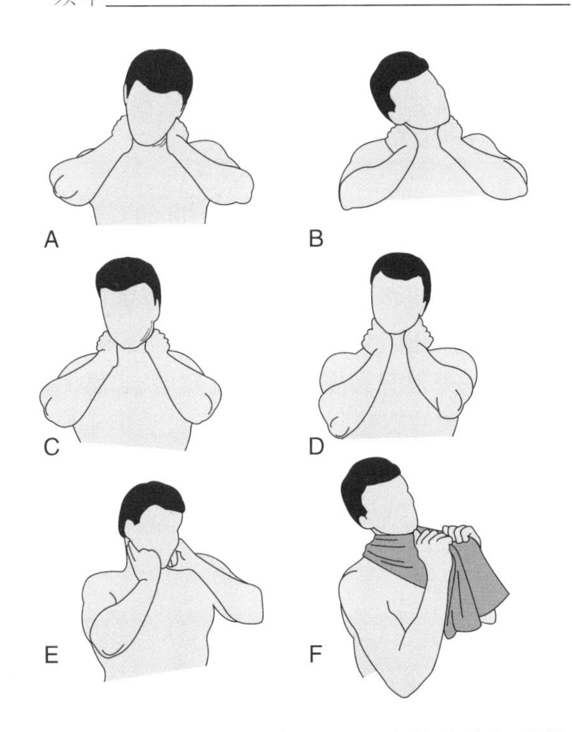

肌肉延展性　由于每个人肌肉的失衡与姿势不对称,那么评估肌肉长度很有必要。Janda等人[65]认为,颈椎的某些肌群很容易短缩。这可能由于边缘系统对这些肌群的影响,支配着这些肌群传入纤维比例越大,并且这些肌肉张力越高而不是阶段性。Janda发现,以下肌肉有可能缩短。

- 枕骨下后方肌群。
- 颈椎表面竖脊肌。
- 斜角肌(前,中,后)。

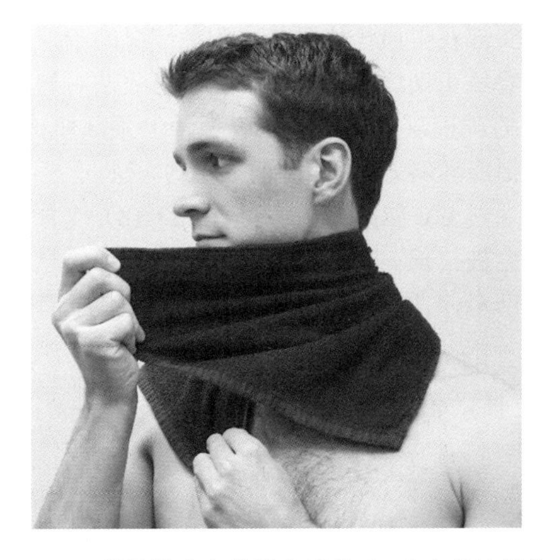

图23-17　寰枢椎毛巾旋转自我松动:毛巾的边缘置于C2节段,手与置于沿着下巴的边缘处的毛巾交叉。在单纯旋转中,毛巾用来帮助头颈运动。该运动必须是无痛的

- 胸锁乳突肌。
- 肩胛提肌。
- 斜方肌上束。

一项关于脑震荡后头痛[66]与CHA[67]的颈部骨骼肌肉功能的研究显示,与偏头痛患者或对照组相比较,这些患者肌肉中度紧张的发生率较高。紧张的肌肉不与任何所测试的肌肉(如斜方肌上束、肩胛提肌、斜角肌、上位颈伸肌)隔离开来,但是在上位颈伸肌所出现紧张的频率最高。CHA的受试者中,很多这些肌肉保持着正常的长度。Edgar等人[68]的研究发现,神经脑脊膜延展性的减少和斜方肌上束长度变短有联系,很可能是一个保护性的机制。WAD患者同侧和对侧的斜方肌上束在重复性的上肢活动中表现出较强的肌电活动,但与对照组相比不能在接下来的活动中更好地放松该肌肉[28]。这表明,颈椎功能障碍患者的紧张感更有可能是由于过度活动造成的而不是肌肉本身的短缩。

休息体位的改变可能会使正常长度的肌肉处于紧张状态,因为由于姿势改变造成了肌肉起止点的距离增加。例如,处于下降休息位的肩胛骨会对肩胛提肌施加一定的张力,潜在地减小了颈椎对侧屈曲和旋转的活动度。当提升肩胛骨之后,颈椎的活动度又重新获得,因此确定了是由于肩胛骨下降造成肩胛提肌的张力,最终使颈椎关节活动度降低。其他的肌肉也可能由于长时间的姿势改变发生适应性短缩。例如,胸锁乳突肌在FHP是通常会发生适应性短缩。当头部想要置于一个正常体位时,肌肉就像一根紧绷的绳子一样,

抑制头部获得最佳位置。这两种情况的治疗就需要姿势矫正训练，第 25 章阐述了肌效贴对肩胛骨位置的矫正以及使附着在肩胛骨上颈部肌肉（如肩胛提肌和斜方肌上束）正常化的方法。

通过 CV 屈曲点头练习（图 23-18），枕骨下后肌群会被拉长。用紧握的双手支撑颈部休息位进行局部牵伸，同时还可以朝向紧张侧侧屈旋转。

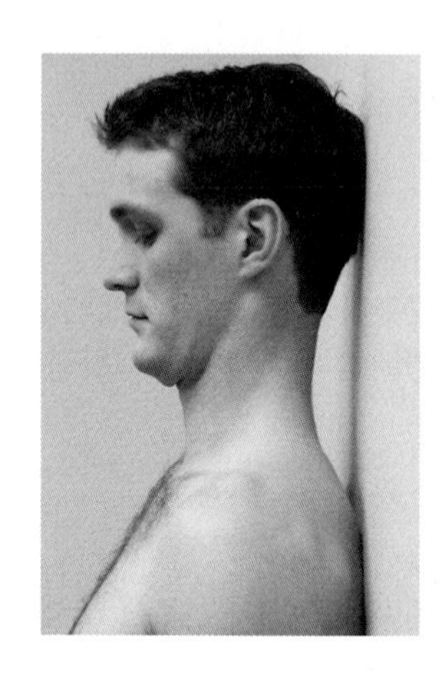

图 23-18 后枕骨下牵伸。头靠墙，利用 CV 全范围屈曲点头运动

中段与下段颈部竖脊肌的牵伸通过进一步的屈曲颈椎获得。CV 屈曲的维持需通过进行牵伸浅层的长伸肌训练。如果允许前移，那么会产生颈椎的前凸，这将导致这些肌群的短缩。牵伸时躯干靠墙有助于固定颈胸联合（CT）（图 23-19）。增加朝向对侧的侧屈和旋转倾向于牵伸左或右侧。

斜角肌群趋向短缩并过度活动，经常被不合理的呼吸模式加强。在触诊斜角肌时教授合理的腹式呼吸能减少该组肌群作为第 2 吸气肌时的募集（见第 22 章）。对该肌肉的牵伸训练必须通过徒手或者固定带固定第 1 肋与第 2 肋进行。斜角肌群在侧屈位被拉长（图 23-20）。向患侧的轻微旋转会牵伸到前斜角肌，远离患侧旋转会牵伸后斜角肌。单纯的颈椎靠墙侧屈会防止颈椎陷入 FHP 中，这样会使牵伸效果更好。告知患者在张力点停止牵伸，因为肌肉的牵拉会对颈椎有单侧的不想获得的横向力。

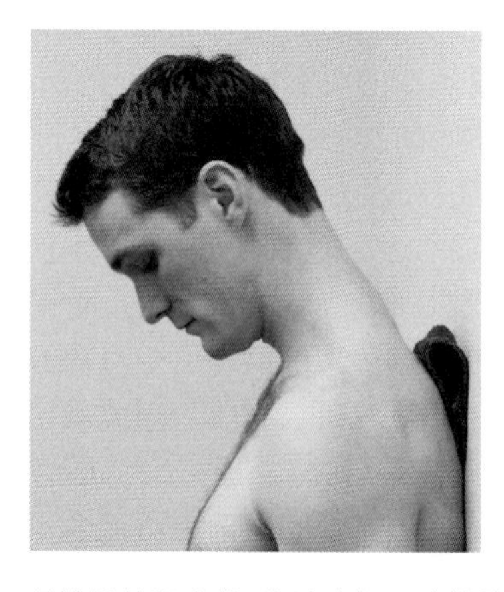

图 23-19 颈椎长伸肌牵伸：靠墙确保上胸椎始终与墙接触（可使用一折叠的毛巾增加反馈），下巴保持回缩并且头向前低垂至全范围

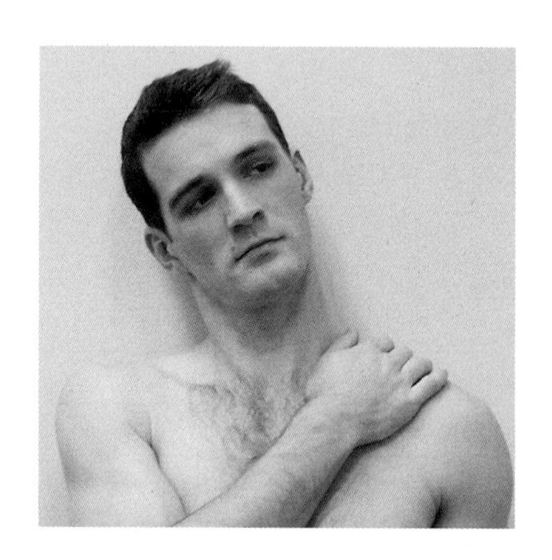

图 23-20 斜角肌群牵伸。第 1 肋固定，侧屈，并靠着墙朝着患侧轻度旋转

重新获得胸锁乳突肌正常长度的有效方法是纠正 FHP。针对颈椎屈曲的习惯运动模式进行颈部深层屈肌再训练，这会减少过紧的胸锁乳突肌的过度使用。如果肌肉在创伤后变得短缩，那么牵伸显得很有必要。可通过伸展、非患侧侧屈和朝向患侧的旋转，并同时收紧下巴，但头保持伸展。必须控制前凸，因为该姿势会缩短肌肉。可以通过在躯干线后将屈曲的 CV 置于竖直颈椎上获得此效果（图 23-21）。

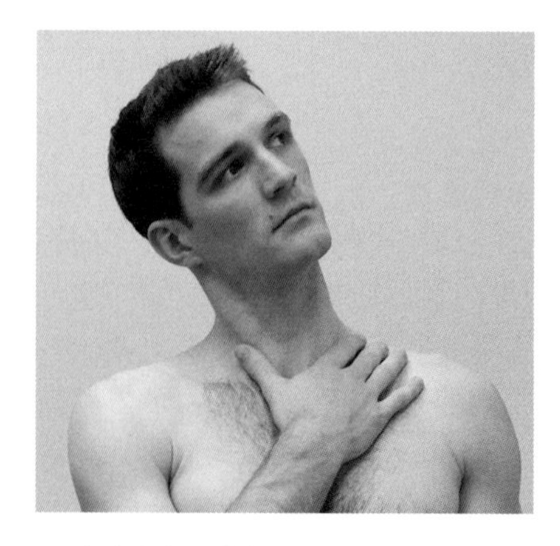

图 23-21 胸锁乳突肌牵伸。伸展，远离患侧侧屈同时朝向患侧旋转

当尝试拉长肩胛提肌时，最好的方法是固定肩胛骨向下、向上旋。上肢抬起可以帮助上旋肩胛骨，但是这个肩部姿势对一些颈痛患者来说可能会产生疼痛。在这种情况下，上肢处于轻微外展位尝试一些上旋可以保持肩胛骨的下降(坐位、抓住椅子的下面)。然后侧屈和旋转到对侧并屈曲颈椎能牵伸该肌肉(图 23-22)。

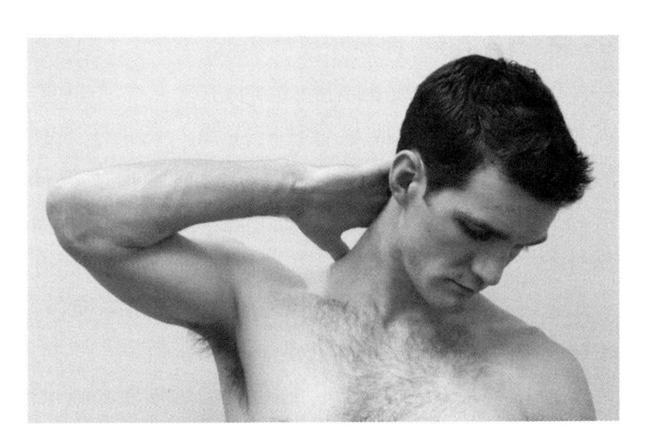

图 23-22 肩胛提肌牵伸。上肢举过头顶(肩胛骨上旋)，肩胛骨下降，远离患侧侧屈与旋转，并屈曲

要牵伸斜方肌上束，那么肩胛骨必须固定于下降、下旋位，或者两者同时进行。通过放低上肢并置于后背使肩胛骨下降与下旋位。然后颈屈曲，同时向健侧侧屈并向患侧旋转(图 23-23)。

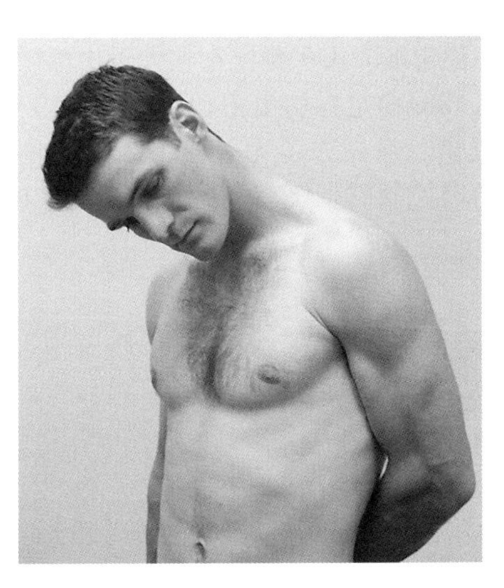

图 23-23 斜方肌上束牵伸。肩胛骨下降和下旋，颈部屈曲，朝健侧侧屈和患侧旋转

关于后两种牵伸所需考虑的是来自于关节活动末端联合运动对激惹的关节突关节产生的合力。由于牵拉的角度不同，这两组肌肉和斜角肌在牵伸时可能对椎体产生过多的单侧横向力。有个可替代的方法是患者面朝墙，手的尺侧和前臂与墙接触，做滑墙(wall slide)运动。上肢向下并稍微向里面滑动，促进肩胛骨下降。然后颈椎取屈曲位，在该姿势中，对侧旋转使肩胛提肌拉长，同侧旋转使斜方肌上束拉长(图 23-24)。

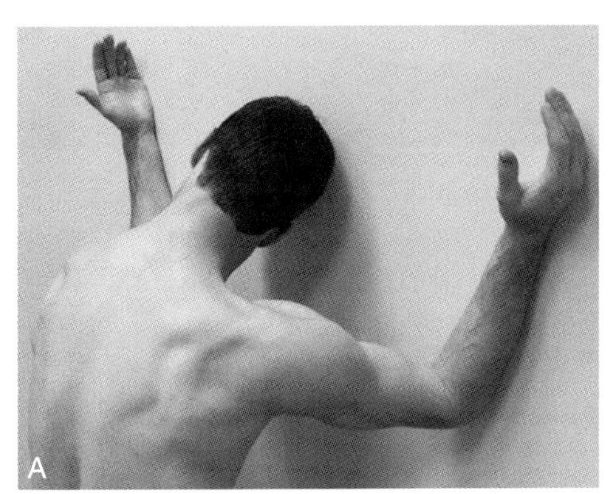

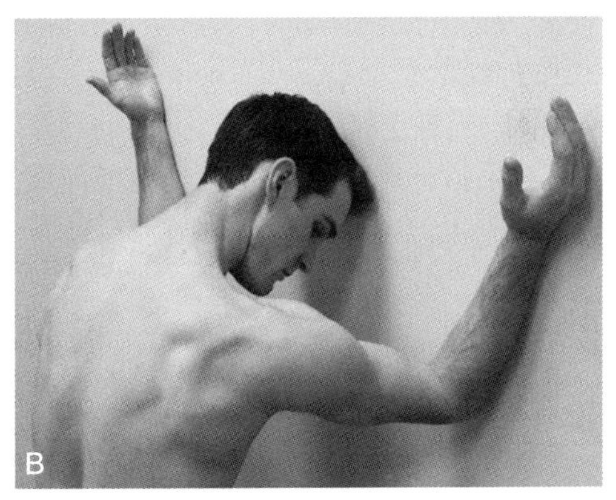

图 23-24 可供选择的滑墙运动。A. 对侧旋转拉长右侧肩胛提肌；B. 同侧旋转拉长右侧斜方肌上束

不利的神经脑脊膜张力 颈椎不利的神经脑脊膜张力会影响颈椎、胸椎、肩胛带以及上肢的活动度[69]。通过上肢的神经动态测试(尺神经、桡神经和正中神经)可发现这些结构延展性降低的体征。当准备进行提高神经脑脊膜延展性的运动时，需要考虑对颈椎的影响。因为脊膜结构直接接触颈椎组织，其紧张可能会造成相应椎体的侧移，出现该节段的高活动性。通过对侧的手支撑颈椎下面来手法固定受影响的节段，从而使手指能保护住受影响的节段，阻止侧移的发生(图 23-25)。DNF 也可通过主动点头，使脊柱处于中立位来稳定脊柱。

患者的牵伸在仰卧位进行，使用绷带缠绕肩部与膝部来维持肩胛骨的下降。正中神经、尺神经和桡神经通过上肢的肘、前臂和腕的不同位置

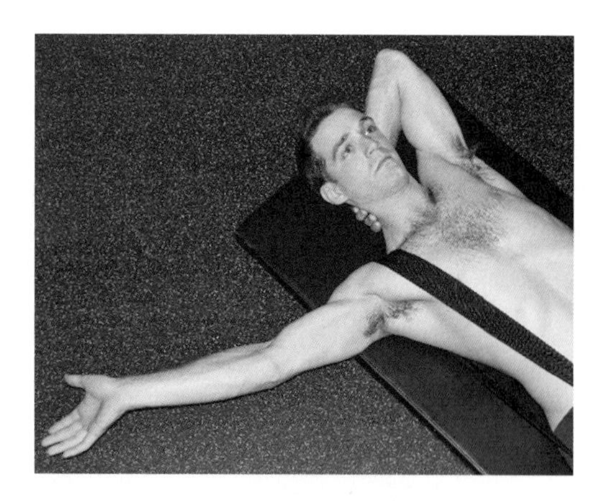

图 23-25 脊膜牵伸。徒手稳定性脊膜牵伸和侧向剪切稳定

来"滑动"(图 23-26)。通过"滑动"运动来增加一个运动模式的张力,与此同时转移到另一个模式中去,是提高该系统活动性的很好方法。比如,当肘伸展为正中神经滑动时,头可朝手臂倾斜。

正中神经的滑动(median nerve bias),借助上肢的肘屈曲、外展至张力点外旋,同时前臂掌心向上、手腕与手指伸展。然后肘通过慢慢伸展来牵伸(图 23-26A)。

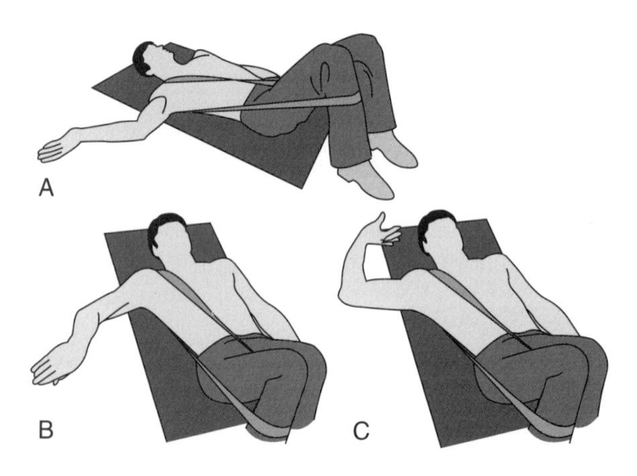

图 23-26 脊膜牵伸。仰卧位利用带子绕着肩部和膝部维持肩胛骨的下降。A. 正中神经偏离:上肢的肘屈曲,在张力点外展并外旋,前臂旋后并且腕和手指伸展。然后肘关节缓慢伸展进行牵伸;B. 桡神经偏离:上肢的肘屈曲,外展并内旋,前臂旋前,腕屈曲,缓慢伸展肘关节产生牵伸;C. 尺神经偏离:上肢的肘关节屈曲到一定角度,外展并外旋,前臂旋前,腕伸展,通过进一步屈曲肘关节产生牵伸

患者可以在站立位完成类似的牵伸。对侧手维持肩胛骨下降。对于每一项练习,可通过对侧屈或旋转颈椎来获得更强的牵伸。对于这种训练的详细阐述,读者可直接通过其他渠道了解[70]。

高活动度

病因 高活动度是椎体之间的过度活动。正如 Panjabi[4] 的假设,脊柱的稳定性通过如下三个亚系统获得。

被动肌肉骨骼亚系统:固有的骨性韧带成分,包括脊柱,椎间盘,关节囊和韧带。

主动肌肉骨骼亚系统:肌肉和肌腱单元。

控制亚系统:神经和反馈机制。

脊柱稳定系统的角色是通过这三个系统提供有效的稳固性而满足脊柱的需要。在某些限制范围内,如果只有一个亚系统功能不全则会被补偿,通过功能影像学发现的总的不稳定性,可能需要外科手术固定。然而,运动过度最好的治疗方法是非手术治疗,包括渐进性的稳定性训练项目。运动项目可用来增强主动和控制亚系统。

应用特定的被动稳定性测试确定松弛的平面与角度。特别需要注意的是位移的大小和终末端的感觉。该评估能确定脊柱被动亚系统的结构整合。为了确定颈椎的动态稳定性,在主动 DNF 点头到中立位的过程中,可重复使用被动测试。在被动测试中如果深部稳定肌的募集减少了位移大小,那么就出现了动态稳定度。在放松的直立位举起单侧或双侧上肢可以观察或触诊颈椎,然后在点头的动态控制下重复颈椎的活动(图 23-27)。如果深层节段稳定肌的募集使位移变少,那么存在动态稳定度。由于颈椎存在大量中部区域,那么该区域的稳定性均由主动肌肉系统的动态控制所提供。在失去了无效稳定结构的整合后,神经肌肉控制的训练有利于脊柱功能性的稳定状态。

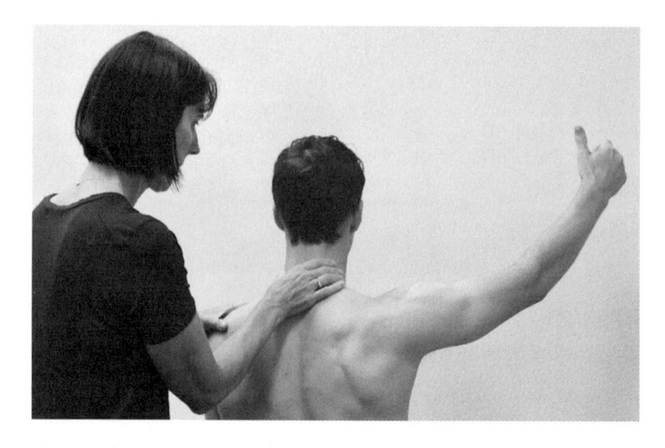

图 23-27 动态稳定性测试。在放松的直立位单侧上肢举起的过程中观察或触摸颈部,然后在预点头姿势的动态控制下重复

运动性治疗干预　对于活动度过度的颈椎，必须重视过度位移扩大的关节活动度与牵伸训练。在牵伸过程中，受影响的节段需被动固定，或者选择不涉及无须活动节段的运动。比如，患者的右侧肩胛提肌较紧，但是右侧C3-4的侧向位移表现出高活动度。通过左侧屈牵伸肩胛提肌促进C3-4右侧位移。患者用左手扣住颈椎控制右侧位移，在C4椎体处提供一个左侧的反向位移（图23-28）。选择在"低活动度"中表述的滑墙运动在此时会更加合适，即利用对侧旋转而不是侧屈。

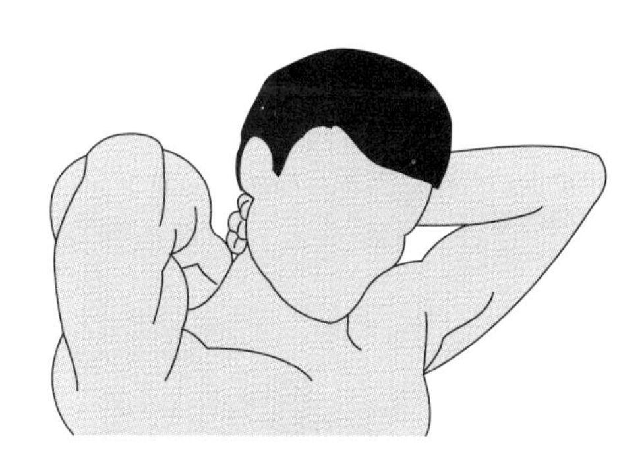

图23-28　肩胛提肌牵伸。固定C4阻止右侧侧移

对于侧向位移高活动度的患者，脊膜牵伸训练可对受影响的关节产生重复性的侧向位移。通过起初徒手稳定侧向位移的节段（见图23-25），牵伸会更高效。

姿势纠正训练是颈椎高活动度节段减轻负荷的整合训练。任何颈椎正常姿势的偏离都会增加颈椎受累的横向力。肩胛骨的休息位在提供颈椎位移力也起着重要作用。举例来说，斜方肌上束较差的募集会造成肩胛骨的下移和下旋，这会使肌肉处于一个拉长的状态。不断地牵拉附着在颈椎上的止点会最终产生高活动度的侧向位移。如果预先存在这种侧向高活动度，那么持续的横向作用力会加重相应节段的症状。训练应该关注于纠正肩胛带评估后所发现的问题。对肩胛骨贴扎使其上升和上旋可以减小这个力，会允许更多正常的颈椎运动模式，并缓解由于异常的休息姿势造成的脊膜高张力（见第25章）。

颈椎的高活动度也可以通过逐级易化颈椎神经肌肉控制来训练。通过特异性的肌力测试实施一系列的颈椎肌力训练。这些训练被描述为"损伤后的肌肉表现"，可以增强脊柱稳定系统中的主动亚系统。同样，关注主动与控制亚系统也可以发展颈椎稳定性。稳定性训练计划分为三个阶段。

- 阶段1：深部屈肌和伸肌分离收缩和颈椎中立位下的联合收缩。
- 阶段2：不同上肢运动模式下维持颈椎稳定。
- 阶段2b：较高负荷的力量与耐力。
- 阶段3：颈椎功能活动时维持颈椎稳定。

注23-1提供了在每个阶段所做的运动。

注23-1
颈椎稳定性训练

阶段Ⅰ

稳定性训练的第一个目标是分离深层屈肌与伸肌。接下来的目标是达到颈椎中立位下的联合收缩模式。再接下来的训练均可以用来达到这些目标。具体的训练在"损伤的肌肉表现"这一部分阐述。

分离深层颈屈肌

- 颈椎核心激活（DNF点头）的各种姿势（见患者相关指导23-1；图23-2和23-3）
- 深层屈肌的自我抗阻

分离深层颈伸肌

- 仰卧位颈伸肌的肌肉电刺激
- 治疗师指导的MET募集（见图23-8）
- 具体的多裂肌或枕骨下肌的自我抗阻（见图23-9）
- 坐位下RTN（见图23-10）

旋转和侧屈

- 楔形泡沫垫上仰卧位控制旋转抵消（见自我管理23-1）

深层颈屈肌和颈伸肌的联合收缩

- 早期的联合收缩训练在仰卧位下，于颈椎下放置毛巾卷维持其前凸。当患者颈椎维持在中立位通过同时点头训练来阻止伸展运动的时候，可使用肌肉电刺激来募集伸肌
- 患者在瑞士球俯卧位或者处于FPK时，也可以进行深层伸肌和上位颈屈肌联合收缩训练。FPK下的RTN是个例子（见图23-11）

阶段Ⅱa

患者在颈椎处于休息体位下能进行前后群肌肉的联合收缩后，下一个目标是在上肢活动中维持颈椎的稳定性。训练包含颈椎肌群最初的联合收缩（预点头获得中立位），这是当患者在不同体位（如仰卧、FPK、坐位、站位）进行上肢重复性运动时能维持的。上肢运动的模式、幅度和运动的体位取决于当维持受影响节段中立位时联合收缩对患者的最佳改变。目标是为了在不同的体位和上肢进行大范围与各种类型运动的情况下，完成节段性颈椎稳定。见表23-6中的针对阶段Ⅱ的运动选择。

- 因为大多数稳定体位是仰卧位，因此其作为最初的开始体位

- 当为了不想要的位移触诊受影响的节段时，可进行上肢的各种运动（如屈曲、外展、对角运动）。只有在进行这些运动时，该节段处于中立位
- 双侧上肢低于 90° 的运动通常是最没有挑战性的。单侧的、上举过头的运动需要更高的稳定系统（但是，这些影响取决于高活动度的平面或方向、脊膜张力以及肩或胸椎的活动度）
- 进阶过程中可包含增加手上的重量，即增加阻力，或者躺在卷成一半的毛巾卷上，减少支撑面的稳定性（图 A）

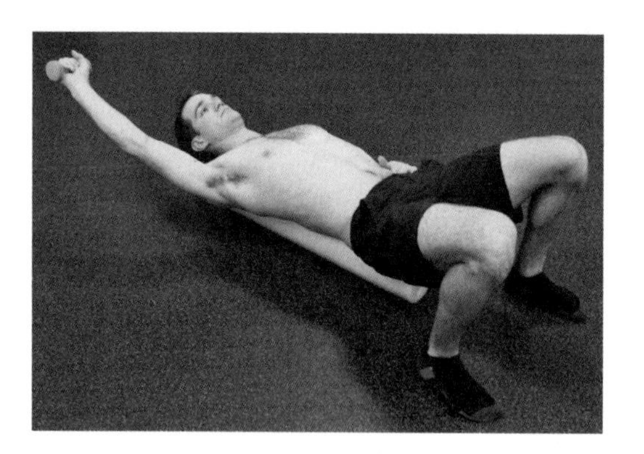

图 A 在一半的毛巾卷上负重单手举过头顶的维持性轴向伸展

- 患者可取坐位或站立位进行同样的运动（图 23-23）。因为这些体位对于脊柱稳定性来说更有挑战性。为了维持直立位降低难度，可让患者坐着或背靠着墙站以此提供头在空间位置的反馈（图 B）。上肢的运动可以在方向、幅度和模式上被改变

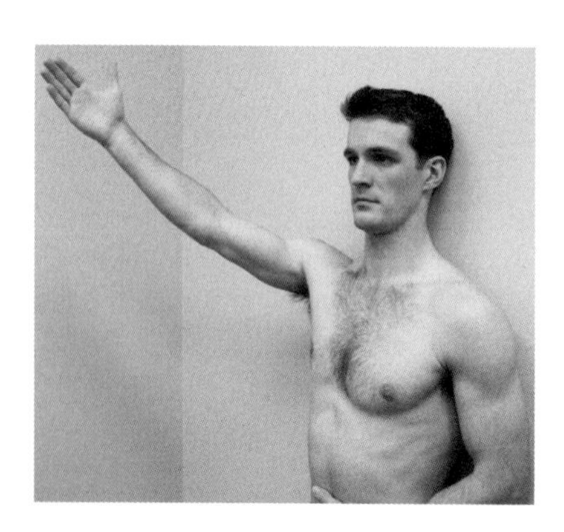

图 B 预点头的靠墙姿势和单侧上肢上举

- 可使用治疗球作为另外的平面促进上肢运动中的颈椎稳定性。坐在球上使用弹力带或滑轮系统对该节段很有帮助（图 C）。俯卧于球上，让患者在继续单独旋转运动时维持控制中的颈椎位置。通过使用双侧或者单侧上肢、增加或者不增加负荷来提高颈椎的需求。抬上肢与腿的模式是更难的训练（图 D）。相似的运动可以仰卧于球上进行，这对颈椎施加了一个更大的负荷，应该在随后的再训练计划中继续开展，开展更高级别的运动控制训练

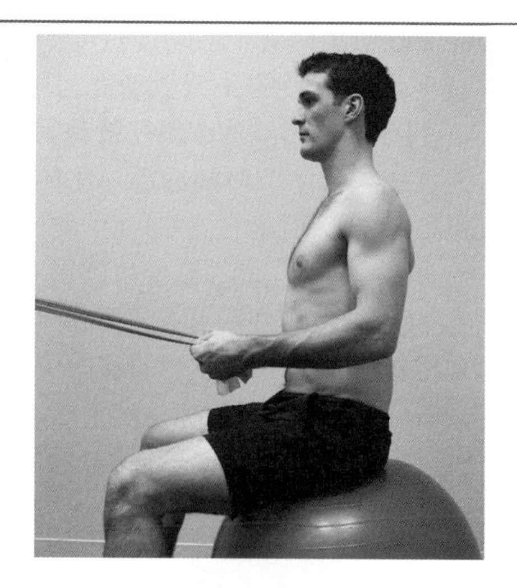

图 C 在上肢抗阻运动（肩胛骨设定 scapular setting）时坐在球上维持性坐位轴向伸展

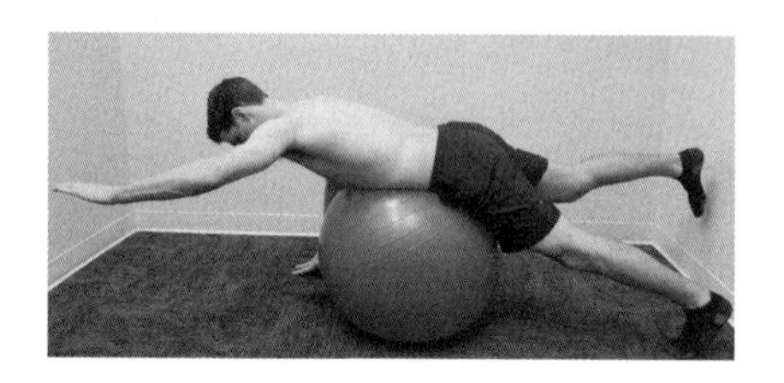

图 D 在相反的上肢与腿的抬离模式中俯卧于球上的维持性轴向伸展

- 本体感觉神经肌肉易化技术（proprioceptive neuromuscular facilitation，PNF）或运动和工作相关的具体运动的利用更是一种功能训练方法（图 E）

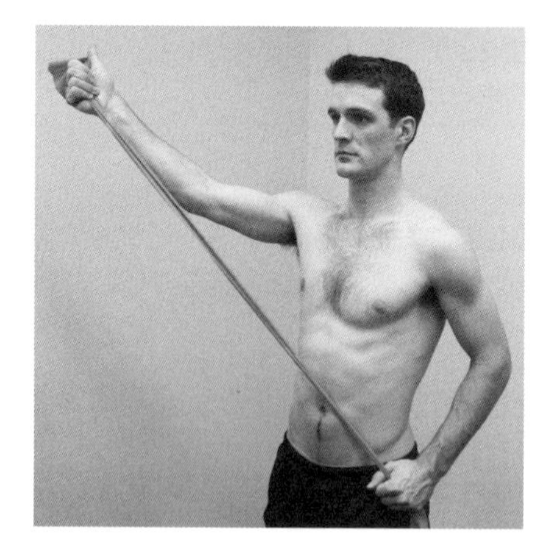

图 E 利用本体感觉神经肌肉易化模式进行弹力管维持性轴向伸展对抗阻力

- 不同平衡板系统的使用：当患者进行各种上肢或者下肢运动时，不稳定平面的选择更能增强姿势控制能力
- 在斜板（见图 23-6）和仰卧位（见图 23-5）进行点头抬起训练

阶段Ⅱb

在该阶段，需要对颈椎肌群施加较大的负荷以真正增强肌肉力量。同时也要仔细观察不稳定节段的控制

- 倾斜点抬头（见图 23-5）
- 仰卧中立位抬头（见图 23-4）
- 仰卧位节段性卷起抬头（见图 23-6）
- FPK 伸展抬起
- 侧卧位抬头（见图 23-14）
- 弹力带倾斜抗阻（见图 23-7A），跨步（见图 23-7B）和旋转（见图 23-13 和图 23-15）。跨步对于获得稳定性的控制来说非常有用，因为在运动过程中产生了不稳定因素
- 在仰卧位使用楔形泡沫垫，进行控制下、不承重的侧屈和旋转，并在最高点开始（见图 23-16），逐渐到抵消位置处（见自我管理 23-1）
- 单纯旋转和侧屈运动可以从头靠墙开始，在镜子前是为了得到反馈并且防止高活动度运动平面的塌陷出现
- 颈椎节段性屈曲和屈曲位的 RTN 是在动态运动模式中需要节段稳定性的运动模式（见图 23-10）
- FPK 下的单纯旋转能刺激到伸肌群，尤其是枕下肌群的活动，同时也有本体感觉控制（见图 23-12）
- 过度前移的错误伸展运动模式可以在坐位或 FPK 位纠正与练习
- 较重的运动控制练习包括如下几项。
- 倾斜点抬头（见图 23-5）
- 节段性屈曲卷起抬头（见图 23-6）
- 侧卧位抬头（见图 23-14）

阶段Ⅲ

该阶段目的在于让患者在进行颈部的各种运动时，让患者维持节段性控制。预点头激活了深层屈肌作为稳定肌允许更多的表层肌群以达到好的运动模式，但不产生过多的节段性位移模式。体位取决于重力帮助或不帮助下头运动时对节段稳定性的控制能力。运动幅度的增加取决于患者可以控制节段性稳定性的范围。表 23-7 中有一些针对该阶段的运动

表 23-6　肢体负荷挑战选择（limb laod challenge options）

部位	选择	要点
上肢运动	运动： 双侧 单侧 交叉的	
	平面： 屈曲 外展 PNF	双侧屈曲压迫前移 单侧屈曲压迫侧移 外展：压迫脊膜活动度和侧移
位置	位置： 过头小于 90°	
	仰卧位： 垫子 从完全卷起到卷起一半 坐位： 靠墙支撑 不支撑 球 膝跪位： 膝盖 4PK	进展性的挑战取决于每名患者的功能障碍和他们工作或者运动上的需要
阻力	不承重 / 瑞士球 / 滑轮 / 弹力带 等长 / 向心 / 离心	以低负荷开始到 down-train 过多需求 关注肩胛骨的稳定肌和伸展模式

在稳定性训练中，必须控制高活动度节段的运动，尤其是过度位移部分。在很多病例中，患者被指引触摸位移运动发生的椎体并且当位移发生时停止运动。患者还被告知徒手稳定住受影响的节段，或者在运动过程中进行预点头运动，进行肌肉的主动联合收缩。受影响节段位移的增加不会增强稳定性，并且通过关节囊与韧带持续增长的压力，这会导致疼痛的加剧甚至终止训练。

由于脊柱动态稳定肌群的重要性，可以推断，尽管存在高活动度，但是可以通过神经肌肉再训练重新获得功能稳定。重点是当阻止所涉及的节段过度活动时，在几个月内可加强颈椎肌肉训练。真正意义上的增强取决于在每天职业与娱乐活动中颈椎的特定需求。

姿势损伤

病因

虽然整个中轴骨骼都影响姿势，但是颈椎对控制姿势起着重要作用。颈椎关节囊和肌肉中丰富的机械感受器提供本体感觉输入以及为前庭系统提供感觉[71]。任何改变颈椎姿势的尝试都必须涉及胸廓、肩胛带和骨盆检查和评估。许多涉及的肌肉都是多关节的肌肉。像肩胛提肌、斜方肌、胸大肌和胸小肌、菱形肌这些肌肉长度的改变就对于肩复合体和颈椎有深远影响。肩胛骨稳定肌力量的变化同样会改变颈部休息位的姿势。骨盆在任何平面的改变会影响整个脊柱，包括颈椎。

表 23-7 节段性运动控制运动选择

运动	目标	运动模式	要点
单个平面运动	练习正确的运动模式	眼睛水平的旋转	可用墙作为反馈
		靠墙单纯 SF	也可用激光笔来帮助眼睛水平旋转
		屈曲模式 - 自上而下	
		伸展模式 - 反过来从屈曲位到中立位	
较低负荷控制			
楔形枕	NWB 旋转控制	峰值→抵消	
RTN 节段性伸展 / 屈曲		坐位→ FPK 进展	
较高负荷控制			
控制下的多伸展:坐位	范围外的离心 / 向心屈肌收缩	能进展到向后靠的体位	通过轴线和耳朵关注发生在 CV 关节的运动
			以点头模式回归
			控制任何的中位颈椎塌陷
FPK-CV 伸展	练习 CV 模式屈曲 - 伸展		在中位颈椎中控制向前塌陷的趋势
			保持颈部与躯干的对位对线
FPK-CV 中立位	抬头保持 CV 中立位	能增加对角线运动模式	
单纯旋转控制:FPK	旋转控制 - 伸肌关注	肘关节俯卧位	维持中立位点头
倾斜下抬头	旋转控制 - 屈肌关注		

FPK:四点跪位;CV:颅颈;NWB:不承重;RTN:回到中立位

颈椎的最佳姿势是颈椎中立位或轴向伸展位(图 23-29A 和患者相关指导 23-2)。在颈椎处于中立位时,只需最小的肌力来维持姿势,脊柱处于一个拉长状态,相比 FHP 而言对脊柱结构压迫和横向力有所减少。颈椎最常见的受损姿势是 FHP。

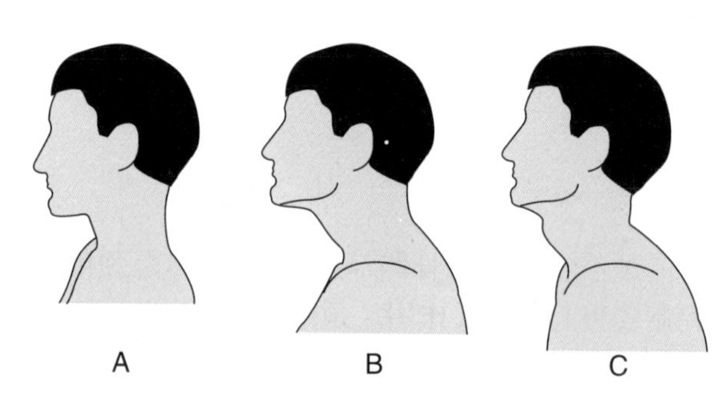

图 23-29 A. 轴向伸展;B. 头前移:中段颈椎最小前凸;C. 头前移:中位颈椎过度前凸

患者相关指导 23-2

颈部的最佳位置

练习合适的头颈部姿势很重要。良好的姿势可以减轻颈椎肌肉、关节和韧带的压力,可以缓解疼痛并预防这些结构的损伤。治疗师会指导患者进行一些额外的运动来获得与维持这些姿势。

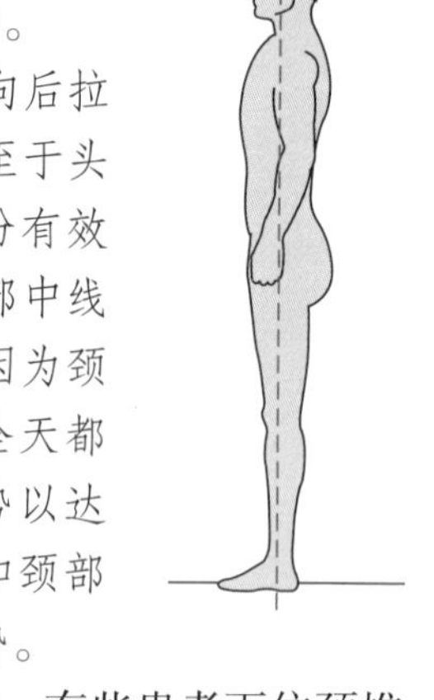

上背应该正直,肩胛骨向后拉打开前胸,同时下巴回缩以至于头部处于躯干的正中间。一份有效的指南表明,耳朵应该在肩部中线的正上方。不要过度矫正,因为颈椎稍微的曲度是正常的。全天都得以一定频率练习合适姿势以达到姿势的习惯化。在上肢和颈部的练习中,也应该适应该姿势。

FHP 患者会有一些变化。有些患者下位颈椎屈曲使该节段上的所有颈椎节段向前突出,并且伸展主要发生在 CV 区域,对于中位颈椎几乎没有增加前凸(图 23-29B)。对于其他患者,过多的颈椎前凸会代偿下位颈椎的屈曲,有时候是 C6-7 节段。在这些情况中,中位颈椎通常伴随着过多的前移,这是一个非生理性的耦合运动,因为伸展(比如前

表 23-8　颈椎区域最佳和错误姿势总结

最佳颈椎姿势(见图 23-25A)	向前前倾位 - 最小的中位颈椎前凸(见图 23-25B)	头前移姿势 - 中位颈椎过度前凸(见图 23-25C)
CV 屈曲	CV 伸展	CV 伸展
中位颈椎中立位(颈椎轻度前凸)	中位颈椎前凸	过度的中位颈椎前凸,可以延伸到 C6-C7 伴随着异常的颈椎前移
CT 伸展	下位颈椎和上位胸椎屈曲	上位胸椎屈曲
上位胸椎中立位(轻度后凸)	过度的胸椎后凸	过度的胸椎后凸

CV:头颈;CT:颈胸

凸)应该伴随着后移(图 23-29C)。每个人应该接受评估来确定其存在的异常姿势,对发生颈椎曲度改变的节段应进行姿势矫正。表 23-8 总结了最佳姿势与 FHP 中颈椎不同节段的发现。

正常颈椎前凸的逆转是一个不常见的姿势损伤问题。在这种情况中,患者表现出一个非常直的颈椎甚至反弓。治疗要点在于重新获得颈椎的伸展,以此促进正常的颈椎前凸。

姿势异常可以在额状面上观察到头颈倾斜于一侧。该姿势可能由于肌力不平衡、关节活动度低、习惯性工作或休闲姿势和听力或视力问题改变头部位置等因素造成的。治疗应该直接针对于不对称的原因。

治疗性运动干预

FHP 的治疗应该针对肌力不平衡、神经脑脊膜延展性、关节低活动度和本体感觉。需要被拉长的肌肉包括颈屈肌后群、斜角肌、斜方肌上束(UFT)、肩胛提肌 、胸大肌和胸小肌。需增强肌肉力量的薄弱肌群包括深层短颈屈肌、肩胛稳定肌(斜方肌的中束与下束,菱形肌和前锯肌)、上胸段竖脊肌。此外,异常的颈椎姿势可能由于对缩短的或机械传感神经脊膜结构牵伸减少所引起的。同侧颈椎屈曲和肩胛骨的上提会减少这些结构的紧张性。最后,手法治疗技术可能会结合关节活动训练去重新获得上位颈椎屈曲、CT 联合伸展和上位胸椎伸展受限的活动度。

姿势纠正:为了纠正 FHP,头部一定要处于躯干后方。经常可以指导患者“向上抬胸骨”以获得该姿势,因此减低了上位到中位胸椎的凸起。不允许错误姿势的发生显得格外重要,当患者过度使用表层胸椎伸肌支撑时,他们会适应中位到上位胸椎平坦甚至前凸的胸椎。

另一个纠正姿势的主要训练是点头运动(head nod exercise)。该运动能纠正上位颈椎的伸展,因为它可以使项韧带紧张,同时缓解颈椎前凸。对于中位颈椎过度前凸的患者,持续点头运动并进一步屈曲可牵伸由于前凸而短缩的后部结构。点头运动的改良包括头部与颈复合体的向后位移(后缩)来促进下位颈椎和 CT 联合的伸展。

一项关于正常受试者颈部重复性后缩影响的研究发现,在两组后缩运动后,颈椎从休息位到后缩位发生了显著改变[72]。患者选择仰卧位进行训练是一个很好的体位,因为头部的接触会产生更多的本体反馈。纵向躺在泡沫轴上,脊柱直接与泡沫轴接触,会促使胸椎姿势纠正的伸展;增加上肢的运动到“T”和“Y”形体位可促使伸展并且打开前胸(图 23-30)。靠墙坐位和站立位是该运动的自然进阶(见图 23-4)。患者必须维持腰椎的中立位,将毛巾置于头后以支撑头的前部或者随后维持颈椎中立位。读者可直接查阅第 24 章来了解额外的胸椎运动建议。在涉及上肢运动时维持颈椎中立位是接下来的训练计划。可利用自重、弹力管或者滑轮系统来进行上肢的抗阻训练。可选择加强评估后损伤部分的运动或者激发工作或

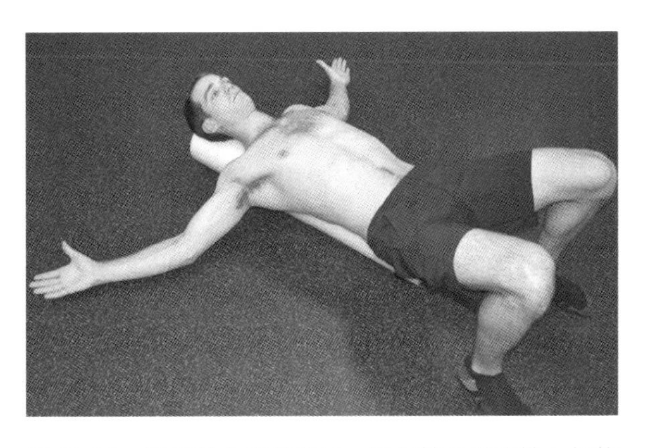

图 23-30　泡沫轴上胸椎伸展。纵向躺在泡沫轴上促使胸椎伸展,增加上肢的运动到“T”和“Y”形体位可进一步促使伸展并且牵伸前胸紧张的结构

休闲时的运动模式的训练。可利用各种平衡板训练系统；当患者进行各种上肢或下肢运动时，不稳定的训练会进一步挑战姿势控制能力。因为每天的日常活动需要向前弯腰的体位，在FPK位或者瑞士球上的俯卧位能维持合适的纵向伸展以刺激该体位，并且涉及之前提到的上肢运动。仍然需关注与活动和参与受限相关的功能性运动模式。

运动觉感知

几项研究[11、73-77]显示，颈痛患者，尤其是那些WAD并抱怨眩晕的患者对中立休息位的感知不精确，同时对水平或垂直平面运动后返回中立休息位的感知也不精确。这些患者的站立平衡同样也受到影响[78,79]。经过手法治疗、前庭训练或使用激光棒和靶进行的RTN实训后，患者的运动觉感知得到了改善[80、81]。

常见诊断的治疗性运动干预

在接下来的部分将讨论一些颈椎功能紊乱的常见诊断。鉴别损伤发生的每项诊断，并且给出了针对各种情况的运动治疗范例。

椎间盘功能障碍

病因

虽然相比腰椎而言，颈椎间盘突出并不常见，但是还是出现了各种颈椎间盘功能障碍的问题。当椎间盘的变化改变了其生物力学特征和阻碍正常功能的时候，我们可以使用术语“椎间盘功能障碍”。其中包括退行性椎间盘疾病、椎间盘的破裂以及边缘损伤（比如终板与椎间盘的分离）[82,83]。在急性期，椎间盘功能障碍表现出激惹性，伴随所有平面的主动关节活动度疼痛受限，尤其是屈曲位；咳嗽或者打喷嚏时疼痛；保护性的颈部肌肉收缩疼痛；由于头部在颈椎的压迫使得维持直立姿势困难。可能存在或者不存在神经根症状或神经学体征，这取决于椎间盘对椎间孔的压迫程度以及椎间孔周围其他组织的情况，比如关节突关节关节囊、韧带和骨。在随后的部分将讨论神经根病理。

治疗

最初的治疗针对颈椎的动态休息，可通过指导患者合适的休息体位以减轻颈椎的压迫和横向作用力。治疗手段旨在缓解炎症反应，减轻相关肌肉痉挛、管理疼痛。如果在活动性测试中所涉及的节段表现出低活动性，那么手法治疗技术可用来松动相关节段。肌肉能量技术也可用来松动和改变相关节段的活动度。

手法牵引技术可以帮助减轻椎间盘的压力并增加椎间孔的大小。如果出现高激惹性，由于对神经和脊膜的牵伸，过度的活动会使症状加剧。在急性期，呼吸模式的再教育也是一种合适的训练方式，因为过度的使用斜角肌会加重对颈椎的压迫，因此应该避免。在通过触诊监测斜角肌活动时指导腹式呼吸会促进最佳的呼吸模式并摆脱颈椎的负荷。利用姿势纠正训练减轻横向作用力。像轻柔点头训练（CV屈曲等）这样的仰卧位运动可能增强该阶段的耐受性并帮助改善姿势以及募集颈椎的稳定肌群。所有引起外周性症状的运动应该避免，但是任何引起向心化症状的运动应该继续。

随着情况的改善，可评定引起参与和活动受限的损伤程度。经历保护性功能期后，患者通常会表现出损伤部位的活动度下降。椎体节段的退行性改变也会降低其活动度。需注意的是选择和指导关节活动度训练以减小压迫或横向作用力。此外，如果累及到神经根的问题那么应关闭椎间孔。

由于在急性期肌肉的保护性导致肌肉的延展性降低，那么应该进行牵伸训练。在急性期过后应该评估神经脊膜延展性，特别是涉及神经学问题。当减少的神经传导体征仍然存在时，不应该开始增加这些结构活动度的运动，因为这些运动很容易使情况恶化。

在控制椎间运动中椎间盘是一个主要结构，并且由于椎间盘功能障碍，可能发生高活动度的问题。椎间盘能控制脊柱横向作用力，由于该能力的缺失，受影响节段的稳定性测试可检测增加的活动度。该受损可通过渐进性的稳定性训练恢复。在“高活动度”部分描述了这些运动方式。缓慢的训练进程显得很重要，因为负荷过大会加重治疗中椎间盘的负荷。

为了进一步阻止椎间盘退行性形变以及降低急性期的复发率，纠正颈椎、胸椎和肩胛带的所有姿势损伤很重要。骨盆的不对称姿势也会影响到颈椎，之前的部分讨论了损伤的处理。

颈椎的扭伤和拉伤

病因

任何创伤都可能产生颈椎的扭伤或拉伤。最常见的是交通意外后的 WAD。

颈椎复合体损伤的持续会影响不同的组织。软组织结构涉及相关肌肉、韧带、关节囊、关节软骨和椎间盘(包括边缘损伤)。同时发生的骨损伤包括关节软骨下损伤、横突与棘突的骨折、寰椎外侧(lateral masses of the atlas)和椎体的骨折[82]。这些损伤的确诊需要转交临床医生处理。患者损伤后显示出的不稳定症状应该转诊到临床医生以进一步诊断测试与合适的药物干预。这些损伤的严重程度不同,需要评估每个人的激惹性。正如在之前的章节(见"损伤的肌肉表现"部分)所讨论的,WAD 患者深层颈屈肌的力量与耐力、募集程度均下降,甚至在低负荷时过早过多地利用表层屈肌收缩,深层颈屈肌的萎缩伴随着力量的减弱。在上肢运动中运动模式发生改变,并且一些表层肌有着更多的放松时间。对于抱怨有眩晕症状的 WAD 患者,与对照组相比关节位置觉、平衡以及步态稳定性也受到了损伤[57-63]。

治疗

在急性炎症期,治疗旨在缓解疼痛、减轻炎症和促进最佳功能恢复。告知合适的休息体位、限制性活动和冰的使用有助于达到以上目标。如果怀疑节段高活动度,那么需要使用支具来缓解这些结构的压力。此时的干预包含了呼吸功能训练和无痛范围的关节活动训练。该阶段仰卧位是最佳耐受体位,因为不必承受头的重量。仰卧位有节律性的颈椎活动联合放松的呼吸训练可以增强活动度和增加血流。楔形枕用来协助活动度训练。Rosenfeld 等人[61-63]认为每小时 10 次旋转关节活动,可以显著减少疼痛,提高活动度,减少工作时间的损失。

该阶段也可使用冰、干扰电、超声波或者经皮神经电刺激等治疗以减轻炎症、缓解肌肉痉挛、控制疼痛。

亚急性期,继续保护受伤组织以及采取最佳负荷以促进损伤愈合很重要。1 级与 2 级手法松动技术能有效缓解疼痛,3 级和 4 级用来增加受累关节的活动范围(见第 7 章)。活动度的损伤是持续性的主要功能障碍。活动度练习可发展成为更大角度的运动,更具体到手法测试中的多平面关节受限。具体的肌肉长度测试表明某些肌肉处于短缩状态。但是,在选择活动度训练时,需要考虑对整个脊柱(脊膜牵伸、椎间盘压迫)的影响。过度的活动性损伤取决于韧带或椎间盘损伤的程度。正如以前的研究显示,患者早期出现动态稳定性降低,应尽快进行稳定性训练。第一阶段的练习几乎不产生对颈椎的压力并且可以早期在康复中应用。稳定性训练的发展必须考虑到高活动度的部位、严重性和激惹性(详见"高活动度"部分)。起初再教育患者保持中立位,随后逐渐开始所能耐受的训练。在该节段,上肢举过头顶的运动对于颈椎的压力太大,因为会产生过多的位移与压迫力。

在重塑阶段,由于转变成慢性期,就应该考虑其他损伤。损伤时拉伤的肌肉以及与关节功能障碍相关的节段肌肉经常表现出发力出现问题的情况。那么应该设计具体的力量练习来提高肌肉功能。应该指导患者高负荷的第二阶段以及第三阶段的稳定性训练,训练随着耐受度逐步增加。低负荷的点头运动不能达到高负荷的抬头运动所获得的力量[52,84],所以当恢复中的颈椎能够耐受较大力的时候,这些情况都得考虑到。在一些慢性病例中,表层肌肉的过度活动占主导地位,因此关注这些表层肌肉的持续低负荷训练(downtraing)比不考虑运动模式的肌力训练更合适。姿势损伤变成了一个概念,那么治疗性运动干预应该包括动态训练以促进达到最佳姿势的运动模式。

神经卡压

病因

颈神经根在椎间孔出口处被卡压。椎间孔被关节突关节、UV 关节、椎间盘和椎弓根所包围。任何增加这些包围结构的大小病理情况可以导致椎间孔的狭窄,构成卡压神经根的风险。后伸与同侧屈和旋转运动可以使椎间孔变小。任何导致休息位的颈椎肌力不平衡会进一步使情况恶化。FHP 可以将上位与中位颈椎置于增加颈椎前凸的位置,减小椎间孔的大小。任何促进颈椎姿势(如肩胛骨上提)的肩胛骨休息位或者牵伸神经根的姿势(例如下降或者后缩肩胛骨)将会使症状加剧。神经传导的改变取决于神经根受压或牵引的程度。

术语“双卡综合征”或者“多卡综合征”过去用来描述神经根在沿着其起点从颈椎到手在多位置受影响的症状。常见的卡压位置有颈椎的椎间孔、胸廓出口、肘部以及腕部。以上这些位置任何一处的单独压力不足以引起症状，但是会造成一个总的影响，因为接下来的位置会加强对神经的“卡压”。

一个常见的卡压综合征是腕管综合征。这可能是腕管局部空间减少，但是它不如综合征所表现的那么明显。可能是其他近端症状，并且不能被腕管单独的压力来解释。在颈椎，可能是一些如关节突关节和钩突轻度退行性改变所致，因为这些使椎间孔的直径变小。重叠的 FHP 将上位和中位颈椎置于伸展的休息位，进一步压迫椎间孔的大小。因为错误的呼吸模式或者习惯用头与肩膀夹电话会出现同侧斜角肌的短缩，造成颈椎的侧屈姿势并进一步的减小椎间孔的大小。在胸廓出口处，短缩的斜角肌也会提升第 1 肋，使胸廓出口处变小并且产生另外的神经卡压。下降的肩胛骨休息位会产生一个臂丛的牵引力，增强上肢脊膜系统的张力，使情况恶化。

治疗

每个卡压位置的彻底评估能确定导致症状的损伤。治疗干预针对在颈椎、胸椎、肩胛带以及手腕发生的损伤。如果单独治疗腕部功能障碍，症状有可能复发或者改变。当处理神经脊膜活动度不足时，姿势损伤的运动治疗干预特别有效。

颈源性头痛

病因

颈源性头痛（CHA）的发生有两种机制。第一种：枕大神经（C2 与 C3 的后支）支配着颅骨的后方，尽可能远离头顶的位置。任何由第 2 或第 3 颈神经支配的结构可牵涉相应区域的疼痛。第二种：三叉神经脊束核融入至少 C3 节段的颈髓。三叉神经的分支支配着上颌、下颌以及面部的前额区域。1/4~1/3 的颈神经传入与三叉神经的传入汇合。任何这些神经节段所支配的结构能牵涉到脸和头部的疼痛，造成颈源性头痛[71]。

颈源性头痛受试者与患其他头痛类型的受试者 FHP 的表现比较，其结果存在着争议[8,66,67,85]。活动度不足是颈源性头痛的特征，尤其是上位颈椎的僵硬[19,67,85,86]。正如其他患有颈痛的受试者一样，颈源性头痛患者表现深层屈肌与伸肌肌力和肌耐力的减弱并伴随着表层肌群的过度活动[19,67,86]。Zito 等人[67]认为，与其他头痛类型的受试者相比，这些受试者肌肉紧张呈高发生率，但是紧张度不只限于某一特定肌肉。Jaeger[87]发现，与颈源性头痛患者无症状侧相比，有症状侧出现了大量的肌筋膜扳机点。

治疗

治疗干预主要针对于姿势损伤、活动度和肌肉表现。活动度训练可通过关节活动度训练或者具体的关节松动训练来解决徒手活动度测试中所发现的节段活动度受限，通常涉及大多数上位颈椎节段（见活动度不足部分）。具体的肌肉牵伸可以处理肌筋膜紧张以及造成疼痛的扳机点。在该训练计划中应该包含深层屈肌与伸肌的渐进性增强肌肉表现以及耐力训练。Jull 等人[88]发现，与对照组相比，对于慢性颈源性头痛患者而言，接受手法治疗与具体的运动治疗的联合治疗在头痛的强度、出现频率与持续时间方面有显著改善。并且该改善可以保持 12 个月。

要点

- 颈椎的检查与评估包含病例报告（主诉）和物理检查（客观检查）。病例报告应包含患者的职业、坐姿以及运动的类型。物理检查包括视诊；主被动运动测试包含肌筋膜与神经脊膜延展性测试；徒手肌力测试；神经学测试；各种特殊测试；以及胸廓、肩带与颞下颌关节的排查测试。
- 常见的影响颈椎结构与功能的损伤包括肌肉表现损伤、姿势损伤和活动度损伤（如低活动度与高活动度）。
- 运动性治疗计划的开展应关注与活动和参与受限直接相关的损伤。
- 一些颈椎的常见诊断：

椎间盘功能障碍：相关联的诊断包括活动度（如低活动度与高活动度）与姿势。

扭伤或拉伤：相关联的诊断包括活动度、姿势以及肌肉表现。

神经卡压：相关联的诊断包括活动度和姿势。

颈源性头痛（CHA）：相关联的诊断包括活动度、姿势、肌肉表现，尤其是肌耐力。

- 对于患者的特殊诊断，确定相应的损伤。通过相对的重要性选择优先处理方案，有些需要立即引起关注，而有些可以被患者耐受。

辨析

- 思考一位长期轻度颈痛（long-standing mild）的45岁男性患者，颈屈肌测试中，DNF与表层肌肉表现力量不足。描述一个第一步是解决深层肌肉力量不足的治疗计划，然后进一步解决更多的力量不足肌肉的渐进性训练计划。确保包含运动量。
- 思考一名从最近急性斜颈中恢复的22岁女性患者。这是她去年经历的第3次。你的检查应该包括C4-5节段的一些高活动度测试。简要制定一个你能帮助她发展颈椎的动态稳定性的渐进性训练计划。
- 2周前经历交通事故而患Ⅱ型WAD的35岁女性患者。她不愿意活动颈椎，在你的测试中你发现了她利用过多的表层肌群支撑。描述3次运动帮助改善她的活动度并且放松表层肌群。确保提供宣教信息以帮助她进行适量的训练。
- 你的患者是一名65岁的男性，有较差的静态休息位姿势。他表现出FHP并伴随胸椎后凸加剧。由于该姿势的持续存在，他的颈部肌肉已经出现了短缩，胸锁乳突肌处主导地位。列举这种情况下可能出现短缩的肌肉。制定一个应包括处理肌肉长度与平衡损伤两方面，并获得头向前姿势的控制能力的训练计划。
  - 思考一名左侧屈活动受限患者，伴随右侧颈部的紧张。列举可能造成活动受限的三种不同类型的结构。描述一种你可以教导的活动度训练。给出一个在任何地点可以进行的训练计划。
  - 相比低负荷的DNF募集训练而言，描述你使用较高负荷增强颈椎屈肌训练的方法。
  - 你的患者表现出旋转力量/向右侧屈力量非对称性缺失。针对这种不对称的模式，你准备使用哪种训练方法？
  - 你的患者是一名患有颈痛的画家，随着工作负荷增加而加重，尤其是在画天花板的时候。你注意到在颈椎主动伸展过程时中段颈椎向前位移。你已经帮他重新训练并增强了DNF，但是你注意到伸展模式还没有真正改变。描述一个你用来获得最佳伸展模式的渐进性训练计划，帮助当患者画天花板时能控制前移的趋势。
- 你的患者被诊断出患胸廓出口综合征。在检查中你确定了她前斜角肌过度活动。描述出三种你能制定的帮助抑制该肌肉过度活动的训练方案。

参考文献

1. White A, Panjabi M. Clinical Biomechanics of the Spine. Philadelphia: JB Lippincott, 1990.
2. Strandring S, ed. Gray's Anatomy: The Anatomical Basis of Clinical Practice. 40th Ed. Philadelphia, PA: Churchill-Livingstone, Elsevier, 2008.
3. De Sousa OM, Furlani J, Vitti M. Etude Electromyographique du m. stemocleidomastoideus. Electromyogr Clin Neurophysiol 1973;13:93–106.
4. Panjabi M. The stabilizing system of the spine. Part 1: function, adaptation, and enhancement. Part 2: neutral zone and instability hypothesis. J Spinal Disord 1992;5:383–397.
5. Conley MS, Meyer RA, Bloomberg JJ, et al. Noninvasive analysis of human neck muscle function. Spine 1995;20:2505–2512.
6. Grieve G. Common Vertebral Joint Problems. Edinburgh: Churchill Livingstone, 1981.
7. Vernon H, Mior S. The neck disability index: a study of reliability and validity. J Manipulative Physiol Ther 1991;14:409–415.
8. Watson D, Trott P. Cervical headache: an investigation of natural head posture and upper cervical flexor muscle performance. Cephalgia 1993;13:272–282.
9. Silverman J, Rodriquez AA, Agre JC. Quantitative cervical flexor strength in healthy subjects and in subjects with mechanical neck pain. Arch Phys Med Rehabil 1991;72:679–681.
10. Gogia P, Sabbahi M. Electromyographic analysis of neck muscle fatigue in patients with osteoarthritis of the cervical spine. Spine 1994;19:502–506.
11. Jull G. Deep neck flexor dysfunction in whiplash. J Musculoskelet Pain 2000;8:143–154.
12. Falla D, Rainoldi A, Merletti R, et al. Myoelectric manifestations of sternocleidomastoid and anterior scalene muscle fatigue in chronic neck pain patients. Clin Neurophysiol 2003;114:488–495.
13. Falla D, Jull G, Rainoldi A, et al. Neck flexor muscle fatigue is side specific in patients with unilateral neck pain. Eur J Pain 2004;8:71–77.
14. Falla DL, Jull GA, Hodges PW. Patients with neck pain demonstrate reduced electromyographic activity of the deep cervical flexor muscles during performance of the craniocervical flexion test. Spine 2004;29:2108–2114.
15. Jull G, Kristjansson E, Dall'Alba P, et al. Impairment in the cervical flexors: a comparison of whiplash and insidious onset neck pain patients. Man Ther 2004;9:89–94.
16. Cagnie B, O'Leary S, Elliot J et al. Pain-induced changes in the activity of the cervical extensor muscles evaluated by functional magnetic resonance imaging. Clin J Pain 2011;27:392–397.
17. Schomaker J, Falla D, Function and structure of the deep cervical extensor muscles in patients with neck pain. Man Ther 2013;18:360–366.
18. Kristjansson E. Reliability of ultrasonography for the cervical multifidus muscle in asymptomatic and symptomatic subjects. Man Ther 2004;9:83–88.
19. Amiri M, Jull G, Bullock-Saxton J, et al. Cervical musculoskeletal impairment in frequent intermittent headache. Part 1: subjects with single headaches. Cephalgia 2007;27:793–802.

20. Elliott J, Jull G, Noteboom JT, et al. MRI study of the cross sectional area for the cervical extensor musculature in patients with persistent whiplash associated disorders (WAD). Man Ther 2007;13:258–265.
21. Hallgren RC, Greenman PE, Rechtien JJ. Atrophy of suboccipital muscles in patients with chronic pain: a pilot study. J Am Osteopath Assoc 1994;94:1032–1038.
22. Uhlig Y, Weber BR, Grob D, et al. Fibre composition and fibre transformation in neck muscles of patients with dysfunction of the cervical spine. J Orthop Res 1995;13:240–249.
23. Elliott J, Jull G, Noteboom J et al. Fatty Infiltration in the cervical extensor muscles in persistent whiplash-associated disorders: a magnetic resonance imaging analysis. Spine 2006;31:847–855.
24. Elliot J, Sterling M, Noteboom J et al. The clinical presentation of chronic whiplash and the relationship to findings of MRI fatty infiltrates in the cervical extensor musculature: a preliminary investigation. Eur Spine J 2009;18:1371–1378.
25. Elliot J, O'Leary S, Sterling M et al. Magnetic resonance imaging findings of fatty infiltrate in the cervical flexors in chronic whiplash. Spine 2010;35:948–954.
26. Fernandez-de-las-Penas C, Bueno A, Ferrando J et al. Magnetic resonance imaging study of the morphology of the cervical extensor muscles in chronic tension-type headache. Cephalgia 2007;27:355–362.
27. Falla D, Jull G, Hodges PW, et al. Feedforward activity of the cervical flexor muscles during voluntary arm movements is delayed in chronic neck pain. Exp Brain Res 2004;157:43–48.
28. Nederhand MJ, Ijzerman MJ, Hermens HJ, et al. Cervical muscle dysfunction in the chronic whiplash associated disorder grade II (WAD-II). Spine 2000;25:1938–1943.
29. Nederhand MJ, IJzerman MJ, Hermens HJ, et al. Cervical muscle dysfunction in chronic whiplash associated disorder grade II. Spine 2002;27:1056–1061.
30. Szeto GP, Straker LM, O'Sullivan PB, et al. A comparison of symptomatic and asymptomatic office workers performing monotonous keyboard work. Man Ther 2005;10:270–291.
31. Falla D, Bilenkij G, Jull G, et al. Patients with chronic neck pain demonstrate altered patterns of muscle activity during performance of an upper limb task. Spine 2004;13:1436–1440.
32. Barton PM, Hayes KC. Neck flexor muscle strength, efficiency, and relaxation times in normal subjects and subjects with unilateral neck pain and headache. Arch Phys Med Rehabil 1996;77:680–687.
33. Falla D, Bilenkij G, Jull G. Patients with chronic neck pain demonstrate altered patterns of muscle activity during performance of an upper limb task. Spine 2004;29:1436–1440.
34. Szeto G, Straker L, O'sullivan P. Comparison of symptomatic and asymptomatic office workers performing monotonous keyboard work. Man Ther 2005;10:270–291.
35. Sterling M, Kenardy J, Jull G, et al. Development of motor dysfunction following whiplash injury. Pain 2003;103:65–73.
36. Gross A, Goldsmith C, Hoving J, et al. Conservative management of mechanical neck disorders: a systematic review. J. Rheumatol 2007;34:1083–1102.
37. Sarig-Bahat H. Evidence for exercise therapy in mechanical neck disorders. Man Ther 2003;8:10–20.
38. Kay T, Gross A, Goldsmith C, et al, Exercises for mechanical neck disorders. Cochrane Database Syst Rev 2012;(8):CD004250
39. Jull G, Trott P, Potter H, et al. A randomized controlled trial of exercise and manipulative therapy for Cervicogenic headache. Spine 2002;27:1835–1843.
40. Ylinen J, Häkkinen A, Takala E, et al. Neck muscle training in the treatment of chronic neck pain: a three-year follow-up. Eura Medicophys 2007;34:161–169.
41. Walker M, Boyles R, Young B, et al. The effectiveness of manual physical therapy and exercise for mechanical neck pain. Spine 2008;33:2371–2378.
42. Taimela S, Takala EP, Asklof T, et al. Active treatment of chronic neck pain: a prospective randomized intervention. Spine 2000;25:1021–1027.
43. Bunketorp L, Lindh M, Carlsson J, et al. The effectiveness of supervised physical training model tailored to the individual needs of patients with whiplash-associated disorder—a randomized controlled trial. Clin Rehabil 2006;20:201–217.
44. Brontfort G, Evans R, Nelson B, et al. A randomized clinical trial of exercise and spinal manipulation for patients with chronic neck pain. Spine 2001;26:788–797.
45. Jordan A, Bendix T, Nielsen H, et al. Intensive training, physiotherapy, or manipulation for patients with chronic neck pain. A prospective, single-blinded, randomized clinical trial. Spine 1998;23:311–318.
46. Randlov A, Ostergaaed M, Manniche C, et al. Intensive dynamic training for females with chronic neck/shoulder pain. A randomized controlled trial. Clin Rehabil 1998;12:200–210.
47. Jull G, Trott P, Potter H, et al. A randomized controlled trial of exercise and manipulative therapy for cervicogenic headache. Spine 2002;27:1835–1843.
48. Falla D, Jull G, Hodges P, et al. An endurance-strength training regime is effective in reducing myoelectric manifestations of cervical flexor muscle fatigue in females with chronic neck pain. Clin Neurophysiol 2006;117:828–837.
49. Vassiliou T, Kaluza G, Putzke C, et al. Physical therapy and active exercises—an adequate treatment for prevention of late whiplash syndrome? Pain 2006;124:69–76.
50. Ylinen J, Häkkinen A, Takala E, et al. Effects of neck muscle strengthening in women with chronic neck pain: one year follow-up study. J Strength Cond Res 2006;20:6–13.
51. Falla D, Jull G, Russell T, et al. Effect of neck exercise on sitting posture in patients with chronic neck pain. Phys Ther 2007;87:408–417.
52. O'Leary S, Jull G, Kim M, et al. Specificity in retraining craniocervical flexor muscle performance. J Orthop Sports Phys Ther 2007;37:3–9.
53. O'Leary S, Jull G, Kim M, et al. Training mode-dependent changes in motor performance in neck pain. Arch Phys Med Rehabil 2012;93:1225–1233.
54. Cagnie B, Dickx N, Peeters I, et al. The use of functional MRI to evaluate cervical flexor activity during different cervical flexion exercises. J Appl Physiol 2008;104:230–235.
55. Schomaker J, Petzke F, Falla D. Localised resistance selectively activates the semispinalis cervicis muscle in patients with neck pain. Man Ther 2012;17:544–548.
56. Mayoux-Benhamou MA, Revel M, Vallee C. Selective electromyography of dorsal neck muscles in humans. Exp Brain Res 1997;113:353–360.
57. Dall'Alba PT, Sterling MM, Treleaven JM, et al. cervical range of motion discriminates between asymptomatic persons and those with whiplash. Spine 2001;26:2090–2094.
58. Kasch H, Stengaard-Pedersen K, Arendt-Nielsen L, et al. Headache, neck pain and neck mobility after acute whiplash injury. Spine 2001;26:1246–1251.
59. Sterling M, Jull G, Vicenzino B, et al. Characterization of acute whiplash associated disorders. Spine 2004;29:182–188.
60. Ogince M, Hall T, Robinson K, et al. The diagnostic validity of the cervical flexion-rotation test in C1/2-related cervicogenic headache. Man Ther 2007;12:256–262.
61. Rosenfeld M, Gunnarsson R, Borenstein P, et al. Early intervention in whiplash-associated disorders. Spine 2000 25:1782–1787.
62. Rosenfeld M, Seferiadis A, Carlsson J, et al. Active intervention in patients with whiplash-associated disorders improves long term prognosis. Spine 2003;28:2491–2498.
63. Rosenfeld M, Seferiadis A, Gunnarsson R, et al. Active involvement and intervention in patients exposed to whiplash trauma in automobile crashes reduces costs. Spine 2006;31:1799–1804.
64. Hall T, Chan HT, Christensen L, et al. Efficacy of a C1–2 self sustained natural apophyseal glide (Snag) in the management of cervicogenic headache. J Orthop Sports Phys Ther 2007;37:100–107.
65. Janda V. Muscles and motor control in cervicogenic disorders: assessment and management. In: Grant R, ed. Physical Therapy for the Cervical and Thoracic Spine. Melbourne: Churchill Livingstone, 1994.
66. Treleaven J, Jull G, Atkinson L. Cervical musculoskeletal dysfunction in post-concussional headache. Cephalgia 1994;14:273–279.
67. Zito G, Jull G, Story I, et al. Clinical tests of musculoskeletal dysfunction in the diagnosis of Cervicogenic headache. Man Ther 2006;11:118–129.
68. Edgar D, Jull G, Sutton S. The relationship between upper trape-

zius muscle length and upper quadrant neural tissue extensibility. Aust Physiother J 1994; 40:99–103.
69. Butler DS. Mobilization of the Nervous System. Melbourne: Churchill Livingstone, 1991.
70. Butler D. The Neurodynamic Technique. Adelaide: Noigroup Publications, 2005.
71. Bogduk N. Cervical causes of headache and dizziness. In: Grieves G, ed. Modern Manual Therapy of the Vertebral Column. Edinburgh: Churchill Livingstone, 1986.
72. Pearson ND, Walmsley RP. Trial into the effects of repeated neck retractions in normal subjects. Spine 1995;20:1245–1250; discussion 1251.
73. Revel M, Andre-Deshays C, Minguet M. Cervicocephalic kinesthetic sensibility in patients with cervical pain. Arch Phys Med 1991;72:288–291.
74. Heikkila H, Astrom PG. Cervicocephalic kinesthetic sensibility in patients with whiplash injury. Scand J Rehabil Med 1996; 28:133–138.
75. Loudon JK, Ruhl M, Field E. Ability to reproduce head position after whiplash injury. Spine 1997;22:865–868.
76. Treleavan J, Jull G, Sterling M. Dizziness and unsteadiness following whiplash injury: characteristic features and relationship with cervical joint position error. J Rehabil Med 2003;35:36–43.
77. Treleavan J, Jull G, Low Choy N. The relationship of cervical joint position error to balance and eye movement disorders in persistent whiplash. Man Ther 2006;11:99–106.
78. Michaelson P, Michaelson M, Jaric S, et al. Vertical posture and head stability in patients with chronic neck. J Rehabil Med 2003;35:229–235.
79. Treleavan J, Jull G, Low Choy N. Standing balance in persistent whiplash: a comparison between subjects with dizziness and without dizziness. J Rehabil Med 2005;37:224–229.
80. Karlberg M, Magnusson M, Malmström E, et al. Postural and symptomatic improvement after physiotherapy in patients with dizziness of suspected cervical origin. Arch Phys Med Rehabil 1996;77:874–882.
81. Revel M, Minguet M, Gregoy P, et al. Changes in cervicocephalic kinesthesia after a proprioceptive rehabilitation program in patients with neck pain. Arch Phys Med Rehabil 1994;75:895–899.
82. Taylor JR, Kakulas BA, Margolius K. Road accidents and neck injuries. Proc Australas Soc Hum Biol 1992;5:211–231.
83. Taylor JR, Kakulas BA, Margolius K. Acute injuries to the cervical joints. Spine 1993;18:1115–1122.
84. O'Leary S, Falla D, Jull G, et al. Muscle specificity in tests of cervical flexor muscle performance. J Electromyogr Kinesiol 2007;17:35–40.
85. Dumas JP, Arsenault AB, Boudreau G, et al. Physical Impairments in Cervicogenic headache: traumatic vs. nontraumatic onset. Cephalgia 2001;21:884–893.
86. Jull G, Amiri M, Bullock-Saxton J, et al. Cervical musculoskeletal impairment in frequent intermittent headache. Part 2: subjects with multiple headaches. Cephalgia 2007;27:891–898.
87. Jaeger B. Are "cervicogenic" headaches due to myofascial pain and cervical spine dysfunction? Cephalgia 1989;9:157–163.
88. Jull G, Trott P, Potter H, et al. A randomized controlled trial of exercise and manipulative therapy for Cervicogenic headache. Spine 2002;27:1835–1843.

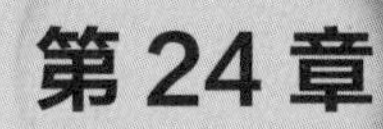

第24章

胸 椎

ELIZABETH A. V. BLOOM · CARRIE M. HALL

胸椎在结构和功能方面不同于脊柱的其他部分,这是由于胸椎与胸骨和肋骨相连以及它在通气中的重要作用。胸椎界于颈椎和腰椎之间的位置导致它容易经受发生在这些相互关联区域的障碍。反过来,胸椎区域的障碍也会影响周围脊柱区域的功能。作为运动链中的一个重要环节,身体其他区域(例如肩带,髋关节,足部,踝关节)的功能也会影响胸椎的功能;反之亦然。

不同于腰椎和颈椎的是,仅有少量关于胸椎障碍管理的文献存在,尤其是针对肌肉表现障碍的干预。大部分针对胸椎区域的康复训练方法需要借鉴腰椎和颈椎的康复训练方法,同时需要考虑由于胸廓造成的差异。这一章将呈现针对常见病理学以及影响胸椎区域和导致个人活动受限障碍的运动康复治疗处方的原理和病例。

随着你学习的深入,牢记患者的病例可能是有帮助的。对于呈现在注 24-1 中的列举每一个病例,扪心自问你将如何通过运动的方式来处理患者的障碍、活动受限以及参与限制。你可能选择哪种运动方式?你如何安排这种运动(重复的次数,组数,动作的速度,间歇的时间,从第一节课开始到结束的渐进方式等)。

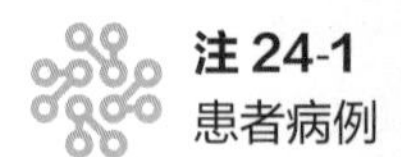

注 24-1
患者病例

疼痛

Orson Buggy 是一名 60 岁的马车司机,他抱怨中背部疼痛影响了他的工作。他描述:坐的时间越长,疼痛的程度增加,而这是他在驾车载游客时必须做的。当货物撞击肿块或小孔时(他在驾车时相对常见的区域),他也报道一个持续时间短、锋利的疼痛。当身体屈曲伴随着过度压力时以及在静止的坐姿时躯干的垂直挤压导致他的疼痛恶化。随着躯干的伸展疼痛水平减轻。直立坐姿时躯干的挤压不产生疼痛。

骨质疏松症 / 不全性骨折

Viola Fuss 是一名 64 岁的调解和压力缓解咨询师。她患有中背部疼痛的中等程度骨质疏松症。X 线片显示她的第 6 胸椎椎体压缩性骨折。她的整形外科医师和放射科医师认为这种骨折是稳定的,她可以参加锻炼。她主要受限的活动是由于疲劳和气短导致步行时间的缩短。

脊柱过度后凸症 / 帕金森症

Denton Fender 是一名在 3 年前被诊断出患有帕金森症,但是仍然处在早期阶段的车身机械工人。随着年龄的增长以及病情的恶化,患有这种疾病的人典型地呈现出一个更加屈曲的身体姿势。此外,他们的音量常常较低,这表明由于后凸性疾病引起了胸腔和横膈膜位移的减少。Dustin Dubree 是一名 72 岁的患有帕金森症疾病的建筑公司的持有人。他仍然运行着自己的公司,包括监督每一个岗位员工的工作。目前,他主要抱怨的是他必须要尝试三次或更多次才能从椅子上站起来。站立过程中必须要花费几分钟的时间来使实际的身体处于直立的状态。在物理检查中你注意到他的髋关节屈曲和腰椎伸展均受限。

胸廓出口

Laura Biden 是一名患有颈、肩、手臂和手弥散性疼痛以及第 5 手指麻木的女性警察。这些问题使她很难去写交通处罚单。你注意到当她坐和站立时呈现一个明显的驼背以及前倾和下沉的肩。被动和主动保持肩关节后倾以及背部直立几分钟就可以改善她的症状。然而,她不能长时间地保持这样一种姿态。

检查和评估

一个全面的检查,包括病史、系统性评论以及测试和测量,能够让物理治疗师确定诊断(只要有可能均基于障碍、活动受限以及参与受限)、病状的预断和干预[1-3]。物理治疗师必须遵循有条理的、序列化的方式从而避免忽视可能阻止准确诠释发现的重要信息。此外,必须详细了解病史以确定功能障碍的本质和程度。贯穿整个过程,良好的倾听技能和以一种有效的和有效率的方式促进开放式交流的询问问题的技能必不可少。除了在第2章中定义的来自于患者或客户病史的一般性数据之外,下列来自于胸椎障碍、活动受限和参与受限患者的信息非常重要。全面的病史调查可以显示症状的非机械性的来源(见附录A)。如果治疗师怀疑疼痛是来自机械或内脏来源,患者应转给适当的执业医生。

病史

原发性胸椎疼痛在一般人群中较为常见[4](证据与研究24-1),胸部也是许多内脏与病理疼痛引发与起始的位置(证据与研究24-2)。大多数内脏器官由胸脊神经支配,且这种疼痛可能与胸椎和肋骨有关(例如急性心肌梗死或主动脉夹层动脉瘤引起的背部或胸部疼痛[5],位于下胸段脊肋角的疼痛实际来源于肾,因感染或其他炎性疾病引起的胸痛或背痛,椎体骨折引起的背痛,肿瘤引起的牵涉痛)。因此,必须询问问题,以明确物理治疗对于患者是否是适当,尤其作为物理治疗师可以直接接触患者。完整的病史结果可以预示可能的非机械的症状来源(见附录A)。如果治疗师怀疑疼痛来源于非机械的或内脏来源,患者应该被转给适当的执业医生。

证据与研究 24-1

一项针对33项研究的系统回顾指出,由于各种因素,胸背部的疼痛具有非常广泛的发生率,包括持续的胸背部疼痛[4]。患病率4%~72%(在任何一个时间),0.5%~51.4%(7天),1.4%~34.8%(1个月),3.5%~34.8%(1年),15.6%~19.5%(终身)。报告指出儿童与青少年的胸背部疼痛的发生率较高,在儿童与青少年人群中,疼痛与女性性别、背包使用的姿势变化、背包的重量、其他骨骼肌肉症状、参加特定的体育活动、学校里的椅高以及功课困难等均有关。成人群体中,疼痛与并发的其他骨骼肌肉症状以及日常生活活动(ADLs)中的困难相关。

证据与研究 24-2

Ozaki等人[6]报道了22例脊柱骨样骨瘤、骨母细胞瘤,其中6例发生于胸椎。Deyo与Diehl[7]报道了1975例脊柱疼痛的门诊初级护理处理的患者,其中316例(16%)存在胸椎疼痛。2例(0.63%)患有癌症,并引发胸部疼痛。这与0.66%的下背痛患者有癌症相关的疼痛类似。

系统性评估

系统性评估提供一个相关系统的筛查。如果在评价过程中发现了问题,后面的检查就应该包括更加详细的测试与方法。在收集病史时应该获取关于心肺的、泌尿生殖器的、肠胃等系统的功能失调(可能类似于胸椎肌肉骨骼的功能失调)信息,并利用这些信息指导随后的系统性评估。如心肺系统的系统性评估包括肺(例如呼吸率,呼吸音)、心脏(例如心率,心音)和血压的筛查。

骨骼系统的系统性评估又称为筛查。筛查是一个包括呈现在注24-2中列举的测试和测量的快

注 24-2 筛查提纲

观察
- 运动幅度
- 在躯干屈曲过程中观察肋骨突起(脊柱侧凸)
- 运动评估
- 感觉评估
- 血管状态
- 反射
- 触摸
- 排除测试

上象限(见第23和25章)
- 孔的侵犯(Foraminal encroachment)
- 挤压或分离
- 上肢张力测试(ulnar bias尺偏可能暗示上胸椎的病变)
- 胸出口综合征(TOS)测试

下象限(见第17和19章)
- 俯卧位膝关节弯曲(可能暗示下胸椎的病变)
- 直腿抬高
- 坍落度试验
- 髋关节屈曲、外展、外旋(FABER)
- 冲刷实验

速程序。由于胸椎连接颈、腰两部分，因此对这两个区域进行筛查是明智的，尤其是因为它们与身体的横截面区域（例如C7-T1 和 T12-L1）相联系。第23章提供了上象限扫描检查的更加详细的解释，第17章解释了下象限扫描检查。

驼背患者，尤其是骨质疏松症病史的老年妇女，应该接受椎体骨折筛查。脊柱过度僵硬患者应该接受强直性脊柱炎的放射性检查。如果确认是阳性的，那么放射性检查的发现必须要同临床检查的发现相关联。

对于患者的不明力学原因造成的症状高度建议接受其他医学筛查，这些患者可能有癌症病史、血管疾病风险、肺结核病史或者双侧下肢神经障碍（有或无失禁报告）（见附录A）。重要的是要理解问题的根源，因为决定与其是基于紧急原则，还不如是基于医生依靠所涉及的系统，疾病的性质与严重程度，以及临床所见而进行的常规随访。

测试和测量

选择一个或多个测试和测量以确定患者的功能障碍、活动受限和参与受限。这些检查有利于指导物理治疗师管理判断最终诊断和病症预后。测试和测量的选择，类似于选择问诊角度，受诊断意向影响。因此，选择测试和测量时应取决于病史和系统性评论的结果。每一项测试或测量应该有助于证实或者否定问题潜在原因的探寻，这样避免了不必要的程序并且使检查具有目的性。

测试除了胸椎之外，还应包括腰和骨盆、髋关节、颈椎区域，初步诊断也应该包括这些部位的情况。注24-3列举了胸椎患者可能需要检查的障碍清单。读者可以在别处查阅每一个测试和测量的具体说明[8]。

注 24-3

步态过程中与胸椎驼背相关联的相关障碍

支撑腿

- **起始接触**：髋关节伸肌力量是防止通过腰椎前弯症的方式导致身体后倾所必需的。腰椎前凸症可能会导致胸椎的驼背。
- **末支撑**：髋关节屈肌力量和髋关节伸展的灵活性对于防止腰椎前凸症和胸椎二次驼背必不可少。

摆动腿

- 髋关节伸肌的长度以及髋关节屈曲的灵活性和力量是完成摆动期髋关节合理的屈曲运动以及防止通过腰椎前凸症的方式导致身体后倾从而实现跨步所必需的。

躯干

- 腹斜肌或脊柱伸肌的长度和表现之间的平衡是防止胸椎驼背所必需的。
- 骨盆和躯干之间的相向旋转是步态过程中促进躯干最佳功能以防止胸椎的代偿性屈曲所必需的。

身体结构和功能常见障碍的运动治疗干预

设计患者个性化治疗计划的基本步骤是：①发现与所观察到的姿态或动作模式、活动受限以及参与受限相关的障碍；②必要时处理每一种有明确原因的障碍。针对胸椎区域的运动治疗干预包括处理直接和间接影响胸椎功能障碍的活动和技术。胸椎活动受限和障碍的全面处理需要处理相关联的区域，包括颈椎、肩带以及腰和骨盆区域。

所有运动治疗的最终目标应该是重新获得最大的无痛功能。这需要处理那些与活动受限和参与受限相关的，导致错误动作的障碍。复杂动作的分析（如步态，身体前屈，抵达动作，由坐到站以及上下楼梯等）需要将这些动作分解成各个组成部分，从而分析每一个环节和区域在动作中的贡献。检查和评估应该揭示特定区域的生理学障碍，诸如髋关节过度的灵活性或肩带周围肌肉表现障碍等。联合动作分析和所选择区域的特定检查所获得的信息可能会确定哪些障碍需要处理以改善特定任务的动作策略。例如，要让患有与胸椎驼背相联系的疼痛患者在步态过程中保持脊柱中立位这一目标可能需要改善注24-4中所列举所有项或所有的障碍。

在合理处理的渐进过程中，应该首先处理主要障碍，紧接着完成一些相对简单的活动或技术的整合性动作，渐进到更具挑战性的活动或技术；最后渐进到复杂性的、整合性的功能动作模式。图24-1展示了侧卧位的整合性动作。这是一个髋关节屈肌重力减弱、对腹部斜肌和脊柱伸肌是一个重力辅助的动作。这一动作模式可以渐进到提高步的摆动期直立位置（图24-2）并且最终进入步态的摆动期（步态的支撑阶段之后，部分功能已经通过其他一些锻炼得到了足够的改进）。

因为胸椎位于肩带和腰 - 骨盆 - 髋关节复合体之间，这些区域的动作障碍的矫正可能对于改善胸椎的动作模式是必不可少的。足部和踝关节的动作障碍也可能会导致胸椎的障碍。足部

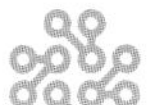

注 24-4
胸椎检查所需要的测试和测量

有氧能力：生命体征评估是必不可少的，尤其是在处理患有心肺系统疾病或有跌倒风险的患者时。

工效学和身体力学：患者工作环境的工效学可提供关于病理力学方面的重要信息。观察患者日常生活、工作和娱乐性动作模式中的活动，可发现发生在胸椎和相关联区域动作中的障碍。例如，交叉身体完成抵达动作时，人们可能会观察到过度的胸椎屈曲和侧屈。这些可能是对髋关节和胸椎旋转不足的代偿性动作。

步态，移动和平衡：评价这些技能可以确定跌倒风险。

关节灵活性和完整性：包括关节突关节、肋横突关节、胸锁关节和胸骨软骨关节的关节运动学测试。这些测试中的运动结果应该与骨运动学结果相联系。在吸气和呼气过程中，应该对肋骨骨运动学功能进行特定的测试[9]。

运动功能：改变已经出现障碍的动作模式，并观察症状相关联的变化，将帮助确定症状的异常生物力学。例如，在由于减少的髋关节和胸椎旋转而导致的胸椎屈曲和侧屈的代偿性动作的病例中，在患者屈曲和侧屈被限制时让患者旋转髋关节和胸椎到灵活性的极限位置应该会改变动作。这可以通过治疗师的手法来实现，也可以由患者遵循口头指导主动来做出改变来实现。如果在新的动作模式中患者的症状得到了缓解，那么屈曲或侧屈动作模式被认为可能会加剧症状。

肌肉表现：包括肌肉表现测试以确定颈 - 胸以及胸 - 腰区域神经根功能紊乱。肌肉手法测试可以发现躯干和肩带周围协同肌和主动肌 - 拮抗肌之间的表现失衡（见第 17 章和第 25 章）。

疼痛测试和功能障碍测量：功能评级指数[10]（测量脊柱状况临床变化的量度），Oswestry[11] 和 Roland 功能障碍问卷[12]（针对颈椎和腰椎的功能障碍量表，尽管不是针对胸椎，但可以获得影响患者生活症状的认知。见第 17 章和第 23 章）。

姿态：姿态与头颈以及腰 - 骨盆 - 髋关节复合体在站立、坐姿和斜卧位置，及不对称和脊柱侧弯的征兆相关联。

运动幅度和肌肉长度：本测量可在胸椎和上肢动作的主动和被动骨运动学过程中，评价一般意义上的运动质量和数量以及环节间的运动，观察与灵活性不足相关联区域的局部区域的过度灵活。单侧上肢的上提动作的评价可以帮助评价胸椎上段的灵活性。例如，胸椎上段的单侧伸展和旋转应该伴随着大臂的上提动作[2]。

如果特定关节的关节功能正常，而整体的灵活性受限，那么肌筋膜延展性缺乏可能是主要原因。例如，僵硬的或短的右侧外斜肌和左侧内斜肌可能会显著胸椎向右侧旋转。如果情况确实如此，那么辅助关节运动评估可能会揭示正常的关节灵活性。

感觉完整性：肋间神经的功能；特定的测试，诸如那些针对 TOS 和神经张力的测试。

通气，呼吸和循环：观察呼吸模式可能在完全理解诸如驼背相关的诊断和 TOS 等许多诊断的潜在贡献因素中起到非常重要作用。评价呼吸的质量（例如胸腔泵和桶柄运动，寻找所有三个方向的运动）和数量（频率，呼吸测量计）[2]。

其他：X 线片（诊断和脊柱侧弯中的曲线角度，休门病，驼背相关的骨质疏松症，强直性脊柱炎的体征），磁共振（软组织病理学例如髓核突出），另外一些针对胸椎疼痛内脏根源的医学筛查（见附录 A）。

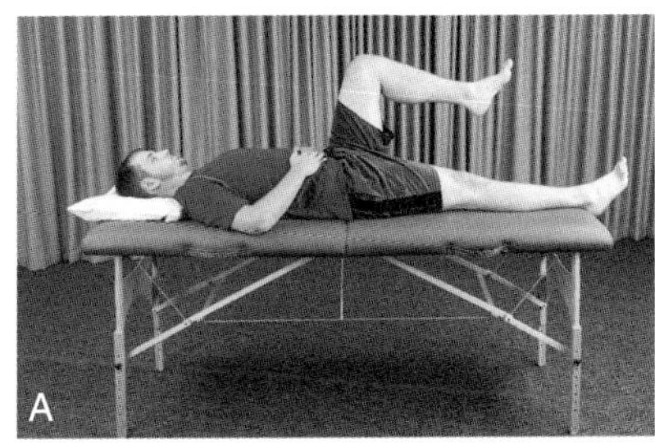

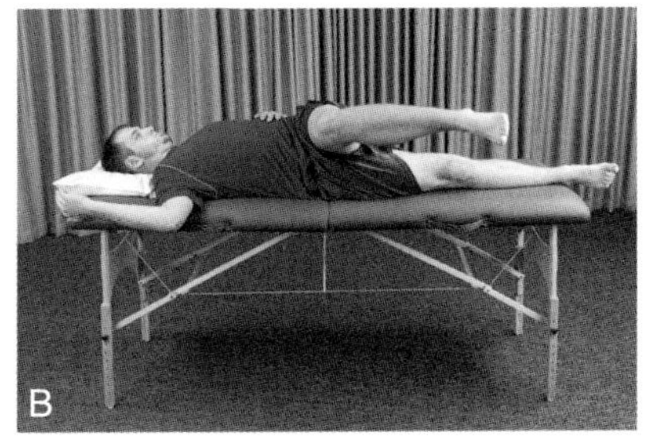

图 24-1　A. 起始的位置是髋关节和膝关节屈曲；B. 结束位置是侧卧位并伴随着髋关节和膝关节屈曲和左侧躯干旋转。本动作锻炼促进髋关节屈曲和躯干的同步化对侧旋转，从而为步态摆动期复杂动作模式做准备

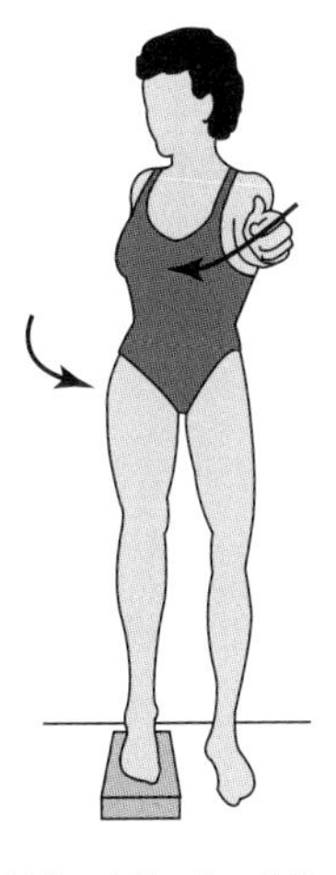

图 24-2　提高步态的摆动期，躯干的对侧旋转，可以帮助促进步态摆动期复杂动作模式的易化

和胸椎之间的联系将在随后的脊柱侧弯部分讨论。第 21 章详细说明了足部和踝关节障碍的运动处方。

肌肉功能表现障碍

具有障碍、活动受限或与肌肉功能表现障碍相关的表现受限患者需要抗阻训练。抗阻训练的运动量主要取决于增加的力量或力矩产生能力、爆发力或耐力等目标(见第 5 章)。导致肌肉表现变化的原因必须要明确,从而确定合理的干预手段以处理这种障碍。设计的干预计划需要针对具体的根源或病因。下面是力量或力量产生能力减弱的常见原因。

- 神经损伤或病理学(外周神经损伤,神经根损伤,中枢神经系统功能失调)。
- 肌肉损伤或拉伤。
- 由于失用所导致的肌肉萎缩和一般性功能失调。
- 由于肌肉长度相关的变化导致的长度 – 张力性质的改变。

神经损伤或病理学的干预

当因神经损伤或病理学原因造成肌肉功能表现障碍时,必须恢复改善肌肉功能表现的神经输入。如果神经损伤或病理学是永久性的以及轻度瘫痪或截瘫,那么临床医生必须要考虑肌肉弱化以及随后的对侧肌肉适应性缩短或收缩所产生的影响。在轻度瘫痪的病例中,临床医生需要考虑,牵拉对因拮抗肌的作用叠加于由神经损伤导致的起始肌肉弱化的影响。如果神经再支配处于隐藏状态,那么在恢复过程中必须要加以留意。弱化的肌肉必须以一个合适的支持方式得到保护,以避免受到过度牵拉。同样,弱化的肌肉应该在小运动范围内以适当量的抗阻训练刺激,强壮的肌肉必须用牵拉保持合适的延展性并防止挛缩和畸形。

与神经损伤或病理学相关的一个的例子,就是发生在横膈膜处肌肉表现下降,肌肉力量产生能力下降,导致错误的呼吸力学机制。除非弱化的根源被合理的处理,否则腹式呼吸锻炼不可能产生效果。因为横膈膜受膈神经(C3-5)的支配,所以针对这些水平上的颈椎功能紊乱的处理对于改善横膈膜的功能必不可少。随后,伴随着躯干侧向以及肋间肌的牵拉,必须教授给患者正确的腹式呼吸(患者相关指导 24-1;图 24-3)。躯干侧向和肋间肌可能由于不合适的肋骨扩张导致单侧肋骨运动僵硬,从而导致横膈膜的弱化。

患者相关指导 24-1

膈肌呼吸

- 首先,在地板上保持舒适的位置,并且将双手放在你的胃部。
- 尽可能放松腹部。

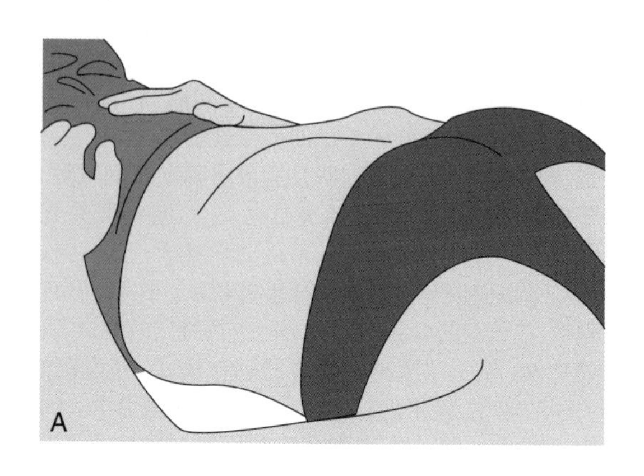
A

- 在吸气的前 1/3 阶段,腹部以向外的方向轻微扩张,横膈膜将腹腔内容物向下推。
- 接下来,空气应该进入肺的中部,引起下与中肋骨的扩张。完全吸入意味着肺向前、向侧方及向后充盈。

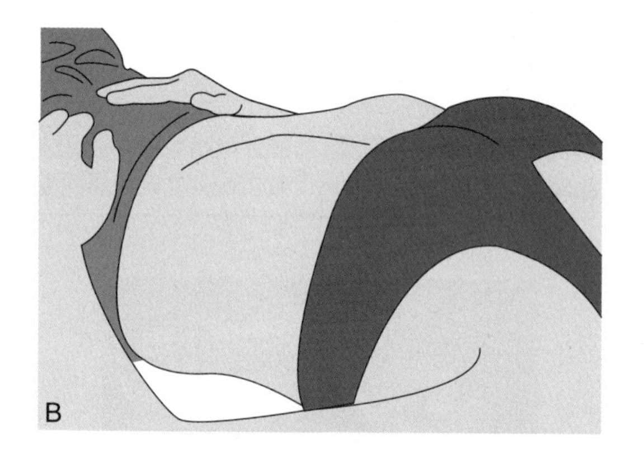
B

- 呼吸维度常被忽略的是侧身肋间呼吸。
- 呼气主要是被动发生。胸部肌肉与膈肌松弛,肋骨紧贴在一起,随着空气迅速排出肺部反冲。

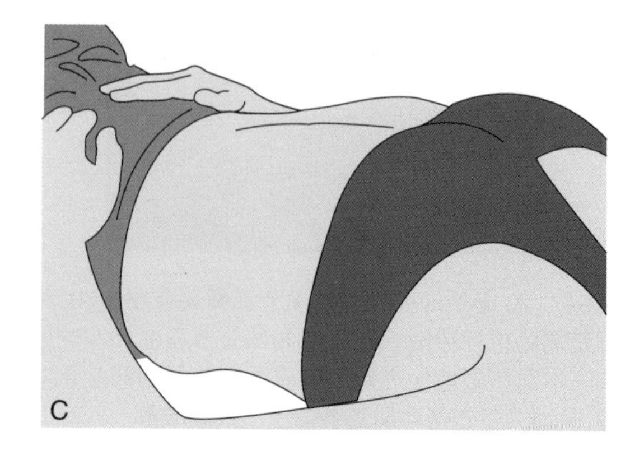
C

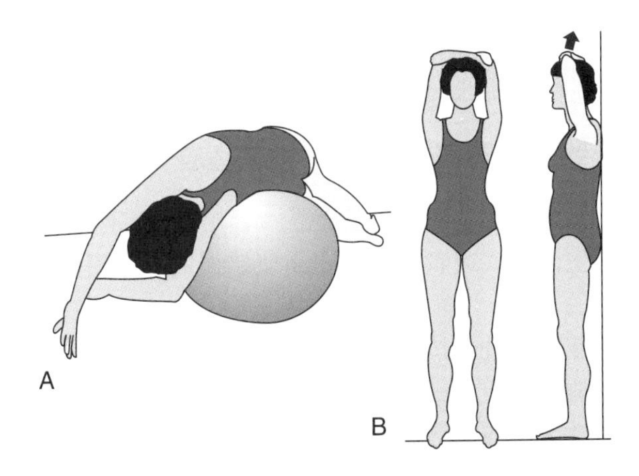

图 24-3　A. 通过侧卧在体操球上的重力来辅助来实现躯干侧桥牵拉。站姿通过手臂过头对抗墙壁时躯干侧屈；B. 墙壁引导额状面内的运动。手臂过头位置促进了肋间肌的牵拉。横膈膜的呼吸进入僵硬区域可以增加牵拉的幅度

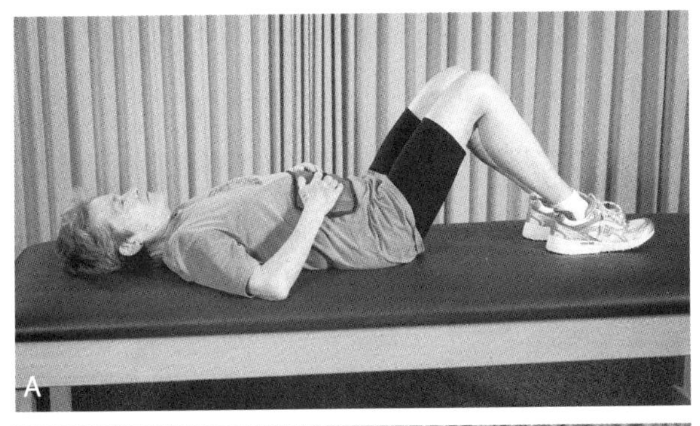

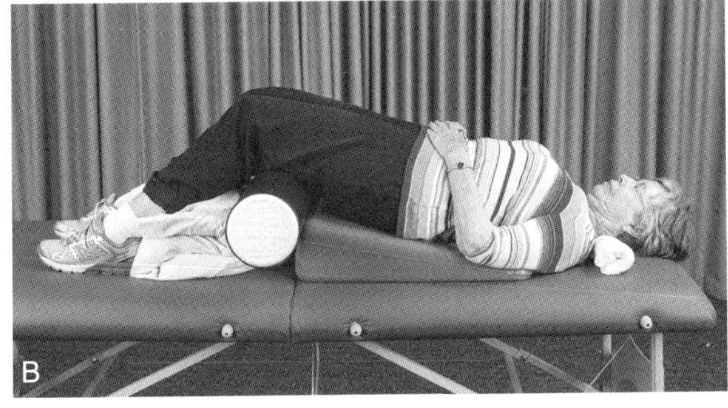

图 24-4　横膈膜抗阻呼吸。A. 患者处于仰卧位时，放置于腹部的重量可以为横膈膜的移动提供阻力；B. 交替地，通过让患者处于仰卧位，同时保持头部向下倾斜，在吸气过程中横膈膜必须对抗腹部内容物的重量

在涉及胸椎参与的截瘫病例中，可能有呼吸障碍。利用横膈膜深呼吸锻炼的方式来促进胸腔的完全扩张。利用本体感觉神经肌肉易化（PNF）的原理（见第 15 章），通过手法接触的方式将阻力加载到胸壁、横膈膜和胸骨柄上。例如，通过弹力带包裹胸廓的方式来促进吸气。在仰卧位将重物放置于腹部来对横膈膜施加阻力（图 24-4）。应该指导患者完全深呼吸。

背痛的评估还应包括通过上、下肢张力试验来评估神经组织的灵活性。虽然证据有限，但在临床骨科物理治疗文献中已经报道了神经组织动力学，并得到了基础科学研究和临床病例报告的支持[13-15]。由于交感神经链位于沿肋骨头和肋椎关节向前的位置[16]，所以交感神经链的进一步张紧与伸展会引起胸椎的弯曲（例如，过度驼背，不良姿势，或在坍落度试验期间）。由于较小的椎管直径，T4-T9 区域是重要的；报道指出 T6 是神经系统的一个张力点。Butler 假设在颈椎和胸椎屈曲过程中，相对于椎管，脊髓朝向颈椎移动，并且尾端的脊髓向腰椎移动。中间胸椎节段性灵活性不足可能导致与不良神经组织动力学相关的体征和症状。

因此，恢复胸部的灵活性可能有助于促进与上肢或下肢神经紧张[21]相关的治疗目标[14,17-20]。

肌肉拉伤或损伤

原因　创伤（例如胸部被击打或发生在交通事故中的突然旋转损伤）可导致肌肉的损伤。慢性拉伤也可能发生在胸椎区域的肌肉中。慢性肌肉拉伤的机制包括过度使用或过度牵拉。

斜角肌群，特别是前斜角肌，就是经常因为胸椎区域过度使用损伤。前斜角肌的功能包括颈椎屈、同侧屈、对侧旋转以及第 1 肋骨上提（例如呼吸作用的辅助肌群）。前斜角肌的过度使用可能来自于颈椎深层肌肉（例如颈长肌和头长肌和头前直肌），另外由于一些颈椎对侧旋转肌群（例如颈部深层旋转肌，颈部半棘肌，胸锁乳突肌或上斜方肌）或者主要呼气肌（如横膈膜，肋提肌和肋间肌）的不充分激活或弱化。慢性过度使用可能会导致前斜角肌的僵硬或适应性缩短。这些可引起肋骨上提。第 1 肋骨的上提可扰乱颈 - 胸关节的力学结构，并导致胸廓出口综合征（见“胸廓出口综合征”部分）。

另外一个例子是斜方肌中部和下部拉伤。这里指的是由斜方肌中部和下部逐渐的和持续性的张力所引起的上背部疼痛症状[22]。这些肌肉的拉伤是由习惯性的肩关节前倾位置的过度牵拉（见 25 章），驼背或者这两者的联合所导致的。胸椎区域的处理必须要包括与错误的姿势和 / 或和 / 或驼背相关的障碍的处理，以减少对这些组织的习惯性牵拉（见“姿态和动作障碍”和“驼背”部分）。

干预　针对特定肌群过度使用的处理，必须要改善未充分利用的协同肌的表现，且必须要处理导致过度使用的姿态和动作模式。在上述的前

斜角肌例子中，指导患者以合理的腹式呼吸（见患者相关的指导 24-1）而不是利用辅助肌群来呼吸，可能是缓解前斜角肌压力的重要干预方式。脖子深层屈肌通常较弱，尤其是脖子损伤之后（例如鞭打），并且需要利用隔离过度使用肌群的方式来增强其肌力。第 23 章的“肌肉表现障碍”部分提供了运动方法来处理颈椎屈肌的弱化现象。在执行前斜角肌牵拉时需要谨慎。第 1 肋骨的稳定至关重要，使颈椎在同侧旋转过程中温和的主动运动幅度（ROM）可以牵拉斜角肌，同时不会引起肋骨上提或颈椎前侧剪切（图 24-5）。应该指导患者避免脖子同侧屈和对侧旋转的慢性姿态，从而避免肌肉在较短幅度内的过度使用（例如在不使用耳机的情况下长时间的接听电话）（图 24-6）。

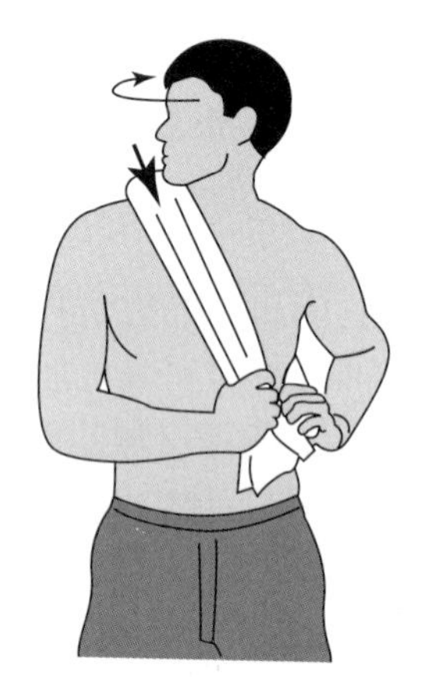

图 24-5 在牵拉前斜角肌时重要的是要稳定第 1 肋骨。当肋骨被稳定之后，温和的主动运动幅度可旋转牵拉同侧的前斜角肌而不产生不适当的颈椎剪切或第 1 肋骨的上提

导致肌肉萎缩的失用和一般去适应

失用和去适应，可能是由于疾病、固定、久坐的生活方式或者是来自于重复错误的动作模式产生的、肌肉平衡方面的、微妙转移等原因导致的。上肢的渐进性抗阻训练可以处理一般性的失用和去适应。首先，仅仅肢体的重量就可以为患有严重性去适应患者提供足够的刺激以增加他们的力量。由于与下肢肌肉相比上肢肌肉相对较小，过早地增加过度的阻力可能会通过增强占主导地位的协同肌或拮抗肌的方式（见第 25 章），导致肌肉的不平衡。增强腹肌和背部伸肌的力量（图 24-7）可改善胸椎区域的排列、动作以及稳定功能（证据与研究 24-3）。第 17 章描述了合理的腹肌运动处方。

证据与研究 24-3

Colado 等[23]报道在强调下背部的锻炼过程中维持中立位姿态，可以获得与涉及稳定性设备的锻炼同样甚至更大的核心肌肉激活水平。

损伤后胸椎区域肌肉的功能没有像腰椎一样很好地被研究。然而，可以借鉴腰椎的发现来做出关于胸椎管理的教育性决定（证据与研究 24-4）。

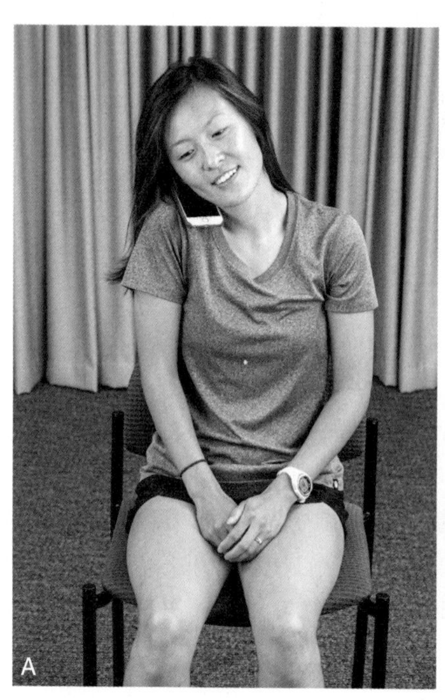

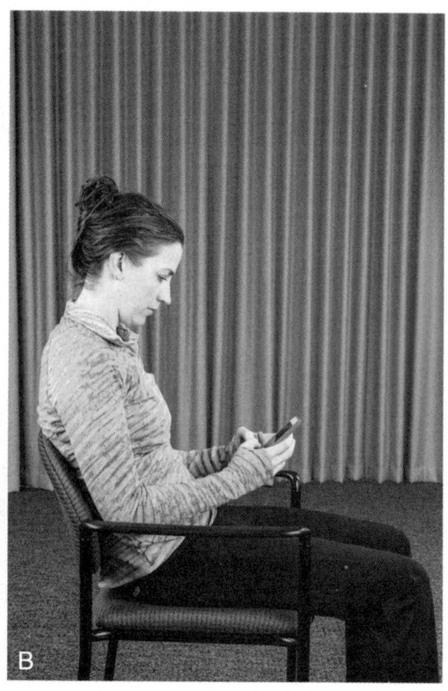

图 24-6 A. 放置电话在上提的肩关节并伴随着脖子侧屈和对侧旋转可能会导致前斜角肌的缩短和过度使用；B. 长期屈颈可导致前斜角肌缩短

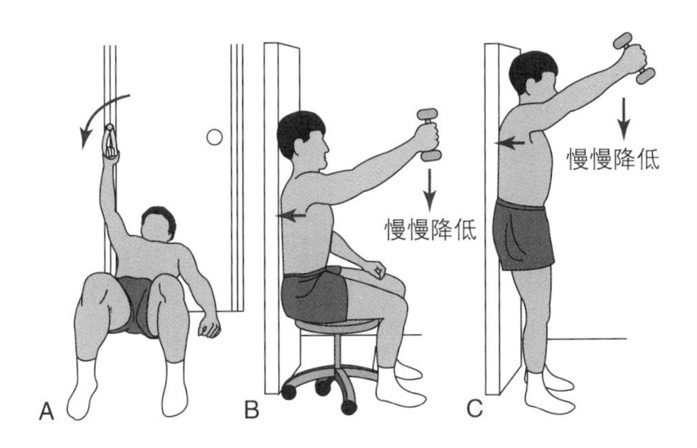

图 24-7　在较短的幅度内以不同的起始位置促进胸椎伸肌力量的练习。指导患者利用核心激活策略来保持颈椎、胸椎和腰椎的中立位(见第 18 和 24 章分别关于颈椎和腰椎的核心激活策略的细节)。在起始于屈曲位置的仰卧位(A)利用弹力管的上肢伸展抗阻练习。胸椎伸肌稳定对抗屈力矩。起始于屈曲位置同时激活胸椎伸肌群以稳定对抗屈力矩的坐姿(B)和站姿(C)及上肢离心下降运动

证据与研究 24-4

许多学者已经强调了腰椎多裂肌在提供动态控制方面的重要性[24-27],而且累积的证据表明患有慢性[28-31]和术后[32,33]下背痛患者的椎旁肌横截面积较小。此外,有证据显示腰椎区域多裂肌功能不会随着疼痛的消除而自动恢复[34]。这种肌肉萎缩可能会引起脊柱的过度灵活和不稳定,因此,在考虑处理脊柱相关疼痛的患者时,这种肌肉萎缩是重要的考虑因素[35]。

一项尸体研究发现腰椎和胸椎部位多裂肌在位置和质量方面存在差异。这些差异性可能对它们的功能产生影响作用。与腰椎相比,胸椎部位的多裂肌位置更深,厚度更薄,其肌纤维更加接近肌腱,走向更加倾斜[36]。文献中一致同意在脊柱疼痛处理中积极地康复锻炼多裂肌[37]。此外再加上驼背与前肩姿势的自然趋势(由于重力、衰老和习惯性使用模式的原因),所以似乎很明显,胸椎伸展力量与肩胛稳定性应该作为所有地区性的护理计划教材中的重点。

为了改善胸椎伸展肌肉和肩胛骨周围肌肉在支撑姿态中的作用,任何一个锻炼计划都应该强调改善肌肉耐力。遗憾的是锻炼方法对于康复最为有效却没有一致性定论。有人认为静态稳定性训练是用来改善能够提升脊柱稳定性的背部肌肉激活的理想方式[38],特别是多裂肌、斜肌和竖棘肌(证据与研究 24-5)。

证据与研究 24-5

一项包括 30 名慢性下背痛患者的研究发现腰椎稳定性锻炼联合胸椎伸展锻炼可以改善疼痛和 Oswestry 功能障碍指数[39]。De Ridder 等人[40]观察到与腿部运动相比躯干伸展运动可以提高胸椎和腰椎椎旁肌的激活水平;另外,与仅仅进行躯干伸展锻炼(2 秒躯干伸展)相比,动态躯干伸展(2 秒躯干伸展)联合 5 秒静态伸展也可以提高胸椎和腰椎椎旁肌的激活水平。

虽然肩胛稳定性练习的研究主要集中在肩部疼痛或病理的人群中,但这些研究还报道了姿势的改善,特别是肩部和头部方面[41-43]。有头前伸和圆肩组成的姿态功能异常常见于胸部疼痛患者中。本书第 17 章介绍了促进脊柱稳定性(见患者相关指导 17-1 和自我管理 17-1、17-2)和第 25 章促进肩胛稳定性的一系列具体练习。第 17 章中提出的练习可以推导在胸椎练习上,即将重点放在胸椎对齐和胸骶棘肌激活上。这些练习的进程对于在日常活动中和职业活动中以及娱乐活动中使用的胸部脊旁肌和肩胛肌群表现出最佳的功能性结果是必要的。

长度相关的变化所引起的长度 - 张力性质的变化

原因　肌肉长度方面的微妙失衡可能会导致协同肌与它的对应物或它的拮抗肌相比长度相关的力量变化以及姿势作用的弱化。例如,在胸椎区域,竖棘肌和腹直肌上部易受来自慢性驼背姿势的长度相关力量变化的影响。胸段竖棘肌容易受到过度牵拉的影响;腹直肌上部易受适应性缩短的影响。过度牵拉和缩短可能会导致发生在胸椎区域的诸如关节障碍和呼吸紊乱等症状。肌肉失衡可能会导致邻近的颈椎和腰 - 骨盆区域的症状以及来自于驼背 - 脊柱前凸症或背部过度下凹姿态的软组织功能紊乱(见“驼背”部分)。

干预　处理肌肉失衡需要在较短的幅度内强化那些弱化的和过度牵拉的肌群(如竖棘肌胸段)(见图 24-7,图 24-8)的力量以及牵拉适应性缩短的肌群(例如腹直肌上部)两种方式。支持带(图 24-9)可以作为一种辅助的措施促进积极的长度相关的变化。需要针对矫正那些保持长度相关变化的姿态和动作模式,以预防由于肌肉表现障碍引起的症状复发。由于现代技术使用的司空见惯,

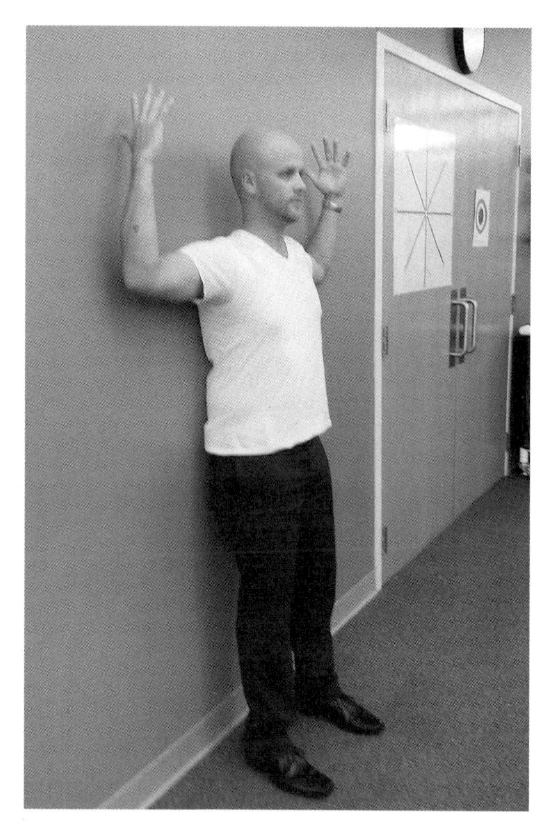

图 24-8 靠墙站立并让脊柱保持中立位，患者抬高手臂直至水平外展位置，肘关节在墙壁的前方从而使手臂保持在肩胛平面内。这一锻炼可以牵拉肋角位置的腹外斜肌的上部肌纤维和肩关节内收肌；而且它还在较短的幅度内为脊柱伸肌群和肩胛骨上回旋肌群提供了阻力。在这一位置利用深层腹式呼吸，如果胸大肌的长度允许可以让手臂向上滑动。下腹肌收缩使腰椎和骨盆保持中立位排列

所以针对计算机和移动设备使用的适当姿势指导也是有必要的。

运动幅度不足，肌肉长度以及关节灵活性 / 完整性的下降

胸椎区域的最佳功能需要完全的和对称的主平面运动以及联合的运动。此外，呼吸过程中胸椎和肋骨完全运动应该是目标之一。检查应该确定究竟是关节还是软组织的障碍，以及合理地设计康复计划。活动性不足（灵活性不足）要么是关节要么是软组织功能障碍的结果；而且，手法干预的方式各不相同（例如，关节灵活性和软组织灵活性）。另外，运动干预典型地将同时处理这两个方面的病因。针对过度运动（过度灵活）的一般性计划在处理诸如邻近灵活性不足区域等能够传递增加的力以及在问题区域产生过度运动的生物力学因素的同时利用肌肉的功能来实现稳定。最后，在肢体运动中，最佳的功能需要躯干的稳定性。

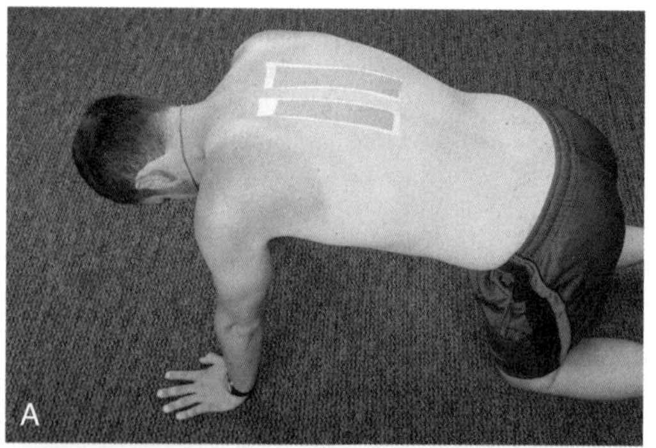

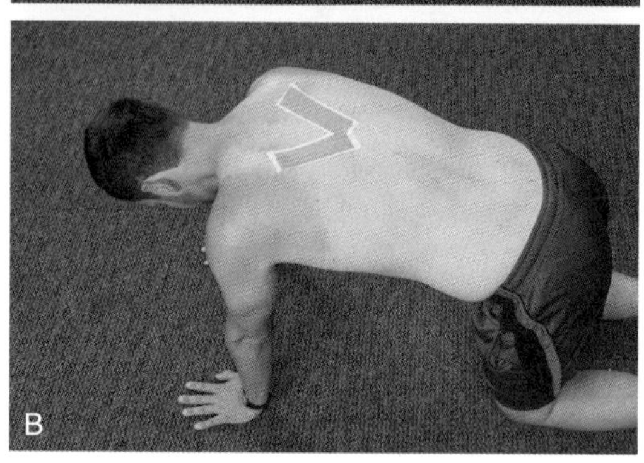

图 24-9 A. 患者四点跪撑使脊柱保持中立位排列；B. 跨越驼背区域的纵向支持带可以防止胸椎的过度屈曲

因此，合理的胸椎运动康复管理将从主动的肢体动作渐进到肢体的抗阻运动，同时需要躯干的稳定性。

过度灵活

原因 针对胸椎过度灵活的合理的胸椎运动干预计划必须要考虑过度灵活的机制或原因。脊柱的稳定必须从整体（例如，胸椎作为一个整体）和局部（例如，各个环节）两个角度来检查。脊柱的最佳整体运动包括每个脊柱水平的运动贡献。一个环节的运动受限把力学应力转移到邻近的运动环节。运动环节长期经历较大应力将会变得过度灵活。组织对增加负荷的反应可能使得局部区域出现症状。这种情况下，干预必须要处理局部的功能障碍。如果潜在的原因是由于习惯性姿势或重复性运动导致的功能障碍，那么临床医生在设计康复计划时必须要考虑足部和踝关节、骨盆、躯干和上肢之间完整的联系。如果患者有微型创伤病史，但是已经超过了预期的治愈时间，那么临床医生必须要考虑影响延迟性或中断治愈的因素。

干预 不论过度灵活的机制或病因，一个成功的改善胸椎稳定性的康复计划，关键在于当上肢或下肢独立运动时，躯干周围的肌肉必须保持脊柱稳定性。无论动作的速度以及个人可能携带额外的

负荷是多少，这一任务必须要被执行。脊柱必须要在不牺牲呼吸所需要的足够的胸腔灵活性的前提下实现其稳定性。负荷以一种有效的方式从地面向上传递。只有通过从足部和踝关节向上贯穿到胸椎的有效的运动链将力缓冲，这样一种力的传递就会得以实现，而且还不会产生累积的微型创伤。

改善动作控制

针对过度灵活的干预从动作控制的稳定性阶段开始。将轴向负荷加载到胸椎并测量相应的反应可以用来估计坐姿或站姿时理想的或最佳的排列。在最佳的位置，轴向负荷力可能被均匀地分布到椎体和椎间盘上。对于有症状的患者而言，理想的排列或“脊柱中立位”常常会产生无症状的轴向负荷。此外，患者和客户一样，当负荷被加载时，治疗师可能会感觉到脊柱稳定性提高。这是因为脊柱没有屈服于屈曲或伸展。那些呈现过度灵活的特定运动环节可以被识别出来；并设计锻炼方法以提高它们的稳定性。这些锻炼方法应该针对像多裂肌这样的单一环节肌肉。这是因为像半棘肌或髂肋肌等多环节肌肉会促进多环节的运动。由于多裂肌的主要作用是旋转，要隔离过度灵活环节的对抗阻力，等长旋转是一个合理的起点。这一动作可以通过侧卧位的手法阻力来开始。利用直椅背提供稳定性以及弹力带或弹力管提供阻力，可以在家里完成相应的锻炼。

下一步使患者进入下一阶段，控制灵活性，将运动叠加到稳定的脊柱上。指导患者在上肢和下肢的运动过程中保持脊柱理想的排列。所选择的活动或技术在很大程度上取决于患者在利用合理的肌肉募集模式、维持理想的排列时可以忍受的强度水平。加载在脊柱上力的方向取决于过度灵活的方向。例如，患者可能会难以稳定屈曲力量；以至于当手臂从屈曲位置下降时，胸椎屈曲而难以保持中立的排列。屈曲阻力（在一些情况中，仅仅利用手臂的重量）或者快速的上肢伸展（从过头举这一起始位置）可以用来挑战脊柱伸肌群。这些锻炼开始于坐姿并保持背部靠墙或者仰卧位（见图24-7）；然后，渐进到站姿。与站姿相比，坐姿和仰卧位需要更少的稳定性（例如，坐姿不需要稳定足部，踝关节和髋关节）；而且，墙壁或地面提供了本体感觉反馈以提高稳定性。在设计稳定旋转或侧屈力的锻炼方法时，相似的原理可以加以利用。

随着过度灵活环节控制能力的提高，可以调整一些变量以提高锻炼的难度水平，使这些锻炼方法对患者的活动受限以及参与受限更具有针对性。在这一过程中，第2章中的干预模型是有帮助的。例如，一旦实现特定负荷稳定性的控制，将阻力加载到肢体上可以提高任务强度水平。另外一个例子，可以基于患者工作或者生活方式的功能需求来改变肢体运动的速度。慢速可控的动作提升稳定性和耐力；与此同时，诸如抓药球等快速动作可以提高肌肉快速募集的能力。

基于正常人的动作控制和动作学习理论[44]表明改变实践的条件以及反馈的量、类型和时间安排，对于获取最佳的运动功能至关重要。此外，锻炼和活动应该以随机的方式进行，而不是反复多次重复相同的活动。应该基于间歇性的而不是连续方式来提供反馈。注意这些细节将会促进功能的获取。

体操球、泡沫轴和平衡盘可以调整动作的稳定性，从而通过不稳定的支撑面来增加动作的难度（图24-10）。使用这些器械背后的理论在于不稳定的支撑面可以刺激平衡和平衡反应。持续的姿势调整必不可少，促进姿态和动作的平滑协调。使用这些器械来提高支撑面的不稳定性时，必须确保患者拥有合理的躯干稳定能力。

邻近区域的灵活性不足

对于胸椎来说，对抗屈曲力量方面的困难是常见的问题。治疗师必须认识到胸椎的过度屈曲可能是由于相关区域灵活性不足所导致的。例如，坐姿位位髋关节屈曲灵活性的下降可能通过向前抵达或向前完全动作时胸椎的屈曲来代偿。四点跪撑位的背部后坐动作可以促进髋关节的屈曲灵活性和胸椎的稳定性（图24-11）。最终，这一动作模式必须被迁移到坐姿和站姿位有控制的灵活性和功能水平的活动中，例如，保持脊柱中立位的同时屈髋向前抵达动作（图24-12）。

胸椎过度运动的另外一个原因是胸椎和髋关节旋转不足，并联合肩带过度前伸。例如，在身体交叉抵达任务中，肘关节伸展以及肩关节屈曲和水平外展直至实现整个手臂的长度。如果需要完成进一步的抵达动作，胸椎应该旋转，紧接着腰椎和髋关节屈曲和旋转。如果是站立位，向着物体跨一步可以增加抵达的幅度。如果肩胛骨为手臂运动提供一个稳定的支撑，胸椎为肩带提供一个稳定的支撑，手臂可以有效地完成交叉身体抵达动作。这一动作需要肩胸、盂肱、脊柱伸肌和腹部

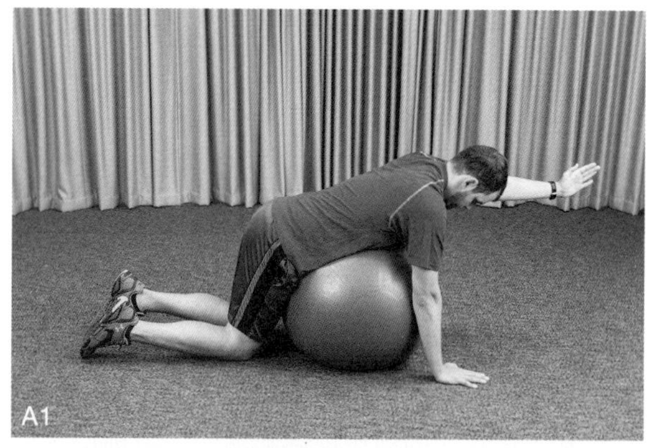
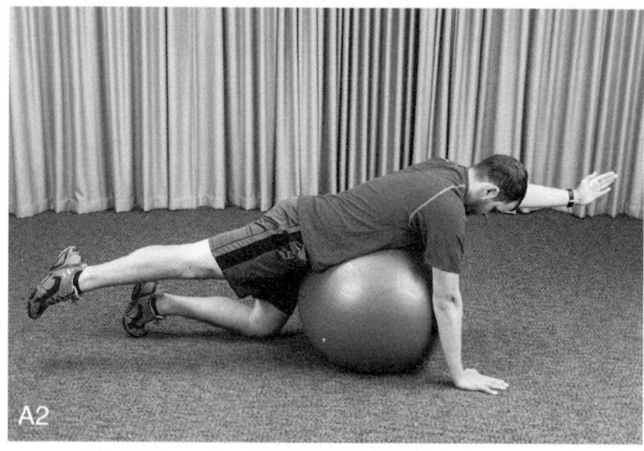
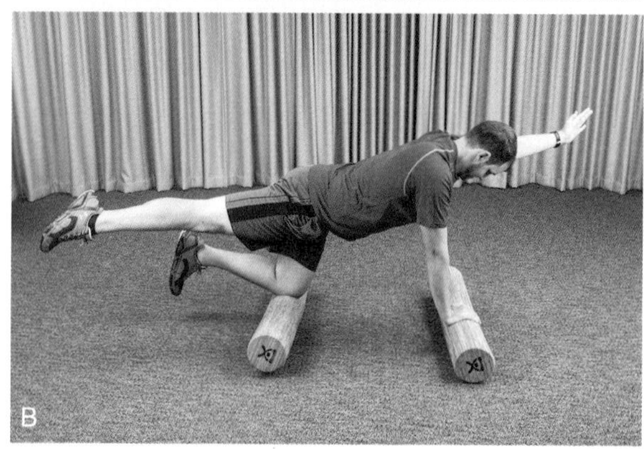

图 24-10 A1 和 A2. 利用体操球不稳定的支撑面来锻炼平衡和平衡反应。指导患者保持轴向伸展以及胸椎和腰椎的中立位排列。指导患者在增加手臂或下肢动作前颈椎和腰 - 骨盆核心激活(第 18 和 24 章分别详细介绍腰和颈椎核心激活策略);B. 利用泡沫轴进一步增加了支撑面的不稳定

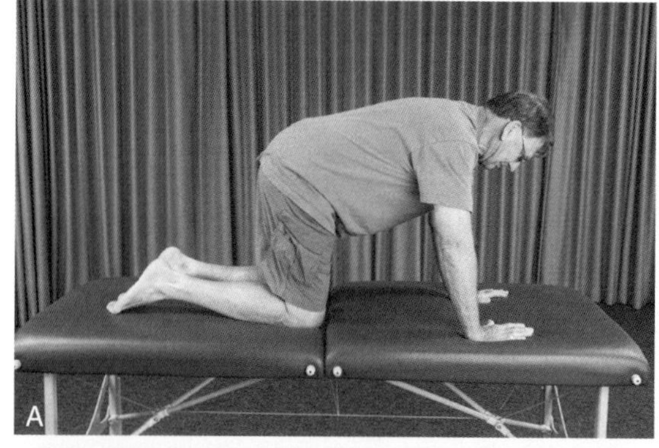
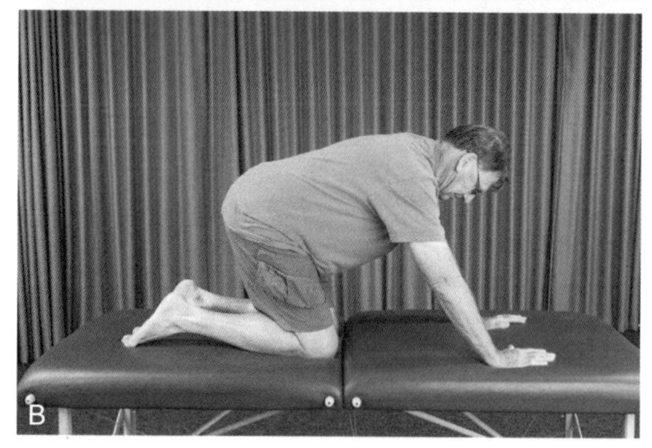

图 24-11 四点跪撑,指导患者在背部向脚后跟滚动的过程中保持脊柱的中立位(A 和 B)。在髋关节屈曲的硬度点,有一个腰椎和或胸椎屈曲的趋势。指导患者在脊柱屈曲的起点处停止动作

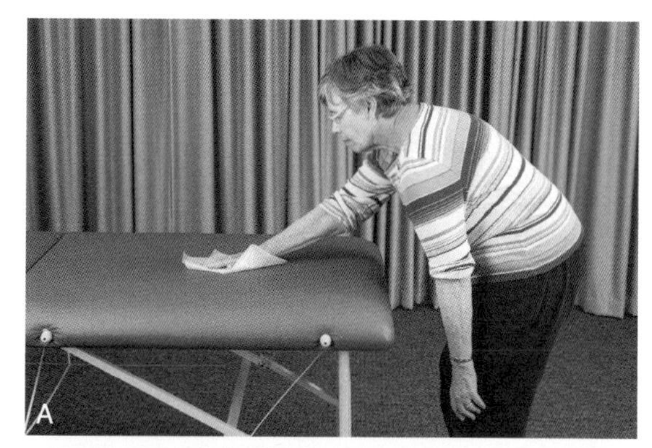
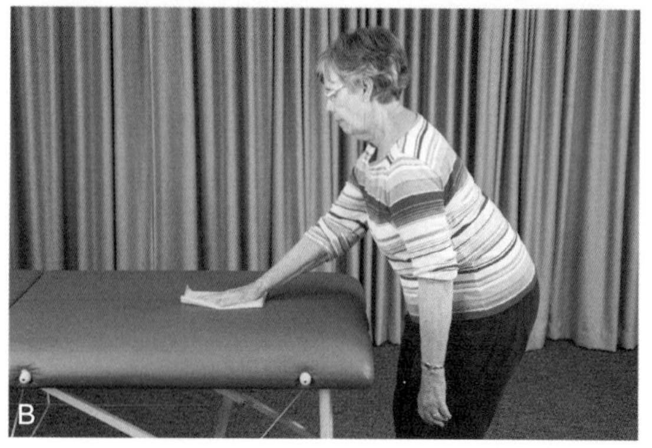

图 24-12 A. 患者以一个过度的胸腔屈曲姿势完成站姿的向前抵达动作;B. 改变动作模式以至于屈曲发生在髋、膝和肩关节;而胸椎依然保持中立位

斜肌合理的募集和长度 - 张力性质。上肢水平外展需要盂肱关节具备很好的灵活性;而上肢旋转运动需要胸椎和髋关节具备很好的灵活性。一个常见的错误动作模式是通过肩胛骨外展和胸椎屈曲来完成前伸动作(图 24-13)。肩带、胸和髋关节的功能障碍可能需要单独被处理从而改善交叉身体抵达,并因此减弱向着胸椎过度屈曲的运动趋势。自我管理 24-1 呈现了一个用于再训练上肢、胸椎和髋关节之间独立运动的实用活动。正确完

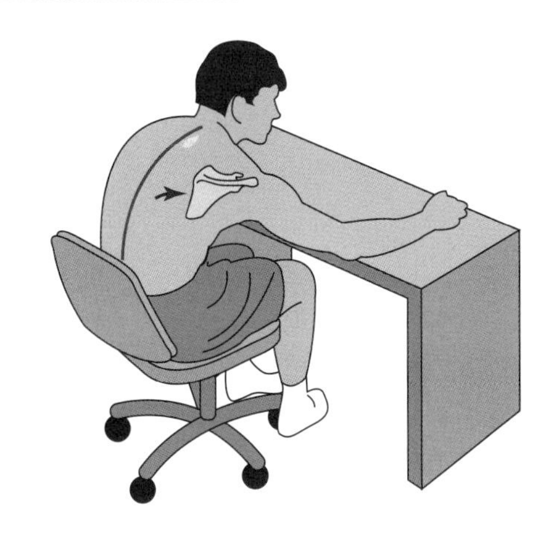

图 24-13　一个常见的动作模式就是前伸动作并伴随着肩胛骨的外展和胸椎屈曲

成这一锻炼的前提条件是合理的肩胸、盂肱和髋关节动作模式(见第 19 和 25 章)。

自我管理 24-1

身体交叉前伸动作

目的:促进肩关节独立于肩胛骨、躯干和髋关节的运动。在没有掌握前一个动作之前不要进入下一个动作。在完成交叉身体前伸远离手臂能够达到的范围物体时利用在水平 4 所获得的动作模式,在完成前伸动作时避免过度移动肩胛骨以及胸椎的过度屈曲。

起始位置:靠墙站立,双脚离墙壁 5cm(2 英寸)的距离,骨盆和脊柱处于中立位。如果髋关节屈肌较短或较硬,你可能需要通过屈髋和屈膝来实现脊柱和骨盆的中立位。

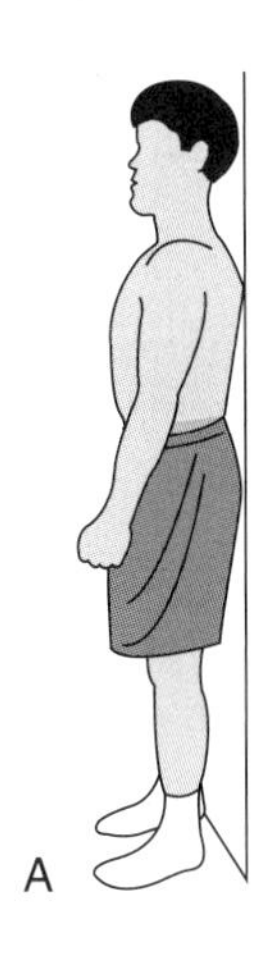

动作技术

水平一:移动手臂跨过身体前伸身体的中心线,同时不允许肩胛骨离开起始位置。这可能需要肩胛间肌群的亚最大收缩。

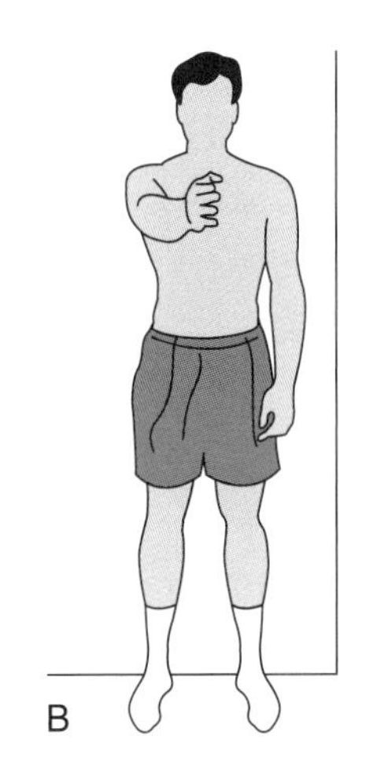

水平二:当手臂前伸至身体中心线后,在不移动髋、膝、踝和足的情况下尽可能大地旋转躯干。不要让肩胛骨离开起始位置。不要让胸椎出现屈曲和旋转。

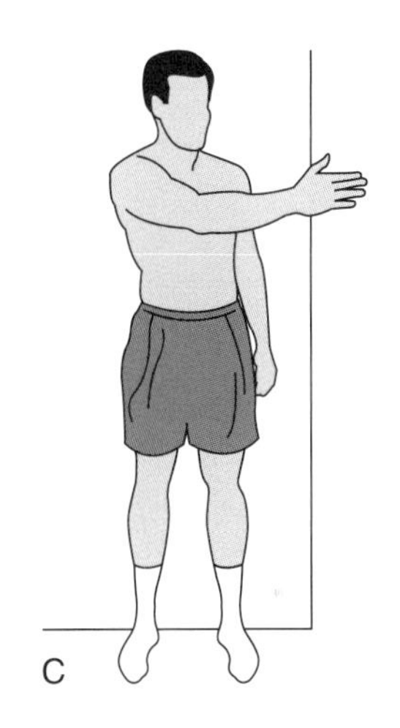

水平三:在你已经掌握了躯干的独立运动之后,加入髋关节的运动。不要让足离开起始位置(例如,不要向前跨一步,但是允许踝关节和足同髋关节一起自然旋转)。不要让肩胛骨离开起始位置或者旋转向前屈曲。

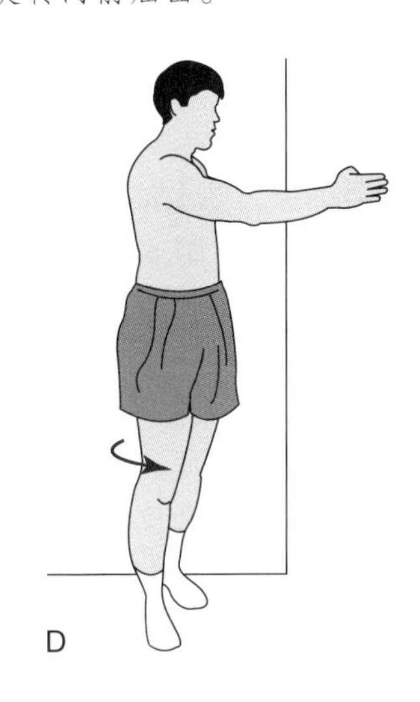

水平四：在已经有序地完成躯干和髋关节的旋转之后，足向身体的斜前方跨一步以超过身体的中心线。不要让肩胛骨离开起始位置。但是通过交叉跨步可以实现更大程度的前伸动作。

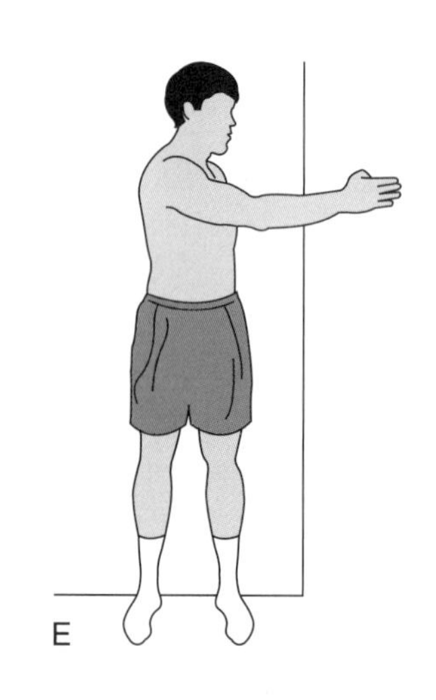

剂量：

重复：______________________次

组数______________________

频率：______________________

变化：______________当不需要墙壁来提供反馈之后，可以利用滑轮或弹力带来提供阻力。

______________增加动作的速度。

______________手上可以负重。

外部支持

针对胸椎区域过度灵活的处理，也包括支持设备，如姿势支撑（防止胸椎屈曲；图 24-14）和支持带。支持带可以用来促进和提醒以预防过度的屈曲和旋转（见图 24-9）。随着力量、耐力和控制能力的提高，患者可以停止使用支持设备。

灵活性不足

胸椎和肋骨的灵活性不足可能表明其他区域的功能障碍（证据与研究 24-6）。

证据与研究 24-6

颈椎疼痛患者在胸椎推拿后疼痛减轻，ROM 增加[20,21]。最后一个范围的肩末端屈曲需要胸部伸展和旋转；改善胸部的活动性已被证明可以减轻肩痛[19]。腰椎疼痛可能是由于腰椎的过度活动，这与腰椎灵活性不足有关[21]。

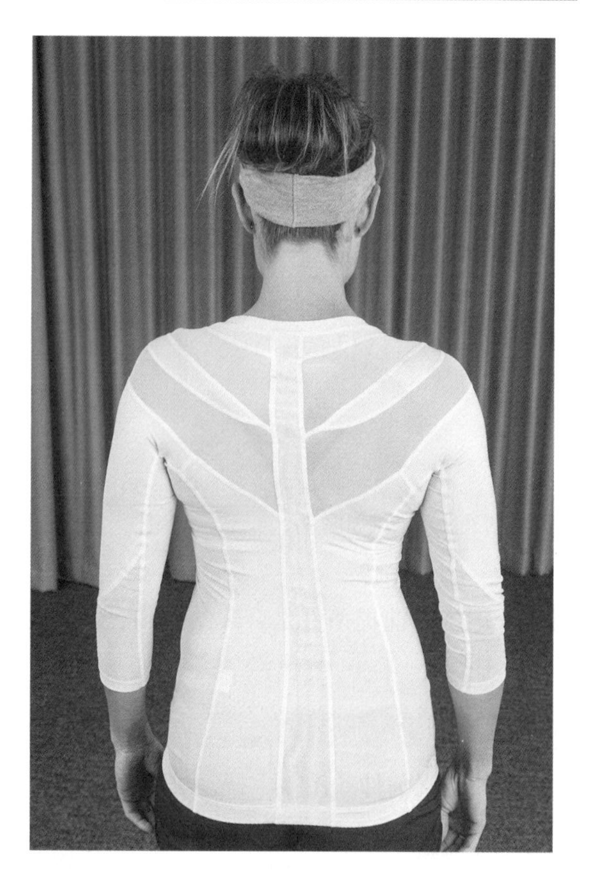

图 24-14 姿势支持可以用来控制胸椎的过度屈曲

此外，不足的胸椎和肋椎灵活性可无临床症状，同时之前的疼痛可以发展到胸肋关节，导致肋软骨炎。不足的胸椎与肋骨灵活性将会导致胸部扩张减少，从而降低肺活量。这可能是由强直性脊柱炎等疾病过程引起的[45]，例如脊柱侧凸等结构性畸形，或是习惯性姿势，例如帕金森患者大多时间都是屈坐。因为重力，而倾向于以屈曲的姿势就坐。因此，限制伸展活动性和相对固定的脊柱后凸是检查中的典型证据（知识拓展 24-1 部分）。

知识拓展 24-1

考虑展示 24-1 中第 3 个患有帕金森患者的病例。由于音量很低，你很难听到患者讲话。设计一个姿态调整以及两个可以改善患者发音的练习。

原因 灵活性不足可能来自疼痛或改变的声调、神经的限制或硬脊膜的灵活性、创伤诱发的骨运动受限、退行性关节改变、疾病过程，或者由于自诱导或外界引起的固定所导致的关节或肌筋膜组织的整体硬度。自诱导的固定可能来自疼痛或重复改变的动作模式。重复改变的动作模式可以产生多个位置和方向的相对灵活以及多个位置和方向的灵活性不足。例如,交叉身体抵达动作中肩胛骨外展和胸椎屈曲的动作策略可能会导致胸椎旋转的灵活性不足。必须要考虑诸如开放性心脏手术或乳房切除术等术后固定对胸廓灵活性带来的影响[46](证据与研究 24-7)。

证据与研究 24-7

Hanuszkiewicz 等[46]指出乳腺癌的治疗可能是导致体位障碍的一个原因。据报道,在乳腺癌晚期的治疗中,与一般的健身活动相比,健步走,用支柱做姿势支撑能显著降低胸椎后凸、腰椎曲度。

灵活性不足可能是由肌筋膜长度或灵活性受限所导致。在关节灵活性不足的肌筋膜限制的病例中,相关的关节滑动是正常的。但是,旋转过程中的骨运动受限。例如,右旋受限可能暗示患者的右侧腹外斜肌和左侧腹内斜肌较短或僵硬。胸椎的灵活性不足也可能与呼吸相关。这种呼吸伴随着泵或桶柄呼吸力学中的运动不足。

干预　关节灵活性长期受限的患者可能会发展为肌筋膜受限;因此,需要同时处理关节和肌筋膜受限问题。针对关节受限的处理通常需要关节松解术;针对肌筋膜组织的处理需要被动牵拉、主动运动幅度锻炼或者将两者结合起来。因此,对于保持通过关节松解术所获得的灵活性,主要的是要教授患者完成被动牵拉、主动运动幅度锻炼或者两者在内的自我管理锻炼计划。应该学习功能性的动作模式,进而通过动员与具体的锻炼加强灵活性。

一个临床病例可能更好地说明这一点。一位患者第 7 胸椎节段水平的左侧旋转和左侧屈受限。检查确定受限出现在关节。因此,需要合理的关节松动术来恢复关节运动学滑动[2,3]。为了保持所获得的灵活性,这个患者被指导去完成特定的胸椎终端侧屈,第 7 胸椎以下灵活性相对不足环节的阻断运动。这些动作可以促进僵硬环节的运动(图 24-15)。同时也指导患者完成重复性的胸椎左侧旋转(图 24-16)。指导患者每天经常性地完成胸椎左侧旋转以促进关节灵活性的保持。所有的动作应该被重复多次(多到 20 次);每天要完成多次(多 10 次);而且需要在无痛的范围内完成以避免症状的恶化。

合理的腹式呼吸对于处理许多胸椎以及相关

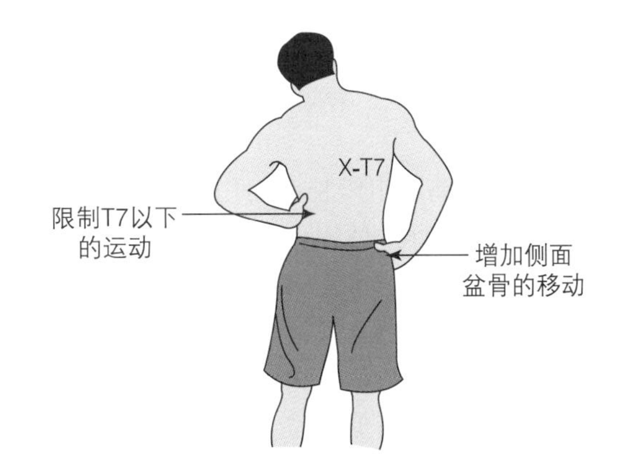

图 24-15　通过在第七胸椎位置阻止第七胸椎以下部位的过度侧屈来增加左侧胸椎侧屈的幅度。

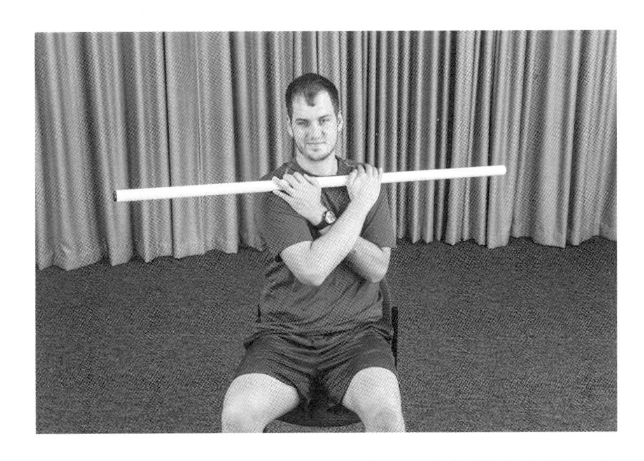

图 24-16　手持木杆,在躯干旋转过程中保持木杆处于水平可以增加胸椎的旋转。指导患者旋转胸骨。通过对抗椅背使下背部保持平直的方式来稳定下肢环节

联区域功能障碍至关重要(见第 17 章和第 22 章)。患者相关指导 24-1 介绍了正确的腹式呼吸,并强调泵和桶柄呼吸。在掌握了仰卧位腹式呼吸之后,患者应该用相同的呼吸技术渐进到坐姿和站姿位。独立条件下,在不同位置保持腹式呼吸的技术非常的重要,但是也应该强调在练习与功能性活动中应用该技术的重要性(证据与研究 24-8)。

证据与研究 24-8

在老年人中,有氧能力训练可能会显著提高脊柱的灵活性、身体功能以及整体的健康[47]。有研究比较一个为期三个月的脊柱灵活性和有氧训练的监督计划和单独的轴向旋转有氧运动,比较它们对最大摄氧量(VO_2max)、功能性抵达动作(functional reach, timed-bed-mobility)、SF-36 医学结果研究的身体功能量表(PHYs Function)的影响。结果发现,尽管两组各结果变量都有所改善,但两组间没有差异,这表明对于这一人群来说每

一种锻炼方式都是有益的。

肌肉 / 肌筋膜的长度

具体的肌筋膜组织长度损伤可能促使胸部的灵活性变差，同时这种损伤可以通过每个肌肉的长度测试来评估。通常受损的肌肉包括胸大肌和胸小肌、腹直肌以及腹斜肌（极限伸展）、椎旁肌和偏外侧的髂肋肌（极限屈曲），以及肋间肌，这些肌肉可以限制所有方向的运动。专门的软组织松动术和纵向牵拉技术对于恢复完整的灵活性常常必不可少，但必须始终遵循旨在保持新灵活性的练习。此外，患者必须在日常的姿势与活动中保持新获得的长度，这可能包括改变主要的姿势习惯。

腹斜肌长度受限会制约胸椎的旋转。在关节灵活性不足的肌筋膜受限的病例中，相关联的关节滑动正常，但是旋转运动中的骨运动受限。右旋受限可能表明右侧腹外斜肌和左侧腹内斜肌长度较短或僵硬。被动拉伸（图 24-17）可以与腹式呼吸（见患者相关指导 24-1）在右侧胸廓内同时运用。躺在泡沫轴上可以增加牵拉的力度。必须要分析姿势习惯和重复的动作模式以确定肌筋膜受限的潜在原因。全面的治疗包括改变工作环境中的工效学以降低导致肌筋膜受限的因素（例如重新布置工作环境以改变持续的、反复的左侧旋转并促进偶尔的右侧旋转）。患者的动作模式和活动可能需要加以改变从而限制重复的左侧旋转并创造更多需要对称旋转的活动。例如，患者应该减少花费在打网球（不对称的动作）上的时间，并且开始行走、慢跑、骑自行车或游泳（对称性运动）等运动（知识拓展 24-2）。

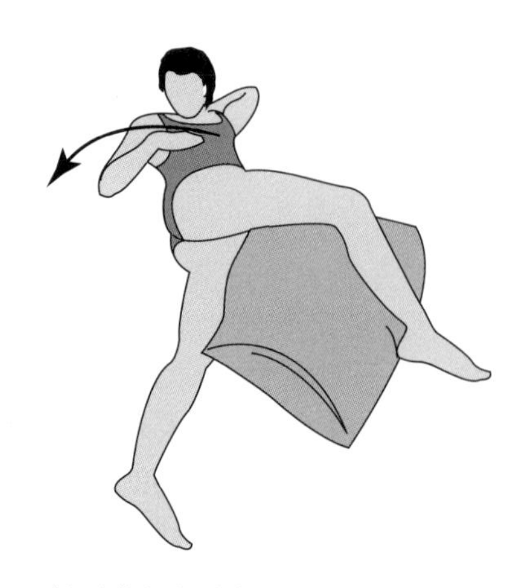

图 24-17 针对较短的或僵硬的右侧腹外斜肌和左侧腹内斜肌牵拉方法

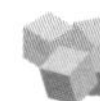

知识拓展 24-2

考虑注 24-1 中病例 1 驾驶马车的患者。如同许多大型设备操作员一样，由于交通路线的本质，该患者需要花费大量的时间在单侧旋转运动上。当他向左侧旋转时会出现疼痛。而左侧是他最经常转动的方向。为他的工作、休息活动以及运动干预选择提供一些建议

经历过诸如冠状动脉旁路移植（CABG）手术或乳房切除术的患者[47]如果没有合理的锻炼将会出现胸椎和肋骨的灵活性不足。早期的锻炼应该关注维持患者能够承受的深吸气的活动幅度。腹式呼吸也将辅助乳房切除手术后的淋巴引流。在术后注意事项允许的范围内，完成胸部肌肉组织的温和牵拉。一般来讲，预防措施需要遵循愈合的典型阶段；在术后方案允许的时间之前，不应该对所涉及的肌肉组织以及与它们相关联的关节给予抗阻训练。例如，在冠状动脉旁路移植术后的胸骨治愈之前，不应该对胸大肌进行力量训练。随着手术切口的治愈，肩关节运动幅度训练应该被包括进去，渐进地过渡到全弧度的运动并增加阻力（见图 24-8）。

疼痛

胸部的疼痛可能有许多原因或机制。疼痛的发生可能是由于关节功能障碍（例如胸椎或肋骨关节）、软组织损伤或拉伤或者非内脏（例如，骨质疏松症，强直性脊柱炎，脊椎骨骺骨软骨病）或内脏疾病的结果（见附录 A）。

治疗必须关注疼痛的原因或机制。这一章提供了用于减轻可能导致肌肉骨骼疼痛的原因和机制的损害的理论框架与一些训练的临床病例。

损伤的姿态和动作功能

最佳姿态的调整在第 9 章已经详细讨论过了。如前所述，重要的是要区分由于在脊柱结构方面永久性的变化和可逆性的变化所导致的错误姿态。胸椎区域常见的结构障碍在前面已经讨论了。本节将讨论可以改变的姿势的非结构性障碍。

头的姿势取决于胸部的姿势，而胸部的姿势又取决于腰椎、骨盆和下肢的姿势。此外，如前所述，上肢的完全运动需要胸部的灵活性。因此，必须检查和评估运动链的每一个环节。

驼背

原因　姿势性驼背是由于习惯性的躯干屈曲导致的，而造成躯干屈曲的原因很多。姿势习惯不良的个人，例如一名花费大量时间以一个屈曲的姿势坐在教室里的学生，有可能会发展成驼背。薄弱的躯干伸肌力量可能会导致不良姿势的进一步恶化。一个增加胸部前驱的主要日常活动，例如应用笔记本电脑或其他移动设备，诸如手机或平板电脑，可增加脊柱后凸。最后，有一些疾病往往作为继发性并发症与胸部驼背一起出现。帕金森症就是这种疾病的一个例子，患有这种疾病的患者缺乏伸展运动，这将在本章的后面加以讨论。

干预　任何一个针对驼背的康复计划除了要考虑身体功能方面的相关障碍之外，还必须考虑结构的损伤和异常状态。注 24-5 列举了与驼背相关的身体功能障碍，并且表 24-1 列举了处理这些功能障碍的一般性锻炼建议。

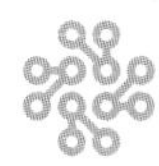

注 24-5
与驼背相关的身体功能障碍

排列
头前位
颈椎前凸
肩胛骨外展
驼背 - 脊柱前凸：腰椎前凸，骨盆前倾，髋关节屈曲，膝关节过伸，踝关节跖屈
背部过度下凹：腰椎屈曲，骨盆后倾，髋关节曲，膝关节过伸，踝关节保持中立位

驼背 - 脊柱前凸	背部过度下凹
短和强 ※	**短和强**
颈部伸肌群	腘绳肌
髋关节伸肌	腹内斜肌上部肌纤维
腰椎伸肌	
肩关节内收肌	肩关节外展肌
胸小肌	胸小肌
肋间肌	肋间肌
拉长和弱	**拉长和弱**
颈部屈肌	颈部屈肌
上背部脊柱伸肌	上背部脊柱伸肌
腹外斜肌	腹外斜肌
腘绳肌	髋关节单关节屈肌
斜方肌中束和下束	斜方肌中束和下束

※ 与短肌肉相关的研究结果必须通过肌肉长度和徒手肌力测试来检验，因为不是所有保持在缩短位置的肌肉都会发展不足。

表 24-1　驼背的治疗性运动管理

拉伸	加强
驼背	
颈椎伸肌群（见图 23-14~图 23-15）	颈椎屈肌群（见图 23-1）
肋间（见图 24-3 与图 24-8）	胸椎伸肌群（见图 24-7）
腰椎伸肌群（见图 24-11）	
胸小肌、肩内收肌（见图 24-8）	中与下斜方肌（见自我管理 25-2）
前凸	
腰椎伸肌群（见图 24-11）	腹外斜肌（见自我管理 17-1）
髋屈肌群（见自我管理 19-9）	髋伸肌群（见自我管理 20-1）
下凹	
肋间（见图 24-3 与图 24-8）	腹外斜肌（见自我管理 17-1）
腘绳肌（见图 19-20A 和自我管理 19-7）	髋屈肌群（见自我管理 19-5）

例如骨质疏松症与舒尔曼病这样的疾病引起的脊柱结构改变引发驼背，但是姿势习惯与运动模式能够增加这种姿势障碍。虽然运动无法纠正椎骨已经发生的结构改变，但是运动能够对增大的驼背产生积极的生理影响。只有通过一项全面的训练计划和与患者相关的课程才可以妥善解决以上问题。

对于非结构性驼背患者而言，缺少伸展活动度是其首要问题，人工关节与软组织松动术是成功处理该问题的关键部分。此外，扳机点干针针刺是实现软组织灵活性的另一种方法；早期的研究显示干针在治疗胸椎疼痛方面有很好的效果[48-50]。关节松动术在第 7 章已经进行了描述与讨论。通常驼背姿势与胸前部的软组织缩短相关。因此，对胸大肌与胸小肌需要经常进行软组织松动与徒手的拉伸，其次是进行一项家庭拉伸计划（见图 24-8）。

患者相关的教育有助于改善姿态并避免导致驼背。下背部支撑有助于放松在前凸 - 驼背姿势下保持脊柱前凸的肌肉。例如图 8 显示的肩部支撑可在牵拉前部结构同时让后部的肌群保持在正确的位置上（见图 24-14）。如表 24-1 所述，治疗驼背的锻炼处方常常超出了增加胸部竖棘肌力量。胸椎必须作为整个运动链的一部分而起作用，影响驼背的每一个身体区域障碍的治疗都需要加以说明。特定的、孤立的运动必须要渐进到功能性动作中才能对患者产生作用。例如，从事办公室工作的休门病患者在工作时需要维持脊柱的中立位。同样，患者也会在保持脊柱中立位的同时学习从髋关节（铰链点）的前倾和后仰过程中获得积极的效果。思考耻骨联合与胸骨底部之间的距离并在髋关节前倾和后仰过程中保持这一稳定的距离有利于改变导致胸椎屈曲的动作模式。

促进整个胸椎伸展的家庭锻炼是有益的。然而，如果患者的过度灵活环节附近存在灵活性不足，则必须指导患者在保护过度灵活区域的同时如何改善局部移动灵活性不足。同样，整体的方式可能会加剧过度灵活，因为灵活性不足的环节抵抗运动并将运动传递到容易移动的环节。因此，重要的是利用那些在保护灵活的环节时针对僵硬的环节的自我管理锻炼。图 24-18 中图 A-C 对有效的自我灵活技术渐进进行了解读。

在所有的这些灵活性锻炼中都应该强调深呼吸，以促进胸部的灵活性。就像使用网球一样，这样一个为成功而锻炼潜能的关键子系统正在保持足够长时间的灵活性（从开始每个环节 1 分钟），保持稳定（每天没有失败）并坚持计划（2~4 个月）。考虑到重力迫使身体保持直立的患者的胸椎在每天的每一秒都处于屈曲状态，鼓励每天进行 10 分钟的伸展似乎显得微不足道。然而，要求患者每天花更多的时间在伸展的状态下有失去患者服从的风险。通过将训练计划作为一个预防和管理症状的实践策略分解到一天中的几个部分中可能会更好。

贴扎作为胸椎的本体感觉反馈和避免屈曲姿态的提示物是强有力的、而且便宜的生物反馈工具。要求病人呈现四足的位置并保持胸椎的中立位。贴扎要沿着脊柱每一侧的椎旁区域，并跨过过度灵活环节或“铰链点”上部和下部环节（见图 24-9A）。患者每次从这个区域开始屈曲，贴扎将以拉扯皮肤的形式提供本体感觉反馈，提醒患者维持在一个更加伸展的位置。这种类型的生物反馈在有症状的活动中使用时非常成功，提醒患者多长时间屈曲脊柱。相似地，限制肩胛骨前伸和外展的贴扎可能也有所帮助（见图 24-9B）。提示病人坐在墙上（脊柱中立位）并将他们的肩带向下、向后拉（内收和回缩）。贴扎贴在肩胛骨上并沿着内收的方向向对侧下部肋骨延伸。这种方法对于提示在脊柱中立位下合理的肩胛骨位置有帮助。每次将贴扎保持几个小时帮助对抗挤压脊柱进入屈曲的重力。随着患者的意识以及积极地维持最佳姿态所必需的耐力的提高，逐渐减少贴扎的使用。贴扎相对于姿态支撑的好处在于没有胸部前侧的挤压以及由于支撑引起的肩部不适，患者将会感觉更加舒服。这将有利于治疗师以最小的代价来处理不同的身体类型。

最后，处理驼背的锻炼需要安排处理胸椎伸

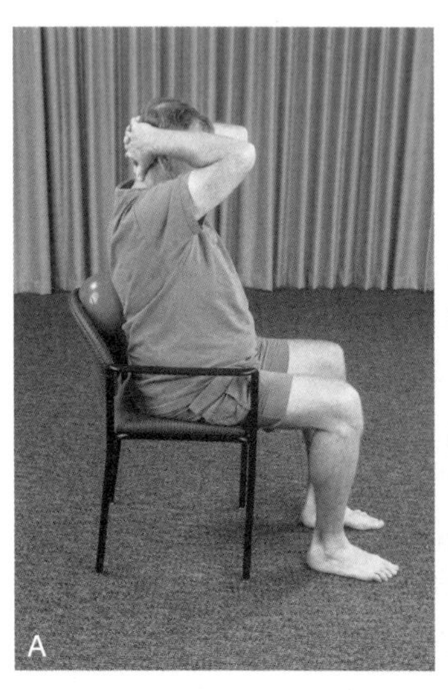

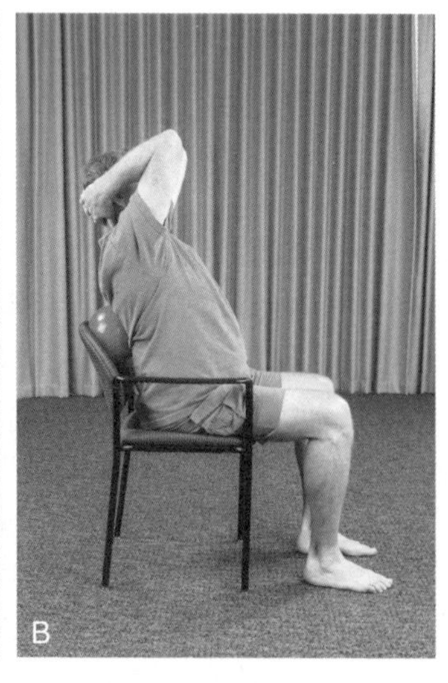

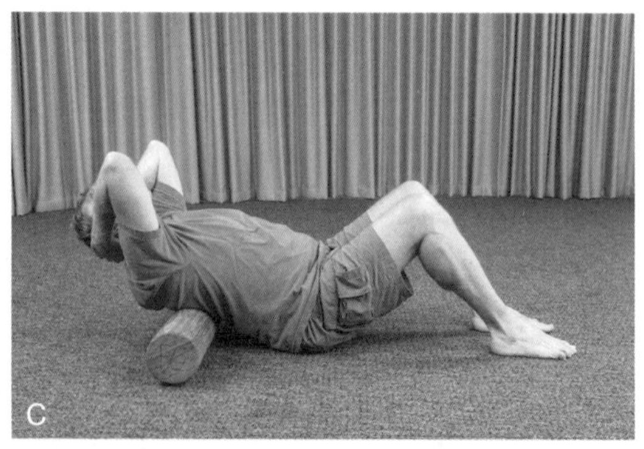

图 24-18 可以利用自我管理锻炼来移动胸椎僵硬的环节。坐立时将一个球放置在中背部（A）。患者处于坐立的位置，同时将球放置在其中背部并贴紧椅子。利用头后抱紧的双手支撑脖子和头部。指导患者在伸展球以上胸椎部位的同时向上抬高肘关节。利用激活的躯干伸肌来改善胸椎的灵活性（B）。更加高级的渐进是在地面上利用泡沫轴。以水平的位置躺在泡沫轴上不仅可以促进胸椎的伸展，而且还有助于移动肋骨。如果采用弯曲的方式躺在泡沫轴上，滚动到一侧膝关节可以促进躯干的旋转。采用 45°滚动、移动到伸展和旋转也是可以的（C）

肌和肩带复合体的肌肉表现障碍的处方。这将在“肌肉表现障碍”部分加以说明。

Scheuermann 疾病患者的干预　在 Scheuermann 疾病的患者中，干预通常被限制于带有疼痛性畸形、有记录的渐进，并且至少有 2 年的剩余增长的患者。患有轻微畸形的儿童青少年可以接受从强化脊柱伸肌的锻炼处方开始的治疗（见图 24-7）并牵拉腘绳肌（见自我管理 19-7）、胸大肌（见图 24-8），腹直肌上部肌纤维和前部纵向韧带（见第 17 章自我管理 17-7）（证据与研究 24-9）。

证据与研究 24-9

尽管缺少脊柱锻炼对 Scheuermann 疾病中脊柱参数影响的研究，但是一项研究已经证明常规锻炼的积极影响[51]。在针对 103 名 Scheuermann 疾病患者的 12 个月研究过程中，Somhegyi 等人[51]观察到参加常规性锻炼的患者与没有参加常规性锻炼的患者相比驼背的程度没有增加，并且增加了手指到地面的距离。缺乏体力活动患者的驼背程度表现出小的、显著性的增加，而且手指到地面的距离没有增加。

在青少年中，Scheuermann 疾病可以通过支撑直到骨骼的发育成熟之后有效地加以管理（见“脊柱侧凸”部分）。支撑处理的禁忌证包括大于 70°的弯曲、严重的顶楔入以及刚性弯曲。对于严重的畸形和伤残性痛的患者，手术治疗（脊柱融合术）是选择之一；在神经损害的病理中手术干预是必要的。在生命的任何阶段，驼背的防治管理在避免姿态性驼背中是有效的（见“驼背”部分）。

脊柱侧凸

原因

非结构性脊柱侧凸可能是由高度重复、不对称的手部支配引起的。一个常见的右利手的人肌肉失衡和线性变化的例子如图 24-19。治疗师应该意识到孩子在身体各个部位的坐姿习惯，比如坐着、站着、躺着，因为从小养成的习惯可以持续到成年。一个惯用右手写字的孩子会以右侧屈位坐在书桌前写字。如果假设孩子也在侧卧或者坐着的时候用这种姿势完成家庭作业（图 24-20 和图 24-21），以及用右肩挎书包，那么他很容易发展成肌肉不平衡的问题，最终导致脊柱侧凸并一直持续到成年。

一只脚内旋，一只脚站立，或者单脚屈膝站立（通常这些姿势会一起出现）会导致后天性的脊柱侧凸。髋关节肌肉的失衡、足部的不协调，或者导致骨盆外侧倾斜的膝盖位置与原发性腰椎或胸腰段曲线的关系比胸廓曲线的关系更为密切。

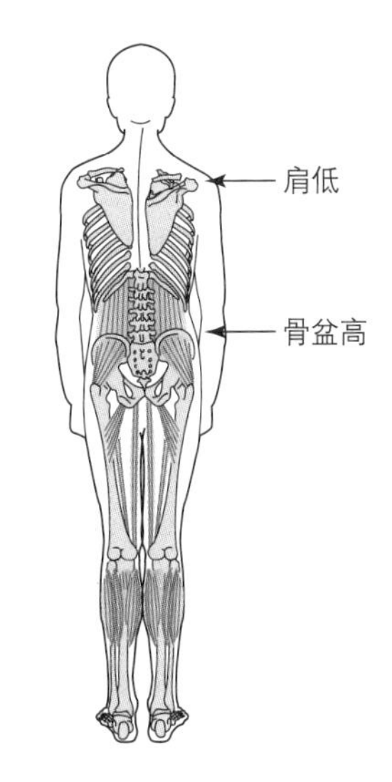

图 24-19　典型的右利手模式表现出右侧髂脊高，而肩关节低。深色阴影部位的肌肉可能会出现适应性缩短，同时浅色阴影部位的肌肉可能会出现适应性拉长（引自 Kendall FP，McCreary EK，Provance PG. Muscles：Testing and Function. 4th Ed. Baltimore，MD：Williams & Wilkins，1993:89）

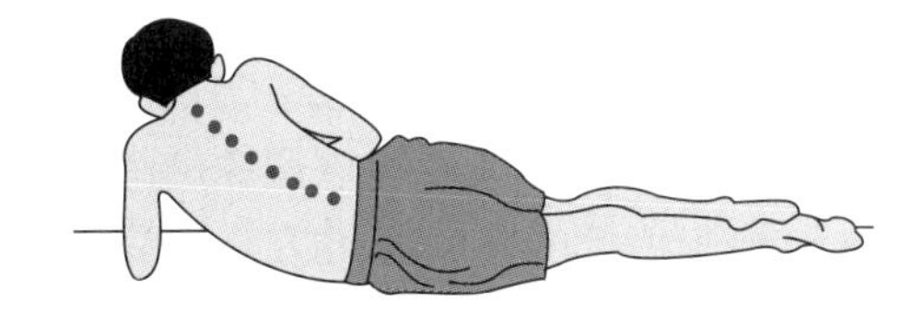

图 24-20　儿童有时候侧卧在地面上或床上来完成他们的家庭作业。右利手的人侧卧在左侧以至于右手可以自由书写或翻阅书籍。这一姿势将脊柱放置在左凸曲线上

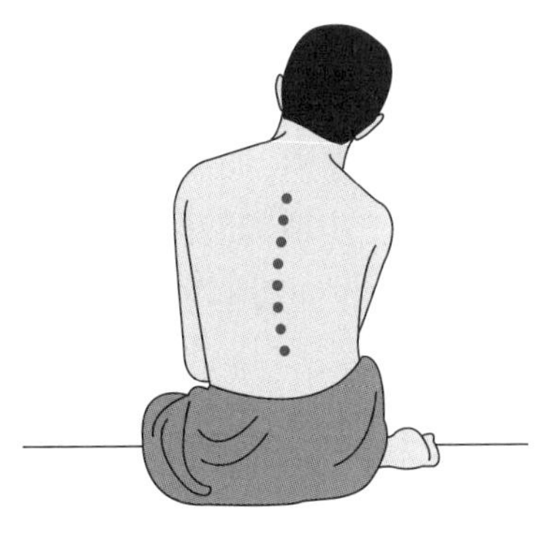

图 24-21　坐在一只脚上会引起左侧骨盆向下，右侧骨盆向上倾斜。这一姿势将脊柱放置在左凸曲线上。

干预

要开发一种全面的治疗方法，必须进行全面的肌肉骨骼评估，评估应该包括测试和注 24-6 中显示的措施。根据测试结果仔细甄选练习方

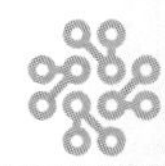

注 24-6
包括在脊柱侧凸评价中的测试和测量

姿势排列
- 垂线和环节的，后面、前面和侧面观

肌肉长度测试
- 髋关节屈肌（区别腰肌与阔筋膜张肌和股直肌）
- 腘绳肌
- 利用前屈来测量后侧肌肉的长度
- 阔筋膜张肌 - 髂胫束
- 大圆肌和背阔肌

肌肉力量测试
- 背部伸肌
- 腹肌（区别躯干卷曲和骨盆稳定角色）
- 躯干外侧
- 斜腹肌
- 髋关节屈肌
- 髋关节伸肌
- 髋关节外展肌（区别臀中肌后部）
- 斜方肌中束和下束

动作
- 前屈以确定结构的曲线以及曲线的位置

法。对于脊柱侧凸患者来说运动处方的一般性原则如注 24-7；脊柱侧凸患者应该避免的练习如注 24-8；另一种非传统的自我练习方法如自我管理 24-2 所示。后天性脊柱侧凸相关的肌肉不平衡练习已在之前进行了描述。

轻度脊柱侧凸患者在曲度不增加的情况下通常不需要治疗。要进行周期性的观察以确保曲度不会增加。骨骼成熟以后，25°~30°[52,53] 及以下（由 Cobb 测试法）的曲度一般不会再增加。对于脊柱未发育成熟的患者来说，如果曲度在 25°~40° 之间，那么他还有进一步增加的高风险，则需要用支具进行治疗，70%~80% 的病情会得到控制[52]（证据与研究 24-10）。

注 24-7
脊柱侧凸的运动处方的原则

- 不应该尝试对称性动作
- 如果一群或一群中的一块肌肉相对于它的拮抗肌和协同肌太强，那么应该牵拉这些肌肉或肌群；应该对那些长的、弱的拮抗肌或协同肌进行力量训练，从而使该区域达到平衡。
- 外侧和前部腹肌，骨盆和腿部肌肉通常拥有不对称的力量，从而导致身体偏离三个运动平面，但是主要变现在横截面和额状面。因为脊柱后部的肌肉相对较少受到影响，训练计划应该强调那些提升胸椎和骨盆 - 髋关节复合体前部相对弱的肌肉或肌群的力量。

注 24-8
处理脊柱侧凸时应该避免的练习

- 如果没有反平衡的练习或支持来提升相反的收缩和力量来保持矫正，那么应该避免使用那些提升脊柱柔韧性的练习。
- 对于那些也正在发展脊柱后侧凸的人应该避免使用俯卧位的背部伸展练习。这是因为这一练习导致了腰椎的进一步伸展（自我管理 24-2）。
- 即使腹直肌和腹内斜肌弱，应该避免躯干卷曲或坐到站的练习。这是因为胸椎屈曲会导致驼背（见第 17 章腹肌力量训练的交替方法）。

自我管理 24-2

背部靠墙姿势练习

目的：减轻过度的中背部前屈和前肩部姿态的趋势。在坐姿下掌握了这一练习之后，渐进到站姿。

起始位置：坐在凳子上，下背部几乎平直靠墙。如果你的脊柱位置合理，你应该可以将手置于下背部。如果上和中背部曲线过于明显，那么墙壁和背部之间的空间会很大。通过收缩下腹肌来尝试着尽可能大地减小这一空间（注意：在尝试减小下背部曲线时不要让你的上和中背部前屈。）通过收下巴的方式将头向后压。如果你的上和中背部曲线过于明显，你不可能让头部靠墙。在头后放置两个毛巾卷从而使头部尽可能靠近墙壁，眼睛和鼻子位于水平位置。注意：在头部尝试着靠近墙壁时，不允许下巴向上移动。

将拇指放在墙壁上，肘关节轻微向前。如果你的上和中背部曲线过于明显，你不可能将拇指放在墙壁上（A）。

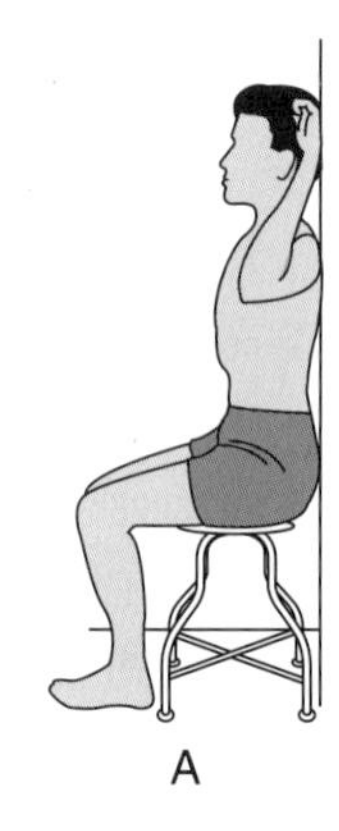

A

动作技术：

保持拇指与墙壁接触，让头部和下背部保持

在起始位置，滑动手臂向对角过头位置。当头部或下背部偏离起始位置时或者过度耸肩时，停止动作(B)。

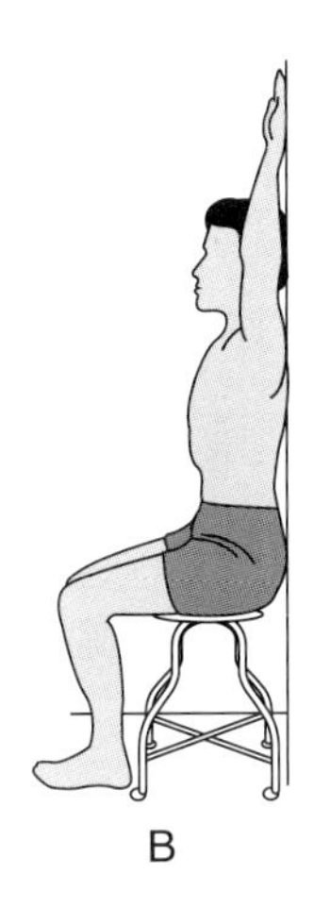

B

运动量：

重复：________________次

组数：________________

频率：________________

证据与研究 24-10

一项研究证明，每天佩戴 16 小时或者更长时间的支具对于预防 90% 或者更多的患者曲线变得更糟糕是有效的，尤其是 25°~35° 轻微的曲线[54]。

大多数权威人士建议每天穿戴 23 小时的支具，因为部分时间使用支具会产生依从性问题。当穿戴支具成为日常生活中既定的一部分时，就会形成一种标准的功能。然而，支具并不能纠正曲线问题；只能防止曲线问题恶化。在成年人中，多年来曲线可能进展缓慢，穿戴支具可能并不是一个切实可行的解决方案。

早期发现并进行干预是治疗脊柱侧凸的关键。推荐一些经过仔细甄选的、在激烈与复杂程序中有助于保持肌肉平衡的、良好的运动感觉的练习。这就意味着教育患者保持良好避免增加脊柱曲度的习惯性位置、活动的重要性。这也同样意味着应该提供激励，帮助儿童、青少年、成人在这一持续的计划中保持兴趣并积极参与。

运动锻炼在脊柱侧凸的治疗中的作用是存在争议的。由于姿势不良或者其他非结构性脊柱侧凸引起的肌肉失衡在理论上可以治疗，通过运动锻炼来防止由于疾病引起的脊柱侧凸的进一步加重超过了疾病造成的范围[55](证据与研究 24-11)。

证据与研究 24-11

一篇回顾两项涉及 154 例患者的总评估，脊柱侧凸专门性练习在降低弯曲进展和推迟或避免侵入性治疗(如手术)，在青少年特发性脊柱侧凸的有效性研究的综述里，没有发现证据支持或反对脊柱侧凸专门性练习(与电刺激相比，牵引、姿态训练避免弯曲发展)。脊柱侧凸专门性练习作为唯一的治疗方法，与一般的物理治疗有相似的结果[56]。同样，一篇关于随机对照试验和前瞻性非随机化的综述在确定手术与非手术相比在先天性青少年脊柱侧凸治疗效果方面也没有确切的结论[57]。

在文献中流行的是锻炼很少或者没有价值这样的信息。这给脊柱侧弯患者提供了很多的治疗方法，包括不治疗、支具支撑或手术。关于物理治疗干预，Kendall 等[22]警告说过度强调灵活性是导致运动在脊柱侧凸处理中很少有作用甚至适得其反这一观点。作者认为缺乏足够的肌肉骨骼评估，其结果就是治疗性锻炼方法的选择缺乏足够的科学依据。Kendall 使用治疗性锻炼的前提是脊柱侧凸是对称性的问题，对称性的恢复要求使用非对称性的运动锻炼并且要有适当的支撑。只有在锻炼和支撑以缩短和加强太长的、相对较弱的、同时伸展僵硬或缩短的肌肉才是可取的。

纠正非对称性姿势的习惯对于预防儿童脊柱侧凸的发展是有益的。应该根据详细的检查结果仔细甄选锻炼方式，并且需要足够的指导以确保正确而又准确地执行锻炼。目的在于利用不对称性的练习来促进对称性。为了说明这一点，请考虑下列病例。

患者是一名右胸和左腰弯曲的体操运动员(图 24-22)。除此之外，还诊断出右髂腰肌和腹外斜肌较弱。一个非对称性锻炼的例子就是抵抗右侧髂腰肌的运动(图 24-23)。由于髂腰肌附着在腰椎、横突和椎间盘上，这块肌肉可以直接拉扯脊柱。图 24-24A 说明抵抗左髂腰肌的不利影响，图 24-24B 说明抵抗右髂腰肌的积极作用。左上肢对角抵达运动模式可促进右胸侧屈。右侧髋关节屈曲和左上肢对角抵达同时运动可以促使左侧偏离，纠正两侧曲线(图 24-25)。如果作为一项家庭锻炼，应该对这一动作进行监测，以确保脊柱矫正的正确性。

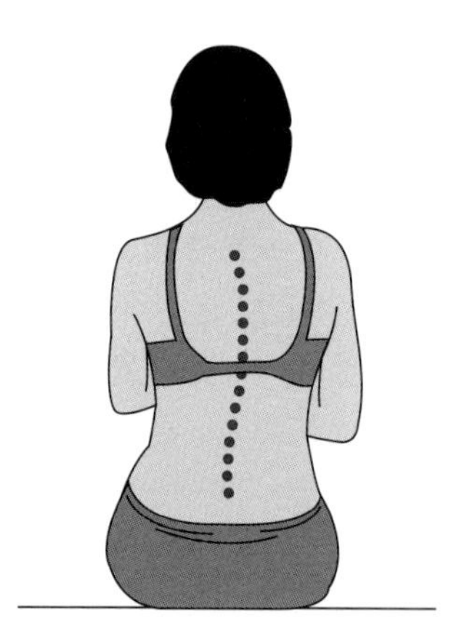

图 24-22 患者有右侧胸椎和左侧腰椎弯曲

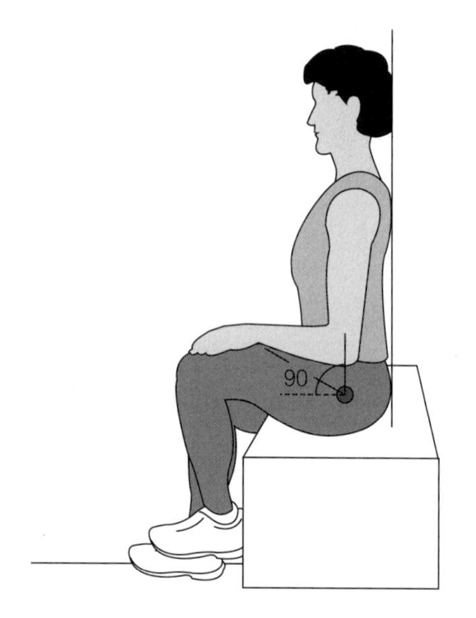

图 24-23 抵抗髋关节末端范围的屈曲可以将髂腰肌从髋关节屈肌中隔离出来。指导患者被动地抬腿到末端范围并保持这一位置，在维持脊柱中立位的同时对抗重力。指导患者激活在移动腿之前激活腰 - 骨盆部位的核心肌肉（见 18 章核心激活策略）。只有当患者能够在没有阻力情况下对抗重力并维持肢体的位置之后增加阻力

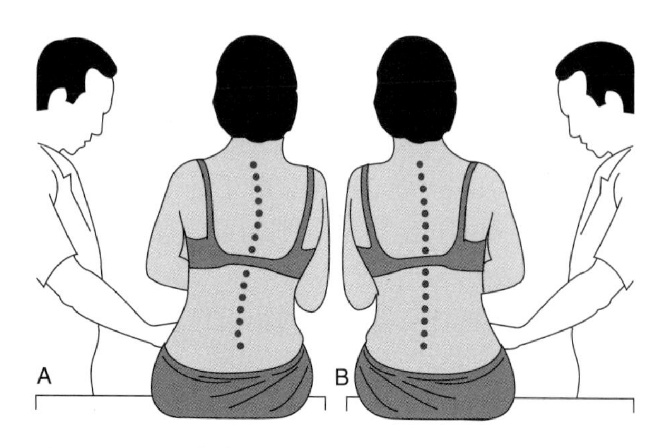

图 24-24 A. 虚线显示的是抵抗左侧腰椎弯曲的左侧髂腰肌的负面影响；B. 虚线显示的是抵抗左侧腰椎弯曲的右侧髂腰肌的积极影响

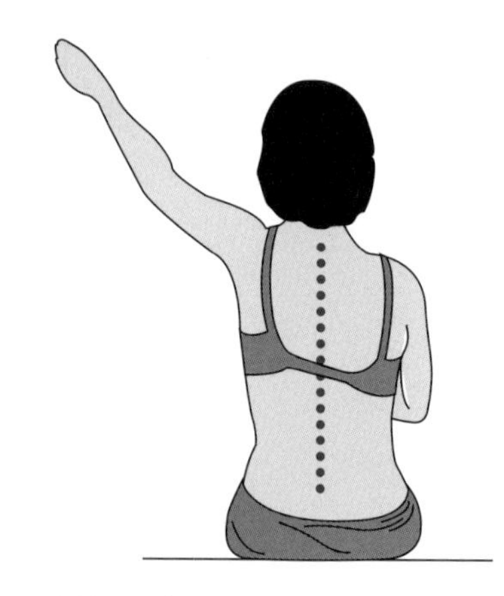

图 24-25 虚线显示的是通过同时完成左侧手臂向上对角抵达和对抗右侧髋关节屈来降低右侧胸椎和左侧腰椎弯曲的影响

Kendall 等人[22]介绍了一种处理右侧腹外斜肌的弱化的仰卧位锻炼方法。受试者处于仰卧位，右手放在右侧的胸上，左手放在骨盆的左边并保持手的位置不变。这个练习的目的在于不弯曲躯干的情况下通过腹肌收缩使双手靠近。看起来像是身体的上部向左移动，骨盆向右侧移动。通过不弯曲躯干和收缩腹外斜肌的后外侧肌纤维，胸部产生一个以伴随右侧胸椎曲线的纠正胸部旋转方向的胸部逆时针旋转的趋势。

有一些关于利用躯干旋转锻炼可抑制青少年脊柱侧凸进一步恶化的小样本证据[58]。然而，在这个研究中没有对照组，而且只有 20 名受试者。一项研究已经探究了轴向去负荷在改变脊柱曲度中的影响，并发现了一些改善，但是没有持续的结果[59]。此外，这一研究的样本量较小（6 名受试者），而且没有对照组用以比较。一篇文献综述发现身体锻炼可以预防或减轻功能障碍，并促进产生静态的或退化的生理曲线的姿势缺陷中立化[60]。

患有脊柱侧凸的青少年常常在整体体适能水平上将出现一定的不足。这可能与穿支具时自我形象不佳和不愿参加活动有关。这是因为支具会影响呼吸功能。必须鼓励这些孩子尽可能保持身体活动，家长必须在这个过程中起到积极的作用。如果生理曲线加重，有氧能力可能会受损，应安排适当的耐力锻炼处方。与患有脊柱侧凸但没有参加锻炼的女孩相比，每周 4 次、每次 30 分钟以上、持续 2 个月的自行车测功仪锻炼的患有脊柱侧凸的女孩的有氧代谢能力有显著改善。对于脊柱侧凸患者来说心血管锻炼也是非常重要的。活动没有必要加强已经缩短、紧绷的肌肉力量；相反应该

鼓励拉长缩短的肌肉,增强弱化的肌肉。例如,前面讨论的体操运动员的例子,对她来说游泳可能是一个好的选择。应该鼓励他采用自由泳并采用左侧呼吸,这可以促进胸椎的左旋。

考虑出现在后天获得的、与单侧旋前相关的结构性脊柱侧凸中的不对称和肌肉不平衡的病例。例如,左侧旋前、左侧阔筋膜张肌长度不足以及右侧臀中肌、左侧髋关节内收肌和左侧腹外侧肌力量不足的联合可能出现在右侧胸椎弯曲和左侧腰椎弯曲的人群中。在一些病例中,除了改善左侧阔筋膜张肌长度以及右侧臀中肌、左侧髋关节内收肌和腹外侧肌力量的特定锻炼之外(见17章和19章),也可以使用支撑左足的矫形器具,但是只能用在力量出现增加之后(见21章)。适当的提升侧面的低髂嵴有助纠正与腰部侧弯相关的骨盆侧倾。然而,如果患者继续以一个不对称的姿势站立就不会有所提升,支撑腿的髂嵴较高,另一条弯曲的腿也被动抬起。适当地提起较低一侧的髂嵴可以帮助纠正与腰椎弯曲相关的骨盆侧倾。然而,如果患者继续以不对称的姿态站立,例如体重主要集中在更高一侧髂嵴的腿上以及提起一侧的膝关节弯曲,提起也不会有帮助。

胸椎侧弯症

原因　胸椎前凸是丧失了正常胸椎的生理曲线,这可能与不规范的姿势矫正策略相关。例如在纠正含胸时,与其伸展胸椎,不如固定胸椎的基础上内收肩胛。如果这样成为一种习惯,胸椎就成为一个相对灵活的部位。

干预　试图通过下部斜方肌及抗阻练习改善由于胸腔扩张代替肩胛内收引起的肩带损伤(图24-26A)。在胸骨下使用一个支撑(图24-26B),能够稍微缓解不必要的胸部延伸,允许进行肩胛骨的抗阻力练习,而不是胸骨。像之前一样用胶带做一个本体反馈机制以防治胸廓的过度伸展,将会有助于腰脊柱和骨盆的移动。有必要和患者进行沟通以改变姿势矫正的方案。可以进行自我胸椎屈曲活动,利用椅背固定尾椎,颈椎主动弯曲(图24-27)。

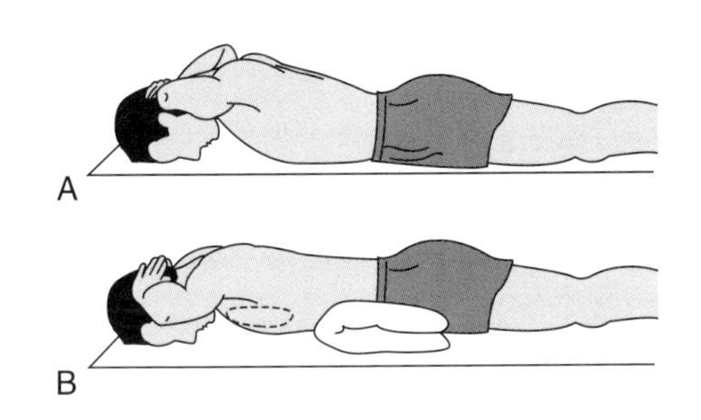

图24-26　A. 胸椎前弯症患者尝试着完成对抗斜方肌下部和中部的锻炼来促进胸椎伸展而不是肩胛骨内收;B. 将毛巾放在胸骨位置可以稳定胸椎的屈曲,从而让来自斜方肌下部和中部的力量完成肩胛骨内收,而不伸展胸椎

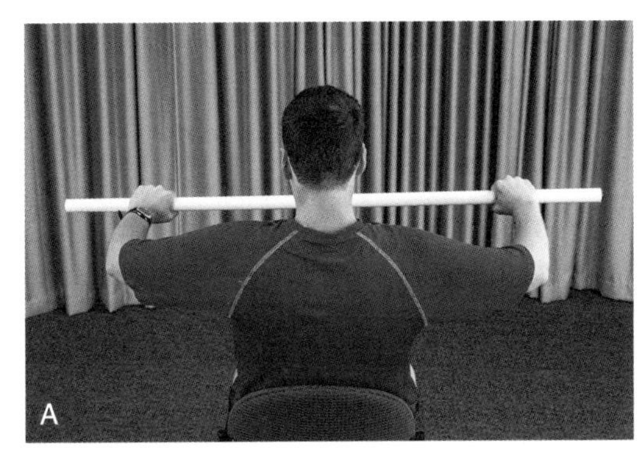

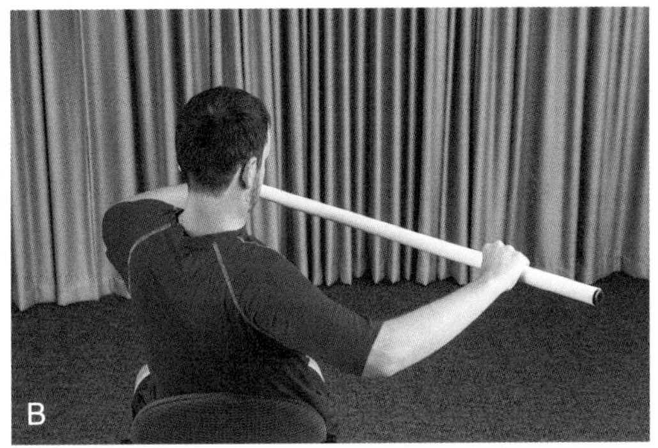

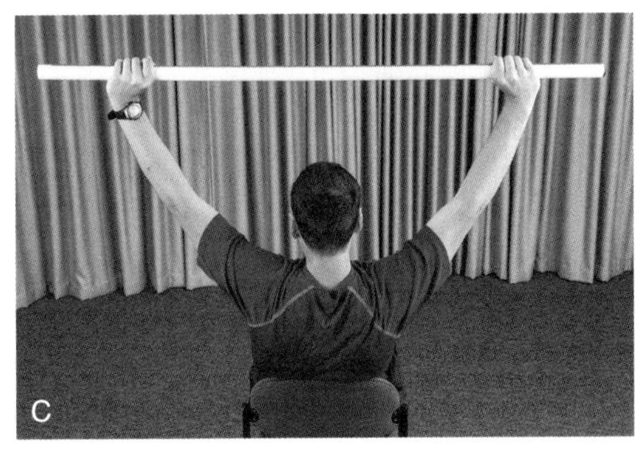

图24-27　在移动尾部以上环节的同时,通过稳定对抗椅背来阻止尾部环节的运动。A. 起始位置;B. 结束位置,旋转,一定要指导患者旋转脊柱而不是内收肩胛骨;C. 结束位置,伸展,一定要指导患者稳定胸腰段和腰椎区域,以防止伸展

常见的治疗性运动干预

本节包括与胸部区域有关的肌肉、骨骼和神经系统的选择的医学诊断。尽管有许多关于胸部肌肉骨骼的诊断,仅仅有很少一部分讨论了关于活动和参与度受限及相关的障碍的运动治疗处方。

骨质疏松症的预防与干预

治疗骨质疏松性椎体压缩骨折的患者时，治疗师必须知道骨折是否稳定。生理活动并不会使稳定的骨折位移。幸运的是，压缩骨折通常是稳定的。传统的治疗方法是手术治疗和非手术治疗。患者短期内(不超过几天)卧床休息。应避免长期不活动，尤其是老年患者[61,62]。疼痛的控制可以是口服或静脉注射镇痛药、肌松药以及外部的背部支撑和物理治疗的方式[63](知识拓展 24-3)。

知识拓展 24-3

为什么要避免长期的卧床和长期的不运动？

一名 77 岁的老人卧床 2 周，需要帮助他从肺炎中恢复过来。他的咳嗽几乎完全好了，他的呼吸已经没有障碍。除此以外，他是健康的。这个人会有那些功能障碍和活动受限呢？利用两次临床访问和一个家庭计划，为这个人设计一个有效地处理这些功能障碍并改善功能的运动计划[64,65]。

不接受非手术治疗或继续有严重疼痛的患者可能需要进行手术。然而，大多数患者可以在 6~12 周完全恢复或至少有明显的改善，在骨折完全愈合后可以恢复正常的运动计划。均衡的饮食、规律的运动、钙和维生素 D 的补充[66,67]、戒烟和药物治疗骨质疏松症可能有助于防止额外的压缩骨折。年龄关系不应该妨碍治疗(证据与研究 24-12)。

证据与研究 24-12

目前有证据表明，诊断和治疗骨质疏松症确实可以减少脊椎压缩性骨折的发生率[67-70]。有规律的活动和肌肉强化练习可以减少脊椎骨折和背痛[71]。不活动会导致骨流失，负重运动可以减少骨质流失和增加骨量。

预防骨质疏松的体育活动的最佳类型和数量尚未确定，但建议选择中等负重运动如散步。推荐上肢的对抗运动诱导脊柱和手腕的负重应力。减少后凸畸形的应力的运动锻炼在本章的后面讨论(参见脊柱后凸畸形部分)(知识拓展 24-4)。

知识拓展 24-4

考虑在注 24-1 中的第 2 个病例。在疼痛出现之前，她可以行走 30 秒。她利用瑜伽作为辅助练习。设计一个运动治疗计划以帮助她每天可以行走 3~4 分钟。对于她来说，那些辅助练习可以作为预防计划。

患者及负责照顾患者的人必须熟知防治跌倒的措施，因为人口的减少可能导致由于制动和活动减少引起的二次效应的发病和死亡。解决平衡问题的锻炼方法见 8 章和 19 章。表 24-2 列出的项目中，应该遵循什么时候制定什么样的防护措施[72]。

表 24-2 确定老年人跌倒风险的评估项目

避免限制	肌肉力量
平衡评估	神经功能；皮层的，锥体束外的，以及小脑的功能；下肢周围神经；本体感觉；反应能力
心脏功能，心脏节律，心率，直立脉搏，血压	视力
步态	

帕金森症的练习方法

帕金森症是一种渐进行的神经系统紊乱，由塞梅林神经节(黑质)中的左旋多巴减少引起。该疾病的临床表现包括：肌肉僵直、静止状态时面部不自主地震颤、运动障碍、运动迟缓、难以发起运动和弯曲身体。

干预

帕金森症最恰当的治疗方式为运动和药物相结合，药物通常为左旋多巴替代物。针对帕金森症的运动项目设计要考虑以下方面：典型的僵直、药物作用渐弱，通常称为正常至不正常阶段。患者可能从功能正常，行动自如的个体变成不能移动的静止的个体，这些仅仅发生在数分钟之内。随着疾病的加重，虽然药物治疗恰当，但是正常阶段变得非常少(知识拓展 24-5)。在这种情况下，患者不愿意花费有价值的正常阶段的时间去锻炼和选择反而去做一些高价值或者是强制性的任务。面对这些情况，运动项目在呈现的有限时间内的效果必须显著。也就是说，极少数、最有效、能广泛应用的运动为首选。为了能够让患者认识到值得花时间投资在运动上，必须让他们意识到运动的重要性。如果患者能够从运动表现中体验到益处，这个问题就会有效地得到解决。例如，在定线的情况下，使用练习球或者球杆进行一项向前的身体重量转移的简单运动(图 24-28)便会引起静坐至站立能力的巨大改善(从不能完成到独立完成)。经历过这样的改善，患者将更有可能重视运动，因此也更愿意服从。

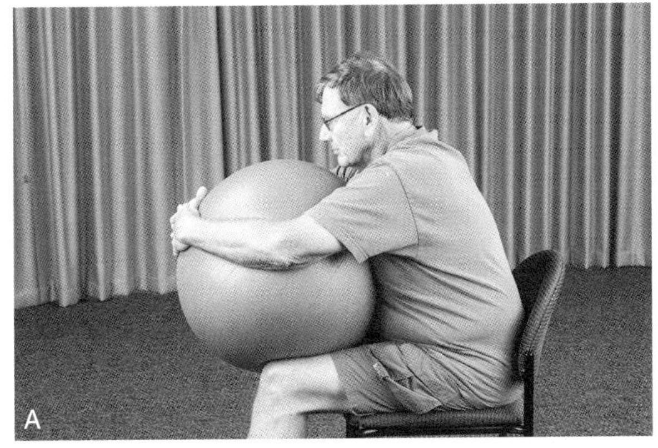

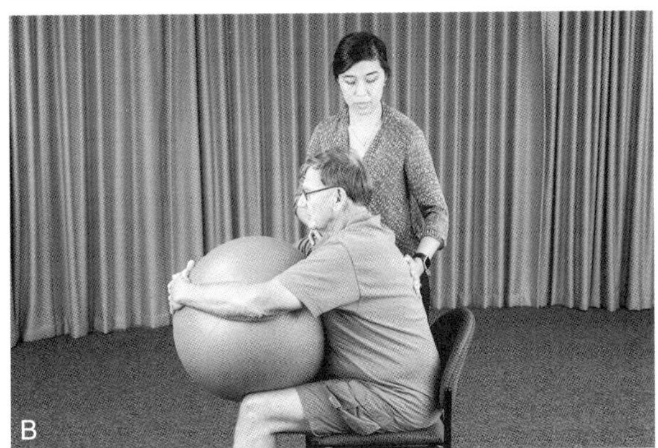

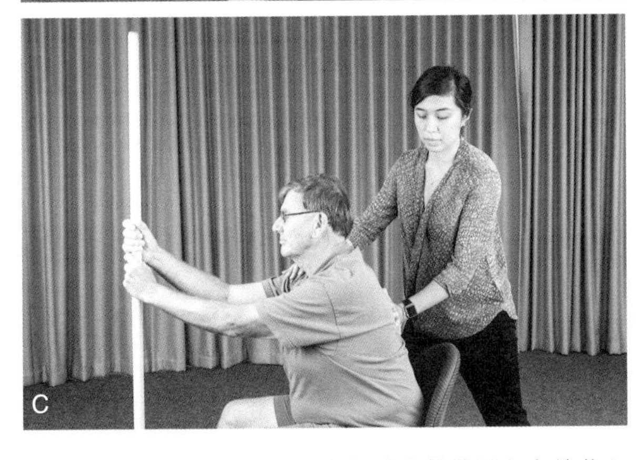

图 24-28　使用物体前方上举促进胸椎伸展和肩关节上举。(A)瑞士球置于膝上，上臂放在球上，患者身体前倾促进胸椎伸展和肩上举。(B)家人或朋友可以在胸椎上给予助力。(C)可以使用木棍、体操棒或扫帚代替瑞士球，此练习对帕金森病患者转移过程中促进胸椎伸展和髋关节屈曲特别有效。强调患者激活腰部竖脊肌以保持腰椎稳定，髋部需有足够的屈曲活动度，不伴随腰椎屈曲。

知识拓展 24-5

考虑在注 24-1 中的第 4 个病例。一名 72 岁的患有帕金森症疾病的建筑公司的持有人。他的病每天发作 2~3 次，每次持续 2 小时左右。你注意在身体检查中，他的髋关节屈曲和腰椎伸展受限。描述这些受限因素如何限制他从椅子上站起来的能力，并设计一个练习计划来处理他的障碍并同时改善功能。包括运动量参数，考虑他每天花费在车上的时间。

虽然如此，可能由于“正常阶段”很短，所以要求患者花时间做这样的练习显得不太合理。出现这类情况，家人或者护理者的帮助很重要。首要的是进行 ROM 练习，利用一些便宜的器材，如训练球、训练板、训练轴进行训练；教授促进脊柱拉伸的定位技能，这些甚至能让跟随的配偶帮助他们进行练习。(图 24-28 和证据与研究 24-13)。

证据与研究 24-13

越来越多的证据显示运动在帕金森症的治疗中扮演着重要的角色。例如，根据 Schcenkman 等人[73] 对社区老人的一项抽样调查显示，对于早期和中期帕金森症患者的运动干预效果主要表现在改善脊柱柔韧性和身体活动。他们将接受 10 周(30 次)运动指导的帕金森症患者与另一组未接受运动指导的患者进行比较发现接受指导的患者在功能性的自转，功能性的伸展及定时仰卧至站立有改善(知识拓展 24-6)。

知识拓展 24-6

考虑在展示 24-1 中的 3 号病例。患者是一名在 3 年前被诊断为帕金森病的汽车车身修理工，并且一直处在帕金森早期阶段。制定预防性的家庭训练计划将解决伸肌力量、耐力，以及伸展灵活性减弱的问题。

胸廓出口综合征

胸廓出口综合征是 Peet 等人[74] 首先提出来的。由于臂丛神经和 / 或锁骨下动脉和静脉受到压迫和损害引起的胸廓出口综合征。所有的症状都归咎于胸廓出口综合征表明臂丛神经、锁骨下动脉和静脉，或者两者都有的压迫或拉伸(知识拓展 24-7)

知识拓展 24-7

考虑在展示 24-1 中的第 5 个病例。她是一名患有肩关节、手臂和手弥散性疼和第 5 手指麻木的 22 岁女性警察。这些问题使得她很难写交通罚单。她求助于一名物理治疗师，诊断为 3 型 TOS。列举在病史和身体检查中你可能期待的发现。

传统上，胸廓出口综合征(thoracic outlet syndrome，TOS)的病因被认为是由于颈椎和腋窝下边缘之间的骨、韧带和肌肉功能障碍引起的机械的、非创伤性的臂丛神经受到压迫。压缩常见部位包括前斜角肌、锁骨、第1肋骨之间、胸小肌下缘。身体结构损伤的几种类型，就像颈肋，第1肋的J型曲线的结构变化，长的第7颈椎横突都容易导致神经血管束压迫。颈椎和第1肋之间的纤维带也可能是压迫的来源。不常见的胸廓出口肿瘤可压迫神经血管束。

TOS有三种类型—神经性、静脉性以及动脉性。神经性TOS是最为常见的(95%)，血管性的仅占5%(静脉性占3%~5%，动脉性占1%~2%)。Swift与Nichols[75]报道一些有下垂肩综合征的TOS患者提示他们的症状来源于臂丛神经牵张。Nakatsuchi等[76]提出由于肌肉的不平衡以及由此产生的向下牵引力，TOS症状可能与臂丛神经与周围血管的张力增加有关。

诊断

要对胸廓出口综合征进行诊断，仔须必细评估，要区别诊断脊髓肿瘤、多发性硬化症、颈椎间盘病变、腕管综合征、心绞痛、肌腱炎、等臂丛神经损伤(证据与研究24-14)。胸廓出口综合征患者有下列体征和症状。

- 持续性弥漫性疼痛和/或感觉异常累及颈、肩臂、前臂或手腕和手。
- 感觉和运动损失通常会累积C8-T1节段(由于C8-T1感觉和运动的改变，良好的协调能力将会受到影响，患者可能会抱怨拿报纸、理头发或者扣扣子时会出现症状)。
- 臂丛神经的Tinel征阳性。
- 反复疼痛诱发的和(或)至少一个操纵[77-80]或诱发动作引起的感觉异常和/或向下拉手臂时症状加重，手臂向上时症状改善或者消失。
- 颈椎病和周围神经病变的排除。

证据与研究24-14

Sanders等[81]记录了报道中的患者的症状与症状、位置频率：上肢感觉异常(98%)、颈部疼痛(88%)、斜方肌疼痛(92%)、肩和/或臂痛(88%)，锁骨上的疼痛(76%)、枕下的头痛(76%)、胸痛(72%)、所有5个手指感觉异常(58%)、仅第4手指感觉异常(26%)、第1~3手指感觉异常(14%)。

治疗

一旦病人被诊断为确定的诊断结果，治疗可以集中为减轻压迫、拉伸，或者两种方法都进行。最终，病人必须被指示进行治疗TOS的部位与原因以及防止复发的自我管理技术[82]。

通常情况下，神经性TOS患者伴有疼痛、感觉异常、肢体麻木和/或不良姿势相关的弱点。这提示不良姿势可能包含有头前倾、圆肩、胸椎后凸增加、肩胛骨向下旋转和/或下陷，以及骨盆后倾。由此考虑到知识拓展24-7中伴有下垂肩与不良姿势的患者。第一胸椎棘突与喙突之间的距离指示牵张位于神经血管束上。据此推测，越大的距离，越大的拉伸幅度[83]。因此，目的在于提升肌肉表现以及减少上斜方肌和中斜方肌延伸的治疗将会是非常有益的。肩胛骨支持性带扎术可以缓解臂丛的牵张。预防臂丛牵张与姿势教育的一般性肩部加强练习是被推荐的。对于神经性TOS来说，保守治疗经常成功。胸廓出口减压手术对于主要症状是臂丛牵张的患者来说可能是无效的[84,85](知识拓展24-8)。

知识拓展24-8

让我们回到Laura Biden患有肩关节、手臂和手弥散性疼和第4手指麻木的22岁女性警察。回想起这些问题使得她很难写交通罚单。你注意她在坐和站立时有明显的驼背和肩关节前倾和下沉的姿态。被动地或主动地保持肩关节后移以及背部直立几分钟后就可以改善他的症状。然而，她自已注意她不能长时间地保持这一位置。鉴于你所期待发现的障碍，设计一个运动计划来处理这些障碍，渐进剂量参数从开始的访问到物理治疗结束。

TOS治疗的一般性治疗理念

- 神经与血管压缩和/或拉伸相关的正确的姿势与运动障碍。例如纠正下陷与前倾斜的肩胛骨。
- 将肩胛骨抬向高处(见图25-21)往往能够减少压缩并缓解症状直到相关的障碍得以纠正。
- 改变睡眠习惯，例如俯卧、颈部伸展和旋转或者手臂举过头顶。
- 辅助呼吸模式使用斜角肌和胸小肌或许可以提升第1肋骨并拉伸肩胛骨。因此锁骨，更靠近第一肋骨，引起前斜角肌纤维压缩，在肋锁间隙之间，或者胸小肌下方。

- 改正姿势相关的身体功能障碍与运动障碍，例如，提升斜角肌与胸小肌的长度，增加胸廓出口与第1肋骨移动性之间的空间；力一产生能力或者长度一未充分利用的协同肌或拮抗肌的张力特性，例如上斜方肌减少肩胛下陷，下斜方肌抵消短胸小肌。
- 在有作用的ADLs中改变运动模式，例子包含有改变工作环境、身体力学或者专项体育运动。
- 适当参考一些患者的治疗，包括认知一情感因素或者可能引起肌肉组织紧张而使得健康习惯恶化。例如，焦虑可能引起颈部或臂部的紧张，吸烟可能引起不良的呼吸习惯。

实训

1. 你病人的上胸椎区在对抗旋转力量稳定能力的障碍。发展并指导你的病人完成三种递增难度的锻炼以改善对抗旋转力量的稳定技能。

2. 参考患者相关指导22-2：横膈膜呼吸。评价患者脊柱区域的呼吸模式。患者整合了泵和桶柄肋骨的运动吗？这些运动是对称的吗？指导患者以合理的呼吸力学来呼吸。

3. 在视觉显示终端上通过桌面工作扮演舒尔曼病病患者的角色。指导患者在工作场合中合理的工效学。指导患者跨越办公桌抵达文件柜。避免过度的驼背。

4. 为患有右侧胸椎和左侧腰椎侧凸的患者设计一个运动计划。教授患者每一个动作。你是否可以看到或感受到不对称运动对脊柱的影响？

5. 参考批判性思维问题4，如果你患有骨质疏松症的病人腹肌力量不足，那么你可以为她设计哪些可以交替的锻炼？教授患者这些动作。在患有驼背的患者中，你期待那一块腹肌将占主导地位？

6. 参考批判性思维问题5，如果患有骨质疏松症的患者胸椎区域伸肌力量不足，那么你可以为她设计哪些可以交替的锻炼？教授患者这些动作。确保患有中度到明显驼背病人的角色扮演。

要点

- 必须对所有的病人进行全面的检查，包括病史、系统性评估以及测试和测量，从而让治疗师确定诊断(基于障碍、活动受限和参与受限)、症状预后和干预手段。
- 在考虑胸椎区域身体功能的常见障碍的运动干预疗法时，治疗师必须要考虑胸椎在整个运动链中的角色以及其他环节水平是如何影响胸椎的生理功能的。
- 虽然一些练习专门用于处理胸部区域的障碍，但是那些用于处理呼吸、灵活性和躯干、肩带和颈椎肌肉表现的练习对于胸椎功能的最优化也至关重要。
- 可以通过处理颈椎和腰椎、肩带、骨盆-髋关节复合体以及足部和踝关节复合体来改善胸椎的功能。
- 如果通过不对称的练习，病人通过相关的指导和动作再训练来处理功能紊乱，运动干预疗法会影响非结构性脊柱侧凸的进程。
- 造成驼背的病因很多。如果病因是一种疾病如舒尔曼病或骨质疏松症，那么运动干预不能改变病理学表现；但是，运动干预可以延缓或防止驼背的恶化。
- 运动在处理帕金森症疾病中扮演着重要的角色。应该小心地选择运动从而在这些运动的作用最大化的同时也不浪费病人宝贵的时间。
- TOS的诊断和处理需要大量关于颈椎、胸椎和肩带区域解剖学和运动学的知识。

辨析

1. 描述足部和踝关节、髋关节以及肩带的功能如何影响胸椎的功能。每一个区域举一个例子说明。

2. 一名患有舒尔曼病的18岁男孩被推荐给你。

a. 这个病人可能会展示哪两种姿势类型？

b. 在每一个姿势中，列举出躯干和骨盆周围可能缩短和拉长的肌肉。

3. 一名患有右侧胸椎和左侧腰椎侧凸的16岁女孩被推荐给你。

a. 躯干和骨盆前部和后部周围可能缩短和拉长的肌肉有哪些。

b. 哪些足部和踝关节排列错误可能会导致这种侧凸？

4. 为什么躯干卷曲运动对于患有舒尔曼病或骨质疏松症的病人来说是禁忌?

5. 为什么俯卧位过度伸展运动对于患有舒尔曼病或骨质疏松症的病人来说是禁忌?

6. 对于一名在增加的躯干屈曲角度出现症状的帕金森症病人,如果他每天只有 3 小时用来接受训练,你为他选择哪五种练习?

7. 列举出患有 TOS 病人常见的姿态障碍。

8. 对于你写的第 7 点的清单,你需要牵拉这些肌肉,而不是对它们进行力量训练。

参考文献

1. American Physical Therapy Association. Guide to Physical Therapist Practice. 2nd Ed. American Physical Therapy Association, 2001.
2. Lee DG. Manual Therapy for the Thorax—A Biomechanical Approach. Delta, British Columbia, Canada: DOPC, 1994.
3. Flynn TW. The Thoracic Spine and Rib Cage: Musculoskeletal Evaluation and Treatment. Boston, MA: Butterworth-Heinemann, 1996.
4. Briggs AM, Smith AJ, Straker LM, et al. Thoracic spine pain in the general population: prevalence, incidence and associated factors in children, adolescents and adults. A systematic review. BMC Musculoskelet Disorders 2009;10:77.
5. Bösner S, Haasenritter J, Becker A, et al. Ruling out coronary artery disease in primary care: development and validation of a simple prediction rule. Can Med Assoc J 2010;182(12):1295–1300.
6. Ozaki T, Liljenqvist U, Hillmann A, et al. Osteoidosteoma and osteoblastoma of the spine: experiences with 22 patients. Clin Orthop 2002;397:394–402.
7. Deyo RA, Diehl AK. Cancer as a cause of back pain: frequency, clinical presentation, and diagnostic accuracy. J Gen Intern Med 1988;3:230–238.
8. Magee DJ, ed. Orthopedic Physical Assessment. Philadelphia, PA: W.B. Saunders, 2002.
9. Lee DG. Biomechanics of the thorax: a clinical model of in vivo function. J Manual Manip Ther 1993;1:13.
10. Feise RJ, Menke JM. Functional rating index–a new valid and reliable instrument to measure the magnitude of clinical change in spinal conditions. Spine 2001;26:85–86.
11. Fairbank JC, Couper J, Davies JB, et al. The Oswestry low back pain disability questionnaire. Physiotherapy 1988;66:271–273.
12. Roland M, Morris R. A study of the natural history of back pain. Part I: Development of a reliable and sensitive measure of disability in low back pain. Spine 1983;8:141–144.
13. Butler DS. The Sensitive Nervous System. Adelaide, Australia: Noi Group Publications; 2000.
14. Coppieters MW, Bartholomeeusen KE, Stappaerts KH. Incorporating nerve-gliding techniques in the conservative treatment of cubital tunnel syndrome. J Manip Physiol Ther 2004;27:560–568.
15. Coppieters MW, Stappaerts KH, Wouters LL, et al. The immediate effects of a cervical lateral glide treatment technique in patients with neurogenic cervicobrachial pain. J Orthop Sports Phys Ther 2003;33:369–378.
16. Moore KL. Clinical-Oriented Anatomy. Baltimore, MD: William & Wilkins; 2013.
17. Peek AL, Miller C, Heneghan NR. Thoracic manual therapy in the management of non-specific shoulder pain: a systematic review. J Man Manip Ther 2015;23(4):176–187.
18. Lee KW, Kim WH. Effect of thoracic manipulation and deep craniocervical flexor training on pain, mobility, strength, and disability of the neck of patients with chronic nonspecific neck pain: a randomized clinical trial. J Phys Ther Sci 2016;28(1):175–180.
19. Dunning JR, Butts R, Mourad F, et al. Upper cervical and upper thoracic manipulation versus mobilization and exercise in patients with cervicogenic headache: a multi-center randomized clinical trial. BMC Musculoskelet Disord 2016;17(1):64.
20. de Oliveira RF, Liebano RE, Costa Lda C, et al. Immediate effects of region-specific and non-region-specific spinal manipulative therapy in patients with chronic low back pain: a randomized controlled trial. Phys Ther 2013;93(6):748–756
21. Yang SR, Kim K, Park SJ, et al. The effect of thoracic spine mobilization and stabilization exercise on the muscular strength and flexibility of the trunk of chronic low back pain patients. J Phys Ther Sci 2015;27(12):3851–3854.
22. Kendall FP, McCreary EK, Provance PG. Muscles Testing and Function. Baltimore, MD: Williams & Wilkins, 1993:25.
23. Colado JC, Pablos C, Chulvi-Medrano I, et al. The progression of paraspinal muscle recruitment intensity in localized and global strength training exercises is not based on instability alone. Arch Phys Med Rehabil 2011;92(11):1875–1883.
24. Panjabi M. The stabilizing system of the spine. Part I: function, dysfunction, adaptation, and enhancement. J Spinal Disord 1992;5:383–389.
25. Daneels LA, Vanderstraeten GG, Cambier DC, et al. A functional subdivision of hip, abdominal and back muscles during asymmetric lifting. Spine 2001;26:E114–E121.
26. Goel V, Kong W, Han J, et al. A combined finite element and optimization investigation of lumbar spine mechanics with and without muscles. Spine 1993;18:1531–1541.
27. Wilke H, Wolf S, Claes L, et al. Stability increase of the lumbar spine with different muscle groups. A biomechanical in vitro study. Spine 1995;20:192–198.
28. Daneels L, Vanderstracten G, Cambier D, et al. SSE Clinical Science Award 2000: computed tomography imaging of trunk muscles in chronic low back pain patients and healthy control subjects. Eur Spine J 2000;9:266–272.
29. Gibbons L, Videman T, Battié M. Isokinetic and psychophysical lifting strength, static back muscle endurance, and magnetic resonance imaging of the paraspinal muscles as predictors of low back pain in men. Scand J Rehabil Med 1997;29:187–191.
30. Kader D, Wardlaw D, Smith F. Correlation between the MRI changes in the lumbar mustifidus muscles and leg pain. Clin Radiol 2000;55:145–149.
31. Hides JA, Stokes MJ, Saide M, et al. Evidence of lumbar multifidus muscle wasting ipsilateral to symptoms in patients with acute/subacute low back pain. Spine 1994;19:165–172.
32. Kawaguchi Y, Matsui H, Tsui H. Back muscle injury after posterior lumbar surgery. Spine 1994;19:2598–2602.
33. Sihvonen T, Herno A, Paljarvi L, et al. Local denervation of paraspinal muscles in postoperative failed back syndrome. Spine 1993;18:575–581.
34. Hides J, Richardson C, Jull G. Multifidus recovery is not automatic following resolution of acute first episode of low back pain. Spine 1996;21:2763–2769.
35. Daneels LA, Vanderstraeten GG, Cambier DC, et al. Effects of three different training modalities on the cross sectional area of the lumbar multifidus muscle in patients with chronic low back pain. Br J Sports Med 2001;35:186–191.
36. Bojadsen TW, Silva ES, Rodrigues AJ, et al. Comparative study of Mm. Multifidi in lumbar and thoracic spine. J Electromyogr Kinesiol 2000;10(3):143–149.
37. Carpenter D, Nelson B. Low back strengthening for the prevention and treatment of low back pain. Med Sci Sports Exerc 1999;31:18–24.
38. Jull G, Richardson C. Rehabilitation of active stabilization of the lumbar spine. In: Twomey LT, Taylor JR, eds. Physical Therapy of the Low Back. 2nd Ed. New York, NY: Churchill-Livingstone, 1994:251–273.
39. Woo SD, Kim TH. The effects of lumbar stabilization exercise with thoracic extension exercise on lumbosacral alignment and the low back pain disability index in patients with chronic low back pain. J Phys Ther Sci 2016;28(2):680–684. doi:10.1589/jpts.28.680.
40. De Ridder EMD, Van Oosterwijck JO, Vleeming A, et al. Muscle functional MRI analysis of trunk muscle recruitment during extension exercises in asymptomatic individuals. Scand J Med Sci Sports 2015;25(2):196–204.
41. Moezy A, Sepehrifar S, Solaymani Dodaran M. The effects of scapular stabilization based exercise therapy on pain, posture, flexibility and shoulder mobility in patients with shoulder impingement syndrome: a controlled randomized clinical trial. Med J Islam Repub Iran 2014;28:87.

42. Cole AK, McGrath ML, Harrington SE, et al. Scapular bracing and alteration of posture and muscle activity in overhead athletes with poor posture. J Athl Train 2013;48(1):12–24.
43. McQuade KJ, Borstad J, de Oliveira AS. Critical and theoretical perspective on scapular stabilization: what does it really mean, and are we on the right track? Phys Ther 2016;96(8):1162–1169.
44. Winstein C. Knowledge of results and motor learning–Implications for physical therapy. Phys Ther 1991;71:140–149.
45. Sawacha Z, Carraro E, Del Din S, et al. Biomechanical assessment of balance and posture in subjects with ankylosing spondylitis. J Neuroeng Rehabil 2012;9:63
46. Hanuszkiewicz J, Malicka I, Barczyk-Pawelec K, et al. Effects of selected forms of physical activity on body posture in the sagittal plane in women post breast cancer treatment. J Back Musculoskelet Rehabil 2015;28(1):35–42.
47. Schenkman M, Morey M, Kuchibhatla M. Spinal-flexibility-plus-aerobic versus aerobic-only training: effect of a randomized clinical trial on function in at-risk older adults. J Gerontol A Biol Sci Med Sci 1999;54:M335–M342.
48. Fernández-de-Las-Peñas C, Layton M, Dommerholt J. Dry needling for the management of thoracic spine pain. J Man Manip Ther 2015;23(3):147–153.
49. Rock JM, Rainey CE. Treatment of nonspecific thoracic spine pain with trigger point dry needling and intramuscular electrical stimulation: a case series. Int J Sports Phys Ther 2014;9(5):699–711.
50. Isabel de-la-Llave-Rincón A, Puentedura EJ, Fernández-de-Las-Peñas C. Clinical presentation and manual therapy for upper quadrant musculoskeletal conditions. J Man Manip Ther 2011;19(4):201–211
51. Somhegyi A, Ratko I, Gomor B. Effect of spinal exercises on spinal parameters in Scheuermann disease. Orv Hetil 1993;20:401–403.
52. Roach. Adolescent idiopathic scoliosis. Orthop Clin North Am 1999;30:353–365, vii–viii.
53. Soucacos PN, Zacharis K, Soultanis K, et al. Risk factors for idiopathic scoliosis: review of a 6-year prospective study. Orthopedics 2000;23:833–838.
54. Blackman R, O'Neal K, Picetti G, et al. Scoliosis Treatment. Oakland, CA: Children's Hospital, Kaiser Permanente Hospital, 1998.
55. Kalichman L, Kendelker L, Bezalel T. Bracing and exercise-based treatment for idiopathic scoliosis. J Bodyw Mov Ther 2016;20(1):56–64.
56. Romano M, Minozzi S, Bettany-Saltikov J, et al. Exercises for scoliosis in teens. Cochrane Database Syst Rev 2012;(8):CD007837.
57. Bettany-Saltikov J, Weiss H, Chockalingam N, et al. Surgical versus non-surgical interventions in people with adolescent idiopathic scoliosis. Cochrane Database Syst Rev 2015;(4):CD010663.
58. Mooney B. The role of measured resistance exercises in adolescent scoliosis. Orthopedics 2003;26:167–171; discussion 171.
59. Hales J, Larson P, Laizzo PA. Treatment of adult lumbar scoliosis with axial spinal unloading using the LTX3000 lumbar rehabilitation system. Spine 2002;27:E71–E79.
60. Negrini A, Versini N, Parzini S, et al. Role of physical exercise in the treatment of mild idiopathic adolescent scoliosis: review of the literature. Eur Medicophys 2001;37: 181–190.
61. Athanasopoulos S, Paxinos T, Tsafantakis E, et al. The effect of aerobic training in girls with idiopathic scoliosis. Scand J Med Sci Sports 1999;9:36–40.
62. Ernst E. Exercise for female osteoporosis. A systematic review of randomized clinical trials. Sports Med 1998;25:359–368.
63. Kendler DL, Bauer DC, Davison KS, et al. Vertebral fractures: clinical importance and management. Am J Med 2016;129(2):221
64. Gill TM, Allore H, Guo Z. The Deleterious effects of bed rest among community-living older persons. J Gerontol A Biol Sci Med Sci 2004;59(7):M755–M761.
65. Convertino VA, Bloomfield SA, Greenleaf JE. An overview of the issues: physiological effects of bed rest and restricted physical activity [Miscellaneous Article]. Med Sci Sports Exerc 1997;29(2):187–190.
66. Old JL, Calvert M. Vertebral compression fractures in the elderly. Am Fam Physician 2004;69:111–116.
67. Reid IR. The role of calcium and vitamin D in the prevention of osteoporosis. Endocrin Metab Clin North Am 1998;27:389–398.
68. Ullom-Minnich P. Prevention of osteoporosis and fractures. Am Fam Physician 1999;60:194–202.
69. Maricic M, Adachi JD, Sarkar S, et al. Early effects of raloxifene on clinical vertebral fractures at 12 months in postmenopausal wimen with osteoporosis. Arch Intern Med 2002;162:1140–1143.
70. Black DM, Thompson DE, Bauer DC, et al. Fracture risk reduction with alendronate in women with osteoposoris: the Fracture Intervention Trial. FIT Research Group. J Clin Endocrinol Metab 2000;85:4118–4124.
71. Sinaki M, Itoi E, Wahner HW, et al. Stronger back muscles reduce the incidence of vertebral fractures: a prospective 10 year follow-up of postmenopausal women. Bone 2002;30:836–841.
72. American Geriatrics Society, British Geriatrics Society, and American Academy of Orthopedic Surgeons Panel on Falls Prevention. Guideline for the prevention of falls in older persons. J Am Geriatr Soc 2001;49:664–672.
73. Schenkman M, Cutson TM, Kuchibhatla M, et al. Exercise to improve spinal flexibility and function for people with Parkinson's disease: a randomized, controlled trial. J Am Geriatr Soc 1998;46:1207–1216.
74. Peet RM, Henriksen JD, Anderson TP, et al. Thoracic outlet syndrome: evaluation of a therapeutic exercise program. Mayo Clin Proc 1956;31:281–287.
75. Swift TR, Nichols FT. The droopy shoulder syndrome. Neurology 1984;34: 212–215.
76. Nakatsuchi Y, Saitoh S, Hosaka M, et al. Conservative treatment of thoracic outlet syndrome using an orthosis. J Hand Surg 1995;20B:34–39.
77. Adson AW. Surgical treatment for symptoms produced by cervical ribs and the scalenus anticus muscle. Surg Gynecol Obstet 1947;85:687–700.
78. Eden KC. The vascular complications of cervical ribs and first thoracic rib abnormalities. Br J Surg 1939;27:111–139.
79. Roos DB. New concepts of thoracic outlet syndrome that explain etiology, symptoms, diagnosis, and treatment. Vasc Endovasc Surg 1979;13:313–320.
80. Wright IS. The neurovascular syndrome produced by hyperabduction of the arms. Am Heart J 1945;29:1–19.
81. Sanders RJ, Hammond SL, Rao NM. Diagnosis of thoracic outlet syndrome. J Vasc Surg 2007;46:601–604.
82. Edgelow PI. Neurovascular consequences of cummulative trauma disorders affecting thoracic outlet: a patient centered approach. In: Donatelli RA, ed. Physical Therapy of the Shoulder. 3rd Ed. New York, NY: Churchill Livingstone, 1997.
83. Ide J, Katoka Y, Yamaga M, et al. Compression and stretching of the brachial plexus in thoracic outlet syndrome: correlation between neuroadiographic findings and symptoms and signs produced by provocation manoeuvres. J Hand Surg 2003;3:218–223.
84. Ide J, Ide M, Yamaga M. Longterm results of thoracic outlet decompression. Neuro-orthopedics 1994;16:59–68.
85. Tagaki K, Yamaga M, Morisawa K, et al. Management of thoracic outlet syndrome. Arch Orthop Trauma Surg 1987;106:78–81.

推荐阅读

Ascani E, Bartolozzi P. Natural history of untreated idiopathic scoliosis after skeletal maturity. Spine 1986;11:784–789.
Brown C, Deffer P. The natural history of thoracic disc herniation. Spine 1992;17(Suppl 6):S97–S102.
Cantu R, Grodin A. Myofascial Manipulation Theory and Clinical Application. Gaithersburg, MD: Aspen Publishers, 1992.
Donatelli R, Wooden M. Orthopaedic Physical Therapy. New York, NY: Churchill Livingstone, 1989.
Gould J, Davies G. Orthopedic and Sports Physical Therapy. St. Louis, MO: CV Mosby, 1985.
Gross J, Fetto J, Rosen E. Musculoskeletal Examination. Cambridge, MA: Blackwell Science, 1996.
Irwin S, Tecklin J. Cardiopulmonary Physical Therapy. 3rd Ed. St. Louis, MO: Mosby, 1995.
Malone T, McPoil T, Nitz A. Orthopedic and Sports Physical Therapy. 3rd Ed. St. Louis: Mosby–Year Book, 1997.
Mitchell FL, Moran PS, Pruzzo NA. An Evaluation and Treatment Manual of Osteopathic Muscle Energy Procedures. Valley Park, MO: Mitchell, Moran, and Pruzzo, 1979.
Pratt N. Clinical Musculoskeletal Anatomy. Philadelphia, PA: J.B. Lippincott, 1991.
Richardson J, Iglarsh ZA. Clinical Orthopaedic Physical Therapy. Philadelphia, PA: W.B. Saunders, 1994.
Winkel D. Diagnosis and Treatment of the Spine. Gaithersburg, MD: Aspen Publishers, 1996.

第25章

肩　带

CARRIE M. HALL

肩带功能与上臂、前臂、腕及手、躯干和下肢同在一个运动链中。因此，肩带的功能异常可以影响相关的区域；反之，相关区域的功能异常也可以影响肩带的功能。例如，因为有着共用的肌肉组织(如肩胛提肌、上斜方肌)，异常的肩带运动模式及伴随的损伤就可以影响颈椎的功能，反之也是如此。另外，异常的脊柱和骨盆运动模式及伴随的相应损伤也会影响肩带的功能。例如，骨盆前倾伴随胸椎后凸能使肩胛前倾，从而导致高举过头运动的肩峰下的撞击。

本章将首先呈现与肩带解剖学、运动学及评定方面的相关信息。这些信息将为常见的身体结构和功能损伤进行运动治疗干预提供基础。与本书其他章节一样，本章的目的不只是提供一个关于肩带功能障碍的运动练习列表，而是要提供一些必要的信息使读者成为批判的思想者和有知觉力的问题解决者。这样，你就会具有必要的知识去开出一个有效的及有效率的有关肩带病例的运动处方。

解剖和运动学回顾

从解剖学和运动学的角度考虑，肩带是人体最为复杂的区域之一。肩带包括三个不同的关节、相关的肌肉及关节周围的结构，它们综合协调运动能使臂部和手在各种体位下完成多种功能。从而使肩带的关节活动度超过人体任何其他关节复合体。

肩带包括胸锁关节、肩锁关节和盂肱关节。肩胛胸壁关节在胸廓表面通过胸锁关节和肩锁关节联合运动。因此，肋骨的结构和功能也会影响肩带的功能。

每个关节功能都互相依赖并同步参与上肢的运动。对肩带的复杂解剖和运动学理解的重要性不可低估，因为它涉及运动治疗处方的制定。因此，应注意进行系统地梳理回顾，并参阅相关网站进行学习。

检查和评估

已经有超过50个关于肩带的物理诊断检查[1-5]。由于复杂的解剖学和运动学，加之肩锁关节、胸锁关节和盂肱关节与颈胸椎的内在复杂关系，肩带功能障碍的诊断很具有挑战性。此外，肘、前臂、腕和手的功能也与肩带的功能密切相关，并同为此动力链的一环节，链上任何一环节的功能障碍都会影响其他部分的功能。

一个临床病例显示了此部分各关节之间的密切关系，该病例存在前臂旋前关节活动度下降。前臂旋前不足限制日常生活的活动，可以由盂肱关节内旋和外展使手掌向下来进行代偿(图25-1)。如果以这种代偿模式反复进行活动，尤其是在上臂抬高、位置偏向额状面时，肩峰下结构则会有撞击的可能。

病史

除了从第2章定义的患者/客户的病史中收集的一般数据外，几项患者报告的结果(PROs)已经证明具有可接受的信度和效度水平，也可作为评估肩功能如何影响生活功能和生活质量的基

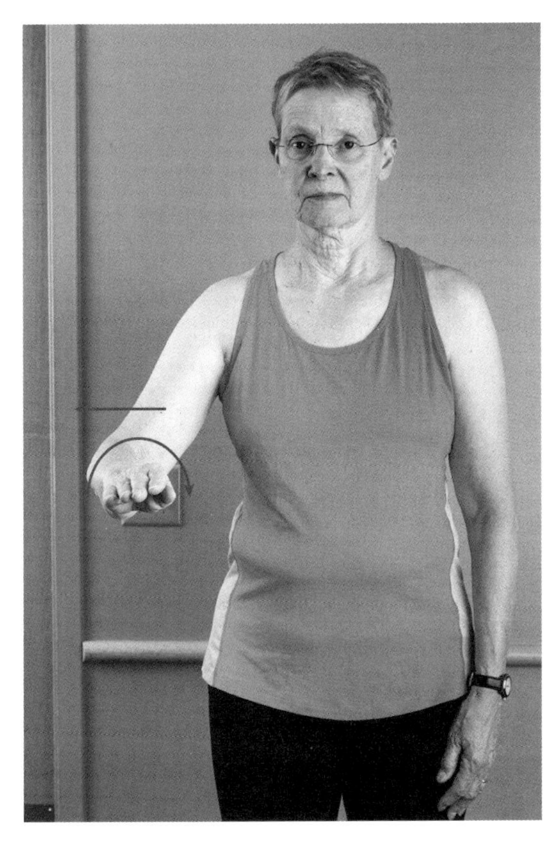

图 25-1　使用臂外展和内旋使手掌向下与单纯前臂旋前进行比较。前一种类型会导致腕伸肌过度使用(又叫做"网球肘"),原因是腕伸肌使用时会同时伸腕和屈肘并代替肱二头肌和肱肌屈曲肘部。

线,使用 16 项肩部 PROs、手臂[6]、肩膀和手的残疾,肩痛,残疾指数(SPADI)[7],简明肩关节功能测试[8],每项都有很好的证据支持以下五个特性中的四个:内部一致性、信度、内容效度、假设检验和反应性[8]。读者也可以参考别处每一项 PROs 的结果[9-11]。

排除性检查

在对任何主诉肩带不适的患者检查时都应按照常规进行颈、胸椎的筛查。颈、胸椎区域的功能障碍可能会导致肩带区域的功能障碍[12-14]。此外,尽管疼痛很少会向近端放射至肩关节,但是肘、腕、手指等处也应该作为疼痛的来源被排除(证据与研究 25-1)。

证据与研究 25-1

肩带功能和力学性颈部疼痛之间的联系

肌电图研究力学性颈部疼痛患者与正常人群对照比较,显示颈部肌肉行为发生了改变[15,16]。与颈椎力学功能复杂地相关的一组肌群是躯干肩胛肌群[17,18]。基于临床,一些力学性颈部疼痛的患者与无颈痛的肩痛患者有相似的肩胛定向运动的改变。如肩关节受到撞击,肩胛功能异常会伴随有躯干肩胛肌肉行为的改变[19-22]。因此,已经有肩带撞击异常的患者,需要同时评定力学性颈部疼痛的患者的肩胛肌肉的行为和肩胛的运动学[21]。然而,斜方肌行为变化与斜方肌的损伤往往是力学性颈部疼痛患者的一个特征[23-27]。当然,这些发现与文献研究一致,建议对肩带进行评估和运动治疗,以提高肩带功能,这些应是力学性颈部疼痛患者治疗处方中的一个组成部分[28-30]。

一些没有肩关节及臂部运动改变的难以解释的肩痛可能是躯体其他位置发生的症状牵涉到肩部疼痛(比如腹部或胸部)。牵涉到肩部疼痛的原因列举在表 25-1。全面的病史询问可帮助识别临床症状的内脏来源。

表 25-1　牵涉到肩带的疼痛位置

- 腹部问题,如胆结石和胰腺炎。
- 盆腔病变,如卵巢囊肿破裂。
- 心脏和血管病变,疼痛更多感觉在左边臂部和肩部,如心力衰竭或心脏周围感染(如心包炎)。
- 肺部病变,如肺炎或潘科斯特瘤,疼痛会表现在整个肩部、肩胛区域、上胸部、上臂部、颈部和腋窝。疼痛通常表现在肺部病变同侧。
- 其他情况,如带状疱疹、佩吉特病或胸廓出口综合征。
- 其他问题如在一些妇科手术减压中腹腔镜腹部手术的气体或空气进入腔道。

运动功能(运动控制和运动学习)

在胸部肩胛骨的多平面运动的视诊和触诊检查已经发展为肩功能失调测试。结合视诊和触诊方法的肩胛运动分类试验具有满意的评判间信度。这种类型的定性测试很重要,因为主动关节活动度可能在正常范围内受限,但肩关节功能障碍会导致相关运动学的异常(见证据与研究 25-2)。

证据与研究 25-2

运动学的改变造成肩关节功能异常的证据

肩胛的活动依赖于所有躯干肩胛肌肉的同步运动(如肩袖肌群),以控制肩胛骨多方向的旋转和移动,尤其是上肢活动给肩胛以负荷的时候[33-35]。当上肢活动时,肩胛的启动发生改变会影响肩胛上旋肌的效能,这是因为肌肉长度 - 张力关系和力臂会发生改变[17,18]。肩胛运动学改变会影响整个肩带。比如,Ludewig 和 Cook[21] 发现存在肩关节撞击的患者执行上肢任务时下斜方肌的活动会增大。斜方肌行为的改变的直接原因是疼痛;此外,它可能反映出躯干肩胛肌肉功能改变的存在,并不关乎疼痛。潜在地,斜方肌行为的改变可能是肩胛功能异常的原因,或者是其他躯干肩胛肌肉不足的一个代偿,以便上肢任务负荷增加时正确启动肩胛的活动[21,30]。

肌肉性能表现

受损的肌肉性能可由很多原因导致(参见第5章)。各种测试可以确定受损肌肉性能的表现和潜在原因或来源。

特殊的徒手肌力测试可以提供关于肌腱单位能产生的力或力距数量的信息。注 25-1 提供了肩带肌肉徒手肌力测试时应该被包括的肌肉。徒手肌力测试是一种传统的测试方法,也可以用测力计来进行检查。在适当的时候,这两种类型的测试都可以与体表肌电图一起联合进行。另外肌肉耐力可以通过计算患者能进行小负荷运动的次数来进行评定。比如,肩袖肌群的作用是在运动时固定肱骨头在肩胛盂上,它就有低负荷、高容量的功能。如此,肌肉耐力可以通过患者成功完成 1-2 倍的重量的重复次数来评估。这数据可以通过患侧完成次数与健侧完成次数的百分比来表示。这种方法也有益于家中的定量练习。对徒手测试特定方案的内容可以参考相应章节[36,37]。

注 25-1
徒手肌力测试中包括的肩带肌肉

三角肌的上部、中部和后部
盂肱关节外旋肌群
盂肱关节内旋肌群(区分肩胛下肌)
斜方肌的所有部分
前锯肌
菱形肌和肩胛提肌
胸大肌
背阔肌

* 读者可以参考特殊徒手肌力测试技术方面的参考书

位置力量测试是一种特殊形式的徒手肌力测试,它是在特定长度测试肌肉以获取关于肌肉长度 - 张力特性方面的信息(见第 5 章)。由于肌肉长度 - 张力特性发生改变,因此,位置力量测试在决定肌肉是否无力方面特别有用。如果肌肉处于被拉长状态,在小角度测试时无力,但是在大的角度就会变强。如果肌肉无力是因为其他原因,在测试整个范围内就会显得无力。Sahrmann[38] 在肩带肌肉的位置力量测试上提供了更多的信息。

选择性组织张力测试结合主动和被动关节活动进行肩带肌肉的抗阻测试[39]。测试结果的总结可以帮助医生确定哪些组织是肩关节病变的可能来源[40,41]。许多临床医生使用 Cyriax 的选择性组织张力模型诊断肩部软组织损伤[42]。Cyriax 模型已被证明是评估患者肩痛的一个可靠方案[43]。如果选择性组织张力测试对收缩性病变结果为阳性,抗阻测试则可以进一步诊断病变的严重程度。表 25-2 强调了抗阻测试的一些诊断发现。

表 25-2 基于抗阻测试的诊断

抗阻测试中发现的信息	损害
强大、无痛	正常
强大、疼痛	小肌肉损害 小肌腱损害
无力、疼痛	巨大的创伤,如骨折、肌肉或肌腱的部分撕裂
无力、无痛	肌肉或肌腱的完全撕裂,神经功能失用

疼痛

评估疼痛贯穿于整个测试过程中。对可疑的组织进行触诊可以用来评估组织的张力、温度、肿胀和疼痛的诱发[44]。Cyriax[39] 和 Maitland[45] 提倡在被动运动测试时运用疼痛和阻力以建立组织的激惹性水平。这些信息可以指导牵伸技术和松动技术执行中强度的实施。

因为一个特定活动伴随疼痛主观感觉可以帮助评估,临床医生应该询问病人哪些活动会产生疼痛。疼痛往往是潜在的(如:活动后经历的),这导致很难找到一个疼痛的原因或来源。疼痛的范围(也就是从最轻微到最痛苦的疼痛经历)应该可以通过一些公认的疼痛评估方法(例如:视觉模拟量表)来检查[46]。

在检查的过程中,临床医生总是必须尝试确定疼痛的一个力学原因。这通常具有相当的挑战性但又是必需的,这可以确保完全康复和预防复发。例如,尽管可以通过选择性组织张力测试和触诊来诊断冈上肌肌腱为疼痛的来源,但是疼痛的原因可能是肩胛过多的前倾。在臂上抬时,肩胛过多的前倾或后倾不足均会导致疼痛，这是因为冈上肌会在肩峰下发生机械性的撞击。冈上肌的局部治疗可能在短期内减少疼痛。然而，错误姿势的纠正，相关内在和外在生理性损害带来的运动障碍的治疗对长期疗效的管理至关重要。对此情形，临床医生应进行胸小肌和肱二头肌短头（二者均起于喙突并对肩胛施加向前的拉力）的牵伸，并进行肩胛后方肌肉的神经肌肉再教育训练，尤其是前锯肌的肌力训练应先于冈上肌。然而，最近疼痛科学进展显示，通常患者经历的疼痛强度和功能障碍的范围受多种无关物理诊断的因素影响，包括社会经济、情感和职业状态[48-51]。有趣的是，这些因素已经显示对症状和功能障碍的影响比患者诊断的严重程度更大[51]（证据与研究25-3）。

证据与研究25-3

与肩痛和解剖诊断相关的生物社会心理因素

传统疾病的生物医学模式认为伤害和疼痛之间为一直接关系，而生物社会心理学模式则承认患者所经历的疼痛有生物、心理、文化和社会因素的影响[52]。Menendez等[53]的研究结果提供了关于与症状程度和功能障碍范围独立相关的生物（体重指数）、心理（疼痛灾难化和无效的应对策略）和社会（工作状况）因素影响的支持。尽管人们期望在不同肩关节情形下疼痛和功能障碍会有变化，然而这初始诊断不能单独预测肩关节疼痛和功能障碍指数（SPADI）。这相似的肩关节结果在以前研究中也已经看到，该研究发现在肩袖肌群异常的患者中撕裂大小、后缩或肱骨头的移位不能预估功能评分[54]。对灾难化思维减少的干预并在治疗中优化自我效能以保持潜力去改善症状的严重程度和功能障碍的范围，这值得进一步研究。

周围神经的完整性

胸廓出口[55]、神经组织激发测试、周围神经的完整性测试[56]和抗阻测试的结果用于诊断因周围神经损伤导致的肌肉无力。肩带肌肉组织的测试，结合肘、前臂、手腕和手的肌肉组织测试可以显示神经缺损是否在颈椎的水平（如：神经根）或者是外周神经病变。肌肉无力的模式表明涉及外周或神经根病变或者某种形式的肌病（如：面肩肱型肌营养不良）[57]。

神经组织敏感性测试包括上肢神经动态测试和正中神经、尺神经、桡神经循行路线上的触诊。如臂部的症状再现（至少部分）、神经动态测试与结构分化试验均阳性[58,59]。

姿势

在肩带功能障碍患者身上已经注意到肩胛骨在胸部、盂肱关节和颈胸椎的位置是不正常[12-14,60-61]。虽然肩胛和肱骨休息位置[62]的测试有不一致的临床信度和效度。有研究支持肩带疼痛的发生率与异常的肩胛和肱骨的姿势存在相关性[12,13]（证据与研究25-4）。因此，临床医生应该观察和记录以下内容：

- 全身位置的力线排列，特别是肢体长度的对称性。
- 头的位置，颈、胸、腰椎位置的力线排列。
- 骨盆在三个平面的位置。
- 分析肩胛骨、锁骨和肱骨在三个运动平面的力线排列

证据与研究25-4

治疗肩关节疾患时应该考虑姿势的证据

脊柱的位置排列，尤其是胸椎的曲度是决定肩胛位置的关键，这会影响所有肩关节功能。过度的胸椎后凸，会导致肩胛在胸椎的排列方向发生改变。肩胛位置会更多前倾和内旋，头部位置前移增加会变得显著[63-65]。肩关节屈曲、外展和外旋要求肩胛后倾、上旋和外旋的大量运动[66]。肩胛在休息位时前倾和内旋就会损伤这些肩关节的功能。除此之外，在老年人群中，发现在休息时胸椎严重后凸的与轻微后凸的人比较肩峰下间隙更为狭窄[67]。有趣的是，不仅直立和最大程度懒散的姿势比较，而且直立和舒适程度懒散的姿势比较都发现胸椎后凸对肩关节活动度影响具有显著的统计学效应[68]。这些发现强调即使胸椎后凸只是很轻微的提高（大约7.10度），但是对于舒适程度懒散的姿势也应进一步关注。它也显示胸椎后凸下降5.80度就能产生肩关节在肩胛平面无痛范围内屈曲活动度（平均16.20度）及外展活动度（平均14.7度）的改善[69]。

关节活动度、肌肉长度、关节的灵活性和关节的完整性

注25-2列出了肩带的关节活动度、肌肉长度、关节活动性和关节完整性的检查内容。

注 25-2
肩带关节活动度、肌肉长度、关节活动性和关节完整性的检查内容

- 胸锁关节、盂肱关节、颈胸椎关节的主动和被动关节活动度
- 胸锁关节、肩锁关节、盂肱关节和颈胸椎关节的被动关节运动学检查
- 关节囊韧带的完整性[70-74]
- 关节盂唇结构完整性检查[75-78]
- 肩袖肌腱的完整性[77,78]
- 肩峰下撞击试验[79,80]
- 肩胛肱骨、躯干肩胛和躯干肱骨肌肉群的肌肉长度测试。肌肉分为每个类别检查总结在注 25-3。Sahrmann[61]和 Kendall 等[36]已经描述了适合的肌肉长度检查流程
- 应该检查功能性运动，包括触及后背部，触碰头和颈部的后面，以及触及对侧的肩部

注 25-3
适应性长度变化倾向的肩带肌肉

自适应缩短	自适应拉长
大菱形肌和小菱形肌	斜方肌中部
肩胛提肌	斜方肌下部
斜方肌上部 *	斜方肌上部 *
肩胛下肌 **	肩胛下肌 **
大圆肌	前锯肌
背阔肌	
胸大肌和胸小肌	
肱二头肌长头	
盂肱关节的外旋肌群	

* 肩胛上抬时斜方肌上部会缩短，肩胛下降时斜方肌上部会拉长。

** 肱骨内旋时肩胛下肌会缩短，肱骨外旋时肩胛下肌会拉长

工作（职业、学校、娱乐），社区和休闲整合或再整合（包括工具性日常生活活动能力）

不论是性能检查或是主观分级的形式，在检查中应该包括功能性检查。关于具体的患者报告结果的细节可以参考前面的病史部分内容。

常见身体结构和功能损伤的运动治疗干预

对肩带进行彻底的检查和评估后，临床医生应该对与身体功能和结构损伤有关的病人的活动受限及参与限制的情况有一个很好的理解。诊断和预后已经形成，治疗干预方案已经计划。一旦确定哪一部分身体结构和功能损伤应该治疗以恢复活动和参与水平，则必须制订适合的损伤和限制的护理治疗计划。运动干预治疗是重建肩带功能的关键措施，以恢复构成肩关节复合体的三个关节精确的肌群力偶。以下部分将提供运动干预治疗常见身体结构和功能损伤的信息。疼痛是作为第一个进行描述，因为其对我们理解潜在的损伤和 / 或导致疼痛的原因具有较大的重要性。

疼痛

鉴别诊断身体上部分的疼痛比较困难，其原因是相互依存的肩、肘、腕、手及颈胸椎复杂的解剖结构。源于肩带软组织的疼痛可能局部存在也可以沿着臂部放射到远端至腕部和手[81]。肩部疼痛的来源诊断复杂，因为肩部疼痛可以是其他地方病变放射而来，如颈胸椎病变[82,83]；同时还是非肌肉骨骼来源所牵涉的区域，如心脏和横膈（参阅附录I）[84]。

肩部局部疼痛的来源常难以琢磨。个体所经历的疼痛水平经常发生本质上的变化，这些在前面评估和检查部分已经提及。中枢致敏和运动的改变可以解释导致这些不同的原因[85]（证据与研究 25-5）。

证据与研究 25-5

肩袖腱病的中枢致敏和运动中枢的改变

Gwilym 等[85]揭示肩袖腱病的人群发生放射至臂部的疼痛和皮肤针刺时出现痛觉过敏。此外，手术前无论是存在痛觉过敏还是放射痛在肩峰下减压术后 3 个月的结果比较差[85]。两个其他的研究比较了有和无单侧肩袖腱病人群的疼痛阈值，结果发现在有症状的人群中发现局部超敏并双侧移动，暗示中枢致敏[86,87]。这些发现提示在一定比例的肩袖腱病人群中存在中枢致敏，所经历的疼痛可能不只与局部病变有关。

疼痛的发展和持续存在的另一潜在影响可能与运动中枢改变有关。Ngomo 等[88]研究揭示肩袖肌腱病人群中受累侧与非受累侧比较表现出冈下肌皮质脊髓兴奋性下降。还有报道在慢性肩袖全层撕裂的人群中三角肌表现出休息时皮质脊髓超敏和随意运动时敏感度降低[89]。这些肌肉皮质表现的改变显示肩袖腱病人群的中枢神经系统发生了适应性的变化，这归因于这些疾病障碍发生了神经肌肉兴奋的不足。

如果疼痛的来源确定位于肩带，治疗可能涉及综合干预措施，包括手法治疗、物理因子治疗或

电疗、神经肌肉再教育，治疗性运动也应在肩带区域疾病康复中发挥作用。一个临床例子可以说明物理治疗干预措施的使用和相互作用。注 25-4 显示出一个诊断为肩袖肌腱炎的病例的假设检查和评价发现。当前的研究对诊断为肩袖肌腱病的人群提供了相当大的信心期望通过手术干预和一个结果合理的阶梯运动项目能获得等效的结果，并有一些额外整体的运动获益，疾病残留更少，更快重返工作，并降低健康护理花费[94,95]（证据与研究 25-6）。

注 25-4

肩袖撞击临床病例（原发性肩袖疾病）

检查和评估

病史

35 岁男性右利手患者，主诉右肩疼痛。他的职业要求他每天坐在电脑前 8~10 小时，每周 5 天。他还进行越野滑雪、爬山、皮划艇运动。由于疼痛，直接限制他的基本活动包括不能躺在右肩上睡觉，每周会有短暂地 2~3 次痛醒。他的社会参与也受到限制，包括不能进行需要右肩高举过头的娱乐休闲活动。尽管在电脑前工作到 2/3 的时间时会经历一些肩胛区之间的疲劳不适，但现在他还没有中断工作。

姿势力线排列

中等程度头前伸，中等程度肩胛外展、前倾、向下旋转，右侧肩胛有一些下降，双侧肱骨轻度外展（右侧 > 左侧），胸背部中等程度驼背。

颈椎的鉴别性检查

颈椎右旋轻微紧张，没有放射到肩带的症状和体征。

被动关节活动度

肩胛平面上举：150°

90° 外展时外旋：90°

90° 外展时内旋：40°

肘、前臂、腕、手：正常范围

主动关节活动度

屈曲、外展时主动上臂上举：正常范围内

全部肩胛上旋：45°

盂肱关节在内收到体侧时内旋 60°，当将肩胛由外展休息位调整到中立位时，度数可提高到 80°

肩肱节律

存在不完美的肩肱节律，肩胛骨从开始下降位置缓慢上升，在 90° 屈曲时右侧肩胛仍然低于左侧，在最后一半屈曲时又过度升高。除此之外，在 90° 前屈时，肩胛骨不能完全向上旋转，只是向上旋转了 10°。病人从屈曲 90° 到终末端会经历疼痛，在辅助下上举和上旋会减轻疼痛。

肌肉长度

盂肱关节外旋肌群和菱形肌中等程度短缩，右侧上斜方肌和中斜方肌拉长。

关节活动性

盂肱关节向后及向下滑动、肩胛胸壁关节上旋、肩锁关节前后向滑动能力下降。

肌肉性能（只是测试右侧）

盂肱关节外旋肌群：3+/5（疼痛）

盂肱关节外展肌群：4−/5（疼痛）

冈上肌（full can 试验）[90]：3+/5（疼痛）

肩胛下肌（lift-off 位置）[41]：3+/5（疼痛）

上斜方肌：3+/5

中斜方肌：3+/5

下斜方肌：3+/5

前锯肌：3+/5

菱形肌 / 肩胛提肌：5/5

肱二头肌：4−/5

肱三头肌：5/5

抗阻测试

常规外展、外旋开始范围，冈上肌无力而且疼痛。

运动控制

表面肌电图分析显示与无损伤一侧比较，在肩胛平面损伤侧上斜方肌和前锯肌活动延迟。

触诊

冈上肌与肩锁关节肌腱、骨膜及肌腱结合处有压痛。

特殊检查

Neer 撞击征[91] 和 Hawkins 撞击实验[90] 阳性

Jobe 恐惧实验[92] 阴性

下坠实验及 Hornblower 征阴性[79]

Sulcus 征[93] 阴性

评定

该病人显示他有原发性的肩袖病变。他的躯体结构与功能损伤包括：

- 关节周围软组织的活动能力改变，盂肱关节向后及向下滑动受到限制
- 盂肱关节外旋肌群肌肉伸展性下降，进一步限制盂肱关节向后滑动
- 肩胛下旋肌群肌肉伸展性下降，限制肩胛向上旋转
- 肩胛上举肌群及上旋肌群拉长，影响参与构成上旋肌力偶的肌肉 - 张力性能
- 下降的肩胛上举肌群及上旋肌群性能影响肌肉参与主动力偶
- 肩胛旋转肌群运动控制模式改变
- 肩峰下软组织损伤阳性体征，尤其是冈上肌（如：撞击征阳性，无力及疼痛的抗阻测试，触诊疼痛）

病理机制小结

本病人容易形成撞击综合征损伤。他每天持续 8~10 小时工作、不正确的长期姿势会导致运动系统的基础、调节器及生物力学因素改变。错误的关节力线排列（生物力学）改变胸锁关节和盂肱关节的关系，从而会导致盂肱关节撞击。不正确的长期姿势会改变肌肉的长度 - 张力性能（基础），进一步导致运动及募集模式改变（生物力学和调节器）。比如，肩胛在休息时长期外展、下旋、下降及前倾，躯干肩胛上旋肌会相应拉长，躯干肩胛下旋肌及肩肱部肌肉会相应缩短。当他在攀岩及皮划艇时，该运动要求上举超过头部，病人的肩胛此时不能充分外旋，肱骨头就会过多移行到肩胛盂窝的上方。这种运动模式会导致肩峰下结构与肩锁韧带和肩峰之间发生撞击。

证据与研究 25-6

阶梯练习与外科手术治疗肩袖腱病比较

有文献证实在对肩袖肌腱病外科手术治疗后1年、2年、5年随访中发现并没有获得额外的受益[96-99]，一个结构性的运动练习方案显著地降低了手术的需要[100]。另外，手术(肩峰成形术、肩峰成形术和肩袖修补)对非创伤性的部分撕裂(冈上肌<75%厚度的撕裂)[101]或肩袖的非创伤性全层撕裂与单纯运动练习比较并不能提高效果[102]。所有这些研究都运用针对肩袖肌群的阶梯练习，治疗次数范围在6~19次。一些研究也包括运动控制练习、肩胛练习和肩关节牵伸作为康复护理计划的一部分。一个研究特别允许并推荐进行练习时，疼痛可以达到5/10水平(10代表最剧烈的疼痛)，疼痛程度返回到先前练习所经历的休息时水平时则进行下一练习[100]。此外，作者认为肩袖肌腱病肩峰下减压手术治疗后6~12周相对的休息和随后的阶梯康复可能是获益机制的结论是可信的。这实际上不是手术过程本身所获得的[103-105]。

肩袖肌腱病这类的指导原则是改善疼痛活动，其运动策略是使疼痛水平不随着时间趋向上行，指导改变软组织紧张的运动模式，控制再次施加负荷，使肩关节运动逐渐从简单到复杂晋级，坚持长期治疗的教育并理想地避免将来复发。

在治疗激惹性高的肩袖肌腱病时应首先进行关于疼痛方面的教育。激惹性高的肩袖肌腱病常常合并持续疼痛、夜间疼痛及轻微的活动即引发持续的疼痛，并继续长期存在。建议激惹性高的肩袖肌腱病人群应限制一些使受累侧肢体症状恶化的活动(相对休息)，这点非常重要。除此之外，任何运动方案都应小心计划并实施，以避免使疼痛水平升高。这包括设计一些缓慢进行的运动去支持臂部，应降低肩关节活动度。有证据证实在疼痛和无力方向进行持续等长收缩有助于控制疼痛。如果联合进行相对休息、等长收缩、小心的阶梯运动方案对改善症状没有帮助，则应考虑以控制疼痛和降低潜在的炎症的注射疗法作为辅助治疗[108,109]。(证据与研究 25-7)。

证据与研究 25-7

顽固性肩痛的注射治疗

在英国，从20世纪90年代以来，物理治疗师就可以进行关节和软组织的注射治疗以支持运动处方和徒手治疗。近期，物理治疗师已经开始进行超声引导的注射流程[108-110]。肌电研究显示肩痛限制了肩袖肌群活动，肩峰下注射局部麻醉剂有效减轻疼痛可以提高运动治疗的疗效[111]。由于这些治疗(注射治疗、运动、徒手治疗)可能有不同的作用机制，联合治疗途径可能比单一治疗方法更加有效。皮质激素和麻醉药都显示能降低肌腱细胞的增殖[112,113]，这可能是激惹性高的肩袖肌腱病的一个特征[114]。然而，在大鼠中[115]证实皮质激素会降低肩袖组织的强度及潜在的肌腱细胞的凋亡[116]。由于研究没有发现肩峰下注射[117-119]皮质激素和麻醉剂之间的区别，当临床上考虑注射治疗时，在进行阶梯运动治疗后开始行肩峰下麻醉药注射可能更为合适。

治疗疼痛的来源可以包括以下干预措施：

- 受影响的肩袖肌腱骨膜或肌腱连接点的深部横向按摩，以协助形成一个强大的和可移动的瘢痕[42]。
- 主动练习，关节活动度中间范围内的电刺激，或两者联合以使肌肉变强大(与深部横向按摩具有相似的作用)[42]。
- 物理因子治疗(如冷冻疗法)或电疗(如超声导入疗法、超声波疗法)用于治疗炎症过程[120]。

孤立地治疗疼痛可以促进愈合过程，并有助于短期内减轻不适感，但不能获得长期作用，尤其对错误姿势或运动模式引起重复微细损伤所导致的疼痛长期作用不明显。临床医生必须关注疼痛潜在的根本原因以获得解决疼痛的长期效应。

研究已经表明错误的肩肱关节运动学和肩袖疾病之间存在一定的联系[11,46,47]。治疗肩袖撞击的原因需要消除或改良错误运动学导致的持续姿势或重复性的运动模式。与治疗疼痛的来源里描述的基本改良活动相比较，这种训练应尽可能更特殊化。改变持续的姿势和重复的运动模式通常需要在干预治疗运动前关注肌肉性能、关节活动和软组织的伸展性。改善生理功能是提供更精确的姿势和运动控制的基础。例如，3-5级肌力的斜方肌下部和前锯肌的肌肉不能完全参与肌肉力偶来完成肩胛上旋、后倾和外旋以对抗重力抬起上臂。治疗运动旨在改善向上旋转肌肉的性能，直到它们达到最小的性能。肌力达到3级到3+/5是一个先决条件，然后再训练功能运动模式所要求的互相协调的肌肉力偶以对抗重力。因此，肩胛训练和肩胛运动学正常化非常重要，并应优先于肩袖肌群的肌力训练。

在治疗肩袖肌腱病时通常应进行肩关节旋转练习。尽管该练习常在臂部、体侧进行，来源于肌电研究的证据表明应在臂部外展 90° 进行旋转时，肩袖肌群更多特殊的运动方式的才能完成[121,122]（自我管理 25-1）。这里描述的另外一种体位是半跪位，肱骨支撑于地面，约在肩胛骨平面 80 度。这两个位置，肩袖能工作，但是三角肌不能抬起臂部。由于肩袖的功能是抗衡潜在肱骨头移位的不稳定力，这些不稳定力由负责肩关节外展、屈曲和后伸的肌肉产生。结合这些肩关节肌肉的运动练习将优先针对改善肩袖的动态稳定肌的功能[123]。

自我管理 25-1

俯卧肩关节旋转

目的：增强肩关节旋转肌群肌力，训练肩胛间区和臂部的独立性活动。

开始体位：跪在一个举重床旁，如果在家里，俯卧在你的床边缘。把两个或两个以上的毛巾卷放在你的肩关节下方。让你的手臂放在床外，肘部屈曲 90°。保持你的肩膀尽可能多地支持在板凳上或床上。你的手臂应该挂在肘上，而不是在你的肩膀上。最可能的位置是你的肘部位置应该略低于你的肩膀，“球窝关节”的“球”应该用毛巾卷很好地支撑。

运动技术：

外旋（目标肌肉：冈下肌、小圆肌）

- 可仅仅通过旋转手臂或携重物完成这个练习。如果携重物进行练习，注意重量不能超过规定的处方的剂量
- 慢慢地旋转肩膀，这样前臂向头的方向移动。略低于水平位置停止
- 专注于让手臂从肩胛骨独立进行移动。肩膀应该在肩胛盂窝里旋转，不应该有肩胛骨运动
- 另一个运动是从把前臂放在桌子上的起始位置，慢慢地移动手腕和前臂离开支撑面，并保持等长收缩 5~10 秒。手返回到支撑面。重复进行设定数量的练习

运动量：

重量__________

组数 / 次数__________

频率__________

外旋

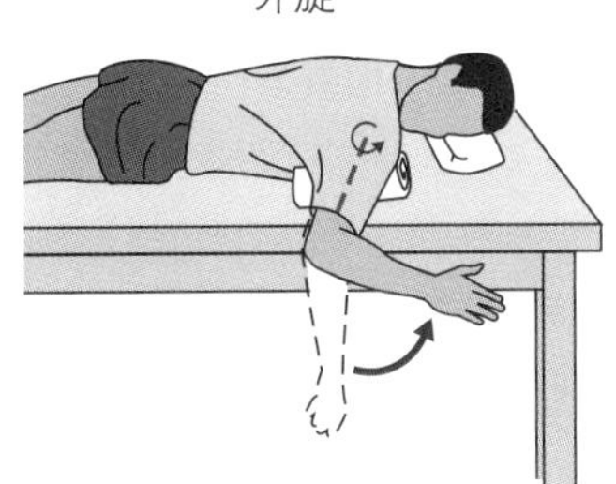

内旋（目标肌肉：肩胛下肌）

- 可在有或没有增加重物的情况下旋转手臂进行这个练习。如果携重物进行练习，注意重量不能超过规定的处方的剂量
- 慢慢向相反的方向旋转肩关节，使前臂向后移动
- 不要让肩关节移动毛巾卷，想到要保持肩关节开始移动毛巾卷或者肩关节的“球”在“窝”里
- 内旋的活动范围与外旋比较受到更多限制（可能只有 10°~20°）。记住很重要的是质量，而不是数量

运动量：

重量__________

组数 / 次数__________

频率__________

内旋

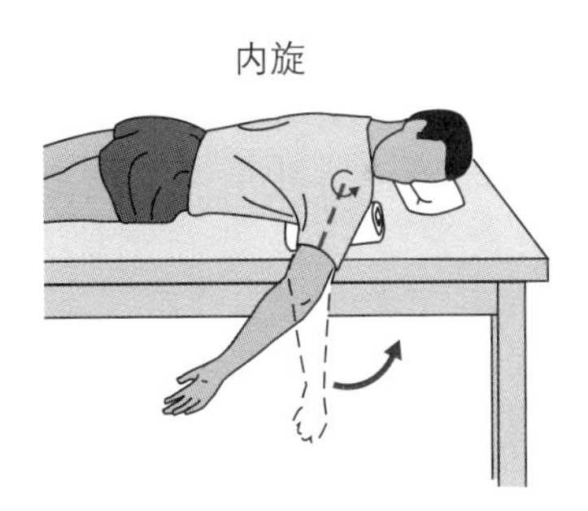

在允许的肩关节活动范围内不同部分进行动态和静态的练习应关注肩锁关节的肌肉，这些肌肉可以优化肩袖肌群的功能。任何肩袖肌肉练习成功的要点是应兴奋肩胛肱骨肌群（前锯肌、菱形肌、斜方肌）以产生一个肩胛稳定的肌肉锚点，这样就可以避免源于肩胛的肩袖肌移动肩胛远离中线而进入肩胛内旋肩胛肱骨肌群的状态[124]。

由于动态性练习在更高活动范围内进行，肩胛肱骨肌群要发挥功能不仅需抗衡肩袖肌群收缩产生的潜在位移的不稳定力量，还要重新定位肩胛以维持最佳的盂肱关节关节面和肩袖肌群的力线排列。肩袖肌腱病的积极运动治疗是以控制肌

腱负荷和逐步恢复肩肱节律和肩关节动态稳定所需的复杂肌肉协调为指导。

为控制症状，必须尽快启动姿势和运动的教育，使患者学会内控。在物理治疗师成功的治疗中，病人必须留意并有意识地注意，即使轻微的姿势和运动变化也会影响症状。教育和生活方式作为肩袖肌腱病的治疗一部分，应该受到重视。关于教育，病人需要懂得肌腱上发生了什么和怎样影响肩关节功能，以及一个结构化的运动方案的重要性。肩袖肌腱病的治疗要求密切注意疼痛和肌腱愈合的关系。治疗必须需要充足的时间和合适的方式，有控制地运动、阶梯练习会不会产生加重疼痛的趋势。康复过程中必须做到逐渐推荐负重和复杂运动。

注 25-4 中显示的是必须关注的一些损伤以促进最佳的姿势和运动模式：

- 肩袖的肌肉性能（自我管理 25-1），肩胛上旋肌群（自我管理 25-2 和自我管理 25-3）。
- 肌肉的伸展性：胸小肌（图 25-2）、菱形肌和肩胛提肌（图 25-3）、盂肱关节的外旋肌（自我管理 25-4）。
- 关节活动能力：肩锁关节、胸锁关节、盂肱关节、颈胸关节、第 1 肋骨与第 1 胸椎及胸骨柄的关节、所有胸椎关节。

自我管理 25-2

俯卧臂部上抬

目的：增强中斜方肌和下斜方肌肌力

起始位：俯卧位，至少垫一个枕头在你的腹部。把你的双手放在你的头后面。水平 1 到水平 3 一直用这个姿势

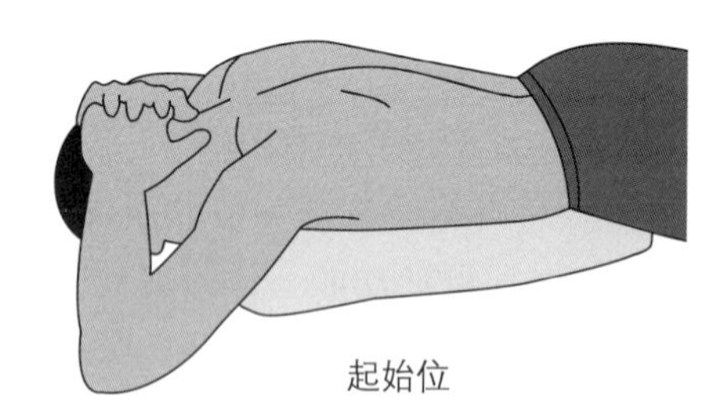

起始位

运动技术

水平 1：俯卧位抬肘（目标肌肉：中斜方肌和下斜方肌）只是抬起你的肘部。保持你的颈部肌肉（上斜方肌）放松，肩胛骨之间的区域肌肉（下斜方肌）收缩。保持只需足够抬起肘部的收缩以避免菱形肌收缩而内收肩胛骨

- 保持收缩 5 秒
- 降低肘部，重复进行
- 当你颈部的肌肉变得更紧张时停止；这个迹象表明中斜方肌和下斜方肌已经疲劳，你需要停下来休息

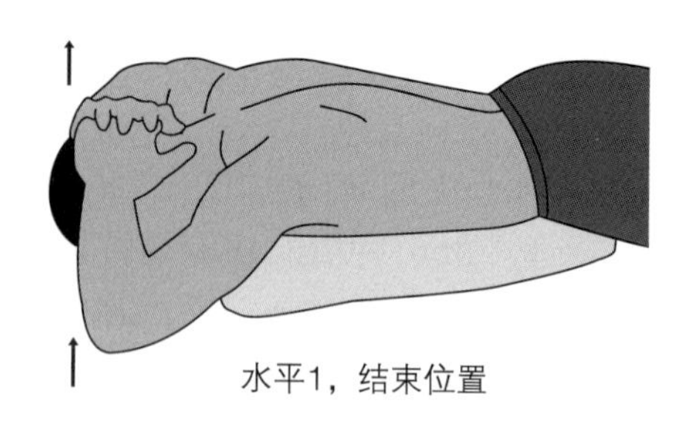

水平1，结束位置

运动量：

组数 / 次数____________________

频率____________________

水平 2：俯卧位抬肘伸臂（目标肌肉：中斜方肌和下斜方肌）只是抬起肘部。保持颈部肌肉（上斜方肌）放松，肩胛骨之间的区域肌肉（下斜方肌）收缩。保持收缩只需足够抬起肘部以避免菱形肌收缩而内收肩胛骨

- 慢慢地伸展肘部，逐渐至手臂伸直。肘部弯曲，回到手在头后面的位置
- 在桌子上放松肘部
- 当颈部的肌肉变得更加紧张，这个迹象表明中斜方肌和下斜方肌疲劳，应该停下来休息。

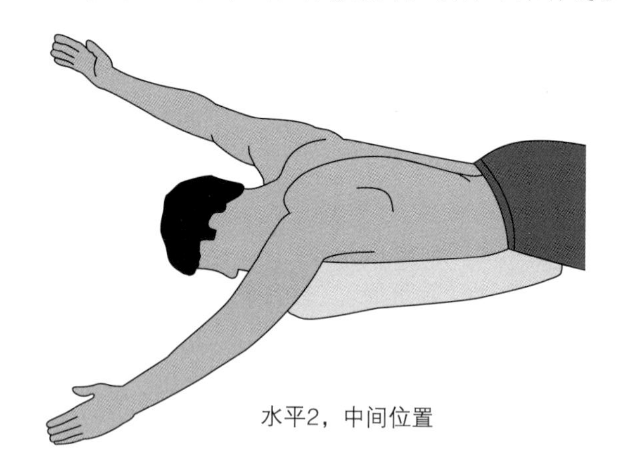

水平2，中间位置

运动量：

组数 / 次数____________________

频率____________________

水平 3 俯卧位抬肘伸臂高过头部（目标肌肉：中斜方肌和下斜方肌）

- 只是抬起肘部。保持颈部肌肉（上斜方肌）放松，肩胛骨之间的区域肌肉（下斜方肌）收缩。保持只需足够抬起肘部的

收缩以避免菱形肌收缩而内收肩胛骨当伸展肘部时，抬高手臂超过头部。在这个水平的练习中，一定不要让颈部肌肉(上斜方肌)紧张。如果不能让颈部肌肉相对放松，可能没有准备好这种水平的练习

- 将手返回到头上。降低肘部，放松

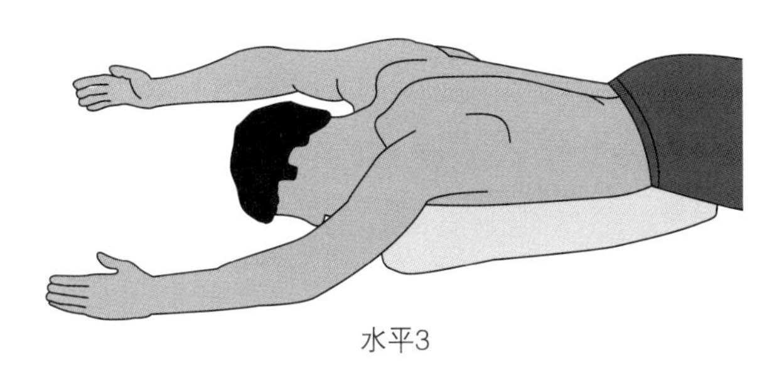

水平3

运动量:

组数 / 次数________________

频率________________

起始位:

俯卧在一个举重台上、钢琴台上或低床。胸部应该悬在台上的边缘。如果超过台上太远，可以弯曲膝盖。使腹部向里向上拉。头应该和脊柱在一条线上，下颌回收。掌心向前，拇指向上竖起抓住哑铃。手臂应在胸部水平放松，在地板上休息或若台子抬高，则靠在台子上。保持肘部微微弯曲

运动技术:

水平 4A: 俯卧位反向水平飞行(目标肌肉：中斜方肌)

- 举起哑铃做半圆形的运动上升到刚好在胸部下的高度。不要超过胸部水平
- 使用相同的路径，下降到起始位置
- 呼气上升，吸气下降

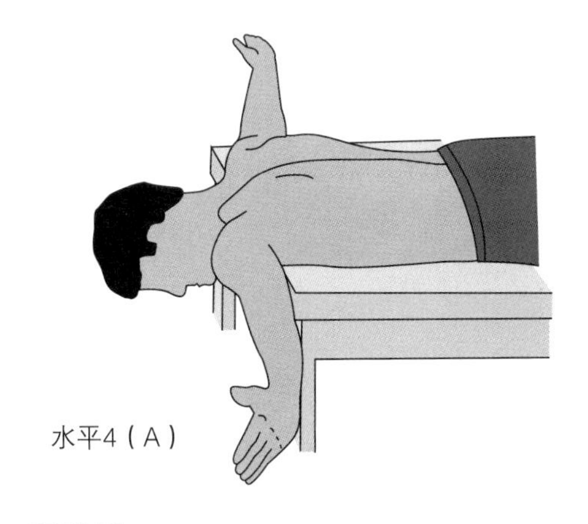

水平4（A）

运动量:

组数 / 次数________________

频率________________

水平 4B: 俯卧位对角反向逆飞(目标肌肉：下斜方肌)

- 抬高肘部做一个半圆的运动，对角线向上朝向头举起至刚好头下面的水平。不要把肘部超过头以上水平
- 使用相同的路径，下降到起始位置
- 呼气上升，吸气下降。重复 10 次为 1 组。当你最大能完成 2 组 10 次正确的技术时可以开始轻的负重训练

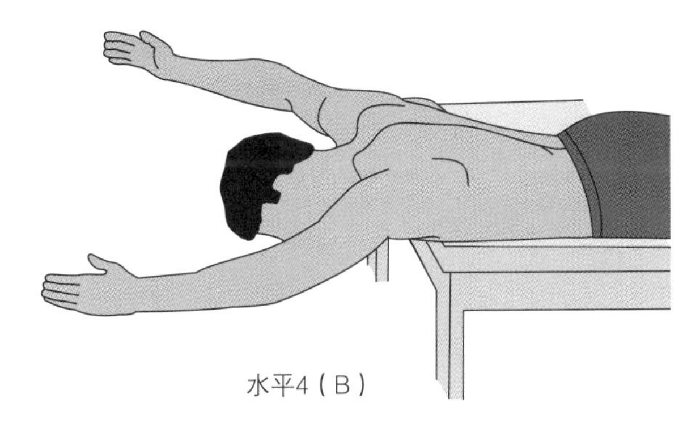

水平4（B）

运动量:

组数 / 次数________________

频率________________

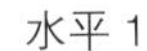

自我管理 25-3

前锯肌进阶训练

目的: 前锯肌逐步肌力训练

水平 1:仰卧位手臂过头等长训练

起始位: 平躺，将 1~2 个枕头置于头上面(不是头下方)

运动技术:

- 抬高手臂超过头部，靠近耳部，直到放到枕头上
- 轻轻但持续将手臂向后推枕头，保持 10 秒

水平 1

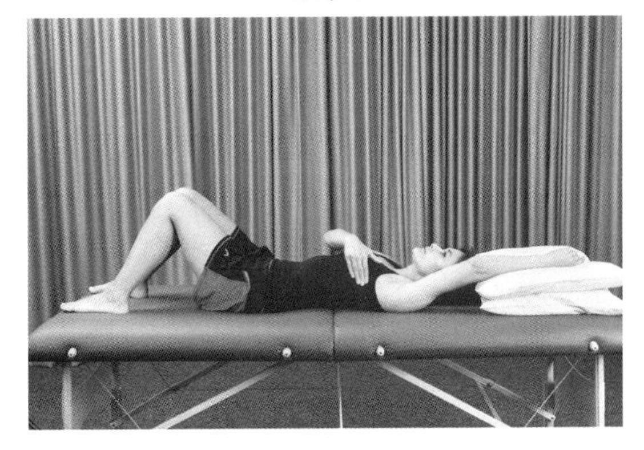

运动量：

组数 / 次数________________

频率________________

水平 2：侧卧动态滑动手臂

起始位：侧躺，在头和肩关节前方放 2~3 个枕头，屈髋屈膝。手臂放松在枕头上，肘部弯曲，一手抓住规定的处方颜色的弹力带，橡皮带另一端连接在足尖

运动技术：

- 手臂向头上滑动，让它一直接触到枕头
- 慢慢降低手臂回到起始位置。不要把手臂回落，但慢慢地降低以对抗弹力带的弹性阻力

水平 2

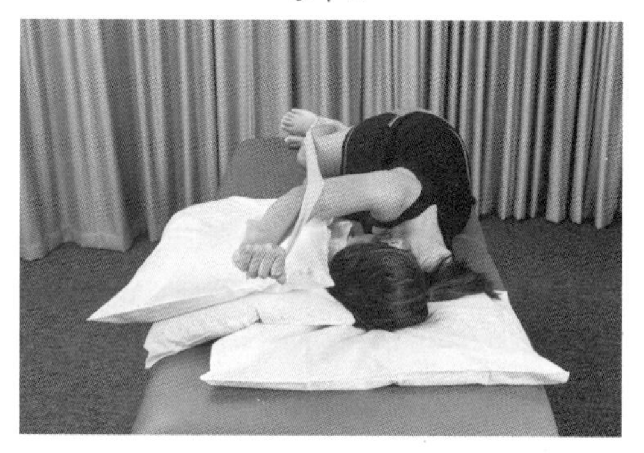

运动量：

弹力带颜色________________

组数 / 次数________________

频率________________

水平 3：靠墙站立手臂上举

起始位置：足站在离墙 2~3 寸的距离。头应该靠在墙上。如果不能把头往墙上靠，可以在头后面放置 1 个或 2 个小的手巾卷。收缩腹部，使骨盆向后旋转，减少背部弓形。应该能够把一只手放在背部和墙之间。如果在背部和墙之间有更多的空间，臀部和膝盖可以微微弯曲以减少髋屈肌的牵拉。这样应该能够更容易减少背部的弓形

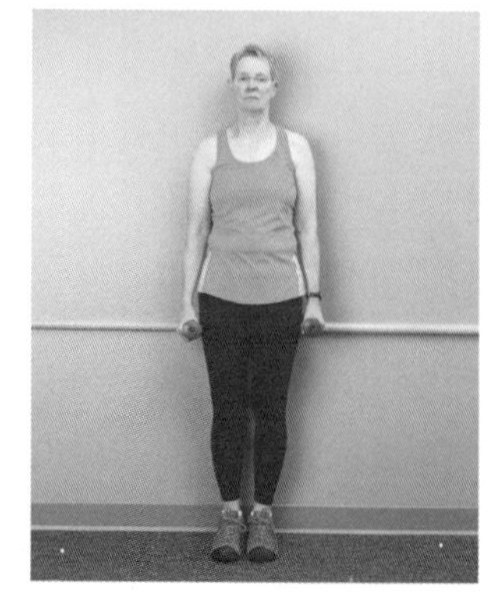

水平 3，起始位置

运动技术：

- 在身体前面抬起臂部并伸展肘部
- 在整个过程中尽量把臂部背靠到墙上，但如果感觉背部拱起或有耸肩就应停止慢慢地降低手臂到体侧，确保肩关节退回靠墙，保持不要向前滚动

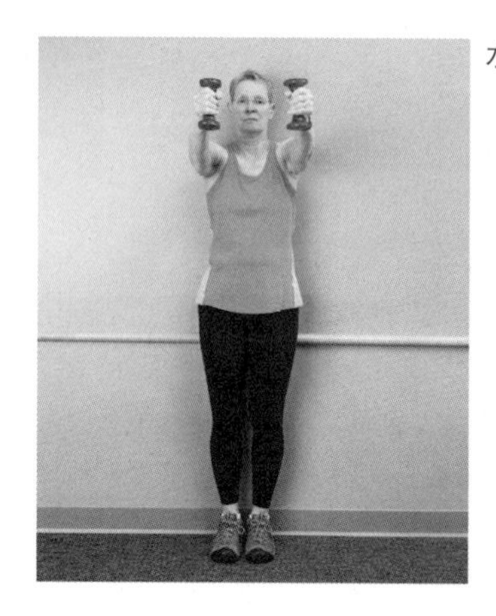

水平 3，中间位置

运动量：

- 重量________________
- 组数 / 次数________________
- 频率________________

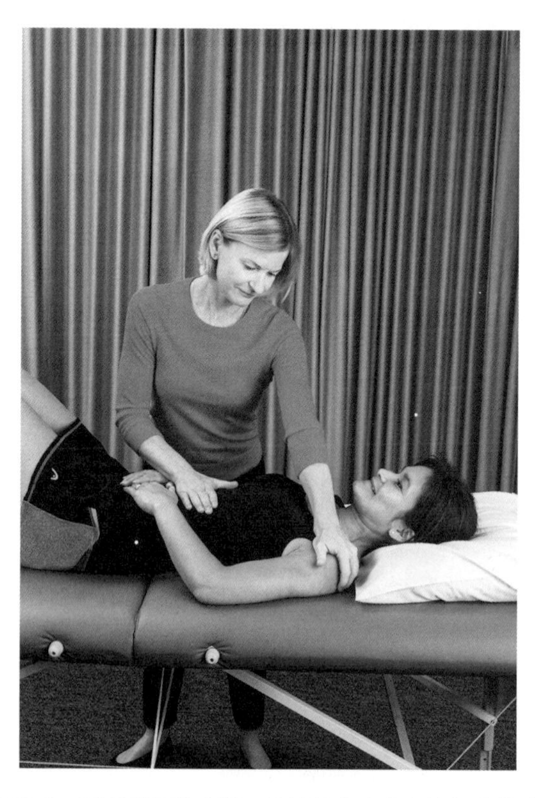

图 25-2 徒手牵伸胸小肌。手放置在喙突上施加牵伸力，另一个手放在胸廓上固定。操作者施加的力的方向朝向后、上及外侧方向

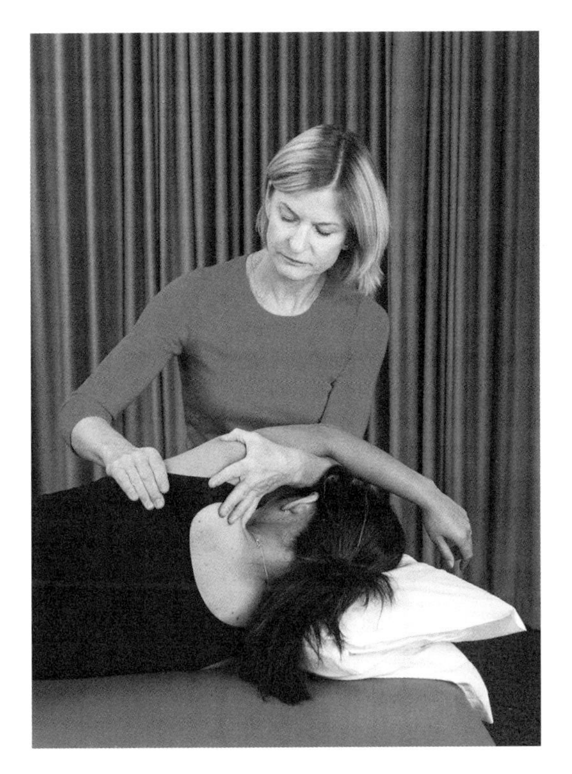

图 25-3　菱形肌和肩胛提肌牵伸。病人的肘部自然放松在操作者的腹部。医生把她的双手放在肩胛骨周围。固定足部，利用身体的重力从尾侧到头侧用力，这样就有一个旋转力传递给肩胛骨，手旋转肩胛骨向上

自我管理 25-4

外旋肌和后关节囊牵伸

目的：牵伸肩部旋转肌群，训练肩胛骨和臂部之间的独立运动

起始位：将臂部滑到床外，屈肘 90°。放置前臂位置使手指指向天花板。用对侧手使肩膀向下

运动技术：

- 让肩关节放松并旋转，让前臂朝地板方向移动
- 不要让肩部落向地板，让手和前臂移动以更加接近地面
- 可以用手抓住 0.91kg（2 磅）重物以协助牵伸

运动量：

保持牵伸________________秒

组数 / 次数________________

频率________________

变换体位：患侧卧位。确保直接躺在肩关节上，手臂垂直于身体，肘部屈曲 90°。

运动技术：

- 将健侧的手放在正在牵伸肩部侧手的背部
- 患侧对抗健手轻轻地进行等长收缩，保持 6 秒，放松
- 在放松时，把患侧前臂向足方向下进行移动，直到感觉温和的牵伸，重复等长收缩。移动手到下一个障碍，重复 3~4 次

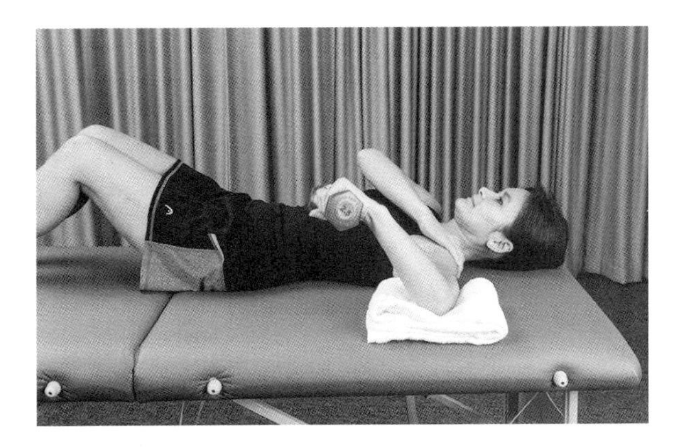

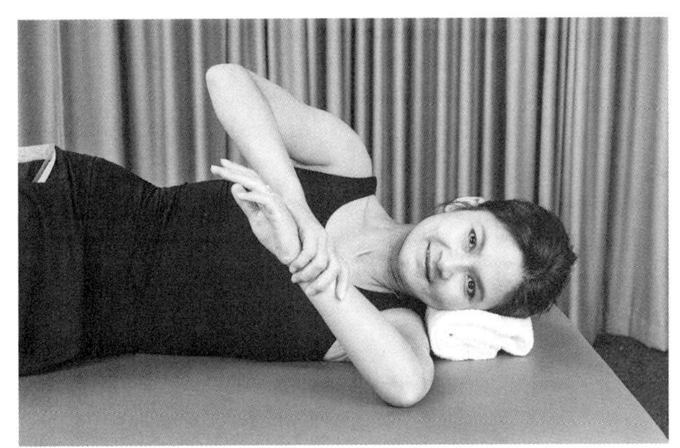

通常，肩胛上旋肌的长度 - 张力性能改变原因在于长期的不良习惯姿势（如胸背部驼背导致肩胛倾斜、前锯肌和斜方肌下部延长）。开始进行运动练习时必须处方为相对较低的强度水平。例如，病人应该从斜方肌下部（见自我管理 25-2）和前锯肌前伸（见自我管理 25-3）水平 1 开始训练，并逐渐进展。即使如此，提高下斜方肌、前锯肌和肩袖的肌肉性能可能不会直接转化为功能的改善。在日常生活活动能力和工具性日常生活活动能力训练中，应规定过渡练习，以训练肌肉在适当的幅度和时间发挥功能。过渡性练习的示例如图 25-4 所示（知识拓展 25-1）。

知识拓展 25-1

描述三个以上肩胛骨或肱骨错误姿势习惯导致长度—张力特性改变的例子。命名错误的姿势、受影响的肌肉以及哪些是容易自适应延长和缩短的肌肉

对于疼痛无效的治疗可能是由于未能确定症状来源不是在肩带。即使症状来源是来自一个

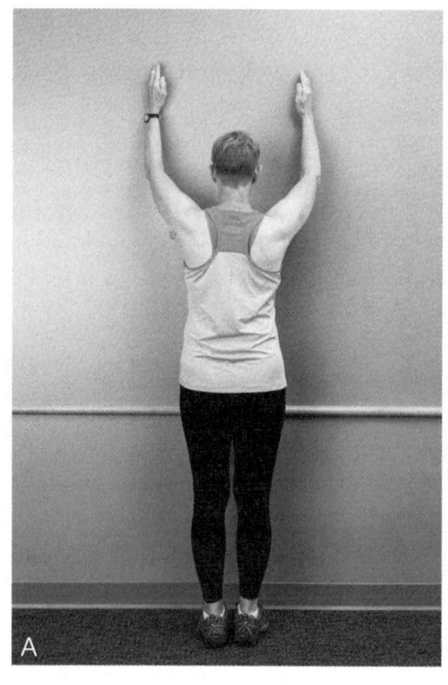
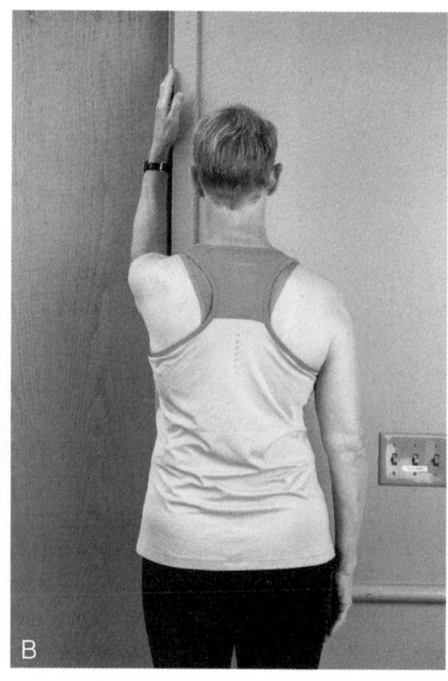
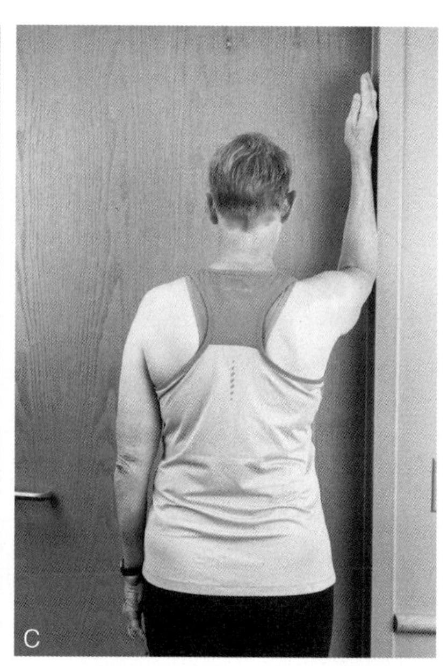

图 25-4 过渡性肩袖运动练习。A. 病人将手尺侧面放在墙上，在矢状面或肩胛平面将手向上滑动，这分别取决于训练关注点是前锯肌还是斜方肌下部；B. 偏向内旋，病人将手掌靠近门框，并向上和向下滑动，同时保持轻微对门框的内旋压力，病人不能推力过大以避免动用胸大肌、背阔肌和大圆肌，目标是使用肩胛下肌以增加肩胛下肌肌力来提高臂上抬时肩袖力矢量；C. 偏向外旋，病人将手的背侧靠着门框，并向上和向下滑动，同时保持轻微对门框的外旋压力

关联的肌肉骨骼区域，但仍然是无效的治疗，源于未能认识到肩带会导致疼痛和功能障碍的恶性循环。例如，一个病人可能被诊断为神经根疼痛，由于 C5、C6 椎间盘突出导致 C5、C6 神经根发炎引起。然而，也可能被认为是由于肩带错误的姿势和动作所导致，但这也归因于颈椎错误的姿势和动作，因为二者有共享的肌肉结构和关节连接[125]。

一个病例是患者在休息时肩胛骨下降（图 25-5）和运动时肩胛骨上升不足，尤其是在运动的前半部分。因为在休息时过度牵伸上斜方肌以及肩胛骨向上旋转时过度牵伸肩胛提肌，患者可能感到颈椎过度紧张[126]。这种过度紧张可能会损害

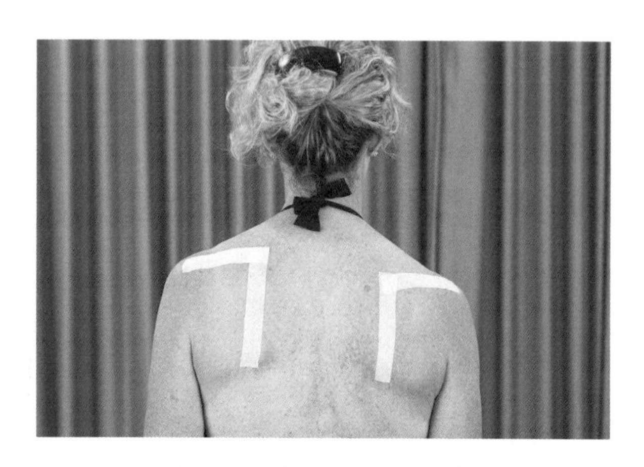

图 25-5 轻微右侧肩胛下降

颈椎的正常运动，限制手臂置于体侧或同时肩带运动时颈椎旋转（如驾车时需要看肩后方）[127]。在这种情况下，单独治疗颈椎可能不会完全恢复功能。然而，此种情况应加入肩带姿势和运动模式的治疗及肩部损伤相关的治疗和护理计划，这将对源于颈椎的症状改善至关重要（知识拓展 25-2）。

知识拓展 25-2

治疗源于颈椎并伴随一侧肩胛骨下降的疼痛：

- 肩胛胶布疗法使其上抬和向上旋转（见本章的辅助治疗：胶布疗法）
- 斜方肌上部和肩胛提肌肌力训练
- 相关姿势习惯教育（如不要让肩关节处于下降姿势，在工作和长时间坐着（如看电影时）需保持手臂支撑。）
- 运动再培训（如用斜方肌上部起始移动肩胛到正常水平的上抬，然后在改善后的起始位再训练正常运动及募集模式）

斜方肌上部在小关节活动范围内的肌力训练。肌力为 3 级的患者：病人面向墙站立，手的尺侧面在墙上向上滑动（见图 25-4A）。在关节活动终末端，肩胛会在允许的活动范围内上抬（没有图示）。肌力为 3+~5 级的患者：病人进行在头上方加压的技术（起始位 A）；在关节活动终末端，肩胛会在允许的全活动范围内上抬直到末端（B，C）

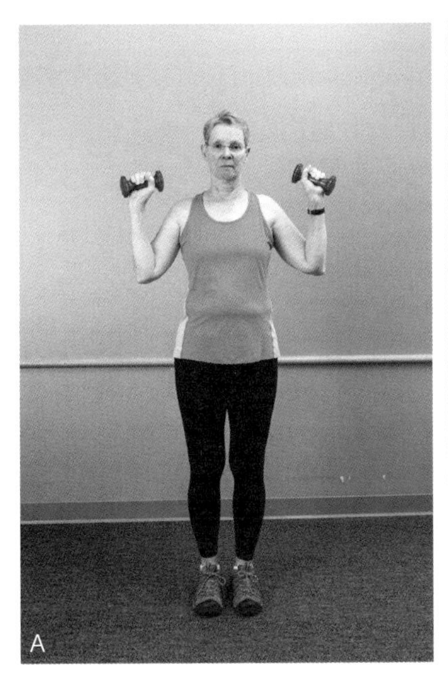

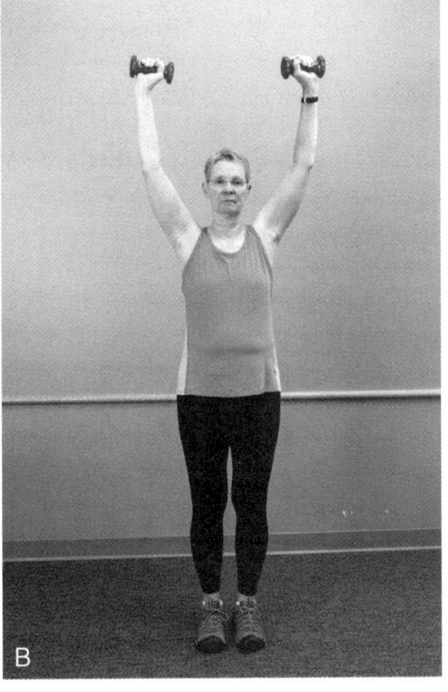

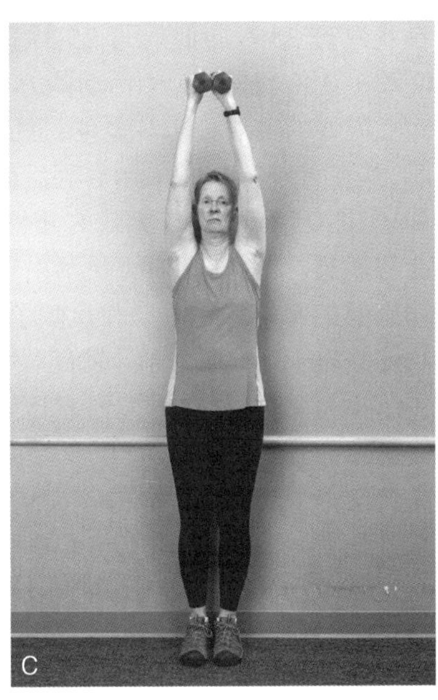

关节的活动范围和活动性受损

这类障碍覆盖范围包括关节活动度增大、关节活动性增加导致关节活动度减少、关节活动性下降的骨运动学和关节运动学。一个粘连性关节囊炎或冻结肩的病例，其关节功能严重缺失；一个盂肱关节脱位的一个病例，关节严重过度移动。活动性是肩带的一个标志特征。甚至在肩带三个关节、颈胸脊柱连接或胸椎的一个很小的活动性能力变化就能扰乱肩带的正常力学。

为了简化在本节中的术语，我们选择使用低活动性来表示关节活动度的减少、软组织的伸展性的减少或关节灵活性的减少；高活动性表示关节活动度的过大，肌肉长度的过长，或关节过度的灵活性。

低活动性和高活动性对关节障碍是密切相关的。“鸡和蛋”困境时存在分配诱发因素。然而，低活动性通常伴随同一动力链上的其他关节活动增加的代偿(如肩胛上抬代偿盂肱关节独立运动的不足)[128]，或增加补充运动节段水平受损特定方向的运动(如一个紧张的盂肱关节囊会导致盂肱关节前移及前方的高活动性)[129]。

低活动性

低活动性不能被视为一个孤立的障碍。无数例子表明肩带中存在复杂的描绘低活动性和高活动性之间的密切联系。例如，如果上抬手臂时肩胛骨没有完全向上旋转，臂部和手则会通过过度上抬肩胛骨达到相同的终点，或者肱骨可以过度下移进行代偿[61]。当要重建肩带平衡和协调运动时，必须恢复相对活动性较少的关节特定方向的活动性。同时，相对更多的活动部分必须保护其运动的方向(如用带子或胶布额外支撑和对运动模式进行再训练)。

恢复活动性的方法必须高度重视，并根据个人检查的结果决定。选择适当的干预措施，首先必须确定对移动性降低负责的组织结构(如肌肉、关节周围组织、骨感的改变)、失去运动的方向和受限制的程度。任何一个或三个关节的组合(胸锁关节、肩锁关节、盂肱关节)都可能在一个或者许多方向被限制，原因在于关节、关节周围软组织或骨性限制或伸展性丢失或肌筋膜组织的适应性短缩。如果只有很小限制或很容易就能减少代偿性运动，则自我牵伸、自我松动或主动练习就能满足治疗需要。然而，如关节活动明显受限(如非常僵硬或一个以上节段受影响)或影响到特殊的关节运动，则须行徒手关节松动、徒手软组织松动技术和徒手肌肉牵伸(参见第7章)。

牵伸

使用自我管理的程序牵伸短缩或僵硬的肌筋膜组织是很有挑战性的，原因是肩带关节系统的复杂性和代偿模式的易移动性。例如，很难自我牵伸限制肩胛向上旋转短缩的菱形肌，由于代偿运动使肩胛骨提升导致菱形肌牵伸无效。徒手牵伸(见图25-3)可能需要恢复菱形肌的正常伸展性，同时还要鼓励加强肩胛向上旋转肌肉的力量(见自我管理 25-2,自我管理 25-3)直到恢复在主动活动中正常肩胛上旋的活动能力。

同样的挑战可能发生在试图牵伸短缩的胸小肌,其在臂部上举时限制肩胛后倾。传统墙角牵伸(见图 25-6)可能是无效的,因为肱骨头可以向前移动进行代偿,相对更灵活的前关节囊代替短缩胸肌的牵伸。这个动作反映了基本物理定律:物体倾向于穿过阻力最小的路径。相对灵活的前关节囊是阻力最小的路径,它比短缩的胸小肌牵伸更容易。研究表明,即使没有肱骨头前移代偿,喙突在水平外展时后移也导致不能充分牵伸胸小肌[130]。喙突同时向后和向上的移动对牵伸胸小肌更有效。徒手牵伸(见图 25-2)是必要的,直到胸小肌获得正常的伸展性。牵伸还应该结合斜方肌下部(见自我管理 25-2)和前锯肌(见自我管理 25-3)肌力训练直到在主动运动时肩胛后倾恢复。

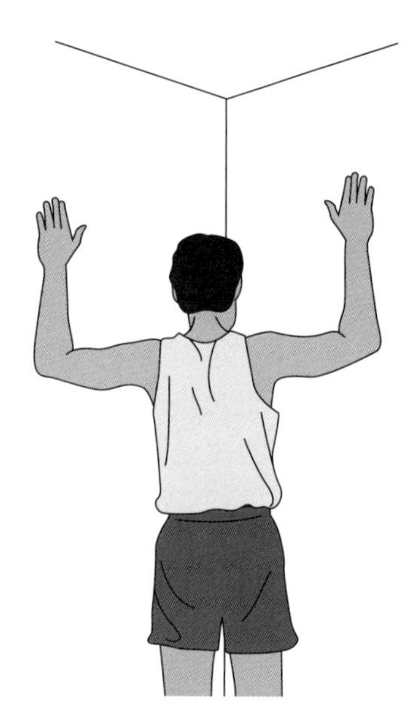

图 25-6 传统胸大肌及胸小肌牵伸

在这些例子中,牵伸短缩肌肉应结合拮抗肌肌力训练。这一原则对恢复肌肉的平衡是重要的。在这种情况下,牵伸胸小肌、菱形肌或者两块肌肉一起,这都可以在小活动范围内进行斜方肌中部和下部及前锯肌主动练习。

其他常见要求牵伸的肩带肌肉包括盂肱关节外旋肌和内旋 - 内收肌群。虽然这些往往可以成功地自我牵伸,也应采用特殊的自我稳定技术来确保代偿运动不会发生。这些练习在自我管理 25-4、自我管理 25-5、图 25-7 中分别进行了阐述。

自我管理 25-5

背阔肌及肩胛肱骨肌肉牵伸

目的:牵伸附着在臂部的躯干肌群和起于肩胛间并附着在臂部的肌肉。

起始位:

- 仰卧,屈膝屈髋,足平放在地板上。

牵伸肩胛肱骨肌肉群,这需要阻止肩胛骨滑到一边。要做到这一点,需要用对侧手控制肩胛骨的外侧边缘。

运动技术:

- 手臂举过头顶,保持手臂接近耳朵。当感觉背弓起或肩胛骨滑到一边,停止运动。
- 手臂自然放在适当数量的枕头上,然后就能在之前确定的位置上放松。
- 按照处方要求的时间牵伸,然后降低手臂回到身边。降低手臂时应保持肩关节回位,不要让它滚向前方。

运动量:

保持牵伸________________秒

组数 / 次数________________

频率________________

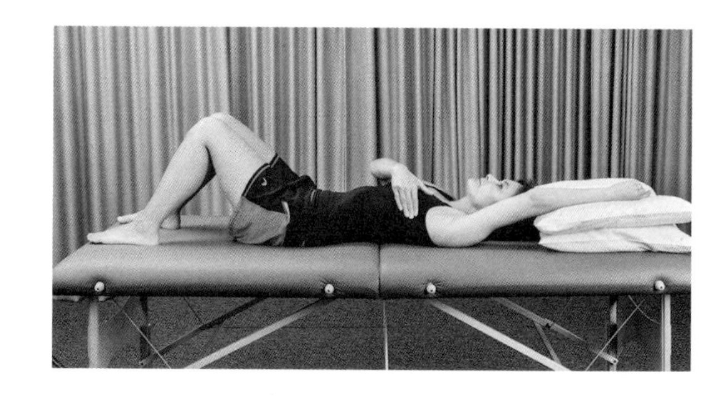

如果柔韧性改善没能转化为功能的改进,则牵伸是无效的。治疗运动功能损伤时要考虑的另一个重要方面是姿势教育。必须教育病人注意避免目标软组织短缩和对应的肌肉拉长。对于胸小肌短缩的病例,必须逐渐改善其坐或站立的驼背和头部前倾姿势(参见知识拓展 25-3),肩胛胶布贴敷疗法有助于改善不良的姿势习惯(参见辅助治疗:肩胛胶布疗法)。

知识拓展 25-3

什么是有助于胸小肌适应性缩短的姿势?请提供一个改变姿势习惯的小窍门以帮助胸小肌长期的组织变化

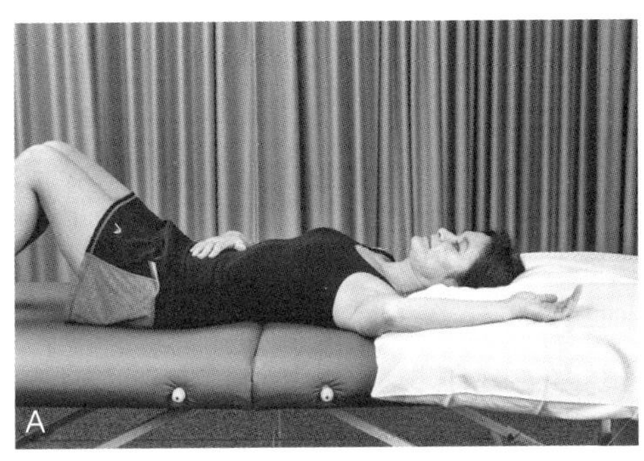

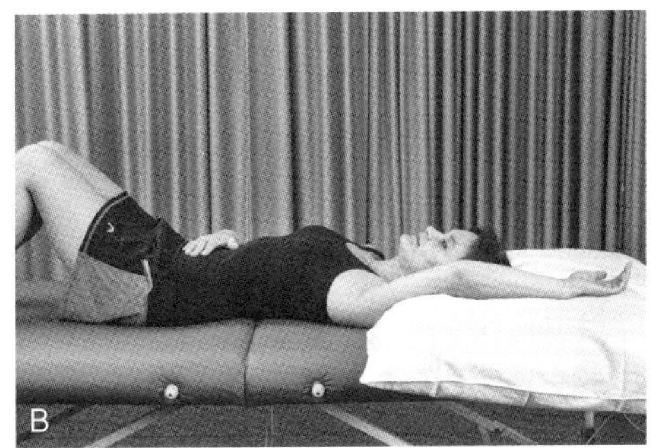

图25-7　主动胸大肌牵伸。A.病人将臂部自然地放在枕头上，保持在肩胛平面的外展和外旋，枕头应具有足够的高度以防止盂肱关节前移；B.病人手臂向上滑动直到她感觉到整个胸肌都在牵伸，在终末端保持静态牵伸

应该指导并精确执行功能范围内的主动运动，这样可以牵拉短缩的软组织和募集被拉长和无力的肌肉，以恢复长度-张力的最优关系。图25-4描述了一运动练习以促进肩袖的功能，还可以用于启动肩胛骨向上旋转，将菱形肌置于一个延长的位置。必须密切观察肩胛骨的运动学，关于任何偏离最优肩胛运动的信息应反馈给病人以确保延长刺激应用于菱形肌肉。

制动的影响

受伤后实施强迫制动或由于痛苦、害怕而自我不运动或者萎缩状态都会导致关节活动度丧失、肌肉伸展性下降和关节低活动性。肩关节制动时间不应过长，是因为有肌筋膜缩短[131]、关节囊伸展性丢失[132]、肌肉[133]、肌腱[134]，软骨[135]改变扰乱运动控制的趋势[136]。制动带来低活动性可能导致活动受限和严重的残疾。

与疼痛（增加）相关的运动往往是可以避免的，从长远来看，这会增加残疾。为了防止在疼痛期或康复的休息阶段的自我固定，认知行为疗法可以与精心制定的ROM练习相结合。尽管这超出了本文的范围，Craske等[137]人对文献的全面回顾讨论了接触性疗法，这是一种抑制学习的方法。许多讨论的技术可以从力学的角度结合逐步接触法来减少与运动有关的恐惧。

疼痛和恐惧回避会导致失健和不协调运动控制，并进一步导致在臂部运动时更加疼痛。在愈合的早期阶段，传统的盂肱关节运动的减重练习是Codman练习，也称为钟摆运动（图25-8）。这个练习增加了盂肱关节的牵引而使关节囊得到牵伸，避免主动外展，最小化在对抗重力上举肩胛练习中常见的错误运动模式。这种节律性的钟摆运动被认为可以调节疼痛[138]。

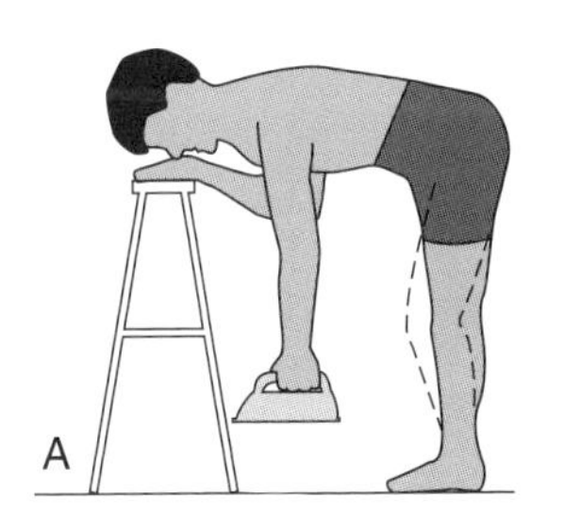

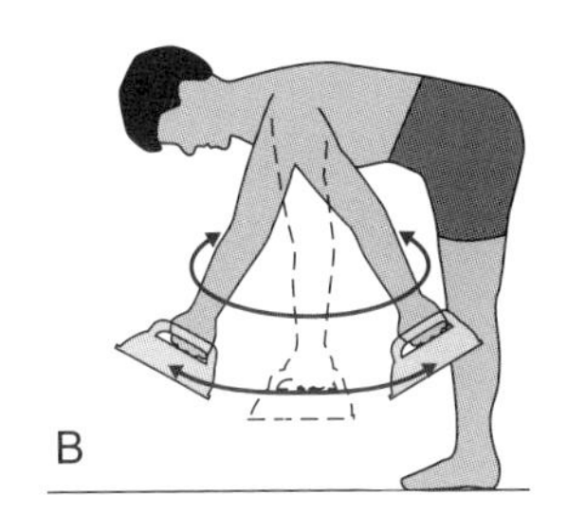

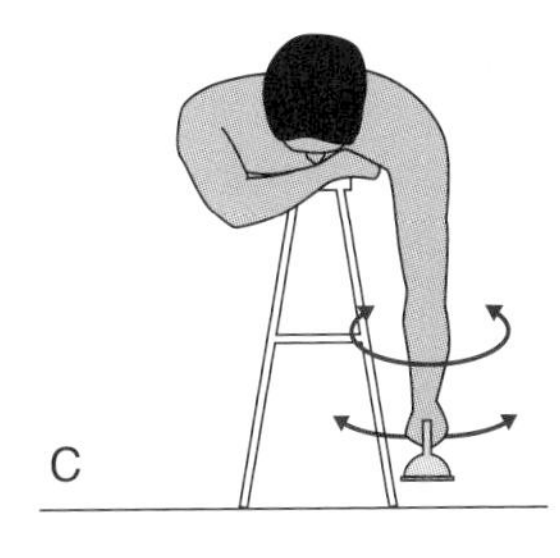

图25-8　钟摆运动。A.病人应该向前弯曲至髋关节约90°，膝盖微微弯曲以允许更大的髋关节屈曲并减少下背部的压力。病人应将运动中不用的手放在牢固表面上（如高凳子），并把头置于手上，这样就可以轻松地运动并注意患肩运动。手里拿一重物，患肩应该可以自由摆动。建议使用一个铁的重物在家中练习。重物能增加对盂肱关节的牵引并加大摆动的幅度。病人应保持胸椎的中立并防止肩胛骨过度的外展，以传递重物的力量到盂肱关节多于胸锁关节。B，C.钟摆运动是被动的，不需要盂肱关节的肌肉进行肌肉活动。相反，躯干和臀部的肌肉做功让身体摇摆及手臂在矢状面、额状面、水平面摇摆。此运动可以通过在同样平面和运动弧上进行手臂主动摆动而进阶到主动运动（摘自：Cailliet R.Shouder Pain.Philadelphia，PA：FA Davis，1966）。

高活动性

盂肱关节稳定性由几种机制提供:静态稳定装置包括骨表面、关节囊韧带结构、关节盂唇、关节内负压;动态稳定装置(肩袖肌群),其主动收缩使肱骨头位于关节盂中央[139-142]。

有效治疗非创伤性的高活动性或不稳定,必须确定低移动性节段。如果只是发生回应在活动较少的节段,尽管积极进行运动处方练习,高移动性并不能得到改善。例如,盂肱关节可能在前方移动性变得很高,相应地胸锁关节回缩方向会出现肩胛骨低活动性。考虑到所有的肩带关节和胸椎节段需协调地移动以获得功能性运动。如果某一节段出现低活动性,这就会潜在出现其他一个或多个节段高活动性。触及后背会出现类似的情形(知识拓展 25-4)。

知识拓展 25-4

分解盂肱关节、肩锁关节、胸锁关节复合运动中必须取得手置于后背体位的运动成分

当上肢后伸触及后背时,如果肩胛在三维空间内不能移动至更多的内收和下旋的位置,这样它就会成为肱骨头的一个障碍。如果目标是后伸触及后背,肱骨头就会通过移动进入到前方关节囊而进行代偿。肩胛内收的缺乏是胸锁关节后缩和/或肩锁关节外旋降低的结果;肩胛下旋的缺乏是胸锁关节下降和/或前旋、下旋和/或肩锁关节下旋降低的结果。注意到在这三个关节相应方向的受限是治疗盂肱关节前方高活动性的关键要素。

这只是一个有关肱骨如何过多地前移进行代偿的功能性例子,但是如果这个代偿重复在日常活动中,结果就会出现盂肱关节在向前方向的高活动性。治疗必须关注引起高活动性的原因,可通过改善活动性相对较少的部分运动能力,同时减少相对高活动性部分运动能力。提高肌肉性能、长度-张力特性和在相对更多移动方向动态稳定的运动控制,这些推荐的方法目的是减少过多或不正常的活动。在治疗护理计划中,应包括特殊的、弥补由于错误的运动模式导致的损伤的运动练习。最终,导致高活动性的功能性运动模式必须加以解决(如在协调手在背后运动模式的合适时间,再训练肩胛内收和下旋)。

错误的运动模式将给盂肱关节前方高活动性带来损伤,并影响到肌肉性能,改变盂肱关节内旋肌群的长度-张力性能。在动态稳定肌群中,肩胛下肌提供了最大程度的肱骨外展和外旋稳定(如投球的击发阶段),该位置被认为对肩关节前下方稳定起关键作用[143-145]。这些论点已经被肌电图发现所支持[146-148]。

从其他内旋肌群分离出肩胛下肌功能(即胸大肌、背阔肌和大圆肌),其独特的功能必须通过规定的处方认真选择运动的姿势和运动参数来进行促进。

对于延长的肩胛下肌行提高肌肉的性能和长度-张力特性的练习倾向于内旋(自我管理 25-6)。如果肩胛下肌可产生足够的力量对抗重力旋转手臂,俯卧是病人需要进行内旋的姿势。俯卧内旋比仰卧内旋更能防止肱骨向前移位,俯卧时重力有助于肱骨向后。从理论上说,如果在本练习中其他的内旋肌群主导肩胛下肌,在内旋时向前移动就会发生。Decker 等[149]人证实 90° 外展时内旋与 0° 外展内旋比较,胸大肌产生活动更小。在内收的位置执行内旋运动或在进行此运动时进入一个内收的位置,胸大肌和背阔肌活动将会增加。因此,试图行肩胛下肌肌力训练,并尽量减少大肌群的活动,应进行 90° 外展时内旋活动练习。

自我管理 25-6

肩胛下肌等长练习

目的:短活动范围的肩胛下肌肌力训练

起始位:跪在一个举重床旁,如果在家,躺在床边缘。将一个或两个毛巾卷放在你的肩下。肘部弯曲 90°,手臂放在外侧。保持肩支持在板凳上或床上。手臂应该从肘部向下悬挂,而不是从肩上悬挂。尽可能旋转手臂向后直到感觉"球"掉出"窝"。置一个垃圾桶或其他物体以充分支持手臂。

运动技术:

- 举手使其离开垃圾桶 1/2,坚持 10 秒。
- 确保"球"不退出"窝"。
- 放下手使其返回到垃圾桶上

运动量:

保持牵伸________________秒

组数/次数________________

频率________________

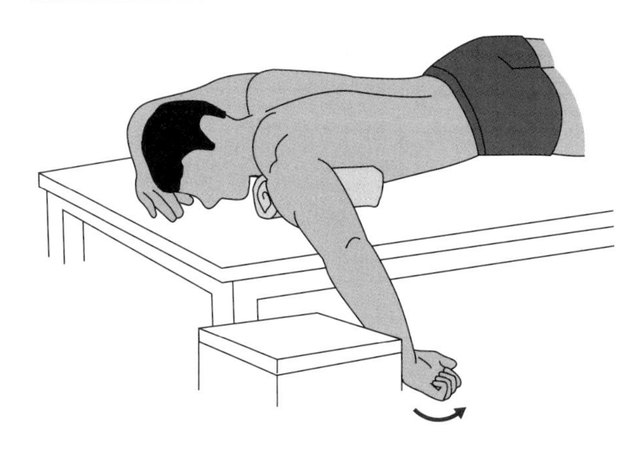

在这种情况下，目标是增强肩胛下肌肌力以防止盂肱关节内旋，防止在其他功能运动模式时出现异常或肱骨头过度前移。解决这个障碍并不一定会转变成一个功能的结果，除非肌肉在功能活动期间行专门训练。肩胛下肌的肌肉运动是有限的，它无法触及或进行表面肌电图记录。临床医生最好证实它的工作情况是在进行功能活动时观察或触诊肱骨头的运动。因为运动发生迅速并且运动难以观察，运动录像用于详细分析运动是有用的。

如果肱骨头显示过度向前移位，特别是存在高活动性或疼痛的症状，临床医生必须确定问题是否由于主动活动度、被动活动度或神经肌肉协调或合并存在的损伤所致。一个主动性的损伤可能是由于肩胛下肌力量能力不足和 / 或长度 - 张力属性不足所致。

神经肌肉协调性差（运动控制）是由于肩袖肌肉和力矩产生两者之间差的时间反应所致。改善运动控制的方法包括口头、视觉（如病人看录像获得对运动模式的理解）或触觉反馈提供知识。口头暗示可能包括“想象吸球到窝”，或“想象球在杆上，你正在将它滑到套窝里”。这些语言线索可能增加肩胛下肌的凹度压缩作用，并提高盂肱关节稳定性。

被动性的损伤可能包括前方关节囊韧带结构的松弛及后方结构相应的僵硬。姿势性的错误可能包括胸屈曲增加阻止了臂水平外展时肩胛的充分内收。注意胸椎的姿势和相关的运动对最终提高盂肱关节的运动模式非常关键。

肌肉性能的损伤

如检查、评估前面所讨论的内容，肌肉性能受损的原因众多。本部分讨论针对每个受损肌肉性能的主要原因进行治疗运动干预。

神经病理学

神经病理学改变会导致感觉或运动变化，也会发生在神经根或周围神经的水平。彻底检查和评估可以确定神经功能缺陷的解剖位置。在第 24 章会深入探讨胸廓出口综合征。

在颈神经根处的神经功能改变可以是肩带肌肉性能受损的一个来源。例如，C4 和 C5 水平的力学因素障碍可能影响 C5 神经根而导致外展、屈曲、内旋或外旋无力[157]。肩关节肌力相关的练习不能提高肩关节肌肉性能，除非关注到引起颈椎水平的神经损害的原因（见第 23 章 颈椎：颈椎治疗性练习干预相关的概念）。

如果肌肉性能受损的根本原因是神经根损害，在进行肩部练习时，颈椎相对于躯干和肩部的位置是极其重要的。

另一种常见的与肩带相关的神经功能缺陷包括牵引、压缩、创伤或手术造成的周围神经损伤。容易受损伤的神经在注 25-5 中被描述。神经损伤通常导致支配肌肉无力。下面将讨论胸长神经损伤，主要讨论其肌肉性能障碍及相关治疗运动干预。

注 25-5
周围神经损伤 / 肩带挤压的位置

神经	损伤 / 挤压的位置
肩胛上神经	肩胛上切迹
腋神经	胸大肌和胸小肌之间（四方孔）
胸长神经	腋中线
副神经	颈静脉孔或颈后三角

胸长神经损伤

胸长神经是一根纯粹的运动神经，起源于 C5、C6、C7 神经根的腹侧分支。它只单独支配前锯肌。C5、C6 神经根沿着肩胛背神经，经过肩胛内侧肌肉，然而 C7 神经根直接向前汇入[158]。这根神经经过臂丛和锁骨下方通过第一肋骨上方。从此，沿着胸壁外侧下降，支配前锯肌。再向下延伸可以到第 8 或第 9 肋。胸长神经很长而且走行位置相对表浅，这使它更容易受损（见证据与研究 25-8）。

证据与研究 25-8

胸长神经损伤的机制

周围神经的牵伸能力估计在 8% 到 15% 之间[159-160]。在对人体尸体的研究中，当抬起同侧手臂时，头转向对侧的肩膀时，胸长神经可以伸展两倍于它的长度[161]。假设导致胸长神经损伤的病理机制包括挤压的第五和第六颈椎神经根通过中斜角肌肌肉,在肩胛下平面牵引上肢时由于神经穿过第二根肋骨神经受到挤压,通过肩胛骨下角在全身麻醉或被动外展手臂挤压和牵引神经[159,162,163]。

另一个可能的损伤原因是在肋骨上肩胛骨下降时对神经的牵拉(例如,肩上带着沉重的包)。肩胛骨下降常被认为是C5、C6节段性功能障碍的后遗症[164]。

胸长神经损伤表现为前锯肌无力,前锯肌是肩胛力学机制正常的关键。胸长神经损伤的标志性征象为休息时翼状肩,并在上举、下降或推墙时更为明显。在进行与肌力相关的活动起效之前,造成伤害的有关病理机制必须先解决。在牵引造成的胸长神经损伤病例中,必须关注导致肩胛下降的姿势和躯体力学。通常必需训练肩胛上抬肌群的肌力(如上斜方肌、肩胛提肌)。要求用肩胛胶布贴敷使肩胛上升以减轻对神经的张力(参见辅助治疗:肩胛胶布疗法)。

制定有效的预后方案,则必须考虑一个人胸长神经的解剖。从它在C5-7神经根和臂丛的起点,到前锯肌附着处大约有35cm的距离。神经的恢复是一个非常缓慢的过程,差不多每周1cm。恢复需要几个月至2年[159]。最初,神经肌肉电刺激(NMES)可以用来防止肌肉萎缩[165],神经肌肉电刺激应用双相脉冲成组模式,电极应置于受累的前锯肌的运动点上[166]。自我管理25-3联合神经肌肉电刺激运用起初可以预防肌肉萎缩,然后再教育训练前锯肌可以恢复运动功能。

在早期,处方被动关节活动度练习和徒手关节松动技术应用于盂肱关节和胸锁关节可以防止关节活动性的丢失。当发生肌肉神经再支配后,应介绍渐进性的肌力练习。有几个练习可以诱发出前锯肌的高活动性[167-171]。注25-6列出了常见运动练习处方。

注 25-6
前锯肌常用的练习

- PNF D1 和 D2 对角屈曲模式(见第15章)
- PNF D2 对角伸展模式(见第15章)
- 仰卧位肩胛骨前伸
- 仰卧位肩胛向上冲击练习
- 推举
- 加强俯卧撑
- 盂肱关节90°外展时内旋和外旋
- 肩外旋120°以上屈曲、外展和肩胛平面上举

作为惯例,前锯肌功能性肌力练习应考虑其手臂上举活动往往会在一定程度呈线性变化[35,168,170-173]。虽然不会首先考虑在90°的外展时肩内旋和外旋促进前锯肌的活动(见自我管理25-1),但这些都是很好的选择,因为前锯肌的作用是稳定肩胛骨以对抗肩袖肌群施加的力[168]。例如,如果冈上肌在冈上窝产生的力没有被肩胛胸壁肌肉组织平衡,这个力有可能使肩胛向下旋转或向内旋转。根据特异性训练原则,前锯肌的锻炼在可能的情况下应该能复制这个功能。

Decker等[167]比较几种常见前锯肌募集的练习,发现产生最大的前锯肌肌电信号的三个练习是加强俯卧撑、动态拥抱(图25-9)和冲击练习(类似于猛用力前伸运动练习,图25-10)。

尽管前锯肌前伸模式能产生高水平的活动性,作者仍建议在促进前锯肌的前伸功能时应保持谨慎。正常身体上部分运动学包括肩胛骨上旋、后倾和外旋的联合。在正常上部分上抬时锁骨后缩,同时还有肩胛外旋(这是前锯肌一个重要的功能,这可以避免肩峰下撞击发生)[21,35,63,170-174]。练习肩胛前伸运动模式对恢复理想的肩带运动学可能有损害。

另一种可以选择的运动就是在墙上滑动,这是前锯肌肌力增强的一个有效方法(见图25-4)[173]。在墙上滑动的练习要求身体首先略前倾靠近墙,用前臂的尺侧接触墙,肘部屈曲90°,肩在肩胛平面外展90°,从这个位置身体靠墙,手臂在肩胛平面沿墙向上滑动。有趣的是,与肩外展120°以上没有阻力的肩胛外展相比[173],墙上滑动产生类似的前锯肌活动,但与肩胛骨的外展相比,墙上滑动的一个优点是病人反映墙上滑动痛苦更少。这可能是因为在墙上滑动时上肢靠在墙上,协助挤压肱骨头在关节窝里,这使练习更容易执行。因此,在早期保护阶段,这可以作为一个有效的练习而去进行。

手膝位置是另一可选择位置去提供对前锯肌的阻力。图25-11演示了初始手和膝的逐步练习,这个练习的目标是通过受影响的上肢在没有肩胛内收和翼状肩的情况下支持体重。将膝盖置于臀部后面可以增加手臂支撑体重,从而增加对前锯肌需求的强度(图25-11C和D)。这个练习可以逐步进阶到俯卧撑的位置。从传统“胸俯卧撑”改良为“前锯肌俯卧撑”所要求的位置为将鹰嘴和肘前窝置于矢状面。这个修

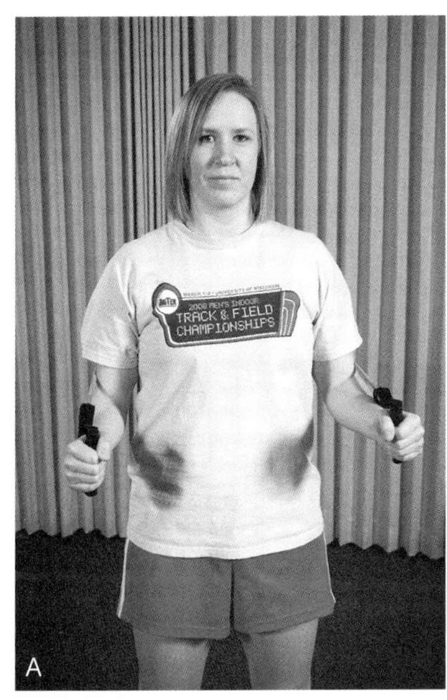

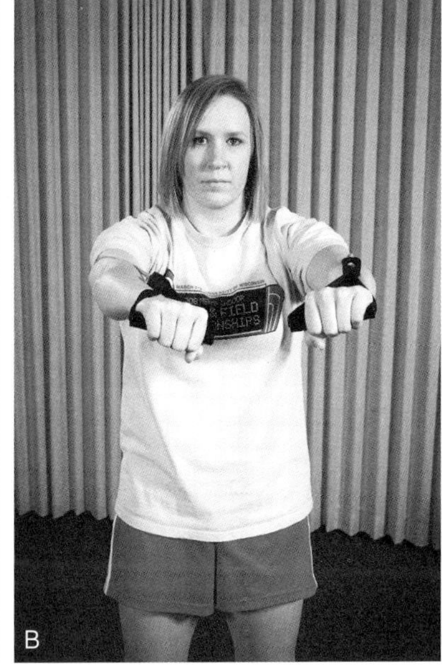

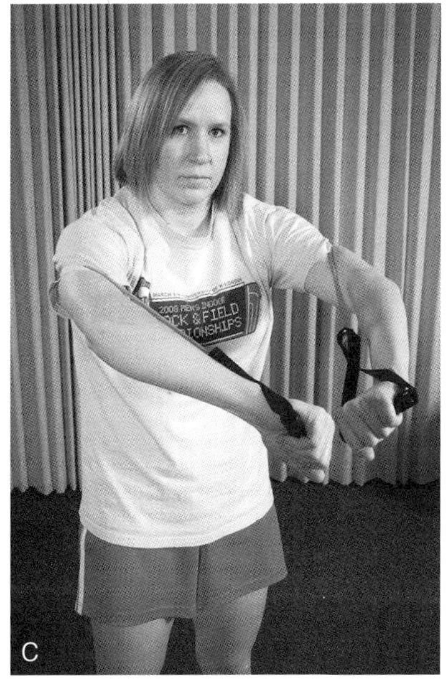

图 25-9　前锯肌动态拥抱练习，起始时肘部弯曲 90°，臂在身旁（A）。下一个动作是肱骨内旋时肘部伸展（B）。结束位置是肱骨完全内旋，肘部轻微屈曲，肱骨进入水平内收类似于“拥抱”运动，直到肩锁关节充分前伸（C）

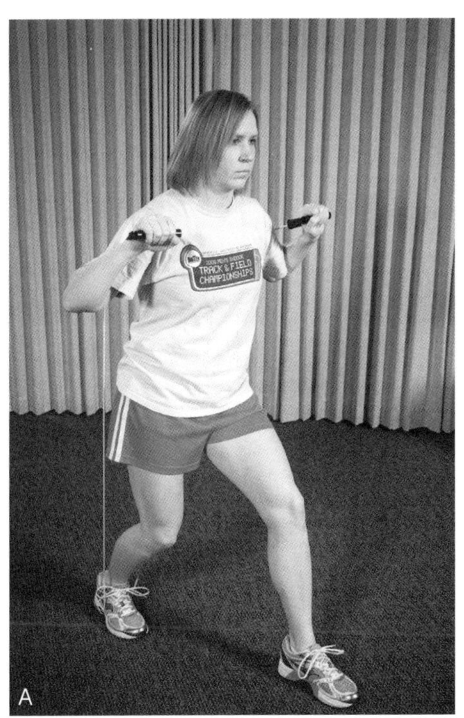

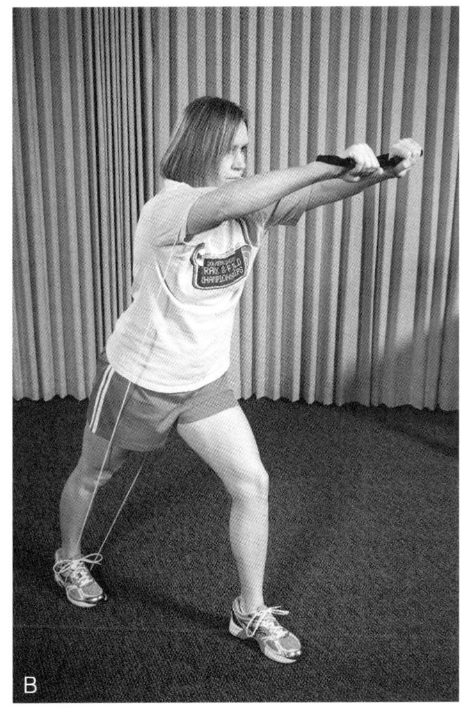

图 25-10　双侧前锯肌前方冲击练习至 120° 外展，起始时手在身旁（A），然后伸肘抬肩高达 120° 并完全充分前伸（B）

改的位置也被称为“三头肌俯卧撑”或“普拉提俯卧撑”。难度水平逐渐进阶，这种练习起初可在屈膝位进行（图 25-11E 和 F），然后发展到需使用前锯肌更高水平的性能时身体应处于成直线位置（图 25-11G 和 H）。虽然肩胛骨俯卧撑“加强”运动期间生成更高前锯肌的激活水平 [167-171,175]，由于上述原因还是应谨慎推荐这些额外的运动。

临床医生必须根据检查结果考虑最重要功能的恢复并考虑姿势、模式、运动和剂量参数。注 25-7 详细提供了一个临床病例，可通过远程处方平台来进行运动治疗干预（知识拓展 25-5）。

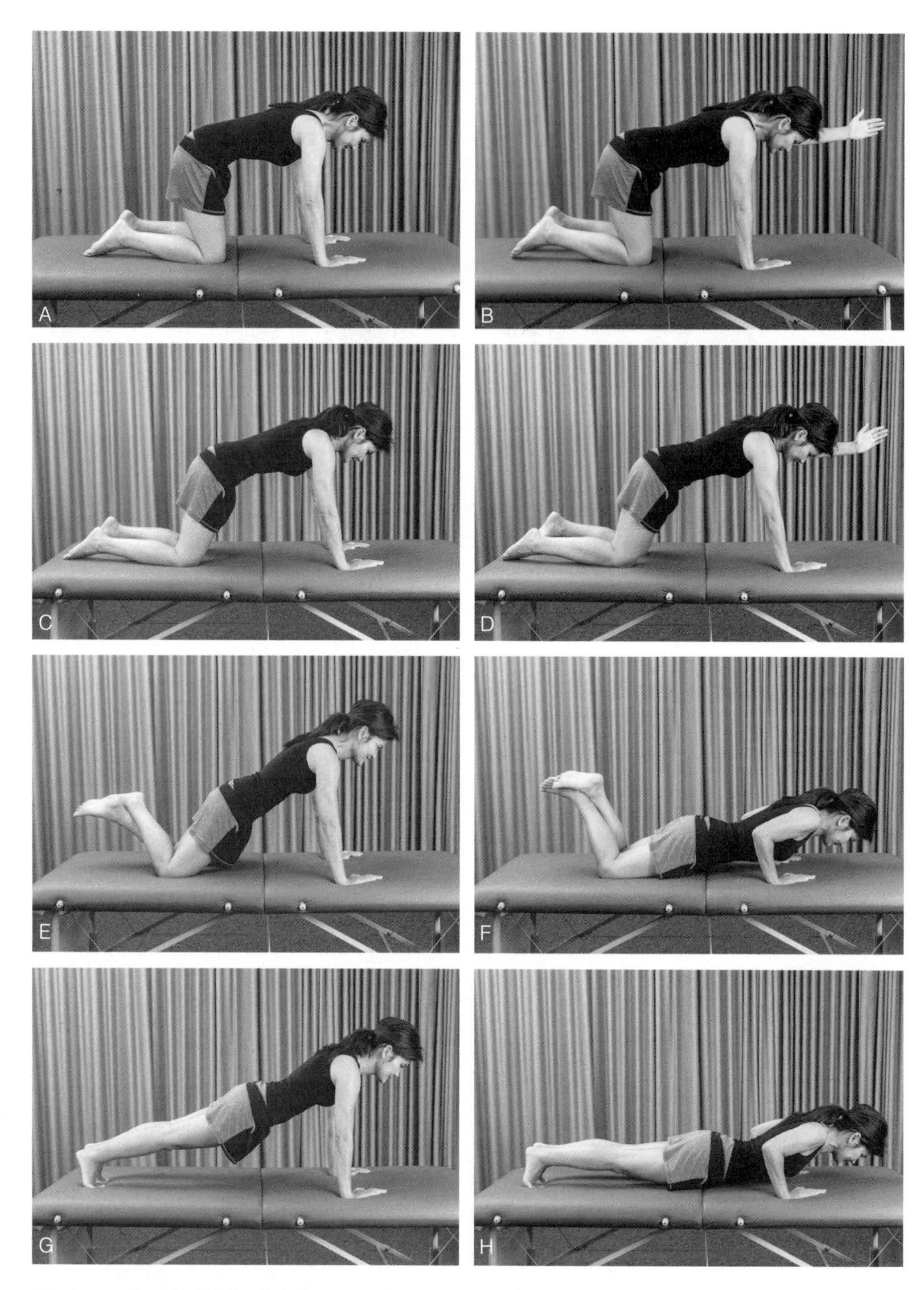

图 25-11 渐进性前锯肌肌力练习。A. 病人处于四点跪位，臀部与膝关节对齐，肩部与手对齐，肩胛骨应该平放在胸廓上而处于中立位；B. 然后病人抬起对侧手稍离开地面，支撑的肩带在肩胛平面位置不应有任何变化；C. 病人处于四点跪位，臀部略在膝关节前方，肩部与手对齐，肩胛骨应该平放在胸廓上处于中立位；D. 病人抬起对侧手稍离开地面，支撑的肩带在肩胛平面位置不应有任何变化；E. "前锯肌俯卧撑"，病人处于所显示的位置，臀部应该处于矢状面中立位，髋关节屈曲应该比要求的更多些，肩胛骨应该在中立位自然放松在胸廓上，肘部应该在矢状面，鹰嘴朝后，肘窝朝前方，手指应该直接朝前，腕关节伸展，如果腕关节完全伸展不舒服，可以将一个小毛巾卷放置在手掌下以减少腕关节伸展；F. 病人慢慢降低身体朝向地板，同时应保持骨盆处于中立位和脊椎力线对齐，肘部应在矢状面进行屈曲（有时也称为肱三头肌俯卧撑），肩胛骨在运动中应该外展和内收，翼状肩或外展缺失表明负荷太大或肌肉疲劳；G. 病人的位置与（E）和（F）一样，但是腿应伸直；H. 练习过程同（E）和（F）

注 25-7
临床场景:胸长神经牵引损伤

39 岁的女性家庭主妇,因持续地使用左上肢携带尿布袋和拉她 11.4kg(25 磅)的蹒跚学步的孩子,这导致她的胸长神经损伤。在最初检查时,前锯肌徒手肌力评定是 3/5 级。她的功能目标是一个全职家庭主妇能够进行的常规日常活动和工具性日常生活活动。她没有参与任何上肢体育运动或娱乐活动。

知识拓展 25-5

基于注 26-7 中描述的临床病例,请列出三个渐进性前锯肌练习,开始于她的基础肌肉力量等级为 4/5

肌肉拉伤

肌肉拉伤的结果源于一个有害的张力。肌肉拉伤可以是由于突然和过度张力或从一个渐进和持续的作用于肌肉的力。这两种类型的肌肉拉伤通常会发生在肩带。

突然和过度张力作用在肌肉上造成肌肉拉伤的一种情况是肩关节突然下降或伸出手臂,导致肩袖拉伤或完全撕裂。检查会显示部分肩袖或全部肩袖无力。选择性软组织张力测试也可能揭示抗阻测试疼痛和牵伸疼痛,这取决于拉伤的严重程度。

治疗应遵循第 11 章中概述的软组织愈合指南。在早期修复期经过短期休息后(5~7 天)[176-178],低负荷肌肉收缩可以推荐用于修复再生阶段,应沿着压力线对正在愈合的软组织实施负荷。在这阶段,练习对于在分子水平的再生及纠正再生肌纤维的走向方面是非常关键的[179-183]。最初,可在无痛范围内的不同位置实施亚极量的等长收缩[182-183]。此外,向心 - 离心的动态运动也是可以的,这取决于拉伤的严重性,运动的剂量参数与负载、开始和结束位置、关节活动度有关。后期修复再生阶段可逐步推行更激进的力量方案,以促进最后阶段肌肉愈合(图 25-12)。应尽可能早地进行肌肉所需的收缩类型和特定运动模式的训练。例如,在手臂上抬(向心)及从手臂上抬返回(离心,图 25-13)时预防过度肱骨头上移对于肩袖是一个特定的和必要的功能。愈合最后阶段应包括有关病人的功能目标的特殊活动性练习。可以训练复杂的功能运动模式,并逐步回归到运动专项活动,如返回到投球项目(注 25-8)[184,185]。在练习中和功能性活

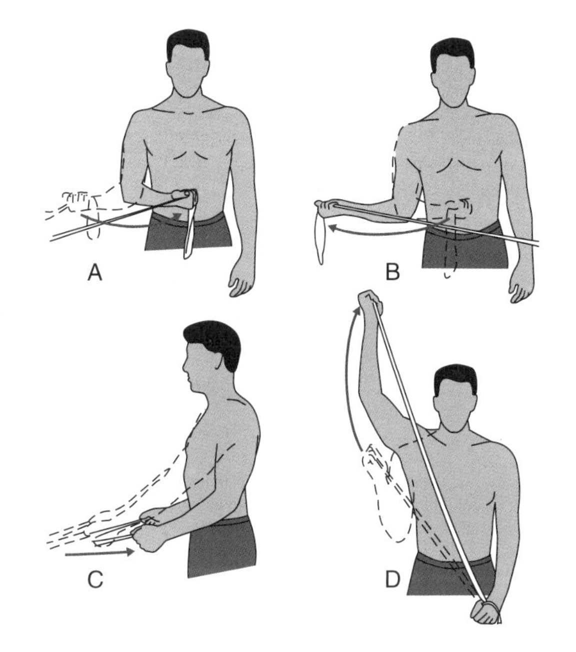

图 25-12　使用弹力管进行高级肩袖肌群练习。治疗师必须确保盂肱关节精确的运动并提供给病人在这些运动中关于肩胛胸壁关节的旋转瞬时中心路径的生物反馈。A. 内旋,必须谨慎防止在盂肱关节内旋时肩胛骨外展和内旋;B. 外旋,必须谨慎防止在盂肱关节外旋时肩胛骨内收;C. 伸展,必须谨慎将肘部略后移于腋中线后,以防止过度肱骨头的前移;D. 弯曲,在手臂抬高时必须谨慎以确保最佳肩胛胸壁关节旋转瞬时中心路径和控制肱骨头过度上移

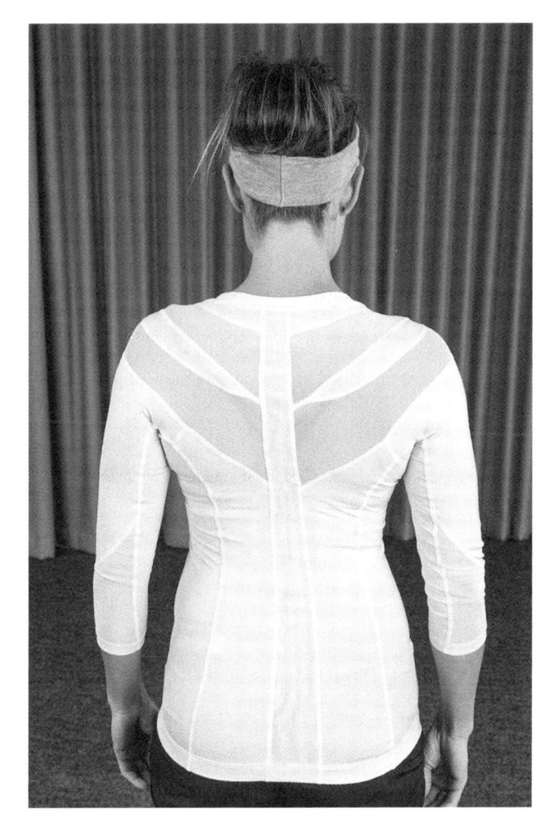

图 25-13　姿势性护具

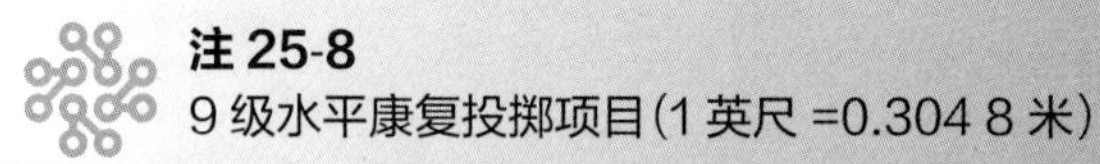

注 25-8
9 级水平康复投掷项目(1 英尺 =0.304 8 米)

水平	投掷 / 英尺	投掷 / 英尺	投掷 / 英尺
1	25/25	25/60	
2	25/25	50/60	
3	25/25	75/60	
4	25/25	50/60	25/90
5	25/25	50/60	25/120
6	25/25	50/60	25/150
7	25/25	50/60	25/180
8	25/25	50/60	25/210
9	25/25	50/60	25/240

这项目设计主要是让运动员以自己的进度去工作以形成足够的上臂力量,从而开始从投球区的土墩上进行投掷。运动员连续投掷2天,休息1天。每次比赛后开始下一水平的投掷并不重要,最好是在完成同一水平的一定数量的比赛后再开始进阶。重要的是舒适地投掷,必要的时候可以返回上一水平。

引自:DiGiovine NM, Jobe FW, Pink M, et al. An elecmyographic analysis of the upper extremity in pitching.J shoulder Elbow Surg 1992.1.15-25

动中应该重点关注运动的质量,而且应作为在任何阶段进阶的指南。

肩带另一种常见形式的拉伤是由逐渐和持续的张力导致的类型(微损伤)。比如,中或下斜方肌的损伤源于胸椎后凸后经常习惯性地外展并向下旋转肩胛骨。中或下斜方肌损伤主观和客观的特点包括以下方面[61]:

- 可能会经历沿着中斜方肌或下斜方肌烧灼样疼痛症状。如果损伤不伴随着自适应前方肌肉缩短,疼痛就不会持续存在并且斜卧位时疼痛可以减轻。然而,位置的变化不会影响伴有自适应前方肌肉短缩的症状,事实原因是即使在斜卧位时前方肌肉短缩(如胸大肌和胸小肌)仍然维持肩胛骨牵伸的位置。
- 不能完全支持沉重的胸部。
- 中斜方肌和下斜方肌位置的无力。
- 自适应性胸大肌、胸小肌及其他的内旋肌群短缩。

在早期愈合阶段的治疗应包括胶布(见辅助治疗:胶布章节)、护具(图 25-13)或支持性的胸罩的支撑以减轻中斜方肌和下斜方肌的张力。如果短缩影响肩内旋肌和内收肌群,在合适的长度位置进行中下斜方肌肌力训练之前应逐渐进行牵伸训练(见图 25-7 和自我管理 25-2,自我管理 25-4)。

中斜方肌、下斜方肌的肌力练习不仅要考虑这些肌肉纤维方向,也要考虑在何长度位置进行肌力训练。必须注意伸展延长范围时防止进一步使肌肉紧张。小幅度延长肌肉产生更少的力或力矩;因此,初始的练习需要在减重位置进行。减重位置减轻了延长肌肉的负荷,因此能在小幅度内产生充分的力或力矩。图 25-14 阐述了一个在减重位置下下斜方肌的肌力练习。在外旋及外展 90°~135°时进行俯卧水平外展能高水平激活中斜方肌、下斜方肌[168]。自我管理 25-2 的进阶练习演示了一个使用这些位置去激活中斜方肌和下斜方肌纤维的递增负荷练习。一旦短程力能力可对抗由长力矩和引入重力的高负荷,运动处方可以促进这个进程。图 25-4 和自我管理 25-4、使用 3 级水平,这时应强调下斜方肌的最优长度 - 张力特性,有助于上斜方肌时序活化、前锯肌的最优肩胛胸壁关节运动学和向心、离心控制。

终极的目标之一是要改变延长和缩短肌肉的长度 - 张力特性。如果满足下列条件,受影响肌肉组织的新的长度 - 张力属性应该能获得:

- 中斜方肌、下斜方肌在缩短范围内的肌力练习并结合适当的支持。
- 前面肌群的牵伸(如胸小肌、胸大肌、肱二头肌短头)。
- 提供关于改善姿势、运动模式、工作站的人体工程学、人体力学方面的教育。

使用这些概念和原则将减轻病理物质的沉淀并促进损伤愈合。

失用、去适应

在某些情况下,失用或去适应会使肌肉会变得脆弱,或可能无法产生足够的力或力矩使机体实现更高水平的性能。由于失用或去适应,受损的肌肉性能可以表现为一般日常生活活动能力、工具性日常生活活动能力、娱乐休闲活动或运动等性能的改变。肌肉性能障碍可以有许多形式的失用或去适应:

- 习惯性姿势或重复的运动模式逐渐会形成原动肌与拮抗肌之间关系的微妙变化,产生相关肌肉平衡的问题(如肩关节撞击潜伏性发作而不是突然因素导致的解剖性损伤)。
- 广泛的无力源于疾病长期卧床休息或活动减少,阻止日常生活活动或工具性日常生活活

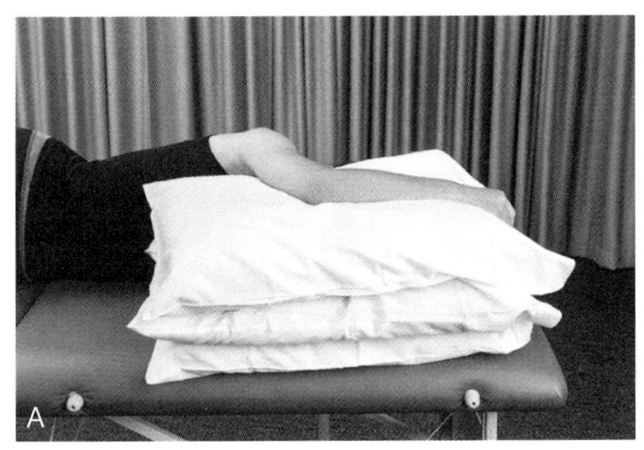

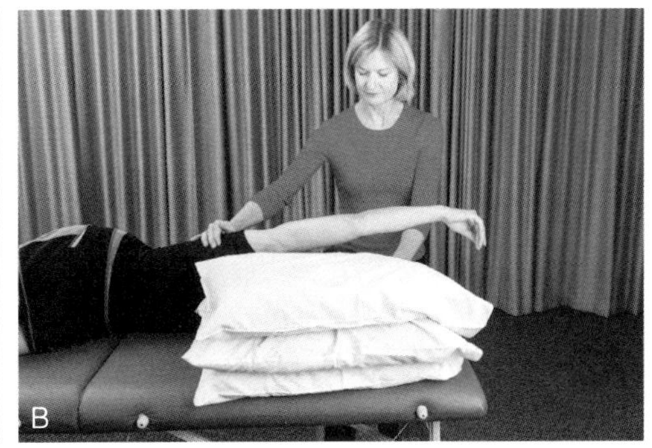

图 25-14　减重姿势下下斜方肌肌力训练。A. 病人侧卧位，足够多的枕头支撑手臂在矢状面及肩胛平面，手臂抬高 90°，肘关节屈曲放松在枕头上；B. 滑动手臂向上至完全举高，肩胛胸壁及盂肱关节旋转瞬时中心路径应该被监督是否有任何偏移，一旦完全的上旋获得，病人举起手臂离开枕头 2.5~5.1cm（1~2 英寸）。下斜方肌等长收缩保持一定时间，应该小心举起整个手臂，而不只是肘部

动的完成（如穿衣、进食准备、家务劳动）。

- 爆发力减少阻止需求高强度运动的最大性能，例如游泳、网球或扔铅球。

肩带对于临床医生处方的一般的力量调节项目是一个挑战，可能会造成肌肉失衡。力量调节项目应该包括所有的几大主要肌肉群的练习。技术的姿势和运动是一个成功项目的要点。例如，肱二头肌弯曲时若与最佳技术（在肘屈曲时有躯干肩胛肌肉合适稳定，肩胛相对倾斜比较保持中立位）比较完成得很差（如在肘屈曲运动时肩胛前倾增加），就会造成病人肩胛稳定肌的长度 - 张力特性损害的风险，这可能会造成二次损伤或病变（如肩胛功能性过度前倾会导致肩峰下撞击）。如果使用相同的错误姿势在其他练习中也会增加这种风险。注 25-9 总结建议了包含一般肩带条件性项目的运动练习。

注 25-9
肩带条件性练习项目

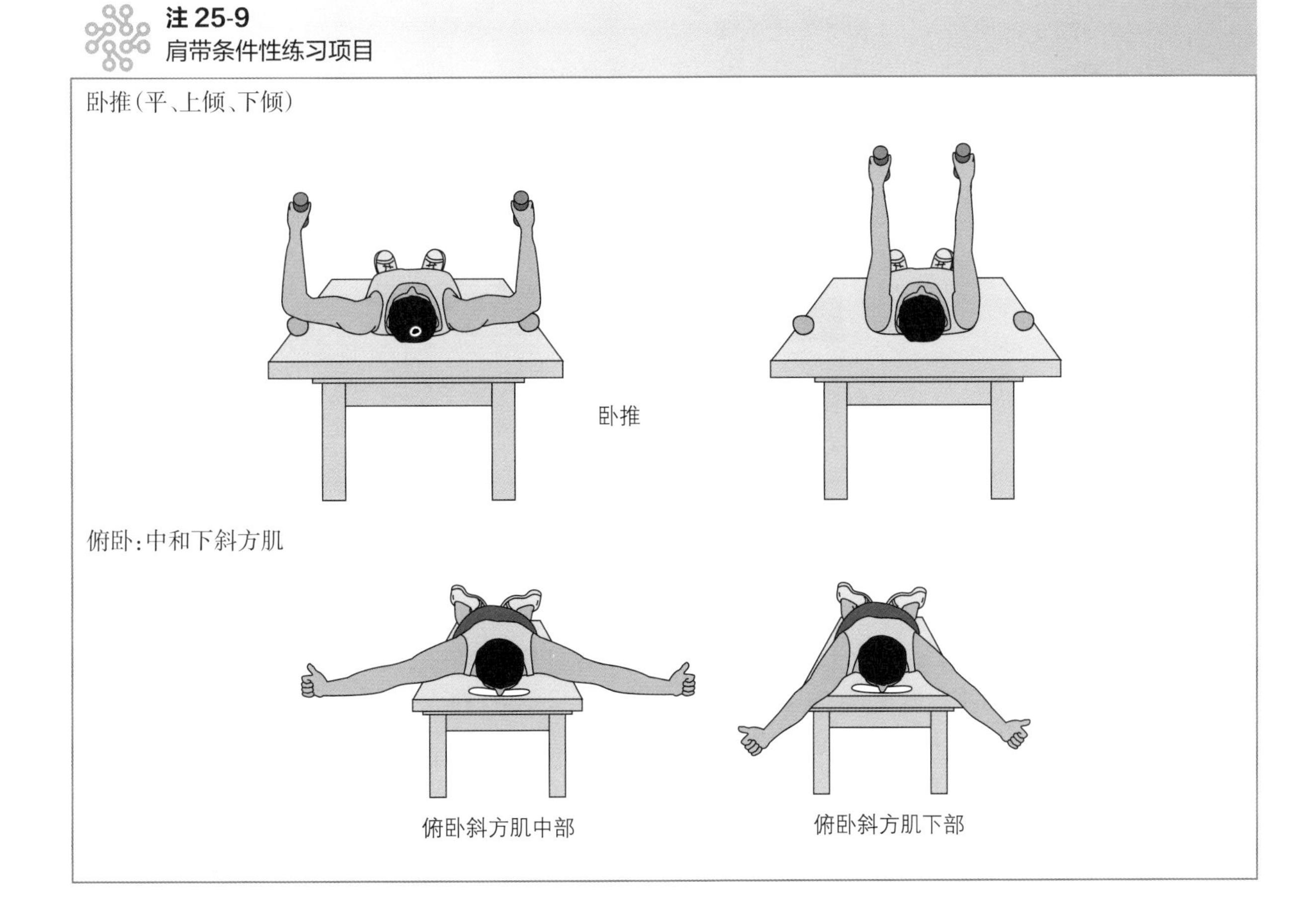

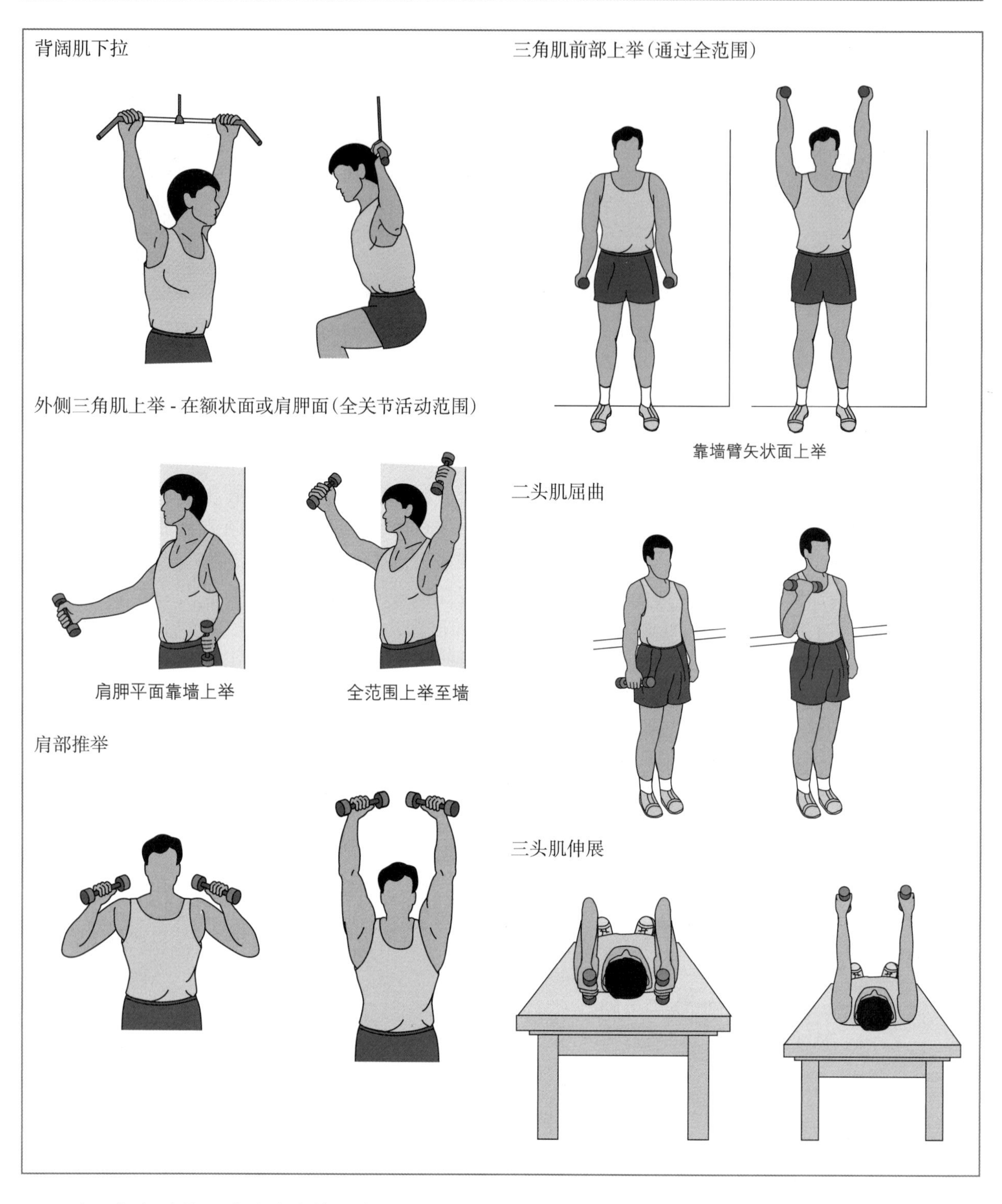

对于高水平的运动员或艰苦的产业工人，一般条件性项目训练可能不足以提高所需的活动性能。选择什么类型的运动(如动态、等张、等长)取决于表现水平和个体希望参加的特定活动。高水平力量调节运动处方必须在模式、收缩类型和速度方面特别化。例如，当投掷运动员进行内旋肌肌力训练，在准备阶段收缩的类型应该是重复离心收缩以使运动减速，在击发阶段使用向心收缩以在加速阶段产生投掷速度[185]。能够提供向心和离心收缩训练的技术或活动，在临床上包括物理治疗师徒手抗阻、使用增强式设备和家庭使用弹力带的训练项目(图 25-15)。

预防损伤是一个对运动员或工业工人主要的关注点。对这些人来说在设计一个训练项目时，临床医生应该针对运动或职业所需的肌肉性能改善处方和处方相反的肌肉群的肌力练习以防止肌肉失衡。例如，棒球运动需要训练肩关节内旋肌群。如果没有训练相反的肌群如外旋肌群、肩胛

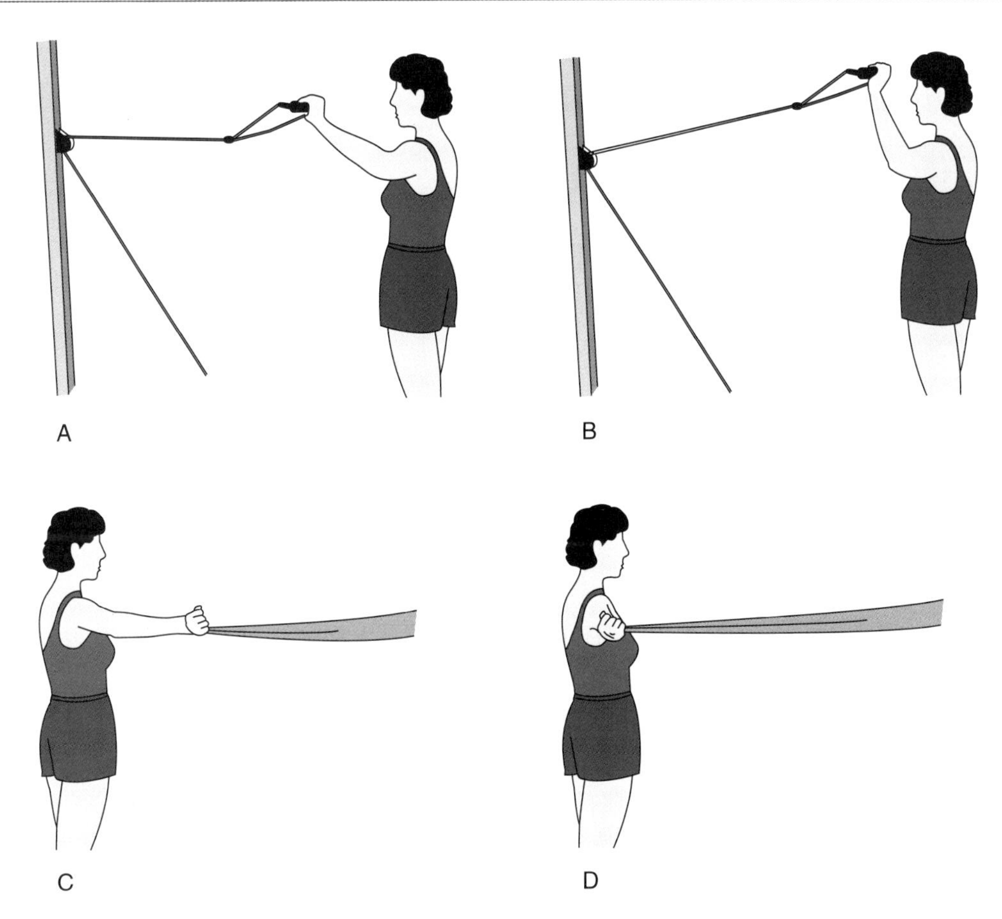

图 25-15　肩袖增强式练习。A,B. 动态肩部外旋开始和结束时位置;C,D. 使用弹力管进行动态水平外展开始和结束时位置。在水平外展时应注意监测病人以防止肱骨头的过度向前移动

内收肌和上旋肌群(如斜方肌中部和下部),肌肉失衡会形成并导致躯体结构、功能和病理损伤[61]。此外,临床医生应确保在调节项目里所有内旋肌群能受到刺激,胸大肌和背阔肌不占优势并产生内旋肌群的不平衡。自我管理 25-6 所显示的肩胛下肌的特殊练习可以进行处方,并随同进行常规的内旋运动以维持肌肉的平衡。

肌肉性能的一个重要组成部分还包括肌肉耐力。上象限的错误姿势通常归因于缺乏肌肉的耐力。然而,在放松站立姿势时发现很少或根本没有肌肉活动[186]。错误姿势通常由肌肉长度改变引起,一些肌肉自适应地延长和另外一些肌肉自适应地缩短。肌肉长度的改变不能对肩带结构提供最佳支持。

肌肉耐力的障碍也是产生肩部和颈部症状的原因。然而,尽管量化肌肉存在相关的方法学问题[187],大多数专家还是一致认为肌肉疲劳并仅仅不是职业性颈肩疾病的原因[188,189]。事实上,它已经表明例如斜方肌在慢性疲劳综合征患者中处于不断的肌肉紧张状态[190]。但旨在恢复理想的肌肉长度 - 张力特性的结合项目中,肌肉力量、耐力和协调性比单独关注肌肉耐力更适用[191]。

一般来说,研究表明预防和治疗颈椎和肩关节的症状需要一个多维的方法来减少对肌肉的工作负荷[192-195]。建议干预措施应包括在工作站进行人体工程学改变和适当的工作及休息节奏的变化和其他活动[196],结合在工作场所给予一些减少压力和焦虑的措施[196,197]。

在对受伤后病情恢复的病例中,如需开始一份要求更大的工作负荷的新工作,或者试图提高运动中上肢的表现水平,上肢肌肉组织的耐力就可能需要加强。局部肌肉疲劳已显示会影响肩带复合体关节的运动学[198]。当日常生活活动能力或工具性日常生活活动能力需要更多的肌肉耐力而多于肌肉本身,当制定运动剂量时必须考虑耐力。第 5 章提供了特定剂量的建议,但是一般来说,应改良阻力从而设定更高的练习次数。

姿势和活动损伤

恢复肩带复合体和整个上象限(很多病例还

包括下象限)的最佳姿势和活动类型(运动控制)应是肩带处方时所应包括的内部组成内容。注意姿势和运动模式是与弥补相关损伤运动中一个必需的组件。过度使用损伤的病因可能是任何关节包括肩关节复合体较差的结构和功能。此外,颈椎和胸椎的功能对于维护肩带复合体的功能非常重要。临床医生检查每一个相关区域的关节结构和功能有助于发现潜在过度伤害的病理机制。

姿势

最佳的肩带休息位置力线排列在第 9 章中已经描述。该力线排列位置能促进躯干肩胛、肩肱关节和躯干肱骨肌肉理想的关节位置和休息时的长度。肌肉的休息长度是其参与主动力偶的一个因素[61,199]。另外,头、脊柱和骨盆排列也会影响肩带的排列。例如,头向前、驼背、前凸和骨盆前倾会加重锁骨前伸位置和前倾、肩胛下旋[61]。习惯性的错误排列:像斜方肌中下部这样的地方处于牵伸状态,接踵而来的适应性延长,反过来影响这些肌肉的长度 - 张力特性,从而影响肩胛力偶的性能[47,200]。

最优化调整肩带复合体的力线排列需要进行颈、胸,甚至腰部和骨盆的站、坐、睡觉的姿势教育。同样重要的是在经常重复的动作中开始和结束时更佳的姿势模式的教育。成功姿势改变的关键是工作场所的最佳人体工程学(如工厂流水线、凳子和椅子、厨房柜台、汽车、婴儿换尿布台)。通过护具、胶布和支持胸罩进行支撑可以促进再教育过程并可以减少已经延长肌肉的压力。

活动

恢复主动活动最优运动学需要具有关于肩带复合体的运动学知识。如果已知晓相关理论,临床医生可以设计一个项目的运动练习来弥补损伤和再教育接近理想标准的运动。我们的目标是实现运动尽可能地接近理想的运动学,以提高生物力学系统水平的健康和长寿。最后一章的参考文献和阅读列表提供更多关于肩带在常见的运动模式、体育活动和治疗练习时的肌电图或影像分析的信息来源。

常见诊断的治疗性运动干预

虽然所有影响肩带诊断的全面的描述和干预计划是超出了本书的范围,但是对一些诊断也进行了讨论。发病机制或病理力学概述、检查结果、建议的治疗方案、重点是运动会为每个选定的诊断提供。

肩袖疾病

为了本书的目的,肩袖疾病的广泛的类别包括如肩峰下撞击综合征、后上方撞击、前上方撞击和功能性、微小的不稳定导致的肩袖肌腱炎、肌腱病等。虽然每个这些分类应得到一个单独的病因、诊断和治疗概念方面的详细回顾检查。这样做是超出了本文的范围,通过本章节回顾文献可以全面建立对肩袖疾病的理解。

肩袖疾病可以从起源上大致归类为急性或慢性。尽管健康的肩袖肌腱急性的、撕脱性损伤是罕见的。大多数作者认为肩袖撕裂在创伤后突然出现往往有潜在的慢性撕裂或以前存在肌腱的退变[201-203]。

肌腱病主要由过多的压力、张力负荷或两者共同作用形成。分析这可能的潜在因素不仅能指导力学干预,还有助于关注病理阶段。两者均会在后面部分进行讨论(见证据与研究 25-9)。

证据与研究 25-9

肩袖病理和疼痛

重要的是,理解观察肩袖肌腱的结构损坏并非总是伴随临床症状。Frost 等人[204]证实有或没有肩袖肌腱病症状的人都呈现出相似的肩袖病理改变。无症状的职业棒球运动投手在他们肩上接球的时候表现出大量的肩袖病理变化[205]。超声研究无症状的男性证实 96% 存在结构性的变化,如肩峰下滑囊肥厚、冈上肌肌腱炎和部分撕裂以及盂唇病变。这就是一些人经历疼痛及疼痛来源不确定的原因

几种分类系统企图在逻辑上对肩袖疾病进行阶段分类和机械因素的分类[104,207-212]。这些系统中也有很多的重叠,他们的术语也不是同义的。因此,这些系统在讨论肩袖疾病分类时不能互换使用。本章基于此目的,以下总结将用于专门术语。

病理学

慢性肩袖疾病的三种常见类型在以后的文献中将会描述。①外源性的或肩峰下型(压迫);②内源性(张力性)型;③外来的内部撞击型(压迫或张力)。

外在的或肩峰下型(也被称为原发性撞击)包括那些可以归因于肩峰下的结构被机械压迫的诊断。包括在此类型的医学诊断是原发性的或肩峰下撞击综合征和滑囊表面肩袖撕裂[207]。对肩袖压迫机制流行程度与起始建议的因素比较并不频繁,也不可能是主要的机制[213]。这导致术语学也在发生演变,肩峰下撞击综合征演变为肩峰下疼痛综合征。潜在的机制导致肩峰下撞击综合征包括错误的肩胛力学,如不充分的后倾、外旋或肩胛的外旋,或肱骨头的过度上方滑动[214]。

第二种类型包括归因于肩袖过度负荷的障碍,常常指内源性肩袖病变。从事投掷或球拍运动的运动员是这种类型肩袖损伤的高危人群,原因是后肩袖肌肉组织高的、重复性的离心力量发生在减速和跟进阶段的高于头部的运动。

另一种张力负荷的可能机制是源于前锯肌和斜方肌上部无力发生在肩胛下降和下旋时的慢性负荷。在图 25-5 的姿势中,肩胛头侧向的定位失去,关节囊韧带结构和肩袖肌腱则处于张力负荷下以支持肱骨头(图 25-16)[215,216]。

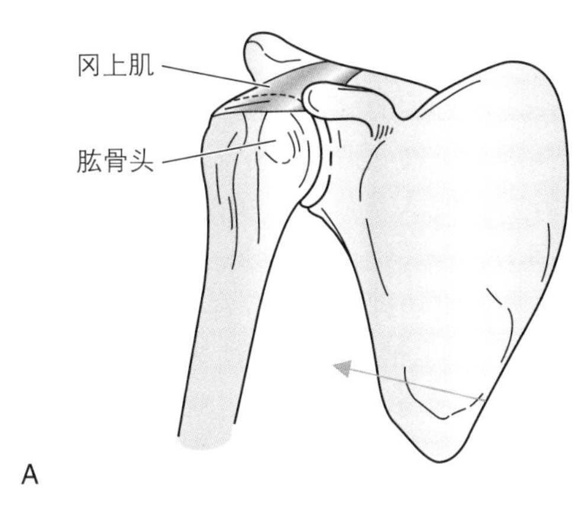

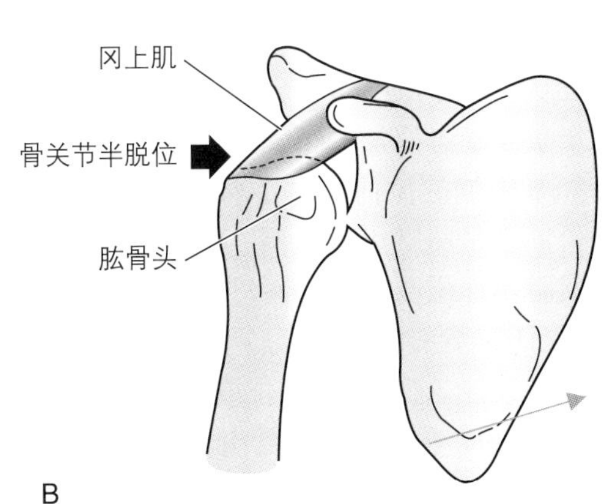

图 25-16　A. 通过肩胛盂和冈上肌轻微向上使肱骨头维持在肩胛盂;B. 当肩胛下旋和盂窝失去头侧向的定位使冈上肌受到慢性张力负荷

在此类型中常见的一个医疗诊断为肩袖底面撕裂[217]。撕裂可以分为部分或不完全的、完全的或巨大的[103]。不完全的撕裂不会扩展到所有的肌腱厚度。完全的撕裂会扩展到整个完整的肌腱或肌肉的厚度。巨大的撕裂表明不止一个肩袖肌腱或肌肉撕裂。

在本文献中,另外一个术语即外源性内部撞击被用来描述肩袖疾病的第三种机制。这种病理机制区别于肩峰下撞击综合征和内源性撞击,此种情况下暗示存在臂部运动时肱骨头保持在盂窝中心方面的问题[218]。通常是由于肩袖肌肉无力(功能性不稳定)结合盂肱关节囊和韧带太松弛(微观性不稳)所导致。外源性和内源性两种撞击已经描述:①后上方撞击;②前上方撞击。

后上方的撞击为关节内撞击,可以发生在所有肩关节外展外旋的位置。在 90 度外展和 90 度外旋的位置,后上方肩袖肌肉的底面会接触后上方盂唇,使盂唇和大结节之间发生挤压,与肩峰下撞击相反,称为盂唇撞击[219-221]。Jobe[222] 假设认为投掷运动员内源性撞击会逐渐加重是由于前方关节囊韧带结构逐渐重复牵伸使前方微观性不稳所致。

与后上方撞击比较,前上方撞击非常少见。它包含臂前屈时肩胛下肌腱在肱骨头前方、肩胛盂和盂唇前上方之间的撞击。Habermeyer 等描述头上投掷运动时有力的停止可能会产生肩袖的损害[223]。要了解两种撞击详细的病因学,读者可以参考 Kirchhoff 等[224] 的研究内容。对外源性、内源性撞击病人进行微观性不稳的治疗是非常重要的。可以参见注 25-10 肩袖疾病的总结。

由于肩胛盂的位置直接与肩胛的位置有关,躯干肩胛肌群活动相对小的变化就能影响盂肱关节活动相关的力线排列和力量[61]。最佳的后倾、外旋和上旋的三维机制对于保持上举时肱骨头位于中心是至关重要的。关于肱骨水平外展和外旋时,肩胛后缩和外旋活动去维持肱骨头在中心位置。与此相反,当肱骨水平内收和内旋时,肩胛前伸和内旋活动维持肱骨头在中心位置。

有肩关节病变的运动员相应地表现出肩胛位置的异常,建议运动控制对于考虑肩袖疾病的外源性病因学时是一重要因素[175,225-229]。肌肉功能已经在健康的肩关节[170,172,175] 和盂肱关节不稳定[227,228] 或撞击的肩关节中进行研究[175,229]。许多作者认为肩袖疾病的人群中存在肩胛肌群肌肉活动的改变。

研究支持[226] 肩部的损伤与肩胛旋转肌群的

注 25-10
肩袖疾病

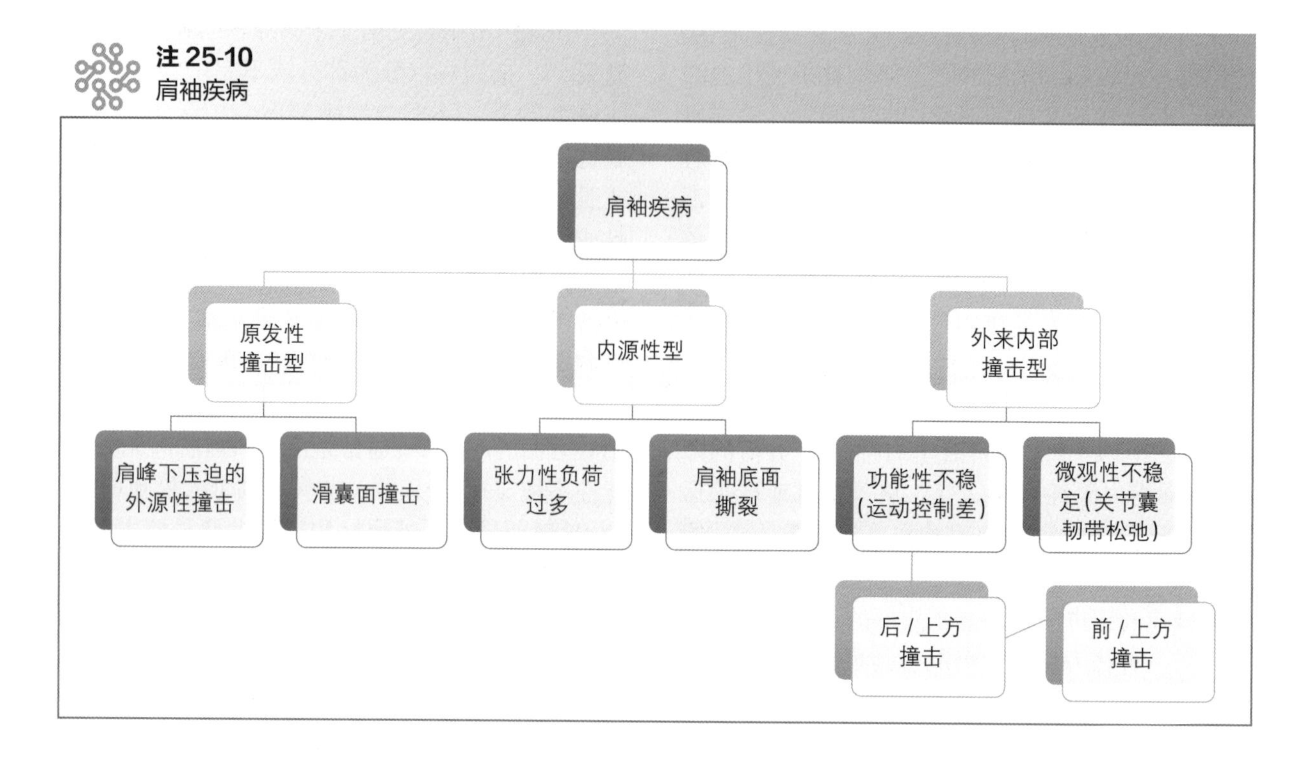

时间募集类型有关系，提示损伤降低了肌肉募集的持续性。另外，还认为损伤的人群还存在非受累侧的肌肉功能的不足。这暗示肌肉功能的不足使运动员存在容易受到损伤的可能性。因此，促进肩胛力学的运动控制对于预防肩袖疾病是一个重要的因素。

肌肉功能的异常，已经在肩峰下撞击的人群中调查关于完整的三角肌 - 肩袖肌群力学机制[230]，评估三角肌中部和肩袖肌群在肩胛位置30°~120°的等张收缩。总的来说，与正常组比较，撞击组表现出肌肉活动的均值下降，尤其是在臂上举第一部分时冈下肌和肩胛下肌更为明显。下方的力矢量是由冈下肌和肩胛下肌提供。这样，在上举关键的第一部分时，肱骨头在肩峰下撞击的人群中就会下降不充分。

这系列研究认为，肩袖疾病的人群中。存在肩胛肌群或三角肌 - 肩袖肌群力学功能异常。然而，必须考虑许多肩袖疾病包括不止一个病因学因素。相应地，对于物理治疗师来说明确所有的内源性和外源性因素对于有效治疗肩袖疾病来说非常关键。

发病机制

近来，有关肌腱病理机制范围扩大并使我们理解肌腱病理机制变得困惑。作为研究结果，新的术语“肌腱病”代替了“肌腱炎”，这让我们更好理解其病理生理机制。腱病组织中并没有观察到炎症细胞[231]。本文不可能去系统回顾当前的肌腱研究，但可以提供当前一系列的综合分析。理解病理机制可以帮助临床医生在进行临床诊断时可以基于肌腱病的病理阶段及潜在的病理机制导致的病理给予最合适的治疗干预。

许多研究人员展现了关于肌腱炎、肌腱病病理机制的各种理论。Cook 和 Purdam[211] 提供了解释一系列肌腱病理的模型。尽管这是基于下肢肌腱的证据，但也被肩袖病理所采用[114]。它包括正常和处于负荷下的肌腱(注 25-11)。如果活动水平超出了常规置于肌腱的负荷，正常的肩袖肌腱和负荷下的肌腱则会过负荷。如果这种负荷是一过性的，肌腱就会恢复到负荷前的状态。这种状态命名为正常肌腱过负荷，这是通过运动或活动时处于负荷状态肩袖的正常反应。

如果施加的负荷超过了肩袖生理承受能力，结果可能会是肌腱表达上调。第一阶段可能是反应性肌腱病。主要见于急性过负荷的肌腱肿胀加重，可能还有滑液渗出。疼痛可能存在，疼痛为一过性或持续性，这取决于体位或活动。

肩袖可能不能控制肱骨头向上移位，这可以导致继发性的压迫，并激发肌腱上方的纤维对抗喙肩韧带和肩峰的底面[232]。Cook 和 Purdam[211] 定义连续统一体的下一阶段为肌腱失修，其表现与反应性肌腱病相似。肌腱失修特征性表现为大面

注 25-11
肩袖疾病病理:连续统一体

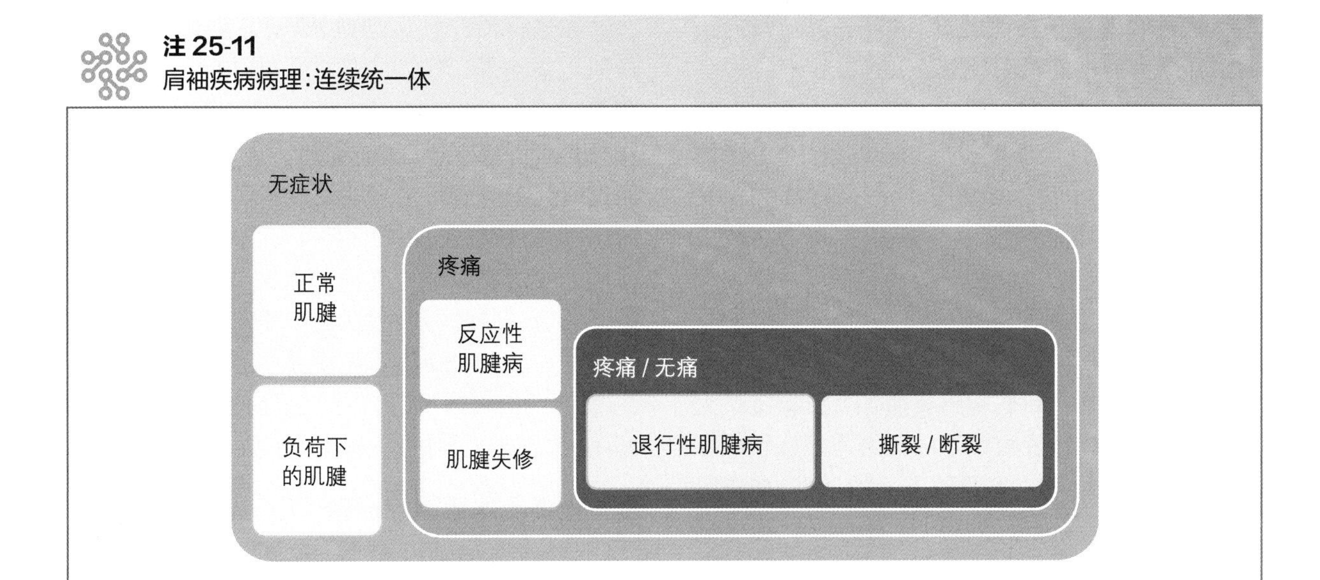

积的肿胀和肌腱退变。

Cook 和 Purdam[211] 定义最后阶段为肌腱退变,伴随大面积的结构塌陷,表现形式为大的部分撕裂、完全撕裂或巨大的肩袖撕裂[233]。

肩袖疾病的治疗性运动干预

非手术治疗肩袖疾病的原则应基于潜在的病理学、呈现的损伤、活动限制的情况。除了撞击外,治疗继发肩袖疾病应该考虑与障碍相关的高活动性和不稳定问题。病人的教育、减轻疼痛、合适的肌腱负荷、再次损伤的预防形成了症状性肩袖肌腱病的康复基础。

下面将关注与肌腱负荷相关的康复理念。

健康或负荷下的肌腱　为了维持肌腱的健康和功能,肌腱要求不间断的力学刺激(证据与研究 25-10)。对于久坐人群肌腱处于慢性负荷状态,这可能会导致无症状性肌腱退变和撕裂,这毋容置疑会随着年龄逐渐加重。

证据与研究 25-10

训练、反复劳损和肌腱病

习惯性的负荷(发生在对训练的反应中)会导致 24~48 小时内高比率的胶原蛋白合成,这会使肌腱肥厚[234]。降解率可能随训练会提高以保证整个周转很高,但是与合成率不在一个程度,这允许胶原小而一致的净正平衡[235]。习惯性的训练会导致胶原高的周转,然而不活动就会导致胶原合成和周转减少[236]。这结果说明即使存在肌腱病,但是活动也比不活动促进肌腱组织再生要好。

对于负荷下肌腱的治疗包括逐渐的、有控制的肌腱负荷。为了最大化肌腱负荷活动的益处,作用于肩袖肌腱活动的负荷、时间和强度必须细心地控制、结构化并注意监控。此外,治疗师的作用应通过指导最优化的胸椎、肩胛和肱骨运动模式以促进理想的生物力学。

反应性肌腱病　对于反应性肌腱病的治疗关键内容除了疼痛治疗外还应进行负荷教育。注意调整导致挤压或张力性负荷的病理力学会帮助降低反应性肌腱的激惹性。例如应包括病人教育、运动处方和训练改良,如与运动和胶布疗法一起去改变肩胛下旋的持续姿势(张力性负荷)。通过合适的肩胛和肩袖肌群的训练减少肱骨与肩胛相关的上方或前方的滑动(压缩性负荷)。在牵伸短缩组织时应避免更激烈的活动(压缩和张力负荷)

疼痛治疗要求有控制的应力活动再教育以维持疼痛在视觉模拟评分 1/10~2/10 水平。此外,疼痛不应有恶化趋势,并不能恶化到痛醒状态。睡眠应该有助于恢复及修复过程。

等长收缩有助于反应性肌腱病疼痛的改善。Naugle[237] 回顾了运动练习降低疼痛作用的证据,发现等长收缩练习似乎能发挥疼痛抑制的反应。作者发现长时间、低到中等强度的(最大自主收缩的 25%~50%)有最优的镇痛效应。尽管有利用这些意见在肌腱病治疗上的限制。Cook 和 Purdam[238] 讨论了有关肌腱负荷的等长练习。“这些负荷一天能重复几次,维持 40~60 秒,4~5 次,能降低疼痛并维持肌肉活动和肌腱负荷。对高激惹性的肌腱,每天维持时间短、重复次数少也是适应的。”

这种收缩应该在肌腱没有挤压的位置进行，通常在肌肉的中间范围(图 25-17)。

在这相对休息的时期，一些辅助治疗如电疗设备、胶布疗法(见辅助措施：胶布疗法)、手法治疗(见第 7 章)可以考虑使用，以降低疼痛和恢复肩关节活动及功能。

肌腱失修 对反应性肌腱病的持续疼痛治疗及其他治疗内容对于肌腱失修的治疗同样重要。在此阶段，应推荐渐进性的包括离心运动、等长运动和向心运动等进行肌腱再负荷。有证据支持盂肱关节外旋和内旋在肩峰下的压力与外旋较低压力比较作用相反[239]。鉴于这方面的证据，在进行屈曲、外展和/或内旋运动时应考虑刚好到疼痛水平。此外，也应保证使肩袖肌群活动去压低肱骨头的练习(见图 25-4)[240]。

肌腱退变 疼痛控制和恢复正常运动是治疗肌腱退变的主要目标[241]。临床研究建议尽管存在本质上的结构性病理变化，当疼痛改善会使运动范围及力量得到提高[242-244]。当臂上举时，肩胛下肌贡献 30% 和冈下肌贡献 10% 的外展力矩。因此，即使冈上肌全层撕裂，通过提高上两个肩袖肌肉的功能也能获得臂上举(自我管理 25-1)[245]。

运动损伤 因为肩关节运动要求正常的肩胛力学[246-250]，对有效地治疗肩袖病变非常关键的是有效地增强前锯肌和斜方肌的所有部分的肌力(注 25-12)。

在进行治疗性运动时，对斜方肌和前锯肌进行肌电图分析[167-169,250-253]。注 25-12 展示的肌电图数据可以帮助物理治疗师形成运动方案，以最优化地激活斜方肌和前锯肌。由于研究结果是通过研究没有肩带病变的受试者而不是肩袖疾病的患者，将这些发现用于疾病人群时应注意调整。运动需要改良以适应疼痛的肩关节。注 25-13 总结了其他一些练习以激活在本章说到的肩胛旋转肌群。注 25-4 展示了一个肩袖疾患的临床病例，注 25-14 和注 25-15 提供了一般的治疗指南，注 25-16 推荐了更多的特殊运动练习。

肩袖疾病手术后治疗原则

肩袖的撕裂可以给予非甾体抗炎药、关节内或肩峰下糖皮质类固醇注射、口服糖皮质激素治疗、物理治疗和开放手术或关节镜手术。到目前为止，几乎没有证据支持或反驳对成人肩袖撕裂的一般治疗功效[254]。Rowe[255] 说“大多数的肩袖损伤应该对保守措施都能比较满意”，注意两种情况例外：全层撕裂的年轻人和高龄全层撕裂患者疼痛对非手术治疗无效。其他的调查员也已经强调了最初的非手术治疗对肩袖撕裂的重要性。根据 Mantone 等[256] 研究，有几种情况非手术治疗不是其适应证。第一种是 20—30 岁活跃的患者，从一个特定的事件中导致撕裂和严重的功能性缺失。第二种是 30—50 岁的患者，急性肩袖撕裂中

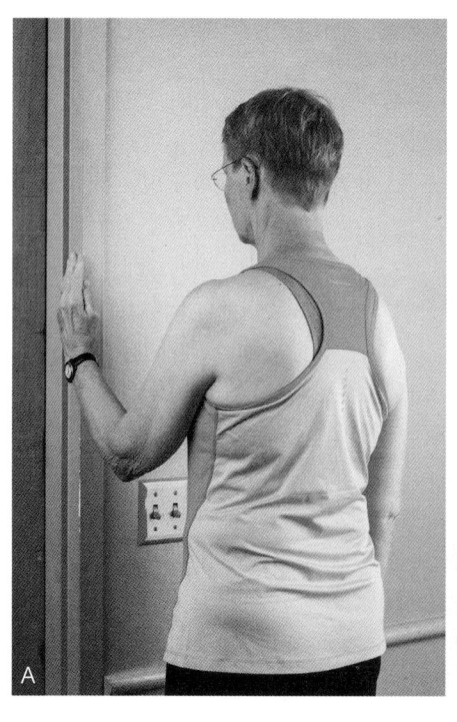

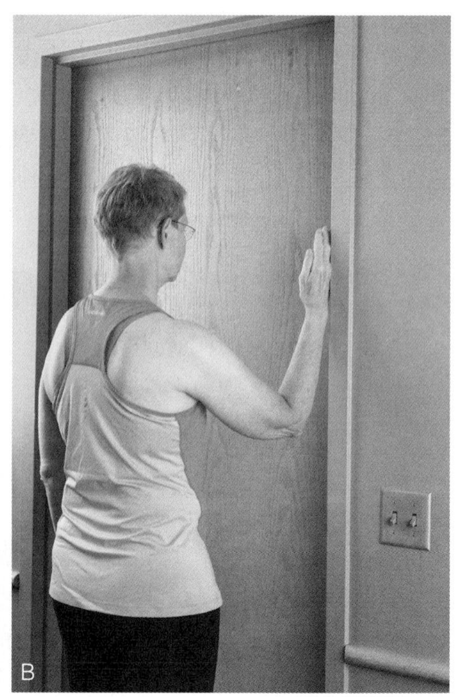

图 25-17 使臂贴着墙的练习可以帮助降低与组成肩袖肌腱的疼痛。臂前屈 45°，肘屈曲 90°，手掌压在前方的墙上或门框上。A. 手掌压在墙上或门框上保持几秒，第二个练习是移动手使手背面向墙；B. 臂前屈 45°，肘屈曲 90°，手掌压在墙上或门框上保持 40~60 秒，重复每个练习 4~5 次，一天数次

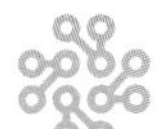

注 25-12

基于肌电图分析的斜方肌和前锯肌激活运动练习

斜方肌上部运动练习

■ 耸肩(图 1)

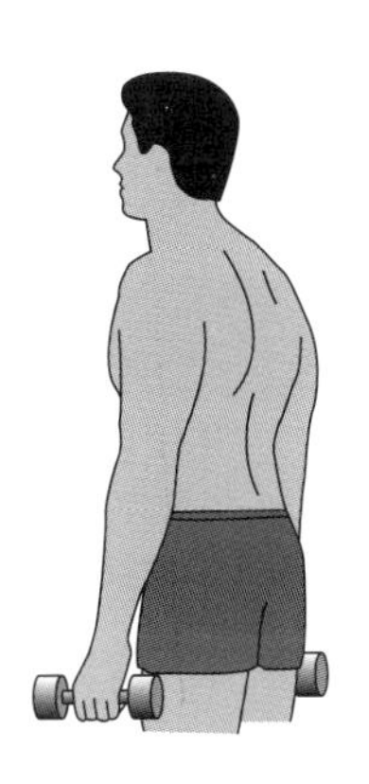

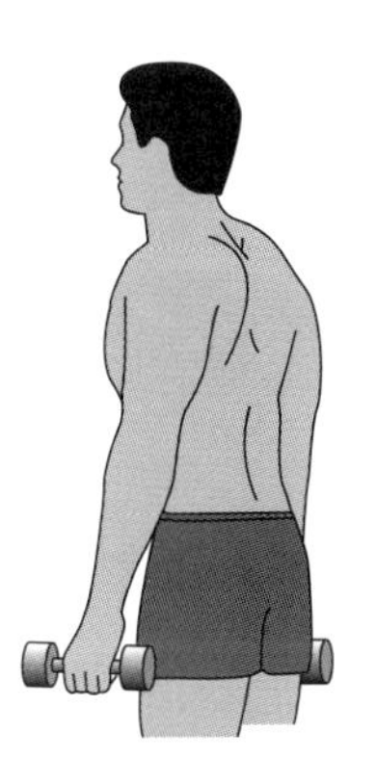

图 1　耸肩

斜方肌中部运动练习

■ 俯卧位臂上举过头(见自我管理 25-2:俯卧臂上举,水平Ⅳ　B)

■ 俯卧外旋时水平伸展(见自我管理 25-2:俯卧臂上举,水平Ⅳ　A)

斜方肌下部运动练习

■ 俯卧位臂上举过头(见自我管理 25-2:俯卧臂上举,水平Ⅳ　B)

■ 俯卧肩 90°外展时外旋(见自我管理 25-1:俯卧肩外旋)

■ 俯卧外旋时水平伸展(见自我管理 25-2:俯卧臂上举,水平Ⅳ　A)

前锯肌运动练习

■ 注意:产生肩胛上旋的运动练习与直接肩胛前伸的练习比较,前锯肌产生更多的肌电活动。

■ 肩胛平面行肩关节外展 120°

■ 屈曲、水平屈曲和外旋联合的对角线运动练习

斜方肌和前锯肌同步激活运动练习

■ 俯卧位臂上举过头(见自我管理 25-2:俯卧臂上举,水平Ⅳ　B)

■ 肩胛平面行肩关节外展

注 25-13

专门设计用于肩胛回旋肌的运动练习

斜方肌上部运动练习

■ 斜方肌上部肌力训练(见知识拓展 25-2)

斜方肌中部和下部激活运动练习

■ 俯卧臂上举(见自我管理 25-2)

■ 墙上滑动(见图 25-4)

■ 背靠墙臂外展滑动(图 1)

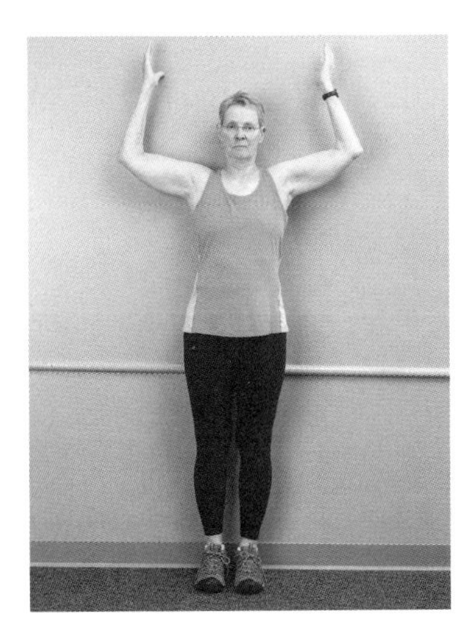

图 1　背靠墙,臂外展滑动。背靠墙,肘部和肱骨应该处于肩胛平面。拇指可以接触墙以确保肱骨在肩胛平面。病人手臂沿着墙向上滑动,当肩胛骨偏离旋转瞬时中心路径时停止(如过多上举)。我们的目标是盂肱关节和肩胛胸壁关节在理想旋转瞬时中心路径时实现完全的肩胛平面上举

■ 肩胛上旋等长收缩(图 2)

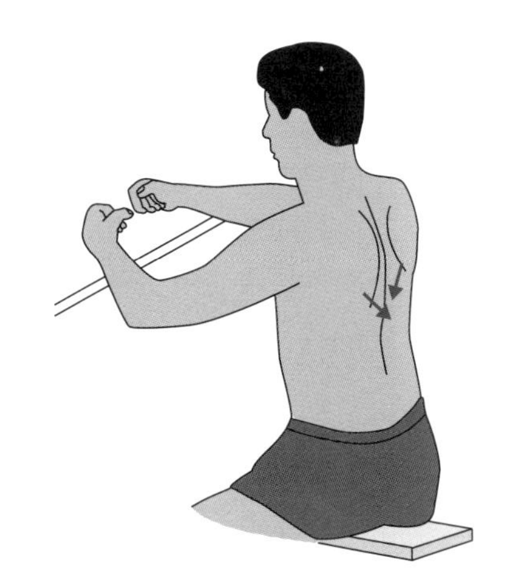

图 2　备选的肩胛向上旋转等长练习。手臂可以尽可能多地处于上举位。提示语应该是“轻轻将你的肩胛挤到一起”。应谨慎避免菱形肌或背阔肌的过多参与

前锯肌运动练习

■ 前锯肌促进练习(见自我管理 25-3)

■ 前锯肌渐进性肌力训练(见图 25-9~ 图 25-11)

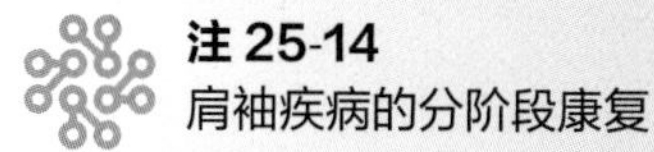

注 25-14
肩袖疾病的分阶段康复

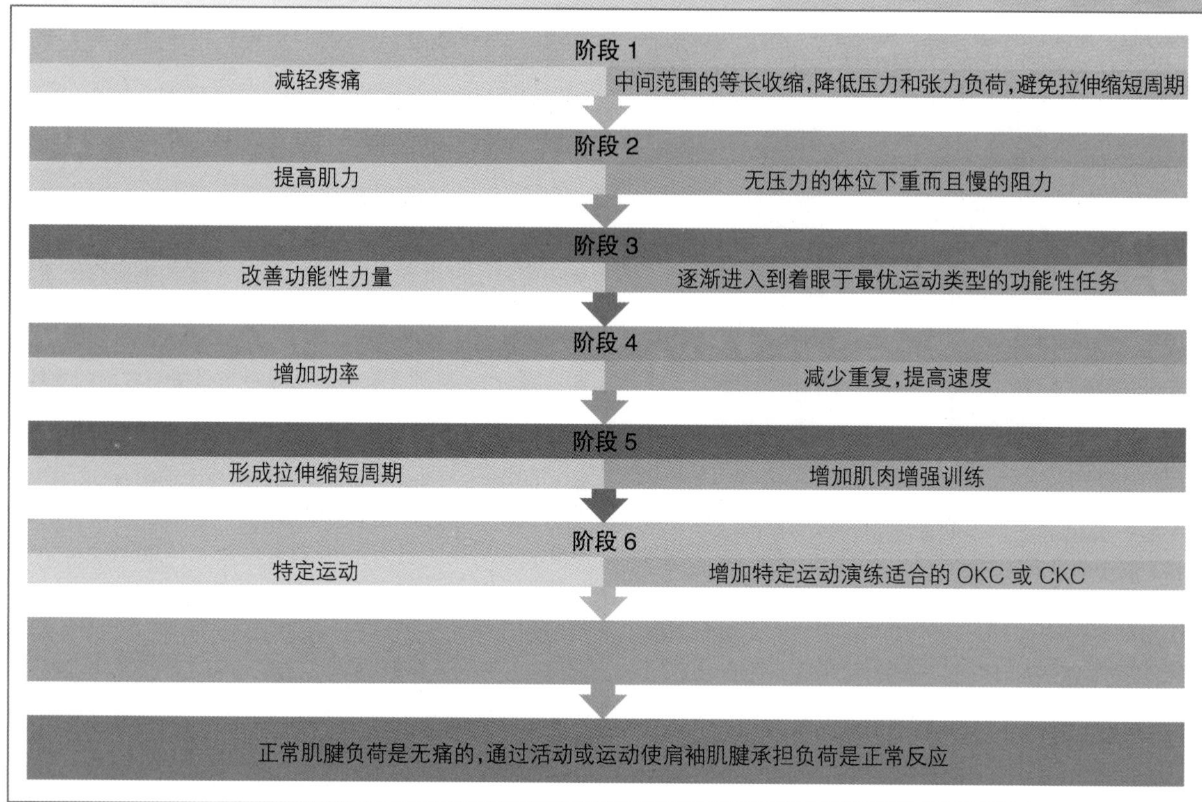

注 25-15
肩袖疾病反应期时的辅助治疗

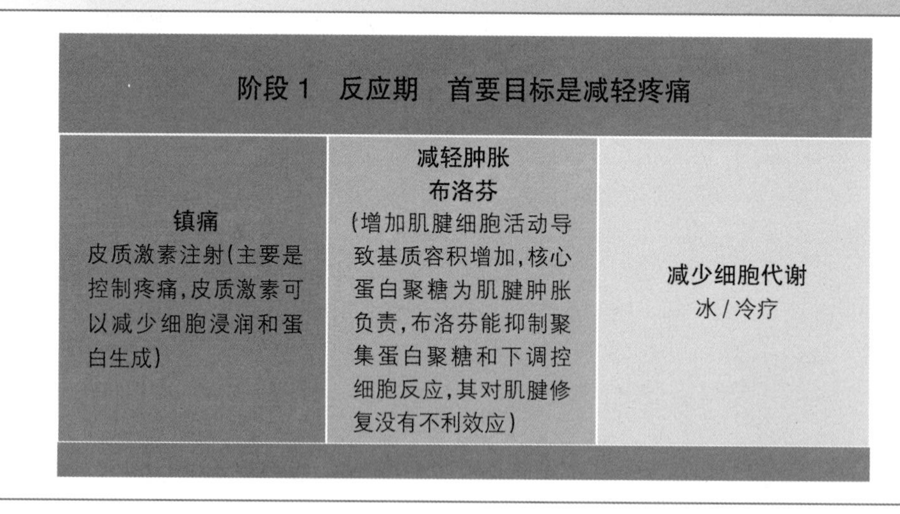

继发于一个特定的事件。这些病人最好的治疗是早期手术干预。第三种是高竞技的运动员，特别是参与负重或投掷运动的人。这些病人需要手术治疗，因为肩袖必须重建以恢复到正常所需肌力以需要返回到这些运动员术前相同水平的功能。

若病人非手术治疗疗效不佳，可能需要手术干预。手术治疗应按序进行，从关节镜清理术到开放手术行肩袖修补。行撕裂的外科手术修补的决定应取决于以下评估：①病人个体的功能性要求；②撕裂的大小；③脂肪浸润到肌肉内的数量。存在脂肪条纹的患者手术预后不佳[257,258]。

注 25-16
肩袖疾病特殊治疗性运动干预

肌肉长度
- 菱形肌被动徒手牵伸（见图 25-3）
- 盂肱关节外旋肌自我牵伸（见自我管理 25-4）

肌肉性能
- 在短范围内行斜方肌中部和下部肌力训练（见自我管理 25-2）
- 在短范围内行前锯肌肌力训练（见自我管理 25-3）
- 肩袖肌群肌力训练（见自我管理 25-1）

姿势和运动
- 工作场所行人体工程学改良
- 过渡性练习来提高盂肱关节和肩胛胸壁关节在上举时的运动学（见图 25-4）
- 简单地上举运动时行表面肌电训练，以恢复肩胛旋转肌群的时态关系
- 日常生活活动能力功能再训练，专注于运动控制和集成的肩胛骨和三角肌 - 肩袖功能
- 工具性日常生活活动能力功能再训练，专注于运动控制和集成的肩胛骨和三角肌 - 肩袖功能
- 根据需要改变专业运动训练以促进最佳的运动控制和生物力学

基于在 Cochrane 数据库对肩袖疾病手术治疗系统回顾中对 14 个病例进行调查，对肩袖疾病手术的有效性或安全性没有确定的结论[259]。从六个试验中有“银”水平的证据显示关节镜手术和开放性肩峰下减压术的结果之间没有显著差异，尽管四个病例报告关节镜减压能促进早期恢复[259]。

如果执行手术，肩峰成形术和肩袖修复后的术后锻炼方案由肩袖的肌力决定。有条不紊的规划和患者、外科医生、物理治疗师之间的合作是获得一个成功结果必需的。如果有明确清晰的目标，病人会有更大的信心。术前，外科医生和物理治疗师应向病人解释肌腱成熟的愈合需要用 12 个月的时间。然而，在此期间，运动将会逐步提高，并严格遵守物理治疗师的指示以确保最成功的结果。物理治疗师必须了解具体的解剖因素和局限性，以制订安全有效的术后康复计划。只有外科医生知道修复肌腱的强度和稳定性，因此应该与物理治疗师紧密合作以制订每个病人的处置计划。

注 25-17 所示提供了标准的肩袖修复后的康复指导[103]。因为肩袖独特的解剖和功能，手术后康复治疗比起其他任何关节更加困难。在大多数病人，上肢运动时参与精确综合力偶肌肉已经遭受几个月的萎缩和废用。在康复过程的早期，按照处方小心的练习可以防止执行上旋、后倾和 / 或外旋功能的肩胛位置关键肌肉显著萎缩（见注 25-13 中图 2）。后期的康复，必须恢复个人运动功能所涉及的所有肌肉的运动控制协调性。大范围的肩袖撕裂术后的护理需要更加保守，要求较

注 25-17
肩袖疾病修补术后康复

这个协议只是个指导方针；实际的进展将基于临床表现

保护阶段（1~4 周）
- 悬吊带保护 2~3 天，晚上使用，持续 6 周
- 钟摆练习（见图 25-8）在第一个 48 小时就可以开始，每天 3 次。
- 第 1 周结束开始自助关节活动度练习（图 A、B 和 C）

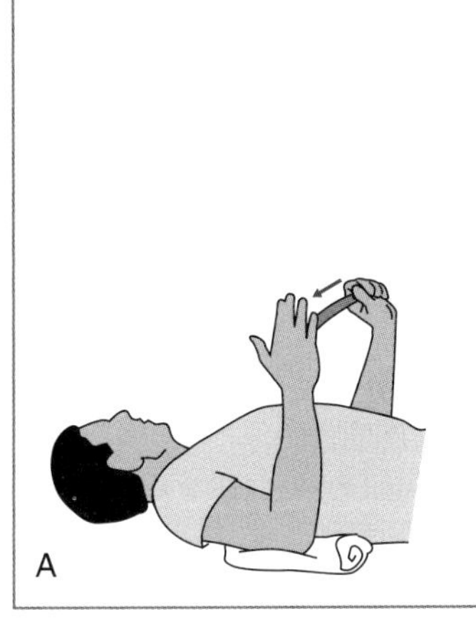

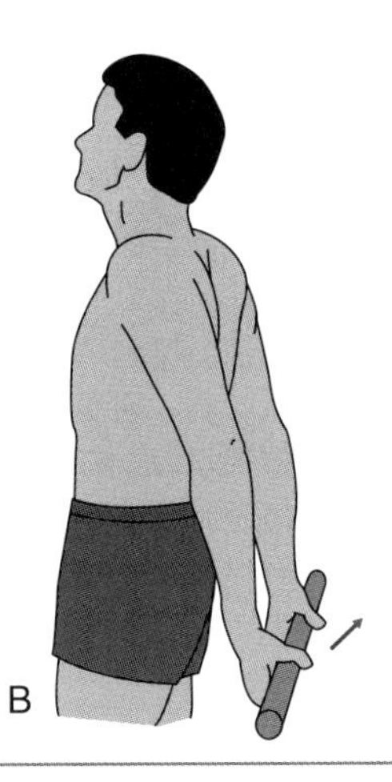

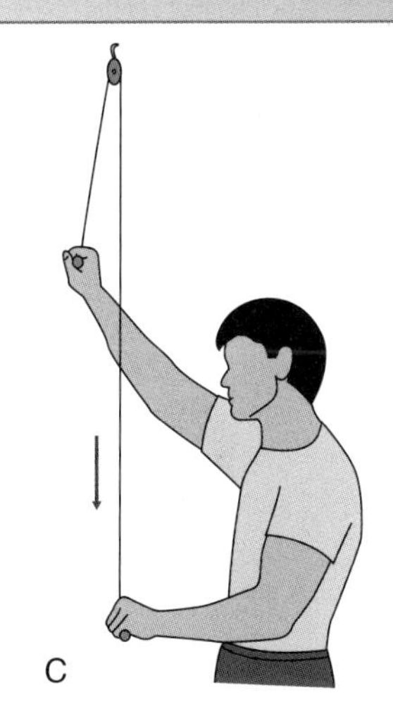

- 术后前 4 周，大多数外科医生不希望手术臂在任何平面上举超过 70°
- 术后 1 周，可以进行温柔的等长练习，但大量依赖于手术的程度（图 D-G）
- 咨询外科医生关于等长收缩时间的介绍

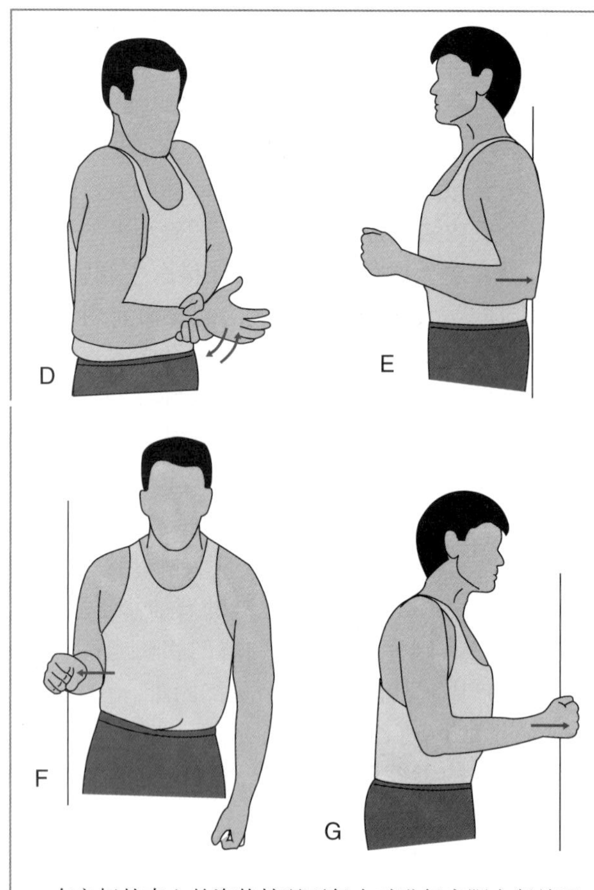

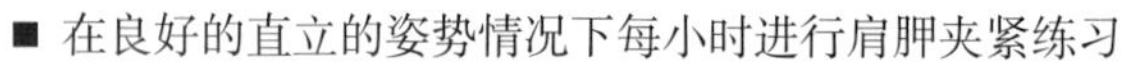

- 在良好的直立的姿势情况下每小时进行肩胛夹紧练习
- 在所有时间都应保持好的直立的肩带姿势，尤其是在吊带使用时

早中期(4~8 周)

- 手术后 6 周开始额外的自我辅助关节活动度练习(图 H、I、J)
- 如果此时运动受限制，物理治疗师可以进行温柔、被动牵伸
- 根据需要进行盂肱关节、胸锁关节、肩锁关节松动术以恢复关节的灵活性(如需要可尽早开始)
- 关节活动度的目标应该是 90°的屈曲和外展，但没有过度的锁骨上抬
- 若病人症状允许，等长练习逐渐进展到主动关节活动度练习(图 K 和 L)

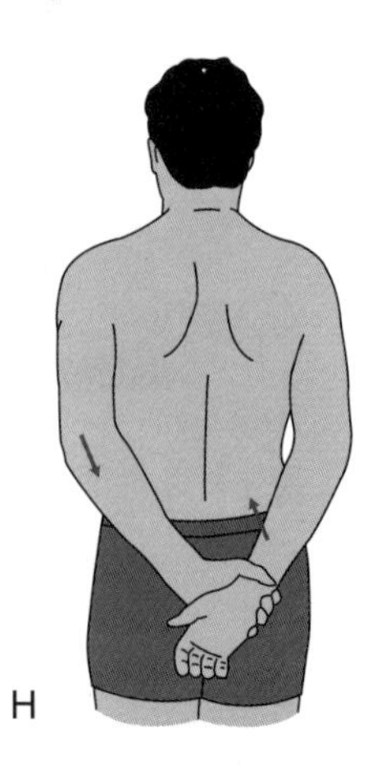

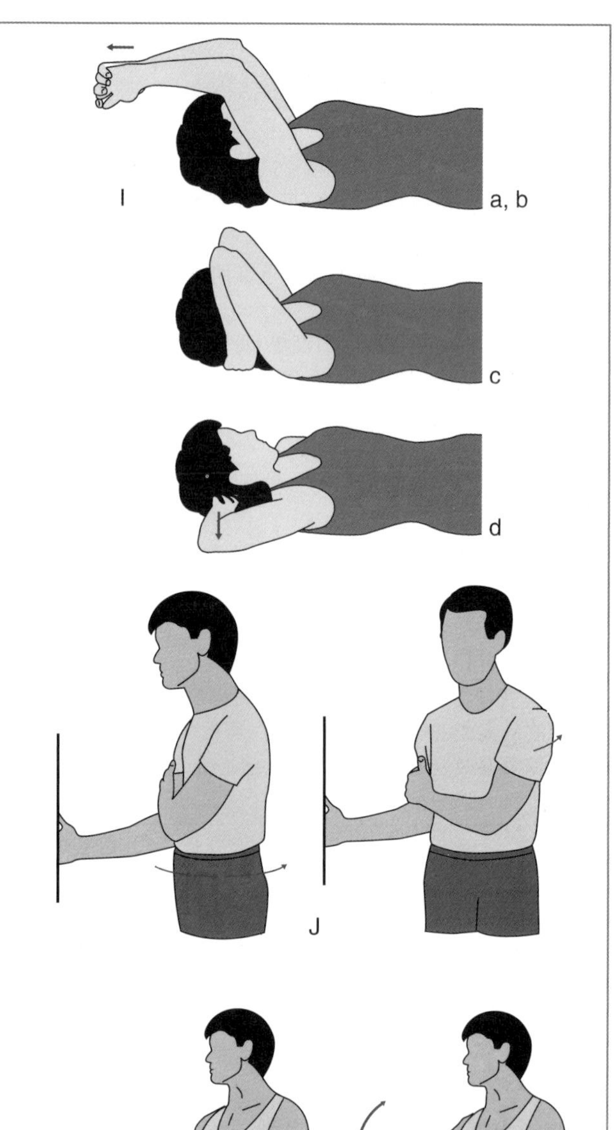

中晚期(8~12 周)

- 关节活动度目标应是在所有平面屈曲、外展、外旋、内旋全范围
- 根据需要继续进行盂肱关节、胸锁关节、肩锁关节松动术以完全恢复关节的灵活性
- 进行屈曲、伸展、外旋、内旋动态练习时，使用抗阻弹力管进行轻微抗阻练习
- 前锯肌和斜方肌更积极的锻炼(见注 25-13 所示)

晚期康复阶段(12 周以后)

- 更激进的肩袖肌力训练项目(见自我管理 25-1)
- 在所有练习中添加能承受的重量
- 继续追求在所有平面全范围的运动，并注意运动控制和肩肱节律
- 手术后 5 个月允许游泳

■ 手术后 1 年,亚极量专业运动训练进展到极量运动训练

一般注意事项和禁忌证

■ 恢复主动运动时,屈曲应先于外展

■ 在康复的早中期,病人应避免倾靠手臂或携带超过 2.3kg(5 磅)的重量

■ 冈上肌完全撕脱的患者在应在术后第 1 年内避免举起超过 6.9kg(15 磅)重量

■ 在手术后第 1 年内禁止滑雪、滑冰、滑旱冰等这些活动,以避免跌倒导致再次损伤

(A) 在仰卧位辅助外旋。把毛巾放置在肘下以维持肱骨中立位并防止过度前移。

(B) 辅助伸展。病人用未受累的手臂提供力量将患侧手臂推向后方进行伸展。应该谨慎防止盂肱关节过度伸展和前移

(C) 在屈曲和肩胛平面滑轮辅助上抬。病人用未受累的手臂提供力量将患侧手臂举起。应该注意过多的肩胛上抬以避免代偿盂肱关节活动性不足。当注意到盂肱关节和肩胛胸壁关节偏离旋转瞬时中心路径时,运动应立即停止。当有医生指导时,这个练习可以发展到主动辅助抬高

(D) 辅助内旋。病人指导通过推手臂向后来内旋手臂。其次是将手朝肩胛骨向上推。注意防止过度的肩胛骨前倾和盂肱关节前移

(E) 辅助外展。病人指导进行:(a) 仰卧;(b) 手指交叉,牵伸手臂过头;(c) 将手放在脖子后面;(d) 平肘。注意在外展时应确保肩胛骨在中立位及锁骨后缩

(F) 门口辅助外旋。指示病人站在门口并面向门框。肘屈曲 90°。手掌放在墙上。肘关节内收。身体逐渐转动直到病人面朝房间。注意在外旋确保过程中适当的肩胛力线对齐。

(G) 等长内旋和外旋

(H) 等长伸展

(I) 等长外展

(J) 等长屈曲

(K) 肩关节伸肌抗阻练习。注意避免胸部屈曲或肩胛前倾。后伸范围应局限于腋中线以避免短程范围内菱形肌的收缩

(L) 肩关节抗阻屈曲练习。运动是向上屈曲,好像上钩拳,应谨慎监测肩胛胸壁关节运动学

长时间的固定和逐渐恢复功能。

在大多数病人,肩袖撕裂的修复能有效提高舒适度、主动运动和肌力。根据 Romeo 等[260]研究,66 岁及以上女性患者的结果更可能不满意。此外,合并二头肌撕裂是女性患者的一个不良预后相关因素[260]。总的来说,更好的结果见于小于 $5cm^2$ 撕裂、有一个完整肱二头肌肌腱[260]、每块肩袖肌肉里最小的脂肪退变(尤其是冈下肌和肩胛下肌)、低的脂肪变性指数的患者[257,258]。

盂肱关节高活动性、不稳定

对于盂肱关节高活动性、不稳定的整个诊断和治疗不是本文讨论的范围。因此,本章节重点关注盂肱关节前方高活动性导致的盂肱关节半脱位。高活动性和半脱位很难诊断,如果关节稳定性是一个连续体的稳定,则其术语最易被理解(图 25-18)[259]。Jobe 等[104]第一次作为一个连续体描述了继发性肩袖疾病的病因或高活动性(注 25-18)。

在没有创伤情况下,盂肱关节高活动性的病因是一个因果循环。是否这原因或结果,应该考虑习惯性姿势损害和重复的运动模式会导致盂肱关节、肩锁关节、胸锁关节的静态和动态稳定肌的微小创伤和功能障碍。静态和动态稳定肌的衰减会导致轻微的高活动度,增加肩袖稳定功能的需求。这可能会导致肱骨头过度移位、机械冲击、肩峰下结构衰减的恶性循环[193,194,202,261]。对轻微的高活动性置之不理可以发展到半脱位和脱位。

盂肱关节是通过不同的机制获得稳定,包括

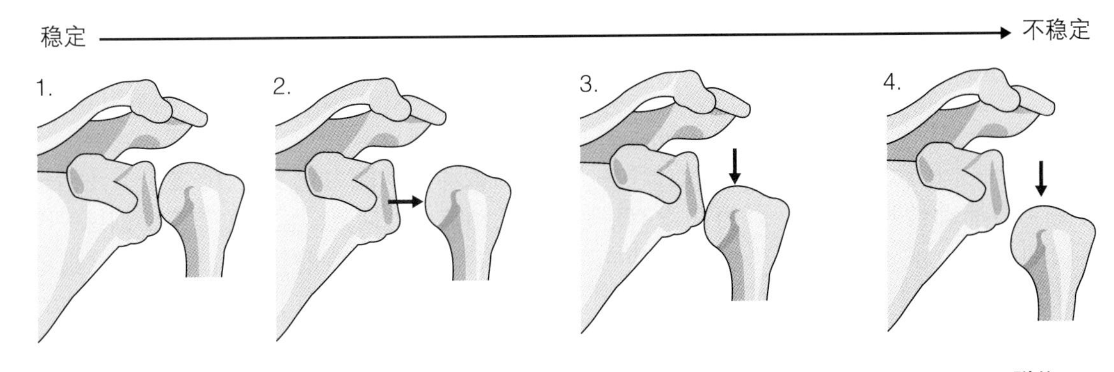

图 25-18 肩关节稳定性连续体(Adapted from Strauss MB.Wrobel LJ, Neff RS.Cady GW. The shruggedoff shoulder a comparison of patients with recurrent shoulder subluxations and dislocations.Physician Sports Mad 1983;11:96.)

注 25-18
Jobe 不稳定性连续体

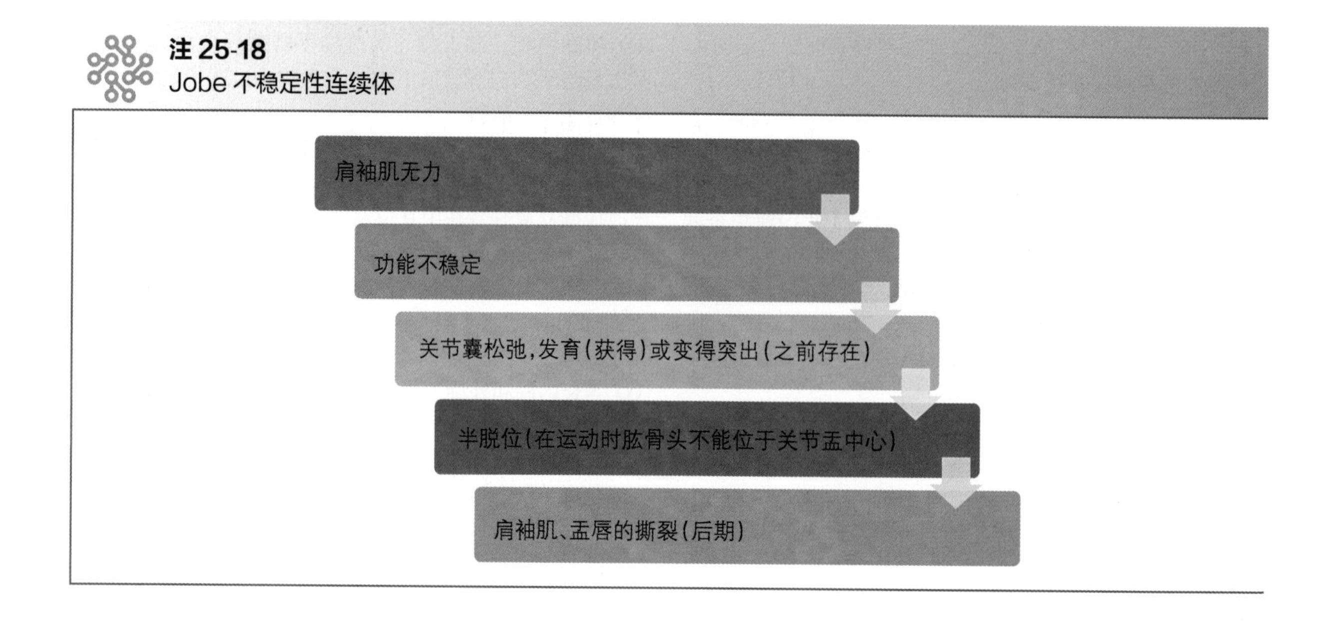

关节几何学、静态关节囊韧带复合体、动态稳定肌肉和神经肌肉控制[210]。对稳定起特殊贡献的肩关节肌肉结构已在注 25-19 中列出[246,266-270]。

注 25-19
肩关节稳定肌肉的作用

- 从肩袖肌肉的体积效应获得的被动肌张力
- 肩袖肌群收缩导致关节表面的压缩
- 关节运动继发收紧韧带被动的约束
- 肩袖肌群收缩的栅栏效应或抑制效应
- 协调盂肱关节和肩胛胸壁关节的肌肉力量重定向朝向关节窝中心的关节力
- 肩胛胸壁关节肌肉的平衡
  - 肩袖肌群的有效压力部分依赖于肩胛骨上起点处的稳定性[262]
  - 肩胛骨的位置影响肩袖肌群的长度 - 张力属性
  - 肩胛骨向上旋转、后倾和外旋对最大化肩峰下的空间是必要的[263-265]

高活动性、不稳定的诊断

盂肱关节高活动性的早期诊断和治疗可以防止脱位或撞击带来的严重病理变化。然而，轻微的盂肱关节高活动性很难诊断，因为在没有体征或症状的半脱位或不稳定（如恐惧试验和 relocation 试验阳性）时进行主动运动，肱骨头的“微观不稳定性”会发生。在臂上举或盂肱关节旋转时，存在关节在特定方向的过度被动活动及盂肱关节分离的运动学，则证实高活动性的诊断。最常见的盂肱关节异常运动是在臂上举时向上过度移位，在臂外旋和臂水平外展时向前过多的移位，在内旋时异常前移。过度移位可以通过在主动运动时触诊肱骨头并与健侧进行比较确诊。

单向不稳定或多向不稳定的诊断是建立在疼痛主诉和活动的限制加上恐惧试验、relocation 试验和 / 或 sulcus 征阳性[272,273]。

盂肱关节高活动性、不稳定的治疗

治疗高活动性和任何低活动性应该同时进行。例如，常见高活动性或半脱位肩关节的常规检查发现存在后关节囊僵硬（提示盂肱关节活动度受限并限制肱骨头在关节盂窝里向后滑动）和可能联合存在在休息时肱骨向前分离。后关节囊的紧张可以限制肱骨头的后移，主要发生在骨的旋转和屈曲运动，并在这些骨性动力运动时导致异常前移。后关节囊的紧张也可以导致静息状态时肱骨头向前分离。肱骨头在静息状态时处于前分离，使得在外旋和外展时更易致过度前移。特殊的针对后关节囊的松动联合盂肱关节外旋肌群的被动自我牵伸是治疗低活动性的最好治疗（见自我管理 25-4）。

当被动活动能力恢复后，随之应关注精确的主动活动能力的恢复。盂肱关节需要训练一个精确的没有异常或过度前移的运动学模式，这通常必须恢复肩胛胸壁关节的正常运动力学（本章节后面会解释）。半脱位的肩关节可能需要一段时间的固定以加强松弛的结构。应该避免外展和外旋的位置以防止牵伸前方关节囊。固定期持续时间应不超过 3 周，肩肱和躯干肩胛肌肉应在能忍受地、没有痛苦地进行等长收缩训练，以避免长期制动导致的废用和退变效应。

当病人重新获得肌力和运动控制，主动的关节活动度练习就可以开始以对抗重力。不应该鼓励不正常的运动模式（比如过度的肩胛骨上抬）。

渐渐地，可以开始针对胸大肌、背阔肌、大圆肌、肩胛下肌的抗阻练习以提供动态约束前关节囊的前移。然而，主要目标肌肉应该是肩胛下肌，因为它起源于盂肱关节前方并邻近盂肱关节旋转轴。仔细观察内旋时肱骨头瞬时转动中心路径，这是一个很好明确肩胛下肌参与内侧旋转力偶的指标。内旋时，肱骨的前移不应该发生，因为它是肩胛下肌参与不足的一个标志。此外，应鼓励通过前锯肌和斜方肌的肩胛稳定以预防肩胛的前倾。尽可能单独训练肩胛下肌功能的练习（见自我管理 25-6）。

冈下肌和小圆肌也可以有针对性地进行肌力训练，以防止肱骨头的过度前移[274]。冈下肌和小圆肌在盂肱关节提供一个稳定的力量，肩胛胸壁关节的稳定性是一个先决条件。如果肩胛骨不被躯干肩胛肌肉稳定，当冈下肌和小圆肌收缩时，就会替代盂肱关节压缩进入关节盂窝。这合力拉肩胛朝向肱骨（肩胛内旋）和使得肱骨头向前。任何外旋运动期间，必须注意通过鼓励前锯肌、中斜方肌、下斜方肌和菱形肌活动以避免肩锁关节内旋以及盂肱关节没有过多前移的外旋发生。

等速或增强式上肢练习（见图 25-15）可以被纳入个人的抗阻训练项目以重回到高水平的功能。建议临床医生密切监控在进行盂肱关节抗阻运动时肩胛骨的适当稳定。

如果运动学正密切监控，充分外旋和外展的运动不应是禁忌。如果过度前翻是因为缺乏躯干肩胛或肩袖肌肉产生能力作用。如果过度前移是因为缺乏从躯干肩胛或肩袖肌肉力产生能力和差的运动控制，极端的关节活动度应该避免。

对于准备过渡到功能性活动的病人（见图 25-19），专业运动训练可以逐步纳入治疗项目。注意盂肱关节的运动学是进阶的。控制盂肱关节的平移运动应强调一般肌肉力量的获得。

文献支持这样的看法，即运动控制对不稳定的肩关节恢复功能是至关重要的[275-278]。研究表明，峰值扭矩收益发生在利用肌电图生物反馈训练进行单纯的功能模式练习而并没有强调“力量锻炼”的人群。与进行传统的力量训练方案比较，功能性收益和疼痛消除更明显，且使用肌电生物反馈进行功能训练的人群产生疗效更早[275]。

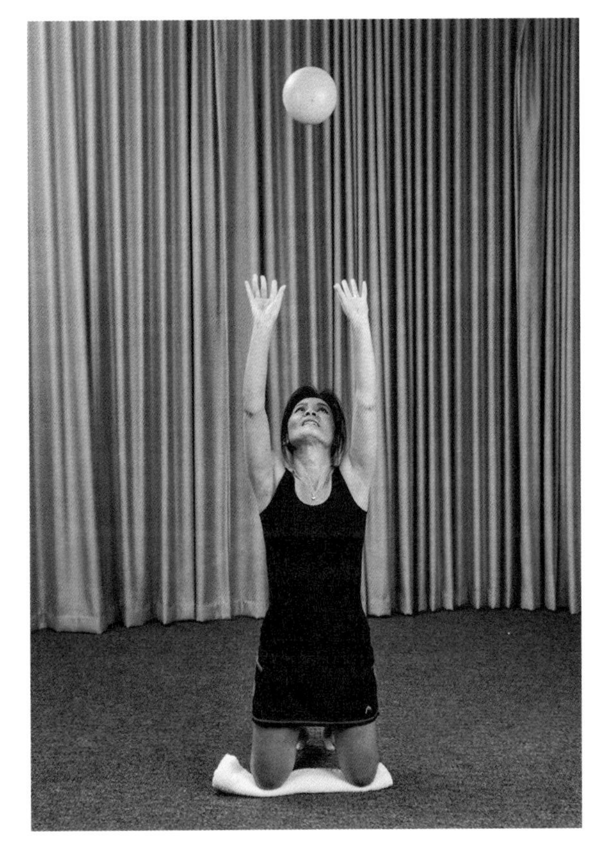

图 25-19　盂肱关节高活动性人群专业运动练习：模拟排球运动中的向上抛球

冻结肩

冻结肩表现为以三角肌起点附近慢慢开始的疼痛，首先开始内旋活动丧失，继之 50% 外旋活动丧失，外展不超过 90°[279]。冻结肩的病理生理是关节囊纤维化和炎症，软骨形成[280]。尽管炎症可能在起病时就存在，但在炎症过程减弱后，症状和体征还会长期存在。因此，“粘连性滑囊炎”的术语即存在问题，“冻结肩”应是描述该情形更好的术语[280]。与冻结肩相关的因素包括女性性别[281]、年龄超过 40 岁[281]、外伤[282]、糖尿病[283]、长期制动[284]、甲状腺疾病[285]、中风或心肌梗死[286-287]、肩袖病变[288]、神经根型颈椎病变[289]、肩胛上神经卡压和自身免疫性疾病的存在。冻结肩在一般人群中的患病率略大于 2%[290]，糖尿病和甲状腺疾病的患者增加到 10%~38%[291,292]。70% 的冻结肩患者是女性，20%~30% 的患者随后影响到对侧[293]。

许多作者已经描述了分类系统以进一步定义冻结肩[170,171]。最近，Itoi 等[280]推荐使用这两个分类（见表 25-3）。

- 原发性的特发僵硬的肩关节在没有任何外伤

表 25-3 冻结肩分类

分类	原因	例子
冻结肩（原发性僵硬肩）	原因不明诱发条件	糖尿病、Dupuytren 挛缩、甲状腺病变、心肌梗死、帕金森病
继发性僵硬肩	关节内 关节囊 关节外 神经性	慢性损伤、盂唇撕裂、关节囊损伤、手术、关节制动、肌肉僵硬、异位骨化、烧伤后皮肤瘢痕、颈椎或臂丛损伤

情况下形成。结果是导致臂部运动和使用受限[280]。炎症和疼痛可以导致肩关节肌肉反射性抑制，与膝关节损伤后股四头肌抑制相似。在文献中关于其潜在的病理过程是炎症[294-296]还是纤维化有不一致的意见[297]。它呈现出滑膜炎症开始于过多的胶原串联形成，结果导致肩关节纤维化而僵硬[289,296,298,299]。

■ 继发性肩关节僵硬为僵硬和活动丧失，众所周知的原因是如术后、外伤或制动[280]。

诊断

冻结肩基于关节镜结果的表现如表 25-4 所述[300,301]。这些阶段代表疾病的一个连续阶段，而不是离散的、明确定义的阶段。与冻结肩相关的病程通常持续 1~3 年[284,302]。每一个阶段的时期存在一定关系，初始炎症阶段越短，第二期和第三期及全过程都会越短。因此，早期干预可以减少整体的病程。物理治疗师的角色是加速通过各阶段，限制早期阶段的严重性，这样病人可以尽快进入最后阶段，以尽可能减少损害、活动限制和参与限制。

表 25-4 基于关节镜发现的冻结肩分期

分期	表现
Ⅰ期：冻结前期	■ 症状持续时间：0~3 个月 ■ 主动和被动关节活动时存在疼痛 ■ 麻醉后检查：关节活动度正常或略减少 ■ 关节镜检查：弥漫性盂肱关节滑膜炎，前上滑囊最为明显 ■ 病理变化：肥厚、高血管性滑膜炎、罕见的炎性细胞浸润、正常的底层滑囊
Ⅱ期：凝结期	■ 症状持续时间：3~9 个月 ■ 患者持续疼痛 ■ 在所有平面关节活动度严重损失 ■ 麻醉下检查：关节活动度跟没有麻醉一样 ■ 关节镜检查：密集、增殖、高血管性滑膜炎 ■ 病理变化：肥大、高血管性滑膜炎和血管周围滑膜下瘢痕、底层滑囊纤维素增生和瘢痕形成
Ⅲ期：冻结期	■ 症状持续时间：5~9 个月 ■ 轻微疼痛，继续严重关节活动度的损失 ■ 麻醉后检查：与阶段Ⅱ一样 ■ 关节镜检查：没有增生性血管可见、可见纤维滑膜残余。关节囊在关节镜插入时感觉增厚，体积减小 ■ 病理变化："烧毁"性滑膜炎无明显肥大或血管增生。下被膜可见致密瘢痕形成
Ⅳ期：解冻期	■ 症状持续时间：15~24 个月 ■ 轻微痛苦 ■ 关节活动度逐步改善

治疗

Neviaser and Neviaser[300,301]强调了应基于疾病的阶段制订个性化治疗计划的重要性。病人相关指导的一个关键组成部分是教育处在不同阶段的病人去发展自我治疗的内容以获得最好的结果。运动治疗是对冻结肩进行干预治疗常用的有效手段[286,303-307]。运动的类型和强度的确定取决于病人特定的肌力、关节活动度、关节的灵活性、运动控制需求、激惹性水平。Kelley 等[308]提出一个应激性分类以协助医生进行有关干预的临床决策。

非手术干预措施 冻结肩治疗最好的方法是预防。尽管这种综合征是一种自限性过程，没有残留的活动限制和残疾的完全恢复既不保证也不常见。纤维化、继发性关节炎、肌筋膜挛缩、失用性萎缩、运动控制模式改变可能持续存在。只有主动运动手臂，全面维护盂肱关节和肩胛胸壁关节主动活动性，以及其他三个肩带关节的精确的肩关节运动学，才能逆转这些过程。

表 25-5 概述了冻结肩每个阶段的基本干预措施。

Ⅰ期：对冻结肩的病史的相关指导对缓解病人更严重疾病的恐惧很重要。讨论疼痛性的滑膜炎如何发展到纤维化增生和运动限制，可以提高病人进行自我管理项目的依从性而获得更广泛的恢复，这对获得长期疗效起着至关重要的作用。

存在疼痛性运动受限的患者建议给予口服非甾体抗炎药与其他止痛药作为必要的补充[309-311]。关节内注射类固醇和局部镇痛对粘连性关节囊炎的诊断和治疗都是非常有用的[312-316]。颈椎椎间盘性疼痛作为疼痛性活动受限的原因，一个系统性的文献回顾颈椎激素、无激素硬膜外注射与肩

表 25-5 冻结肩Ⅰ~Ⅳ期物理治疗干预

分期 / 目标	病人教育	设备	肌力练习	牵伸和关节活动度练习	关节松动术
Ⅰ期 目标：阻断疼痛和炎症，促进放松	教育： 发病机制、姿势、活动改良	根据需要控制疼痛、炎症和促进放松	早期闭链练习（如墙上滑动）	无痛范围内主动辅助活动度练习、水上运动、轻柔的被动活动度练习、钟摆运动	Ⅰ和Ⅱ级关节松动
Ⅱ期 目标：减少疼痛、炎症、囊性粘连和关节活动度受限	姿势、 必要的家庭运动项目	根据需要减少疼痛、炎症和改善组织伸展性	更高级的肩胛训练，具体是肩袖肌群肌力训练	主动活动度练习、被动活动度练习	Ⅱ和Ⅲ级关节松动
Ⅲ期和Ⅳ期 目标：增加关节活动度	姿势、必要的家庭教育项目	促进放松、组织伸展和减少治疗时不适感	更针对性地肩胛以恢复力偶，继续肩袖肌力训练	更针对性地主动活动度练习以重建肩肱和盂肱关节力学；更进一步牵伸（PNF、软组织松动、低负荷长时间牵伸）	Ⅲ和Ⅳ级关节松动

关节注射比较的疗效显示证据为Ⅱ级水平[317]。

注射后，重新评估被动盂肱关节活动度。如果病人疼痛显著减轻，关节活动度明显增加，阶段Ⅰ的诊断就能明确。然而，如果疼痛改善，但关节活动度并没有显著改变，Ⅱ期的诊断能确认。

病人应开始进行监督性的治疗性训练计划，通过减少疼痛和炎症反应、增加关节活动度、改善肌肉性能、重建正常的肩关节力学得以恢复功能。处于阶段Ⅰ的粘连性关节囊炎治疗的主要目标是阻断疼痛和炎症的循环。

虽然存在少量数据支持治疗设备的使用，治疗设备建议可以影响疼痛（高电压治疗、经皮神经电刺激[311]、离子导入疗法、冷疗）、减少炎症（离子导入疗法、超声导入疗法、冷疗）和促进放松（湿热疗法、超声疗法）[318]。水疗也可以有效地用来阻断疼痛的恶性循环（见第 16 章）[319]。

对组织应用正确的张应力应基于病人的激惹性（表 25-6）。高激惹性患者，如在Ⅰ期，进行低强度和短时间的关节松动可以改变关节受体的输入，减轻疼痛，减少肌肉保护和增加运动[320]，Ⅰ和Ⅱ级关节松动联合无痛范围内的生理性运动（主动辅助关节活动可以在这个阶段使用（见第 7 章）[321]。

闭链运动可以促进盂肱关节稳定的肩袖功能[322]，提高受影响的肌肉、滑囊和韧带的伸展性。牵伸应该在无痛范围进行，保持 1~5 秒，每天 2~3 次。肩胛稳定练习可以改良使病人在无痛的位置激活肩胛肌肉（见注 25-14：图 2；见自我管理 25-3，水平 1，用更多的枕头进行改良以允许患者在上肢上举时在极少范围内工作）。这种类型的运动应尽早启动以促进盂肱关节稳定和优化肩胛胸壁关节的力偶募集。肩胛胶布疗法（见"辅助干预：胶布疗法）能帮助促进肩胛稳定性和盂肱关节活动性。家庭练习项目应该包括无痛范围内被动关节活动度练习及钟摆运动促进关节囊牵伸（见图 25-8）。

体位训练是为了放止头前伸和胸椎后凸，使肩胛骨前倾，内旋和锁骨前伸

Ⅱ期：这个阶段一系列症状表现为颈椎周围及肩胛区周围疼痛，引起代偿性肩胛增高，在这个阶段，个人可能会学习使用肩胛胸壁关节、肘部或躯干运动代替盂肱关节运动[149]。关节囊紧张及肩袖无力不允许正常的盂肱关节力学，带来的结

表 25-6 激惹性分类

高激惹性	中激惹性	低激惹性
重度疼痛（≥7/10）	中度疼痛（4/10~6/10）	轻度疼痛（≤3/10）
持续的晚上或休息时疼痛	间断的晚上或休息时疼痛	没有休息或夜间疼痛
活动终末端前疼痛	活动终末端疼痛	活动终末端在进行加压时轻微疼痛
继发于疼痛，主动活动度小于被动活动度	主动活动度类似于被动活动度	主动活动度和被动活动度一致

改良于：Kelly MJ，McClue PW，Lsggin BG，Frozen shoulder；evidence and a proposed model guiding rehabilitation.

果是肩带在臂上举时很明显上移[149]。关节囊容积减少结果导致肱骨头前移[323]。关节活动度囊性限制，尤其外旋最受限制，其次外展，然后内旋[324]。

Ⅱ期的康复的目标是继续减少炎症和疼痛，并减少囊性限制和继发性肩袖无力和肩胛向上旋转肌群力偶薄弱。被动关节松动用于拉伸CLC以恢复正常盂肱关节力学。挛缩的肩袖间隔(RCI)存在于冻结肩患者[325-327]。肩袖间隔(RCI)形成了三角形组织，前方是冈上肌肌腱边缘和上方肩胛下肌边界，还包括上方的盂肱韧带及喙肱韧带。牵伸、软组织和关节松动目标是肩袖间隔(RCI)及CLC，它提出了手臂外旋于体侧的向下滑动，并牵伸肩袖间隔(RCI)[308]。

Johnson等[328]发现在外展外旋终末端行1分钟向后滑动即可以显著改善冻结肩的外旋活动度。高级别松动(Ⅲ和Ⅳ级)促进短缩的纤维软组织伸长。高级别松动术应该在或接近其生理的终末端范围进行。应该注意的是关节松动的一过性的即时效应还必须与遵循自我管理项目相结合[329,330]。对后关节囊行被动牵伸或保持-放松技术可以用家庭练习进行加强疗效。具体家庭练习见自我管理25-4。

一旦被动运动提高，就必须继续主动练习以保持关节活动度。如果肌肉力量尚可，则应在矢状面、冠状面和肩胛平面进行主动抗阻练习。治疗师必须注意确保恢复运动控制模式以促进三维的肩胛运动学(与上抬或过多上旋比较)并控制盂肱关节向上滑动[149]。提示进行分离式强化训练肩袖、前锯肌、斜方肌中下部的肌肉(见自我管理25-1，自我管理25-2和自我管理25-3)。

肩胛胸壁关节胶布能显著帮助在功能性运动时限制肩胛的代偿模式并促进盂肱关节更多的活动(见辅助治疗：胶布章节)[331]。肩胛胸壁关节胶布疗法能促进特殊的日常生活活动及工具性日常生活活动练习包括特殊的运动需要的运动模式所产生的运动能力、力或力偶的提高。

Ⅲ期和Ⅳ期：在这些阶段，疼痛可能自发的解决[332]。体检将显示僵硬的肩关节和错误的的肩肱运动节律[333]。物理治疗的目标是提高盂肱关节活动性和恢复肩肱节律。在这个阶段，激惹性水平降低和能耐受的更积极的牵伸和关节松动应是治疗的焦点。图25-20提供了一个自我松动技术的例子。目标是主动全关节活动范围，因为任何残留限制可能再次启动循环。低负荷长时间牵伸产生组织塑性延伸，高负荷、快速牵伸则产生高张力性阻力[334,335]。热可以用于放松，超声可用于促进腋窝褶皱组织的可伸展性，冷冻疗法可用于减少治疗不适。重要的是要注意生物改造需很长时间才发生而不是机械地诱导变化发生在几分钟内[336]。肩袖肌和肩胛肱骨肌肉肌力练习应继续在这个阶段进行以重建协调力偶(见自我管理25-1，自我管理25-2和自我管理25-3)。因为盂肱关节活动度仍然受限，体位可能仍需要改良。

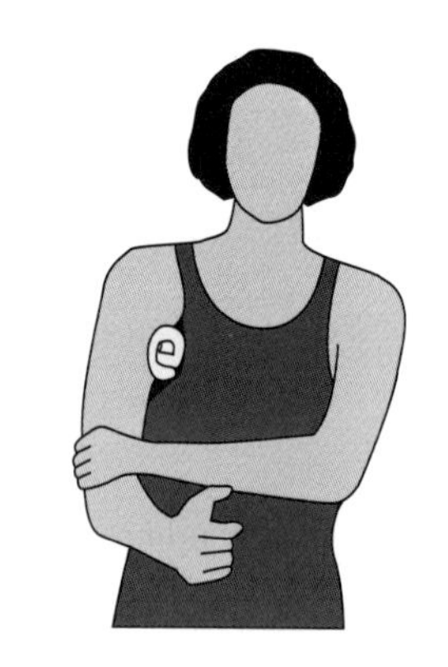

图25-20 盂肱关节自我松动

手术治疗 非手术治疗通常会对Ⅱ期冻结肩治疗取得成功；然而，一些病人在Ⅱ期的后阶段和第Ⅲ期可能有难治的运动损失。对于顽固性运动损失的患者发展为残疾，手术治疗是必要的。手术治疗要求选择合适的患者、麻醉和术后镇痛，这些是其成功的关键。冻结肩患者手术治疗包括麻醉下闭合推拿和关节镜释放。麻醉下闭合推拿操作禁忌是患者显著的骨量减少、最近外科修复肩关节软组织或存在骨折、神经损伤和不稳定。

根据既往事实，关节镜对冻结肩患者有一些诊断和治疗价值[282]。然而，有学者建议，关节镜可能有助于界定障碍、记录闭合推拿治疗的效果、伴随发生的关节内和肩峰下疾病的治疗[296,323,337,338]。手术后物理疗法治疗的目标是保持麻醉后获得的关节活动度、减少疼痛和炎症。在复苏室，病人仍在斜角肌阻滞麻醉时，手臂放置在象限的位置[339,340]。病人在医院观察一夜，进行第二次斜角肌阻滞以便病人可以耐受全关节活动范围运动，建议整个晚上持续行被动运动[341]。出院后，病人在接下来的2周应该接受每周5天门诊物理治疗，然后每周3次直到完成治疗。治疗包括针对关节活动度的高频干预措施、减轻疼痛和炎症的设备和水疗。在程序中应逐渐进行肌力练习，具体以前已经概述。

辅助治疗:贴扎术

在肩胛骨、肱骨、颈椎、胸椎、腰椎、骨盆之间存在复杂的肌肉的关系。肩胛错误的力线导致影响上象限的各种症状,肩胛贴扎术可以提高肩胛骨在胸部休息时的力线排列,从而提高相关的关节排列和肩胛骨之间及上象限其他区域的相同的肌肉组织的长度 - 张力属性。肩胛贴扎是一个有用的辅助治疗,与运动治疗一起使用时可以用于许多诊断为上象限病变的治疗[55,342]。

当病人进行贴扎后有利于改善肩胛区肌肉的力线排列和长度 - 张力特性,病人就可以进行运动、日常生活活动或工具性日常生活活动。肩胛贴扎支具的好处是可以促进每个病人的独自力线排列错误的特殊的三维矫正。短期贴扎(2~3 周)可能有助于改善错误的运动模式的神经肌肉控制,而长期贴扎(8~12 周)可能会影响肌肉长度 - 张力特性。肩胛胸壁关节贴扎有几个目标:

- 提高初始力线排列,以促进运动模式改善
- 通过拉伸太短组织和减少太长置于组织的张力以改变长度 - 张力特性
- 提供支持并减少处于慢性紧张性肌筋膜组织的压力
- 提供肩胛处于休息位及运动位置时的运动学意识
- 指导运动时的运动学

每一块胶布在肩胛骨提供了一种特殊的矫正力。任何一块与其他方向的一块联合以提供对肩胛力线的多层矫正。贴扎目标是肩胛骨力线排列得到改良。然而,如果病人有明显的驼背、头前倾或肩前倾的姿势,不应追求 100% 矫正。相反,建议适度纠正错误的对齐,因为在这么短的时间内太多的改变可能让长期有姿势问题的个人无法忍受。贴扎产品是专门为校准身体力线排列和运动的。它是黏性、伸展性和紧密性的最佳组合。下方的胶布叫 Cover-Roll stretch,它是低变应原的胶布适用于保护病人的皮肤,叫做 Leukotape (Beirsdorf Inc.,Norwalk,CT)。在肩带处,单独使用 Cover-Roll stretch(盖滚轮)通常是足够的,尤其是对有小的或中等程度姿势错误的小个子患者。

下面叙述的是贴扎的细节,但是其他贴扎方法可以用在肩胛骨和肱骨[76]。他的目标定位和功能改善的是常见的各种技术。通过适当的贴扎技术,可促进在日常生活活动和工具性日常生活活动及运动时力线排列和功能的改善,因此,贴扎可以是对治疗性运动和功能再训练的、有用的辅助干预手段。

肩胛的矫正

下面的插图描绘肩胛位置的矫正。

- 矫正肩胛的下降和改善肩胛骨的上抬(图 25-21)
- 矫正肩胛下旋和改善肩胛上旋(图 25-22)
- 矫正肩胛的外展和改善肩胛的内收(图 25-23,图 25-24))
- 矫正翼状肩胛
    - 贴扎用于矫正肩胛下旋(图 25-21)和外展(图 25-23)。
- 矫正肩胛前倾(图 25-25)
- 矫正肩胛骨的上抬(图 25-26)

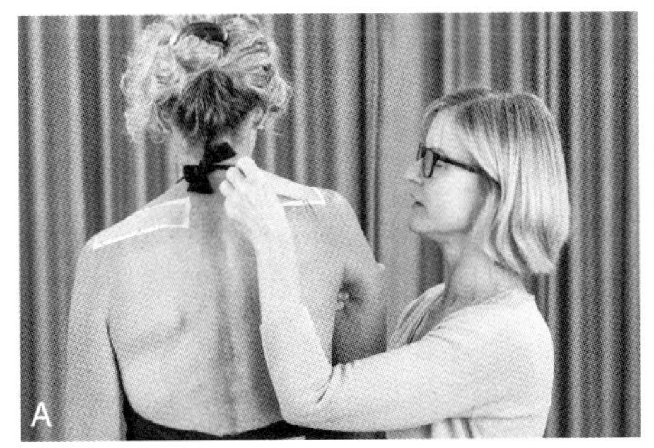

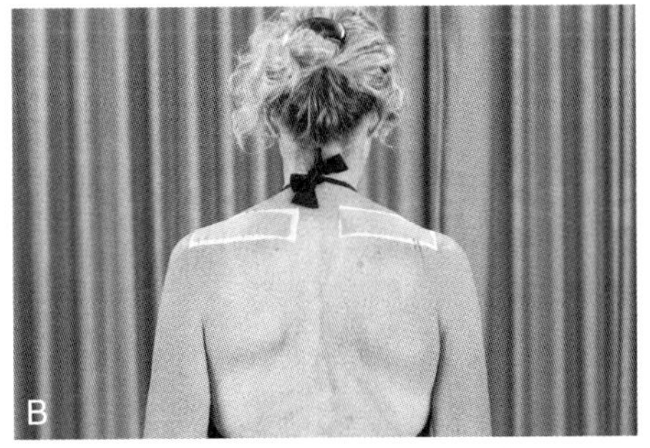

图 25-21　矫正肩胛下降。A. 在肩峰的外侧边缘架胶布的锚。被动提升肩胛,确保肩峰的末端向上旋转,沿着肩胛上空间拉胶布向内侧朝向颈椎,继之朝向上斜方肌的纤维方向,不要跨过颈椎,使用一块类似的方向相反的一侧以防止跨过颈椎的外侧剪切;B. 重复进行直到得到校正。通常,如果胶布应用后纠正了额外错误对齐,这块胶布需要重复以确保其他胶布应用没有把肩胛拉向下

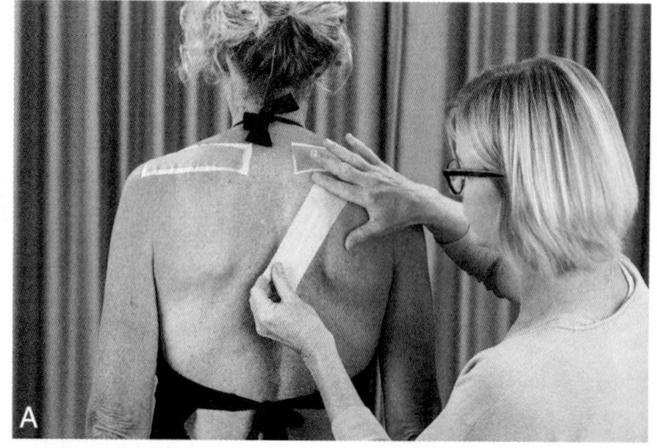
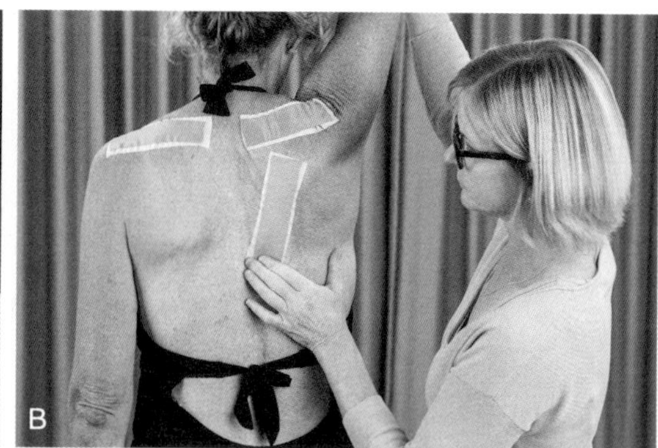
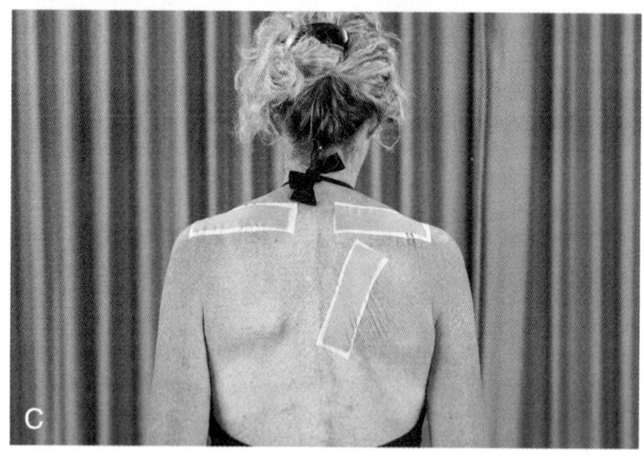

图 25-22 贴扎疗法使肩胛上旋。A. 胶布的锚在肩胛的根源内侧一点，被动抬高手臂使其完全屈曲；B. 肩胛骨向上旋转，拉胶布向内侧和尾侧朝向下胸椎；C. 这一块提供了一个肩胛向上旋转的旋转中心

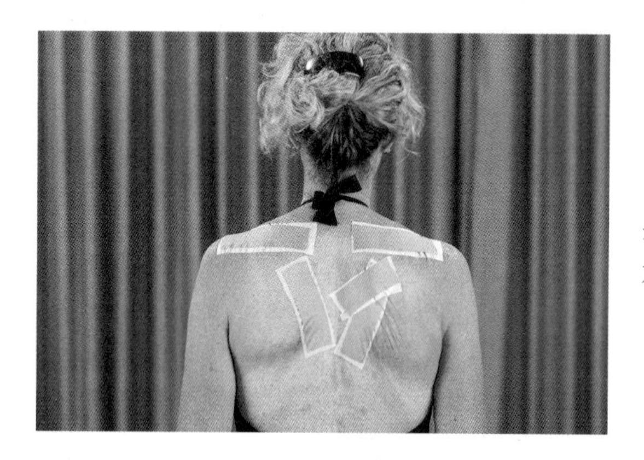

图 25-23 贴扎使肩胛内收。如图 25-22 贴胶布，但添加一块随着中间斜方肌的纤维方向，如图中患者左侧肩胛骨所示

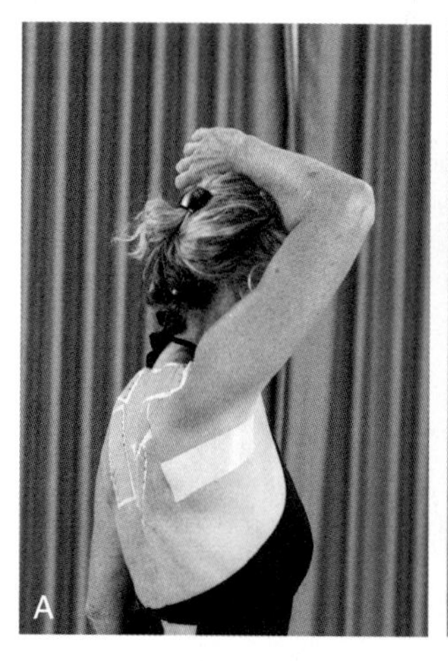
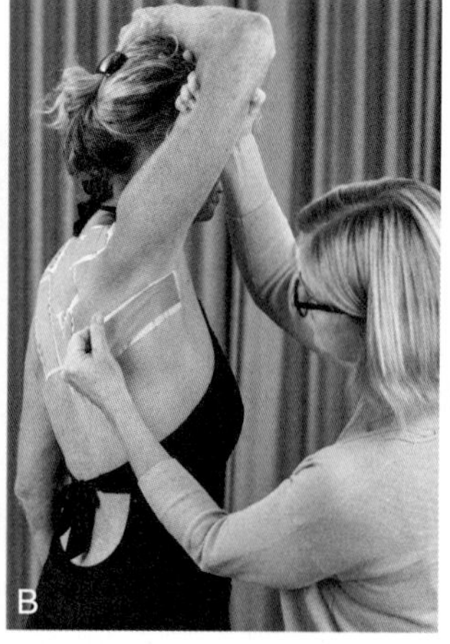
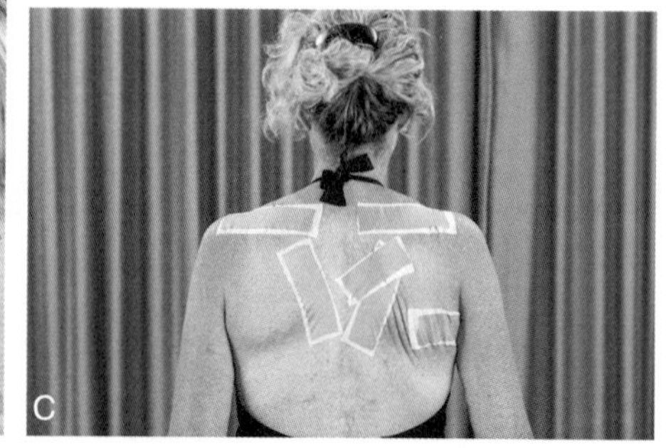

图 25-24 这是一个替代或辅助技术去使用胶布让肩胛内收。第二条胶带可以用来防止过度的外展。A. 锚置于腋窝近端和肩胛骨的前外侧边界；B. 当肩胛骨内收和向上旋转时拉胶布向后方和尾侧；C. 胶布置于下肩胛骨的内侧边界。当病人抬高臂时，如肩胛开始外展会在腋窝处感觉拉力

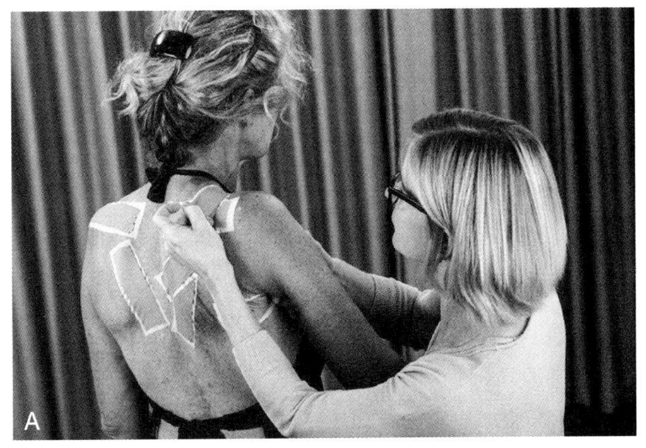

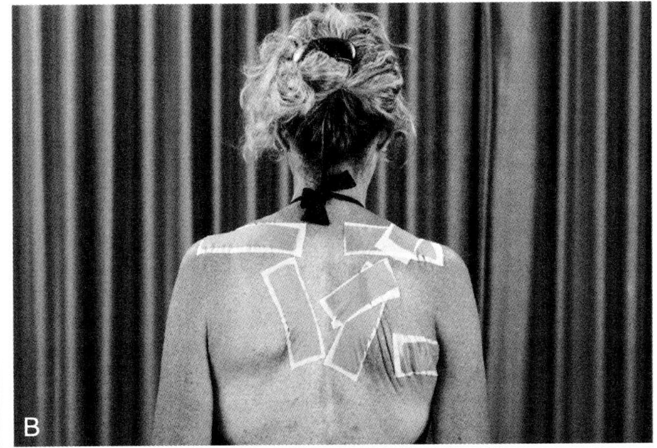

图 25-25　贴扎使肩胛后倾。A. 锚置于喙突；B. 当肩胛后倾，拉胶布向后、尾侧、内侧（与拉胸小肌方向相反）。锚置于肩胛骨的脊上。置另一胶布纠正下旋（见图 25-22）和肩胛外展（见图 25-23），确定覆盖肩胛的下极以控制倾斜

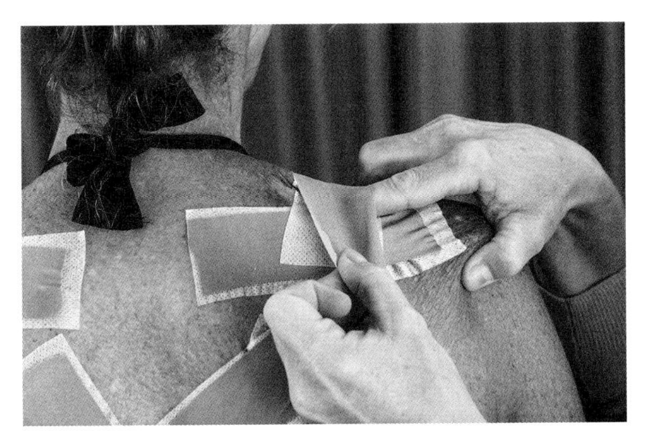

图 25-26　贴扎使肩胛向下。使用这种技术来纠正肩胛骨的上抬。A. 胶布的锚置于上斜方肌的前边界；B. 把胶布拉向后方和锚在肩胛脊

预防过敏反应

贴扎术的一个常见的不良反应是局部皮肤过敏反应或皮肤破溃。以下的提示可以帮助防止胶布的不良反应：

- 仅使用 Cover-Roll stretch，它是低过敏性的。Leukotape 的胶黏剂通常会发生过敏反应。
- 应用贴扎之前应使用准备液。推荐使用皮肤准备的溶液是氧化镁乳剂。在皮肤上敷一层薄薄的乳液，但应等待乳液全干后才能使用贴扎以便能轻易移去胶布。
- 确保在使用下一胶布之前应移去所有胶布残留。
- 警告潜在的皮肤过敏的病人。指导病人若出现有瘙痒或烧灼的感觉应立即移除胶布。

预防皮肤破溃

皮肤破溃经常发生，原因是皮肤和胶布之间过度摩擦。遵循这些指导方针可以尽量减少皮肤破溃：

- 胶布不要越过脊柱的中线。
- 不同时跨越多个关节。
- 肩胛骨双侧使用胶布，特别是上举时。
- 使用胶布之前使用皮肤准备液。
- 使用下一胶布之前移除所有之前的胶布残留。使用 Leukotape 涂掉大部分的残留物，再使用胶部黏性移除剂。
- 如果皮肤出现问题，在重新使用胶布前应让皮肤完全愈合。这可能需要 1 周或更长时间。

如果胶布使用得当，患者通常可以容忍胶布 3~5 天。可以带胶布洗澡，但不推荐浸泡胶布。对于从事积极活动的人，胶布带更容易松开，与活动较少的人比较疗效相对欠佳。

要点

- 肩带复合体治疗的要点是完全理解复合体的四个关节中每一个关节的解剖和动力学。
- 四个关节中每一关节精确的运动学，所有四个关节功能、力偶、协调功能的精确运动控制对优化肩关节复合体功能都是必须的。
- 肩带是运动链上的一个连接，因此，肩带的功能受上象限或下象限区域的功能影响。
- 在康复过程中，治疗功能障碍，应该补充规定时间内的功能再训练，以改善能力水平。
- 理想的整体身体姿势是肩带复合体最佳功能的先决条件。
- 充分理解肩带治疗性运动的一体化途径是肩带条件取得成功结果的关键。

- 肩袖功能障碍包括撞击肩综合征、肩袖及盂唇撕裂、后肩痛、盂肱关节高活动性和不稳定。
- 许多肩袖撕裂是潜在的慢性撕裂或已经退变的肌腱撕裂的延伸。
- 冻结肩基于关节镜发现的分级已在表 25-5 中描述。
- 冻结肩应基于疾病分期进行个性化的治疗。
- 冻结肩早期治疗是获得成功的关键,没有关节受限的残留或残疾的完全恢复既不能保证也不常见。
- 肩胛贴扎术能改善休息时姿势和本体感觉,因此影响肩带复合体的功能。

辨析

1. 臂上抬时,肩胛的三维运动学是什么?
2. 肩锁关节的三维运动学是什么?
3. 当锁骨上抬、后旋及后缩时肩胛的耦合运动是什么?
4. 什么样的盂肱关节共同运动是恢复上肢完全上举的先决条件?
5. 为什么肩袖 - 三角肌功能取决于肩胛上旋力偶?
6. 什么肌肉能限制肩胛上旋活动?
7. 什么肌肉要有正常的力、力矩和长度 - 张力关系才能获得肩胛上旋全活动范围?
8. 在肩胛上旋时肩胛肌肉什么样的启动时序能产生理想的肩胛旋转的动力学?
9. 肩带和颈椎共同的肌群有哪些? 哪些关节被这些共同的肌肉连接?
10. 当肩胛下降时,斜方肌上部过度牵伸到什么方向会限制颈椎的旋转? 你建议什么治疗去纠正这个问题?
11. 当肩胛下旋时,肩胛提肌在什么方向适应性缩短会限制颈椎的旋转? 你建议什么治疗去纠正这个问题?
12. 颈部神经根怎么样会影响到肩带功能?
13. 使用注 25-4 描述的情形去确定提高肩袖肌力和力矩的治疗剂量参数(用自我管理 25-1 描述的练习)。
14. 对于促进错误姿势带来的适应性延长的肌肉劳损的愈合,最关键性的干预措施是什么?
15. 肱二头肌屈曲时,哪些很差的技术会导致肩胛前倾?
16. 改变自我管理 25-1 的治疗剂量参数去作用于耐力的改善。
17. 休息时,什么样的肩胛力线排列会形成前锯肌的延长? 这种延长如何形成肩胛上旋时错误的运动学?
18. 为什么重建肩胛运动学对于撞击综合征的长期疗效恢复是至关重要的?
19. 肩胛怎样进行贴扎术能帮助粘连性肩关节囊炎的恢复? 你会用到什么样的贴扎技术?
20. 使用第七单元病例讨论 4 形成一个综合的运动练习项目。按照第 2 章描述的治疗练习项目描述每一个练习。你可以使用第 26 章结尾选择性干预用到的格式。

(徐远红)

参考文献

1. Maitland GD. Peripheral Manipulation. 3rd Ed. London: Butterworths, 1991.
2. Boublik M, Hawkins RJ. Clinical examination of the shoulder complex. J Orthop Sports Phys Ther 1993;18:379–385.
3. Tomberlin JP. The shoulder. In: Tomberlin JP, Saunder HD, eds. Evaluation, Treatment, and Prevention of Musculoskeletal Disorders. Vol. 2. Extremities. Minneapolis, MN: The Saunders Group, 1994.
4. Magee DJ. Orthopedic Physical Assessment. Philadelphia, PA: WB Saunders, 1997.
5. Wilk KE, Andrews JR, Arrigo CA. The physical examination of the glenohumeral joint: emphasis on the stabilizing structures. J Orthop Sports Phys Ther 1997;25:380–389.
6. Hudak PL, Amadio PC, Bombardier C, et al. Development of an upper extremity outcome measure: The DASH (disabilities of the arm, shoulder, and head). Am J Ind Med 1996;29:602–608.
7. Williams JW, Holleman DR, Simel DL. Measuring shoulder function with the Shoulder Pain and Disability Index. J Rheumatol 1995;22(4):727–732.
8. Huang H, Grant JA, Miller BS, et al. A systematic review of the psychometric properties of patient-reported outcome instruments for use in patients with rotator cuff disease. Am J Sports Med 2015;43:2572–2582.
9. Breckenridge JD, McAuley JHJ. Shoulder Pain and Disability Index (SPADI). Physiotherapy 2011;57:197.
10. Gummesson C, Atroshi I, Ekdahl C. The disabilities of the arm, shoulder and hand (DASH) outcome questionnaire: longitudinal construct validity and measuring self-rated health change after surgery. BMC Musculoskelet Disord 2003;16;4–11.
11. Godfrey J, Hamman R, Lowenstein S, et al. Reliability, validity, and responsiveness of the simple shoulder test: psychometric properties by age and injury type. Shoulder Elbow Surg 2007;16:260–267.
12. Griegel-Morris P, Larson K, Mueller-Klaus K, et al. Incidence of common postural abnormalities in the cervical, shoulder, and thoracic regions and their association with pain in two age groups of healthy subjects. Phys Ther 1992;72:426–430.
13. Greenfield B, Catlin PA, Coats PW, et al. Posture in patients with shoulder overuse injuries and healthy individuals. J Orthop Sports Phys Ther 1995;21:287–295.
14. Crawford HJ, Jull GA. The influence of thoracic posture and movement on range of arm elevation. Physiother Theory Pract 1993;9:143–148.
15. Falla D, Jull G, Hodges PW. Feedforward activity of the cervical flexor muscles during voluntary arm movements is delayed in chronic neck pain. Exp Brain Res 2004;157:43–48.
16. Falla DL, Jull GA, Hodges PW. Patients with neck pain demon-

strate reduced electromyographic activity of the deep cervical flexor muscles during performance of the craniocervical flexion test. Spine 2004;29:2108–2114.
17. Johnson G, Bogduk N, Nowitzke A, et al. Anatomy and actions of the trapezius muscle. Clin Biomech 1994;9:44–50.
18. Oatis CA. Kinesiology: the mechanics and pathomechanics of human movement. Philadelphia, PA: Lippincott Williams and Wilkins, 2004.
19. Endo K, Ikata T, Katoh S, et al. Radiographic assessment of scapular rotational tilt in chronic shoulder impingement syndrome. J Orthop Sci 2001;6:3–10.
20. Kibler WB, McMullen J. Scapular dyskinesis and its relation to shoulder pain. J Am Acad Orthop Surg 2003;11:142–151.
21. Ludewig PM, Cook TM. Alterations in shoulder kinematics and associated muscle activity in people with symptoms of shoulder impingement. Phys Ther 2000;80:276–291.
22. Lukasiewicz AC, McClure P, Michener L, et al. Comparison of 3-dimensional scapular position and orienta- tion between subjects with and without shoulder impinge- ment. J Orthop Sports Phys Ther 1999;29:574–583.
23. Larsson R, Oberg PA, Larsson SE. Changes of trapezius muscle blood flow and electromyography in chronic neck pain due to trapezius myalgia. Pain 1999;79:45–50.
24. Falla D, Farina D. Muscle fiber conduction velocity of the upper trapezius muscle during dynamic contraction of the upper limb in patients with chronic neck pain. Pain 2005;116:138–145.
25. Thorn S, Sogaard K, Kallenberg LA, et al. Trapezius muscle rest time during standardised computer work—a comparison of female computer users with and without self-reported neck/shoulder complaints. J Electromyogr Kinesiol 2007;17:420–427.
26. de Camargo VM, Alburquerque-Sendin F, Berzin F, et al. Immediate effects on electromyographic activity and pressure pain thresholds after a cervical manipulation in mechanical neck pain: a randomized controlled trial. J Manip Physiol Ther 2011;34:211–220.
27. Wang SS, Meadows J. Immediate and carryover changes of C5-6 joint mobilization on shoulder external rotator muscle strength. J Manip Physiol Ther 2010;33:102–108.
28. Jull G, Sterling M, Falla D, et al. Whiplash, Headache and Neck Pain: Research Based Directions for Physical Therapies. Edinburgh, UK: Elsevier, 2008.
29. O'Leary S, Falla D, Elliott JM, et al. Muscle dysfunction in cervical spine pain: implications for assessment and management. J Orthop Sports Phys Ther 2009;39:324–333.
30. Helgadottir H, Kristjansson E, Mottram S, et al. Altered scapular orientation during arm elevation in patients with insidious onset neck pain and whiplash-associated disorder. J Orthop Sports Phys Ther 2010;40:784–791.
31. Lopes AD, Timmons MK, Grover M, et al. Visual scapular dyskinesis: kinematics and muscle activity alterations in patients with subacromial impingement syndrome. Arch Phys Med Rehabil 2015;96:298–306.
32. Huang TS, Huang HY, Wang TG, et al. Comprehensive classification test of scapular dyskinesis: a reliability study. Man Ther 2015;20:427–432.
33. Mottram SL, Woledge RC, Morrissey D. Motion analysis study of a scapular orientation exercise and subjects' ability to learn the exercise. Man Ther 2009;14:13–18.
34. Ebaugh DD, McClure PW, Karduna AR. Three-dimensional scapulothoracic motion during active and passive arm elevation. Clin Biomech (Bristol, Avon) 2005;20:700–709.
35. Ludewig PM, Cook TM, Nawoczenski DA. Three-dimensional scapular orientation and muscle activity at selected positions of humeral elevation. J Orthop Sports Phys Ther 1996;24:57–65.
36. Kendall FP, McCreary EK, Provance PG. Muscle Testing and Function. 4th Ed. Baltimore, MD: Williams & Wilkins, 1993.
37. Daniels L, Worthingham C. Muscle Testing: Techniques of Manual Examination. 4th Ed. Philadelphia, PA: WB Saunders, 1980.
38. Sahrmann SA. Diagnosis and Treatment of Movement Impairment Syndromes (Course Outline). St. Louis, MO: Washington University, 1998.
39. Cyriax J. Textbook of Orthopedic Medicine. 8th Ed. London: Bailliere Tindall, 1982.
40. Kelly BT, Kadrmas WR, Speer KP. The manual muscle examination for rotator cuff strength: an EMG investigation. Am J Sports Med 1996;24:581–588.
41. Greis PE, Kuhn JE, Schulheis J, et al. Validation of the lift-off test and analysis of subscapularis activity during maximal internal rotation. Am J Sports Med 1996;24:589–593.
42. Cyriax J. Textbook of Orthopaedic Medicine: Diagnosis of Soft-Tissue Lesions. 7th Ed. London: Bailliere Tindall, 1978.
43. Pellicchia GL, Paolino J, Connel J. Intertester reliability of the Cyriax evaluation in assessing patients with shoulder pain. J Orthop Sports Phys Ther 1996;23:34–38.
44. Mattingly GE, Mackarey PJ. Optimal methods for shoulder tendon palpation: a cadaver study. Phys Ther 1996;76:166–174.
45. Maitland GD. Vertebral Manipulation. 5th Ed. London: Butterworths, 1986.
46. Duncan GH, Bushnell MC, Lavigne GJ. Comparison of verbal and visual analogue scales for measuring the intensity and unpleasantness of experimental pain. Pain 1989;37:295–303.
47. Borstad JD, Ludewig PM. Comparison of scapular kinematics between elevation and lowering of the arm in the scapular plane. Clin Biomech (Bristol, Avon) 2002;17(9/10):650–659.
48. Wakefield JR, Sani F, Madhok V, et al. The pain of low status: the relationship between subjective socio-economic status and analgesic prescriptions in a Scottish community sample. Psychol Health Med 2015;16:1–11.
49. Bair MJ, Robinson RL, Katon W, et al. Depression and pain comorbidity: a literature review. Arch Intern Med 2003;163:2433–2445.
50. Gerdle B, Björk J, Henriksson C, et al. Prevalence of current and chronic pain and their influences upon work and healthcare-seeking: a population study. J Rheumatol 2004;31:1399–1406.
51. Cho CH, Seo HJ, Bae KC, et al. The impact of depression and anxiety on self-assessed pain, disability, and quality of life in patients scheduled for rotator cuff repair. J Shoulder Elbow Surg 2013;22:1160–1166.
52. Vranceanu AM, Barsky A, Ring D. Psychosocial aspects of disabling musculoskeletal pain. J Bone Joint Surg Am 2009;91: 2014–2018.
53. Menendez ME, Baker DK, Oladeji LO, et al. Psychological distress is associated with greater perceived disability and pain in patients presenting to a shoulder clinic. J Bone Joint Surg Am 2015;97:1999–2003.
54. Harris JD, Pedroza A, Jones GL, et al. Predictors of pain and function in patients with symptomatic, atraumatic full-thickness rotator cuff tears: a time-zero analysis of a prospective patient cohort enrolled in a structured physical therapy program. Am J Sports Med 2012;40:359–366.
55. Jackson P. Thoracic outlet syndrome: evaluation and treatment. Clin Manag 1987;7:6–10.
56. Butler D. Mobilization of the Nervous System. Melbourne, Australia: Churchill Livingstone, 1991.
57. Bergsma Al, Cup EH, Geurts AC, et al. Upper extremity function and activity in facioscapulohumeral dystrophy and limb-girdle muscular dystrophies: a systematic review. Disabil Rehabil 2015;37:1017–1032.
58. Butler DS. The sensitive nervous system. Adelaide, Australia: Noigroup Publications; 2000.
59. Elvey R. Physical evaluation of the peripheral nervous system in disorders of pain and dysfunction. J Hand Ther 1997;10:122–129.
60. Ayub E. Posture and the upper quarter. In: Donatelli R, ed. Physical Therapy of the Shoulder. New York, NY: Churchill-Livingstone, 1991.
61. Sahrmann SA. Diagnosis and Treatment of Movement Impairment Syndromes. St. Louis, MO: Mosby, 2002.
62. Peterson DE, Blankenship KR, Robb JB, et al. Investigation of the validity and reliability of four objective techniques for measuring forward shoulder posture. J Orthop Sports Phys Ther 1997;25:34–42.
63. Ludewig PM, Reynolds JF. The association of scapular kinematics and glenohumeral joint pathologies. J Orthop Sports Phys Ther 2009;39:90–104.
64. Finley MA, Lee RY. Effect of sitting posture on 3-dimensional scapular kinematics measured by skin-mounted electromagnetic tracking sensors. Arch Phys Med Rehabil. 2003;84:563–568.
65. Kebaetse M, McClure P, Pratt NA. Thoracic position effect on shoulder range of motion, strength, and three-dimensional scapular

kinematics Arch Phys Med Rehabil 1999;80:945–950.
66. McClure PW, Michener LA, Sennett BJ, et al. Direct 3-dimensional measurement of scapular kinematics during dynamic movements in vivo. J Shoulder Elbow Surg 2001;10:269–277.
67. Gumina, S, DiGiorgio, G, Postacchini, F, et al. Subacromial space in adult patients with thoracic hyperkyphosis and in healthy volunteers Chir Organi Mov 2008;91:93–96.
68. Rotsalai K. Changes in sitting posture affect shoulder range of motion. J Bodyw Mov Ther 2014; 18: 239–243.
69. Lewis JS, Wright C, Green A. Subacromial impingement syndrome: the effect of changing posture on shoulder range of movement. J Orthop Sports Phys Ther 2005;35:72–87.
70. Ellenbecker TS, Mattalino AJ, Elam E, et al. Quantification of anterior translation of the humeral head in the throwing shoulder. Manual assessment versus stress radiography. Am J Sports Med 2000;28:161–167.
71. Speer KP, Hannafin JA, Altchek DW, et al. An evaluation of the shoulder relocation test. Am J Sports Med 1994;22:177–183.
72. Oliashirazi A, Mansat P, Cofield RH, et al. Examination under anesthesia for evaluation of anterior shoulder instability. Am J Sports Med 1999;27:464–468.
73. Gross ML, Distefano MC. Anterior release test: a new test for occult shoulder instability. Clin Orthop Relat Res 1997;339:105–108.
74. O'Brian SJ, Pagnani MJ, Fealy S, et al. The active compression test: a new and effective test for diagnosing labral tears and acromioclavicular abnormality. Am J Sports Med 1998;26:610–613.
75. Mimori K, Muneta T, Nakagawa T, et al. A new pain provocation test for superior labral tears of the shoulder. Am J Sports Med 1999;27:137–142.
76. Kim SH, Ha KI, Han KY. Biceps load test: a clinical test for superior labrum anterior and posterior lesions in shoulders with recurrent anterior dislocations. Am J Sports Med 1999;27:300–303.
77. Itoi E, Tadato K. Sano A, et al. Which is more useful, the "full can test" or the "empty can test" in detecting the torn supraspinatous tendon? Am J Sports Med 1999;27:65–68.
78. Walch G, Boulahia A, Calderone A, et al. The "dropping" and "hornblower's" signs in evaluation of rotator cuff tears. J Bone Joint Surg 1998;80B:624–628.
79. Leroux JL, Thomas E, Bonnel F, et al. Diagnostic value of clinical tests for shoulder impingement syndrome. Rev Rheum 1995; 62:423–428.
80. Riand N, Levigne C, Renaud E, et al. Results of derotational humeral osteotomy in posterosuperior glenoid impingement. Am J Sports Med 1998;26:453–459.
81. Travell JG, Simons DG. Myofascial Pain and Dysfunction. Baltimore, MD: Williams & Wilkins, 1983.
82. Bogduk N. Innervation and pain patterns in the cervical spine. In: Grant R, ed. Physical Therapy of the Cervical and Thoracic Spine. 2nd Ed. New York, NY: Churchill Livingstone, 1994.
83. Grieve GP. Referred pain and other clinical features. In: Boyling D, Palastanga N, eds. Grieve's Modern Manual Therapy: The Vertebral Column. 2nd Ed. New York, NY: Churchill Livingstone, 1994.
84. Boissonnault WG, Janos SC. Screening for medical disease: physical therapy assessment and treatment principles. In: Boissonnault WG, ed. Examination in Physical Therapy Practice: Screening for Medical Disease. New York, NY: Churchill Livingstone, 1995.
85. Gwilym SE, Oag HC, Tracey I, et al. Evidence that central sensitisation is present in patients with shoulder impingement syndrome and influences the outcome after surgery. J Bone Joint Surg Br 2011;93:498–502.
86. Coronado RA, Simon CB, Valencia C, et al. Experimental pain responses support peripheral and central sensitization in patients with unilateral shoulder pain. Clin J Pain 2014;30:143–151.
87. Paul TM, Soo Hoo J, Chae J, et al. Central hypersensitivity in patients with subacromial impingement syndrome. Arch Phys Med Rehabil 2012;93:2206–2209.
88. Ngomo S, Mercier C, Bouyer LJ, et al. Alterations in central motor representation increase over time in individuals with rotator cuff tendinopathy. Clin Neurophysiol 2015;126:365–371.
89. Berth A, Pap G, Neuman W, et al. Central neuromuscular dysfunction of the deltoid muscle in patients with chronic rotator cuff tears. J Orthop Traumatol 2009;10:135–141.
90. Beaudreuil J, Nizard R, Thomas T, et al. Contribution of clinical tests to the diagnosis of rotator cuff disease: a systematic literature review. Joint Bone Spine 2009;76:15–19.
91. Neer CS. Shoulder Reconstruction. Philadelphia, PA: WB Saunders, 1990.
92. Jobe FW, Pink M. Classification and treatment of shoulder dysfunction in the overhead athlete. J Orthop Sports Phys Ther 1993;18:427–431.
93. Stillman JF, Hawkins RJ. Classification and physical diagnosis of instability of the shoulder. Clin Orthop 1993;291:7–19.
94. Tashjian RZ. Is there evidence in favor of surgical interventions for the subacromial impingement syndrome? Clin J Sport Med 2013;23:406–407.
95. Toliopoulos P, Desmeules F, Boudreault J, et al. Efficacy of surgery for rotator cuff tendi- nopathy: a systematic review. Clin Rheumatol 2014;33:1373–1383.
96. Haahr JP, Andersen JH. Exercises may be as efficient as subacromial decompression in patients with subacromial stage II impingement: 4–8-years' follow-up in a prospective, randomized study. Scand J Rheumatol 2006;35:224–228.
97. Haahr JP, Østergaard S, Dalsgaard J, et al. Exercises versus arthroscopic decompression in patients with subacromial impingement: a randomised, controlled study in 90 cases with a one year follow up. Ann Rheum Dis 2005;64:760–764.
98. Ketola S, Lehtinen J, Arnala I, et al. Does arthroscopic acromioplasty provide any additional value in the treatment of shoulder impingement syndrome? A two-year randomised controlled trial. J Bone Joint Surg Br 2009;91:1326–1334.
99. Ketola S, Lehtinen J, Rousi T, et al. No evidence of long-term benefits of arthroscopic acromioplasty in the treatment of shoulder impingement syndrome: five-year results of a randomised controlled trial. Bone Joint Res 2013;2:132–139.
100. Holmgren T, Björnsson Hallgren H, Öberg B, et al. Effect of specific exercise strategy on need for surgery in patients with subacromial impingement syndrome: randomised controlled study. BMJ 2012;344:e787.
101. Kukkonen J, Kauko T, Virolainen P, et al. The effect of tear size on the treatment outcome of operatively treated rotator cuff tears. Knee Surg Sports Traumatol Arthrosc 2015;23:567–572.
102. Kuhn JE, Dunn WR, Sanders R, et al. Effectiveness of physical therapy in treating atraumatic full-thickness rotator cuff tears: a multicenter prospective cohort study. J Shoulder Elbow Surg 2013;22:1371–1379.
103. Charalambous CP, Sahu A, Alvi F, et al. Return to work and driving following arthroscopic subacromial decompression and acromio-clavicular joint excision. Shoulder Elbow 2010;2:83–86.
104. McClelland D, Paxinos A, Dodenhoff RM. Rate of return to work and driving following arthroscopic subacromial decompression. ANZ J Surg 2005;75:747–749.
105. Lewis JS. Subacromial impingement syndrome: a musculoskeletal condition or a clinical illusion? Phys Ther Rev 2011;16:388–398.
106. Hoeger Bement MK, Dicapo J, Rasiarmos R, et al. Dose response of isometric contrac- tions on pain perception in healthy adults. Med Sci Sports Exerc 2008;40:1880–1889.
107. Lemley KJ, Drewek B, Hunter SK, et al. Pain relief after isometric exercise is not task-dependent in older men and women. Med Sci Sports Exerc 2014;46:185–191.
108. Crawshaw DP, Helliwell PS, Hensor EM, et al. Exercise therapy after corticosteroid injection for moderate to severe shoulder pain: large pragmatic randomised trial. BMJ 2010;340:c3037.53.
109. Jowett S, Crawshaw DP, Helliwell PS, et al. Cost-effectiveness of exercise therapy after corticosteroid injection for moderate to severe shoulder pain due to subacromial impingement syndrome: a trial-based analysis. Rheumatology (Oxford) 2013;52:1485–1491.
110. Henkus HE, Cobben LP, Coerkamp EG, et al. The accuracy of subacromial injections: a prospective randomized magnetic resonance imaging study. Arthroscopy 2006;22:277–282.
111. Brox JI, Roe C, Saugen E, et al. Isometric abduction muscle activation in patients with rotator tendinosis of the shoulder. Arch Phys Med Rehabil 1997;78:1260–1267.
112. Carofino B, Chowaniec DM, McCarthy MB, et al. Corticosteroids and local anesthetics decrease positive effects of platelet-rich plasma: an in vitro study on human tendon cells. Arthroscopy 2012;28:711–719.
113. Scherb MB, Han SH, Courneya JP, et al. Effect of bupivacaine

on cultured tenocytes. Orthopedics 2009;32:26.
114. Lewis JS. Rotator cuff tendinopathy: a model for the continuum of pathology and related management. Br J Sports Med 2010;44:918–923.
115. Mikolyzk DK, Wei AS, Tonino P, et al. Effect of corticosteroids on the biomechanical strength of rat rotator cuff tendon. J Bone Joint Surg Am 2009;91:1172–1180.
116. Hossain MA, Park J, Choi SH, et al. Dexamethasone induces apoptosis in proliferative canine tendon cells and chondrocytes. Vet Comp Orthop Traumatol 2008;21:337–342.
117. Akgün K, Birtane M, Akarirmak U. Is local subacromial corticosteroid injection beneficial in subacromial impingement syndrome? Clin Rheumatol 2004;23:496–500.
118. Alvarez CM, Litchfield R, Jackowski D, et al. A prospective, double-blind, randomized clinical trial comparing subacromial injection of betamethasone and xylocaine to xylocaine alone in chronic rotator cuff tendinosis. Am J Sports Med 2005;33:255–262.
119. Ekeberg OM, Bautz-Holter E, Tveitå EK, et al. Subacromial ultrasound guided or systemic steroid injection for rotator cuff disease: randomised double blind study. BMJ 2009;338:a3112.
120. McDiarmid T, Ziskin MC, Michlovitz SL, ed. Therapeutic ultrasound. In: Michlovitz SL, ed. Thermal Agents in Rehabilitation. 3rd Ed. Philadelphia, PA: FA Davis, 1996.
121. Boettcher CE, Cathers I, Ginn KA. The role of shoulder muscles is task specific. J Sci Med Sport 2010;13:651–656.
122. Dark A, Ginn KA, Halaki M. Shoulder muscle recruitment patterns during commonly used rotator cuff exercises: an electromyographic study. Phys Ther 2007;87:1039–1046.
123. Wattanaprakornkul D, Cathers I, Halaki M, et al. The rotator cuff muscles have a direction specific recruitment pattern during shoulder flexion and extension exercises. J Sci Med Sport 2011;14:376–382.
124. Kibler WB. The role of the scapula in athletic shoulder function. Am J Sports Med 1998;26:325–337.
125. White SG, Sahrmann SA. A movement system balance approach to management of musculoskeletal pain. In: Grant R, ed. Physical Therapy of the Cervical and Thoracic Spine. 2nd Ed. New York, NY: Churchill Livingstone, 1982.
126. Van Dillen LR, McDonnell MK, Susco TM, et al. The immediate effect of passive scapular elevation on symptoms with active neck rotation in patients with neck pain. Clin J Pain 2007;23:641–647.
127. Andrade GT, Azevedo DC, De Assis Lorentz I, et al. Influence of scapular position on cervical rotation range of motion. J Orthop Sports Phys Ther 2008;38:668–673.
128. Baybar SR. Excessive scapular motion in individuals recovering from painful and stiff shoulders: causes and treatment strategies. Phys Ther 1996;76:226–247.
129. Schwartz RE, O'Brian SJ, Warren RF. Capsular restraints to anterior-posterior motion of the abducted shoulder: a biomechanical study. Orthop Trans 1988;17:727.
130. Muraki T, Aoki M, Izumi T, et al. Lengthening of the pectoralis minor muscle during passive shoulder motions and stretching techniques: a cadaveric biomechanical study. Phys Ther 2009;89:333–341.
131. Zöllner AM, Pok JM, McWalter EJ, et al. On high heels and short muscles: a multiscale model for sarcomere loss in the gastrocnemius muscle. J Theor Biol 2015;21:365:301–310.
132. Ando A, Suda H, Hagiwara Y, et al. Remobilization does not restore immobilization-induced adhesion of capsule and restricted joint motion in rat knee joints. Tohoku J Exp Med 2012;227:13–22.
133. Wall BT, Dirks ML, Snijders T, et al. Substantial skeletal muscle loss occurs during only 5 days of disuse. Acta Physiol 2014;210:600–611.
134. Couppé, C, Suetta C, Kongsgaard M, et al. The effects of immobilization on the mechanical properties of the patellar tendon in younger and older men. Clin Biomech 2012;27:949–954.
135. Khadija I, Yunus K, Ali ML. Effects of immobilization on thickness of superficial zone of articular cartilage of patella in rats. IJO 2012;46:391–394.
136. Burianová H, Sowman PF, Marstaller L, et al. Adaptive motor imagery: a multimodal study of immobilization-Induced brain plasticity. Cereb Cortex 2016;26:1072–1080.
137. Craske MG, Treanor M, Conway C, et al. Maximizing exposure therapy: an inhibitory learning approach. Behav Res Ther 2014;58:10–23.
138. Vermeulen HM, Rozing PM, Obermann WR, et al. Comparison of high-grade and low-grade mobilization techniques in the management of adhesive capsulitis of the shoulder: randomized controlled trial. Phys Ther 2006;86:355–368.
139. Lippitt SB, Vanderhooft JE, Harris SL, et al. Glenohumeral stability from concavity compression: a quantitative analysis. J. Shoulder Elbow Surg 1993;2:27–35.
140. Branch TP, Lawton RL, Iobst CH, et al. The role of the glenohumeral capsular ligaments in internal and external rotation of the humerus. Am J Sports Med 1995;23:632–637.
141. Thompson WO, Debski RE, Boardman ND, et al. A biomechanical analysis of rotator cuff deficiency in a cadaveric model. Am J Sports Med 1996:24:286–292.
142. Pouliart N, Marmor S, Gagey O. Simulated capsulolabral lesion in cadavers: dislocation does not result from a bankart lesion only. Arthroscopy 2006:22;748–754.
143. Abboud JA, Soslowsky LJ. Interplay of the static and dynamic restraints in glenohumeral instability. Clin Orthop Relat Res 2002;400:48–57.
144. Malicky DM, Soslowsky LJ, Blasier RB, et al. Anterior glenohumeral stabilization factors: progressive effects in a biomechanical model. J Orthop Res 1996;14:282–288.
145. Itoi E, Newman SR. Kuechle DK, et al. Dynamic anterior stabilisers of the shoulder with the arm in abduction. J Bone Joint Surg 1994;76:834–836.
146. Jobe FW, Tibone JE, Perry J, et al. An EMG analysis of the shoulder in throwing and pitching. A preliminary report. Am J Sports Med 1983;11:3–5.
147. Gowan ID, Jobe FW, Tibone JE, et al. A comparative electromyographic analysis of the shoulder during pitching. Professional versus amateur pitchers. Am J Sports Med 1987;15:586–590.
148. Glousman R, Jobe F, Tibone J, et al. Dynamic electromyographic analysis of the throwing shoulder with glenohumeral instability. J Bone Joint Surg Am 1988;70:220–226.
149. Decker MJ, Tokish JM, Ellis HB, et al. Subscapularis muscle activity during selected rehabilitation exercises. Am J Sports Med 2003;31:126–134.
150. Reinold MM, Escamilla RF, Wilk KE. Current concepts in the scientific and clinical rationale behind exercises for glenohumeral and scapulothoracic musculature. J Orthop Sports Phys Ther 2009;39:105–117.
151. Matsen FA, Arntz CT, Lippitt SB. Rotator cuff. In: Rockwood CA, Matsen FA, eds. The Shoulder. 2nd Ed. Philadelphia, NY: WB Saunders, 1998.
152. Karatas GK, Gogus F. Suprascapular nerve entrapment in newsreel cameramen. Am J Phys Med Rehabil 2003;82:192–196.
153. Fabre T, Piton C, Leclouerec G, et al. Entrapment of the suprascapular nerve. J Bone Joint Surg Br 1999;81:414–419.
154. Gregory T, Sangha H, Bleakney R. Spontaneous resolution of quadrilateral space syndrome: a case report. Am J Phys Med Rehabil 2015;94:1–5.
155. Elders LM, Van der Meché FA, Burdorf A. Serratus anterior paralysis as an occupational injury in scaffolders: two case reports. Am J Ind Med 2001;40:710–713.
156. Laska T, Hannig K. Physical therapy for spinal accessory nerve injury complicated by adhesive capsulitis. Phys Ther 2001;81:936–944.
157. Logigian EL, McInnes JM, Berger AR, et al. Stretch-induced spinal accessory nerve palsy. Muscle Nerve 1988;11:46–50.
158. Horowitz MT, Tocanting LJ. Isolated paralysis of the senatus anterior (magnus) muscle. J Bone Joint Surg 1938;20:720–725.
159. Kauppila LI, Vastamaki M. Iatrogenic serratus anterior paralysis. Long term outcome in 26 patients. Chest 1996;109:31–34.
160. Mumenthaler M. Neuropathies. In: Vinken PJ, Bruyn GW, Klawans HL, eds. Handbook of Clinical Neurology. Amsterdam, The Netherlands: Elsevier Science, 1987.
161. Oware A, Herskovitz S, Berger AR. Long thoracic nerve palsy following cervical chiropractic manipulation. Muscle Nerve 1995;18:1351.
162. Gozna ER, Harris WR. Traumatic winging of the scapula. J Bone Joint Surg 1979;61:1230–1233.
163. Kauppila LI. The long thoracic nerve: Possible mechanisms of injury based on autopsy study. J Shoulder Elbow Surg 1993;2:244–248.
164. Helgadottir H, Kristjansson E, Mottram S, et al. Altered alignment of the shoulder girdle and cervical spine in patients with insidious

onset neck pain and whiplash-associated disorder. Appl Biomech 2011;27:181–191.
165. Snyder-Mackler L, Robinson AJ. Clinical Electrophysiology. Baltimore, MD: Williams & Wilkins, 1989.
166. Watkins AL. A Manual of Electrotherapy. 3rd Ed. Philadelphia, PA: Lea & Feabiger, 1972.
167. Decker MJ, Hintermeister RA, Faber KJ, et al. Serratus anterior muscle activity during selected rehabilitation exercises. Am J Sports Med 1999;27:784–791.
168. Ekstrom RA, Donatelli RA, Soderberg GL. Surface electromyographic analysis of exercises for the trapezius and serratus anterior muscles. J Orthop Sports Phys Ther 2003;33:247–258.
169. Hintermeister RA, Lange GW, Schultheis JM, et al. Electromyographic activity and applied load during shoulder rehabilitation exercises using elastic resistance. Am J Sports Med 1998;26:210–220.
170. Moseley JB Jr, Jobe FW, Pink M, et al. EMG analysis of the scapular muscles during a shoulder rehabilitation program. Am J Sports Med 1992;20:128–134.
171. Myers JB, Pasquale MR, Laudner KG, et al. On-the-field resistance tubing exercises for throwers: an electromyographic analysis. J Athl Train 2005;40:15–22.
172. Bagg SD, Forrest WJ. A biomechanical analysis of scapular rotation during arm abduction in the scapular plane. Am J Phys Med Rehabil 1988;67:238–245.
173. Hardwick DH, Beebe JA, McDonnell MK, et al. A comparison of serratus anterior muscle activation during a wall slide exercise and other traditional exercises. J Orthop Sports Phys Ther 2006;36:903–910.
174. Graichen H, Bonel H, Stammberger T, et al. Three dimensional analysis of the width of the subacromial space in healthy subjects and patients with impingement syndrome. Am J Roentgenol 1999;172:1081–1086.
175. Ludewig PM, Hoff MS, Osowski EE, et al. Relative balance of serratus anterior and upper trapezius muscle activity during push-up exercises. Am J Sports Med 2004;32:484–493.
176. Järvinen M. Healing of a crush injury in rat striated muscle. 3. A microangiographical study of the effect of early mobilization and immobilization on capillary ingrowth. Acta Pathol Microbiol Scand 1976;84A:85–94.
177. Järvinen M. Healing of a crush injury in rat striated muscle. 2. A histological study of the effect of early mobilization and immobilization on the repair processes. Acta Pathol Microbiol Scand 1975;83A:269–282.
178. Järvinen M. Healing of a crush injury in rat striated muscle. 4. Effect of early mobilization and immobilization on the tensile properties of gastrocnemius muscle. Acta Chir Scand 1976;142:47–56.
179. Järvinen TAH, Järvinen TLN, Kääriäinen M, et al. Biology of muscle trauma. Am J Sports Med 2005;33:745–766.
180. Brooks JHM, Fuller CW, Kemp SPT, et al. Incidence, risk and prevention of hamstring muscle injuries in professional rugby union. Am J Sports Med 2006;34:1297–1306.
181. Kujala UM, Orava S, Järvinen M. Hamstring injuries: Current trends in treatment and prevention. Sports Med 1997;23:397–404.
182. Buckwalter JA. Should bone, soft tissue, and joint injuries be treated with rest or activity? J Orthop Res 1995;13:155–156.
183. Kannus P, Parkkari J, Järvinen TLN, et al. Basic science and clinical studies coincide: active approach is needed in the treatment of sports injuries. Scand J Med Sci Sports 2003;13:150–154.
184. Donatelli RA. Physical Therapy of the Shoulder. 3rd Ed. New York, NY: Churchill Livingstone, 1997.
185. DiGiovine NM, Jobe FW, Pink M, et al. An electromyographic analysis of the upper extremity in pitching. J Shoulder Elbow Surg 1992;1:15–25.
186. Basmajian JV, DeLuca CJ. Muscles Alive. 5th Ed. Baltimore, MD: Williams & Wilkins, 1985.
187. Westgaard RH. Measurement and evaluation of postural load in occupational work situations. Eur J Appl Physiol 1988;57:291–304.
188. Jensen C, Nilsen K, Hansen K, et al. Trapezius muscle load as a risk indicator for occupational shoulder-neck complaints. Int Arch Occup Environ Health 1993;64:415–423.
189. Veiersted KB, Westgaard RH, Anderson P. Pattern of muscle activity during stereotyped work and its relationship to muscle pain. Int Arch Occup Environ Health 1990;62:31–41.
190. Elert J, Brulin C, Gerdle B, et al. Mechanical performance, level of continuous contraction and muscle pain symptoms in home care personnel. Scand J Rehabil Med 1992;24: 141–150.
191. Kadi F, Ahlgren C, Waling G, et al. The effects of different training programs on the trapezius muscle of women with work-related neck and shoulder myalgia. Acta Neuropathol 2000;100:243–258.
192. Toivanen H, Helin P, Hanninen O. Impact of regular relaxation training and psychosocial working factors on neck-shoulder tension and absenteeism in hospital cleaners. J Occup Med 1993;35:1123–1130.
193. Greico A, Occhipinti E, Colombini D, et al. Muscular effort and musculoskeletal disorders in piano students: electromyographic, clinical and preventive aspects. Ergonomics 1989;32:697–716.
194. Sundelin G, Hagberg M. The effects of different pause types on neck and shoulder EMG activity during VDU work. Ergonomics 1989;32:527–537.
195. Schuldt K, Ekholm J, Harms Ringdahl K, et al. Effects of arm support or suspension on neck and shoulder muscle activity during sedentary work. Scand J Rehabil Med 1988;19:77–84.
196. McLean L, Tingley M, Scott R, et al. Computer terminal work and the benefit of microbreaks. App Ergonom 2001;32:225–237.
197. Ketola R, Toivonen R, Hakkanen M, et al. Effects of ergonomic intervention in work with video display units. Scand J Work Environ Health 2002;28:18–24.
198. McQuade KJ, Wei SH, Smidt GL. Effects of local muscle fatigue on three-dimensional scapulohumeral rhythm [Abstract]. Phys Ther 1993;73:S109.
199. Gossman MR, Sahrmann SA, Rose SJ. Review of length-associated changes in muscle. Experimental evidence and clinical implications. Phys Ther 1982;62:1799–1808.
200. Schmidt L, Snyder-Mackler L. Role of scapular stabilizers in etiology and treatment of impingement syndrome. J Orthop Sports Phys Ther 1999;29:131–138.
201. Craven WM. Traumatic avulsion tears of the rotator cuff. In: Andrews JR, Wilk KE, eds. The Athlete's Shoulder. New York, NY: Churchill Livingstone, 1994.
202. Ellenbecker TS. Etiology and evaluation of rotator cuff pathology and rehabilitation. In: Donatelli RA, ed. Physical Therapy of the Shoulder. 3rd Ed. New York, NY: Churchill Livingstone, 1994.
203. Cofield RH. Current concepts review of rotator cuff disease of the shoulder. J Bone Joint Surg Am 1985;67:974.
204. Frost P, Andersen JH, Lundorf E. Is supraspinatus pathology as defined by magnetic resonance imaging associated with clinical sign of shoulder impingement? J Shoulder Elbow Surg 1999;8:565–568.
205. Miniaci A, Mascia AT, Salonen DC, et al. Magnetic resonance imaging of the shoulder in asymptomatic professional baseball pitchers. Am J Sports Med 2002;30:66–73.
206. Girish G, Lobo LG, Jacobson JA, et al. Ultrasound of the shoulder: asymptomatic findings in men. Am J Roentgen 2011;197:W713–W719.
207. Fu FH, Harner CD, Klein AH. Shoulder impingement syndrome. A critical review. Clin Orthop 1991;269:162–173.
208. Neer CS. Impingement lesions. Clin Orthop 1983;173:70–77.
209. Bigliani LU, Levine WN. Subacromial impingement syndrome. J Bone Joint Surg Am 1997;79:1854–1868.
210. Belling Sorensen AK, Jorgensen U. Secondary impingement in the shoulder. An improved terminology in impingement. Scand J Med Sci Sports 2000;10:266–278.
211. Cook JL, Purdam CR. Is tendon pathology a continuum? A pathology model to explain the clinical presentation of load-induced tendinopathy. Br J Sports Med 2009;43:409–416.
212. Magnusson SP, Langberg H, Kjaer M. The pathogenesis of tendinopathy: balancing the response to loading. Nat Rev Rheumatol 2010;6:262–268.
213. Ludewig PM, Lawrence RL, Braman JP. What's in a name? Using movement system diagnoses versus pathoanatomic diagnoses. J Orthop Sports Phys Ther 2013;43:280–283.
214. Ludewig P, Braman JP. Shoulder impingement: biomechanical considerations in rehabilitation. Man Ther 2011;16:33–39.
215. Basmajian JV, Bazant FJ. Factors preventing downward dislocation of the adducted shoulder joint; an electromyographic and morphological study. J Bone Joint Surg Am 1959;41:1182–1186.
216. Cailliet R. Shoulder Pain. FA Davis Company, 1981.
217. Baring T, Emery R, Reilly P. Management of rotator cuff disease: specific treatment for specific disorders. Best Pract Res Clin Rheumatol 2007:279–294.

218. Kvitne RS, Jobe FW. The diagnosis and treatment of anterior instability in the throwing athlete. Clin Orthop Relat Res 1993;(291):107–123.
219. Bennett GE. Shoulder and elbow lesions distinctive of baseball players. Ann Surg 1947;126:107–110.
220. Walch G, Boileau J, Noel E, et al. Impingement of the deep surface of the supraspinatus tendon on the posterior superior glenoid rim: an arthroscopic study. J Shoulder Elbow Surg 1992;1:238–243.
221. Lombardo SJ, Jobe FW, Kerlan RK, et al. Posterior shoulder lesions in throwing athletes. Am J Sports Med 1977;5:106–110.
222. Jobe CM. Posterior superior glenoid impingement: expanded spectrum. Arthroscopy 1995;11:530–537.
223. Habermeyer P, Magosch P, Pritsch M, et al. Anterosuperior impingement of the shoulder as a result of pulley lesions: a prospective arthroscopic study. J Shoulder Elbow Surg 2004;13:5–12.
224. Kirchhoff C, Imhoff AB. Posterosuperior and anterosuperior impingement of the shoulder in overhead athletes—evolving concepts. Int Orthop 2010;34:1049–1058.
225. Liu SH, Boynton E. Posterior superior impingement of the rotator cuff on the glenoid rim as a cause of shoulder pain in the overhead athlete. Arthroscopy 1993;9:697–699.
226. Wadsworth DJ, Bullock-Saxton JE. Recruitment patterns of the scapular rotator muscles in freestyle swimmers with subacromial impingement. Int J Sports Med 1997;18:618–624.
227. Glousman R, Jobe F, Tibone J, et al. Dynamic electromyographic analysis of the throwing shoulder with glenohumeral instability. J Bone Joint Surg 1988;70A:220–226.
228. McMahon PJ, Jobe FW, Pink MM, et al. Comparative electromyographic analysis of shoulder muscles during planar motions: anterior glenohumeral instability versus normal. J Bone Joint Surg 1996;5:118–123.
229. Ruwe PA, Pink M, Jobe FW, et al. The normal and the painful shoulders during the breastroke. Electromyographic and cinematographic analysis of twelve muscles. Am J Sports Med 1994;22:789–796.
230. Reddy AS, Mohr KJ, Pink MM, et al. Electromyographic analysis of the deltoid and rotator cuff muscles in persons with subacromial impingement. J Shoulder Elbow Surg 2000;9:519–523.
231. Riley GP, Goddard MJ, Hazleman BL. Histopathological assessment and pathological significance of matrix degeneration in supraspinatus tendons. Rheumatology 2001;40:229–230.
232. Lazarus MD, Yung SW, Sidles JA, et al. Anterosuperior humeral head displacement: limitation by the coracoacromial arch. J Shoulder Elbow Surg 1996;5:S7.
233. Jozsa L, Kannus P. Human tendons: anatomy, physiology and pathology. Champaign, IL: Human Kinetics, 1997.
234. Couppe C, Kongsgaard M, Aagaard P, et al. Habitual loading results in tendon hypertrophy and increased stiffness of the human patellar tendon. J Appl Physiol 2008;105:805–810.
235. Kovanen V. effects of ageing and physical training on rat skeletal muscle. An experimental study on the properties of collagen, laminin, and fibre types in muscles serving different functions. Acta Physiol 1989;577:1–56.
236. de Boer MD, Selby A, Atherton P, et al. The temporal responses of protein synthesis, gene expression and cell signalling in human quadriceps muscle and patellar tendon to disuse. J Physiol 2007;585:241–251.
237. Naugle KM, Fillingim RB, Riley JL. A meta-analytic review of the hypoalgesic effects of exercise. J Pain 2012;13:1139–1150.
238. Cook JL, Purdam CR. The challenge of managing tendinopathy in competing athletes. Br J Sports Med 2014;48:506–509.
239. Werner CM, Blumenthal S, Curt A, et al. Subacromial pressures in vivo and effects of selective experimental suprascapular nerve block. J Shoulder Elbow Surg 2006;15:319–323.
240. Lewis JS. Rotator cuff tendinopathy/subacromial impingement syndrome: is it time for a new method of assessment? Br J Sports Med 2009;43:259–264.
241. Ainsworth R, Lewis JS. Exercise therapy for the conservative management of full thickness tears of the rotator cuff: a systematic review. Br J Sports Med 2007;41:200–210.
242. Ben-Yishay A, Zuckerman JD, Gallagher M, et al. Pain inhibition of shoulder strength in patients with impingement syndrome. Orthopedics 1994;17:685–688.
243. Brox JI, Røe C, Saugen E, et al. Isometric abduction muscle activation in patients with rotator tendinosis of the shoulder. Arch Phys Med Rehabil 1997;78:1260–1267.
244. Steenbrink F, de Groot JH, Veeger HE, et al. Pathological muscle activation patterns in patients with massive rotator cuff tears, with and without subacromial anaesthetics. Man Ther 2006;11:231–237.
245. Escamilla RF, Yamashiro K, Paulos L, et al. Shoulder muscle activity and function in common shoulder rehabilitation exercises. Sports Med 2009;39(8):663–685.
246. Blasier RB, Guldberg RE, Rothman ED. Anterior shoulder stability: contributions of rotator cuff forces and the capsular ligaments in a cadaver model. J Shoulder Elbow Surg 1992;2:27–35.
247. Howell SM, Kraft TA. The role of the supraspinatus and infraspinatus muscles in glenohumeral kinematics of anterior shoulder instability. Clin Orthop 1991;263:128–134.
248. de Groot JH. The variability of shoulder motions recorded by means of palpation. Clin Biomech 1997;12:461–472.
249. Strauss MB, Wrobel LJ, Neff RS, et al. The shrugged-off shoulder: a comparison of patients with recurrent shoulder subluxations and dislocations. Phys Sports Med 1983;11:85–97.
250. Chandler TJ, Kibler B, Stracener EC, et al. Shoulder strength, power, and endurance in college tennis players. Am J Sports Med 1992;20:455–458.
251. Lear LJ, Gross MT. An electromyographical analysis of the scapular stabilizing synergists during a push-up progression. J Orthop Sports Phys Ther 1998;28:146–157.
252. McCann PD, Wooten ME, Kadaba MP, et al. A kinematic and electromyographic study of shoulder rehabilitation exercises. Clin Orthop 1993;288:179–188.
253. Ballantyne BT, O'Hare SJ, Paschall JL, et al. Electromyographic activity of selected shoulder muscles in commonly used therapeutic exercises. Phys Ther 1993;73:668–677.
254. Ejnisman B, Andreoli CV, Soares B, et al. Interventions for tears of the rotator cuff in adults. Cochrane Database Syst Rev 2009;(1):CD002758.
255. Rowe CR. Ruptures of the rotator cuff: Selection of cases for conservative treatment. Surg Clin North Am 1963;43:1531–1540.
256. Mantone JK, Burkhead WZ Jr, Noonan J Jr. Nonoperative treatment of rotator cuff tears. Orthop Clin North Am 2000;31:295–311.
257. Goutallier D, Postel JM, Gleyze P, et al. Influence of cuff muscle fatty degeneration on anatomic and functional outcomes after simple suture of full- thickness tears. J Shoulder Elbow Surg 2003;12:550–554.
258. Liem D, Lichtenberg S, Magosch P, et al. Magnetic resonance imaging of arthroscopic supraspinatus tendon repair. J Bone Joint Surg Am 2007;89:1770–1776.
259. Coghlan JA, Buchbinder R, Green S, et al. Surgery for rotator cuff disease. Cochrane Database Syst Rev 2008;(1):CD005619.
260. Romeo AA, Hang DW, Bach BR Jr, et al. Repair of full thickness rotator cuff tears. Gender, age, and other factors affecting outcome. Clin Orthop Relat Res 1999;(367):243–255.
261. Smith RL, Brunolli J. Shoulder kinesthesia after anterior glenohumeral joint dislocation. Phys Ther 1980;69:106–112.
262. Kibler WB. Role of the scapula in the overhead throwing motion. Contemp Orthop 1991;22:525–532.
263. Ludewig PM, Cook TM. Translations of the humerus in persons with shoulder impingement symptoms. J Orthop Sports Phys Ther 1996;80:276–291.
264. Flatow EL, Soslowsky LJ, Ticker JB, et al. Excursion of the rotator cuff under the acromion. Patterns of subacromial contact. Am J Sports Med 1994;22:779–778.
265. Brossman J, Preidler KW, Pedowitz RA, et al. Shoulder impingement syndrome: influence of shoulder position on rotator cuff impingement—an anatomic study. Am J Roentgenol 1996;167:1511–1515.
266. Lippitt SB, Vanderhooft E, Harris SL, et al. Glenohumeral stability from concavity-compression: a quantitative analysis. J Shouder Elbow Surg 1993;2:27–35.
267. Bach BR, Warren RF, Fornek J. Disruption of the lateral capsule of the shoulder: a cause of recurrent dislocation. J Bone Joint Surg 1988;70B:274–276.
268. Bigliani LU, Kelkar R, Flatow EL, et al. Glenohumeral stability: biomechanical properties of passive and active stabilizers. Clin Orthop 1996;330:13–30.
269. Bigliani LU, Pollock RG, Soslowsky LJ, et al. Tensile properties of

the inferior glenohumeral ligament. J Orthop Res 1992;10:187–197.
270. Kumar VP, Balasubramaniam P. The role of atmospheric pressure in stabilizing the shoulder: an experimental study. J Bone Joint Surg 1985;67A:19–21.
271. Davidson PA, Elattrache NS, Jobe CM, et al. Rotator cuff and posterior-superior glenoid labrum injury associated with increased glenohumeral motion: a new site of impingement. J Shoulder Elbow Surg 1995;4: 384–390.
272. Warren R. Subluxation of the shoulder in athletes. Clin Sports Educ 1983;2:339–354.
273. Matthews LS, Oweida SJ. Glenohumeral instability in athletes: spectrum, diagnosis, and treatment. Adv Orthop Surg 1985;8:236–248.
274. Perry J. Anatomy and biomechanics of the shoulder in throwing, swimming, gymnastics and tennis. Clin Sports Med 1983;2:247–270.
275. Reid DC, Saboe LA, Chepeha JC. Anterior shoulder instability in athletes: comparison of isokinetic resistance exercises and an electromyographic biofeedback re-education program—a pilot program. Physiotherapy Canada 1996;48:251–256.
276. McQuade KJ, Dawson J, Smidt GL. Scapulothoracic muscle fatigue associated with alterations in scapulohumeral rhythm kinematics during maximum resistive shoulder elevation. J Orthop Sports Phys Ther 1998;28:74–80.
277. Pascoal AG, van der Helm FF, Pesarat CP, et al. Effects of different arm external loads on the scapulo-humeral rhythm. Clin Biomech 2000;15:S21–S24.
278. Warner JJ, Micheli LJ, Arslanian LE, et al. Scapulothoracic motion in normal shoulders and shoulders with glenohumeral instability and impingement syndrome. A study using more topographic analysis. Clin Orthop 1992;285:191–199.
279. Bhargav D, Murrell GA. Shoulder stiffness: Diagnosis. Aust fam physician. 2004;33:143–147.
280. Itoi E, Arce G, Bain GI, et al. Shoulder stiffness: current concepts and concerns. Arthroscopy 2016;32:1402–1414.
281. Binder A, Bulgen DY, Hazelman BL, et al. Frozen shoulder: a long term prospective study. Ann Rheum Dis 1984;43:361–364.
282. Lloyd-Roberts GG, French PR. Periarthritis of the shoulder: a study of the disease and its treatment. BMJ 1959;1:1569–1574.
283. Bridgeman JF. Periarthritis of the shoulder and diabetes mellitus. Ann Rheum Dis 1972;31:69–71.
284. DePalma AF. Loss of scapulohumeral motion (frozen shoulder). Ann Surg 1952;135:193–204.
285. Bowman CA, Jeffcoate WJ, Patrick M. Bilateral adhesive capsulitis, oligoarthritis and proximal myopathy as presentation of hypothyroidism. Br J Rheumatol 1988;27:62–64.
286. Miller MD, Rockwood CA Jr. Thawing the frozen shoulder: the "patient" patient. Orthopedics 1997;19:849–853.
287. Mintner WT. The shoulder-hand syndrome in coronary disease. J Med Assoc GA 1967;56:45–49.
288. Mahajan S, Gadi D, Gupta R, et al. A prospective study on causes and functional outcome of frozen shoulderInternational J Med 2016;4:23–25.
289. Bulgen DY, Binder A, Hazelman BL. Immunological studies in frozen shoulder. J Rheumatol 1982;9:893–898.
290. Anderson BA, Sojbjerg JO, Johannsen HV, et al. Frozen shoulder: arthroscopy and manipulation under general anesthesia and early passive motion. J Shoulder Elbow Surg 1998;7:218–222.
291. Aydeniz A, Gursoy S, Guney E. Which musculoskeletal complications are most frequently seen in type 2 diabetes mellitus? J Int Med Res 2008;36:505–511.
292. Milgrom C, Novack V, Weil Y, et al. Risk factors for idiopathic frozen shoulder. Isr Med Assoc J 2008;10:361–364.
293. Hannafin JA, Chiaia TA. Adhesive capsulitis. Clin Orthop Related Res 2000;372:95–109.
294. Hannafin JA, DiCarlo EF, Wickiewicz TL, et al. Adhesive capsulitis: capsular fibroplasia of the glenohumeral joint [abstract]. J Shoulder Elbow Surg 1994;3(Suppl):5.
295. Rodeo SA, Hannafin JA, Tom J, et al. Immunolocalization of cytokines and their receptors in adhesive capsulitis of the shoulder. J Orthop Res 1997;15:427–436.
296. Wiley AM. Arthroscopic appearance of frozen shoulder. Arthroscopy 1991;7:138–143.
297. Bunker TD, Anthony PP. The pathology of frozen shoulder. A Dupuytren-like disease. J Bone Joint Surg 1995;77B:677–683.
298. Grubbs N. Frozen shoulder syndrome: a review of literature. J Orthop Sports Phys Ther 1993;18:479–487.
299. Rizk TE, Pinals RS. Histocompatibility type and racial incidence in frozen shoulder. Arch Phys Med Rehabil 1984;65:33–34.
300. Neviaser RJ. Painful conditions affecting the shoulder. Clin Orthop 1983;173:63–69.
301. Neviaser RJ, Neviaser TJ. The frozen shoulder. Diagnosis and management. Clin Orthop 1987;223:59–64.
302. Placzek JD, Roubal PJ, Freeman DC, et al. Long term effectiveness of translational manipulation for adhesive capsulitis. Clin Orthop 1998;356:181–191.
303. Mao C, Jaw W, Cheng H. Frozen shoulder: correlation between the response to physical therapy and follow-up shoulder arthrography. Arch Phys Med Rehabil 1997;78:857–859.
304. O'Kane JW, Jackins S, Sidles JA, et al. Simple home program for frozen shoulder to improve patients' assessment of shoulder function and health status. J Am Board Fam Pract 1999;12:270–277.
305. Carette S, Moffet H, Tardif J. Intraarticular corticosteroids, supervised physiotherapy, or a combination of the two in the treatment of adhesive capsulitis of the shoulder. Arthritis Rheum 2003;3:829–838.
306. Arslan S, Celiker R. Comparison of the efficacy of local corticosteroid injection and physical therapy for the treatment of adhesive capsulitis. Rheumatol Int 2001;21:20–23.
307. Hay EM, Thomas E, Paterson SM, et al. A pragmatic randomized controlled trial of local corticosteroid injection and physiotherapy for the treatment of new episodes of unilateral shoulder pain in primary care. Ann Rheum Dis 2003;62:394–399.
308. Kelley MJ, McClure PW, Leggin BG. Frozen shoulder: evidence and a proposed model guiding rehabilitation. J Orthop Sports Phys Ther 2009;39:135–148.
309. Binder A, Hazelman BL, Parr G, et al. A controlled study of oral prednisone in frozen shoulder. Br J Rheumatol 1986;25:288–292.
310. Huskisson EC, Bryans R. Diclofenac sodium in treatment of the painful stiff shoulder. Curr Med Res Opin 1983;8:350–353.
311. Rhind V, Downie WW, Bird HA, et al. Naproxen and indomethacin in periarthritis of the shoulder. Rheumatol Rehabil 1982;21:51–53.
312. Bulgen DY, Binder A, Hazelman BL, et al. Frozen shoulder: prospective clinical study with an evaluation of three treatment regimens. Ann Rheum Dis 1984;43:353–360.
313. D'Acre JE, Beeney N, Scott DL. Injections and physiotherapy for the painful stiff shoulder. Ann Rheum Dis 1989;48:322–325.
314. DeJong BA, Dahmen R, Hogeweg JA, et al. Intraarticular triamcinolone acetonide injection in patients with capsulitis of the shoulder: a comparative study of two dose regimes. Clin Rehab 1998;12:211–215.
315. Quigley TB. Indications for manipulation and corticosteroids in the treatment of stiff shoulder. Surg Clin North Am 1975;43:1715–1720.
316. Steinbrocker O, Argyros TG. Frozen shoulder: treatment by local injection of depot corticosteroids. Arch Phys Med Rehabil 1974;55:209–213.
317. Manchikanti L, Nampiaparampil DE, Candido KD, et al. Do cervical epidural injections provide long-term relief in neck and upper extremity pain? A systematic review. Pain Phys 2015;18:39–60.
318. Wadsworth CT. Frozen shoulder. Phys Ther 1986;66:1878–1883.
319. Speer KP, Cavanaugh JT, Warren RF, et al. A role for hydrotherapy in shoulder rehabilitation. Am J Sports Med 1993;21:850–853.
320. Wyke B. The neurology of joints. Ann R Coll Surg Engl 1967;41:25–50.
321. Owens-Burkhart H. Management of frozen shoulder. In: Donatelli RA, ed. Physical Therapy of the Shoulder. New York, NY: Churchill Livingstone, 1991.
322. Kibler BW. Shoulder rehabilitation: principles and practice. Med Sci Sports Exerc 1998;30(Suppl):S40–S50.
323. Segmuller HE, Taylor DE, Hogan CS, et al. Arthroscopic treatment of adhesive capsulitis. J Shoulder Elbow Surg 1995;4:403–404.
324. Cyriax J. Examination of the Shoulder. Limited Range Diagnosis of Soft Tissue Lesions. Vol. 1. 8th Ed. London: Balliere Tindall, 1982.
325. Ide J, Takagi K. Early and long-term results of arthroscopic treatment for shoulder stiffness. J Shoulder Elbow Surg 2004;13:174–179.
326. Omari A, Bunker TD. Open surgical release for frozen shoulder: surgical findings and results of the release. J Shoulder Elbow Surg 2001;10:353–357.
327. Uhthoff HK, Boileau P. Primary frozen shoulder: global capsular stiffness versus localized contracture. Clin Orthop Relat Res 2007;456:79–84.
328. Johnson AJ, Godges JJ, Zimmerman GJ, et al. The effect of anterior versus posterior glide joint mobilization on external rotation range of motion in patients with shoulder adhesive capsulitis. J Orthop

Sports Phys Ther 2007;37:88–99.
329. Frank C, Amiel D, Woo SL, et al. Normal ligament properties and ligament healing. Clin Orthop Relat Res 1985;15–25.
330. Brand PW. The forces of dynamic splinting: ten questions before applying a dynamic splint to the hand. In: Hunter JM, Mackin EJ, Callahan AD, eds. Rehabilitation of the Hand. St. Louis, MO: CV Mosby, 1995:1581–1587.
331. Bush TA, Mork DO, Sarver KK, et al. The effectiveness of shoulder taping in the inhibition of the upper trapezius as determined by the electromyogram [abstract]. Phys Ther 1996;76:S17.
332. Boyle-Walker KL, Gabard DL, Bietsch E, et al. A profile of patients with adhesive capsulitis. J Hand Ther 1997;10:222–228.
333. Vermeulen HM, Stoddijk M, Eilers P, et al. Measurement of three dimensional shoulder movement patterns with an electromagnetic tracking device in patients with a frozen shoulder. Ann Rheum Dis 2002;61:115–120.
334. Light KE, Nuzik S. Low-load prolonged stretch vs high-load brief stretch in treating knee contractures. Phys Ther 1984:64:330–333.
335. Rizk TE, Christopher RP, Pinals RS, et al. Adhesive capsulitis (frozen shoulder): a new approach to its management and treatment. Arch Phys Med Rehabil 1983;64:29–33.
336. Arem AJ, Madden JW. Effects of stress on healing wounds: I. Intermittent noncyclical tension. J Surg Res 1976;20:93–102.
337. Cobb DS, Cantu R, Donatelli RA. Myofascial treatment. In: Donatelli RA, ed. Physical Therapy of the Shoulder. New York, NY: Churchill Livingstone, 1997.
338. Pollock RG, Duralde XA, Flatow EL, et al. The use of arthroscopy in treatment of resistant frozen shoulder. Clin Orthop 1994;304:30–36.
339. Brown AR, Weiss R, Greenberg C, et al. Interscalene block for shoulder arthroscopy: comparison with general anesthesia. Arthroscopy 1993;9:295–300.
340. Kinnard P, Truchon R, St-Pierre A. Interscalene block for pain relief after shoulder surgery. Clin Orthop 1994;304:22–24.
341. McCarthy MR, O'Donoghue PC. The clinical use of continuous passive motion in physical therapy. J Orthop Sports Phys Ther 1992;15:132–140.
342. Host HH. Scapular taping in the treatment of anterior shoulder impingement. Phys Ther 1995;75:803–812.

第26章

肘、前臂、腕和手

LORI THEIN BRODY

治疗性运动疗法可减少或排除肘、腕、手部问题，延迟医疗工作者对这些部分的评估。这是康复专业领域中复杂而具挑战性的部分。虽然众多文献描述了这一部分的解剖学、运动学、病理学和手术修补，但很少涉及关于上肢远端经物理治疗干预后的病理、损伤、活动受限方面的内容[1]。这一章讨论肘、腕、手部的常见损伤、活动受限和相关治疗性干预措施。解剖学和运动学的简要概述为干预措施的选择提供了依据。在网上可找到关于这部分解剖学和运动学进一步的详细信息。

解剖

虽然某一关节的解剖与其相邻关节的解剖密切相关，但肘关节、腕关节和手部将在以下章节中分开讨论。

肘关节与前臂

骨骼

手肘和前臂主要骨骼包括肱骨、尺骨和桡骨(图26-1)。肱骨、尺骨和桡骨的连接形成了肘关节2。肘关节与前臂骨骼的要点如下。

- 肱骨滑车连接尺骨鹰嘴内侧切迹，肱骨小头连接桡骨头外侧。
- 内上髁为皮下一钝性突起，屈肘时易触及，后方有一浅沟容纳尺神经。
- 外上髁也在皮下，其前外侧面为伸腕肌起点。
- 桡骨在两个前臂骨中较短，并且更向两侧，和桡骨粗隆作为肱二头肌的远端止点。

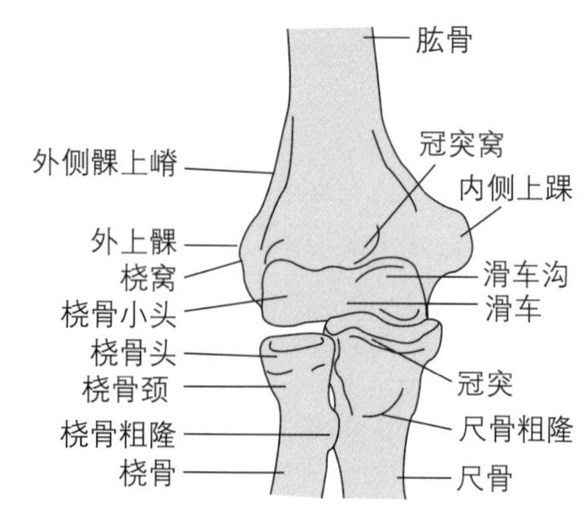

图26-1 肘部骨骼及其重要体表标志(来自Stroyan M, Wilk KE. 肘关节复合体的功能解剖. 骨科运动物理疗法, 1993;17:280)

- 尺骨在两个前臂骨中较长，并且作为肘关节主要的远端组成部分，鹰嘴前面和肱骨滑车相咬合。

关节

肘关节由几个关节组成，包括肱尺关节、肱桡关节、桡尺近侧关节和桡尺远侧关节。由于这种多关节组成，肘关节被认为是复合的滑膜关节，主要韧带结构如下。

- 由于滑车的不对称性，尺骨相对于肱骨偏向外侧。这导致了其在滑车面外翻，这常被称为提携角。这一角度使得在拎东西行走时，物品远离身体的两侧。正常范围内的提携角为7~20°[2]。
- 尺侧副韧带(UCLs)由前束、后束、横束组成(图26-2)[3]。
- 尺侧副韧带(UCL)前面的粗大条索状结构

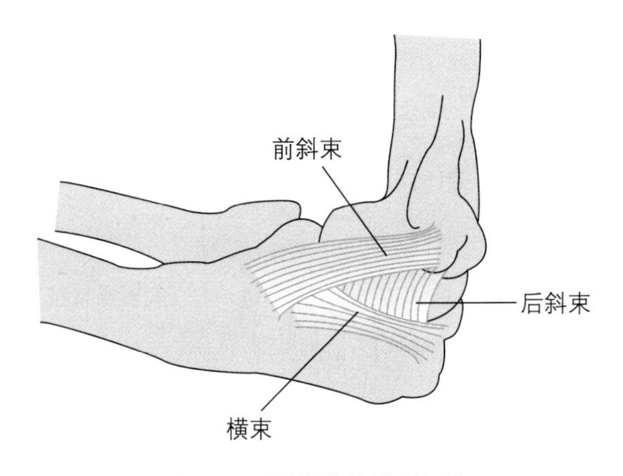

图 26-2　肘关节尺侧副韧带

是维持稳定的主要结构，用来对抗在活动中20~120°的外翻力。

- 桡侧副韧带为三角形、扇状带，远端与环状韧带和桡侧腕短伸肌（ECRB）以及旋后肌群起点处相连[3]。
- 骨间膜是向内下走向的较宽筋膜鞘，连接桡骨和尺骨，并为前臂深肌提供附着点。

肌肉

尽管只有少数肌肉对肱尺关节有直接作用，但有许多肌肉附着于肘关节处，并可引起疼痛与功能障碍。虽然许多肌肉执行多个动作，但这是按完成主要动作的关节分类的。肌肉与神经支配可见表 26-1[4]。

腕关节

腕骨的骨骼结构反映其功能。外骨骼表面通常有一半被关节软骨（内表面）覆盖，外表面粗糙，为结缔组织提供附着点。内骨骼表面 2/3 覆盖着关节软骨，只有掌侧和背侧面是不对称的，为韧带提供附着点。解剖学和运动学的简要概述正在网络上扩展。

骨骼

腕关节是一个复合区域，包括 8 块腕骨、尺桡骨远端和掌骨基底部（图 26-3）。桡骨远端、桡尺远端关节盘和手舟骨、月骨、三角骨在近端相关节。在横向上，舟骨为近排腕骨中最大的骨。远排腕骨由大多角骨、小多角骨、头状骨（最中间，最大的腕骨）和钩骨组成（图 26-4）。腕关节骨骼要点如下：

- 舟骨跨越了腕骨间关节，连接近排与远排腕骨，这导致舟骨容易损伤。
- 舟骨近端骨折后易缺血坏死[5]。
- 腕关节中月骨脱位最为常见，在腕关节损伤后，需对月骨周围的不稳定因素进行评估[6,7]。
- 三角骨与相邻的月骨、上侧面的钩骨、正上方的豌豆骨和近端关节盘连接。
- 豌豆骨是小豌豆状的籽骨，有几个软组织附着于此。
- 在远端，大多角骨与第一、第二掌骨连接，同时与其横向相邻，小多角骨与第二掌骨相连。
- 头状骨为腕骨中位置最中央体积最大的骨（近排腕骨的中心），处于中央位置使它可与

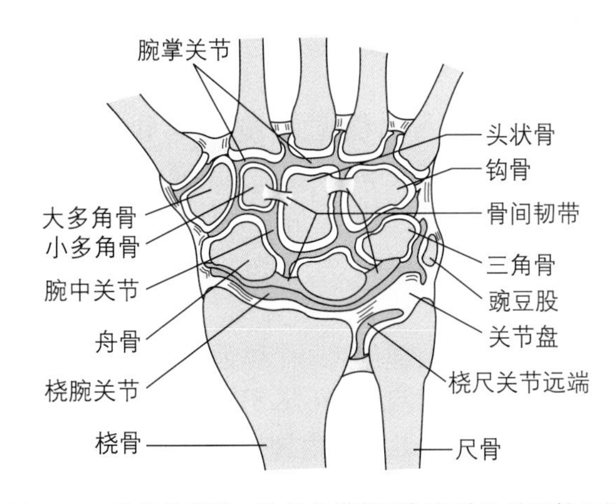

图 26-3　腕关节骨骼。腕关节横截面与相关的骨和软组织

表 26-1　肘与前臂肌肉

肌肉	起点	止点	活动	脊髓水平	周围神经
旋前圆肌	内上髁与尺骨冠突	桡骨外侧中部	前臂旋前	C7	正中神经
旋后肌	外上髁	桡骨外侧上 1/3	前臂旋后	C6	桡神经
肱二头肌	喙突，肩胛骨盂上结节	桡骨粗隆	屈肘关节，屈肩关节	C5-6	肌皮神经
肱肌	肱骨前侧远端 1/2	尺骨冠突	屈肘关节	C5-6	肌皮神经，桡神经
肱桡肌	肱骨外上髁近端 2/3	桡骨茎突外侧	屈肘关节	C6	桡神经
肱三头肌	肩胛盂下结节，肱骨近端后外侧，肱骨远端 2/3 或后内侧	尺骨鹰嘴	伸肘关节	C7-8	桡神经

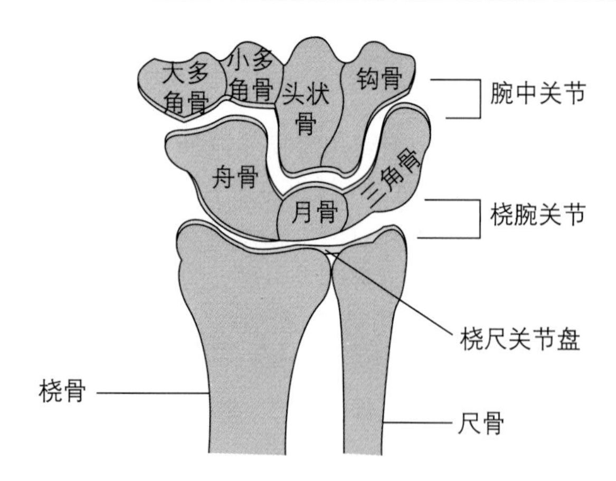

图 26-4 腕关节复合体。桡腕关节由桡骨、关节盘、舟骨、月骨、三角骨组成。腕中关节由舟骨、月骨、三角骨和大多角骨、小多角骨、头状骨、钩骨组成

其他 7 块腕骨相连，并作为韧带附着的中心位置[8]。头状骨在所有方向都是凸面的；如所有腕骨围绕着头状骨向前面滚动和滑行，以此在手掌处产生一个凹面，用来逐渐适应来抓握物体。

- 钩骨为远排腕骨中最外侧的骨，与第四、第五掌骨相连，有一钩起保护由此经过的尺神经。

腕关节

手腕一般分为桡腕、中腕、腕掌和腕骨间关节。桡腕关节被关节囊包围，关节囊内层为滑膜，这一关节由桡骨远端、三角关节盘以及手舟骨、月骨和三角骨共同构成[9,10]，见图 26-4。腕关节要点如下：

- 桡腕关节内部包括一个称为三角纤维软骨复合体的结构网络（图 26-5）[10]。
- 桡腕关节由几条囊内韧带加固。桡腕关节和尺腕关节因附着在腕部外面可视为是外在的（图 26-6）[9]。

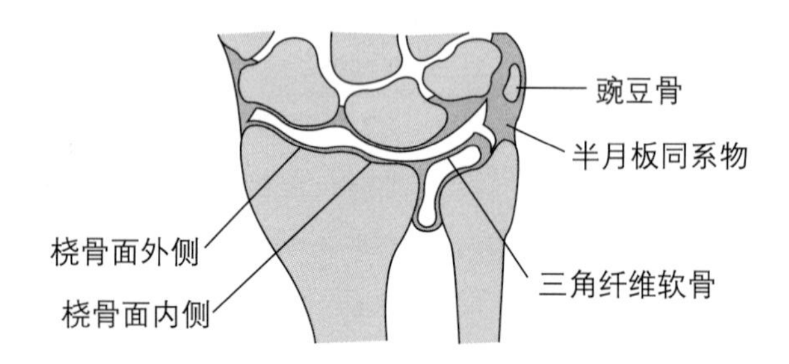

图 26-5 桡腕关节近侧面由桡骨远端内外侧面和三角纤维软骨或关节盘组成。关节盘和半月板同系物同为三角纤维软骨复合体的一部分

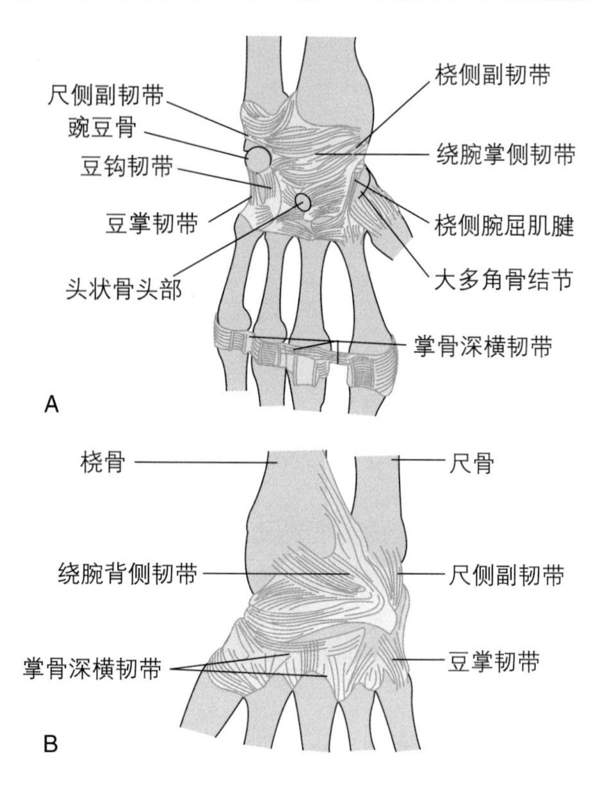

图 26-6 A. 左腕与掌骨区域的掌侧韧带；B. 左腕背侧韧带

- 腕骨间关节由近排和远排腕骨中每一块骨之间的连接构成。
- 中腕关节为近排和远排腕骨间的连接，这一部分韧带可视为是内在的，并分为骨间韧带和腕中韧带[11]。具体韧带见表 26-2。

表 26-2 腕关节内在韧带

内在韧带分类	韧带名称
骨间	
远排	大 - 小多角骨韧带
	小多角骨 - 头状骨背侧韧带
	头钩背侧韧带
近排	舟月韧带
	月三角韧带
腕中	
背侧[a]	舟三角韧带
	背侧腕骨间韧带
掌侧[a]	舟骨 - 大 - 小多角骨韧带
	头舟韧带
	头三角韧带
	钩三角韧带

[a] 腕中韧带在背侧和掌侧跨越了近排和远排腕骨（出自 Berger RA. 腕关节解剖学与生物力学基础 .J Hand Ther 1996；9：84-93.）

- 腕掌关节被包裹在疏松的关节囊内,并与背侧、掌侧和骨间韧带相连。
- CMC 关节被附着在一个宽松的关节囊上,并且和背侧、掌侧和前臂骨间韧带形成关节。
- 第一个 CMC 关节具有独特的特性,如它是一个鞍状关节,给拇指赋予充分的活动性。这一点将会在手部分再进一步讨论。

肌肉:腕关节肌肉活动

对腕关节功能起重要作用的一些肌肉,其起点在肘关节处。这些就是主要的腕伸肌和腕屈肌。这些肌肉可引起手腕过度活动,造成的外上髁炎。干预措施应针对腕关节的肌肉功能。关键肌在表 26-3 可见。

手

骨骼

手部骨骼要点如下:

- 5 块掌骨和 14 块指骨构成手的骨骼结构。
- 每一块掌骨远端为头,中间为体,近端为底[9]。
- 内侧 4 块掌骨近端相互连接,并与远排腕骨相连,而第 1 掌骨、第 2 掌骨不相连。
- 第一掌骨为鞍状,近端与大多角骨相连。
- 各手指有 3 块指骨,而拇指有 2 块。
- 每节指骨远端为头,中间为体,近端为底。
- 掌指关节中,拇指含 2 个籽骨。

关节

掌指关节与指骨间关节有相似的关节结构。每一个都由关节囊和滑膜衬里组成。掌指关节包含的掌侧韧带为较厚的纤维软骨,松散地附着在掌骨处,并与指骨基底部牢牢相连[9]。由于掌指关节的特点,掌侧韧带(如掌板)不仅只起到稳固关节囊的作用,它的纤维软骨结构增加了近节指骨基底部表面积,使其更接近较大掌骨头的大小。同时可防止过伸活动。这种灵活的连接方式可做屈曲活动,不会限制运动或造成长屈肌腱的碰撞[9]。掌横韧带连接第 2—5 掌指关节掌侧韧带。侧副韧带位于关节两侧,呈粗大的圆线形[10]。掌指关节中,关节囊、掌侧韧带和侧副韧带的排布结构与指骨间关节相同(图 26-7)。

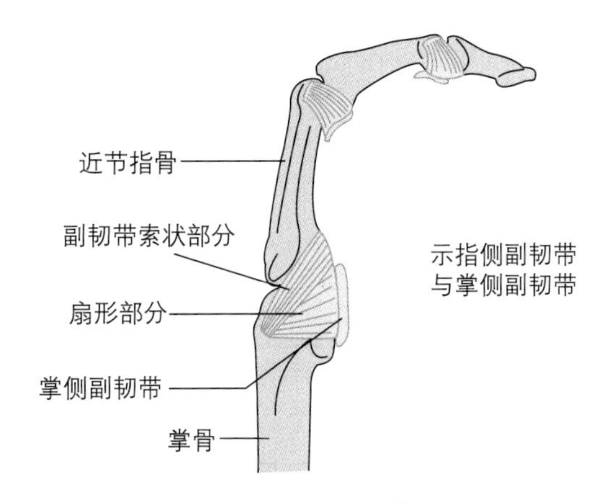

图 26-7 手指韧带

肌肉:手部肌肉活动

手的肌肉解剖可分为拇指和手指肌肉组织。许多肌肉有助于手和腕关节的精细运动功能。虽然简单列出解剖与肌肉无法掌握手功能所需的精细运动技能,但这却引发手功能的思考。肌肉列表与部分关键肌可见表 26-4,表 26-5,图 26-8,图 26-9。

局部神经

一些重要神经作用于肘、腕和手部。这些神经可因活动期间拉伸,或在有限空间内受挤压而

表 26-3 腕关节肌肉

肌肉	起点	止点	活动	脊髓水平	周围神经
桡侧腕长伸肌	外侧髁上嵴远端 1/3	第 2 掌骨底	腕关节伸与外展	C6-7	桡神经
桡侧腕短伸肌	伸肌总腱,外上髁	第 3 掌骨底	腕关节伸与外展	C6-7	桡神经
尺侧腕伸肌	伸肌总腱	第 5 掌骨底	腕关节伸与内收	C7-8	桡神经
桡侧腕屈肌	内上髁屈肌总腱	第 2 掌骨底	腕关节屈与外展	C6-7	正中神经
尺侧腕屈肌	屈肌总腱,尺骨近端后侧	豌豆骨,钩骨,第 5 掌骨	腕关节屈与内收	C8-T1	尺神经
旋前方肌	尺骨远端前内侧	桡骨远端前外侧	前臂旋前	C8-T1	正中神经

与手部主要功能相关的其他肌肉同样可协助腕功能。这一点可见表 26-4

表 26-4 主要作用于手部的肌肉

肌肉	起点	止点	活动	脊髓水平	周围神经
指伸肌	外上髁伸肌总腱	第 2-5 远节指骨中段和基底部	伸 MCP 关节,协助 IP 关节伸	C6-8	桡神经
伸肌	尺骨后方	指背腱膜	伸 MCP 关节,协助 IP 关节伸	C7-8	桡神经
小指伸肌	伸肌总腱	小指指背腱膜	伸 MCP 关节,协助 IP 关节	C7-8	桡神经
掌长肌	屈肌总腱	屈肌支持带,掌腱膜	使掌腱膜紧张	C7-8	正中神经
指浅屈肌(FDS)	屈肌总腱,冠突,桡骨	第 2-5 中节指骨	屈近侧 IP 关节,协助 MCP 关节与腕关节屈曲	C7-8	正中神经
指深屈肌(FDP)	尺骨前内侧	第 2-5 远节指骨底	屈 DIP 关节,协助 IP 关节与 MCP 关节屈曲		
小指屈肌	钩骨钩	第 5 近节指骨	第 5 MCP 关节屈曲	C8	尺神经
小指对掌肌	钩骨钩	第 5 掌骨	第 5 CMC 关节对掌	C8-T1	尺神经
背侧骨间肌	掌骨	手指桡侧和尺侧	手指外展并协助屈伸	C8-T1	尺神经
掌侧骨间肌	掌骨	手指尺侧和桡侧	内收手指	C8-T1	尺神经

IP:指间关节;MCP:掌指关节;DIP:远端指间关节;CMC:腕掌关节

表 26-5 作用于拇指的肌肉

肌肉	起点	止点	活动	脊髓水平	周围神经
拇收肌	头状骨,第 2、第 3MC	拇指近节指骨	CMC 关节内收	C8-T1	尺神经
拇长展肌(APL)	尺桡骨后方	第 1 MC	CMC 关节外展,背伸	C7-8	桡神经
拇短展肌(APB)	大多角骨,手舟骨	拇指近节指骨	外展 CMC 关节,MCP 关节	C6-8	正中神经
拇对掌肌	大多角骨	第 1MC	拇指 CMC 关节对掌	C6-8	正中神经
拇长屈肌	骨间膜,内上髁	拇指远节指骨	屈曲 IP 关节	C8-T1	正中神经
拇短屈肌	斜方肌,大多角骨,头状骨	拇指近节指骨	屈曲拇指 MCP 关节与 CMC 关节	C6-8,T1	正中神经,尺神经
拇长伸肌	尺骨后方	拇指远节指骨	伸 IP 关节	C7-8	桡神经
拇短伸肌	桡骨后方	拇指近节指骨	伸 MCP 关节	C7-8	桡神经

CMC,腕掌关节;MC,掌骨;MCP,掌指关节

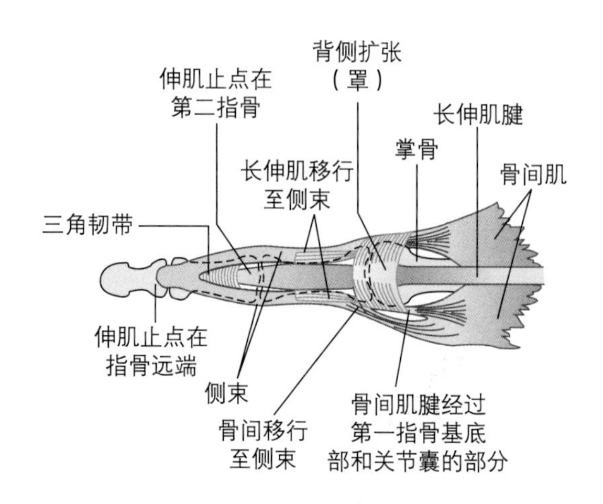

图 26-8 手指伸肌装置背面观

受损。例如,正中神经和尺神经可被 Struthers 韧带卡压,以及屈肘时肘管变窄 55%,这将压迫到尺神经[12]。正中神经常在腕管中被压迫。前臂桡神经的压迫可由表带等类似物引起[13]。了解解剖区域有助于临床医生确定症状来源。局部神经解剖及常见压迫部位可见表 26-6。

运动学

肘与前臂

肘关节主动活动度为 0~135°,被动活动度为 0~150°。多数活动都为日常生活活动(ADLs)所

表 26-6 前臂、腕关节和手部的区域神经

	正中神经	尺神经	桡神经
起点	两个神经根侧方(C5-C7)和正中神经束(C8-T1)	臂丛神经正中神经节(C8-T1)	后束神经节(C5-C8)和臂丛神经的最大分支
上臂	沿肱动脉下行至肘窝经肱肌后侧和肱二头肌腱膜前面之间	经腋窝沿腋动脉和腋静脉、肱动脉下行。在肱骨中段,偏向内侧,到肱三头肌内侧头前面。尺神经在肱骨内上髁近端8cm 处被 Struthers 韧带束缚	穿行于肱三头肌长头和内侧头之间,经肱骨后斜方和肱三头肌外侧头深层到肱骨外侧面穿过前筋膜室
肘关节	经 Struthers 韧带和肱二头肌腱膜下到前臂,旋前肌二头之间	通过肱骨内上髁背侧尺神经沟,下行到前臂尺侧腕屈肌两头之间到肘管	经肱骨外上髁前面
前臂	贴附指浅屈肌和指深屈肌前面,经旋前肌远端界线,分为两条分支:前骨间神经和掌侧皮支	腕部近端,分为背侧支穿过屈肌支持带	分为骨间后神经(肌肉)和浅层桡神经(感觉)。骨间后神经穿旋后肌,围绕桡骨近端,经伸肌腱鞘到前臂骨间,止于背侧腕关节囊;浅桡神经经肱桡肌鞘续于前臂前外侧
手腕	远端,行于屈肌支支带深层通过腕管	延于尺动脉远端,屈肌支持带浅层,分为浅支和深支	腕关节近端,浅桡神经围绕桡骨穿深层分为 4 或 5 支背侧手指神经
手部	经过腕管后正中神经分为 5~6 条分支,支配手部运动和感觉	浅支和深支支配手部运动和感觉	浅桡神经支配手背部大部分、拇指及感觉

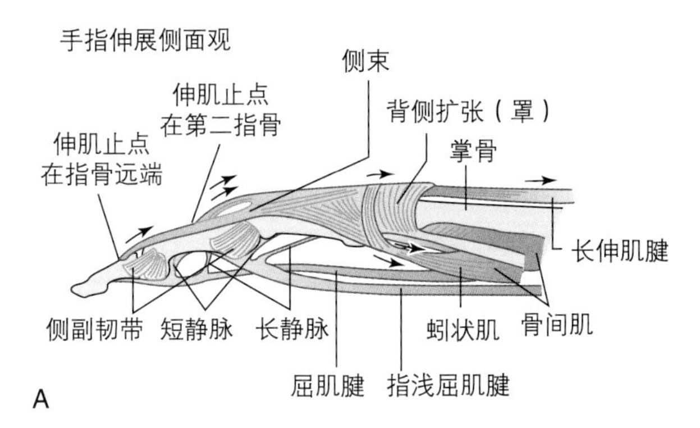

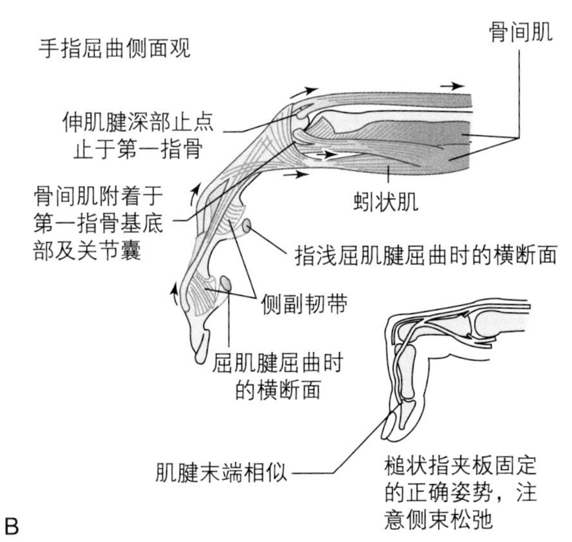

图 26-9 内在肌解剖。A. 伸展位;B. 屈曲位

需。然而与膝关节不同的是,在日常生活中(如上楼梯),完全伸膝是必不可少的,而需要完全伸肘的频率却不高。如穿衣服需在 15~140°活动范围,喝水需 72~130°活动范围[14]。肘关节前屈活动度受前侧肌肉体积限制,后伸活动度受鹰嘴窝限制。肱尺关节伸展位为关节锁定位置,但伸展位却是肱桡关节的放松位。骨的稳定性通常发生在屈曲末端。中间范围的稳定性来自于韧带支持。肱尺关节活动主要靠尺骨在滑车处滑行产生的。

旋前、旋后动作由前臂的桡尺近侧关节和桡尺远侧关节产生。旋前、旋后活动范围各为 0~80°。桡尺近侧关节处,桡骨位于尺骨上产生旋前。虽然大部分日常生活活动时,前臂处于中立位,但如接收零钱等这些动作,则需前臂充分旋后。

肘关节完全伸直时,抵抗内翻应力由肱尺关节内侧骨的连续性、桡侧副韧带和关节囊提供[10]。抵抗牵拉的应力由软组织部分和关节囊前部提供,是限制前移位的主要组织结构。

许多投掷运动和日常活动使肘内侧应力过大,阻止肘外翻尤其重要。尺侧副韧带是内侧稳定主要结构,屈肌和旋前肌群提供一小部分支持。此外,肱桡关节压力提供大约外翻应力的 50% 阻

力[2]。肘完全伸直时抵抗外翻的结构包括尺侧副韧带、骨的完整性和前关节囊[9]。随着肘关节屈曲，大部分抵抗外翻阻力由尺侧副韧带前束提供(证据与研究 26-1)。

证据与研究 26-1

在研究中发现，与尺侧副韧带相关的屈肌旋前肌群活动度对肘关节内侧损伤的个体康复有重要意义。肘关节屈曲 30°时，旋前圆肌和桡侧腕屈肌均在尺侧副韧带前，尺侧腕屈肌则在尺侧副韧带上或后侧。指浅屈肌多数情况下在尺侧副韧带上方。屈肘 90°时情况相似，除尺侧腕屈肌完全位于尺侧副韧带上外，指浅屈肌多数都在尺侧副韧带前。屈肘 120°时，旋前圆肌、桡侧腕屈肌、指浅屈肌都在 UCL 前，只有尺侧腕屈肌在尺侧副韧带上。这种模式表明，在整个活动范围内，尺侧腕屈肌为肘关节内侧主要的动力稳定装置，尤其在屈肘 120°时[15,16]。

腕关节

腕关节屈曲和伸展

腕关节活动度从前屈 80°至后伸 70°。腕关节休息位于关节锁定位置的后伸 20~35°与尺侧偏 10~15°间[17]。在大部分日常生活活动中，腕关节功能主要表现在前屈 10°至后伸 35°[18]。但一些活动，如从椅子上站起的动作，则需要更大的后伸活动度[18]。桡腕关节活动是近排腕骨的凸面在桡骨远端及关节盘的凹面上的主要活动，因此，上肢的许多功能均是开链运动。此外，远排腕骨同时在近排腕骨上进行活动，有助于整体运动。远排腕骨被认为是凸面的，其与近排腕骨相连的方式，与近排腕骨和桡骨的连接方式相同[2]。因此，近排腕骨因位于桡骨和远排腕骨之间，在这个三段连接中处于相对独立的中间位置，被看做是夹层部分。

从结构上看，手舟骨借其横跨近节与远节腕骨(如中腕关节)的位置，在稳定三段链接中起关键作用。桡腕与中腕关节增加了腕关节屈伸的变化比率。在一个方向上，当桡腕关节所占比率高于中腕关节时，在其他方向上则相反[10]。腕后伸起自远排腕骨，伴远排腕骨在相对稳定的近排腕骨上滑动。当手腕逐渐后伸，两排腕骨开始同时运动，舟骨在此过程中作为活动的桥梁。充分后伸为腕关节的锁定位置。

总的来说，远排腕骨的功能如同一个装置，在远排腕骨和掌骨远端之间连接关节面与韧带[11]。远排腕骨与第 2、3 掌骨共同运动，当第 2、3 掌骨掌屈时远排腕骨掌屈，第 2、3 掌骨背屈时远排腕骨背屈。近排腕骨运动模式则与远排腕骨相反。一般情况下，近排所有腕骨是共同运动的，但近排腕骨间的运动幅度大于远排腕骨，这就是近排腕骨间的运动方向与幅度。近排腕骨与远排腕骨向同一方向运动，因此，第，2、3 掌骨也向相同方向运动。而骨间运动也同样存在，当伸腕时，舟骨旋后而月骨旋前，能从功能上区分这些骨。骨间运动是月骨周围不稳定因素的基础，也是用力后伸的结果。

腕关节桡侧与尺侧偏

水平面运动范围为桡侧偏 15°至尺侧偏 30°。尺骨茎突短于桡骨茎突，因此尺侧偏范围大于桡侧偏。当腕关节位于屈伸中立位时，尺、桡侧偏范围可增大。桡、尺侧偏的关节面运动比屈伸运动更复杂。桡侧偏时，近排腕骨向尺侧滑动和屈曲，而远排腕骨向桡侧运动。尺侧偏时，近排腕骨向桡侧滑动和后伸，而远排腕骨向尺侧运动。

腕关节功能

因受限于经过腕和手关节的外在肌腱长度，腕关节活动取决于手指的位置。如手指与腕关节同时屈曲时，由于受指外在指伸肌长度的限制，腕关节屈曲度减小。而手指活动取决于腕关节的位置，屈腕时手指无法完全屈曲也证实了这一点。

跨腕负荷传递具有重要意义，并随腕关节位置的变化而变化。腕关节与前臂在中立位时，约 80% 的力经桡腕关节传递，20% 经尺腕关节传递[19]。桡腕关节负荷进一步细分显示，约 45% 的力经桡舟关节传递，35% 经桡月关节传递。前臂旋前时，经尺腕关节传递的负荷增至约 37%，而桡腕关节传递负荷则减少。腕关节桡侧偏时，桡腕关节负荷传递增至 87%。

手

腕掌关节

第 2~5 腕掌关节结构与功能相似，与第 1 腕掌关节不同。第 2~4 腕掌关节屈伸时只有一个自由度，而第 5 腕掌关节还可做内收外展。腕掌关节活动主要受限于韧带结构。腕掌关节活动增加源于手的尺桡两侧[10]。第 2、3 腕掌关节几乎无运动,第 4 腕掌关节可轻微移动,第 5 腕掌关节则可在 10~20°范围内运动[10]。这使小鱼际可以握住或抓住物体。

第 1 腕掌关节为鞍状关节,有两个自由度,可做环转运动。此运动可完成拇指最关键的功能——对掌。拇指参与几乎所有抓握动作或活动,拇指缺失会导致手部最严重的残疾。近 70% 的手功能都有拇指参与[20]。活动度约为掌屈 20°至背伸 45°,内收 0°至外展 40°。腕掌关节受限于韧带与其中的软组织。

腕掌关节的重要作用是使手窝成杯状,形成掌弓。掌弓使手可按照物体的形状将其握住(图 26-10A,B)。两弓是可见的:纵弓跨越手的长度,横弓横跨掌面。

掌指关节

内侧四个掌指关节(MCP)有两个自由活动度,掌屈和背伸,内收与外展。掌指关节活动增加源于手的桡尺两侧,其主动活动度为掌屈 90°至背伸 10°。被动情况下可完成多种背伸活动。掌指关节功能位约为屈曲 60°[17]。内收外展范围各约 20°。水平方向活动范围受几何关节面限制,掌屈活动受限于关节几何形状与关节囊,背伸活动受限于掌板。

拇指掌指关节也有两个自由度。此处关节活动度比第 2~5 手指更为受限。一般情况下几乎无过伸,而屈曲也只能达到约 50°。两籽骨的存在进一步限制掌指关节背伸,由侧副韧带和籽骨间韧带维持稳定。拇指掌指关节的主要功能是增加对掌和抓握活动范围。

指间关节

拇指与手指指间关节有类似功能。每一节都是仅有一个自由活动的滑车关节。指骨间关节活动度与手部其他关节一样,活动度增加源于手的尺桡两侧。这在握拳时易观察到。近侧指间关节(PIP)活动度在桡侧半为背伸 0°至掌屈 100°,尺侧半为屈曲约 135°。由于掌板的限制,几乎无过伸活动。远侧指间关节(DIP)活动度更小,为背

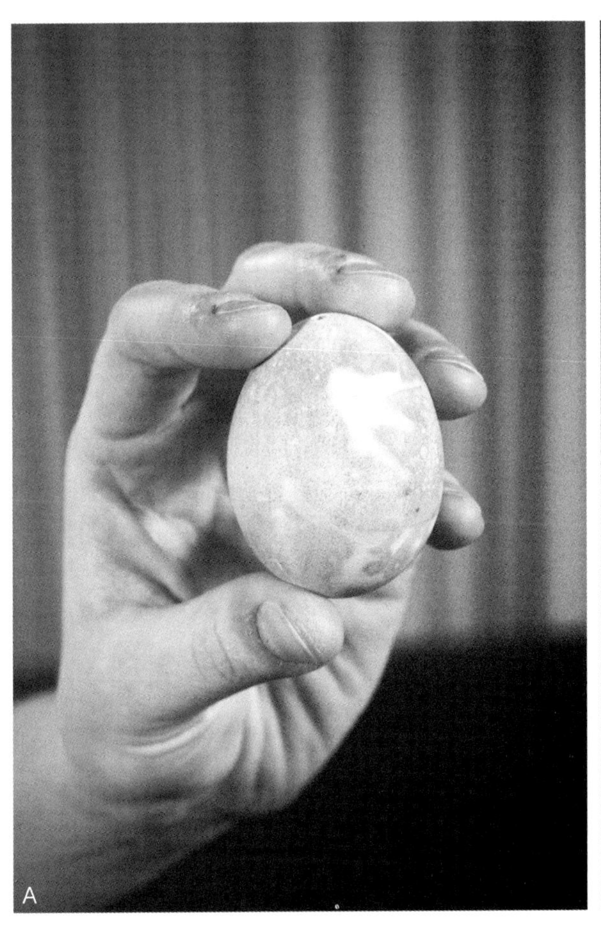

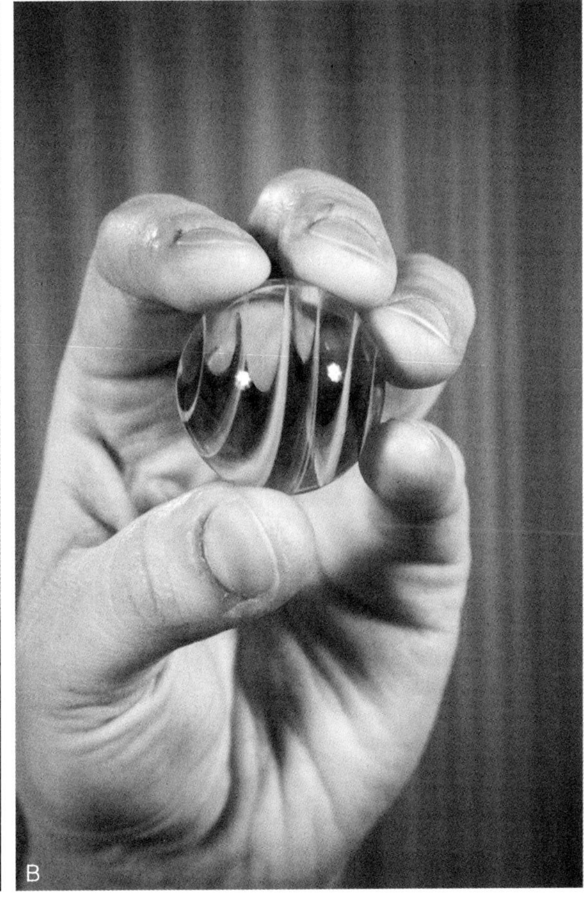

图 26-10 (A,B)手镂空可抓紧不同大小和形状的物体

伸 10°至掌屈 80°。近侧指间关节功能位为掌屈约 60°，远侧指间关节功能位掌屈约 40°[17]。

伸肌装置

手指伸肌装置由伸肌腱帽（如伸指肌腱扩张部或指背侧腱膜）、指伸肌（ED）、掌侧骨间肌、背侧骨间肌和蚓状肌组成。各手指含一个完成手指背伸动作所需的类似装置。指伸肌向远端延伸，在掌骨上变平形成腱帽，在掌指关节远端，指伸肌由骨间肌进入腱纤维。骨间肌起自掌骨外缘（见图 26-9）。此腱膜由指伸肌和骨间肌向远端延伸而成，在近侧指间关节近端，腱帽分成三个分支。三个分支均从骨间肌接收神经纤维，内侧束从蚓状肌接受神经纤维。位于中间的肌腱向远端延伸，经近侧指间关节进入中节指骨底。每侧的外侧束向远端延伸，经近侧指间关节结合成一条肌腱并止于远节指骨。此处数条韧带附着于伸肌腱帽处，防止活动中缠绕在一起。斜支持韧带在近侧，远侧指间关节同时背伸时起重要作用。

完整描述伸肌腱帽装置已超出本文范围，但可进行简单概括。在掌指关节，指伸肌收缩可产生伸展动作，而激活蚓状肌与骨间肌可产生屈曲动作。指伸肌产生的力矩大于其他力矩，因此出现了伸展动作。在近侧指间关节，指伸肌、骨间肌、蚓状肌共同产生背伸动作（图 26-11）。指伸肌单独收缩可导致爪形手或产生掌指关节过伸和指间关节屈曲，原因在于指屈肌在指间关节处受到被动牵拉。近侧指间关节背伸同样引起远侧指间关节背伸（反之亦然），当近侧指间关节维持屈曲时，远侧指间关节不可能做单独背伸。这一装置协调产生了精细动作和强有力的抓握能力。任何一侧出现不平衡，都将破坏这一装置并显著改变手功能。

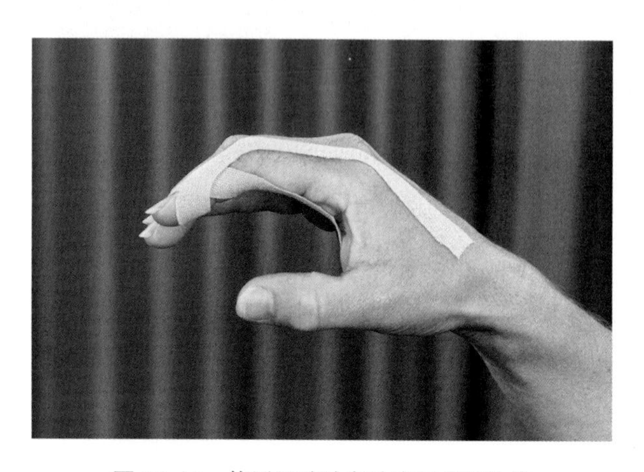

图 26-11　使用运动贴布治疗蚓状肌拉伤

抓握

手适合进行抓、握、操纵物体的活动。抓握是抓、拿、操作物体的总称。有许多常用来形容手功能的术语。多数功能可分为握与捏。这些功能可进一步进行分类，如力性抓握、精细抓握、钩握、指捏力、精细捏力等。力性抓握用于发展握紧能力。当需要精细度时使用精细抓握。精细抓握使手可符合不同物体的大小与形状。常见力性抓握有钩状、球状、圆柱状与握拳抓握。这些抓握主要是利用手的内侧。常见捏力类型有指头 - 指侧型、指尖 - 指尖型、指头 - 指头型，这种类型则更多利用手的外侧。

抓握动作可划分为 4 个阶段。第一阶段，长伸肌与手内在肌同时活动打开手掌。然后手指逐渐包括物体，此过程需内在肌、外在屈肌与对掌肌的运动。第三阶段为上述肌肉力量增加至可完成动作的水平[17]。第四阶段，手再次张开，放下物体。当屈肌抓握物体时，腕伸肌此时需停止运动以防长屈肌产生屈腕动作。

手部神经支配与两种类型的抓握有关。尺神经控制内侧手指的运动与感觉分布，这些手指多在力性抓握时使用。正中神经控制外侧手指，而这些手指多用于精细抓握。拇指受这两条神经支配，因此有两种抓握类型[17]。

以力的产生为主要目的时采用力性抓握（图 26-12A）。提手提包、爬攀爬架、握拳、扔棒球等动作都是力性抓握的典型例子。这种情况下，用尺侧手指把物体稳定在手掌，可有或无拇指的协助。腕背伸和尺侧偏时充分屈曲手指。

当需要精细控制时使用精细捏力。使用书写工具，插钥匙或用两指拿纸张时可用这种力（图 26-12B，C）。精细捏力主要包括掌指关节和手桡侧这两部分、中指和拇指一起形成一个三角架。对比力性抓握，使用精细捏力时，物体可不触及手掌。

检查与评估

肘、腕、手部的检查评估必须是一个上半身的综合评定。颈椎与远端关节间的上肢关系需进行全面检查以确定问题来源。许多检测方法都应根据实际情况进行。患糖尿病或类风湿关节炎等并发症患者须与其他无附加疾病的患者使用不同检查方法。以下为描述肘、腕、手部检测的要点。

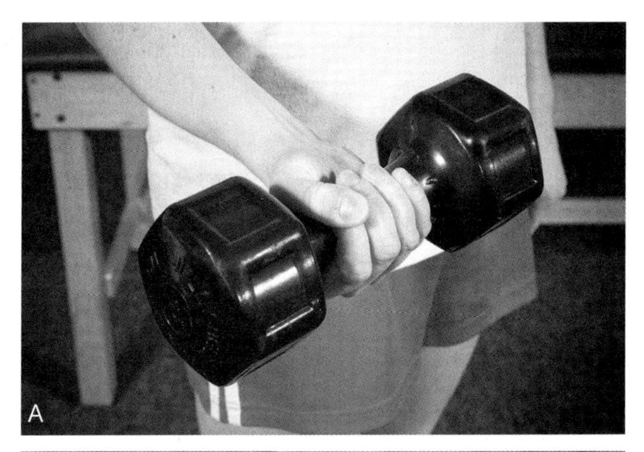
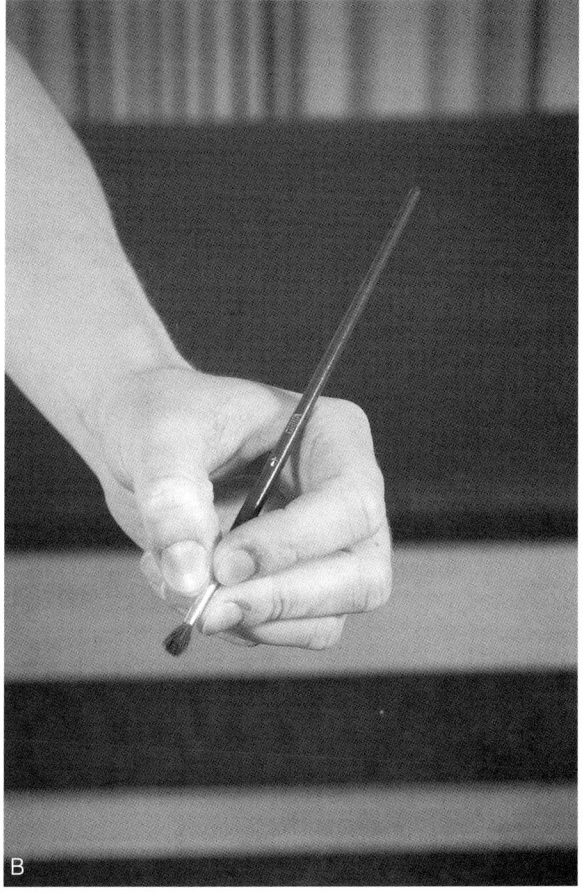
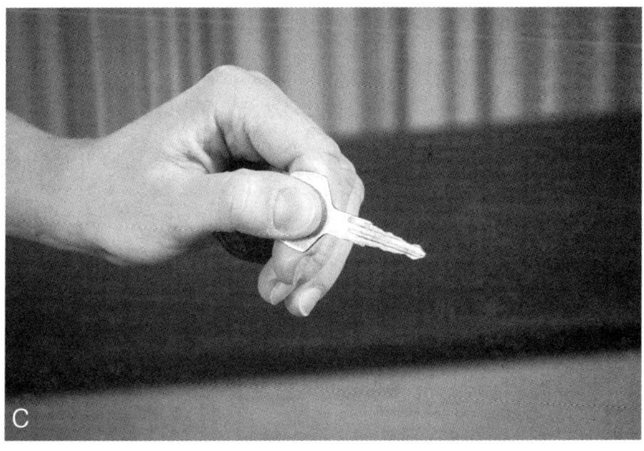

图 26-12 A. 握力；B. 精细抓握；C. 指头 - 指侧型抓握

病史与观察

病史与主观信息集中在其余检查中。除既往病史与现有问题评估外，关于损伤后体征与症状的主观信息是非常有价值的。收集关于活动受限（如无法扣纽扣、拉拉链、握小型物体，无法完成卫生活动、写字或打字困难，拧瓶盖困难），参与限制（如无打字能力导致无法工作，肘关节疼痛或虚弱导致无法照顾孩子等）和现有疾病的信息。根据颈椎得出的上述信息须仔细查明。

手部处于休息位，包括以下畸形状态的休息位，都应进行观察。

- 鹅颈畸形；
- 钮扣状畸形；
- 尺偏畸形；
- 杵状指；
- Heberden 和 Bouchard 结节；
- 爪形手；
- Dupuytren 挛缩；
- 槌状指或弹响指。

可动性检查

肘、腕、手部的检查包括骨骼运动和关节运动测试以及肌肉延展性测试。寻找手部活动能力丧失的原因非常重要，因这种损伤与活动受限和活动障碍有关。检测项目应区分组织有无收缩性及内在肌和外在肌的限制性。多数情况下，这两种测试与肌肉弹性测试都应进行。

肌肉表现检查

肘、腕、手部肌肉功能测试应根据既往史中主观信息提供的顺序，病史及评估结果来进行。手部肌肉往往很小，因此治疗师在进行徒手肌力测试时需考虑其相对力量。当分离小型内在肌时，肌肉稳定性保证了肌肉功能可得到测试。Kendall[4] 曾描述这部分相关肌肉的试验过程。常使用握力与捏力测试，且两测试有较高的可靠性。但是在检测标准实验设备前对测试方法进行改善是有必要的[21]。

其他试验

许多特殊试验用以评估上半身组织的完整性。这些试验检测了韧带稳定性，软组织活动，神经功能状态和功能性运动。Magee[17] 曾列出一份特殊试验的完整列表。较常使用的测试见注 26-1。

注 26-1
肘、腕、手部的特殊检查

肘关节
外翻应力试验(0~30°)
内翻应力试验(0~30°)
Tinel 征
捏握
网球肘试验
　抗阻伸腕
　被动屈曲腕关节
　抗阻中指伸直
高尔夫球肘
　抗阻屈腕
　被动伸直腕关节
腕关节与手
腕管试验
　屈腕试验
　反向屈腕试验
　Tinel 征
　三爪卡盘试验
Allen 试验
Finkelstein 试验
Brunel-Lettler 试验
支持带测试
Froment 征
手指韧带不稳定性试验
拇指尺侧副韧带试验
月三角韧带冲击试验
舟骨应力试验
手功能测试
握力测试
反射与感觉
上肢张力测试

身体功能常见损伤的治疗性运动干预措施

关节功能活动:活动度受限

上肢远端活动度受限可致残。日常生活的简单活动需精细运动能力的配合。远端关节活动需恢复到全关节活动范围,以确保独立完成家务活动。应结合治疗方式、运动和夹板固定等方面治疗活动度受限。

可动性减少

可动性减少可由多种原因引起。损伤后,经一段时间的制动,可引起活动度的极大缺失。手术、神经损伤、烧伤、坠落对活动度有极大影响。因活动度需上肢的功能性使用,所以此处活动度缺失可导致相当严重的残疾。上肢远端活动缺失可能导致错误的运动模式,最终导致上肢近端(如肩部)的过度使用和疼痛。

活动度缺失的介入治疗需进行全面评估,找出导致活动度缺失的结构。关节囊、短肌腱组织、固定的筋膜组织、受限的神经组织都是可能出现问题的组织。评估目的在于区分收缩性与无收缩性组织,随后再进行特殊张力测试,才能查出具体的限制因素。只有这样才能进行适当的介入治疗。

肘关节活动度受限包括前屈、后伸的丧失。肘关节后伸丧失常发生在肘关节骨折或脱位后,或长时间使用肩部吊带。肘关节在损伤或创伤后也有发展成异位骨化的风险[22]。肘关节活动度丧失发展迅速,所以制动时间尽可能控制到最少。退化性关节病对上肢的影响低于下肢,因此,肘关节病变引起活动度缺失的发生率低于膝关节。肘关节活动丧失可由躯干、肩关节、腕关节活动代偿,但都有可能增加对应结构的额外负荷。

前臂活动度丧失包括旋前旋后的丧失。关节囊模式显示两种运动的丧失是同时的。前臂活动丧失常在腕关节制动和手部骨折后发生。丧失旋前旋后运动可导致旋钮、开罐、找零、开锁等活动困难。这些活动常由肩关节内外旋代偿完成。为了防止肩关节二次损伤,重新恢复肘关节活动是很重要的。

腕关节活动丧失常发生在摔倒或腕关节骨折后。尺桡骨远端骨折需制动,并可能需要手术固定。舟骨骨折易因血液供应不足导致缺血性坏死,因而需要制动。但制动可导致前臂、腕关节与手部所有关节活动度丧失。此外,类风湿关节炎(RA)也可致腕关节畸形、疼痛和手功能丧失。

手部活动丧失常由类风湿关节炎的病变所致,同样也可由骨性关节炎引起,这一过程可累及近侧与远侧指间关节,但不影响掌指关节(自我管理 26-1)。拇指腕掌关节受 OA 和 RA 影响显著。骨折、脱位、烧伤等损伤在治疗后产生活动受限。皮肤附着于第 4、5 手指的深层筋膜上,Dupuytren 挛缩或掌腱膜挛缩时常影响此处活动。掌腱膜退行性纤维化的原因尚未清楚,但对 40 岁以上男性的影响多于女性[17]。这种损伤可导致活动受限(如无法握笔)和参与受限(无法抓握物体导致无法工作)。

自我管理 26-1

近侧和远侧指间关节屈曲

目的：增加手指关节与肌腱活动

起始位置：手指所有关节尽可能伸直

动作技术：保持掌指关节（MCP）伸直，尽可能屈近侧和远侧指间关节（PIP 和 DIP）。回到起始位置。

运动量

重复次数：________________

频率：________________

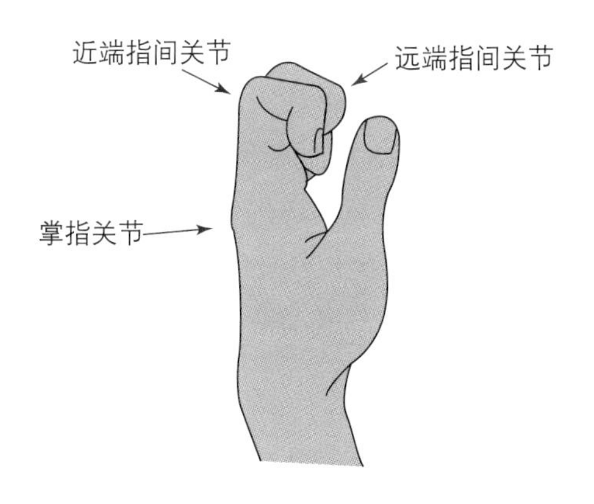

活动前先使组织升温（即主动活动，表面或深部发热），随后牵拉肌腱组织，或根据限制程度活动关节。如肘关节处由关节囊限制引起的活动受限可采用肱尺关节分离技术和前后向滑动（见第 7 章，图 26-13）。松动术后，向受限方向进行持续被动牵拉的同时可结合冷热交替治疗。主动活动增加关节活动度时动作如下（图 26-14A，B）。如，主动旋前、旋后可通过主动用手靠近嘴边或主动向前伸手的动作进行练习。当限制是由肌肉短缩或肌肉僵硬引起时，可使用传统牵拉技术。与此同时应进行姿势矫正与加强拮抗肌力量训练（因拮抗肌处于延长位而力量较弱）。不活动的筋膜结缔组织可通过手法，如按摩和深部按压产生移动。牵拉的同时应配合肢体主动活动（自我管理 26-2）。见知识拓展 26-1。

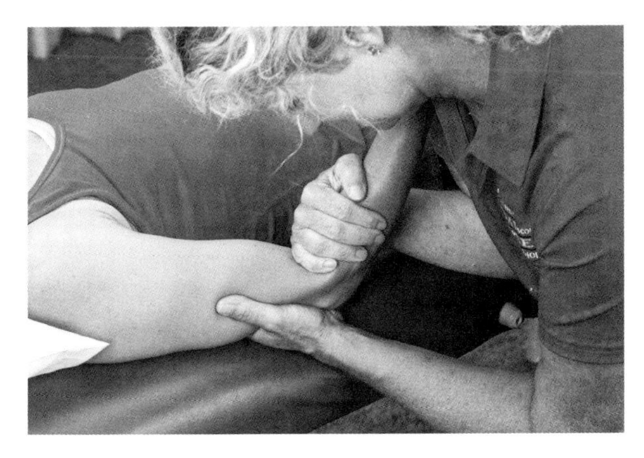

图 26-13 肘关节松动。肱尺关节远端牵伸，增加肘关节屈伸活动度

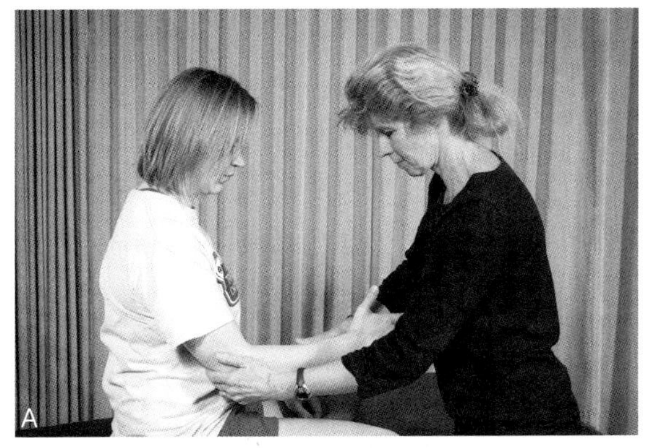

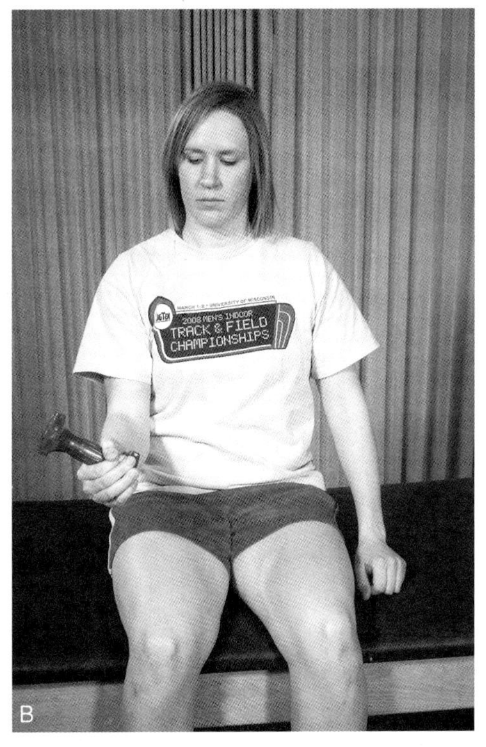

图 26-14 A. 前臂旋后进行收缩 - 放松牵拉；B. 肘关节屈曲前臂旋后进行前臂主动活动

自我管理 26-2

掌指关节与近侧指间关节屈曲伴远侧指间关节背伸

目的：增加手指关节和肌腱的活动

起始位置：手指所有关节尽可能伸直

动作技术：掌指关节和近侧指间关节弯曲，保持远侧指间关节伸直。回到起始位置。

运动量

重复次数：________________

频率：________________

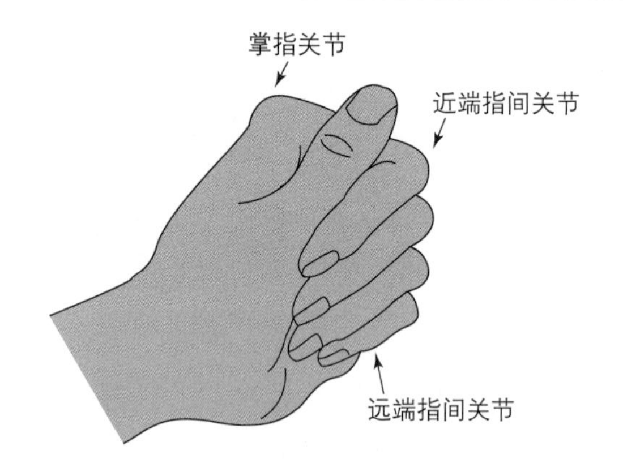

知识拓展 26-1

一名 56 岁铲车司机桡骨头骨折愈后，前臂主动旋前、旋后时出现疼痛。请概述此患者早期可进行的一般治疗。

RA 患者治疗手部无法活动的方法取决于病情轻重及畸形角度。在此病程的某些阶段可选择制动作为治疗方法（见“手僵直与活动受限”）。当神经张力测试证明患者临床症状为无神经活动时，可采用神经松动术。

运动过度

肘关节和前臂运动过度并不常见；而可动性减少则更为多见。肘过伸活动度是系统诊断运动过度的标准。但是，因上肢承重有限，肘关节运动过度很少表现出症状。上肢承重运动如体操、摔跤等，在运动过程中需要肘关节过伸，因此较难参与。

与肘关节类似，腕关节和手很少出现运动过度。运动过度与关节不稳这两者不应混淆。关节不稳发生在腕关节和手部。月骨脱位伴月骨周围不稳及舟月骨分离较为常见，RA 患者手部也明显出现手指不稳。然而，在无异常情况或损伤时，生理学上的运动过度非常罕见，即使存在，也很少表现出症状。

肌力功能受损

部分损伤和异常情况可影响患者上肢远端产生力矩的能力。骨折、脱位、挫伤、扭伤、肌腱撕裂、烧伤、神经卡压、撞伤等情况都将限制患者产生力矩的能力。力或力矩损伤与活动限制或参与限制之间关系的建立是为了辅助指导治疗。临床医生应进行特定的肌肉强化训练，以恢复上肢功能。其中包括自理活动（如穿衣，修饰，洗澡等）、工作活动（如推，拉，抓，捏，打字等），以及其他灵巧动作。

任何肘、腕、手的强化训练都需考虑跨越这些关节间的运动链关系。关节间相互关联，肌肉常跨越数个关节。肘关节强化训练会增加腕与手指肌肉负荷，像手上提了重物一样。强化训练需要一个不同于施加在腕关节周围阻力的力。如针对外上髁炎的强化训练，应集中强化腕伸肌功能，像主动伸腕（向心和离心）和抗手指屈曲活动，如抓握或摇手。任何需要配合握力进行的伸腕训练都可能超出肌肉负荷（图 26-15）。这就是为何患者既往无临床症状，但当提起 450 克（16 盎司）容器时却引起外上髁炎的原因之一。

神经状况

神经病变或损伤往往是上肢远端肌肉功能受损的原因。颈椎退行性关节病、退行性椎间盘病和颈椎损伤可引起部分神经根远端的症状。经过颈椎后，神经可在脖颈与胸部和手臂等多处受到挤压。神经受压可导致血管神经远端症状，如胸廓出口综合征。这种情况下，血管神经束在 1 处或多处受到挤压（如颈肋、斜角肌），产生许多间歇性症状。在投掷运动时，尺神经在肘内侧易受牵拉性损伤。与此相似，任何神经在其神经鞘内的活动都可能受到限制（图 26-16）。

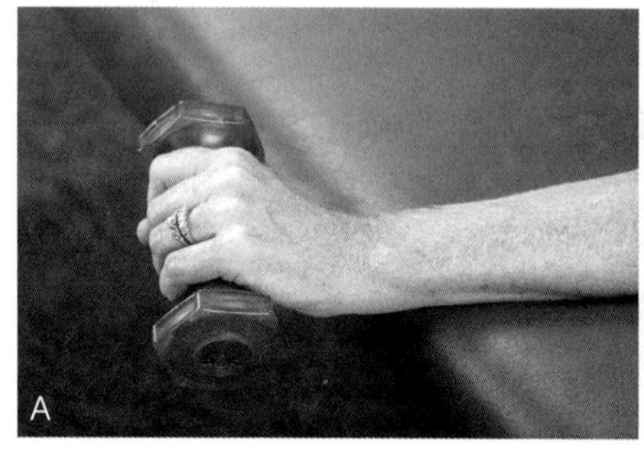

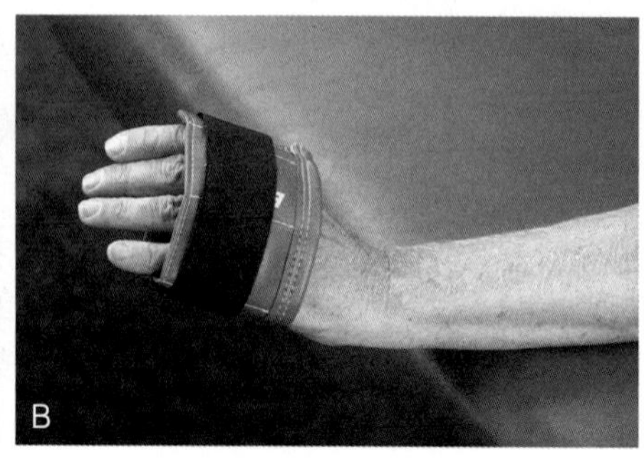

图 26-15　抗阻伸腕。A. 握重物；B. 使用重物但不抓握

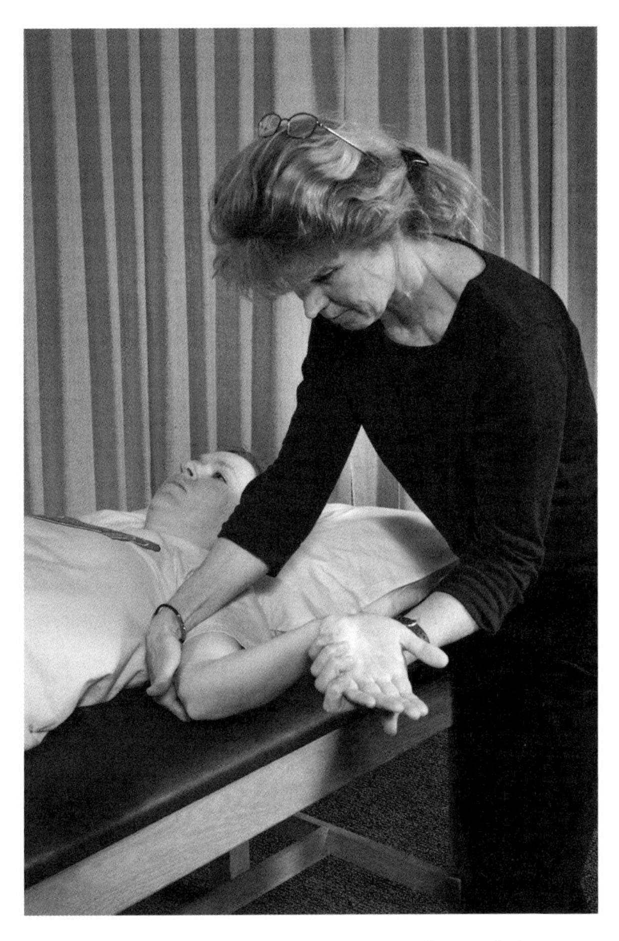

图 26-16 针对正中神经进行的神经松动术

这些神经的近端或远端在损伤、受压、牵拉或缺血时可引起多种症状，包括受损神经所支配的肌肉失去产生力矩的能力。治疗活动受限以产生力矩的方法取决于具体情况。例如，由颈椎间盘突出症引起的肢体远端无力可通过牵引、姿势训练、颈椎训练改善，当近端症状缓解后，远端肌肉组织可进行渐进性抗阻训练。肘、腕、手部神经卡压应第一时间压力释放，协助神经活动。相比之下，肘关节处尺神经牵拉性损伤首先应进行稳定性处理。而后在进行强化训练。这些训练可借位置或姿势上的优势，尽可能使神经受到的牵引力和压力达最小。此外，训练应遵循更具挑战性和功能性模式。见知识拓展 26-2。

知识拓展 26-2

一名 16 岁的垒球投球手由于外翻应力牵拉损伤尺神经，出现肌肉无力症状。她已停止垒球运动直至症状缓解，现须进行关键肌肉组织的康复。请问在康复训练中应考虑哪些肌群？推荐哪种类型的训练方式？

肌肉状况

此处肌肉损伤从肌肉过度使用损伤，到肘腕部肌腱炎（如内外上髁炎、桡骨茎突狭窄性腱鞘炎）再到手部肌腱撕裂都包含在内。肌肉损伤后，为增加产生力矩的能力，所采用的介入治疗方法要根据损伤部位与严重程度，在功能性活动中此肌肉的作用及愈合阶段决定。肌肉承受负荷的能力，无论是牵拉负荷或等长收缩、肌肉短缩性收缩或延长性收缩，都是决定强化训练的第一步。因为这些技术均是渐进的，可耐受的。

决定适当的负荷水平后，对肘关节，前臂，腕关节和手部所涉及的肌肉组织进行渐进性等长和动态训练可采用开链式训练，配合使用小型负重物、弹力带或其他功能性物体（图 26-17）。闭链运动如靠墙抗阻等都是合适的。手部常用徒手抗阻训练，特定肌肉激活训练或可使用海绵、面团或其他小件抗阻物体进行简单的握力训练（图 26-18）。抗阻后伸可通过徒手或小型弹力带进行。为了恢复产生力矩的能力，需重新训练肌肉精细运动功能。而许多灵巧的活动可训练此技能（自我管理 26-3）。

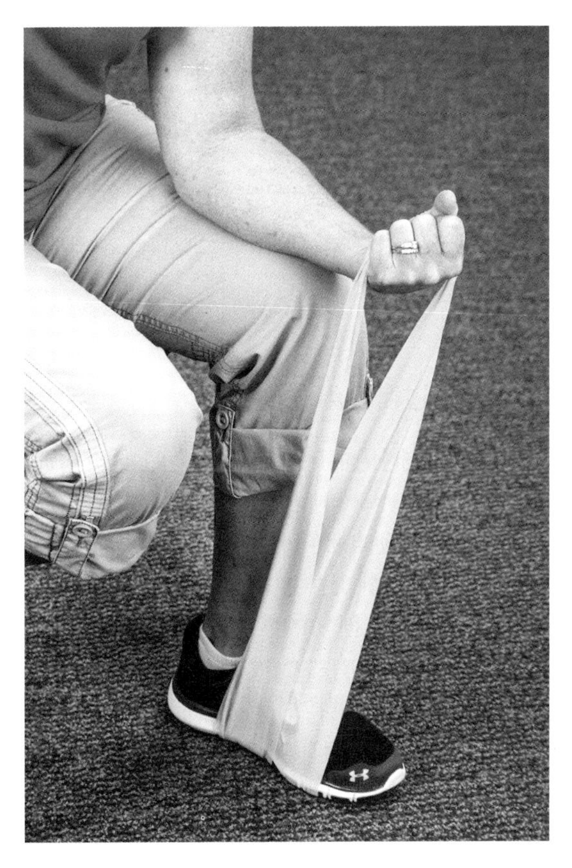

图 26-17 使用弹力带强化握力，进行抗阻屈腕

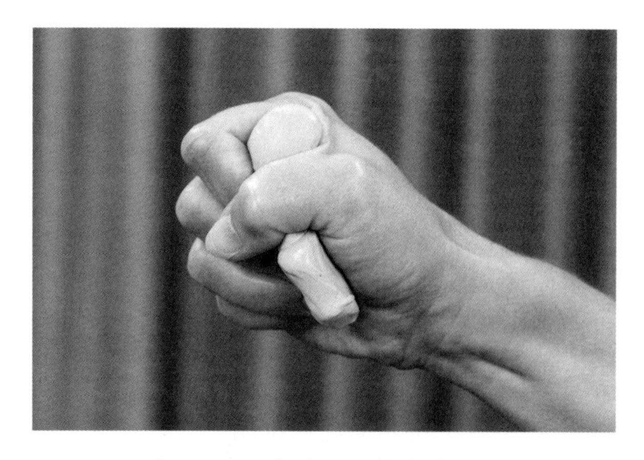

图 26-18 使用面团进行握力强化

自我管理 26-3

手指捏面团

目的:增加捏握物体所需肌肉的力量。

起始位置:面团成球状。

用指尖拿住。

动作技术:拇指与其余指尖捏住面团而后手指向其施加压力。面团重塑为球状,再重复以上动作。

运动量:

重复次数:________________

频率:________________

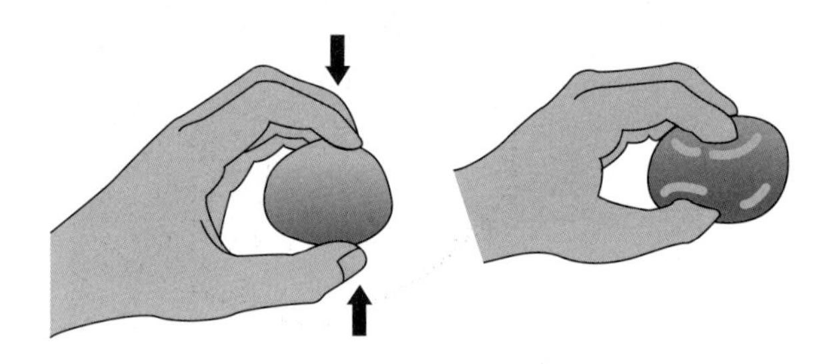

废用退化与过度使用

近端肌肉退化可导致远端肌肉过度使用而受伤。如在重复上举动作中肩袖肌群疲劳后,可能将由肘屈肌和腕伸肌完成接下来的上举动作,这就容易导致外上髁炎。这可在重复性工作和活动中发生,因此这种损伤的发生也强调了上半身整体检查的重要性。有效的重复性腕关节及手部活动需要近端稳定性维持。当近端肌肉疲劳无法维持姿势时,会给远端肌肉施加更大负荷。当一组远端肌肉疲劳时,负荷会向代偿肌群转移,导致这些肌肉过度工作。因此在运动链中,应确保足够的肌肉耐力(见证据与研究 26-2)。

证据与研究 26-2

研究人员在诱导上斜方肌迟发性肌肉酸痛前后对腕关节肌群进行了肌电图测试。斜方肌疼痛后,ECRB 活动减少,而 FCU 相对休息时间减少。结果表明,在计算机工作中,肩关节疼痛会影响远端肌肉的协调[23]。

耐力性损伤

肌肉耐力损伤常在腕部,手部进行重复性工作时发生。腕屈肌耐力与腕伸肌耐力间的不平衡,以及许多其他因素(如姿势,工具设计,活动量,温度,震动等)都可导致前臂,手腕和手部疼痛。使用手机导致手部的新问题(证据与研究 26-3)。在重复性抓握或打字中,腕关节和指屈肌过度活动可引起前臂,手腕和手的过度使用。肱骨外上髁炎的形成也是一种耐力性损伤。肱骨外上髁炎可由肌肉拉伤发展为急性损伤,或可由肌肉过度疲劳引起。这种情况下,肌肉耐力损伤是造成肱骨外上髁炎的原因。

证据与研究 26-3

计算机录入和使用手机导致腕和手部肌腱及神经损伤的问题。过度使用手机导致手功能下降,增加正中神经负担,拇指疼痛,捏力下降[24]。反复手机游戏会导致肌腱断裂[25]。超声波检查显示反复手机游戏者拇长屈肌腱相对少玩游戏者增厚[26]。人体工程学分析显示不同活动时肌腱负荷有变化,敲击小的按键时拇指肌肉承受更大负荷[27]。

在训练中应特别注意姿势的表现形式。腕伸肌强化训练应关注姿势的正确与否;如果手腕在个别活动功能中出现特殊姿势,那么这一姿势就有评估和纠正的必要。接下来的训练应关注在功能性活动中增加肌肉长度。与之相反,在患外上髁炎的情况下训练腕伸肌,将类似于扩大动态范围,即需要达到更大范围的活动才能导致外上髁炎(如网球,绘画,锤打;见自我管理 26-4)。见知识拓展 26-3。

自我管理 26-4

杂物袋伸腕训练

目的:增加前臂,腕关节和手部肌肉力量。

起始位置:找一个有舒适手柄的袋子。手柄过大或过小都可能增加疼痛。根据医生建议在袋子内放入适当重量的物体。掌心朝下握住袋子置于桌子边缘。

动作技术:

第 1 阶段:握住袋子 10 秒,放下袋子或用另一只手那袋子时算作休息。

第 2 阶段:在舒适范围内抬起或放下袋子。

运动量:

重复次数:________________

频率:________________

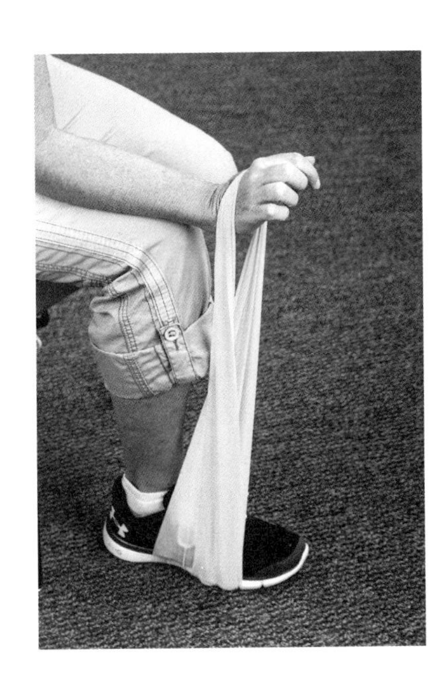

知识拓展 26-3

一位制陶艺术家抱怨在结束一天的转陶工作后,手腕和指屈肌感觉疲劳。她说这是由于长时间为表演做准备而引起的。患者无神经症状和系统性疾病标志。请为他设计一个早期治疗性运动计划。如今她的表演已结束,但她仍希望继续进行转陶工作以保持她的技能。根据她的工作性质,你能给她提出什么建议?

疼痛与炎症损害

疼痛与炎症发生在上肢远端,可由多种原因引起。外伤或手术可导致特定部位的疼痛和炎症。而中枢或局部神经压迫常引起局部疼痛和来自压迫部位的放射痛。RA 或 OA 可使受损关节产生疼痛与炎症,以及肌腱病也会产生疼痛感。

炎症因其结构性质表浅,可被轻易发现。掌指关节、MCP、PIP、DIP 处可轻易观察触及到红肿热痛。肌腱捻发音,如桡骨茎突狭窄性腱鞘炎患者拇长展肌和拇短伸肌的捻发音可轻易感知,因其局部压痛与内外上髁炎有关。

根据炎症的严重程度采用炎症介入治疗(见第 11 章)。在急性期,为维持活动度,可进行轻微、辅助性或被动的活动。某些情况下需要夹板固定,并偶尔解除固定进行轻微活动。急性期后可增加活动范围。

有时可使用轻微的Ⅰ级和Ⅱ级振动法减轻疼痛。这种方法配合冰敷和其他辅助手法可有效减轻疼痛,有助于治疗性运动的继续进行。

肌肉耐力功能:损伤姿势与动作

与工作、兴趣相关的累积性损伤是最常见的姿势和动作损害。不良姿势与动作导致了手肘内外上髁炎、腕管综合征(CTS)和桡骨茎突狭窄性腱鞘炎。抓握和捏握时,肘关节会出现一瞬间的屈曲动作,必须由伸肌活动进行抵消。这就增加了肘部常用伸肌腱的负荷。

手的抓握能力有测量物体大小的功能,也可形成一种手腕姿势。当给出一个物体大小时,选择最佳的手腕姿势可获得最大握力。在检测与工作和兴趣相关的疾病时,需考虑所用工具的大小及其对手肘、手腕和姿势的影响。这些器具可与兴趣相关(如高尔夫球棒,球拍,园艺工具,编织针等)或工作相关(如锤子,螺丝刀,铲子,焊接工具,缝纫工具等)。当有抓握动作时,需对使用工具时上半身姿势进行检测。如键盘操作等无抓握动作的姿势也非常重要。从事电脑工作者的坐姿指导见患者相关指导 26-1。

活动因素可导致此处损伤。重复性活动后产生疲劳,可引起动作模式的改变和随后的过度使用性损伤。当肌肉开始疲劳时,将很难控制力的产生,从而出现代偿。代偿可发生在协同肌或运动链中更近端或更远端的一组肌群。在任何情况下,原发性肌和代偿肌群都很容易造成过度使用性损伤。充足的休息时间、合适的工具大小、正确的姿势、周期、恢复时间以及运动频率的控制可有效减小重复性活动带来的负荷(证据与研究 26-4)。

证据与研究 26-4

频繁使用手机和其他数字媒体会导致颈、肩和上肢疼痛。肌电图描记了 56 位成人使用移动电话时手部 6 块肌肉电生理活动,无症状者较有症状者更多地应用背部和前臂保持头部中立位置。再看看特殊敲键盘的人群，使用键盘的人群较使用触屏的人群更多地使用拇指、屈肌和腕伸肌[29]。一只手敲键盘较双手敲键盘人群更多地使用腕伸肌群，随着屏幕尺寸大小的增加，更多地使用手指屈肌和腕伸肌群[30]。手机举得太高或太低影响颈部和肘关节姿势而引起症状[31]，单手操作和双手操作也有不同[32]。

患者相关指导 26-1

电脑工作站姿势

以下信息可评估你的电脑工作站。如果你有特殊医疗问题和特殊需要，请咨询临床医生

计算机

正确的键盘位置

- 屈肘 90°
- 手腕伸直或稍弯曲
- 键盘向下倾斜
- 试着把键盘放在键盘托上，手腕处于休息位

正确的显示屏位置

- 距离 41~56cm(16~22 英寸，约手臂长度)
- 屏幕上缘与额顶水平
- 使用支架或可调节高度的显示屏臂

鼠标

正确的鼠标位置

- 屈肘 90°
- 手腕伸直或稍弯曲
- 放松肩膀，手臂位于身体两侧
- 如果可以，手肘支撑在扶手上

你的工作

- 文件与屏幕应在相似高度
- 使用文件架
- 直接坐在键盘，显示屏和文件架前

坐姿

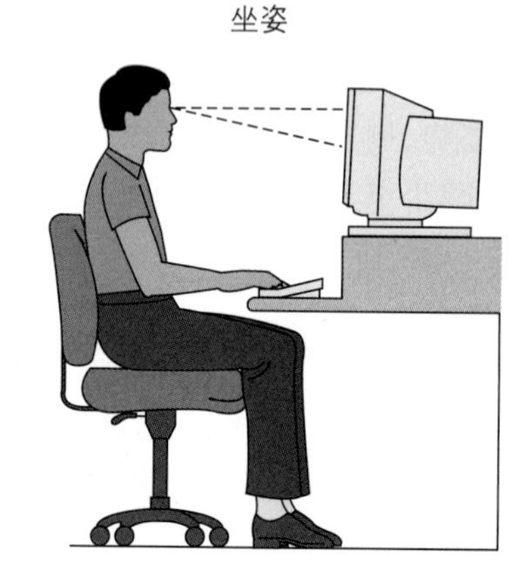

常见诊断的治疗性运动干预

骨关节炎和类风湿关节炎

OA 与 RA 常影响腕关节和手[33,34]。在中老年人中，手是 OA 的高发部位，可对中老年人的手功能造成严重影响并可致残[33]。手部 OA 患病率从 29% 增加至 76%，这一变化量可由遗传和环境因素所致[35]。手部 OA 有个体差异性。相关因素有年老、遗传、女性、绝经期、使用气动性工具或金属的体力劳动、高强度体力活动以及手部重复性使用等[33]。RA 患者中，手与腕关节功能障碍是很常见的，75% 的患者有 15~20 年的 RA 病史伴糜烂性腕关节病[36]。

手部 OA 常影响第 2、3 远端指间关节和第 1 指间关节，以及第 1 腕掌关节。而近端指间关节 OA 患病率最低。OA 对关节的影响成对称性，这是建立相互联系最常见的模式[37]。手部 OA 常伴有疼痛和功能丧失，特别是两侧拇指与其他手指[38,39]。患 OA 时，捏力、握力和手功能测试结果都有所下降，然而高握力也可能是手部近端关节发生 OA 的预兆，而非远端指间关节[40]。

RA 是一种慢性系统性炎症疾病，可影响多个关节，对滑膜的影响最大。常涉及腕关节和手，力量与活动受损将严重影响患者的生活质量[41]。在腕部，桡骨远端受到影响，导致桡尺远端关节尺骨向背侧半脱位。RA 患者常存在腕关节屈曲，桡侧偏畸形和腕骨掌侧半脱位[20]。继发的关节强直严重限制腕关节活动。对 RA 患者而言，这一活动的缺失易导致残疾，因为相邻关节皆受影响，而无法代偿腕关节活动。

在手部，RA 可产生掌指关节尺侧偏和近节指骨掌侧半脱位。滑膜改变与 RA 削弱关节周围结缔组织有关，可导致关节半脱位和/或脱位[20]。例如，鹅颈畸形或 PIP 过伸和 DIP 屈曲，是由屈伸肌不平衡和近端指间关节松弛所致。当近端指间关节上的伸肌失效时将导致 DIP 过伸和 PIP 屈曲，从而形成钮孔状畸形。拇指处出现锯齿状畸形会对 RA 患者造成严重功能损害(图 26-19)。此外，黏液囊肿与结节可影响肌腱功能，在腱鞘处形成弹响指。

RA 患者腕关节和手部受到影响后进行介入治疗，包括维持关节活动、肌腱力量和完整性的治疗性运动、夜间夹板固定和指导患者保护关节[42,43]。一项包含关节保护教育和力量强化计划的方案已

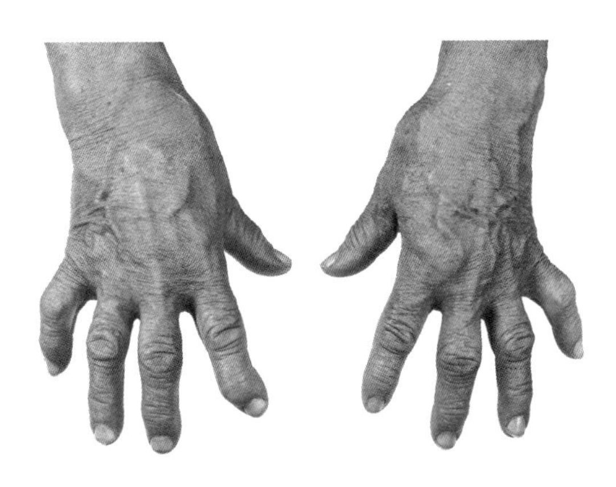

图 26-19 关节炎影响腕及手部的多处关节

被证实具有临床意义[44]。包含强化训练的方案表明经过 6 周力量练习，力量和手功能都有所提高，12 周时可进一步提高[45]。治疗性运动的运动量需根据个人的阶段和疾病严重程度决定。研究表明，部分 RA 病人可进行强度较大的训练。与进行非手术治疗的患者相比，经历过较大强度康复训练的患者，活动能力、手部疼痛和功能能力都有较大提高[46]。然而，对于手功能严重缺失的患者，须进行手术治疗来提高生活质量（图 26-20，证据与研究 26-5）。

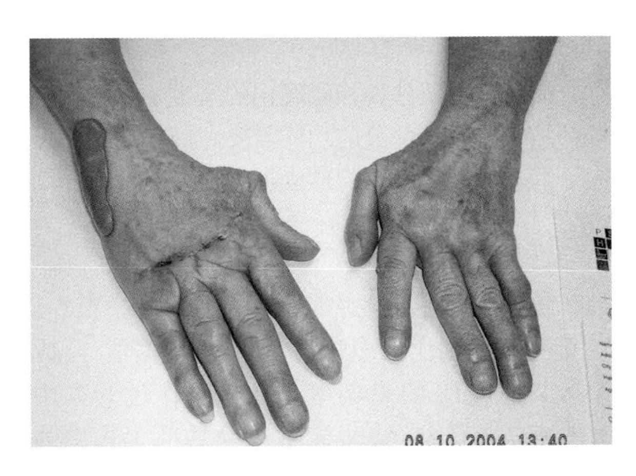

图 26-20 手部 RA 畸形矫正术前术后

证据与研究 26-5

大量研究发现 RA 患者完成手康复后手功能和生活质量明显改善。系统回顾发现手康复治疗后，不同抓握方式的握力改善并应用到日常生活中[47]。女性 RA 患者经 6 周等长和等张手部力量练习后疼痛和疾病活动减轻，手功能、精细活动和生活质量改善[48]。关于疾病过程和自我管理的小组宣教也可以改善疗效[44]。

RA 患者的夹板和矫形器包括手休息位夹板、护腕和手指夹板[49]。在功能性活动，晚上或其他休息时间时，可使用多种夹板固定，也可使用定制夹板。夹板固定应配合适当的治疗性运动以确保最佳的活动、力量和手功能（图 26-21）。

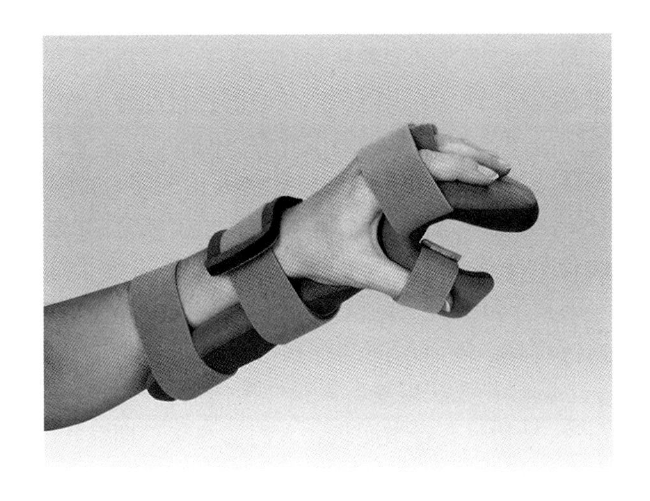

图 26-21 使用夜间夹板以维持腕关节和手部的姿势

累积性损伤疾病

多数发生在工作场所的肌肉骨骼损伤并非由意外或韧带扭伤等严重损伤所致；而是由肌肉骨骼系统的磨损和撕裂应力导致。磨损与撕裂伤常作为累积性损伤疾病（CTDs）被提及。最常见的累积性伤害病变为腕管综合征，这会在后面章节进行进一步讨论。外上髁炎，桡骨茎突狭窄性腱鞘炎，其他腕关节和手部的肌腱病，以及颈部，肩关节，腰部问题等已被国家健康与安全研究所分类（注 26-2）[50]。

注 26-2
导致累积性损伤疾病增加的因素

- 工作节奏
- 工作出现细微差异
- 较小生理因素集中力
- 休息时间减少
- 服务与高科技工作增加
- 劳动力老龄化
- 员工流失率减小
- 提高了对这一问题的认识

累积性损伤疾病被定义为工作相关现象，虽然这种疾病也可能发生在某些兴趣爱好和其他非工作相关活动中。而世界卫生组织把累积性损伤疾病定义为多因素性质的疾病，并标明有许多危险因素可导致这种疾病,包括身体危险因素、环境、工作机构以及社会心理、社会文化和个体危险因素等。因累积性损伤疾病的多因素性质,从而展开了一些关于各危险因素在累积性损伤疾病发展过程中所起作用的讨论。

身体危险因素包括重复性活动、不良姿势、长时间活动、用力过度和疲劳(注 26-3)[41]。具体可变因素包括高振动工作任务、长时间进行屈伸工作、较强阻力任务、任务缺乏变化性、休息时间不足和高重复率工作[26,51-53]。每种危险因素都需考虑其量级、持续时间和重复次数。环境危险因素,如振动和寒冷条件,都可能使情况复杂化。人处于这些因素下且无充分的恢复时间就可能导致累积性损伤疾病。随着时间的推移,人们受到的组织水平上的轻伤无法恢复。累积性损伤疾病一般起病缓慢,最初只有轻微症状。人们常忽略早期症状,直至无法进行工作、娱乐活动或家务活动时才去就医。

注 26-3
累积性伤害病变的常见特征

- 与工作相关:强度,持续时间,重复次数或周期,姿势,振动,接触应力,工具几何形状
- 机械生理过程
- 已有健康问题的恶化(如 RA,OA)
- 恢复时间需要几周、几月或几年
- 多因素:工作 + 娱乐活动 + 兴趣爱好
- 疲劳
- 症状常无局限性、无特异性,具有偶发性

工作可能会加重或恶化已有的健康或肌肉骨骼问题。例如,工作中用力抓握可加重肘关节既往的运动损伤,如外上髁炎。外上髁炎的诊断常用来描述包括外侧伸肌装置在内的肘关节累积性损伤疾病。

单一活动或共同活动、不良姿势、力量过度和频繁重复活动可能导致软组织受到机械应力和生理压力。当处于不良姿势时,身体功能无法达到最佳状态。如腕部姿势可能拉长或缩短一些肌群而影响肌肉力量(证据与研究 26-6)。当处于拉长位时,手腕肌肉无法发挥任务所需的力量。电脑录入或其他手部活动由于伸腕肌持续性收缩而易患累积性损伤疾病[54,55]。个人的最大能力可发挥至更高百分比。当最大随意收缩达较高百分比时容易出现疲劳。疲劳与重复性动作过量会超出腱鞘润滑肌腱的能力,增加两者之间的摩擦,最终导致肌腱磨损与撕裂。

证据与研究 26-6

肌电图描记腕关节中立位和短缩位腕屈肌和腕伸肌显示腕部姿势导致肌肉短缩改变腕部屈伸肌肌电时间和频率的关系。

振动是导致各种手腕和手部肌肉骨骼疾病的一种重要紧张性刺激。人们常处于高频振动工具的影响下(如纺纱或旋转工具,锯子,研磨机),由血管、神经、肌肉骨骼受损组成,与工作相关的肌肉骨骼疾病被称为手 - 臂振动综合征[56,57]。

当患者被诊断为累积性损伤疾病时,应对工作地点的设计和工效学进行仔细评估。工效学研究的是个体与工作之间的适应性。应对个体工作环境的危险因素进行职业分析或功效学分析评估。某些职业危险因素如腕关节在尺侧偏位进行重复抓握或用力推的动作,患者在重新工作后症状容易复发。以抓起刀这类直柄工具为例。这种工具及其活动使腕关节位于尺侧偏位。通过调整刀柄来调节角度,而非腕关节,这样增加了腕关节成角。在保证定期检查的情况下(如及时磨刀),工具使用者所受压力可有所减小。

神经损伤

肘、腕、手部各种神经损伤的发生是因为上肢解剖结构和这些部分的功能需要。局部解剖知识为了解这些神经损伤的形成提供了基础。

腕管综合征

腕管综合征是最常见的周围神经压迫疾病,对女性的影响比例多于男性[20,58,59]。据估计,成年人群中 CTS 的患病率在从未工作过的人中为 3.6%,在有 8% 终生发展风险的前工人中为 12.2%[59,60]。美国劳工统计局 2010 年调查发现,在当前或近期工人中与工作相关的 CTS 患病率为 2.1%[36]。因 CTS 导致工作工作损失天数最多的 3 个职业类型包括生产业,办公室和行政支持以及安装工作,维护和修理工作[24]。在工作人群中,累积性损伤疾病与多种水平的显著成本有关(个人,雇主,第三方付款人)。

手腕位于中立位时,腕管的平均横截面积为 1.7cm^2。累积性损伤疾病由腕管尺寸减小或其容量增加压迫正中神经所致(证据与研究 26-7)。单一损害(如 Colles 骨折)、系统性的情况或疾病(如

妊娠，糖尿病，RA）、异常解剖和腕管处累积性损伤（如屈肌腱鞘炎）都可能压迫正中神经。累积性损伤疾病相关身体因素包括重复性活动、力量、机械应力、姿势、振动和温度。

证据与研究 26-7

腕管处压力随手腕位置变化而变化。腕管压力随腕部非中立位、前臂和手指位置及手指压力而增加[61]。腕关节被动屈伸时发现腕管压力显著增加。腕管压力最低的手腕位置约为屈曲 2°，尺侧偏 3°。伸腕对腕管造成的压力多于屈腕[62]。电脑录入时，避免伸腕大于 30°，尺偏大于 15°。指尖压力同样可增加腕管压力[61]。

累积性损伤疾病可表明正中神经的感觉和运动损伤。可由一个或多个常见症状以及诱发试验结果得出诊断。电诊断研究对确诊和检测其他神经病变有一定价值。相关损害包括夜间疼痛，麻木，拿小型物件时略显笨拙，正中神经分部部位感觉异常和间歇疼痛向近端放射。肩部疼痛和上臂疼痛的症状并不常见。根据病史，Tinel 试验结果阳性，直接压力试验，Phalen 征，徒手肌力检查，感觉测试，上肢张力测试和外在肌长度测试可得出诊断。最常见的评估结果有：感觉功能，肌肉功能，正中神经分部部位的疼痛感，睡眠功能，正中神经结构，皮肤面积结构（ICF 身体结构和功能损伤）；自理，家庭生活，手与手臂使用，手部精细动作使用（ICF 活动限制）；以及参与工作和就业（ICF 参与限制）[63]。

CTS 的非手术治疗是多方面的，可能包含多种干预方式。非手术治疗检查表明非甾体类抗炎药（NSAID）的使用对治疗无效或效果有限。口服皮质类固醇效果比 NSAID 效果好，但相对副作用也更大[59,64,65]。局部注射可的松效果显著但只能短期内缓解症状（<6 个月）[66,67]。夜间（偶尔白天）腕关节夹板固定位主张背伸 0~15°（图 26-22）[68-70]（证据与研究 26-8）。全天夹板固定比仅在夜间固定效果好，但完全按此治疗有一定难度[68]。中立位夹板固定优于背伸位，因中立位时正中神经张力减小[69]。

证据与研究 26-8

一项关于使用夹板治疗腕管综合征的回顾性研究表明：有限的证据表明夜间戴夹板比短期内不治疗效果好。大量研究报告夜间戴夹板疗效显著，这些研究质量效果可靠。

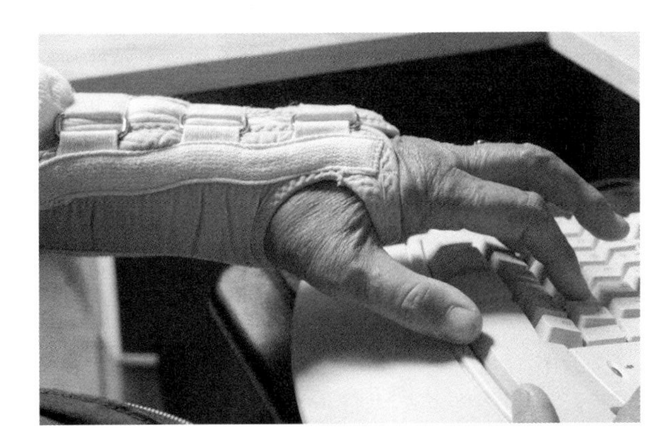

图 26-22 腕关节夹板固定使前臂和腕关节肌肉组织放松

CTS 运动干预治疗的疗效有限（证据与研究 26-9）[51,52]。治疗性运动目的是在不加剧病情的前提下维持活动度和功能。虽然运动并非药物，但治疗性运动有助于维相关软组织完整性。内外在肌牵拉每日进行数次（图 26-23）[72]。如果是在工作中，患者应在工作前，休息时和工作后进行拉伸。牵拉应缓慢而温和；患者只应有温和的牵伸感。肌腱滑动运动可润滑和增加拇长屈肌，指浅屈肌，指深屈肌等经过腕管的肌腱滑动。这是抬手同时控制局部水肿的最佳方法。腕骨的关节松动术有助于减轻 CTS 症状[73]。

证据与研究 26-9

一项关于运动、神经松动术和腕骨松动术的系统回顾研究发现：有限的证据表明以上这些手段治疗腕管综合征有效。这些研究的质量非常低，关于这些治疗的效度影响了肯定结果[74]。

正中神经松动术和正中神经上肢张力测试也可作为治疗方法，但无研究证明结合神经松动术对 CTS 有持续疗效[58,75,76]。进行正中神经的上肢张力测试时，需肩带下降，肩关节外展约 110°，前臂旋后，腕与手指背伸，肩关节旋外[1]。站立时采取这一牵拉姿势后，患者进行肘关节或腕关节重复屈伸。对于同时有屈肌腱鞘炎的 CTS 患者，一般不会处方强化训练。如果排除了诱发因素和衰弱所致的功能受限，应密切监测抗阻训练。应注意腕关节的活动和力量之间的平衡。

患者教育是干预治疗的关键，可预防 CTS。指导患者在站位或坐位工作时保持上肢关节位于中立位。完成这一位置需腕关节中立位，肘关节屈曲近 90°，肩关节放松内收，肩胛微内收下降，颈椎定位在与盂肱关节同一水平线上。同时指导

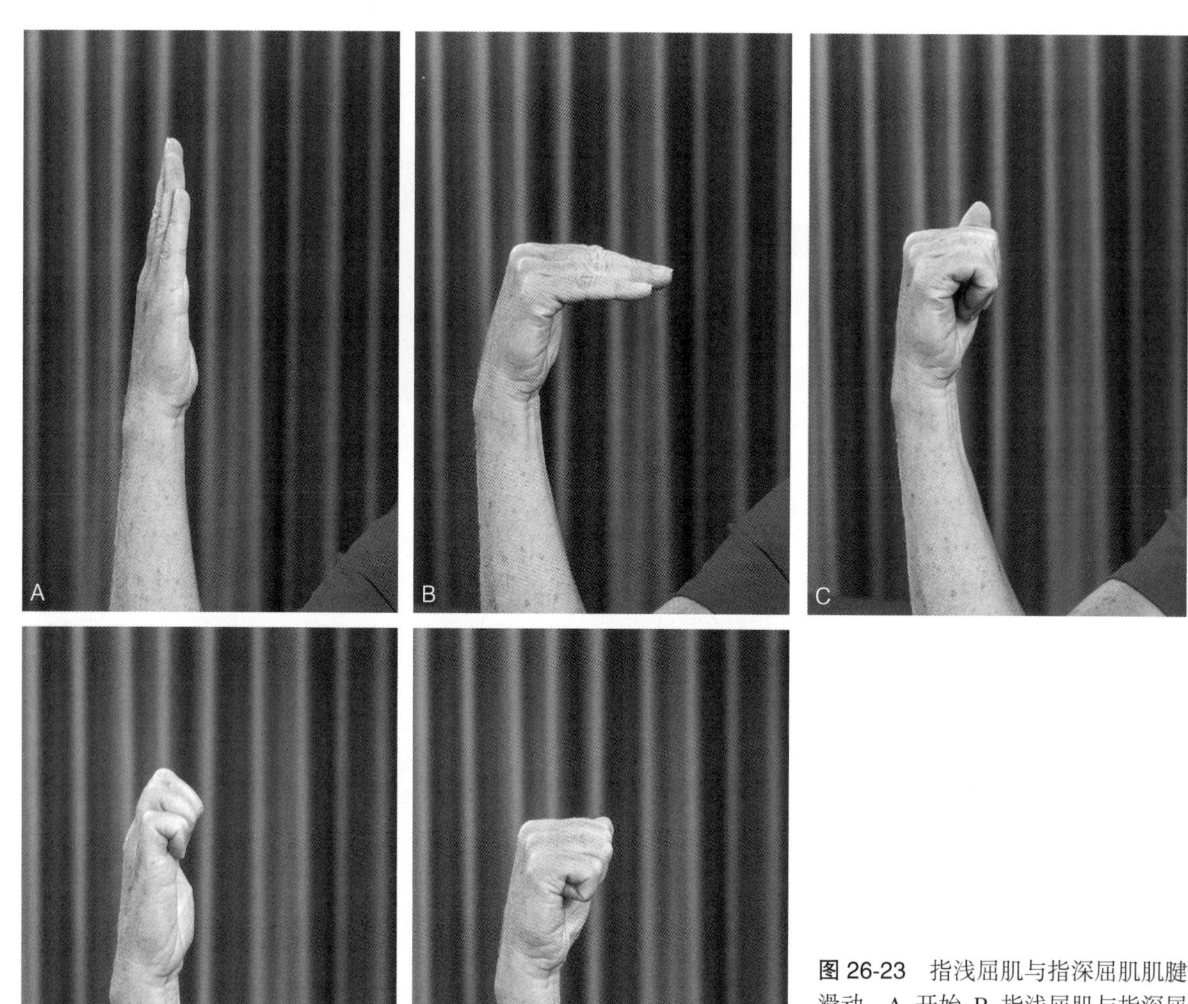

图 26-23 指浅屈肌与指深屈肌肌腱滑动。A. 开始；B. 指浅屈肌与指深屈肌滑动；C. 指浅屈肌侧偏；D. 指深屈肌侧偏；E. 指深屈肌与指浅屈肌最大范围活动

患者避免持续捏握，尤其是在腕关节屈曲时，以及避免腕和手指过度使用。患者可借助腕关节支撑物，桌子边缘加垫或键盘向下倾斜来避免腕管直接受压。这种键盘可减小腕关节背伸角度和肌肉活动[77]（见患者相关指导 26-1）。

人体工效学干预措施包括使用符合人体工效学的工具，填充大小合适的柄和把手。数据处理站修订应允许椅子高度，键盘高度和倾斜度可调。抗震动手套有助于操作前和操作后的腕管松解，起到保护和填充腕管与屈肌腱的作用（图 26-24）[75,78]。

患者患与屈肌腱鞘炎有关的严重 CTS 时，如果手指与腕关节的位置和活动得到监测，那么进行非手术治疗有较好疗效且症状不再复发[75]。如

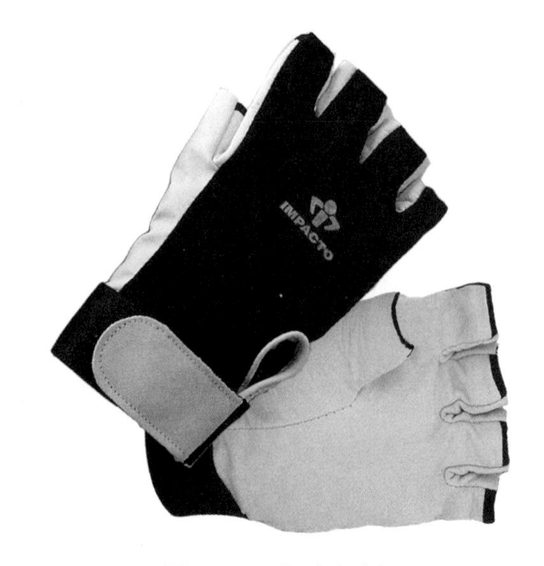

图 26-24 抗震动手套

果症状短暂，神经研究结果不良时，推荐患者进行非手术治疗。当非手术治疗无效（3 个月跟踪）时需进行腕管松解术[79]。研究表明，松解腕掌侧韧带可增加腕管大小。术后症状可即刻改善，病情降至轻中度。由于 CTS 可造成严重后果，早期进行手术干预可提高手术效果（确诊 3 年内）。腕管松解后，大部分患者症状得到较好缓[80,81]。

肘管综合征

肘管综合征是上肢第 2 常见的神经卡压症[60]。该综合征以肘部损伤后尺神经病理征为特征。肘管由内上髁、鹰嘴、肘关节内侧副韧带和称为 Struthers 拱形结构的纤维束组成[82]。腕和手的许多肌肉受尺神经支配，尺神经为手尺侧的背侧与掌侧、第 5 手指、无名指尺侧半提供感觉。

尺神经卡压可因缺血或神经机械性变形引起神经损伤。这种应力可源于肘关节损伤、外部压力、肘关节重复运动，肘骨关节炎引起的骨赘，或长期屈肘。肘关节运动时，正常一般神经最远可偏离约 10mm。重复性活动如投掷运动可造成对神经的牵拉。外伤后产生粘连，神经活动受到限制，神经可受到的牵引力增加[38]。随着肘关节从伸展到屈曲，肘管内神经内压力显著增加（证据与研究 26-10）。肘管综合征的患者，屈肘和尺侧腕屈肌收缩时，其压力高达 209mmHg[39]。

证据与研究 26-10

关于肘管压力的研究发现肘管内压力随着肘关节屈曲角度增大，肘管内压力也增大，肘管内压力与患者症状密切相关[83-85]。此外，肩关节内旋位相比中立位时尺神经拉伤增加[86]。

肘管综合征包括前臂内侧和手尺侧疼痛。疼痛可向近端或远端放射。尺神经分布部位出现感觉异常和麻木，且常伴有疼痛[39]。肘关节长时间或重复屈曲至终末端易加重症状。引起症状的功能性活动包括晚上屈肘睡觉、梳头发、驾驶或拿手机。倚靠在肘内侧会直接压迫尺神经。症状早期，患者通过把肘关节进一步复位至伸展位来控制感觉异常。随着症状的发展，运动变化将导致活动受限（如转动钥匙）、捏握无力和手尺侧无法握物。

病症体检技术包括尺神经 Tinel 测试、屈肘刺激测试（包括肘管直接受压）、尺神经上肢张力测试、观察第 4、5 手指肌肉体积与抓握情况、肌肉测试、Froment 征和感觉测试。鉴别诊断包括 C8-T1 神经根病理征、胸廓出口综合征、尺管处尺神经压迫。

肘管综合征非手术治疗包括排除所有肘关节处尺神经压迫的外因和变化因素、消炎药、肘关节夜间夹板固定在 40°~60°、护肘和牵拉训练[87]。牵拉训练集中牵拉外在屈伸肌和尺神经支配的内在肌。神经松动术适用于间歇性症状的患者。尺神经一般纵向偏移可受限于相邻结构上的附着物。站立位采取改良的尺神经张力测试姿势以进行神经松动术[88]。这一姿势需肩部下沉和外展，腕关节背伸，前臂旋后，然后伸肘[1]。肘关节或腕关节重复屈伸数次即可完成。这种间歇性牵拉比长时间牵拉的耐受性更强（图 26-25）。

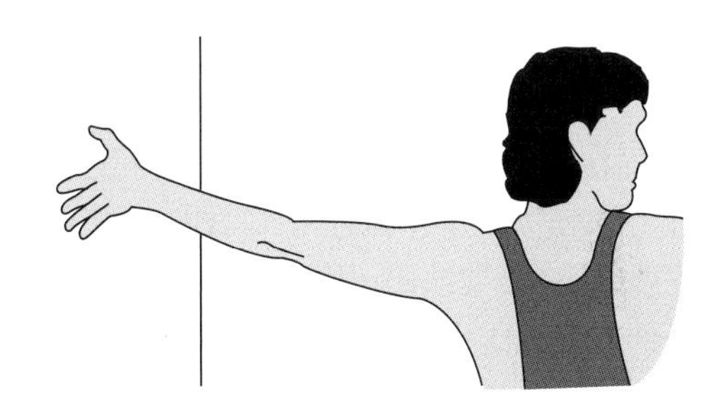

图 26-25 伸肘、前臂旋后、伸腕进行神经松动术

关键的辅助干预治疗应重视患者教育。当患者姿势错误时，须进行姿势矫正，近端牵伸或维持姿势的强化训练。在电脑工作者或流水线作业者中常出现胸小肌短缩或肩胛稳定肌无力的情况。虽然 ADLs 可改为允许患侧臂休息，但改善工作状况仍具有挑战性。建议使用健侧臂进行清洗、梳头、进食或完成所有需要长时间或重复屈肘的活动。频繁或长期使用手机时可用耳机代替。如果非手术治疗在 3 个月内无法缓解或消除症状，可考虑进行手术治疗。临床上未辨别为感觉丧失或肌肉无力时，非手术治疗可一直持续进行，最终形成一项家庭训练项目。尺神经移位手术的过程为移动尺神经沟内的尺神经，使其向前方移位至皮下，肌内或位于肌肉下的屈肌旋前肌群[89]。这种方法常作为重建 UCL 的方法之一。

桡管综合征

肘关节处桡神经卡压也称为桡管综合征，是骨间后神经在桡管内五个位置的其中一处出现卡压[90]：

- 纤维束围绕神经之处为桡管出口

- 桡返动脉的扇形分支是桡侧副血管供应肱桡肌、桡侧腕长伸肌(ECRL)之处
- 筋膜和桡侧腕短伸肌腱的内侧部位
- 旋后肌弓
- 旋后肌腱起点之间远端处[91]

桡神经卡压发生率低于正中神经和尺神经。年发生率约为0.03%[90]。桡神经受挤压可由直接损伤或其他解剖结构压迫神经所致。神经压迫常由重复旋前、旋后或腕关节屈伸活动所致。有些时候,一次用力就可能引发问题,随后的重复活动则延续了这一问题。

桡管综合征与外上髁炎有相似的症状,两者可并存,使诊断与治疗复杂化[92]。桡管综合征患者往往曾接受过针对外上髁炎的治疗,但并无疗效。使用网球肘带增加了额外压力,会加重症状。外上髁远端伸肌旋后肌群疼痛是最常见的症状,这种非特异性症状增加了诊断难度。外上髁远端疼痛度约为3分,并有向远端放射的间歇痛。没有发现明显的感觉缺陷,因为骨间后神经只包含运动纤维。影像学检查,肌电图,神经传导检查结果一般是正常的[90]。在鉴别诊断中应排除臂丛损伤或C7神经根损伤。此外,桡神经上肢张力测试还能提供其他信息。

桡管综合征干预治疗是保守的,如果保守治疗不成功,则进行手术松解。非手术治疗包括改良活动、消炎药、治疗性运动、使用3~6个月托手夹。牵拉的目的是修复外在腕伸肌和腕屈肌的完整长度以及修复肌腱活动。如果伸肌牵拉疼痛,那么最初牵拉可从屈肘、前臂旋后、屈腕握拳开始。需不断加强训练,直到在屈腕握拳发力时不引起疼痛的情况下可完成全范围的肘关节后伸和前臂旋前动作。桡神经松动术有助于在颈椎至手腕和手部水平上有足够的神经滑动。前臂屈伸肌的软组织按摩可能有助于放松参与活动的肌肉,并改善局部的延展性和血液循环。然而,没有随机临床试验可检测非手术治疗对桡管综合征的效果。

上肢活动应在前臂中立位进行,以防止长时间牵伸或旋后肌的过度使用。这一改进在上举任务中非常重要。工作轮换或多样化可防止伸肌旋后肌群的长时间活动。

很难判断桡管综合征非手术治疗后的功能恢复,因为难以做出正确的诊断,病征和已明确做出诊断的常见外科手术病例相对稀少。因此,临床医生应注意,在并非外上髁炎的情况下,要把桡管综合征作为鉴别诊断。当确诊为桡管综合征时,常选择手术治疗,且治疗效果较好[93]。患者一般需进行术后瘢痕和疼痛治疗、牵拉和强化训练。

肌腱紊乱

外上髁肌腱病

常见的手腕伸肌肌腱病是肘关节外侧最常见的问题。此问题在业余和专业网球运动员中的发生率是39%~50%[94]。外上髁炎的发生率近1.3%[95]。每一位使用手上工具进行工作或者有此兴趣的个人都有可能发展为这一症状。持续性抓握结合腕关节、肘关节的重复性活动可加剧这一症状。重复使用大于1kg的工具、重复性动作、低工作控制和低社会支持也可提高患外上髁炎的风险[96,97]。此外,吸烟也是患外上髁炎的风险因素[95]。

腕关节伸展是通过桡侧腕长伸肌、桡侧腕短伸肌和尺侧腕伸肌的联合作用完成的。上述肌肉均附着于外上髁和肱骨髁上嵴,指总伸肌和小指伸肌也附着于外上髁,伸肌与外上髁炎的形成有关,而桡侧腕短伸肌往往是导致这一症状的最大原因[98],病例这可能是由于其止点位于手的中间部位,此处由月骨,头状骨和第3掌骨构成。此处是纵弓的中心点,ECRB作为此处的稳定装置。腕关节通过屈伸肌的协同作用来稳定。生物力学模型显示在抓握和捏握的活动中常产生腕关节的屈曲动作,须由腕伸肌来抵消。很多需要使用手上工具或者书写工具的活动均需要腕伸肌的活动。因为当手完全握拳,腕关节伸展到15~20度时,手功能最佳,握力大小及休息时腕关节姿势对产生和缓解症状有很大影响。这些因素在病人教育方面是十分重要的。

有外上髁炎并主诉做抓握和上举的活动时伴有疼痛的个体(如握手、上举一纸箱牛奶或者旋转门栓),使用手上工具、书写和上举背包也会产生症状。外上髁触诊时疼痛是常见的,且腕关节,中指,示指抗阻伸展出现疼痛。尽管外上髁炎患者均有上述症状,但许多因素都将影响干预方式的选择及预后效果。Coomes等提出了一种对外上髁炎亚组患者管理的一种办法。低风险亚组患者可先“等待与观察”,并提供一般建议与教育。如果在这一方案中未有改善,那么就进入中等风险亚组。此时患者将进行多模型物理治疗方案,包

括相对休息 / 活动改良 / 建议，偶尔佩戴支具或贴扎，疼痛治疗，手法治疗以及治疗性运动。如果适当物理治疗后仍无好转，则通过影像学诊断确诊外上髁炎，并考虑额外的辅助治疗，工作 / 活动改良，和手术 / 医疗转诊[98,99]。

多模型干预包括手法治疗结合等长，向心和离心训练[99]。应强化腕伸肌在上肢功能中的作用。腕伸肌可对抗腕屈肌和手指屈肌的力量，稳定腕关节，并使手腕后伸。由于腕伸肌在腕关节后伸和抓握时起作用，临床医生应谨慎使用手持式重量。最初强化方案应包括把抓握和腕部伸展作为两个独立的练习，然后根据症状的不同逐渐同时完成以上两个项目（见图 26-26），这些训练项目应以等长肌肉收缩开始，并循序渐进地转为动态向心和离心训练。腕关节训练可起始于肘关节屈曲位，以降低肘关节伸肌腱的张力。

有大量文献支持使用离心性练习治疗肌腱病[100-103]。理论上说与慢性肌腱病相关的疼痛可能由神经血管病变形成。离心性练习可以阻止慢性腱病血管再生。大量研究表明无法验证外上髁炎的治疗效果。总而言之，很难总结在练习参数方面哪种肌肉收缩形式优于其他肌肉收缩（证据与研究 26-11）。不同的疗效不仅与运动量相关，也与其他复杂因素相关，如肌腱损伤程度、症状的严重程度和持续时间（可能与中枢化有关），以及是否伴随颈部或手臂疼痛、运动控制障碍、工作相关因素和心理功能障碍[98]。

证据与研究 26-11

最近文献回顾建议：力量训练对外上髁肌腱病治疗有效。Peterson 等人[104]研究 120 例外上髁肌腱病发现，离心性力量训练在减轻疼痛和改善肌力方面比向心性力量训练效果更好。Olaussen 等人[105]随机将 177 例（157 例完成）患者分成三组（物理治疗结合皮质激素注射组，物理治疗结合安慰剂组，空白组），6 周时物理治疗结合皮质激素注射组疗效较安慰组高 10.6 倍，12 周时两组效果一样。Cullinane 等[106]发现离心性训练较其他综合治疗有额外效果。然而，离心性训练没有与其他形式练习比较。

辅助干预治疗包括治疗性手段，如冰疗、交叉摩擦按摩、增生疗法、病人教育和支具。支具可包括反作用力支具（如网球肘带或者是腕部夹板）（图 26-27）。反作用力支具通过建立新的肌肉起点，避开发炎的肌腱，从而减少对伸肌起点的负荷。腕部夹板可以限制腕部伸展活动，提供给手腕外侧一定的稳定性。病人教育包括了提供家庭和工作上的功效学指导。完成抬高动作时，前臂旋后，肘关节屈曲可减低腕伸肌活动。在可能的情况下，对活动进行改良，以限制肘和腕部的重复性活动。

当非手术治疗外上髁炎失败时，我们可以考虑外科手术。通常可考虑瘢痕组织清创术。好的

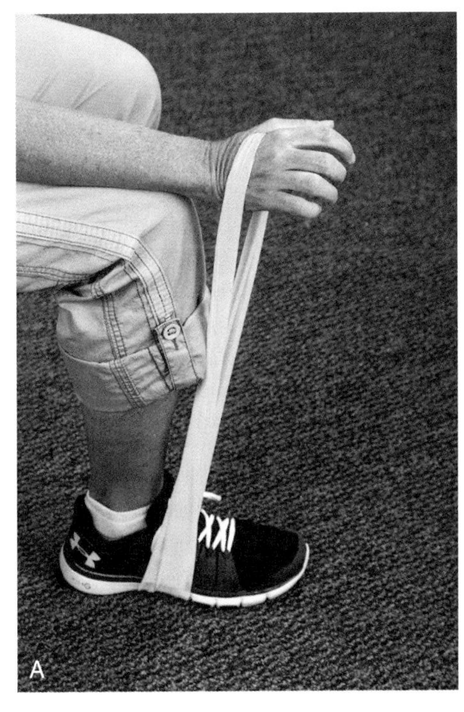

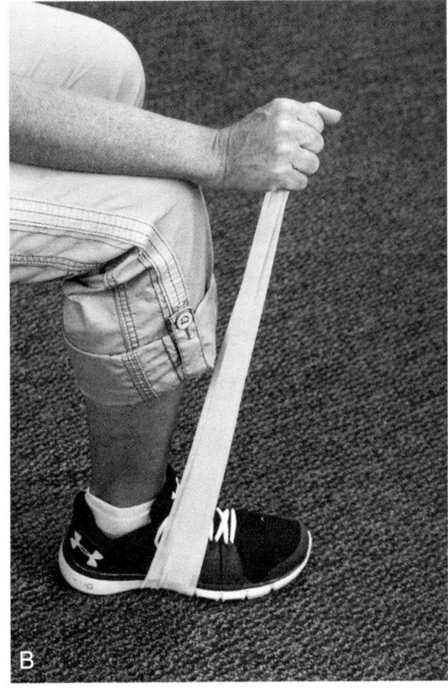

图 26-26 伸腕训练。A. 无抓握；B. 有抓握

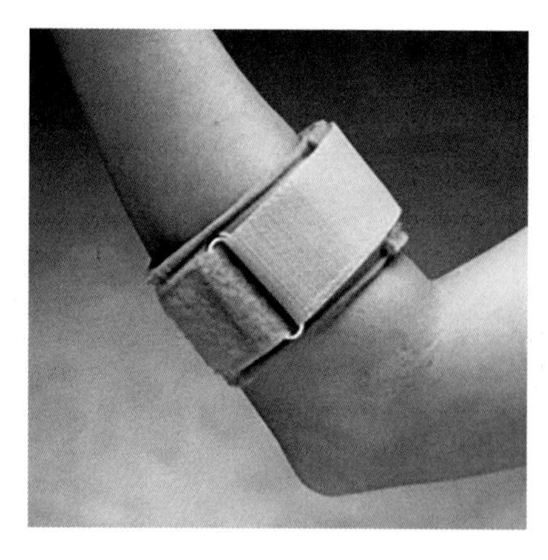

图 26-27 网球肘带

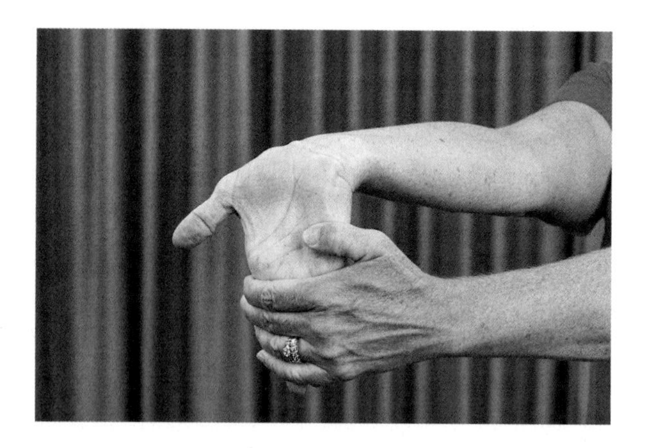

图 26-28 腕屈肌牵拉

方案和适当的后续护理非常必要，应确保所有非手术治疗已经在考虑外科手术之前全力以赴地进行了。

内上髁炎

内上髁炎发生率低于外上髁炎，占所有上髁炎的 10%~20%[39]。这种流行发生率在一般人群中约达 0.4%[95]。所涉及的肌群包括了旋前肌屈肌、桡侧腕屈肌、掌长肌、旋前圆肌和掌侧腕屈肌。在娱乐性活动或工作中腕关节重复屈曲（如高尔夫或者飞钓）可导致腕屈肌使用过度。重复性活动、高强度的手部抓握力量和工作中使用震动性的工具都和内上髁炎有关[52,97]。吸烟、肥胖、重复性运动和力量性运动都和内上髁炎息息相关[95]。约 20% 的病例并发尺神经症状[107]。受此病症影响的人常描述抗阻屈腕和前臂旋前时内上髁处疼痛。被动拉伸和旋后也可再次诱发这种症状。

内上髁炎的处理采取非手术治疗，通过限于控制性活动与休息、拉伸运动、力量练习以及控制疼痛和炎症的干预方法[108]。治疗性运动包括拉伸腕屈肌和旋前肌，拉伸练习以不产生腕部症状为度（图 26-28）。当症状缓解后，可进行个性化的渐进性力量练习。如外上髁炎，肘关节内侧的类似病症可以采用等长练习、向心练习和 / 或离心训练[109]。相对于外上髁炎，支具不常用于内侧髁炎。当非手术治疗失败时，也可采取外科手术切除肌腱患病部分进行治疗[107]。

桡骨茎突狭窄性腱鞘炎（德奎文氏综合征）

桡骨茎突狭窄性腱鞘炎，也称为德奎文氏综合征，是腕背部第一间隔炎症性肌腱病。在这一区域内的肌肉是拇短伸肌和拇长展肌，它们在同一腱鞘内。最常见起因是手部和腕关节的过度使用，尤其是那些需要大拇指紧握，手桡侧偏的动作[110]。理发师用剪刀剪头发就是很好的例子。女性发病率是男性的 3~10 倍。

此病患者在腕关节桡骨茎突处有疼痛。在拇指屈曲压向手掌时尤为疼痛，伴尺侧偏时更甚。此外抗阻后伸和外展可能也会疼痛。也会在第一间隔的肌腱有明显的触痛和变形。尺侧偏和桡侧偏活动会产生弹响声或者疼痛。Finkelstein 检查是检查这一病症最常见的方法，检查结果也会显示捏力和握力下降且疼痛。

推荐治疗包括宣教、夹板、非甾体类抗炎药、封闭和外科手术[111]。辅助治疗包括治疗性运动和运动贴布。德奎文氏综合征治疗性训练干预方法包括拉伸拇短伸肌、拇长展肌、外在腕屈肌和腕伸肌。在达到完全无痛范围内的关节活动度后应开始进行力量训练。力量训练包括拇指和腕关节肌肉和充分性抓握练习。为了防止在康复初期过度使用这些肌腱，用前臂基底拇指夹板是十分必要的，应该在伴随症状期间或者高强度的训练过程中使用。在进行全天训练时移除夹板。

其他辅助治疗方法包括关于疼痛、功能和活动改良等方面的建议和教育[111]。工作、爱好或者运动调整以减少包括腕关节和手指在内活动的频率和力量，这一点对保证康复效果是十分必要的。理疗用来减少炎症（如冰和电离子透入疗法）也可能是有帮助的。内科医师可考虑抗炎药物，局部注射类固醇或止痛药，或外科手术减小背部第一间隔。病人教育是为了避免或限制导致症状的情况，以防复发。

扳机指

扳机指，是由于伸肌腱鞘增厚所致。增厚引

起手指主动屈曲时腱鞘的包裹[17]。手指屈肌腱有错综复杂的解剖结构,其中包括了滑液鞘从掌骨间区域到远端指间关节的伸展。覆盖肌腱的是一系列环形和“十”字形的纤维环或者滑车结构。这些滑车结构使屈肌腱靠近掌骨和指骨,因此提高了活动效率。A-1 形滑车结构处的腱鞘增厚(在 MCP 关节处,覆盖滑膜鞘的纤维束)和屈肌腱增大是这种症状出现的基础。此处增厚是由重复性创伤或者掌侧 MCP 关节上的直接压力所致,如抓握时。

与扳机指有关的损伤包括从掌侧 MCP 到 PIP 水平的手指疼痛或压痛,以及间歇性触发痛或者手指弹响。触发痛经常发生在屈曲时,并且可能需要被动帮助手指完全性伸展。

对扳机指的干预往往采取保守治疗,包括了 IP 关节主动屈曲和以时间为单位进行肌腱滑动练习。夹板固定治疗十分常见,当其他关节放松时,使用以手为基准的夹板或者数字夹板维持 MCP 关节于完全伸展位。这种小夹板需要 1~3 周全天候佩戴。在这之后,仅在完成高强度活动时佩戴。夹板可以防止 A-1 滑车结构的触发痛,保证休息时间并把炎症控制在最小范围内。内科医师也许会对 A-1 滑车结构的滑液鞘进行局部注射,以降低炎症。常用的注射药物处非甾体类抗炎药和透明质酸注射液外,还有糖皮质激素[112]。

如果非手术治疗失败,可以实施外科手术以放松 A-1 滑车结构。术后治疗性干预包括相同主动练习项目和潜在的夹板非手术治疗处理方式。为了使患者在工作和日常生活中完全恢复手功能,可能需要进行渐进性的抓握力量训练。教育病人和调整工作以避免或者限制重复性抓握,对手部的放松活动也是十分必要的。

肌腱损伤

肌腱损伤和修复需要一系列复杂的治疗,这包括了伤口愈合、肌腱愈合和手术技术。肌腱修复治疗十分复杂,需要考虑到肌腱滑动防止黏连,同时又要确保稳定性,保护愈合的肌腱。控制活动有助于防止肌腱粘连,但限制了活动进而也限制了功能。过多的活动可能会影响修复。临床医师必须以内科医师的偏好、外科技术、损伤机制和病人的依从性为基准,提供一个系统的控制活动方案。

伸肌腱被划分为 8 个区域,这决定了治疗方案的使用。因为每个方案的广泛性,我们仅仅回顾每个区域内的重点(图 26-29A)[113]。在第 1 区和

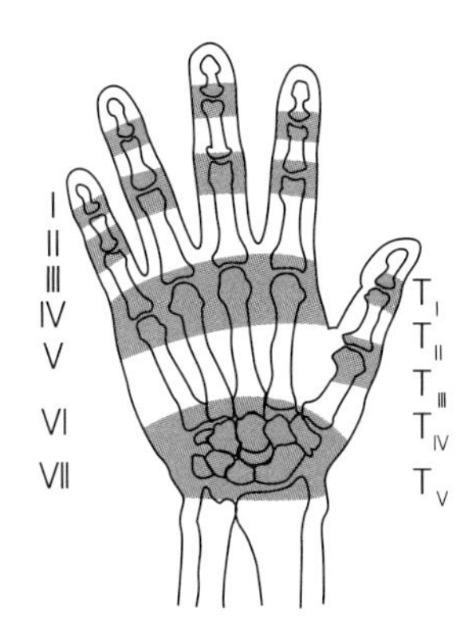

伸肌腱损伤区域:
Ⅰ—远端指间关节与指骨远端
Ⅱ—中节指骨
Ⅲ—近端指间关节
Ⅳ—近节指骨
Ⅴ—掌指关节
Ⅵ—掌骨
Ⅶ—腕关节
T_{I}—指间关节及拇指远端指骨
T_{II}—拇指近端指骨
T_{III}—拇指掌指关节
T_{IV}—拇指掌骨
T_{V}—腕关节

A

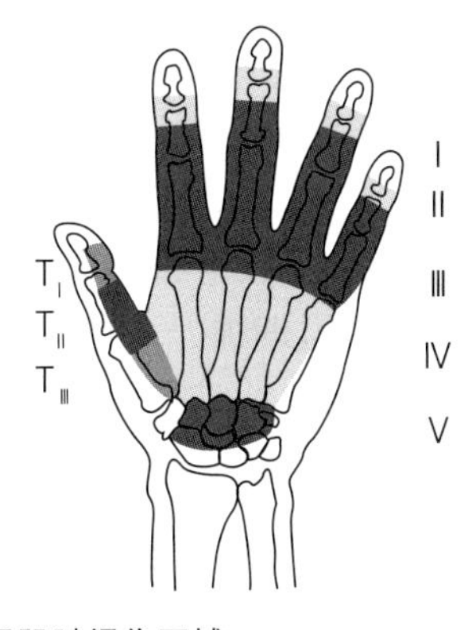

屈肌腱损伤区域:
Ⅰ—指浅屈肌止点远端
Ⅱ—A_1滑车结构与指浅屈肌止点之间
Ⅲ—腕管远端与A_1滑车结构之间的区域
Ⅳ—腕管内;
Ⅴ—腕管近端
T_{I}—拇指指间关节远端
T_{II}—拇指A_1滑车结构与指间关节之间
T_{III}—第一掌骨区域

B

图 26-29 A. 手伸肌腱区域;B. 手屈肌腱区域

第2区,撕裂伤导致了槌状指。槌状指夹板适用于病人DIP关节过伸0~15度,术后第1天到第6周可佩带。PIP关节可在接近于PIP关节的层面上自由活动。此时,DIP关节不可屈曲。

PIP关节的主动关节活动度训练是在4~6周屈曲25°角度下开始的。6~8周开始力量训练,并检测伸肌滞后。如果存在滞后,病人应重新佩戴小夹板进行主动关节活动度训练。

在第3区和第4区,术后2周,定制包含了DPI和PIP关节的数字勾(MCP可自由活动)。如果侧副韧带没有损伤,可在10-14天开始DIP关节的松动术。如果侧副韧带损伤了,那么DIP关节应该制动4周。PIP关节应制动长达6周。在6~8周,主动关节活动度开始,并伴随着循序渐进的屈曲和伸展训练。当伸展滞后产生后治疗应该作出调整,并且治疗应基于手术医生的咨询而存在个性化。普遍的强化训练应在8周之后。

第5区(末梢到腱索链接处),以手为基底的夹板应在3天~1周使用。这种夹板把MCP关节固定在屈曲70~80°,手指维持完全伸展位。这个位置可防止MCP关节侧方韧带的挛缩。第5区与第3区和第4区一样,继续使用主动关节活动度、被动关节活动度和力量训练。在第5,6,7,8区,术后3~5天开始使用前臂掌侧夹板。这一夹板起于PIP关节近端,经MCP关节,沿前臂三分之二的位置继续向下,使腕关节保持后伸30°位。由此可通过PIP和DIP关节运动来控制伸肌腱运动,以防止肌腱黏连。远端区域继续进行主动关节活动,被动关节活动和力量训练。

屈肌腱修复也依靠区域划分来决定正确合适的方案。这里有5个屈肌腱区域(图26-29B)。目前治疗方案强调通过控制运动来防止瘢痕黏附及功能运动受限。这也取决于使用手背阻挡夹板来防止对外科修补的干扰。背部阻挡夹板可限制腕关节于屈曲20°、MCP关节屈曲50°以及PIP和DIP关节完全伸展位(图26-30)[43]。

第1、2、3区的方案包括PIP和DIP关节被动屈伸活动,以及夹板范围内MCP、PIP和DIP关节的负荷被动屈伸运动。此方案于术后第1或第2天开始,并持续到第5周[43]。主动关节活动度开始于3.5周,被动关节活动及后伸活动在第6周,而力量训练在第8周开始。全范围功能使用在术后10~12周才被允许。第1、2、3区域的方案使用了带有橡胶绷带牵引力的背部阻挡夹板。附属

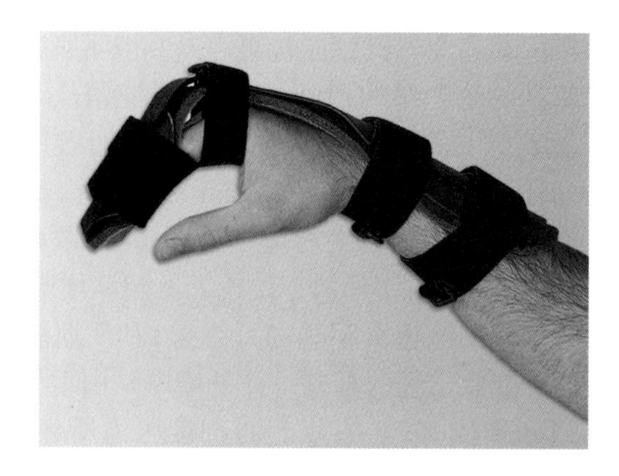

图 26-30 远端限制夹板

的手掌滑车结构使得FDP肌腱能更好活动。橡胶绷带牵引力使手指保持接近于完全复合的屈曲位,指导病人手指后伸抵抗绷带的力。病人每小时进行20~30次的训练。这一训练方案在术后2~6天开始。主动关节活动始于术后5周,而被动关节活动及后伸活动开始在术后7~8周,8周之后实施力量训练,。早期主动活动对屈曲肌腱修复的效果极佳[114-117]。表26-7提供了屈肌腱修复指南。然而,当前的临床训练方案样式多种多样,与文献中提及的有所不同(见表26-7)[117]。

第4区和第5区,这两个治疗方案与之前所描述的那样,但产生的效果更快。主动关节活动在3周后、在使用背侧阻挡夹板的情况下开始。在第6周进行被动关节活动和伸展活动以及力量训练。受控主动活动在四线缝合技术术后第2天进行。使用手腕铰链背部阻碍夹板来促使肌腱活动,在此活动中通过主动手指收缩把手指维持在末端范围。被动关节活动可达到全范围的屈曲。佩戴夹板和主动活动一直持续到第8周,此时可开始全范围主动、被动练习和力量训练[43]。

骨骼和关节损伤

肘、腕和手的骨骼和关节处的损伤可以引起严重损伤、活动受限和参与受限。身体骨折中手部发生骨折是最常见的[118]。骨折处理需要了解骨折的稳定、康复过程和愈合的潜力,还需要外科来建立稳定性和康复潜能[119]。这类损伤的重点就是需要适当的评估和适当的实用的干预。

肘关节内侧不稳定

肘关节内侧的不稳定常见于儿童和成人,以及参与投掷运动的人群中。烹饪时对肘关节内侧产生巨大压力,以及投掷运动的加速阶段可导致

表 26-7 屈肌腱术后早期被动活动康复方案

阶段	预防措施	目标	干预
早期:第 1~3 周	不能主动屈曲 不能有腕关节的活动 只有佩戴 DBS 时才能主动伸展 任何时候都要佩戴夹板	1. 保护好修复的生物结构 2. 减少肿胀和疼痛 3. 尽可能避免肌腱粘连 4. 在保护下指间关节伸展 5. 减少近端指间关节挛缩 6. 维持未受累关节的关节活动度 7. 独立完成家庭康复计划	背侧夹板: 1. 腕关节屈 20°~30° 2. 掌指关节屈曲 60°~70° 3. 指间关节 0° 4. 动态牵拉手指使其屈曲 5. 手掌滑轮应该在掌背横纹线处,以增加指间关节的伸展 6. 晚上应用夹板限制指间关节保持在伸展位 练习: 1. 通过 DBS 进行主动伸展伴随着被动屈曲 2. 被动关节活动时进行保护 3. 控制肿胀 4. 推拿瘢痕 5. 感觉训练
中期: 第 3 或 4~6 周	谨慎进行主动关节活度练习 不能混合手指和腕关节伸展 不能混合被动伸展 保护修复的腱鞘	1. 保护好修复的生物结构 2. 减少肿胀和疼痛 3. 恢复肌腱与腱鞘间的滑动 4. 减少瘢痕粘连 5. 恢复受限关节的被动活动 6. 维持未受累关节的关节活动度 7. 逐渐增加关节的主动或被动的全范围屈曲活动	1. 主动关节活动度 2. 等长运动 3. 主动辅助屈曲 4. 促进肌腱滑动训练 抗阻训练:(如果肌腱受限) 4 周时进行指浅屈肌训练 6 周时进行指伸屈肌训练 腕关节处在中立位的夹板疗法来增加伸展活动。 5. 控制肿胀 6. 瘢痕治疗 7. 促进轻轻的抓握活动
后期: 第 6~12 周	预防肌腱断裂 预防肌腱在恢复过程中的腱鞘炎	1. 最大程度使滑动肌腱和肌腱伸长 2. 最大程度恢复握力和捏力 3. 恢复工作和作业活动	夹板疗法: 1. 逐步去掉保护夹板 2. 减少挛缩 3. 增加长屈肌或伸肌偏移 锻炼: 1. 阻力,如果需要的话 2. 单独的指浅屈肌滑动 3. 肌腱单元的拉伸 4. 持续的抓握 5. 进步加强 逐步地恢复所有日常生活活动,回到工作中和业余活动中

DBS. 背伸抗阻夹板;IP. 指间关节;PIP. 近端指间关节

静止的韧带变薄和断裂。投掷时的加速阶段,肘关节伸展的速度可以达到 2 300°/s[120]。在成年人中会发生尺侧副韧带的急性损伤。尺侧副韧带常常连续承受外翻负荷和缺乏强有力的肌肉支持,逐渐导致关节不稳。进一步的不稳会导致韧带断裂或者压迫尺神经。在一些病例中进一步的不稳定和压迫尺神经需要外科手术重建尺侧副韧带。约 25% 的大联盟投手和 15% 的小联盟投手均有尺侧副韧带重建的病史[121]。大部分运动员都能回到伤前运动水平[122,123]。表 26-8 提供了尺侧副韧带重建后的康复指导方向。然而,对于竞技性运动(如棒球)的康复则需进一步考虑此类运动的功能需要[123,124]。

在小孩或青春期的人中,肘关节内侧不稳俗称棒球肘。在生长板完全融合之前,生长板和相关的韧带还有肌腱是处在很危险的状态,特别在 14-15 岁[125]。在孩子身上,肘关节内侧受到外翻的力与肱桡关节外侧的压力相互抵消。这就会

表 26-8 尺侧副韧带重建术后的康复指导

阶段	预防措施	目标	干预措施
早期： 第 4~6 周	支具： 第 1 周：用支具固定在 90° 第 2 周：用铰链支撑从 30°~100° 第 3 周：用铰链支撑从 15°~100° 第 4 周：用铰链支撑从 10°~120°	1. 保护正在修复的组织 2. 减少疼痛和炎症 3. 防止肌肉萎缩 4. 起始位固定肘关节	1. 轻柔进行肘关节和腕关节的辅助主动活动 2. 慢慢移动达到全范围的关节活动 3. 内旋肩关节进行次级量运动 4. 抓握训练 5. 颈椎和肩关节的关节活动度
中期： 第 6~12 周	第 5 周：用铰链支撑从 0~130° 第 6 周：除了较危险的环境，其余时候应撤掉支架 避免肘关节外翻位和限制恢复中的肘关节的外翻应力	1. 第 10 周时增加邻近关节的全范围关节活动度 2. 避免二次损伤 3. 增加整个手臂的肌肉力量	1. 轻柔进行肘关节和腕关节的辅助主动活动 2. 在肩关节内旋时较少动态阻力，外展，肘关节屈曲和腕关节屈曲或伸展 3. 肩胛的力量和稳定性 4. 核心、髋关节和下肢的力量 5. 继续上肢的活动
后期： 第 12~20 周	在力量训练时不应该出现疼痛 运动后产生极小的疼痛且应在 24 小时内解决	1. 最大限度增加肩关节关键肌肉群和功能活动的力量 2. 增加远端肌肉的功能和力量	1. 肩关节和肘关节在功能活动中的力量，控制肘外翻的力量 2. 逐渐提高肩胛骨稳固 3. 有规律地逐步提高稳定性减少肩关节和肘关节的保护 4. 核心，髋关节，和下肢的力量 5. 解决剩余的障碍
回到活动中： 第 20~36 周	力量训练时不应出现疼痛或者功能的进展 运动后出现的疼痛应在 24 小时内解决	1. 功能活动中应注重神经肌肉的动态控制 2. 符合生物力学功能活动减少肘关节内侧应力 3. 恢复到无痛活动	1. 多关节，多平面的力量练习计划 2. 肩关节和肘关节的力量和稳定性练习，针对工作或运动功能训练 3. 增强式的计划，运用球或者其他工具针对工作或运动测试 4. 增加功能，包括间歇投掷计划，或者其他运动或工作的针对性活动

导致桡骨小头和肱骨小头之间产生压力和剪切力。肱骨小头骨软骨病会形成游离体（证据与研究 26-12）。

证据与研究 26-12

很多因素导致青年棒球运动员肘关节损伤：年龄超过 11 岁、身高、投球姿势、训练天数、握力、上肢疲劳、肩关节外旋活动度[126~128]。Matsuura[129]等调查了 449 位青年棒球运动员（7~11 岁）发现，30% 人群在赛季中有肘关节疼痛，其中 72% 的患者肘关节查体异常，81% 的患者影像学异常。

治疗儿童或成人的肘外翻不稳定要根据病理分期。控制休息时间是必要的，休息要与力量训练一起参与到所涉及的肌肉。肘关节内侧的动态支持治疗过程的关键，可使静态结构的负荷最小化。这种方法包括加强躯干、肩关节、肘关节、前臂和腕关节的肌肉（图 26-31）。近端肌无力可以转移到负荷到远端肌肉，肩袖的问题会引起肘部不稳定。除了加强力量之外，还要考虑投掷运动的形成和投掷运动的安排（例如：多次投掷，游戏，一局比赛），这对防止问题再发生是非常必要的。

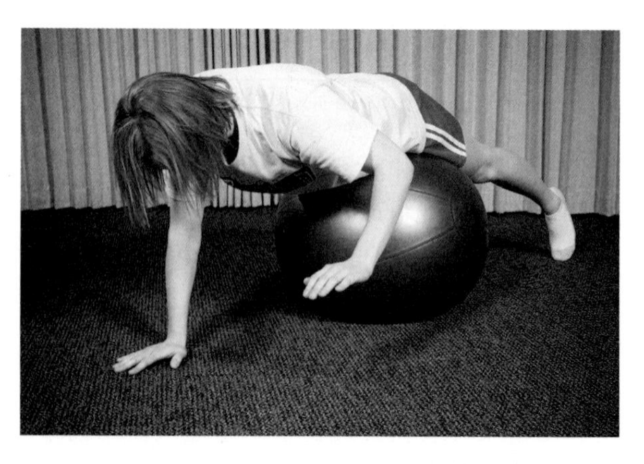

图 26-31 在球上进行治疗性运动，在闭链运动中强化上肢负重

肘关节脱位

在成年人群中，肘关节脱位的发生率仅位于肩关节脱位之后排列第 2 位，年发生率为 5.2/100 000[130]。在 10 岁以下的孩子中，肘关节脱位发生率最高[131]。肘关节脱位以桡骨和尺骨在肱骨上运动的方向进行划分，最常见的是后脱位。肘关节脱位也分为单纯脱位和复杂脱位，单纯脱位仅发生脱位且可成功闭合复位，而复杂脱位可合并骨折，需要手术治疗。跌倒时手过度伸展是损伤的最常见机制。脱位也会损伤 UCL、外侧副韧带、前关节囊和常见屈伸肌起点，或发生内上髁骨折。尺神经，正中神经和桡神经也可能会发生损伤。在脱位之后，肘关节会发生变形（必要时可以进行复位）并且考虑到长期不稳定性，要进行 1~3 周的固定。可借助铰链式外固定器或交叉钉补充固定器来稳定。2 种干预方式都有类似的 ROM 效果，但外固定器的产生并发症的几率更大[132,133]。其他研究显示，与制动 3 周的患者相比，随机分配到早期开始活动的单纯脱位患者能更早回到工作岗位，且 ROM 的改善也更早[134]。早期活动组患者在第 1 周使用吊带以保持舒适，并从第 2 天开始在舒适范围内进行主动关节活动。3 周内均无被动牵拉。

肘关节在脱位后的损伤包括运动丧失、疼痛、无法产生力矩，潜在不稳定性和偶尔的神经血管问题。对完全性运动的恢复也许十分困难，但是应放在治疗的首要位置。许多病人丧失伸展末端 10°~15° 的活动度，全范围的运动和力量功能的恢复对于绝大多数病人来说需要 3~6 个月[135]。

脱位后的干预包括在脱位后的 2~7 天进行主动关节活动度和辅助主动关节活动度训练，以及脱位 2 周后的被动关节活动度训练。运动应该在肩关节各种不同体位下进行，为了提高早期愈合阶段的一致性和稳定性，有些运动可能会在举过头顶的位置完成[130]。动态夹板对于运动的修复是有必要的。预制夹板有助于屈伸活动的恢复。如果无法整晚佩戴动态夹板，那么可以使用静态夜间夹板来维持当前活动范围。需谨慎避免过度的被动关节活动度，因为这可能会导致异位骨化的形成。头部损伤的个体或者伴随骨折脱位进行长期固定的个体所面临异位骨化的风险更大，尤其是在肱肌损伤时。

肌肉的等长收缩开始于初期阶段，如果可以承受的话，可以逐步进行动态收缩（图 26-32）。开链、闭链练习和 PNF 技术有助于功能的修复。如果存在不稳定性，可以使用限制伸展铰链式肘部支具，允许肘关节在一定范围内完成功能性练习。练习是全天都要进行的，可佩戴支具也可以不佩戴支具。如果病人关节活动下降，关节松动技术可以帮助他们恢复完整的肘关节和前臂活动（见第 7 章）。经外科手术治疗慢性肘关节不稳的患者需要在术后即刻开始康复治疗，至少持续 6 个月以获得最佳康复效果[136]。

腕关节不稳

腕关节的骨和韧带的解剖结构精细地结合到一起，以保证其灵活性和稳定性。Williams 等人[9]发现腕骨如玩偶匣那样弹簧般地在韧带结构的限制之下。掌侧韧带结构与背侧韧带相比要多得多。在介于头状骨和月骨之间的部分是没有韧带支撑的，所以有潜在的脆弱性。摔倒时手部过伸可以导致舟月韧带损伤并且产生不稳定性。这种不稳定性可能会导致月骨向背侧脱位，这被称为背间段不稳定。这种损伤会导致掌侧面对远端月骨，这被称为手掌间段不稳定。

关于静态和动态的腕关节形态的类型和描述存在很多种。静态不稳定性展示了射线上的改变（如在腕骨之间不正常的间隙）。静态不稳定性往往表明了很显著的损伤（如完全性韧带撕裂）。动态不稳定性会在体格检查或者是特殊的成像技术时被检测出来。动态不稳定性往往表明了渐增的松弛度或者局部韧带撕裂。

舟月骨脱位是腕关节不稳中最常见的，并且出现在舟状骨近端肌腱发生撕裂的时候。这种损伤可以发生在跌倒时腕关节后伸并伴尺侧偏、RA 的退化、对手腕的直接性打击，或者是和桡骨远端骨折、腕部骨折、腕部脱位相关联。舟月骨不稳定是腕关节不稳定最常见的原因，可导致损伤、活动受限、工作效率低[137]。不稳定带来的严重性我们称之为 SLAC 腕（舟月骨进行性塌陷），而这也可能是损伤未被检测出或者未进行治疗的结果。单独的舟月骨间韧带损伤可能难以从标准的临床检查或 X 线片上检测到，这也可能是退行性改变的第一步[137]（图 26-33A，B）（证据与研究 26-13）。

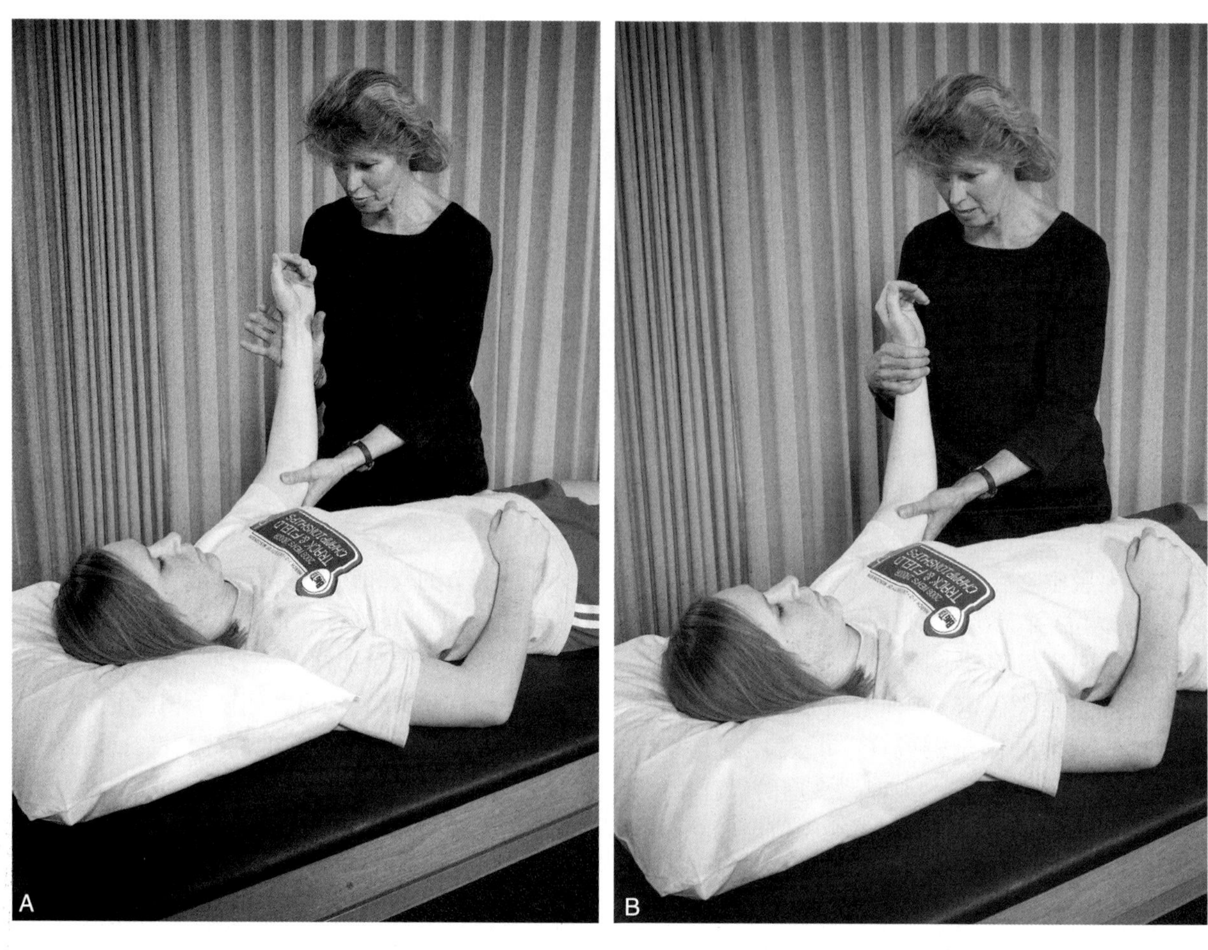

图 26-32　支撑肘关节肌肉的节律性稳定 A. 抗阻后伸肘关节；B. 抗阻屈曲肘关节

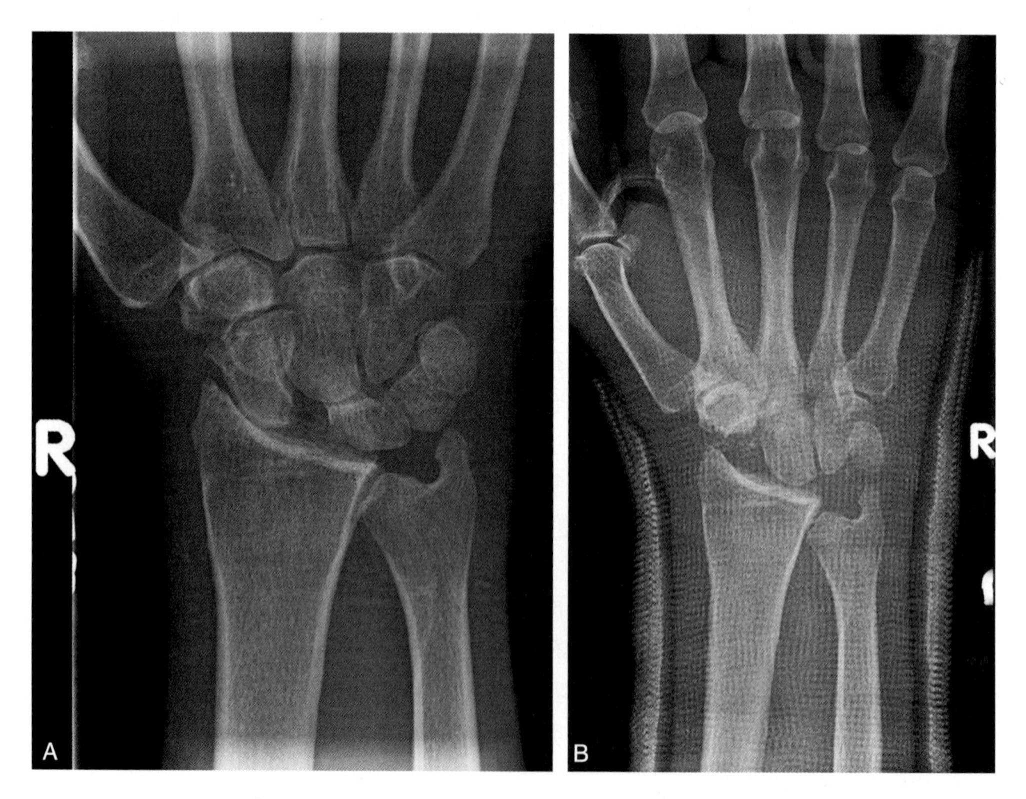

图 26-33　A. 舟月骨进行性塌陷术前；B. 舟月骨进行性塌陷经近排腕骨切除术后

证据与研究 26-13

最近有研究对舟月骨脱位和诊断提出一些质疑[138]。在一项 124 例患者研究中，主要是不能回忆起是什么特殊的腕部损伤。大部分患者影像学检查发现病变在有症状侧，而在无症状侧 52% 的缝隙测量和 70% 的角度测量呈病理性改变。80% 双侧影像学有异常或至少一侧有改变，仅 11% 有舟月骨脱位的典型临床不稳模式，50% 有退行性改变。因此，应基于影像学建议治疗，进展为关节炎的假设应该重新检查。

和舟月骨脱位相关联的损伤包括相关韧带压痛，手腕背侧肿胀，疼痛或者腕关节主动活动度和被动活动度的受限，桡侧疼痛并伴有弹响声，抓握无力和由于疼痛导致的腕部和手部功能下降。除了日常检查程序，如在休息和功能性活动中的疼痛记录、关节活动度、前臂，腕关节和手部肌肉的力量之外，临床医师应该评估患者紧握和捏的力量。紧握力量由在标准设定下的测力计来测量，用 5 种设置来描述钟形曲线与快速交替握力。同时也要评估侧向的和三点捏力。

严重的不稳定性要利用外科手术重建和韧带重建来治疗。物理融合技术也用来治疗一定数量的腕部不稳。对于术后或者轻微不稳定的病例，病人更倾向于做康复治疗[137,139]。

对于腕关节不稳定性的治疗包括紧握和捏力的强化训练。橡皮泥练习和独立肌肉力量训练被包含在恢复力量和动态功能并贯穿在这一部位内捏握训练和独立的肌肉强化训练相结合，有助于局部力量和动态功能的恢复。当月骨脱位和韧带损伤时，疼痛性的紧握也许表明不稳定性是由月骨损伤导致的。在这种情况之下，应避免紧握的力量训练。任何一种活动困难都应该以主动、被动和辅助主动关节活动度来治疗。

腕关节不稳的干预也包括腕关节保护性夹板。拇指腕掌关节可能在舟状骨受伤时也被累及，如舟月骨移位。如果力学对线异常在腕部旁边的尺骨上，腕部上旋或者尺沟形夹就足够了。治疗性程序可以用来处理疼痛和炎症，如果韧带断裂发生在腕关节尺侧，那么就会形成腕关节闭合或尺侧 U 型夹板面。治疗方案可针对疼痛或炎症，病人教育对成功治疗而言也是十分重要的。

拇指尺侧副韧带损伤

因为关节髁状的表面形状，拇指腕掌关节的主要功能是屈曲和伸展。小角度的外展、内收和旋转也会发生。尺侧副韧带紧张限制了外展和伸展，加强了关节在功能位的稳定性。然而，这种功能位也增加了尺侧副韧带损伤的风险。拇指掌指关节最常见的损伤包括尺侧副韧带。

滑雪者拇指或者掌指关节的尺侧副韧带拉伤，是外展或者过度伸展的力量导致的。这种损伤常常发生在滑雪跌倒时，将拇指绊入滑雪杖的带子里，将拇指拉成了外展状。完全性断裂会导致不稳定性和严重的残疾。守门员拇指由于反复外翻应力对掌指关节造成微小创伤导致过度使用而形成的，与投掷运动员肘关节反复外翻应力伤相似[140,141]。

根据损伤严重性不同而采取不同治疗，应该在区分局部和完全性损伤后进行一次彻底的检查，包括伸展(侧副韧带和掌侧腱板)和屈曲(仅侧副韧带)伴随着外翻应力检查。与猎人手指相关的常见损伤包括掌指关节尺侧压痛、局限性水肿和关节不稳定。在临床上，关节不稳定表现出抓物困难，尤其是球形抓握和柱状抓握困难。

Rhee 等人提出了一种指导 UCL 损伤治疗的方法。对于有明显松弛，位移和旋转性骨折的损伤，最好的方法是进行手术修复。对于检查结果不明确的损伤，建议先采用影像学检查，而后对完全性断裂的骨折进行手术治疗，对不完全断裂骨折采取保守治疗。

局部撕裂的治疗需要根据损伤程度的不同而使用“人”字形石膏进行 4 周的手指固定，而后佩戴拇指“人”字形夹板如下图所示(图 26-34)。这

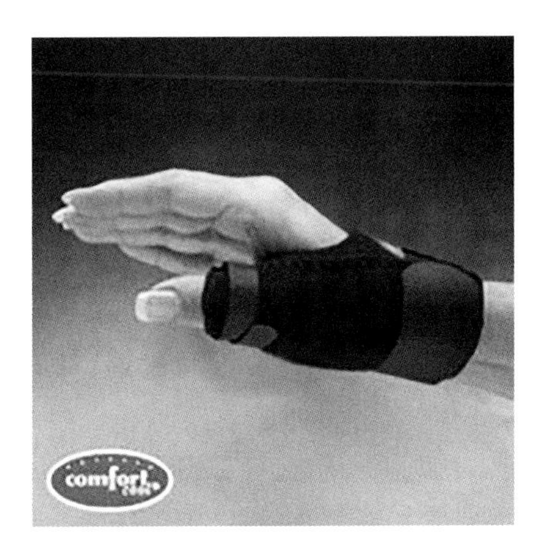

图 26-34 拇指人字形夹板

种夹板在一天结束后去除，使得腕部和手部可进行活动，并确保指间关节有适当的活动度[142]。如果在运动中可佩戴夹板，那么运动员也能够参与比赛。第4周开始正式治疗，6~8周进行力量训练，并在12周恢复完全活动。

急性的Ⅲ级损伤伴不稳定性需要外科手术来保持稳定。慢性UCL不稳的患者建议通过手术重建来治疗[143]。这些方法均有良好效果。外科或者非外科治疗后，治疗性练习包括拇指MCP关节无痛屈曲和伸展以及逐渐增加无痛的、旋转和对抗性练习。在4~6周之后，用石灰或夹子等工具进行抓握和紧捏强化训练（见自我管理26-5）。可开始进行侧捏训练，但是应指导病人在6~8周之前限制或者避免末端捏力。练习训练应该循序渐进进行，在康复期限内，尽快过度至与患者生活方式相关的训练中。

自我管理26-5

拇指按压

目的：增加拇指肌肉力量。

起始位置：橡皮泥揉成桶型，置于手掌，用拇指按压。

动作技术：在确保舒适的前提下，尽可能用力用拇指按压石灰，直到拇指可接触到手掌位置。

运动量：

重复次数：________________

组数：________________

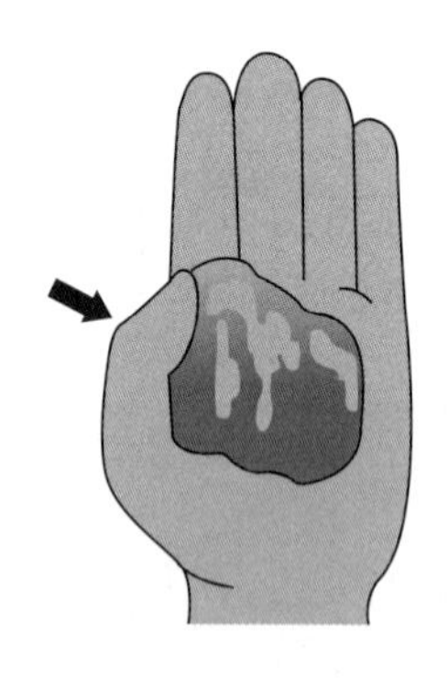

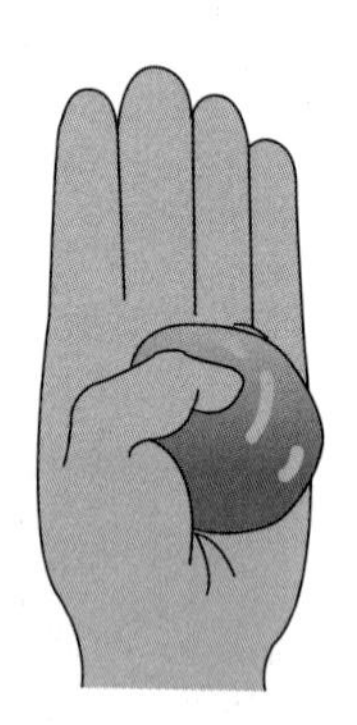

鹰嘴骨折

鹰嘴骨折往往是由直接打击肘部或跌倒所致。跌倒时手部过度伸展位且肘部屈曲，紧接着伴随强烈的肱三头肌拉扯，可以引起鹰嘴骨折。无移位的骨折可在屈曲45°~90°的位置固定一段时间。有移位的骨折使用切开复位术或者内固定来治疗，使用张力性钢丝、金属板或者螺丝来固定。小的粉碎性骨折可能会进行肱三头肌肌腱止点重建。在手术期间需要摘除游离体以防止这些部位活动性降低。在骨折或者外科手术后会出现疼痛、关节活动度受限、失去产生力矩的功能。因为鹰嘴邻近尺神经，使得尺神经十分容易受到损伤。仔细检查评估神经状态是必不可少的。

骨折后可在前臂保持中立位时开始主动关节活动度训练。骨折后2天可开始主动关节活动度和辅助主动关节活动度训练。病人往往是不可活动的，在进行关节活动度训练时可拆除固定支具。制动时间长短随年龄增大而减小，关节活动度的练习在此之后应尽早开始[144]。主动关节活动度渐渐进阶到被动关节活动度和牵拉练习。

由于在制动或者被保护阶段肘部处于屈曲位置，肱二头肌往往会缩短。建议恢复肌肉长度的训练方式包括肘关节和肩关节伸展、正常摆臂行走和收缩 - 舒张牵拉。

适应性缩短可能导致肌肉力量变弱，所以同时需要强调力量训练。建议力量训练包括所有主要肌群在可用范围内的等长收缩、肩关节周围肌群采用抗阻弹力带训练，在前臂多种姿势下进行肘关节屈曲抗阻、肘关节伸展抗阻和抗阻性腕关节和前臂练习。在静止自行车上利用手臂或者在椭圆机上来进行重复性肘关节屈曲和伸展练习，有助于保持动作和力量。如果前臂旋转力量受限，可以利用轻锤来训练旋前和旋后（图26-35）。

辅助干预包括抬高、冰疗和主动活动肩膀、手腕和手指来控制水肿。瘢痕按摩可于外科手术稳定后开始。总体而言，术后10~14天，瘢痕已足够成熟，所以可以承受按摩。肱三头肌也许会黏着于瘢痕处，所以应该采用交叉摩擦按摩手法和肱三头肌抗阻练习。如果存在活动丧失的问题，伴随分离的关节松动术应该延后进行。鹰嘴骨折的预后是良好的，但是失去末端伸展功能是一大常见的残存损伤。

桡骨头骨折

桡骨头骨折往往由跌倒时手部过度伸展伴随前臂旋后造成。这种骨折也会伴随脱位。桡骨头骨折的病人在肘部外侧的桡骨头之上产生疼痛，前臂旋转也出现疼痛。无移位骨折可以用三角巾固定1~2天，有移位的骨折可以用ORIF来治疗。对于严重的骨折，可以进行桡骨头切除。桡尺关

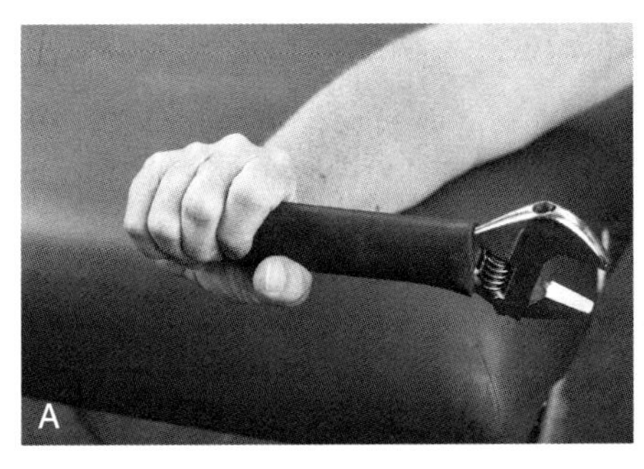

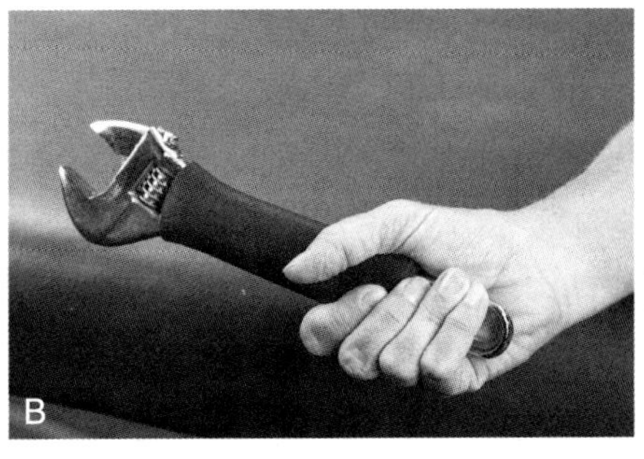

图 26-35 前臂使用锤子时的活动范围。A. 旋前;B. 旋后

节远端的任何病变都会使治疗复杂化。病人应该处于前臂中立位,但在允许肘关节活动度的情况下制动 2~3 周。

桡骨头骨折最常见的损伤是失去肘关节 10°~20°的伸展活动度。在旋前和旋后时,桡骨头可能会产生捻发音或者滴答声。

无移位桡骨头骨折的治疗包括在损伤 1 周后开始肘关节和前臂主动关节活动。成功的治疗需要关节活动度的早期介入。这一阶段类似于鹰嘴骨折。在移位骨折的 ORIF 治疗之后,应该马上在术后介入活动,但这不包括任何形式的二次损伤。四肢的强化和功能性训练可能会发展为上肢其他的损伤。

科雷氏 Colles 骨折

桡骨远端骨折比体内其他骨发生骨折的频率更大。Colles 骨折是伴随或者不伴随尺骨骨折的背侧成角骨折。这种骨折最常在跌倒时手部过度伸展时发生。背侧成角的桡骨远端骨折也称为史密斯骨折。Colles 骨折治疗最初采用闭合式复位术和在肘部之上的模型固定或者 ORIF 方法,以此来阻止内旋和外旋。手指掌指关节可有 2°~5°的活动度,拇指指间关节亦可活动。如果愈合的过程很好,可以在 2 周之后使用短的前臂模型。

固定模具去除后的主要损伤是疼痛、活动能力和力量降低以及肿胀。水肿的控制对于防止手部僵硬来说是至关重要的。可以使用抬高、冰敷、消肿按摩和压力衣来减轻水肿。为了预防后期并发症,应强调教育患者如何控制水肿。

恢复活动能力对于全手功能的恢复是至关重要的。早期活动训练的重点是恢复腕关节屈曲、伸展及旋后的功能。因为这些通常是最为受限的动作,且对功能恢复非常重要(详情请见自我管理 26-6:手指和手腕的屈肌拉伸)。锻炼应该包括两种极端相反的技术。主动关节活动度和自我被动关节活动技术。如果活动仍然被限制,可采用关节松动术促进关节活动度(详情请见章节七)。当处理复杂的 Colles 骨折时,在休息或者在夜晚时,或辅助增加活动度时,有必要使用夹板维持关节活动度。静态夹板在训练组间可支撑和维持活动。该种介入治疗可能被运用到手腕的预先支持或者定做的夹板中。动态夹板对于限制活动度来说是有价值的。这些夹板包含横跨腕关节,前臂,或者它们共同区域的恒定或可变张力,以促进在预期方向上的活动。许多商业的设备是可以利用的;或者也可采用定制夹板。

自我管理 26-6

手指及腕关节屈肌牵拉

目的:增加腕关节和手部软组织的活动度

起始位置:掌心朝上,腕关节置于桌子边缘。

动作技术:用另一只手,缓慢轻柔地对腕关节施加压力,此时手指朝地板方向向下。保持 15~30 秒,放松,然后重复动作。

运动量:

重复次数________________

频率________________

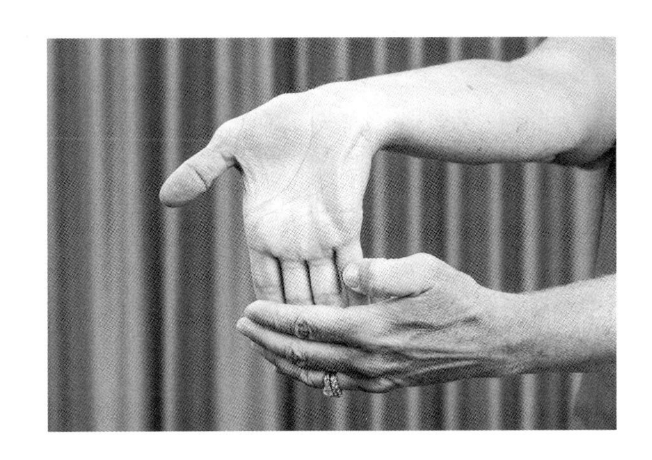

力量练习可与等长收缩,握力训练和抗阻肘部练习一起进行。再来看一看其代替品,并且利用近端稳定去确定关节的动作(图 26-36)。随着

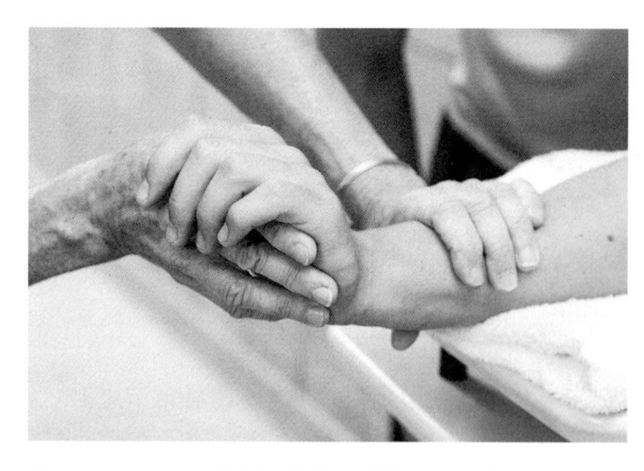

图 26-36 Colles 骨折后的伸腕训练。腕关节稳定是有必要的,以防止手指伸肌的替代活动

活动范围的提高,可开始动态腕关节和手部锻炼。(图 26-37)。临床医生必须考虑病人受伤前的状态以便建立近期的目标。

舟状骨骨折

舟状骨常常是因伸展超出手本身的活动范围而骨折并且常常容易被忽视。通常因为并没有明显的畸形而忽视了扭伤所造成的骨折。因为舟状骨的形状和位置,其受伤率很高。狭窄的中线导致其易于受到外力的攻击,并且舟状骨的位置横穿两排腕骨。该因素造成其更容易受伤。

舟状骨骨折的患者常有高空坠落或者伸腕引

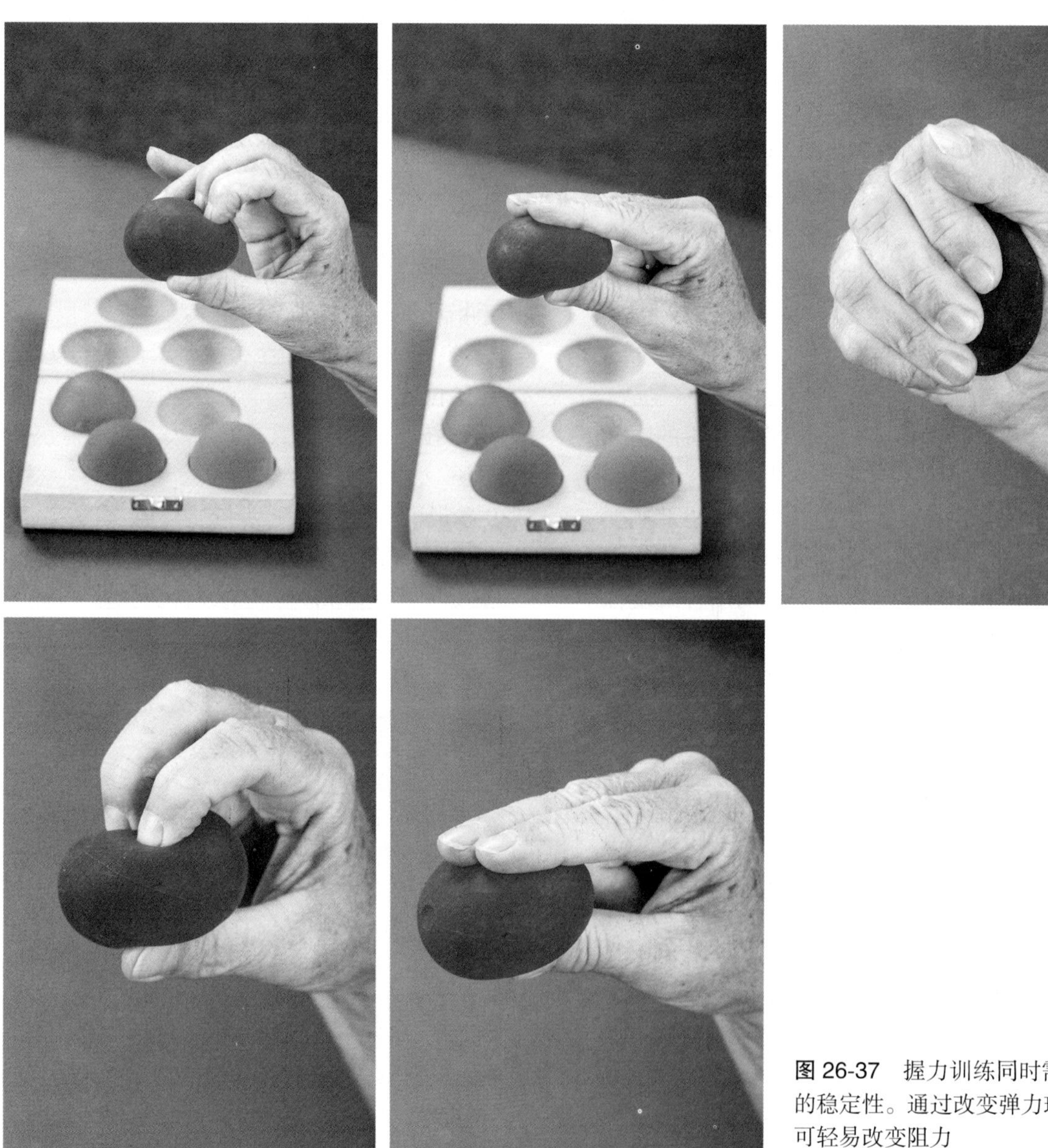

图 26-37 握力训练同时需要腕关节的稳定性。通过改变弹力球的颜色即可轻易改变阻力

起创伤的病史，伴随着连续疼痛和运动功能的缺失。过度伸展时会产生明显的疼痛，比如推开一扇很重的门。运动员因为腕关节伸展时所受的压力而无法完成卧推动作。鼻烟窝有触痛和伸腕痛。

舟状骨骨折需要固定 8~12 周。因为缺乏供血使得舟状骨骨折后难以愈合，舟状骨骨折后采用保守治疗。如果骨折很严重或者有位移，那么可采用切开复位内固定配合 Herbert 螺钉的方法治疗。因为舟骨对腕关节的稳定性尤为重要，因此骨折的愈合也十分重要。骨刺激器可能可以促进骨折的愈合。因为会涉及到木制的活动，所以拇指和腕关节应当一起固定。

固定后的康复和 Colles 骨折后的康复类似。控制水肿以及活动，力量还有与个人需求相关的功能恢复应该是康复的首要目标。自我牵伸练习，关节松动术和力量训练是必要的(图 26-38)。拇指的主动活动和被动活动锻炼也应包含在内。抓、捏和拇指抗阻力量训练在舟状骨折后也是很重要的。一些日用品(如壁球、碰碰球、衣架、橡皮筋)包括患者在家中或者再工作中发现的物品都可以用来完成已建立的目标。(图 26-39)。

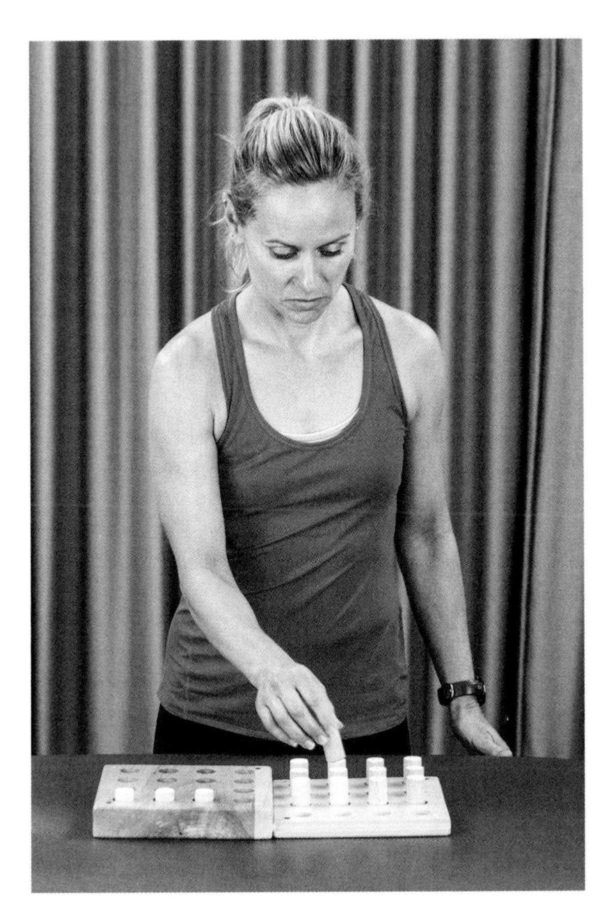

图 26-38 各种灵巧性活动可提高手功能

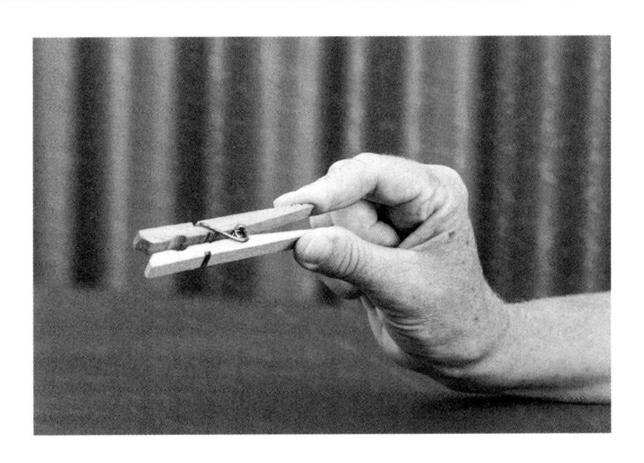

图 26-39 使用架子进行抗阻捏握

掌骨骨折

掌骨骨折占所有手部骨折的 30%~50%[118,145]。掌骨骨折常由跌倒时掌骨接触地面并过度伸展手部或工伤事故(比如：冲床机)或者打斗造成。当只有第五掌骨受累时，这常常提示拳击手骨折(第五掌骨骨折)。掌骨骨折可发生在基底部、干、颈和头部。手指长屈肌张力会造成成角，缩短或掌骨骨折后的扭曲，重要的是，必须考虑并避免这些肌腱在愈合期内黏连和失去肌腱的活动性[119]。

急性期与骨折有关的损伤包括肿胀，活动和力量丧失还有残损。第 2~5 掌指关节是重要的球窝关节，伸指时关节囊松弛，屈指时侧副韧带紧张。背部和手掌的骨间肌从掌骨插入到伸肌肌腱。在评估时这些肌群需要特别关注，因为它的长度和力量可能在受伤后被影响或掌骨骨折后需制动。

医疗介入决定于骨折是否严重。如果骨折无位移，那么通常要固定 2~3 周。自定义静态的夹板穿过腕关节，经患侧掌指关节至近端指间关节，需要穿戴 2~3 周。尺桡侧的沟形夹可制动患侧掌骨，允许在夹板上的被动活动范围。如果制动期间掌指关节是屈曲，那么该姿势可以避免侧副韧带的挛缩。如果骨折有位移或不稳，那么采用手术配合钉子，克氏针，钢板来固定不稳定的关节，都是最佳的选择。

康复是否开始由医疗介入来决定。如果骨折后经手术稳定，那么康复治疗应该在外科手术后的 1~3 天开始。早期介入可避免手背部水肿所造成的损伤，拇指伸肌粘连，掌骨关节侧副韧带粘连，内附肌挛缩。锻炼的第一阶段应该强调循序渐进地进行腕关节和所有指头的主动活动，以及掌指关节抗阻屈伸训练(详情请见自我管理 26-7)该锻炼应该避免侧副韧带的粘连并且有助于拇指伸肌在其断裂的位置进行小强度的牵拉。骨间肌和蚯蚓状肌的牵拉伴拇指索引网络空间的牵伸也应当在这个阶段开始。当两指间关节均被拉伸的情况下,掌指关节保持中立位或过伸位时,才能完成内附肌的牵拉。(图 26-40)

自我管理 26-7

掌指关节伸直伴近端及远端指间关节屈曲

目的:提高手指伸肌腱的活动性。

起始位置:中间和远端指间关节保持屈曲。

动作技术:保持这些关节屈曲,主动伸展指骨关节。

运动量:

重复次数:______________________

频率:______________________

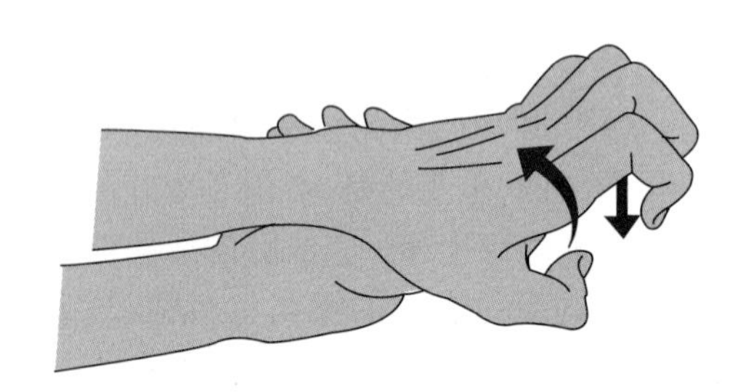

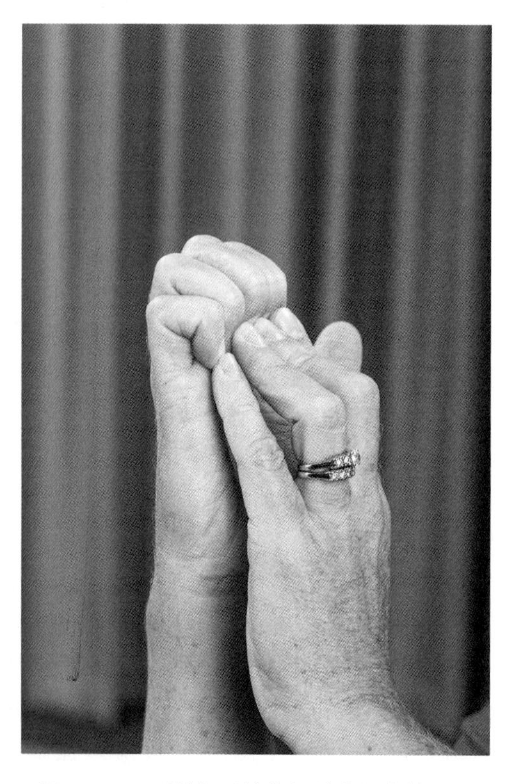

图 26-40 近端与远端指间关节的牵拉训练

在第二周时,瘢痕粘连可能会开始,并且在术后的第 4 ~6 周,应开始被动的掌指关节屈曲。术后的第 6 周到第 8 周时,介入应该主要关注于增强掌指关节屈曲活动度(关节松动术),腕关的力量,以及抓捏力量,也包括内附肌(比如手指外展和内收抗阻训练法)

病人应当在受伤 2~3 周后在其活动被控制的情况下开始移除石膏,开始循序渐进进行腕关节掌指关节的主动活动。被动活动是在 4~6 周后开始的。所有其他未受累关节和手指的主动活动应当从制动开始时就进行,以避免功能丧失。这个方案和外科手术治疗相似。

辅助治疗应该包括教育,抬高,冰敷和压力衣控制水肿。动态夹板可促进掌指关节的被动拉伸,应每天完成 6~8 次,每次 20 分钟。根据手术的情况,可采用按摩治疗瘢痕形成。

指骨骨折

指骨骨折通常是由于发生创伤。远节指骨受累占全部手部骨折的 45%~50%,15%~20% 累及到了近端指骨,8%~12% 累及到了中段指骨[118]。不同于掌骨骨折,由于缺乏软组织的支持以及手指长屈肌额外的牵拉力,指骨骨折后更不稳定[119]。除此之外,指骨骨折制动后活动丧失的发生率高于掌骨骨折,包括受伤手指及相邻的手指[119]。

在损伤的急性期中观察到局部肿胀,疼痛,骨折处的压痛,以及指间关节或掌指关节活动度减少,以及指间关节的异常排列。病人可能也会经历侧向不稳定的情况。制动后的相关损伤常包括近端,远端指间关节屈伸受限,以及屈肌腱的粘连。

正如掌骨骨折,医学介入由骨折的严重与否决定。如果是无位移骨折,应当由特定的夹板或者被泡沫所覆盖的金属夹板进行固定。固定时间的改变应当根据骨折的位置进行确定。如果其位于近端或者远端肢体的末端,只需要 3 周或者 4 周即可,因为在松骨质中有许多的血管。中节指骨中间断裂需要 10~14 周的固定或者更长,因为在骨皮质中血液供应较少。有位移骨折部位要求用克氏针和钉子进行固定。应特别注意避免旋转,并且常常用巴迪夹板或者巴迪贴扎技术帮助减少该并发症。

在指骨骨折非外科手术后的介入护理常常在受伤后的 3 到 6 周开始,或者当固定已经不再必要的时候。所有的 MCP,PIP 和 DIP 关节的主动和被动运动训练应该连同肌腱滑动训练一同开始。PIP 关节的训练需要限制在 20°左右，可使用动态 PIP 延展夹板。商业定制夹板或者定制夹板也是可以使用的。静态属性夹板可以在晚上使用。手指夹板应当有充分的延展性，张力调整带可允许指头逐渐向夹板方向伸直。

在手术内固定后 2 天尽早开始康复治疗。可开始掌指关节、近端指间关节和远端指间关节轻柔的主动活动，强调近端指间关节全范围活动。同时注意肌腱滑动，瘢痕管理和控制肿胀。术后 4~8 周，在训练和日常生活中应用动态近端指间关节伸展夹板，并配合使用巴迪贴扎。以上这些活动指南根据不同手指骨折、固定方式、愈合阶段和并发症而有所不同。治疗性训练干预包括主动关节活动，关节松动术和连续被动活动（CPM）仪器。在训练耐受的情况下开始近端或疼痛最轻关节的活动。仰卧肩屈曲或简单的姿势矫正可以很好的帮助患者，患者的背部靠于墙壁上可促进上肢血流并改善近端关节力线。在训练耐受的情况下开始近端或疼痛最轻关节的活动。手指抗阻屈曲运动有助于完成更全面的关节运动和特定的肌丝滑行（见自我管理 26-8）。当抓握时握持毛巾或软球，该动作可以通过手掌感觉刺激的辅助改善运动功能（图 26-41）。鼓励患者早抓握训练时保持腕关节与轻微伸展位，以确保最佳的屈肌腱训练效果。

自我管理 26-8

手指抗阻伸展

目的：增加手指关节和肌腱的活动度。

起始位置：

第 1 阶段：手指伸直握住你的指关节

第 2 阶段：握住手指的中间关节

动作技术：

第 1 阶段：弯曲中间关节，保持指间关节伸直

第 2 阶段：只弯曲指间关节

运动量：

重复次数：__________

频率：__________

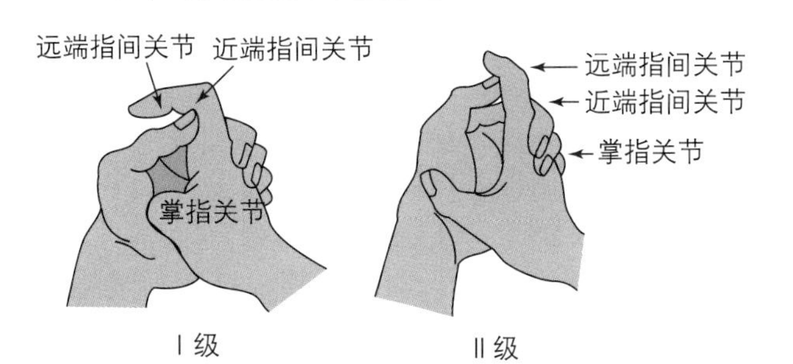

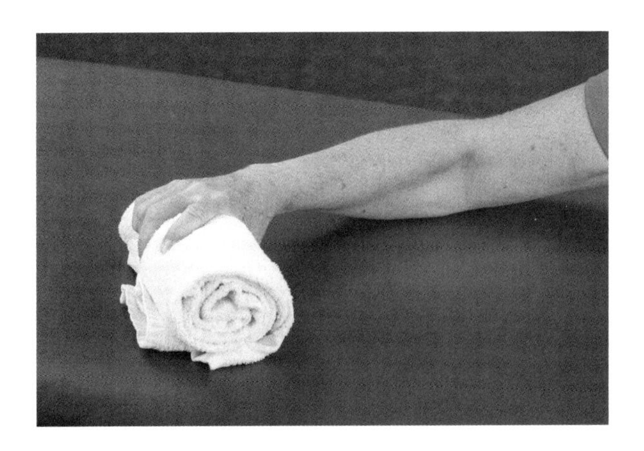

图 26-41 使用毛巾进行抓握训练

手部僵硬和活动受限

“僵硬手”的诊断通常被描述于各种原因引起的关节限制。主要诊断可包括撕裂、烧伤、骨折、软组织挤压伤和神经血管创伤。常见的原因是组织创伤导致炎症反应。可导致的水肿、纤维化和胶原改变限制组织滑动（肌腱）以及延展性（即皮肤，韧带和关节囊）。活动限制根据组织受限分为关节内或关节外，简单固定之后的限制僵硬组织活动通常导致没有这种固定的区域中的关节韧带固定到骨上，并通过新的胶原合成缩短韧带。

手腕和手的正常解剖和运动学知识有助于了解，预测，并有效地治疗活动受限。在 MCP 关节中，关节囊是非常有弹性的，允许 MCP 关节完全屈曲。伸肌扩张部在关节囊背部滑动。手背部肿胀时，MCP 关节无法屈曲。这是由背部皮肤延展性受限和在关节伸展位置时侧副韧带逐渐粘连引起的。PIP 和 DIP 关节类似于 MCP 关节，但有几点不同。首先，IP 关节处的侧副韧带在屈曲时不会松弛；它们在关节活动范围内保持绷紧，防止 IP 关节的横向运动。其次，不同于 MCP 关节，IP 关节的放松位置是屈曲。IP 关节屈曲时，掌板放松，IP 关节伸展时，掌板绷紧，以防止过度伸展，如在 MCP 关节所见。在长期局部肿胀后，IP 关节倾向于失去关节伸展，并且掌板可以在其松弛位置黏连，防止 IP 关节完全伸展后必要的延长。

关节外部的结构，例如肌肉、肌腱或皮肤粘连也可以限制关节运动。在手腕和手指长时间屈曲固定后，屈肌会短缩。骨折周围肌腱修复后，肌腱滑动通常受到瘢痕组织或骨折愈伤组织的限制。为完全手指屈曲，在 FDP 腱中需要 7cm 的偏移。

在手背部烧伤、掌骨骨折或长期手背部水肿导致皮肤移动性降低之后，相邻关节运动也可能丧失。完全 MCP 关节屈曲和完全握拳需要大约 4cm 的背部皮肤松弛。

关节和关节外组织受制的患者均会产生活动限制，例如不能抓握叉子，无法握方向盘或难以将他们的手放入口袋中。必须通过检查来区分活动受限来源于关节内或关节外。通过对患者局部解剖和运动学的彻底评估可以达到良好的干预效果。

关节受限的干预包括关节松动术前热敷，力量训练，夹板治疗。夹板可以包括动态夹板（每天 6-8 次每次 20-30 分钟或每天 1~2 次每次 2-3 小时）或静态夹板（在夜间佩戴）。弯曲手套可以对手指的背部组织施加非特定的张力，其中弹性带用于增加 IP 关节处的力（图 26-42）

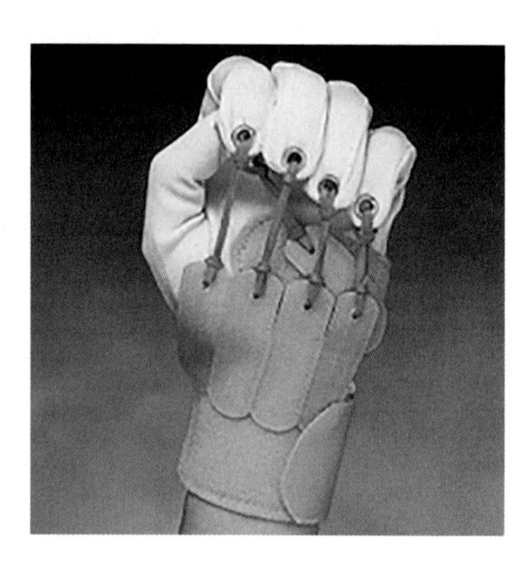

图 26-42 屈曲手套可增加屈曲活动范围

关节外活动受限很大程度归结于肌腱滑动活动，例如在不同的肌腱滑动以及 IP 关节抗阻屈曲。与关节受限一样，静态或动态夹板起到增加活动度的作用。当内附肌缩短或肌腱与周围组织黏连，可选择的治疗方法有拉伸、滑行和夹板治疗。随着锻炼和夹板的使用，可以用压缩手套、压缩泵和包裹方式控制水肿。瘢痕按摩在手术后或烧伤病例中是十分重要的。

要点

- 尺神经可能被卡压在肘管中，正中神经在腕管中被压迫，而桡神经被夹在外侧肘的任意位置。
- UCL 是主要的静态稳定装置，尺侧腕屈肌是肘内侧的主要动态稳定装置。
- 腕管位于手腕的掌侧，内含九个肌腱和正中神经。
- 握力通常分为力性抓握，力的产生是其主要的目标，以及精准抓握，握力精度应作为其首要目标。
- 增加活动能力的活动包括传统的牵拉运动、关节松动术、肌腱和神经滑动运动。
- CTD 通常是各因素组合的结果，例如工作速度、减少休息时间间隔和任务的小变异性。
- 如果监测手部和手腕姿势以及手部活动，则 CTS 的非手术治疗就是成功的。
- 桡管综合征常常被误诊为外上髁炎。
- 外侧和内侧上髁炎的病例通常是在工作中或在家里或娱乐期间重复的手腕和手部活动所引起的。
- 参与投掷运动的儿童和成人通常发生内侧肘部不稳定。儿童的不稳定性可导致毛细血管的骨软骨病和骨质松散。
- 如果不稳定性持续，拇指 UCL（滑雪者或守门员拇指）的扭伤可导致 CMC 关节的退行性变。
- 舟骨的解剖结构使其在骨折后不易愈合。所以任何在跌倒时手外展撑地后患有手腕疼痛和手腕伸展活动丧失的患者，应对其舟骨骨折进行评估。
- 手部僵硬的干预包括灵活性活动、夹板和力量锻炼。

辨析

1. 考虑第七单元中的病例讨论 8。为他个人的体格检查和主观病史设计一个工作站。 如果患者的职业是什么，你的治疗方案会产生什么不同

   a. 木匠
   b. 油漆工
   c. 肖像画家
   d. 小提琴家
   e. 钢琴家

2. 考虑潜在的原因，为什么在患者工作更新几个月前这个病人的症状没有改善。

3. 讨论这个病人的头颈部检查和远端障碍之间的关系。

选择性干预 26-1

上肢部分

病例讨论 8

虽然这个病人需要综合干预，有一项特定的运动需要用运动控制来进行评估。

活动：用表面肌电模拟打字。

目的：制定运动控制方案，用适当的训练方式激活手腕伸肌，放松手腕屈肌，适当休息以及在制定时间内恢复到基线水平。

风险因素：观察颈部姿势是重复性扭伤的一部分；伸肌肌群的损伤有可能会继发于颈部功能活动障碍。

运动系统的要素：调制器。

运动控制阶段：技能。

模式：等长收缩腕伸肌和屈肌，向心和离心收缩手指屈肌和伸肌。

姿势：以最佳的姿势体位坐在人体工程学的姿势模拟工作站旁，SEMG 放置在左侧，右侧为前臂屈肌和伸肌群[41]。

运动：当模拟用键盘打字时，同时手掌和腕托均保持最佳人体工程学姿势，用 SEMG 监测前臂屈肌和双臂伸展活动。右前臂试图模仿左前臂模板，随即停止以确保自发速度及恢复到基线水平。定时休息可确定计划的速度以及恢复到基线水平。

特殊注意事项：密切监测颈部的位置和其颈旁的肌张力。

运动量

特殊考虑

解剖：手腕和手指伸肌组外上髁，肌腱和腱膜间交界处。

生理：亚急性的变化。

学习能力：这有可能是困难的，因为病人在视觉终端显示其每周工作长达 60 小时。有可能过度使用手腕或导致手指过度伸展。

重复次数：一个类型 5 分钟。执行 5 组。

休息期：每次重复期间内随机选择 5 秒休息时间；每次运动 5 分钟后休息 15 秒。

频率：如果租用 SEMG，练习应该每天 2 次，持续 2~4 周。如果只在诊所使用，建议每周 3 次，持续 3~6 周。考虑到效益问题，首选前者。

序列：在拉伸锻炼后进行，但不是在肌肉进行了功能训练后，以免造成过度肌肉疲劳。

速度：功能速度。

环境：最初应在安静的家庭环境中进行，然后发展到工作中。

反馈：最开始时是来自于 SEMG 的单元连续音频反馈。其阈值被设置为不超过左侧手腕和手指伸展活动。视觉反馈用于查看其是否恢复到基线的速度和水平，以及及时的休息。每周重新评估患者 1 次，根据患者的表现决定是否逐渐减少反馈。在练习中，反馈会逐渐减弱，每隔三组，每隔一组，就会消除一次听觉或视觉反馈，以此类推。第二方根据各组结果提供口头反馈。

功能运动模式，以加强运动目标：

除了在数据输入期间内使用改进的运动策略之外，还鼓励患者在渐进训练的过程中使用肘屈肌代替前臂伸肌（例如，前臂旋后上举 vs 旋前）以减少手腕或手指伸肌拉伤。

锻炼选择的理由：本练习被选定为技能水平活动，以减少在高重复性功能活动期间手腕和手指伸肌的过度使用。通过使用具有适当反馈程序的 SEMG 反馈仪器[42]，患者可以对激活肌肉和检测错误建立内在有参考，以改善运动控制策略，减少募集，提高速度和恢复到基线的水平。

选择性干预 26-2

全身

见第七单元病例讨论病例 10

虽然这个病人需要全面的干预，在恢复的中间阶段规定的一个特定的运动处方会被具体的描述。

活动：抬高；持续阶段，与旋转。

目的：适当加入全身运动。

风险因素：无。

运动系统的要素：调制器。

运动控制阶段：控制灵活性。

姿势：站在一个 15cm（6 英寸）镜子前。

运动：将右腿抬到台阶上，同时右侧胸廓旋转以及左前臂摆动。

特殊注意事项：确保患者的髋关节在屈曲阶段不会高于右髋，在操作期间不要使右肩下垂或带入右侧肩胛骨的运动，也并不是右胸旋转。

运动量

特殊考虑

解剖：右侧腘绳肌内收肌群，右侧肩胛骨，右侧盂肱关节。

生理:在慢性期应适当拉伸并防止肌腱炎、右盂肱关节不稳。

学习能力:根深蒂固的运动模式来源于有高里程的跑步史;这表明可能在学习的早期阶段需要加入高重复和特殊的反馈。

重复次数/组数:一开始通过提髋,垂肩,肩胛骨内收来产生疲劳;运动组为三组,每组重复20~30次。

频率:每周6~7天。

持续时间:有证据证明运动控制变化至少需要2周,在达到技能水平后需要保持6~8周。

序列:腰部肌肉的训练、胸部旋转运动和腹部肌肉训练后应进行特定练习。随后加强站立阶段的训练。

速度:缓慢进展到功能速度的恢复。

环境:在家中的镜子前。

反馈:最初以诊所镜子提供视觉反馈和临床医生提供口头反馈意见来决定是否继续使用镜子,但每3~4次后要知道口头反馈的结果。

加强运动目标:上楼梯,步态。

选择功能运动模式的理由:在步态的摆动期,右髋部步行和右肩下垂的全身运动模式可以使上肢和下肢情况趋近保持。如果没有足够的髋部弯曲,臀大肌在辅助步态站立阶段的效率较低,并且异常步态会更加严重;持续的右肩下垂,肩胛骨内收,下旋可造成姿势及运动障碍,这与盂肱关节撞击征和活动度过高是一样的。因此,这种运动模式必须改变,才能完全从上下肢的情况中完全恢复。

实验活动

对于下面的每一个病例场景,对患者进行评估并制定训练计划。教给病人家庭运动计划。

1. 56岁的女子6周前下跌在冰面上致尺骨干骨折。肘关节上方固定了3周,而后肘关节下方重新固定。3天前拆除石膏。评估显示。肘关节伸展,旋前、旋后、手腕屈伸、桡尺侧偏的AROM和PROM丧失。没有进行力量测试。无水肿。未进行关节活动评估,但是萎缩可见。

2. 12岁的小男孩抱怨肘内侧疼痛。在上周末投球14局。他抱怨沿内侧副韧带的疼痛,肘关节被动屈伸,旋前旋后疼痛。积液观察后发现,松弛有所增加,同时有外翻情况。X线显示为阴性。

3. 44岁的病人铲雪之后肘外侧疼痛。他抱怨活动时疼痛:如拿起他的公文包,转动门把手,抓握物体,用鼠标在电脑上操作也有困难。检查揭示屈腕(和手指屈曲度增加的症状)的AROM和PROM丧失,腕关节伸展和旋后时力量减少,外上髁触诊时疼痛。没有积液,但有轻微发热。

4. 3个星期前,一名22岁的大学生体操运动员,她抓高杠失误坠地,手外展撑地致肘关节(鹰嘴向后位移)脱位。进行了2周的吊带处理,现在不吊吊带已经1周,但手臂保持保护姿势。检查发现肘关节伸直活动缺失(主动和被动活动末端有弹性),完全前后屈,旋前旋后均丧失。关节活动评估显示肱尺关节分离。

5. 一个70岁的老太太8个星期前摔倒在冰面上,致Colles骨折。她接受了闭合复位和一系列固定治疗。患有糖尿病,远端前臂、手腕和手的感觉有所缺失。检查发现手腕所有的主动运动和被动运动丧失,下尺桡关节活动度减少,可见萎缩,中立位时抗阻力量有所损失。

6. 32岁男子10周前滑雪摔倒手外展撑地致舟骨骨折,固定了8周,X线片显示他的舟骨不连续。他接受了髂前上棘骨移植骨折手术的固定。手术以来,已经固定12周。每天4次在不佩戴夹板的情况下进行物理治疗以恢复关节活动度。检查发现所有的手腕动作有所损失,拇指伸屈能力降低。

7. 一名40岁切肉工人在工作时手指伸肌撕裂(掌指关节近端)。手术固定后仅手指屈肌可主动收缩。目前已去除夹板,可进行手指主动伸直活动。评估显示因肌肉无力,手指主动伸直活动减少(在掌指关节处),但被动伸直无碍。掌指关节活动度降低。

8. 一名50岁男子因衬衫袖子在印刷机上卡住致手部挤压伤。掌骨和腕骨多处骨折,部分经手术用钉子固定。佩戴夹板8周,今天开始进行物理治疗。评估显示腕关节和手指关节的所有活动均丧失,大鱼际和小鱼际萎缩,腕骨,掌指关节和所有手指的关节活动度均减少。

参考文献

1. Butler DS. Mobilization of the Nervous System. New York, NY: Churchill Livingstone, 1991.
2. Neumann DA. Kinesiology of the Musculoskeletal System. 2nd Ed. Philadelphia, PA: Elsevier, 2010.
3. Tubiana R. Architecture and functions of the hand. In: Thomine JM, Mackin EJ, eds. Examination of the Hand and Upper Limb. Philadelphia, PA: WB Saunders, 1984.

4. Kendall FP, McCreary EK, Provance PG. Muscles Testing and Function. 4th Ed. Baltimore, MD: Williams & Wilkins, 1993.
5. Russe O. Fracture of the carpal navicular. J Bone Joint Surg Am 1960;42:759–768.
6. Ambrose L, Posner MA. Lunate-triquetral and midcarpal joint instability. Hand Clin 1992;8:653–668.
7. Culver JE. Instabilities of the wrist. Clin Sports Med 1986;5:725–740.
8. Chase RA. Anatomy and kinesiology of the hand in rehabilitation of the hand. In: Hunter JM, Mackin EJ, Callahan AD, eds. Rehabilitation of the Hand: Surgery and Therapy. 4th Ed. St. Louis: CV Mosby, 1995.
9. Williams PL, Warwick R, Dyson M, et al, eds. Gray's Anatomy. 37th Ed. New York, NY: Churchill Livingstone, 1989.
10. Norkin CC, Levangie PK. Joint Structure and Function: A Comprehensive Analysis. 2nd Ed. Philadelphia, PA: FA Davis, 1992.
11. Berger RA. The anatomy and basic biomechanics of the wrist joint. J Hand Ther 1996;9:84–93.
12. Safran MR. Elbow injuries in athletes: a review. Clin Orthop 1995;310:257–277.
13. Pratt NE. Clinical Musculoskeletal Anatomy. Philadelphia, PA: JB Lippincott, 1991.
14. Morrey BF, Askew KN, Chao EYS. A biomechanical study of normal functional elbow motion. J Bone Joint Surg Am 1981;63:872–887.
15. Lin F, Kohli N, Perlmutter S, et al. Muscle contribution to elbow joint valgus stability. J Shoulder Elbow Surg 2007;16(6):795–802.
16. Seiber K, Gupta R, McGarry MH, et al. The role of the elbow musculature, forearm rotation, and elbow flexion in elbow stability: an in vitro study. J Shoulder Elbow Surg 2009;18(2):260–268.
17. Magee D. Orthopedic Physical Assessment. 3rd Ed. Philadelphia, PA: WB Saunders, 1997.
18. Brumfield RH, Champoux JA. A biomechanical study of normal functional wrist motion. Clin Orthop 1984;187:23–25.
19. Viegas SF, Tencer AF, Cantrell J, et al. Load transfer characteristics of the wrist: part I. The normal joint. J Hand Surg 1987;12:971–978.
20. Wadsworth C. The wrist and hand. In: Malone TR, McPoil T, Nitz AJ, eds. Orthopedic and Sports Physical Therapy. 3rd Ed. St. Louis: CV Mosby, 1997.
21. Schreuders TAR, Roebroeck ME, Goumans J, et al. Measurement error in grip and pinch force measurements in patients with hand injuries. Phys Ther 2003;83:806–815.
22. Salazar D, Golz A, Israel H, et al. Heterotopic ossification of the elbow treated with surgical resection: risk factors, bony ankylosis, and complications. Clin OrthopRes 2014;472(7):2269–2275.
23. Samani A, Fernandez-Carnero J, Arendt-Nielsen L, et al. Interactive effects of acute experimental pain in trapezius and sored wrist extensor on the electromyography of the forearm muscles during computer work. Appl Ergon 2011;42(5):735–740.
24. Inal EE, DemIrc Ik, CetInturk A, et al. Effects of smartphone overuse on hand function, pinch strength, and the median nerve. Muscle Nerve 2015;52(2):183–188.
25. Gilman L, Cage DN, Horn A, et al. Tendon rupture associated with excessive smartphone gaming. JAMA Intern Med 2015;175(6):1048–1049.
26. Akkaya N, Dogu B, Unlu Z, et al. Ultrasonographic evaluation of the flexor pollicis longus tendon in frequent mobile phone texters. Am J Phys Med Rehabil 2015;94(6):444–448.
27. Xiong J, Muraki S. An ergonomics study of thumb movements on smartphone touch screen. Ergonomics 2014;57(6):943–955.
28. O'Driscoll SW, Horii E, Ness R, et al. The relationship between wrist position, grasp size and grip strength. J Hand Surg Am 1992;17:169–177.
29. Gustafsson E, Johnson PW, Lindegard A, et al. Technique, muscle activity and kinematic differences in young adults texting on mobile phones. Ergonomics 2011;54(5):477–487.
30. Kietrys DM, Gerg MJ, Dropkin J, et al. Mobile input device type, texting style and screen size influence upper extremity and trapezius muscle activity, and cervical posture while texting. Appl Ergon 2015;50:98–104.
31. Ko PH, Hwang YH, Liang HW. Influence of smartphone use styles on typing performance and biomechanical exposure. Ergonomics 2015;59(6):821–828.
32. Xie Y, Szeto GP, Dai J, et al P. A comparison of muscle activity in using touchscreen smartphone among young people with and without chronic neck-shoulder pain. Ergonomics 2015;59(1):61–72.
33. Kalichman L, Hernandez-Molina G. Hand osteoarthritis: an epidemiological perspective. Semin Arthritis Rheum 2010;39(6):465–476.
34. Cavaliere CM, Chung KC. A systematic review of total wrist arthroplasty compared with total wrist arthrodesis for rheumatoid arthritis. Plast Reconstr Surg 2008;122:813–825.
35. Lawrence RC, Felson DT, Helmick CG, et al. Estimates of the prevalence of arthritis and other rheumatic conditions in the United States. Part II. Arthritis Rheum 2008;58:26–35.
36. Statistics BoL. 2011. Available at:http://www.bls.gov/iif/oshcd-new2013.htm#Resource_Table_categories_-_2013. Accessed November 30, 2015.
37. Kalichman L, Cohen Z, Kobliansky E, et al. Patterns of joint distribution in hand osteoarthrtitis: contribution of age, sex and handedness. Am J Hum Biol 2004;16(2):125–134.
38. Bagis S, Sahin G, Yapici Y, et al. The effect of hand osteoarthritis on grip and pinch strength and hand function in postmenopausal women. Clin Rheumatol 2003;22(6):420–424.
39. Marshall M, van der Windt D, Nicholls E, et al. Radiographic hand osteoarthritis: patterns and associations with hand pain and function in a community-dwelling sample. Osteoarthr Cartil 2009;17(11):1440–1447.
40. Chaisson CE, Zhang Y, Sharma L, et al. Higher grip strength increases the risk of incident radiographic osteoarthritis in proximal hand joints. Osteoarthr Cartil 2000;8(Suppl A):S29–S32.
41. Bodur H, Yilmaz O, Keskin D. Hand disability and related variables in patients with rheumtoid arthritis. Rheumatol Int 2006;26(6):541–544.
42. Hammond A, Freeman K. The long-term outcomes from a randomized controlled trial of an educational-behavioural joint protection programme for people with rheumatoid arthritis. Clin Rehabil 2004;18(5):520–528.
43. Silva AC, Jones A, Silva PG, et al. Effectiveness of a night-time hand positioning splint in rheumatoid arthritis: a randomized controlled trial. J Rehabil Med 2008;40(9):749–654.
44. Manning VL, Hurley MV, Scott DL, et al. Education, self-management, and upper extremity exercise training in people with rheumatoid arthritis: a randomized controlled trial. Arthritis Care Res 2014;66(2):217–227.
45. Brorsson S, Hilliges M, Sollerman C, et al. A six-week exercise programme improves strength and hand function in patients with rheumatoid arthritis. J Rehabil Med 2009;41(5):338–342.
46. Ronningen A, Kjeken I. Effect of an intensive hand exercise programme in patients with rheumatoid arthritis. Scand J Occup Ther 2008;15(3):173–183.
47. Bergstra SA, Murgia A, Te Velde AF, et al. A systematic review into the effectiveness of hand exercise therapy in the treatment of rheumatoid arthritis. Clin Rheumatol 2014;33(11):1539–1548.
48. Dogu B, Sirzai H, Yilmaz F, et al. Effects of isotonic and isometric hand exercises on pain, hand functions, dexterity and quality of life in women with rheumatoid arthritis. Rheumatol Int 2013;33(10):2625–2630.
49. Egan M, Brosseau L, Farmer M, et al. Splints/orthoses in the treatment of rheumatoid arthritis. Cochrane Database Syst Rev 2003;(1):CS004018.
50. National Institute for Occupational Safety and Health. Musculoskeletal Disorders and Workplace Factors: A Critical Review of Epidemiologic Evidence for Work-Related Musculoskeletal Disorders of the Neck, Upper Extremity, and Low Back. NIOSH Publication No. 97–141. Cincinnati, OH: NIOSH, 1997.
51. Van Rijn RM, Huisstede BM, Koes BW, et al. Associations between work-related factors and the carpal tunnel syndrome—a systematic review. Scand J Work Environ Health 2009;35(1):19–36.
52. Descatha A, Dale AM, Jaegers L, et al. Self-reported physical exposure association with medial and lateral epicondylitis incidence in a large longitudinal study. Occup Environ Med 2013;70(9):670–673.
53. Dale AM, Zeringue A, Harris-Adamson C, et al. General population job exposure matrix applied to a pooled study of prevalent carpal tunnel syndrome. Am J Epidemiol 2015;181(6):431–439.
54. Roman-Liu D, Bartuzi P. The influence of wrist posture on the time and frequency EMG signal measures of forearm muscles. Gait Posture 2013;37(3):340–344.
55. Qin J, Chen H, Dennerlein JT. Wrist posture affects hand and

forearm muscle stress during tapping. Appl Ergon 2013;44(6): 969–976.
56. Wagrowska-Koski E, Lewanska M, Rybacki M, et al. Evaluation of vibration exposure long-term effects in people with diagnosed vibration syndrome[in Polish]. Med Pr 2011;62(2):103–112.
57. Kakosy T, Nemeth L. Musculoskeletal disorders caused by hand-arm vibration. Glob Occup Health Netw 2003;4:3–6.
58. Heebner ML, Roddey TS. The effects of neural mobilization in addition to standard care in persons with carpal tunnel syndrome from a community hospital. J Hand Ther 2008;21(3):229–241.
59. Goodyear-Smith F, Arroll B. What can family physicians offer patients with carpal tunnel syndrome other than surgery? Ann Fam Med 2004;2(3):267–273.
60. Luckhaupt SE, Dahlhamer JM, Ward BW, et al. Prevalence and work-relatedness of carpal tunnel syndrome in the working population, United States, 2010 National Health Interview Survey. Am J Ind Med 2013;56(6):615–624.
61. Rempel DM, Keir PJ, Bach JM. Effect of wrist posture on carpal tunnel pressure while typing. J Orthop Res 2008;26(9):1269–1273.
62. Keir PJ, Bach JM, Hudes M, et al. Guidelines for wrist posture based on carpal tunnel pressure thresholds. Hum Factors 2007;49(1):88–99.
63. Jerosch-Herold C, Leite JCC, Song F. A systematic review of outcomes assessed in randomized controlled trials of surgical interventions for carpal tunnel syndrome using the International Classification of Functioning, Disability and Health (ICF) as a reference tool. BMC Musculoskelet Disord 2006;7:96–106.
64. O'Connor D, Marshall S, Massy-Westropp N. Non-surgical treatment (other than steroid injection) for carpal tunnel syndrome. Cochrane Database Syst Rev 2003;(1):CD003219.
65. Piazzini DB, Aprile I, Ferrara PE, et al. A systematic review of conservative treatment of carpal tunnel syndrome. Clin Rehabil 2007;21(4):299–314.
66. Carlson H, Colbert A, Frydl J, et al. Current options for nonsurgical management of carpal tunnel syndrome. Int J Clin Rheumatol 2010;5(1):129–142.
67. Chammas M, Boretto J, Burmann LM, et al. Carpal tunnel syndrome—part II (treatment). Rev Bras Ortop 2014;49(5):437–445.
68. Walker WC, Metzler M, Cifu DX, et al. Neutral wrist splinting in carpal tunnel syndrome: a comparison of night-only versus full-time wear instructions. Arch Phys Med Rehab 2001;56:1565–1567.
69. Burke DT, Durke MM, Stewart GW, et al. Splinting for carpal tunnel syndrome: in search of the optimal angle. Arch Phys Med Rehab 1994;75:1241–1244.
70. Michlovitz SL. Conservative interventions for carpal tunnel syndrome. J Orthop Sports Phys Ther 2004;34(10):589–600.
71. Page MJ, Massy-Westropp N, O'Connor D, et al. Splinting for carpal tunnel syndrome. Cochrane Database Syst Rev 2012;(7):CD010003.
72. Baker NA, Moehling KK, Rubinstein EN, et al. The comparative effectiveness of combined lumbrical muscle splints and stretches on symptoms and function in carpal tunnel syndrome. Arch Phys Med Rehabil 2012;93(1):1–10.
73. Muller M, Tsui D, Schnurr R, et al. Effectiveness of hand therapy interventions in primary management of carpal tunnel syndrome: a systematic review. J Hand Ther 2004;17(2):210–228.
74. Page MJ, O'Connor D, Pitt V, et al. Exercise and mobilisation interventions for carpal tunnel syndrome. Cochrane Database Syst Rev 2012;(6):CD009899.
75. Medina McKeon JM, Yancosek KE. Neural gliding techniques for the treatment of carpal tunnel syndrome: a systematic review. J Sport Rehabil 2008;17(3):324–341.
76. Bialosky JE, Bishop MD, Price DD, et al. A randomized sham-controlled trial of a neurodynamic technique in the treatment of carpal tunnel syndrome. J Orthop Sports Phys Ther 2009;39(10):709–723.
77. Simoneau GG, Marklin RW, Berman JE. Effect of computer keyboard slope on wrist position and forearm electromyography of typists without musculoskeletal disorders. Phys Ther 2003;83:816–830.
78. Idler RS. Anatomy and biomechanics of the digital flexor tendons. Hand Clin 1985;1:3–11.
79. Shi Q, MacDermid JC. Is surgical intervention more effective than non-surgical treatment for carpal tunnel syndrome? a systematic review. J Orthop Surg Res 2011;6:17.
80. Gerritsen AA, Uitdehaap BM, van Geldere D, et al. Systematic review of randomized clinical trials of surgical treatment for carpal tunnel syndrome. Br J Surg 2001;88(10):1285–1295.
81. Louie DL, Earp BE, Collins JE, et al. Outcomes of open carpal tunnel release at a minimum of ten years. J Bone Joint Surg 2013;95(12):1067–1073.
82. Plancher KD, Peterson, RK, Steichen JB. Compressive neuropathies and tendinopathies in the athletic elbow. Clin Sports Med 1996;15:331–372.
83. Iba K, Wada T, Aoki M, et al. The relationship between the pressure adjacent to the ulnar nerve and the disease causing cubital tunnel syndrome. J Shoulder Elbow Surg 2008;17(4):585–588.
84. Kawanishi Y, Miyake J, Omori S, et al. The association between cubital tunnel morphology and ulnar neuropathy in patients with elbow osteoarthritis. J Shoulder Elbow Surg 2014;23(7):938–945.
85. Iba K, Wada T, Aoki M, et al. Intraoperative measurement of pressure adjacent to the ulnar nerve in patients with cubital tunnel syndrome. J Hand Surg 2006;31(4):553–558.
86. Ochi K, Horiuchi Y, Horiuchi K, et al. Shoulder position increases ulnar nerve strain at the elbow of patients with cubital tunnel syndrome. J Shoulder Elbow Surg 2015;24(9):1380–1385.
87. Shah CM, Calfee RP, Gelberman RH, et al. Outcomes of rigid night splinting and activity modification in the treatment of cubital tunnel syndrome. J Hand Surg 2013;38(6):1125–1130.e1121.
88. Coppieters MW, Bartholomeeusen KE, Stappaerts KH. Incorporating nerve-gliding techniques in the conservative treatment of cubital tunnel syndrome. J Manip Physiol Ther 2004;27(9):560–568.
89. Liu CH, Wu SQ, Ke XB, et al. Subcutaneous versus submuscular anterior transposition of the ulnar nerve for cubital tunnel syndrome: a systematic review and meta-analysis of randomized controlled trials and observational studies. Medicine 2015;94(29):e1207.
90. Moradi A, Ebrahimzadeh MH, Jupiter JB. Radial tunnel syndrome, diagnostic and treatment dilemma. Arch Bone Joint Surg 2015;3(3):156–162.
91. Berton C, Wavreille G, Lecomte F, et al. The supinator muscle: anatomical bases for deep branch of the radial nerve entrapment. Surg Radiol Anat 2013;35(3):217–224.
92. Kaswan S, Deigni O, Tadisina KK, et al. Radial tunnel syndrome complicated by lateral epicondylitis in a middle-aged female. Eplasty 2014;14:ic44.
93. Simon Perez C, Garcia Medrano B, Rodriguez Mateos JI, et al. Radial tunnel syndrome: results of surgical decompression by a postero-lateral approach. Int Orthop 2014;38(10):2129–2135.
94. Nirschl RP. Soft tissue injuries about the elbow. Clin Sports Med 1986;5:637–652.
95. Shiri R, Viikari-Juntura E, Varonen H, et al. Prevalence and determinants of lateral and medial epicondylitis: a population study. Am J Epidemiol 2006;164(11):1065–1074.
96. Khan KM, Cook JL, Bonar F, et al. Histopathology of common tendinopathies. Sports Med 1999;6:393–408.
97. Van Rijn RM, Huisstede BM, Koes BW, et al. Associations between work-related factors and specific disorders at the elbow: a systematic literature review. Rheumatology 2009;48(5):528–536.
98. Coombes BK, Bisset L, Vicenzino B. Management of lateral elbow tendinopathy-one size does not fit all. J Orthop Sports Phys Ther 2015;45(11):938–949.
99. Coombes BK, Bisset L, Vicenzino B. A new integrative model of lateral epicondylalgia. Br J Sports Med 2009;43(4):252–258.
100. Croisier J-L, Foidart-Dessalle M, Tinant F, et al. An isokinetic eccentric programme for the management of chronic lateral epicondylar tendinopathy. Br J Sports Med 2007;41:269–275.
101. Woodley BL, Newsham-West RJ, Baxter GD. Chronic tendinopathy: effectiveness of eccentric exercise. Br J Sports Med 2006;4:188–198.
102. Stasinopoulos D, Stasinopoulou K, Johnson M. An exercise programme for the management of lateral elbow tendinopathy. Br J Sports Med 2005;12:944–947.
103. Martinez-Silvestrini JA, Newcomer KL, Gay RE, et al. Chronic lateral epicondylitis: comparative effectiveness of a home exercise program including stretching alone versus stretching supplemented with eccentric or concentric strengthening. J Hand Ther 2005;4:411–419.
104. Peterson M, Butler S, Eriksson M, et al. A randomized controlled

trial of eccentric vs. concentric graded exercise in chronic tennis elbow (lateral elbow tendinopathy). Clin Rehabil 2014;28(9):862–872.
105. Olaussen M, Holmedal O, Mdala I, et al. Corticosteroid or placebo injection combined with deep transverse friction massage, Mills manipulation, stretching and eccentric exercise for acute lateral epicondylitis: a randomised, controlled trial. BMC Musculoskelet Disord 2015;16:122.
106. Cullinane FL, Boocock MG, Trevelyan FC. Is eccentric exercise an effective treatment for lateral epicondylitis? A systematic review. Clin Rehabil 2014;28(1):3–19.
107. Vinod AV, Ross G. An effective approach to diagnosis and surgical repair of refractory medial epicondylitis. J Shoulder Elbow Surg 2015;24(8):1172–1177.
108. Amin NH, Kumar NS, Schickendantz MS. Medial epicondylitis: evaluation and management. J Am Acad OrthopSurg 2015;23(6):348–355.
109. Knobloch K, Spies M, Busch KH, et al. Sclerosing therapy and eccentric training in flexor carpi radialis tendinopathy in a tennis player. Br J Sports Med 2007;12:920–921.
110. Kirkpatrick WH. De Quervain's disease. In: Hunter JM, Schneider LH, Mackin EF, et al., eds. Rehabilitation of the Hand. 3rd Ed. St. Louis: CV Mosby, 1990.
111. Huisstede BM, Coert JH, Friden J, et al. Consensus on a multidisciplinary treatment guideline for de Quervain disease: results from the European HANDGUIDE study. Phys Ther 2014;94(8):1095–1110.
112. Shakeel H, Ahmad TS. Steroid injection versus NSAID injection for trigger finger: a comparative study of early outcomes. J Hand Surg 2012;37(7):1319–1323.
113. Cannon NM, ed. Diagnosis and Treatment Manual for Physicians and Therapists. 3rd Ed. Indianapolis, IN: Hand Rehabilitation Center of Indiana, 1991.
114. Osada D, Fujita S, Tamal K, et al. Flexor tendon repair in zone II with 6-strand techniques and early active mobilization. J Hand Surg Am 2006;31(6):987–992.
115. Al-Qattan MM, Al-Turaiki TM. Flexor tendon repair in zone II using a six-strand 'figure of eight' suture. J Hand Surg Eur 2009;34(3):322–328.
116. Grewal R, Chan Saw SS, Varitimidus S, et al. Evaluation of passive and active rehabilitation and of tendon repair for partial tendon lacerations after three weeks of healing in canines. Clin Biomech 2006;21(8):804–809.
117. Groth GN. Current practice patterns of flexor tendon rehabilitation. J Hand Ther 2005;18(2):169–174.
118. McNemar TB, Howell JW, Chang E. Management of metacarpal fractures. J Hand Ther 2003;16(2):143–151.
119. Hardy MA. Principles of metacarpal and phalangeal fracture management: a review of rehabilitation concepts. J Orthop Sports Phys Ther 2004;34(12):781–799.
120. Werner SL, Fleisig GS, Dillman CH, et al. Biomechanics of the elbow during baseball pitching. J Orthop Sports Phys Ther 1993;17:274–278.
121. Conte SA, Fleisig GS, Dines JS, et al. Prevalence of Ulnar Collateral Ligament Surgery in Professional Baseball Players. Am J Sports Med 2015;43(7):1764–1769.
122. Osbahr DC, Cain EL Jr, Raines BT, et al. Long-term outcomes after ulnar collateral ligament reconstruction in competitive baseball players: minimum 10-year follow-up. Am J Sports Med 2014;42(6):1333–1342.
123. Erickson BJ, Gupta AK, Harris JD, et al. Rate of return to pitching and performance after Tommy John surgery in Major League Baseball pitchers. Am J Sports Med 2014;42(3):536–543.
124. Jiang JJ, Leland JM. Analysis of pitching velocity in major league baseball players before and after ulnar collateral ligament reconstruction. Am J Sports Med 2014;42(4):880–885.
125. Campagne D. Pediatric Physeal (Growth Plate) Fractures [website], 2015; Merck Manual Professional Version. Available at: https://www.merckmanuals.com/professional/injuries;-poisoning/fractures,-dislocations,-and-sprains/pediatric-physeal-(growth-plate)-fractures. Accessed January 8, 2016.
126. Harada M, Takahara M, Mura N, et al. Risk factors for elbow injuries among young baseball players. J Shoulder Elbow Surg 2010;19(4):502–507.
127. Yukutake T, Kuwata M, Yamada M, et al. A Preseason checklist for predicting elbow injury in little league baseball players. Orthop J Sports Med 2015;3(1):2325967114566788.
128. Yukutake T, Nagai K, Yamada M, et al. Risk factors for elbow pain in Little League baseball players: a cross-sectional study focusing on developmental factors. J Sports Med Phys Fitness 2015;55(9):962–968.
129. Matsuura T, Suzue N, Kashiwaguchi S, et al. Elbow injuries in youth baseball players without prior elbow pain: a 1-year prospective study. Orthop J Sports Med 2013;1(5):2325967113509948.
130. Schreiber JJ, Paul S, Hotchkiss RN, et al. Conservative management of elbow dislocations with an overhead motion protocol. J Hand Surg 2015;40(3):515–519.
131. Sobel J, Nirschl RP. Elbow injuries. In: Zachazewski JE, Magee DJ, Quillen WS, eds. Athletic Injuries and Rehabilitation. Philadelphia, PA: WB Saunders. 1996.
132. Ring D, Bruinsma WE, Jupiter JB. Complications of hinged external fixation compared with cross-pinning of the elbow for acute and subacute instability. Clin Orthop Res 2014;472(7):2044–2048.
133. Iordens GI, Den Hartog D, Van Lieshout EM, et al. Good functional recovery of complex elbow dislocations treated with hinged external fixation: a multicenter prospective study. Clin Orthop Res 2015;473(4):1451–1461.
134. Iordens GI, Van Lieshout EM, Schep NW, et al. Early mobilisation versus plaster immobilisation of simple elbow dislocations: results of the FuncSiE multicentre randomised clinical trial. Br J Sports Med 2015. doi:10.1136/bjsports-2015-094704.
135. Taylor F, Sims M, Theis JC, et al. Interventions for treating acute elbow dislocations in adults. Cochrane Database Syst Rev 2012;(4):CD007908.
136. Giannicola G, Polimanti D, Bullitta G, et al. Critical time period for recovery of functional range of motion after surgical treatment of complex elbow instability: prospective study on 76 patients. Injury 2014;45(3):540–545.
137. Kuo CE, Wolfe SW. Scapholunte instability: current concepts in diagnosis and management. J Hand Surg Am 2008;33(6):998–1013.
138. Picha BM, Konstantakos EK, Gordon DA. Incidence of bilateral scapholunate dissociation in symptomatic and asymptomatic wrists. J Hand Surg 2012;37(6):1130–1135.
139. Slade JF III, Milewski MD. Management of carpal instability in athletes. Hand Clin 2009;25(3):395–408.
140. Rhee PC, Jones DB, Kakar S. Management of thumb metacarpophalangeal ulnar collateral ligament injuries. J Bone Joint Surg 2012;94(21):2005–2012.
141. Ritting AW, Baldwin PC, Rodner CM. Ulnar collateral ligament injury of the thumb metacarpophalangeal joint. Clin J Sport Med 2010;20(2):106–112.
142. Michaud EJ, Flinn S, Seitz WH Jr. Treatment of grade III thumb metacarpophalangeal ulnar collateral ligament injuries with early controlled motion using a hinged splint. J Hand Ther 2010;23(1):77–82.
143. Avery DM 3rd, Caggiano NM, Matullo KS. Ulnar collateral ligament injuries of the thumb: a comprehensive review. Orthop Clin N Am 2015;46(2):281–292.
144. Rowe C. The management of fractures in elderly patients is different. J Bone Joint Surg Am 1965;47:1043–1059.
145. Meyer FN, Wilson RL. Management of nonarticular fractures of the hand. In: Hunter JM, Schneider LH, Mackin EF, et al., eds. Rehabilitation of the Hand. 4th Ed. St. Louis: CV Mosby, 1995.

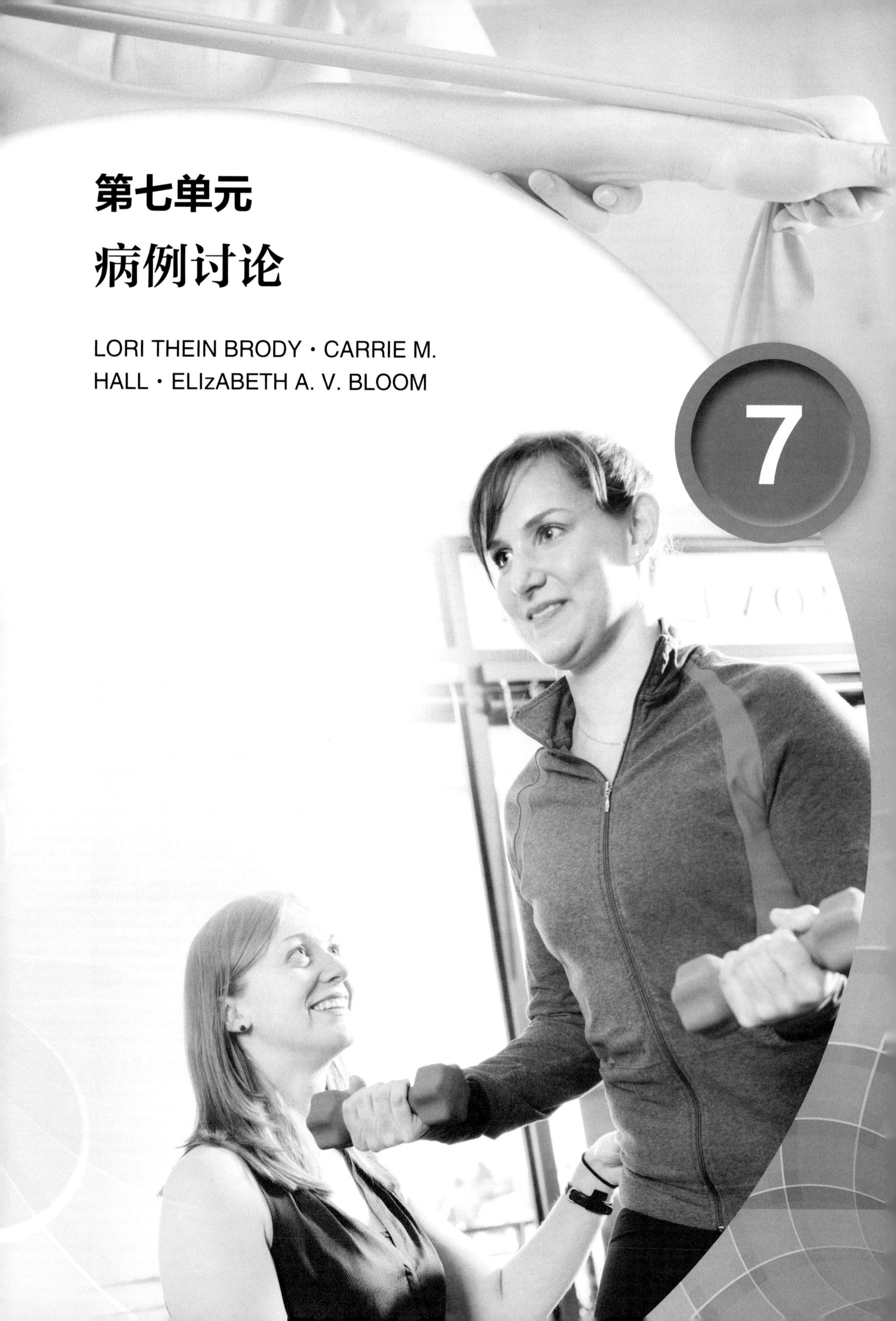

第七单元

病例讨论

LORI THEIN BRODY · CARRIE M.
HALL · ELIzABETH A. V. BLOOM

7

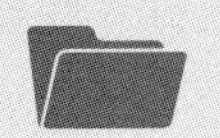

病例 1

Cody，17 岁，高中生，主诉右髋关节疼痛。自夏训踢足球后发生髋关节疼痛，赛季间，疼痛逐渐加重，由于症状持续，以致不能踢球或连续训练。痛点在髋关节外侧和腹股沟，坐位疼痛加剧。可以步行但有轻微疼痛，急停和踢球时症状最严重。

检查

疼痛：VAS 评分，坐位 4/10 分，持续疼痛；负重时 2/10 分，髋关节被动屈曲、内旋、内收时 6/10。

步态：摆动期骨盆过度旋转，髋关节屈曲过度；支撑期 Trendelenburg 步态，髋过度内旋。

主动活动度：腰部屈曲之前髋关节屈曲 90°，俯卧髋关节外旋时骨盆过度旋转，髋内旋 20°受限。骨盆侧倾之前髋关节外展 15°受限，髋内收 20°受限。

被动活动：髋屈曲 95°末端疼痛；俯卧位髋外旋 20°，髋内旋 20°；髋屈曲 90°位内旋 5°；髋外展 20°，内收不受限。

附属运动：右股骨头前后滑动受限。

特殊检查：髋关节撞击试验 +，髋内旋屈曲受限，髋关节撞击症。

触诊：腹股沟中 1/3 到股骨大转子触痛。

肌力测试：臀中肌 $3^-/5$，内收肌 $3^+/5$ 臀大肌 $3^+/5$ 髂腰肌 $3^-/5$ 外旋肌 $3^-/5$ 内旋肌 $3^+/5$ 股四头肌 4/5 腘绳肌 $4^-/5$。

骨盆对线：骨盆右入口伸展、内旋、内收，骨盆左入口屈曲、外旋、外展时骨盆内扭转；

平衡：不能将负荷转移到右侧肢体，骨盆轻度下坠，股骨内旋，足外翻。

附加检查：影像学显示髋关节撞击症。

功能结果评分：下肢功能量表（LEFS）：（0~80）45^- 中度活动受限（MCID=9）（2015，2，http：//www.mccreadyfoundation.org/documents/LEFS.pdf）

评估：撞击位置或引起疼痛时的关节角度及负荷。

诊断：髋内收畸形，表现为髋关节屈曲、内收、内旋活动受限和疼痛。

预后

短期目标（7~10 天）

1. 最佳步态行走 5km 无髋关节疼痛。
2. 坐 60 分钟没有髋关节疼痛。
3. 增加下肢功能量表评分到 61 分（轻度受限）。

长期目标（3~4 周）

1. 训练中踢足球 10 分钟髋关节无疼痛。
2. 比赛中全速跑和急停髋关节无疼痛。
3 增加下肢功能量表评分到 76 分（无受限）。

结构和功能障碍	活动受限	参与限制
髋关节活动度受限、疼痛	改变方向时骨盆到股骨活动疼痛	踢足球时不能急停，教室内不能坐位
髂腰肌、臀中肌、外旋肌力量下降	最佳步态和跑步机制时肌肉功能表现差	不能跑步或踢足球
股骨内旋、内收、后伸活动模式时骨盆内扭转	髋臼和股骨形态不匹配导致负重和坐位时疼痛	
步态支撑期髋关节内收内旋	步态中错误的生物力学机制	
静态、动态站立平衡能力下降		

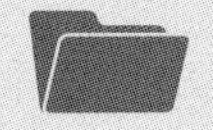

病例 2

Sarah，69 岁，退休大学教授，医学诊断双膝骨性关节炎。她独居在一栋三层的电梯公寓里。昨日，Sarah 做了双侧全膝关节置换术。她的病史包括肺气肿、2 年前曾患心肌梗死，中度肥胖、高血压。她生活独立，使用拐杖时，最远能走半条街。

检查

唤醒 / 认知：清醒且警觉；能完成复杂命令；能自主起床。

心血管系统：面色苍白，恶心，呼吸短促，坐位发汗；生命体征：脉搏仰卧时 96/ 分，坐位 108/ 分；

血压仰卧位 144/66mmHg，坐位 126/64mmHg。

伤口：用纱布及医用胶带包扎，引流通畅；伤口周围皮肤红、肿、热、痛。

疼痛：VAS评分，静息时3/10分，运动时8/10分。

主动关节活动度：右膝伸直、屈曲 20°~47°（引发疼痛）；左膝伸直、屈曲 15°~52°（引发疼痛）。

耐力测试：坐位最多耐受 15 分钟；站立最多耐受 20 秒。

肌力测试：髂腰肌（双侧）2^+ 级；臀大肌（双侧）4 级；臀中肌（双侧）2^+ 级；股四头肌右侧 2 级，左侧 3^- 级；腘绳肌右侧 2^+ 级，左侧 3^- 级。

抗阻测试：肩胛带上提和下降，伸肘肌群强有力且无痛。

姿势：双膝半屈，膝外翻畸形，L>R。

步态：步宽大，膝关节僵硬，躯干屈曲，上肢大部分支撑在助行器上。

评估：急性期，术后疼痛，炎症，肌无力及双膝关节主动活动度降低。

诊断：双侧全膝关节置换术后第 1 天。

预后

短期目标（7~10 天）

1. 独立的床上移动与在助行器内进行重心转移。
2. 用助行器能独立步行 30 米。
3. 膝关节主动活动范围大于 10°~70°，以能够上、下楼梯。
4. 离床坐位时间每天大于 5 小时。

长期目标（12 周）

1. 在心肺功能允许的状态下步行 > 100 米，适当休息。
2. 能再次独立驾车去社区。
3. 回归术前的日常职业。

结构和功能障碍	活动受限	参与限制
双膝关节主动活动度降低	床上移动和坐位向站位转移时需要轻微辅助	不能完成日常生活的基本活动和娱乐活动
双侧股四头肌和腘绳肌无力	坐不能超过 15 分钟	不能走访邻居
术后疼痛和炎症反应	站不能超过 20 分钟	不能回归教学和恢复写作的兴趣
活动耐受性明显降低	不能行走	不能参与家庭聚会，教堂和俱乐部进行社交活动

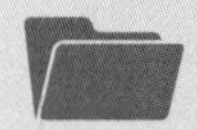

病例 3

Cathy，61 岁，记者。主诉躯干、腿部无力及全身疲劳。有骨质疏松症和骨关节炎的病史，最近 2 周发作并伴有药物引起的腹泻。最近，Cathy 很难完成每周 40~50 小时的工作。她很少锻炼，也没有任何家庭锻炼的设备。感到呼吸急促、疲劳，由于髋部不适的限制，她最远能走一个街区。

姿势 / 对线：躯干上部驼背症状，头前伸；腰椎变平；骨盆后倾；双侧髋部后伸并内旋；双膝过伸；胫骨外旋；肩胛骨外展并上抬。

肌肉长度：腘绳肌（双侧）被动直腿抬高到 50°。

肌力测试：躯干屈肌 $3^-/5$；下肢肌群 $2^-/5$；髂腰肌右侧 3/5，左侧 $3^-/5$；臀中肌右侧 3/5，左侧 $2^+/5$；臀大肌（双侧）$3^+/5$；股四头肌右侧 4/5，左侧 $4^-/5$；腘绳肌右侧 $4^-/5$，左侧 $3^+/5$；双侧菱形肌 $3^+/5$；双侧下斜方肌 3/5。

主动和被动关节活动度

胸腰椎：胸椎前屈 > 腰椎前屈（腰椎保持中立位）；后伸时，胸腰联合处伸展过度；患者自诉所有活动均有僵硬感。

髋关节：内旋右侧 0°~20°，左侧 0°~15°；外旋右侧 0°~35°，左侧 0°~33°；屈曲（屈膝时）0°~85°，后伸 0°~25°。

肩关节：双侧肩关节同时向上提时肩胛骨平面屈曲 0~140°，早期肩胛骨上回旋，前屈到末端范围时胸椎伸展不足，主诉活动度到范围末端背侧中部疼痛。单臂屈曲时导致单侧肩关节有 10° 的上提活动。

功能结果评分：能标准地完成 12 分钟步行测试但伴随呼吸短促和下肢肌肉疲劳；距离为 900 米；站立 10 分钟便需要休息，最高心率 132 次 / 分，血压 153/88mmHg。

WOMAC 骨关节炎指数：46%。

评估：由于关节活动、肌力和肌肉长度的变化导致功能广泛降低和身体对线问题。

结构和功能障碍	活动受限	参与限制
骨盆带周围肌无力	行走不能超过 15 分钟,不伴有呼吸短促和疲劳	不能完成正常工作每周超过 30 小时
脊柱,骨盆和下肢对线不良	上下楼梯需要支撑	不能以正常方式完成基本日常生活活动和工具性日常生活活动
腘绳肌、腹直肌、胸大肌和胸小肌短缩	难以从低椅子上起身	因疲劳和疼痛而拒绝参加社交活动
心血管系统耐受性降低	在上午和下午自我照护期间需要休息	
下肢肌耐力降低		
胸腰椎间关节和胸椎椎间关节受限		
肩胛带活动模式错误		
躯干肩胛上旋肌功能表现差		
髋关节受限		

诊断:在骨质疏松症和骨关节炎的基础上身体功能广泛下降。

预后

短期目标(2 周):强调力量和步态练习,最大限度地提高对工作和家庭活动的耐受。

长期目标(4~6 个月):增加肌肉骨骼和心血管系统的耐受,从而能够恢复家中和工作中的正常工作。

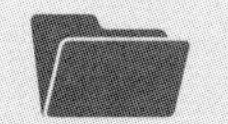

病例 4

Jack,58 岁,退休银行家,主诉右肩痛,疼痛在摸头或摸背时最为明显,有时会在晚上痛醒。Jack 是在 2 年前长期打网球而造成的非特异性右肩损伤。期间未经任何治疗,症状有所缓解。Jack 在翻新他的 11 m(35 英尺)木制帆船时,打磨甲板后肩痛复发。惯用手为右手。

姿势 / 对线:头及上颈段前伸,颈 - 胸联合处屈曲,胸腰椎曲度变小;肩胛骨上提、前伸和下回旋,R>L;右侧肱骨位于盂肱关节前方。

主动关节活动度:右肩屈曲 0°~90°,后伸 0°~30°,外展 0°~100°,外旋 0°~25°,内旋 0°~50°;在所有方向关节活动末端引出疼痛。颈部右旋活动 50% 受限(右肩在活动度末端产生疼痛),颈部左旋活动 25% 受限(右肩在活动度末端产生疼痛),颈部屈曲活动 50% 受限(右肩在活动度末端产生疼痛),颈部后伸活动 50% 受限(右肩在活动度末端产生疼痛)。

被动关节活动度:右肩关节屈曲 0°~110°,后伸 0°~33°,外展 0°~110°,外旋 0°~25°,内旋 0°~55°;各个方向关节活动末端引出疼痛。颈部各个方向活动度与主动活动度一致,且各个方向活动范围末端右肩引发疼痛。

神经张力测试:上肢张力测试,右侧正中神经及桡神经呈阳性。

附属运动测试:

盂肱关节:活动受限,特别是由后向前和由上至下滑动。

肩胛胸壁关节:内侧滑动和上回旋减少;外侧、向上滑动增加。

上胸段:T2—T8 前后向、后前向滑动减少。

肌力测试:上斜方肌、肩胛提肌(双侧)5/5;中部斜方肌右侧 2/5,左侧 3/5;下部斜方肌右侧 3/5,左侧 4/5;菱形肌右侧 3/5,左侧 4/5;前锯肌右侧 4/5,左侧 5/5。

抗阻测试(中立位):右肩屈曲、伸展、内旋、外展和内收有力且无痛;外旋无力但无痛。

活动质量:盂肱关节前屈、外展 30°~90° 时,肩肱节律 1 ∶ 1;之后通过肩带上抬实现。

功能结果评分: Quick Dash(上臂、肩和手短缩失能量表 0~100 分),结果是 59 分(中度活动受限)Quick Dash 工作模式 15 分(无活动受限);Quick Dash 运动模式 65 分(严重活动受限)。最小临床重要性差异(minimal clinical important difference,MCID)8%(2015,2,3,http://www.

physio-pedia.com/DASH_Outcome_Measure#cite_note_Gummesson-3)。

评估：因右侧肩胛带和颈胸椎关节运动减少而导致错误的运动模式和疼痛，神经张力测试结果证明C5/C6节段椎间盘病变。

诊断：亚急性右肩粘连性关节囊炎，继发椎间盘病变。

预后

短期目标(3周)

1. 将夜间疼痛减轻50%。

2. 举起小重量物品，达到肩膀高度没有疼痛。

3. 改善Quick Dash运动模式积分到36(中度活动受限)。

长期目标(3~4个月)

1. 夜间无痛。

2. 能够耐受在肩部终末端范围内的阻力运动；从而能够完成船上的重型工作。

3. 改善Quick Dash运动模式积分到15分(无活动受限)。

结构和功能障碍	活动受限	参与限制
生理和附属运动减少	不能摸头，举过头顶	从后侧荷包取钱包困难
肩胛胸壁、盂肱关节和颈胸段对线不良	睡眠障碍	从驾驶座解锁乘客门困难
错误的肩带运动模式		不能完成中型或重型船翻新任务
终末端肩带运动疼痛，尤前屈时		
颈部活动受限		
上肢神经张力测试+		

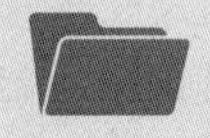

病例5

Irene，85岁，女性，在家中摔倒致急性下腰背部疼痛，下肢神经根痛(R> L)并卧床休息超过2周。这时的她虚弱，情绪不稳定，站不稳并且害怕跌倒。正在使用助行器辅助移动。虽然她下肢症状消失，但背部仍然疼痛。Irene独居在自己的无障碍公寓里，跌倒损伤发生前，她能独立地处理自己的基本日常生活，并热衷于社区活动。

检查

姿势：驼背；骨盆前倾；髋关节轻度屈曲

肌力测试：下肢肌群2/5；臀大肌右侧$2^+/5$，左侧$3^+/5$；臀中肌右侧2/5，左侧3/5；髂腰肌右侧$2^+/5$，左侧$4^-/5$；股四头肌右侧4/5，左侧$4^+/5$；腘绳肌右侧$3^-/5$，左侧$3^+/5$

肌肉长度：股四头肌>髂腰肌轻度缩短，R>L；双侧腘绳肌长度变化不明显

运动功能测试：VAS评分：站立或行走时4分。坐位或侧卧时疼痛缓解。站立前屈20°；站立后伸症状再现

步态：Trendelenburg步态R>L；支撑面大；屈髋时伴躯干前屈；腰椎骨盆节律明显减少

平衡：站立前伸15cm；诱发平衡反应时表现延迟性反应，髋平衡>踝平衡机制。

反射：膝反射(双侧)2^+；踝反射右侧1^+，左侧2^+。

感觉：轻触觉正常，本体感觉轻度降低，R> L。

功能结果评分：Berg平衡量表(0-56分，2017年1月17日，来源于https://www.physiopedia.com/images/b/bd/Berg_balance_scale_with_instructions.pdf)-36分(高危险跌倒)；Oswestry残疾指数(0-100分，2017年1月17日，来源于http://www.physio-pedia.com/Oswestry_Disability_Index)-35(严重活动受限)。

评估：驼背且相应肌肉长度和张力改变；主动或被动伸展时疼痛，影响静态和动态站立平衡，及站立的耐受性。

诊断：跌倒致腰椎椎管狭窄加重。

预后

短期目标(2周)

1. 使用助行器能独立步行25米。

2. 独立起床。

3. 早晨能进行常规活动并独立站立10分钟。

结构和功能障碍	活动受限	参与限制
胸腰椎前凸 - 后凸排列紊乱	起床或从椅子上起身需要协助	不能完成日常生活的基本活动
肌无力，特别是躯干和下肢近端肌肉	站立不能超过 2 分钟	不能独立行走
髂腰肌和股四头肌缩短，R> L	行走不能 > 10 米	不能步行到餐厅
静态和动态站立平衡减弱（Berg 平衡量表 36 分）	不能自主移动	不愿参加日常社交活动（打桥牌，看电影，与家人一起晚餐）
害怕跌倒		
腰椎伸展时疼痛		

4. 改善Berg量表积分到45分（中度跌倒风险）。
5. 改善 Oswestry 积分到 30（中度活动受限）。

长期目标（8 周）

1. 在无辅助器具帮助下能在楼与楼之间独立行走。
2. 恢复与家人朋友的所有社交活动。
3. 改善 Berg 量表积分到 56 分（功能性平衡）。
4. 改善 Oswestry 积分到 15（轻度活动受限）。

病例 6

Megan，12 岁，女性，网球和排球运动员，排球运动致右侧 ACL 损伤后 2 周。MRI 显示没有半月板损伤。现阶段，她不愿意做手术，想非手术治疗观察膝关节能否恢复。她不想放弃网球和排球运动。

检查

步态：运用腋拐时，足尖着地；膝关节半屈曲位。

主动关节活动度：伸膝 / 屈膝 15°~90°，整个过程中主观感觉双下肢带有紧绷感。

被动关节活动度：伸膝 / 屈膝伸展全范围到 100°，屈膝运动范围终末端因肌肉保护受限。

触诊：髌上中度肿胀，后侧关节囊肿胀；围度（髌骨上缘 3cm）右侧为 44cm，左侧为 38cm；关节渗出 1^+；关节线无压痛。

肌力测试：抗阻测试在本阶段不宜使用；不能完成股四头肌力量测试；可以完成髋关节屈曲、外展和伸展位的直抬腿高。

附属运动：髌骨活动正常。

特殊检查：膝关节内外侧扳试验 0° 和 30° 均阴性；Lachman2^+；膝关节松弛试验右侧比左侧大 4mm。

功能结果评分：KOOS 生活质量 =5；KOOS 运动休闲 =0；KOOS 日常生活活动 =33。

评估：右膝关节积液，疼痛，关节活动度减小以及肌肉募集模式改变。

诊断：右膝因结构损伤而致功能障碍。

预后

短期目标（2~4 周）

1. 不借助辅具帮助下移动。
2. 不借助辅具回归到学校学习。

长期目标（6~12 个月）

1. 重返排球和网球运动。
2. 恢复正确运动模式以预防膝关节再伤、避免手术。

结构和功能障碍	活动受限	参与限制
髌上囊和后关节囊局部肿胀	不能支持右足完成单腿支撑相	不能参加正常体育运动
亚急性疼痛 4/10	屈膝步态模式	
股四头肌募集减弱	因上述步态问题需要持拐	
右下肢协调性下降	上下楼梯移动速度慢	
	下蹲时不能控制膝关节	

病例 7

Mary,36 岁,两个孩子的母亲。背部、右髋部和右踝关节慢性疼痛 6 个月,近期诊断为银屑病关节炎。之前她的工作为实验室研究员,但现在无法工作。Mary 说,在生活中,因自身疾病她与丈夫和孩子遇到诸多困难,且在不断加剧。即使是做一些小事,如上楼梯或接送孩子,在几个小时后都会出现疼痛、疲劳或是无力。Mary 曾经非常活跃,但现在的她非常沮丧。尽管如此,她仍希望能回归到日常活动中。她的最终目的是希望能从事兼职工作。她已预约了类风湿专家随访以讨论药物疗法。她被转诊接受物理治疗帮助处理疼痛和重返健身练习。

检查

姿势和观察:中等身材;站立时踝关节跖屈,膝过伸(右侧 > 左侧),骨盆前倾,腰椎前凸,胸椎驼背。右侧髂棘上抬,右股骨内收内旋,足外翻(右侧 > 左侧);腰部竖脊肌静态张力高,上胸式呼吸模式。

主动关节活动度

胸腰部:立位体前屈,胸椎和髋部活动度 > 腰椎活动度,初始和终末出现疼痛,腰椎骨盆活动节律异常;伸展、旋转和侧屈活动度都有所减小;因右髋和右踝疼痛,下蹲受限 50%。踝关节背屈活动度受限 5°(右侧),8°(左侧);右髋关节外展外旋和屈曲轻度受限;左侧内收内旋伸展活动受限。

被动关节活动度:抗阻前出现疼痛,右髋关节屈曲、外展、外旋(7/10)(疼痛过敏);踝关节背屈活动末端抗阻疼痛(4/10)。

附属运动:T1—T10 后前向滑动受限;L4—L5 横突后前向滑动受限,右侧 S1 后前向滑动受限。

肌肉长度:左侧腘绳肌缩短,右侧小腿三头肌缩短,双腿髋屈曲肌群缩短,右侧内收肌缩短。

肌力测试:腹肌 $3^-/5$;下肢肌群 2/5;臀大肌(双侧)$3^+/5$;臀中肌右侧 $3^-/5$,左侧 3/5;髂腰肌(双侧)$3^+/5$;股四头肌双侧 4/5;腘绳肌右侧 $4^+/5$,左侧 $4^-/5$;腓肠肌提踵右侧 10 次,左侧 20 次。多裂肌上抬测试(Hebert,2013)见 L4、L5 右侧肌肉收缩异常。

运动测试:主动活动测试显示腰椎伸展、旋转模式伴随肢体运动。闭链测试中右髋关节呈内收内旋模式;闭链测试中右踝关节呈跖屈和外翻模式。

表面肌电测试:静息肌张力升高(腰椎旁肌);前屈活动末端没有屈曲放松反应。

触诊:腰椎椎旁、髋关节外侧和腹股沟轻触疼痛 7/10;关节位置、胫后肌止点疼痛 7/10;骨盆扭转并骶椎向右旋转,右髋呈伸展、内收、内旋;右髋呈屈曲、外展、外旋。

功能结果评分:恐惧逃避行为问卷 - 躯体活动(0~24)为 12(中度恐惧逃避);Oswestry 残疾指数评分为 40(中度活动受限);下肢功能评分为 42(中度活动受限)。

评估:下腰痛伴伸展旋转活动受限;髋关节疼痛伴髋外展外旋;足内翻;胫后软组织疼痛;所有疼痛在活动后加剧。

诊断:区域性慢性疼痛并发银屑病关节炎,FABQ 积分增加并无力、疲劳、活动下降和运动募集异常。

预后

短期目标(6~8 周)

1. 每天行走 2 次,每次 15 分钟后没有明显症状。
2. 从地板高度抬起 9kg(20lb)物体。
3. 抬起 9kg(20lb)物体并保持 3 分钟。
4. 下蹲到大腿平行于地面,重复 10 次没有症状。
5. 改善 FABQ 积分到 9 分(轻度恐惧逃避)。

结构和功能障碍	活动受限	参与限制
下腰、右髋、右踝关节疼痛,活动后加重	坐不能超过 10 分钟	不能和孩子在地面上玩耍
下腰、髋和踝关节活动模式异常	站不能超过 15 分钟	不能和丈夫进行正常的性关系
静态、动态肌肉张力和肌纤维募集异常,双侧腰部竖脊肌张力增高	行走不能超过 800m(1/2 英里)	不能回归实验室研究员的工作
主动生理活动轻度受限,影响脊柱、髋关节和踝关节	不能从地板举起 >4.5kg(10lb)	不能恢复健身活动

6. 改善下肢功能积分到61分(中度活动受限)。

7. 改善Oswestry积分到15分(中度活动受限)。

长期目标(1年)

1. 回归兼职工作。

2. 持续行走30~40分钟后没有明显症状。

3. 恢复健康活动包括举重、瑜伽、普拉提。

4. 改善FABQ积分到4分(最小恐惧逃避)。

5. 改善下肢功能积分到76分(没有活动受限)。

6. 改善Oswestry积分到4分(没有活动受限)。

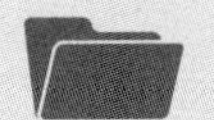

病例8

George,35岁,计算机数据录入员,肩胛区域、头部、头颈部及右侧额头疼痛9个月。之前无受伤史,但这些症状在上个月急剧加重以至于影响工作。他的雇主在几个月前完成了工作环境的健康评估并提供了先进的办公室设备,但这些并没有减轻George的症状。通常他能轻松地在电脑上不间断的工作几个小时,一般1周工作60小时。George轻度肥胖并有着久坐的生活方式。

检查

姿势、对线:头前倾,高低肩,L>R,腰椎过度前凸带有骨盆前倾,肩胛骨过度外展和下回旋(L>R)。双侧肘窝内翻。膝外翻时股骨外旋伴膝过伸。

主动关节活动度

颈椎:屈曲0°~25°;伸展0°~60°(引出疼痛);旋转右侧0°~55°,左侧0°~60°;侧屈右侧0°~35°,左侧0°~50°。

肩关节:前屈右侧0°~120°,左侧0°~140°;后伸右侧0°~30°,左侧0°~45°;外旋右侧0°~30°,左侧0°~45°。

髋关节:外旋0°~45°,内旋0°~10°。

肌肉长度:背阔肌、胸大肌短缩;菱形肌和中下部斜方肌拉长。

肌力测试:前锯肌(双侧)3/5;大菱形肌(双侧)4/5;中部斜方肌5/5;中下部斜方肌1-2/5;冈下肌、小圆肌4/5;三角肌前部和中部5/5;肱二头肌右侧4^-/5,左侧5/5;肱三头肌(双侧)5/5;桡侧、尺侧腕屈肌右侧4^-/5,左侧5/5;桡侧腕长、短伸肌右侧3^+/5,左侧5/5,引出疼痛;旋前圆肌、旋后肌右侧4^-/5,左侧5/5;下肢肌2/5;髂腰肌右侧3^+/5,左侧4/5。

附属运动测试

颈部:在C1/2和C2/3的节段性测试中,前屈、后伸和旋转活动度降低,且L>R。

肩胛带:盂肱关节前后向和后前向滑动减小;肩胛胸段后向前滑动和下回旋活动度降低,侧向滑动和上回旋活动度增高。

触诊:枕骨下部中度压痛,肩胛间区广泛压痛,L>R,右侧肱骨外上髁触痛。

腱反射:右侧肱二头肌腱反射1^+,左侧2^+;肱三头肌腱反射(双侧)2^+。

感觉:右侧前臂和桡侧手指浅感觉减弱。

功能评估:颈部残疾指数评分(NDI)(0~50分)23分(中度活动受限);Quik Dash 37分(中度活动受限);Quick Dash工作模块63分(中度活动受限)。

评估:由于稳定肌无力和过度牵伸导致躯体稳定性下降,导致多体位下的不良体姿和运动障碍。肩胛骨稳定性下降与过度牵伸以及上颈段活动度降低有关;连续性的肌骨疼痛和头痛;右手腕伸肌群过度使用所致的亚急性损伤。

诊断:斜方肌中下束1°慢性紧张,上颈段小关节活动障碍,可能存在固定性畸形;右颞下颌关节活动不足;右桡侧腕长伸肌腱炎。

短期目标(2~4周)

1. 将头痛的频率和强度降低50%。

2. 坐位能维持60分钟,包括姿势的调整和短暂的休息。

3. 张嘴到50mm。

4. 改善颈部残疾积分到15分(轻度活动受限)。

5. 改善Quick Dash工作模块积分到35分(轻度活动受限)。

长期目标(6个月)

1. 将头痛的频率和强度降低75%~100%。

2. 回归到基本的工作水平。

3. 能完全张嘴吃苹果和汉堡。

4. 改善颈部残疾积分到3分(轻度活动受限)。

5. 改善Quick Dash工作模块积分到10分(无活动受限)。

结构和功能障碍	活动受限	参与限制
上颈段，不对称的小关节活动障碍	坐不能超过 30 分钟	不能完成被分配的工作
颞下颌关节活动不对称，张开活动减少	每天头痛，以致注意力不集中	工作满意度下降
枕骨下部伸肌疼痛和短缩	张大口活动困难	不能张嘴大口吃汉堡或苹果
肩胛带力线异常	因右前臂疼痛而不能很好使用钥匙	
肩带内收肌、上回旋肌和下降肌群无力且处于被拉长状态		
姿势肌无力且疲劳		
右桡侧腕长伸肌疼痛且有炎症		

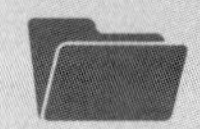

病例 9

Janet，47 岁，护士，主诉右大腿后外侧疼痛。清晨右腿负重时疼痛加重，限制其活动时疼痛减轻，在一天结束时疼痛最重，尤其是她走了很多路的情况下。其他症状还包括间歇性下背钝痛及右侧足弓偶尔剧痛。

检查

姿势和力线：胸椎后凸，腰椎前凸，骨盆后倾；髂前上棘升高，R>L；股骨内旋，R>L；胫骨横向旋转 R>L；足旋前 R>L；下肢长度测量：右腿比左腿长 3/8 英寸。

主动关节活动度：髋关节外旋 0°~30°，内旋 0°~55°；胸腰段屈曲，腰椎曲度减小甚至后凸时，疼痛消失。

肌肉长度：阔筋膜张肌、髂胫束短缩伴末端牵伸痛；腘绳肌（内侧 > 外侧）和小腿三头肌缩短。

肌力测试：屈髋肌群（离心）力量 2/5；躯干屈肌 4/5；臀中肌右侧 2^+/5，左侧 3/5；臀大肌右侧 3/5，左侧 3^+/5；阔筋膜张肌右侧 3^+/5（引出疼痛），左侧 4/5；髂腰肌右侧 2^+/5，左侧 3/5；股四头肌右侧 4^-/5，左侧 4^+/5；腘绳肌（双侧）4^+/5；胫后肌（双侧）5/5（疲劳程度，R>L）。

附属运动测试：T10—L2 后前向滑动相对于下腰椎节段活动过大；大足趾背侧向腹侧滑动过小，R>L。

运动测试：右腿单腿站立有疼痛和股骨过度内旋；当股骨外旋时疼痛减轻。

步态：被动摇摆步态（右腿），右腿在站立中期时股骨内旋，站立早期踝关节过度旋前，站立后期踝关节旋前 R>L。

触诊：右侧阔筋膜张肌压痛；足底筋膜起点在跟骨附着处有轻度压痛。

功能评估积分：膝关节骨性关节炎症状量表积分（KOOS）75 分；KOOS 疼痛 61 分；KOOS 生活质量 50 分。

评估：髂胫束长度 - 张力失衡而致阔筋膜张肌急性疼痛。因代偿性髂胫束模式及髂胫束长度 - 张力失衡的协同作用导致阔筋膜张肌急性激惹性疼痛；足底筋膜，踝关节过度外翻和大足趾活动度降低致间歇性足痛，通常情况下没有症状。

诊断：髂胫束筋膜炎和间歇性足底筋膜炎。

目标

短期目标（4~6 周）

1. 完成每周 40 小时小强度工作。
2. 每天行走 2.4km，20 分钟行走 1.6km，不伴

结构和功能障碍	活动受限	参与限制
骨盆后倾，股骨内旋和踝关节外翻，腿不等长	步行不超过 20 分钟就会引起右腿疼痛	不能完成 8 小时轮班中被分配的所有工作
髂胫束协同肌无力，包括臀中肌，髂腰肌和股四头肌		不能将行走作为健身方式
髂胫束短缩		因腿痛而很难完成家务
臀中肌拉长		
错误的步态模式		

随腿或足痛。

3. 没有疼痛的完成30~40分钟的家务。

长期目标(12~16周)

1. 恢复完成每周40小时完整的工作。

2. 每天行走3英里,20分钟每英里,不伴随腿或足痛。

3. 能轻松完成家务。

4. 改善KOOS积分50%。

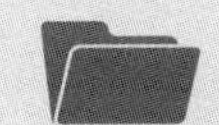

病例10

Pete,38岁,主诉右肩与髋疼痛。右肩6个月前开始疼痛,肩关节弹响且不稳,手摸背时加重。手臂上抬从中部到末端时有撞击痛。他热爱跑步(每周跑程48~64km),但在髋的后侧、上方和内侧在跑3.2km后出现疼痛,疼痛在跑后45~60分钟时消失。由于职业要求,他需要长时间坐在电脑前,但每当他坐45~60分钟后髋部的疼痛加重,同时产生肩痛。

检查

力线:头轻微向前和偏向左侧;右侧肱骨头轻微前移;右肩胛骨轻度下降,倾斜,下回旋和内收;右侧髂棘较左侧高;右股骨内收且较左侧内旋;右胫骨轻微外旋;右足轻微外展和旋后。身体整体姿态呈典型的摇摆态。坐位时骨盆后倾,躯干右侧侧弯,右侧肩胛骨下降,下回旋和倾斜。

步态:身体负重时,躯干右侧侧弯,右侧肩胛骨下降,下回旋和内收;右腿支撑期, 右腿的步态为Trendelenburg步态;当左足处于摆动期时,骨盆过度向右前方转动(顺时针方向约12°);足部力学表现正常,除支撑末期轻微过度旋后。

腰椎和颈椎扫描检查:无明显病理性症状。

关节活动度:

右肩:前屈0°~150°,外展0°~150°,外旋/内旋(伴手臂外展90°)90°~40°

右侧髋关节:屈曲/后伸95°~10°,内收/外展30°~5°,外旋/内旋50°~20°

胸椎旋转:胸椎右旋时25%受限

肩肱节律:手臂外展时,肩胛骨缓慢开始上回旋;大部分转动发生于手臂外展的最后阶段;相对于左侧,右侧的肩胛胸壁关节上回旋减少;外展回到中立位时,产生翼状肩胛骨征象。

肌肉长度:右腿内侧的腘绳肌,阔筋膜张肌/髂胫束,菱形肌中度短缩,冈下肌/小圆肌明显短缩,右侧的髂腰肌,斜方肌和前锯肌明显拉长。

肌力测试:臀中肌右侧3^+/5,左侧4^+/5;臀大肌右侧4^-/5,左侧4^+/5;髂腰肌右侧3/5,左侧4/5;内侧腘绳肌右侧4^-/5(引出疼痛),左侧5/5;髋外旋肌群右侧3^+/5,左侧4^+/5;肩胛下肌右侧3^+/5,左侧4^+/5;冈下肌/小圆肌(双侧)5/5;上部斜方肌右侧4^-/5,左侧5/5;中部斜方肌右侧3^+/5,左侧4/5;下部斜方肌右侧3^+/5,左侧4/5;前锯肌右侧3^-/5,左侧4/5;躯干屈肌5/5;屈髋肌离心性肌力3/5。

关节活动:盂肱关节后前向滑动和后足侧滑动中度受限(终末感为关节囊受限,抗阻后疼痛);后前向滑动中度过大(终末感为关节囊受限);肩胛胸壁关节上回旋中度受限(终末感为肌肉受限),肩锁关节前后向滑动轻度受限(终末感为关节囊受限);髋关节前向滑动和长轴牵引中度受限(终末感为肩胛骨受限,抗阻后出现疼痛)。

抗阻测试:右腿内侧腘绳肌,内收肌,冈上肌和肩胛下肌无力且疼痛。

特殊检查:右肩关节惊惧试验和被动撞击征阳性,Slump试验右下肢阳性(髋后部,上部和内侧疼痛再次引起)。

触诊:肩胛下肌和冈上肌止点压痛;坐骨结节内侧和耻骨下支区域压痛。

功能性测试:右手摸背疼痛及代偿产生;右手摸头时疼痛弧产生;右手背到体后时右肩胛骨不能内收,并且较左侧而言,右侧肱骨头过度前移。台阶运动测试提示髋上抬时右髋屈曲和右腿支撑相时伴随右腿Trendelenburg步态。深蹲时,最大屈髋状态,双髋关节屈曲不对称。

功能评估积分: Quick Dash评39分。

评估:右侧腘绳肌、内收肌、肩胛下肌和冈上肌长期紧张,右肩撞击综合征,右肩稳定性差。

诊断:右肩撞击综合征且右肩关节功能性不稳;右肩胛下肌拉伤和冈上肌肌腱病;右内侧腘绳肌及大收肌拉伤可能导致坐骨神经损伤。需要排除右肩关节盂唇是否有撕裂以及胸长神经是否损伤,这些损伤可能在摔倒时发生。

结构和功能障碍	活动受限	参与限制
右肩及右髋的前面、上面局部疼痛	右手不能摸到后背或者不能高举过头，并且没有不适感	在工作时不能在电脑前坐超过 45 至 60 分钟
右肩活动过度 / 稳定性差（？）	不能完成坐，上五层台阶或者跑 2 米而右髋没有不适感	不能参加想参加的娱乐活动
右髋关节囊受限		
肩胛胸壁关节的下回旋肌，盂肱关节外旋肌，内侧腘绳肌、阔筋膜张肌 / 髂胫束和右侧内收肌短缩		
肩胛胸壁关节上回旋肌，肩胛下肌和髂腰肌拉长		
胸椎，盂肱关节，肩胛胸壁关节和髋关节受限		
右肩上回旋肌，肩胛下肌，臀中肌，臀大肌，髂腰肌和髋关节外旋肌无力		

预后

短期目标（2~3 个月）

1. 完成全范围内关节活动和右手能摸后背，没有疼痛及不稳定感。
2. 可以维持坐姿 45 分钟且右髋关节没有疼痛感。
3. 上 5 层台阶，右髋没有疼痛感。
4. 每周跑 15 分钟右髋疼痛感没有增加。
5. 参加游泳并能混合泳 460m（500 码）。

长期目标（6~8 个月）

1. 右臂活动不受限，能正常进行，并且没有疼痛及不稳定感。
2. 能以正确姿势久坐并且右髋无痛。
3. 上 10 层台阶不引发右髋疼痛。
4. 每周跑 30 分钟右髋无疼痛感。
5. 游泳 1 600m（1 英里）没有疼痛或不稳定感。
6. 改善 Quick Dash 到 75 分。

完整的干预——下肢

针对病案 10。以下是针对 Pete 下肢的完整训练方案，针对最开始的 1 周时间。

第 1 周

活动：膝 - 手摇摆（详细见第 19 章自我管理内容的 19-7）。

目的：提高髋关节的灵活性，拉伸髋关节后侧相关肌肉，训练髋关节、骨盆、脊柱的独立活动能力。

风险因素：在向后摇摆时注意动作的对称性。

运动系统的强调因素：子系统的被动活动。

运动控制阶段：灵活性。

运动模式：独立的髋关节被动活动。

姿势：髋关节位于膝的上方，肩关节位于手的上方。髋关节屈曲 90°，双侧膝关节和踝关节与双髋同宽。双手以肩宽为标准分开，并且手指指向前。下背部轻微后伸。

动作：首先保持核心区的正确位置（见第 17 章患者相关指导 17-1），要求患者只是髋关节向后摆动进行运动，在背部运动前停止动作。

注意事项：臀部运动应独立于腰痛区域。

运动量

注意事项

解剖：髋关节，不是腰椎骨盆区。

生理：髋关节屈曲至终末角度时不对称的僵硬。

学习能力：髋上抬和功能运动的习惯性运动模式，是在多次重复以及早期学习阶段的反馈建立起来的。

重复 / 组数：30 次 / 组，1 组。

频率：每天。

顺序：以这个训练开始，紧接着开链运动的力量练习。

速度：对腰椎骨盆区附属运动进行监控。

环境：在家中平整坚硬地面，开始时可以在镜子前进行。

反馈：初始阶段需在临床进行，临床工作人员给予触觉、语言上的反馈，镜子给予患者视觉反馈。从每次动作开始重复给予反馈，之后缩短至每 3~4 次再进行语言反馈。

强化训练目标的功能运动模式：上楼梯，步态训练，没有不对称运动模式的跑步训练。

训练选择的理由：这个训练目的是在于增加髋关节屈曲角度，由于髋关节囊、韧带、肌肉、肌筋膜延展性的下降导致髋屈曲功能下降。对于 Pete

是要形成正确的行走运动模式、上楼梯姿势以及跑步习惯性运动模式,髋关节也需要恢复正常的活动范围。而右髋关节软组织的僵硬导致了异常步态模式,并且影响了上肢的运动。那么,要想解决上下肢的问题,首先应该解决髋关节稳定性的问题。

活动:增强髂腰肌的肌肉功能(见第19章,自我控制内容第一阶段的19-5)。

目标:髂腰肌神经肌肉学习的运动模式促进了短期内恢复髋关节屈曲活动度。

危险因素:保证髂腰肌的运动,而不是阔筋膜张肌或股直肌的代偿,注意右髋上抬。

运动系统因素:神经系统的主动性。

躯体控制阶段:灵活性。

运动模式:髂腰肌等长收缩。

姿势:保持坐位,并且单侧髋关节屈曲及轻微外旋。

动作:首先保持核心区稳定。患者在被动髋关节屈曲的终末位时伴有轻微的髋关节外旋。避免髋关节的异常姿态或者腰椎的代偿运动。病人应在无其他外力施加的情况下控制下肢。

注意事项:髋关节的异常内旋会募集髋关节屈曲的主要肌肉,阔筋膜张肌等,髂腰肌紧张导致髂胫束进一步缩短。髋上抬会导致骨盆侧倾和髋关节屈曲,应避免这些情况。

运动量

注意事项

解剖:右侧髂腰肌,右侧髋关节。

生理学因素:肌肉长度导致力量变化,肌肉变长后力量比肌肉短缩时要大。

学习能力:长期的习惯性动作或者长距离的高强度跑步运动模式;在学习初期需要多次重复和显著反馈。

次数/组数:直到造成疲劳,或者20~30次/组,3组。

频率:6~7天/周。

动作顺序:在四点跪位摇摆之后。

速度:缓慢。

环境:在家中坚硬地面上。

反馈:初期是由临床医师给予的触觉及口头反馈,开始时是每次动作的重复都给予相应的反馈,后来就可以重复三四次后再给予反馈。

强化训练目标的功能运动模式:上楼梯、步行训练及跑步。

训练选择的理由:选择这种训练的目的是提高肌肉功能以及躯体控制及屈髋肌肌力。在屈髋阶段是否有提髋模式的出现取决于肌肉长度缩短是否有髂腰肌的影响。这些在神经肌肉再学习的功能性活动中非常重要。

活动:俯卧平躺并且臀中肌收缩(见第19章第一阶段的19-4部分)。

目的:短缩范围内臀中肌力量练习。

危险因素:内侧腘绳肌及长收肌拉伤。

运动系统因素:子系统主动活动。

躯体控制模式:灵活性。

运动模式:臀中肌向心和离心性收缩。

姿势:患者俯卧,骨盆下垫枕头,腿与髋关节应在一条直线,并轻微外旋。

动作:首先保持脊柱肌肉兴奋,接着进行臀大肌等长收缩,轻微抬腿后伸并且外展,直到骨盆外侧倾斜。在骨盆外倾斜时停止,并维持该动作,且确保膝关节轻微外旋。

注意事项:脊柱附近的肌群保持腰椎骨盆的稳定性。维持髋关节轻微外旋并避免阔筋膜张肌的代偿。募集臀大肌并且使腘绳肌处于放松状态。

运动量

注意事项

解剖:右侧臀中肌,右侧髋关节。

生理:肌肉长度影响力量的改变;拉长后力量大于缩短时的力量。

学习能力:关节囊受限很难二次纠正,腘绳肌及躯干侧面肌肉是因为长期使用而形成了习惯性的肌肉募集模式,在学习初期需要多次重复和强调性的反馈。

重复/组数:造成疼痛或疲劳,或者是重复20~30次。

频率:6~7天/周。

动作顺序:在四点跪位摇摆之后。

速度:缓慢。

环境:在家中坚硬地面上。

反馈:初期是由临床医生提供触觉及口头的反馈,动作开始后是每次动作重复完进行总结性的语言反馈,后期就可以每两组动作完成后进行总结性语言反馈。

强化训练目标的功能运动模式:上楼梯、步行训练以及跑步。

训练选择的理由:选择这个训练的目的是增强躯体控制能力以及提高臀中肌、臀大肌的运动策略和肌力。腰腿区的稳定性和髂胫束的延展性取决于臀中肌在允许范围内适当的补充募集情况。这种神经肌肉再学习和加强对于回归功能性运动非常重要。

第3周

活动:髂腰肌力量练习(见第19章第2阶段的19-5部分)。

目的:髂腰肌力量练习以改善髋关节屈肌的力量平衡。

危险因素:注意阔筋膜张肌的代偿以及骨盆侧倾。

运动系统因素:子系统主动运动。

运动模式:髂腰肌抗阻等长收缩。

姿势:坐位单侧髋关节屈曲,轻微外旋。

动作:首先保持脊柱肌肉兴奋,患者在保持脊柱骨盆中立位的情况下尽可能的抗阻屈髋。接着,患者需要维持体位并且在轻度抗阻下进行髋关节后伸及轻微外旋。

注意事项:髋关节内旋会激活屈髋肌,阔筋膜张肌,在激活髂腰肌的基础上会进一步导致髂胫束的短缩。

运动量

注意事项

解剖:右侧髂腰肌,右侧髋关节。

生理:肌肉长度改变会影响肌肉的力量;肌肉拉长时的力量比在短缩时大。

学习能力:因为长期使用而形成了习惯性的肌肉募集模式,在学习初期需要多次重复和显著反馈。

重复/组数:产生疲劳、疼痛,或每15次/组,达3组。

频率:3~4天/周。

动作顺序:在四点跪位摇摆训练后。

速度:维持10秒。

环境:在家中坚硬地面上。

反馈:初期由临床医师给予触觉及视觉反馈,开始后每次动作都进行反馈,后期应在每重复3~4次后进行一次总结性反馈。

强化训练目标的功能运动模式:上楼梯,步行训练以及跑步。

训练选择的理由:这个训练是为了增强髂腰肌肌力,在等长收缩下进行无阻力训练。屈髋阶段是否有髂胫束的缩短,取决于髂腰肌在活动范围内是否有代偿。髂腰肌力量练习减弱了阔筋膜张肌在动态活动和功能中的重要性。

活动:侧卧位且臀中肌收缩(见第19章,自我管理部分第4阶段的19-4)

目的:在短缩时臀中肌力量练习。

危险因素:内侧腘绳肌及长收肌拉伤。

运动系统因素:亚系统主动运动。

躯体控制模式:灵活性/稳定性。

运动模式:臀中肌向心及离心收缩。

姿势:靠墙侧卧并用一毛巾卷垫于上臀部,毛巾卷保证髋关节在轻微后伸位能滑动,髋关节的上部应轻微外旋。

动作:首先保持脊柱附近肌肉被激活,在墙面缓慢滑动上抬腿,保证足跟一直接触墙面,确保髋关节后伸。在骨盆倾斜出现前停止动作,并维持在这个体位,确保髋关节在此基础上外旋。

注意事项:脊柱周围肌兴奋保持腰椎骨盘区的稳定,避免骨盆侧倾。保持髋关节外旋及后伸,并且避免腘绳肌的代偿。

运动量

注意事项

解剖:右侧臀中肌,右侧髋关节。

生理:肌肉长度改变会影响肌肉的力量;肌肉拉长时的力量比在短缩时大。

学习能力:关节囊受限很难二次纠正,腘绳肌及躯干侧面肌肉是因为长期使用而形成了习惯性的肌肉募集模式,在学习初期需要多次重复和显著反馈。

重复/组数:产生疲劳及疼痛,或者动作重复6~8次。

频率:3~4天/周。

动作顺序:在髂腰肌力量练习后。

速度:缓慢。

环境:在家中坚硬地面上。

反馈:初期通过临床医生的触觉及语言干预反馈,开始后是每次动作重复后进行反馈,后期就可以在每两组动作后进行总结反馈。

强化训练目标的功能运动模式:上楼梯,步态训练以及跑步。

训练选择的理由:这是为了增强骨盆带周围肌肉肌力和在正常功能下能在髋部和脊柱间独立运动。

运动系统因素:子系统的主动运动。

躯体控制模式:活动性的控制。

运动模式:髋关节周围肌肉的向心和离心收

缩运动。

姿势：把体重均匀的分在两足上，保持站立位，在镜子前可以观察到，保证骨盆和脊柱一直处于中立位。

运动：首先保持脊柱肌肉兴奋，慢慢屈髋屈膝，利用股四头肌和臀肌力量还原动作。

注意事项：膝盖弯曲不超过足尖或内侧不超过第2足趾。重点应放在臀肌与腘绳肌上。保持腰椎骨盘区稳定和屈曲时通过髋部均等地承重且避免骨盆倾斜。

运动量

注意事项

解剖：双侧骨盆带肌肉，双侧髋关节。

生理：向心和离心收缩时长度的相关改变和非对称性髋部活动。

学习能力：长期的习惯性动作或者长距离的高强度跑步运动模式；在学习初期需要多次重复和显著反馈。

次数/组数：直到造成疲劳，或者20~30次/组，3组。

频率：6~7天/周。

动作顺序：强化臀中肌之后。

速度：缓慢。

环境：根据肌力的大小来考虑在家中借助或不借助椅子。

反馈：初始阶段在临床进行，临床工作人员给予触觉、语言上的反馈，镜子给予患者视觉反馈。从每次动作的重复开始，之后每3~4次重复动作得到相关结果。

强化训练目标的功能运动模式：上楼梯，坐到站，走和跑。

训练选择的理由：为了增强骨盆带周围肌肉的力量和髋关节的关节活动度。提高髋关节的关节活动度和臀大肌的肌力，臀大肌肌力的增加使屈髋角度增大并且减少屈膝期间的下蹲动作。下蹲时髋关节和膝关节都分担了力量，但在下背部和膝关节减少了过度受力。

活动：上楼梯（见自我管理19-3）。

目的：在功能性活动中增加合适的全身运动。

危险因素：避免提髋模式和腘绳肌为主。

运动系统的强调因素：主动和神经亚系统。

躯体控制阶段：控制活动性。

方式：骨盆带肌群的向心和离心收缩。

姿势：站在镜子前18cm。

运动：首先保持脊柱肌肉兴奋，迈右腿上台阶。

注意事项：确保患者在屈髋过程中没有提髋或在伸髋阶段没有出现Trendelenburg步态模式。骨盆要水平位，练习过程中，屈髋时要适当的收缩髂腰肌，伸髋时臀中肌要有适当的张力。

运动量

注意事项

解剖：右侧腘绳肌和内收肌。

生理：慢性中度拉伤。

学习能力：因为长期使用而形成了习惯性的肌肉募集模式，在学习初期需要多次重复和显著反馈。

重复/组数：产生疲劳、疼痛，或20~30次重复，3组。

频率：6~7天/周。

动作顺序：在腰肌、臀中肌锻炼和深蹲之后。

速度：缓慢进行到功能速度。

环境：在家里对着镜子练习。

反馈：初始阶段在临床进行，临床工作人员给予触觉、语言上的反馈，镜子给予患者视觉反馈。从每次动作的重复开始，之后每3~4次重复动作得到相关结果。

强化训练目标的功能运动模式：上楼梯，走和跑。

训练选择的理由：这种功能锻炼是用一个正确的运动来替代错误的运动模式，错误的提髋姿势动作不能在屈髋动作下有效的募集臀大肌、臀中肌的肌纤维。摇摆步态也不代表核心区的稳定，正确的上楼梯模式需要肌纤维的募集，先募集臀大肌、股四头肌，其次是腘绳肌和臀中肌的肌纤维，最后是阔筋膜张肌或内收肌。

上肢的干预

这是在初次评估后的第3周进行。

第3周

活动：侧卧位进行侧体旋转和后侧关节囊的伸展（参照自我管理25-4）。

目标：强化肩关节外旋肌的力量。

危险因素：无。

运动系统因素：子系统的被动活动。

躯体控制模式：活动性

运动模式：即肩关节外旋肌群收缩-放松模式。

姿势：侧卧位，下端手臂上抬90°，肘屈曲90°。

运动:肩关节旋转,使前臂移向双足和地面,此时轻轻地用力对抗另一只手臂并保持6~10秒钟。放松并轻轻地推下侧前臂来靠近你的足和地面。重复此动作3~4次。

注意事项:肩胛骨应该处于后缩位而不是前伸位,如果肩胛骨处于前伸位,那将会拉伸到肩胛骨的内收肌群。避免肩前部疼痛。

运动量

注意事项

解剖:右侧肩关节外旋肌。

生理:肩关节外旋肌群短缩,肌肉长度改变会影响肌肉的力量;肌肉缩短时的力量比在拉长时大。

学习能力:能良好地接收特殊声音和视觉指令。

重复/组数:重复3~4次;2组。

频率:3~5次/天,每周7次。

动作顺序:热身后完成。

速度:每个动作保持6~10秒。

环境:在家中坚硬地面上。

反馈:初期由临床医师给予触觉及视觉反馈,开始后每次动作都进行反馈,后期就是每重复3~4次进行一次总结性反馈。

强化训练目标的功能运动模式:手臂摸头,没有不舒适感或不稳定感。

训练选择的理由:拉伸肩关节外旋肌群;肩关节充分的内旋是为了让盂肱关节处于理想的位置和防止肱骨头前移。

活动:盂肱关节外旋和内旋。

目的:为了实现盂肱关节周围肩袖肌肉围绕理想的运动轨迹中心进行运动。

危险因素:慢性肩胛下肌肌紧张和肌腱炎。

运动系统因素:子系统的被动活动和神经运动。

躯体控制模式:活动性。

模式:肩袖肌群的向心和离心收缩。

姿势:仰卧,平整稳定表面上上臂外展90°,肘关节屈曲90°右侧肩胛冈应平对第2胸椎。

运动:慢慢旋转上臂使前臂上抬至头的高度,然后反方向前臂向前移动。

注意事项:上臂应独立地在关节盂内移动。肩胛骨不应向前或向下,肱骨头也不应该位于关节盂前方。

运动量

注意事项

解剖:右肩袖肌群,右盂肱关节。

生理:慢性中度拉伤和肌腱炎,右盂肱关节稳定性问题。

学习能力:因为长期使用而形成了习惯性的肌肉募集模式,需要多次重复和显著反馈。

重复/组数:产生疲劳、疼痛,或20~30次,3组。

频率:6~7天/周。

动作顺序:在激活肩胛下肌和前锯肌的滑墙动作后。

速度:缓慢地进行高质量的运动。

环境:家中地板上或牢固的床上。

反馈:初期由临床医师给予触觉及视觉的反馈,开始后每次动作都进行反馈,后期就是每重复3~4次进行一次总结性反馈。

强化训练目标的功能运动模式:手摸背时没有不适或不稳定感。

训练选择的理由:改善肩关节内旋和外旋的运动控制。让盂肱关节围绕理想的运动轨迹中心进行运动,而不是肩胛胸壁关节进行代偿性的运动。

活动:右臂滑墙伴内旋(见第25章图25-4B)。

目的:制订运动控制策略以激活肩袖肌群,特别是肩胛下肌,而不是激活胸大肌、背阔肌和大圆肌来实现盂肱关节围绕理想的运动轨迹中心进行运动。

危险因素:慢性肩胛下肌拉伤。

运动系统因素:神经子系统主动运动。

躯体控制模式:可控制的活动度。

模式:肩袖肌群与肩胛下肌的等长收缩。

姿势:站立位,掌心背向门槛,右侧肩胛冈应平对第2胸椎。

运动:手靠着门框上下滑动,同时保持轻度内旋。

注意事项:朝门框施加轻度的内旋力会激活胸大肌、背阔肌和大圆肌而不是将肱骨头位于关节盂前方。

运动量

注意事项

解剖:右侧肩胛下肌、右侧盂肱关节。

生理:慢性中度肌拉伤和肌腱炎,右盂肱关节稳定性问题。

学习能力:因为长期使用而形成了习惯性的肌肉募集模式,在学习初期需要多次重复和显著反馈。

重复/组数:产生疲劳、疼痛,或每20~30次/

组，3 组。

频率：6~7 天 / 周。

动作顺序：在盂肱关节旋转后，前锯肌收缩之前。

速度：缓慢地进行高质量的运动。

环境：在家中的门框上。

反馈：初期由临床医师给予触觉及视觉的反馈，开始后每次动作都进行反馈，后期就是每重复 3~4 次进行一次总结性反馈。

强化训练目标的功能运动模式：手摸头和摸背时没有不适或不稳定感。

训练选择的理由：改善肩关节内旋的运动控制。恰当的肩胛下肌肌纤维募集而不是内旋肌肌纤维的募集能提供盂肱关节在动态运动中稳定性。因为肩胛下肌的起点靠近垂直轴。

活动：前锯肌等长收缩（见自我管理 25-3，水平 1）。

目的：前锯肌神经肌肉再学习能促进在缩短范围内肌纤维的募集和肩胛骨的上回旋。

危险因素：肩袖肌群肌腱撞击。

运动系统因素：神经和子系统主动活动。

躯体控制阶段：活动性。

模式：前锯肌的等长收缩。

姿势：仰卧，手臂高举过头，置在枕头上。

运动：拇指轻轻深压进枕头以刺激前锯肌。

注意事项：拇指轻轻深压进枕头，与激活前锯肌相比，会更多地激活盂肱关节的相关肌肉从而导致肱骨头前移。

运动量

注意事项

解剖：右侧前锯肌，右肩胛胸壁关节。

生理：肌肉长度改变会影响肌肉的力量；肌肉拉长时的力量比在缩短时大。

学习能力：疼痛弧很难再次引出；可能需要一个更小的范围来开始而不是以理想范围。

重复 / 组数：产生疲劳、疼痛，或每 20~30 次 / 组，3 组。

频率：6~7 天 / 周。

动作顺序：在手指爬墙和盂肱关节旋转后。

速度：保持 10 秒钟。

环境：在家中的坚硬地面上。

反馈：初期由临床医师给予触觉及视觉的反馈，开始后每次动作都进行反馈，后期就是每重复 3~4 次进行一次总结性反馈。

强化训练目标的功能运动模式：手上举过头时没有不适或不稳定感。

训练选择的理由：这个训练是为了提升肩膀上抬肌群的运动控制。肩胛骨充分的上回旋取决于前锯肌在短缩范围内适当的收缩与手臂上举。这种神经肌肉再学习在功能活动之前是十分必要的。

第 3 周

活动：俯卧位，斜方肌等长收缩。

目的：中下部斜方肌神经肌肉再教育是为了保持肩胛骨的上回旋。

危险因素：肩袖肌腱撞击和肱骨头前移。

运动系统因素：神经的子系统。

躯体控制阶段：稳定性。

模式：中下部斜方肌等长收缩（见自我管理 25-2，水平 1）。

姿势：俯卧位，双手放于头两侧，颈和肩胛骨良好的对位。

运动：轻轻抬起肘部保持颈部和上斜方肌放松。斜方肌中下部收缩。

注意事项：过度抬起肘部将募集盂肱关节后部肌纤维和菱形肌，将分别导致肱骨头前移和肩胛骨内收。

运动量

注意事项

解剖：双侧斜方肌中下部，肩胛胸壁关节。

生理：斜方肌中下部无力，菱形肌占主导地位。

学习能力：很难二次引出疼痛。

重复 / 组数：产生疲劳、疼痛，或每 20~30 次 / 组，3 组。

频率：6~7 天 / 周。

动作顺序：在卧位的肩关节旋转和侧卧位的前锯肌练习后进行。

速度：保持 10 秒钟。

环境：在家中坚硬地面上。

反馈：初期是由临床医生提供触觉及口头的反馈，动作开始后是每次动作重复完进行总结反馈，后期就可以每两组动作完成后进行总结反馈。

强化训练目标的功能运动模式：手臂上抬时没有不适或不稳定感。

训练选择的理由：提高肩胛骨稳定肌群的运动控制。肩胛围绕稳定的运动中心取决于手臂。

上抬和中下部斜方肌的收缩。这种神经肌肉再学习在功能活动之前是十分必要的。

运动:盂肱关节在负重1磅负荷下做内旋和外旋(见自我管理25-1)。

目的:提升肩袖肌群和肩胛胸壁关节周围肌肉的运动控制及盂肱关节和肩胛骨的理想运动中心。

危险因素:慢性肩胛下肌拉伤和肌腱炎。

运动控制因素:神经和亚系统主动活动。

躯体控制阶段:控制活动性。

模式:肩袖肌群的向心和离心收缩。中下部斜方肌的等长收缩。

姿势:俯卧位,手臂外展90°肘屈曲90°到一稳定的平面。在肩关节前侧放置毛巾卷。

运动:缓慢转动手臂上举过头,然后反方向运动。

注意事项:肱骨头应自主地在关节盂内移动。肩胛骨不应向前或向下,肱骨头不应该位于关节盂前方。

运动量

注意事项

解剖:右肩袖内外旋肌群、右盂肱关节、右中下部斜方肌、右肩胛骨。

生理:慢性中度肌拉伤和肌腱炎,右盂肱关节稳定性问题。

学习能力:因为长期使用而形成了习惯性的肌肉募集模式,在学习初期需要多次重复和显著反馈。

重复/组数:产生疲劳、疼痛,或每20~30次/组,3组。

频率:6~7天/周。

动作顺序:手指爬墙伴随着肩关节内旋之后,前锯肌收缩之前。

速度:高质量的慢速运动。

环境:在家里的地板上或在稳固的床上。

反馈:初期由临床医师给予触觉及视觉的反馈,开始后每次动作都进行反馈,后期就是每2次进行一次总结性反馈。

强化训练目标的功能运动模式:手向后摸背时没有不适或不稳定感。

训练选择的理由:选择这个练习是为了提高肩胛骨稳定肌群的运动控制。肩胛骨能围绕着理想轨迹中心运动取决于手臂上抬时,斜方肌中部和下部纤维的募集。这种神经肌肉再学习在功能活动之前是十分必要的。

活动:侧卧位,运用弹力带让前锯肌进行动态收缩(参见自我管理25-3,水平2)。

目的:通过肩胛骨上回旋练习来加强前锯肌肌力。

危险因素:肩袖肌群肌腱撞击。

运动系统因素:神经和亚系统主动活动。

躯体控制阶段:活动性。

模式:前锯肌的向心和离心收缩。

姿势:侧卧位,手臂放在头和肩部前方的枕头上,弹力带一段固定在足部,另一端紧握在手中。

运动:手臂向上朝头部方向滑动,使手臂与枕头接触。动作恢复时,慢慢降低手臂至起始位,动作过程中抵抗弹力带的阻力。

注意事项:保持肩胛骨围绕一稳定的运动轨迹中心做上回旋。

运动量

注意事项

解剖:右前锯肌,右肩胛胸壁关节。

生理:错误的前锯肌离心性收缩。

学习能力:疼痛很难再次引发;在一个更小的范围才能引出疼痛。

重复/组数:产生疲劳、疼痛,或重复6~8次。

频率:3~4天/周。

动作顺序:在滑墙和盂肱关节旋转后。

速度:缓慢地。

环境:在家中坚硬地面上。

反馈:初期由临床医师给予触觉及视觉反馈,开始后每次动作都进行反馈,后期就是每2次进行一次总结性反馈。

强化训练目标的功能运动模式:手摸头和摸背时没有不适或不稳定感。

训练选择的理由:提升运动控制和肩关节上举肌群的肌力。肩胛骨充分的上回旋取决于前锯肌在适当范围内的收缩与手臂上举。这种神经肌肉再学习在回归功能活动前十分必要。

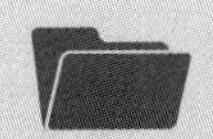

病例 11

Mr. Lawn，67 岁，4 年前行右髋关节全髋置换术，并患有左髋退行性疾病，4 个月前他注意到左髋疼痛加重，当打 9 个球洞以上高尔夫时，右髋也开始出现疼痛。他自述通常情况下，他可以推着自己球车打 18 个球洞高尔夫球。最近由于路面泥泞似乎使症状加重。Lawn 主诉右髋疼痛诱发右下背疼痛，这个问题在之前一直存在。最近一次下背痛发作时，他必须坐在椅子上入睡，这是唯一一个能使他感到舒适的体位。他与患早期阿尔茨海默病的妻子生活在一起，高尔夫球成为他与朋友的主要社交方式，而且在这期间他一直比较健康，适当饮酒，去超市购物，做家务。

检查

疼痛：VAS 评分，左髋休息时 2/10，打 18 个球洞 7/10；右髋休息时 1/10，打 18 个球洞 3/10；右下背休息时 0/10，打 18 个球洞 1/10。

姿势：站立，双足朝前，双侧胫骨明显弯曲，双侧股骨内旋，左侧髂棘较高，骨盆前倾，髋部轻度屈曲，仰卧位时右下肢明显缩短，右侧髂棘和坐骨粗隆比左侧高。

步态：躯干偏向支撑腿侧屈，髋关节膝关节屈曲减少，双足轻度旋转，双足外翻减小，右腿支撑期时间较左腿短。

关节活动度（开链）

	右髋部	左髋部
伸展 / 屈曲	5°~110°	5°~115°（疼痛）
内 / 外旋	20°~25°	20°~15°（疼痛）
外展	30°	20°
膝关节屈曲 / 伸展	2°~125°	
腰部屈曲	膝下 4 指高	
腰部后伸	25% 的正常范围（疼痛）	

附属运动：左髋向足侧滑动减小，被动内旋和外旋时关节囊较紧。腰椎后伸和侧弯时右侧的压迫感和疼痛感较左侧严重。

触诊：双侧股直肌、髂腰肌、髋内收肌和右侧腰方肌较紧张。

肌力测试：股直肌（双侧）5/5；髂腰肌右侧 4^-/5，左侧 5/5；臀大肌右侧 4^-/5，左侧 4/5；臀中肌右侧 4^-/5，左侧 3^+/5；股四头肌（双侧）5/5；腓肠肌和比目鱼肌（双侧）5/5，腹肌 4^-/5，通过下肢抬高 - 放下试验测试。

平衡：右腿单腿站立时间 5 秒；左腿单腿站立时间 12 秒。

神经系统体征：L3—S1 轻触觉正常，肌腱反射和关键肌肌力正常。

主动运动测试（开链）：左侧髋关节屈曲时产生疼痛。进行每个方向最大范围的内旋和外展运动。站立位腰侧弯和向右旋转疼痛。右侧单腿站立导致右髋疼痛，因恐惧和平衡障碍未进行闭链测试。

功能评估积分：髋 Harris 积分（0~100）70 分（中度活动受限），改良 Oswestry 背部指数积分 30（中度活动受限），Mini-BES 测试（0~28）25（低跌倒风险）。

评估：因髋关节退行性关节炎所引起的相关肌肉力量下降和活动度不足导致步态及骨盆不对称，髋关节疼痛并对右侧 L5/S1 神经根的压迫和激惹。

诊断：右髋关节置换术后；左髋退行性关节炎和肌力不平衡导致右侧 L5—S1 关节突关节受压而致疼痛。

预后

短期目标（14~21 天）

1. 恢复站立和行走时矢状面和额状面的

结构和功能受损	活动受限	参与限制
右髋关节活动受限	疼痛限制了步行耐力	不能打高尔夫球
右髋关节肌肉萎缩		不能进行社交和对妻子心理和情绪的照顾上出现了困难
腹部肌肉过度伸展		
额状面骨盆不对称		
矢状面腰骨盘区不对称		
站立平衡减弱		
步态异常		
无法保持骨盆的中立位		

对线。

2. 恢复臀部和腹部肌群力量，至少达 4 级。

3. 使左髋的关节活动度与右髋对等。

4. 能够单腿站立保持平衡 30 秒（双侧）。

5. 改善髋 Harris 积分到 80（轻度活动受限）。

6. 改善 Oswestry 积分到 20（轻度活动受限）。

长期目标（4~6 周）

1. 以正常步态行走。

2. 步行 18 个洞高尔夫球洞和推球车时，臀部或下背部不出现疼痛。

3. 改善髋 Harris 积分到 90（无活动受限）。

4. 改善 Oswestry 积分到 5（无活动受限）。

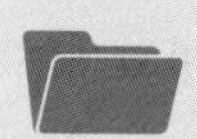

病例 12

Harriet，70 岁，退休女性，会阴部烧灼感、尿急、尿失禁等 1.5~2 年。4 年前摩托车事故导致后背中部疼痛，长时间坐位时穿戴腰围使她处于腰背习惯性屈曲体位。她主诉会阴部持续烧灼样疼痛，触诊时疼痛加剧，穿内衣、短裤受限，不能保持坐位超过 30 分钟。她只能仰卧，不穿内衣而仅穿裙子，平常喜欢坐位工作如阅读和编织。她每周都做家庭教师志愿者，每周末看望她的孙子（2 小时车程），从而加重症状。

检查

视诊：头前伸，中到重度圆肩，胸椎中度驼背

步态：骨盆双侧轻度 Trendelenburg 步态，右髋轻度外旋，轻度髋屈曲，中度头前伸伴肩胛后缩。足部无明显异常。

关节活动度

颈椎：屈曲 25°，后伸 45°，左右侧旋转 45°；胸椎：坐位旋转右侧 45°，左侧 60°，后背中部在活动度末端有疼痛。

肩关节主动活动度：右侧屈曲 0~135°，左侧 0~150°；右侧外展 0~150°，左侧 0~160°。

髋关节屈曲：全范围，后伸双侧受限 10°；内旋右侧 25°，左侧 35°；右侧外旋 65°，左侧 55°。

神经学筛查：上下肢皮肤感觉和反射正常。

上肢神经张力：双侧尺神经和正中神经阳性。

功能特殊试验：

骨盆：力线无明显不对称，骶髂关节活动无异常。

骶髂关节挤压：双侧阴性。

肌肉长度：仰卧屈髋屈膝体位，腘绳肌 0~80°，双侧臀大肌、股四头肌均阴性；菱形肌和斜方肌中下束拉长；胸大肌短缩。

盆底检查

触诊：外部无触痛，会阴区持续烧灼感，盆底浅层肌肉活动适当。

反射：球海绵体反射和肛门括约肌反射正常

疼痛：锐痛 / 钝痛区分正常

骨盆内检查：

骨盆内：可以完成阴道检查，由于肛门外括约肌非常紧、触痛而不能检查直肠功能

组织质量：右会阴肌肉张力增加

触诊：盆底深层触痛右侧 > 左侧，同时引发腰背中部疼痛

徒手肌力评定：臀中肌 $3^{+}/5$（R），$4^{-}/5$（L），双侧臀大肌 4/5。

盆底肌功能积分（PERF 量表）

力量：2/5（0= 无收缩；1= 轻微收缩；2= 差，收缩无抬起；3= 一般，可触及收缩，可从后向前抬起；4= 好，强有力收缩，前后侧方抬起并加压；5= 有力，以手指向下方加压时强有力抬起）

耐力：患者可以维持骨盆收缩持续 5 秒（10 秒 = 表现强有力；2 秒 = 表现一般）

重复：她可完成维持 5 秒，4 组，无疲劳

结构和功能受损	活动受限	参与限制
胸椎活动度差	不能穿内衣或内裤	不能耐受妇科检查时内部触诊
会阴部感觉过敏，耐受触诊下降	不能久坐	不能坐在候诊室超过 30 分钟
姿势不良：胸大肌紧张，中背部肌肉拉长		不能开车或坐车超过 2 小时，以看望家人
		不能坐位完成家庭教师志愿者工作

快速转换：可以在10秒内完成3次快速转换重复，放松不彻底

盆底相关其他检查

抬高：无。

腹肌协同收缩：存在，过度。

时序：无。

腹部：内收肌和臀肌代偿明显。

膀胱膨出，无脱肛。

盆底下降，不能Valsalva憋气。

异常松弛：存在。

评估：长期盆腔疼痛可能与胸椎活动度减退引起的慢性体位性功能障碍和交感神经系统障碍相关。

诊断：外阴痛、胸背痛。

预后

短期目标（2~3个月）

1. 解决尿急、尿失禁。
2. 改善盆底肌协调性。

长期目标（4~6个月）

1. 减轻疼痛并能穿内衣和内裤。
2. 减轻疼痛，能坐1小时以完成家庭教师工作。
3. 处理背部疼痛以能做简单家务。
4. 处理背部疼痛以耐受2小时坐位开车看望家人。

附录 A

危险信号：识别症状与体征

DAVID MUSNICK · CARRIE M.HALL

治疗师每日或每周与患者保持联系，他们可辨别出严重的神经肌肉骨骼病征或须医疗转诊的系统性疾病。初步评估中应包括全面的病史，并进行详细询问，系统回顾以及医学检查筛查。任何危险信号——病理表现或体征——可能预示着在物理治疗干预范围外的严重躯体或内脏疾病或功能障碍。此附录内容描述了躯体和内脏两种不同原因引出的危险症状和体征。

物理治疗师的工作是进行干预，如利用治疗性运动法缓解疼痛等。物理治疗师需明确疼痛源于神经肌肉骨骼系统，并在物理治疗可处理范围内。患者出现严重病理变化或出现由内脏所引起的疼痛应马上转介给临床医生处进一步检测。

内脏结构可引起肌肉骨骼处的牵涉痛，尤其是肩、背部、胸部、臀部或腹股沟处。内脏结构引起肌肉骨骼疼痛的机制分为两部分。

1. 内脏传入神经支配内脏器官向灰质后角传递神经冲动，躯体与内脏疼痛纤维在灰质后角处分为二级神经元。如躯体痛形成的神经冲动一样，内脏神经末梢产生的神经冲动也会到达相似的中间神经元。而后在其神经支配的躯体部位或皮肤区域感觉到内脏痛。这一过程被称为内脏感觉。内脏结构引起的广泛性疼痛可发生于多个节段。内脏感觉也可能与反射性肌肉痉挛及血管舒缩变化同时存在。

2. 胸腔和腹腔中的内脏结构，在上皮、内皮和血管中的疏松结缔组织中都有游离的神经末梢。传入神经沿着自主神经系统中的交感神经和副交感神经当中的细小、无髓鞘的 C 型神经纤维传递。疼痛往往不局限在一处，患者常描述为隐痛、深层痛和酸痛。

与内脏牵涉痛有关的症状是最常见的危险信号，提示需进一步评估。这种疼痛的产生与其所涉及的主要内脏结构的病理功能有关。内脏痛可由组织缺氧、梗阻、机械扩张、炎症等引起。表 A-1 和表 A-2 描述了躯体痛和内脏痛的起因与特征。表 A-3 和表 A-4 回顾与内脏牵涉痛有关的体征和症状。无论何时，当患者描述的症状符合表 A-3 和表 A-4 时，都可对其进行系统性疾病的筛查。若患者年龄大于 45 岁且症状起病隐匿，那么做出系统性疾病筛查的决定则可能更为关键。

表 A-5 描述了系统性、内脏或非机械性原因导致的肌肉骨骼疼痛。物理治疗师应注意到强度递增的、持续、剧烈疼痛，由非机械性过程产生的疼痛，或表 A-4 中与肌肉骨骼疼痛有关的体征和症状。当肌肉骨骼疼痛伴随着系统性或非机械性疾病的症状和体征时，表明应将患者转介绍给医生处理。有些内脏牵涉痛在受到机械应力时可加重。检查中出现机械性恶化并非 100% 具有针对性，因此不能作为诊断机械性疾病的标准单独使用。

女性患者，50 岁以上人群以及儿童若出现症状，则治疗师应注意：

- 女性患者出现新的胸腰椎、腰骶部或骶髂关节痛时，应通过肾病史、生育史和腰椎扫描检测来筛查。若出现发热、肋脊角压痛、泌尿系统症状，盆腔、耻骨上疼痛或压痛，心动过速，体位变化或诊断不明时，表明应及时进行医疗筛查。肾或生殖器官疾病若不及时处理可导致较高的发病率。

表 A-1 躯体痛和内脏痛的起因和特征

躯体原因	韧带
躯体浅表皮肤疼痛 ■ 局部范围但可涉及 15~30cm(6~12 英寸)范围内 ■ 疼痛 ■ 烧灼感 ■ 波动感(如脓肿) ■ 颈部、臀部、肘部疼痛伴反应性淋巴结 ■ 受压或受牵拉时反应性淋巴结加重 **深层躯体痛** 肌肉 ■ 局部范围或受牵涉部位 ■ 压痛点或病变部位直接受压时,受压处和牵涉部位疼痛加重 关节 ■ 在此部位的深层处隐隐作痛(外周关节更常见),牵涉部位离此处更远(尤其是脊柱关节) ■ 活动时可能加重 ■ 压力测试或触诊时加重 ■ 韧带处有深层痛但远端也可能有所感知 ■ 压力测试或触诊时加重	**神经性疼痛** ■ 牵涉部位的疼痛特点取决于病变部位 ■ 若神经受压的起因在骨骼上则可能与骨痛有关 **骨痛** ■ 在感觉上较为接近骨头(表 A-2) ■ 持续疼痛且休息后无缓解 ■ 走,跳或受其他碰撞时可能加重 ■ 若肿瘤正在骨内生长,疼痛将逐渐增加并可能在夜间加重 **内脏原因** ■ 隐痛 ■ 深部痛 ■ 酸痛 ■ 烧灼痛 ■ 撕裂痛 ■ 若涉及空腔脏器,那么疼痛更可能为疝气痛(如渐强和渐弱)

表 A-2 骨痛的原因及相关指标和症状

原因	相关症状
■ 应力性骨折和压缩性骨折 ■ 缺血性坏死(腕部,股骨头,肩部,足部) ■ 骨髓炎 ■ 骨髓血液系统异常 ■ 畸形性骨炎 ■ 良性肿瘤 ■ 癌症(原发性或转移性)	■ 过度使用 ■ 评估月经和饮食失调的年轻女性 ■ 皮质类固醇药物的使用 ■ 外伤 ■ 发烧或其他原因引起的感染 ■ 疲劳 ■ 多个部位出现骨痛,尤其是脊柱和骨盆 ■ 颅神经病变 ■ 下肢畸形 ■ 检查时骨发热 ■ 出现脊柱侧弯,尤其是在儿童中发生 ■ 原发性肿瘤症状 ■ 疲劳 ■ 多节脊柱出现骨痛;与肋骨或长骨连接的脊柱节段出现骨痛则可能为转移性癌症,应进行进一步评估

表 A-3 全身症状的特点

病史中所得信息	全身症状
■ 起病隐匿或原因未知(或两者都有) ■ 表现形式:渐进性,递增性,周期性 ■ 持续性 ■ 剧烈 ■ 双侧 ■ 休息或调整姿势无缓解 ■ 夜间痛 ■ 感染史 ■ 游走性关节痛	■ 发烧 ■ 发冷 ■ 不适 ■ 盗汗 ■ 胃肠道症状 ■ 皮疹 ■ 体重下降 ■ 呼吸困难(如气短) ■ 休息或少量活动时发汗

表 A-4 根据起源分类的内脏症状与体征

感染

- 发烧
- 发冷
- 不适
- 疲劳
- 盗汗
- 红疹
- 肿胀
- 化脓
- 持续疼痛
- 疼痛,淋巴结肿大
- 浅部触诊或叩击痛
- 脊柱占位性病变导致神经根受压或脊髓压迫

肺部

- 咳嗽
- 痰
- 哮喘
- 呼吸短促
- 胸痛
- 深吸气加重疼痛
- 咯血
- 有氧运动能力下降

心脏

- 心率异常(>120 次 / 分,<40 次 / 分)
- 骤停
- 不规则脉搏
- 胸部,下巴,肩胛骨或左臂疼痛
- 高血压或低血压(>180mmHg,<85mmHg)
- 头晕
- 晕厥(如昏厥)
- 双侧腿部和足部肿胀
- 呼吸短促

血管

- 脉搏无力
- 寒冷
- 皮肤苍白
- 肿胀
- 持续疼痛
- 撕裂痛和钻痛
- 变色

胃肠

- 恶心
- 呕吐
- 腹胀
- 体重下降
- 食欲缺乏
- 粪便变化
- 血便
- 腹泻
- 无排便
- 腹痛
- 眼睛和皮肤发黄
- 进食可后能减轻或加重

肾

- 肋脊角压痛
- 血尿(如红色尿)
- 排尿疼痛或尿频

内分泌

- 能量或体温变化
- 尿量变化
- 可能出现骨痛

肿瘤

- 持续痛或夜间痛
- 年龄 >45 岁
- 脊髓病征(如脊髓受压)
- 曾患原发性肿瘤
- 病理性骨折
- 全身乏力
- 多处骨痛

妇科

- 盆腔痛或下腰痛
- 月经不调
- 盆腔包块

风湿病

- 外周关节肿胀
- 畸形
- 红肿或疼痛
- 皮疹

表 A-5 系统性疾病或反映在肌肉骨骼处的内脏痛

头痛
- 颅内肿瘤(U)
- 脑膜炎(U)
- 蛛网膜下腔出血(U)
- 鼻窦炎
- 颞动脉炎;指患者立即出现视觉问题以预防失明(U)

颈椎疼痛

内脏牵涉痛

胸部起因
- 心肌缺血或梗死(U)
- 纵隔气肿(U)
- 心包炎(U)
- 主动脉夹层(U)
- 肺上沟癌
- 胸膜炎

感染性起因
- 脑膜炎(U)
- 硬脑膜外脓肿(U)
- 骨髓炎(U)
- 椎间盘感染(U)
- 横贯性脊髓炎(U)
- 莱姆病(U)

肿瘤原因
- 转移性肿瘤
- 髓内和髓外肿瘤
- 硬膜外血肿(U)

血管起因
- 蛛网膜下腔出血(U)
- 椎动脉破裂(U)
- 颈动脉血栓(U)

其他内脏牵涉痛
- 蝶窦炎
- 甲状腺炎
- 腮腺炎
- 颈淋巴结炎(起自喉咙或皮肤)
- 咽腔感染(P)(U)
- 囊肿(P)

非内脏牵涉痛

风湿疾病
- 纤维肌痛
- 风湿性多发性肌痛
- 类风湿关节炎
- 强直性脊柱炎
- 痛风或其他晶体诱发的炎症

肩痛

内脏牵涉痛

肿瘤起因
- 转移病灶
- 乳腺
- 前列腺
- 肾脏
- 肺部
- 甲状腺
- 颈椎脊髓或神经根压迫
- 肺上沟癌
- 肺癌

心脏起因(左肩)
- 心绞痛或心肌梗死(U)
- 心包炎(U)
- 主动脉瘤(U)

肺部起因
- 脓胸和肺脓肿
- 肺结核
- 自发性气胸(U)
- 肺癌

乳腺起因
- 乳房痛
- 原发性和继发性肿瘤

腹部起因
- 肝脏疾病
- 脾破裂(U)
- 胆囊疾病
- 膈下脓肿

系统性疾病
- 胶原血管疾病
- 痛风
- 梅毒,淋病
- 镰状细胞贫血
- 血友病
- 风湿病

胸 - 肩胛区疼痛

内脏牵涉痛

心脏起因
- 心肌缺血或梗死(U)
- 夹层主动脉瘤(U)

肺部起因
- 肺炎(U)
- 胸膜炎
- 肺栓塞(U)
- 气胸(U)
- 脓胸(U)

肿瘤起因
- 纵隔肿瘤
- 胰腺癌

颈部起因
- 食管炎
- 腹部起源
- 肝脏疾病(如肝炎,肝硬化,转移性肿瘤)
- 胆囊疾病

前胸痛或侧胸痛

严重起因

肺部起因
- 肺栓塞
- 气胸
- 纵隔气肿
- 心包积气
- 纵隔肿瘤
- 哮喘
- 肺炎(若呼吸速率 >20 及呼吸短促)

心脏起因
- 心包炎
- 冠状动脉夹层或主动脉夹层(如马凡综合征)
- 心脏肥大
- 原发性肺动脉高压
- 心肌炎
- 心动过速(休息时心率 >140~160 次 / 分)
- 怀疑心肌梗死(可能发生在使用可卡因的年轻患者中)

较不严重的原因

传染性起因
- 带状疱疹感染
- 肺炎(若无呼吸)
- 胸膜炎
- 支气管炎

胃肠道起源
- 食管撕裂
- 痉挛
- 反流

胸腰椎和骶髂部疼痛

内脏牵涉痛

肿瘤起因
- 脊髓或脑膜处的恶性肿瘤

续表

- 淋巴瘤(盗汗,体重下降,淋巴结病)
- 多发性骨髓瘤(>40 岁,骨痛严重程度中等,脊柱多处骨密度下降,肾脏疾病,钙过量时产生的疲劳)
- 转移性肿瘤(如前列腺癌,乳腺癌,肺癌,肾癌,结肠癌)
- 儿童恶性肿瘤(如尤文肉瘤,骨肉瘤,淋巴瘤,白血病,肾母细胞瘤骨转移,神经母细胞瘤,横纹肌肉瘤)(P)

腹部起因

- 腹主动脉瘤(U)
- 消化性溃疡
- 胰腺病变
- 肾盂肾炎(U)
- 肾结石(肾石病)(U)
- 肾盂积水
- 肾肿瘤
- 肾梗死(U)

盆腔起因

- 尿潴留
- 直肠克罗恩病
- 慢性前列腺炎
- 子宫肿块
- 子宫后倾或下垂
- 子宫内膜异位
- 盆腔炎(发烧,恶心,骨盆疼痛)(U)
- 异位妊娠(错过月经周期,骨盆疼痛)(U)
- 卵巢良性肿瘤
- 结肠憩室炎
- 腹膜后纤维化

风湿病起因

- 强直性脊柱炎
- 莱特综合征
- 银屑病性关节炎

感染性起因(U)

- 骨髓炎
- 椎间盘感染
- 硬脑膜外脓肿
- 化脓性关节炎

内分泌与代谢原因

- 骨质疏松性压缩性骨折

臀部,腹股沟及大腿疼痛

内脏牵涉痛

肿瘤起因

- 骨肿瘤
- 脊柱转移瘤

腹部起因

- 腹股沟疝或股疝
- 阑尾炎(U)
- 克罗恩病
- 输尿管绞痛

骨盆起因

系统性疾病

- 盆腔炎(P)
- 血栓综合征(U)
- 深静脉血栓(DVT)伴近端延伸至股静脉和/或盆腔静脉(小腿疼痛或肿胀)
- 大隐静脉炎(程度较轻,可能发展为深静脉血栓)

关节炎

- 骨关节炎
- 痛风,假性痛风
- 类风湿性关节炎
- 强直性脊柱炎(年轻男性出现髋关节退行性关节病)
- 莱特综合征

小儿髋关节疾病

- Legg-Calvé-perthes(近端股骨骨骺血流中断及股骨头坏死;内收肌与髂腰肌痉挛;可能出现 Trendelenburg 征;4~8 岁儿童)
- 股骨头骨骺滑脱(臀部,大腿或膝关节疼痛;髋关节活动度减小,尤其是内旋;年长儿童或青少年)
- 髋关节滑膜炎(髋关节,大腿或膝关节疼痛;行走困难及可能发烧;2~12 岁,发病高峰为 6~7 岁)

感染性起因

- 由蜂窝组织炎,腹壁、会阴部、生殖区域或其他部位感染及性传播疾病引起的淋巴腺炎(U)
- 髂腰肌脓肿(腹膜后感染或发炎)

P:儿科;U:紧急

- 50 岁以上,持续背部疼痛且仰卧时加重、有原发性肿瘤史、病理性骨折、夜间痛、脊柱多处疼痛的患者应考虑患有恶性疾病。涉及中轴骨的情况比附肢骨更为常见,胸、腰椎也受类似影响(45%~50% 的发病率)。若出现脊髓压迫征须立刻转介绍给医生处理。
- 16 岁以下的患者,尤其是在非体操运动员和无外伤患者中,背部疼痛是较罕见的。有下腰痛和无外伤史或劳损病史的儿童患者应由执业医师进行筛查。
- 有髋部病症的儿童患者可描述膝关节或髋部疼痛,或走路时隐隐作痛。任何近期发病,未确诊跛行的儿童患者都应接受病史评估,以及腰椎、臀部、膝关节、下肢扫描(包括体温)。有以上主诉的患者应及时找医师诊治,如有需要,可通 X 线片检查评估臀部。

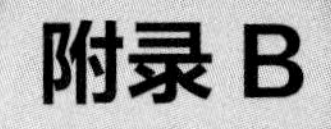

附录 B

危险信号：运动患者潜在的严重症状和体征

SCOTT TAUFERNER CARRIE M.HALL

运动中出现一些症状可能提示重要的医疗问题，也可能成为转诊的原因。注 B-1 列出了一些症状伴随的医疗问题和应该进行检查以排除医疗急诊。注 B-2 列出了一些体征提示的医疗问题以需医疗转诊。在有监督的运动中，患者可能发生严重症状和体征。注 B-3 描述了运动相关的症状和体征，关于不同并发症的正确处理流程。

- 哮喘或其他肺部疾病
- 咳嗽
- 心血管问题
- 昏厥
- 低血糖
- 过敏反应
- 深静脉血栓
- 肺栓塞
- 转移性疾病压迫脊髓

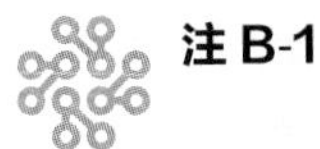

注 B-1

表现	症状	检查
哮喘，肺部疾病	■ 喘息 ■ 胸膜痛（深呼吸时胸部疼痛加重） ■ 咳嗽 ■ 严重呼吸气短	■ 脉搏 ■ 呼吸频率 ■ 血压 ■ 呼吸峰流量
冠状动脉，心脏瓣膜，心肌梗死	■ 左侧胸部、下巴、肩胛或左臂紧缩或疼痛 ■ 轻微头痛 ■ 恶心	■ 脉搏 ■ 双侧上臂血压以确定左右差异
心律失常	■ 轻微头痛 ■ 头昏 ■ 心动过缓（心率小于 50 次 /min） ■ 搏动间暂停，尤其是如果伴随轻微头痛	■ 姿势脉搏 ■ 血压 ■ 神经性筛查
慢性疲劳或纤维肌痛综合征	■ 运动后疲劳发作 ■ 不能耐受有氧或力量训练	■ 找出痛点
颈椎或颅内病理	■ 运动诱导头痛	■ 完成神经性和颈椎筛查
神经性，血管性跛行或深静脉血栓	■ 运动时小腿疼痛	■ 末梢脉搏 ■ 直腿抬高 ■ 神经源性筛查 ■ Homans 试验 ■ 小腿围度测量

注 B-2
医疗问题伴随体征

体征	医疗问题
心率	
低于 50 次 /min(除非个体有氧能力适应) 搏动间暂停大于 3 秒(尤其如果伴随轻微头痛) 运动中和运动后心率中度增加	■ 心动过缓 ■ 窦房结疾病 ■ 严重心动过缓 ■ 慢性肺或心脏疾病 ■ 心律失常
运动前心率增加	■ 发热 ■ 肺部疾病 ■ 甲状腺功能亢进 ■ 循环血量下降(出血或其他体液丢失)
运动后 5 分钟,心率增加大于 120 次 /min;如果心率大于 140 次 /min 并伴随胸痛,考虑医疗急诊。	■ 心肌梗死可能 ■ 发热 ■ 甲状腺功能亢进 ■ 心律失常(心动过速) ■ 循环血量下降
血压	
收缩压小于 85mmHg(禁忌运动) 收缩压大于 140mmHg(直到收缩压达 170mmHg 禁忌运动;禁忌等长练习)	■ 低血压 ■ 高血压
呼吸频率	
大于 20 次 /min(除非有明确肺部疾病则禁忌运动)	■ 哮喘 ■ 肺部感染 ■ 慢性肺部疾病 ■ 急性疼痛 ■ 发热

注 B-3
运动中常见医疗问题可能导致严重症状和体征

哮喘,肺部疾病和气短

如果患者有哮喘、慢性肺部疾病病史,近期运动中或运动后有下列上呼吸道感染症状,短暂支气管痉挛或其他肺部问题(如支气管炎,肺炎)。患者有主动哮喘应该由内科医生处理并鼓励患者带上哮喘吸入器和峰流量计到治疗室。

症状和体征

- 咳嗽
- 哮鸣音
- 胸骨下胸部紧缩
- 休息时轻度气短,运动或冷空气诱发
- 利用呼吸辅助肌(如斜角肌,胸小肌,肋间内肌)
- 运动停止后 5 分钟呼吸频率增加(大于 18 次 /min)
- 峰流速低于相应年龄、性别和身高的水平

临床处理

- 指导患者支气管痉挛吸入器。1~2 分钟后应该进行第二次吸入。5~10 分钟内再次检查体征和症状。
- 峰流速低于预计值 80% 表明哮喘或慢性阻塞性肺疾病,可转诊内科检查。
- 峰流速小于 250 表明严重气道阻塞,可转诊急救室。
- 呼吸频率大于 24 次 /min,安静心率大于 100 次 /min,峰流速小于 200~250 是肺功能损害的征象或严重恶化和对药物临床反应差。如果患者吸入药物后没有明显改善,应立即通知内科医师。如果患者出现呼吸困难,应转入急救室。
- 如果患者对药物反应良好则可以继续运动。内科医师应正确处方以预防症状恶化。
- 呼吸频率 >24 次 /min,休息时心率 >100 次 /min,流量峰值 <200~250 视为肺损伤或严重恶化和对药物临床反应不佳的体征,如果在给予吸入剂干预之后没有明显好转,那么病人需立即由医师处理。如果病人出现呼吸窘迫,那么病人必须转至重症监护室
- 如果病人对药物反应良好可继续运动。医师应该关注病人的给药情况以防止后期恶化

续表

咳嗽

相关症状

- 肺部感染(伴随色痰,发热,寒冷)
- 药物副作用
- 严重的肺部疾病
- 哮喘
- 反应性气道病
- 充血性心力衰竭
- 轻度呼吸道感染

咳嗽引发腹内压的增加,能够加剧脊柱疼痛反应的力学性能。应该建议患脊柱疾病的病人通过处方药抑制咳嗽,咨询他们的医生咳嗽产生的原因和采取的治疗。持续咳嗽的病人应该转介内科医生。

心血管疾病

症状

- 胸,胸骨下,左臂,颈前,下颌和肩胛周围疼痛。
- 头痛,视物模糊,颈部疼痛剧增(严重高血压症状)
- 高血压不控制会出现剧烈的颈痛和头痛
- 胸部疼痛,头晕,昏厥,意识受到强烈或不规则的冲击(心率不正常的症状)

临床处理

- 停止运动超过 5 分钟之后如果心率每分钟 <45 或 >150,立即观察病人或拨打 911。
- 如果病人心率 >150 次 /min,年龄小于 50 岁,可以通过轻压下颌角下方颈动脉体来降低心率,另一只手触摸桡动脉,如果脉搏开始变慢,可撤除轻压颈动脉体的手,如果 10~15 秒没有作用,应停止操作。
- 如果病人有心绞痛症状(压缩性胸部疼痛),如冠心病,当坐下或躺下时给予他们硝酸甘油。可能 5 分钟后你需要再次给他们使用。如果 15 分钟内服用三次剂量后症状没有得到缓解,拨打 911
- 如果收缩压 >180mmHg 或舒张压 >110mmHg,治疗工作应该停止,转交给内科医生
- 如果收缩血压 >220mmHg,舒张压 >130mmHg,病人应该转入急救室内,应该咨询医生
- 高血压,胸廓正中线出现疼痛,同时伴有双手臂血压差大于 10mmHg 时,应该立即咨询医生
- 有冠心病病史的病人如果他感到心律不齐、胸部疼痛,应立即咨询医生
- 如果病人没有意识,呼叫 911,进行心肺复苏

晕厥

晕厥被定义为突然失去意识(可逆的),姿势肌肌张力降低或失去。由脑缺血引起(10 秒脑部缺血将导致血压 <70mmHg)或改变了化学成分流入大脑(大脑细胞由一定水平的葡萄糖提供能量)。

症状

- 视力改变
- 恶心
- 出汗
- 感到头昏
- 感觉腿和躯干无力
- 如果心动过速会心悸或胸痛
- 如果肺栓塞会小腿或胸部疼痛

为了考虑晕厥是否由姿势改变引起的,仰卧、坐位和站立三个体位下分别测量血压和心率。如果在每个体位下舒张压降低超过 20 点或者心率升高超过 20 点,这个病人可以诊断为姿势性晕厥。

临床处理

- 病人应该在仰卧位下抬高腿部至少 3 分钟以增加静脉回心血量。
- 姿势性晕厥的病人有呕吐或腹泻经常脱水需要有效地补液 2L。病人应该做好前往医生办公室或者医疗机构的打算。极大可能让病人口服足够的液体。补液可以在治疗部门,但也可以不用在治疗部门。
- 昏厥发生超过一次的需要结束治疗转移到急救病房内(除非明确是血管迷走神经效应)。血管迷走神经反应没有持续的病理学症状,在任何姿势下血压和脉搏在 3~5 分钟之后恢复正常。病人头昏不止一次不应该允许他们转移到医疗机构。

低血糖

低血糖普遍发生在糖尿病病人身上。病因很多,包括正餐和零食的时间不当,过度注射胰岛素或胰岛素剂量的不当,和过度或无计划的锻炼再加上食物摄入不足。

症状和迹象

- 颤抖
- 虚弱
- 出汗
- 视物模糊
- 过度焦虑
- 易怒
- 头痛
- 困惑
- 消极活动增加
- 意识不清
- 血糖含量 <50~60mg/dl

应该告诉所有糖尿病病人带上血糖仪去治疗,以防低血糖事件的发生。有以上任一症状应该进行血糖检测。

临床处理

- 如果葡萄糖含量 <60mg/dl,病人疲惫,给予含三个葡萄糖碳水化合物,或者 0.5~1 杯的果汁。告诉病人带的零食包括糖类和蛋白质或脂肪
- 不要开始做任何有氧运动
- 30 分钟后再次确认血糖含量,如果病人明显好转,便可再次运动
- 如果病人意识不清,立即管理胰高血糖素。在三角肌或股四头肌注入药物。将患者置于侧卧位以开放气道。如果病人已经清醒,给病人一种葡萄糖零食和蛋白质,考虑转移到急症室,给主治医师打电话

糖尿病病人运动后指示

- 如果血糖水平在 100~180mg/dl,给予 15g 糖类。
- 如果血糖水平在 180~250mg/dl,没有必要增加食物的摄入。
- 如果血糖水平在 250mg/dl,不可进行有氧运动。

续表

过敏反应

在治疗部门第一次锻炼患者可能产生过敏反应：

- 运动相关的反应（发痒，增加皮肤区域的黏液物）
- 血管性水肿（即皮下组织肿胀在眼睛，嘴唇，手，脚，并可能在舌头和后咽和气管）
- 过敏性休克（即与降低血液压力，增加脉搏，汗流浃背，苍白，血管性水肿和哮喘症状）

可能发生过敏性休克反应药物如抗生素、血管紧张素转换酶抑制药，阿司匹林或非甾体抗炎药，锻炼诱发的过敏反应可能是有氧运动诱发的。任何一个有运动性休克史的病人在运动时应该与他人一起，并随身携带一个肾上腺素工具包。

在治疗部门也可能发生病人在遇到乳胶手套或其他过敏源时会引发过敏。病人也可能也对药物过敏。

临床处理

- 相关反应通常不会引起紧急问题除非这个情况向其他方面发展，如更加严重的问题。停止运动，考虑让病人携带抗组胺药如苯海拉明。呼叫病人的主治医师。
- 血管水肿是紧急情况，如包括呼吸道或者舌头水肿。如果病人显示难以控制吞咽或呼吸，治疗性选择给予肾上腺素（0.3ml 1∶1 000 解决方案）在三角肌处注入。如果病人有禁忌不允许给予这个治疗，拨打120。
- 过敏性休克是一种危及生命的紧急情况。虽然血压可能很难检测到，但应测量血压和脉搏。病人应躺下将腿抬高。立即服用一定剂量的肾上腺素和拨打120。

深静脉血栓

包括持续的血管部位的创伤，血液凝固障碍，或者固定在床上休息是形成深静脉血栓的高危人群。最常见深静脉血栓的位置包括小腿、大腿、手臂和骨盆。

症状和体征

- 小腿和大腿疼痛
- 小腿肿胀（用圆周皮尺测量并验证肿胀）
- 小腿行走时疼痛
- 沿小腿中线敏感
- 霍曼斯征（疼痛在踝关节背屈）
- 任何主诉小腿疼痛或肿胀的病人应评估下肢深静脉血栓

临床处理

- 怀疑有DVT的病人应该咨询医师或者在接下来几个小时待在急救室
- 应该限制病人行走，因为这样很危险让血栓脱落

肺栓塞

肺栓塞是个紧急情况，会由于血栓阻塞肺动脉而导致肺梗死。深静脉血栓通常起源于腿并通过静脉返回右心并通过肺循环阻塞肺动脉。小血栓可能发展到肺梗死，会导致炎症和胸膜痛。大的血栓可能阻挡肺循环和导致严重的心衰。

症状和体征

- 肋膜炎疼痛伴随着相关区域疼痛
- 呼吸急促
- 呼吸速率加快
- 咯血
- 脉搏跳动加速

怀疑肺栓塞需要立即安排到急救室。如果不在医院，拨打911

脊髓受压或转移性疾病

有脊髓转移性疾病患者可能发展为脊髓受压，有着感觉、运动或膀胱的症状。

病人有大多数骨头疼痛和新发作的神经症状，结果由一个完整的神经系统检查证实。如果你怀疑有脊髓受压症状，检查上运动神经元（如巴宾斯基征，高肌张力）。如果上运动神经元和运动、感觉或者膀胱症状出现，即可确诊。

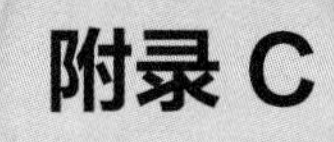

2016 PAR-Q+:体力活动准备问卷

Source: Physical Activity Readiness Questionnaire (PAR-Q). © 2016. Reprinted from the Canadian Society for Exercise Physiology. Available at: http:/www.csep.ca/forms.asp. Accessed December 28, 2015, with permission.

规律性的体育活动对健康的益处是显而易见的;更多的人应该在每一天都进行体育活动。对大多数人来说,参加体育活动是非常安全的。这份调查问卷将告诉您,在进行更多体育活动之前,您是否有必要向您的医生或者具有资质的运动专业人士那里寻求进一步的建议。

一般健康问题

请仔细阅读下面的 7 个问题,并诚实地回答每一个问题:在是或否上打√	是	否
1. 您的医生说过您有心脏病吗□或者高血压□?	□	□
2. 在休息时、日常生活活动中,或在体育活动时,您是否感到胸部疼痛?	□	□
3. 在过去的 12 个月中,您是否因为头晕而失去平衡或失去知觉? (如果您的头晕与过度呼吸有关(包括剧烈运动时),请回答否。	□	□
4. 您是否曾被诊断患有其他慢性疾病(心脏病或高血压除外)? 请在此列出各项慢性疾病的名称:______________________________	□	□
5. 您目前是否正在服用治疗慢性疾病的处方药? 请在此列出疾病名称和药物:______________________________	□	□
6. 您目前(或过去 12 个月内)是否有骨骼、关节或软组织(肌肉、韧带或肌腱)问题,进行更多体育活动是否会加重这些问题? 如果您过去有以上问题,但它不限制您目前的身体活动能力。请回答“否”。 请在此列出以上问题:______________________________	□	□
7. 您的医生是否说过您只能在医疗监督下进行体育锻炼?	□	□

☑ **如果您对以上所有问题的回答都是“否”,那您就可以进行体育锻炼了。请到第 4 页签署参与者声明。您不需要完成第 2 页和第 3 页。**

◎ 开始进行更多的体育活动——慢慢开始,逐渐增强。

◎ 根据您的年龄,遵循国际体力活动指南(www.who.int/dietphysicalactivity/en/)。

◎ 您可以去做一个健康和体适能评估。

◎ 如果您已经超过 45 岁,且未习惯进行规律的中等强度或剧烈运动,在进行这种强度的运动之前,请您咨询具有资质的运动专业人士。

◎ 如果您有任何更多的疑问,请联系具有资质的运动专业人士。

◆ **如果您对以上一个或多个问题的回答的“是”,请填写第 2 页和第 3 页。**

▲ **如果您存在以下问题,请延迟进行更多体育活动:**

√ 您患了暂时性的疾病,如感冒或发烧;您最好是等到感觉好些了再开始运动。

√ 您怀孕了——在进行更多体育活动之前,您需要咨询健康管理师、医生、以及具有资质的运动专业人士谈,或者在 www.eparmedx.com 上完成 ePARmed-X+。

√ 您的健康状况发生变化——请回答本文件第 2 页和第 3 页的问题和/或咨询您的医生或具有资质的运动专业人士,然后再继续任何体育活动计划。

有关您的健康状况的补充问题

1. 您有关节炎、骨质疏松症或背部问题吗?

如有上述问题,请回答问题 1a—1c; 如没有,请回答问题 2

	是	否
1a. 您用药物或其他医生指定的治疗方法控制病情,您是否觉得有困难?(如果您目前没有服药或接受其他治疗,请回答“否”)	☐	☐
1b. 您是否有引起疼痛的关节问题,包括近期骨折或因骨质疏松或癌症导致的骨折、脊椎骨移位(如滑脱)和/或峡部裂/部分缺陷(脊柱后部骨裂)?	☐	☐
1c. 您是否定期注射或服用类固醇药物超过 3 个月?	☐	☐

2. 您目前是否患有任何癌症?

如有上述情况,请回答问题 2a-2b; 如没有,请回答问题 3

	是	否
2a. 您的癌症诊断是否包括以下任何一种类型:肺/支气管、多发性骨髓瘤(浆细胞癌)、头部和/或颈部?	☐	☐
2b. 您目前是否正在接受癌症治疗(如化疗或放疗)?	☐	☐

3. 您有心脏或心血管疾病吗? 包括冠状动脉疾病,心力衰竭,心律失常。

如有上述情况,请回答问题 3a-3d; 如没有,请回答问题 4

	是	否
3a. 在用药物或其他医生指定的治疗方法后仍无法控制病情?(如果您目前没有服药或接受其他治疗,请回答“否”)	☐	☐
3b. 您是否有需要医疗护理的心律失常? (如房颤、心室过早收缩)	☐	☐
3c. 您有慢性心力衰竭吗?	☐	☐
3d. 您是否曾诊断患有冠状动脉(心血管)疾病,并且在过去 2 个月内没有进行过规律的体育活动?	☐	☐

4. 您有高血压吗?

如有上述情况,请回答问题 4a-4b; 如没有,请回答问题 5

	是	否
4a. 在用药物或其他医生指定的治疗方法后仍无法控制病情?(如果您目前没有服药或接受其他治疗,请回答“否”)	☐	☐
4b. 不论是否服用药物,您的静息血压是否等于或大于 160/90mmHg?(如果您不知道您的静息血压,请回答“是”)	☐	☐

5. 您有代谢方面的问题吗? 包括 I 型糖尿病,II 型糖尿病,糖尿病前期。

如有上述情况,请回答问题 5a-5e; 如没有,请回答问题 6

	是	否
5a. 在通过食物、药物或其他医生指定的治疗方法仍无法控制血糖水平?	☐	☐
5b. 在运动和/或日常生活活动中,您经常出现低血糖的迹象和症状吗? 低血糖症的症状包括颤抖、紧张、易怒、不正常的出汗、头晕或轻度头痛、精神错乱、说话困难、虚弱或嗜睡。	☐	☐
5c. 您是否有任何糖尿病并发症的迹象或症状,如心脏或血管疾病和/或影响您的眼睛、肾脏或脚趾和脚部感觉的并发症)?	☐	☐
5d. 您是否有其他代谢疾病(如近期妊娠相关糖尿病、慢性肾病或肝脏问题)?	☐	☐
5e. 近期是否打算进行对您来说高强度(或剧烈)运动吗?	☐	☐

6. 您有任何心理健康问题或学习困难吗？包括阿尔兹海默症，痴呆症，抑郁症，焦虑障碍，进食障碍，精神性失常，智力障碍，唐氏综合征。 如有上述情况，请回答问题 6a-6b；　　如没有，请回答问题 7		
6a. 在用药物或其他医生指定的治疗方法后仍无法控制病情？ （如果您目前没有服药或接受其他治疗，请回答“否”）	☐	☐
6b. 您有唐氏综合症和背部问题影响神经或肌肉吗？	☐	☐
7. 您有呼吸道疾病吗？这包括慢性阻塞性肺疾病、哮喘、肺动脉高压。 如有上述情况，请回答问题 7a-7d；　　如没有，请回答问题 8		
7a. 在用药物或其他医生指定的治疗方法后仍无法控制病情？ （如果您目前没有服药或接受其他治疗，请回答“否”）	☐	☐
7b. 您的医生是否曾说过您在休息或运动时血氧含量很低，或者您需要进行吸氧治疗？	☐	☐
7c. 如果您患有哮喘，您目前是否有胸闷、气喘、呼吸困难、持续咳嗽（超过 2 天 / 星期）的症状，或您在过去 1 星期内使用抢救药物超过 2 次？	☐	☐
7d. 您的医生有没有说过您的肺部血管血压高？	☐	☐
8. 您有脊髓损伤吗？这包括四肢瘫痪和截瘫。 如有上述情况，请回答问题 8a-8c；　　如没有，请回答问题 9		
8a. 在用药物或其他医生指定的治疗方法后仍无法控制病情？ （如果您目前没有服药或接受其他治疗，请回答“否”）	☐	☐
8b. 您是否经常表现出由较低的静息血压而引起头晕、轻度头痛和 / 或昏厥？	☐	☐
8c. 您的医生是否指出您有高血压的突然发作（称为自主神经功能紊乱）？	☐	☐
9. 您曾经有过中风吗？这包括短暂性脑缺血发作（TIA）或脑血管意外。 如有上述情况，请回答问题 9a-9c；　　如没有，请回答问题 10		
9a. 在用药物或其他医生指定的治疗方法后仍无法控制病情？ （如果您目前没有服药或接受其他治疗，请回答“否”）	☐	☐
9b. 您在步行或行动方面有任何障碍吗？	☐	☐
9c. 您在过去六个月内曾否中风或神经或肌肉受损？	☐	☐
10. 您是否有以上所列以外的其他身体状况，或者您是否有两种或以上的身体状况？ 如有上述情况，请回答问题 10a-10c；　　如没有，请阅读第 4 页的建议		
10a. 在过去的 12 个月里，您有过因头部受伤而眩晕、昏厥或失去知觉的经历吗？或者在过去的 12 个月里，您有过被诊断为脑震荡的经历吗？	☐	☐
10b. 您是否有以上未列出的疾病（如癫痫、神经系统疾病、肾脏问题）？	☐	☐
10c. 您目前是否有两种或两种以上的疾病？ 请在此列出您的身体状况及相关药物：________________________ ________________________	☐	☐

请转到第 4 页,了解您目前的医疗状况,并签署参与声明。

☑ **如果您对所有关于您的健康状况的补充问题的回答都是“否”,在签署下面的参与者声明之后,您就可以准备好进行更多的体力活动了。**

◎ 我们建议您咨询具有资质的运动专业人士,帮助您制定一个安全有效的体力活动计划来满足您的健康需求。

◎ 建议您慢慢开始,逐渐增加——20 到 60 分钟的低强度到中等强度的锻炼,每周 3 到 5 天,包括有氧运动和肌肉力量练习。

◎ 随着您的进步,您的目标应该是每周完成 150 分钟或更多的中等强度的体力活动。

◎ 如果您已经超过 45 岁,且未进行规律的较大强度或最大强度运动,在进行这种强度的运动之前,请您咨询具有资质的运动专业人士。

◆ **如果您对以下一个或多个关于您的疾病的问题的回答是肯定的:**

在进行更多的体力活动或进行健康评估之前,您应该寻求更多的信息。您应该在 www.eparmedx.com 上完成特别设计的在线筛查和锻炼建议计划——ePARmed-X+,或者通过 ePARmed-X+ 访问具有资质的运动专业人士,获取更多信息。

▲ **如果您存在以下问题,请延迟进行更多体力活动:**

√ 您患了暂时性的疾病,如感冒或发烧;您最好是等到感觉好些了再开始运动。

√ 您怀孕了——在进行更多体力活动之前,您需要咨询健康管理师、医生、以及具有资质的运动专业人士,或者在 www.eparmedx.com 上完成 ePARmed-X+。

√ 您的健康状况发生变化——请回答本文件第 2 页和第 3 页的问题和/或咨询您的医生或具有资质的运动专业人士,然后再继续任何体力活动计划。

- 我们鼓励您复印 PAR-Q+。您必须使用完整的问卷,不允许任何更改。
- 该问卷的作者、PAR-Q+ 协作组织、合作组织及其代理机构对从事体育活动和 / 或使用 PAR-Q+ 或 ePARmed-X+ 的人员不承担任何责任。如果在完成问卷后有疑问,请在运动前咨询您的医生。

参与者声明

- 所有已填好上述 PAR-Q+ 的人士,请阅读及签署以下声明。
- 如果您的年龄低于法定年龄或需要得到监护人的同意,您的父母、监护人或医生也必须在此表格上签字。

本人已阅读、理解并完全满意地填写此问卷。本人确认此体力活动许可有效期最长为 12 个月,自完成之日起生效,若本人身体状况发生变化则无效。本人也明白委托人(例如本人的雇主、社区 / 健康中心、医生或其他指定人士)可保留此表格的副本做记录之用。在这些情况下,委托人将要遵守有关个人健康信息存储法规、国家和国际准则,确保委托人维护信息的隐私,不滥用或错误地披露此信息。

姓名________________ 日期________________

签名________________ 证人________________

父母 / 监护人 / 医生签名________________________________

如需更多信息,请联系

www.eparmedx.com

Email: eparmedx@gmail.com